中医精神疾患诊疗学

（中医精神医学模式的研究）

李浩 著

书名：中医精神疾患诊疗学：中医精神医学模式的研究

Title: Diagnosis and Treatment of Traditional Chinese Medicine for Mental Disorders:A Study of Traditional Chinese Medicine's Approach to Mental Psychiatry

著者：李浩

Author: Li Hao

本书由美国 Asian Culture Press LLC 出版

地址：1942 Broadway, Suite 314C, Boulder, CO 80302, United States

邮箱：info@asianculture.press

Printed and distributed in the United States of America

字数：1,089 千字

版次：2023 年 6 月第一版

书号：978-1-957144-88-7

作者邮箱：zhongyizhishi1999@aliyun.com

排版&封面设计：亚洲文化出版有限责任公司

写在前面

这是一部以中医为主治疗重性精神疾病以及各类精神疾患的著作，是我的三项填补世界空白的科技成果的细化和延伸，目的是为了解决当今精神医学领域的医学和社会两大难题。

这部著作，一是解决重性精神疾患的治愈问题，一是探讨"精神本原"的问题。本人认为：在人类科技飞速发展的当代，谁解析了"精神本原"的问题，谁就站到了人类文明的最前沿。

当前，各国开展的"脑科学计划"，其中最具有代表性的是"脑图谱连接"技术。"脑图谱连接"技术成熟以后，能解决"精神本原"问题的一部分，不是全部，因其不能解释"预知梦"的真像问题。要解决"精神本原"的问题，须将宇宙中真实存在的"精神本原"厘清，这涉及到物理学和相关学科的进展。如不能解析"精神本原"，人类就无法实现向外太空文明的跨越。本书对此做了基于中医文化方面的探讨，这就是《量子隐形传态与中医天人合一理论内在联系的临床和实验研究》课题的选择和开展。

这部书深层探讨的是："精神本原"的终极问题，包括精神医学、哲学、宗教、文化的若干内容。其实质是"天人合一"哲学思想在精神医学领域的解析，其实证是用中医精神医学的方法治愈重性精神疾病。

精神分裂症、情感性精神障碍等重性精神病迄今为止病因不明，病理病机不清，所有的治疗都是在假说的基础上进行的探索。精神疾病的治疗和抗复发已经成为了当今世界医学和社会的两大难题，本书就是为了解决这两个难题而写作的。

一九八五年，恩师吕炳奎教授根据我对中医治疗精神病取得的显著疗效，指示我"要从全方位的角度，用大样本的研究成果，证明中医能够治愈精神分裂症等重性精神疾病，从而证明中医的科学性。"经过三十多年的努力，我取得了三项填补世界空白的科技成果，被政府纳入《北京市重大科技成果推广计划》，完成了吕老交办的任务，这部书就是向吕老交的作业。

这是一部医学著作，是作者在导师的指导下五十六年的学医行医的真实写照。如果您想治愈患有精神疾患的亲人，可以学好中医，参考本书中的辨证论治、处方用药，只要是对了症，就能将您的亲人治愈。如果您想建立一所医院为精神病人服务，请您参考书中的系统理论和实践，您一定会成功。如果您想为国家承担这方面的社会责任，您就参考本书，在您所管辖的地区或省市，建立一套系统的中医精神医学体系，那样可以救患者于水火，普度众生。如果您是中医和精神卫生工作的管理者，想将中国的精神卫生工作搞好，您就参考本书，就会解决中国重性精神疾病的治疗、康复、回归社会问题，进而提高国家的文明程度，帮助人类解决精神疾患的医学和社会两大难题。这个模式也适用于世界各类型的人类住区，只要因地制宜，调整好与当地文化和习俗的关系，就会产生好的效果。

这是一部涉及到哲学的著作，借由精神疾患的思考，探讨了"存在与意识"的关系，探讨了"物质第一性，精神第二性"的认知问题，探讨了人类走向外太空文明的思维通路。在探讨"精神本原"哲学问题的同时，希望给读者以启迪，望您张开理想的翅膀，展翅飞翔。

这是一部涉及多学科的著作，其中讨论了中医的"气一元论"、"天人合一"理论的实质；讨论了中医与西医的关系以及中西医结合的问题；讨论了自然科学与社会科学契合性研究的问题；讨论了系统科学、复杂科学和人体科学的问题；谈论了中医精神医学、精神疾患、气功、人体潜能的关系问题，希望读者受益。

这部著作的指导思想，来源于我的导师、中医泰斗、新中医中医事业的奠基人、被海内外誉为中医司令的原国家中医局局长吕炳奎老先生。

这部书中的哲学思想，得益于我的哥哥李涛医师，是他和我日夜琢磨，对新华字典中"物质"的定义产生了质疑，根据临床实践的反复验证，从而理译出了"大脑是物质的、大脑的功能也是物质的，二者之间的差异是物质形态间的差异"的哲学指导思想。是我们哥俩共同创建了中医精神医学模式的初级阶段。

在此，我要感谢全国二十八个省市和世界各地的精神病人及其家属，感谢他们对我的信任，把他们的亲人交给我和我的医院治疗。成年累月对病人的日夜守候中孵化出的水乳交融的感情，成千上万的病人及其家属的倾心交流、殷切希望，产生了创建中医精神医学模式的智慧。我的医术和智慧是他们赐予的，他们是这部著作的真正写作者，因而，这部书也是对精神病人及其家属感恩的回报。

感谢我的启蒙老师李意老中医和师母赵淑颖教授，在漫漫的八年里，从理论到临床，二老手把手的扶我走上中医之路。感谢我的恩师李心天教授，他是中国精神医学和医学心理学的奠基人之一，但他没有任何学界藩篱主动收受我为他的学术继承人。感谢医界巨擘涂通今涂老和师母王老几十年来对我给予的子女般的关心爱护和教育，抱以殷殷期望，并把他老人家的藏书都传给我。感谢全国一百多位老中医和精神医学领域的众多专家学者，要特别感谢程莘农、王绵之、董建华、路志正、贺普仁、焦树德、关幼波、赵绍琴、王雪苔、吉良晨、陈学诗、夏镇夷、王效道、周正保、王彦恒、郑英洲等中西医界的泰斗们的谆谆教诲，悉心教导，殷切希望！感谢刘弼臣、刘渡舟、杨甲三、薛崇成、冷方南、钱超尘、郝万山、沈渔邨、杨德森、钟友斌、张继志、罗和春、翁永振、鲍友林、王立山、张伯石，杨牧详、夏锦堂、许占民等中西医界前辈们的支持帮助。更要深深地感谢崔月犁、诸国本、汪石坚、匡培根等医学界诸多老领导们多年来的支持。还要感谢中央卫生部、国家中医局、中国残联等各有关部委及北京市、河南省、河北省诸多领导们的大力支持和帮助。

感谢佛学界的净慧师父（法师）和诸多高僧大德从佛法佛理上对我给予的精神现象本质的点化，感谢张至顺道长、基督教界的众多牧师、伊斯兰教界的诸多阿訇们的悉心指教。

感谢我的侄子李文学中医师，侄女李红霞中医师，是他（她）们几十年来带领着专业团队一直传承着我们创立的中医精神医学体系，谦虚谨慎、兢兢业业地为全国各地的精神病患者服务。

感谢早年在河南省李浩中医精神病医院、石家庄李浩中医精神病医院、北京社会福利促进会中医精神病康复医院我的弟子们和所有的工作人员，它们在中医精神医学模式的创建中，不辞辛劳、刻苦实践，不计报酬、妄受牵连，终于帮助我完成了中医精神医学模式的创建。感谢他们现在仍在全国各地举办医院和诊所，继续探索实践着我们共同创立的中医精神医学体系。他们是：中医师李民安、魏代金、廖康长、龙鹏、姜恩、陈乐平、卢梅芳、程书军、马烨、张志勇、刘锦富、贺红梅、李君安、宋素芳、张晓琳、张贺宵、史保利、郭宇、廖康健、赵成武、赵彦军、刘君玲等等。老专家张志远、方云庆、刘锡伟、张洁衷、张雷、王庆贤、樊本忠、邵忠玉、吴钦庸、宋文虎等，衷心地感谢他们多年来的不离不弃。

我还要感谢我的家人们，在我一生的创业过程中，由于中国社会转型期的剧烈震荡，一切向钱看！社会公德沦丧…，几十年来我把所有财产都奉献给了这项科学研究，坎坷磨难、几经生死，使得我的恩师吕炳奎老先生对程莘农等中医泰斗们说"我和李浩是同病相怜"（吕老为捍卫中医被造反派打断两根肋骨，我的科技成果模式医院被敲诈未遂的黑社会勾结河北贪官出动大批武警摧毁，我险些丧命）。我连累了家人和孩子们，使得她们漂泊流浪，艰难度日。否则，凭我的专有技术，开发专利药物，在当代合法合理地赚取几个亿甚至几十亿的财产不是什么难事。但是……！孩子们都非常理解我、支持我，他们凭自己的能力扎扎实实地学习，苍天不负好心人，现在，上天为他们安排好了平静的幸福生活。他们为我提供了温馨舒适的条件，使我能够优雅的写作，特别的感谢她们。

是书一九八九年写完初稿，同时准备出版的还有三部书，但是有些问题悬而未解，所以迁延至今，通过三十二年的沉淀，终于完成了。在卸下重负，可以向吕老交差的同时，我却陷入了深深的忧虑之中：当代急功近利、内卷、躺平的逆流中，还有谁愿意这样不计劳苦地为精神病人的治疗和康复付出呢？谁还愿意半夜不睡觉为病人"子时诊脉"、"用木棍挑开病人大便详细观察"…，来进行探讨研究呢？因此，我最后说"这是一部写给后人的书，希望后人在无法解决精神疾病的治疗和康复问题的时候，从这部书中找到解决之道"。寄希望于后人既是无奈，也是必然。"精神障碍与天才只有一步之隔"，将来科学的发展会清晰地告诉人们这一点。这部书既是为了治愈精神病人，也是为了挽救精神天才。

面对如何捍卫中医的问题，吕老认为一方面要撰文向世界讲清楚中医超越现代科学的科学性；一方面要选择一些世界公认的疑难病症，用中医的方法治愈，彰显中医的科学性。为此老人家布置了一些学生，大家都在临床研究探讨。吕老早年的学生王绵之教授，是中国著名的中医大家、当代中医泰斗、国医大师，他与吕老等中医泰斗们为捍卫中医事业奋斗了一生。为响应吕老的教导，王老晚年专注航天医学的研究，成就斐然，世界第一，深得吕老赞赏！他研制的"太空养心丸"为航天员的身心健康提供了保障，为人类的航天事业作出了重要贡献，为中医争了光！证明了吕老用中医攻克疑难病症决策的英明。我作为吕老的传承门生，遵照吕老的指示，经过几十年的努力，用多个大样本的研究成果和系统的管理模式，证明了重性精神疾病与各类精神疾患是可以用中医治愈的。从理论上阐明了精神疾患的"特异性精神症状"、"非常意识状态"与"天人合一"理论的内在关系，攻破了世界精神医学和社会的两大难题，完成了吕老交办的任务，写成了是书，从另一个角度证明了吕老高瞻远瞩决策的英明。无奈吕老仙逝多年，世间再无"中医司令"，老人家无法再对此书提出指教，是为至憾！本人能力有限，囿于时空认知，本书还有无法完满的地方，只能写到这个程度，意在抛砖引玉，共同弘扬中医文化，为精神病患者造福。真挚地希望吕老的各位挚友、学生，各位师长、各位同道，各界贤人、长者，对本书提出批评、指教、给予完善，以期对后人有所帮助。

真挚地感谢各位！

李浩

二零二一年十一月十二日于悉尼

《中医精神疾患诊疗学》暨
（中医精神医学模式的研究）内容提要

　　精神分裂症与情感性精神障碍等重性精神疾病，被当代精神医学界认为是不可治愈的重大疑难疾病。李浩医师在导师、中医泰斗吕炳奎等的指导下，经过五十多年的深入探索，在囊括精神疾患难点的关键领域取得了三项填补世界空白的中医科技成果，攻克了这个世界性的医学和社会难题。三项科技成果于2002年列入《北京市重大科技成果推广计划》，这部书是三项科技成果的细化和延伸。

　　由于当代科学尚不能提供如此精密的仪器来测查大脑功能的活动情况（脑图谱连接技术问世后能解决一部分），因而精神医学对精神疾患的治疗是在形形色色的假说的前提下进行的，所以，当代的精神医学家群体认为：1.精神分裂症和情感性精神障碍是不可治愈的。2.精神分裂症的衰退状态是不可逆转的。3.重性精神疾患和各类精神障碍的治疗效果不能保障。

　　中国中医治疗精神疾患的现状是：1.西医精神医学界认为中医不能治愈重性精神疾病。2.中西医结合精神医学界认为中医治疗精神疾患的疗效只能是增效减副（即增加精神药物的治疗效果和减少精神药物副作用）。3.中医治疗精神病处于被边缘化和可有可无的境地。

　　李浩经过多年的研究发现：1.古代中医看病都是门诊，中医从古至今没有大规模的精神病医院，因而没有大样本的符合循证医学要求的中医临床观察资料，故而不被现代医学承认。2.中医诊断精神疾患偏重于"舍脉从证"，与西医依据精神症状诊断无本质区别，诊断不能全部真实地反映精神疾患的本质。3.几千年来中医对精神疾患有着完整的理论体系和实践验证且不断发展，但在近百年东西方文化碰撞和由此引发的中医存废大论争的背景下，中医治疗精神疾患的优势没有充分发挥出来，现行的诊断和治疗存在先天缺陷，因而陷入被边缘化的困境。

　　本书通过中医传承和创新解决了这个世界性的医学和社会难题：

一、确认客观诊断指征，完善中医诊断学的内容：

（一）、子时诊脉：因于大脑功能紊乱对脉象的干扰，根据中医"肝胆主情志"理论，在胆经行气的"子时"（即夜间11时至凌晨1时）患者进入自然睡眠3个小时以后，对病人进行诊脉活动。子时诊得的脉象再与第二天上午巳时（9时至11时）诊得的脉象进行比较分析，找出异同，从而排除了患者白天精神活动紊乱对脉象的干扰，获得了病变的真实脉象，找到了脏腑功能紊乱与精神活动紊乱的内在联系，为临床治疗提供了客观真实的脉象诊断依据。

（二）、晨时查舌质舌苔：根据中医"舌乃心之灵苗…..疑难之倾，无证可参，唯以舌为准"的理论，针对白天病人紊乱的精神活动对舌象的干扰，对病人进行晨间查舌质舌苔，即患者早上醒来第一时间诊查舌象，从而排除了紊乱的精神活动对舌象的干扰，保证了舌象诊察的客观性，为临床治疗提供了确切的舌象诊断依据。

（三）、详观患者大便等排泄物：1.根据中医"脏腑传变"理论，用木棍挑开患者的大便详细观察，从病人大便的异常状况中辨证出体内病理产物之所在，从而对治疗提供脏腑功能紊乱的客观依据。2.根据中医"怪病责之于痰"的理论，详细观察患者的"痰"的状况，通过辨证确定各类"痰"的性质，从而对治疗提供客观依据。

（四）、采集特异性精神症状：各类精神疾患的症状复杂而多变，除了教科书中的精神病症状群以外，还有特异性的精神症状需要采集，如：1.患者在零下二十多度的寒冷气温中，身着薄衣赤脚在雪地里奔跑几个小时甚至一整天,而冻不坏脚。2.流浪患者捡拾医院、食肆及街边丢弃的垃圾食物吞食,而不传染疾病。3. 农村妇女患者发病时瞬间具有了轻功,在不能承受人体重量的、小手指般粗的倒栽柳树枝上任意悠荡（这是违背力学原理的）。4. 患者发病后可以长时间的站立于深井中的水面上蹦跳而脚面不湿。5. 患者发病时可以瞬间飞越 2.7 米高的院墙飞奔而去,（患者病前没有练过任何轻功）等等。采集患者的这类特异性精神症状,可以全面地认知疾病特性,从而为临床思维和治疗提供依据。

（五）、完整规范的中、西医诊断指征采集。

二、临床治疗和系统康复:

（一）、以中、西医的精神病治疗学为基础,将精神分裂症和情感性精神障碍等各类精神疾患分为三大类型即"毒气性精神病"、"毒血性精神病"和"毒液性精神病"进行辨证论治。再将三大类型细分为六十八个亚型进行中医为主、中西医结合的系统辨证治疗,每一个亚型都诊有所据,断有所依,治有圭臬,条理清晰,治必有效。这种分型方法便于临床医生掌握,易于推广,避免了当今世界精神医学界诊断和治疗的混乱状态。临床治疗效如浮鼓,可治愈各类精神疾患。

（二）、系统康复: 各类精神疾患的治疗以及预后,不但关乎于医疗技术和医生,还关乎于患者出院后的家庭和社会等环境。因此,患者治愈后,要根据不同患者的不同情况,制定不同的系统康复巩固治疗措施。从体质、药物、环境、精神医学知识、人文哲学教育、劳动技能培训、回归社会生活等多方面展开,杜绝复发。

现代国际上实行的康复方法大多是: 在患者服用精神药物保持精神症状稳定的情况下,进行一些劳动和康复训练,由于精神药物有乏力的副作用,所以这种康复没有科学意义。本书创造的系统康复方法,是在患者临床痊愈后,服用中药、体质健壮、没有药物乏力副作用的前提下,从事劳动和康复训练,这是全球领先、真正科学意义上的系统康复,可以基本杜绝复发。

三、符合中医特色的医院管理体制:

（一）、医护一体化的病房管理体制: 现代医学教育和医疗体制将患者的治疗和护理划分为两个专业,因而在精神病的临床上出现医疗和护理脱节的现象,导致住院病人意外事件的发生,所以,住院精神病人的管理在某种意义上比治疗更重要。根据人类昼动夜静的自然规律、根据中医的整体观念、针对病人容易出现意外事件的特点,遵循中医临床处置原则,以病区为单位,实行病区主任兼任总护士长制度,融医疗、护理为一体,绝对杜绝患者意外事件的发生,为临床治疗提供充裕的时间和安全的心理环境。经过三十多年的临床实践证明: 医护一体化的病房管理体制能提高治疗效果、杜绝病人意外事件的发生,解决了世界性的住院精神病人意外事件发生的痼疾。

（二）、规范学院化式的医、护、患心理行为护理新模式: 根据精神病医院和社会对精神病患者的歧视心理的痼疾,针对精神疾患的疾病特点,制定了符合患者心理需求和医疗实践的心理行为护理制度:
1.尊重患者人格,在人格上医、护、患绝对平等。2.体疗时医、护、患之间互致祝愿,以改善旧的医患关系、提升患者的自我认知意识。3.强化体疗以逆转患者懒、乱、疑、呆的病态行为,强壮患者体质,规范患者的作息规律。4.协助患者一切生活自理,患者之间相互护理,以激发患者的爱心,提高自我生活质量。5.注重文化娱乐治疗以提升患者的精神素养。6.患者康复期间有限度地参与医院的正常管理活动,以消除患者的自卑心理,提高整体素质和道德水准,为患者出院后回归融入社会做好思想准备。

中医精神医学模式: 1. 突破了重性精神疾病不能治愈、精神分裂症衰退状态不可逆转的定论。2. 杜绝了住院精神病人意外事件的发生。3. 实现了精神病人治愈后回归社会的目的。4. 创立了医护一体化的病房管理体制和规范学院化式的心理行为护理新模式。5. 创立了精神疾患治疗、康复、教育、培训、回归社会的一体化模式。6. 丰富了中医诊断学的内容。7. 发展和完善了中医神志病学的理论和实践。8. 解决了世界精神医学领域的医学和社会两大难题：9. 发挥了中医文化在解决全球性的精神疾患疑难问题方面的优势。

中医精神医学模式的建立，改变了医学模式在精神疾病治疗和管理上的落后局面，提高了精神疾患特别是慢性精神分裂症的整体疗效，摸索出了中医为主的综合治疗系统康复模式，在重性精神疾病特别是慢性精神分裂症的治疗和抗复发方面走在了世界前列。

目录

导　言

第一节　研究的目的

中医精神医学模式的研究,顾名思义,是中医对精神医学规律的探讨。这里有几个概念要理清,即: 中医,精神, 精神医学, 中医精神医学, 医学模式, 精神健康。概念及研究目的如下:

一、 中医, 中国传统医学的简称。"中医"二字, 始见于西汉,《汉书·艺文志·经方》有"有病不治, 常得中医"语。此乃"尚中","中和"之原意。1840 年鸦片战争之前英国东印度公司为区别中医、西医之称呼给中国医学起名为"中医"。此乃"中国医学"之意。1936 年中华民国政府制定《中医条例》, 始法定名称为"中医"。中医发源于中国黄河流域, 为中华传统文化在医学领域的主要分支。中医的最高境界为"致中和"。

二、 精神, 当代哲学认为: "精神"是指人的意识、思维活动和一般的心理状态, 为物质的最高产物。中国传统哲学认为: "精神"是物质的最高层次, 是一元的。西方哲学认为: "精神"是与物质对立的东西, 是二元的。中医认为: "精神"是人的心、脑的功能以及脏腑功能的外在表现。西医依附于哲学, 没有对"精神"的单独描述。本人研究认为: 精神的本质是物质的, 精神和物质之间的差异是物质形态间的差异。

三、 精神医学, 是现代医学的一个分支, 是研究人类各种心理障碍、精神疾病的病因、发病机制、临床表现、防治方法的一门临床医学。精神医学注重社会心理因素对人体健康和疾病的作用, 其服务对象不但有各种重性精神病, 还包括各种神经症等轻型精神障碍和亚健康状态。

四、 中医精神医学, 以气一元论为根本, 从中医学天人合一的整体观念角度研究各种因素对人类精神健康的影响, 探索各类精神障碍的预防、治疗、康复、回归社会手段。是研究各种精神疾患的病因病机、临床症状、治疗康复方法, 各种重性精神疾病和慢性精神疾病治愈后回归社会的一门临床医学社会科学。是旨在探索人类精神的本原以及精神世界的奥秘, 促进人类的精神进化, 保障人类精神健康的一门科学。

五、 医学模式, 是人类认识自身健康与防治疾病过程中对医学问题的整体思维方法。医学模式又叫医学观, 包括健康观、疾病观、诊断观、治疗观等, 它影响着某一时期整个医学工作的思维及行为方式, 从而使医学带有一定的倾向性、习惯了的风格和特征。现代西医的医学模式是: 生物—心理—社会医学模式, 它是由神灵主义医学模式—自然哲学医学模式—机械论的医学模式—生物医学模式逐步演进而来的。生物—心理—社会医学模式以系统论作为它的概念框架, 主张应该在一个多层次的等级系统中来研究人体或人, 各层次之间既有横向的相互作用, 又有纵向的相互作用, 纵向的相互作用就是下因果性和上因果性的结合。认为疾病是人在社会中生存会受到社会各种因素变化的影响, 人的心理也会发生变化, 二者共同作用于人体后机体产生一系列复杂变化后的一种整体表现。医学模式的发展趋势向自然—生物—心理—社会医学模式转变。

六、 精神健康, 是指个体心理在本身及环境条件许可范围内所能达到的最佳状态(但不是指绝对的十全十美状态)。世界卫生组织提出的精神健康标准是: (一)、有良好的自我意识: 能做到自知自觉, 即对自己的优点和长处感到欣慰, 保持自尊、自信, 又不因自己的缺点感到沮丧, 甚至自暴自弃。(二)、坦然面对现实: 既有高于现实的理想又能正确地对待生活中的缺陷和挫折, 做到"胜不骄, 败不馁"。(三)、保持正常的人际关系: 能承认别人, 限制自己, 能接纳别人、包括别人的短处。在与人相处中, 尊重多于嫉妒、信任多于怀疑、喜爱多于憎恶。(四)、有坚强的情绪控制能力: 能保持情绪稳定与心理平衡, 对外界的刺激反应适度, 行为协调。(五)、处事乐观满怀希望: 始终保持一种积极向上的处事态度。(六)、珍惜生命热爱生活: 有经久一致的人生哲学, 健康的成长, 有一种一致的方向, 为一定的目的而生活, 有一种主要愿望。人类的发展只有达到人人精神健康, 才能真正达到精神自由。

七、 研究目的: 中华民族对精神疾患的认识从有文字记载的时候就开始了。更严格的讲: 在没有文字以前就早已开始了, 只是由于没有文字记载无法流传下来而已。先民们的这种言语的口口相传可能也会有几万、几十万、甚或几百万年了，只是没有根据不能臆测。因此可以说，在没有宗教以前就有了精神疾患！即"癫狂"远远早于释迦摩尼、耶稣、安拉出现（宗教是受神灵的默示由具有大智慧的人领悟、发明、创造出来的、是人类的一种教育方法）。迨有了文字记载，精神疾患便载于各类诗书之中。中医经典《黄帝内经》问世，始详细叙述七情五志及其渊源、癫狂失志并示之以治法。后《难经》、《伤寒论》、《金匮要略》、《针灸甲乙经》、《肘后备急方》、《诸病源候论》、《千金方》、《外台秘要》、等中医著作中不断发展，至金元四大医家痰火学说等的继续探索到明代王肯堂《证治准绳》的神志病专篇，形成了中医精神疾患的比较完整的论述。明清时代的《本草纲目》、《医学纲目》、《医旨绪余》、《石室秘录》、《医学心悟》、《医林改错》、《本草备要》等中医著述继续完善了精神疾患的系统认识和对应的治疗措施。一八四零年以后，西学东渐，中医开始吸纳西医学说，出现衷中参西学派，唐容川、张锡纯等继续探索。一九四九年前后的若干年，由于战乱的原因，中医面临几度危亡，中医精神疾患的理论探讨，临床实践也几经大起大落，由于各种复杂原因的限制，至今未能超越清末民初以前的水平。几千年来，中医及其精神疾患学说为中华民族的身心健康做出了不可磨灭的贡献，在传统文化的大背景下保证了中华民族的繁衍康健。在人类医学发展史上是风景独树的一朵奇葩。由于古代精神疾病较少，几千年来没有开设过专门的精神病医院。一九四九年后特别是中国改革开放以来，中国官办的西医精神病医院如雨后春笋般迅速扩大，而政府未开设一所中医精神病医院。西医精神病医院的中医科只允许看门诊不允许设病床，由于受观念、体制、资金、人员等的限制形同虚设。因而中医在精神病临床上的优势，由于体制的原因没有很好的发挥出来，处于可有可无的境地。而民间一些各界人士推动的中医精神病学的学术研究和开设的中医精神病医院，虽然取得了一些可喜的成果，甚至在慢性精神分裂症的治疗方面取得了突破性的进展。但由于急剧的社会转型，公德滑坡，政府顾不上，法律不健全，科学成果得不到应有的法律保护（中国目前社会出现了物欲横流金钱至上道德败坏现象，钱学森的实验室被房地产商用铲车毁掉致使大量科研数据丢失就是其中之一例），当代中国中医精神医学界处于万马齐喑的状态。

西医精神病学由古希腊医学家希波克拉底创立，他提出了著名的精神病体液病理学说，被称为精神病学之父。后来中世纪医学为神学和宗教所掌握，精神病被视为神鬼附体，病人送进了寺院，用祷告、符咒、驱鬼等方法进行"治疗"，西医精神病学从此陷入了黑暗。十八世纪西方文艺复兴以后，科学有了很大的发展，医学摆脱了神学的束缚，西医精神病学重新回归科学。随着自然科学，包括基础医学、生理学、病理学和解剖学的发展，得出了精神病是由于大脑病变所致的结论。至今已有一百多年的历史。它依托于精神病理学，注重精神症状的描述和分类研究，强调抗精神病药物的使用。西医精神医学到现代已经发展为具有八个分支（1、临床精神病学，2、儿童精神病学，3、老年精神病学，4、司法精神病学，5、会诊--联络精神病学，6、社会精神病学，7、社区精神病学，8、成瘾精神病学），五个相关学科（1、医学心理学，2、行为科学，3、心身疾病与心身医学，4、神经科学，5、医学人类学与社会文化科学）的较为完备的学术体系。

由于现代基础科学还不能把握对脑功能的研究，因此也就不能提供如此精密的仪器来测查脑功能的活动情况并客观地给予表述，现阶段西医精神医学停留在对脑组织及其生理病理方面的探讨和对精神症状的描述，面对人的大脑复杂而多变的精神活动对精神症状的主导则无法把握。现代精神医学的发展方向由较单纯的重性精神病为主向各种神经精神障碍方面延伸，治疗康复管理的方式也由住院为主向综合医院和社区为主转变。但关键问题仍没有进展，只要慢性精神分裂症的病因没有突破，则该病的治疗依然会处于停滞不前的状态。由于联合国健康概念（躯体的、心理的、社会的、道德的）的发展，精神医学领域中各种概念不断涌现，精神障碍的概念在实践中上升到了主导地位（还在不断变化）。但无论理论上怎样变幻，只有科学将人体及脑的所有功能破译之后，西医精神医学才能有突破性的进展。否则，研究上只能原地徘徊。诚然，一百多年来的西医精神医学的成就也是很了不起的，其主要贡献在于：在世界范围内将成千上亿的精神病人用抗精神病药物维持在了基本稳定状态，从而减少了该庞大群体对正常社会秩序的冲击。但不可否认的是：抗精神病药物没有治疗好一个慢性精神分裂症病人！相反却给病人带来了终生的服药并承受其副作用的痛苦，还为一些政客和不轨人员迫害异议人士提供了方便。二十世纪六十年代兴起的西方反精神病学运动，从维护精神病的人权开始到以精神健康消费收尾，迫使联合国大会采用了保护精神病患者和精神健康的护理原则。促使精神医学从生物医学模式转变到了生物—心理—社会医学模式。直到今天，西医精神医学的困境是：抗精神病药物不能治愈慢性精神分裂症及诸多类精神疾患！由于病因不明，病理病机不清，病人需终身服药，药物的副作用使得病人痛苦不堪，而越来越多的精神病人成为了精神残疾！其结果是：精神残疾队伍不断扩大，呈滚雪球样越滚越多。上百年来，对慢性精神分裂症的治疗和抗复发成为了世界医学界的重大医学难题！故而，中国著名精神病学专家、北京安定医院业务院长张志教授指出"如果能在慢性精神分裂症的治疗方面稍有进步，则将会革新整个精神病学的内容"。

现在，在中国精神医学的临床上；传统中医治疗精神疾患，尽管一大批中医学家殚精竭虑，但是由于中医理论的模糊性、诊断上主要依据精神症状（舍脉从证）、临床技术的掌握难度大而使临床医生应用困难，故而疗效差异较大。西医治疗精神疾患，尽管历代大批西医精神病学专家兢兢业业，但由于临床诊断依据的是精神症状，而由于人的精神活动的异常复杂和多变，导致了同一个病人在不同的时空中的精神症状的表现不同，不同的病人在相同的时空中的精神症状表现却一样！另一方面，一个大夫在不同的时空中为同一个病人作出的诊断也不尽相同！诊断上的混乱导致了治疗上的无所适从，故而疗效不理想。中医需要创新将整体理论深化，诊断指证、治疗方法量化，使之更加适用于临床需要。西医需要科学界关于大脑功能物质性的整体理论的突破。面对当今世界精神医学界的整体困境，中医精神医学模式研究的目的是：

（一）、社会治愈精神分裂症和情感性精神障碍。
（二）、系统康复治愈慢性精神分裂症。
（三）、中医为主、中西医结合，综合治疗，系统康复各类型精神疾患以及亚健康状态。
（四）、根据疾病规律建立新型的中医精神病医院和社区康复模式。
（五）、开展精神疾患与自然科学和社会科学的多学科交叉、跨文化研究。
（六）、创建中国中医精神医学新模式。
（七）、探索人类的"精神本原"。

第二节 研究的过程

一、探索和立题研究的过程：

该项研究初始于一九六八年，其时中国正处于文化大革命时期，家父因持有中正剑，虽对国家有贡献仍饱受政治迫害摧残患了焦虑症，使本来就在死亡线上挣扎的全家雪上加霜。家徒四壁一贫如洗哪里有钱来给老父亲治病，幸好家中有一本抄家时没有被抄走的残破不全的《农村常见疾病草药治疗手册》，按照书中方药试着给父亲煎药治病，不想竟有好转。于是周边有患此疾者便循声求治，进而引来了更大的灾难：黑帮子女、反革命孝子贤孙搞四旧翻案、挨批斗挨打跪砖块…其间经历磨难不堪回首…！好在病人及其家属需要，虽万难但是坚持了下来。最后被逼无奈走上社会流浪游学。在大半个中国流浪游学的过程中，我们吃住在精神病人家里为周围的病人看病。对接诊的每一个精神病人，我们都是给他详细诊察后开完处方，亲自到药店买药煎药；侍候病人服下药后，仔细观察服药后病情的变化，随时诊察脉象、舌质舌苔的变化；病人解下大便后用小木棍挑开大便仔细察看，寻找大便表里之间的不同之处；病人解下小便后要闻其气味；病人吐出痰后要观看痰的颜色并用木棍挑开查看痰核里面的颜色和质地；凡是病人的排泄物都要细心察看。观察病人服药前和服药后的精神症状、躯体症状变化；分析追踪脏腑传变的情况，与中医的脏腑传变理论相印证；观察分析精神症状和躯体症状之间的内在联系；细心体悟脏腑功能和大脑功能之间的内在联系。病情出现变化随时调整处方，有时一天调整两次处方，遇到不能解释的现象就从书本上寻找答案。就这样十多年下来，接诊了上千名病人，通读了几千年的中医书籍和古今中外的精神病学著作，浏览了中、外哲学、文学、史学、社会学等与精神医学有关的书籍。同时向全国 21 所省市级以上的精神病医院的部分专家学者讨教，拜了一大批从农村山区到中医研究院乃至中医泰斗级的中医师学习，标志性的是拜新中国中医事业的奠基人、全国中医界的良师益友（王绵之语）、中医泰斗、国家中医局局长、中医司令、主任中医师吕炳奎老先生为师。被我国精神医学与医学心理学奠基人、学界泰斗、北京大学医学心理学教研室主任李心天教授收为弟子。为了讨求精神病的病因病机及符合中国文化的治疗方法，拜中国佛教协会副会长、北京云居寺住持、禅宗祖地柏林寺住持静慧法师为师；受洗成为基督徒悉心研究神学与精神病的关系；与穆斯林阿訇共同斋戒体悟伊斯兰文化中的特异现象，以及各类宗教的相关学说……。对各种宗教的缘起、宗教对精神疾患的影响进行了深入的研究。在理论探讨方面没有任何学术派别上的条条框框。漫漫岁月的不停顿探讨，黑暗长夜的细心揣摩，日夜不离开精神病人的全天候观察诊治，黄河两岸、大江南北、白山黑水、岭南沿海广袤天地不同地域病人的不同症状表现，久而久之从精神病人身上学到了治病的医术，形成了自己的学术观点。中医精神医学诊断学方面的子时诊脉，晨间查舌质舌苔，详观大便及排泄物，一系列系统的治疗和康复技术，都是多年临床实践经验的积累和凝练，在此基础上形成了自己的理论体系。这些知识储备为改革开放后在全国连续建立大型精神病医院，进行中医精神疾患领域的大样本临床和实验研究提供了坚实的技术保证。一九七五年，逢国家整顿，提倡注重科学，开始全面考察慎重考虑中医精神病学的医疗和社会问题，并开始了多个版本的临床研究。一九七八年根据所了解的中国精神疾患的社会现状、自己所掌握的医术、对所创事业进行了归纳，提出了明确的创业方向。即：一九六八至一九七八年学习和掌握临床技术，一九七八至一九八八年创办中医精神病医院作为临床研究基地，并探索中医精神病医院的办院模式。一九八八至一九九八年提出假说创建学派。在归纳整理中还认识到，现在自己所学到的知识和所掌握的医术是从精神病人身上学到的，是病人家属信任的结果，目前广大的精神病家庭由于亲人患病还很困难，国家也拿不出这么多钱来解决这个问题。我们是人格和精神躯体受尽屈辱、颠沛流离、从死亡线上挣扎着活过来的人，若不是精神病人家属信任把病人交给我们治疗，哪里有我们的今天！我们从他们身上学到了这种技术，要还精神病人及其家属的债。我们要把自己的技术贡献出来，团结广大的病人家属，呼吁社会各界共同解决这个当今世界的医学和社会难题。位卑未敢忘忧国，知恩图报天经地义！带着这个明确强烈的创业目的，一九八零年来到河南省许昌市，在病人家属的帮助下，几经努力创办了"河南省长葛县柳树庙中医精神病医院"。一九八四编写了《中医精神病学讲义》，开始了中医精神医学模式的理论和实践的系统探讨。一九八四年"河北省涞水县中医精神病医院"成立。一九八八年"河南省李浩中医精神病医院"成立，一九九零年"石家庄李浩中医精神病医院"成立，一九九八年"北京社会福利促进会中医精神病康复医院"成立。该模式在中国华北地区连续不间断的大样本的研究探讨，地点有农村、有县城、有省会城市、有首都，完成了在全国推广的试点工作。

二、研究中分项科研成果的取得：

（一）、《以调整脏腑功能为主治疗慢性精神分裂症的临床研究》科技成果：一九九二年，石家庄李浩中医精神病医院《以调整脏腑功能为主治疗慢性精神分裂症的临床研究》通过河北省科委组织的科技成果鉴定。成果达到国内领先水平、国际先进水平。成果论文在《河北中医》杂志发表。成果鉴定意见认为该研究"将慢性精神分裂症…采取排泄病理产物，调整脏腑间的功能平衡，定位补泻等治疗原则。并配以体疗、药浴、心理、行为矫正、音乐、教育等治疗方法…其疗效明显优于国内外同类研究的水平。在诊断上进行夜间子时诊脉，晨间查舌质舌苔，详观大便，丰富了中医诊断学的内容。这种综合疗法尚属国内首创。…本研究为治疗慢性精神分裂症提供了新疗法，简便易行，缩短疗程，减轻家庭和社会的负担，具有明显的社会效益和推广前景。综上所述，本项研究居国内领先水平，达到国际先进水平"。

（二）、《梦醒神丹抗精神分裂症衰退状态的临床和实验研究》科技成果：一九九三年石家庄李浩中医精神病医院和河北省医学科学院、河北省肿瘤研究所、河北省药品检验所合作，按国家三类新药申报标准完成了《梦醒神丹抗精神分裂症衰退状态的临床和实验研究》，同年申报国家专利，一九九七年该药物研究获国家发明专利，专利号：ZL 97 1 04387.6。该专利药物的临床研究显示"根据夏镇夷教授主编《实用精神医学》

一书中关于精神分裂症衰退状态的七种类型，从住院病人中随机筛选出了 318 例具有衰退状态的精神分裂症患者，于一九九二年八月至一九九三年十二月共一年零四个月的时间，进行了梦醒神丹抗衰退状态的系统临床观察，观察结果与在本院观察之 87 例（三个月），108 例（九个月）相比较（见附件 2，3，87 例、108 例临床观察报告）。318 例中均有不同程度的七种衰退状态，其中缺乏动力者 77 例占 24.21%，缺乏精力者 186 例占 58.49%，缺乏机灵者 160 例占 50.31%，缺乏兴致者 225 例占 70.75%，缺乏情感者 232 例占 72.96%，丧失礼仪者 115 例占 36.16%，社交退缩者 238 例占 74.84%。治疗方法：在外院或本院住院期间服西药抗精神病药物对此七种衰退状态治疗六个月以上无进步者，继服原西药，加服梦醒神丹每次 0.6 克 --0.9 克 / 日二次，最高量 1.2 克 / 日二次。每服三个月评定一次疗效，全部治疗结束总评。疗效结果：临床痊愈 220 例占 69.18%，显著好转 76 例占 23.90%，好转 20 例占 6.29%，无效 2 例占 0.63%。另外，一、由于七种衰退状态均在 318 例病人中交替出现，分项症状改善情况如下：缺乏动力者改善 76 例占 98.70%，缺乏精力者改善 182 例占 97.85%，缺乏机灵者改善 159 例占 99.38%，缺乏兴致者改善 223 例占 99.11%，缺乏情感者改善 229 例占 98.71%，丧失礼仪者改善 114 例占 99.13%，社会退缩者改善 235 例占 98.74%。二、在治疗过程中，本研究对神丹对其它精神症状的治疗作用和患者反映改善比较明显的症状设计了 23 项观察指证，统计如下：1、幻觉妄想有明显减少很快稳定者 82 例。2、思维障碍明显改善很快稳定者 159 例。3、行为障碍明显改善很快正常者 211 例。4、自知力恢复较快者 114 例。5、焦虑状态很快缓解者 44 例。6、行动迟缓有明显改善很快转入正常者 82 例。7、服药后与医生合作较前积极者 279 例。8、有明显激活振奋作用，参加体疗和劳动及各种兴趣增加者 223 例。9、服药后自述躯体轻松者 147 例。10、过分关心自己躯体不适，服药后有明显改善，症状很快消失者 73 例。11、服药后自述大脑反应特别灵敏，直到临床痊愈保持头脑反应灵敏者 129 例。12、服药后心境压抑日渐开朗，直到临床痊愈保持开朗者 56 例。13、服药后比服药前大便干燥者 70 例。14、服药后比服药前大便次数增多者 56 例。15、服药后比服药前吐痰增多、面部分泌物增多者 150 例。16、服药后自述周身发痒（皮肤无异常）者 32 例。17、服药后比服药前积极要求彻底治疗者 188 例。18、服药后高级精神功能活动恢复迅速，在参加社会活动、读书报、关心国家大事、关心家庭、个人前途、婚姻、工作、学习等兴趣明显增加者 182 例。19、在服用原剂量西药抗精神病药物有轻微副作用的同时加服梦醒神丹后副作用加重，经大剂量减西药，副作用减轻乃至消失而症状稳定者 111 例。20、服原剂量的西药抗精神病药物阳性精神症状稳定，加服梦醒神丹后阳性精神症状加重而减西药后症状反而稳定并很快痊愈者 38 例。21、服原剂量的西药抗精神病药物无副作用，加服梦醒神丹后出现副作用，经减西药后副作用减轻或消失，病情很快稳定者 73 例。22、服原剂量的西药抗精神病药物加服梦醒神丹后，精神症状与躯体症状、副作用均有反应者 79 例。23、服梦醒神丹后精神症状和躯体症状无任何改善者 0 例。以上分项统计说明梦醒神丹除了逆转衰退状态外，对其他精神症状及药物副作用也有不同程度的治疗和改善作用，而对所有伴有衰退状态的精神分裂症几乎都有效果。"河北省医学科学院，河北省肿瘤研究所对该专利药物的实验室研究显示"一、梦醒神丹主要药效学结论：1、神丹对小鼠共济协调平衡和肌无力无明显影响，亦说明无明显神经系统毒性。2、神丹可明显对抗小鼠抑郁失望状态，使不动时间明显缩短。3、神丹可明显缩短小鼠尾悬挂不动时间，说明该药有明显抗抑郁作用。4、神丹可明显增强小鼠的学习和记忆功能，而三氟拉嗪此作用不明显。此乃神丹之优越处。5、神丹对中枢神经系统抑制药戊巴比妥钠和硫苯妥钠的作用无影响。6、神丹与苯丙胺的中枢兴奋作用有协同作用。二、梦醒神丹的动物长期毒性实验结果：1、三个月喂养期间，饲料平均日消耗量为 15.8±2.6g/ 只，水 40.8±4.6ml/ 只，各组之间无明显差异，均属正常范围。2、无论神丹高剂量组，还是神丹低剂量组在三个月实验期间，动物的饮食、毛色、粪便及活动无明显异常，体重增长与对照组比较，无明显差异（见表 1 略）。3、心、肝、脾、肺、肾（双侧）、脑重量各组间无明显差异，$P > 0.05$。由于各组间体重无明显差异，故各组间五个重要脏器的指数（脏器与体重之比）亦无明显差异。$P > 0.05$。（见表 2 略）4、口服神丹三个月，对大鼠的血常规、肾肝功能无明显不良影响，均在正常生理范围之内。（见表 3 表 4 略）5、病理毒理学检测（1）、心脏：各组大鼠的心肌均现轻度充血、系因处死动物时引起的。有的可见灶性类证，是心脏穿刺取血所致，无其他病理异常。（2）、肝脏：各组动物的肝脏均现明显充血，在程度上各组间无明显差异，对照组有一例肝脏可见轻度脂肪变性，其余各组动物的肝脏均未见明显异常。(3)、肾脏：各组动物均可见明显的血管充血和近曲管上皮细胞浊肿，在程度上各组间无明显异常。此乃死后组织自溶所致，与受检药物无关。对照组有 3 只肾脏的集合管可见蛋白性物质，其余各组的动物肾脏均未见明显异常。(4)、肺脏：各组大鼠的肺脏均现明显的血管充血和慢性间质性炎症，在程度上各组间无明显差异。对照组 2 只、高剂量神丹组 3 只、低剂量神丹组 2 只肺脏标本中可见小脓肿，此乃吸入异物所致，与受检药物毒性无关。其余动物肺脏未见异常。(5)、脾脏、脑、肾上腺等脏器，各组动物均现明显的组织充血（在程度上各组间无明显差异）外，均未发现其他明显异常。综上所述：神丹在上述剂量内，对大鼠心、肝、脾、肺、肾、肾上腺、脑等重要脏器没有引起中毒性形态学改变。梦醒神丹长期毒性实验结论：梦醒神丹（神丹）在长达三个月的口服灌胃长期毒性实验中，无论神丹高剂量组（2.5g/kg/d，相当于人临床剂量的 50 倍）还是神丹低剂量组（0.5g/kg/d，相当于人临床剂量的 10 倍，相当于动物实验有效量）均未观测到明显的毒性表现：1、动物的饮食、粪便、毛色、活动、体重均无异常表现。2、动物的血常规（白细胞、红细胞、血小板、网织红细胞、血色素）均在正常生理值范围之内，与对照组比较，亦无明显差异。3、动物的肾、肝功能（尿素氮、总旦白、白旦白、GPT、TTT）亦都在正常值范围之内，与对照组比较，无明显差异。4、动物的心、肝、脾、肺、肾、脑、肾上腺等主要脏器未见有药物中毒性病理学改变。综上所述，梦醒神丹在人临床剂量 50 倍以内的三个月大鼠长期毒性实验中，未观测到明显的药物中毒表现。三、梦醒神丹的急性毒性试验：取健康小白鼠雌雄各 20 只，灌胃体积为 0.35ml/10g 灌胃三次，灌胃后观察动物 14 天内活动、饮食、粪便、毛色及死亡情况。结果：灌胃后动物的饮食、粪便、毛色无一例异常。第二、三次灌胃后动物稍多动，20 分钟左右动物多动情况消失，14 日内无一例死亡。（表略）结论：梦醒神丹最大耐受量为 > 7.35g/kg，是人临床最大剂量（0.05g/kg）的 147 倍。四、河北省药品质量检验所梦醒神丹初步稳定性试验：1、样品：梦醒神丹，批号：930910、930920、930924。包装：塑料瓶，室内留样（10℃～30℃）。2、考察方法：梦醒神丹质量标准（草案）。3、时间：1993 年 9 月 27 日至 1993 年 12 月 27 日。4、考察结果：梦醒神丹三批样品，经三个月的初步稳定性考察，结果表明，本品稳定性良好（详见下表 略）。结论：本品按所附药品标准检验，符合规定。（附：1、三批样品的三份检验报告书。2、初步稳定性试验结果报告。3、梦醒神丹薄层扫描色谱图。4、梦醒神丹光谱扫描图谱）。综上所述：通过对梦醒神丹胶囊（专利药物）进行系统的临床研究和动物试验研究证明：梦醒神丹对慢性精神分裂症的衰退状态有较强的治疗作用，且安全、有效、可控，优于目前世界上任何一种治疗精神分裂症衰退状态的药物。梦醒神丹的研制成功，在世界精神医学领域对衰退状态治疗进展处于缓慢的情况下开辟了一条中成药治疗新途径，填补了中药抗精神病药物的空白。它可能会成为药物治疗精神分裂症衰退状态的转折点，因此，具有较高的科研价值，实用价值和开发价值。"

（三）、《中医精神病医院模式的研究》科技成果：

　　一九九四年《中医精神病医院模式的研究》通过河北省科委组织的科技成果鉴定，成果达到国内领先水平。成果论文在《河北中医》杂志发表。成果鉴定意见认为："一、该项研究，立意明确，实用性很强，具有造福社会、造福人民的深远意义。二、资料完整，可靠，可信度高，是实践经验的凝练和升华。具有系统性、理论化的特点。逻辑性、科学性强。三、该项研究理论上有突破，实践上有创新。它将医学、心理学、建筑学、美学、社会学等多学科结合，融为一体。将住院治疗和社区康复有机结合。突出中医特色，中医为主综合治疗，医护一体化病房管理和行为护理规范等，体现了中医的整体观，内外环境的统一观。是集医疗、科研、康复、教育、福利、重返社会于一体的精神残疾的系统工程。适合国情，是一项具有深远意义的创举。四、其办院模式源于实践，为行之有效的经验积累，缩短了病程，提高了疗效。经 369 例慢性精神分裂症的系统观察，社会痊愈率为 15.18%，临床治愈率为 66.12%，总有效率为 99.18%，均高出国内水平，取得了良好社会效益和经济效益，在全国有重要推广价值，特别适于中小城市和农村。经查新，国内外无与本课题相同的文献报导。综上述，该研究成果科学性、实用性强，社会、经济、学术意义深远，易推广，效益高，居国内领先水平。"

三、中医精神医学模式的学术发展框架：

从一九六八年至一九九八年历经三十年的时间，中医精神医学模式的学术框架基本完成。它的标志是：

（一）、《以调整脏腑功能为主治疗慢性精神分裂症的临床研究》成果，实现了中医对慢性精神分裂症的彻底治愈。在世界范围内打破了精神分裂症终身不能治愈的定论，使"如果能在慢性精神分裂症的治疗方面稍有进步，则将会革新整个精神病学的内容"的论断变为了现实。

（二）、《梦醒神丹抗精神分裂症衰退状态的临床和实验研究》以"治疗衰退状态的慢性精神分裂症的中成药及制备方法"获国家发明专利。实现了中医药对慢性精神分裂症衰退状态的治愈。在世界范围内打破了精神分裂症衰退状态不可逆转的定论。

（三）、《中医精神病医院模式的研究》成果，通过医疗、科研、康复、福利、教育、重返社会于一体的模式，在运作过程中充分尊重病人人权，尊重病人人格，注重心理治疗和综合治疗并重，医疗过程全面接受病人家属和社会的监督，实现了人道、慈爱、科学、客观的中医为主、中西医结合、综合治疗、系统康复的全面实施。在世界范围内找到了一条精神疾患医疗康复的新模式，化解了西方反精神病学运动和科学精神医学的矛盾。在精神康复领域，为人类走向精神健康、实现联合国"躯体的、心理的、社会的、道德的"健康新概念找到了一条新途径。

四、中医精神医学模式与未来人类精神进化之间的研究：

从一九九四至二零一贰年十八年的时间里，开始了中医精神医学模式与未来人类的自然科学和社会科学发展趋势相融合的模式探讨：

（一）、从一九九七开展《量子隐形传态与中医天人合一理论内在联系的临床和实验研究》软科学课题的研究，此研究联络世界各地相关专家学者共同进行。

（二）、在香港发起成立《中华精神健康保障工程联合会》。

（三）、在悉尼发起成立《世界精神健康联盟》组织。

（四）、撰写《世界精神健康宣言》。

（五）、拟定《世界精神健康联盟章程》、《世界精神健康联盟组织结构》、《世界精神健康联盟法律法规》、《人类各阶层各类人士（142 类人士）精神健康标准》。

通过以上五项工作的开展，《中医精神医学的社会发展模式》的全球考察、探讨与人类精神进化之间的构思基本完成。

第三节 有待研究的问题

一、中医精神医学模式的科学发展方面：

中医精神医学模式是一个根植于中华文化并吸纳了当今科学界最新水平的不断发展着的符合精神疾患自身规律的医学模式。它把中医的整体观念辨证论治和西医的微观分析对症治疗有机的结合起来，不足之处是当今中西文化仍存在着的巨大差异，有待于随着人类科学的不断进步而完善。

（一）、中医精神医学模式中的精神症状和躯体症状的内在联系需要随着现代科学的发展研究清楚并量化，以便临床医师准确掌握。

（二）、中医精神医学模式中的诊断指证需要随着现代科学的发展逐步量化，以便临床医师更加准确地采集。

（三）、精神分裂症衰退状态病人的活体脑组织及其功能与正常人活体脑组织及其功能之间生理病理的大样本的定性定量研究、各种精神疾患的活体脑组织及其功能与正常人活体脑组织及其功能之间的生理病理大样本的定性定量研究，需要随着科学的发展逐步完善，从而准确把握中医精神医学科学与哲学及各种社会思潮的关系。

（四）、在脑功能及思维科学领域开展正常思维和病态思维的辨识研究。一个存在思维奔逸障碍的病人和著名社会活动家（比如曼德拉、伏尔泰、钱伟长、费孝通），哲学家（比如老子、苏格拉底、康德、马克思）或某科研领域的杰出科学家（比如牛顿、爱因斯坦、钱学森）或著名画家音乐家（比如毕加索、贝多芬和罗伯特）或著名政治家（比如朱元璋、罗斯福、毛泽东）。他们在大量的思维过程中的根本区别是什么？著述《皇极经世》的邵康节等古今精英以及大量著作等身的写作家们到底是精神病人还是天才？"精神"的本质到底是什么东西？现代精神病学的解释显然过于幼稚！精神障碍与天才只有一步之隔！这个论断有着巨大的探索空间。另外，我们知道：单细胞生物阿米巴在遇到食物时知道伸出伪足包抄吞掉，遇到危险时知道避开游走。人在进食时知道用手握住筷子或叉子、勺子将食物包抄吞掉，在遇到危险时知道躲避走开。单细胞生物既无人体的五脏六腑又无大脑和神经系统，它在遇到食物和危险时所做出的决定和一个具有复杂巨系统的人体在遇到食物和危险时所做出的决定为什么会如此一致？又如：一个人向另一个人讲起"太阳"和"书桌"这两个概念的时候，太阳的"阳"字和书桌的"桌"字还没有说出口，只要对方学习过太阳和书桌这两个单词，他就会立即想到太阳和书桌的样子并联想到与此相关的东西（书桌用于学习、太阳照耀全球等）。书桌近在眼前，放眼一望便知。太阳远在天际，按照科学计算，光速从太阳走到地球尚需 8.18 分钟，而意识则瞬间到达。显然意识是超越光速的！而且超越光速不知道会有多少天文数字的倍数，这种意识的物质实质是什么？由这种意识实质组成的思维过程又是什么？中医的"天人合一"理论是否有其物质基础？现代物理学界进行的"量子隐形传输"成功试验为天人合一提供了有力证据！也为中医精神医学的病因学假说提供了佐证。有文章报道说通过研究，推测人的大脑有一个巨大的生物微电通讯网络系统，大概有 13 亿 + 平方公里那么大（初步研究认识所及），这条生物微电通讯网络的直径比纳米还要细微无数倍，与大脑在识别外界事物时能同步进行产生联系。试想，这 13 亿 + 平方公里的生物微电通讯网络倘若直线连接起来其长度也是只有用天文数字才能计算的，而且这还是初步的研究所构成的认识，其实质性的无限长度则可能无法用数字来进行表述。此说若成立，是可以解释诸多科学未解之谜现象的！但这是否与动物的意识有关呢？我们认为：人的意识以及构成脑的所有功能活动的本体都是物质的，人的精神活动全部是由一系列的物质（包括暗物质暗能量）运动的过程决定的。因此，我们必须展开想象的翅膀，不受任何限制无拘无束的，依据现代科学的最新研究成果，借鉴诸多领域的超前超常思维，严谨深入的进行人的精神活动的物质属性的研究。最终这个问题是需要随着人类科学的整体进步方能研究并破译出来，方能解释全部的精神活动。此时，才能分辨出思维的正常和病态，才能真正正确的解释精神活动的正常与否，也才能真正的为精神障碍病人做出正确的诊断。当代研究进行的《脑图谱链接》技术能解决部分大脑功能的问题，而不是全部！全部揭开脑功能的奥秘需要随着天体物理学对暗物质暗能量本质的研究进展而决定。

二、中医精神医学的社会功能模式研究方面：

（一）、现代和未来千年人类社会飞速发展过程的规律研究。研究的成果直接用于社会实践，随着社会的发展开展精神健康运动。开展精神健康运动的目的是使人类走向健康的精神进化。当前，地球人类的不断无序增长，克隆婴儿，智能机器人等超级人类参与管理甚或主宰社会秩序，迟早会导致人类的集体大灾难，只有人类及其衍生人类的精神进化有序进行，保持精神活动的正常，才能避免人类的集体毁灭。

（二）、哲学、宗教对人类精神进化影响的研究。人与其他动物之间的区别就在于人有高级精神活动，东西方哲学都试图从哲学角度为人类指明前进方向，待不同人群受到不同哲学思想的影响而精神进化时，哲学对人类产生了误导！从而出现了纷争。宗教也是如此，这些先知先觉们在顿悟的状态下从不同的角度创造了宗教，其目的是使人们生活的更幸福，而不同的人群对不同的宗教产生了各种不同的解释和遵从，从而偏执产生了，也导致了宗教纷争。至今为止，世界上出现的各种纷争都与宗教和哲学有各种各样的渊源联系，包括文化排斥、恐怖组织，地域战争。如何站在人类精神健康的高度，融合各种宗教，消除偏执，达到"致中和"的境界，减少各种偏执对人类精神进化的影响。另一方面，西方中世纪神学对医学的束缚，其中或多或少的也有一些科学的成分，比如由于信仰偏执宗教从而产生的精神障碍，用宗教的方法治疗就有一些效果。不管现代科学将其归纳到心理治疗还是行为治疗，但是其结果都是从其思想上解除了偏执宗教对其造成的伤害才产生治疗效果的。因此，开展哲学、宗教对人类精神进化和精神障碍的影响的研究，在世界范围内，对各种哲学、各种宗教对人类的精神进化和精神障碍的影响进行整理，解除它们对人类精神进化的负面影响，从而找出规律性的东西，集人类先知之集体智慧造福于全球，使人类这些先知的美好愿望得以真正的普度众生。科学技术的发展必将终结各种意识形态（包括宗教）的纷争。

第一章 中医精神医学的社会功能模式

1.1. 医疗、科研、康复、教育、福利、重返社会于一体的精神疾患的系统工程模式

精神疾患的系统工程模式是因应疾病特点而设置的。一般的病人患病或内、外、妇、儿，或急性病住院、或慢性病疗养，对于一个人的生命旅程而言都是极其短暂的，病人也有独立决定是否接受医疗的权力。精神科则例外，由于大多数精神病人患病时丧失了自知力，也就丧失了自己是否就医的权力。他们常年处于病情的虚妄状态之中，而且一病就是几年、十几年甚或终生。中古世纪，精神病人被铁链锁捆，遭到虐待或残害，直到18世纪末随着科学的进步才把精神病人从桎梏中解脱出来并受到人道主义的对待，开始了大规模的常年住院治疗。二十世纪五十年代抗精神病药物问世，促使了当代精神病学的飞速发展。由于抗精神病药物的局限性，病人服用精神药物只能缓解症状不能治愈，甚至在继续服用药物的同时病情仍然波动，因而病人只能终身住院，不能出院回归社会。精神病医院成为了名副其实的监护院。由于疾病特性和常年与社会隔绝及多重因素导致了病人社会功能的日渐减退，终于成为了精神残疾。世界性的精神残疾队伍不断扩大，逐步成为了人类的两大医学和社会难题。现在由于医学模式的转变，政治环境的需求，西方国家提倡病人住院需本人同意，而且在精神病医院治疗只要控制住症状就出院，再由家庭和社会负责。发达国家社会保障体系较完整，精神病人的治疗和生活费用有保证，但只是用抗精神病药物维持症状，社会问题依然严重！美国在某些社会问题上甚至将精神病、家庭暴力和社会犯罪划等号。实际上是受现代科学发展的限制，以及人权等思维意识的干预，有些无奈和无法负责任的成份。因而，国际上精神疾病的社会现状是：用抗精神病药物控制病情，以防止整个人类的正常社会秩序被精神病的病态行为冲击的严重失衡，处于被动应付状态。另一方面，由于从生物医学模式向生物—心理—社会医学模式的转变，旧式的以监管为主的精神卫生服务机构已在改变，现在已从庞大的严格的集中管理开始向分散的、宽松的社区和综合医院转移。开放式的管理，人性化的病房设置，日托夜归等形式的精神卫生服务机构已在西方发达国家普遍兴起。但是因精神疾患造成的残疾引起的总卫生费用在不断提升，问题依然存在！基于社会科学特别是人类学、社会学和社会心理学等与精神医学交叉学科的介入，世界银行和哈佛大学对全球疾病负担的调查指标采用"残疾调查生存年"。用这一新指标来衡量精神残疾的卫生费用总负担，精神卫生费用一直在上升，世界卫生组织报告二零一九年近10亿人患精神障碍，是造成残疾的主要原因。现代国际精神医学界的现状是改变了医学模式，对精神残疾的治疗方式、爱心和人道管理提升了，但是在彻底治愈慢性精神病并回归社会方面仍是停滞不前。但是另一方面，当今物理学的迅速发展给精神医学的基础研究提供了思考空间，上帝粒子（希格斯玻色子）的被证实，人类离彻底认识人脑的功能的本质进了一大步（若要揭示人脑功能的物质本质,还必须要破译"暗物质、暗能量"）。现代社会飞速发展，正处于科技知识大爆炸的年代，十年胜千年。到本世纪末地球人口将达到百亿，届时，人类是否精神健康的问题将决定着地球人能否自我毁灭的问题，人类只有从自身找到原因才能避免灭顶之灾！这个自身原因就是人类的精神健康的物质本质（科学发展的接近精神活动的物质本质就会走向止点，达到止点以后就要向整体靠拢，向整体靠拢的走向就是画圆，而整体的方向正是中医所固有的东西，这就是中医的整体观、综合观、辩证观。也是提出中医精神医学模式的客观所在）。

在中国，改革开放以来经济高速腾飞，社会急剧转型带来的精神卫生问题突出。中国政府和历代的精神卫生工作者做了大量辛勤的工作，在引进国外学术思想的同时，根据中国国情对精神残疾进行了形式多样的康复措施的探讨。中国残联从一九九一年开始在全国238个地区为120万慢性精神病人开展社区精神病防治方案。在单位、家庭的支持下，为慢性精神病人建立监护制度，在社区开设开放性的综合康复机构，为慢性精神病人进行防治康复，取得了一些可喜的社会效益。社区康复机构的主要内容是：用西药抗精神病药物将病情控制稳定以后，交由街道

或家庭继续进行社区劳动康复治疗，但效果不明显。其原因是，病人在抗精神病药物的镇静作用下，身体处于乏力状态，根本没有力气和活力进行劳动康复，因而也就没有多少科学的康复治疗意义，仍然属于维持病情的范畴。只有把慢性精神病人的疾病治疗痊愈，才能进行彻底的康复。舍此无他！另一方面，中国精神卫生领域的社会形势堪忧。中国政府历来注重精神疾患的防治工作，几十年来投入了大量的人力物力，从中央到地方已经形成了较为系统的防治体系，也取得了较大成绩。由于受当代科学技术水平和体制的双重限制，这个防治体系与中国精神疾患领域的实际需求还不能适应，具体表现为：1、现有的精神卫生工作领导体制和管理体制中，因管理、职责分工、经费保障等方面的问题、运转困难。2、精神卫生工作在卫生服务的公平性方面和在国家总体扶贫战略中体现不足。由于保障体系不健全，大量的病人流浪于社会和被关锁于家中，精神病人的治愈率低直接导致致残率高，患者家庭和社会的负担加重，迫使国家不断加大对精神残疾康复和生活等方面的支出，同时因病人的病态行为对正常的社会秩序和生活的冲击加大，所造成的损失惊人，迫使政府、司法、公安、社会不得不对此投入很大的精力。当前，中国已有 1.95 亿人患有精神障碍，而且这个数字还在不断增大。严重的社会现状和不协调的防治体系形成了鲜明的反差，已到了必须由中央政府成立有关机构才能统一协调的地步。3、受当代发展的限制，中国由卫生、民政、公安三方形成的防治体系已越来越不能适应日益发展的精神卫生工作的社会需求。由于各种复杂的原因，95% 以上的精神病人没钱在卫生部门的医院终生住院治疗，公安部门的医院主要对严重冲击社会秩序的精神病人进行收治和监管，民政部门的医院只收容了极少数三无的病人。公安、民政部门的医院虽然也对外开放收治病人，但侧重点在于为本单位创造经济效益。三方面的医院只注重治疗和看管，95% 以上病人的康复、管理、回归社会需求几乎处于空白，因而出现的奇怪现象是：一方面精神病人的患病率呈滚雪球样不断扩大，另一方面有限的精神卫生资源在大量浪费，床位闲置、人才流失。病人对医院的治疗技术没有信心，对医院主要以创收为目的的行为不满。以上现象表明中国现有的精神疾病防治体系需要改进。4、目前中国还没有如此强大的经济实力将精神疾患的卫生费用全部包下来。精神病人的医疗费用除了医保能报销的部分以外，大量的医疗费用压在了精神病人家庭身上，使得精神病人家庭的贫困加速，有的病人及其家庭贫困状态惨不忍睹。这种现象加重了精神病人对社会正常秩序的冲击，从其他角度迫使国家增加经济支出。另一方面，精神病医院和享受公费报销的病人之间的经济关系，则使国家的钱从一个口袋流向了另一个口袋，浪费严重且在普遍滋生着腐败，公费和自费病人之间的贫富差距不断加大，国家有限的精神卫生费用投入到贫困病人身上的效果基本体现不出来，中国现行的精神卫生工作的经费投入方式也需要改革。现在，中国有一亿多的各类精神障碍病人，其中重型精神病人 1600 多万，精神残疾 1000 多万，精神发育迟缓 2400 多万，老年性痴呆 1000 多万，癫痫病人 800 多万，各种轻型神经精神障碍 4500 多万，中国还有 2.3 亿多人存在各种各样的心理问题，占总人口 70% 的人处于精神亚健康状态。而且随着人类的飞速发展，未来世纪人类的精神状况无法预测！而当代解决这极其复杂的精神障碍问题，必须从治疗几千万慢性精神障碍病人入手，把他们的病先治好。而当今世界性的医学和社会性的疑难问题就是无法治愈慢性精神病人。

　　能够治愈慢性精神疾病是中医精神医学模式的技术大幅度超前的关键所在。只有把慢性精神病人彻底治愈，才能开展具有真正科学意义上的康复，因此，能否治愈精神疾病特别是慢性精神分裂症就成为了全球精神疾患领域的瓶颈问题。另外，由于社会各种不良思潮的侵袭，精神病人治愈后不能很好的回归社会，必须有一个对病人减少刺激的良好家庭和社会环境才能减少复发率。因此要建立一个与回归社会相适应的工作康复机构，一个针对病人回归社会后有独立谋生能力的培训机构，一个培养病人回归社会后能融入社会的居住环境，作为病人回归社会前的过渡桥梁。中医精神医学的社会模式就是因应这种中国国情才设计创立的。创建这样一个模式才能保障精神病人治愈后减少复发，这个模式还必须和现行社会上的各种模式相融合，才能使病人真正的回归社会，才能解决这样一个世界性的医学和社会难题。

1.1.1.医疗

　　中医为主的医疗技术是解决精神疾患的瓶颈问题，只有彻底把病治愈，才能解除病人的痛苦，才能解除病人家庭和社会的沉重负担。这里的治愈不是临床痊愈，而是社会痊愈，即病人回归社会后能正常生活工作融入社会为标准的治愈，这个标准也包括在病人愿意的情况下基本能正常的恋爱组织家庭养育孩子等全部家庭和社会职能的恢复。中医为主的医疗技术解决的问题主要是慢性精神疾病,慢性精神疾病主要是由常年患病的精神分裂症迁延不愈累积而致。西医精神医学认为:精神分裂症目前尚属不治之症,因为其主要病因是生物遗传,目前的西医技术无法逆转。只有科学在基因表达层次将基因修改,才能将精神分裂症彻底治愈。这个观点不能解释的是:既然是生物遗传,为什么几千年来全世界精神分裂症的发病率如此之低?只有近几十年来的发病率才如此大幅度的迅速升高呢?这其中除了生物遗传的病因以外,一定还有其他的因素。这个因素就是社会心理原因导致基因变异,从而发作精神分裂症。中医精神医学正是从病因学角度对精神分裂症进行治疗上的逆转(包括遗传),从而保证了彻底治愈。

1.1.2. 科研

在中医为主治疗的同时注重临床科研,仔细认真记录临床科研全过程,只要是发生在临床治疗方面的事情,不论暂时认为有无价值都要记录,为将来的科学研究积累宝贵科研资料。中医药治疗后的精神症状和躯体症状的改善,病人本身的感受,病人在治疗期间的思维、情感、认知、行为等方面的自我感觉的记录非常重要。

1.1.3. 康复

临床治愈的病人不能立即出院,必须进行系统的院内康复达标后,才能出院进行院外康复。院外康复必须和院内康复相衔接,不能脱轨,院外康复必须接受医院的技术指导,院外康复达标后也要由医院的专家进行评定,只有评定符合设计标准方能结束整体的治疗过程。实质上应该把院外康复当作是医院继续治疗的一部分,只有技术上的康复措施才能保证病人减少复发率。无论院内康复或是院外康复,康复过程的精神和躯体症状记录视同住院时一样认真对待,这样,既能保证病人的康复质量,也能保证临床科研的完整性。只有保证了整个康复过程的科学性才能保证病人彻底的治愈回归社会。

1.1.4. 教育

病人住院后针对个体的实际情况制定整体教育方案。住院时进行一切生活自理、融入病人群体和病人相处的教育,自己的一切需求由自己来料理,对同病房的病友要有爱心,帮助重型病人料理生活的教育。当病人恢复自知力后,引导病人建立自尊、自信、自强的完善人格的自我教育。病人病情达到显著好转后,教育病人关心所在病区和医院的道德建设,遇到不符合道德建设的人和事要提出自己的看法,以期对方进行改进,从而锻炼增进病人的社会责任感。当病人精神症状基本消失后,教育病人根据自己的长处,所处社会环境和家庭条件,进行出院后的适应社会能力的技能培训,以期病人出院后有能力融入社会,达到适应社会,增强社会生存能力。在全部教育过程中,要对病人始终进行哲学学习教育,使病人牢固的建立辩证看待一切事物的世界观,建立一切都是发展的与时俱进的认识观,使病人始终紧跟社会发展步伐不掉队。医院为病人创造一切教育条件,凡是社会发展领域的一切新鲜事物只要社会上流行,医院都要设法设置教育科目,包括电影院、电脑室、影像室、书画音乐室、舞厅及街舞设施、学校、工作劳动场景模拟、科学研究、人类发展、国情讨论、世界旅游等设施模拟(也可与社会上有关机构合作),以供病人模拟学习。最大限度的增加病人接触社会实践活动,以减少病人脱离社会的危险。

1.1.5. 福利

由于慢性精神病人长期患病,家庭及其亲友都为此付出了经济代价,有的家庭因此而濒临经济困境。为了帮助病人能在必须的时间内系统住院进行治疗,中医精神医学模式需要在国家法律法规允许的范围内,建立相应的社会福利机构来帮助这些病人。所在医院可以为病人减免一些费用,标准是除了饭费(按未加工时购买的粮食蔬菜价格)药费(按医院进药时的价格)外其他一切费用全部免除,不足部分由所在医院发起的社会福利组织支付。

这样就保证了病人长期住院医疗康复的时间，也就保证了病人能够彻底进行治疗康复进而回归社会。同时，中华精神健康保障工程联合会（模式医院的社会福利组织）将和国际上的慈善机构、国内的有关机构如中国残联、中华慈善总会等合作，更大范围内的为慢性精神病人谋取福利。联合会将尽可能的吸收痊愈的病人及其家属共同参与社会福利组织，达成在医务人员的帮助下，利用精神病人及其家属自己的力量来解决自己的精神健康问题。病人家属的社会福利组织可以开办精神健康基金会，基金会可开设康复工厂、康复农场、精神康复村、劳动技能培训学校等康复机构实体，这些康复实体赚取的利润全部上缴到基金会，基金会再根据所有需要帮助的病人的实际情况酌情资助，资助的最低额度以保证病人的治疗康复需要。如果基金会的资金充裕，还可用于帮助病人改善生活和居住条件，和政府合作帮助解决慢性病人出院后的工作问题。这一慈善事业的设计属于超前的构想，承担了一部分国家和社会的责任，但确实是从实践中归纳总结出来的一个经验，是适合全球范围内精神病人及其家庭的一条出路。由此为出发点，再加上国家和社会、广大爱心人士以及国际社会的支持，精神残疾领域面临的经济困境就能得到基本缓解。

1.1.6.重返社会

病人在经过一系列的治疗康复以后，最终目的是重返社会。重返社会前要经过一系列的技术考核，达到标准才能回归社会。回归社会考核有以下标准：

1. 精神免疫能力标准：慢性精神病人在医院经过一系列的心理调适，适应社会能力教育，增强解决家庭矛盾能力，增强解决与社会相处产生矛盾后的能力。有能力解决自己恋爱、婚姻、组织家庭、养育子女等问题。

2. 预防疾病复发的能力标准：病人在医院通过学习精神医学知识，达到了精神医学大专文化的水平，认识到出院后要继续服药以期巩固治疗。在服药巩固期间，知道有哪些症状出现是病情波动的先兆，怎样回医院或到社区配合大夫进行调整药物，怎样进行自我心理调整，以期在症状波动初期、自知力尚在的情况下进行自我干预，迅速稳定症状，恢复正常。

3. 适应社会和自我调整的能力标准：当病人回归社会后，由于复杂的社会环境，病人在医院不可能都有预演模拟学习而适应。病人遇到了这类问题后，要有从思想上沉静下来不激怒对方、不伤害自己的能力。适当的时候将问题交由家人或朋友共同商量对策，或者找到责任大夫来商量对策。知道解决问题需要妥协并能做到心平气和的妥协，做到事中不逞强，事后不后悔，不斤斤计较，不患得患失，事情过去就过去了不找后账。遇到不顺心的事能够转移心境，从哲学角度或从宗教角度自我解脱。这样就能巩固得住，从而减少疾病复发的机率。

医疗、科研、康复、教育、福利、重返社会的精神疾患的系统工程模式，是从精神疾患的病因病机、医疗实践、文化背景、所处时代的社会变迁、中西文化的碰撞、尊重生命、尊重精神病人、尊重多样性文化、崇尚科学等多角度设计实施的，是精神疾患的临床需要而产生的。经过四十多年的临床实践，证明是可行的，必需的。只有实施这一整套的系统工程模式，才能将慢性精神病人彻底治愈康复回归社会。在考察了世界精神医学界的最新科研前沿、世界飞速发展的各种最新思潮、世界天体物理学界的最新进展、中西文化的融合、世界宗教融合的趋势之后创立的。该模式具有科学性强、前瞻性强、特别是实践性强的特点。

1.2. 中医为主、中西医结合综合治疗、系统康复的临床治疗模式

1.2.1中医为主

就是要以中医的理论指导为主。这就要求中医精神科大夫必须熟练掌握中医的基本理论，对中医的基础理论，学科属性，医学模式，思维方法，整体观念，辨证论治，四大经典及其历代研究临床都要熟捻于胸。对气一元论学说，

天人合一学说，阴阳五行学说，脏象学说，气血津液学说，经络学说，形体官窍，体质形神，病因病机，立法治则，理法方药等临床应用特别是药物的升降浮沉属性都要得心应手。对中医精神病学的理论渊源，各家学说，临床疗效，近现代进展，中西医论争焦点，疑难问题之所在都要了如指掌。临床上见到病人能够游刃有余的应用中医的理论和临床知识给于判断，做出指导性的诊治意见，真正达到医者意也之境界。再就是对这些中医知识要有自己的认识，能够分辨其中的精华和糟粕。另一个举足轻重的方面就是应用中药，从根本上说，中医精神医学的生命力就在于能不能治愈慢性精神病人，但能否治愈病人的关键所在就是中药。

1.2.1.1. 中药材的质量问题

由于现代环境污染严重，天然药材急剧减少，大部分中药材需要种植才能保证供应。种植中药时大量使用化肥催生成长，使用农药杀灭害虫，灌溉用水也有不同程度的污染，总之，从药物的种子（基因因污染而变异）、土地、肥料、水分、促长、杀虫、采集、炮制等一系列环节都或多或少的受到污染，使得种植的药材与天然的药材发生了很大的变化。因此，在炮制时应该有针对性的尽可能的清除以上各种因素对药材所造成的毒性，从而保证药材安全。

1.2.1.2. 中药使用的剂量问题

使用中药不能单纯的依据现代的药典规定的剂量，现行药典有天生的阶段性的制度缺点，而中药已临床使用了几千年，任何轻浮的割裂都是不可取的。要综合考察学习历代医家的经验。中药在几千年的临床使用中，从伤寒论到晚清历代医家都有极其深刻的认识，中药学也早已成为了专门的学科。但是近几十年来，由于受中西文化碰撞的冲击，制定者导致的国家有关政策的摇摆，中药的临床应用受到了极大的限制，国家有关部门组织编写的法定的药典明显受到影响，使得中医药药效下降，临床疗效无法保证，也使中医药的治疗效果受到诟病。比如开辨证论治之先河的汉代张仲景的用药剂量，就与现代药典的用药剂量大有不同。例如以四大主药人参、附子、石膏、大黄的用量来考察其差异。2010 年版中国药典规定：人参常用量 3～9 克，附子常用量 3～15 克，石膏 15～60 克，大黄 3～15 克。张仲景伤寒论中的常用量为：人参最大量 62.4 克，附子 90 克，石膏 249.6 克，大黄 93.6 克。对比看出，药典与伤寒论之比为：人参 1：7 倍，附子 1：6 倍，石膏 1：4.16 倍，大黄 1：6.24 倍。由此可见，在有些时候，药典规定的剂量与伤寒论的差距巨大，因而疗效不理想。中医先贤曾言：仲景不传之秘，在于药量而已。因而可以说，现在中医临床上有时疗效不理想与医生不敢用药有关，这既有药典规定的剂量限制的原因，又有医疗政策上的原因，也有中医教育失策的原因，还有现代道德水准下降医生不敢承担责任的原因（由此导致现代中医药的临床疗效还远远比不上清末民年初时的水平）。实际上，历代中医先贤在临床中用药剂量大大超过伤寒论而屡起沉疴的病例大有记载。清代名医、中医扶阳学派的郑钦安、吴佩衡、唐步祺、祝味菊及现代名医卢崇汉、吴荣祖、李可等火神派的大家们用附子大都在 30 克以上，一般用量在 100 克、200 克、300 克者比比皆是，最大用量者可达 500 克，李可抢救危重病人一昼夜之间用量高达 600 克之多。古今医家亦多有善用大黄者，现代名医李春和主任医师治疗狂症，每剂用量多在 150 克以上，最多达 240 克。医家们用人参抢救垂危病人用量也较大，一般在 60～100 克之间，而且还是不拘时间频服。而石膏的用量从 100 克～500 克者屡见不鲜。精神病人由于脑内大量的思维导致实火内聚，临床常用清热泻火药。本人临床上就常大剂量应用石膏，如河北定县一例躁狂症病人径用生石膏 3000 克，煎煮两暖壶（约 4000 毫升），昼夜服完，连续服用 36 天，（也有随证加减处方）狂证竟豁然痊愈！有的病人复方中应用大黄，每日一剂，每剂大黄剂量都在 60～300 克之间，而且连续服用。对处于衰退状态的精神分裂患者常用附子 60～210 克之间，且可以连续服用三个月之久方调整处方。因此，根据患者的实际情况选方用药，决定药物剂量是治疗顽症痼疾的不二法门。在临床上若需要用超大剂量时，一般都是从常用剂量开始，逐步加量至治疗剂量，这样就能保证用药安全。切不可孟浪胆大妄为，或听信一家之言，不去根据实际情况视病家性命为儿戏，既贻害病人也为害中医，此等荒唐之举实乃医家大忌。另一方面，临床上也有用小剂量取神效者，如余治河南省许昌市某女性患者，病人病程十二年，经许昌市精神病医院等机构诊断为慢性精神分裂症，多次住院久治未愈。有时住院一个疗程稳定出院后，无论怎样按医嘱服用维持药物，都会无故复发，且复发没有规律。余接诊后仔细观察其夜间子时脉象，发现肝脉紧弦。晨间舌质两侧青黑，舌中间有一竖裂纹青黑色，舌苔少许腐腻。观察大便软、不成形。遂询其家人发病前有无反常征象，其丈夫曰：每当患者说感觉头痛头晕，呕吐清水后，大约半小时后狂证便发作。发病后狂奔呼号，伤人毁物，妄言妄语，彻夜不眠，家人禁止不住。用抗精神病药物疗效不大，必须住院注射镇静药物昏睡几天后方慢慢的好转。每次发病无规律，有时两三个月，有时一年半载，一旦发病若不住院不会自行好转。根据所观察症状反复思考，想到仲景《金匮要略》呕吐哕下利病脉证治第十七之第九条"干呕，吐涎沫，头痛者，吴茱萸汤主之。"悟出此乃肝经寒毒犯胃，寒毒之气挟浊阴上逆而致脑功能失调。由于肝经寒毒随气血循环源源不断地进入大脑，导致脑功能失调，所以病情不能自行缓解。口服抗精神病药物由于药量较小，不能阻断肝经寒毒入脑后参与神经递质的合成与降解活动，因而病程迁延，需住院用大剂量的镇静剂使大脑处于冬眠状态，方能缓解病情。悟得此理后遂疏吴茱萸原方：吴茱萸15克、党参12克、干姜18克、大枣12枚。三剂、嘱其家人每日一剂，连服三剂不得漏服。三剂后病情大减，家人叹为神奇！药已对证效不更方，继续原方服用18剂，十二年顽疾慢性精神分裂症豁然痊愈。治愈后八年追访从未复发。此乃说明有时不必大剂量用药，只有对证一途而已。此为余年轻时苦心钻研仲景学说之一得，从此处更知中医治愈精神分裂症之可行。余尝曰：中医师治疗不好精神分裂症是因为没有学好学透学精中医。西医师治疗不好精神分裂症是因为西医科学还没有认识清楚病因病机。此之谓也！乃赘述尔。

1.2.1.3. 注重借鉴中药药理研究的新进展于临床

中药治疗各种疾病的内在机理，中药治疗精神分裂症的内在机理，中药治疗所有精神疾患的内在机理，都将随着中药药理研究的深入而明了。日本、韩国、中国的单味中药药理的研究都已经非常深入，并由此制造了各式各样的中药制剂。中药药理研究成果应用于精神疾患的临床有非常重要的借鉴价值。比如清热泻下的大黄有增强肾上腺素、乙酰胆碱和削弱组织胺等干预神经递质的作用。温阳药附子对垂体—肾上腺皮质激素有兴奋作用，对神经递质的相互作用和平衡有调节作用。补气药人参中含有胆碱和各种氨基酸，对神经、垂体、肾上腺皮质系统有一定影响。祛痰药半夏含有氨基酸类成分，对肾上腺皮质激素的内分泌产生影响。这些研究都对中医精神疾患的临床有着重要的借鉴作用。现代中药药理研究的重点开始向中药复方上面转移，由于中药复方所含成分极其复杂，研究还在探索阶段。相信中药复方的药理研究有了突破性的进展后会对精神疾患的临床产生巨大的影响。中药使用若将以上三点调节好，就能在中医治疗的关键环节（中药材）方面起到举足轻重的作用。因此，有深厚的中医基本理论功底，有质量保证的中药材，有经验丰富不受拘束的药物使用剂量，有与时俱进善于捕捉、揉和、利用各种新成果、新思潮、新思维的能力，就能保证中医为主的系统治疗。保证治愈慢性精神分裂症。

1.2.2. 中西医结合综合治疗

就是在中医整体观念辨证论治为主的理论思维的基础上，融合现代科技成果，为临床科研服务保证疗效。中西医结合是指在中医整体理论指导下，不拘于中医理论还是西医理论的所有束缚，从各自的理论体系对病情的认识都要理解透彻，然后在临床医生的脑内进行综合思考、分析比较，针对病人的实际情况选择药物的单独使用还是联合使用。综合治疗是指在中医整体观念的指导下，根据病人的病情需要，选择对病人治疗情绪影响最小、疗效最大化的医疗手段。需要中药则开中药，需要西药则开西药，需要针灸则针灸，需要心理治疗则进行心理治疗，需要教育治疗就教育治疗，需要行为治疗就行为治疗等等，一切都在整体治疗方案的基础上进行。中医整体理论是临床思维的导航仪，指南针。不是紧箍咒，不是篱笆墙。它不是人为的设置因素，不是学术的争执所致，它是由精神疾患自然的、生物的、心理的、社会的、环境的、发展的、天人合一的综合复杂因素致病的特点而决定的。中医整体观念的指导是治愈精神疾患的不二法门，离开中医的整体思维就谈不上治愈慢性精神病。因而，中医为主、中西医结合综合治疗是根据精神疾患的临床需要而总结出来的综合治疗手段。

1.2.3. 系统康复

现代医学概念中的康复，是指躯体功能、心理功能和职业能力的恢复。精神康复医学是康复医学的一个分支，即运用可能采取的手段,纠正病态的认知与行为,最大限度地帮助患者适应正常的社会生活,提高回归社会的能力。精神康复服务的主要对象是各类精神疾患所导致的精神残疾,其中大部分是重性精神病且主要是慢性精神病患者。精神康复包括医学康复、教育康复、社会康复和职业康复。中医精神疾患的系统康复概念是指在中医整体观念的指导下,无论是重症精神病人还是轻型精神病人,从患者一入院就开始采取各种康复医疗手段且主要是教育康复和心理康复,并根据病情的不断变化而调整的、一直到病人完全治愈重返社会为止的系统康复措施。在系统康复过程中,注重中医整体康复观念和现代精神康复医学的三个基本原则相结合,病人重返社会后还要继续保持和医院的原诊医师的联系,以随时为康复后的患者提供心理咨询服务,保证精神健康以杜绝因社会因素、生活事件而病情复发。病人入院时要详细采集患者的家庭情况,详细询问发病时有无重大精神刺激或生活事件发生。若有则要根据受刺激的强度,针对性的进行精神免疫能力的治疗。以后随着病情的好转特别要加强有针对性的心理干预,保证病人回到家庭或单位后能正确地面对现实,以断绝导致病情复发的社会及家庭因素。待病情达到临床痊愈水平时,要对患者进行回归社会后的工作、生活适应方面的教育和技能培训,以提高患者回归社会后的生存和竞争能力。在系统康复的后期,医院要指定专人与患者工作生活的周边关系保持联系,比如家庭成员、工作单位领导、同事、街道、居委会等的联系,随时协调各种关系,预防因周边关系协调不到位导致病情波动。系统康复的跟踪协调要进行到回归社会后的患者能正常的工作生活为止。中医为主、中西医结合综合治疗,系统康复的临床治疗模式,是保证精神疾患从住院治疗到回归社会后的精神健康的医疗保障。

1.3. 精神科急诊、疑难重症的临床研究和会诊模式

1.3.1. 精神科急诊

精神科急诊属于临床精神病学的一个分支,是指那些不迅速处理就能导致患者和他人的身体或物体受到伤害的所有反常的行为、心境和思维活动。这其中有慢性精神疾患的突然发作,也包括处于心理危机状态的正常人的突然精神失常,出现精神崩溃或意外。中医认为精神科急诊的处置需要和社会机构合作完成,无论是在家庭、公共场所、医院或急诊室,都要立即和相关机构人员取得联系,以保证病人的安全。然后采取相关的医疗措施缓解病情,待危情解除、病人安全后,要给予病人及家属适当的医疗建议,以预防之。

1.3.2. 疑难重症的临床研究和会诊模式

疑难重症精神疾患的临床研究及其会诊属于临床科研的范畴,所以要按照规定的临床科研制度进行资料采集登记。病人无论是来门诊还是来住院,凡是患精神分裂症三年以上、住院三次均被诊断为慢性精神分裂症者,以及其他类型的精神残疾者,都应该被视为精神疾患的疑难重症。接诊医师都应当根据患者的实际情况作出相应的研究计划,聘请相应科室专家进行会诊。按照国内外精神障碍的最新诊断标准,经医院各种神经、精神科检查,各种实验室检查,由专家小组联合会诊后作出西医的确诊,再做出中医、中西医结合的各自诊断,最后做出中医精神医学的诊断结果。诊断明确后,进行中医精神医学的系统治疗,最后取得社会治愈的医疗效果。所有疑难重症都要进行临床和实验室的从接诊到彻底治愈的系统的双重观察,得出科学的有效数据,进行归类存档。这样就能达到凡是精神疾患的重症患者都是一个小数据库,待积累到成千上万个小数据库后,就能总结出具有不可超越的权威性指标,就能显示出中医精神医学的科学性和超前性,从而为人类征服慢性精神疾患作出应有的贡献。

1.4. 对出院病人进行随访、保健、精神康复模式

　　凡是在中医精神医学的各地各级中医精神病医院系统治疗过的病人，治疗结束后都要随机建立随访病案，立即交由社会保健科执行。病人的联系方式最少要有两个，应该采取医院和病人的双向联系方法，病人离开医院时要和病人及其家属商定，双方确定进行时间上的固定联系，以防止由于病人的随时迁徙而迫使联系中断。当病人离开原住址时要立即通知院方，医院有何变动时也要及时通知病人及家属。随访时要和在医院时一样，详细了解病人的所有生活、工作情况，了解病人在婚姻、家庭、社会接触等方面的真实思想。病人出现精神上的困惑时，帮助病人提出解决这些问题的方法。随访医务人员要固定，责任落实到人，和病人保持好较高道德修养的医患关系，要和病人交成无话不谈的朋友，病人无论出现任何思想上的波动，都能及时地发现并进行相应的处理。依此保障病人得到精神上的保健，逐步地提高病人精神上的免疫能力。医院应举办相应的精神康复机构，以解决病人的工作康复问题。在条件不具备的地方，医院应协助病人及其家属和社会上的康复机构联络，使病人尽可能的融入到政府及社会举办的精神康复机构中去。使病人病情治愈后，有一个心情舒畅、恢复社会技能、回归社会的适当的条件和环境。医院要建立相应的法律机构，以随时响应病人及其家属的要求，依据宪法和法律，在允许的范围内，维护病人的一切利益，保障病人的法律权利。一切从病人的利益出发，从病人的切身需要出发，尽可能的提供一切便利条件，创造一个从法律、药物、精神、工作、婚姻、家庭、教育、社会等各个方面进行系统康复的模式。这其中关键的问题是，在国家层面，看上去一切法律、法规健全，但是在实际运行中，病人及其家属的权利由于各种原因得不到保证。由医院法律事务服务所来牵头承担这一任务，就相应地解决了这一疑难问题。中医精神病医院站在学术和社会道义的角度帮助治愈的精神病人解决问题天经地义！病人的一切困难都由医院指定专门机构派出专业人员负责帮助解决，因此，这是一个全新的帮助精神疾患治愈后回归社会的康复新模式。

1.5. 以医院为中心，建立起市、县级精神残疾康复中心，医院为其培养技术骨干并给予技术指导模式

　　这个模式应该分为中国模式和外国模式两种。

1.5.1. 中国模式

　　中国的社会制度有别于世界上其他任何国家，在精神卫生方面，从中央到地方都有名义上的精神卫生领导小组。中央有国务院残疾人工作委员会，主任由国务委员兼任。在国务院设立有全国十七个部门参加的"精神卫生部际联席会议制度"。各省、市、县有精神卫生领导小组，各级领导小组下设办公室，办公室设在各级卫生局领导下的精神病院。人事安排方面，各省、市、县精神卫生领导小组组长分别由相关副省、副市、副县长担任，各级卫生、民政、公安相关副职领导任副组长。精神病院的相关副院长兼任办公室主任。世界上任何一个国家都没有中国对精神卫生工作的重视，但是由于体制的原因，庞大的领导机构下面是空架子，由于经费、人员、体制等方面的原因，运行困难。比如：卫生局领导下的精神病医院，技术力量雄厚，担任市精神卫生领导小组办公室主任的工作，但是其主要任务是以治病为主，医院运行精神疾病的预防、康复、回归社会工作经费不足。所谓由卫生、民政、公安、残联等机构组织的精神病人的康复机构，由于各自相关的经费来源有限，且又都是兼职，每位领导都有各自原来的主要工作，不能将全部精力投入到精神康复工作中来，投入较大的只有中国残联一家。而残联是个副部级单位，由副部级领导正部级，力度显然不够，因此各唱各的调，实际工作不能完全到位，无法深入开展下去。中国残联从1991年开始的大规模的社区精神康复试点工作，由于中央政府的重视，中国残联领导的大力支持和精心领导，全国广大的精神病学家们的共同努力，取得了巨大的成功，由于体制和经费及其他各种复杂的原因未能持久。现在由各级残联承担精神康复机构的试点工作，主要是后续经费不足，各地社区开展的精神残疾康

复机构大都处于半瘫痪状态。这个问题是个相当复杂的问题，除了体制和经费问题较难克服以外，主要的问题还是治疗上不能彻底治愈的问题。因此，中国精神卫生领域的工作仍处于初级阶段，精神卫生模式的转化工作刚刚开始，要在短时期内达到像西方发达国家那样由社区精神卫生服务机构来承担这一任务还不现实（即使达到了国外的先进水平，经费有了保证，还是存在一个不能彻底治愈慢性精神疾患的问题），与全国精神疾患的社会需求还有非常大的距离。只有实行中医精神医学的系统模式才能有突破的可能。中医精神医学的整体模式的设想是：在政府领导下，依托中国残联，在以中医为主把慢性精神疾患治愈的前提下，由中医精神医学的各级医院为母体，联络国内外社会各界组织成立"中华精神健康保障工程联合会"，为国家承担一部分社会责任。由联合会联络中国各级政府、各国际、国内慈善组织、各类社会团体等成立"中华精神健康基金会"。由精神健康基金会负责组织筹集资金，以保障经费的来源。和国家有关组织开展的精神康复机构联合工作，做到预防、治疗、康复有机的结合，把精神病医院、康复机构、社区等"无缝链接"起来。这样，就能把全国的精神卫生工作有序地开展起来。也只有这样一个既有彻底治愈的中医技术，还有充足的经费保障，适合中国国情的完整可行的模式，才能承担这一艰巨任务。实施中由各级中医精神病医院为依托（中医精神病医院和各级各类精神卫生机构合作），由精神健康基金会提供经费，由各级政府提供政策保证和支持（国家发展规划中的精神卫生工作经费仍由各级政府拨付并监督使用），建立起各级市、县级精神残疾康复中心，由医院提供技术，培养相关的医疗和社会工作者骨干，执行预防、治疗、康复、福利、教育、培训、回归社会一体化的精神健康学术和社会体系工作方针。

1.5.2. 外国模式

由于社会制度各不相同，外国模式建立比较简单。发达国家的精神卫生服务模式已经转变，发达国家如英国、美国、澳大利亚等从二十世纪七十年代就开始从大规模的住院治疗向社区分散康复治疗转变，他们发起的"非住院化运动"迅速在全球展开，至今领导着世界精神疾患治疗康复运动的潮流。但是由于他们没有中医彻底治愈精神疾患的技术，只能是一方面开展脑功能的基础研究，另一方面就是改变原有的精神卫生服务模式，由单一的精神卫生学家联合各科医学家、心理学家、教育学家、社会学家一道工作，以提高到衡量国家文明程度的最高标准来促使纳入政府的战略规划，这是西方学者非常聪明的选择。随着我们中医精神医学临床技术的输出，和西方合作将是非常愉快的一件事情。中医将来是一定会为世界人民的精神健康作出巨大贡献的！在国外开展工作的设具体想是：由"世界精神健康联盟"联合全球范围内不同区域的各类慈善机构成立"精神健康基金会"，基金会下设各级中医精神病医院。各级中医精神病医院和当地各级政府合作开展工作，配合该地政府的精神卫生工作计划，吸纳全球各国、各民族在社区精神康复工作方面的科学成果，与该地区各级各类不同的精神卫生机构合作。一切从当地的实际情况出发，成立形式多样的精神疾患的预防、治疗、康复、福利、教育、培训、回归社会机构，共同完成该地区的精神健康工作。

第二章 中医精神医学的医院功能模式

2.1. 医、教、研有机融为一体的中医为主自然发展模式

当代世界范围内的大型精神病医院的规模都在萎缩，原因是世界卫生组织提倡精神卫生服务机构由以精神病医院为中心，转向以社区综合性医院为中心的精神卫生服务机构。提倡在综合医院设立精神科门诊和病房，以方便病人就医，同时有利于减少社会对精神病人的偏见和歧视。对病情较重的精神病人实行转诊，转向当地精神病医院治疗。这对于由于社会飞速发展导致各种精神问题出现的医学和社会难题来说，无疑是个非常好的转型。这其中固然有无奈选择的成分，也忽视了一个非常重要的问题，就是重型精神病、慢性精神病、慢性精神分裂症和精神残疾的科学系统的治疗康复问题。这种转型后的精神卫生机构服务模式应当有所侧重，既重型精神病、慢性精神病、慢性精神分裂症和精神残疾的治疗、康复、教育、培训、福利、回归社会任务仍由精神病医院承担，各种类型的、大量的轻型精神障碍由社区精神卫生服务机构和综合医院精神科承担，这是根据精神疾患的疾病性质、医学和社会需求而决定的。现有的精神病医院从学术和社会功能都要进行大幅度的改造，才能满足随着社会发展而表现出的疾病特点、学科建设和患者及其家属以及社会的需求。

中医精神病医院就是这样一种新型医院，它不但要承担各种重型精神疾患的医疗任务，更主要的还要承担系统康复，教育培训、社会福利、回归社会等一系列任务。医院是一个微型社会的缩影，它要设立门诊，病房，疗养院，康复社区、工厂、农场，高科技公司，病员社会人文艺术大学，劳动技能培训学校，各种适应社会正常生活的技能培训机构，中医精神医学进修学院等。因此，医疗、教育、科研有机的融为一体，按照中医精神医学学术的自然发展规律进行学科和医院建设。临床上要建立完善的医疗档案制度，每一个在医院系统治疗康复的病人的病历资料无论时间多长都要严格按制度完善，不能出现任何疏忽漏记的地方，以此作为临床和科研、实验、教学的宝贵资料。临床上要严格实行三级医师查房制度，住院医师要把上级医师的查房意见详细记录、认真研究、反复思考，和患者的临床症状、前期治疗效果、疾病发展方向预测等问题反复比较，得出学习心得。病人出院后要及时召开本病区出院病历讨论会，讨论时要集思广益、畅所欲言，把取得的医疗经验和存在的疑难问题搞清楚，记录在案并从中总结出经验得失，不断提高临床诊治的水平。

教学要面向临床，面向一线医生的实际需求，对在职医师进行终生的继续教育。针对初、中级医师的学位教育，要在国家有关政策的框架内开展硕士、博士研究生的在职教育。对具有高级职称的医务人员开展学科新进展、交叉学科、哲学、天体物理学、社会科学等的综合性的与时俱进的学习，以期掌握人类最新科学进展，为临床和实验科研服务、为教学服务。医院教学要开阔学生高层次的思维空间，将哲学、科学、医学、东西文化比较、人类文明的各种发展结晶与中医精神医学紧密地结合起来思考。通过学习使临床医师增长见识、增强解决实际问题的能力，注重寓教于学、教学相长的学术之风。使医院所有医务人员都成长为道德高尚、学验俱丰、能力超群、善惠众生的大智慧人才。医院还要对所有非医务人员进行基本的中医精神医学的教育，凡是医院工作人员除了掌握本专业的知识并不断进步外，都要在医院举办的中医精神医学进修学院在职进行学习，毕业时最低达到中医本科水平。通过不断的教育，使全院非医务工作人员也能掌握中医精神医学的基本知识，对来医院的病人及其家属都能提供力所能及的咨询帮助。让所有病人都能感受到全体工作人员对他们的高度尊重，平等对待，关心爱护。完善现代中医精神病医院的文化和道德建设，体现对精神病患者的温暖，爱心，人文关怀。

2.2. 大专科、小综合的机构设置模式

2.2.1. 中医精神科大而全、精而尖、高而端

中医精神病医院的专科建设主要围绕着精神科展开。从医院布局到各种建筑设施，从门诊到住院病房，从接诊到病案管理，从临床到科研，从中药房到煎药室，从体疗场到康复工厂，从培训学校到高科技公司，从外围标志到内在宣传，从人员配备到岗位定员，从导医到诊室就诊，从病人住院到出院，处处都要体现出中医重点科室的整体性规划和实施。功能检查科室要尽量引进高端的当代最新医疗、检验器材，在囊括中医医疗、检验器材的基础上还要引进与精神科相关的最新医疗器械，以保证医院的各种检查、医疗、科研水平。要达到大而全、精而尖、高而端的重点专科标准。重视门诊诊疗力量的建设，选配具有多年临床经验的高年资医师在门诊应诊，凡是病人门诊时出现的所有问题都能够给于解决，凡是在外院无法确诊的疑难病例都要通过专家组会诊给于明确的诊断。病房医务人员的选配要根据国家有关规定进行，在达到国家标准的前提下，适当的宽配3%的临床科研技术力量，这些人员要对所有的病历资料进行审核，保证临床科研资料的完整。病房医务人员的知识结构除了达到国家的有关规定外，还要按照中医精神医学的学术要求达标才能上岗。病区主任、副主任的选配要先进行较长时间的培养试岗才能确定，主任必须要求达到主任医师和主管护师的双重知识结构水平才能担任，病区其他各级医务人员的上岗条件必须达到中医精神医学的要求才能上岗，从而保证医疗的质量。医院要全方位的不间断的努力进行各种符和重点专科建设的工作，逐步成长为全国中医精神医学的临床和科研权威基地。

2.2.2. 综合门诊小而设置齐全、经济实用

综合门诊建设要达到国家分级医院的有关要求，在科室设置上要体现中医全科医师的长处。中医自古以来都是全科医疗，中医师带徒都是要求每科都精通才能出师。现代医学的分科是西医的学科性质决定的，分科有利但是弊大于利！将来西医还是要走向全科综合的。中医的整体观念和辩证论治在临床医疗上有较大的优势，因此，在门诊分科上应力求避免繁琐，相关科室合并设置，简明实用。不管西医还是中医，不管内外妇儿各科，所有病种到医院来都有能力在门诊给于接诊治疗。

2.2.3. 突出临床科研特色

中医精神病医学的主要任务是为了攻克慢性精神病的治疗康复回归社会难关（官办精神病的任务主要是承担该地区的医疗和会诊任务，私营医院主要是为了取得经济利益，我们的主要任务是攻克医学和社会难题），中医精神病医院作为这一学术体系的载体，医院所有的意志指向都要突出主要矛盾的解决。临床科研是解决这一问题的主要途径和渠道，所以无论是门诊还是住院病房都要必须十分注重临床科研。临床科研的第一要素是资料齐全，中医精神医学的病历设计不同于任何一个医学体系、门诊病历要根据临床科研需要设计使用，除了具有下次看病时的方便以外，主要是采集症状要全面，检查项目要完整，不能为了检查而检查，与本次疾病没有关联的项目不能做检查，不能因为检查项目齐备而随意检查，不能无端地给病人家属增加经济负担，但也不能漏掉任何有价值的所有有关疾病的信息。做到心无旁骛、一心为病人、一心为科研的大慈大悲之举。住院病历是中医精神医学临床科研的灵魂所在，它的设计体现了当代世界精神医学的发展方向，不但着眼于现在的科技水平，而且还具有超现代科学的设计思想。在哲学领域超越了当代中西哲学的纷争，也超越了各种宗教的纷争，集古今中外文化探索之大成，达到了探求精神真理的境界，与上古真人神会的最高层次。因此，必须高度重视、认真书写、细心揣摩、得到启发，为临床科研服务，为后代精神文化的发展做出应有的贡献。

2.2.4.院内康复功能齐全

　　中医精神病医院的预防、治疗、疗养、康复、福利、教育、培训、回归社会于一体的精神残疾的系统工程，其中康复功能是比较重要的一个环节，只有康复训练进行的完整才能达到回归社会的顺利实施。因此，院内康复功能的完整就显得尤为重要，康复功能应包括：教育康复、心理康复、行为康复、药物康复、躯体灵活度康复、适应家庭生活康复、学习能力康复、劳动技能康复、适应环境能力康复、适应社会能力康复、适应工作能力康复、社会交往能力康复等全部自然、生物、心理、社会功能范畴的整体康复。院内康复功能提到如此高的程度，是因应精神疾患的医学和社会需求而决定的。康复工作人员素养、知识结构、工作水平就显得十分重要，没有一只德才兼备能力超群的康复工作队伍，就不能完成医学模式所制定的任务，因此培养、聘任、领导院内的康复专业人才的工作也显得尤为突出。有了得心应手的康复工作队伍，从病人入院到回归社会的整个过程中，始终有一个整体、全面康复回归社会的主线贯穿其中，这样就保证了病人的完全康复彻底治愈。

第三章 中医精神医学的医院建筑模式

医院建筑根据中医整体观念，吸纳中华传统建筑特色之长，体现中医文化的博大精深。根据《周易》建筑风水学、建筑美学及气象学的要求，对病人生理心理产生良性影响。根据病人心理需求和精神疾病的特点，以实用与美学相结合的原则，采取古朴、庄重、亲和、唯美、大爱、和谐、实用的中西结合园林化庭院式建筑。

3.1. 门诊建筑现代化

门诊建筑要按照国家有关医院门诊建筑的要求，达到三级医院建设标准，外观呈古朴、庄重、大方、整体协调的仿古现代化建筑。内部设施功能齐全实用，共五层楼房建筑。主要科室分布如下：一楼设挂号室、收费室、中西药房，导医分诊处，门诊护理处、门诊急诊处置室、老年患者接诊室、孕妇接诊室、儿童接诊室、住院处、候诊大厅、保安科等相关功能科室以及咖啡厅、茶水室、饮食供应处等服务设施。二楼为各个诊室。三楼为各个检查科室。四楼为科研、专家组等科室。五楼为行政办公处。

3.2. 治疗病区庭院式

医院的住院病区：为民族式三合院建筑结构三层小楼，外观为一四方型仿古建筑，古朴幽雅，美观大方。内部冬暖夏凉，卫生设施齐全。每层的正北房共九间为大病房，九间房正中一间为夜间护士值班室，两旁四间为病房，病房与病房之间有一过道门相通。值班室两侧的各四间病房既为独立之小病房而又由中间的过道门相连为一大病房，即"大病房、小房间"模式。大病房两侧各有五间功能房间，右侧分别为医生办公室、护士办公室、治疗室、会诊室、卫生间等。左侧为护士站、处置室、抢救室、小药房、总务室等。南面九间中左侧为病房，右侧为病人活动室。病房只是病人夜间和中午休息的场所，其它时间病人都在体疗场与多功能厅进行学习、娱乐、康复训练、文体活动。这样的病房设置功能有二：一是值班护士在值班室通过观察窗便能了解整个大病房内所有病人的休息活动情况，二是不会因同一病房病人过多而互相干扰，又能在一定的范围内相互交流。每一间小病房内设四张病床，病人休息时头部都向过道门的近端平卧，以便于护士观察。每层设病床 50 张，每个病区小楼三层共住病人 150 名。一期共建设四个病区，设计病床 600 张。病房与外间走廊安装结构坚固、图案优美的窗户，使病人感到心旷神怡，又绝对保证病人安全。病区院内植满适季花卉与中草药，沿病区门至北面大病房及连接东西厢房的通道为一"十"字路，"十"字路由石子铺就，两旁植满高科技育种的葡萄。药香、草香、花香、葡香清香缭绕，沁人心脾，仿佛置身于大自然中，觉得不像是在医院住院，像是在高等院校学习或在古文物单位工作。庭院式的病区建筑对于慢性精神病人来说是促进大脑机能恢复，逆转病人社会属性衰退的较佳环境。

3.3. 康复病区家庭式

康复病房是为病人经过系统治疗，症状大部分缓解后重返社会前作心理上的环境适应而设计的。病房采取中国城市普通市民之三室一厅式住房，室内设会客室并病人活动室（即不小于 30 平方米的大客厅），电视、音响、沙发、茶具、厨房、卧室、厕所、阳台（封闭）、一应俱全。每间房设两张床位，每"家"住 6 个病人，有一位医护人员作"家长"。家人轮流值日、做饭、买菜、清扫卫生。学习、上班（在院内康复工厂）召开家庭生活会及野外郊游、参观市容等都由"家长"组织。每栋康复楼设四个单元，楼高七层，每单元住 21"家"，每栋共住 84"家"，接纳康复期病人 504 人，康复区一期规划建设两栋楼，共设康复病床 1008 张。另设一些高级别墅式病房，病人可自带家属陪床，医院为其配备保健医师与专职护士。

3.4. 病区结构花园式

每个病区外再设与病区面积等大一小花园，病区顶层亦设小花园，从外表看整个病区俨然是一个空、地大花园，空中花园和地面花园视觉上连成一体，犹如一个花卉世界。设花园的目的是优化住院环境，消除病人紧张情绪和恐惧感，与医院的整体绿化、美化交映成辉。病区花园之间由色彩优雅的月亮门相连接。全院共设四个病区和两个康复区，每两个病区并列前后两排，第三排为康复区。病区和康复区从东到西，由南到北遮映在苍柏青杨、绿荫花卉之中。病区内全开放，整个大病区院内半开放，门口设置值班室，由病区指派护理人员轮流值班。所有病区大院具整洁、美观、安全、方便、自然等特色。

第四章 中医精神医学医护一体化的病房管理模式

由于精神病人精神症状的复杂而多变，病人自知力丧失，无法与医务人员进行理智的症状沟通，凸现了精神病人住院管理上的难度。现代医学教育将医疗和护理划分为两个专业，在精神病的临床上出现医疗、护理的脱节，导致病人在住院期间经常发生意外事件。中医精神医学根据地球人类昼动夜静的自然规律，根据中医的整体观念，针对病人容易出现意外事件的特点，遵循中医临床处置原则，以病区为单位，实行病区主任兼总护士长制度，融医疗、护理为一体，绝对杜绝意外事故的发生，为临床治疗提供了充裕的时间和安全的心理环境。经过三十多年的临床实践证明：这种医护一体化的病房管理体制能杜绝住院病人意外事件的发生，提高治愈率。

4.1. 组织管理

4.1.1. 病区主任兼总护士长

4.1.1.1. 病区主任兼总护士长的选配及组织管理

病区主任必须具有较高的道德水准，孝敬双亲，夫妻和睦，友爱众生，谦谦君子，是儒雅仁慈，学贯古今中西的宝贵人才。因而对病区主任的选配条件要求较高。病区主任必须接受过临床医疗、护理双重专业高等教育，在中医精神医学院学习三年（带薪学习），接受中医精神医学的医疗、护理双重教育并达到相应水平。病区主任由具备中医主任医师资格的专家担任，同时这位主任又必须取得主管护师以上的职称。病区主任的选配由医院人事部门在全国招聘。聘用经试用合格后进入中医精神医学院学习三年，学习期间全额带薪。学习时一半时间在校进行理论学习，一半时间到病区进行临床实践、跟师学习。学习期满成绩合格考核达标后分配到病区进行定向培养工作，在住院医师兼症情观察护士长、住院医师兼行为护理护士长、住院医师兼文体活动护士长三个岗位各三个月的临床实践。经三个岗位考核合格，选拔到副主任兼副总护士长岗位上临床实践六个月。定向培养结束后，经院专家委员会进行德、能、勤、绩，特别是医疗、护理方面的综合业务能力考核，并由专家组根据中医精神医学病房一体化的管理体制以及病区主任的主要职责，在一个月内进行病区临床实际工作能力验收，考核验收各项指标达标后，交由院务委员会集体讨论研究决定后，由院长代表院务委员会下达《病区主任任命决定》文件，颁发任命书。至此，病区主任选配工作正式完成并上岗。院务委员会对病区主任的工作进行定期考核。考核结果经院务委员会和院医学伦理委员会联合讨论后存档。病区主任实行从门诊接收住院病人、制定医疗、护理、科研、康复、教育培训、回归社会等综合医疗康复方案、下达医护两方面的医嘱、交由下级医师执行，到病人治愈出院复诊一体化工作程序。这样能保证本病区的治疗、护理与科学管理。主任下设一副主任兼副总护士长，主持病区日常工作，执行主任下达的综合整体医护方案。副主任下设三个住院医师兼护士长，分别负责各自的医疗和护理任务。

4.1.1.2. 病区主任兼总护士长的主要职责

1. 坚持中医精神医学的学术思想及医院宗旨和方针，实施医护一体化的病区管理体制，突出中医精神医学的诊疗原则和护理优势，注重心理行为康复教育等综合治疗方法，执行规范学院化式的行为护理新模式。

2. 主持病区医疗、护理、科研、行政、科学管理等全面工作。胸怀宽广，广慈仁爱，以严谨、认真、积极、负责的工作态度把本病区全体医护人员逐步培养成事业心强，技术精湛，中医为主、中西医结合，既精技术、又通管理、能医能护的中医精神医学的专业人才。

3. 负责本病区住院病人的主要治疗，制定诊疗方案。领导副主任及下属医师规范的书写病历，认真的完善各种医疗文件，悉心的积累科研资料。开展医、护、科研、技术革新等工作。指导全病区医务人员的业务学习工作。

4. 领导本病区行为护理新模式的实施，督促、检查，考核各项行护指标，落实症情、行为、体疗护理的各项工作。模范执行病区医、患关系的有关规定，不断完善推进新型医患关系的新局面。带领全体工作人员保持病区的整洁优美，创造利于病人休养的医疗卫生环境。

5. 认真执行各种诊疗常规制度，保证住院病历的按时报审。对疑难重症病例及时请示会诊，避免出现误诊、误治、贻误病情。保证临床治愈率达到规定的指标，争取超越。

6. 带头遵守并督促全区工作人员认真执行院规条例和各种医疗护理制度，提高科学管理水平，千方百计地防止医疗差错及意外事件的发生。

7. 认真执行和在实际工作中不断完善健全各科室、各级工作人员岗位责任制，随时督促检查落实，定期考核。严格实行请销假制度。保持纪律严明、朝气蓬勃、井然有序的工作局面。

8. 主持病区日常重点工作和病区交接班。严格审签护理记录、交接班记录、服中药审报记录，检查医嘱的执行情况，发现问题及时纠正。

9. 组织召开病区周会，检讨工作总结经验，以便调整思想完善工作。加强医护责任心教育，组织督　促病区各级医护人员积极参加业务学习并负责考核，努力提高医护一体化的诊疗护理质量。

10. 执行落实上级医师和领导临时下达的各项工作任务，接受诊疗护理部等上级部门的监督考核。

11. 接待处理相关病人家属的来信来访。主持新入院病人、特级、一级护理病人、重点病人的治疗。组织夜间查脉、晨间查舌、详观大便等病理指证的采集工作。

12. 病区主任因故离开病区，授权副主任代行以上主任职责。

4.1.1.3. 病区主任兼总护士长的日程工作要点

1. 清晨 5：35 分到达病区查看夜间值班记录，详细了解夜间病人休息情况，察看病区安全设施等情况。

2. 5：50—6：00（晨间交接班）审查证情交班记录并签字，发现问题当场处理。布置白班重点医护工作。

3. 6：00—6：20(晨间护理)带领副主任、住院医师兼症情护士长按计划查看重点病人的舌质、舌苔，审查修改记录。

4. 6：20—6：30（医患祝愿）参加医院全体医护人员、全体病员医护祝愿活动。

5. 6：30—7：40（体疗）协助总值班护士长指挥体疗，督促医护人员、病员规范进行体疗。观察本病区病人在体疗中的症情变化并记录。处理病员在体疗中的突发事件。对观察到的其他病区的病员的症情变化及时通报该病区主任并作记录备查。

6. 7：40—7：55 参加行为护理处交班

7. 8：00—8：40（早餐）与各护士长轮流护理病人早餐，观察病人的进食情况。督促病员科学进食，防止病员进食时噎食、呛食。指导症情护士长记录新入院和重症病人的进食情况。

8. 9：00—10：00（处理病历）主任、副主任处理病区病人病历。

9. 10：00—10：40（病人服中药）主任、副主任到服药现场观察病人服用中药情况。

10. 11：30—12：10（中餐）与各护士长轮流护理病人进中餐，观察病员进餐情况。

11. 12：30—15：00（午休）

12. 15：00—15：10（午间交接班）主任到现场主持交接班，了解病人午休情况。补充安排下午工作要点。

13. 15：40—16：20（病人服中药）主任、副主任到服药现场观察病人服中药情况。

14. 16：30—17：30（整理病案）主任、副主任审查修改病案，完善病案，重点病人病区内会诊。

15. 17：30—18：10（晚餐）与各护士长轮流护理病人进晚餐，观察病人进餐情况。

16. 18：50—19：00（晚间交接班）主任到现场主持交接班，总结白班工作情况，布置夜间重点医疗护理工作。

17. 19：30—21：30（晚间学习）组织领导病区全体医护人员进行业务学习。针对白班出现的复杂情况进行学习对照，统一认识，提高业务水平为晚间学习目的。
18. 22：00—23：00（夜间查房）主持全病区症情查房。
19. 23：00--1：00（子时诊脉，每周两次）主任、副主任分别带领各相关主管病床医师进行子时诊脉。诊脉时有主任查脉，主管医师记录，其他相关医师对主任查脉后的病人再查脉一次，以领悟主任查脉的脉象。参加子时查脉的各位医师查脉后要认真谈论，对比各自查脉的脉型、脉象、脉率、脉位，增加脉诊知识，提高脉诊水平。

　　（中医精神医学医护一体化的病房管理体制是根据地球人类昼动夜静的自然规律而制定的，因此，从日出到日落都要有医护人员全程照护，才能防止各种各类意外事故的发生。这就造成了病区工作时间长，工作人员劳动量较大的问题。为了保障工作人员的身心健康，医院另行制定相应的作息时间和休假措施及报酬制度，来调节、平衡工作人员的工作和休息、付出和回报问题。主任、副主任每天早上交接班共同参加，其余时间原则上是工作一天休息一天，彼此轮流值班，既保证工作的正常进行，又保证工作人员的身心休整）。

4.1.2. 病区副主任兼副总护士长

4.1.2.1. 病区副主任兼副总护士长的选配和组织管理

　　病区副主任兼副总护士长参照病区主任的选配条件和方法进行。病区副主任兼副总护士长由具有中医副主任医师和主管护师以上职称的人员担任。副主任在主任领导下：主持病区日常工作，直接对主任负责。根据主任下达的医、护两方面的医嘱给各个住院医师兼护士长分配任务并监督检查。负责病区内的所有医、护和管理工作。病区副主任兼副总护士长的工作由院务委员会进行考核，考核结果报院务委员会备案，考核结果直接与各种待遇挂钩，病区主任对考核结果有建议权。本人对考核结果有不同意见，可书面向院务委员会提出，院务委员会会同医疗护理部进行审核。

4.1.2.2. 病区副主任兼副总护士长的主要职责

1. 在病区主任兼总护士长的领导下，负责抓好病区内的所有管理工作。本着对事业、工作积极负责的精神，刻苦钻研中医精神医学专业技术，具有极端负责的医疗作风，严谨务实的工作态度。
2. 坚持中医精神医学的学术思想，突出中医精神医学的诊疗原则，实施中医精神医学医护一体化的病房管理体制，采取人性化的护理方法，注重整体、教育、心理、行为、社会等综合医疗康复措施。
3. 在主任领导下，积极负责的把本病区所有医护人员逐步培养成思想坚定、解放，事业心强，中医为主、中西医结合，既懂技术、又通管理、能医能护的中医精神医学的专业人才。
4. 负责本病区住院病人的综合整体诊疗护理方案的全面实施。规范地书写病历，积累完善各种医疗护理文件等临床资料，在主任领导下开展临床科研工作。落实、监督、检查本病区各项临床医疗、护理工作指标的实施。考核症情、行为、文体护理的各项工作细则。
5. 认真执行各种诊疗规章制度，按《病案书写规范》书写、修改、检查、审定病程记录。对疑难重症病例及时申请会诊，避免出现误诊、误治、贻误病情等情况。保证医疗质量，保证临床治愈率达到规定的指标。
6. 模范地带头遵守并督促病区所有医护人员认真执行院规条例和各种制度，不断加强管理水平，严厉防止各种医疗、护理差错及意外事故的发生。
7. 认真执行上级医师和各级领导临时下达的各项任务，接受诊疗、护理部等上级部门的监督考核。
8. 主持新入院病人、重点病人、一级护理病人的治疗检查和查房查夜工作。
9. 病区主任兼总护士长不在岗时，代理其职责。

4.1.2.3. 病区副主任兼副总护士长日程工作要点

1. 5：35 到达病区，陪同病区主任了解夜间病员休息情况，听取记录主任指示。

2. 5：50—6：00（晨间交接班）在主任监视下主持交接班，部署日常医疗护理工作。

3. 6：00—6：20（晨间护理）跟随主任带领症情医师兼护士长重点诊查病人舌质舌苔并认真、详细做好记录。

4. 6：20—6：30（医患祝愿）在体疗工作场参加全体医护人员、病人互致祝愿仪式。

5. 6：30—7：40（体疗）协助总值班护士长指挥体疗，观察本病区病人的症情变化。

6. 7:45—7：55（行护交班）参加行为护理处交班。

7. 8：00—8：40（早餐）与护士长换班轮流护理病人进早餐，观察病人的进餐情况，督促病人科学进食，防止意外事件的发生。

8. 9：00—10：00（处理医疗业务）与主任一起处理病人，书写病案及病程记录。

9. 10：00—10：40（病人服中药）到场观察病人服用中药情况。

10. 10：40—11：20 督促检查各种医疗、护理工作的执行情况。

11. 11：30—12：10（午餐）与护士长换班轮流护理病人进餐，观察病人进餐情况。

12. 12：30—15：00 午休。

13. 15：00—15：10（午间交接班）主持交接班，了解病员午间休息情况，布置下午医疗、护理工作要点。

14. 15：40—16：20（病人服中药）到场观察病人服用中药情况。

15. 16：30—17：30 书写病案及病程记录。

16. 17：30—18：10（晚餐）与护士长换班轮流护理病人进餐，观察病人进食情况。

17. 18：50—19：00（晚间交接班）主持交接班，总结白班工作情况，布置夜间重点医疗、护理工作。

18. 19：30—21：00（学习）在主任领导下，组织本病区全体工作人员进行业务学习，参加院务会议。周六主持病区周会。

19. 22：00—23：00（夜间查房）同主任一起带领症情医师兼护士长查房。

20. 23：00—1：00（子时诊脉）在主任带领下，分别带领症情医师及其他住院医师进行子时诊脉。查脉时要求下级医师要认真记录，仔细核对脉象，以备和第二天巳时查得的脉象进行对比。主任查脉后，带领各级医师对主任查后的脉象进行认真领悟和学习讨论，以期使临床医师着重掌握对子时脉象和平时脉象的甄别，为临床治疗提供科学的证据。

4.1.3. 住院医师兼症情观察护士长

4.1.3.1. 住院医师兼症情观察护士长的选配和组织管理

　　住院医师兼症情观察护士长由病区主任提名，由院长聘任。住院医师兼症情观察护士长的选配条件是：具有中医主治医师和护士以上职称；道德品质高尚，在家孝敬父母，夫妻恩爱，在外友爱同仁。热忠于医道，悲悯于病人，热爱中医精神卫生事业。学历上必须受过医疗、护理两方面的高等教育，在中医精神医学院接受专业教育两年，精通掌握中医基本理论和辨证论治，能够熟练的运用中医精神医学的理论和方法处置所有精神科病人。住院医师兼症情观察护士长在主任、副主任领导下工作，对主任、副主任负责。受病区和医院医疗护理部双重领导。主要工作为：负责自己所分管病人的医疗和护理工作。负责全病区所有住院病人的精神及躯体症状的观察，病人服药情况及日常四诊的采集。将观察到的所有躯体和精神症状以及服用中、西药物和接受各种治疗后的结果记录，每天向主任、副主任书面汇报，主任在观察汇报上审阅签字。保证所分管病人的治疗效果，接手病人七天内若治疗效果不明显就必须请示主任、副主任会诊，不能延误病情。对自己负责的全病区病人的症情观察任务，必须科学谨慎，认真观察，小心求证，全面记录，保证及时全面地将所有病人的病情观察记录报送主任。住院医师兼症情观察护士长的工作由院医疗护理部负责考核，报院务委员会备案，病区主任对考核意见有建议权，考核结果与待遇直接挂钩。本人对考核有不同意见的，可书面向院务委员会提出，由院务委员会会同医疗护理部与病区主任进行审核。

4.1.3.2. 住院医师兼症情观察护士长的主要职责

1. 在病区主任兼总护士长的领导下开展医疗业务工作，刻苦钻研专业技术，具有极端负责的工作态度，严谨认真和一丝不苟的医疗工作作风。
2. 负责组织、指挥、执行中、西药物的一切治疗医嘱，做到及时准确无差错。危重、重点病人亲自操作，负责组织特别护理观察。
3. 在上级医师的授权指导下，规范地书写各种医疗文件，负责保管各种医疗档案资料。跟随上级医师查房会诊，查夜时随时记录，执行上级医师的诊疗护理意见。夜间脉诊时负责记录子时脉象，第二天负责已时的脉象诊察记录，负责找出子时、已时脉象的不同之处，向主任副主任汇报。
4. 负责症情交接班，安排并参加夜班症情值班。对重症、重点、疑难病人的症状观察随时向主任、副主任报告，不得贻误病情，杜绝医疗护理事故的发生。
5. 主持病情护理观察记录，主抓一、二级病人的护理观察。督促执行新入院、重症、重点监护、特护工作。一级护理病人实行 24 小时白蓝笔、夜红笔特别护理记录制度，二级护理病人三天记录一次、三级护理病人一周记录一次制度。随时检查护理记录，按规定时间报送主任审阅签字。
6. 突出中医精神医学的症状采集特色，重点观察脉象、舌象、排泄物、精神症状、躯体症状及服用中药后的以上症情对比等情况，详细记录四征、大小便等情况。一级护理病人的症状观察要每天早、晚两次交接班时向主任汇报。二级护理每天早上汇报。症状观察汇报时要坚持实事求是的科学态度，绝对不能漏报。
7. 抓好病区药房管理，药品借领统计，帐项手续健全，责任制度落实。做好抢救药品、器械的准备、管理工作，能随时保证抢救病人工作的需求。
8. 监督检查治疗护士的日常工作，督促治疗护士做好抢救科室的准备工作，随时查对医嘱的治疗执行情况，做好每周一次医嘱执行工作的大检查，千方百计地阻塞漏洞，防止医疗差错事故的发生。
9. 配合行为、体疗护士长做好症情值班、交接班、症情护理记录工作。现场主持观察中西药物治疗、饮食护理的日常工作。
10. 接受中药医嘱执行处的领导，配合中药的调剂、治疗工作。完成上级医师临时下达的各项指示。治疗护士不在岗时代理其工作。

4.1.3.3. 住院医师兼症情观察护士长的日常工作要点

1. 5：35 分到达病区检查症情值班情况，检查核实症情值班记录与病人的实际症情，详细了解病人夜间休息情况。
2. 5：50—6：00（晨间交接班）布置白班症情观察工作，交清医疗器械及值班用品。
3. 6：00—6：20（晨间护理）跟随主任、副主任诊察病人舌质、舌苔并做好记录。
4. 6：20—6：30（医患祝愿）和病区全体医护人员一起参加医患互动祝愿仪式。
5. 6：30—7：45（体疗）协助总值班护士长进行体疗，详细观察并记录本病区病人体疗中的症情变化情况。
6. 7：45—7：55（行为护理交班）参加行为护理处的交接班。
7. 8：00—8：40（病人早餐）在主任领导下，和主任或副主任及其他护士长轮流护理病人进餐，督促病人进餐，观察病人进餐情况，对重点病人的进餐情况进行记录，对在用餐过程中出现的症情进行记录并报主任审阅。
8. 8：40—8：50（服西药）监察治疗护士给病人服西药情况，服西药后检查病人是否将药咽下去，是否扔药，是否将药藏在舌下等，保证病人将药服下。
9. 9：00—10：00（文体活动）协助行为、文体护士进行文体活动，观察病人在文体活动中的症情变化情况并记录。书写相关医疗文件。
10. 10：00—10：40（服中药）帮助治疗护士给病人服用中药，防止病人撒药，督促检查及详细观察病人服中药情况，对重点病人服药情况进行记录。
11. 10：50—11：20 在病区检查治疗，特护工作。
12. 11：30—12：10（病人中餐）工作内容同早餐。
13. 12：10—12：20（服西药）督促引导病人服药，防止有些病人吐药扔药。

14. 12：30—15：00（午休）。

15. 15：00—15：10（午间交接班）详细了解病人中午休息情况，检查有无症情变化，安排、补充治疗护士下午工作要点。

16. 15：30—16：10（病人服中药）到场督促检查病人服用中药情况，具体工作内容同上午服中药。

17. 16：20—17：20（整理病案）书写各种医疗、护理文件，检查各个重症、重点、特级、一级护理病人症情观察记录。

18. 17：30—18：10（病人晚餐）具体工作内容同早、中餐。

19. 18：10—18：20（服西药）具体工作内容同前。

20. 18：30—18：50（晚间护理）指导护士帮助病人自己洗脚、铺床睡觉，叠好衣服放置在床尾位置，指导病人睡姿正确，头朝向走道入睡。安排好夜间症情注意事项。

21. 18：50—19：00（晚交接班）书写交班记录，布置夜间症情工作要点，交清医疗器械及值班用品。

22. 19：30—21：30（学习）参加病区业务学习。

23. 22：00—23：00（查房）跟随主任、副主任症情查房，详细记录主任、副主任查房意见并立即执行。

24. 23：00—1：00（子时脉诊）跟随主任、副主任进行子时脉诊，查脉时要详细记录主任或副主任查得的脉象。自己要反复认真地重新查脉一次，以期领悟、掌握子时脉象的规律，提高诊脉水平。

4.1.4. 住院医师兼行为护理护士长

4.1.4.1. 住院医师兼行为护理护士长的选配和组织管理

住院医师兼行为护理护士长由病区主任提名，由院长聘任。住院医师兼行为护理护士长的选配条件是：具有中医主治医师、心理治疗医师和护师以上职称，必须道德高尚，在道德品质方面没有任何瑕疵。在家孝敬父母，夫妻和睦，家人友爱，与人为善，能团结同事一道工作。接受过医疗和护理两方面的高等教育。在中医精神医学院专业学习两年，能熟练运用中医精神医学的理论和临床技术。精通人类社会学、社会精神病学、医学心理学、行为治疗学、哲学、物理学、中国历史和世界历史、人情世故等相关学科知识。能针对不同地域、不同阶层、不同经历、不同年龄段的病人采取不同的应对措施进行心理行为治疗护理。负责自己所分管病人的治疗。负责全病区病人的行为护理，心理治疗，行为治疗，群体心理教育。负责全区医护人员的行为规范的监督检查等工作。每天向主任、副主任书面汇报工作，主任在书面报告上审阅签字。住院医师兼行为护理护士长的工作由医疗护理部负责考核，考核结果报院务委员会备案，考核结果与待遇直接挂钩兑现。病区主任对考核意见有建议权。本人对考核有不同意见，可书面提出，由院务委员会会同医疗护理部与病区主任进行审核。

4.1.4.2. 住院医师兼行为护理护士长的主要职责

1. 在病区主任兼总护士长的领导下，协助抓好病区行政管理工作。本着对事业和工作负责的精神，敢抓敢管，善抓会管，具有工作大胆泼辣，方法灵活，办事雷厉风行的工作作风。特别要坚决执行医院关于尊重病人人格的有关规定，厉行查处相关医护人员对病人行为护理中的不文明行为，查处相关工作人员对病人家属的不友好行为。对工作人员文明行医模范向医院提交奖励表彰报告。

2. 在主任指导下，突出中医精神医学的诊疗护理原则，注重心理、行为、教育等的综合辅助治疗方法的实施。带领病区全体医护人员坚持规范化学院化式的院校工作和生活方式，规范化的集体和个人工作形象。指导、培养病人过规范化的正常人的生活，引导病人规律有序、轻松活泼的精神调养，从医护患三方面入手强化实施行为护理工作。

3. 执行主任下达的各项行为护理医嘱，下达落实行为护理的具体内容，检查行为护理质量，保证病区《日程常规工作条例》逐项落实和井然有序地进行。

4. 带领行为、体疗、总务护士尽职尽责地搞好各项工作，在病区群体、个体护理，卫生防疫等方面达到考核规定的各项指标。

5. 负责组织检查病区内外的安全措施和设施，清除病区内外可能存在的自伤他伤危险物品，消除一切安全隐患。组织好病区门卫巡视、行为护理工作，防止患者逃医、自伤、他伤等一切意外事件的发生。

6. 督促检查全体医护人员的医德行为规范，加强病人的组织管理，每月主持开展一次尊重病人人格，密切医患关系的全区医患互助活动。

7. 负责病区工作人员的出勤考核，主持行为护理交接班、值班工作，按规定做出各种相关统计报表并及时上报。

8. 每天晚间交接班时向主任报告病人当天行为护理及管理情况，对第二天的行为护理工作提出计划和具体要求。

9. 完成主任和上级医师临时下达的各项医护工作。跟随上级医师查房查夜，参加一周两次的症情夜间值班。负责三级护理病员每周一次的护理观察记录，按时报主任审阅签字。负责观察全区病员的行为变化并做好记录，发现病人的异常行为立即纠正并及时向主任报告。

4.1.4.3. 住院医师兼行为护理护士长的日程工作要点

1. 清晨 5：35 分到达病区，检查病区各种安全措施和设施，了解病员夜间休息情况。

2. 5：50—6：00（晨间交接班）主持交接班仪式：(1)、组织全体工作人员排队，报数、点名。(2)、安排巡视病房和病区内巡视人员，审查夜间值班巡视记录并签字生效，布置白班重点行为护理工作。(3)、请主任、副主任作全部工作安排。

3. 6：00—6：20（晨间护理）(1)、吹口哨三声，播放病人起床号。指挥各病房负责护士督促病人起床，穿衣、洗脸、刷牙、梳头发、大小便，叠被子、整理床铺、扫地擦地板、清除病房内所有夜间杂用物品。(2)、检查督促病人在 20 分钟内穿戴整齐，集合排队。(3)、清点病人人数，整齐列队后将病人带入体疗场。(4)、若病房内有危重、特护、一级护理病人，安排专人进行看护。

4. 6：20—6：30（医患祝愿）带领本病区全体医护人员、病人进入体疗场，在总值班护士长的指挥下举行医患祝愿仪式。

5. 6：30—7：45（体疗）协助总值班护士长，带领本病区医护人员和病人一起并督促护理所有病人进行体疗。负责指挥处置体疗中发生的一切事情。

6. 7：45—7：55（行护交班）参加行为护理处的交接班。

7. 8：00—8：40（早餐）主持早餐期间病人的进餐护理工作：(1)、与主任、副主任轮流换班进餐。(2)、指挥医护人员督促协助病人进食，对不能自己进食的重症病人安排专人帮助进餐。(3)、记录病人进食情况，重点病人重点记录。

8. 9：00—10：00（文体活动）负责体疗工作场病员群体管理，协助文体护士长工作，监督检查纠正体疗场医护人员的集体及个人工作形象。

9. 10：00—10：40（病人服中药）(1)、负责组织管理本病区病人服药秩序和医护人员群体工作形象。(2)、将病人带到服药现场整齐列队。(3)、指挥医护人员 10 人与病人 10 人面对面整齐列队行注目礼，注视病人整个服药过程，纠正病人服药过程中的错误行为，防止病人洒药、倒药，保护病人安全，全部将药服下，依次注视病人将中药服完。

10. 10：40—11：10（病区检查）到病区进行安全检查，病区大门、病房门窗、病房、各个医护办公室、抢救室、病区药房、总务室、储物间、卫生间等全面检查，督促总务护士随时清查所有有关自伤他伤物品，堵塞一切安全漏洞。

11. 11：30—12：10（中餐）与主任或副主任轮流看护病人进餐，具体工作内容和流程同进早餐。

12. 12：30—15：00（午休）。

13. 15：00—15：10（午间交接班）主持交接班仪式，了解病人午休情况，有无特殊行为表现，安排补充下午行为护理工作要点，安排交接班时间段的病房巡视护士，请主任、副主任安排其他工作。

14. 15：10—15：30（午间护理）安排病房外巡视护士，督促病房外病人的洗漱及上厕所。安排各病房主管护士督促病人起床、叠被、清理个人卫生和病房卫生。

15. 15：30—16：10（病人服中药）组织医护人员和病人整齐列队到病区服用中药，具体工作内容、形式和流程及注意事项同上午服中药。

16. 16：20—17：20（病区内活动）（1）、书写相关医疗文件，督促检查各项行为护理工作。（2）、引导病人自由活动、散步、文体文娱活动。（3）、星期五女病人药浴，星期六男病人药浴，洗完药浴后换洗衣服，病人个体卫生清理。

17. 17：30—18：10（晚餐）与主任、副主任、轮流看护病人进餐。具体工作内容、形式、流程同中餐。对不能即时进餐的病人预留饭菜带回病区待能进食时加热后进餐。

18. 18：50—19：00（晚间交接班）主持交接班仪式，总结白班行为护理工作情况，布置夜间行为护理工作要点。请主任、副主任全面安排工作。

19. 19：30—21：30（学习，周六病区周会或文艺活动）组织全区医护人员学习，主持课堂秩序，跟随讲课老师整理文案，将学习内容录音录像，组织考试考核，发放和收缴试卷，公布学习成绩，负责学习奖惩制度落实。根据医院安排组织参加院务会议，主持周六病区周会及文艺活动。

20. 22：00—23：00（查房）跟随主任、副主任查房，记录查房中上级医师有关行为护理的有关注意事项。

21.23：00—1：00（子时脉诊）跟随主任、副主任进行子时脉诊，主任、副主任诊脉后自己再重新诊脉一次，细心领悟子时脉象的真谛，精心学习掌握要领，将子时脉象与第二天的平时脉象进行甄别，同病人的行为异常进行比较、区分，找出规律，应用到临床行为护理工作上。

4.1.5. 住院医师兼文体活动护士长

4.1.5.1. 住院医师兼文体活动护士长的选配和组织管理

住院医师兼文体活动护士长由病区主任提名，由院长聘任。住院医师兼文体活动护士长的选配条件是：具有中医主治医师和护师以上职称，道德品质高尚，性情温文尔雅，大爱博学，多才多艺。接受过医疗、护理两方面的高等教育，在中医精神医学院接受专业教育两年，接受过文艺专业的高等教育和专业训练。能独自组织主持病人进行丰富多彩的文化文艺活动，能独自组织主持医院开展的文艺活动，能独自组织主持和社会上的文艺团体进行大型联欢活动。能耐心的教导所有医护人员和病人进行文艺活动互动。负责自己分管的病人的治疗工作。负责全区病人的文娱活动，负责病人进行体疗和药浴治疗，负责病人的音乐治疗工作。负责康复区病人文艺队和社会上相关文体组织进行联欢活动。每天向主任、副主任书面汇报病人体疗、药浴、音乐治疗等综合文体治疗活动情况。住院医师兼文体护士长的工作由医院医疗护理部进行考核，报院务委员会存档，考核结果直接和奖惩条例挂钩。病区主任对考核有建议权。本人对考核有不同意见，可书面向医院院务委员会报告，由院务委员会会同医疗护理部与病区主任审核。

4.1.5.2. 住院医师兼文体活动护士长的主要职责

1. 在病区主任兼总护士长的领导下，负责组织全病区的体疗治疗活动，根据运动医学的原理，根据不同病人的不同情况，科学地安排病人进行体疗。带领全区医护人员和病人进行丰富多彩的文艺活动。根据医院的安排，组织院外联欢活动，组织周末舞会，节日晚会，康复区病人文艺队节目排练。培养出一支道德高尚、技艺精湛、训练有素、多姿多彩、生机勃勃的文体活动队伍。

2. 突出中医精神医学的学术思想，注重人的主观能动性，注重调动病人的内心活力和情绪。在尊重病人一切权利、尊重病人人格、维护病人尊严的条件下，遵循科学原理，调动病人体内外一切积极因素。利用各种人类积极的哲学原理、人文思想，采取自然、自由、音乐、愉悦、陶醉、超脱的内心感动，改善病态行为，配合中西药物和其他综合治疗，早日使病人痊愈。

3. 负责科学的体疗治疗。对刚入院的重点病人有特护人员陪同，在体疗场的内圈散步的方式，每散步 15 分钟休息 10 分钟，然后在散步行走，这样慢步走、不停留，一直坚持到体疗时间结束。使病人体内的血液循环加快，加强新陈代谢，逐步适应新的作息时间。对经治疗精神症状处于稳定的病人，采取以病区为单位，按身体的高低个子排队进行体疗。体疗开始以走步为主，走 10 分钟后开始慢步跑，跑 15 分钟后再走 10 分钟。依次往复循环进行，在体疗时要注意观察病人有无不适反应，对服用抗精神病药物的病人要指派专业护士跟在病人后面，格外小心的进行体疗，发现不适立即处理，并立即报告主任副主任。

4. 负责组织病人开展丰富多彩的文艺活动，活跃病人气氛，调动病人积极向上的情绪，配合各种文体治疗。医患互助演唱各国民歌和现代歌曲，教习各类舞蹈，演奏各种乐器，观看各种电视曲艺节目，紧叩时代曲艺步伐，使病人跟上现代社会进步的旋律，不因患病而脱离社会。开展各种棋类、各类游戏、书法绘画、各种知识竟赛、运动比赛等。对康复区的病人进行各种文体艺术的指导学习，组织康复病人文艺队，在院内外进行巡回演出，与社会上的文艺团体举行友谊比赛，为病人回归社会进行铺垫工作。

5. 负责本病区病人每周一次的药浴治疗。药浴治疗开始前要详细检查病人的躯体和精神状况，对暂时不适应做药浴治疗的病人，分门别类进行适宜的文艺活动治疗。药浴治疗时要注意药浴水的温度适中，指导病人放松身心，静心坦然地进行药浴治疗。对在药浴治疗中出现不适的病人立即出浴，采取恰当的方式处置，并立即报告主任副主任。

6. 负责本病区病人的音乐治疗，借鉴古今中外音乐治疗经验之大成，在病区主任、副主任音乐处方的原则下，开展适宜的各种音乐治疗。根据自己多年音乐治疗的经验，经主任批准，帮、教医护人员音乐治疗理论和临床知识，使病区形成一个与音乐治疗相适应的身心愉悦环境，使病人早日康复痊愈。在开展音乐治疗时要注重引进各种宗教音乐，各种宗教音乐大都是沁人心脾的灵丹妙药，只要与病人的心理活动对证进行就会收到意想不到的效果。

7. 在对病人进行文体治疗时，要注重病人的心理接受情况，在态度上充分尊重各个治疗时段的病人。根据病人的接收和喜爱程度循序渐进的开展各种文体治疗工作，使中医精神医学关于文体治疗的学术思想落到实处。

8. 根据医院的安排，参与组织医院文化宣传队，在院容院貌的设计上出谋划策，在适应病人家属的心理接受程度上尽职尽责，在医院宣传部门的统一领导下根据事业发展的需要，负责策划、开展医院和社会上的各种文化文艺交流活动，扩大社会对精神病院和精神病人的理解程度，为病人痊愈后回归社会创造条件。

9. 每天晚间交接班时向主任汇报病区文体活动的工作情况。

4.1.5.3. 住院医师兼文体活动护士长日程工作要点

1. 清晨5：35到病区，了解病人夜间休息情况，对特殊病人作出是否适宜进行文体活动的判断、处置并向主任报告。
2. 5：50—6：00（晨间交接班）参加病区全体工作人员晨间交接班。负责监视交接班时段的症情看护，防止出现一切意外事件，对此时间段的意外事件负主要看护领导责任。
3. 6：00—6：20（晨间护理）参加全病区的晨间护理工作，协助住院医师兼行为护士长管理病区工作，负责观察重症、重点、特护、一级护理病人的看护，发现问题立即处理。从保险的角度防止病人起床时的杂乱时段发生意外，对此时间段的一切意外事故负看护领导责任。
4. 6：20—6：30（医患祝愿）参加行为护理处的全体医护人员与病员的医患祝愿仪式。
5. 6：30—7：45（体疗）参加体疗，负责对体疗中出现的一切问题的处理，对此时间段的一切意外事件负看护领导责任。
6. 8：00—8：40（早餐）同病区主任、副主任、行为护士长等一同护理病人进早餐，主要负责病人进餐时的意外事件的预防，带领相关护士进行全场不间断巡视，对此时间段的一切意外事件负看护领导责任。
7. 9：00—10：00（体疗、文体活动）在总值班护士长的领导下，按照医院《文体活动条例》主持本病区的文体活动，对文体活动中的异常现象记录、处置并报主任。对在文体活动中出现的不适宜现象书面通报住院医师兼症情护士长和住院医师兼行为护士长，报主任审阅。
8. 10：00—10：40（病人服中药）随同行为护士长等帮助病人服用中药。带领相关医护人员防止病人服中药时出现意外事件，对此时间段内出现的一切意外事件负看护领导责任。
9. 10：40—11：40 书写相关医疗文件，完善文体活动计划，指导文体护士文艺护理病人。
10. 11：30—12：10（中餐）同病区主任、副主任、行为护士长护理病人进餐，带领相关医护人员监督检查病人进餐情况，防止意外事件的发生，对此时间段内出现的一切意外事件负看护领导责任。

11. 15：10—15：30（午间护理）随同相关护士长督促病人起床，主要负责防止病人的意外事件，对此时间段内的一切意外事件负看护领导责任。

12. 15：30—16：10（病人服中药）随同行为护士长帮助病人服药中药，带领相关护士防止病人出现意外事件，对此时间段内出现的一切意外事件负看护领导责任。

13. 16：20—17：20 书写各种医疗文件，指导文体护士开展文体活动，检查相关文体活动工作质量。

14. 17：30—18：10（晚餐）随同主任、副主任、行为护士长护理病人进晚餐，负责防止病人出现意外事故，带领相关人员在饭厅内不间断巡视，对此时间段内发生的一切意外事件负看护领导责任。

15. 18：50—19：00（晚间交接班）参加晚间交接班，负责安排巡视护士，防止病人意外事故的发生，对此时间段内发生的一切意外事件负看护领导责任。

16. 19：30—21：30（学习）参加病区集体学习。

17. 22：00—23：00（查房）参加病区夜间查房，跟随主任、副主任记录有关病人不适宜参加文体活动的医嘱。

18. 23：00—1：00（子时脉诊）跟随主任、副主任参加子时脉诊，主任查完脉后再查一次脉象，细心学习、领悟主任查得的子时脉象，第二天再查一次该病人的脉象，将子时脉象和第二天巳时脉象认真比对，悟出心得体会悉心铭记以求逐步掌握其要领。

4.1.6. 护士兼病人班长

护士兼病人班长的选聘条件是：具有护师与中医医师以上职称。道德品质无瑕疵，在家孝敬父母，在校友爱同学，明白世间的人情世故，与人为善，深具同情心，积极向上，朝气蓬勃，有推进社会进步，改造社会弊端的责任感。在社会上无任何不良记录，个人修养上无任何与社会脱节的个性偏差，不酗酒不吸烟，有较强的自制能力。接受过医疗或护理专业的高等教育，在中医精神医学院带职接受专业教育两年，达到中医精神医学医疗、护理两个专业的高等教育学历水平。医院对从事第一线工作的护士兼病人班长给予特别关注，护士兼病人班长由医院人事部会同医疗护理部根据岗位需求情况，负责招聘并报院务委员会备案。上岗前接受必要的培训和试用期，试用期满考核达标后由医院医疗护理部任命。上岗后到中医精神医学院带职学习半年。受病区主任领导，在病区主任、副主任、主管护士长的领导下具体开展工作。每位护士兼病人班长除了完成所承担的任务外，还亲自负责管理两间住院病房的八位病人（每间病房住四个病人，四个病人设一个病人组，组长由其大专学历以上的护理员担任。组长下设轻型病人兼病人小组长，每个小组长带领一个同侧睡觉的病人，每间病房设两个轻型病人兼病人小组长，小组长与被带领的病人是平等的患者互助关系。护士兼病人班长、护理员兼病人组长、轻型病人兼病人小组长是平等的互助关系，人格上互相尊重，平等对待。病区这种严格的层次分明的病房管理体制，主要是根据精神病人因病情的原因而会出现自伤他伤行为的特殊症状而设立的，这样就保证了所有住院的病人每天无论昼夜24小时都在医护人员的目光注视之下，从而杜绝了病区意外事件的发生）。护士兼病人班长主要负责所分管的八名病人的日常生活的帮助，协助病人接受各类医护人员的治疗并将各种治疗落到实处，对病人提供心理咨询，解决相关心理问题，帮助病人处理好病友之间的关系。引导病人参加病区的各种教育培训学习活动，帮助病人提高自我生存能力，提高社会适应能力，提高精神上的免疫能力。接受病人家属的委托特殊照护病人，不与病人及其家属建立特殊关系，但是与病人心心相通，知道病人所思所想，知道病人的好恶，所求所不求，真正帮助病人解决困惑，了解病人的一切心理活动，把病人的一切不良思想问题解决在萌芽状态。护士兼病人班长对所分管的八名病人参与各类治疗和施行全天候的责任制管理，除了上班时间外，下班后的任何时间都可因病情需要到病区看望病人，特别是对有抑郁状态的病人在入睡和清晨这两个时间段内必须到病房巡视（与夜间值班护士的职责是双重负责、双重保险制，在岗者负主要责任，不能因为有一方的存在而放松警惕），对有自伤、他伤倾向的病人千方百计的防止意外事件的发生。护士兼病人班长必须绝对保证所分管的八名病人不能出现任何意外事故，对所分管的八位病人的任何意外事件负责，并与奖惩制度挂钩。护士兼病人班长的工作考核由主管护士长负责，考核结果由病区主任签字生效，报医疗护理部备案。本人对考核结果有不同意见，可书面向病区主任提出，主任指定副主任会同主管护士长审核，最后由病区主任决定。若本人对经由病区主任决定的考核结果还是不满意，可直接书面向院长提出申诉，院长指定医院专家委员会会同医疗护理部组成专家组对考核结果做出复核，由院长做出最后处理决定。凡是经院长做出最后处理决定的考核结果都要报院务委员会存档备案。

4.1.7. 护理员兼病人组长

护理员兼病人组长的选聘条件是：具有护士和中医医士职称，道德品质无瑕疵，在家孝敬父母，友爱同学，通晓人情世故，善解人意，与人为善，具有同情心。积极向上，朝气蓬勃，有虚心求教，不断进步的学习精神。个人修养上无任何污点，不偏激，不吸烟不酗酒，无不良嗜好和个性缺陷。接受过医疗或护理大专以上的高等教育，在中医精神医学院接受专业教育一年。医院对从事医护第一线、直接接触病人的护理员兼病人组长具有特别的关注。护理员兼病人组长由医院人事部和医疗护理部负责聘用，经过培训学习后试用，试用期结束经考核合格后上岗。接受病区领导，在主管护士长直接领导下工作，接受护士兼病人班长的管理。护理员兼病人组长在完成应承担的任务外，还负责分管四名病人的日常生活，帮助各级各类医护人员完成对所分管的四名病人的治疗并落到实处。帮助护士兼病人班长对病人进行心理咨询，了解病人的一切心理活动，和病人朝夕相处，对病人的一切需求都应该尽量满足，对病人的不合理要求要给予合理的解释并尽量达成病人的谅解。指导病人进行日常生活和精神常态的恢复锻炼，从起床、叠被、清理个人卫生，剪指甲、梳头、洗脸、刷牙、穿衣服、鞋袜、吃饭、喝水、上厕所、午休、睡觉，到散步、服药、体疗、药浴、文娱活动、再到与病友交谈、掌握病情。向主管护士汇报自己所分管的病人病情，遵从主任诊治意见，配合治疗护理工作，学习精神医学知识，等等。护理员兼病人组长要和所分管的四名病人交成无话不谈的朋友关系，是病人在医院依赖的对象。病人无论有什么问题都能告诉护理员兼病人组长，使护理员兼病人组长能完全掌握所分管病人的病情和思想情况，但又要保持正常的护患关系，即能让病人感到亲切，也不能让病人陷入想入非非之中。若是男护理员和女病人，要使女病人感到和胞兄一样值得信赖，若是女护理员和男病人，则使男病人感到和胞姐一样亲切。若是男护理员和男病人、女护理员和女病人则使病人感到是胞兄弟和胞姐妹的关系一样。万一病人有了异样的感觉则报告病区主任立即调整分管范围，或者调换病区工作。病人因为病情或者孤独，与医护人员在频繁接触中产生"共情"是病态现象，属于病区行为护士长主管的范畴。医护人员既要与病人近距离接触关爱患者，又要在工作中保持距离，一旦发现"共情"现象，按照病区制度护理人员立即调换病区，切断病人的幻象，予以适当的精神安抚。

4.1.8. 轻型病人兼病人小组长

病区行为护士长在安排病人床位时，要尽量将轻型病人与重症病人混合搭配安置，这样能依据人的善良本性促使病人之间产生互相帮助的心理。如重症病人有睡眠障碍则通过综合治疗尽快消除，使病人不会产生相互影响。患者入院经过系统治疗后病情减轻，遴选病人小组长，每两个病人为一个小组，小组长由轻型病人担任，实行一帮一的病友小组。重型病友有什么需求，轻型病友都要尽量给于帮助，若帮助不了的事情，轻型病友立即报告护理员兼病人组长、或者护士兼病人班长、或者各位医师兼护士长，总之无论病友有什么需求都能立即得到满足。小组与小组之间要互相帮助，逐步树立起病友自己的事情自己做的病房风气，使病人在治疗期间树立责任感、道德感、美感，尽量不与社会隔绝。病人之间有什么事情和思想一般都容易互相沟通，病区各级医护人员要有特殊的耐心，对病人小组进行适合病人心理活动的管理，建立一个通过轻型病友的帮助了解重症病人心理活动的途径，从而绝对杜绝病区意外事件的发生，也使病人增加参与社会活动的空间，减少精神衰退。

4.2. 医疗管理

4.2.1. 住院病人治疗康复程序

4.2.1.1. 新入院病人强化药物治疗

新入院病人因症状典型而丰富，决定了需要用药物尽快控制住症状。中药或吐痰、或清泻、或温阳振奋，一切根据症状而施治。西药则根据其典型症状选择一种药物与中药有机的结合，或镇静、或冬眠，尽快控制住症状，为中医整体治疗创造条件。

4.2.1.2. 症状稳定后立即转入轻病区

由于病人有情绪上交叉影响的从众心理，所以病人经过入院后的快速科学治疗，症状稳定后立即转到轻病区进行综合系统的整体治疗。一方面继续药物系统治疗，另一方面有规律地科学紧张地生活和学习，接受心理治疗、行为矫正及日常生活功能恢复的强化教育训练。开展丰富多彩的文艺活动，使大脑机能得到保护和全面恢复，使病人尽快达到临床痊愈。

4.2.1.3. 康复治疗重返社会

病人临床痊愈后转入康复区进行重返社会前的生活和工作培训锻炼。一部分进入医院康复工厂边工作边巩固治疗，一部分参加医院护理员工作和后勤工作，根据病人的具体情况区别安排。对于那些社会功能缺陷处于恢复期的病人，为了促进其社会责任感、道德感、美感等高级精神功能的恢复，主要安排其参加医院护理员工作，可起到任何药物与其他疗法都无法替代的作用。参加医院临时工作的组织叫康复工作队。康复队的病人参加医院的各种社会活动，参与医院管理，参加医院职工大会，与医护人员一起参加业务学习，民主评议医护人员的工作，遵守院规院纪等，发挥其主观能动性，恢复其社会属性的权利与功能。对于那些社会功能没有衰退的病人，安排其到医院康复工厂和康复农场工作，恢复病人患病前的独立生活和工作能力。通过康复期的治疗、训练和学习，使病人增强处理周围事物的能力；学习一些劳动技能，增强回归社会后的社会竞争能力；学习一些医学知识，增强自觉预防复发的能力，为全面康复回归社会做好各种准备工作。

4.2.1.4. 教育学习防止复发

当病人经过系统治疗，从部分恢复到康复出院这段时间内，根据不同病人的文化水平，接受能力，层次需求，分别进行精神医学知识和社会学、心理学等方面的学习。掌握一些医学心理学、哲学、人文社会学知识，使病人能了解自己的病情进而采取相应的药物和精神调节措施，或主动请求医生帮助。最大限度地使之广泛地适应周围社会环境，在社交活动和家庭、社会应尽职能上保持相对的最佳状态，从而达到减少复发的目的。

4.2.1.5. 病人出院后的跟踪保健服务

病人出院后，由医院社区康复中心对该病人建档进行巩固治疗。一般刚出院时每月复查一次，三个月后每三个月复查一次，半年后每半年复查一次，每次复查处置结果都要按正规病历书写要求附在原住院病例上。复查内容除了药物巩固治疗以外，主要是针对病人出院后，在与复杂的社会、家庭生活相适应的过程中出现的冲突问题进行心理咨询。与其家属和单位进行定期联系，给予病人较宽松的病情巩固疗养和重返社会避免精神刺激的环境，对病人原有的不良习惯给予必要的心理和家庭干预。在跟踪保健服务期间遇病人因各种原因病情波动，马上采取措施回医院治疗。医院社区康复中心与病人所在单位医疗机构或乡村医务室或街道社区卫生服务中心达成巩固治疗协议，医院提供巩固治疗方案及药物，对方提供监测与观察和卫生服务，共同完成病人康复后的巩固治疗任务。

4.2.2.病区会诊程序

4.2.2.1. 院内会诊程序

门诊医师接收住院病人后，交由病区主任审查该病人门诊诊疗情况，完善各种症状采集资料，作出初步诊断意见，交由住院医师兼护士长进行住院程序处置。住院医师兼护士长根据住院病人诊疗程序对病人进行各种观察治疗，住院医师接手病人后立即进行临床处置，一面进行观察治疗，完善各种生理病理心理社会自然采集指证，一面在五天内将十二页住院病例采集完整，交由病区主任审阅。主任审阅病历并在亲自观察诊视后作出综合整体诊疗方案，交由医院专家伦理委员会审核。医院专家伦理委员会在24小时内审核完毕，审核结束后签署意见，确认病区主任的综合整体医护方案，交由病区主任转主管住院医师兼护士长执行。病区治疗由主任负责，住院医师兼护士长根据主任制定并经审核过的医护方案，发挥积极的主观能动性，对病人展开相适应的医疗活动。在医疗活动中发现问题及时报告主任、副主任帮助解决。病区主任、副主任接到报告后立即查阅病历，诊视病人，作出指导性的诊疗意见，和住院医师兼护士长会商后由其具体执行。住院医师兼护士长和病区主任、副主任对该病人治疗两周后，若疗效不明显，则应书面请求医院伦理专家委员会组织院级专家会诊。专家会诊后两周若病情仍没有好转，病区主任则再次书面请示医院专家伦理委员会指派专家组会诊。专家组会诊的病例应定为重大疑难病例，纳入临床科研范畴进行攻关治疗和科学研究。中医精神病医院原则上没有治疗无效的病人，只有诊断错误而误诊的病例，而医院要求误诊率为0。病人从住院到出院，每个医疗环节都要环环相扣，不能因为医生的水平而贻误病情，更不能因为医生顾及面子而贻误病情的事件发生。一旦发现这类情况，医院立即采取措施，将该医师马上调离医疗岗位，直至辞退永不录用，对该医师的处理结果存入医院医疗伦理道德建设永久档案。医院对道德有缺陷医师的严厉处理，保证了中医精神病医院的医疗质量，保障了病人的根本权益，保障了中医精神医学的纯粹性和神圣性。

4.2.2.2. 院外会诊程序

对精神病人伴有其他器质性疾病的住院病人，在病人本人及其法定监护人同意的情况下，医院专家伦理委员会通过与相关医院专家委员会的业务联系，进行及时的会诊。对当地没有的相关专科专家，在征得病人本人同意以及其法定监护人的同意授权下，与全国各地的专科进行联系，或请过来，或转过去，一切根据病情决定，医院采取全力配合的措施，以保证病人的各种治疗。

4.2.3.病区中药治疗程序

4.2.3.1. 处方程序

病区主任、副主任、住院医师开出处方后，由治疗护士持处方与病历记录、医嘱单核对无误后，处方医师和治疗护士分别在中药医嘱执行卡的相关栏目上签字，治疗护士将处方交到中药房，中药师在中药医嘱执行卡上签字签收处方。

4.2.3.2. 调剂程序

药师签收处方后开始调剂配药，调剂由一位中药师配药，由另一位中药师核查签字。核查无误后，由治疗护士签字从中药房取出中药，治疗护士将中药送到煎药室。煎药员收到中药后，在中药医嘱执行卡上签字，签收后开始煎药。

4.2.3.3. 煎药程序

煎药员收到中药后，严格按中药煎药规程煎药。中药煎好后的药汁装入标有患者姓名的储存罐，储存罐按病区排列顺序进行摆放，并通知治疗护士。

4.2.3.4. 服药程序

病区服药时间,治疗护士到煎药室签字后取出煎好的中药药汁,送到服药现场护理病人服用。病人服用中药后,负责病人服药工作的行为护士长在中药医嘱执行卡上签字。

4.2.3.5. 主任审阅程序

病人每天两次服完中药后,下午十七时治疗护士将中药医嘱执行卡交由病区主任审阅,了解病人服用中药的全部情况。审阅无误后,主任在中药医嘱执行卡上签署意见。

至此,病区中药治疗程序完成。

4.2.4. 病区各类护士职责和日程工作要点

4.2.4.1. 治疗护士职责和日程工作要点

4.2.4.1.1. 职责

(1) 在病区主任兼总护士长的指导下,在住院医师兼症情护士长的直接领导下负责病区的日常治疗工作,参与危重病人的抢救工作。

(2) 严格准确的执行各种治疗医嘱的操作规程,严禁差错事故的发生。严格执行无菌技术操作规则,各种医疗器具定期消毒清洁,随时保持治疗室整洁,保证治疗台、治疗桌、治疗器具无污染。

(3) 常用医疗器械必须按操作规程存放、消毒,消毒液要永久保持有效数量和浓度。

(4) 保持治疗室内的整洁卫生,治疗室要达到无菌规定的标准,严禁非治疗人员在治疗室内逗留,每完成一次治疗任务都要及时进行无菌处理,做出规范完整的治疗记录备案。

(5) 按照执行医嘱六项操作规程,对病人进行中西药物的治疗,严格执行三查七对等制度。每次治疗前要做好一切准备工作,做到送药到口,目测病人将药服下,服药后进行检查病人口腔内有无藏药、吐药、扔药,杜绝药物治疗时的差错发生。

(6) 按规定做好和主任、护士长的医嘱查对工作,没有查对过的医嘱不准执行。

(7) 负责病区药房药品的申请领取,登记建账,保管统计,计费报账等工作,严格执行有关规定。

(8) 爱护保管好治疗室的一切公共财产器具,对可能造成病人自伤他伤的物品,登记造册随时检查。治疗器具用后立即放归原处,做到不随便放置,发现短缺必须找到,严防意外。

(9) 协助总务护士整理病区卫生,帮助照顾不能外出体疗病人的个体护理。在病区对重点病人进行治疗时,严格防止病人逃医、自伤、他伤事故的发生。

(10) 参加一周两次的夜间症情值班,症情护士长离岗时代理其工作。完成上级医师临时下达的各项任务,随时保持医护办公室、治疗室、观察室的清洁美观。

4.2.4.1.2. 日常工作要点

(1) 清晨 5: 35 到达病区,检查夜间症情值班的治疗工作。

(2) 5: 50—6: 00（晨间交接班）记录主任、护士长关于症情治疗的工作安排。

(3) 6: 00—6: 20（晨间护理）跟随主任、护士长重点查病人舌质舌苔。记录上级医师关于病人接受各种治疗后的舌质舌苔的变化情况。

(4) 6: 20—6: 30（医患祝愿）参加病区全体工作人员在体疗场和病人进行的医患祝愿仪式。

(5) 6: 30—7: 45（体疗）体疗时观察病人服用抗精神病药物后有无因体疗而引起的药物性的躯体不适反应,若出现反应要立即中止体疗,报告主任、护士长并提出相应的对应建议。

(6) 8: 00—8: 40（病人早餐）病人早餐时观察病人因服用抗精神病药物后有无对进餐造成障碍,对具有锥体外系副作用和迟发性运动障碍副作用的病人要特别观察其是否影响进食并记录，若有影响要评估其程度并向主任提出相应的建议。

(7) 8：40—8：50（病人服西药）带领行为护士给病人服西药，服药后检查病人口腔内有无藏药，有无吐药、扔药情况，要保证病人的药物服用质量。

(8) 9：00—10：00 按医嘱对相关病人进行各种治疗，检查核对各种治疗医嘱，书写相关治疗记录，做好重点病人的治疗准备工作。

(9) 10：00—10：40（病人服中药）到服中药现场观察病人服用中药情况，特别注重观察有药物副作用患者的服药情况并记录，副作用严重的向主任报告并提出相应的建议。

(10) 10：50—11：20 从服中药现场回到病区继续治疗工作。

(11) 11：30—12：10（病人中餐）工作内容同早餐。

(12) 12：10—12：20（病人服西药）工作内容同前。

(13) 15：00—15：10（午间交接班）工作内容同前。

(14) 15：30—16：10（病人服中药）工作内容同前。

(15) 16：10—17：30 在病区进行治疗工作。

(16) 17：30—18：10（病人晚餐）工作内容同前。

(17) 18：10—18：20（病人服西药）工作内容同前。

(18) 18：30—18：50（晚间护理）根据医嘱对晚间进行药物处理的病人进行处置，重点注意对睡眠障碍病人的夜间药物治疗，安排夜间值班护士重点记录病人睡眠情况，护理病人根据作息时间安然入睡，保证病人的睡眠时间。

(19) 18：50—19：00（晚间交接班）布置夜间值班护士关于治疗方面的注意事项，重点交待可能出现的症情变化及处置意见。

(20) 19：30—21：30（学习）参加病区学习。

(21) 21：30—22：30 整理白班治疗情况，反思有无治疗上的纰漏。若有，立即报告主任采取补救措施并记录在案。

4.2.4.2. 行为护士职责和日常工作要点

4.2.4.2.1. 职责

(1) 在病区主任兼总护士长的领导下，一切听从住院医师兼行为护士长的指挥，积极协助各级领导搞好病区医疗、护理管理工作。模范地执行中医精神医学的行为护理规范要求，对工作认真负责，具备心细如麻、大胆泼辣、雷厉风行的工作作风，在病区工作的各方面都要基本达到护士长的水平。

(2) 突出中医精神医学医护一体化病房管理体制的学术思想，注重自然、生物、心理、社会医学模式的临床实践，开展药物心理行为社会自然等综合医护工作。心中常怀"假如我是医院院长、病区主任会怎样做？假如我是病人或家属，对医疗、护理工作满意吗"的角色转换思维，来检验自己的工作。

(3) 坚持用医务人员规范的集体工作形象示范，指导培养病人养成良好的生活规范，过正常人的社会和家庭生活。注重对病人适宜的心理调适，护理态度友好深具大爱之心。督促检查下级护士落实各种护理措施，监督各级护士对病人的护理态度，纠正各级护士违背具有普世价值的护理行为，带领广大护士真正把中医精神医学的科学大爱体现在救赎多灾多难的精神病人身上。

(4) 负责落实行为护理的各项工作内容，保证护理质量，协助各级护士长使病区工作井然有序地进行，努力使病区医疗护理、体疗、娱疗、群体管理、个体护理、整洁卫生等达到规定标准。

(5) 负责病区二级护理病人的护理记录，参加症情值班，熟练掌握各种操作技能和各项工作程序，具备代替治疗、体疗、总务护士工作的能力，有单独进行特护、重症、重点病人护理的工作能力。

(6) 有权有义务随时检查消除病区内外的一切自伤、他伤危险物品，防止病人逃医，杜绝一切意外事件的发生。

(7) 护士长不在岗时，授权代理护士长的职责，保证病区日常工作的进行。

4.2.4.2.2. 日常工作要点

⑴ 5：50—6：00（晨间交接班）注意听取主任、副主任、住院医师兼行为护士的交接班指示，牢记重点病人的行为护理要求。

⑵ 6：00—6：20（晨间护理）听从各位护士长指挥，督促病人起床、叠被、整理床铺、洗漱、大小便等个人卫生的处理。督促护理员兼病人组长照护好自己分管的四名病人，履行看护重要职责，目光所及为全病区范围，杜绝眼睛观察的死角，防止重点病人及有抑郁状态病人的自伤他伤事件的发生，心中想着重点病人，目光聚焦在重点病人身上。检查病人有无牙签、腰带、鞋带、剪指甲刀等危险物品带在身上，护理病人排队赴体疗场。

⑶ 6：20—6：30（医患祝愿）跟随全体医护人员与病人举行医患祝愿活动，呼喊"祝病人朋友们早日康复"时要声音洪亮，清脆、温情、期盼。要带领病人呼喊"谢谢医护人员的关心"督促病人用力呼喊，整齐划一，振奋激活，生机勃勃。早晨的医患祝愿活动是病人起床后振奋愉悦一天的开始，除了激奋人心的呼喊外，还要有欢声笑朗的欢愉，一下子便把病人带入紧张活泼的境界，为即将开始的体疗作好心情调动上的准备。病人一天好心情的开始，行为护士的作用无可替代，因此要求行为护士不但要有相应的医学知识，还要有相当深厚的社会心理学、人情阅历知识、文化文体素养等较全面的知识能量。

⑷ 6：30—7：45（体疗）在总值班护士长的领导下进行体疗，注重本病区病人的体疗队伍管理，标准地走在队伍前列，为病人和其他护理人员做好带头示范，行进中呼喊口号要面带微笑、清脆洪亮、抑扬顿挫、激情迸发。

⑸ 7：45—7：55（行护处交接班）参加行为护理处交接班，认真听取行为护理处处长的交接班指示，记录与自己工作相关的内容并坚决实行。

⑹ 8：00—8:40（病人早餐）跟随主任、副主任、行为护士长看护病人进早餐，护理病人整齐排队到窗口领饭菜，帮助有进食障碍的病人进餐，给不能进餐的病人喂饭，有条件时与病人一起进餐，同作息、同体疗、同娱乐、同进餐，拉进医护人员与病人的心理距离。

⑺ 9：00—10：00（文体活动）在当班护士长领导下，指挥病人按计划进行文体活动。文体活动治疗是很重要的治疗手段，在进行文体活动时，要注意调动病人的欢乐情绪，阻断病人不良情绪的干扰，在整个文体活动治疗期间始终使病人处于一种内心欢愉状态，配合其他医疗方法达到最佳治疗效果。因此行为护士的工作尤为重要。

⑻ 10：00—10：40（病人服中药）帮助治疗护士护理病人服中药。

⑼ 10：40—11：30 在病人活动场合护理病人。

⑽ 11：30—12：10（病人中餐）在餐厅随同各级医师兼护士长护理病人进中餐，工作内容同进早餐。

⑾ 15：00—15：10（午间交接班）参加午间交接班，记录各级医护领导交接班时的行为护理工作指示并落实。

⑿ 15：10—15：30（午间护理）根据工作安排，在病房内外督促病人起床、洗漱、列队，维护病房秩序等，注重重点病人的看护，防止一切意外事件的发生。

⒀ 15：30—16：10（病人服中药）具体工作同上午服中药。

⒁ 16：20—17：20 此时间段为病人药浴时间，根据计划安排听从护士长的指挥。发挥各个护士的主观能动性，积极负责的工作精神，督促下级护士注重所有病人的看护，杜绝病人活动杂乱时发生意外事故。

⒂ 17：30—18：10（晚餐）在餐厅内随同各级医师兼护士长护理病人进晚餐，特别注意餐厅边角地段的病人情况，防止一切意外事故的发生，具体工作内容同中餐。

⒃ 18：50—19：00（晚间交接班）参加晚间交接班，注意听取上级医师关于行为护理方面的总结，保持工作成绩，思考改进方法，重点记录有关行为护理工作不到位的地方以便改进。

⒄ 19：30—21：30（学习）参加病区学习，努力学习专业知识，弥补自己知识的不足，提高工作能力，通过不断的学习，提高自己的学识水平。

4.2.4.3. 体疗护士职责和日常工作要点

4.2.4.3.1. 职责

⑴ 在病区主任兼总护士长的统一领导下，服从住院医师兼文体活动护士长的指挥，协助住院医师兼文体活动护士

长开展病人文体活动。积极负责，敢于负责，善于负责。对目光所及的一切不利于病人文体治疗活动的言行，依据院规条例敢于提出批评和改正建议，以保证病人的文体活动健康顺利地开展。

(2) 深入领会中医精神医学关于文化文体活动对病人的巨大治疗意义，将文化对病人的心理调适作用做到恰当的程度，想方设法使病人保持愉悦乐观的状态，积极配合各级医师的各种治疗。以朝气蓬勃的年轻唯美状态引导影响病人心理，调动全体病人积极向上、心境平和的接受文体治疗，争取早日痊愈。

(3) 在文体护士长的领导下，制定严格的作息时间，将体疗时间、接受各种治疗时间、文娱时间、饮食时间、睡眠时间等一切在规定的时间内进行，使病人的一切日常生活都要有规律的进行，以纠正病人懒乱疑呆和散漫无序的病态行为。帮助患者保持衣装整洁，头脸干净，不保存各种危险物品。教育病人尊重病友，团结友爱，同情照顾重症病人，增强病人的社会责任感、道德感、美感。

(4) 教育患者正确认识自己的病情，服从集体管理。根据不同病人病情、体质情况，决定体疗形式，将病人分别列队体疗操作。体疗时要保持自己端正、规范、整洁的仪表，配合体疗规范影响病人。体疗中特别注意倾听病人意见，重视病人反映的一切问题并立即给于解决，对解决不了的问题立即报告相关文体护士长。要特别关注重点病人的照护，防止因体疗幅度不当引起病人躯体和精神上的不适。和其他护士一起帮助病人随时纠正不正确的体疗姿势，保证按质按量的完成体疗工作，以提高病人体质，便于体内病理性产物的排出，加快新陈代谢，促使病情早日痊愈。

(5) 督促患者一切服从集体管理，保证一切管理均从群体管理形式中体现出来。培养患者的从众心理，同时尊重病人的一切权利，培养病人独立人格的完善，增强病人独立思考的能力。引导患者保持病区病房整洁、优美的环境，培养增强病人的审美观念，增强患者对今后治愈后回归社会生活的信心。

(6) 在进行所有文体活动治疗时，要有预见性，严防一切意外事故的发生。

4.2.4.3.2. 日常工作要点

(1) 5：50—6：00（晨间交接班）准时到病区参加晨间交接班，注意记录各级医师兼护士长关于文体护理方面口头医嘱。

(2) 6：00—6：20（晨间护理）跟随各级护士长督促病人起床等晨间日常护理，着重观察病人在起床穿衣、整理鞋袜、洗漱梳头、大小便等活动中有无不适宜进行文体活动的隐患，若发现即随时报告住院医师兼文体护士长，以期提起注意防止意外事故的发生。

(3) 6：20—6：30（医患祝愿）参加全体医护人员与病人的医患祝愿活动。做活动中要向行为护士一样，带领病人进行朝气蓬勃的医患祝愿活动，走向崭新的一天。

(4) 6：30—7：45（体疗）在住院医师兼文体护士长的领导下带领病人进行体疗，形象端庄，姿势优美，动作严肃，引领到位。以正规学院式的半军事化规范执行体疗任务，或在前列领跑、或在队中护理、或纠正病人体疗姿势，都要以非常尊重病人人格的心理状态，视病人为亲兄弟姐妹的心情，帮助病人进行体疗，将体疗真正达到中医精神医学所设计的指标，按诊疗计划取得治疗效果。

(5) 7：45—7：55（行护交班）参加行为护理处的交接班，注意听取行为护理处处长关于病人文体护理方面的指示并记录执行。

(6) 8：00—8：40（病人早餐）跟随各级医师兼护士长到病区护理病人进早餐。注意护理技巧，态度友爱温和，使被护理者感觉到温情可人，备受尊敬。

(7) 9：00—10：00 在病区或体疗场护理病人进行体疗或文艺活动。在护士长领带下，做到文艺活动丰富多彩，精神饱满情绪高昂，节目质量精益求精，节目内容声情并茂，护士患者共同娱乐。在进行文体治疗的同时，要注意观察有无不适宜作文体治疗的病人，或文体治疗中有无其他躯体不适的病人，若有立即将病人带离现场进行处理，既不能疏忽这些病人，又不能影响其他病人进行正常的文体治疗。

(8) 10：00—10：40（病人服中药）随行为护士长和行为护士一起帮助病人服用中药。

(9) 11：30—12：10（病人中餐）在餐厅帮助病人进中餐，具体工作内容同早餐。

(10) 15：00—15：10（午间交接班）参加午间交接班，听取各级医师关于病人文体治疗的指示并记录执行。

(11) 15：40—16：20（病人服中药）具体工作内容同上午服中药。

⑿ 16：30—17：30 带领病人在病区或体疗场进行文体治疗，具体工作内容同上午。

⒀ 17：30—18：10（病人晚餐）具体工作内容同中餐。

⒁ 18：50—19：00（晚间交接班）参加晚间交接班，认真听取各级医师兼护士长关于文体治疗的总结并记录，查找自己在指挥领导文体活动中的不足，以备第二天改进工作。

⒂ 19：30—21：30（学习）认真参加病区组织的学习，努力完善自己在工作中的理论和实践知识。永远谦虚谨慎不断前进，道德学识两进取，使自己迅速成长为一个学验具丰的中医精神医学的专业人才。

4.2.4.4. 总务护士的职责和日常工作要点

4.2.4.4.1. 职责

⑴ 在病区主任兼总护士长的统一领导下，在住院医师兼行为护士的直接指挥下，主管病区的卫生整洁和病人物品的管理工作。

⑵ 保持病区一切医疗和生活物品的卫生和整洁。病区的树木花草要有规律的修剪，保持天然花香环境优美，病区道路整洁平坦，病区门窗干净铮亮。病房的办公用具桌椅板凳床铺被褥摆放整齐，病人病床安置有序床头并线整齐划一。病房内的卫生要随时清理，不允许有任何垃圾脏物。指挥相关护士每天要早中晚三次冲洗厕所，病区及病房内无任何异味，每天清扫卫生后要喷洒香水，使整个病区病房每天都充盈着花香、草香、葡香、人工香水的甜美飘香气味。

⑶ 要爱护病区的一切公共财产。病区的一切物品要按医院财务管理制度进行管理，所有物品登记造册，根据制度分配使用，领取分发按章可查，分配完毕到财务处报账清理销账。保证住院病人一切日常生活用品的供应和管理，保证病人用餐用具、牙具的整洁干净。对病区的一切物品都要登记上账，做到心中有数，该添置的添置，该洗换的洗换，该处理的处理，一切按规定造表上报更换。病区的一切损坏物品立即清除出去，不得在病区停留存放，以防构成对病人的伤害物品。随时检查病人随身携带的物品，消除自伤他伤物品的隐患，随时清查病区内外一切对病人可以构成自伤他伤的物品，绝对保证病区内外存放物品的安全。

⑷ 定期给病人更换衣服被褥，保持病人穿戴的所有衣帽鞋袜干净整洁无污染，发现污染立即更换，不允许脏臭的衣服穿在病人身上。按规定定期更换被褥，不允许脏乱潮湿被褥盖在病人身上。根据季节气候的不同，定时帮病人洗头、洗澡、理发等。

⑸ 病人的物品存放要做到三清查：A. 病人住院时或家属送来的物品接管时清查登记造册。B. 病人领取物品时要清查登记。C. 病人出院所储藏物品交付家属时要清查。对病人存放在病区的物品要妥善保管，定期整理，严防损坏丢失。对家属送给病人的水果或食品要妥善保管，及时地发放给病人食用，在给病人发放食品时要详细检查是否过期或霉烂变质，严厉禁止过期变质食品发给病人食用。

⑹ 在完成总务工作的同时，协助病区护士长做好病人的管理工作，有义务协助重症病人的观察治疗，病人不良行为的纠正工作，完成各级上级医师交办的各种临时任务。

4.2.4.4.2. 日常工作要点

⑴ 5：50—6：00（晨间交接班）交接班时要认真听取各级领导对总务工作的安排要求并记录执行。

⑵ 6：00—7：00（晨间护理和整理病区卫生）指挥下级护士帮助病人穿衣服、鞋袜，整理床铺叠被，帮助病人洗漱、上厕所，待病人出病区去体疗场后，立即清理病区卫生。清理卫生时要全面清理不留死角，所有垃圾立即清除出病区，厕所清理完毕后要立即喷洒消毒液，一小时后喷洒香水保持清香无异味。

⑶ 7：00—7：45 病人体疗时到餐厅帮助餐厅清洁工清理餐厅卫生，检查病人碗筷是否干净整洁卫生，消毒是否到位，在病人进餐厅前帮助整理进餐桌椅，使之排列整齐美观。

⑷ 8：00—8：40（病人早餐）病人早餐时观察有些病人是否进食适量，对进食较少的病人上午十时要适当的给予一些零食以保证营养，对不能进食的病人要按医嘱检查厨房是否做了流食，对进流食、半流食的病人进行记录并书面报告病区主任。

⑸ 9：00—11：30 根据《病区总务工作条例》在病区作总务工作。

(6) 11：30—12：10（病人午餐）到餐厅护理病人进餐，具体工作内容同早餐。

(7) 15：00—15：10（午间交接班）参加午间交接班，注意各级医师关于病人的衣着穿戴容貌等方面需要改进的地方记录并执行。重症病人进食不及时后续措施的落实，生活不能自理病人大小便弄脏衣服后的随时洗换衣物等。

(8) 15：10—17：30 在病区作总务工作，给相关病人分发食物等。

(9) 17：30—18：10（晚餐）工作内容同早餐。

(10) 18：50—19：00（晚交接班）注意听取各位医师关于白班工作的总结，记录涉及到总务工作方面的内容，制定出改进措施和方法，第二天便立即见到改进效果。

(11) 19：30—21：30（学习）参加病区专业知识学习，除了病区总务工作的学习，主要进行中医精神医学知识的学习，按学习计划在一定时间内达到中医精神医学本科毕业的水平，拿到毕业文凭。

4.2.4.5. 夜间值班护士职责和巡视工作要点

4.2.4.5.1. 职责

(1) 准时参加晚间交接班，注意倾听各级医师关于白班工作的总结并记录要点，用于衔接晚间护理工作，详细阅读交班记录，了解掌握所有病人白班动态。

(2) 接班后认真清点病人人数，根据病人不同症状进行重点护理，指导督促病人睡觉前的个人卫生清理，洗漱、上厕所、铺床脱衣睡觉，放置好衣服，调整病人睡姿，播放适度的催眠曲促使病人尽快入睡。

(3) 病人入睡后清查病人衣物中的随身物品，检查是否带有剪指甲刀、牙签、烟嘴、未吃完的食物等在衣兜里，若有立即清除。腰带、鞋带、围巾等危险物品放置到安全的地方。检查病人是否有不能入睡、假睡、辗转反侧的情况，若有马上报告值班医师立即进行药物处理使病人即刻入睡，并列入重点巡视记录内容。严防病人入睡前出现意外事故，对有抑郁状态的病人更要特别注意观察，发现情况立即处理，将所有可能发生的意外事故都预防在未发生之前。

(4) 夜间值班人员必须穿软底鞋，在病房巡视时听不到任何走路的声音，病人入睡前一刻不离地巡视在病房，病人入睡初期三分钟巡视病人一次，二十分钟后改为五分钟一次，待病人入睡深沉后每十五分钟巡视一次。每巡视一次后必须按巡视时间表格实事求是地填写巡视记录，不得漏records和简单记录。巡视中发现情况立即处理，对睡眠中出现不适症状的病人要立即报告症情值班医师兼护士长进行处理，不能有任何拖延处理的情况出现。

(5) 巡视中要及时纠正病人不正确的睡姿，随时给睡中踢被子的病人盖被。巡视中要随时整理保持病房内的环境卫生，病人衣服鞋子摆放要整齐，随时调整病人的睡姿，要符合睡眠科学要求。对在睡觉中流涎的病人要随时擦拭，打鼾的病人要随时叫醒并纠正睡姿。护理病人夜间上厕所时要提醒病人起床后先坐一会再走动，有睡眠障碍服用催眠镇静药物的病人起床时要来回搀扶着去卫生间。对由于病态原因，睡眠中无意识解大小便的病人，立即用温水为病人擦洗身体，干干净净的再入睡，清理卫生时要注意安静，不要影响其他病人休息。

(6) 要保持夜间值班室内的神圣庄严与整洁，闲杂人员一律不得在值班室内停留。值班人员要保持精神饱满，随时处于工作状态，应对可能出现的一切问题，对夜间出现的一切意外事件负全部责任。中医精神医学工作是一项道德要求极高、责任及其重大的公共爱心工作，病人家属把失去理智的亲人交给我们，视医护人员为亲人，我们应当像病人的亲生父母和亲兄弟姐妹一样关心爱护照料他们，因此夜间值班护士的天职就是将心比心的照料病人，视病人为婴儿，视病人为父母，视病人为兄弟姐妹，精心呵护，无微不至，殷殷爱心，溢于言表。

(7) 在陪同上级医师夜间查房，子时查脉时要特别注意病人的情绪反映，不能因为夜间医务工作而影响病人休息。完成各级医师随时交办的任务。

4.2.4.5.2. 巡视时间工作要点

(1) 18：50—19：00（晚间交接班）晚间交接班时要注意倾听病人白班治疗活动情况，认真详细的查看白班护理记录，择其要点记录，接收清点夜间值班相关物品并签字。

(2) 19：10—19：20（晚间护理）督促护理病人入睡，解决病人入睡前的一切问题，使病人心情愉悦的进入梦乡，特别注意有抑郁状态病人的入睡问题，帮助他们服药入睡。

⑶ 19：20—23：59（前夜值班）严格按照《病区夜间值班条例》进行病区夜间值班工作。

⑷ 23：59—24：10（前后夜换班），前夜值班护士将夜间值班记录交与后夜值班护士，口头介绍夜间值班时的各种情况，到床前实行床头交班，对床前交班时的一切存疑问题给予解释。后夜值班护士详细查看前夜值班记录，到床前仔细核实情况后接班。

⑸ 24：10—4：30 后夜值班护士严格按《病区夜间值班条例》进行工作。每十五分钟在全病房巡视一次，详细记录巡视情况，妥善认真地处理病人睡眠中发生的一切问题。

⑹ 4：30—5：50（黎明前的巡视要点）此段时间内病人处于睡醒前的状态，有抑郁状态的病人在此时会早醒，后夜值班护士要分门别类的实行重点巡视工作，必要时安排护士个别护理及请示症情护士长给予处理，保证每个病人都安全的度过睡眠浅醒区段。

⑺ 5：50—6：00（晨间交接班）将夜间巡视记录完整地交给病区主任兼总护士长审查，回答各位领导提问，解释各种问题，针对病人夜间睡眠情况提出白班工作建议。交班结束时将夜间值班记录和夜间值班物品交予行为护士长签字签收。

4.2.5.病区工作日程安排要点

5：30—5：50 工作人员起床

工作要点：

1. 工作人员起床，医院值班员播放起床音乐，病区夜间值班人员负责叫醒本病区症情值班人员通知起床。
2. 病区主任、副主任、各位护士长提前 15 分钟到达病区，检查病区病房安全设施，详细了解病人夜间休息情况，安排人员巡视病房，掌控好整个病房所有病人的情势，保证在交接班时间内病人的安全。

5：50—6：00（晨间交接班）

工作要点：

1. 住院医师兼行为护士长主持交接班仪式，病区副主任主持交接班，病区全体工作人员不准迟到，更不准脱岗。
2. 列队、报数、点名。
3. 由夜间症情、行为值班人员报告夜间病人情况，
4. 主任审查夜间症情值班记录及交班记录，行为护士长审查夜间巡视记录并签字。
5. 主任、护士长布置白班重点医疗、护理工作。
6. 交清医疗器械及值班用品。

6：00—6：20（晨间护理）

工作要点：

1. 行为护士长吹口哨三声，以示病人起床，播放起床号，催促病人起床。
2. 各房间主管护士督促病人起床、叠被、整理床铺、扫地、清除病房内自伤他伤物品，关闭电灯电扇。
3. 病房外巡视护士督促病人出病房大小便，洗脸、刷牙，看护好在病区散步的病人，防止病人出现逃医、自伤、他伤事件，看守病区大门的护士要做到钥匙不离手，身体不离岗，心思不离病人，眼睛观察四周，完成清晨病区安全管理的第一个重要任务。
4. 病区主任、副主任、带领住院医师兼症情护士长等重点察看病人舌质舌苔并详细记录。
5. 20 分钟以内病人集合列队、报数、点名，检查病人洗漱、衣服、鞋袜、头发完毕，再次清点病人数   后开启病区大门，带病人离开病区去体疗场，然后锁上病区大门。
6. 病房内的特护及危重病人，安排专人护理。

6：20—6：30（医患祝愿）

1. 全院病人到达体疗场后，总值班护士长安排巡视护士看管体疗场大门，巡视体疗场内一切情况。
2. 全院医护人员到达现场，全院病人齐聚体疗场，行为护理处长（总值班护士长）用普通话广播讲话，指挥全体医护人员按病区为单位与病人面对面比例站立整齐(病人按男左女右列队，医护人员按高矮个与病人对望列队)。
3. 医患祝愿开始：总值班护士长用普通话高音喇叭，带领工作人员高呼"祝病人朋友们早日康复"，呼喊时声音高亢洪亮。各病区行为护士长用高音喇叭带领病人回呼"谢谢医护人员的关心，争取早日康复"。病人回呼时声音高亢洪亮，医护人员用低音跟在病人声音后面协助呼喊，以壮声势！双方祝愿时间为十分钟，此时体疗场上医患祝愿的声音反复呼喊，此起彼伏，波澜壮阔，提振情绪预备体疗，带领病人进入紧张愉悦的新一天。

6：30—7：45 体疗

工作要点：
1. 总值班护士长负责指挥体疗场内的所有人员进行体疗治疗工作，其他行为护士长协助指挥体疗。
2. 按病区、按病情轻重男女拉开队列进行体疗。
3. 总值班护士长按《体疗治疗工作程序条例》主持体疗工作，负责体疗工作的组织、管理，维护群体体疗秩序，注意体疗时间和强度，在运动形式和运动量上保证体疗质量。
4. 各病区行为护士长、行为护士在总值班的指挥下，指导、管理、督促本病区病人的体疗工作。
5. 各病区主任、副主任、住院医师兼症情观察护士长一边协助体疗，一边观察病人的症情变化，处理重点病人。住院医师兼症情护士长要详细记录病人体疗中的一切情况，将不适症状和处理结果报告主任并写入病情记录。

7：45—7：55 行为护理处交班

工作要点：
1. 总值班护士长主持行为护理处交班，宣布前一天存在的问题及处理结果，安排当天行为护理工作要点及注意事项。
2. 传达医疗护理部、行为护理处的临时工作安排。
3. 收集各病区对行为护理处工作的意见。

7：50—8：10（洗手脸）

工作要点：
1. 行为护士长将病人带至盥洗处，列队按顺序上厕所、洗手、洗脸。
2. 洗完手脸后按病区列队进入餐厅。

8：10—8：40（早餐）

工作要点：
1. 医护人员按规划换班进早餐，主任与行为护士长轮流对换。
2. 主任与行为护士长护理病人进早餐，副主任与另一行为护士长自己进早餐。然后两组对换。
3. 巡视行为护士安排病人按病区顺序列队打饭，维持就餐秩序，防止病人倒饭、抢饭、用饭烫伤。
4. 主任及护士长观察病人进餐情况，指导协助病人科学进餐，防止病人噎食，呛饭。
5. 帮助重症、特护、一级护理病人进餐，或喂饭、或端碗，一切根据病人需要进行。各症情护士长负责记录本病区重症病人、新入院病人进食情况。
6. 进餐开始，餐厅播放轻松音乐。所有病人打完饭后，随班医护人员轮流打饭与病人共同进餐，进餐时与病人吃同样的饭菜，同饮食同交流，引导病人科学进餐，进食速度不紧不慢，进食数量适度，进食时精神愉悦，轻松自然，使病人感到像在集体食堂或高档餐厅一样进餐，消除病人低人一等的不适感觉。
7. 值日护士准备温开水服西药。

8. 夜间前夜值班护士准备温开水。

8：40—8：50（服西药）

工作要点：

1. 病区所有工作人员进餐完毕后全部到岗。
2. 所有病人进餐完毕后，总值班护士长吹口哨三声，病人以病区为单位列队报数。
3. 治疗护士给病人发西药，行为护士列队在病人对面注视病人服药。主任、副主任、及各护士长检查病人是否真正把药服下，防止病人吐药、藏药、把药压在舌头下等不服药的情况发生。

8：50—9：00（散步）

工作要点：

1. 病人由行为护士长从餐厅带到体疗场集体上厕所后列队散步。
2. 康复区病人回到餐厅帮助洗碗筷、消毒，帮助餐厅工作人员清扫餐厅卫生，进行回归社会前的集体演练。
3. 餐厅值日人员清扫餐厅卫生，擦桌椅扫地拖地板喷洒消毒液，而后再用干净拖布拖扫一遍。

9：00—10：00（文体、文娱活动）

工作要点：

1. 全院病人在体疗场作体疗治疗工作，一切按行为护理处日程工作要点执行，各病区行为护士长在总值班护士长的统一指挥下进行体疗。有特殊情况变动，须请示医疗部长、行护处长同意。
2. 主任、副主任此时间段处理病人，书写医疗文件，下达医嘱。
3. 住院医师兼症情护士长此时观察并记录病人体疗情况，书写各种医疗文件，下达各种治疗医嘱。
4. 治疗护士、总务护士此时间段内在病区各自执行自己的工作任务：治疗、领药品、换器械、换洗衣服、报账、安排病人衣物等。

10：00—10：40 服中药

工作要点：

1. 由各病区行为护士长带领病人以体疗队形到达服药现场，所有医护人员列队报数。
2. 值日治疗护士将中药药汁和服药水送到现场。
3. 症情护士长和治疗护士将中药钵发到病人手中，每十名病人列一队，十名医护人员在病人对面列队，护士长一声口令"开始服药"，病人将药瓶送到嘴边服药，医护人员一对一的目视病人服药。
4. 中药医嘱执行处长在监视病人服药的同时，做好服药详细记录。服用完毕后将病人服药情况记录请各病区当班行为护士长签字，报病区主任审查备案。
5. 主任、副主任轮流到现场观察病人服药情况，遇到问题随时处理。

10：40—11：00（散步）

1. 病人服完中药后集体上厕所、散步。
2. 行为护士长在体疗场观望台观察病人散步，医护人员随同病人散步，作个别病员的心理辅导或短暂群体心理治疗。
3. 副主任兼副总护士长检查病区治疗、总务、特护工作。

11：00—11：20 体操

工作要点：

1. 行为护士长协助总值班护士长将病人及医护人员按体操队形列队，排列队形时医护人员和病人以病区为单位有规律交叉列队，以有效的近距离的观察指导病人做体操。

2. 由护士长指挥施令，做国家最新公布实施的广播体操。

3. 对不适于作广播体操的病人，有护士组织安排打台球、丢手绢、躲猫猫等轻型文娱活动。

4. 病人体操结束后洗手、中餐同前。

12：10—12：20（服西药）

1. 操作规程同前。

2. 中午值班护士到餐厅接交病人。

3. 治疗护士将药盘送到病区药房。

12：20—15：00 午间休息

工作要点：

1. 行为护士长领导各级护士将病人带回病房，主任、副主任协助。

2. 午间值班护士督促病人午休，对睡眠有障碍的病人进行药物处理，帮助重症、重点病人尽早入睡，观察病人午休情况并记录。

3. 待病人入睡后，值班护士每十五分钟在全病房巡视一次，不准有病人串房，闲谈、说笑等，发现后立即进行药物处理入睡。

4. 关好病房所有的门窗，房门上锁，病人上厕所必须去回跟随。

15：00—15：10（午间交接班）

工作要点：

1. 病区副主任到现场主持交接班，行为护士长主持交接班仪式。

2. 列队、报数、点名，全部工作人员必须准时到齐。

3. 午间值班护士报告病人午休情况。

4. 主任、行为护士长安排下午工作要点。

15：10—15：30 午间护理

工作要点：同晨间护理。

15：30—16：10 病人服中药

工作要点：同上午服中药。

16：10—17：20 药浴，文体治疗

工作要点：

1. 同前。

2. 周四男病人药浴，周五女病人药浴。

3. 药浴治疗结束后洗换衣服，护理病人清理个人卫生。

4. 文娱活动：看电视、打台球、乒乓球、羽毛球、篮球、排球等丰富多彩文体项目。

17：20—18：20 洗手脸、晚餐、服西药。

工作要点：

1. 同前。

2. 治疗护士到病区药房取药盘。

3. 洗手脸、晚餐、服西药工作要点同前。

18：20—18：30 医患祝愿

工作要点：

1. 同晨间医患祝愿。
2. 前夜值班护士到岗准备接班。

18：30—18：50 晚间护理

工作要点：

1. 督促帮助病人上厕所、洗手脸、洗腿脚。
2. 病人上床，收取病人腰带挂到值班室指定区域。
3. 关好门窗，锁好病房门，锁好病区大门。
4. 按病区夜间值班规范进行值班工作。

18：50—19：00 晚交接班

工作要点：

1. 主任、副主任到场，行为护士长主持交接班，根据病人具体情况，根据白班护理记录情况布置夜间重点医疗、护理工作。
2. 行为护士长书写白班交班记录，交夜间值班护士。
3. 交清医疗器械及值班室用品。
4. 完善交接班事项。

19：00—24：00 前夜护理

工作要点：

1. 按《病区夜间值班条例》工作。
2. 症情医师兼护士长在值班室值班。
3. 值班护士每十五分钟巡视一次，有必要的症情处理时，报告症情医师兼值班护士长处理。
4. 认真填写夜间值班巡视记录，接受各级领导的查房监督。
5. 及时纠正病人不正确的睡眠睡姿，给病人盖被，护理病人大小便。
6. 保持病房环境卫生、病人衣服鞋子摆放整齐、睡姿舒适。
7. 周一至周五 22：00—23：00 主任、副主任、行为护士长夜间症情查房，23：00—1：00 子时脉诊。周六至周日 22：00—23：00 行为护理处处长查房，各病区行为护士长陪同。无论各级领导何时查房，值班护士都要坚守工作岗位，严防病人在病房忙乱时段出现任何意外事故。

19：30—21：30（学习）

工作要点：

1. 业务学习。
2. 病区或院务会议（周六病区周会）。
3. 文艺活动（周日医患联欢会）。

24：00—1：10（前后夜交接班）

工作要点：

1. 后夜值班人员提前五分钟到达病区。

2. 前夜、后夜值班人员交接夜间巡视记录，口头交接前夜所有病人情况，临时出现状况的病人处理情况书面交接。

3. 前夜带后夜到病房清点病人人数后签字交接，

4. 前夜向后夜重点交待应注意的事项。

5. 用红笔书写症情交班记录。

1：10—6：30 后夜护理

工作要点：

1. 同前夜。

2. 4：30—6：30 为重点巡视时间，此时病人最容易醒来，特别是有抑郁状态的病人凌晨更易早醒，浮想联翩，千头万绪，抑郁状态加重，因而发生自伤、他伤逃医事件。此时值班人员要针对不同病人采取不同的看护方法，对意欲自杀倾向的病人要安排专人特别护理，严防意外事件的发生。

3. 总值班护士长、总值班人员随时查夜，回答各级领导查问时要安排人员加强值守病房病人工作。

4. 规范书写症情交班记录。

5. 5 时 30 分提醒院总值班人员播放起床号，通知行为护士长催促病区工作人员起床。

6. 5：50—6：00 交接班

7. 交接班后清扫值班室卫生完毕下班。

4.2.6. 病区工作考核条例和评定办法

中医精神病医院的工作核心是病区，病区工作的优劣直接关系着对慢性精神疾患的治疗效果。为了保证所有住院病人治疗效果，保证病区工作的健康发展，永葆病区工作人员的积极性，鼓励向上，激励后进，病区实行工作不达标淘汰制。淘汰的依据便是病区工作的考核，通过考核，全面透明的了解病区从主任到护理员每个人的实际工作情况，对病区工作实行动态掌握，从而促进病区工作的健康有序进行，保持中医精神医学学术的活力。为了保证考核工作实事求是地开展，病区全部考核工作都要依据《病区工作考核条例和评定办法》进行。《病区工作考核条例和评定办法细则》另行制定。

4.2.6.1. 考核的组织领导与方法

1. 病区的考核工作由医院专家伦理委员会、院务办公室、医疗护理部、监察部、后勤部、医院保卫部组成的考核委员会实施。考核委员会作为常设机构按照有关规定进行工作。

2. 为了表达医院所有工作人员一律平等的观念，考核工作无论是病区最高领导主任，还是最低级别的护理员，在考核时都要一视同仁，客观地实事求是地进行考核工作。对所有工作人员的成绩都要通过考核表达清楚，做出成绩要给予奖励。对所有工作人员的不足之处通过考核查找出来，不足之处要改进。所有人员在工作中的错误都要受到批评教育。病区的奖惩机制是平时多教育，有事多引导，多鼓励少批评，多奖励少惩罚，重教育多温馨。

3. 考核方式实行定期考核与不定期考察相结合的方法，定期考核每月举行一次，综合打分。不定期考察由考核委员会按制度派员随时到病区进行，病区建立考察登记薄，记录随时考察发现的问题，到月底综合划分。

4. 考核方法实行整体工作与个体工作相结合的方式，病的工作质量和治疗效果与职工的经济利益相结合，考核结果与医院奖惩制度挂钩。病区考核的最佳成绩80分为满分，80分至100分给予奖励，不足80分给予诫勉谈话。60 分为边缘成绩，不足 60 分者下岗。考核成绩达到 80 分者工资全额发放，超过 80 分者按规定给予金钱奖励和通报表扬，不足 80 分者按规定扣工资和帮助其提高。

5. 考核工作结束，考核结果与本人见面，本人对考核结论不满意者，书面报告院务委员会，由院务委员会组织相关机构复核。考核最后结果经本人签字生效，若本人认为考核结果对自己构成了伤害，可通过法律程序解决。

6. 考评结果经双方认定无异议，报院务委员会审议，由医院财务处按照规定执行。

7. 考核结果存入本人在医院的工作档案。

4.2.6.2. 行政管理的考核与评定分数

行政管理由病区主任兼总护士长、副主任兼副总护士长负主、次领导责任，住院医师兼行为护士长负执行管理责任。

1. 认真贯彻学习中医精神医学的学术思想，推行医护一体化的病房管理体制，维护以病区主任兼总护士长为核心的病区领导体制。病区主任兼总护士长、病区副主任兼副总护士长、住院医师兼行为护士长要思想解放前卫、大胆泼辣管理、工作积极负责，医护技术精湛，以身作则，带领全区工作人员顺利开展各项工作（本条 6 做到者加 2 分，做不到者酌情扣个人分数）。

2. 服从领导，严格程序。认真贯彻执行院规条例、制度，能按照统一规定的各级人员职责和工作要点进行有序的工作。无擅离职守，消极怠工，出勤不出力的人和事件，做到尽职尽责（本条 16 分，完全做到者加 6 分，做不到者每发现一人次或一次事件扣 1 分，有不按职责和日程工作要点或擅离职守者扣 1 分）。

3. 每周召开一次病区会议，检讨思想，检查布置工作，加强责任心教育，工作上严格要求，思想上彼此交流，生活上互相照顾，总结正反两方面的经验，不断进步。严格执行各种诊疗制度和医疗护理技术操作规范，杜绝医疗差错和事故发生（本条 18 分，全部达到者加 8 分，检查有无会议记录和会议内容，会议流于形式、不负责任、不开会者扣 1 分，出现医疗差错每人扣 2 分，出现逃医、病人自伤、他伤事故者全扣，主要责任者另扣 18 分，杜绝措施见附件）。

4. 全病区工作上下协调，服从命令听从指挥。工作中通力合作，无论是不是自己的工作范围，只要见到不利于病人安全的苗头立即放下自己的工作全力处理，同时报告主管领导并通知责任人，严防意外事故的发生。工作气氛团结紧张、严肃活波、雷厉风行、踏实肯干，全体工作人员精神面貌健康，无不利于团结和工作的言论和事件发生（本条 16 分，全部做到者加 6 分，对不服从工作安排、不利于团结和工作的言论和事件，每人次扣 1 分，因此造成工作损失的按实际损失另外加扣 1—5 分，直至纪律处分）。

5. 病区纪律严明，按规定休假，出于对病人负责的心理，除特殊原因必须请假外一般不准请假。严格请销假制度，请销假时手续齐全，全区人员出勤率在 98% 以上（本条 8 分，做到者加 1 分，做不到者每人次扣 1 分，达不到者全扣，因无故不请假影响工作者除扣分外另行追究纪律责任）。

6. 按照行为护理规范要求按时进行交接班，交接班时全体人员无迟到早退、无矿工现象，有关病情记录保存交班齐全（本条 4 分，做到者加 1 分，做不到者每部分扣 0.5 分）。

7. 按规定的项目准确及时地报告出各项统计报表（本条 3 分，做到者加 1 分，迟报扣 0.1 分，少报、漏报扣 0.5 分）。

8. 出现医疗事故及差错要及时上报，不得隐瞒、迟报、轻报（本条 6 分，做到者加 2 分，每发现一次扣 2 分，另行追究纪律处分）。

9. 病区药房物、帐手续健全，上账清楚及时，专人保管，责任落实，无药品短差、物帐遗失损坏现象（本条 6 分，做到者加 2 分，手续不全者扣 1 分，建账缺一者扣 1 分，手续不全者扣 0.5 分）。

10. 病区勤俭节约措施：人离灯熄，节约每一度电每一滴水。办公用品由行为护士长保管，领取、支出、造表登记。医药、物品无浪费现象，医药有治疗护士保管，物品由总务护士保管，领取、支出造表登记，定时清查、检修、保养（本条 8 分，做到者加 2 分，做不到者发现一人次、一件事扣 0.2 分）。

11. 全体工作人员积极参加学习和会议，无迟到、早退、旷课、缺席现象（本条 3 分，达标者加 1 分，每发现一人次扣 1 分）。

12. 集体工作形象好，全区工作人员符合行为护理规范和院规条例的要求（本条 6 分，做到者加 2 分，每发现一次扣 1 分）。

4.2.6.3. 医疗业务的考核与评定

1. 接收病人住院时要热情积极，态度良好，责任心强，医护秩序有条不紊，使病人家属放心（本条 5 分，做到者加 1 分，发现问题扣 0.5 分，有病人家属投诉者扣 2 分并给予纪律处分）。

2. 对新入院病人立即安排处理，病区在接到通知的 10 分钟内将病人收住入院，按病历规范做好入院记录、首次病程记录及入院诊断并开始观察治疗。一周内书写完全部住院病历，制定出综合整体诊疗方案报医院专家伦理委员会审查完毕。两周内控制住症状。一月后转入康复区治疗（本条 12 分，做到者加 4 分，每缺一项扣 0.5 分，未按规定时间上报一人次扣 0.2 分，两周内没有控制住症状又没有请示会诊者一例扣 2 分）。

3. 遇有疑难病症必须在当天请示并会诊完毕，做到无误诊、误治、贻误病情现象发生（本条 8 分，做到者加 2 分，发现一项扣 2 分）。

4. 规范书写病程记录，住院头三天内每日记录一次，症状严重病人随时记录，症状控制平稳后每三天记录一次，进入康复区每七天记录一次，病情波动病人随时记录，特级、一级护理病人的特护记录内容符合要求（本条 6 分，做到者加 2 分，每缺一项扣 1 分，做不全者每次扣 0.5 分）。

5. 规范书写病历资料，每月一次病历小结、转入转出记录、上级查房记录、会诊记录、出院记录等医疗文件完备有序整洁。病人出院时办理手续结算及时（本条 4 分，做到者加 1 分，缺一项扣 0.5 分，做不全者每人次扣 0.2 分）。

6. 病人病情诊断要有：中医诊断，西医诊断，中西医结合诊断，中医精神医学诊断四项完整的诊断结果（本条 3 分，做到者加 1 分，缺一项者扣 0.5 分）。

7. 按质按量完成上级交给的医疗任务，治疗好转率、显著好转率、临床治愈率达到规定的指标（本条 26 分，达标者加 10 分，每三个月由专家伦理委员会评审一次，按总评分数加、扣分）。

8. 严格遵守各项医护制度和技术操作规程，医嘱书写正规清楚整洁，签名手续齐全，执行认真及时，一切用药记录准确无误，坚持三查七对，无任何医疗差错发生（本条 15 分，做到者加 3 分，做不到一项不全扣 1 分）。

9. 各种医疗档案资料整理及时，放置整齐有序，保存完好无损，杜绝缺页遗失（本条 4 分，做到者加 1 分，一项不全扣 0.2 分，损坏、遗失病历分数全部扣除外追究法律法规责任）。

10. 护理一览表整洁醒目，级别分明，按内容分别进行日常护理管理（本条 7 分，做到者加 1 分，做不到者发现一人次护理不周扣 0.5 分，此条按行为护理要求对照检查）。

11. 症情观察记录内容逐日填写齐全（必须反映出精神症状、睡眠、饮食、二便、体温、血压、舌象、脉象、体疗、服药等情况，特、一级重点病人按重症护理规范记录），用药治疗及时无误，无医护脱节现象（本条 7 分，做到者加 1 分，缺一项扣 0.5 分）。

12. 加强工作责任心，保证准确及时地进行中西药物治疗，无病人藏药、吐药、扔药现象发生，中、西药服用时相关各级医师兼护士长及医护人员必须到现场监督检查（本条 3 分，做到者加 1 分，视具体情况酌情扣分）。

4.2.6.4. 行为护理的考核与评定

1. 行为护理工作由行为护士长负责，行为护士长根据《病区行为护理规范》对全区行为护理工作进行管理和督察。根据精神疾患的病因病机和懒、乱、疑、呆的临床症状特点，因应病人治愈后回归社会的需要，中医精神医学推行规范学院化式的行为护理模式。病区行为护理工作由住院医师兼行为护士长负责，行为护士要模范地执行规范的行为护理准则，病区各级领导都要严肃认真地维护行为护士长的领导，从护理员兼病人组长到病区主任的各级领导都要认真地按照各自的行为护理准则工作（本条 10 分，按行为护士长的领导是否达标、病区各级领导对护士长工作的支持度是否达标、各级领导自觉执行各自的行为护理规范三条各 2 分的标准打分，每项达不到者扣责任者 1 分）。

2. 行为护士长主管全病区工作人员的行为护理管理工作，病区全体工作人员都是执行行为护理的典范，任何人不得以任何借口推卸自己的责任。所有人员从自身的穿着打扮、行为举止、言谈说教、工作态度、敬业精神、相关工作的配合度、同事之间的合作和谐度、上下级之间关系的融洽度等都要符合行为规范的要求。行为护理规范不是吹胡子瞪眼睛，而是精神愉悦、身心放松、积极向上、情谊浓浓、形神统一、双方修养都能提高的高级医患互惠交往模式，因而对执行行为护理工作人员的自身修养要求较高（本条 20 分，每一项达不到者扣 0.5 分）。

3. 全体医护人员对病人都要规范的开展行为护理工作，对病人紊乱的症状行为要给予耐心的对症护理，不准有不耐心情绪出现，不准有哪怕是一点点的粗暴行为对待每一个病人。要充分认识到病人的紊乱行为是病人的病态行为所致，而不是病人的性格所致。除了给予积极的治疗以外就是耐心的进行行为护理，由量变到质变的不间断地用规范的行为护理来影响病人，从而使病人受到纯粹的人道的护理，随着治疗的进步逐步的由病态向常态转化（本条 28 分，每一项不合格扣 1 分）。

4. 对有些意识清醒的病人，因为疾病所造成的情绪不稳、心烦气躁、甚至故意找茬发泄等情况，医护人员在给予积极治疗的同时，耐心地给病人做心理调适工作。不可用社会上常人的方式对待病人，要用病人父母的心态来对待患者，医者父母心此之谓也！要时常告诫自己，自己有责任使病人脱离苦难，承受病人的发泄，缓解病人情绪（要防止病人对自己造成身体上的伤害），用科学的行为护理方式来配合正确的治疗手段。使病人认识到自己的不正常的行为对人对己都是不可取的，促使病人回归社会道德规范提倡的日常行为规范范畴（本条 12 分，视情扣分，做到位者按规范加分，此条以多奖励、少扣分为原则掌握）。

5. 对病人家属要以规范的行为护理态度接待，视病人家属为同胞兄弟姐妹，尽全力帮助解决家属提出的一切问题，使家属把病人放在医院放心，来医院如同在自己家里一样方便坦然，对医院绝对放心。从本质上讲，病人家属是来求医的，因此不会无故找茬，若出现医护人员与家属的纠纷，一定是工作人员的工作态度或对事情的把握出现偏差，此时要及时地实事求是的报告上级领导妥善处理，处理的标准以病人家属满意为准（本条 6 分，处理问题不到位者每次扣 0.5 分。此条以奖励为主的原则把握，由于近年来社会上的医患关系紧张，因而更要细致耐心的做好工作，超越国情提前达到人类未来美好的精神境界）。

6. 在本病区工作时与其他医护人员要相互帮助，遇到其他同事有需要时要立即出手帮助。不管是不是自己的工作范围，只要是病人有需要帮助的情况要马上协助，同时想办法通知相关人员尽快到位处理。在体疗场遇到其它病区的病人有情况要立即进行援助处理，同时想办法通知其病区工作人员到场接手病人，待病人安全时方可离开。凡是医院住院的病人都视同自己分管的病人，在帮助其它病区处理病人时要妥善处理好自己分管的工作。不管是帮助了本病区的同事还是帮助了其他病区的同事，都要认为是自己本分内的工作，不要对有失误的同事有任何抱怨情绪，要按行为规范的要求提高自己的觉悟，要通过对他人的帮助事件加强工作人员之间的友谊（本条 8 分，做到一项给 1 分，每一项做不到者扣 1 分）。

7. 所有工作人员对外都要体现出行为护理的大爱性，凡是到医院来咨询或办事的人员，都要让对方感受到与世俗不一样的感觉，让世人了解到人间还有如此温暖的地方。凡是到院外办事的工作人员，不管对方采取什么样的态度，我方都要以平和之心待人，不可与人争执，不可占人家便宜，不管是进中药还是后勤采购，都要以温和的态度货比三家再采购，不图便宜不占便宜，实事求是，买卖公平。凡是医院与外界接触的人员或者事情，都要心平气和的宣传医院的行为护理理念，以自己的诚实、信用来努力净化社会空气，从而提高自己的修养和整个医院的诚信度（本条 8 分，达到一项加 1 份，做不到者每一项扣 1 分）。

8. 凡是本院的工作人员都要以行为护理规范的要求对待家人，对待配偶，对待子女。做到孝敬父母，夫妻和睦，关心子女，友爱兄弟姐妹。注重个人道德修养，理性对待待遇钱财，遵守国家法律法规，努力学习科学知识，不断钻研专心进取。从心理上寻找平衡，从工作上寻找乐趣，从助人中寻找真爱，从平庸中寻找动力（本条 8 分，做到一条加 1 分，每一条做不到位者扣 1 分）。

4.2.6.5. 体疗护理的考核与评定

1. 体疗治疗工作由住院医师兼体疗护士长负责，体疗护士长根据《病区体疗治疗工作规范》进行管理。体疗护士长带领各级护士严格按照运动医学科学的原理进行体疗治疗工作，工作中思想坚定，态度科学，积极老练，吃苦耐劳。参加体疗治疗工作的全体医护人员要精神饱满，行动统一，遵守纪律，行为规范，严格按照病区体疗治疗规范进行工作，体疗场内严禁非治疗人员进入（本条 16 分，达到者加 1 分，达不到者扣 1 分）。

2. 严格执行规定的科学体疗时间，没有医疗护理部和行为护理处的批准不可更改体疗时间，病员集体作息时间不得迟到早退（本条 8 分，每违反一次扣 0.5 分）。

3. 体疗场内跑道标记醒目、温馨整洁，每天定时清扫，保持卫生达标，场内无任何自伤他伤物品，（本条 16 分，达不到者每次扣 1 分）。

4. 体疗程序要规范进行，不得随意更改，对重症、重点、一级护理病人的慢步走体疗要循序进行，必要时一对一的专门护理病人，要采取温情护理，不能使病人产生畏难反感体疗的情绪，保证体疗达到应有的疗效（本条 20 分，达不到者每人次扣 1 分）。

5. 对具备体疗条件的各种轻型病员，体疗前要做好心理动员工作，要把病员体疗情绪调动起来。体疗时要达到设计的运动量，有规律、有激情、有活力的体疗。要时刻注意提振病人的愉悦情绪，在欢快、激奋中完成体疗治疗活动。不能出现强迫病员体疗现象，更不能因体疗不到位呵斥病人，任何不尊重病人的言语和行为都是与行为护理规范格格不入的。病人在体疗中哪怕是出现一点点的情绪不愉快都达不到体疗的目的，因此必须坚决杜绝，医护人员中出现一例严肃处理一例。在体疗中出现躯体上的任何不适要立即停止体疗，通知病区主任及症情护士长立即妥善处理（本条 30 分，达不到者扣 1 分，达到者加 1 分）。

6. 体疗期间休息时，病人喝水、入厕等自由活动，要引导病人排队进行，日常生活中养成有序良好的习惯。因气候变化不能进行体疗时，应按规定时间组织开展躯体活动幅度较大的室内娱乐项目，使病人在激奋欢快的氛围中完成娱乐活动，从而达到体疗的目的（本条 10 分，达不到者扣 0.5 分，达标者加 1 分）。

4.2.6.6. 病区卫生工作的考核与评定

1. 保持病区内外环境的整洁卫生，每周组织全病区医护人员和康复期的病人进行一次全面的卫生大扫除，做到病区外无杂草丛生，病区内无垃圾灰尘杂物，门窗干净整洁。病区内外无任何自伤他伤物品（本条 15 分，做到者加 1 分，做不到者扣 1 分）。

2. 病房保持四壁清洁纯色，无任何划痕和乱涂乱写字迹，若有立即清除复白。床位摆放整齐划一，病床和床头柜无任何破损，如有立即修复，病床上杜绝打火机、剪指甲刀、牙签、烟头等具有危险性的物品，不能留有任何伤害病人身体的隐患。病床上被褥按部队叠被方法叠放，叠型统一，放置整齐，干净整洁，美观大方，被褥定期晾晒，保持舒适温暖。病房地面干净无灰尘，不穿的鞋放置在床下里侧外观上看不出来。病房内按规定时间通风换气，无任何异味（本条 25 分，做到加 1 分，每一项作不到扣 1 分）。

3. 搞好病人个体卫生护理，一天一次洗脚，三天一次洗澡，十五天一次修理指甲，一月一次理发。病人衣服夏天一天一换，春秋天三天一换，冬天一周一换，内衣一天一换。一天早晨起床与午睡起床后两次梳理头发，一天三次洗手洗脸，饭前便后随时洗手。病人时刻保持干净整洁，舒适体面，精神焕发，自尊自强（本条 25 分，一项达不到者扣 1 分）。

4. 总务室病人衣服、鞋袜、杂物放置整齐有序，无乱摆乱放现象。病人食品存留要设专柜存放，随时检查无腐烂变质现象，按时分送病人食用。室内定时通风透光，保持空气流通。特别要杜绝鼠患和变质腐烂食物的交叉传染事件的发生（本条 20 分，保持良好的加 1 分，一项达不到者扣 1 分，若出现鼠患及腐烂变质事故分数全扣并追究责任）。

5. 医办室、护办室、治疗室、病区药房要随时保持整洁清新，病历器具放置有序，操作台及桌面药瓶器皿干净整洁，病区内所有科室不准放置洗漱用具及碗筷等个人用品（本条 5 分，一项达不到者扣 0.5 分）。

6. 治疗护士和总务护士联合，随时做好病区卫生工作，密切监测院外各种传染性疾病的流行情况，杜绝社区传染病在院内的流行，一经发现立即报告医院专家伦理委员会，启用中药消毒杀灭机制进行扑灭。若院外发生流行病情，则在院内提前采取预防错施，不得延误造成蔓延流行（本条 10 分，若能提前预防加 1 份，如果发生传染病流行全部扣除并按有关规定分清责任依规追究）。

4.2.7. 病人出院程序

4.2.7.1. 住院出院遵循的自愿原则

病人住院要遵循自愿的原则，门诊病人若需住院时，医师要向病人及其家属讲明住院的一切情况，由病人及其家属自己决定是否住院。出院时也是依据自愿原则，若继续住院对病情有利则将原因告知病人及其家属，由其自己决定是否继续住院，一切根据病人及其家属自己的意愿，医生采取相应的服务。若疾病经过系统治疗后达到了临床痊愈，则告知病人及其家属，征询其意见：是在医院继续进行系统康复治疗，还是出院在家进行康复治疗，将一切利弊和病人及其家属分析清楚，由其自己决定。病人住院或是出院完全是病人自己的事情，医生只有建议的权利，要时刻明白医院、医生都是为病人服务的这个根本宗旨。中医精神病医院及其医生的一切建议都要建立在对病人有益、对家属有利的原则基础之上。

4.2.7.2. 疗效、保健、预后等告知义务

病人出院，医生要将病人在医院住院时所进行的一切治疗经过，治疗效果及其继续治疗的疗效展望，出院后的精神保健、巩固用药注意事项、病情预后等一切科学的分析全部告知病人及其家属，使其对自己的病情有一个明确的了解。告知家属病人在家出现复发症状时的应急处理措施,医师给病人及其家属一份完整的病情治疗、保健、预后告知书，内中详列操作指南说明一切，需要时打开一看条缕清晰，按图索骥即可应对。总之，病人在医院住院一段时间后，要了解自己病情的一切情况，无论出现什么情况病人及其家属都心中有数，知道该怎样去应对，杜绝出现不该发生的事情。并和病人家属保持联系，在病人及其家属需要帮助时能随时取得联系，得到及时的咨询和指导，做到一个医生应该做到的事情，使病人及其家属感到心里有数、心态平和，不给病人及其家属留下任何遗憾。

4.2.7.3. 温馨平安地送出医院大门

病人离开医院回家，是每个病人及其家属非常愉快的事情，经过一段时间的离家感受，回家的感觉一定会很急切。医生要理解病人及其家属的这种心情，除耐心的帮助办理一切出院手续外，还要详细地给他们讲解出院后要注意的问题，出院时及回家后需要服用的药物，以防止病人因兴奋过度导致回家睡不好觉。对于外地的病人，医院还要和有关部门合作设立航空、火车预售票机构，帮助解决出行交通中的困难，待一切服务完毕，门诊住院处的行为护理人员送病人及其家属高高兴兴地走出医院大门。病人在旅途中若遇到什么问题要及时告知医院，医院要立即启动外事部门和有关机构进行协调帮助解决，使病人安全的回到家中。通过一系列温馨细微得体的服务，使病人享受到人间真诚的大爱感受，给病人及其家属留下一个美好的回忆。

4.3. 工作形象

医护一体化的病房管理体制，病区主任兼总护士长下达医疗、护理两方面的医嘱，副主任兼副总护士长在病区主持具体工作并监督执行。住院医师兼症情护士长从症状观察、住院医师兼行为护士长从行为护理、住院医师兼文体活动护士长从文体治疗三个角度为主任、副主任提供观察治疗护理情况，避免了精神科临床上医疗、护理脱节的现象，从而保证了病人的治疗和住院安全，杜绝了意外事故的发生，提高了临床治疗效果，保证了中医精神医学整体观念在精神病临床上的全面实施。为了保证医护一体化病房管理体制的顺利有效实施，需要一支技术高超，训练有素，形象得体，配合默契的病区工作队伍，这支队伍集体形象和个人形象的要求都必须到位，才能承担这一神圣的任务。

4.3.1. 集体工作形象

全体病区工作人员要精神饱满团结一致，分工明晰配合默契，工作任劳任怨有条不紊，团结紧张又严肃活泼，个性解放又温馨和谐。在社会上是个大医精诚、勇于探索、敢于承担社会责任的医疗公益社会机构，在病人家属面前是个可以值得信赖的集体，在病人面前是个可以完全依靠的对象。医护人员和病人永远是至高无上的医护患关系，医护人员禁止在病人面前谈论同事之间的私事和矛盾，不与病人及其家属建立任何性质的私人关系，不建立任何形式的私人感情。对病人的任何隐私绝对保密，对所有来医院的病人家属一视同仁，对特别贫困的家属要提供力所能及的帮助。不允许搞任何形式的远近亲疏关系，严格纪律维护形象，在病人及其家属心里是个值得信赖敬慕的亲情群体。

4.3.2. 个人工作形象

个人工作形象要求庄重严谨、温和认真、业务娴熟，精益求精。工作中彬彬有礼，温柔大方、和蔼可亲。保持良好的精神状态以进入工作角色，给病人以"慈母""朋友""兄弟姐妹""哥们"之感而又非常干练、沉稳，使病人从心理上得到松弛、安慰。对师长要恭敬有加，对同事要团结友爱，对下级要和蔼可亲。工作中技术熟练、构思巧妙、方式多样，既规范又灵活，既严肃又活跃，不给任何人增添麻烦，使周围的人都有一种舒服的感觉，大家在一起工作心情愉悦、精神舒畅、快乐多多。以个人较高的修养和工作形象为医院集体增添无限的光彩。

4.3.3. 医、护、患关系的重新确立

建立新型的医护患关系的关键在于如何平等的对待病人。患者由于精神症状的原因，思维、意识、情感活动偏离正常，自制力缺如，社会功能受损，因此精神病人的护理工作难度较大。主要原因是精神科护理人员观念和认识的误区，导致医护人员不能与病人从人格上处于平等地位来对待，把自己放在教训病人的地位高高在上的工作，因此医护临床上出现很多偏差。世界上最复杂的动物就是人，因为人类有思维活动，精神病人由于疾病的原因，部分精神活动受损，但是大部分的精神活动正常，若护理人员把病人全部精神活动都看成是病态的就偏离了病人的实际情况，此时病人把医护人员看成了精神病人，所以护理工作成效甚微。医护人员自我良好的感觉还会导致许多风马牛不相及的怪事出现，特别是那些摇头晃脑，口中吐着中外相间的混杂语言，用所谓的工具计算病人思维的精神病学权威，以及趾高气扬、杏眉怒目、眼睛总是掠过病人头顶望着天花板的护士小姐，在精神病人眼里他们都病得不轻，简直就是愚蠢的"傻子、疯子"。因此，医疗护理脱节，病人逃医，自伤他伤事件层出不穷。服药时藏药、吐药、把药压在舌头底下转身吐掉，病人之间互殴，编顺口溜自嘲，有时攻击医护人员……。医院铁窗铁门、森严壁垒犹如监狱一般，医护人员动辄镇静、冬眠、电休克、胰岛素等等措施应对，因而混乱不堪，疗效甚微，常年住院，乱态丛生。精神病医院确实存在着医护欠科学甚至侵犯精神病人人权的严重问题！这不但给"反精神病学"运动及其他形形色色的东西制造了口实，还阻碍了科学精神医学的发展。必须建立新型的医、护、患平等的关系，才能得到科学医疗、护理的实际效果。

科学新型的医护患关系的建立，理论上首先承认精神病人大部分的精神活动是正常的这个事实。医护人员在人格上与精神病人是平等的，精神病人的人权不容侵犯，医护人员必须充分尊重病人，充分照顾到病人的自尊心。医护人员见到精神病人时从心理上要向见到美国总统、中国国家主席、科学巨匠爱因斯坦、佛祖释迦牟尼、基督上帝、自己有相当成就的爹娘一样充满尊敬、亲爱的心情（因为精神障碍患者大都要有一些超人的智慧和才能）。将科学的认知和灵活的护理技巧有机的结合起来，此时再投入医护工作就会是另一番不可思议的景象出现 --- 精神病人会温顺地听从医护人员的安排。医护人员要与病人摆在相互平等的地位相处，恭敬诚实，谦谦君子，文明相待，礼貌有加，严谨不尊敬语言对待病人。除了治疗中要称呼病人名字外（治疗中称呼名字是为了使之养成一种每个人都在一定的社会行为规范内活动的习惯），其他时间不称呼病人名字，要按年龄、性别、职务等分别给于适当的称呼如大爷、大妈、叔叔、阿姨、太太、先生、兄长、小姐、小弟、小妹、老师、教授、某某长、某某总等等。在病人面前扮演医生、护士、领导、下属、同事、亲人、教师、同学、同事、知心朋友、服务员、网络名称、模拟对立面等多种社会角色，和病人进行人与人平等的交往。在工作中，医护人员要同病人同作息、同就餐、同体疗、同娱乐、同学习、同帮助，使病人真正感受到住院如同在家或在单位工作，舒适惬意，像在高校学习一样严谨认真，积极向上。中医精神病医院的医护关系真正把病人视为亲人、上帝，把爱心献给精神病人，与病人真正进行心与心的交流，实行医护患平等地位的护理新模式。

第五章 中医精神医学规范学院化式的心理行为护理模式

人是自然界长期发展的产物，在长期的进化发展过程中，人为了适应自然，适应社会逐步发展成为了一个有自我保护欲望和能力的个体。当人产生疾病甚至面临死亡的时候会有超强的求生能力，因此，无病自我保护，有病自我护理是每个人与生俱来的天性。人类社会诞生以后就有了照顾病人的功能，最初的护理工作是由家人、亲友、仆人或各种宗教、慈善团体承担。现代护理学是应用医学知识与技能，从生物、心理、社会诸方面研究和帮助患者恢复健康、研究和帮助健康人群保持健康和预防疾病的医学分支。精神科护理是护理学的一个分支，在 19 世纪末随着现代精神医学的兴起才受到重视。在精神科护理中，有美国护理学家奥瑞姆的自我护理模式，罗伊的适应模式以及马斯洛的需要层次理论，佛洛伊德的精神分析理论及罗杰斯的人本主义理论等等。这些理论都是以他人的身份对精神病人的护理进行研究，而没有从精神病人内心自身需求的角度出发来进行探讨。只有从精神病人内心需求帮助的角度和社会行为的一般准则进行精神科护理理论及实践的研究才真正具有科学意义。汲取古今中外护理学上的一切先进成果，从精神病人的内心和实际需求出发，发挥中医精神医学整体观念的优势，创建符合精神疾病护理规律的心理行为护理新模式。

5.1. 心理护理

无论是重性精神病人如精神分裂症或轻型精神病人如各种神经症，也无论他们的症状有多重多轻多么复杂，他们的症状只是病人整个精神活动的一部分，病人的大部分精神活动是正常的（精神分裂症病人对待自己的病情无自知力，但是对待其他事物的判断有些是正常的）。如何调动病人正常的精神活动来对抗精神病的病态，对病人进行恰如其分的心理护理，这就是中医精神医学心理护理的核心内容所在，也是与现代精神医学心理护理的关键区别所在。

5.1.1. 新入院患者的心理护理

新入院病人的心理护理非常重要。病人新到一个陌生的环境，由于精神症状的原因，也由于正常人处在陌生环境中的常态心理等问题，病人会在上述双重作用下产生不安全感，对周围的人不信任。此时病人往往惊恐不安，除了病态的惊恐不安外还有正常人的恐慌状态，在应激状态下有时会做出自伤或伤人的举动。病人的精神症状需要治疗才能逐步消失，但是如何确保病人消除正常的惊恐，保证病人的安全，为系统治疗争取时间，因此，新入院病人的心理护理就显得非常重要。

5.1.1.1. 与病人建立绝对的信任关系

新入院病人要根据患者的精神症状，心理护理第一步的目的是取得病人的绝对信任，无论病人提出什么样的要求，只要是没有危险都要答应下来。如病人说受到某某机构或某某人的迫害，表现出自伤或伤人的诉求时，医师则避开他人，表现出神秘的神色悄悄地对病人说"没有问题、我是最高法院派下来专门调查他们的，我已采取了特别措施保护你，你有什么事情要全部告诉我，我会全力帮助你，你要相信法律的威力"云云，再加上暗示等其他的心理护理措施，这样就能基本上取得病人的信任（在取得病人信任的同时，也会尽可能全面的了解病人的症状内容），既保证了病人的安全，也给治疗争取了时间。

5.1.1.2. 根据病情的好转适时地做出心理护理计划的调整

随着病人病情的缓慢好转，精神症状的逐步动摇，再根据实际情况相应的调整心理护理内容，调整心理护理内容要根据治疗计划、病情好转的程度进行，调整内容超前则失去病人的信任，调整内容滞后则贻误病人的心理护理。心理护理计划的调整要以病人能接受也能正确理解的程度为标准。

5.1.2. 治疗显著好转期患者的心理护理

病人经过综合系统的整体治疗后，病情有了明显的好转，以前固有的精神症状如感知觉综合障碍明显减少或系统妄想等动摇，此时心理护理要与其病情好转成比例进展，要耐心倾听病人的诉说，适当地提出自己的不同感受，设身处地的从病人角度考虑问题。交谈时病人不提以前的妄想内容护理人员不要提起，若病人凌乱地提起时，要对其病态体验给予合理的解释，能接受多少就解释多少，病人接受得了就接受，不能接受的切不能勉强病人接受，避免强化其病理联想从而使症状加重，禁止自说自话和没有意义的说教。与患者交谈时，态度要温和诚恳，语言要简单明确，对反映迟钝或思维贫乏者，不要提出过多的要求，给患者充裕的时间回答，禁止训斥、责备病人。给病人做心理调试时对涉及病态的问题一带而过，若病人纠缠不清时则转移话题，力图简单尽快结束谈话。结束谈话时不能使病人产生医护人员不耐烦或逃避话题的错觉，使病人始终感到与医护人员谈话是一种轻松的享受。每次心理调适后都使病人更进一步的配合各种治疗，从而增强患者对治愈疾病的信心和焕发生活活力。

5.1.3. 出院前患者的心理护理和精神医学教育

病人达到临床痊愈后准备出院前，此时要对病人开展针对其病情的心理治疗。在患者心情舒畅精神愉悦的前提下，给病人分析其患病的原因，病情诊断，疾病特征，治疗经过及疗效，分析其病态的思维、心理行为状态，使病人对自己的病情有一个全面的了解。在此基础上对患者给予相应的精神医学的教育，对精神疾病的神经、生化、遗传、心理学基础和病因学、症状学、临床分类、各种治疗方法及其效果、预后等进行系统学习，并结合每个病人的具体病情进行讲解，使患者对自己的病情有更加理性深入的了解。除此之外还给病人讲解出院后应注意的事项，教给病人自己服用巩固药物的方法，给出遇到疑难问题致使精神症状出现波动时的处理方法等等。在进行精神医学知识教育的同时，还开展人生哲学、人类社会学、世界观、人生观、中国国情，世俗百态、生活环境的适应等等知识的输入。通过努力学习以及医院、家庭、单位对患者的教育，使患者认识到要能够正确对待和处理工作、生活中发生的各种各类事件，保持与亲朋好友的交流往来，扩大社会接触面，尽量拓宽与社会的各种沟通渠道，克服自卑和各种不良心态，树立坚定的意志，克服自己性格中的缺陷，与外界保持良好的人际关系，从而提高患者精神上的免疫能力，减少复发。

5.1.4. 出院后患者的心理护理

病人临床痊愈出院后，经过出院前的心理调适和精神医学知识的系统学习，已经基本上掌握了自己的病情，知道出院后该怎样巩固治疗，预防复发。此时要对其家属进行精神心理知识的暂短培训，使其家属跟上病人的精神医学知识水平，调顺其家庭关系，清除病情复发的隐患。其家属要和医院进行定期联系，对病人回归社会时遇到的问题给与帮助。和其工作单位进行联系，争取单位领导的重视，减少患者的心理负担。对其恋爱、婚姻、家庭生活中出现的问题随时进行沟通，商讨对病人进行更有效的心理调适，随时解决病人心理上的一切问题，预防复发。出院后的心理护理主要由其家庭和单位承担，医院给与必要的帮助，共同努力争取达到患者治愈后回归社会的目的。

5.2. 严明作息时间

为了改变病人懒乱疑呆的病态行为，改变病人夜间不睡觉、早晨不起床、吃饭无规律、时间观念混乱等由于疾病所造成的不良习惯，根据时间医学原理及昼动夜静的自然生物规律，以医护人员为坐标，制定严明的作息时间表。全体病人从早晨6时起床到晚上8时入睡，按照规范学院化式的生活方式进行科学安排(作息时间表见附件)，起床、整理被褥、洗漱、大小便、早操、散步、体疗、早餐、服西药、服中药、音乐治疗、文娱治疗、上午体疗、午餐、午休、下午服中、西药物、工疗、浴疗、晚餐、看新闻（周六举行舞会、歌会、音乐会等文艺专场会除外）、准时睡眠等一切都在规定的时间内进行。对全天的时间都科学的给予安排，到什么时间做什么事情，该做什么就做什么。病人大小便根据服中药情况科学的推算其体内吸收、排泄的具体时间分组上厕所。这样使病人既保证了科学的治疗、充分的休息又能养成正常人规范的作息时间。使病人因病态破坏了的体内生物钟和生活习惯恢复正常，从而改变病人懒散的生活习惯，培养其积极向上的人生观，为出院后重返社会打下良好的基础。

5.3. 强化体疗

体疗是体育运动疗法，体育运动疗法用于精神疾患的治疗是我们在 1975 年发明的。科学依据是根据哲学和运动医学原理，昼动夜静的自然生物规律，精神病人的特殊症状和现代精神医学先天的医疗管理缺陷。现代精神医学认为精神病病因不明，病理病机不清，理论上处于各种各样的假说探索之中。目前全世界治疗精神疾病的方法是以抗精神病药物、胰岛素、电休克为主，由于不能彻底治愈，病人服药就能控制症状，停药就复发，有的甚至终身用药维持症状，导致慢性精神疾病的不断累积增多。慢性精神病人体质上出现两种情况，一是药物性肥胖体型臃肿，一是体质下降虚弱消瘦。由于病人懒散少动再加之药物有便秘的副作用，病人消化系统功能紊乱长期大便干燥，致使病人生存能力下降，住院躺在床上，出院躺在家中，社会功能几近丧失。在中医整体综合系统治疗的基础上，在科学计算患者躯体能够承受的范围内，重视体疗治疗，则逆转了精神病人的这种日益衰退的凄惨状况，是任何其他疗法都无法替代的一种自然疗法。因此中医精神医学的临床上必须重视体疗、强化体疗。强化体疗的具体方法如下：

5.3.1. 完善的体疗组织和训练有素的体疗工作人员队伍

5.3.1.1. 完善的体疗组织

医院医疗康复部成立行为护理处，主管全院的行为护理和体疗工作。行为护理处设处长一名，副处长二名，处长由医院医疗护理部主管行为体疗的专职副部长兼任，代表医院医疗护理部行使职权，副处长由各病区主任轮流兼任。成员为各病区住院医师兼文体活动护士长，住院医师兼行为护士长，工作人员为各病区的文体护士和行为护士。医院所有文体和行为工作人员受病区和行为护理处双重领导，在病区工作受病区领导，在体疗场工作受行为护理处领导。行为护理处制定体疗管理工作制度，组成体疗护理工作小组，和病区工作有机结合，无缝连接，没有任何文体行为护理工作的死角地带，从而保证体疗工作的顺利进行，保证医护一体化病房管理体制的完全执行。

5.3.1.2. 训练有素的体疗工作人员队伍

医院所有工作人员都要接受系统的、体育学院的正规课程训练，特别是所有行为护理处的工作人员，更要强化这种训练。做到动作标准、姿势优美，要领到位、整齐规范，精神饱满、意气风发，青春活力、朝气蓬勃。在体疗场绝对服从命令听从指挥，在病区积极负责工作认真。

5.3.2. 体疗过程

体疗利用病人的从众心理，以医护人员整齐规范的列队、正步走、慢跑、齐步走等整体形象来影响、指挥病人，使病人在科学、规范的运动中达到治疗目的。体疗主要以跑步为主，每天早上一小时，上、下午各二小时。跑步时病人必须穿平跟软底鞋，使身体重心集中于前后掌，由于脚掌有规律地和由鹅卵石铺就的跑道接触，使脚掌之神经末梢连续不断的受到节律性的刺激。这样持续地强化刺激不断地传到大脑中枢，使大脑皮质的兴奋与抑制得到有节奏的调节，从而达到体疗的目的。体疗时，由四名护理人员在体疗队伍前两排领跑，后面以病区为单位依次排成两队，前后两行间隔一臂距离，左右间隔 50 公分。由于男女体质上的差异，禁止男女病人混杂在一起体疗，男女队伍分段拉开距离。行为护理处处长用高音喇叭以标准的普通话指挥体疗，各病区文体护士长在行为护理处长统一号令的指挥下，跑在本病区队伍的左侧前段吹口哨指挥病人进行体疗。一般四个病区在同一个体疗场进行体疗，呼口号时以病区为单位，每三分钟一个病区呼口号一次，呼喊的口号有"体疗、体疗、体育治疗；新陈代谢、加强排泄；中医人文、精神振奋；智慧、智慧、回归社会"等。呼口号时要声音整齐、洪亮有力，这样能振奋士气，增加肺活量，加速体内有毒物质的排泄。整个队伍步伐整齐，正步慢跑，口号声此起彼伏连绵不断，每跑十五分钟就走十分钟，一直到体疗时间到达为止。体疗时无论是医护人员还是患者都不能随意离开体疗队伍，如有事则须经各病区文体护士允许方能离开。体疗过程中，医护人员要以身作则，采取阳光引导正面说教、诱导的方法，耐心地督促和指挥，取得病人的合作，千方百计地激发病人的自觉行为，保护病人的自尊心。

5.3.3. 体疗场地

体疗要专门设置相应的场地，体疗场设在长 120 米，宽 90 米的长方形场地，场内四周用围墙封闭，体疗场四周的围墙设计为长形画廊，墙的顶端用仿古琉璃瓦封顶。四周墙壁上绘有各种体疗图案，还绘有世界各地的各色运动图案，或奥林匹克运动图案，或中国古老的竞技术，或太极拳拳术图谱，或篮球、或排球、或乒乓球、或棒球、或体操、或长跑等等。体疗场大门为全封闭性大铁门，大门与病区通道相连，门上绘有森林图案，从远处看像是一条森林大道，门宽十米仿古建筑气势雄伟。体疗场四周留有 3 米宽的松软黄土地上植满 1.5 米高的四季冬青树围带，冬青树带中每间隔 6 米种植一棵梧桐树，两棵梧桐树的叶子几乎可以连接在一起将体疗跑道遮盖，冬青树带内沿体疗场四周设宽 2 米的椭圆形跑道，跑道用较小鹅卵石铺就，跑道内侧再设一 2 米宽的冬青树围带，内圈的冬青树带中每间隔 6 米也种植梧桐树，与外圈的梧桐树交错种植，修剪后的两行梧桐树形成的树荫呈错落有致型为体疗人员遮凉，人为地创造出一个太阳光的花色阴凉笼罩带，使患者在体疗时长时间地享受处于阴阳交汇下的自然阳光浴。内围冬青树带每间隔 30 米设一个出口，出口通向内圈的小型的慢步走通道。体疗场中间设一个体疗指挥亭，亭高两层，底层为治疗服务室和饮水处，二层为体疗指挥处，指挥处顶层为仿古建筑雕梁画栋，四周设 1 米木栏围墙，上半部开放设置，亭内电讯指挥系统齐备，便于行为护理处处长对全部体疗人员观察指挥。以指挥亭为界，前后设两个椭圆形的慢步走道，一为重症、重点、一级护理的精神病人不能进行体疗改为慢走所设，二为因患有各种内脏器质性病变及年老体弱的病人慢步走运动所设。病人慢步走的走道亦用小型鹅卵石铺就，漫步走道上用鹅卵石撤画八卦太极图案，空地上植满各种花卉和地毯草，人为创造一个充满绿色的自然环境。体疗场与医院后勤设施相连接，体疗场南侧一端设煎药室，便于病人服用中药；另一端设药浴治疗室，便于病人进行药浴治疗；另有门和多功能厅相连，便于病人进行文娱治疗；另设门与病人餐厅相衔接，便于病人进餐；体疗场大门与病区通道相连，便于病人从病区直接到达体疗场。这种专门的体疗场亦为病人活动的多功能场地，除了进行体疗外，同时也是白天病人进行各种露天活动的场所，体疗场内联病区，外联多功能厅（舞厅、歌厅、音乐室等）、药浴室、煎药室、餐厅，卫生间等，是一个既封闭又四通八达开放的病人集中活动的综合性治疗场所。体疗场的另侧设大型操场，利于所有患者进行广播体操运动。

5.3.4. 体疗时间

为了完整体现中医精神医学的学术思想，使综合整体治疗方案全面贯彻实施，保证体疗的顺利进行和治疗质量，使病人尽快恢复昼动夜静的自然生物规律，达到体疗所设计的治疗效果，制定严明的体疗时间。体疗时间是：早上体疗一小时，上午体疗二小时，下午体疗二小时。除正式体疗时间外，每天天一亮病人就出病房，天黑病人回病房，中午在病房午休两个半小时，除了卧床不能走动的病人外，病人全天都在体疗场和多功能厅有规律的活动。病人正式的体疗时间不能改变，雷打不动，若因故改动则需经医疗护理部的书面同意，若遇阴雨天气则改为在多功能厅进行体疗活动。只有严格的保证体疗时间，才能使病人从被动体疗为主动体疗，达到应有的治疗效果。

5.3.5. 体疗护理计划和体疗护理记录

病区主任根据《体疗治疗护理条例》，视不同病人的不同情况，下达体疗治疗护理医嘱，交由行为护士长执行。体疗医嘱根据常规护理的三级护理分级制度为依据下达，同时要考虑到精神病人症状的特殊性和个体的差异性。病人进行体疗的原则是：凡是能活动的病人全天都必须保持运动状态，或剧烈运动、或缓慢运动，未经主任书面批准，病人不能回病区卧床休息。在体疗时，行为护士要按体疗分级护理制度做好护理记录。重点记录病人体疗的主动性如何，体疗的时间和质量，体疗微汗出的情况，体疗中有无不适症状，体疗后的新陈代谢改变情况，大小便排泄情况，躯体变化情况，病人的行为表现、精神活动等等，体疗治疗护理记录交由住院医师兼症情护士长签字并写入病历记录。如果病人在体疗中出现不适，要记录发现、处置、预后等详细情况。

5.4. 病人一切生活自理

中医精神病医院的主要任务是治愈各种慢性精神疾患特别是慢性精神分裂症，各种慢性精神疾患由于长期患病的原因，各种生活自理能力下降，特别是精神衰退患者的自理缺陷导致基本生活不能料理。因而对于住院的各种类型的精神疾病患者，要进行生活上的自理护理，这是防止病人社会功能衰退最直接的方法。

5.4.1. 基本生活全部自理

病人日常生活护理由护士护理改变为病人自我护理，从早上起床、穿衣服、穿鞋袜、叠被、洗漱、上厕所、整理个人卫生、清扫病房卫生、体疗、排队打饭、吃饭、服药等基本生活全部自理。护理人员的工作核心由伺候病人改变为指导、督促、帮教示范等。对丧失生活自理能力的患者，护理人员要耐心的反复帮教，但绝不能代替，护士做完以后要恢复原样，请患者重新做好。切忌不经意间讥笑患者做的不好，对患者的点滴进步就要给予肯定、表扬、鼓励。对因病情不能自理的病人进行专业护理。在进行自我护理方面，要保证病人的营养供给合理及时，不能因为病人一切生活自理而导致患者营养不合理现象。

5.4.2. 患者之间相互护理

社会责任感、道德感、美感构成人的高级精神功能活动的主要部分。精神疾患病人由于处于病态之中，长期与世隔绝，在医院住院整日躺在床上，在家足不出户或四处游荡，造成了高级精神功能活动的日益衰退。为了逆转病人的衰退状态，配合中医为主的系统治疗，要求病人一切生活自理外，教育患者之间进行相互生活护理。病人之间相互护理的原则是：病人经过初步治疗后，根据病人的精神症状对病人进行分类，清醒的病人照顾还处在虚幻症状中的病人；生活能自理的病人照顾生活不能自理的病人；接近临床痊愈进入康复区的病人穿上护理员服装，经过短期培训以护理员的身份，在医护人员的带领下进行护理病人的工作。通过病人之间的相互护理，特别是看到病人错乱的精神症状，患者需要别人帮助自理生活的情形，使患者油然产生一种悲天悯人的使命感。这种病员之间的相互护理，一方面能调动自己正常的精神功能活动，通过受人尊敬的医护工作产生自豪感，道德感，加强社会责任心，达到巩固自己病情的目的；另一方面促使高级精神功能尽快恢复。病友之间的相互关心、相互爱护、相互护理、相互交流感情有助于防止意外事件的发生。同时，还能营造病房温馨气氛，使患者生出爱心，同情心，理解不同状况下的精神病人的不幸，并进而配合医护人员的工作，使病人安心住院，恢复对正常生活的向往，增强彻底治愈疾病的信心，渴望早日彻底康复回归社会。

5.4.3. 病人兼任病员活动小组长

按照医护一体化的病房管理体制，每间病房住四个病人，四个病人中设两个小组，每两个病人为一个小组，其中一个为病人小组长。病人小组长由病情较轻，知识层次较高，公共意识较强的病人担任。病区在安排住院床位时要充分的考虑到这一点，即一个轻型病人照顾一个重型病人的格式安排。病人小组长在护理员兼病人组长的领导下工作，自己和自己所领导的病人无论有什么情况都要第一时间向护理员兼病人组长汇报，若组长不在时，小组长可以向各级医护人员报告，一切以不影响病情报告为原则。病人小组长一边接受各种治疗，一边负责组员的护理工作。小组长和组员之间要成为朋友关系，两人互相尊重，无话不谈，亲密有间，关心有度，互相帮助，共同进步，不管是接受各种治疗还是日常生活，都形影不离。同病房的病员小组之间要友好往来，互相照顾，互通有无，感情融洽，共同积极主动地面对各种医疗护理康复活动。

5.4.4. 集体排队服中药、吃饭

规范学院化式的心理行为护理模式要求病人从早晨起床到晚上入睡，都要严格按照病区作息时间执行。在病人全天的医护活动中，服中药、吃饭时病人的杂乱思维及活动较多，增加了管理上的难度。因此必须加强病人服中药、吃饭时的心理行为护理管理工作，才能绝对的防止意外事件的发生，保证病人安全。

5.4.4.1. 集体排队服中药

服中药时病人按病区到达服药场地，整齐列队点名报数。每十名病人列一队，站到指定的服药地点；医护人员也是十名列一队，和病人面对面站好，注视病人开始服药。在病人服药时，注视病人的医护人员除了指导病人服药的声音外，不能有任何和服药无关的声音出现。病人服药后要检查是否有没有服完的中药汁，不能出现倒药、少喝等情况，保证中药治疗的完整执行。一队病人服完药后，由护士带领按顺序走到指定地点列队等候。注视病人服药的医护人员不动，另一队十名病人列队走到指定的服药地点开始服药。依次往复直到所有病人服药完毕，此时服药程序结束，病人开始服完中药后的缓慢散步活动。

5.4.4.2. 集体排队吃饭

吃饭时有行为护士长统一指挥，病人到取饭口排队取饭，取饭后到指定的座位就餐。吃饭的程序是：吃饭前先唱一首歌曲开胃，吃饭时先喝一小碗汤，再吃些蔬菜，然后再进主食或肉食。吃饭时要专心进食，不讲与吃饭无关的话，吃饭姿势要缓慢进食，细嚼慢咽，彬彬有礼，文明高雅。吃完饭后按指令排队洗碗筷，洗碗时要注意不能用力碰撞，轻拿轻放，洗碗完毕后放置到指定位置统一消毒。吃饭程序结束后，病人按病区为单位列队离开餐厅回病房休息。

5.5. 医患之间互致祝愿

由于疾病性质的原因和传统观念的影响，社会上对精神病人的不理解乃至歧视现象仍然存在，甚至被称为"疯子"。一旦患上精神疾患终生被人瞧不起，患者的工作、婚姻、社会交往等受到影响，导致精神病人的社会地位十分低下。病愈后社会价值大打折扣，给病人造成了巨大的精神负担，甚至出现疾病治愈后病人轻生的悲惨事件。

要解决这些问题，除了加大社会上正确认识精神疾患的科学宣传力度，营造适宜精神疾患病愈后回归社会的氛围和环境，主要的是建立精神病人正确的疾病观，正视自己的病情，科学地看待疾病的性质，树立疾病必定治愈的信心，调动自己战胜疾病的恒心和耐力，从心理上强大起来。为了培养病人的这种科学信念，心理行为护理过程中开展医患互致祝愿活动。每天清晨病人起床后洗漱完毕，在病区列队点名后，由行为护士长指挥医护人员带领病人排队到到体疗场和全院病人集合，全体病人由值班护士长再一次点名。点名后，为了培养病人集体生活的观念，强化个体的社会属性观念，树立疾病必愈的信念，提醒病人生机勃勃的新一天的开始，医护人员装束整齐，精神抖擞，排队与病人面对面站立互致祝愿：医护人员在总值班护士长高音喇叭的指挥下高呼"祝病友朋友们心情舒畅、早日康复"，声音要高亢洪亮振奋，病人集体高声回答"谢谢医护人员的关心，争取早日康复"。互致祝愿时，医护人员要齐声用浑厚的低音帮助病人呼喊。医患祝愿活动共进行十分钟时间，高亢声音和浑厚低音交替，此起彼伏，营造出一个振奋人心、朝气蓬勃、欣欣向上的早晨。医患祝愿仪式结束后，借助提振的激昂士气指挥病人开始进行体疗。

5.6. 行为护理组织及岗位

5.6.1. 行为护理处及其处长

为了推行规范体育学院化式的心理行为护理模式，医院设立行为护理处主管全院的心理行为护理、文体治疗工作。行为护理处为医院常设机构，主管在体疗场、多功能厅（病员学习、娱乐、进餐及举行舞会、歌会、医院周会之所）、药浴室、煎药室、服药处等白天病人集中治疗活动的所有场所的病人的管理工作。行为护理处设处长一名，由医院医疗护理部主管副部长兼任，全权领导行为护理处的日常工作。处长下设副处长二名，由各病区主任轮流兼任（一般一周轮流值班一天，病区主任履行行为护理处副处长职务时，其病区工作由病区副主任兼副总护士长代理），处长、副处长执行职务时称呼为"院总值班护士长"。院总值班护士长轮流值日，人均一天一换班，轮流值完后再重新轮换。行为护理处领导成员由各病区住院医师兼行为护士长、住院医师兼文体护士长兼任。行为护理处和病区管理病人的具体分工是：白天病人从病区进入体疗场后为行为护理处管理范围，晚上病人从体疗场回到病区后为病区管理范围。行为护理处与病区的管理职能为有机的无缝结合，以病区建制为主，体疗场建制为辅。行为护理处负责工作、行为、纪律管理，病区负责组织、工作、纪律管理，二者为交叉管理，无缝衔接。病区所有工作人员都必须接受病区和行为护理处的双重管理。病区主任履行行为护理处副处长职务时在体疗场工作，履行病区主任工作时在病区工作，病区和体疗场轮流侧重。病区副主任兼副总护士长，住院医师兼症情护士长、治疗护士、总务护士的工作重心在病区，具体工作由病区安排。住院医师兼行为护士长、住院医师兼文体护士长、行为护士、文体护士的工作重心在体疗场，具体工作由病区与行为护理处协调安排。

5.6.2. 行为护士长

行为护士长由病区住院医师兼行为护士长兼任。行为护士长具有在病区和行为护理处的双重管理权限，在病区按照《病区工作管理条例》进行管理，在行为护理处按照《行为护理处工作条例》进行管理。在病区协助病区主任进行全病区工作人员和病人的行为护理管理，在行为护理处协助行为护理处处长、副处长进行管理。在行为护理处，行为护士长不但要负责本病区工作人员和病人的行为护理管理工作，还有协助管理其他病区工作人员和病人的责任。总之一切有利于病人治疗、安全的工作都有权管理，一切不利于工作的人和事都有权制止并依规处罚，从而保证规范学院化式的心理行为护理模式的实行。

5.6.3.行为护士

在行为护理结构中，行为护士是非常重要的一环。病房医护一体化的病房管理体制、行为护理处所有行为护理的规章制度和规范操作都要由行为护士来遵守和推行，因此，对行为护士基本素质和知识面的要求就显得非常重要。行为护士必须具有较高的道德水准，较高的中医理论和实践水平，丰富的临床经验，高超的护理艺术，深刻领会中医精神医学医护一体化病房管理体制的精神实质，模范地执行规范学院化式的心理行为护理模式。行为护士的主要职责是：以自己规范的行为护理形象影响其他医护人员模范地执行心理行为护理工作，对不利于病人及行为护理工作的一切言行要坚决进行抵制。凡是在医院范围内，见到有违反院规条例、行为护理规范特别是不尊重精神病人的行为都要立即上前制止，指出其不足或错误之处，要求其立即改正。对于屡教不改的人员要书面报告行为护士长，行为护士长调查清楚后根据有关条例进行处理并报医院伦理委员会备案。对于神志处于清醒状态的病人要耐心进行心理护理，引导教育病人服从病区的一切治疗护理规定，按时积极地接受各种治疗特别是体疗。对病人因各种原因不能进行体疗的，要耐心地找出原因帮助解决，给予周到细心的亲人般的照料，即温馨又愉悦，照料的过程呈现出一幅爱心接力大画面，使病人由衷地感受到行为护士的温暖。对自己分管护理的重性精神病人，要熟悉病人的精神症状，发病经过和诊断治疗情况。密切注意观察有自伤、自杀、冲动伤人、逃医企图或行为的患者，严防意外事件的发生。对有感知觉综合障碍尤其是幻觉妄想丰富的患者，要时刻给予特别注意，包括睡眠状态在内，保证病人全天候的都在医护人员的目光注视之下，防患于未然。注意观察患者有可能发生意外的关键细节，患者上厕所、洗澡都要时刻跟随护理。在对患者进行所有的行为护理时要特别注意尊重患者的隐私，要使病人内心感受到医护人员是在无私的为其服务。在护理病人时，要根据不同病人的不同情况，具有形式多样、内容充实、内涵高雅、精神愉悦的高超护理艺术。病人觉得在医院住院是一种享受，因而达到团结病员一道工作，共同完成神圣而又有净化心灵意义的行为护理工作。

5.6.4.行为护理小组长

行为护理小组主要参照病区病房小组的设立，由一个清醒病人担任小组长，两个病人一个小组，病人小组长也是行为护理小组长。病人小组成员在生活上互相照顾，治疗上互相配合。在体疗场小组成员在行为护士兼病人班长的领导下，除跟随行为护士长进行正规的体疗治疗外，还要进行正规的体育学院正步操练训练。每个行为护士兼病人班长管理两个病房的八名病人，八名病人中的两个护理员兼病人组长、四个轻型病人兼小组长配合，规范地进行操练训练。训练间隙各班组长要与病人开展随意的谈心活动，使病人改掉自己一些不规范的习惯，精神轻松的进行体疗练习。病人与病人之间也要开展随意的思想交流活动，互相帮助互相促进。行为护理小组长与病人通过行为护理双方达到的最高境界是：思想融洽，精神愉快，无话不谈，身心两悦。

5.6.5.重症病人特别行为护理小组

对于重症精神病人，特别是被医师确定为特级护理、一级护理的病人以及具有感知觉综合障碍严重和系统妄想顽固的病人，要设立重症病人行为护理小组。重症病人行为护理小组由行为护士长兼任，治疗护士、行为护士、总务护士为组员。护理小组对病人的生活照顾要体贴细心，完全周到，在不激惹病人任何病态情绪的情况下开展工作。要制定万无一失的周密措施防范一切突发事件，杜绝一切意外事件的发生。对于有精神症状合并内脏器质性疾病的患者，护理小组要根据医嘱，在严防意外事故的同时，要特别注意合并症的悉心护理，将精神病药物对合并症的影响降到最低。若病情允许多活动病人体位防止褥疮，喂食时要精心体察病人感觉，防止出现噎食、呛食现象。特别行为护理小组视自己护理的病人为亲人，不能出现一点不足之处和任何疏忽，每天24小时病人都在医护人员慈祥的目光注视和体贴入微的护理中。

5.6.6.轻型病人行为护理小组

轻型病人是指经过系统的治疗以后达到显著好转程度的病人。此时病人精神活动基本正常，除了按照计划在病区照顾病情较重的病人外，白天大部分时间都在体疗场活动。轻型病人行为护理小组标准是：每四个病房共16名病人为一个小组，组长由住院医师兼行为护士长、住院医师兼症情护士长、住院医师兼文体护士长兼任，原则上是各位住院医师兼护士长自己所分管治疗的病人入组。各位住院医师兼护士长在完成其他任务外主要精力放在轻型病人行为护理小组上。轻型病人行为护理小组的主要任务是：通过与病人交朋友谈心，了解病人的一切心理活动，了解病人随着病情的好转思想上出现的新问题，新想法，了解病人在临床痊愈前所担心的家庭、婚姻、工作等问题。根据病人的顾虑帮助其解决担忧的问题，自己解决不了的问题要报告病区主任，或由病区主任与其家属沟通来医院进行解释，以此帮助病人渡过临床痊愈前的焦虑期，顺利地进入到临床痊愈期。其次是根据病人病前的地域、家庭、教育、生活环境，了解病人的所有特长，调动病人对文化、文艺、科学、技术、书法、绘画、工艺等的兴趣爱好，建立相应的科学文体活动小组，分门别类的进行活动。轻型行为护理小组的工作重点：安抚患者的焦躁心理；集中病人的注意力；减少一切意外事件发生的机率；配合各种治疗早日达到临床痊愈。

5.6.7.行为护理落实到每一个病人

心理行为护理模式的一个重要任务是，将行为护理的关爱落实到每一个病人。行为护理不但是针对病人，而且很重要的一个环节是针对医护人员。我们知道，每一个自然人都有积极向上的自然天性，但是也有其随意性和懒惰的一面，随着千篇一律的护理工作的天长日久，惰性自然而然的来到，这是人性使然。另外随着人类自由平等观念的深入到每一个人的内心深处，自然而然会产生一些自由主义和无政府主义的副作用，"我为什么要伺候他们？难道我不如他们？比他们低一等？太枯燥了，偷会懒也没有什么！"等等思想杂念会纷至沓来。只有医护人员职业素质不断提高，保持事业青春，保持激情旺盛才能战胜这些私心杂念。但现代科技发展突飞猛进，十年胜千年！各种奇思异想多的眼花缭乱，道德建设固然相当重要，但是说教多了也会贫乏无味。虽说随着科学技术的进步，人类完全破解了人脑的功能活动就能真正的战胜精神疾病，但是在当代还没有解读脑功能以前，中医精神医学是唯一的破解途径。要想达到完全的实行中医精神医学就必须有一支拿的起来放得下的人才队伍，单凭一个医院的道德力量逆转人类道德堕落的步伐显得微不足道。如之奈何思之再三，只有加强医院道德建设固守人类道德底线，再加之以院规条例的形式实行心理行为护理模式，医护人员必须时时做到行为护理的具体要求才能达到上岗的标准。所谓：进了红门就属寺。这样双向保险措施保证了医院从业人员的同一行为规范，习惯成自然！习以为常的行为护理规范将医护人员定格在了为精神病事业奋斗终生的神圣目标。这样就保证了对病人的统一规范的心理行为护理管理，保证了中医精神医学规定的各种治疗措施，也就保证了精神疾患的彻底治愈。在精神病的护理临床上，行为护理必须落实到每一个人，也只有把心理行为护理完完全全的落实到每一个病人身上，才能保证病人的安全，保证病人的治疗，保证病人的疗效。也只有这样，才能在临床上为中医的整体综合系统治疗争取时间，才能显现出中医精神医学的科学性，才能为人类的精神医学事业做出应有的贡献。也才能为人类的精神进化做出应有的贡献，才能为人类避免人为的全球毁灭做出应有的贡献（此条贡献待人类进化到一定程度才能显现出来，这是中医精神医学对人类最大的贡献之一）。

第六章 中医精神疾患的治疗模式

6.1. 中医精神医学的哲学指导思维模式

6.1.1. 物质

统一自然界底主观和客观的东西，概念为物质。

6.1.2. 运动

物质统一自然界底存在方式，在一定的条件下，概念为运动。

6.1.3. 时间

物质运动的过程，在一定的条件下，概念为时间。

6.1.4. 空间

时间延续底普遍表现形态，在一定条件下，概念为空间。

6.1.5. 物质形态

在一定条件下，时、空无限统一过程中的各个不同质的物质运动的存在方式，概念为物质形态。

6.1.6. 物质形态间的位置移动过程

在一定条件下，物质形态间的位置移动过程是自然界的一个普遍存在的自然现象，认为：物质形态间的位置移动过程是自然界实现任何一种物质运动形式的必然途径。

6.1.7. 物质形态间的位置移动现象

在一定条件下，物质形态间位置移动的现象表现为：运动＝吸引＋排斥的过程。

6.1.8. 宇宙模型

宇宙的模型是由现存各物质形态间的一系列的位置移动而表现着的无限发展着的物质运动的过程（不包括宇宙大爆炸前的状态）。

6.1.9.物质三态

在一定条件下，物质三态即气态、液态、固态，是同一物质形态不同运动的不同存在方式，又是多种物质形态间相互作用和相互转化的三个不同质的运动阶段。

6.2. 中医精神医学的病因病机模式

6.2.1.人体是一个有机的统一整体

1. 精神活动是人体整个生理活动的一个组成部分。
2. 精神活动与人体其他生理活动的关系是二者的对立统一关系：即精神活动是其他生理活动的高级物质运动形式，其他生理活动是精神活动的物质基础，二者存在着相互影响、相互转化的过程，这一个体内对立统一过程的客观活动是人体适应自然界与社会的生理活动的客观需要而决定的。

6.2.2.精神病的属性及其特点

精神病是由不同原因引起的大脑功能的紊乱，其特点是精神活动的异常。

6.2.3.精神活动与大脑的关系

精神活动是大脑的物质运动形式，大脑是精神活动的生理物质基础。

6.2.4.大脑及其大脑功能的物质性

大脑是物质的，大脑的功能也是物质的，二者之间的差异是物质形态间的差异。

6.2.5.精神活动与体内内脏功能的关系

精神活动是体内五脏六腑功能和精、气血、津液盛衰的表现，五脏六腑功能和精、气血、津液是大脑和精神活动的物质基础。

6.2.6.功能性精神病的概念

除精神发育不全和其他器质性疾病而致的大脑功能紊乱外的各种异常的精神活动称之为"功能性精神病"。

6.2.7.功能性精神病的病因病机

功能性精神病的发病原因有两类：
1. 精神素质：①、遗传因素；②、病前性格；③、个体体内生理活动的状况。
2. 精神刺激和自然界的影响。

6.2.8. 精神病和脏腑功能紊乱在发病过程中的互根关系

祖国医学从人的整体观念出发，把人的精神活动视为五脏六腑功能的一种反映。因此，功能性精神病是由致病因素引起五脏六腑功能的失调，又因五脏六腑功能的失调引起大脑功能的紊乱和紊乱的大脑功能对五脏六腑功能的干扰这一恶性循环的外在表现形式。另一方面，急剧的精神创伤对大脑皮质是一种超强刺激，可引起超限性限制，这突然大脑功能的紊乱首先引起五脏六腑功能的失调，最后又转入恶性循环。

6.2.9. 大脑能量的供给和发病机理的关系

人的大脑每时每刻都需要一定量的动脉氧分压和含有正常血糖量的血液才能保证大脑功能的正常进行，因此，大脑功能的正常与否亦决定于体内气机运行、血液循环和其他体液循环的状况，所以，发病因素必须首先干扰正常的气机运行、血液循环和体液循环，这种干扰一旦超过自身的调节能力就会发病。

6.2.10. 毒气性精神病、毒血性精神病和毒液性精神病的概念和发病机理

祖国医学认为，发源于肾的原气是人体生命活动的原动力，它推动五脏六腑、奇恒之腑和一切组织器官的功能活动，因而可以推论：

1. 由原气推动的五脏六腑的功能通过有机的合作、相对特定的运动方式，各自产生一种精微物质（也就是气），又通过一定的组合方式和途径进入大脑，大脑得到这些精微物质才能进行正常的功能活动。如果某些脏腑的功能失调，它所产生的这些精微物质（气）也就不纯，这不纯的物质（有毒）进入大脑，参与大脑的能量供给，因而导致了大脑对这些有毒物质的吸收，造成了大脑功能的紊乱。我们将由这种途径发病的功能性精神病称之为"毒气性精神病"。毒气性精神病以思维障碍为主要外在表现，相当于祖国医学中的"癫症"和现代医学中的"精神分裂症"等。

2. 如果脏腑功能亢盛或低下，使体内气机运行失去平衡，致使代谢产物不能顺利地排出体外，这就造成了代谢产物变为有毒物质在体内的蓄积。蓄积的有毒物质随着供给大脑的气血循环，又造成了大脑对这些有毒物质的吸收，形成脑细胞中毒，从而导致大脑功能的紊乱。我们将由这种途径发病的功能性精神病称之为"毒血性精神病"。毒血性精神病以行为障碍和消化系统的病理产物积存为主要外在表现，相当于祖国医学中的"狂症"和现代医学中的"情感性精神病"等。

3. 如果因先天禀赋原因或后天情志因素导致以脾（主思，为生痰之源）胃（主降，以腐化水谷）肾与膀胱（通调水道）功能为主的一系列脏腑功能的失调引起体内水液代谢失调，继之引起体内气机运行失去平衡，从而导致应该代谢出体外的有毒水液被人体吸收。有毒水液随着供给大脑的液体循环，造成了大脑对这些有毒液体物质的吸收，形成脑细胞中毒，从而导致大脑功能的紊乱。我们将由这种途径发病的功能性精神病称之为"毒液性精神病"。毒液性精神病以行为怪异为主要外在表现，相当于祖国医学中的"癫狂合并症"和现代医学中的"青春型精神分裂症"等。

6.2.11. 毒气性精神病、毒血性精神病和毒液性精神病的辩证关系

毒气性精神病、毒血性精神病和毒液性精神病在不同的时空关系中表现形式不同，在相同的时空关系中相对存在，它们相互影响、相互转化、独立存在。

6.3. 精神病学史简略回顾

6.3.1. 中医精神病学简史回顾

中医学根植于中华文化，是中华文化的脊梁。中华文化是人类最早的文化之一。人类最早的文化萌芽约于180万年前的直立人出现以后发生。中华文化的核心是中国哲学方法。中国哲学方法是经过中国的祖先在数千年甚至数万年甚或更长的时间里，在为生存的实践中，不断观察大自然把握大自然而获得的经验和知识的积累，并使之上升为一种认识世界的方法。中国哲学方法指导了中医学的创立和发展，中医学自身的理论基础是阴阳五行学说和经络学说，在现存的中国古籍中，阴阳学说和经络学说的内容比比皆是，涉及到"精"、"神"、"神志"的内容也更多。

6.3.1.1.《黄帝内经》成书以前（先秦以前）

中国古代对于精神疾患的记载，最早在约公元前14世纪商朝中期出土的甲骨文中有"疾言"和失眠的记载。公元前约11世纪，《尚书·微子》中有"我其发出狂"句，说明在殷末已有"狂"病的记载。至春秋战国时期对狂病的病因病机也有了较深入地探讨，《韩非子·解老》中说："思虑过度则智识乱，……智识乱则不能审得失之地，……心不能审得失之地则谓之狂。"马王堆汉墓出土的帛书《足臂十一脉灸经》有"数癫疾"的记载，癫疾即颠疾也。《管子·内业》有"忧郁生疾"的记载，《易·丰六二》载"往得疑疾"，疑疾乃多疑病症，《五十二病方》中还记载了一些治疗精神疾患的方剂。在先秦大量的文献中都有关于精神疾患的记载，但还没有形成中医精神病学的框架。

6.3.1.2.《黄帝内经》成书以后（秦汉时期）

《黄帝内经》的成书，奠定了中医精神病学的基本框架。《内经》对精神疾患的病因病机病理治疗方法等都做了全面而深入的论述。《灵枢·经脉》曰"人始生，先成精，精成而脑髓生。"指出脑髓是由"精"而生。《灵枢·本神》曰："故生之来谓之精，两精相抟谓之神"，说明了"神"的来源。《素问·宣明五气篇》"心藏神，肺藏魄，肝藏魂，脾藏意，肾藏志"的论述并将神、魄、魂、意、志统称为五神。《素问·阴阳应象大论》"人有五脏化五气，以生喜怒悲忧恐"的五志论述，完整的讨论了"神"、"志"的由来。《素问·脉要精微论》曰："头者，精明之府，……衣被不敛，言语善恶，不避亲疏者，此神明之乱也"，讨论了精神疾患的病因。《灵枢·癫狂》是论述精神疾患最早的专篇。其"狂始生，先自悲也"，"少卧不饥，自高贤也，自辨智也，自尊贵也，善骂詈，日夜不休"则形象的阐述了精神疾病的典型症状。《内经》中还记载了癫、狂、痫、谵妄、善悲、善怒、善喜、善恐、奔豚等神志病以及五态人的性格、形态、气血等的记载。

《难经》在解释内经的基础上，提出了"重阳者狂，重阴者癫"的论点，作为鉴别癫、狂二症病理病机的理论依据。

《伤寒杂病论》在《黄帝内经》的基础上对热病发狂和传染性疾病引起的烦躁、谵语、多寐、郑声、独语等精神症状有较全面的记载，张仲景还在《金匮要略》中对奔豚、梅核气、脏躁、百合病、卑慄、狐惑及妇女产后各种精神障碍都进行了详细的描述。至此，中医基本完成了精神病学的学术框架。

6.3.1.3.《诸病源候论》到《证治准绳》时期（魏晋、金元至明代）

魏晋王叔和《脉经》对精神疾患与脉象的关系进行了论述。晋代皇甫谧《针灸甲乙经》对精神疾患的针灸治疗进行了论述。隋代巢元方《诸病源候论》对精神疾患列出了三十多种病症。唐代孙思邈《备急千金要方》对精神疾患的药物和针灸治疗有着详细的记载。金元四大医家的刘完素《素问玄机原病式·六气为病》发挥了《黄帝内经》"诸躁狂越，皆属于火"的理论，主张治疗癫狂必须泻火。张子和《儒门事亲》首创"痰迷心窍"说，他还发挥了《黄帝内经》"以情胜情"的学术观点，提出"七情更相为治"的治疗法则，为后世"活套疗法"奠定了基础。朱震亨《丹溪心法》创立了"活套疗法"，比较完整的提出了精神疾患的中医心理治疗方法，完善了中医心理学。李东垣则在《东垣十书》中对精神疾患中言语障碍的"狂言、谵语、郑声"进行了辩证定义。明代李时珍的《本草纲目》记载了几百种治疗精神疾患的药物。王肯堂《证治准绳》将精神疾患分为"癫狂痫、烦躁、惊悸恐"三大类，癫狂痫下又分为癫、狂、痫；烦躁下又分为烦、躁、谵妄、循衣摸床、喜笑不休、怒、善太息、悲；惊悸恐下又分为惊、悸、恐、健忘、不得卧等，对精神症状进行了详细分类。至此，中医精神病学已经完成了较为完备的学科建设。《证治准绳》在中医精神病学史上的贡献是较大的，对中医精神病学的发展影响也是巨大的，为后世医家所宗。但是《证治准绳》的这种详细分类和它的巨大影响，限制了中医精神病学的发展，导致现代中医精神病学（或称之为神志病学）的临床上依然使用这种分类。另外，明代众多医家如楼英将痫证定名为癫痫，虞抟命名了郁证，张景岳命名了痴呆，清代陈士铎还命名了花癫（类似青春型精神分裂症）等解决了中医精神病学部分病名混淆不清的情况。

6.3.1.4. 清代民国以来至今的继续发展

清代脑神说由于西学东渐的缘故渐兴，脑神说起源于《黄帝内经》，历代依据《内经》分别提出的"心主神明"和"脑主神明"争论至今，其中以李时珍"脑为元神之府"说为最。清代汪昂《本草备要》辛夷条中说"人之记性皆在脑中，小儿善忘者，脑未满也；老人健忘者，脑渐空也。凡人外见一物，必有一形影留于脑中，昂思今人每记忆往事，必闭目上瞪而思索之，此即凝神于脑之意也"。王清任《医林改错》中说"灵机记性不在心而在脑"，"灵机记性在脑者……，两耳通于脑，所听之声归于脑……，两目系如线长于脑，所见之物归于脑……，鼻通于脑，所闻香臭归于脑"等。民国时代张锡纯《医学衷中参西录·第五期第七卷·论癫狂失心之原因及治法》中说"脑中之元神体也，心中之识神用也。人欲用其神明，则自脑达心；不用其神明，则仍由心归脑"。《医学衷中参西录·第三期第三卷·治癫狂方》说"心与脑原彻上彻下，共为神明之府，一处神伤，则两处神俱伤"。"痰火上泛，瘀塞其心与脑相连窍路，以致心脑不通，神明皆乱"。二十世纪八十年代以来，中国进入了改革开放年代，中医精神病学又开始了复兴和发展。李清福、刘渡舟《中医精神病学》将历代中医关于精神疾患的论述集于一册，洋洋大观六十多万言，是自《黄帝内经》以来至今为止的一部最全面最权威介绍中医精神病学的专著，其中将中医精神病分为 7 大类，仍宗心主神明说。王彦恒《实用中医精神病学》则从脑神说的角度，以三十多万字的篇幅，论述了脑主神明的理论基础和临床实用价值，是基于当今世界西医精神医学的新观点最为实用的一部中医专著，还列出了 16 种中医精神病证。陈家杨的《实用中医精神病学》将中医精神病分为 13 大类。赵永厚的《中医神志病学》将中医精神病分为 30 种。这些专著从不同角度丰富了当代中医精神病学的内容。另外，杨秋莉、薛崇成对始自《黄帝内经》的精神医学与医学心理学进行了整理，提出了"五态人格"学说；王凤兰对魏晋南北朝时期的有关精神疾病的论述进行了整理；刘承、张海燕总结了汉以来中医防治健忘的主要理论和经验；曲淼对抑郁症与中医郁证的关系进行了探讨；还有一大批的专家学者从各个不同的侧面充实壮大着中医精神病学。

中医精神病学是中国医学在与精神疾患作斗争中的过程中发展起来的一门临床医学科学，它是数量众多的医学家历经数千年几百代志士仁人集体智慧的结晶。从远古对精神症状的认识，到《黄帝内经》奠定学科框架，经魏晋唐宋和金元到明清及现代对精神疾患理论和实践的不断探讨，中医精神病学已经日臻完善，形成了完整的理论体系和众多个案实践经验的总结。它一开始就把精神疾患作为一种疾病来对待，这是人类医学史上的壮观！它的长处是：从天人合一的角度，集自然、社会、心理、生物于一体的综合整体认识精神疾患，从而把握了精神疾患的本质。它的不足是：由于精神疾患的特殊性，传统的医患接诊方式导致了专科管理无法发展，存在着先天不足的缺陷。中医从来也没有一所精神病专科医院，从而缺乏系统的大样本的临床观察资料，致使当代中医精神病学陷入了困境。至于历来存在着的"心主神明"与"脑主神明"之争则没有临床治疗上的实质意义。近人周正保教授曾撰文讲述美国一科学家发现：人的心脏不单单具有泵血的功能，它还有向脑输送各种信息从而影响脑功能的作用。此说若能被证实就能佐证本人 1984 年提出的《中医精神医学的病因病机模式》的理论。也能解决"心主神明"和"脑主神明"之争。近期西方医学界认识到的"脑-肠轴线"导致精神疾病的理论，间接证实了本人"脏腑功能紊乱导致精神疾患的"假说的科学性。

6.3.2.西医精神病学简史回顾

6.3.2.1. 精神病学的创立

古希腊著名的医学家希波克拉底（Hippocrates，公元前 460-377 年）被认为是精神病学科学的奠基人，他认为脑是思维的器官，提出了精神病的体液病理学说。体液病理学说认为人体存在四种基本体液：血液、黏液、黄胆汁、黑胆汁，四种体液如果正常地混合在一起则健康，如果他们的相互关系失常，其中某一种过多或过少人就生病。希波克拉底根据体液病理学说创立了精神病学，并被后世称为精神病学之父。"精神病学"的原意是治疗灵魂疾病的意思，古希腊人认为有不依赖躯体而存在的灵魂，灵魂也可以生病，生病了也可以治疗。随着时代的变迁，精神病学逐步走上了科学发展的轨道。

6.3.2.2. 中世纪宗教和神学对精神病学的影响

公元 3 世纪后，古罗马文化逐渐衰落，中世纪的西欧医学被宗教和神学所控制，出现了严重的退步。精神病学偏离了发展的轨道，对精神病的看法也发生了本质的改变。精神病人被视为神鬼附体，送进寺院用祷告、符咒、驱鬼的方法进行所谓的"治疗"。此时出现了许多研究魔鬼与精神症状关系的"专著"。中世纪末叶，精神病人的境遇更为凄惨，为了"惩罚其肉体，拯救其灵魂"，他们的躯体被烙铁烧炙，舌头被长针穿刺，其理由是要用酷刑来驱除躲藏在他们躯体内的魔鬼。

6.3.2.3. 近现代精神病学的发展

随着 18 世纪西方工业革命的兴起，科学有了很大的进步，医学也逐渐摆脱了神学和宗教的束缚。精神病人不再与魔鬼有关，精神病被看成是一种需要治疗的疾病。法国大革命后，社会结构发生了根本变化。比奈尔（Pinel，1724-1826）是第一个被任命为"疯人院"院长的医生。他去掉了精神病人身上的枷锁，把他们从终身囚禁的监狱生活中解放出来，把"疯人院"变成了医院，实现了有历史意义的改革。从而使医生有可能观察研究精神疾病的症状及其变化，使当时法国的精神病学有了显著的发展。随着基础医学如大脑解剖、生理和病理学的发展及临床资料的积累，德国的格里辛格（Griesinger，1817-1868）在 1845 年发表了他的专著，得出了精神失常是一种脑病的结论。他还因此被后人尊称为现代精神病学的创始人。

19 世纪末至二十世纪初期，德国克雷佩林（E.kraepelin，1856-1926）以临床观察为基础，认为精神病是一个有客观规律的生物学过程。他认为精神疾病可以分为若干类型，每一类别都有自己的原因、特征性的躯体和精神症状、典型的病程经过和病理解剖所见，以及与疾病本质相联系的转归。从而澄清了当时一片混乱的精神病学问题，因此，被称为精神病学之父。20 世纪奥国佛洛伊德主张心理分析与自由联想，强调精神疾病的预防和早期治疗的重要性，藉此发动了精神医学史上的第二次革命。20 世纪 30 年代后期，陆续有高热疗法，胰岛素昏迷疗法，药物痉挛治疗法，电气痉挛治疗法，行为治疗，药物治疗等多种治疗模式出现。1963 年，美国通过社区心理卫生中心法案（此前于 1946 年通过了《国家精神卫生法，1955 年通过《精神卫生研究法案》并设立了全美精神疾病联合会），改革精神卫生的照顾型态，被视为精神医学的第三次革命。20 世纪以来，许多精神病学家分别从脑解剖学、生理学和病理学等不同角度对精神病的病因、发病机理和临床表现进行了大量的研究和探讨，以期阐明精神现象的实质，形成了精神病学中的各种学派。现代精神医学已经成功地进行了医学模式的转变，由过去的生物医学模式转变到了生物—心理—社会医学模式。对精神病的发病原因由过去的器质论、心因论演变为整体论，即任何精神疾病的发生、发展，不仅受生物学因素的影响和制约，也与心理、社会因素有关。生物学因素包括遗传、体型、性格、发病年龄和器质性因素等。心理社会因素包括应激生活事件、应激自然灾害和环境、文化、移民及旅途因素等。认为精神疾病的发生是生物学因素和心理社会因素共同作用的结果，两者在不同精神疾病中有所偏重，即某些精神疾病以某些因素起主导作用，而另一些精神疾病则以另一种因素起决定性影响，一切视患者的具体情况而定。现代精神医学还主张精神病学不仅要研究传统意义上的精神疾病，也要关注各种各样的心理问题和行为问题，要着眼于全社会的心理健康，以适应于第四次医学革命的需求。

6.3.2.4. 中国西医精神医学的由来和现状

　　清末西学东渐，西医传入中国，美国基督教长老会派遣嘉约翰（Dr.J.G.kerr）来到中国广州传道行医，1898年2月18日，嘉约翰创建了中国第一所精神病医院（惠爱医院），即现在的广州市精神病防治院的前身。1919年北京协和医院聘请精神病学家沃兹教授创建中国第一个神经精神科住院医师训练课程。1931年北京成立"中国神经精神科学会"。1940年成立"中国心理卫生学会"。二十世纪四十年代，上海红十字会医院与湘雅医学院先后创立神经精神科开展精神病的研究教学工作。以上是西医传入中国后逐步成立的精神病的医疗教学研究机构，基本奠定了中国西医精神医学的雏形。此后由于第二次世界大战、抗日战争、国内战争的影响，中国的精神病学发展极为缓慢。1949年以前，全国从事精神科的医师仅五六十人，精神病院仅有六所即广州(1898年)、北京(1906年)、苏州（1923年）、上海（1935年）、成都（1939年）、南京（1947年），全国精神病床位仅有1000张。1949年至1958年十年间，全国成立了精神病医疗机构62所，遍及21个省市，初步完善了精神病防治机构。1958年全国第一次精神病防治工作会议在南京召开，制订了"积极防治，就地管理，重点收容，开放管理"的工作方针，提出了"药物、劳动、文娱体育和教育"四结合的治疗方针，一定程度上推动了精神病防治事业的发展。后来由于文化大革命的影响，精神病学事业几乎处于停滞状态。改革开放以来，中国的西医精神病学又开始了突飞猛进的发展，中华医学会精神科学会于1979年制订了《精神疾病分类（草案）》，卫生部委托全国7所有条件的精神病学教学和科研单位成立精神病学继续教育中心，培养精神病专科骨干。1982年在北京、上海两地建立了世界卫生组织精神卫生研究和培训协作中心，进行国际学术交流。1982年在全国12个地区开展了精神病的流行病学调查。1985年中国心理卫生协会成立。1986年在北京召开第二次全国精神卫生工作会议。1991年，由中国残联牵头，卫生、民政、公安等政府机构联合，在全国开展了覆盖2亿人口的243个县市，推广"社会化、综合性、开放式"的精神病防治康复工作模式。初步形成了以医疗机构为骨干，社区为基础，家庭为依托的精神病防治康复工作系统，采取药物治疗、心理疏导、系统训练和就近服务等有利于精神病患者康复回归社会的综合措施。2001年全国第三次精神卫生工作会议召开。2002年中国疾病控制中心精神卫生中心成立，中国精神卫生工作正式纳入公共卫生体系。2005年中国医师协会成立精神科医师分会，负责精神科医师的终身教育。1993年以来，中国先后在上海、北京举办了多次高端的国际学术会议。至此，中国的西医精神病学已经基本上进入到了国际先进水平的行列。目前，中国的精神病学均以西医为主。

6.3.3. 中西医结合精神病学简史回顾

6.3.3.1. 明清民国时期

　　中国中西医结合精神病学的历史是从16世纪中叶西学东渐开始的。明末耶稣会士翻译的《泰西人身说概》，是传入中国最早的西医解剖学著作，该书为古罗马盖仑体系下的学说，由邓玉函、罗雅谷、龙华民等翻译。崇祯进士金正希倡"脑主记忆之说"，方以智在《通雅》、《医学汇通》等著作中介绍西医的"脑、髓、神经解剖"，"脑的功能和血的生成"等知识。清代名医汪昂的《本草备要》，清末民初的中西汇通派医家唐容川的《中西汇通医书五种》，朱沛文的《华洋脏象约纂》，张锡纯的《医学衷中参西录》为代表作的医书进行了大量中西医的理论探讨和临床治疗的结合工作。

6.3.3.2. 建国后至20世纪80年代

　　1949年建国后，中国政府开始重视中西医结合工作。1954年，中央政府确立了中西医结合方针，全国开展了大规模的西医离职学习中医的活动。中西医结合精神病工作也开始了，1959年，中央卫生部和内务部在湖北省沙市精神病医院召开"全国精神病收治工作交流现场会"，500多名各地精神病专家和负责人听取了该院张鉴修老中医治疗精神病的经验，此后全国许多省市均开展了不同程度的中西医结合治疗精神病的临床工作。由于中西医分属两个体系，方法学上存在着先天缺陷，出现了一些问题，闹出了许多笑话，从此，中西结合精神病的工作进入了低潮。但是民间实质的中西医结合的探索工作一直在进行。文革期间，1968年，李涛李浩二兄弟用中药、针灸推拿合并小剂量精神药物治疗紧张性精神分裂症取得较好疗效并发表论文。1971 年 165 医院开始既使用西药也使用中药治疗精神病，此后陆续有一些医院精神科用抗精神病药物、中药和针灸，电针、穴位埋线等疗法联合治疗精神病。从 1960 年至 1980 年 20 年的时间里，中西医结合精神病工作虽然进展缓慢，但一直没有停止，直到改革开放。

6.3.3.3. 20 世纪 80 年代至今

改革开放以来，中国学术界出现了百花齐放的局面。1981 年，中国中西医结合研究成立会。1984 年在成都召开了全国第一届中西医结合精神病学术交流会。1987 年中国中西医结合研究会精神疾病专业委员会成立，至此，中西医结合精神病工作开始走上了正规发展的道路。先后开展了精神分裂症、周期性精神病血瘀学说和血液流变学的研究；精神分裂症中医辨证分型生物化学方面的研究；针灸和单味中药治疗精神病的研究；特别是洋金花等单味中药抗精神分裂症的药理研究等等。中西医结合精神疾病专业委员会制定了《精神分裂症辨证分型标准》、《情感性精神病的辨证分型标准》、《神经症的辨证分型标准》、《五态人格量表》、《中医情绪量表》。在全国范围内设立了一些中西医结合精神病医院，精神病医院设立了中西医结合病房，综合医院设立了中西医结合心理咨询室，开设了心理医学或心身疾病科等等。2005 年张宏耕主编了《中西医结合精神病学》，2007 年向仕平等出版了《中西医结合脑病诊疗学》。至此中西医结合精神病在理论、教学、临床上形成了被医学界所认同的系统的研究实践体系，但仍然是处于初步阶段。随着深入的研究，中、西医两个学术体系的中西医结合工作出现了理论上的困境，显现出了先天理论上的缺陷。中国的中西医结合精神病工作目前举步维艰、困难重重，但是任重道远、前途光明。

6.4. 中医精神疾患的诊断方法、病史采集和病历书写

6.4.1. 四诊合参

6.4.1.1. 望诊

望诊是指凭借医生的视觉对精神病人身体的外表状况及排泄物等情况进行有目的的观察，以测知体内病理变化的方法。人体是一个有机的统一整体，体内的气血阴阳、脏腑经络等的生理病理变化会在体表相应的部位表现出来，"有诸内，必形于外"。精神疾患的望诊主要通过外在的表现来了解病人体内的脏腑、经络、气血以及病理产物对大脑和精神症状的影响情况。望诊的主要内容有：精神症状、神态、面色、形体、姿态、头面、五官、舌质、舌苔、大便、痰、汗、液、月经、小便、呕吐物等。望诊时要在充足的自然光线下进行，如无自然光线要在日光灯下检查，检查时要充分暴露受检部位，以便能客观地将病理体征与生理体征进行比较，保证望诊的准确性。望诊的准确性还与诊者的中医理论水平和医疗经验有关，因此，望诊需要有学验俱丰的中医师进行。

6.4.1.1.1. 望精神症状

精神病人的精神症状复杂而多变，有些精神症状除了详细的望诊外，还要进行仔细的四诊合参、认真的鉴别、系统的分析才能作出判断，因此，临床医师必须全面详细的掌握当代精神病学的症状学及其新进展情况，才能得心应手的应用中医精神医学的诊察方法进行诊断。精神症状的主要表现如下：

(1) 神色慌张，恐惧：病人可能正处于某种强烈的心境状态，常见于各种恐惧症、精神分裂症的幻觉错觉和妄想状态，这类症状中医大多责之于肾（恐伤肾）。

(2) 面露喜色、精神高涨：病人可能正处于心境非常愉悦状态，常见于躁狂症，分裂情感性精神病或脑器质性精神病。这类症状中医大多责之于心（喜伤心）。

(3) 情绪低落、哭泣：病人表现情绪低落，甚或整日哭泣，病人可能正处于心境抑郁状态，常见于抑郁证，也见于其他精神障碍。这类症状中医大多责之于肺（悲伤肺）。

⑷ 焦虑愤怒，烦躁不安：没有相应的客观刺激，患者却表现的极度焦虑、愤怒、烦躁不安，病人可能正处于内心极度不安的心境下，常见于焦虑障碍，也见于其他疾病和妄想支配下的内心活动。这类症状中医大多责之于肝(怒伤肝)。

⑸ 若有所思，犹豫不决：患者没有任何值得引起深思和无法决断的问题而整日显得心事重重无可奈何，病人可能正处于内心无法摆脱的矛盾心理状态。这类症状中医大多责之于脾（思伤脾）。

⑹ 感觉障碍：感觉过敏又称感觉增强，患者对一般强度的刺激反映特别强烈。多见于神经症、疑病症、焦虑症等。感觉迟钝又称为感觉抑制，患者对强烈的刺激不能感知或感知轻微。多见于精神分裂症、抑郁症等。内感不适多见于疑病症、分离性障碍、躯体形式障碍等。感觉性质改变多见于药物或毒物中毒，患者表现为感知到的事物的性质改变了，如"红视症""绿视症"等。

⑺ 知觉障碍：常见的知觉障碍有错觉、幻觉和感知综合障碍三种。错觉是对客观事物的一种错误感知，比如将草绳看成蛇等等。错觉多见于谵妄和躯体疾病，也见于精神分裂症等。幻觉是一种缺乏外界相应的客观刺激作用于感觉器官时所出现的知觉体验，如没有人讲话时听到讲话的声音，看到天空中有人出现等等。幻觉是一种常见的精神症状，有听幻觉、视幻觉、味幻觉和嗅幻觉、触幻觉、本体幻觉等。常在精神分裂症及多类精神病过程中出现。感知综合障碍是患者对客观事物能够正确认识，但对部分属性如大小比例、形状结构、空间距离、物体的动静等产生错误的知觉体验。常见的感知综合障碍有以下四种，时间知觉综合障碍：患者感觉时间"飞快"或"凝固"。空间知觉综合障碍：患者看到物体的形象比实体大或小。运动知觉综合障碍：患者觉得运动的物体静止不动或静止的物体在运动等。形体知觉综合障碍：患者感到自己的脸变长变大，眼睛变小等等。感知觉综合障碍多见于精神分裂症、癫痫、器质性精神障碍等。

⑻ 思维障碍：思维障碍是精神疾患的重要精神症状，主要有思维形式障碍、思维过程障碍、思维内容障碍、思维属性障碍四个部分。思维形式障碍有思维散漫、思维贫乏、病理性象征性思维、词语新作、持续语言。多见于精神分裂症、抑郁症、躁狂症、智能障碍、痴呆等。思维过程障碍有思维奔逸、思维迟缓、思维阻隔、赘述。多见于躁狂症、抑郁症、精神分裂症、癫痫等。思维内容障碍是指妄想，妄想是一种病理信念，其内容与事实不服，与患者的文化水平及社会背景也不符合，但是患者坚信不疑，难以用讲道理、摆事实的方法加以纠正。妄想是精神病患者最常见的症状之一，妄想有原发性妄想和继发性妄想，原发性妄想是精神分裂症的特征性症状。妄想的主要内容有：被害妄想、关系妄想、夸大妄想、自罪妄想、虚无妄想、疑病妄想、嫉妒妄想、钟情妄想、影响妄想、宗教妄想、非血统妄想、着魔妄想等。妄想常见于精神分裂症，老年性精神病和器质性精神病等。妄想按结构可分为系统性妄想和非系统性妄想，系统性妄想常见于偏执型精神病，非系统性妄想常见于精神分裂症和其他类型的精神疾病等。思维属性障碍又称思维占有障碍，指患者感到头脑中的思维不受自己控制，体验到思维不属于自己，受外界控制。主要有：思维插入、思维抽取、思维被窃、思维散播、强迫思维（强迫想法、强迫性穷思竭虑、强迫怀疑、强迫冲动、强迫回忆、强迫性对立思维）等。常见于精神分裂症，强迫症等。

⑼ 情感障碍：情感和情绪是个体对现实和客观事物所产生的内心体验和所采取的态度。精神病患者的情绪障碍和情感障碍往往同时出现。情感障碍通常表现为三种形式，即情感性质的改变，情感波动性的改变和情感协调性的改变。情感性质的改变包括情绪高涨、情绪低落、焦虑、恐惧。多见于情感性精神障碍，精神分裂症的感知觉障碍中的内容体验等。情感波动性的改变有易激惹性、情绪不稳定、情感淡漠、病理性激情、情感麻木。常见于精神分裂症、各种神经症、脑器质性和躯体性精神障碍等。情感协调性障碍包括情感倒错、情感幼稚、情感矛盾，常见于精神分裂症等。

⑽ 意志障碍：意志是人们自觉地确定目的并支配其行动以实现预定目标的心理过程。精神障碍患者的意志障碍主要有意志增强、意志减退、意志缺乏、矛盾意向和易暗示性。常见于精神分裂症、抑郁症、痴呆等。

⑾ 注意障碍：注意是指精神活动在一段时间内集中指向某一事物的过程。精神障碍患者的注意障碍有注意增强、注意减退、随境转移、注意范围狭窄、注意迟钝。常见于精神分裂症、情感性精神障碍、脑器质性精神障碍等。

⑿ 动作行为障碍：动作是指简单的随意和不随意的运动，行为是指为达到一定目的而进行的复杂随意运动，它是一系列动作的有机结合。精神障碍患者的动作行为障碍又称为精神运动性障碍，分为精神运动性兴奋、精神运动性抑制、某些特殊症状和本能行为异常。精神运动性兴奋包括协调性兴奋、不协调性兴奋，青春型和紧张型

精神分裂症中的紧张性兴奋、愚蠢行为和装怪相等的单调杂乱、无动机、无目的令人难于理解等症状均属此类。常见于情感性精神障碍、精神分裂症等。精神运动性抑制包括木僵、蜡样屈曲、缄默症、违拗症。常见于精神分裂症紧张型，分离性障碍等。其他特殊症状包括刻板言语、持续言语、模仿言语、作态、强迫动作、冲动行为。常见于精神分裂症、器质性精神障碍、强迫症、抑郁症、人格障碍等。本能行为分为保存生命的本能行为和保存种族延续的本能行为两大类，具体表现为安全、饮食、睡眠、性需要等等。常见的异常的本能行为有自杀、饮食障碍、睡眠障碍、性功能障碍。常见于精神分裂症、抑郁症、精神发育迟滞及各种精神病等。

⑬ 记忆障碍：记忆是贮藏在脑内的信息或经历再现的功能，包括记忆、保存、回忆、再认四个过程。记忆障碍包括遗忘和记忆错误两部分，遗忘又分为心因性遗忘和器质性遗忘两类，心因性遗忘是因为情绪因素影响记忆丧失，包括选择性遗忘、分离性遗忘和界限性遗忘；器质性遗忘包括逆行性遗忘、顺行性遗忘、近事遗忘和远事遗忘、遗忘综合征等。记忆错误分为错构、虚构、似曾相识感或旧事如新感、妄想性记忆、记忆增强、记忆减退、潜隐记忆等。常见于精神分裂症、情感性精神障碍、脑器质性精神病、强迫症等。

⑭ 意识障碍和自我意识障碍：在临床医学中意识是指患者对周围环境及自身能否正确认识和反映的能力。意识障碍指意识清晰度下降和意识范围改变。常见的意识障碍有嗜睡、昏睡、意识浑浊、谵妄、梦样状态、朦胧状态。常见于昏迷病人和精神分裂症、癫痫、脑外伤、脑血管病、中毒等。自我意识障碍又分为人格解体、双重人格、自我界限障碍、自知力缺乏。多见于精神分裂症、抑郁症、癫痫和其它类型的精神障碍等。

⑮ 智能障碍：智能又称为智力，指人们认识客观事物并运用知识解决问题的能力。引起智能障碍的原因有很多，通常在脑发育完成以前产生的智能障碍称为精神发育不全或精神发育迟滞。脑发育成熟以后因为疾病造成的智能障碍称为痴呆，智能障碍多见于精神发育迟缓，老年性痴呆，癫痫大发作，脑器质性精神病等。

⑯ 精神科综合症：常见的精神科综合症有以下几种。幻觉妄想综合症，紧张综合症，遗忘综合症，急性脑病综合征，慢性脑病综合征，缩阳、缩阴综合征，易人综合征，虚无妄想综合症，假性痴呆综合征（Ganser 综合征），病理嫉妒综合征，精神自动综合征。这些综合征常见于精神分裂症、抑郁症、老年性痴呆、各种偏执状态，躯体性精神障碍、慢性酒精中毒性精神障碍、脑肿瘤所致精神障碍和各种神经症等。

6.4.1.1.2. 望形体

首先要观察病人头面、身体有无异常，有无痛苦病容。若有痛苦表情应先排除躯体疾病，然后再考虑精神症状。有时病人的精神症状严重可能会掩盖躯体疾病，此时应当通过实验室检查予以排除。再看病人的面色表情，病人紧张恐惧可能与幻觉妄想有关；精神兴奋与情感性精神障碍有关；愁眉苦脸，痛苦不堪可能与抑郁症有关；表情淡漠与单纯性精神分裂症有关。审视病人的衣着打扮、姿态动作、言谈行为举止，可以观察分析出病人的疾病类型，运用中医基本理论推论出病人体内脏腑经络气血的病理变化情况。

6.4.1.1.3. 望舌象

舌诊在中医精神医学的诊断学中占有很重要的位置。精神病人由于受精神症状的影响，不能准确的叙述病情，病人的家属也因涉及医学专业的问题无法全面客观的表述病人的具体情况，给临床医师造成判断上的困难。通过观察病人的舌象可以帮助医生了解病变部位，病情程度，疾病的性质等。《素问·阴阳应象大论》云"心主言，在窍为舌"，舌乃心之灵苗也。《辨舌指南·第三章·辨舌审内脏经脉之变化》说："大抵无论内伤外感，无不显现于舌，因舌与内脏经脉均有连系，故辨舌质可决五脏之虚实，视舌苔可察六淫之深浅"。《临证验舌法》说："即凡有内外杂症，也无一不呈其形著其色于舌，据舌以分虚实、配主方、而脏腑不差、主方不误焉，危急疑难之倾，往往无证可参、脉无可按、而唯以舌为凭"。精神病人的症状复杂而多变难以把握，脉象扑朔迷离错综复杂一时难以辨识，唯舌质舌苔不能骤变于一时，因此，舌诊在精神病的临床上有着特别重要的意义。

⑴ 望舌体舌质：要察看舌体有无改变，舌体有无大小、长短、胖瘦、软硬、胀瘪、战萎、歪斜、舒缩、吐弄等的改变。舌的神色是否淡浓、深浅、荣枯、老嫩等。舌上津液有否润燥、滑涩、腐腻、糙粘等。看舌体时要与病人的体型、性格、地域等情况相结合分辨。舌色是白、淡白、淡红、红、淡紫、紫、淡青、青、淡黑、黑等。

A. 淡红舌：是正常舌色，即舌色淡红明润，说明脏腑功能正常，气血调和胃气充盈。

B. 淡白舌：是舌色较正常舌色为浅，说明体内气血虚少，或有寒症。淡白胖嫩为阳虚之象；淡白瘦小为气血两虚。

C. **红绛舌**：是舌色深于正常舌，鲜红者称为红舌，深红者称为绛舌。红绛舌是体内邪热亢盛，或热入营血消耗营阴血液粘稠，舌尖红为心火亢盛，舌两侧红为肝胆热盛，舌中部红者为中焦热盛。

D. **青紫舌**：舌色淡紫无红者，为青舌，舌色深绛而暗者，为绛舌。青紫舌为血脉凝滞，主热、寒、瘀等。舌绛而深干枯少津，是热毒炽盛；淡紫或青紫而润，是阴寒内盛。舌色紫暗或青紫或局部有紫斑、瘀点，是淤血之证。舌尖有瘀点、瘀斑为心血瘀阻，舌两侧青紫是肝郁血瘀，舌中紫暗为瘀阻胃络。观察舌的分部位的颜色情况，舌的分部位与脏腑的关系是：

E. **舌根**：内应肾。主肾，命门，大肠，膀胱。

F. **舌面**：内应胃。左主胃，右主脾。

G. **舌尖**：内应心。主肺，心包络小肠，

H. **舌侧**：内应肝胆。左主肝，右主胆。舌的后面是"金津"、"玉液"乃是肾液、胃津上朝的孔穴。舌体和颜色的部分改变提示相应的脏腑出现了病变。精神病人患病初期大多为舌质红绛，舌体胖厚，久病不愈逐渐变为淡紫或青紫舌，或有瘀点、瘀斑等一派虚象舌。

(2) 望舌形：

A. **老嫩舌**：主要是看舌体的纹理，舌体纹理粗燥形色坚敛者为苍老舌。出现苍老舌不论苔色如何均属实证，躁狂症多见此舌。舌色虚浮胖娇嫩为娇嫩舌，多属虚证或虚中夹实，经久不愈的精神分裂症多有此舌。

B. **胖大舌**：舌体大于正常，伸舌满口称为胖大舌。多属脾肾阳虚，痰饮为患。虚狂患者多有此舌。

C. **肿胀舌**：舌体肿胀，满嘴盈口，多因心脾火盛或湿热邪毒上雍。若鲜红而肿胀多为心脾热盛，青紫肿胀多为中毒之象。躁狂症热毒实邪多见此舌

D. **瘦薄舌**：舌体较正常瘦小而薄，主阴血亏虚，多为心脾血虚之证。舌红绛而瘦薄多为热盛伤阴或阴虚火旺。青春型精神分裂症多见此类舌形。

E. **裂纹舌**：舌面有明显的数目不清、形状各异、深浅不一的裂纹，称为裂纹舌。多为久病精血亏虚之症，有从舌中间自根部直贯舌尖的竖裂深痕纹，为久病胃气虚极之象，多预后不好。慢性精神疾患多见此舌象。

F. **点刺舌**：点，指舌面上有大小不一的星点，色红者称为"红星舌"，是湿毒入血或热毒乘心之证。白点多为胃气虚挟热毒上攻将为糜烂之兆，黑点为血中热盛。毒血性精神疾患多见此舌。

G. **芒刺舌**：舌面红色颗粒高起如刺，摸之棘手，称"芒刺舌"，主邪热炽盛。芒刺越多，邪热越盛，为脏腑热盛热入营血，营热郁结所致。舌尖有芒刺为心火亢盛，舌边有芒刺为肝胆火盛，舌中有芒刺为胃肠积热。癫狂实证多见此舌质。

H. **齿痕舌**：舌体边缘有牙齿积压的痕迹称为齿痕舌，主脾胃湿盛，齿痕舌常与胖大舌并见，其形成多因脾阳虚，水湿内停，因舌体肿大与齿缘挤压而成。虚性癫狂多见此舌。

I. **舌下脉络**：舌尖翘起，舌系带两侧金津、玉液穴处可见紫色脉络即为舌下脉络。常人的脉络不扩张，也无分支或瘀点，若舌下脉络青紫迂回，主血瘀气滞，有许多青紫或黑色小疱，多属肝郁血瘀。舌下络脉青紫粗胀属痰热内阻或为寒凝血瘀。慢性精神病人常见此类舌象。

(3) 望舌态：

A. **强硬舌**：舌体失其柔和伸缩不利。或不能转动为强硬舌。精神病人见此舌多为气滞痰热内结，闭阻窍络所致，或长期服用抗精神病药物导致体虚津伤热邪挟肝风上逆中风前兆。

B. **震颤舌**：舌体震颤或舌体轻微颤动称为震颤舌，多为服用抗精神病药物导致的震颤麻痹副作用，为肝肾经蕴毒所致。

C. **痿软舌**：舌体软弱，一侧或全舌痿软伸缩无力言语困难为痿软舌。精神病人经年不愈营养不良多见此舌，为肝肾阴亏已极，气血双亏之候。

D. **缩短舌**：舌体紧缩不能伸长，甚则伸舌难于抵齿称为缩短舌，多见于抗精神病药物所致的锥体外束副作用。

(4) 望舌苔：对舌苔的颜色和质地进行观察，了解体内脏腑传变及所患疾病变化的情况。舌苔是附着于舌面上的一层苔垢，正常舌苔是由于脾胃气津上蒸而为薄白色苔，不滑不燥，是胃气充盈的表现。病理性舌苔则是胃气挟

邪气上蒸而成，因此观察舌苔对判断病因、推测病位、确定病性以及预测预后都有着临床上的重要意义。

望舌苔颜色：

A. 白苔：白苔为寒症。薄白苔为正常舌苔，厚白苔为内热证，厚如积粉不燥为湿邪毒疫夹杂所致，厚白如腐渣多为内有食积痰浊胃腑热邪。精神病人多有此苔。

B. 黄苔：是舌面上有一层黄色苔。黄苔为热邪，薄黄色为邪轻，黄厚腻苔为湿热内结或饮食积滞痰热互结，黄干胎为邪热伤津，黄厚干苔为内有实热，焦黄色按之干枯为胃液干涸，热结于内。若舌苔黄色，舌体淡胖而嫩者为阳气虚衰，水湿不化，慢性精神病人多有此苔。

C. 灰黑苔：苔色为浅黑色为灰苔，深灰色为黑苔。灰苔而润为痰湿内停或寒湿中阻，灰而干燥兼见舌质红为热盛伤津或阴虚火旺。黑苔为虚实杂夹之苔当细审方明了。此苔多由灰苔转化而来，主里证热证又主寒证，为病情较重之侯。分别当在舌质，舌质色淡为寒症或阳虚内寒，舌质红为热症多属热盛伤津，舌中焦黑四周无苔为虚火伤津，苔黑燥而生芒刺为热极津涸之实热证。若苔黑生刺扪之不燥、渴不欲饮、边有白苔，舌质淡白而嫩者为真寒假热之证。精神病的临床上经常见到此类舌苔。

D. 望舌苔质地：观察舌苔质地的厚薄、润燥、腻腐、剥脱等变化来判断疾病是舌诊的一项重要内容。

①、厚薄苔：舌苔厚薄的分辨以"见底"与"不见底"为标准，透过舌苔能隐隐约约的见到舌体者为见底苔，即薄苔。不能见到舌体者为不见底苔，即厚苔。薄白苔为正常舌苔，薄黄苔为初发病，厚苔为主病在里病情较重，苔厚黄腻为湿热或痰热或食积化热。重性精神疾病的狂躁不止多见黄厚腻苔。

②、润燥苔：舌苔的润燥主要根据舌面津液的多少来区分。舌苔润泽有津干湿适中者为润苔，台面湿润而滑为滑苔，舌面干燥少津为躁苔，舌苔干而粗糙为糙苔，苔干而有裂纹者为裂苔。精神病人多见湿润苔，乃痰饮所致，或见躁苔，乃邪热伤津所致。精神病人多见糙苔（燥火）、湿润滑苔（痰涎），久病多见裂纹的裂苔（虚邪）。

③、腐腻苔：舌面覆盖一层苔垢，苔质疏松颗粒较大形如豆腐渣堆积舌面，刮之易去，称为腐苔。颗粒细腻者称为腻苔。腐苔主食积痰浊多为内热，腻苔主湿邪痰饮胃气不降。精神病人因运化失常、病理产物积存、痰涎壅盛而多见腐、腻舌苔。

④、剥落苔：舌苔在病程过程中全部或部分剥脱者称为剥落苔。舌前部剥落者称为前剥落苔，中部剥落者称为中剥落苔，舌苔多处剥落舌面仅存少量斑驳片舌苔者称为花剥苔。精神病人见有剥落苔者，乃痰邪渐去胃阴不足胃气渐复之象。

⑤、真假苔：舌苔坚敛着实紧贴舌面刮之不去为真苔，真苔多见实证。舌苔不着实象浮于舌上刮之即去为假苔，假苔多为虚证。精神病人临床上也有见此假苔者，乃久病虚极所致。

⑥、舌质和舌苔的综合诊察：舌质和舌苔所反映的生理病理变化各有不同，故临床上舌质与舌苔的诊察必需综合分析，方能得出正确的结论。精神病的临床上因病情反复多变，故反映到舌质舌苔上的变化亦变幻无常。凡是初期发病的具有兴奋躁动、冲动不安、伤人毁物、吵闹不休的病人大多舌质红，舌苔黄厚而腻，甚或躁灰黑苔，乃内热湿盛，痰火使然。久病神衰体虚病人大多舌质淡胖，边有齿痕，舌中心有竖裂沟痕，舌苔薄白色或黄细腻苔，或舌尖红点，两侧淡紫，舌根青紫，黄细腻滑苔，多见于慢性精神分裂症等。抑郁症，强迫症等各种神经精神障碍患者初期亦常见舌红苔黄厚者，此乃肝胆心经蕴热 湿邪上蒸使然。若经系统正确治疗舌质变得接近正常，舌苔却黄细腻者多为用药寒凉，体内正气与寒凉药性相搏所致，此时酌减药量便可。亦有虚寒性质的病变，经治疗舌质由淡紫或青紫而变得淡红时，舌苔却逐渐变得黄厚起来，此乃热性药物吸收不全积存胃内所致，暂停两天药物就会向好的方向转化。慢性精神病人由于症状的虚实夹杂，舌质舌苔表现的也是复杂多变，既要用中医的舌诊理论来详细诊察，又要根据病人的整体情况进行综合分析，有时病人的情况符合中医传统的舌诊理论，但又从舌诊理论中寻找不到答案。因为精神病人的治疗过程复杂，有的经常服用抗精神病药物体内中毒所致舌质舌苔异常改变；有的服用寒凉药物过多导致舌质舌苔改变；亦有的因多处求治杂乱无章致使舌质舌苔异常改变。因此临床上必须要详细诊察，四诊合参才能得出准确的判断。

6.4.1.1.4. 望面色

望面色是通过观察病人面部的颜色以了解病情的诊察方法。望面色时要详细询问病人生活的地区、平时面色、病前面色与现在面色有无改变等情况。观察面色时还要注意光线、饮食、睡眠、情绪、精神症状等对面色的影响。面色有常色与病色之区别，常色是无病时的面色，病色是在疾病状态下面色的改变。常色又分主色与客色，主色是个体一生基本不变的面色，主色具有种族特征。中国人的面色为黄红隐隐明润含蓄，因禀赋不同可有偏白、偏黑、偏黄、偏红、偏青色等差异。客色是指随生活环境以及劳作等因素而发生相应变化的面色。人的面色随昼夜四时、气候变化也会有所改变。四时之变，春稍青、夏稍红、长夏稍黄、秋稍白、冬稍黑，但均不离黄红隐隐明润含蓄之本色。精神病人由于神志失常，生活无规律，昼夜颠倒，又因情绪的交叉不稳定发作，导致面色出现异常，临床上不得不查。病色又分为五色主病，五色为青、赤、黄、白、黑，五色变化于面部可反映不同脏腑的病变。精神病人见青色常为肝胆与脑功能病变，见赤色常为心脑系统功能病变，见黄色对应于脾胃与脑系统病变，见白色多为肺脑系统功能病变，见黑色多为肾脑系统功能病变。五色主病虽有上述规律，但是临床上当综合分析准确判断。面部望诊还要注意观察五脏六腑在面部的反射位置的情况。《黄帝内经·五色》关于面部与脏腑相对应的位置与五色相参对于临床诊察病变有较大的帮助。对应位置如下：天庭为首面，首面之下（阙上）为咽喉；咽喉之下（阙中、印堂）为肺；肺之下（阙下、山根、下级）为心；心之下（鼻柱、年寿）为肝；肝部左右为胆；肝下（明堂、准头）为脾；脾两旁（方上）为胃；胃外侧（中央、颧下）为大肠；挟大肠为肾；明堂外侧（鼻端）为小肠；名堂以下为膀胱、子处。精神病人的精神症状多与这些部位的颜色变化有关：有的病人沿发际一条线发红提示心理紧张；印堂发黑提示睡眠障碍；眉间发暗是心脑病变；鼻子及两侧发红发暗为肝脾胃有淤滞；两颧发红且红中带黑为心肾精气不交；人中发黑为子宫膀胱病变；嘴唇变化为心脾病变。望色十法是清代名医汪宏《望诊遵经》根据《灵枢·五色》中"五色各见其部，察其浮沉，以知浅深；察其泽夭，以观成败；察其散抟，以知远近；视其上下，以知病处"的论述，结合临床实践而归纳成的。十法是：浮、沉、清、浊、微、甚、散、抟、泽、夭。浮沉：浮是面色浮现于皮肤之表，沉是面色沉隐于皮肤之内，浮主表，沉主里。清浊：清是面色清明，主阳证，浊是面色浊暗，主阴证。微甚：微是面色浅淡，主虚证，甚是面色深浓，主实证。散抟：散是面色疏散，主新病，抟是面色壅滞，主久病。泽夭：泽是面色润泽，主精气未衰，夭是面色枯槁，主精气已尽。望色十法表示：病人的面色无论如何，凡是呈现浮、清、微、散、泽的都是主表证、新病、轻病；凡是呈现沉、浊、甚、抟、夭的都是主里证、久病、重病。在精神病人的临床上，五色十法能观察出病情的轻重、新久及预后，也是反映五脏六腑内部变化的晴雨表。精神疾患与五脏六腑有着密切的关系，临床上应当运用五色十法仔细观察病人面色，认真分辨找出其病变所在之处予以论治。

6.4.1.1.5. 望大便

"大便"在祖国医学中属于问诊的范畴。我们在长期的临床中发现病人大便异常与否可了解病人体内脏腑功能传变的情况，因而发明了详观大便的诊断方法，填补了中医诊断学在这方面的空白。病人排泄大便的时间相差很大，有的几天、十几天甚或二十几天、月余不便；有的干结如羊屎、硬如结石、捣之不烂；有的先干后软，后软而黏，先干而硬，硬如结石，需仔细辨认。病人由于精神症状的原因叙说不准确，家人的介绍也往往不得其所，须亲自察看方能获得可靠的依据。阴寒化热型的大便，或稀粘腥臭异常，或外润里干，外润里干者还需用木棍捣烂，闻其里边是否有腐臭气味，有腐臭气味者为外寒里热，无腐臭气味者为寒结，治疗各异。又如稀粘样大便，每次解之量不多，次数多，解下少时观之粘臭而发光亮，用木棍捣之里边不亮，此为上热下寒。而气郁痰结型的毒气型精神病的大便多表现为黑稀，但粘度低，也发臭，里外一致都呈油亮色，此乃肝气郁结导致肺经蕴内热，肺经蕴热致使大肠气郁痰热结于大肠表面。无论精神症状多么复杂多变，其内脏和脑的疾病规律支配着其脏腑传变的功能，脏腑传变理论在精神病人的大便方面便显得非常明显。透过形式多样、千变万化的大便所携带着的疾病信息，再与其他三诊合参，就能跟踪到病人体内五脏六腑与大脑的疾病本质所在。所以临床医生一定要具备良好的医德，像任何一个严谨的科学家寻觅科研证据一样，不怕累不怕脏，像古代名医那样，不问贫贱富贵，愚智一等，躬身亲视，不避臭秽，方能取得第一手科学、有力的证据。

6.4.1.1.6. 望痰、汗、液、小便

⑴ 痰：痰是机体水液代谢障碍的产物，也是内脏功能紊乱的结果。痰有广义之痰与狭义之痰之说，广义之痰指凡是不被人体吸收利用的水液均为痰，狭义之痰指进入体内的水液因病理作用停滞，质地稠厚甚或结成块状物的痰核。痰作为一种病理产物在体内积存，一是有其特定的物质形态，二是有其一定的运动形式及其规律，三是侵犯有关的脏腑引起内脏功能紊乱因而构成各种各样的病变。古人认为"怪病责之于痰"不无道理，在精神科的临床上亦是这样。痰作为一种病理产物在精神病的病理病机方面占有相当重要的位置，早在金元时期形成的"痰迷心窍"学说，以及与之相适应的"豁痰开窍"治疗法则等，至今仍在很大程度上指导着精神病的临床。精神病的临床上辩认痰证要仔细认真，详细辨认有形之痰与无形之痰的区别：如果没有感冒精神病人咳吐白痰要注意肺部是否有病变，不咳嗽而一大口一大口的吐白痰为肺脾虚痰为患。有的病人吐痰质地较稀或吐痰沫或流痰涎，为脾虚不运生痰。也可能为抗精神病药物抑制咽部神经所致的副作用。病人咳吐大口黄色粘痰，为内有热痰。咳吐黑色痰核，为内热已极或内有寒热互结之侯。无形之痰的病人，有的表现为狂躁发作，狂乱无知、言语颠倒、伤人毁物、逾垣上屋为痰火上扰心神所致。有的表现行为怪异，视废物为宝，做事有始无终为虚痰扰神。有的大声吼叫、呼之即止、须臾又吼、无始无终，其动机则显得迷茫无着是虚实夹杂痰涎所为。有的表情淡漠，喃喃独语或自笑自语，语无伦次不知秽洁，独居一隅，痴傻呆状等等不一而足乃顽痰蒙心，需要辩证方能得出结论。再就是从脉象上来判断痰证。"滑脉主痰"，痰所侵犯的部位也有不同：寸脉滑主痰在上，病位在心肺与脑。关脉滑主痰在中焦，病位在肝脾与脑。尺脉滑主痰在下，病位在肾与脑。此脉象评论痰证还有不足之处，因精神病人的脉象受精神症状影响，往往数脉较多，同为滑数之脉何以别之是痰火上扰或气郁痰结？白天取得的脉象往往与实际脏腑功能紊乱情况不符，这需夜间子时脉象才能分辨清楚。子时脉象寸部滑数上冲为痰火上扰，缓滑为气郁痰结，迟滑为寒痰。治疗时也有区别，寸滑数大、尺欲无可催吐热痰，可反复吐之至寸脉无滑为止。关滑数可催吐痰涎或泻下顽痰。缓滑可顺气理痰，迟滑可温化寒痰。因此，无论是从症状分析还是平脉判断痰证，都必须悉心追寻周全辩证方得真相。

⑵ 汗：精神病人的汗出，有时在头面部发际处，有的偏在头的一侧，有的在背部，有的又在身体一侧，有的在手足心不一而足，此乃内脏的偏盛偏衰所致。有的病人面部出粘汗，为内有痰。有的头面部汗出无味为肺虚汗出。有的病人精神紧张手足心汗出不止乃心肾不交使然。

⑶ 液：精神病多表现在汗液和口水，也表现在妇女的带下（见该节），有的病人汗液发粘，提示病人脏腑与脑内有痰。有的病人口水发粘，提示病人脾胃痰涎外流，也可能与服用抗精神病药物引起的锥体外束流涎副作用有关。

⑷ 小便：有的病人小便黄少，为心火热盛伤津。有的小便清长，为肾经寒冷。有的小便尿急尿少，可能与糖尿病或前列腺疾患有关，也可能与肾、膀胱系统器质性疾病有关。

6.4.1.1.7. 望姿态

姿态和动作常常反映精神病人的内心活动；精神运动兴奋性病人表现的姿态多样，与人初次见面就和非常熟悉一样热情，多管闲事表现活跃；处于抑郁状态的病人沉默寡言低头不语；焦虑患者坐立不安搓手顿足；强迫患者动作刻板欲罢还休；恐惧病人惊惶失措四处躲藏；痴呆病人呆板少动茫然无措；偏执病人讲话滔滔不绝，制止后片刻又反复强调自己主张；精神分裂患者行为怪异捉摸不定。精神障碍病人的姿态复杂多变，行为捉摸不定，动作花样百出，语言稀奇百怪。有时病人可能会做出一些没有意义和无法理解的姿态，有时可能表现出不可理喻的动作来，这些可能都是病人内心的真实想法。医生要和病人相处在一起，认真观察细心揣摩以辨别其细微变化，得出准确的判断。

6.4.1.1.8. 望头和发

⑴ 头：正常人头部与身体比例基本合理。精神发育迟滞的儿童头颅多见狭小，头颅较大的成年人一旦患了精神障碍就比较顽固。

⑵ 发：头发的生长与肾气和精血的盛衰有关。精神病人见头发稀疏者多为久治不愈的慢性患者，有些病人虽久病不愈但是头发油亮，此多见于年龄较轻的偏执型精神分裂症患者，且病程迁延很难治愈，乃肝经气盛者居多。

发黄干枯，稀疏脱落多见于用脑过度及久病老年精神病患者肾气衰弱或妇女抑郁症患者。头发发痒、多屑多脂者多见于精神运动性兴奋的患者。

6.4.1.1.9. 望目

目为肝之窍，心之使，五脏六腑之精气皆上注于目。精神疾患多与肝、心、肾有关，因此，望目对诊断精神病多有帮助。目的不同部位分属于不同的脏腑，瞳仁属肾，黑睛属肝，白睛属肺，眼睑属脾，两眦血络属心。精神病人两眼红多属肝心火盛。两眼睑虚肿而黄多为脾虚水液代谢不利而生痰涎。白睛发暗多为肺经虚寒。白睛发昏黄多为肝胆湿热或寒湿上逆。目胞发黑多为肾经虚寒。目光呆滞多为慢性精神分裂症衰退状态、老年性痴呆和精神发育迟滞。目光惊恐多为肾气离散。目光凶狠多为肝经气滞偏执妄想。目光游离多为痰迷心脑思绪迷乱想入非非。目光无奈多为精神抑郁脾虚胃弱。眉毛脱落多为神经衰弱心血暗耗。精神病人的幻视多与肝脏有关。

6.4.1.1.10. 望耳

耳廓上的一些特定部位与全身各部都有一定的联系，其分布大致像一个在子宫内倒置的婴儿，头颅在下，臀足在上。当身体的某部位有了病变，在耳廓的相应的部位就可以出现征兆，因此，要详细了解耳廓与全身的对应状况（详见耳廓与脏腑对应图）。除了耳与脏腑的联系外，耳与五脏六腑的经络也有密切的联系，尤与肾、心经甚为密切，肾开窍于耳。查看耳廓的外在颜色也能提示内脏功能的变化。精神病人幻听与肾有关。幻听的内容与五脏六腑的盛衰有密切的关系。耳鸣伴有头痛、头晕、失眠多为肝肾阴虚引起的神经衰弱。抑郁症病人也经常伴有耳鸣的症状，随着抑郁症状的好转耳鸣也相应好转。单侧耳鸣要提防听神经病变，耳垂出现皱纹要当心精神症状伴发心脏系统病变。

6.4.1.1.11. 望鼻

鼻居于面部中央，为肺之窍，足阳明胃经分布于鼻两旁。鼻上与鼻周围有各脏腑的相应部位，五脏位于中央，六腑夹于两侧。鼻的诊察价值非常重要。《灵枢·五色》云："五色独决于明堂"。鼻孔属肺，鼻准属脾，两侧属胃。鼻头色赤为脾肺实热，鼻头微赤为脾经虚热，酒糟鼻为肺胃蕴热，鼻端色青为阴寒腹痛，鼻端微黑为肾虚寒，鼻端晦暗枯槁为胃气已衰，鼻部发黄为内有湿热，鼻色发白为贫血之候，鼻端发紫蓝色可能患有心脏病。精神病人的幻嗅都与肺经有关，可以据此推测其脏腑的功能盛衰情况，同时结合其他三诊，追寻其精神症状背后的实质病变。

6.4.1.1.12. 望口唇、齿、龈

⑴ 望口唇：口为饮食通道，脏腑要冲，脾开窍于口。手足阳明经环绕口唇，故口唇的异常变化多与脾胃功能有关。口唇正常颜色为红润，唇色发白为气血虚，唇色深红为内热，红肿而干为热极。唇色发青紫为瘀血，青黑属寒盛，也主肾气衰微。口唇燥裂多属燥热伤津，口唇糜烂多为脾胃积热上蒸。精神病人早期多为火热痰盛上攻，脾胃因肝郁气滞积热上犯于脑，多见口唇深红口唇干裂。有些女性精神分裂症或慢性精神障碍久病不愈可出现青紫唇色，多为瘀血或肾寒。亦有些精神病人长年累月口唇生疮者，多为脾胃气滞积食积热久甚之故。服用抗精神病药物出现锥体外束副作用也可见满嘴口流痰涎，吐之不尽乃运动神经抑制，亦属脾胃湿热（抗精神病药物属热性有毒）。

⑵ 望齿与龈：齿为骨之余，骨为肾所主，手足阳明经分布龈处，望齿龈可以诊查肾、胃的病变。正常人牙齿洁白润泽而坚固，是肾气充足、津液未伤的表现。牙齿干燥者胃阴已伤，牙齿燥如枯骨为肾阴枯竭，牙齿疏松齿根外露为肾虚，牙齿枯黄脱落为骨绝。齿焦有垢为胃热，龈红肿痛为胃火，龈痛不红不肿为虚火上炎。龈白为血少，淡嫩为肾虚、胃阴亏。精神病人初发病多为内有积热常呈现为龈红肿，久治不愈则多表现为龈肉萎缩，精气未伤的病人齿龈没有异常。

6.4.1.1.13. 望皮肤

正常人皮肤荣润有光泽，精神病人因精神因素面部皮肤常常改变颜色，须待情绪稳定后再观察判断。因肝胆系统发病的精神病人久病不愈有时皮肤发黄，此乃肝胆实体受损，胆汁外泄所致。全身皮肤发黑，多为精神障碍病久肾气大伤使然。慢性精神病人皮肤干枯无泽有皱纹者，多为久病瘀血所致。

6.4.1.1.14. 望手掌

手掌与脑和五脏六腑由经络进行密切的联系，因此观察手掌信息可以诊病。神经衰弱、健忘、失眠的病人手掌一般都为细长型，精神疾患伴发心血管病的人手掌一般都呈方形，而由肝胆系统所致的精神障碍病人一般都为横短型手掌。掌发红的精神病人要注意血压高的倾向，手掌红紫为瘀血，手掌出现黄、红、青、紫相杂夹的颜色多为免疫能力已经低下。手掌软表示精神病人的性格优柔寡断，易伴发神经衰弱。手掌硬的精神病人脾气暴躁，肝胆系统容易受实质性伤害，多见于偏执性精神障碍。

6.4.1.1.15. 望月经、带下

望月经、带下为本人所发明。月经、带下在传统的症状采集中属于问诊的范畴，但是由于病人精神错乱，表述不清楚，有时随妄想症状东拉西扯，不能作为证据，而其家属又多不注意这方面的情况。临床上女性患者的精神症状多与月经、带下有着密切的关联，因此必须详查才能采集到确切的证据。周期性精神病随月经周期而发作，有的病人非常明显，上午还一切正常，一过中午立即发病。情感性精神病患者症状常随月经期间而波动。精神分裂症病人也有随月经周期症状出现妄想内容上的杂乱丰富等情况。有的病人经期紊乱多因肝郁气滞，有的病人因精神病证停经，也有服用精神药物而致停经的现象。月经的颜色也因病而异，精神运动性兴奋的病人月经多为红色、量多、有黑色血块。抑郁状态的病人月经常为淡紫色、亦有黑色淤血块。精神症状紊乱的病人月经多不规律，有的精神分裂症病人月经一切正常。白带多为脾肾阳虚，精神疾患急性发作期的病人常有赤、白带，白中带血多为肝经湿热。赤带多为肝经火盛或湿热。多思忧愁的病人多有黄带，质稠臭秽乃湿热使然。黑带多见于肾经严重亏虚的精神病人。病人见于青、黄、白、赤、黑、五色带者，多为湿热或者五脏虚损之极，精神疾病伴发五色带者要注意子宫恶性肿瘤。

6.4.1.2. 闻诊

闻诊是指用医生的听觉和嗅觉通过听声音和嗅气味来辅助诊断疾病的方法。精神疾病的听声音主要听病人讲话的内容，分辨其大脑思维紊乱的性质、程度。听病人讲话声音的大小、强弱、有无气力、讲话时是否呼吸急促等等来判断其内脏功能的生理病理变化。还要听其咳嗽、呕吐、嗳气、太息、呵欠、呃逆、肠鸣等各种声音的情况来进行综合判断分析。嗅气味主要是闻病人身上的病味、排出体外的排泄物大便、小便、痰、汗液、呕吐物、月经、带下等的气味，还要闻病人所在病室的气味，这些均能辨证出病人体内生理病理变化的情况。

6.4.1.2.1. 听讲话声音

人的正常声音具有发声自然，声调和谐，语言流畅，应答自如，语言与意义相符合的特点，是人体正气充沛、气机条畅的表现。病变声音是疾病反映于语言声音上的变化，除了个体差异和生理正常变化之外的声音，均属病变声音。精神病人的语言声音高亢洪亮有力，滔滔不绝多为内有邪热，属于阳证、实证、热证，提示脏腑功能亢盛，精神运动性兴奋。声音低微、语言无力或懒言少动多为虚证、寒症，属于阴证，提示脏腑功能低下，精神运动性抑制。语调声重浑浊，提示病人体内有痰及痰热，或有湿热，提示病人脏腑功能紊乱，精神功能怪异。病人声斯力竭、声音嘶哑提示病人津少阴伤，多为虚狂或青春型精神分裂症。病人惊叫恐惧、神态不安多为恐惧症或精神分裂症的妄想症状。病人喃喃独语、自言自语多为气郁痰结、痰迷心窍，多见于青春型精神分裂症和抑郁症等。病人狂言乱语、语无伦次、言语不避亲疏者提示痰火上扰，心神昏聩，多见于情感性精神障碍、分裂情感性精神病等多种精神障碍。病人语言平和、神态自若、条理清晰、内容怪异但是坚信不疑者多为偏执妄想，多见于妄想型精神分裂症和偏执狂等。

6.4.1.2.2. 听气息呼吸

出气曰呼，吸气曰吸，通过病人的呼吸判断病情的属性。呼吸气粗、疾出疾入者多为内有实热，多见于痰火内扰所致的躁狂症和精神运动型兴奋患者；呼吸声低微多见于脏腑功能低下慢性精神病人的衰退状态；呼吸平稳未见异常者多为大脑紊乱型的各种神经症和精神疾病。

6.4.1.2.3. 闻身体气味

正常人讲话时口中无异常气味散出。若口中散出臭味者多为口腔不洁；口出酸臭并伴有脘腹胀满食欲不振者多为胃肠积热；口出秽臭气者为胃热；口气腐臭多为内有溃腐脓疡。鼻出臭气者多为内有湿热蕴结邪热上熏所致。精神病人病室气味异常多见内有湿热散发于外，抑或见于肺胃实热呼之于外。

6.4.1.2.4. 闻大便气味

大便酸臭难闻者属肝、肠有郁热；大便干而奇臭者为肺胃实热、宿食停滞；大便粘而臭者为中焦湿热；大便先干后软而奇臭者为肺胃湿热、大肠实热；大便先软后干而臭者为大肠湿热、脾胃实热；大便软而有腥臭者为脾胃有虚寒；大便有骚臭者为膀胱湿热；五更大便溏稀为肾寒；大便泄泻臭如败卵甚则夹有未消化食物矢气奇臭者为宿食停滞、消化不良。精神病人症状多随大便情况而变化多端。

6.4.1.2.5. 闻汗、液、痰、小便气味

病人汗出臭秽、腥膻骚臭为湿热内蕴外显，身发腐臭气者多为内毒外溢、邪随气泄。病人口中流出的唾液，多为服用抗精神病药物引起的锥体外系副作用所致，液体气味酸臭者为肝、胃有湿热。气味淡者多为胃寒。病人吐出的痰黄稠腥臭多为肺胃热毒上冲。痰涎稀味咸无其他味者多为内有虚寒。小便赤为心火，小便黄为胃火，小便臊臭为膀胱湿热，小便味甜为精神疾病合并糖尿病。

6.4.1.2.6. 闻月经、带下气味

月经臭秽为心肝脾肾经实热，月经酸臭为肝经郁滞，月经色淡而气腥者为肝脾胃肾经虚寒，带下黄而臭秽者为湿热，带下白稀而腥者为虚寒。女性精神病人多因经带气味异常而症状各异，周期性精神病人的经带气味常随症状而变化。

6.4.1.3. 问诊

问诊是通过医生对病人和陪诊者进行有目的的询问，以了解病情的一种诊察方法。问诊起源于《黄帝内经》，完善于现代，在中医的诊断过程中起着非常重要的作用。特别是精神疾患，通过询问家属以及和病人交谈，可以了解病人内心复杂的思维情况，从而与四诊合参作出准确的判断。

6.4.1.3.1. 问一般情况

一般情况包括病人姓名，性别，年龄，婚否，民族，籍贯，职业，工作单位，现住址，病情介绍者情况及可靠程度，联系电话，病人旅居、迁徙情况等。

6.4.1.3.2. 问发病及疾病发展和治疗过程、现在主要症状

(1) 现病史，询问病情初次发作的情况，包括发病前的有关生活、工作情况，有无发病诱因，最初的精神症状，病情的进展情况，有无自然好转或持续加重。可按时间顺序进行询问，最初经过哪里诊断，诊断的结果是什么，经过哪些治疗，用过哪些药物，无论是中医还是西医的治疗都要详细询问。治疗的效果如何，有无副作用，经过哪些精神病院住院治疗，治疗后现在的主要精神症状、躯体症状如何等。

(2) 既往史，询问病人平素的健康状况，有无患过其他重大内脏器质性疾病及治疗经过。

(3) 个人史，询问病人出生状况。母孕期、婴幼期、少年期、求学状况，最后学历，个人专长，工作情况，有无重大成就或失落等。生活经历如出生地、居住地、经历地等情况。精神状况包括病人性格、精神类型、应急状况、有无重大刺激等。生活起居包括病人日常生活状况，饮食有无偏好，起居是否规律等。婚姻生育包括病人恋爱情况、是否结婚、爱人健康状况。女性患者要询问月经初潮年龄、绝经年龄，月经周期，行经天数和带下的量、色、质等变化。已婚妇女要询问妊娠次数，生产胎数，子女现状，有无流产、早产、难产等。

(4) 家族史，家族史要询问与病人长期生活的父母、兄弟姐妹、爱人子女及接触密切的人的精神状况健康情况。重

点询问父母两系三代中有无患过精神疾病的人员，若有要详细询问患病时的主要精神症状，治疗经过及预后状况。

6.4.1.3.3. 问寒热

处于精神运动性兴奋的病人多有热象，处于精神运动性抑制的病人表面多无热象。有的病人头部发热，有的脸部颧骨发烫，有的额头发热，有的胸背发热，有的手脚发热，有的午后及夜间发热，但是体温都不会升高。因脏腑功能低下发病的病人多有寒象，有的手脚心冰凉，有的脑门冰凉，有的小腹冰凉，有的膝盖冰凉，但是体温都不会降低。

6.4.1.3.4. 问饮食、大便、小便

有的精神病人暴饮暴食，有的食之无味，要看其是否是精神紧张，还是思维紊乱所致，还是妄想所致。有的精神病人进食缓慢为食中有病态思维作怪；有的病人拒食是因为觉得有人在饭菜中下毒的被害妄想；有的病人食欲过于旺盛，食后不久就感到饥饿乃胃火旺盛、火化食使然；有的病人能食但食后腹胀不能消化为脾寒胃热。病人口渴要看其是否真正能喝水，渴不欲饮属于内有湿邪，渴则饮水属于内有实火。病人口苦多为肝火；口甜多为脾有湿热；口酸多为肝气郁结导致脾不运化；口咸多为肾经虚火上炎；口中粘腻多为湿浊内停、痰饮食积所致；口淡多为脾胃气虚或有寒症。有的病人有嗜食五味的偏好，则可能与体内五脏偏胜偏衰有关：肝经有病嗜食酸性食物；心经有病嗜食苦味食物；脾经有病嗜食甘性食物；肺经有病嗜食辛性食物；肾经有病嗜食咸性食物等。病人大便要问其是否一天一次，排便时顺利还是费力，有无灼感热；排便是否爽快，还是粘滞有滞涩难尽之意；排便量是否正常，便型是否正常，是干结如羊矢还是稀少，便后擦拭是否粘腻不爽。小便量是否正常，排便时是否涩痛，是否余沥不尽，颜色是否黄、红、浑浊。这些都能反映病人体内的脏腑功能的传变情况，从而推论精神症状与体内气机的关联。

6.4.1.3.5. 问睡眠

睡眠障碍是精神病的常见症状，精神病人的睡眠非常重要。要详细询问睡眠时间，睡眠质量，入睡是否困难，还是睡中醒来再难入睡。睡眠是精神疾患的晴雨表，睡眠好时症状稳定，睡眠不好时症状波动。有的慢性精神病人躺在床上假睡，有的病人睡得很沉实但是自己觉得没有睡着，有的老年性痴呆病人嗜睡，都属于睡眠障碍，临床上要详细甄别。

6.4.1.3.6. 问头身

精神病人常有头痛、头晕、头胀的精神症状，这是肝郁气滞的病变。有的耳鸣乃肾虚表现，要详细询问。有的眉间痛沉可能心经有恙。有的太阳紧痛为少阳病变。有的一身尽痛，为寒湿所致。有的脚后跟痛为肾虚。问病人头部有无虫爬感，电刺激感，头内部有无异物感，五官有无不适感，五官的不适感可能与感知觉障碍有关等等。

6.4.1.3.7. 问全身及胸腹

精神病人感觉肋痛为肝经病变，肋下有硬块为肝经瘀血凝结。腹胀喜按为胃虚，腹胀拒按为胃实。脐周硬块为瘀血。身重酸困多为肺脾二脏痰湿困扰病变。有的精神病人感到胸腹满闷，捶胸拍背，多为气机阻塞。有的肢体麻木为肝经淤滞。各种全身及胸腹不适都与精神症状有关，当问询后辩证识之。

6.4.1.3.8. 问耳目

耳能闻声辨音，目能视物查色，均为人体的感觉器官。耳与目又分别与内脏、经络有密切联系。肾开窍于耳，肝开窍于目，故精神病人的幻听多与肾脏功能失调有关，幻视多与肝脏功能失调有关。病人的耳聋、耳鸣、重听与精神正常的人不同，多与精神症状有关。如病人耳聋经检查无器质性病变则可能与幻听和妄想有关，此时幻听或妄想告知病人装聋不能回答问题，重听或耳鸣出现时有可能是幻听作怪。当病人出现这些症状时应详细检查，详细询问尽量引出其精神症状，然后做出判断。还要和传统的耳诊问诊相联系，精神病人有时暴聋者多为肝经实邪上冲，渐聋则为肝肾不足所致，辩证思考得出符合实际情况的结论。有时病人可能看到空中出现人物、景象、

或神话故事中的天兵天将等等，这是幻视出现，与肝经和大脑的功能紊乱有关。肝经风火上扰多致目痒目痛，目眩面赤，头胀头重多为肝经痰湿上蒙清窍所致，上述症状带有轻微的耳鸣则为肝肾不足，清阳不升所致。精神病人久病不愈最后导致视物模糊多为肝肾亏虚精血不足肾气虚损。

以下问诊为西医精神病症状学的范畴，为了便于临床医生掌握，使用了一些西医精神症状学的描述，以与中医病理机制相对应认识。除了问诊内容外，还叙述了中医治疗的大法。这并不适合于专门的写作规范，但是处于中西文化碰撞时期的临床学说研究，突破中西藩篱而为之，只求实际效果。

6.4.1.3.9. 问幻觉

幻觉是一种虚幻的知觉，是精神疾病的最常见的主要的症状之一，多与体内内脏功能失调导致大脑功能紊乱有关。幻觉是在没有现实刺激作用于感觉器官时发生的知觉体验，一般可分为三种类型。按涉及的器官可分为：幻听，幻视，幻触，内脏幻觉。按幻觉体验的来源可分为：真性幻觉，假性幻觉。按幻觉产生条件可分为：功能性幻觉，反射性幻觉，暗示性幻觉。中医认为临床上要详细询问仔细辨识其所属类型，再与脏腑功能和大脑的经络关联学说进行辨证，以保证临床诊断的正确性。幻听：是最常见而且具有诊断意义的幻觉，分为非言语性幻听和言语性幻听两类。非言语性幻听是原始性的幻听，如听到风声、流水声、鸟鸣声等。言语性幻听是精神病的症状之一，以情感不协调的评论性幻听、议论性幻听、命令性幻听最为常见。中医认为幻听多与肾脑功能失调有关。幻视：幻视内容多种多样，多为生活中形象，有时可做神鬼状。病人对幻视的态度也不同，有的做旁观者，有的做参与者，采取的行为也不同。一般的幻视持续时间较短，多见于精神分裂症。中医认为幻视多与肝脑功能失调有关。幻嗅：病人嗅到异味如胡椒味、辛香味、酸臭味、化学异味等。中医认为幻嗅多与肺脑功能失调有关。幻触：常见的有麻木感、刀刺感、电击感、虫爬感等。中医认为幻触多与内脏经络功能失调导致大脑功能失调有关。内脏性幻觉：病人感到某一器官发生扭曲、断裂、穿孔，或感觉有虫爬感，常伴随疑病妄想、虚无妄想出现，中医认为与相关脏腑、经络与大脑之间功能紊乱有关。所有的幻觉都与脏腑、经络与脑的气血、津液、体液代谢功能失调（腹内或脑内有广义之痰）有关。真性幻觉：病人所感知的幻觉形象与真实事物完全相同，幻觉不仅位于外在空间，而且是通过本人的感官获得的，病人通常叙述这是他亲眼所见、亲耳所听到的，因而病人坚信不疑，并作出相应的情感和行为反应。中医认为真性幻觉多见于精神疾患合并内脏实质性痰性病变、痰火性病变者，辨证论治当注重于此。假性幻觉：病人的知觉体验清晰度与真性幻觉接近，幻觉的形象不位于客观空间，而位于病人主观空间（脑内），幻觉不是通过感官获得的，病人不用眼睛可以看到脑内有人像，不用耳朵可以听到有人在谈话，并非常肯定的认为他确实看到或听到的。中医认为假性幻觉多见于脏腑功能低下的各类精神疾患，多为内脏、经络实质性痰涎病变、虚火夹痰证者。机能性幻觉：一种伴随着现实刺激而出现的幻觉，正常知觉与幻觉并存。常见的机能性幻听引起的刺激一般是单调的声音，如钟声、刮风声、流水声、车轮声等等。病人在听到这些声音的同时出现言语性幻听，内容多为单调、固定，如播放广播体操时病人听到伴随着战场上的炮声隆隆等。中医认为机能性幻觉多与内脏经络间的痰涎干扰有关，如肺与大肠间的联系等，多从五脏、六腑、经络的生理病理辨证上找原因。反射性幻觉：是一种当某一器官受到刺激产生幻觉体验时，另一器官出现幻觉，如听到关门声就出现一个人影的形象等。中医认为反射性幻觉的产生多与脏腑传变理论有关，如肝经病变传至胆经出现幻视的同时也感到恐怖的来临等。

6.4.1.3.10. 问思维内容和障碍

思维是人脑对客观事物的间接和概括的反映。思维过程是利用已知的知识为媒介不依靠实际物体来进行，它反映事物的本质和事物间的联系。思维过程包括分析、综合、比较、抽象、概括、判断和推理等基本过程，通过联想和逻辑过程来实现。正常思维过程具有目的性、连贯性、逻辑性、持续性，思维内容付诸实践则产生一定的效果，并能接受现实检验自行矫正错误。此外，进行思维的人都有相应的内省体验，知道自己思维活动属于自身，为自己所控制。如果思维过程和内容发生异常时，上述正常思维常有改变，称为思维障碍。思维障碍是精神病人的一组重要症状。由于思维是通过语言表达的，所以，检测思维有无障碍主要通过和病人谈话来发现，有时也要收集病人书面资料并听取病人对其行为的解释。中医精神医学认为：人脑的正常思维过程依赖于体内五脏六腑、四肢百骸、经络气血津液的正常运行所提供的源源不断的精微营养物质，若体内各脏腑经络等组织器官功能失调，所提供给大脑的营养物质也就不纯（包括气血津液的病变成分），这不纯的营养物质参与大脑的功能活动，因而导致脑功能的失调引起思维过程的障碍。因此，症状采集时必须详细询问引出其思维内容，继之推导出思维障碍和体内脏腑功能紊乱之间的关系，进而给予准确的判断。

思维障碍：思维障碍主要分为思维形式障碍和思维内容障碍两种。

(1) 思维形式障碍：

A. 思维奔逸：一种兴奋性的思维联想障碍，主要指思维活动量的增加和思维联想速度的加快。患者表现为语量多、速度快、口若悬河、滔滔不绝、词汇丰富、诙谐幽默，自述脑子特别灵敏，脑子转的特别快。这一症状严重时，患者谈话的内容中夹杂着很多音韵的联想（音联）或字意的联想（意联），即患者按某些词汇的音联相同或某些句子在意义上相近的联想而转移主题，患者谈话的内容很容易被环境中的变化所吸引而转换主题（随境转移），多见于躁狂症或情感性精神障碍。中医精神医学认为此类症状主要是心火亢盛、肾水不足、导致大脑兴奋而产生的结果，心肾邪火的物质像易燃物一样随意引燃主管音联、意联的大脑皮层中枢，引起一系列思维奔逸的表现。

B. 思维迟缓：一种抑制性的思维联想障碍，与上述思维奔逸相反，以思维活动显著减慢、联想困难、思考问题吃力、反映迟缓为主要表现。患者语量少、语速慢、语音低微、反映迟缓，自述"脑子不灵了，脑子迟钝了"。这一症状严重时虽然患者很努力，但是一篇作文或简短的发言稿，经过很长时间还是写不出来，学习或工作效率很低，患者因而苦恼。多见于抑郁状态或情感性精神障碍抑郁发作。中医认为主要是肝胆经素有虚寒、久郁因寒生热、因热生痰涎，寒邪痰涎阻滞气机清阳上升导致大脑功能迟缓。

C. 思维贫乏：患者思维内容空虚，概念和词汇贫乏，对一般性的询问往往无明确的应答性反映或回答的非常简单，回答时的语速并不见慢，这是思维贫乏和思维迟缓的主要鉴别之一。患者平时沉默寡言很少主动讲话，被询问时则会答"没有什么要想的，也没有什么要说的"，患者并不认为这是精神病的症状。多见于精神分裂症或器质性精神障碍的痴呆状态。中医认为这是五脏虚寒、阳气不足导致的思维贫乏，用温阳补气大剂可以改善。

D. 思维松弛或思维散漫：患者的思维活动表现为联想松弛、内容散漫，交谈中患者对问题的叙述不够中肯，也不很切题，给人的感觉是患者的回答是答非所问，此时与患者交流有一种非常十分困难的感觉。中医认为此为脾经有痰涎，痰涎有害成分参与大脑的功能活动，导致神经递质的合成与降解出现障碍，从而产生思维松弛或思维散漫的症状，临床上采用多次涌吐痰涎的方法可以逆转。

E. 破裂性思维：思维不连贯，谈话内容缺乏内在意义上的连贯性和应有的逻辑性，在意识清醒的状态下思维联想过程破裂。患者在言语或书信中，其单独语句在语法和结构上是正确的，但主题与主题之间、语句与语句之间却缺乏内在意义上的连贯性和应有的逻辑性，因此旁人无法理解，这是精神分裂症特征性的思维联想障碍之一。中医认为此为脾经气虚而生痰涎，痰涎因运动生热结成颗粒很小的痰核，这些有害成分参与大脑的功能活动，导致其破裂性思维出现，临床上可用反复催吐痰涎的方法或者健脾化痰、荡痰的方法解决。

F. 思维中断：患者无意识障碍，又无外界明显的干扰，思维过程在短时间内突然中断，常表现为言语在明显不应停顿的地方突然停顿，这种思维中断不受患者意愿支配，认为自己"脑子一片空白"，见于精神分裂症。中医认为此为受惊吓所致气滞血瘀、与肝胆经中邪气挟痰涎上逆、有毒物质干扰阻断脑功能活动所致，可在涌吐痰涎药物中加入解郁活血药郁金等反复吐痰治之，痰涎吐清后可用活血化瘀定惊药善后。

G. 思维插入和思维被夺：在思考问题时突然出现与主题无关的意外联想，患者对这部分意外联想有明显的不自主感，认为这种思想不属于自己，是别人强加给他的，不受其意志支配，称为思维插入。若患者在思考中突然感到自己的一些思想（灵感或思想火花）被外界力量夺走了，称为思维被夺，这两者多见于精神分裂症。中医认为此类患者在发病过程中，多有自己正在独立思考问题时突受外界超强刺激使思维来不及调整所致，此乃肾中惊恐之气挟脾中思虑之痰涎与肝经瘀血，突然上冲干扰大脑功能、有毒成分导致神经递质的合成与降解突然紊乱性改变。临床上可反复涌吐痰涎、补气理气定惊引气归原活血化瘀即可改变这种思维插入或思维被夺症状。

H. 思维云集：又称强制性思维，是指一种不受患者意愿支配的思潮强制性的出现在脑内，内容往往杂乱无章，毫无意义毫无系统，与周围环境也无也无任何联系，这些内容往往突然出现，迅速消失。强制性思维不受自己意愿支配，多见于精神分裂症和器质性精神障碍。中医认为此乃肝经横逆之气直入心经、挟心经痰火与脾中痰涎直冲脑内，导致脑内神经递质发生一过性的结构性改变。由于肝经邪气与虚痰、实痰交替出现，所以强制性思维来去无定、飘忽无着，像疾风暴雨、突来忽去，且不受病人意愿支配。治疗上当镇肝经邪气，除脾经痰涎，泻心经虚火，辩证求之，不为难治。

I. 病理性赘述：患者与人交谈时不能简单明了，夹杂了很多不必要的细节，患者并不觉得自己讲话啰嗦，反而认为这些都是其认真交谈和回答问题时必不可少的内容。患者不听劝说，坚持要按照他原来的想法把话讲完，患者在讲了很多完全可以省略的谈话内容之后，最后终于讲出了其本次谈话的主题和中心思想，多见于器质性精神障碍。中医认为此乃久病，脏腑中毒气、毒血、毒液源源不断的侵入患者脑内，导致患者脑实质性结构发生改变、大脑皮层发生退化，导致认知功能出现障碍，从而需要赘述方能讲清问题。临床上当活血化瘀、温化痰涎、涌吐顽痰、理气解毒，能有效逆转这类症状。

J. 病理性象征性思维：指患者主动地以一些普通的概念、词句或动作来表示某些特殊的、不经患者解释别人无法理解的含意，例如：时值夏天，某患者只要醒来就紧紧抱住冰冷的暖气片不松手，甚至在一日三餐时也不松手，医护人员询其原因，患者说"因为暖气片是工人阶级制造的，我决心和剥削阶级家庭划清界限，永远和工人阶级在一起"。本例精神分裂症患者复发时上述症状再现，这一症状反映出形象概念与抽象概念之间的联想障碍，即患者混淆了具体形象概念（暖气片）与抽象概念（工人阶级）之间的界限。中医认为这一症状的形成与患者受到突然的或长时期不能转移的超强刺激导致脑内超限性抑制，肾中惊恐之气挟胆中虚邪之气突破心经调节功能直接冲入大脑。由于病人病前性格善良懦弱（此类患者病前性格一定善良懦弱）导致大脑功能突然受外力控制而陷入皮质性气血停滞状态，使脑内皮质受损，因而导致这一症状且这一症状会顽固的存在，固定的出现，只要病情波动该症状就会出现，顽固不变。临床上当在脑内活血化瘀，以麝香带领诸药进入大脑清除脑内淤积的毒物，并进行相应的心理行为治疗，可以逆转此类症状。

K. 词语新作：患者自己创造一些文字、图形或符号，并赋予其特殊的含义，有时把几个无关的概念或几个不完全的词拼凑成新的词，以代表某种新的概念、或代表某种新的含意。例如：医生在患者写的文字材料中发现一个字，字的上半部是"手"、下半部是"心"，患者说"这个字读作手心，是书的意思"。词语新作多见于精神分裂症。中医认为此类症状源于患者在第一次发病受到精神刺激时正在陷入深深的思考中甚至穷思竭虑仍不得其解时，突受外界超强刺激而致思维程序错乱，故而出现顽固的词语新作症状。中医精神医学认为此乃脾思虑过度虚极而生痰涎，突受刺激惊吓，痰涎上冲进入脑内改变了神经递质的合成与降解的过程，由于急中生智、急中求对策的惯性思维，因而出现词语新作，且顽固不变。多见于知识丰富善于深入思考者罹患此证。临床上当大补心脾之气，引气归原拢聚肾中惊恐之气，温化寒性痰涎，再视其痰涎所侵犯之部位，予以多种除痰法治疗，并主要以涌吐痰涎治之。

L. 逻辑倒错性思维：以思维联想过程中逻辑性的明显障碍为主要特征。患者的推理过程十分荒缪，既无前提又缺乏逻辑根据，尽管如此，患者却坚持己见不可说服。例如某中学生物老师，精神失常后拒食，在劝说下可饮水，仍拒食。医生询问时，患者说"我是大学生物系毕业的，生物进化是从单细胞到多细胞，从植物到动物，植物和动物是我们的祖先，父母从小就教育我要尊敬祖先，我吃饭吃菜就是对祖先不孝了"。逻辑性倒错思维多见于精神分裂症。中医认为此乃脾思虑生热生痰，痰随体液循环进入大脑，使脑细胞慢性中毒，突遇超强刺激，由于思维惯性，慢性中毒之脑细胞神经元的突触在合成与降解神经递质的排序中发生了突变，经毒性痰核阻滞而发生逻辑倒错性思维。逻辑性倒错思维多见于思维缜密之知识分子所患的精神分裂症病人，临床治以视其体质、持续的涌吐顽痰，温化寒痰，活血化瘀消除痰涎瘀血可以治愈。

(2) 思维内容障碍：妄想：凡是具有系统妄想症状的病人，其病前性格均是以"多疑、自我为中心"型人格者居多。妄想是一种脱离现实的病理性思维，它的特点是：第一、以毫无根据的设想为前提进行推理，违背思维规律，得出不符合实际的结论。第二、对荒唐的结论坚信不疑，不能通过摆事实、讲道理进行知识教育以及自己的亲身经历来纠正这种荒唐的结论。按内容归类的妄想有：

A. 关系妄想：患者把实际与他无关的事情认为与他有关系，例如：认为电视里在演他和他们家的事，因而关闭电视机，认为报纸上的内容是影射他和他们家因而气愤地把报纸放在一边，认为马路上陌生人之间的谈话是在议论他，咳嗽、吐痰是针对他的，是蔑视他，因而拒绝出门，多见于精神分裂症。中医认为这是病人多疑性格引起、发病时因长时期的精神刺激，肝郁之邪气毒气挟痰上冲于脑，导致性格性症状出现，治以涌吐肝经顽痰，反复涌吐，直至吐尽痰涎，症状就会好转。

B. 被害妄想：患者坚信周围某人或某些团伙对他进行跟踪监视、打击、迫害，甚至在其饮水和食物中放毒等。受妄想支配可有拒食、控告、逃跑或伤人、自伤等行为。多见于精神分裂症、偏执性精神病等。中医认为此类患者病前性格多为偏执性格不易暴露者，因惊吓恐惧多疑致偏执性格造成病后的被害妄想症状。其病机为脾虚多思生痰、肝郁肾水少、少水之肝木挟顽痰作祟。治当以视其体质及病情具体状况，或涌吐顽痰、或涤痰开窍，持之以恒，可以治愈。

C. 特殊意义妄想：患者认为周围人的言行、日常的举动，不仅与他有关，而且有一种特殊意义。例如：某男性患者回家看见妻子在逗小孩玩，边滚煮熟的鸡蛋边说"滚蛋、滚蛋"。患者听到后不悦，其妻不知，又将一个削好的梨分给患者一半，患者当即勃然大怒说"想和我离婚，没那麽容易"！多人劝解无效。多见于精神分裂症。中医认为此类患者病前为"多疑、自私、敏感"性格，乃思维缜密、敏感多疑导致，其性格偏执、肝郁热生痰，痰随经络上扰心神致脑功能思维内容失调，治当以疏肝、泻脾、祛痰之法改变之。

D. 物理影响妄想：患者认为自己的思想、情感、意志活动受到外界某种力量的支配、控制和操纵不能自主，称为影响妄想。如果患者认为这种操纵其精神活动的外力是由某种先进仪器所发出的激光、x线、红外线、紫外线等物理因素，就称为物理影响妄想。病人的病前性格多为敏感、多疑、自省力有缺陷。中医认为患者脾肾功能障碍，肾气虚、脾阳虚、思虑过度生痰，导致痰涎进入大脑加之病前性格就出现这种物理影响妄想，治当以温肾化寒痰、健脾断生痰之源，系统治疗可以痊愈。

E. 夸大妄想：患者夸大自己的财富、地位、能力、权利等。可见于情感性精神障碍躁狂发作、精神分裂症和脑器质性精神障碍等。中医认为此类患者多为精神发育方面有不同程度的欠缺，幼稚、功利心切、社会经验不成熟，或做某种自己能力不易达到的事情而急于求成心切，自尊心受挫，以家庭贫苦或家道衰落而耿耿于怀者居多。此乃脾经风痰上乘于心挟心经热痰诸有毒物质进入大脑引起是症，治以涌吐风痰、清攻热痰为主要大法。

F. 自罪妄想：自罪妄想又叫罪恶妄想，患者毫无根据地认为自己犯了严重错误和罪行，甚至认为罪大恶极，死有余辜，应受惩罚，以致拒食或要求劳动改造以赎其罪。主要见于情感性精神障碍的抑郁发作，也见于精神分裂症的抑郁状态等其他精神病。中医认为该类患者病前为完美主义性格。因脾经有寒、因寒生热、因热生痰，寒、虚、热互结挟痰涎上冲神明而致，当以大剂大黄附子汤加减治之。

G. 疑病妄想：患者毫无根据地坚信自己患了某种严重的躯体疾病或不治之症，因而到处求医，即使通过一系列详细检查和多次反复地医学验证都不能纠正其歪曲的信念，称为疑病妄想。有疑病妄想的患者认为"内脏已经腐烂了"，"本人已经不存在了，只剩下一个躯体空壳了"，又称虚无妄想。多见于精神分裂症，也可见于更年期和老年性精神障碍障碍。该类患者病前有严重的不自信感。中医认为可能因为有严重的不自信而内生虚寒、思虑过度，思虑生痰生热，热扰胸腹倍感不适因而发出"内脏已经腐烂了"的离奇想法。治当以视其身体情况先补虚寒、再行涌吐痰涎，可以逆转这类症状。

H. 嫉妒妄想：患者坚信配偶对其不忠，另有外遇。因此患者跟踪监视配偶的日常活动，甚至检查配偶的内裤等，想方设法寻找所谓的证据。多见于精神分裂症，酒精中毒性精神障碍，更年期精神障碍等。此类患者病前可能敏感多疑，又对配偶过于关注，也有夫妻性格差异导致疑心丛生者。中医认为患者当属性生活过度导致肾精亏虚，性生活时感觉力不从心，或认为不能满足配偶的性需求，因而出现脾思虑过度生热生痰，加之肾阴阳亏虚，脾肾功能的减退致使进入大脑的精微物质本身有些许毒素，这些毒素参与大脑的功能活动，因而出现嫉妒妄想。治当以填精补髓大补肾阴肾阳，揉肝经郁结之气，减少思虑养脾中正气，减少房事恬淡虚无，配合药物，持之以恒可以治愈。

I. 钟情妄想：患者坚信某异性对自己产生了爱情，即使遭到对方严词拒绝也坚信不疑，反而认为是对方在考验自己对爱情的忠诚度，多见于精神分裂症等。此类患者在性心理发育过程中可能有刺激事件发生过，或由于其自负心理严重自知力不完整所致。中医认为多因久慕不遂五内郁结，血、痰、液郁结凝滞为患，肝脾肾三脏经络受阻，导致花癫。治当以柔肝补水、开郁活络、活血化瘀、填精补髓、养心安神，再加以心理疏导可以治愈。

J. 内心被揭露感：患者认为其内心的想法或者本人及家庭的隐私，未经患者语言文字的表述，别人就知道了。很多患者不清楚别人是通过什么方式、方法了解到他内心想法的。多见于精神分裂症等。该类患者多有不自信，疑心重的性格缺陷。中医认为多为脾思虑过度，心脾气血亏虚，导致不自信的性格缺陷加大，出现内心秘密被揭露的感觉。治当以调肝郁、大补心脾血虚、安魂定志，心理调整其不自信和多疑性格，使之逐步痊愈。

凡是思维出现障碍的精神疾病患者，不管是思维形式障碍还是思维内容障碍，中医认为都与脾经亏虚生痰有关："脾主思，思虑过度生热生痰，脾为生痰之源"。临床上无论何类症状都当以养脾清脾祛痰为要，更要选择好祛痰的方式方法才能取得较理想的治疗效果，取得疗效后还要考虑补脾的方法以杜绝生痰之源，从而达到治愈疾病的目的。而要达到治愈疾病的目的，首先要详细询问患者思维的内容，只有彻底了解了患者的思维内容和特征，才能推理出病之所在，找到适宜的治疗途径，因而问思维内容在患者的症状采集中相当重要，必须高度重视。

6.4.1.3.11. 问意志、动作、行为障碍

为了达到目的而采取的行动计划、克服困难、完成任务的行动，叫做意志活动。意志有指向性、目的性、坚强性、自觉性、果断性、自制性的特征。意志障碍表现在量的方面的变化主要有以下两种：

(1) 意志增强：患者意志活动增强，病人对周围环境中的一切事物都很感兴趣，终日忙忙碌碌，精力充沛，但他的活动经常可以因为外界环境的变化而不断改变其目的和行为的指向，做事有始无终一事无成，但是病人的思维、情感和意志之间相互联系、与周围环境之间的统一性仍能保持基本完好。精神分裂症受妄想的支配出现的意志增强内容荒缪，青春型、紧张型精神分裂症等因兴奋出现的食欲或性欲的意志增强与周围环境不协调，无明显的目的性，问诊时应当给予仔细鉴别。中医认为意志增强多因脾经痰火乘心、邪火上扰神明所致，治当以清泻心脾二经痰火，养心安神为大法，可以治愈。

(2) 意志减退：和意志增强现象相反，病人的意志活动减少，对周围一切事物没有兴趣，意志消沉，不愿参加外界的一切活动，行动缓慢，工作学习感觉很吃力甚至不能进行，病人能意识到自己的这些变化。这类症状常见于抑郁症，是该病三主症（思维迟缓、情感低落、意志减退）之一。中医认为意志减退多因肝经瘀滞、痰火、郁气、虚邪、寒湿杂夹上乘于心，导致脑功能出现意志减退的障碍，治以疏肝解郁、理气化痰、活血化瘀、清泻痰火、温补虚寒等适应躯体实际情况的治疗方法，可以逆转。意志障碍表现在质的方面主要有以下三种：

A. 意志缺乏：病人对任何活动缺乏应有的主动性和积极性，行为被动，个人生活方面变得非常懒散，有时连最基本的清洁梳理也懒得进行。行为孤僻，独居一隅淡漠退缩。这类症状常与思维贫乏，情感淡漠同时出现，构成精神分裂症常见的基本症状之一。中医认为肾经虚寒、心肾功能减退脑内虚寒血瘀而导致意志缺乏，治以温肾养心，大补气血，回阳救逆，通窍活血，激活处于休眠状态的脑细胞，可以治愈。

B. 意向倒错：病人的某些活动或行为使人难以理解，其意向要求违背常情或被常人不能允许。病人吃些常人不能吃、不敢吃、或厌恶的东西如大便、虫草、脏土、肥皂、垃圾等（又称异食症），病人有时伤害自己的身体。病人对此会做出一些荒缪的解释，这类症状往往在幻觉妄想的支配下出现，多见于青春型和偏执型精神分裂症等。中医认为因脾经蕴痰涎犯心上侵入脑，治以涌吐痰涎、温化痰涎，养心定志、可以治愈。

C. 矛盾意向：病人对同一事物却同时产生对立的相互矛盾的意志活动，患者对此毫无察觉，不能意识到他们之间的矛盾性，因而从来不会主动的加以纠正。这是精神分裂症病人意志障碍的主要表现之一，具有该病的本质特征。中医认为此为脾经失意，生痰生涎，肾志失坚，治以反复涌吐痰涎，直至吐完顽痰，再养心健脾补肾善后，此症易治。

直接推动意志行为的力量叫动机，而这些行动所指向的目标叫目的。行为是指有动机、有目的的行动，动作是指简单的随意和不随意的运动。精神疾患由于认知、情感和意志活动等的障碍导致的异常动作和行为，成为动作行为障碍，也叫精神运动性障碍。精神运动性障碍分为精神运动性兴奋，精神运动性抑制，其他特殊症状三类。

(1) 精神运动性兴奋：

A. 协调性兴奋：患者的动作和行为的增加与其思维、情感活动是一致的，身体各部分的动作与整个精神活动

是协调的，是有目的的和可以理解的，例如情绪激动时的兴奋、躁狂时的兴奋、焦虑时的坐立不安都是典型的协调性兴奋。中医认为协调性兴奋是由肝心经等脏腑痰火引起的一组症状，临床上当以清泻实火为主治疗，兼以涤痰，可以治愈。

B. 不协调性兴奋：患者动作和行为的增加与其思维、情感活动是不一致的，表现为动作单调杂乱、无动机、无目的、令人难以理解。如青春型精神分裂症愚蠢行为和装怪相、做鬼脸等，紧张性精神分裂症的紧张性兴奋，意识障碍时的谵妄状态。中医认为不协调兴奋的产生都是由于脾经与经络失调，体内痰涎壅滞所致，临床上当以涌吐顽痰、涤痰开窍为主治之，此证不足为奇，治之可愈。

(2) 精神运动性抑制：

A. 木僵状态：患者的整个精神活动受到抑制并常常保持一种固定姿势不变。严重的木僵称为僵住，患者不言、不语、不动、不食，面部表情固定刻板，保持一个固定姿势，僵住不动，大小便潴留，对刺激缺乏反应。轻度木僵称为亚木僵，患者表现为问之不答、唤之不动、表情呆板，但在无人时能自动进食，自动解大小便。木僵见于紧张型精神分裂症的，称为紧张性木僵。抑郁发作严重时出现的木僵称为抑郁性木僵。突然的、超强的精神刺激引起的木僵称为心因性木僵。由脑炎后、脑瘤侵入第三室、癫痫、脑外伤、急性中毒等引起的木僵称为器质性木僵。中医认为木僵的引起都是因机体内气、痰、火、热互交而发，以痰患为主，横逆之气挟痰涎毒气冲入大脑，顿时阻滞大脑内神经递质的合成与降解造成。治疗上当以涌吐痰涎、通下荡痰、疏肝清火泻热通络为主，可以很快治愈。

B. 蜡样屈曲：患者静卧或呆立不动，身体的各个部位可以任人摆布，把它摆成一个很不舒服的姿势也可以保持很长的时间不变，患者的表现向塑料蜡人一样，临床上称为蜡样屈曲。患者多意识清楚，事后能回忆。当患者躺在床上时把他（她）的枕头抽去，患者仍能悬空维持不动，称为空气枕头。蜡样屈曲是一种被动服从，常见于精神分裂症。中医认为这是由于肝经郁气与痰结犯心经，上侵脑内产生大量的脑毒素肽（即毒液），引起神经递质的合成与降解紊乱，突遭超强的精神打击，病人主动意志丧失而出现很强烈的被动服从意识导致蜡样屈曲。待时间一长，导致病人出现蜡样屈曲的内在意识导向或外界刺激减弱，患者的蜡样屈曲形态便会有所改变，一旦出现刺激蜡样屈曲症状便又会复发如初。治疗上当大剂破气除痰，超强刺激性的涌吐顽痰，并暗示患者经治疗后蜡样屈曲就会消失，此症很快可以治愈。

C. 违拗症：患者对于要求他做的动作不但没有反应，反而表现抗拒，如要他躺下，患者却站立。患者作出与对方要求完全相反的动作称为主动性违拗；拒绝别人的要求，不去执行成为被动性违拗。有些患者甚至连口水也不咽下去，大小便也不解，称为生理性违拗。违拗常见于精神分裂症紧张型，常在木僵的基础上出现。中医认为违拗症与蜡样屈曲的病理机制一致，只是在患者反映超强刺激时的主观意志表现为反抗，治疗上同蜡样屈曲。

(3) 其它特殊症状：

A. 刻板言语、持续言语、模仿言语：患者不断地、无目的地重复某些简单的言语或动作，可以自发产生，也可以因提示而引起，如反复的摇头、解钮扣等，称为刻板言语；患者对一个有目的而且已经完成的言语或动作进行无意义的重复，如问患者多大年龄了？患者回答："29岁"（正确）。又问他家住什么地方？还是回答"29"岁，需要反复追问多次后，患者才能正确回答具体住址，称为持续言语；患者对别人的言语和动作进行毫无意义的模仿，比如问患者的年龄，患者也问"你多大年龄了？"，称为模仿语言。以上三种语言上的障碍多见于精神分裂症或器质性精神障碍。中医认为产生这种症状的原因多为幼年经历精神创伤、成年后仍有自卑阴影，遇事谋虑过度、心经蕴痰上侵入脑后产生的脑毒素（毒液）干扰压迫主管语言的神经中枢所致。治当以养心安神、除痰理气、通窍养脑、活血化淤，必要时涌吐顽痰，加之心理调试、精神分析，可以缓解。

B. 作态：又称装相，指患者用一种不常用的表情、姿势或动作来表达某一有目的的行为。如患者作出古怪的、愚蠢的、幼稚的动作、姿势、步态与表情。以某种特殊的姿势来握手、写特殊的字等。患者用词特殊、表情夸张、行为与所处环境不相称，称为扮鬼脸、做怪相等。常见于精神分裂症和器质性精神障碍。中医认为诸多怪相都与痰有关，正所谓"怪病责之于痰"！乃痰入肾经直犯心脑，治当以先安神定志，再涌吐顽痰，后以养肾养心养脑收工，可以治愈。

C. 强迫动作：是一种违反本人意愿，反复纠缠出现的动作。患者明知不必要，却难于克制而去重复的做某个动作，如果不去重复，患者就会产生严重的焦虑不安。常见的强迫动作有强迫性洗手、强迫性检查门锁、强迫性记数等。常见于强迫症，精神分裂症和抑郁症等。中医认为患者平素多为先天不足胆怯之人，由于不能排解的精神困扰导致肾精失志、肝胆失常、谋虑失序所致痰蕴心窍，扰及脑神故而徘徊不定焦虑不安。治当以大补心脑肝胆脾肺肾之正气，清理体内蕴积之痰、郁、热、湿、寒诸邪，活血化淤，必要时涌吐顽痰，可以治愈。意志、行为、动作障碍是"怪病责之于痰"的典型表现。

6.4.1.3.12. 问情感障碍

情感障碍通常表现为三种形式。即情感性质的改变、情感波动性的改变和情感协调性的改变。

(1) 情感性质的改变：患者的精神活动中占有明显优势地位的病理性情绪状态，其强度和持续时间与现实环境刺激不相适应，或特别的兴奋，或特别的恐惧。临床表现为情感高涨、情绪低落、焦虑、恐惧。

A. 情绪高涨：患者情绪异常高涨，心境特别愉快，表现喜悦、语音高亢、动作明显增多、自我感觉良好，洋洋得意、盛气凌人，常常伴有明显的夸大色彩。常见于躁狂症、分裂情感性精神障碍、脑器质性疾病。中医认为由于肝胆脾胃火旺、痰火扰心、脑神失常所致。治当以大剂清热泻火，涤痰开窍，清脑醒神即可治愈。

B. 情绪低落：患者情绪异常低落，心境抑郁。表现忧愁、语音低落、动作明显减少、自我感觉不良，常常自责自卑，严重者有明显的罪恶感，甚至可出现自伤和自杀念头或行为。情绪低落时常常伴有某些生理功能的改变，食欲减退或缺乏、闭经等。常见于抑郁症，也见于其他精神障碍或躯体疾病时的抑郁状态。中医认为此为长久精神刺激，内心无法排解，外界刺激仍在，导致郁怒过度无法宣泄、肝郁气滞、久病伤阳、气虚血瘀、虚寒瘀热互交并发此症。治当以视其具体躯体情况，有热清热、忧愁解郁、寒湿温化、除痰涤邪，视其心理刺激适当心理调适，当可治愈。

C. 焦虑：患者在缺乏相应的客观因素下，出现内心极度不安的期待状态，伴有大祸临头的恐惧感，表现惶惶不安、坐立不定、精神紧张，认为问题复杂、无法解决。常伴有心悸、气急、出汗、四肢发冷、振颤等自主神经功能失调的表现和运动性坐立不安，严重者可以表现为惊恐发作。常见于焦虑障碍，也见于疑病观念或精神分裂症的妄想状态。中医认为脾思虑生热生痰，气血、体液挟痰涎阻于经络心窍失神而焦虑不安。治以清泻郁热、涤荡痰涎、养心安神即可治愈。

D. 恐惧：患者在面临具体不利的或危险的处境时出现的焦虑反应。轻者提心吊胆，重者极度害怕、狂奔呼喊，精神极度紧张。伴有明显的自主神经系统症状，如心跳加快、气急、呼吸困难、出汗、四肢发抖、甚至大小便失禁。恐惧导致患者抵抗和逃避，常见于各种恐惧症，也见于幻觉、错觉、妄想状态。中医认为这类患者精神发育上大多缺乏社会经验的历练，对突发事件缺少相应适度地回应措施，或对某些事情抱有太大的期望，或连续身心劳累持续高度精神紧张，导致肝失谋虑胆经亏虚，肾虚失志脾经蕴痰，体内气血体液运行受阻，神明失舍惊慌失措。治当以首先施以悟践心理疗法，明确告知患者自己的判断不准确。用强镇静剂使之处于冬眠或半冬眠状态三天至一周，期间保持水电解质的平衡，神经营养剂等，待病人解除冬眠状态时给于催吐剂反复涌吐惊恐痰涎，待痰涎吐尽时恐惧症状会大大减少。此时要跟进心理治疗和自我心理调整，药物、心理、环境诸方面相互配合得当可以治愈。在治疗是症时不问何种何类病名，立即进行冬眠疗法断绝外界刺激，心理治疗稳定惊恐情绪，保持营养培育体力，为吐痰根除病源提供保证，只要施治得当就可治愈。

(2) 情感波动性改变：指情感的始动性功能失调，患者临床表现为情感不稳定、情感淡漠、易激惹性、病理性激情、情感麻木。

A. 易激惹性：患者情绪极易诱发，轻微刺激即可引起强烈的情绪反应或暴怒发作。常见于疲劳状态、人格障碍、神经症、轻躁狂、偏执性精神病、脑器质性精神障碍和躯体疾病伴发的精神障碍。中医认为此类患者大多有精神和人格发育上的缺陷，缺乏社会实践生活经验的历练，肝气偏盛肾阴不足以养肝，经络蕴痰，痰邪互交导致神经系统的应激状态过于敏感而引发该类症状。治当施以人生观、世界观的系统教育，进行悟践心理疗法，揉肝养肾阴、除痰理气，可视患者身体情况反复涌吐顽痰，可以治愈。

B. 情感不稳定：患者的情感稳定性差，容易变动起伏，喜、怒、哀、乐极易变化。常从一个极端波动到另一个极端，一会儿兴奋，一会儿伤感，且不一定有外界诱因。常见于器质性精神障碍、癫痫性精神病、酒精中毒、人格障碍。与外界环境有关的轻度的情感不稳定可以是一种正常的性格表现，若表现为极易伤感多愁，动辄呜咽哭泣，称为情感脆弱，多见于分离性障碍、神经衰弱、抑郁症。中医认为此类患者可能有精神和人格发育上的缺陷，具有敏感型气质。肺气虚衰，肝气横逆反克，脾经蕴痰，虚气痰涎互结上犯心神导致是症。治当以大补肺气，镇肝健脾，除痰解郁，继之施以持续不断的心理调适，循序渐进方可有所改变。

C. 情感淡漠：患者对客观事物和自身情况漠不关心，缺乏应有的内心体验和情感反应，处于无情感状态，常见于精神分裂症。如果患者对客观刺激的情感反应虽然存在，但反应速度明显迟缓，强度明显减低，称为情感迟钝。常见于精神分裂症、躯体疾病伴发的精神障碍、痴呆。中医认为此乃肾经虚寒，阳气衰微，精力不足，痰血淤滞，虚气寒邪痰涎上行于脑阻滞正常的气血、体液和养分供给，导致大脑反应迟钝甚或情感淡漠。治当以大剂温阳补气，调和五脏，健脾强心除痰而治愈。

D. 病理性激情：患者骤然发生的、强烈而短暂的情感暴发状态。常常伴有冲动和破坏行为，事后不能完全回忆。见于脑器质性精神障碍、躯体疾病伴发的精神障碍、癫痫、酒精中毒、反应性精神病、智能发育不全伴发的精神障碍、精神分裂症等。中医认为此乃脏腑功能严重失调和外界突然的恶性超强刺激，毒邪之气强行入脑，毒气破坏了神经递质的合成和降解导致的情感暴发。表现为器质性的精神障碍、躯体疾病伴发的精神障碍、智能发育不全伴发的精神障碍、突然的病理性激情爆发为邪气挟痰涎突入大脑，致使脑内淀粉样组织增加，阻碍脑功能的正常活动，因而激情发作后记忆模糊。表现为酒精中毒、癫痫、反应性精神障碍、精神分裂症的突然情感爆发为毒邪之气强行突入大脑，导致脑内大量释放特殊物质（异常放电）而病理性激情大发作。治当以涤荡痰涎，涌吐痰涎，破气降逆，镇肝熄风，养阴安神，活血化瘀可以治愈。

E. 情感麻木：患者因十分强烈的精神刺激所引起的短暂而深度的情感抑制状态。患者当时虽处于极度悲痛或惊恐的境遇中，但缺乏相应的情感体验和表情反应，常见于急性应激障碍、分离性障碍。中医认为此乃超强刺激引起超限性抑制，惊恐之气挟痰涎直接冲入大脑，阻断所有精神活动并破坏脑组织，使患者处于暂时无意识状态（淤血痰涎所致）。有的病人因此转入慢性精神分裂症，出现感知觉和思维等的综合障碍，常年经久不愈成为疑难病症，患者从此几乎成为了人类的异类。治当以反复涌吐痰涎，活血化瘀，健脾理气，养心安神，耐心心理调适，徐徐图之可以治愈。

(3) 情感协调性的改变：患者的内心体验及环境刺激和其面部表情互不协调，或者内心体验自相矛盾。临床表现为情感倒错、情感幼稚、情感矛盾。

A. 情感倒错：患者的情感反应与环境刺激不相一致，或者面部表情与其内心体验不相符合。如遇到愉快的事情表现悲痛，痛哭流涕，多见于精神分裂症。中医认为此乃痰蒙心包，即痰涎包围在心包外面，少许进入心窍内，遇到外界刺激时脑内的神经递质合成与降解尚且能正常进行，但是传导至心系系统（中枢传导时出现障碍）时便被痰涎所左右，因而出现情感倒错。治当以化解开心包之痰，再用吐法将之驱逐出体外。有的患者立竿见影，一吐即可显效！

B. 情感幼稚：患者的情感反应退化到童年时代的水平，容易受知觉和本能活动的影响，缺乏节制。面部表情幼稚，喜忧易行于色，不能很好的适应环境，极易受周围环境的影响而波动。多见于分离性障碍、痴呆。中医认为此类患者童年精神发育有缺陷，各种教育欠缺，社会生活经验不足，痰迷心窍，脑内淤血所致。治当以活血化瘀，涌吐痰涎，可以治愈。

C. 情感矛盾：患者在同一时间内体验到两种完全相反的情感，但患者并不感到这两种情感的互相矛盾和对立，没有苦恼和不安。患者还常常将两种相互矛盾的情感体验同时显露出来，使别人不可理解。常见于精神分裂症。中医认为此类患者体内脏腑功能失调，还应存在长期的持续的精神刺激，致使五内生痰，痰迷心窍，痰涎进入心窍内部沿经络进入大脑参与神经递质的合成与降解，清醒的脑功能与混浊的脑功能相互作用于神经中枢，出现矛盾情感。治当以施行调理脏腑功能，反复涌吐迷心痰涎，舒肝解郁，养心安神，强化心理治疗祛除精神刺激的心理因素，注重精神调养，可以治愈。

6.4.1.3.13. 问意识障碍

意识在临床医学中指患者对周围环境及自身能否正确认识和反应的能力。它涉及觉醒水平、注意、感知、思维、情感、记忆、定向、行为等心理活动，是人们智慧活动、随意动作和意志行为的基础。意识障碍指意识清晰度下降和意识范围改变，它是脑功能抑制所致，不同程度的脑功能抑制，造成不同程度的意识障碍。意识障碍时许多精神活动都受到影响，表现为感觉阀值升高，感觉清晰度下降、不完全，甚至完全不能感知；主动注意减退，主动注意困难；思维能力下降，难于形成新的概念；思维联想松散，或缓慢，内容含糊；抽象思维和有目的思维困难；情感反应迟钝、茫然；记忆减退，常有遗忘；行为和动作迟缓，缺乏目的性和连贯性；定向障碍，表现为时间、地点、人物的定向错误，通常时间定向最早受累，其次是地点定向，最后是人物定向受损。定向障碍是临床上判断患者有无意识障碍的重要标志。临床上常见的意识障碍有嗜睡、昏睡、谵妄、朦胧状态、梦样状态。

6.4.1.3.13.1. 嗜睡

指患者意识水平下降，如不予刺激，患者昏昏入睡，但呼叫或推醒后能够简单应答，停止刺激患者又进入睡眠。此时，患者的吞咽、瞳孔、角膜反射存在。中医认为嗜睡为阳气衰阴气盛，气虚火衰所致，临床表现为或气血不足、心脾气虚；或阴寒内盛，或寒湿邪困脾胃；或痰涎、淤血入脑，或脑髓空虚等；还有内热神蒙致使嗜睡者。其病机为气、虚、寒或热物质进入大脑迫使觉醒神经抑制导致嗜睡发生。治当以审证求因对症治疗即可痊愈。

6.4.1.3.13.2. 昏睡

指患者的意识水平更低，对周围环境及自我意识均丧失，但强烈刺激下患者可以有简单或轻度反应。此时患者角膜反射减弱，吞咽反射和对光反射存在。中医认为昏睡为阳气将绝或内热神昏，病邪侵犯脑部致使大脑发生器质性病变，侵犯内脏致使躯体发生器质性病变等。昏睡在临床上被视为重症，可借助现代检查设备，四诊合参审证求因辨证论治，只要辨证正确用药得当治疗不难。

6.4.1.3.13.3. 昏迷

指患者的意识完全丧失，对外界的刺激没有反应，随意运动消失。此时，吞咽、角膜、咳嗽、括约肌、腱反射，甚至对光反射均消失。无论在中医或西医的临床上，昏迷都是作为危急重症来认识的。昏迷的原因更为复杂，或热陷心营、或湿热痰浊、或腑实燥结、或热毒熏蒸、或肝阳风痰、或卒冒秽浊、或正衰虚脱。这里包括了各种传染性疾病、各种脑炎脑病、各种瘟疫、各种中毒、中暑、各种外伤、各种自然天灾及动植物意外伤害等等因素引起的昏迷状态。治疗当以仔细辨证求因，分清器质性病变和功能性病变，因证施治，积极抢救挽救生命。

6.4.1.3.13.4. 谵妄

指患者除了意识水平下降外，还有记忆障碍和时间、地点定向障碍，常常伴有幻觉、错觉、情绪和行为的障碍。此时，患者的意识水平有明显的波动，症状呈昼轻夜重，伴有明显的错觉和幻觉，多数为视幻觉和视错觉，偶见触幻觉和听幻觉。幻觉和错觉的内容多为恐怖性的，形象生动逼真，如可怕的昆虫、猛兽、毒蛇等，常常伴随紧张不安，恐惧等情绪反应。思维活动困难，思维不连贯，理解困难，对环境的曲解和错误判断可以形成短暂的妄想，内容常为迫害性的。行为缺乏目的性，可在幻觉和妄想的支配下出现逃避行为、自伤行为和伤人行为。睡眠节律紊乱，白天昏昏欲睡，晚上兴奋不宁，将梦境与现实混淆。自我和周围定向障碍，意识恢复后常常部分或全部遗忘。谵妄常由感染、中毒、躯体疾病所致急性脑病综合征引起。中医认为谵妄为各种热邪入脑引起，寻衣摸床、妄言妄见不具恐惧者为热邪入脑，妄言妄见伴有恐惧者为气虚挟热邪入脑。治疗当以辨清其因对证施治。

6.4.1.3.13.5. 梦样状态

指患者表现象做梦一样，完全沉缅于幻觉、妄想之中。对外界环境毫不在意，但外表好像清醒，对其幻觉内容过后并不完全遗忘。睡眠剥夺或过度疲劳均可以引起梦样状态，精神分裂症、某些药物如致幻剂也可引起梦样状态。中医认为此乃气虚神摇痰涎作祟所致，治当以大补气血，安神定志，调和五脏，清泻痰涎可以治愈。

6.4.1.3.13.6. 朦胧状态

指患者的意识活动范围缩小，但其意识水平仅有轻度降低。患者对一定范围内的各种刺激能够感知和认识，并能做出相应反应，但对其他事物感知困难。具体表现为患者集中注意于某些内心体验，可有相对正常的感知和协调连贯的行为。但对范围外的事物都不能正确感知和判断，仔细检查可以发现定向障碍，片段的幻觉、错觉、妄想及相应的行为。常为突然发生、突然修正，持续时间为数分钟至数天，好转后常不能回忆。朦胧状态有多种原因，其中器质性原因有癫痫、脑外伤、脑血管疾病、中毒等；心因性朦胧常见于分离性障碍和心因性精神障碍。中医认为此类症状为脑内有淤血和痰涎作祟。由于各种原因致脑内淤血，血流不畅痰涎生成，使脑内淀粉样物质蓄积阻滞脑功能活动而出现朦胧状态，器质性朦胧多见于脑内淤血，心因性朦胧多见于痰涎，亦有淤血和痰涎相挟杂致病者。治疗当以活血化瘀，涤荡痰涎，选择能带领诸药进入脑内穿透血脑屏障的麝香、冰片、白芷等走窜性极强的药物为引经药，效果极佳。有的患者药到病减，大多都可治疗。

6.4.1.3.13.7. 自我意识障碍

自我意识障碍包括：人格解体、双重人格、自我界限障碍、自制力缺乏。人格解体：患者感到自身已有特殊变化，甚至已经不存在了。有的患者感到世界正在变得不真实，或者不复存在，称为现实解体或非现实感。有的患者感到自己丧失了与他人的情感共鸣，不能产生正常的情绪或感受。多见于抑郁症、精神分裂症和神经症等。双重人格：患者在不同的时间体验到两种完全不同的心理活动，有着两种截然不同的精神生活，是自我单一性的障碍。除了自我以外，患者感到还有另外一个"我"存在，或者认为自己已经变成了另外一个人。常见于分离性障碍、精神分裂症等。自我界限障碍：患者不能将自我与周围世界区别开来，因而感到精神活动不再属于自己，自己的思维即使不说出来，他人也会知道。成为思维被洞悉感或思维散播，感到自己的思维、情感、意志、冲动和行为不是自己的，而是由他人或某种仪器所操纵或强加控制，称为被控制感。这些都是精神分裂症的特征性症状。偶见于癫痫及其他精神障碍。自制力障碍：掌握患者对自己疾病的判断和认识的能力的缺乏。患者能正确认识自己的精神病理现象称为"有自知力"，患者不能认识自己的精神病理现象是病态，称为"无自知力"，介于两者之间者，称为"有部分自制力"。判断有无自知力有四条标准：

1. 患者是否意识到别人认为他有精神异常的现象。
2. 患者是否自己认识到这些现象是异常的。
3. 患者是否认识到这些异常想象是自己的精神疾病所致。
4. 患者是否意识到这些异常现象需要治疗。一般情况下，患者对自己的精神病理想象不能做出正确的估计，不能意识到疾病前后精神活动的改变，不能认识到自己的病态行为与正常人的区别，因而否认有病，抗拒治疗。多数精神病患者的自知力不完全，神经症患者的自知力多数存在。精神疾病的临床上，自知力是诊断精神疾病的重要标志，也是判断患者能否配合治疗和预测疗效的标准之一。

对以上四类西医认为属于自我意识障碍的分型，大部分都会在精神分裂症的临床上找到踪迹。中医认为这些症状都属于怪病的范畴，因为"怪病责之于痰"。临床上不管是精神分裂症还是其它类型的没有自知力的患者，只要是身体体质允许的情况下，用涌吐痰涎的方法都有效。按照中医理论，不管是遭受超强精神刺激还是长期不能缓解的精神矛盾导致的精神疾病，还是由于自身体内的脏腑功能紊乱长期不能自行调整而导致的精神障碍，都是体内蓄积痰涎的过程。痰涎蓄积在体内，没有冲过血脑屏障进入大脑的痰涎扰及内脏，多在心肝脾肾诸脏者，自知力多存在。临床症状多支持诊断为神经衰弱、神经症等。随血液循环冲破血脑屏障进入大脑的痰涎，不管是毒气挟痰涎进入大脑还是毒血挟痰涎进入大脑，甚或是毒液自己挟横逆之气冲破血脑屏障进入大脑者，自制力多缺如。临床症状多支持各类型精神分裂症、情感性精神障碍等。只要是持续不间断的对患者进行涌吐痰涎、涤荡痰涎、祛痰化痰，再加之于理气理血、调养心神都能治愈。精神分裂症也不例外，慢性精神分裂症的衰退状态除了祛痰外，还要施以活血化淤，激活处于休眠状态的脑干细胞的方法才能治愈。以人格解体、双重人格、自我界限障碍为主要症状的各类神经精神疾病，其主要致病机理大都是痰涎作怪的原因。痰涎蓄积导致脑内产生大量代谢废物，这些代谢废物会转化为毒性很强的淀粉样肽，也叫脑毒素肽，脑毒素肽导致患者出现各种形形色色的精神症状。只要根据其临床症状，四诊合参，正确施治，巧妙除痰，均可以治愈。

6.4.1.3.14. 问精神疾病的综合症

综合征指病因不明或尚未明确，但临床表现相同或相似的多组症状、体征，或影像、化验及其他检查异常等综合表现的疾病。精神科的综合症大约有一百多条，主要分为脑器质性精神疾病综合征、儿童精神疾病综合症、和一般精神疾病综合症三大类。临床上常见的有以下几种：

6.4.1.3.14.1. 问幻觉妄想综合征

以幻觉为主，在幻觉的基础上产生妄想，如被害妄想、物理影响妄想等。本综合征的特点是幻觉和妄想密切结合，互相补充，互相影响。多见于精神分裂症，也见于某些器质性精神障碍。中医认为，只要是出现幻觉妄想的所有精神疾患，都是因为体内有痰。功能性的精神疾病出现幻觉妄想需要大剂涤痰开窍，器质性精神疾病的幻觉妄想需要活血化瘀和涤痰两法并用。不管是功能性还是器质性精神障碍，都要根据患者体质情况，清除痰涎活血化瘀即可好转。

6.4.1.3.14.2. 问精神自动综合征

精神自动综合症是一个较复杂的综合症，它包括感知觉、思维、情感、意志等多种精神病现象。其临床特点是在意识清醒状态下产生的一组症状，其中包括假性幻觉以及患者思想、意志不受本人愿望控制下的不少症状。典型表现是患者感到本人的精神活动丧失了属于自己的特性，而认为这是由于外力作用的结果，主要临床特征存在异己感、强制感、和不自主感三个特点。中医认为这是痰蒙心包的结果，由于进入大脑的营养物质带有痰涎，脑细胞吸收了这些有毒物质，致使大脑皮质相关部位在处理信息时发生识别性错误。在治疗上，只要患者体质允许，就要涌吐痰涎，往往大量涌吐顽痰后，患者立即清醒，脑功能瞬间非常理智，能分析批判自己的病情。

6.4.1.3.14.3. 问类妄想性幻想综合征

类妄想型幻想综合症是指精神创伤后出现反应创伤体验的类妄想性的幻觉，以幻听幻视为多见。在司法精神病鉴定时常可见到，患者听到亲属的喊叫声，法官的审判声，此声音与其幻想有关：如患者想无罪释放，他幻听的内容可能是审判员宣判他无罪释放。患者还可以幻视到审判员和蔼地出现在他眼前。本综合症大多见于心因性精神障碍，也见于学龄前儿童分裂症。中医认为，超强的精神刺激可引起超限性抑制，在超限性抑制过程中，体内气机突然紊乱，体液循环受阻，供应大脑的一切物质发生性质改变，干扰神经递质合成与降解，大脑突然一片空白。待患者缓过神来时，脑内一片模糊，出现自己心中想象的画面，听到自己心中想要听到的声音。儿童因气血未充，脑内体液代谢失常，易出现类妄想型幻觉。治疗当分成年与儿童，成年人可以清热泻火涤痰，镇静安神养血；儿童当补阳温化痰涎，敛惊镇静安神。

6.4.1.3.14.4. 问疑病综合征

疑病症指的是患者对自身健康过分关注，相信患了实际并不存在的疾病，并对微不足道的一些症状过分夸张，而终日焦虑紧张。见于神经官能症。病人对这一症状并不达到荒缪的程度，抑郁性精神障碍时往往与自罪观念并存，精神分裂症的疑病观念是一种较牢固的妄想观念。中医认为疑病观念是由于体内顽痰干扰大脑功能的结果，不管是何种疑病观念，只要是涌吐顽痰都能收到治疗效果。精神分裂症的顽固疑病观念要涌吐痰涎与倾泻顽痰并用，并反复使用之，直到痰涎清除干净为止。此时，不但疑病观念消失，其他精神分裂症状也会消失直至痊愈。

6.4.1.3.14.5. 问虚无妄想综合征

指患者感到自己已经不复存在，或者自己的躯体是一个没有五脏六腑的空壳。多见于高龄抑郁症，尤其是伴有激越性症状的抑郁症。也可见于精神分裂症、老年痴呆、顶叶病变时。中医认为虚无妄想综合症是由于患者体内肾虚挟痰上冲，虚毒导致脑功能反应失调，从而出现的一组精神症状。治疗当以大剂补肾，兼以除痰，温阳活血化瘀，可以治疗。

6.4.1.3.14.6. 问遗忘综合征

又称柯萨可夫综合征：以近事遗忘、虚构和定向障碍三点为特征，多见于酒精中毒性精神障碍、颅脑损伤所致的精神障碍、脑肿瘤及其他脑器质性障碍。中医认为遗忘综合征由两种病理产物致病，一是毒血性，多见于酒精中毒一过性遗忘，酒精分解后随着体内的调节能力恢复即可消失。一是毒液性，多见于脑器质性精神障碍引起的遗忘，需要补气养脑活血化瘀除痰，消除蓄积在脑内的粘稠毒液（或淤血或肿瘤）。可以治疗。

6.4.1.3.14.7. 问紧张综合征

包括紧张性木僵和紧张性兴奋两种状态。紧张性木僵包括木僵、违拗、刻板语言和动作、蜡样屈曲、缄默等症状，可以持续数周至数月。紧张性木僵可以突然转入紧张性兴奋状态。紧张性兴奋持续时间较短，常常是突然爆发的兴奋和暴力行为，然后又突然转入木僵或缓解。典型的紧张综合症见于精神分裂症的紧张型，其他精神病、抑郁症、急性应激障碍、颅脑损伤时也可见到不典型的表现。中医认为紧张综合症首先是怒气攻心，体内蕴痰，邪气乱窜挟痰涎上扰于脑，阻塞经络导致产生紧张状态。只要是患者体质允许，用破气解郁吐痰之剂，进行涌吐痰涎即可治疗，吐得越彻底治疗的效果也就越好。

6.4.1.3.14.8. 问情感综合征

这是以情感增强或减弱为表现的一类综合症，临床上主要分为躁狂状态和抑郁状态两种。躁狂状态表现为情感高涨、思维增加和活动增多为主的症状。抑郁状态与躁狂相反，表现为情绪低落、思维迟钝和运动性抑制为主的症状。中医认为无论躁狂还是抑郁都是体内火热亢盛，热痰壅盛，虚寒毒邪，邪气上冲于脑引起的临床表现。躁狂时体内以热邪挟痰上冲为主，抑郁时以虚寒挟热痰上冲为主。治疗时当分清是热痰还是虚痰、寒痰，辨证治之，可以迅速痊愈，不为难治。

6.4.1.3.14.9. 问病理嫉妒综合征

指以怀疑配偶不忠的嫉妒妄想为核心症状的综合征。常见于偏执状态，也见于精神分裂症，慢性酒精中毒，器质性精神病等。中医认为患者病前有极不自信的人格障碍，这是体内由胆怯、肾虚失志引起的体液慢性中毒，肾经虚痰邪气因条件反射暴怒后随经络上冲于脑导致偏执产生。治疗当以填精补髓，使肾阴充足，滋养温润肝经，控制邪气上冲。同时进行适度的心理调理，待体质允许时，涌吐肾经顽痰，断除病根，可以治疗。

6.4.1.3.14.10. 问易人综合征

患者认为周围某个非常熟悉的人是其他人的化身，多为自己的亲人如父母、配偶等。这种情况并非感知障碍，患者认为周围人的外形并无变化，或稍有改变。本综合症的实质是偏执性妄想。多见于精神分裂症，偶见于癫痫、分离性障碍等。中医认为此乃肝经络蕴痰，导致偏执。治疗当以柔肝化痰，补肾养阴，清除脑内毛细血管中的瘀血，间或涌吐顽痰，可以治疗。

6.4.1.3.14.11. 问缩阳、缩阴综合征

是一种急性焦虑性反应。患者害怕自己的阴茎缩小，甚至缩至腹内，称为缩阳综合征；女性出现类似综合征，表现为害怕乳房及阴唇缩小，称为缩阴综合征。这是一种心因性障碍，系文化、社会、心理因素和病前人格综合作用的结果。本综合征偶见于抑郁症和苯丙胺中毒时。中医认为：患者平素人格发育有不同程度的障碍，加之肝经受寒，寒邪循经侵犯下焦，精神紧张（肝胆主情志）引起阴部痉挛所致。亦即西医所说文化社会心理因素云云之病因。祛除肝经寒邪即可消除缩阳、缩阴诸病症，不为难治。

6.4.1.3.14.12. 问脑衰弱综合征

主要表现为易感疲劳、虚弱、思维迟缓、注意不集中、情绪不稳定、情感脆弱，常伴有头痛头晕、感觉过敏、出虚汗、心悸、睡眠障碍等。常见于器质性疾病的初期、恢复期、或慢性器质性疾病的过程中。中医认为此乃体内脏腑功能虚衰，导致大脑正常营养不良，从而产生上述一系列症状。根据患者整体状况，从五藏神的理论上找出病之所在，当补即补，当温则温，可以治愈。

6.4.1.3.14.13. 问急性脑病综合征

以各种阶段的意识障碍为主要临床表现，起病急、症状鲜明、持续时间较短。可伴有急性精神病表现，如不协调性精神运动性兴奋、紧张综合症、类躁狂表现、抑郁状态等，多继发于急性器质性疾病或急性应激状态。中医认为急性脑病综合征多属于体内蕴毒，热邪毒气攻脑所致，关键是要辨证求因准确，对症治疗适当，治疗大法应通腑泻热腑通即愈，不难治疗。

6.4.1.3.14.14. 问慢性脑病综合征

以痴呆为主要表现，伴慢性精神症状如抑郁状态、类躁狂状态、类精神分裂症状态，以及明显的人格改变和遗忘综合征，通常不伴有意识障碍。常由慢性器质性疾病引起，也有些是急性脑病综合症迁延所致。中医认为由于体内蕴痰和瘀血使脑内产生脑毒素肽，脑内淀粉样物质侵害正常脑细胞，使之精神功能失调。治疗当以活血化瘀，除痰通窍，补气养神，对症治疗可以治愈。

6.4.1.3.15. 问月经、带下、婚姻、胎产状况

此项问诊是针对女性精神疾病患者。青春期女性患者的患病诱因大多与恋爱、婚姻等情感问题处理不当有关，而且病程中症状的波动又多与月经和胎产有关，因而女性患者的月经、带下、婚姻、与胎产状况与精神障碍的关系重大。因此该项问诊需要全面仔细认真进行，不得有任何遗漏。

6.4.1.3.15.1. 月经

健康发育成熟的女性，一般每月定期行经，月经周期通常为28天左右，行经3～5天，经量中等，经色鲜红，经血不稠不稀，无血块、无异味。问诊内容包括初潮年龄、月经规律、经量、颜色、有无淤血块、有无异味，有

无不适感、有无痛经、闭经，末次月经日期、绝经时的年龄等。女性精神病人大多都有月经不正常的表现，而且常伴随着月经异常而症状波动。月经周期性精神病通常随着月经周期而规律性的发作，月经快来时发病多为血中有热，月经来潮后发病多为血虚或血瘀。适月亏而发病者多为血虚或阴虚，适月盈而发病者多为血热或血盛。发作为抑郁者多为肝气不舒郁血痰作祟，发作为兴奋者多为心肝经有热，发作为幻觉妄想者多为肝心瘀痰入脑，发作惊恐者多为肾精亏虚。有的病人病情发作时间非常准确。问月经时还要注意分别经期异常、经量异常、经色经质异常、是否经行腹痛等。

A. 经期异常。月经先期：月经周期常提前 7 天以上者称为月经先期。病人多因热盛迫血妄行，或气虚不能摄血所致。血热者兼量多、色红、质稠。气虚者兼量多、色淡、质稀。月经后期：月经周期常推迟 7 天以上者，称为月经后期。多因寒凝气滞，血不畅行，或血虚血海不充，或痰郁血瘀，冲任受阻所致，精神病人月经后期多为瘀血所致。月经先后不定期：即经期错乱，或提前或错后 7 天以上而无定期者，称为月经先后无定期。其实者多因肝气郁滞，气机不调或瘀血内阻，气机不畅。其虚者多为脾肾虚损，气血不足，以致冲任失调。精神病人多有月经先后无定期者。

B. 经量异常。健康妇女每次月经血量约为 50 至 100ml，由于个体素质、年龄等的差异，可略有不同。若经量多少超过了生理范畴，则属病理表现。月经量多：月经周期不变，行经量却超过正常，或行经时间延长，量亦因而增多，为月经量多。血热妄行、冲任受阻或气虚不能摄血、或瘀血阻络、络伤血溢等均可引起。月经量少：月经周期不变，而经量减少，或行经时间缩短，经量少于正常者，为月经量少。多因阴精不足，血海空虚。或寒凝、血瘀、痰湿阻滞，血行不畅所致。闭经：在行经年龄而并未怀孕的情况下，停经超过三个月，称为闭经。其产生原因与月经量少基本相同，多责之于气虚血少、气血瘀滞、血寒凝滞等，只是程度更重。精神病人多因气机紊乱而出现闭经。崩漏：不在行经期，阴道内大量出血，或持续淋漓不断出血的，称为崩漏。多因阳热迫血妄行或气虚不能摄血所致。来势急、出血量多的为"崩"，来势缓慢、出血量少的为"漏"。

C. 经色、经质异常。月经颜色淡红质稀，多为气血不足；经色深红质稠，多为血热；若经色紫暗有块，多属寒凝胞宫，内有瘀血。

D. 经行腹痛。经行腹痛，可发生于经前、经期或经后，也称为"痛经"。气滞或血瘀所致者，常发生于经前或经期，多为小腹胀痛或刺痛。若小腹冷痛、得温则痛减者，多属寒凝或阳虚。若行经或经后小腹隐痛、时伴腰脊酸痛着，多为气血不足，肝肾亏虚，胞脉失养所引起。

6.4.1.3.15.2. 带下

正常情况下，妇女阴道内会有少量乳白色而无臭的粘液分泌物，称为带下，带下具有润泽阴道的作用。若带下分泌过多，绵绵不绝，或带下的色、质及气味等发生异常的改变，即为病理性带下。如带下色白、质稀如涕无臭者为白带，多属脾虚湿注或脾肾阳虚，寒湿下注所致。带下色黄、稠粘而臭者，为黄带，多属湿热下注而致。白带中夹有血液，微有臭味者，为赤白带，多是肝经郁热所致。倘若带下颜色污秽似脓血、气味秽臭难闻、持续时间较长、时下不止者，常预示子宫及阴道内有恶性病变。精神病人多肝郁气滞导致体内气机紊乱、湿热下注出现黄赤带下。

6.4.1.3.15.3. 婚姻

精神疾患多有精神因素或重大生活事件而发病，而失恋、所求不遂和不合心意的婚姻常导致精神异常，特别是青春期发病的病人，其婚姻问题常是导致精神障碍的主要因素。因此，问诊时要详细询问患者的婚姻状况。如是否自由恋爱？对自己的婚姻是否满意？或满意度不高？父母是否过于干预其婚姻问题？是否离婚或再婚等。

6.4.1.3.15.4. 胎产

胎产是指已婚妇女妊娠及生育的情况，应详细询问其怀孕、生育的次数、时间，有无流产、以往分娩及产后的情况是否正常。要详细询问怀孕期间的恶阻，有无先兆流产症状？有无肢体浮肿等以及治疗处理的情况。有无产后抑郁或兴奋状态？产后出血的颜色、质稀或质稠，有无腹痛拒按等情况，产后出血持续时间是否过长？精神病人常因怀孕、流产、产后出现精神异常。问诊时要仔细认真询问每一个环节，以准确把握其发病特征。

6.4.1.4. 切诊

切诊是医生用手在病人体表的一定部位进行触、摸、按、压，以获取病理信息，了解疾病内在变化和体表反映的一种诊察方法。切诊分脉诊和按诊两部分。

6.4.1.4.1. 脉诊（包括趺阳脉、少阴脉、少阳脉、人迎脉）

脉诊是医生用手指触按病人的动脉搏动，以探查脉象，了解病情变化的一种独特的中医学的诊病方法。脉象不同于脉搏。脉搏的形成，是由于心脏一舒一缩的跳动，血液从心脏流向脉管，脉管扩张和回复所产生的搏动。脉象是由脉搏所显示的部位、速率、形态、强度和节律等组成的综合现象，通过医生的手指触觉所感知。脉象和脉诊的基本原理，主要在于脉为人体气血运行的通道。中医认为：脉为血之府，与心相连。心肾之气上下相交使心脏产生功能活动，从而促使心气推动血液在脉中运行。血液除属心所主外，又由脾所统，归肝所藏，赖肺气的辅助而心行血。通过经脉灌溉脏腑，肾精又能化血而不断充养血脉，所以，五脏均与血脉的产生与运行密切相关，缺一不可而以心为主。心为五脏六腑之大主，故人体气血阴阳和脏腑功能的状况均能通过心气显现于脉。医生用手指按在病者的脉搏之上，细心体察脉位的深浅，脉率的快慢，脉象的大小，来区别病邪的部位，正气的盛衰，以医者的知识和经验将患者的正常脉象与病脉相比较从而判断疾病发生、发展、转归的方法叫做切脉。

人体脉象分常脉与病脉之分，成人的常脉脉象一般脉次是一息四至，即每分钟约60至80次之间，脉象缓和有力。中医学把人的正常脉象归纳为三个特点，一是脉象来去缓和有力，叫做有神；二是脉流来去从容、不快不慢，叫做脉有胃气；三是浮、中、沉取均匀有力，从容不迫，应指有力的感觉，叫做脉气有根。正常脉象往往由于年龄、性别、体质、地域、气候、饮食、劳动、情绪等不同因素的影响而有差异。例如：小儿脉象多疾，青壮年脉多有力，老年人脉多较弱、较沉，瘦人脉位较浅，胖人脉位多沉，女人脉多濡而微数，男人脉多洪大有力，运动以后脉多疾数有力，情绪低沉时脉多涩而不畅。春季脉多弦象，夏季脉多洪大，秋季脉多偏浮，冬季脉多偏沉。有的人因生理因素的关系，脉象或偏浮、偏沉、偏迟、偏数、偏弦、偏紧、偏弱。若平како此，又无不适感觉，则为常脉。另有一部分人，由于生理原因，脉不见于寸口，而从尺部斜出向手背，称为"斜飞脉"，或出现在寸口背侧，称为"反关脉"。两者均为脉位异常的生理现象，不做病脉论。病脉是疾病干扰体内的正常生理现象，各种病理因素均能影响脉象，从而反映出不同的病脉。

脉诊是四诊中最为重要的诊察方法，仲景云："观其脉证，知犯何逆，随证治之"。因此，临床医生必须精于脉诊，特别是精神科的临床上，精神病人的脉象由于精神症状的特殊性，临床医生往往感觉捉摸不定而舍脉从症！从而对疾病的病理病机性质认识不清楚。所以，精神科诊断学的脉象采集必须严格遵守古人的遍诊法（三部九候法）、二部诊法（人迎、寸口）、三部诊法（人迎、寸口、趺阳）和寸口诊法（气口、脉口）四种诊察方法，细心体味脉象变化的细微之处，找出引起脏腑及其大脑变化的病之所在。诊脉时间最好是在平旦（住院患者则为子时），即病人从睡眠中醒来，还没有起床活动时，这时阴气未动，气血未乱。诊断时间以六分钟为宜，两手寸、关、尺，左为心肝肾，右为肺脾命六部脉，每部脉仔细体味一分钟，浮中沉各20秒。诊脉时中注重三部九候，重点诊察寸口人迎脉象，判断有无胃、神、根及其盛衰，脏腑偏胜偏衰之病脉要侧重诊察。

人体病脉异常复杂，古时有104种脉象之多，现今临床一般常遵明李中梓《诊家正眼》病脉28种，即：浮脉、沉脉、迟脉、数脉、虚脉、实脉、长脉、短脉、弦脉、弱脉、紧脉、缓脉、滑脉、涩脉、洪脉、微脉、濡脉、牢脉、芤脉、革脉、疾脉、动脉、细脉、散脉、伏脉、促脉、结脉、代脉（明李时珍《频湖脉学》27种脉象无疾脉，清张璐《诊宗三昧》32种脉象，多了大、小、清、浊四脉）。

6.4.1.4.2. 子时脉诊

子时脉诊是根据中医肝胆主情志的原理，在胆经行气之时的子时（夜里11时至凌晨1时）内，对精神疾病患者进行诊脉，此时患者进入睡眠已经三个小时，紊乱的精神因素对脉象的干扰基本消失，此时正是胆经行气之时，诊得的脉象比较接近脏腑功能活动的情况，从而获得比较准确的脉象。诊脉的法则按照脉诊的原则进行，子时诊脉指的只是时间上的差别选择，其他同脉诊。

6.4.1.4.3. 按肌表

（按肌表属于按诊的范畴。按诊是对病人的手足、肌肤、脘腹、腧穴等部位施行触、摸、按、压、扣，以测知病变的一种方法。按诊是切诊的一部分，也是四诊中不可忽视的一种诊断方法。精神病人主要由于阴阳、气血、寒热、虚实发生变化导致脑功能失常，因而按诊对于诊断甚为重要）。精神病人按肌表主要是了解病人体内脏腑功能的寒热盛衰状况在肌表上的反应。有的病人头面热、下肢凉，属于上热下寒。有的脑门热，下巴凉，属于心热肾寒。有的印堂热、颧下红为肺与大肠蕴热燥屎结滞。有的两颧热、两颊凉属于心小肠邪热上泛而命门气虚寒。有的鼻准红热、人中凉，属于脾胃蕴热子宫虚寒。有的眼内眦凉、鼻中段热属于肝热胆寒。有的面红耳赤但是按之不热为内寒迫热外现。有的头部面部热按之滚烫而体温不高为内有大热。有的全身按之热但是体温正常惧冷为外热内寒。按皮肤还能了解体内气胀或水肿的情况，按皮肤时按之即起为气胀，按之不起为水肿，皮肤不同部位的异常会显示不同的脏腑或经络气胀或水肿状况。面部气胀常为肝郁气滞上逆，腿部气胀常为肝脾经邪气犯肾引起，面部水肿常为脾虚水泛于上，下肢水肿常为肾虚膀胱水道不畅或肾炎，总之按肌表能辩证出体内疾病的阴阳虚实寒热气血运行的状况，从而了解疾病的发展与变化。

6.4.1.4.4. 按胸腹

胸腹是人体的重要部位，人体的五脏六腑都长在胸腔和腹部，通过手掌或手指的按压触摸可以了解五脏六腑病变显现于胸腔外部的冷热、软硬、肿胀、压痛等情况。按胸腹时的几个主要部位：剑突以上为胸腔，剑突以下凹陷处为心下，脐上2寸（中指同身寸）为下脘穴，脐下二寸为气海穴，从下脘至气海之间为直径划一圆周，其周圆之内称为脐周，脐周以上至心下为胃脘。脐周两侧为左腹、右腹，脐周以下为小腹，小腹两侧为少腹。胸腹部按诊时，患者一般采取仰卧位，松开腰间系带，暴露检查部位，两腿合拢，膝部屈曲，脚掌平放，腹肌放松。医生站在患者右侧，面向患者并在按诊时观察患者的面部表情。按诊时需由轻到重，由浅入深，全面、仔细、认真的逐步检查胸腔、腹部的内外疼痛、肿胀、积聚等情况。肝、胆经当按诊两肋有无疼痛、气胀、痛点；心、肺经当按诊胸腔有无压痛；脾胃经当按诊上腹部；肾经当按诊腰部；大、小肠经当按诊脐周及下腹、少腹部；胞宫当按诊气海、下腹、少腹部。精神病人的胸腹按诊主要是了解患者心肺、肝胆、脾胃、肾有无实质性改变？大肠、小肠、膀胱有无大小便积聚？胞宫有无淤积血块？胸腔和腹部有无瘀血？有无症瘕积聚？按之有无压痛？还要了解腹部是否肿大？是气胀还是水肿？按之是软濡还是有水声？是喜按还是拒按？是饱满还是虚大？腹部若有积块是移动还是固定？若有压痛，痛点是固定还是不固定？等等。精神病人发病多有精神因素，致使肝郁气结、痰食湿热瘀血互结，往往肝脾会有实质性地改变，腹内的症瘕也比较多见，女性患者更为常见，临床上当仔细辨识认真推敲精确甄别。

6.4.1.4.5. 按手足

中医有"四肢为诸阳之本"，"脾主四肢"之诸多学说来说明四肢与体内五脏六腑之间的重要关系。因此按手足就有着不同寻常的诊断价值，特别是精神病人由于精神功能紊乱，致使神经末梢对外界的刺激传导失常：有的病人由于肾经虚寒而表现于手足心冰凉，手心凉属于阴寒，手背凉属于阳虚，足心凉属于肾寒，足踝凉属于肾虚寒。手心热多为心经有热，热而汗出为心热外泄，热不出汗为热邪内聚。手心热而手面发白色为阴寒迫热外出，手心热手背凉为阳虚阴盛。精神病人手心多热手背多不热。有的病人手足俱凉为肾经寒甚。有的病人手凉至肘部，为心阳大虚。有的足凉至膝部为下焦俱寒。有的冬天手足俱凉为阳虚，有的夏天手足仍凉为阴寒。手足俱热为五脏六腑阳热炽盛，有的胸腹俱热手足凉为热邪郁结于内不得外出。有的病人印堂怕风后背怕凉膝盖凉甚为胃寒已甚且久。有的病人脚后跟凉腰背酸软冷痛为肾寒而虚极。有的病人手、脚指尖凉甚为脾心经寒已极。

6.4.1.4.6. 按腧穴

腧穴是脏腑经络之气汇聚转输之处，当体内五脏六腑以及经络有病时，在体表的相应部位会出现较为明显的压痛点，或可摸到结节状、条索状物，此可作为脏腑经络内在病变的辅助诊断。精神病人五脏六腑、经络气血、阴阳均有不同程度的病变，所以相关腧穴都会有轻重感觉不同的压痛点。脏腑经络病变的常用的腧穴有，肝经：期门、肝俞、太冲。心经：巨阙、膻中、大陵。脾经：章门、太白、脾俞。肺经：肺俞、中府、太渊。肾经：气海、太溪。胆经：日月、胆俞。胃经：胃俞、足三里。大肠经：天枢、大肠俞。小肠：关元。膀胱经：中级。当相关脏腑经络发生病变时，腧穴就会有相应的反应。

6.4.2. 辨证

辨证是在中医基础理论的指导下，将四诊所收集到的各种症状以及各种临床检查出的生理病理结果等临床资料进行综合分析，对疾病当前的病理本质做出判断，并将其概括为具体证名的诊断过程。中医的辨证方法有多种，临床中常用的主要有十纲辨证、脏腑辨证、津液辨证、六经辨证、卫气营血辨证、三焦辨证等。中医精神医学的临床辨证上既与中医内科关系重大，又有着与传统内科本质意义上的区别，因而，中医辨证的精细精确就显得非常重要。十纲辨证是各种辨证的总纲领，是对各种辨证方法的归纳和概括。精神疾患的病因病机复杂而多变，因而提纲挈领的十纲辨证在精神病的临床上意义重大。脏腑辨证是针对各种内伤杂病的辨证方法，在精神病的临床上，藏象功能异常导致的内脏功能紊乱，进而引起精神功能失调，最后导致复杂内伤杂病的出现是该病发生发展的规律，因而，脏腑辨证在精神科的临床上至关重要。津液辨证是根据津液的生理病理特点，分析判断疾病中有无津液亏虚或水液停聚证候存在的辨证方法。津液失调产生的毒素随血液循环进入大脑，导致中毒出现脑功能紊乱是精神疾患发病的一个途径，因而津液辨证是精神病临床上不可忽视的手段。六经辨证最初是把外感风寒之邪诱发的疾病按照六经的传变规律和传变后的病症特点归纳出来，后世发现为具有普遍规律的一种经络辨证方法。我们认为：经络是天地阴阳二气和人体内环境（包括五脏六腑四肢百骸）能量交换的渠道和途径，穴位是进入人体的天地精华和体内偏胜偏衰之气的集散地。在精神疾患的临床上，六经经络辨证地位特殊而重要。卫气营血辨证是用于外感温热病邪的辨证方法。在精神疾患的临床上，许多症候的出现多由温热病邪所致，其发病及传变规律既非阴阳脏腑气血津液辨证所能概括，也非六经经络辨证而归纳，唯有运用卫气营血辨证比较恰当，因而卫气营血辨证在某些精神疾患的辨证方面是唯一得体的辨证方法。三焦辨证也是用于外感温热疾病的一种辨证方法，在某些方面和卫气营血辨证有相同的作用，但是有些时候运用三焦辨证更吻合病人的一些特殊症状群。而且上、中、下三焦的分野非常清晰，所以，三焦辨证也是某些精神疾患临床上的一种非常得体的辨证方法。

6.4.2.1. 十纲辨证

6.4.2.1.1. 阴阳辨证

阴阳是辨别证候类别的纲领，是十纲辨证的总纲。由于阴阳分别代表事物相互对立的两个方面，它无所不指。中医认为：一切疾病的产生，都是机体内部阴阳之间失去平衡的结果，因此，凡是人体机能亢进而引起的病证多呈现为"阳"的特点，而机能衰退所导致的病证多反映为"阴"的特点。临床证候中表现为表、实、热者为阳；表现为里、虚、寒者为阴。病在五脏者多属阴；病在六腑者多属阳。病在气分者多属阳；病在血分者多属阴。在精神病的临床上，古人有"重阳者狂，重阴者癫"的论断。凡是以兴奋躁动为特点者多属阳；以抑郁癫呆为特点者多属阴。以热实为特点者多属阳；以寒虚为特点者多为阴。

(1) 阳证：凡符合属阳性质的证候，称为阳证。表证、热证、实证均属阳证的范畴。精神病的临床上表现阳性的证候不尽相同，常见的有精神错乱，兴奋躁动，狂乱不止，愤恚怒骂，打人毁物，呼吸急促，语声高亢，力大倍常，面红目赤，心烦易怒，大便秘结，小便黄赤，痰黄黏稠，脉象洪大沉实有力而数，口苦咽干，口舌生疮，舌质红降或舌黑起芒刺、舌尖或两侧起红点，舌苔黄厚，口中唾液粘稠，口渴喜冷饮等均属阳性征候。

(2) 阴证：凡符合阴性质的证候，称为阴证。里证、虚证、寒证均属阴证范畴。精神病的临床上表现为阴性的常见证候有：精神恍惚，心神不安，喃喃独语，声音低怯，精神萎靡，倦卧少动，体倦无力，情感淡漠，行为退缩，生活懒散，秽洁不知，情绪低落，沉默寡言，妄言妄见，离群索居，表情呆滞，自言自语，自责自罪，易惊善恐，紧张焦虑。少气懒言，畏寒肢冷，手脚心四季冰凉，脉沉迟细微无力、紧小濡软涩弱，口唇白或青紫，舌质淡嫩白滑或瘦小，饮食少进，大便溏泻或稀软等均属阴性症候。

6.4.2.1.2. 气血辨证

气血辨证就是根据气血的生理病理特点，分析判断疾病过程中气血与疾病的关系。气血是生命活动的物质基础，气血的异常与否与机体的正常运转与病变密切相关，特别是与精神活动关系重大！在精神病的临床上，气血失调是一切精神疾患发生发展的首要指征。

(1) 气病辨证：气的病证繁多，临床上常见的证候主要有气虚、气滞、气逆、气陷四种。其中气虚、气陷属于虚证；气滞、气逆多属于实证或虚实夹杂证。

A. 气虚证：气虚证是指元气（真气）不足，气的推动、温煦、固摄、防御、气化等功能减退，导致脏腑功能减退所表现出的证候。常因先天不足、饮食失养、久病体虚、年老体弱或劳累过度所引起。由于元气亏虚，往往导致整个脏腑组织机能活动的减退，故临床上出现各个脏腑功能上的气虚证。如心气虚证、脾气虚证、肺气虚证、肾气虚证、胃气虚证、肝胆气虚证等的不同。气虚生化不足还可引起阳虚、血虚营亏；气的气化机能减退导制水湿潴留，而生痰、生湿、水液泛滥；气之推运无力还可使气血运行不畅，出现气滞、血瘀；气虚还可与血虚、阳虚、阴虚津亏等虚证兼并为病，而成为气血两虚、气阴两虚、阳气亏虚、津气亏虚等证。慢性精神分裂症患者多有气虚证候。

B. 气陷证：气陷证是指气虚无力升举而反下陷的证候，常由气虚进一步发展而来。气陷一般指中气下陷，常有内脏位置下垂或有脱肛、阴挺等症。临床上常表现为头晕眼花、少气懒言、气短疲乏，中脘空虚感甚或自汗、遗精、二便失禁、脉微欲绝等症状。精神分裂症的衰退状态多见气陷证候。

C. 气滞证：气滞证是指体内某一脏器或某一部位气机阻滞、运行不畅所表现出的证候。常因情志不遂，七情郁结，病邪阻滞气机所引起。临床上常表现为胸胁脘腹或身体某处的胀痛、闷憋、窜痛、攻痛等感觉，常辨证为肝气郁滞证、肝郁血瘀证、肝胃气滞症、胃肠气滞证、气滞痰结证、气滞水停证、气滞湿阻证等。所有精神疾患均辨证出气滞证候。

D. 气逆证：气逆证是指气机升降失常，脏腑之气上逆所引起的一系列证候。临床上主要表现由精神因素引起气机失调，进而导致各脏腑功能异常气机上逆，或郁怒、惊恐，肝肾气机失调而上逆，或感受外邪、内生痰饮致使肺失肃降而气逆，肝气犯胃、胃失和降而上逆。可见头痛、眩晕、气从少腹上冲咽喉、咳逆喘息、呃逆呕吐等，甚或神昏晕厥、气郁闭证等危象出现。在精神疾患的临床上，普遍存在气逆证候。

(2) 血病辨证：血病辨证是以血的生理病理理论，分析四诊所采集到的症状、实验室检查出的指证，进行辩证从而找出"血"所致疾病的思维方法。血的病变可以概括为血虚、血瘀、血热、血寒四类证候，其中血虚属虚证，血瘀、血热、血寒属实证。精神病的临床上，由于脏腑功能失调导致的血虚、血热、血寒、血瘀往往随血液循环进入大脑，导致脑细胞对这些有毒物质的吸收引起脑功能的失调，引起的形形色色的精神症状。

A. 血虚证：血虚症是指血液亏虚，脏腑经络、形体官窍失其濡养所表现的证候。由先天禀赋不足或久病脾胃虚弱后天失养致使生血不足，或失血过多、或思虑过度暗耗心血所引起。临床上常表现为面色无华或萎黄，口唇、爪甲色淡，头晕目眩、心悸怔忡、失眠多梦、或月经量少色淡、后期或闭经，舌淡苔白，脉细微无力等症状。慢性精神疾患多见血虚证候。

B. 血瘀证：凡离开经脉的血液，未能及时排除或消散而停留于某一处，或由于气机失调及其他原因引起血液运行不畅、淤积受阻，壅积于经脉或组织器官之内，呈凝滞状态，失却生理功能者均属瘀血。有淤血内阻而引起的病症成为血瘀证。由于瘀血所瘀阻的部位不同以及形成瘀血的原因不同，临床上的表现各异，常见的有心脉瘀阻证、瘀阻脑络证、肝经血瘀证、胃肠血瘀证、瘀滞胸膈证、瘀阻胞宫证、下焦瘀血证、瘀滞脉络证、瘀滞肌肤证、瘀滞筋骨证等。血瘀是精神疾患的普遍证候。

C. 血热证：血热证是指由于肝郁气滞、七情六欲及各种精神因素引起脏腑经络炽热导致血中有热，或因外感温热邪毒内传深入血分引起血中蕴热所表现出的血分的热证，成为血热证。临床上表现为各种出血证如咳血、吐血、衄血、尿血、便血、月经提前或崩漏、或局部红肿热痛、疮疡、舌质红降、脉滑数或弦数，心烦、身热、口渴、大便干结如羊屎、甚或狂躁倍常，精神错乱等。

D. 血寒证：血寒证是指由于脏腑功能低下或寒邪客于血脉，凝滞气机，血液运行不畅所表现出的血分的寒证。临床上常表现为畏寒肢冷、手足冰凉、喜温恶寒、肤色暗紫，或少腹拘急冷痛，或妇女月经愆期、经色暗紫，夹有血块等。精神病人常见萎缩一隅、面色晦暗、舌质青紫、脉沉细无力欲绝等症状。慢性精神疾患多见血寒证候。

6.4.2.1.3. 虚实辨证

虚实辨证是辨别邪正盛衰的两个纲领。虚指正气不足，实指邪气盛实，即虚与实主要是反映病变过程中人体正气的强弱和致病邪气的盛衰。通过虚实辨证，可以掌握患者盛衰情况，为扶正和祛邪提供治疗依据。

(1) 虚证：虚证是指人体正气虚弱所表现出的各种虚弱证候的概括。虚证反映人体正气虚弱不足而邪气并不明显。人体正气包括阳气、卫气、营气、阴液、精、血、津液等，故阳虚、阴虚、气虚、血虚、卫气虚、营血虚、津液亏虚、精髓亏虚等都属于虚证的范畴。虚证的形成主要因为先天不足和后天失养所致，先天不足多因遗传、母孕高龄或患病失治、或早产、或产程过长、或婴儿期间多病调治不善或喂养不周营养不良等原因。后天失调多因情志内伤，饮食失调，劳逸过度，房事不节，产育过多，久病失治等原因，虚症以后天失调为多见。各种虚证的临床表现极不一致，常见的有面色苍白或萎黄，精神萎靡身乏无力，形寒肢冷，夏天亦怕凉风，自汗，大便溏泄或滑脱，小便清长或失禁，舌质淡白胖嫩，脉细小沉迟无力而弱，或形体消瘦，颧红，五心烦热，盗汗，潮热，舌红少苔或无苔，脉细数无力等。或精神错乱，失心疯癫，独居一隅，喃喃自语。

(2) 实证：实证一是人体感受外邪，体内正气抵御外邪，正邪剧争所致的证候；二是脏腑功能失调致使体内病理产物积存，代谢障碍，气机阻滞，精神失常，水湿痰饮内停，瘀血内阻，体内邪正相争而表现出的证候。临床上常见症状有：高热、胸闷烦躁、甚至神昏谵语，呼吸气粗，痰涎壅盛，腹胀痛拒按，大便秘结，精神兴奋，力大倍常，狂躁不已，舌红苔黄厚，脉洪大弦滑实数等。

(3) 虚证实证的关系：虚证与实证在疾病的发生发展过程中存在着虚实错杂、虚实转化、虚实真假等方面的关系。

　　A. 虚实错杂：病人同时存在着正虚和邪实两种病机的证候，称为虚实错杂。包括实证夹虚、虚证夹实、虚实并重。还有病位上的表里虚实错杂、上下虚实错杂和脏虚腑实错杂等。虚证夹实是指以正虚为主、邪实为次的症候。此证多见实证日久，正气大伤而余邪未尽的病人，亦可见于素体虚弱而复感外邪者。实证夹虚是指以邪实为主，正虚为次的症候。此证常发生于实证过程中正气受损的病人，亦可见于体虚而新感外邪者，或实证误治失治，邪气未除，正气已伤者。虚实并重是指正虚和邪实均十分明显，病情比较严重的证候。此证多见于较严重的实证，迁延日久，正气大伤而实邪不减；亦可见于原本正气甚虚，有感受较重邪气的病人。表里虚实错杂是指表虚或里实或表实或里虚，或不同疾病发展过程中的表里虚实夹杂之证。上下虚实错杂是指上虚下实或上实下虚，或不同疾病发展过程中的上下虚实夹杂之证。脏虚腑实错杂是指五脏中某脏或多脏虚弱而六腑中一腑或多腑积聚壅塞甚至肿疡溃烂的实证并见的证候。

　　B. 虚实转化：在疾病的发展过程中，邪正相争，因此，虚证和实证之间有时会出现相互转化，如实证转虚、因虚致实等。实证转虚是先患实证，后出现虚证，多因邪气久留，或失治或误治，损伤人体正气而转为虚证。因虚致实是指病本虚证，由于正气亏虚，脏腑功能失调，而致痰、食、血、水等凝聚阻滞，成为因虚致实。

　　C. 虚实真假：在疾病的发展过程中，虚证与实证之间有时表现出真假的疑似之分，辨证是要从复杂的症状中辨别真假。虚实真假与虚实错杂证不同，临床上应审慎甄别。真实假虚证是指疾病本身属实证，大实之中反见虚赢的现象，如热结肠胃、痰食壅滞、大积大聚之实证，却见神情默默、畏寒肢冷、脉沉或涩等症脉，若仔细辨认则可以发现：虽神情默默但语出则声高气粗，脉虽迟涩或沉但按之有力，虽畏寒肢冷，但胸腹按之灼手。引起这种类似虚象的原因是病邪阻滞经脉，气血不能畅达之故，因此称这类证象为真实假虚证。真虚假实证与真实假虚证的征象正好相反，是指疾病本质属虚证，但又出现一些类似实证的假象，如素体脾虚，运化乏力，因而出现腹部胀满、脉弦等类似实证的现象，但腹满时有缓解，不似实证之腹满无缓解；腹痛而喜按，按之不痛或按之痛减，不似实证之拒按；脉虽弦，但按之无力。导致这种类似实证的症状出现，原因是机体正气虚弱，气机运化无力所致。

6.4.2.1.4. 寒热辨证

寒热辨证是辨别疾病性质的两个纲领。寒证与热证反映机体阴阳的偏盛与偏衰。阴盛或阳虚者，表现为寒证；阳盛或阴虚者，表现为热证。由于寒热较突出地反映了疾病中机体阴阳的偏胜偏衰，而阴阳是决定疾病性质的根本。

寒热辨证为散寒或清热的基本治疗方法提供了依据。

(1) 寒证：寒证是指感受寒邪，或机体阴盛、阳虚所表现的证候。多因外感寒邪，或内伤久病，阳气耗伤，或过失寒凉生冷，阴寒内盛所致。寒证包括表寒、里寒、虚寒、实寒等。精神病人由于精神失常、饥饱不知、久病不愈、消耗过大，因而出现虚寒、虚实寒热夹杂之证，临床上表现较为复杂多变，当以细查。寒证的临床表现不尽一致，常见的有恶寒喜热，口淡不渴，肢冷倦卧，面白涕清，痰涎清稀，大便溏稀或寒结，小便清长，脉迟或紧，舌淡苔白而润滑等。

(2) 热证：热证是指感受热邪，或机体阴虚、阳亢所表现的证候。多因外感热邪，或寒邪入里化热；或七情过激，郁而化热；或饮食不节，积而为热；或房室劳伤，劫夺阴精，阴虚内热等所致。热证包括表热、里热、实热、虚热等。精神病人多由急剧的生活事件或长久不能解脱的矛盾心理引起精神异常，导致七情内郁化火，热积于内，出现热证。各类热证的临床表现也不尽一致，常见的有：恶热喜冷，口渴喜冷饮，面红耳赤，烦躁不宁，大便秘结，小便黄赤，痰涕黄稠，舌质红舌苔黄厚或干燥少津，脉滑数沉实洪大。

(3) 寒证热证的关系：寒证与热证，是机体阴阳盛衰的反应，是疾病性质的主要体现，虽有本质的不同，但是又相互转化。一个人身上，有时会出现既有寒证又有热证、寒热交错的症状。有的上热下寒，有的下热上寒，有的里热外寒，有的外热里寒。在疾病过程中，还有的病人出现寒热相互转化的临床表现，病人出现真寒假热或假寒真热的临床症状，不一而足。临床上要对疾病的全部表现进行综合观察和分析，要仔细辨别寒热出现时的喜恶，口渴与否，面色的赤白，四肢的温凉，二便、汗出、舌象、脉象等等诊察指证，给予认真甄别，得出符合疾病规律的结论。精神病人患病过程中常常会出现寒热交错的症状，由于长期患病，体内正气早已虚弱，但是由于精神功能错乱，虚狂发作，因而寒热交错，虚实夹杂。例如烦躁：烦属于内有热，躁属于内有寒。烦的表现为内心不宁，常怒目不理旁人。躁的表现为躁动不安，常杂乱行为搅扰旁人。临床上当娴熟的运用中医理论仔细诊察，精当辨证，得出正确诊断。

6.4.2.1.5. 表里辨证

表里辨证是辨别疾病部位和病势趋向的两个纲领。在中医基本理论中，表与里是相对的概念，如躯壳与脏腑相对而言，躯壳为表，脏腑为里。皮肤与筋骨相对而言，皮肤为表，筋骨为里。脏与腑相对而言，腑属表，脏属里。经络与脏腑相对而言，经络属表，脏腑属里。经络中三阳经与三阴经相对而言，三阳经属表，三阴经属里等等。从病位上讲，肌肤、经络为表，脏腑、骨髓为里。身体外部有病为表，病较轻浅；身体内部有病为里，病较深重。从病势上讲，外感病由表入里是病势渐增；病邪由里出表是病势减轻。任何疾病的辨证，都应分辨表里，对于外感病而言尤其重要。内伤杂病一般都属于里证范畴，这是相对而言。不同的疾病表里的概念不同，如在精神科的临床上，精神症状夹杂内伤杂症的则不见得都属于里证。如在内科的临床上，大便干燥有的病人一连几天甚或二十几天、一个月都没有大便，一般都视为病已入里。而在精神科的临床上，这大多属于精神病人初期患病的常见症状，其精神症状常表现为狂乱骂詈，一般通泄脏腑疾病而获愈，属于初病表证。而一旦久病不愈入里则主要表现为思维紊乱，情感淡漠之里证，而这时病人的大便则一般都不是特别干燥，病则较为难治。还有的病人缓慢发病，初发病就表现为社会功能的退缩，情感淡漠、行为退缩、离群索居、喃喃独语等高级精神功能的衰退，而按中医则辨证为一派阴性症状的里证。这是由于精神疾病的特殊性决定的，因此说，表里辨证是相对的，临床上要根据中医基本理论和精神医学理论仔细辨证。

6.4.2.2. 脏腑辨证

6.4.2.2.1. 心与小肠辨证

心居胸中，外有心包络裹护，心主神明。小肠居腹中，主液受盛化物。心与小肠互为表里，心病常与小肠病变相关联，因小肠主吸收精微物质予肝脾骨髓等脏器制造血液供养心脏，故心与小肠相为表里。心具有统领诸脏、主宰一切的功能。人的精神意识、思维言行等都是心功能的外在表现。经曰："心者，君主之官也，神明出焉。"心神功能异常是精神疾病的主要症状之一。心功能正常与否主要取决于体内气机运行、脏腑功能、体液调节等功能活动的是否正常，而小肠病变则间接影响心神的功能。

(1) 心气虚证：心气虚是指由各种原因引起的心气不足。心气虚症的主要表现是脉象虚弱，舌淡苔白，面色苍白，气短，自汗，身乏无力，孤独退缩，喃喃独语等。慢性精神疾患多有心气虚证。

(2) 心阳虚证：心阳虚症是指虚寒内生、心阳虚衰，是心气虚病症的进一步发展。心阳虚的主要症状是舌质淡胖，苔白滑，脉细弱或结代，心悸或怔忡，动则尤甚，形寒肢冷，面唇青紫，胆小，害怕，惊恐，畏人而避，惕惕而动等。精神分裂症的衰退状态以及各类精神病的慢性期多见心阳虚证。

(3) 心血虚证：心血虚症是指因持续的过度劳心耗血，或脾虚生血之源亏乏，或出血过多等原因引起的一组症状。主要症状表现为脉细无力，舌淡粉、少白苔，心悸，头晕健忘，面色无华，眼神无光，口唇淡白，失眠多梦，表情呆滞，懒言少语等。慢性精神疾患由于常年患病不愈导致心脏实质器官受损，出现心血虚证。

(4) 心阴虚证：心阴虚证多因思虑劳神太过，暗耗心阴，或因肝肾阴亏等累及于心所致。其主要表现是脉细数，舌红少津，心悸而烦，两颧发红，五心烦热，或午后潮热，盗汗，善忘，入睡即醒，心神不定，情绪不稳，烦躁不宁等。各类精神疾患以及神经症的阴虚火旺型多见此症。

(5) 心火亢盛症：精神疾病多因情志压抑气郁化火，或肝肺肠胃等脏火盛上扰心神。其主要症状为脉洪大而数，舌红苔厚，面红耳赤，口舌生疮，口渴身热，大便干结，小便赤黄，心烦易怒，神识不清，狂躁谵语，喜笑不休，骂詈狂言等。

(6) 痰火扰心症：此症多为内脏火热燔盛，煎熬津液为痰，痰火烦扰心神，或因外感热病邪热挟痰上冲扰及心神而引起的一组病症。精神病人的主要表现为脉象洪大滑数，舌质红，舌苔黄厚而腻，发热烦躁，面赤口渴，彻夜不眠，胡言乱语，哭笑无常，狂越骂詈，冲动伤人，狂躁不已。

(7) 痰迷心窍症：多因思虑太过，情志不遂，气郁痰结，痰浊蒙心，发为是症。精神症状多为表情淡漠，神志昏蒙，呆滞抑郁，自言自语，不知羞耻，不知秽洁，行为怪异，妄闻妄见，离群索居，喃喃独语。慢性精神疾患多见此症。

(8) 心血瘀阻脑络症：此症多发于过度疲劳，心气心阳虚损无力运行血脉致循环不畅，或头部外伤瘀血内停，气血不得正常流布，形成瘀血阻滞心脉。此证脉象沉细而涩，舌质紫暗，舌尖及两边有瘀点或瘀斑，精神疾病患者健忘失眠，胸中憋闷，心疼肋痛，头痛如锥固定不移，面晦不泽，语缀不休，时而沉默寡言，时而叫骂不停，精神狂乱，时发时止。

(9) 心经郁热、心经郁寒、心经郁气、心经淤血、心经淤痰等移于小肠症：心与小肠相为表里，心病移于小肠，导致肠内菌群失调，吸收的营养物质杂乱有毒，这些有毒物质通过血液循环和动脉氧分压渠道进入大脑，导致了大脑功能的紊乱，引起了不同形式的症状表现。心热系列等病变导致的小肠功能紊乱引起的脑功能失调表现为精神运动性兴奋症状群为主；心寒系列等病变导致的小肠功能紊乱引起的脑功能失调表现为精神运动性抑制症状群为主；心经淤痰、心经淤血等系列病变而致小肠功能的紊乱引起的精神运动性兴奋和精神运动性抑制交替出现。另外,各脏腑的功能紊乱均可通过不同途径作用于心经,再从心经传变于小肠,从而影响小肠的正常功能,异常复杂。临床上当熟捻中医理论，精于辩证，细心推敲，辨识清晰，遣方用药，君臣佐使，大胆施治，方可不致误诊应手而效。

6.4.2.2.2. 肝与胆辨证

肝位于右肋，胆附于肝。肝的主要功能是主疏泄，其性升发，喜调达恶抑郁，主宰人的精神活动，调节情志，舒畅气机。《素问．灵兰秘典论》曰："肝者，将军之官，谋略出焉。"胆与肝互为表里，有经脉相通。胆主决断而疏泄胆汁，协助肝脏功能。肝胆功能正常，则气机畅达，若七情内郁或外邪干内，则导致肝胆功能失调，循经上犯心神。经云：肝藏魂，心藏神，肝胆邪气犯心则出现神志恍惚，神魂颠倒，精神抑郁，烦躁易怒，夜寐不宁，惊怵胆怯，甚或嬉笑怒骂，狂乱无知等病变。

(1) 肝血虚证：此症由于肝血不足，肝胆组织失养等引起的一系列虚弱症候。主要表现是脉弦而细，舌淡少苔，肝血虚少呈现面色无华，头晕目眩，视物模糊，肢体麻木，筋脉拘挛，皮肤有虫爬感，蚁行感，多寐易醒，善惊易恐，妄言妄见等。多因脾胃虚弱，生血化源不足，导致肝郁血虚；或因失血，久病，营血亏虚所致。肝开窍于目，其华在爪，肝血不足目失所养，故幻视、视物模糊，或目眩，筋失所养则四肢麻木，关节不利手足震颤。女子以肝为先天，肝血不足血海空虚，可出现月经量少，颜色谈，甚至闭经。虽然精神障碍患者多有月经失调症状，然可以根据其面白无华等一系列躯体症状加之月经失调辨证为肝血虚症。再参考其相应的精神症状，精当辩证。

(2) 肝阴虚证：肝阴虚证多由情志不遂，气郁化火，火灼肝阴，出现肝阴虚；或肾阴不足，水不涵木，致使肝阴不足，抑或温热病后耗伤肝阴，出现肝阴虚证。肝阴虚症的主要表现是脉弦细数，舌红少津。因水不涵木虚邪上逆出现头晕眼花，视力减退，两目干涩，虚火上炎，虚热内蒸，疏泄失常，两肋隐隐胀痛，午后潮热，面部烘热。患者五心烦热，口干咽燥，情绪不稳，吵闹不休，精神运动性兴奋不能持久，与精神运动性抑制交替出现，反复发作。

(3) 肝郁气滞证：多因长期情志压抑，肝气不舒，突受超强精神刺激而引发的一组症状。其主要表现为脉象沉弦有力，似压抑之洪流；间或时而沉涩，沉滑，似郁结之阻碍；舌质或白或青或紫，苔白而厚。肝郁气滞导致胸胁或少腹胀满窜痛，气逆痰结；肝气挟痰循经上行于咽喉，可感咽部有异物，吞之不下，吐之不出；痰气搏结于颈部，可为瘿瘤；气滞血瘀肝络瘀阻，可形成症瘕结于肋下。另；女子以血为本，肝郁气滞血行不畅气血失和损伤冲任，可见乳房胀痛，月经不调，痛经，甚或闭经。患者表情抑郁，善太息，胸肋满闷，神情恍惚，悲伤欲哭，时而呆滞，时而激愤，狂暴躁动时发时止。

(4) 肝火暴涨证：此证多是暴怒伤肝，肝气横逆，肝火暴涨，裹挟阳明实火，直冲脑窍，搅扰心神的一组病症。其主要表现为脉象弦数洪大，舌红苔黄，木侮金克土肺胃热盛导致大便干结，几日甚或十几日、几十日不解大便，小便黄赤。头晕头胀，面红目赤，口干唇裂，烦渴异常，胸肋疼痛，甚或突发耳聋耳鸣，口苦咽干，患者急躁易怒，妄见妄闻，两目怒视，狂乱不止，叫骂不休。感知觉综和障碍丰富，精神运动性兴奋持续发作，伤人毁物严重。

(5) 肝胆湿热证：肝胆湿热证多因长期精神不畅，嗜食肥甘，湿热内蕴，浊邪横逆，土壅侮木，致使湿热蕴结肝胆，肝胆疏泄功能失调所表现出的一组症候。其主要表现为脉象弦滑数，舌红苔黄腻，湿热暴涨导致胸胁灼热胀痛，厌食腹胀，口苦泛呕，大便黏腻，便后试之不净，小便短赤，阴囊湿热；或见身目发黄，寒热往来，女性或有阴部瘙痒，带下黄赤秽臭等症。患者烦闷异常，无以复加，口吐黄粘痰，妄言妄语，如坐针毡，狂言笑骂，日夜不停。

(6) 肝风内动证：肝风内动多由肝阳化风、热极生风、血虚生风、阴虚动风四个证型的病机组合。

　　A. 肝阳化风是肝阳生发，亢逆无制的一类动风证候。其主要表现为脉象弦细有力，舌红苔白或腻，患者眩晕欲仆，肢体震颤，头痛，头摇，项强，语言謇涩，手足麻木，甚或突然昏倒，不省人事，半身不遂，口眼歪斜，舌强不语，喉中痰鸣等。多因情志不遂，气郁化火，阴不制阳，阳亢化风，形成本虚标实，上实下虚的动风之证。患者精神运动性兴奋和抑制交替出现，不能持久，破裂性思维时有时无。

　　B. 热极生风是邪热炽盛，伤津耗液，筋脉失养所表现的动风证候。其主要表现为脉象弦数，舌质红绛，舌苔黄燥。邪热炽盛燔灼肝经，伤津耗液，筋脉拘挛迫急导致高热烦燥，如痴如狂，神志昏迷，手足抽搐，两目上吊，颈项强直，角弓反张，牙关紧闭等症。

　　C. 血虚生风是由于血液亏虚，筋脉失养所表现的动风症候。其主要表现为脉细弱，舌质淡白，舌苔薄白。多见于急性或慢性出血，或者内伤杂病，久病血虚，致使营血亏虚，筋脉失养，出现面色无华，爪甲不荣，手足震颤，肢体麻木，肌肉瞤动等。精神症状主要是思维破裂，欲言又止，讲话虎头蛇尾，无根无踪，感知觉综合障碍丰富且交替出现。

　　D. 阴虚动风是阴液亏虚筋脉失养所表现出来的动风症候。其主要表现为脉细数，舌质红，舌上缺少津液、按之干。多因外感热性病后期，阴液耗损，或者内伤久病阴液亏虚，导致筋脉失养。常见形体消瘦，潮热颧红，手足蠕动，口干咽燥，眩晕耳鸣等症状。肝风内动引发的精神症状多为神志昏迷，妄言谵语，烦躁易怒，失眠多梦，有的抽搐项强，角弓反张，两眼上翻，头疼如裂，肢体震颤，言语不利等。

(7) 肝阳上亢证：多因恼怒伤肝，气郁化火，火盛耗伤肝肾之阴，或因年老肾阴亏虚，或房劳过度，水不涵木，肝阳偏亢，以致头目胀痛，面红目赤，眩晕耳鸣，急躁易怒，吼叫不停，声嘶力竭，头重脚轻，行走漂浮，腰膝酸软，属于上实下虚，气血逆乱之证。精神疾患凡辨证为阴虚阳亢型的患者多见此症。

(8) 寒滞肝脉证：此证又称寒凝肝经证，也叫肝寒证。多因突受外寒，长时间淋雨或涉冰凉之水，或房事后受寒，以致肝经寒凝气滞，或素体阳气亏虚、外寒乘虚而入所引发。其主要表现为脉沉紧或弦紧，舌质淡白，舌苔白润。主要躯体症状为形寒肢冷，巅顶冷痛欲裂，或少腹冷痛，阴部坠胀疼痛，或阴囊收缩引痛。有些人精神症状发作前呕吐清水，患者呕得昏天黑地，继之出现丰富大量的幻觉妄想，突然奔跑外出，哭笑无常，喃喃独语，不知返家。此证得温热则减轻，遇寒冷则加重，是为鉴别之圭臬。

(9) 胆郁痰扰证：胆郁痰扰证多因情志忧虑，气郁化火，炼液为痰，痰瘀则生热，热与痰互结，扰及胆与心，致使胆气不宁，心神不安。其主要表现是脉弦数而滑，关脉中取偏浮（胆位之脉），舌质红，苔黄腻，患者口苦，恶心呕吐又吐不出，面色发青，头晕目眩。精神症状为胆怯易惊，恐惧不宁，焦虑难眠，烦躁不安，躁多于烦，疑神疑鬼，悲喜无度，哭笑无常，行止飘忽不定。

(10) 肝胆气虚证：多由突然惊吓，损及肝胆，或久病体虚，肝胆失养所致。其主要表现为脉细紧弱小滑，舌质淡，舌苔白，面色青白，食少懒动，心身疲惫，虚烦不眠，多梦易醒。精神症状为眼神呆滞，独处自居，恶闻声响，善惊易恐，惶惶不可终日，心中惕惕如人将捕之，多疑敏感，魂不守舍，做事犹豫不决，讲话吞吞吐吐，欲言又止，语声低怯，幻觉妄想，妄言妄见，思绪凌乱。

6.4.2.2.3. 脾与胃辨证

　　脾与胃居于中焦，互为表里。脾的主要生理功能是主运化水谷、水液，输布精微物质而藏营，为气血生化之源，是为后天之本。脾主肌肉、四肢，开窍于口，其华在唇，脾又主统血，其气主升，喜燥恶湿。胃的主要生理功能是受纳、腐熟水谷，为水谷之海，胃气以降为主，喜润恶燥。胃主盛受腐熟五谷，脾主输化精微，二者有机协调共同完成气血津液的生成输布，以供应人体各方面的物质需求，维持正常的功能活动。同时，脾胃还有一个非常重要的功能，就是与小肠、大肠以及心肺、肝胆、肾与膀胱等脏腑功能通过有机合作，协调体内各类菌群的平衡，从而保证人体生命活动的正常进行。菌群平衡是现代用语，中医没有这一方面的表述，但是这一点在精神疾病的临床上却显得尤为重要。因为人体大约有 80 ～ 100 万亿个细胞、还有相当于大约 60 ～ 80 万亿个几乎与细胞数量相等的各类细菌组成。细胞主要构成人体的器官、骨骼、腺体、毛发、血液和体液循环网络等四肢百骸；细菌则参与、维持人体消化系统、代谢系统、血液、水液循环系统以及各脏器的功能活动，特别是人体最主要的器官大脑功能的活动（一旦菌群失去平衡，则会导致脑内细胞的神经性中毒，从而引发各类神经精神症状，我们称之为"中毒性精神病"）。细胞与细菌有机合作，共同承担协调着人体正常生命活动的现状。一旦体内的各类菌群失调，便会导致人体正常的生理功能失调，导致疾病丛生，甚至死亡。因此脾胃功能的正常与否，对于体内的各类菌群保持平衡非常重要。在这个意义上，或许更能窥见内经"脾胃为后天之本"更深层次的含义。

(1) 脾胃实热证：在精神科的临床上，此证多由于个体内在的脏腑功能运动形式、或者突发的生活事件、或者环境的改变不适应导致长时间的精神压抑，肝郁气滞，郁怒不得伸张，致五内焚热。肝经郁火挟肺胃之热横逆传中而来，导致脾胃之火炽盛；或因素食膏粱厚味，肥甘滋腻，与外传之邪火结于脾胃；或因胃中炽热下传耗尽肠中津液，致燥屎干结，几日、十几日甚或几十日不解大便，致使实火更甚。有的邪热迫津下行，泻下稀水恶臭不堪，即"热结旁流"，这是脾胃实热内部消解的一种方式。主要症状表现为脉数有力洪大而滑，或热闭脉道脉象不显，舌质红绛，舌苔黄厚干燥。患者面红目赤，身形状热，消谷善饥，口臭唇烂，常以手足浸泡于冰水中或冷水淋浴或全身喜浸于冰冷河湖水中。患者大渴喜饮，有的脘腹胀满，有的常若平人，并无躯体症状。有的整日不吃不喝，依然精力倍常，精神运动性兴奋持续发作，无有停顿。此证的精神症状是力大倍常，逾垣上屋，伤人毁物，狂言怒吼，叫骂不休，幻听幻视，日夜不止，是为狂症。此症多为脾胃之实热挟血液和动脉氧分压经循环进入大脑，使脑组织被动吸收产生中毒，导致脑功能出现异常。临床上超常规大剂清泻脾胃之火，涤荡肠道污秽，精神症状即可随之好转。

(2) 胃热炽盛证：此症多由平素胃热偏盛与情志郁火并发，或有肺热克木邪火传经而来。或因长期过食辛辣温燥之品蕴积火热，以致胃火灼盛，扰及神明而患此症。此症与脾胃实热证的区别是大便虽然秘结但是仍有排便。其主要表现是脉滑数，舌质红，舌苔黄厚，按之干而不腻。患者多食善饥，渴喜冷饮，咽干唇红，牙龈肿痛，口苦口臭，大便秘结。精神症状是兴奋躁动，多语歌咏，敞怀露胸，弃衣而走，甚或打人毁物，狂言妄语，暴怒骂詈，呼之不应，狂乱时止，继而又发。大量石膏剂倾泻胃火可愈。

(3) 寒痰湿邪困脾证：此证多因患者自身脾气虚弱，运化功能异常："脾气弱则湿自内生，湿盛而脾不健运"。或因饮食失节，过食生冷，以致寒湿停滞中焦；或因嗜食肥甘，湿浊内生；或因长时间的阴雨连绵，久居潮湿，冒雨涉水，寒湿内侵伤中，属于寒湿痰邪内盛，中阳受阻，脾气被遏，运化失司所致。其主要表现是脉象沉迟细紧滑弱而小，舌质淡舌体胖，苔白滑腻，胃纳呆滞，食少不化，泛吐清稀痰涎，头重身困，四肢冰凉或浮肿，面色晦暗。精神症状是表情呆板, 神识迷茫, 不言不语, 呼之不应, 秽洁不知, 涎水满口, 不吐不咽, 多卧少寐, 肢体僵直, 形似木偶, 推之不动, 有时突然冲动伤人毁物, 随之又陷入呆滞僵直状态。亦或因寒湿生邪热而僵直, 具有紧张型精神分裂症的典型症状。

(4) 脾胃气虚证: 此症多由长期的生活事件精神不畅, 犹豫不决, 忧思日久, 导致脾胃中气受损。或因饮食失节, 劳倦损伤; 或因大病暴病伤及中土; 或因禀赋不足, 素体虚弱; 或因年老体衰, 气血不足所致。其主要表现为脉象缓而弱, 舌质淡, 舌体瘦, 舌苔薄白, 面色萎黄, 神疲乏力, 形体消瘦, 四肢倦怠, 腹胀纳少, 食后胀甚, 大便溏薄。有的感觉胸中空虚, 似少一些东西一样, 低胸弯腰感觉舒适; 或有的内脏下垂, 肛门脱出, 不一而足。精神症状主要为神情恍惚, 倦曲嗜卧, 喜静恶动, 反应迟缓, 裹衣蒙被, 懵懵懂懂, 秽洁不知, 自言自语, 破裂性言语。

(5) 脾胃阳虚证: 此症多由脾胃气虚发展而来, 不同的是脾胃气虚证一派虚寒症状, 脾胃阳虚证则有阳虚生内热之虞, 可能有虚阳上越之象。脾胃阳虚运化无权, 虚寒内生, 故胃寒喜暖, 口淡不渴, 倦怠无力, 四肢不温, 蜷曲多卧; 或食物不化, 呕吐清水。其主要表现为脉沉迟细紧弱而无力, 舌质淡胖或淡嫩, 舌苔薄白。精神症状多为表情淡漠, 神情呆滞, 闭门独处, 不欲见人, 喃喃独语, 语无伦次, 多卧少寐, 善惊易醒, 幻觉妄想, 时有冲动, 乱而不能持久。

6.4.2.2.4. 肺与大肠辨证

肺居于胸中, 上连气道、喉咙, 开窍于鼻, 与大肠相为表里。肺的主要功能是司呼吸以行清浊之气的交换, 辅助心脏治节其他脏腑和营卫气血; 吸入清气参与宗气的生成, 贯注心脉以运行全身。肺主气、主皮毛, 肺藏魄, 在志为忧, 为水之上源。肺因外界环境的气候变化常常导致感冒、肺热的感染性疾病。肺病多咳喘, 肺病…. 虚实寒热皆令咳喘。肺病有虚实两大类, 虚症多由肺系久病或被它脏病变所累导致肺气虚和肺阴虚; 实证多因风、寒、暑、湿、燥、火等外邪侵袭和痰饮停聚于肺而成。肺病常因肝气抑郁木侮金、胃热炽盛土病传金、肾气衰微水病伤肺等一系列它脏病变干扰肺气正常运行而导致。肺朝百脉, 气帅血行, 若肺的功能失调, 百脉因而失养, 浊气留积, 导致水液代谢失常痰饮停滞, 热痰内结; 或血行不畅, 瘀血内结; 或肺胃之病传于大肠, 导致大肠或热结、或津枯, 或麻痹; 形成外患、内扰、虚实、痰饮、血瘀等导致大脑功能失调的一系列病变。反应在病理方面, 一是气病为患, 一是忧伤致病, 一是肺魄惊散所致。精神疾患多见忧思魂不守舍、悲伤欲哭等。

(1) 肺魄惊散证: 此证在传统医学中多不见描述, 但在精神病的临床上经常出现。多见于长期的精神压抑、忧愁不解, 突然的超强的精神刺激, 患者闻听天降噩耗, 立即呆若木鸡, 或坐或站, 久久不动, 失去思维和意识, 不能言语, 不能做任何表达。经治疗后, 长时间长叹一口气, 面容愁苦, 胸闷憋气, 太息不止, 悲伤欲绝哭而无泪, 多疑善惑犹豫不决。有紧张型精神分裂症的木僵状态, 多为肺气郁闭于内, 原因为长期郁闷不解, 肝肺之气郁结, 突降天灾人祸灭顶之灾, 超过了患者的心理承受能力, 这种超强型刺激立时引起大脑的超限性抑制, 患者陷入运动性神经的僵直状态, 不能自拔, 是为重疾。

(2) 肺气不足证: 此证多因先天禀赋不足, 或因素体孱弱久咳久喘; 或者年老体衰, 脾胃不足, 导致化气无源, 使肺的主气功能减弱, 耗伤肺气所致。其主要表现为脉象虚弱无力, 细小无根, 舌质虚淡, 舌苔薄白; 患者语言低微, 神疲气少, 倦怠少动, 动则气短, 甚或上气不接下气, 面色晄白。肺气不足、卫外失固、气虚阳损, 魄志不安导致精神症状为神思恍惚, 善恐易惊, 怔忡不寐, 寐而易醒, 神不守舍, 语言低怯, 相当于临床上的神经衰弱等症。

(3) 痰热壅肺证: 此症多由肺胃实热或肝郁化火耗津炼液为痰, 痰热胶结, 阻塞气道壅肺, 肺气不能肃降而致。主要表现为脉象六部弦滑有力, 舌红绛, 舌苔黄厚而腻。患者发热, 口渴不欲饮, 大便干结, 小便黄赤。邪热壅肺, 阻闭肺络, 故咳吐黄稠痰快。痰热内闭, 扰及心神, 故坐立不安, 躁扰不宁, 心烦意乱。清肃失司, 则胸闷气短, 息粗声亢。肺与大肠相为表里, 热秽积于大肠, 耗灼津液, 则大便干燥, 久结不下, 腹中胀满。精神症状为思维破裂, 言语混乱, 声嘶力竭, 定向障碍, 神识不清, 幻觉妄想, 拒绝进食, 精神运动性兴奋不已。

6.4.2.2.5. 肾与膀胱辨证

肾位于腰部, 左右各一, 其经脉与膀胱相互络属, 故互为表里。肾主骨生髓充脑, 开窍于耳及二阴, 其华在发。肾的主要生理功能是主藏精，主管人体的生长发育与生殖，为人体真阴真阳的寄藏之处，是繁育后代的根本，固又称肾为"先天之本"。肾藏元阴元阳，元阴属水，元阳属火，因此肾又被称为"水火之宅"。《素问．刺法论篇》说"肾者作强之官，技巧出焉"。经云："肾藏精与志"，"先天生来谓之精"，"意之所存谓之志"，因而肾又萌育智慧与技巧，是人体精力的源泉。此外，肾又主水，并有纳气功能，与膀胱的州都之官合作，具有贮尿和排尿的功能。在精神科的临床上，肾志与脑神的关系非常密切，肾脏生理功能正常，肾系功能旺盛协调，人就精力充沛，兴趣广泛，大脑聪明，记忆力强，思维敏捷，聪慧巧妙，意志坚定。如果肾脏生理功能缺陷，肾系协调功能失序，肾与大脑的有机协作功能失调，就会出现记忆力减退，注意力不集中，精神涣散，脑中发空，反应迟钝，行为退缩，生活懒散，倦怠懒言，多恐善惊，胆小怕事，妄听善忘，自言自语，思维贫乏、迟钝、破裂，甚则昏不识人，智能低下，痴呆傻笑，大小便或失禁、或不知去厕所，或找不到厕所等等一系列躯体与精神症状。

(1) 肾阳虚衰证：这是一组多由先天禀赋不足，素体阳虚，或年高体弱命门火衰，或久病伤阳它脏累及于肾，或因恣情纵欲房事太过，日久损及肾阳所致的肾阳虚衰、气化失权而表现出的虚寒症状。其主要表现为脉象虚弱，沉细无力，尺部尤甚按之欲无。舌质淡白，舌苔薄白。患者面色㿠白或黧黑，全身无力，形寒肢冷，腰膝酸软，尤以下肢为甚。男子阳痿早泄、精冷，女子性欲减退，宫寒不孕，或者大便稀溏，小便清长频数夜尿多。精神症状因肾阳虚衰，下元疲惫，肾志不坚，不能温煦形体，振奋精神，故精神萎靡，反应迟钝，神疲乏力，蜷缩嗜卧，惊惕恐惧，思维破裂，幻觉妄想，自言自语，秽洁不知。

(2) 肾气阴两虚证：此证属于肾气亏虚、肾的封藏功能失调和肾阴亏损、虚热内生表现的虚弱症候。偏于肾气亏虚的患者多见脉微弱，舌质淡，舌苔白。神疲乏力，耳鸣失聪，小便频数而清长，或尿后余沥不尽，或遗尿，或失禁，男子滑精早泄，女子月经淋漓不尽，带下清稀而量多，胎滑不固等。偏于肾阴虚的患者多见脉细数，舌质红，舌上少津液，舌苔少甚或无苔。口干咽燥，腰膝酸软，头晕耳鸣，齿松发脱，或五心烦热，潮热盗汗，肾气虚和肾阴虚的两组症状可交互出现。由于肾气不固 膀胱失约，冲任失调，肾阴亏虚，虚火上炎，脑髓、官窍、骨骼失养，其精神症状多为精神萎靡，神疲乏力，语声低微，健忘呆滞，或颧红潮热，虚烦不寐，幻听幻视，妄言妄见，吵闹声音先大后小，时闹时止，不能持久，甚或讲话有头无尾，不明所以。一派气阴两虚、虚火上炎性精神症状。

(3) 肾精不足证：是以小儿发育迟缓，智能低下，囟门迟闭，或成人生殖机能低下，过早衰老为主症的一类症候。多因先天元阴元阳禀赋不足，或后天失养，元气不足，或久病劳损，房事不节耗伤肾精所致。肾精不足，不能化生气血，长肌生骨，故小儿发育迟缓，无以充髓实脑，故智能低下，生殖无源。其主要表现为脉象极细而弱极小，舌质淡嫩，舌苔薄白。患者身材矮小，智力低下，骨骼萎软，动作迟缓，属于现代医学中的儿童精神发育迟缓。成人男子精少不育，女子闭经不孕，性机能低下。体弱早衰，发脱齿摇，耳鸣耳聋，懒惰嗜卧，精力不支。精神症状为神情呆滞，傻笑痴笨，任人摆布，无所作为，精神恍惚，思维混乱，言谈不知首尾。成年患者则表现为孤僻，懒散，兴趣缺乏，行为古怪，思维贫乏，情感淡漠，意志减退，独处一室，与世无争，喃喃自语，秽洁不知。

(4) 膀胱蓄血发狂症：此证是因太阳经证由于治疗失误，导致邪热内传，与下焦中的瘀血相结于小肠腑而表现的证候。患者的主要表现为脉象沉涩或结代，舌质暗紫，舌上少苔，少腹急结或硬满，大便色黑如漆而秘，有的外滑里硬，小便自利，因下焦久有淤血，淤血与邪热内结，上扰心神。其精神症状为神志时清时昧，善忘，烦躁，头痛，症状白天较轻，夜间发热加重。直至打人毁物，狂呼乱叫，不避亲疏，日夜不休，幻觉妄想，如见鬼神，双目直视，昏昧不知。

6.4.2.2.6. 脏腑兼病辨证

人体是一个统一的有机整体，体内各脏腑之间，即脏与脏，脏与腑，腑与腑之间，在生理上既分工又合作，它们互相资生又互相制约，共同完成各种复杂的生理功能，以维持机体活动的正常进行。如果身体的某个脏腑或器官发生病变，在病理情况下又互相累及，或由脏及脏，或由脏及腑，或由腑及腑。由于五行生克的关系，常常会出现母病传子，子病及母，或传其所胜，或侮其所不胜，甚至形成多脏腑合病的复杂局面。脏腑兼病，并不是两个以上的脏腑同时患病，或两个脏器的症候简单相加，而是在病理上有着一定的内在联系和相互影响的规律。一般情况下是先有一脏患病，因迁延未治或失治，病情加重，导致其相关脏腑受累出现兼病。临床辩证时应当注意分辨患病的脏腑之间有无先后、主次、因果、生克等关系。脏腑兼病在精神疾病的临床上较为多见，其证候也复杂多变，临证时当根据症状明辨缘由，追踪溯源，恰当论治。

(1) 心肾不交证：此证多为思虑劳神太过，或情志不遂，肝郁化火，耗伤心肾之阴。或虚劳久病，房事不节，纵欲过度，伤及真阴，水不制火，心火独亢于上，不能下交于肾，以致水火不济，心肾不交。主要表现为脉细数，舌质红，舌苔少或无苔。头晕耳鸣，口干咽燥，腰膝酸软，五心烦热，潮热盗汗，入睡困难，甚或翻来覆去彻夜不眠。精神症状为神不守舍，心悸健忘，坐卧不宁，语言零碎，欲言又止，止又复言，食不味甘，烦闷不乐，焦躁不安，吵闹不止，喋喋不休，声音嘶哑，时大时小。

(2) 心肾阳虚证：此证多因素阳不足，心阳虚衰，病久及肾，或因恣情纵欲肾阳亏虚，气化失权，原阳不能制水，水气上犯凌心所致。主要表现为脉象沉细微小，舌质淡暗青紫，舌苔白滑。心悸怔忡，形寒肢冷，或肢体浮肿，小便不利，阳痿遗精，腰膝冷痛，面色㿠白，嗜睡蜷卧。精神症状为表情呆滞，精神萎靡，反应迟钝，恶动少语，遇人躲避，孤独退缩，恐惧害怕，如人将捕之，喃喃独语，语无伦次，痴呆傻笑，脑海空虚，言语之间，忽倏而忘。

(3) 心肝血虚证：此症多由思虑过度，暗耗心肝之血，或脾虚化源不足，或失血过多所致。其表现为脉象细而弱，舌体瘦，舌质淡，舌苔薄白。患者心悸健忘，头晕目眩，两眼干涩，视物模糊，面白无华，爪甲不荣，或肢体麻木，震颤拘挛，女子月经量少色淡或闭经。精神症状为心绪不宁，失眠多梦，魂梦颠倒，彻夜不止，惊惕恐惧，紧张多疑；言语间或心神不定，进食时或肢体抽搐，惊诧不已，思维破裂，言语凌乱，感知觉综合障碍交替出现。

(4) 心脾气血虚证：此证多因忧思积虑，情志内郁，以致心血暗耗，脾气受损，或因失血过多，脾虚化源不足，出现心脾气血虚之证候。主要表现为脉象细弱，舌质淡嫩，舌苔薄白。患者面色萎黄，倦怠无力，心悸怔忡，头晕健忘，失眠多梦，食欲不振，腹胀便溏，女子多见月经量少色淡，淋漓不断或闭经。精神症状为神思恍惚，表情呆板，自言自语，悲伤欲哭，哭笑无常，独居一隅，兴趣缺乏，孤僻被动，敏感多疑，胆小怕羞，思维贫乏，情感淡漠，意志缺乏。

(5) 肝郁脾虚证：此证多因情志不遂，郁怒伤肝，肝失调达而横乘脾土。或饮食不节，劳倦伤脾，脾失健运而反侮于肝，导致肝失疏泄正常功能而患是证。其主要表现为脉象弦细或缓弱紧细，舌质或白或暗，舌苔或白或湿腻微黄。胸肋胀满窜通，急躁易怒，纳呆腹胀，便溏不爽，肠鸣矢气，或腹痛欲泻，泻后痛减，或大便溏结不调，溏中有硬块，用木棍捣之不易捣碎。精神症状为精神运动性兴奋与抑制交替出现，时而情志压抑，时而郁怒欲张，时而高声叹气，时而欲哭无泪，时而长出一口气，时而摇头太息，时而滔滔不绝，执拗悲愤，妄言妄语，如见鬼神，做事不知进退，危险将至不知躲避，时而又悲伤欲哭，气愤难平，吵闹不止。

(6) 肝胃不和证：此证多为情志不遂，肝郁气滞，暴怒愤恚，肝气横逆侵犯脾胃，导致肝郁脾胃虚弱出现肝胃不和之证候。主要表现为脉象弦或弦数，舌质白或淡红，舌苔白或薄黄。患者胃脘疼痛，胁肋胀痛，或窜痛，呃逆嗳气，吞酸嘈杂，纳呆食少，腹胀便溏。其精神症状为精神运功动性兴奋与抑制交替出现，时而性情急躁，无故发怒，时而表情压抑，郁郁寡欢，长吁短叹，太息不止，思维破裂，言语杂乱，时而怒气冲天，时而嬉笑无常，时而苦笑不止，时而悲愤无间。

(7) 肝肾阴虚证：此症多为情志内伤，耗伤阴血。或久病失调，阴液亏损；或房事不节真阴耗损；或温热病日久，肝肾阴液被劫而导致的一类证候。主要表现为脉象细数，舌质红，舌苔少。患者头晕目眩，眼见飞蚊，耳鸣如蝉，健忘失眠，难寐多梦，咽干口燥，颧红盗汗，腰膝酸软，男子性亢多欲，频交但是不能持久，遗精早泄，女子月经量少。精神症状为五心烦热，心神不安，兴奋躁动，妄言妄语，感知觉综合障碍间或出现，精神运动性兴奋间断发作，不能持久，稍止又发。

(8) 脾肾阳衰证：此证多因久病伤及脾肾之阳。或脾阳久虚不能充养肾阳；或素阳不足，或久泄久痢，导致水饮内蓄；或恣情纵欲，伤及肾阳及脾，脾肾双亏，终成脾肾阳衰之证候。其主要表现为脉象沉迟无力，弱小而微，舌质淡嫩、淡胖，舌苔白滑。患者面色㿠白，形寒肢冷，腰膝或下腹冷痛。或面浮身肿，小便不利，甚或腹胀如鼓，或完谷不化，五更泄泻，粪质清冷。精神症状为目光呆滞，表情呆板，离群索居，动作缓慢，神思恍惚，恐惧善惊，形体木僵，幻觉妄想不间断出现，妄闻妄见，思维破裂，言语散漫不连贯，表达不准确，或用手势终不知所指。

(9) 肺肾阴虚证：此证多因机体内外燥热耗伤肺阴，病久伤及于肾。或素体肺阴亏虚累及肾阴；或房劳太过肾阴耗损，不能上滋肺金所致的一组证候。主要表现为脉象极细而数，舌质红，舌苔少。患者口燥咽干，声音嘶哑，形体消瘦，腰膝酸软；或见咳嗽痰少，痰中带血；或骨蒸潮热，盗汗颧红，男子遗精，女子月经不调。精神症状为五心烦热，坐卧不安，自言自语，哭笑无常，欲求不达，烦躁不宁，声嘶力竭，断断续续，杂乱无章。

⑩ 心肺气虚证：此证多由心情不悦，情志不畅，久病咳喘，耗伤肺气，波及于心。或因年老体衰；或因劳倦太过生气之源匮乏所致的一组证候。主要表现为脉象沉弱或结代，舌质淡白或淡紫，舌苔薄白。患者胸闷心悸，咳喘气短，动则尤甚，吐痰清稀而咸寒，面色淡白，自汗乏力。精神症状为神疲乏力，头晕目眩，语声低微，喃喃独语，言语凌乱，倦缩独居，心神不及，力所不逮，伸头瞪眼，望眼欲穿。

⑪ 脾肺气虚证：此证多因精神不畅，肝郁气滞，饮食不节，脾胃受损，累及于肺。或久病咳嗽伤及肺气，子病及母累及于脾，日久导致脾肺气虚的一组证候。主要表现为食欲不振，腹胀便溏，或久咳不止，咳吐清稀痰涎，或面色苍白无华，面浮肢肿。精神症状为声低语微，乏力少气，喃喃独语，秽洁不辨，随地而卧，少有精神运动性兴奋，多为妄言妄见，不牢固的幻听幻视，注意力不能集中，往往随境转移。

6.4.2.3. 津液辨证

津液辩证在中医辨证中归于气血津液辨证章节讨论，此处专设"津液辩证"一节，是因痰证与痰饮在精神疾病的病理学上占有非常重要的地位。古云"怪病责之于痰"、"百病皆由痰作祟"、"疑难杂症皆由痰出"。精神疾患在古今中外医学中属于疑难杂症、怪病，理论和临床上至今无解且非常难治的慢性精神分裂症，中医多从以痰为主论治，经统计学的处理，获得了突破性的疗效。因此说"疗效是检验医学理论和治疗方法是否正确的唯一标准"，此至理也。

津液是体内各种正常水液的总称，是血液的组成部分。津液的生成输布与排泄，主要与肺、脾、肾、膀胱等脏腑的气化功能密切相关。津液属阴，具有滋润、濡养和平衡阴阳等功能。津液是脏腑功能活动的物质基础，又是脏腑功能活动的产物，因此当脏腑功能发生障碍时，津液的生成、输布、运行就会受到影响。津液的生成不足或丧失过多，就会出现津液亏虚的证候，不能起到滋养濡润和调控阳气的作用。与环境变化导致的外燥、脏腑功能失调导致的内热相互作用，使得津液的输布排泄发生障碍，引起水液停滞，表现为湿、水、饮、痰等病理变化。当津液发生了病理变化时，又必然导致脏腑功能的失调，因而引起一系列的疾病现象。人的精神意识、思维活动以气血津液为物质基础，是脏腑功能活动的具体表现，因此，津液辩证在精神疾病的临床上具有非常重要的意义。

病变的主要表现形式是痰。"痰"是由水液内停而凝聚所形成的病理产物，其质粘稠，甚或有的硬痰块搋之不碎。痰浊停阻于人体各脏腑组织之间，或流布全身而表现出的证候，叫做痰证。痰的生成是由于各种因素影响到肺、脾、肾、膀胱等的气化功能，以致水液未能正常输布而停聚，或寒凝、或被火炼、凝结浓缩而成痰。如肺的宣降功能失调，不能正常输布津液，水液凝聚或被内火煎熬，凝结为痰；脾失健运，水湿停蓄，凝结不散变化为痰；肾阳不振，不能助脾运化，或肾阴亏虚，虚火煎灼津液，炼液成痰等。痰浊为病特别复杂，一旦痰成患为百病。痰可随气上下流窜全身，痰随气血循环上犯于脑则可出现心脑血管疾病甚至中风，痰扰心神则出现痰蒙清窍，头重眩晕，神识昏蒙，发为癫、狂、痫、痴等病。痰泛于肌肤，则见形体肥胖；痰停于肺则发咳喘；停于胸背则膻中脊背冰冷；留聚肠胃则脘痞、纳呆、泛恶、呕吐痰涎，胃中辘辘有声，嘈杂、呕吐，泻痢；积聚骨骼、颈椎、胸椎、腰椎、膝盖及各肢体关节则为风湿痹症；停滞于组织局部则见瘰疬、瘿瘤、乳癖、核块、皮肤肿瘤等症。临床上常见的痰证类型有：痰蒙心神证，痰热闭神证，痰火扰神证，痰阻心脉证，燥痰结肺证，痰浊犯头证，痰阻胞宫（或精室）证，痰湿内盛证，痰阻经络证，痰湿凝结经络证，风痰闭神证，风痰阻络证，痰瘀阻络证，瘀痰滞隔证，痰气郁结证，浓痰蕴肺症等等。其证候除了有"痰"的具体表现外，还必然兼有其他病性及痰所停留部位的症状。总之，痰的证候林林总总，变化多端，异常复杂。在精神科的临床上，痰的主要表现为脉象滑，或滑数，或滑迟，或滑洪，或滑缓，或滑弦，或滑弱，或滑紧，或滑细，或滑小，或滑濡等等。舌质或白，或红，或紫，或青，或淡，或嫩，或粉，或黑，或灰等等。舌苔腻，或腻黄，或腻厚，或腻细，或舌后部腻，或舌前部腻，或舌两侧腻，或舌一侧腻，除了腻的本症舌苔外，舌象亦变化无常不一而足。痰在异常精神行为上的表现多为坐卧不安，心烦失眠，恍惚多梦，胆怯易惊，多疑敏感，闷闷不乐，悲观厌世，思维破裂，行为怪异，或盲目欣快，不避凶险，登高而歌，时歌时舞，狂笑不止，幻觉妄想，兴奋躁动，狂言妄语，语无伦次，哭笑无常，骂詈嚎叫，伤人毁物等等。

津液的另一种病理表现形式是饮证，饮是指体内水液停聚而转化成的病理产物。凡是不能被人体正常吸收利用的水液均为"饮"，其质地较痰为清稀，由饮邪停聚于心肺、胸胁、胃肠等处所致的证候，即为饮证。饮的形成或因素体阳虚，复又饮食不慎外邪内侵，或因外邪直接侵袭，影响脏腑对水液的气化，以致水液转输发生障碍，停聚为患。饮邪的性质一般偏寒，故又称为寒饮（也有兼见热象为热饮者），临床上分为寒饮停肺证，饮停心包证，饮停胸胁证，饮留肠胃证等。

津液的第三种病理表现形式是水停证。凡是不能被人体正常（或暂时不能）吸收利用的在组织器官停滞的、对人体正常代谢功能引起障碍的水液均为水停证。病理性的"水"或"水气"，是肺、脾、肾、膀胱等主管水液代谢的脏腑功能失调，导致水液停聚而形成的另一种病理产物，其质地比饮清稀，较饮更为清稀，是痰的第三个清稀层次。凡是不被或暂时不能被肌体吸收利用的水液均应视为水停。水的流动性大，可泛溢于肌肤，并可随体位改变而变动。病理性水液的形成，可因正气虚弱，外邪侵袭，或因肺、脾功能失调，宣降运化失司，以致水液停聚。湿邪外侵或内生，或劳倦内伤，房事不节，病久正虚，或因故攻伐过度致脾肾阳虚，不能运化水液，导致水液泛滥，皆可引发水停证。水停证的主要症候是脉象濡缓，舌质白，舌苔滑润，患者多患水肿，水肿或见于全身，或见于脸面，或见于四肢，按之凹陷而不起。水邪亦可停于腹腔导致腹满如鼓，扣之声浊，小便不利等，并引发诸多精神不适症状。

6.4.2.3.1. 津液不足辨证

津液不足多因高热、大汗、大吐、大泻、多尿、烧伤，或因内热耗伤津液，或因平素饮水过少，脏气虚衰，津液生化不足等引起。精神病人多因突发狂躁，吵闹不休，哭笑不止，日夜不停，连续多日不饮不食，或因妄想、幻觉使然，特别是在口干舌燥，唇烂生疮的情况下仍然拒绝喝水，导致津液极度亏虚。主要表现为脉细数、细紧，舌质红或红绛 舌苔少，舌面干裂起刺，按之干燥，口干咽燥，唇焦干裂，眼球深陷，皮肤干燥，小便极少、深红色，大便干结，如羊矢状，黑硬如石，捣之不碎。精神症状多为虚狂，躁扰不止，但是不能持久，断断续续，稍微停片刻又欲发作，皆因五内俱燔，津亏邪火导致大脑中毒发作虚狂使然。

6.4.2.3.2. 水湿停聚辨证

水湿停聚证多因脏腑功能虚弱，脾、肺、肾、膀胱运化水液功能失调，或因持久性的阴雨连绵，久处湿地，或久于河湖作业，或久处地下阴暗潮湿之室，以致湿邪内侵 发为是证。水湿停内，因湿生热，湿热蕴于血液、皮肤易生各类湿疹，红斑、囊肿，静脉曲张等。湿热蕴于半表半里之间，时头面身热炙手而体温不高；时寒战蓄棉而体温不降，交替出现，经久不愈。湿热蕴于五内，发散不出，代谢不去，久之积为邪毒。邪毒随失调的脏腑功能经血液循环进入大脑，导致脑功能的异常。主要表现为脉象濡滑小缓，时紧时细时小，时虚大时细小，脉型以缓为主。舌质或白，或白中夹红，舌苔或滑润，或细腻，或细腻而薄黄。精神症状为时而狂躁呼号，骂詈嬉笑，时而卷缩一团，独居室角，喃喃独语，言语时而清晰如常，时而胡言乱语，时而思维混乱，时而善解人意，行为怪异，不一而足。

6.4.2.3.3. 气随津脱辨证

津液是气的物质基础。气是包括津液在内的精微物质的更高级别的物质形态之一，津液是气的载体，津液与脑有着至关重要的关系。《灵枢·五癃津液别》云："五谷之津液，和合而为膏者，内渗入于骨空，补益脑髓"。津液来源于后天摄入的五谷饮食精微，通过脾胃的升清和小肠的泌别清浊，深入骨空，营养脑髓。《灵枢·决气》又云"谷入气海，淖泽注于骨，骨属屈伸，泄泽，补益脑髓，皮肤润泽，是为液，……液脱者，骨属屈伸不利，色夭，脑髓消，胫痠，耳数鸣"，说明了津液盈亏直接影响着脑的功能。由于元气不足，脏腑机能衰减，五谷化气受阻，就会出现呼吸气短、少气懒言、声低语微、神疲乏力等一系列气虚证候；由于气力不足，不能运化津液，出现一系列气随津脱症状。主要表现为脉象极虚而弱，按之欲无，舌质淡嫩而呈粉色，舌苔淡白。患者或有各类痰证，各类饮证，各类水停证，各类风证，各类虚症，概因气随津脱，各从其证而发。精神症状为整日处于好像刚刚睡醒之时，恍恍惚惚，朦朦胧胧，脑室空虚，健忘失眠，时而虚狂兴奋，有始无终，喃喃独语，独居一隅，不知所以。

6.4.2.3.4. 津停气阻辨证

气能行津，津能载气。如果脾气虚弱，不能正常运化津液，津液进而困脾，使脾不能正常地升清降浊，导致津停气阻，甚或五脏六腑气乱，杂症丛生。主要表现是脉象缓滑而弱时紧，舌质淡白或发灰，舌苔稀薄而粘腻，口中唾液多，吐之又盈口，纳化呆滞，恶心呕吐清稀液体。精神症状是头昏脑胀，困倦疲乏，昏昏欲睡，睡之不实，突然惊醒，倒头又睡，语言不畅，欲言又止，突然没头没脑的冒出几句离奇言语，待询之又不知所以然，有时突然烦躁，躁多于烦，患者坐也不是，站也不是，惶恐惊惧，无有始终。

6.4.2.3.5. 津亏血虚辨证

津亏血虚证是由于体内津液不足，血液亏虚，不能正常濡养脏腑、组织、经络、而表现出的一组虚弱症候。津液、血液属阴，津、血不足，脏腑组织失却滋养，则必从燥化，因而津亏血虚属于阴虚内躁的范畴，与津亏证，阴虚证、气虚证、血瘀证之间存在着密切的关系。患者的主要表现为脉象细数而极弱，舌质淡，舌苔少或按之干。面色苍白，或者萎黄，口唇、眼睑、爪甲淡白，或者口干咽燥，皮肤干燥。精神症状为头晕眼花，心悸多梦，有气无力，少与人争，言语破碎、凌乱无序，偶有心烦意乱，神识迷茫，心绪不宁，躁扰不安，精神紊乱症状断断续续，时有时无。

6.4.2.3.6. 津亏血瘀辨证

津亏血瘀证是由于体内津液不足，血液瘀结而表现出来的一组症候。津液亏虚源于脏腑功能气化失序导致气虚气滞，进一步引起血虚血淤。除津亏气虚气滞之外，形成瘀血的原因还有很多：有因津亏血热血液受煎熬凝结为瘀血者；有因血寒而使血脉凝滞出现血瘀者；有因外伤、跌仆以及其他原因造成体内出血，离经之血不能消散或排出体外，蓄结而为瘀血者。一旦出现津亏血瘀证之后，患者的表现多为虚实杂夹，实证表现为主，属于疑难杂症范畴。主要表现为脉象极细而涩，或细数，或结代，或无脉，舌质或淡红，或淡紫，或青紫，或紫暗，或舌下脉络曲张，或是舌边有青紫色条状线，舌尖上、舌两侧或有红色或青黑色血瘀瘀点，舌苔或少津、或青灰、或灰黑色薄舌苔。精神症状为声音嘶哑，欲吼而声嘶，时吵时闹，躁扰不休，时兴奋冲动，毁物伤人，幻觉妄想，捕风捉影。

6.4.2.3.7. 津枯血燥辨证

津枯血燥证的原因是津液亏虚，津血同源，血亏而燥，导致虚热内生，或血燥生风的一组病理变化。多因热盛伤津，或阴虚痨热津液暗耗；或烧伤津液大亏。其主要症状为脉象细数，舌质红或红降，舌上少津，舌苔薄白或薄黄，按之干。患者头晕目眩，鼻咽干燥，口渴喜饮，肌肉消瘦，大便干结，小便短少红赤，皮肤干燥瘙痒，肌肤甲错，肢体颤动，手足拘急，或发作半身不遂。精神症状为身热喜凉，心烦易怒，或高热谵语，言语狂乱，吵闹不休，步态不稳，狂躁不止，眼红目赤，愤怒不已，语出狂妄，大打出手，不避亲疏，登高怒吼。

6.4.2.4. 六经辨证

六经辨证是医圣张仲景将外感病发生、发展过程中所表现出的不同证候，以阴阳为总纲，借用六条经络的名称，归纳为三阳病（太阳病、阳明病、少阳病）、三阴病（太阴病、少阴病、厥阴病）两大类，分别从邪正斗争关系，病变部位，病势进退缓急等方面阐述外感病各个阶段的病变特点，并作为指导治疗的一种辨证方法。

六经辨证论治的方法，是张仲景在《伤寒论》中，根据《黄帝内经素问·热论》"伤寒一日，巨阳受之…，二日阳明受之…，三日少阳受之…，四日太阴受之…，五日少阴受之…，六日厥阴受之…，"的认识基础上，结合外感病的临床病变特点而总结出来的，为中医辨证论治之首创，为后世诸种辨证方法的形成奠定了基础。

六经辨证，是经络、脏腑病理变化的反应，《灵枢·海论》曰"夫十二经脉者，内属于脏腑，外络于肢节"。伤寒病的发生，是人体感受六淫之中的风寒之邪，始从皮毛、肌肤、渐循经络，由表及里，由浅入深，进而传至脏腑。因此，它的病理变化当病邪浅在肌表经络，则表现为表征；若寒邪入里化热，则转为里实热证；在正虚阳衰的情况下，寒邪多易侵犯三阴经，出现一系列阳虚里寒的病理变化。

六经病证的临床表现，均以经络、脏腑病变为其病理基础，其中三阳病证以六腑的病变为基础，三阴病证以五脏的病变为基础。因此，六经辨证的应用，不限于外感热病，也用于内伤杂病，但其重点在于分析外感风寒所引起的一系列病理变化及其传变规律，因此又不能完全等同于内伤杂病的脏腑辨证。

　　六经病证是脏腑、经络病变的反应，而脏腑、经络又是相互联系不可分割的一个整体，因此六经病证可以相互传变，从而表现为传经、直中、合病、并病等。病邪自外传入体内，逐渐向里发展，由某一经病证转变为另一经病证，称为"传经"。若按伤寒六经的顺序相传，即由太阳病—阳明病—少阳病—太阴病—少阴病—厥阴病依次相传，称为"循经传"。若是隔一经或两经以上相传者，称为"越经传"。若相互表里的两经相传者，称为"表里传"。伤寒病初起不从三阳经传入，而病邪直接入于三阴经病者，称为"直中"。伤寒病不经过传变，两经或三经同时出现的病证，称为"合病"。伤寒病凡一经之证未罢，又见它经病证者，称为"并病"。因此，六经辨证的同时，应当根据仲景心机，细心辨析，穷究证源，认真辨别，精当施治。

　　在精神病的临床上，六经辨证有着非常重要的意义，一般来讲：凡是属于正盛邪实，患者抗病能力强，且病势汹汹者，患者多表现为脉象洪大滑数长实弦紧有力，舌质红绛，胖大盈舌，舌面或干或燥，舌苔黄厚或兼腻。精神症状为持续的精神运动性兴奋，逾常而作，登高而歌，伤人毁物，狂躁骂詈，幻觉妄想，思维破裂等阳性症状，多为三阳病证。凡是属于正虚邪实，患者抗病能力差，病情缠绵不断，经久不愈，患者多表现为脉象虚弱无力，细小而滑，微濡弦紧，舌质淡白或淡紫，舌苔滑润或粘腻。其精神症状多为精神运动性抑制，患者独处一室，思维破裂，言语凌乱，自言自语，喃喃独语，秽洁不知，语声低微，有气无力，嗜卧少动等阴性症状，多为三阴病证。因精神疾患病因多途，症状异常复杂多变，三阳病证与三阴病证有时又交叉出现，脑神、脏神、腑神失调症状交替混杂，纠结难清。中医理论中多以阴阳辨癫狂，因而，六经辨证在精神疾病的临床上就显得尤为重要，只要六经明辨，条缕清晰，就能事半功倍，认证准确，辨证论治，疗效彰显。

6.4.2.4.1. 太阳经辨证

　　太阳主表，为诸经之藩篱。太阳经脉循行于项背，统摄营卫之气。太阳之腑为膀胱，贮藏水液，水液经气化由小便排出。风寒侵袭人体，先伤及体表，正邪搏争于肌表所表现出来的证候，就为太阳经证，是伤寒病的初起阶段。若太阳经病经久不愈，病邪可循经入腑，成为太阳腑病。太阳腑证有蓄水证、蓄血证，此时就可能导致精神疾病的发生，典型的是蓄血发狂证。太阳经证还分为太阳中风证、太阳伤寒证，属于伤寒病的初期阶段的范畴，不在本节重点讨论范围之内，读者只需精研经典、弄通伤寒论即可。本节主要论述太阳腑证，即由于太阳经证循经入腑引发的精神疾病，即蓄血发狂证。蓄血发狂证是由于太阳经证不解，邪热内传，与血相结于少腹所表现出来的证候。其主要表现为脉象沉涩，或沉结，舌质赤紫或见瘀斑。患者少腹急结，硬满拒按，大便色黑，或干结，小便清长。因病在血分，瘀血随大便出则大便为黑色，因未影响膀胱气化功能所以小便自利。患者痰热瘀血内结，上扰心神，精神症状表现为躁狂发作，急躁易怒，健忘失眠、烦躁不寐，吵闹不宁，时清醒时昏昧，妄言妄见，甚或伤人毁物，骂詈不避亲疏等，中医称之为发狂、如狂。

6.4.2.4.2. 阳明经辨证

　　阳明为多气多血之经，平素阳气旺盛。在伤寒病发展过程中，太阳病失去最佳治疗时机，或者病在少阳，医反误汗，伤津化燥，寒邪入里化热，阳热亢盛，引起胃肠燥热所表现出的证候。阳明病的主要病机是"胃家实"，胃家，包括胃与大肠，实，是指邪气亢盛。其性质是里实热证，为体内正邪相争的极期阶段。此时，表邪已经入里化热，阳明邪热独炽。患者的主要表现为脉象洪大弦滑有力，舌质红绛，舌苔黄燥。患者身壮发热，面红目赤，大汗淋漓，渴喜冷饮，不怕寒，反恶热，喜处阴冷，常用凉水淋浴，大便干燥如羊矢，难于解下，小便赤黄而少。其精神症状为思维奔逸，幻觉妄想，狂言妄语，声高气粗，躁动不安，心烦不寐，喧扰不宁，甚或力大倍常，袒胸弃衣，登高而歌，逾垣上屋，骂詈号叫，彻夜不休。

6.4.2.4.3. 少阳经辨证

　　少阳之证多由太阳经不解，邪传于少阳部位而引起，也有外邪直接干犯少阳，或因邪气未除正气已伤，病邪内侵，蕴于胆腑，为半表半里之证。此时，病邪既不在表，也不在里，邪出于表与阳争，正胜则发热，邪入于里与阴争，邪胜则恶寒，故而寒热往来。胆与三焦经脉相联，邪入少阳，三焦之脉亦可因之阻滞，水道不通。胆与肝相为表里，胆脉不畅，肝气抑郁。胆气犯胃 气机失常，疏泄不利。胆火可循经上炎，侵犯沿经的组织器官。由于少阳外接太阳，内达阳明，故少阳证除了本经特有的证候之外，又有与其相连经脉的一些症状，形成诸经合病的复杂局面。其主要表现为脉象弦、紧，时弦时紧，时大时小，舌质白中有条状红色，舌苔白细而腻，两侧或有块状灰、黑、紫苔。患者寒热往来，口苦咽干，默默不欲饮食；胸肋苦满，肢节烦痛，心下如有物支撑，头昏目眩；大便少，或稀软，或粘腻，或软中带硬，或表面光滑，里面硬结，用木棍捣之不碎，或表面带有粘性液体，亦脓亦胶，均为少阳杂证内脏病变的表现。精神症状为表情抑郁，心烦欲呕，太息不止，或见谵语，妄言乱语，时怒目而视，时六神无主，不知躲避险境。

6.4.2.4.4. 太阴经辨证

太阴经病证为脾肺阳虚损，寒湿内生所表现出来的一组证候。太阴经病为三阴病之轻浅阶段，症情为寒多里虚，属于里虚寒证。此证多因三阳经病治疗失当，损伤脾胃而引起，或脾阳素虚，寒湿内阻，或寒邪直犯太阴而致。主要表现为脉象沉缓、沉紧而弱，舌质淡白或淡青，舌苔白。患者腹满呕吐，饮食不下，自利不渴，腹痛时泻，四肢不温，喜温喜按，大便多为未消化之物。精神症状为精神疲乏，少气无力，表情呆板，蜷缩少动，喃喃自语，语焉不详，嗜卧多被，凌乱无序，目光呆滞，苦笑痴傻。

6.4.2.4.5. 少阴经辩证

少阴经病证是伤寒六经病变发展过程中的后期病变，属于全身性阴阳疲惫所出现的证候。病变部位主要在心肾，是心肾机能衰退的表现，与精神疾患的衰退症状密切相关。由于致病因素不同，个体禀赋有异，故其病变证型就出现了从阴寒化和从阳热化的两种类型。

(1) 少阴寒化证是少阴阳气虚衰，病邪入内从阴寒化，阴寒独盛所表现出的虚寒证候。主要表现为脉象沉细而微，舌质淡，舌苔白。患者无热恶寒，但欲寐，四肢厥冷，下利清谷，小便清长，呕不能食，或食入即吐，或者身热反不恶寒，甚至面赤。精神症状为精神萎靡，神思恍惚，少与人言，语音低怯，独居一室，嗜卧恶动，昏沉迷糊，似睡非睡，或见面赤虚烦，两颧红晕，烦躁不已，躁多烦少。

(2) 少阴热化证是少阴阴虚阳亢，邪从热化所表现的心火独亢，肾水下亏不能上济，水火不济，阴不敛阳的虚热证候。主要表现为脉象细数，舌尖红赤，有黑红色瘀血点，舌苔薄少，舌尖按之干，舌后部苔粘细而腻。患者咽干舌燥，潮热盗汗，头昏耳鸣。精神症状为虚烦不眠，心烦意乱，躁扰不宁，昼夜不寐，昏梦纷纭，头晕耳鸣，心悸怔忡，狂言妄语，支离破碎，突然冲动，戛然而止，胡言乱语，不能持久。

6.4.2.4.6. 厥阴经辨证

厥阴经病证是伤寒病发展传变中的较后阶段所表现出的阴阳对峙，寒热夹错，厥热胜负的证候。此证多由它经传变而来，属于正气衰竭，阴阳失调性质。由于厥阴为阴之尽，阳之始，阴中有阳，故其症状寒热错综，虚实夹杂。主要表现为脉象沉涩或细小，舌质淡红或淡中夹条状紫红色，舌苔灰白或青紫，少粘腻苔。患者巅顶疼痛，四肢厥冷，干呕或吐涎沫、清水，饥不欲食，面色乍红乍白，时有吐蛔，气上撞心，大便稀少次数多，或完谷不化，或稀便中有结块。精神症状为神识昏蒙，时清时乱，发作无时，言语错乱，感知觉综合障碍交替出现，时而胡言乱语，时而清晰谈吐，时而幻听幻视，时而虫爬蚁行感挥之不去，时而心烦意乱，头痛撞墙。

6.4.2.5. 卫气营血辨证

卫气营血辨证，是清代叶天士在《外感温热论》中所创立的一种适用于外感温热病的辨证方法。这是叶天士在张仲景六经辨证的基础上，针对六经辨证在瘟疫病的认识方面存在不足的问题，中国在明清两代（主要是江南地区）连续爆发上百次大规模瘟疫，医家用伤寒论的方法遏制不住患者大量死亡的社会现状，承继吴又可《瘟疫论》的研究成果，在分辨外感伤寒病与外感温热病方面的细化，发展了六经辨证，完善了中医理论。张仲景在六经辨证中虽然没有将外感伤寒病与外感温病分别论述，但是在六经辨证理论中已经包括了温热病的内容，应用六经辨证的理论和方药，只要辨证精当，用药准确合理，同样能治愈温热病。而应用叶天士的温热病理论和方药也同样能治愈伤寒病。这便是中医"同病异治，异病同治"理论在外感伤寒病和外感温热病治疗中的具体应用。实际上，外感伤寒病与外感温热病在病理病机上有着相同之处，但在病因上又有不同，类似于现代感冒中的细菌性感冒和病毒性感冒（病毒性感冒具有传染性强的特点，因此又被视为传染病的一种）。即同属感冒，病因各异，治疗各异。

叶天士将温热病从伤寒病中分离出来，创造出卫气营血辨证，发展了六经辨证理论，这是一种创举，也是中医学自身发展规律的一种现象。以卫气营血辨证来辨识外感温热病的病理病机更加层次分明、条缕清晰：卫分证主表，邪在肺与皮毛；气分证主里，病在胸、膈、胃、肠、胆等脏腑；营分证邪热入于心营，病在心与胞络；血分证邪热已入心、肝、肾，重在耗血、动血。治疗上经历代医家的实践，提供了科学的佐证和结论，是经得住历史和实践检验的学说。在精神病的临床上，应用卫气营血辨证，对治疗同样有着极大的指导作用。在这里需要强调的是：几乎所有的传染性疾病只要病邪侵入了大脑，都会引起精神症状，但是，单纯由瘟疫病毒引发的精神分裂症和双相情感障碍非常少见，因此借用卫气营血辨证对各类精神疾病进行辨证施治，是临床上非常重要的一种方法，但是要从病因上进行套用，则就牵强了，且对治疗无益。

6.4.2.5.1. 卫分证辨证

卫分证是指温热病邪侵袭肺卫，致使卫外的功能失调，肺失宣降所表现出来的证候。卫分证是温热病的初起阶段。卫分证的主要表现是脉象浮数，舌质边、尖红，舌苔白中带有微黄。发热，微恶风寒，常伴有头痛、咳嗽，口干微渴，咽喉肿痛等症。因为温热之邪初期侵犯肌表，卫为邪气阻遏不能布达于外，因此发热，微恶风寒。温热之邪属阳，故多为发热重而恶寒轻。温邪上犯，导致肺失宣降，气逆于上则出现咳嗽。温邪逆上灼烧咽喉，导致气血温邪凝滞，出现咽喉肿痛。邪逆上扰清窍，出现头痛，此时津伤不重，故口干微渴。温热之邪侵袭肺卫，病属于卫分证的时候，邪气尚未侵犯到心神，此阶段的精神症状主要是烦躁不安。

6.4.2.5.2. 气分证辨证

此证多由卫分证不解，或有初感温邪直入气分，邪传入里内干脏腑，正盛邪实，阳热亢盛所表现出来的里实热证。由于个体的差异，邪气侵犯的脏腑不同，表现出来的病理病机及其转化也不同，临床上的证型也不同：若热扰胸膈，出现心神不宁，心烦懊侬，坐卧不安；若痰热结胸，出现胸膈痞闷，精神兴奋等；若热盛阳明，出现身热大汗，面红目赤，狂躁不已等；若热结肠道，出现日晡潮热，腹胀拒按，狂乱谵语等；若热郁胆经，出现口苦肋痛，心烦干呕，躁动不安等。

(1) 热扰胸膈证：此证多由温热之邪传入气分，扰及胸膈而致。主要表现为脉象洪大有力，舌红，舌苔黄，身热不恶寒，心烦懊侬，口渴舌躁。因为邪入气分，郁阻于胸膈，故出现表邪入里化热，故身热而不寒，心中懊憹。火盛阳动，故热灼心神，心悸易惊，入夜难眠。热耗津液，故口干舌燥。精神症状为精神运动性兴奋，坐卧不宁，语多不休，喧扰不安，声嘶力竭，躁动狂暴，冲动伤人。

(2) 痰热结胸证：此证多由邪热入里与胸腑瘀痰互结，胶着于胸膈，扰及心神而致。主要表现为脉象滑洪大而有力，舌质红或紫，舌苔黄厚。患者胸膈痞闷，呕恶腹痛，喜冷恶热，面红目赤，身热，渴欲冷饮，大便干结，小便黄少。精神症状为持续性精神兴奋，弃衣敞体，神识昏乱，妄言妄语，吵闹不休，彻夜不眠。因热邪瘀痰结于胸中，故胸脘满闷。痰热内组，胃气上逆，则呕恶便秘，痰热扰心则心神不宁，烦躁不安，幻觉妄想，精神症状迭出。

(3) 热盛阳明证：此证是温热病邪传入气分，蕴于脏腑，客于阳明，病情表现为里热亢盛，或热邪与积滞互结出现的证候。由于热盛阳明，充斥于外，故面红身热，席地而卧，热扰胸膈则心烦。患者主要表现为脉象洪大有力，舌质红，舌苔黄燥。身形壮热，扪之灼手，汗出如浴，席地而卧。精神症状为心中烦闷，面红目赤，躁动不安，兴奋狂乱，吵闹不已，狂言暴怒，幻觉妄想，或力大倍常，弃衣而走，登高而歌。

(4) 热结肠道证：此证多为热邪侵入阳明后与胃肠内有形积滞相结而成。热结胃肠道，腑气不通，日晡潮热，腹部胀痛拒按。邪热与燥屎相结而热愈炽盛，谵语狂乱；燥屎结于肠中，热迫津从旁而下，下利稀水，秽臭不堪，此即"热结旁流"。主要表现为脉象沉实有力而滑，舌质红，或紫或黑，舌苔黄厚而燥。患者面赤身热，口焦唇燥，日晡加剧，汗出烦躁，腹痛拒按，大便秘结，几日、十几日、甚或几十日不解大便。精神症状为谵言狂语，气粗声亢，力大倍常，逾垣上屋，愤怒骂詈，日夜不休，彻夜不眠，幻觉妄想，自言自语，嬉笑怒骂。

(5) 热郁胆经证：此证属于热邪蕴结郁于胆经，胆气上逆，胆热犯胃，胃失和降所表现的一类证候。主要表现为脉象弦而有力，舌质红，舌苔黄细腻。患者面色晦暗，口苦咽干，肋肋胀痛，遇怒加重，两颞侧头胀痛，目赤目痛，恶心呕吐，惊悸不寐，有的发为黄疸。大便秘结，或稀软粘腻。精神症状为情志不遂，忧患暴怒，头晕耳鸣，烦躁不安，烦多于躁，郁郁寡欢，善太息等。

6.4.2.5.3. 营分证辨证

营分证是温热病邪内陷深重，劫灼营阴，心神被扰所表现出来的一组证候。此证可由气分证不解，邪热传入营分而成；或由卫分直接传入营分而致"逆传心包"；也有营阴素亏，初感温热之邪盛，来势凶猛，发病急骤，起病即见营分证者。营分介于气分与血分之间，其发病趋势如果由营分转气分者，病情为顺，若由营入血，则病情为逆。精神病患者常见此证。

(1) 热入心包证：此证由于初感温热病邪，来势汹汹，由卫分突然陷入营分，逆传心包的一组证候。主要表现为脉象数，舌质红绛，舌苔黄，患者高热不退，夜晚尤甚，或见四肢厥逆，抽搐等，面赤气粗。精神症状为昏不识人，或昏睡不醒，烦躁异常，谵语乱言，或喧扰躁动，辗转不寐。

(2) 气营两燔证：此证是气分邪热未解，传入营分邪热炽盛，因此形成气营两燔的一组证候。由于邪在气分，热势熏蒸，出现壮热口渴，咽干舌燥；气营两燔，热积互结，腑气不通，大便秘结；邪热上扰，气乱神淆，神智昏迷。主要表现为壮热口渴，咽干舌燥，夜寐不宁，大便秘结。精神症状为幻觉妄想，幻听幻视，烦躁不宁，狂言乱语，声嘶力竭，妄言谵语，神识昏蒙。

(3) 热劫营阴证：此是由于素体阴亏，正气虚弱，津液亏乏，邪热内传，耗灼营阴而致的一组证候。主要表现为脉象细数，时而坚涩，舌质红绛，少苔或无苔。患者身热夜甚，彻夜不寐，但寐则梦，咽干口燥，口干不欲饮水。精神症状为心中烦闷，躁扰不宁，神识昏蒙，时有谵语，声音嘶哑。

6.4.2.5.4. 血分证辨证

血分证是指温热病邪深入到阴血，导致动血、动风、耗阴所表现出来的一类证候。血分证是温热病发展过程中最为深重的阶段，病变主要累及心、肝、肾三脏。此证多由邪在营分不解，传入血分，或气分热炽，劫阴耗血，径入血分而成；或素体阴亏，本有伏热内蕴，同气相求，温热病邪直入血分而成。邪热入血，灼伤阴血，阴虚内热夜发，身热夜甚；血热内扰心神，烦躁不宁；邪热迫血妄行，则见出血诸症；邪热灼津，血行缓滞，则见斑疹紫黑。若血分热炽，燔灼肝经，筋脉拘挛迫急，则见"动风"诸症。邪热内郁，阳气不达四肢，则见四肢厥冷，出现"热深厥亦深"症象。若邪热久羁，劫灼肝肾之阴，阴虚阳热内扰，故见低热，或暮热早凉，五心烦热。阴精耗损，不能上承，故口干咽燥，舌上少津。肾阴亏耗，耳鸣耳聋。神失所养，神疲欲寐。形体失养，身体消瘦，面色黧黑。血分证主要表现为热盛动血，热盛动风，热盛伤阴三个类型。

(1) 热盛动血证：此证多为邪热内传，深入血分，扰动心神而致。热盛血分，血热妄行，充斥脉络，身体灼热，斑疹隐现，吐衄下血。邪热循血入心，神识昏乱。主要表现为脉数而细，舌质绛赤，舌上有瘀血斑点，舌苔黄而细腻。患者身体灼热，坐卧不宁，夜寐不眠。精神症状为心烦意乱，躁动不安，神昏不清，狂言谵语，歌舞狂笑，时作时止，自言自语，躁扰不宁。

(2) 热盛动风证：此证多由邪热内陷，血分热炽，燔灼肝经，阴阳失和，热极生风，上扰神明而出现的一组证候。内热炽盛，外斥上灼，身热目赤；肝经热甚，循经逆上，头昏脑胀；肝热移心，神昏失明；肝血燔灼，筋脉失养，拘挛迫急，手足抽搐，弓角反张，两目上翻，牙关禁闭；邪热内闭，阳气不达四肢，四肢厥冷，呈现出"热深厥亦深"之象，严重者可出现亡阴、亡阳的危急证候。主要表现为脉象弦数而长，舌质红绛，或起芒刺，舌苔燥黄。患者身热目赤，颈项强直，手足抽搐，弓角反张，两目上视，牙关紧闭，时作时止，有的昏昏沉沉，四肢厥冷，大便秘结，腹满拒按。精神症状为头痛脑胀，神识昏蒙，梦寐恍惚，烦躁不安，高热惊厥，神昏谵语，手足躁扰。

(3) 热盛伤阴虚风内动证：此证多由邪热久羁，炽盛燔灼，耗竭肝肾之阴，阴精虚损，虚风内动而表现出的一组证候。主要表现是脉象虚大而数，棉软无根。舌质红，舌体缩小，舌上少津。患者持续低热，暮热早凉，口干咽燥，耳鸣耳聋，形体消瘦干瘪，唇萎舌缩，齿干枯燥，两颧红赤，目陷睛迷，手足蠕动，时有抽搐，心中憺憺大动。精神症状为五心烦热，神疲多卧，昏沉欲睡，眼睛妄视，双耳妄闻，时而幻视双眼上寻，时而幻听侧耳静闻，断断续续妄言妄语。

6.4.2.6. 三焦辨证

三焦辨证，是清代医家吴鞠通在《温病条辨》中，根据《黄帝内经》中关于三焦所属部位的概念，在六经辨证和卫、气、营、血辨证分型的基础上，将外感温热病的证候归纳为上、中、下三焦病证，用以阐明三焦所属脏腑在温热病过程中的病理变化、证候表现和传变规律，以此指导临床治疗的一种辨证方法。三焦所属脏腑的病理变化和临床表现，是温热病发展过程中的不同病理阶段。上焦病证主要包括手太阴肺和手厥阴心包的病变，多为温热病的初期阶段；中焦病证主要包括手阳明大肠和足阳明胃及足太阴脾的病变，多为温热病的中期阶段；下焦主要包括足少阴肾和足厥阴肝的病变，多为温热病的末期阶段。临床上，由于患者的体质禀赋不同，感受的病邪不同，病变的发展阶段和传变渠道有异，病变部位和证候表现也不尽相同，因而产生的疾病也各具特点，类型众多。但温热病的病变性质，主要是温热与湿热两大类，以此为纲则一目了然。

6.4.2.6.1. 上焦辨证

此证主要指温热病邪侵袭手太阴肺和手厥阴心包所表现出来的证候。在上焦病证中，温热之邪初犯人体，即可能肺卫同时受邪，也可能只限于肺脏受邪；若邪热壅肺，表卫证不甚明显，病情严重时，温热之邪可逆传心包。温热病邪的性质，不是温热就是湿热。

(1) 温热病邪侵犯上焦肺卫：卫气失和，肺失宣降，故见发热，微恶风寒，咳嗽，舌边尖红，脉浮数或两寸独大。温邪上扰清窍则头痛，伤津则口渴，迫津外出则出汗。若邪热入里，壅滞于肺，肺失肃降，气逆于上，则咳嗽、气喘。若邪热内盛，则身热不恶寒，口渴、汗出、脉数、苔黄。若肺经之邪不解，逆传心包，热扰心神，则见神昏谵语。里热炽盛，蒸腾于外则身热，阳气内郁，不达四肢，则四肢厥冷。主要表现为脉象数而洪大，舌质红绛，舌苔黄燥。患者发热，微恶风寒，汗出，咳嗽，口渴，头痛，或但热不寒，咳嗽气喘，汗出口渴。精神症状为高热神昏，谵语昏聩，狂言妄语，呼喊恼怒，狂躁倍常。

(2) 湿热病邪侵犯上焦：阻于胸膈，伤及心肺。湿困肺卫，阳气被郁，不能卫外，故恶寒发热；湿浊于上，清阳被阻，故头痛如裹；湿邪郁滞肌表，则肢体困重；湿聚胸膈，气机不畅，则胸胁憋闷；心阳被阻，神不达外，则表情压抑；湿邪蒙蔽清窍，则神魂颠倒。主要表现为脉象濡缓而滑，舌质白中带条状红色，舌苔白腻，有的细腻而厚。患者恶寒发热，头重如裹，肢体困重，少气乏力，怠倦恶动，口粘不渴，食少纳呆，肠鸣腹泻。精神症状为神识呆滞，表情抑郁，屋外街头，随意而卧，痴呆傻笑，自言自语，亲疏不辨，秽洁不知。

6.4.2.6.2. 中焦辨证

此证是指温热之邪侵袭中焦脾胃，邪从燥化和邪从湿化所表现出来的证候。温邪自上焦传入中焦，脾胃二经受病，若邪从燥化，表现为阳明燥热伤阴之证；若邪从湿化，则成为太阴湿热证。

(1) 温热之邪侵袭中焦后燥化，成为阳明燥热伤阴之证。胃喜润恶燥，邪入阳明，热炽伤津，胃肠失润，燥屎内结，腹满便秘。邪热蒸腾上炎扰及心神，身热面赤，神昏谵语。灼津耗液，口干唇裂，渴欲冷饮，小便短赤。主要表现为脉象沉实有力，舌质红绛，舌苔黄燥，或起芒刺。患者身热面赤，呼吸气粗，神昏谵语，渴欲冷饮，口唇干裂，腹满拒按，大便干结，小便短赤。精神症状为兴奋躁动，力大倍常，敞胸弃衣，逾垣上屋，狂骂怒目，无休无止，思维破裂，幻觉妄想，持续处于精神运动性兴奋状态。

(2) 湿热之邪侵袭于脾，脾性喜燥恶湿，邪从湿化，形成湿热。湿热郁阻中焦，脾失健运，胃失和降，胸脘痞闷，泛恶欲呕，大便不爽或溏泄；湿邪困脾，运化失司，水湿停聚，凝结为痰，蒙蔽清窍，痴傻呆滞，秽洁不知。湿入胃中从阳化热，扰及神明，狂妄骂詈，躁动不安。主要表现为脉象滑数、滑缓交替出现，脉力时大时小，舌质红紫或青灰，舌苔粘腻而厚。患者身热不扬，汗出热减，既而复热，胸脘痞闷，呕恶不食，口渴不欲饮，面色萎黄或青灰无光，大便稀软粘腻下之不爽，或溏泄，或有脓样软便，或脓嵌便中。有的脉象滑数有力，舌质红绛，舌苔黄燥，身热渴饮，大便秘结，汗出粘腻。精神症状或精神抑郁，表情呆滞，呼之不应，蜷缩喜卧，不饮不食，口中痰涎满溢不吐，自言自语行为怪异；或精神兴奋，躁动不安，力大倍常，敞胸弃衣，狂言妄语，骂詈嚎叫，无休无止。湿热干犯中焦，无论燥化或湿化，二者之间都会随着病情的变化，相互转化，特别是随着病程的延长机体正气虚弱，出现温、湿、热、虚相互交着复杂的证候，此时当熟捻中医理论，不拘一格，精当辨证，正确施治，不可囿于一家一说，延误病情。

6.4.2.6.3. 下焦辨证

此证是指温热之邪侵犯下焦，劫夺肝肾之阴，干犯大肠与膀胱所表现出来的证候。病邪多从中焦传变而来，热重于湿，病邪损及肝肾之阴，阴亏不能制阳，虚热内生，口干舌燥，手足心热。水亏木旺，筋失所养，拘挛迫急，阴精耗竭。阴阳欲脱，是为重症。其主要表现为脉象虚弱、细数、濡数或细小，舌质红绛，舌苔薄少，或黄而细腻。患者头昏脑胀，身热颧红，手足心热，口干咽燥，渴不欲饮，小便不利，大便不通，少腹硬满，疼痛拒按。精神症状为言语凌乱，妄言谵语，烦躁不安，喧扰不宁，幻视幻听，与空对骂，斜视嬉笑，时而躺地不起，时而蜷缩自语。

6.4.3. 病史采集

6.4.3.1. 病史提供者

即向医生提供患者的一般情况、患病前的性格、有可能引起发病的生活事件、患者发病时的躯体和精神状况、主要症状、经历了那些治疗、服用了那些药物、出现了那些疗效、现在还有哪些症状等的详细信息的人士。这个人可能是患者本人，可能是患者的配偶，可能是患者的近亲属，也可能是患者的同事、朋友、邻居，或者是了解患者病情的知情人士。无论提供病史的人是谁，都必须要知晓患者的详细情况。如果提供病史者不是十分了解患者的详请，医者就要根据现有信息，尽可能地多寻找几个了解患者详细情况的人，也可多收集一些零散信息，进行综合分析，从中找到符合患者真实情况的信息，否则提供的病史就缺乏参考价值。在了解患者信息的同时，也要记录病史提供者与患者的关系和联系方式及其他相关信息，以便在日后的诊疗过程中随时向其咨询，益于患者的康复治疗。

6.4.3.2. 病史采集内容

6.4.3.2.1. 一般资料

包括患者姓名，性别，年龄，婚姻状况，家庭主要成员概况，职业，民族，宗教信仰，身份证号码，家庭详细住址，家庭电话，邮政编码。联系人的姓名，与患者的关系，联系方式，联系电话，微信号。提供病史者姓名，与患者的关系，可靠程度，联系方式，电话，微信号。初诊日期，如果住院要记录住院日期，病历书写日期，病案号。

6.4.3.2.2. 主诉

患者就诊的主要症状，体征及持续时间。要求重点突出，高度概括。例如：患精神病35年，久治未愈，近两月加重。

6.4.3.2.3. 现病史

围绕主诉系统记录患者从发病到就诊前疾病发生、发展、变化和诊治经过。记录的内容要求准确、具体，时间、事件、线索脉络清晰、简单明了，避免流水账式的记录。凡是有鉴别意义的症状都要列入，内容主要包括以下几个方面：

(1) 起病情况：发病的时间、地点、起病缓急、前驱症状，可能的病因和诱因，如有重大社会和生活事件的诱因要详细记录。

(2) 主要症状、特点及演变情况：要准确具体地描述首次发病时的每一个症状的发生、发展及其变化。描述主要症状的发生、发展、及其变化的情况。

(3) 伴随症状：沿着主要症状线索描述其它伴随症状的发生发展及其变化。

(4) 结合中医十问，记录目前情况。详细描述现在的主要症状及伴随症状。

(5) 诊治情况：详细记录首次发病时的就医方式，首诊医院名称，首诊医生全名，做了哪些检查，各项检查结果如何，首诊诊断名称，用了什么药物、用药方式、治疗剂量、用药后的效果，都要详细记录。如果去过多家医院，要详细记录各家医院的诊断和治疗及疗效情况。

⑹ 如果同时患有两种或两种以上的疾病，要分段记录各自的诊断和治疗及疗效情况。

⑺ 在采集病情过程中，如果发现患者有自杀、被杀、被打或其他意外情况者，应详细、真实记录，不要主观猜测、推断、或评论。同时应深入了解患者现在对上述意外的认识、态度，看法，并与患者本人及其家属采取相应措施。

6.4.3.2.4. 既往史

系统全面记录既往健康状况，包括有无精神疾患、癫痫、昏迷、脑炎、脑外伤、心脑血管、消化、泌尿等躯体和精神疾病史及中风、传染、过敏病史等。

⑴ 患者平素健康状况，虚弱还是健康。

⑵ 患过哪些疾病，按时间顺序详细记录诊断治疗情况。

⑶ 手术、外伤、中毒及输血史。

6.4.3.2.5. 个人史

母孕及出生时状况、排行，早期发育、婴幼儿期的健康状况，就学、工作、迁徙旅游，性及婚姻情况，配偶和子女概况，月经史、行经情况，生育史，病前性格，特殊爱好。

⑴ 患者出生时状况，母孕时状况，孕期时间、母孕期是否患过疾病。出生地点、医疗机构名称、顺产、逆产、剖腹产，出生时称重，早期发育、婴幼儿期的健康状况。迁徙及经历过的地区，注意自然疫源地及地方病流行区，详细记录一次或多次迁徙的起始年限。文化背景，教育背景，成长环境，有无特殊经历等。

⑵ 现居住环境、生活、工作、学习条件等情况。

⑶ 有无宗教信仰，信仰时间。

⑷ 生活及饮食习惯，有无烟酒嗜好，性格类型，性格特点，感情经历，个人生存的优势和不足。

⑸ 其他重要个人史。

6.4.3.2.6. 家族史

⑴ 家族整体健康状况，两系三代有无精神病、癫痫、精神发育不全、其他发育障碍疾病史。

⑵ 两系三代有无家族酗酒史、自杀史、近亲婚配史。

⑶ 直系亲属的健康概况，有无正在发作疾病，有无重大器质性疾病史。

⑷ 家族有无类似疾病发作史。

6.4.3.3. 体格检查

1. 一般情况：体温（T），脉搏（P），呼吸（R），血压（BP）。
2. 整体状况：望神、望色、望形、望态、声音、气味、舌象、脉象、小儿指纹。
3. 皮肤粘膜及淋巴结。
4. 头面部，头颅、眼、耳、鼻、口腔。
5. 颈项，形、态、气管、甲状腺、颈脉。
6. 胸部，胸廓、乳房、肺脏、心脏、血管。
7. 腹部，肝脏、胆囊、脾脏、胃、肾脏、膀胱。
8. 二阴及排泄物，前后阴，大小便，眼耳鼻、渗出物。
9. 脊柱四肢，脊柱、四肢、指趾甲。
10. 神经系统，感觉、运动、浅反射、深反射、病理反射。
11. 经络与腧穴，经络、腧穴、耳穴。
12. 专科情况，按专科检查要求进行书写。
13. 实验室检查，采集病史时已经获得的本院或外院的重要检查结果书写。

6.4.3.4. 精神检查

6.4.3.4.1. 精神状态检查的内容

精神状态的检查，依赖于良好的医患关系。医患关系是一种特殊的人际关系，是医生和患者围绕寻求与提供医疗服务的过程中建立起来的，建立这种关系的唯一目的就是为了患者恢复健康。一般来讲，医患关系是真诚可靠的。

精神科医生与患者的关系有别于其他医患关系。由于缺乏可靠的客观指标，精神科临床诊断的确定在很大程度上依赖完整、真实的病史和全面的、有效的精神检查，因此，建立非常信任的医患关系极为重要。建立这种非同一般、而又科学的关系，要求医生对于患者要有父母般的大爱之心，具有高尚的医德，渊博的学识和丰富的经验，良好的修养和坦诚的态度，敏锐的观察力和良好的内省力，得体的仪表和良好的沟通技巧。使患者对医生产生信任和亲善感，是一种无话不谈的朋友关系，能够把心里话告诉医生。除此之外，由于患者的思维、情感、感知觉、行为、言语等诸多方面存在障碍，精神检查还要注重了解其家属中知晓病人情况的人的详细介绍，包括患者成长教育过程，学习工作情况，生活环境，病前性格，发病原因，发病时的主要症状，曾经就医的详细过程，用药及疗效等等。通过综合分析，得出客观真实的精神检查结果。

6.4.3.4.1.1. 一般性接触

主要包括患者外貌、言语、情绪与情感、思维过程和内容、感知觉、记忆、智能、自知力、对交流的态度等等。

6.4.3.4.1.2. 开放性交谈

进行开放式交谈时要在专设的检查空间进行，要保证周围环境安静，避免任何外界干扰，家属与亲友不宜在场。交谈时要尽量让患者放松情绪，自己主动述说症状，医生耐心倾听，当患者述说时，不可打断。可适当的引导患者沿着某个症状线索述说前因后果，但不可过多提示。对患者过度陈述的某个症状，要运用精神医学的理论方法和知识进行探究，从中找到有价值的线索。一般开放性交谈的时间持续在三十分钟至一个小时间为宜，时间太短往往得不到需要的资料，时间太长了患者感到不耐烦，同样得不到需要的资料。

6.4.3.4.1.3. 询问性交谈

询问性交谈的目的是根据患者或家属提供的症状线索，用询问的方式以澄清症状，明确临床相，思考诊断与鉴别诊断。在询问性交谈中，要运用好倾听、提问、澄清、反馈、引导、控制等形式。运用好非语言交流的方法，采用眼神、会意、表情、手势等非语言形式，有时会收到语言交流无法获得的信息，从而固定症状。询问性交谈的原则是，谈话前做好充分的思想准备、有设计，有框架，可利用幽默、诙谐、生动的语言形式，引导患者说出其典型的症状描述。医者要熟悉该患者症状、疾病的典型表现，交流时无限制，在"形散而意不散"的交流中，有意的在无意间引导患者在没有意识的情况下加以控制，最大可能地获得真实症状的呈现，建立起诊断与鉴别诊断的临床信息。

6.4.3.4.1.4. 结束检查

当精神检查进行到一定程度，完成了此次检查设定的目的，并在获得意外的症状线索及进行了必要的澄清后，开始准备结束交谈。结束交谈时，要巧妙地寻找一个可以结束的话题，但又不伤害患者的注意点和谈话兴头，轻松地将患者带到总结的过程，为下次交流做好铺垫。同时，提振患者的兴趣，巧妙地布置好下一步的任务，为进一步的检查做好准备工作。

6.4.3.4.2. 精神状态检查的技巧

6.4.3.4.2.1. 对于合作的病人

对神志清醒、比较合作的病人进行精神检查时，医生与病人一见面，要立即站起身来，趋前伸出双手表示欢迎，从神情、眼神、表情、言谈、举止到谈话内容都要给于病人极高的尊重，使患者感受到医生的真诚，在瞬间产生对医生的好感和信任，从而不设防线地与之进行交流。通过交谈了解其内心的体验和感受，感同身受地用巧妙的语言挖掘患者内心深处的真实感受，使患者在愉悦的内心体验下说出自己症状。在做精神检查记录时要避免采用症状学术语概括，应以患者的语言系统地进行描述。

6.4.3.4.2.2. 对于不太合作的病人

对于意识清醒、但是不太合作的病人的精神检查，首先要弄清楚病人不太合作的原因，再针对原因找出病人愿意接受的方式进行。如果由于病人性格缺陷造成的不太愿意合作，医者就要无限制地迎合病人的喜好，将患者带进自己感觉愉悦的状态中进行检查。如果病人由于长期罹患慢性精神分裂症，其他精神症状丰富，但是意识清醒，认为看的医生多了大多千篇一律的话题，缺乏对医生的基本信任，这时就要和患者谈论其感兴趣的话题，进而循循善诱地进行检查。

6.4.3.4.2.3. 对于处于兴奋状态不合作的病人

由于病人处于精神运动性兴奋状态，精神检查不合作。

A. 要通过一般外貌，观察病人的意识状态、仪表衣着状态、接触情况、有限合作的程度、了解睡眠时间、生活自理程度等情况，从中分析出病态的成分。

B. 观察其自发语言，内容如何，有无模仿言语，对问题是否回答，应答速度与声调如何，有无失语症

C. 观察其面部表情和行为动作，有无兴奋、欣快、忧愁、焦虑、呆板等表现；有无凝视、倾听、闭目、恐惧等表情；有无特殊动作、刻板动作、模仿动作，有无违拗、冲动、被动服从、自伤伤人等行为。

D. 从感知觉观察其有无异常，有无幻听、幻视，有无对空怒骂、争论、说笑、自言自语等情况。

E. 有无思维内容、思维形式等障碍。

6.4.3.4.2.4. 对于处于衰退状态的病人

处于衰退状态的病人，大多是因为长期患有慢性精神分裂症久治不愈，或者一开始患病就被诊断为"衰退型精神分裂症"的病人，其具有典型的三大主要症状：即思维贫乏、情感淡漠、行为退缩。对于这类病人的精神检查，一般患者不会拒绝与医生交流，但是交流的内容极为简单。医生要根据三大主证的基本内容，通过与患者交谈，了解其思维贫乏、情感淡漠、行为退缩到了什么程度，用精神衰退检查量表进行打分，然后得出精神检查结论。

6.4.3.4.2.5. 对于处于抑郁状态的病人

处于抑郁状态的精神病患者，除了具有抑郁症的症状外，还有自己的特点，比如幻觉错觉等。

A. 幻觉错觉丰富，如幻听、幻视等。

B. 情绪低落：对一切事物都不感兴趣，自责自罪，情绪极其低落时容易出现意外；有无自杀企图和行为，判断其处于何种危险状态。

C. 行为动作减少：行动缓慢，卧床不起，有的缄默不语，或者抑郁性木僵。

D. 思维联想障碍：患者说话语速慢，语音低，语量少，应答迟钝，严重时可呈木僵状态。激越型的抑郁症患者，有时突然激越冲动，焦虑恐惧，自伤他伤。

E. 躯体症状：患者面容憔悴苍老，目光呆滞，饮食减少，体质下降，汗液和唾液分泌减少，便秘，性欲减退，睡眠障碍，早醒且醒后不能再入睡，整日悲观失望。

F. 特征：精神抑郁患者，情绪消沉低落早上严重，晚上减少，第二天往复如是。

6.4.3.4.2.6. 对于处于紧张状态、缄默状态和遗忘症的病人

对以上三类病人的精神检查，主要是注重本身疾病的典型症状检查。

A. 紧张状态：多见于紧张型精神分裂症，常表现为紧张性兴奋和紧张性木僵，两种状态可交替出现，亦可单独发生，一般以木僵为多见。在精神检查中，患者一般不予配合，多出现违拗。紧张性木僵发作时，患者动作缓慢，少语少动，严重者终日卧床，缄默不语，不食不动，对周围刺激没有反应，针刺不知疼痛，冷热没有知觉，言语刺激不知回应，痰涎满口不知吐出，亦不下咽，终日含在口中，任由沿口角流下不知擦拭。患者肌张力增高，甚至出现腊样屈曲，被动服从或主动性违拗，还可出现模仿语言、模仿行为。患者意识清醒，对周围事物可感知，病后能回忆经历的事情，偶尔可伴有幻觉或妄想。经常几日、十几日甚或更长时间长卧于床，不吃不喝不动，木僵状态常常持续数周或数月。紧张性兴奋发作时，患者突然发作，冲动伤人，砸毁东西，言语单调、刻板，行为缺乏目的，常人难以理解。紧张性兴奋状态常常持续数小时或者数周，有的能自行缓解，有的则由紧张状态转入木僵状态。

B. 缄默状态：缄默状态是一种功能性的精神病态，是指患者没有任何语言活动，不论怎么询问，就是一言不

发。但有些患者可通过写作或动作来表达自己的意思。患者智力发育没有障碍, 最为常见的为选择性缄默。

选择性缄默症: 发生的过程大多是和缓渐进的形式, 较少为急性发作。症状多始于幼儿园或小学等低年级的年龄层, 极少是青春期才发生的。选择性缄默症患者在某些社会情境中可长期不说话, 但是转换一个场合又可以说话, 因此称之为"选择性"。长久之下患者社会功能衰退, 智力一般低于同龄人。癔病性缄默症: 此类患者表现为缄默不语, 但是写字、手势非常敏捷, 有时可与木僵合并出现, 多见于癔病。紧张症的缄默: 患者可表现为缄默不语, 有的出现断断续续的破裂性语言, 可同时伴有精神性抑制, 出现木僵、蜡样屈曲、违拗等症状。患者自知力缺如, 意识清醒, 智力正常。妄想缄默症: 妄想缄默症多见于妄想症和妄想型精神分裂症, 患者常因身边人不同意自己所讲的妄想内容, 因而拒绝与他人交谈, 或者因为患者出现命令性幻听而保持缄默不语的状态。诈病性缄默不在本节讨论范围。

C. 遗忘症: 遗忘症是指记忆的完全丧失。病人对一定时间内的生活经历, 或者全部丧失, 或者部分丧失。导致遗忘的原因有的因为大脑皮层受到损害, 出现顺行性遗忘和逆行性遗忘。有的因为情绪因素导致记忆丧失。顺行性遗忘: 这是发病之后经验记忆的丧失, 患者不能回忆记忆缺失之后一段时间的经历。逆行性遗忘: 这是发病之前经验记忆的丧失, 患者不能回忆损失之前的一段时间的经历, 颅脑外伤患者经常出现这类症状。选择性遗忘: 遗忘内容经过高度选择, 以满足特殊感情的需要, 例如完全否认某一重大事件的发生, 失口否认此事实曾经发生过。分离性遗忘: 一方面出现严重的遗忘, 另一方面又表现出从事各种复杂活动的能力, 井然有序的照顾好自己。特点是表现出患者曾经发生或遗忘与其显示的知识能力, 存在着明显的矛盾。界限性遗忘: 对过去生活中某一阶段的明确事件与经历, 完全不能回忆, 被遗忘的经历, 大多与强烈的愤怒、恐惧、羞辱等情景有关, 该阶段的事件, 是患者不愿意回忆或不愿谈及的, 这类记忆丧失有些是心因性的, 也有些是颅脑损伤造成的。

6.4.3.4.3. 精神检查的内容

6.4.3.4.3.1. 一般表现

A. 仪态: 着装是否整洁, 内外衣是否整齐, 有无过分装饰, 有无随意邋遢, 是否不修边幅。态度与举止是否自然、安静, 是否过分活跃, 行动是否迟缓、单调、沉默、紧张、敌对、敏感等。饮食、睡眠、大小便、卫生自理程度、参加社会活动等。记录某个单项状态时, 要简单扼要地描述患者的主要症状表现。

B. 接触: 是指患者与医生和其他人的交往情况, 可用良好、欠佳、不良等描述。

C. 注意: 从患者的眼神、面部表情、举止言谈等来进行观察, 可用持久集中、短暂集中、涣散、迟钝、增强、随境转移、机警等言语描述。

D. 言语: 患者的言谈表达是否自然, 说话时音调是否高亢, 或语音低微, 亦或喃喃独语, 语言流速是否顺畅。有无自言自语, 有无言语增多或减少, 交谈中是否有中断, 回答是否切题, 前后是否连贯。有无联想散漫、思维破裂、所表达的中心内容是否明确, 有无病理性赘述、思念飘忽、音联意联、重复语言、模仿语言、创新词汇等。有无强制性思维、思维被夺、思维插入等, 并询问其主观体验, 如"你觉得自己可以完全控制思考吗? ", "是否觉得自己思考受到别人支配? ", "是否觉得有时候你正在思考一个问题时, 突然思考消失、或者有某种思维插入你的脑中? ", "对这些现象你有什么想法? "。与患者交谈时要用患者的言语进行记录, 不可简单的用学术术语记录。

E. 自知力: 对自己病情的认识是否清楚? 要明确的问患者"你认为自己精神方面有什么毛病吗? ", "你认为你的这些表现是什么原因呢? ", 要完全按照患者的回答记录。

F. 定向力: 是指一个人对时间、地点、人物、自身状态的认识能力。前者称为对周围环境的定向力, 后者称为自我定向力。要通过询问确定病人的周围环境定向力、自我定向力是否完整。

6.4.3.4.3.2. 认识活动

A. 感知觉障碍感知觉过敏: 患者对外部感知觉刺激过敏, 表现为不耐强光、噪音、高温、强烈气味等。感知觉减退: 对外界感知不清晰, 不真实, 虚无缥缈, 可出现现实解体症状。内激感减退可表现为对自身躯体的信息感觉减退, 甚至觉得自身不存在, 有的可发展为人格解体症状。感知觉综合障碍: 是指病人在感知某一现实事物时, 对这一事物的个别属性如形象、颜色、大小、位置、距离等产生与该事物实际情况不相符合的感知。错觉：是指对具体客观存在的事物整体属性的错误感知。错觉分生理性错觉和病理性错觉，病理性错觉多见于传染、中毒等因素，更多的见于功能性精神病如精神分裂症等，此时的错觉与幻觉多同时存在。幻觉：是指无客观事物作用于感觉器官而出现的知觉体验，是一种虚幻的知觉。幻觉分为幻视、幻听、幻嗅、幻味、幻触、内脏幻觉等。幻觉是精神疾病中一个非常严重的症状。在交谈时要询问："你所看到、听到、嗅到、尝到、触到的东西跟平常是一样的吗？你感觉是真的吗？别人是否也有这种感觉呢？"，"你对时间的感觉是否变了？是不是感觉时间太快了？或者太慢了？"，"你对接触的人和事物的外观是否感觉变得很奇怪？"，"你是否感到身上有蚂蚁或虫子在爬"，"是否看到空中有人在飞行？或者空中有你住着的房屋？"。"是否听到隔壁或大街上或者空中有人在骂你？在跟你说话？在和你谈论问题？"。

B. 思维障碍：思维形式障碍：要问患者"你思考问题时是否感觉特别快，或者特别慢？"，"有时候是否感觉到脑子里一片空白？"，"你与别人交谈时是否感到很困难？话说到一半不知说什么了？说着说着脑子就想别的去了？也不知想的到底是什么？"，"你是否感到你的思想突然中止，以至于脑子里一片空白了？而这之前你的脑子是很流畅的？"。思维内容障碍：要问患者"你是否觉得有人要伤害你？或者是你的亲人？他们是用什么方法伤害的？"（被害妄想），"你是否觉得有人在说你的坏话？有人在四处散布你的流言蜚语？"，"你是否觉得有人在跟踪你？他们在记录检查你的所有活动？你已经掌握他们跟踪你的证据了？"（关系妄想），"你是否觉得你与他人有非常不同的地方？是否觉得你有非凡的能力？是否感觉自己有能力管理整个人类？是否感觉自己已经大名鼎鼎？"（夸大妄想），"你脑子里想的事情别人知道吗？你是怎么知道的？"（被洞悉感或被揭露感），"你爱人对你忠诚吗？"（嫉妒妄想），"你是否感到你的思想被拿走，离开了你的头脑？"（思维被剥夺），你是否感到有一个不是你的思想进入了你的脑子？你是怎么知道不是你的思想的？他们是什么地方来的？"（思维被插入）等等。

C. 注意和记忆障碍：注意障碍：观察病人在阅读、看电视、与人交谈的时候，能否坚持到结束，是否能与正常人一样有足够的耐心。记忆障碍：通过问询辨识患者有无近期记忆障碍，能否讲出当天和近几天的事情。有无远期记忆障碍，能否回忆哪年上的小学？哪年工作的？结婚、生育孩子时间地点？社会和生活中的一般重大事件等等。

D. 智能障碍：智能是一个复杂的综合的精神活动的功能，反映的是个体在认识活动方面的差异，是对既往获得的知识、经验的运用，用以解决新问题、形成新概念的能力。智能包括观察力、记忆力、注意力、思维能力、想象力等，它涉及感知、记忆、注意、思维等一系列认知过程。智能障碍可分为精神发育迟缓和痴呆两大类型。精神发育迟缓：精神发育迟缓是指先天或围产期或在生长发育成熟以前（18岁以前），大脑的发育由于各种致病因素，如遗传、感染、中毒、头部外伤、内分泌异常、缺氧等原因，导致大脑发育不良或受阻。智能发育停留在一定的阶段，随着年龄的增长，其智能明显低于正常人。精神发育迟缓一般分为轻度、中度、重度、极重度四类。轻度：智商在50～69之间，患儿在幼儿期就表现出比同龄儿童发育的迟缓，不能做到同龄儿童独立做的事情，成年后的智力水平相当于9—12岁的正常儿童。中度：智商在35～49之间，患儿从幼年开始智力和运动发育都明显低于同龄儿童，语言发育差，计算能力为个位数加、减的水平，跟不上普通小学的学习进度，成年后的智力水平相当于6～9岁的儿童。重度：智商在20～34岁之间，出生后即可出现明显的发育延迟，不能进行有效的语言交流，不会计数，不能在普通学校就读，常伴随显著的运动功能损害，身体畸形，并出现癫痫、脑瘫等神经系统疾病，成年以后的智力水平相当于3--6岁的儿童。极重度：智商在20以下，完全没有语言能力，毫无防御和自卫能力，以原始性的情绪为主，生活不能自理，大小便失禁，完全依赖他人帮助才能生存，常合并严重神经系统发育障碍和躯体畸形，成年以后的智力仅能达到3岁以下正常儿童的水平。痴呆：也称为老年性痴呆。痴呆是指慢性获得性进行性智能障碍综合征，是人类在衰老的过程中大脑器质和功能缓慢衰减的一种病变。临床上呈进行性加重，患者几年之内丧失独立生活能力，多死于肺部感染和营养不良。随着年龄的增长，患此症的比率大幅增长，据流行病学调查：60岁以上的老人患病率为1～5%，85岁以上的老人患病率为30%。老年性痴呆的症状按病情严重程度分为轻度、中度和重度。轻度患者主要是记忆障碍，首先出现近事记忆减退，如忘记物品放在哪里，做饭忘记放盐，忘记早餐吃的什么等等，后发展为远期记忆减退，对以往发生的事情不能回忆，伴有人格障碍，表现为不修边幅、易怒、自私、多疑等。中度患者记忆障碍进一步加重，出现思维和判断力障碍, 性格改变, 情感障碍, 出现逻辑思维能力减退, 语言重复, 计算力下降, 可出现失语、失用、失认或肢体不灵活, 如找不到回家的路, 不认识熟悉的人, 甚至连老伴、孙子等至亲之人也如同路人, 去厕所却走到厨房大小便, 去找水喝却下楼走失, 打人骂人, 乱发脾气吵闹等。重度患者上述各种症状进一步加重, 情感淡漠、行为退宿、哭笑无常、不能与人沟通、四肢屈曲强直、长期卧床、大小便失禁, 经常并发肺部感染、褥疮、尿路感染等。造成痴呆的器质性疾病有, 脑变性病, 脑血管病, 代谢性疾病, 颅内感染, 颅内占位性病变, 低氧和缺氧血症, 营养缺乏性脑病, 颅脑外伤, 中毒性疾病等, 可用痴呆诊断量表进行诊断。

6.4.3.4.3.3. 情感活动

情感活动是人在感知外界事物时伴随着相应的态度和外部表现, 如面部表情、身体表情和声音表情等, 这种喜、怒、哀、乐、爱、恨等的体验和表情, 就叫情感活动。情感活动的障碍是以显著而持久的情绪高涨或低落为基础特征, 伴有相应的思维和行为改变, 反复发作, 临床上常表现为躁狂和抑郁两种状态。情感高涨: 情感高涨时表现为精神运动性兴奋, 心境高扬, 兴高采烈, 思维奔逸, 讲话滔滔不绝, 情绪持续高涨, 易激惹、激越、忿怒、焦虑、甚至出现与心境协调或不协调的夸大妄想和幻觉。情感低落: 情感低落时精神运动性抑制, 病人心情不佳、苦恼、忧伤、悲观、绝望, 怎么也高兴不起来, 兴趣丧失, 自我评价低, 严重者出现自杀观念和行为, 病情呈显出明显的昼重夜轻节律。临床上分为单相性情感障碍和双相性情感障碍。单相性情感障碍主要是抑郁发作。双相性情感障碍是抑郁和躁狂交替发作。情感障碍的病因至今未明, 相关因素有遗传、病前性格、社会生活事件等。

6.4.3.4.3.4. 意志和行为

人们在意识支配下, 经过系列的思维活动、并准备通过努力克服困难为达到预定目的而确定的思想称之为意志; 其中每一有动机、有目的的行动称之为行为。意志行为障碍的主要类型有: 意志增强, 意志缺乏, 意志减退, 精神运动性兴奋, 精神运动性抑制, 冲动伤人行为、自伤自杀行为。意志增强时患者终日不知疲倦的忙忙碌碌, 但常常是虎头蛇尾, 做事有始无终, 结果是一事无成; 有的在被害妄想的支配下, 不断地调查了解, 寻找所谓的证据到处控告等。意志减退时患者无任何主动意向要求, 对工作、学习无自觉性, 个人生活懒散, 常与思维贫乏、情感淡漠共存。病人对任何活动都缺乏明显的动机, 没有什么确切的企图和要求, 不关心事业、家庭、行为孤独退缩, 与周围环境不协调, 病人对此缺乏自觉也意识不到。

6.4.3.4.3.5. 自知力

自知力是指患者对其自身精神状态的认知能力, 即能否察觉或辨识自己有病和精神状态是否正常, 能否分析判断并指出自己既往和现在的哪些状态和表现属于正常, 哪些属于病态的能力。

精神病人一般均有程度不同的自知力缺陷, 在疾病的不同阶段, 自知力也随之发生变化, 这种变化有一定的规律性。精神疾病的初期, 有的病人自知力尚存在, 能够察觉到自己的精神状态发生了变化, 随着病情的发展和加重, 就丧失了对病情的判断能力, 否认自己是不正常的, 甚至拒绝治疗, 此时患者就没有了自知力。自知力丧失或自知力不完整, 是指患者对自身状态的反应错误, 或者说是"自我认知"与"自我现实"的统一性的丧失。随着病情的逐步好转, 患者的自知力也会逐渐恢复, 病人的自知力完全恢复了, 患者的精神疾病也就治愈了。目前, 在病因不明的精神分裂症的临床治疗疗效评价方面, 自知力的是否恢复占有非常重要的价值。

6.4.4. 病历书写

中医精神医学是一门既古老又发展中的新学科。由于当今中西文化碰撞的复杂关系在医学领域的反映, 要求学科建设必须要有超现代科学的远见卓识及与现阶段西医相交流的便利。因此, 要求病案资料既要真实地反映病人诊断、治疗、康复的过程, 又要与国内外的各种相关学说进行交流对照, 以体现该学说的科学性。由于古代没有将精神科单列, 属于中医内科的范畴, 几千年来至今中医没有精神科专科病案书写规范。七十年来（自一九五二年氯丙嗪应用于精神科算起）, 西医精神医学已经发展为人类的第五大医学, 而且精神疾病的总负担已上升为中国和世界疾病总负担之首。相比之下, 中医精神科的发展相对滞后, 以致中医文化的优越性在精神科的临床上体现不充分, 现实中医临床中的精神科病案书写属于空白状态。国家中医药管理局(2000)9号文件关于发布《中医病案规范试行》的通知，《中医病案书写规范》中没有将中医精神科专科病案书写规范列出。卫生部、国家中医药管理局 (2010)29 号《中医病历书写基本规范》文件中仍没有单独列出精神科病案的书写规范。现在，按照中医内科的规范书写中医精神科病案，即不能体现当今精神科发展的趋势，又不能和西医、中西医结合精神科相互交流，因而处于被动地位。面对国内外精神医学的发展，根据临床需求，我们从 1978 年开始探索实践，到 1988 年，设计出了中医精神科的病案书写规范。该病案从中医、西医、中西医结合三个学术观点能相互交流的科研角度，既能真实客观地记录精神疾病的治疗、康复情况，又能与西医、中西医结合学派进行学术交流，从而有力地体现中医在精神科临床上的科学性和优越性，为发展中医精神医学奠定了坚实的基础。该病案在国内外属于首创，通过与多国精神病学专家们的交流，获得了好评与肯定。经过长时期的反复实践，不断完善，目前已经成熟。1988 年河南省李浩中医精神病医院率先实行中医精神科病案的书写规范，1990 年在石家庄李浩中医精神病医院继续使用，1998 年在北京北郊中医精神病医院继续使用，至今已经 32 年，期间虽有中断，但一直坚持使用。实践证明，这套病案书写规范，科学地记录了中医精神科工作的真实情况，留下了中医精神医学的临床疗效远远高于欧美西医精神医学的疗效的证据。取得了三项填补世界空白的科技成果，为在国际间进行学术交流创造了条件，奠定了中医精神医学在当今西医占统治地位的临床中的科学位置。对中医精神科的学术发展起到了基石作用，而且越来越显示出了它的科学性。它将为创建中医精神医学体系做出更大的贡献，因此，临床上必须不折不扣地执行该病案的书写规范。

中医精神医学的完整病案书写规范包括以下内容：

住院后一周内要完善的病案共为十二页内容：

第一页和第二页，符合国家要求的中医、西医、中西医结合的病案首页的书写规范，其中包括患者的一般情况，问诊，主诉，现病史，既往史，个人史，家族史。

第三页是体格检查记录表。

第四页是神经系统检查记录表。

第五页是精神检查记录表。

第六、第七、第八页是中医的望诊、闻诊、问诊、切诊内容的表格化记录表。

其中第八页下半页和第九页的上半页为切诊的内容，包括日间脉象和子时脉象的分别诊察记录，日、夜间脉象的对比分析。

第九页为四诊摘要、辨证分析、病历小结。

第十页为中医诊断治疗方案、西医诊断治疗方案、中西医结合三个诊断治疗方案。下方是经治医师、主治医师、主任医师三级医师表格签字栏。

第十一页是中医、西医、中西医结合诊断依据及对比分析。下方是经治医师、主治医师、主任医师三级医师表格签字栏。

第十二页是中医精神医学的诊断和综合治疗方案。下方是经治医师、主治医师、主任医师三级医师表格签字栏。

具体要求如下：

1. 严格按照国家中医药管理局文件要求的传统中医内科规范的病案书写（符合全国中医病案书写规范）。

2. 严格按照卫生部文件要求的西医精神科病案书写规范书写（符合国际惯例，便于国内外学术交流）。

3. 严格按照中国中西医结合学会精神病委员会关于中西医结合精神科病案书写规范书写（便于与中西医结合精神科的学术交流）。

4. 严格按照中医精神医学的病案书写规范书写（体现中医精神医学的临床疗效远远优于现代西医精神医学的临床疗效优势）。

6.4.4.1. 诊断

一周内必须明确做出中医精神医学的诊断，并有定位、定性，如诊断：毒气性精神病，（定位在肾，定性在气）。列出症候群。

6.4.4.2. 诊断依据

1. 症候特征：如"幼稚、愚蠢、童样痴呆、思维贫乏、逻辑混乱"等。
2. 子时脉象：如"弦滑、寸部大尺部小。弦中带虚弱、92 次 / 分"等。
3. 晨间舌象：如"紫、有局部剥脱、少腐苔、舌中心有竖裂深痕"等。
4. 大便型象：如"干结如羊矢，时干时稀、有时一日二行、有时二日一行"等。
5. 其他排泄物：如"小便频数、清长；咳吐黄痰"等。
6. 体质状况：如"体质虚弱、体型一般"等。
7. 其他：如"中耳炎数年"等。

6.4.4.3. 整体综合治疗方案

1. 中药：如"补中益气、填精补髓、除痰化瘀、清脑醒神"等。
2. 西药：如"小剂量氯丙嗪合并小剂量氟哌啶醇、配合中医为主的综合整体系统治疗"等。
3. 心理治疗：如"针对其自身疾病特点、循序渐进、弥补性格缺陷"等。
4. 体疗：如"从走步开始逐渐加大体疗量、改善其循环障碍、以微汗出为度"等。
5. 药浴治疗：如"症状控制住以后每周二次、每次四十分钟、以微汗出为度"等。
6. 针灸治疗：如"每周两次、调胃益肺、补肾养脑"等。
7. 按摩治疗：如"采用足底按摩、每周两次，以微胀为度"等。
8. 工娱治疗：如"适度参加病区劳动，以娱疗为主参加歌咏、舞会，活跃感情、培养与正常人的交往技能"等。
9. 行为治疗：如"规律作息，随着病情好转纠正不良生活习惯、培养正常人的生活习惯"等。

6.4.4.4. 子时脉、晨间舌、大便和排泄物的首次记录

1. 第一次诊察子时脉象：要安排子时诊脉的患者晚间服药后，做好睡前心理安抚工作，使之准时入睡，在病人入睡两至三小时以后，夜里十一时开始诊脉。子时诊脉病人的睡眠状态是：呼之能醒，旋即又能入睡，若醒来不能马上再入睡，就要放弃此次子时诊脉，再重新安排子时诊脉时间。诊脉时按照男左女右的顺序，依据三部九候的诊脉程序，从寸部脉开始，每部脉的寸、关、尺，浮、中、沉都要依次各侯 30 秒，左右手要各自诊察三分钟，共六分钟。如果在诊脉中发现了异常脉象，则要细究到底，找出原因，不受诊脉时间的限制。首次子时诊脉和重点病人要由主任医师进行，病程中的子时诊脉和一般病人由主治医师进行，由经治医师记录，记录时要准确、详细，不能漏记。子时诊脉后的病人，第二天上午巳时，由昨夜子时诊脉的同一个医师再诊一次脉象并详细记录，将子时脉象与巳时脉象进行比较，从中找出异同，将两次诊得的原始脉象录入病案，作为综合诊断治疗方案制定的依据。脉诊是中医的重要诊察手段，在精神病的临床上，由于精神症状的杂乱性，病人的脉象往往受影响，因而不能正确反映患者脏腑功能活动的准确信息，在历代中医的诊断中，往往采取"舍脉从证"的被动判断！这对于复杂的精神症状来说，无异于"盲人摸象"，治疗效果不能保证。中医的子午流注理论表明，胆、肝二经的流注时间是夜里十一时至次日三时，肝胆对应人的情感活动，黄帝内经中"胆主决断"，"肝者，将军之官，谋虑出焉"，的论述，说明了肝胆系统的功能活动对应大脑的情感精神功能活动。因而，当患者熟睡以后，大脑处于休息状态时，紊乱的精神活动对脏腑功能活动的干扰就处于休眠状态，此时，子时脉象能准确地反映出患者脏腑功能活动的真实情况，从而对判断疾病有着其他诊法无可比拟的优势。因此，第一次子时诊脉与第二天的巳时诊脉的对比甄别非常重要，从中可以明确辨证出疾病的性质和证型。将精神症状作为一个方面而不是疾病诊断的主要依据，完善和丰富了几千年来中医诊断学的内容，在世界精神疾患的诊断方面提供了客观的中医依据。

2. 晨间舌象的诊察记录：经过长期的临床观察发现，精神障碍患者的舌质舌苔，因受精神症状的影响，在一天之中有较大的变化。如果病人处于持续兴奋躁动状态，那么脏腑功能由于受到精神活动的影响，因而常常处于活动过度情况。如病人不吃不喝，狂言骂詈，躁动不宁，此时患者的肺胃内就会缺水，因而舌苔就显示出舌红，舌苔干燥的状态。如果病人处于精神抑制状态，病人的肺胃内就会水液停止，出现舌质绛紫、舌苔润滑、粘腻的状态。躁狂抑郁症和精神分裂症患者，一天之中就会出现多次的兴奋与抑制状态，因而其舌质舌苔就会随之

变化。若随机诊察舌质舌苔并以此作为与它诊合参立方用药则常有误。选择在清晨病人刚起床后查舌验苔，则能减少这种失误。此时，病人经一夜睡眠，体内五脏六腑功能由于异常精神活动的干扰相应地减少，而显现于舌质舌苔之上的病理表现则相对地接近五脏六腑功能病态的正常反映。另外，晨间查舌还能对服用抗精神病药物或其它催眠药物在体内的蓄积情况有所了解。晨间查舌保证了舌诊在临床上的客观性。晨间诊察舌质舌苔的方法是：对准备进行晨间查舌质舌苔的患者，早上起床后另站一队，不能漱口刷牙，等候查验。早上病人一起床，立即分组进行查验，如果漱口刷牙之后，则舌质舌苔就会起相应的变化，因而诊察的结果就不准确。一般晨间查舌质舌苔的时间在 20 分钟以内、每个医师查验 10 名病人为宜，查验时若有的病人急着上厕所，则由护士给予适当调整，以尽量方便病人为原则。晨间查舌质舌苔的患者，在病人上午十时喝中药以前，由晨间查舌的医师，再查一次舌质舌苔，进行比较，找出异同。晨间查验的舌质舌苔与白天查验的舌质舌苔，都要录入原始病案记录。

3. 大便和排泄物的诊察记录：入院后第一天至五天内的早晨，要详细观察患者的大便情况并详细记录（如果早晨没有大便则无论何时大便均要详细记录），同时全天候的观察患者的痰、汗、涕、液、尿、女性的月经、带下等情况，找出病理上的变化，详细记录。

6.4.4.5. 服用中药后的躯体症状和精神症状改善状况

这属于病程记录的范畴。根据中医精神医学的综合整体治疗方案，重点在中医治疗，保证患者服用中药到位。服用中药前，护士要详细描述记录患者的躯体症状和精神症状，服用中药后，要详细观察记录患者服药后与服药前的躯体症状、精神症状的对比变化，就是一些微小的变化也要准确地进行观察描述记录。患者的脉象、舌象、情绪、与医师的交流和与病友交往、饮食、二便、痰涎等其他排泄物都要录入原始病案。

6.4.4.6. 小结、季结、半年总评

1. 小结：患者住院满一个月者要进行阶段小结，慢性精神疾患每三个月书写一次阶段小结。在疾病的诊断与治疗有重大变化时，要及时对病情和治疗进行总结。阶段小结应重点对住院一个月以来的诊断与治疗情况进行总结，并提出相应的意见，如坚持综合整体的治疗方案，按治疗计划继续进行，或根据患者的实际情况部分修改治疗方案，或完全修改治疗方案等，并提出相应的治疗方案。凡提出新的治疗方案，必须在 24 小时之内逐级报上级医师，审批后执行。若上级医师有不同意见，需在第二天之内召开三级医师会诊会议，对小结建议的新的方案进行讨论，形成一致意见后再执行。

2. 季结：患者住院满三个月要进行疗程阶段总结，称为"季结"。季结是在小结的基础上，根据患者的实际治疗情况，对前一个疗程的诊断、治疗方案以及三个月来的治疗、好转、病情变化、疗效等情况进行分析总结，审查综合整体治疗方案中有无不足和差距，若有要详细叙述、列出证据。根据找出的不足和差距，对原方案提出修改建议，对疗程治疗提出意见。对季结提出的建议和意见，必须在 24 小时之内逐级报上级医师审核，若上级医师有不同意见，则应在主任医师主持下，48 小时之内召开三级医师会诊会议，统一意见后再执行。

3. 半年总评：一般的轻型精神疾患通过三个月至半年内的系统治疗，均应达到临床痊愈出院，该类患者出院按病案书写要求进行出院总结。半年总评主要是针对慢性精神分裂症和难治性顽固性精神病患者。对于这类患者，如果通过半年的综合整体的系统治疗，病情有所好转，只是由于疾病本身的特点，疗效进度较慢，此时要认真回顾整个治疗过程，审视其综合整体治疗方案是否有误。如果没有大的误差，此时要坚持其治疗方案，循序渐进，继续治疗，随着时间的推移，疗效就会缓慢地显现出来。若发现原方案中存在不足和差距，就要仔细找出来进行认真研究，提出改进建议，交由三级医师会诊会议修改后执行。若通过半年的综合整体治疗，患者从根本上没有好转的迹象，就要将该患者列进入重大疑难杂症病例，交由以院长为首的专家组进行专题攻关治疗。

6.4.4.7. 出院记录

按照卫生部和国家中医药管理局规定的精神科病案书写格式做好出院记录。

6.4.4.8. 出院后的医疗保健服务

出院后的医疗保健服务，除了按照精神科的随访规范进行随访外，还应将家庭、单位、社会等与患者相关的

环境因素，作为必要的医疗保健资料采集，记入病历。将患者所处环境中的不利因素，采取相应的医疗康复手段，与其家庭、单位、社区进行充分的交流，指出存在的问题，提出改进建议，沟通解决之道，防止患者因为不利环境的影响导致病情波动。同时，将随访观察到的必要情况，书面向医院社会康复科领导写出报告，请求医院与政府有关机构沟通，帮助患者解决在实际生活中遇到的疑难问题。此项措施可以有限地防止患者因生活环境恶化引起的病情波动。

6.4.5. 精神分裂症的中医、中西医结合、西医诊断标准参考

6.4.5.1. 中医、中西医结合诊断标准与分型

6.4.5.1.1. 痰火上扰型

⑴ 脉象滑数有力。
⑵ 舌质红绛，舌苔黄。
⑶ 躯体症状：失眠，身热，面红目赤，喜冷饮，大便秘结，小便黄赤。
⑷ 精神症状：情绪不稳，兴奋不安，联想障碍，语无伦次。

6.4.5.1.2. 痰湿内阻型

⑴ 脉象滑缓或沉缓。
⑵ 舌质淡紫，舌边有齿痕，舌苔白腻。
⑶ 躯体症状：心烦失眠，纳呆便溏，倦怠无力。
⑷ 精神症状：情感淡漠，行为迟缓，接触被动，思维散漫，妄闻妄见，自言自语。

6.4.5.1.3. 气滞血瘀型

⑴ 脉象弦，涩。
⑵ 舌质紫暗，舌尖、边有瘀点，舌上少苔。
⑶ 躯体症状：面色晦暗，肌肤粗造，舌下静脉淤血，女子可有闭经。
⑷ 精神症状：情绪不稳，烦躁不安，幻觉妄想，言语凌乱，幼稚愚蠢。

6.4.5.1.4. 阴虚火旺型

⑴ 脉象细数。
⑵ 舌质红或绛，无苔或少苔。
⑶ 躯体症状：形体消瘦，双侧颧红，大便干结。
⑷ 精神症状：虚烦不眠，偶尔冲动，躁扰不宁，幻觉妄想，言语凌乱。

6.4.5.1.5. 阳虚亏损型

⑴ 脉象沉细而弱。
⑵ 舌质淡白，舌苔薄白。
⑶ 躯体症状：面色晄白，畏寒肢冷，纳呆便溏，体虚无力。
⑷ 精神症状：情感淡漠，懒散退缩，思维贫乏，意志减退，自言自语。

6.4.5.1.6. 心脾两虚型

⑴ 脉象细弱。

(2) 舌质淡嫩, 舌苔白。

(3) 躯体症状: 面色萎黄, 腹胀纳呆, 心悸气短。

(4) 精神症状: 自言自语, 时哭时笑, 烦躁不安, 联想障碍, 记忆减退。

6.4.5.1.7. 肝郁脾虚型

(1) 脉象弦弱, 弦细。

(2) 舌质淡紫, 舌苔白腻。

(3) 躯体症状: 口苦咽干, 胸胁胀满, 腹胀便溏。

(4) 精神症状: 情绪低落, 躁动不安, 思维破裂, 幻觉妄想, 联想障碍。

6.4.5.2. 西医诊断标准

　　精神分裂症有三个基本的诊断标准, 第一是症状学标准, 即患者有明显的幻觉妄想, 行为异常, 情感淡漠等现象。第二是病程标准, 既患者要有三个月甚至六个月持续明确的精神症状。第三是严重程度, 即患者的精神症状已经严重影响社会功能等。患者满足以上三个标准, 就可以明确地诊断为精神分裂症。

6.4.5.2.1. 症状学标准

(1) 反复出现言语性幻听。

(2) 思维松弛、思维破裂、言语不连贯, 思维贫乏, 思维内容贫乏。

(3) 思维被插入、被撤走、被播散、思维中断, 强制性思维。

(4) 被动、被控制, 被洞悉体验。

(5) 原发性妄想, 其他荒缪的妄想。

(6) 思维逻辑倒错、病理性象征思维, 语词新作。

(7) 情感倒错, 情感淡漠。

(8) 紧张综合症, 怪异行为, 愚蠢行为。

(9) 意志减退。

6.4.5.2.2. 病程标准

(1) 以上精神症状持续三个月。

(2) 以上症状持续三个月至六个月以上。

6.4.5.2.3. 严重程度标准

(1) 以上精神症状严重, 无法进行正常社会活动。

(2) 自知力缺失, 否认自己有病, 无法与人正常交谈, 社会功能严重受损。

(3) 对家庭他人和社会存在着不同程度的威胁隐患。

6.5. 中医精神疾患的诊断指征

6.5.1. 舌 (晨间舌象和平时舌象及对比情况

　　舌诊在中医诊断学中占有极其重要的位置,《临症验舌法》中说 "凡有内外杂症, 无一不呈其形着其色于舌, 据舌以分虚实, 而虚实不爽焉, 据舌以分阴阳, 而阴阳不谬焉, 据舌以分脏腑, 配主方, 而脏腑不差, 主方不谬焉。危急疑难之倾, 往往无证可参, 脉无可按, 而唯以舌为凭, 妇女稚幼之病, 往往闻之不息、问之无声, 而唯有舌可验"。可见古人对舌诊的精辟分析与重视。

精神病患者的舌诊非常重要，在几千年的临床上发挥了很大的作用，但是存在着较大的缺陷。狂躁、抑郁、思维障碍、行为紊乱时的脉象，因受精神活动紊乱的影响病情发作之时，不能正确反映体内脏腑功能活动的情况，但是又必须予以临时处置，唯患者的舌质舌苔不能骤变于一时，可以作为临时处方用药的依据。但是，当患者病情稍微有些稳定时，仔细观察其舌质舌苔，一天之中又会出现捉摸不定的变化，其原因在于：紊乱的精神活动导致体内气机运行出现失调，干扰着脏腑功能的活动，失序的脏腑功能活动，无时无刻地影响着舌质舌苔的变化，因此，患者在精神活动紊乱的情况下，其舌质舌苔依旧不能准确地作为诊断依据。在长期的临床实践中，发现患者在早晨刚刚起床时的舌质舌苔，与其体内的脏腑功能活动所表现出的症状基本相符，遂将晨起察舌质舌苔作为诊察规范。晨起察舌质舌苔后的早饭后两个小时许，再诊察一次舌质舌苔，并将晨起诊察的舌质舌苔与是次诊察的舌质舌苔进行对比综合分析，由此得出诊察结果并录入病历，这样就保证了患者在精神活动紊乱的状态下，舌质舌苔诊察的科学性。中医精神医学的诊断学将晨起察舌质舌苔作为规范，填补了中医诊断学的内容。

6.5.1.1. 舌象与机体生理病理的特定关系

舌为血脉丰富的肌性组织，依赖于气血的滋润与濡养。身体的健康、体内气血运行的正常、机体阴阳保持的相对平衡，就保证了舌质舌苔形色的正常。若体内脏腑、组织、器官功能失调，或外部环境变化的幅度过大、时间过长，导致机体出现异常，当自身无法调整恢复正常状态时就会产生病变。此时，舌质舌苔就会相应地出现异常，因此，舌与脏腑、经络、气血、津液在生理、病理上存在着特定的关系。舌为心之灵苗：手少阴心经之别系舌本，通过望舌色，可以了解人体气血运行的情况，从而反映出"心主血脉"的功能。此外，舌体运动是否灵活自如，语言是否清晰，在一定程度上能反映出"心藏神"的精神功能活动。另外，心气通于舌，心和则能知五味，舌的味觉也与心神功能有关。舌为脾之外候：足太阴脾经连舌本、散舌下，脾胃运化功能正常，保证营养和代谢功能的正常进行。全身的脏腑、经络、气血、津液通过一定的渠道循环于舌上，胃气蒸化谷气上承于舌形成舌苔，因此，观察舌质舌苔是了解脾胃功能正常与否的重要途径。此外：肾藏精，足少阴肾经夹舌本；肝藏血，主筋，其经脉络于舌下；肺藏魄，肺系上达咽喉，与舌根相连；五脏六腑都通过经络气血循行的方式与舌保持着特定的关系。人体的所有脏腑组织、四肢百骸、皮肤毛发等也都通过气血经络与舌直接或间接产生联系，从而使舌成为反映机体功能状况的重要渠道。一旦体内发生病变，就会出现舌象变化，观察舌象的各种变化，就能测知体内脏腑及所有组织器官的病变情况。

脏腑病变反映于舌面，具有一定的分布规律。舌尖多反映心肺的病变；舌中部多反应脾胃的病变；舌根部多反映肾的病变；舌两侧多反映肝胆的病变。古籍中还有"舌尖属上脘，舌中属中脘，舌根属下脘"的说法。在临床上，舌尖红赤绛或起红色斑点，多属于心火热盛上炎的症状。舌中部有竖裂纹提示脾胃虚弱，舌中苔厚腻提示脾胃运化失常，食滞、痰饮、湿浊、停积中焦。舌两侧出现红赤颜色提示肝胆蕴热，舌边出现青紫或者紫色斑点提示肝胆经络气滞血瘀。舌根出现粉色而胖大，舌苔斑剥提示久病伤肾，肾精受损等等。需要注意的是：舌质舌苔上的变化，提示某些脏腑的病变有一定的规律，但并非绝对，临证时还要结合其他症状，四诊合参，加以分析辨别。

6.5.1.2. 舌象在精神病临床上的特殊意义

舌象在临床上分为舌质与舌苔：

舌质：即舌的本体，又称舌体。观察舌质主要包括舌的颜色、舌的形质、舌的动态、舌的络脉。

1. 舌色：舌色，即舌质的颜色，一般分为淡红色、淡白色、红色、绛色、青色、紫色六种。

    A. 淡红色舌质：舌质颜色淡红润泽，白中透着淡淡的红色，这种舌质属于气血调和的正常人。精神病人因重大突发事件突然发病时大多属于这种舌质，但是一般不超过两天其舌质就会发生变化，由淡红色变为红色，此时的舌质不能作为辩证的依据，只能做为参考。一般情况下，精神病人发病三天以后的舌质可以作为辨证的依据，此时应采取晨间查舌验苔的方法，晨间查得的舌质与上午查得的舌质进行对比后，得出的结论可以作为辨证的依据。

    B. 淡白色舌质：舌质的颜色比正常舌色浅淡，白色偏多一些而红色偏少一些。这种舌质表示阳气虚弱，患者处于气血两虚的状态，其原因是脏腑功能下降，虚寒内生，阳气虚弱，无力推动气血正常运行。精神障碍患者处于精神衰退状态的病人多有这种舌质出现，多与淡紫、淡灰、青紫舌质同时出现，而且舌上大多都有紫色瘀点。晨间查舌时多见舌上皱纹、瘀斑，粘腻唾液相间。

C. 红色舌质：舌质红是指舌色比正常舌的颜色红，舌上无白色。红色舌质多见于舌尖、舌边或两侧，中心和后部多为浅红色。红色舌质出现多为体内有热邪，或虚火上炎。精神病人由于气机郁滞，五内蕴热，或虚火内生，暗耗心血、津液，多有这种舌质出现。

D. 绛色舌质：舌质颜色比红色更深一些、带有暗红色或舌体暗紫的为绛色舌质。这种舌质的出现多提示体内热盛，或热盛伤津，病邪汹汹。精神障碍患者持续的精神运动性兴奋，躁狂症患者多见此舌质。晨间查舌时患者多见舌上干燥，舌上少苔或无苔。需要特别注意的是，虽然精神障碍患者身热面赤，按之炙手，力大倍常，但是体温从来不升高，这是内科病人与精神科病人的本质区别。精神病人的热属于机体功能层面的，内科病人的热属于机体器质层面的。因此，精神病人虽然身大热却体温不升高，内科病人只要身热体温就会升高，这是分水岭。

E. 青色舌质：舌质颜色出现青色为青色舌质，多见于体内阴寒内盛的患者。精神病人由于阴寒、湿盛、水停而导致的病患多见于这类舌质。晨间查舌时患者的舌质为青色上有一浅浅的灰色，舌上唾液清稀，病人稍有活动便由纯青色舌质变为青多紫少的舌质。

F. 紫色舌质：舌质的颜色暗红而深，比深红更甚，比青色显暗红为紫色舌质。紫色舌质的出现有三类原因：一为阴寒内盛，阳气蒙蔽，气血瘀滞呈现为舌质紫色；二为热毒炽盛，深入营血，营阴受灼，气血燔热凝结阻滞运行出现紫色舌质；三为肝失疏泄、肺失宣降、气机失调、或气虚无力推动血行而致血流缓慢，气滞血瘀，出现青紫舌质。在精神病的临床上三种原因都存在，有时可交互出现，热毒炽盛与肝郁气滞，血瘀多见，阴寒内盛少些。晨间查舌时可以分辨清楚：热毒炽盛者多见舌质干燥，舌上少苔；肝失疏泄者多见舌两侧按之略干，舌中心按之湿润；阴寒内盛者舌质通体暗紫，

按之湿滑，舌苔湿厚。内科中出现紫色舌质多见于阴寒内盛、寒热交错、心血瘀阻，冠心病者居多。在精神病的临床上，患者舌质紫色多见于肝郁气滞、热毒炽盛、气阻血瘀。舌尖及两边均有淤血斑点，舌下静脉均见青紫粗张，提示心、肝、脾、肺、肾、胆、胃、大小肠、子宫、膀胱、三焦经脉均有瘀血阻滞，脑细胞中毒严重！当大力益气活血、化瘀通滞、输送氧分为要。

2. 舌形：舌形，是指舌质的形体状态，包括荣枯、老嫩、胖瘦、点刺、裂纹等。

A. 舌形荣枯：舌质滋润、淡红鲜明是荣舌；舌质干枯、色泽晦暗、缺少滋润为枯舌。舌质的荣枯，是衡量机体正气盛衰的标准之一，也是评估病情轻重和预后的依据。《辨舌指南》曰："荣润则津足，干枯则津乏，荣者谓有神，凡舌质有光有体，不论苔黄、白、灰、黑，刮之里面红润，神气荣华者，诸病皆吉。若舌质无光无体，不拘有苔无苔，视之里面枯悔，神气全无者，诸病皆凶"。在精神病的临床上，凡属于久治不愈精神衰退者，其舌质多见晦暗枯萎，有的患者无论其精神症状如何，但见舌质荣润者，多数可以治愈，这是一类。还有大多数精神障碍患者，他们的舌质也见荣润，与正常人无太大异常，但病情却久治不愈。原因在于由于长时期的精神活动异常，导致机体适应了紊乱的精神活动的干扰，经络气血的运行类似于建立了侧支循环，体内气血基本可以正常运行，能够滋润各个脏腑组织器官，表现在舌质上面，除了有淡嫩、红绛、青紫外，也见润泽。这类患者经久不愈，一旦用中医药系统治疗，其舌质舌苔反倒出现异常，这是中药的外力在改变其气血运行状况，属于调整过程中的正常传变规律。舌形荣枯在晨间查舌时可以将手消毒后按在舌头上进行测查，此时查得的舌形与体内脏腑功能的活动情况基本相符。平时查的舌形荣枯则与患者体内的脏腑功能活动情况有所不符，原因在于紊乱的精神活动对脏腑功能活动的干扰，如处于持续精神兴奋状态的病人，体内缺水，舌形则容易出现枯萎，反之亦然。

B. 舌形老嫩：舌体厚重而苍老，纹理粗糙、皱缩、舌色较暗者为老舌；舌体虚胖淡嫩，纹理细腻，舌色浅淡为嫩舌。舌质的老嫩是舌色和形质的综合表现，也是疾病虚实的标准之一。舌质厚重苍老，多见于实证；舌质虚胖淡嫩，多见于虚症。在精神病的临床上，舌质厚重苍老，多见于体内热盛邪实，患者狂躁不已，日夜不宁，狂呼骂詈，力大倍常，逾垣上屋，幻觉妄想，精神运动性兴奋持续者，大多见于这类舌质。舌质虚胖淡嫩，多见于久病不愈，狂躁已减但仍发作，独居一室，言语凌乱，喃喃独语，虚幻妄想，秽洁不知，收集废弃脏物为宝，精神运动性兴奋不能持久，大多见于这类舌质。晨间查舌时，由于患者一夜处于睡眠

状态，紊乱的精神活动对脏腑功能活动的干扰相对减少，此时患者多见偏于正常的舌形，患者一觉醒来，若立即处于躁狂状态，此时舌形则多见于苍老，反之亦然。

   C. 舌形胖瘦：舌体比正常人的大、厚而盈口，称为胖大舌；舌体比正常人的小而瘦，称为瘦薄舌。胖大舌常伴有舌边齿痕，称为胖大齿痕舌；也有舌体不胖大而有齿痕者，称为淡嫩齿痕舌。还有舌色鲜红或青紫，甚至肿胀而不能收缩回口中，称为肿胀舌。舌色淡白舌体胖大且有齿痕者，多为脾肾阳虚，水湿不化停聚。舌胖大而颜色红者多为里热；舌肿胀红绛多见于心肝脾胃热盛；或肥甘酒瘾，湿热内蕴，舌质青紫胖大者，多见于瘀血阻塞经络。薄瘦舌是气血双虚、舌失濡养的表现。舌体瘦薄，舌色淡白，多见于久病虚弱，气血不足；舌体瘦薄，舌色红绛，舌干或少苔无苔者，多为阴虚火旺，炼液伤津之象。在精神病的临床上，胖大舌且齿痕深者，多为体虚湿盛水液停聚，痰涎壅盛，蒙蔽清窍；胖大舌质红绛者，多为脏腑功能活动亢盛，热邪汹汹，扰及心神；舌体胖大青紫者，多见于瘀血阻络，大脑神经中毒严重，神识昏蒙；舌体瘦薄者，多见于久病不愈，气血双虚，妄言妄见；舌体瘦薄而晦暗，多见于精神衰退、长期服用抗精神药物，脑神经中毒；舌体瘦薄而青紫者，多见于瘀血阻络，久病不愈，脑内缺氧，神魂颠倒。晨间查舌时患者经一夜睡眠，多数呈稍微瘦薄状态，一经活动则立即变为瘦薄状态；若体内热邪炽盛，晨间查舌时往往舌涨满口，患者张不开嘴，经活动后才能张开口，此时的舌象多为绛紫。

   D. 舌上点刺：点刺是指蕈状乳头肿胀或高突的病理特征。点，是蕈状乳头体积增大，数目增多，乳头内充血水肿，大者称为星，小者称为点，色红者称为红星舌或红点舌，色白者称为白星舌。刺，是指蕈状乳头增大、高突，形成尖峰，形如芒刺，按之棘手，称为芒刺舌。舌生点、刺表示脏腑功能亢进，阳盛热炽，或为血分热盛毒壅。点刺鲜红者多为血热，点刺绛紫者多为热盛气血壅滞。根据点、刺所在的部位，可推测热在何脏何腑何经，如舌尖生点刺，多为心火亢盛；舌中生点刺，多见胃肠热盛；舌两边生点刺，多为肝胆热极热盛于湿而致，此型临床上比较少见，但是存在；舌根部生点刺，提示元阴消耗殆尽，多见于肾癌、膀胱癌、前列腺癌、子宫癌等的晚期。出现在精神病人身上的点刺舌，多属于狂症初期，精神运动性兴奋持续发作阶段。患者力大倍常，狂呼乱吼，狂躁异常，日夜不宁者；阴虚火旺，躁扰不宁，大渴而不饮水者，也可见这类点刺舌。晨间查舌时点刺舌多呈现出稍微湿润一些，因为睡眠时唾液不能吐出，存于口中滋润舌体，醒来以后稍一活动则芒刺干燥如故。

   E. 舌体裂纹：舌面上出现各种不同形状的裂纹、裂沟、深浅不一，多少不等，称为裂纹舌。裂纹或裂沟中没有舌苔覆盖，多为机体病理性变化；如裂纹或裂沟中有舌苔覆盖，多见于先天性裂纹。由于精血亏虚或阴津耗损，舌体失养，舌面乳头萎缩或组织皲裂出现裂纹或裂沟，是营养不良的一种表现。舌色浅淡而出现裂纹者，是血虚的证候；舌色红绛而裂，则是热盛伤津、阴液耗损。《辨舌指南》说"有纹者血衰也，纹少、纹浅者衰之微，纹多、纹深者衰之甚也…全舌绛色，或有横直罅纹而短小者，阴虚液涸也。"在健康人群中，大约有 0.5% 的人舌面上有纵横相间的裂纹，裂纹中有舌苔覆盖，本人感觉并无不适症状，这类人为先天性舌裂，与病理性舌裂不是一回事，临床上当辨别清晰。在精神病的临床上，因情志不遂，肝郁气滞，长时期萦怀于脑，耗损心肝脾之血，多出现裂纹舌。患者舌上的裂纹多出现在舌体的上中部，纵横错裂，深浅不一，裂纹上不生舌苔。久病不愈，营养不良，患者独群索居，秽洁不知，喃喃独语，精神衰退的类型多见于舌中心有一较深的竖裂沟，长短不一，旁边还有一些小的裂纹。这类患者的大脑长期得不到休息，耗损心脾肝阴阳之血，久而久之便出现这种裂沟。顽固型精神分裂症患者常见这种竖裂舌。晨间查舌时裂纹按之干，其舌苔按之亦干燥。

3. 舌态：舌态，即舌体活动时的状态。舌体伸缩自如，灵活柔软，为正常舌态。表示机体气血旺盛，经脉通调，脏腑功能活动正常，反之则处于病态。常见的病理性舌态为舌体萎软、强硬、歪斜、吐弄、震颤、短缩等。

   A. 舌态萎软：舌体软弱无力，不能随意伸缩回旋。痿软舌多因气血虚极，阴液亏耗，舌体肌肉筋脉失养而废弛所致。舌萎软红绛少苔，多见于外感热病后期，邪热伤阴，或内伤久病，阴虚火旺；舌萎软而舌色枯白无华，多为久病气血虚衰，病情较重的患者。老年精神病患者几十年经久不愈，严重营养不良，脏腑功能衰竭，多见此类舌象。妇女因生育过多，生育过后没有得到充分的休养，加之诸事不顺，肝郁气滞，多生抑郁，出现精神活动紊乱；再加之治疗不及时，病情迁延，气血逆乱，心肝脾心血耗尽，多见痿软舌象。

B. 舌体强硬：舌体失其柔和，卷伸不利，或板硬强直，不能转动。多见于热入心包，或高热伤津，或风痰阻络。《千金要方》云"舌强不能言，病在脏腑"，说明舌强硬不是一般的病变，而是脏腑的重病。强硬舌者往往说话受阻，言语謇涩不清。舌强硬而舌色红绛少苔，见于热盛之极；舌强硬而舌苔厚腻，多见于风痰阻络；突然舌强硬语言謇涩，并伴有肢体麻木、眩晕，多为中风先兆。精神病人因热盛邪炽，邪热入于心包，患者烦躁不安，吵闹不已，渴不欲饮，津伤阴涸，多见舌体强硬，卷伸不利，语言謇涩。

C. 舌体歪斜：伸舌时舌体偏向一侧，前半部舌体偏向左或偏向右，称为歪斜舌。舌体歪斜多见于肝风挟痰，或痰瘀阻滞经络。歪斜舌体的形成多因肝风内动，夹瘀或夹痰阻滞于舌的一侧经脉，使得受阻侧的舌肌松弛，收缩乏力，故伸舌时舌体偏向健侧。在精神病的临床上，出现此类舌体者男女患者有着明显的不同：女患者偏向右侧的居多，男患者偏向左侧的居多，这可以用男左主气女右主血来理解。若反其道而行之，男患者偏向右，女患者偏向左，则病情往往较严重难治，多见于反复发作迁延不愈的慢性精神分裂症患者。

D. 舌体颤动：舌体不自主的颤动，动摇不止，称为舌颤动。轻者只有在伸舌时才颤动，重者不伸舌时也颤抖不宁，这是肝风内动的征象。属于血液亏虚、阴液亏少、舌体失养、无力平稳伸展舌体的表现；或是热极动风、肝阳化风等原因而造成。舌淡白而颤动者，多见于气血两虚动风；舌红少津而颤动者，多见于阴虚动风；舌紫绛而颤动者，多见于热甚动风。精神病患者见此类颤动舌象者，多为热极生风所致，患者热盛伤津，声嘶力竭，滔滔不绝，让其伸出舌头来时，往往见到其舌体颤动不已。

E. 吐弄舌象：舌伸出口外，不能随意回缩者，称为吐舌；伸舌即回缩如蛇舔，或反复舔口唇四周，掉动不宁者，称为弄舌。吐舌和弄舌都属于心脾有热，病情危急时见吐舌，多为心气已绝，弄舌多见于热盛动风的先兆。在精神病的临床上，吐弄舌的出现不是病情危机的表现，有的是先天愚型的精神发育不全患儿，有些则是精神分裂症患者象征性思维障碍的一种精神症状。

F. 舌体短缩：舌体卷缩、紧缩，不能伸长，严重者舌不抵齿。舌体短缩多与舌体萎软并见，多为病情危急的征象。舌短缩而色淡或青紫湿润，多属于寒凝筋脉；气血虚衰，舌短缩色红绛而干，多属于热盛伤津；舌短缩而胖大，多属于风痰阻络。此外，先天性舌系带过短，也可影响舌体伸出，称为绊舌，不属病态。精神病患者有见于此类短缩舌者，多为思维障碍的精神症状，是特殊意义下的表演形式。

4. 舌下脉络：舌下脉络是位于舌系带两侧纵行的大脉络，管径小于2.7mm，长度不超过舌下肉阜至舌尖的3/5，络脉颜色为淡紫色。望舌下络脉主要观察其长度、形态、颜色、粗细、舌下小血络等的变化。舌下络脉的观察方法是：先让病人张口，将舌体向上腭方向翘起，舌尖可轻抵上腭，勿用力太过，使舌体保持自然松弛，舌下络脉充分显露。首先观察舌系带两侧的大络脉粗细、颜色，有无怒张、弯曲等改变，然后再查看周围细小络脉的颜色、形态以及有无紫暗的珠状结节和紫色血络。舌下络脉细而短，色淡红，周围小络脉不明显，舌色和舌下粘膜色偏淡者，多属气血不足。舌下络脉粗张，或舌下络脉呈青紫、紫红、绛、紫黑色，或舌下细小络脉呈暗红色或紫色网状，或舌下络脉曲张如紫色珠子大小不等的瘀血结节等改变，都是血瘀的征象。其形成的原因可有寒、热、气滞、痰湿、阳虚等不同，需进一步结合其他症状进行分析。舌下络脉的变化有时会出现在舌色变化之前，因此，舌下络脉是分析气血运行情况的重要依据。在精神病的临床上，舌下络脉往往都会出现淡紫色、青紫色、绛紫色、紫黑色等颜色的改变，络脉粗张，细小络脉也会呈现出紫红色或绛紫色，有的还有紫绛色的瘀血连串珠子，大小不一，均因体内热毒炽盛、肝郁气滞、血瘀阻络而致。

舌苔：舌苔主要是观察苔质和苔色两个方面：

1. 苔质：苔质，即是舌苔的质地、形态，主要观察舌苔的厚薄、润燥、腻松、腐霉、剥落等方面的改变。

A. 薄、厚苔：透过舌苔能隐约看到舌体的苔称为薄苔，又叫见底苔；不能透过舌苔见到舌体的苔称为厚苔，又叫不见底苔，因此，"见底"与"不见底"是衡量舌苔厚薄的标准。舌苔是人体脏腑功能活动通过胃气、胃阴上蒸于舌面而形成的，薄苔提示胃有升发之气，脏腑功能活动基本正常；厚苔是在脏腑功能紊乱的情况下，由胃气挟体内邪热、湿浊之气熏蒸而形成的，表示外邪入里，或内有邪热、痰湿、食积等病变。观察舌苔的厚薄可以测知病气的深浅，反映邪正的盛衰。疾病初期在表，病情较浅，胃气未伤，此时舌苔基本没有大的变化，舌上可见薄苔。随着外邪入里，影响机体的正常功能活动，引起脏腑功能活动的增强或减退，出现心肝脾肺火盛，肠胃内停宿食，或痰浊停滞、瘀血阻络，此时舌面上可出现厚的舌苔，病情加重。如果随着治疗的进展，病情逐步缓解，舌苔可由厚变薄。舌苔厚薄的转化是一个渐进的过程，如薄苔突然增厚，提示邪气极盛，迅速入里；厚苔骤然消退，舌上没有新生的薄苔，则是正不胜邪，或胃气暴绝，为危急之象。在精神病的临床上，患者由于精神紊乱沟通不良，病人往往不予配合查看舌苔，一般只能看到舌苔的前半部分，且舌头瞬间收回，无法查看清楚。大部分经久不愈的慢性精神病患者，绝大部分已经没有较厚的舌苔，其原因为紊乱的精神功能活动对脏腑功能进行的干预多在功能层面，疾病常年不愈，病态的功能代谢已成常态，对其伴随胃气上蒸形成的舌苔，已经构不成物质层面的主要干扰，因而，除了慢性精神病急性发作之外，一般的舌苔厚薄变化不大。但是，舌质舌苔的变化对精神病患者又有着非常重要的诊察作用，此时应当采取晨间察舌质舌苔的方法，将晨间诊察的舌质舌苔与白天诊察的舌质舌苔进行对比分析，得出疾病信息，而后再与四诊合参进行综合辨证，才能显示出其重大诊断价值。慢性精神病患者的舌苔厚薄虽然没有太大变化，但其舌质一定与正常的舌质有特别的不同。一般久治不愈的患者的舌质都会呈现出淡嫩、青灰、青紫、暗紫的颜色，舌尖或舌边两侧一般都有紫黑色瘀血点，舌体比一般正常变瘦，舌中心可有横、竖相间的裂纹，或较深的竖沟，或错综复杂的细小裂纹。舌体或瘦小、或吐弄舌、或歪斜舌、或颤动舌都可出现，但是这些舌象都是功能层面的，与内科表述的疾病危急状态没有关系。根据舌质的情况，再结合舌苔的厚薄情况，在脏腑和精神功能层面上进行综合分析，精神疾患者的舌质舌苔就会体现出非常重大价值的诊断意义。

B. 润、燥苔：舌苔干湿适中，不滑不燥，称为润苔；舌面水分过多，伸舌欲滴，扪之湿而滑，称为滑苔；舌苔干燥，扪之无津，甚则舌苔干裂，称为燥苔；舌苔粗糙，称为糙苔。舌苔的润燥主要体现体内津液盈亏和输布情况：润苔是正常舌苔的表现之一，疾病过程中见润苔，表示体内津液未伤；滑苔为水湿之邪停聚的表现，主寒主湿，脾阳不振，寒湿内生，痰饮壅肺等症均可出现滑苔；燥苔提示因病体内津液已伤，有的燥苔则是因阳气为痰饮水湿的阴邪所阻，不能上蒸津液濡润舌苔而致，属于津液失却正常输布的征象；糙苔可由燥苔进一步发展而来，舌苔干结粗糙，津液全无，多见于热盛伤津之重症；苔质粗糙而干、甚则厚腻者，多为秽浊之邪盘踞中焦而致。在精神病的临床上，狂证初发，患者狂躁异常，逾垣上屋，叫骂喷怒，日夜不休，身热大汗，耗液伤津，往往出现舌苔干燥或粗糙之苔象。病情发作多年，兴奋与抑制交替出现者，其舌苔在躁狂发作时可能出现干燥，抑郁发作时，其舌苔可能出现滑象。长期处于衰退状态的慢性精神病人，往往出现润泽舌苔。

C. 腻、腐苔：苔质颗粒细腻密致，融合成片，中间厚边周薄，揩之不去，刮之不易脱落，其状如油腻覆盖舌面，舌质被舌苔所遮盖，无法见到舌质，称为腻苔。苔质疏松，颗粒较大，满舌均见，中间、边缘多，亦有的舌根厚厚一层，刮之易去，其状如豆腐渣堆积舌面，透过疏松之苔可以见到舌质，称为腐苔。腻苔主要是表现体内湿热、痰饮、水食积滞的情况，多由湿浊内蕴，阳气被遏所致。舌苔薄腻或腻而不板者多为水停食积，或是脾虚湿困，阻滞气机；舌苔腻而滑者，为痰浊、寒湿内阻，阳气被遏；舌苔厚腻如积粉者，多为时邪夹湿，由内而发；舌苔厚而粘腻者，是脾胃湿浊之邪上泛而致。腐苔提示肠胃机能虚弱，消化不良，食物积于胃肠，或痰浊内生湿热内蕴，一般先为邪热有余，蒸腾胃中秽浊之邪上泛，积聚于舌。若腐苔渐退，续生新苔，是正气胜邪之象；若腐苔脱离舌体，而不能续生新苔，为病久胃气匮乏，属于无根苔；若毒邪内结，蕴生疮痈，肉腐脓流，舌见腐苔，是邪盛病重的表现。在精神病的临床上，粘腻、细腻、腐苔多见。若患者心思细腻，思维形式、内容、逻辑障碍，多见粘腻之苔，且刮之不去；若患者身热面赤，狂躁愤怒，幻觉妄想丰富，日夜躁扰不宁，口渴不直饮水，吃饭不知饥饱者，多见腐苔；若长期久治不愈，患者整日处于衰退状态，阳性症状基本不见者，则多见细腻舌苔。

D. 剥落苔：舌面本来有苔，病程中舌苔全部或部分脱落，称为剥落苔。出现剥落苔的原因是胃气匮乏、气血两虚、胃阴枯涸等，也是全身虚弱的一种表现。剥落苔出现的部位和范围不同，名称也不同：舌前部苔剥落者，称为前剥苔；舌中部苔剥落者，称中剥苔；舌根部苔剥落者，称为根剥苔；舌苔多处剥落，舌面仅存少量斑驳片状舌苔者，称为花剥苔；舌苔剥落殆尽，舌面光滑如镜者，称为镜面舌；舌苔剥落处，舌面不光滑，有些新生苔质颗粒或乳头可见者，称为类剥苔；舌苔大片脱落边缘突起，界限清楚，剥落部位时时转移，称为地图舌。舌红苔剥落者，多为阴虚；舌淡苔剥落或类剥苔，多为血虚或气血双虚；镜面舌多见于重病阶段，镜面舌色红者，为胃阴干涸，胃无生发之气；舌色晄白如镜毫无血色者，提示营血大亏，阳气将绝，病已危殆；舌苔部分剥落，未剥落处仍有腻苔或滑苔者，多为正气已虚，湿浊之邪未化，病情较为复杂的征象；剥落的范围大小，往往与气阴或气血的亏损程度有关；剥落的部位与舌面脏腑分部相应。观察舌苔的有无、消长及剥落变化，能测知胃气、胃阴的存亡，也能反映邪正盛衰，判断疾病的预后：如舌苔从全到剥，是正气渐衰的表现；舌苔剥落后，复生薄白之苔，是邪去正复，胃气渐生之佳兆；因先天性发育不良，在其舌面的中央人字沟之前呈菱形的出现剥落舌苔，称为先天性剥落苔，在辨别病态的剥落舌苔时，要注意加以分别。在精神病的临床上，剥落苔经常出现，出现的部位与范围以及致病的途径也不尽相同：处于精神运动性兴奋的患者，长时间的不吃不喝，狂呼乱吼，骂詈哭嚎，声嘶力竭，日夜不休，往往出现舌面中间的苔大片脱落现象；处于精神运动性抑制状态的病人，由于日思夜想，唉声叹气，犹豫不决，辗转反侧，心血暗耗，胃阴干涸，有时也会出舌苔脱落的现象；处于兴奋与抑制交替出现的患者，由于一时间的极度兴奋或抑制，导致大脑超限性抑制，出现胃气决绝情况，体现在舌苔上即为剥落苔。还有一些慢性精神障碍患者，长期处于自我封闭的病态认知和思维状态中，其脏腑功能活动自我受限，相应的脏腑功能缺位，与其协同心脏向大脑输送的营养物质的比例失调，与紊乱的脑功能形成了病态的相辅相成阶段，体现在舌苔上就是长时期的剥落苔存在，且部位和范围形式固定，一般不会转移。

E. 偏、全苔：舌苔遍布全舌，称为全苔，舌苔仅分布于舌面的某些部位（如偏于前、后、左、右、内、外）者，称为偏苔。疾病的过程中若见全苔，表示邪气弥漫，多为痰湿阻滞中焦之象，舌苔偏于某处，表示舌所候的脏腑有病邪存在。偏苔应与剥落苔相鉴别，偏苔为舌苔分布上的病理现象，一般不容易自行转移；剥落苔为本来有苔而剥落，以致舌苔显示于某处且随着病情的变化随时转移。在精神病的临床上，由于患者的性格缺陷，往往脏腑功能随之出现偏差，此时表现在舌苔上就会出现偏苔。有的偏左源于气虚气滞；有的偏右源于血虚血瘀；有的偏前源于心肺盛衰；有的偏于后源于肾气亏虚；有的偏于两侧源于肝胆郁结；有的偏于内源于脏器盛衰；有的偏于外源于腑气阻滞。临床上既要紧紧联系脏腑经络舌质舌苔辨证，又要密切联系每个患者的性格偏差和精神症状，特别是结合晨间查舌质舌苔、子时查脉与白天查舌质舌苔、脉象后的辨证，综合分析。

F. 真、假舌苔：舌苔中间厚，四周薄，紧贴于舌面，苔从舌里面而生，或者是苔虽然松厚，刮之舌面仍有苔迹，或厚苔脱落，舌面仍有粘膜颗粒，有苔能逐生之象，为真苔，又称有根苔；舌苔四周洁净如截断之象，并无薄薄舌苔与舌体相连，好似浮涂于舌面之上、不是舌所自生者，为假苔，又称无根苔。患病之初中期见真苔且厚，为胃气壅实，病也深重；久病见真苔，说明胃气尚在；新病出现假苔，乃邪浊渐聚，病情尚轻；久病出现假苔，是胃气匮乏、病情加剧的证候。真假舌苔对于辨别病情轻重、判断病势顺逆有着重要的意义。在精神病的临床上，躁狂抑郁症、精神分裂症初期、各类精神障碍的初发期，都会出现真苔；而到了慢性期，特别是衰退期的精神分裂症患者，就会出现假苔；长期思维混乱，心脾心神暗耗者，多见假苔；且这种假苔时有时无，随着其精神症状的发作而出现，有的上午尚见假苔，下午就不见了；有的晚上还见假苔，第二天早上就不见了，这是源于精神症状对脏腑功能活动的干扰，时时处于变化之中。在精神病的舌质舌苔观察上，既不能简单套用内科的辩证，又不能不使用内科的辨证，这是一个难度较大的问题。必须以晨间查舌质舌苔的理论和实践来进行精细辨证，并与白天的舌质舌苔进行比较，方能找出精神病态的功能活动对正常脏腑功能活动干扰的误差，从而进行精准辨证论治。

2. 苔色：苔色主要有白苔、黄苔、灰黄苔三类，各类中还有若干分类，临床可单独出现，也可相间出现，各类苔色变化需要同舌形、舌色、苔质的变化结合，作具体的分析。

　　A. 白苔：白苔有正常舌苔，有病态舌苔，白苔有薄厚之分。淡红的舌上有一层薄薄的白苔，是正常舌苔；苔色呈乳白色或粉白色，舌边尖稍薄，中根部较厚，舌体被舌苔遮盖而不被透出者，称为厚白苔，是病态的舌苔；舌苔薄白而略显湿润，为表证初起，或里证较轻，或是阳虚内寒；舌苔薄白而干，常见于风热表证；舌苔薄白而滑，多为外感寒湿，或为脾阳不振，水湿停滞；舌苔白厚而腻，多为湿浊内困，或痰饮内停，也可见于食积；舌苔白厚腻而干，多为湿浊中阻，津气不得宣化；舌苔白如积粉，扪之不燥，为积粉苔，常见于外感温热病，秽浊湿邪与热毒相结而成；舌苔白厚而燥裂，扪之粗糙，提示燥热伤津。在精神病的临床上，白苔比较少见，白厚苔常常出现，其原因为紊乱的精神活动对脏腑功能的干扰，往往处于超强抑制状态，使舌苔立即增厚，且易转化为薄黄苔或黄厚苔、黄燥苔、黄燥裂苔等。

B. 黄苔：黄苔是在薄白苔的基础上出现的黄色舌苔，黄苔有淡黄苔，深黄苔和焦黄苔之分：淡黄苔又叫微黄苔，是在薄白苔的基础上出现的均匀的浅黄色的舌苔，多因病情加重由薄白苔转化而来；深黄苔又称正黄苔，是病情又进一步发展后，由淡黄苔或白厚苔转变为黄而深厚的舌苔；焦黄苔又称老黄苔，是病情进入严重阶段后，正黄色苔中夹杂有灰褐色的舌苔。黄苔多与红舌、红绛舌、紫绛舌同见，也可见于淡嫩舌，黄苔多在舌中间，也可满布于舌。舌上见黄苔主要是由热证、里证造成的：薄黄苔多见于病情较轻的患者；厚黄苔常见于病情较重的患者；黄腻苔多见于热盛与湿邪缠绵的患者；黄燥苔多见于热盛津伤的患者；舌苔由白转黄，提示邪已化热入里，苔色越黄，邪热愈甚；淡黄苔为热轻；深黄苔为热重；焦黄苔为热极。薄黄苔表示邪热未深，多见于风热表证，或风寒化热入里；黄白相间者，是外感表证处于化热入里，表里相间阶段的表现；舌苔黄而质腻者，是黄腻苔，主湿热蕴结，痰饮化热，或食积热腐等症；黄而粘腻者，是痰涎或湿浊与邪热胶结之象。舌苔黄而干燥，甚至苔干而硬，颗粒粗松，望之如砂石，扪之糙手者，为黄糙苔；苔黄而干涩，中有裂纹如花瓣者，称黄瓣苔；黄黑相兼，如烧焦的锅巴，称焦黄苔；均主邪热伤津燥结腑实之证。苔淡黄而润者，称为黄滑苔，多为阳虚寒湿之体，痰饮聚久化热，或是气血亏虚，感受湿热之邪。在精神病的临床上，淡黄苔多见于淡紫舌或青紫舌，为慢性精神疾患常见的舌质舌苔。此时患者的狂躁期基本已经过去，黄厚苔、黄腻苔、黄糙苔已少见，病情已经处于衰退期，属于难治性顽固性的慢性精神障碍。处于狂躁期的精神病人，初发病的前一两天内，其舌质舌苔一般没有什么的大变化，持续一两天后，舌苔开始变黄。随着病情的急性发作，患者狂躁异常，力大倍常，狂呼乱吼，身热面赤，大渴而不饮水，此时的舌苔迅速变为黄厚、黄腻、黄糙等舌苔。但是随着患者的狂躁减弱，其舌苔也随之发生变化。处于精神运动性兴奋与抑制交替出现的患者，其舌苔在一天之内可有数次的变化，有时是淡黄苔，有时是黄腻苔，有时变为黄厚苔，有时变为黄糙苔，一切随着紊乱的精神活动对脏腑功能活动的干扰而变化。此时应当注重舌质的诊察，一般舌质不会骤然变化，而舌苔则会在一天之内多次变化。此时当注重晨间查舌质舌苔，脏腑功能活动在避免了紊乱的精神活动干扰的情况下，还原了其正常活动的征象，从而对患者的脏腑功能活动进行准确的定位定性。晨间查舌质舌苔的当天上午还要再进行一次舌质舌苔的诊察，进行对比后得出正确的舌质舌苔诊察结果。

C. 灰黑苔：舌苔的颜色浅黑色为灰苔，深灰色为黑苔，灰色苔与黑色苔为同类，只有轻重的不同，没有性质的区别，因此称为灰黑苔。灰黑苔的出现多见于热极伤阴，阳虚阴盛，或痰湿久郁，肾阴亏损等证。一般的讲，灰黑苔多由白苔或黄苔转化而来，黑苔多在疾病持续一段时间发展到相当严重的程度才出现。所以灰黑苔主里热或里寒的重证，但也有苔黑而病轻者，甚至没有明显的症状，这与症状的虚假现象有关。苔色深浅与疾病程度相应，苔质的润燥是鉴别灰黑苔寒热属性的重要指征；白腻灰黑苔，为白腻苔日久不化，先在舌中、根部出现：颜色灰黑舌面湿润，多为阳虚寒湿、痰饮内停。黄腻灰黑苔，多为湿热内蕴，日久不化而致。苔焦黑干燥，为热极津枯。苔黄赤兼黑者，名霉绛苔，常由胃肠先有宿食湿浊，积久化热，熏蒸秽浊上泛舌面而成，也可见于血瘀气滞或湿热夹痰的病证。在精神病的临床上，灰黑苔常见，久病处于衰退状态的慢性精神疾患者，其脏腑功能低下，内在动力不足，常见于灰黑润苔或灰黑滑苔，其舌质亦见青紫者多；处于精神运动性兴奋的患者，由于整日狂躁不安，逾垣上屋，吵闹不宁，体内水液消耗很大，往往出现焦黑干燥苔，扪之干糙棘手，若经镇静剂足够睡眠之后，这种焦黑干燥苔又会转变为黄厚腻苔。紧张型精神分裂症患者，常出现霉酱苔，而在其持续的木僵状态之时，其霉酱苔常常又可以转变为黄厚腻苔或黄细腻灰黑苔。精神病患者的症状复杂多变，其舌质舌苔有时随着症状的变化而转变，所以，临床上不要局限于内科的舌质舌苔辨证，要将晨间诊察的舌质舌苔与白天诊察的舌质舌苔，认真辨别，跟踪寻迹，仔细分析，综合考量，得出正确的结论。

6.5.2. 脉(子时脉象与平旦脉象及对比情况

6.5.2.1. 脉象与机体生理病理的特定关系

6.5.2.1.1. 脉诊原理

脉象是脉动应指的形象，脉象的产生与心脏的搏动，心气的盛衰，脉道的通利和气血的盈亏有直接关系。人体的血脉贯通全身，内连脏腑，外达肌表，运行气血，周流不息，所以脉象成为反映全身脏腑功能、气血、阴阳的综合信息。

(1) 心、脉、血共同形成脉象：心脏搏动是形成脉象的动力，脉象的至数与心脏搏动的频率、节律相应；脉是运行气血的渠道，有约束和推进血流顺从脉道运行的作用，是气血周流不息，正常循行的重要条件；血液濡养全身，对脉道起着充盈的作用，心与脉、血相互作用，共同形成"心主血脉"的活动整体；心气旺盛，血液充盈，心阴心阳相对平衡时，心脏搏动的节律就和顺平缓，脉象和缓均匀有力；反之，就会出现脉象的过大过小，过强过弱，过速过迟，节律失调等病态变化；心神不宁、情绪变化也可引起脉象动数无序的变化。在精神病的临床上，脉象受紊乱的精神活动的影响，精神运动性兴奋与精神运动性抑制发作时，都会不同程度地干扰脉象使之发生变化，此时的脉象往往不能准确反映体内脏腑功能活动的真实状况。临床上曾遇一慢性精神分裂症患者，北京人、男、二十九岁，患病十二年，刚入院查体时，发现脉率只有 39 次 / 每分钟。医护人员立即紧张起来，嘱其立即卧床，马上进行心电监护和 CT 检查，心电图显示正常心电图，CT 显示心脏一切正常，但是查脉率仍然是 39 次 / 每分钟。三级会诊后进行特护观察，护士在 72 小时内不间断地测查脉率，结果总是 39 次 / 每分钟，同时心电监护无异常，CT 检查亦无异常。思之再三恍然大悟，原来是紊乱的精神活动干扰脏腑功能活动导致的脉象异常，于是，对该患者实行每天 24 小时不间断地行脉象测查、心电监护、CT 检查相对比，连续一周，终于在患者用镇静药熟睡后三小时出现了脉象与心电图显示一样的频率。经过反复再三的观察、确认和核实，发现了在夜里十一时至凌晨三时，子时丑时的脉象，能够准确反映患者的脏腑功能与脉象相协调的现象，能解决脉率与精神活动基本相协调的问题。经大样本的运用观察，发现只有子时诊脉才能正确反映出脏腑功能活动的准确信息，在其他时间段测查的脉象均不准确。在子时诊脉时，必须要待病人服用镇静剂熟睡两至三个小时后，既能叫醒，醒后旋即又能入睡，此时诊得的脉象，才能与患者正常的脏腑功能活动基本相符。临床上偶然获得的感想，反复验证，联系到黄帝内经《灵兰秘典论》中"肝者，将军之官，谋虑出焉。胆者，中正之官，决断出焉。"的肝胆主情志的论述，恍然大悟！从而在精神病的临床上发明了子时诊脉，解决了中医几千年来在精神病的诊断方面"舍脉从证"的无奈！

(2) 其他脏腑与脉象形成的关系：

A. 肺：肺主气，司呼吸。肺对脉的影响，表现在肺与心，其次是气与血的功能联系上。气对血有运行、统藏、调摄等作用，肺的呼吸运动是主宰脉动的重要因素，因此有"肺朝百脉"之说。另外，肺藏魄主忧，《素问·宣明五气》曰：精气并于肺则悲。悲伤的情绪往往干扰脉的运行，故而对脉象构成影响，出现郁滞的脉象。

B. 脾胃：脾胃能运化水谷精微，为气血生化之源。《素问·五脏别论》云"五脏六腑之气味，皆出于胃，变见于气口"。因此，标志人体健康的脉象"胃气"的正常与否，与脾胃滋生的气血盛衰和水谷的多寡有关。此外，脾主思，思虑过度则伤脾，脾经气血的盛衰可直接影响脉象的形态。同时，脾功能的正常与否，还可以影响其他脏腑的功能，《素问·宣明五气》说：五精所并"并于脾则畏"。脾虚而五脏精气并之，则善畏，善畏，即惊恐，惊恐则脉象乱。

C. 肝：肝藏血，即肝有贮藏血液、调节血量的作用，从而肝有影响脉象形态的功能。同时，肝主疏泄，可使气血调畅、经脉通利，脏腑功能正常。肝的生理功能失调，可以影响气血的正常运行，引起脉象的变化。另外：肝在志为怒，大怒伤肝，怒则气乱，气乱则脉乱，肝主情志，肝胆功能失调则引起脉象的异常。

D. 肾：肾藏精，为元气之根，肾气充盈则脉搏尺脉平缓有力，是为"有根"，脉象有根是人体健康的象征。另外：肾主骨生髓，肾在志为恐，恐则脉乱。肾虚则使五脏六腑功能失于濡养，导致心、肝、脾、肺等脏腑功能出现异常，直接或间接的影响脉象的正常与否。

6.5.2.1.2. 脉象与机体生理病理的特定关系

⑴ 脉象与机体生理变异的特定关系：脉象和人体内外环境的关系非常密切，不单受性别、年龄、体型、生活起居、精神活动、情绪起伏的影响，而且随着机体适应环境的自身调节，还可以出现各种生理变异。

  A. 内在因素的影响：脉象与性别、年龄、形体、精神活动、情绪起伏等因素的关系：男性脉象多偏向洪大滑实弦；女性脉象多偏向细小涩弱紧；儿童脉象多小数；青年脉象多平滑；老人脉象多弦硬；妊娠脉象多滑数；肥胖者脉象多沉细；消瘦者脉象多浮大；身材高大者脉象多较长；矮小者脉象多较短；运动、饱餐、酒后脉象多滑数有力；饥饿时脉象多软弱；精神激动时脉多有力而数；精神压抑时脉多迟缓而郁。王叔和、李时珍、李中梓等诸多先贤对脉象与生理变异的特定关系都做了非常精细的描述。李中梓在《医宗金鉴·脉法心参》中说"酒后之脉常数，饮后之脉常洪，远行之脉必疾，久饥之脉必空，室女尼姑多濡弱，婴儿之脉常七至"。

  B. 外在因素的影响：人类生活在大自然中，外界环境的各种变化，时刻影响着机体的生理活动，人体为了适应自然的生理性调节，反映在脉象上，形成了与时间气候相适应的四季脉象。《素问·脉要精微论》说："万物之外，六合之内，天地之变，阴阳之应……四变之动，脉与之上下"，《素问·平人气象论》以"春胃微弦"、"夏胃微钩"、"秋胃微毛"、"冬胃微石"来概括四季平脉。除了节气的影响，一日之中脉象还有昼夜节律的变化。白昼的脉象偏浮而有力，夜晚的脉象偏沉而细缓。地理的环境对脉象也有一定影响。张石顽说"江南之人，禀赋最薄，脉多不实；西北之人，惯拒风寒，素食煤火，内外坚实，脉多沉实；……滇粤之人，恒受瘴气，惯食槟榔，表里疏豁，脉多微数，按之少实"。一般认为北方之人脉多强实，南方之人脉多软弱，但是不能一概而论。另外：中医发源于中国，多为中国人民服务，随着全球一体化的推进，各色人种，多极地域，人员流动，整个世界融为一体。中医也走出国门，遍及全球，非洲黑人，北欧白人，澳洲混血儿等等，脉象亦有不同。临床上也当细心体悟，分辨清晰，无论地域环境怎样千差万别地影响人的脉象，也无论何色人等，但只要有胃、神、根三部平脉，一般均属正常范围，临床应与病脉相鉴别。另外，由于桡动脉解剖位置的变异，还可出现寸口不见脉搏，而由尺部斜向手背，这是"斜飞脉"；还有的脉象出现在寸口的背侧，称为"反关脉"；这两种脉象都不能反映机体生理病理的表现，因此不在采集脉象之列。

⑵ 脉象与机体病理变异的特定关系：人类是大自然的产物，大自然是在遵行宇宙的运行规律、在特定条件下、特定幅度中、不断变化着的、持续发展着的自然体现。外在环境的变化，会引起体内环境的变化，人为了适应大自然和人体内外环境的变化，需要随时调整机体内外环境的关系。这种随时调整内外关系的过程，就是人体气血运动变化的过程，体现在脉搏上就是脉象的变化。如果机体不能随时调整内外环境的变化，人就会生病，这个生病的过程就是机体病理变异在脉象上的体现，也是双方在一定时空内的特定关系，是为病脉。

  A. 常见病理性脉象：

    ①、浮脉：浮脉的特征是，轻按即得，重按反减，举之有余，按之不足。一般主表证，也见于虚阳外越证。浮脉的病理机理是：当外邪侵袭肌表时，人体的气血即趋向于表以御外邪，这时，脉气鼓动于外，脉象显示出浮象。外邪盛而正气不虚时，脉浮而有力；邪盛正虚或虚人外感时，脉多浮而无力。外感风寒时，则寒主收引，血脉拘急，脉多浮紧。外感风热时，热则血流薄疾，脉多浮数。浮脉还可以见于里证，久病阳气虚衰，虚阳外越，可见浮脉无根，是病情危重的证象。李时珍《濒湖脉学》说；浮脉"久病逢之却可惊"，即是此意。这种浮脉实际上是举之相对不足，按之却非常不足。除了病理性的浮脉外，桡动脉部位浅表，或因夏秋时令阳气升浮，而出现浮脉，则不属于病脉。这时的浮脉除了轻按即得外，还有重按虽小而仍有，此当四诊合参，临床上清晰分辨。与浮脉相类的脉象有散脉、芤脉。散脉是：应指散漫，浮大无根，按之似无。还时常伴有脉力不匀或节律不齐，"散似杨花无定踪"，这是元气耗散，脏腑精气欲绝，病情危重的征象。芤脉是：浮大中空，按之如葱管，应指浮大而软，按之上下或两边实而中间空。这种脉多因突然失血过多，血量骤然减少，营血不足，无以充脉；或因精液大伤，血液不得充养，阴血不能维系阳气，阳气浮散所致；在血崩、大吐鼻衄、外伤性大出血时均可出现。

    ②、沉脉：沉脉的特征是：轻取不得，重按始得，举之不足，按之有余。为里证的主脉。沉脉的病理病机是：久病或病邪迅速内侵邪盛于里，气血内困表现为沉脉。脉沉有力，是为实证。脏腑虚弱，正气不

足，阳气虚气陷不能升举，则脉沉无力。有的正常人也出现沉脉，但不一定是病，临床上需要认真分辨：肥胖之人由于肌肉丰厚，脉管深沉，出现沉脉；冬季寒冷，气血收藏，脉象亦偏沉；有的人两手六部脉象都沉细，但无病侯，称为六阴脉，属于正常生理现象。与沉脉相类的脉象有伏脉、牢脉。伏脉是：伏脉部位比沉脉深，需要按至骨始可应指，甚至伏而不现。伏是指深沉与伏匿之象，常见于邪闭、厥病和痛急的病人，多因邪气内伏，脉气不得宣通所致。暴病出现伏脉为阴盛阳衰，或阴阳乖戾，常为厥病之先兆。久病见伏脉提示气血亏损，阴枯阳竭，是疾病深重或恶化的一种标志。危重病证的伏脉，往往两寸口脉同时潜伏，甚或太溪和跌阳脉都不显现。血管病变造成的无脉证，往往发生在肢体的某一局部，但是其他部位的脉象正常。牢脉是：脉形沉而实大弦长，轻取中取均不应，沉取始得，坚着不移，为沉弦实脉。是由阴寒内积，阳气沉潜所致，多见于阴寒内盛，疝气瘕癥之实证。

③、迟脉：迟脉的特征是：脉搏的跳动次数减少，脉来迟缓，一息脉动不足四至（一分钟不足60次）。多主寒证，也可见于邪热内结的里实证（内实结聚阻脉）。迟脉的病理病机是：由于寒邪凝滞阳气失于宣通，或阳气虚弱失于温运，导致出现迟脉。脉迟而有力者为实寒，脉迟而无力者为虚寒。邪热内结，经隧阻滞，也可出现迟脉，其脉象迟而有力，伴腹满腹胀便秘、发热的胃肠实热证等，《伤寒论》中的"阳明腑实证"即属此类。所以在临床上，不能一见迟脉就认为是寒证。此外：正常人在入睡后脉率变得迟缓，运动员和经常坚持体力锻炼的人，在静息状态下脉来迟而缓和，属于生理性迟脉，不是病脉。与迟脉相类似的脉象是缓脉，缓脉的意义有二：一是脉来和缓，一息四至（每分钟60~70次），这是脉有胃气的一种表现，称为平缓脉 见于正常人。其二是脉势纵缓，缓怠无力，多有脾虚、气血不足，血脉失充，鼓动无力；或为湿邪困阻，阳气受遏，血行缓怠而致。

④、数脉：数脉的脉象特征是：脉搏的跳动次数增加，脉来急促，一息5~6次（每分钟90次以上）。多主热证，也可见于虚症，临证时当细分辨。数脉的病理病机是：体内邪热亢盛，气血运行加快，则见数脉。脉象平时和缓，突然跳动加快者多为外邪，脉象久数多为虚损。数而有力为实热，数而无力为虚热。久病阴虚，虚热内生，则脉数无力或细数。浮大虚数，数而无力，按之空豁，为虚阳外浮。此外：正常人在情绪激动或运动时，脉率加快为正常。小儿脉率比成年人快，年龄越小脉率越快。婴儿脉率一息约7至左右（每分钟120次左右），儿童脉率一息6至左右（每分钟110次左右），是正常脉象。与数脉相类似的脉象是疾脉：疾脉一息跳动7至以上（每分钟120次以上）。疾脉跳动疾数而有力，多见于阳亢无制，真阴垂绝之候。疾而虚弱为阳气将绝之症，病人处于生命垂危之中。

⑤、虚脉：虚脉的脉象特征是：举之无力，按之空豁，应指松软，是一切无力脉象的总称。虚脉主虚症，多为气血两虚。虚脉的病理病机是：气虚无力推动血液运行，脉搏力弱脉来无力，气虚散乱则脉道松弛，故按之空豁；血虚不能充盈脉道，则脉细无力；迟而无力多为阳虚，数而无力多为阴虚。虚脉的形态可分为两类：一是宽大无力如芤脉、散脉，二是细小无力如濡脉、弱脉、微脉。与虚脉相类的脉象是弱脉、微脉。弱脉是：软而沉细，切脉时沉取方得，细而无力。主阳气虚衰及气血俱衰，多见于久病虚弱之人。微脉是：脉象若有若无，极细极软，按之欲绝。多为阴阳气血虚甚，鼓动无力所致。久病见之为正气将绝，新病见之为阳气暴脱。

⑥、实脉：实脉的脉象特征是：脉来去有力，其势来盛去亦盛，应指冲冲，举按皆然，是一切有力脉象的总称。实脉主实证。实脉的病理病机是：由于邪气亢盛，体内正气不虚，正邪相搏，气血壅盛，脉道充满而致。脉实而偏浮数为实热证，脉实而偏沉迟为实寒证。久病而出现实脉为孤阳外脱之先兆，往往预后不佳，但要结合其他症状加以辨别。有些正常人也可见到实脉，但是必兼缓和之象，为气血超常之人，此人脉道充盈，鼓搏力强，一般两手六部脉象均实大，称为六阳脉。

⑦、洪脉：洪脉的脉象特征是：脉形宽大，来盛去衰，来大去长，应指浮大而有力，滔滔满指，呈波涛汹涌之势。洪脉主热甚。洪脉的病理病机是：由于热邪亢盛，内热充斥使得脉道扩张，气盛血涌，是以出现洪脉。若躁疾、泄利日久，呕吐、咳血等致的阴血亏损，元气大伤亦可出现洪脉，但此时的洪脉浮取盛大而沉取无根，为阴精耗竭，孤阳将欲外越之象。临床当以明察，否则，差之毫厘缪之千里！此外，夏天阳气亢盛，脉象稍显洪大，但有和缓之象，此乃夏令之平脉。与洪脉相类似的脉象是大脉：

大脉是脉体宽大，但无脉来汹涌之势。大脉可见于健康人，其特点是大而和缓、从容、寸口三部皆大，为体魄健壮之征象。疾病时出现大脉，提示病情加重，脉大而数实为邪实，脉大而无力为正虚。

⑧、**细脉**：细脉的脉象特征是：脉细如线，应指明显，切脉时的指感为脉道狭小，细直而软，按之不绝。细脉的主病是阴血亏虚，伤寒、痛甚、湿邪也出现细脉。细脉的病理病机是：营血亏虚不能充盈脉道，脉气不足则无力鼓动血液运行，脉道细小而软弱无力，表现在脉象上就是细脉。如果机体暴受寒冷，脉道拘急而收缩，则脉细而兼弦紧。如果湿邪阻遏脉道，则脉象细缓。

⑨、**长脉**：长脉的脉象特征是：脉搏跳动的范围超过寸关尺三部，脉体较长。脉体超过寸部至鱼际者称为溢脉，向后超过尺部者称为履脉。长脉主病为阳证、实证、热证。长脉的病理病机是：邪气盛实，正气不衰，邪正搏击而为长脉。脉长而洪数为阳毒内蕴，长而洪实为热深、或癫狂之证。长而弦、滑为肝气上逆，气滞化火或肝火夹痰。细长而搏动无力者，为虚寒败症。此外：长脉亦可见于正常人，正常人气血旺盛，精气盛满，脉气盈余，故搏击之势过于本位，但是长中见和缓，为身体强壮之象征。老年人两尺脉稍长而微滑实为长寿之脉相。长脉在一定程度上也是气血旺盛，气机调畅的表现。

⑩、**短脉**：短脉的脉象特征是：脉动的应指范围不足本位，只出现在寸部或关部，尺脉不显现。短脉的主病是：气病，气郁或气虚，常见短脉。短脉的病理病机是：气郁血瘀或痰阻脉道导致脉气不能伸展，出现短脉。脉短有力而见郁象为肝郁气滞血瘀；短而滑涩为顽痰、淤血阻遏脉道；脉短而无力为气虚不足。气陷于下，无力鼓动血行，出现短脉。

⑪、**滑脉**：滑脉的脉象特征是：脉象往来流利，如盘走珠，应指圆滑，往来之间有一种滑动前行的感觉，也可以理解为流利脉。滑脉主病为：痰饮、食滞、实热等。滑脉的病理病机是：由于痰饮、食滞等阴邪内盛，气实血涌，鼓动脉气故而出现滑脉。若邪热波及血分，血行加速，则脉象滑而兼数。一般情况下，滑脉主实证，但也有素有虚寒，加之痰饮、食滞，则脉象滑而迟者，临证当以明辨。此外，年轻人常见滑而和缓的脉，为正常脉象。妇人脉滑而停经，多为怀孕的脉象，怀有身孕而脉象过于滑大者，则为病脉。与滑脉相类似的脉象为动脉：动脉多见于关部，具有滑、数、短三种脉象的特征。《脉经》云"动脉见于关上，无头尾，大如豆，厥厥然动摇"。出现这类脉象，多见于突发的惊恐、疼痛等症，惊则气乱，痛则气结，属于阴阳相搏的脉象。

⑫、**涩脉**：涩脉的脉象特征是：往来艰涩不畅，脉型细而行迟，脉率与脉力不匀，应指如轻刀刮竹，是一种艰涩而不流利的脉象。涩脉主病为伤精、血少、痰湿内停、气滞血瘀等。涩脉的病理病机是：涩而有力为实证，涩而无力为虚症。精血衰少，津液耗伤，不能濡养经脉，导致血行不畅，则脉艰涩而无力。痰食胶固、气滞血瘀，脉道不畅，导致血脉痹阻，则脉涩而有力。

⑬、**弦脉**：弦脉的脉象特征是：端直以长，如按琴弦。切脉时有种挺直和劲急感，故曰："从中直过"，"挺然于指下"。临床上弦脉的程度随病情而变化，病轻者"如按琴弦"，病重者"如张弓弦"，如果脉象"如循刀刃"有锐利坚劲的指感，则为"无胃气"的真脏脉，是危证之候。弦脉主肝胆病、诸痛证、痰饮。弦脉的病理病机是：弦为肝脉。寒热诸邪，痰饮内蓄，七情不遂，疼痛等，均可以使肝失疏泄，气机失常，经脉拘急，血气敛束不伸，以致鼓搏壅迫，脉来劲急而弦。阴寒为病，脉多紧弦；阳热所伤脉多弦数；痰饮内蓄，脉多弦滑；虚劳内伤，中气不足，肝木乘脾土，则脉来弦缓。肝病及肾，损及根本，则脉弦细。如脉弦劲如循刀刃，为生气已败，病已危急。除病理性弦脉外，春令平人脉象微弦，是由于初春阳气主浮而天气犹寒，脉道稍带敛束，故脉如琴弦之端长而挺然，此为春季平脉。健康人中年之后，脉多兼弦。老年人脉多弦硬，为精血衰减的征象。随着年龄的增长，精血亏虚，脉失濡养，脉象失其柔和之性而变弦，是属于生理性退化的一种表现。与弦脉相类似的脉象是紧脉、革脉。紧脉是：脉形紧急，如循绳索转动，或按之左右弹指。紧脉指感比弦脉更加绷直有力，其形成的原因主要为寒邪侵袭人体，阻碍阳气，寒主收引，致脉道紧束而拘急，出现紧脉，多见于风寒搏结的实寒证，痛症和宿食内阻等。革脉是：浮而搏指，中空外坚，如按鼓皮。脉形如弦，按之中空，与芤脉浮虚而软有所不同。革脉是精气不藏，正气不固，气无所恋而浮越于外的表现，多见于亡血、失精、半产、漏下等病症。

⑭、**濡脉**：濡脉的脉象特征是：浮而细软，应指少力，如絮浮水，轻手可得，重按不显，又称软脉。濡脉

主虚症或湿困。濡脉的病理病机是：由于久病精血亏损，脾虚化源不力，营血亏少，阳气虚弱，卫表不固及中气怯弱，就会出现濡脉。阴虚不能敛阳故脉浮软，精血不充则脉细，湿困脾胃，阻遏阳气，也会出现濡脉。濡脉多见于自汗喘息，内伤泄泻，失精、血崩漏下等病。

⑮、促脉：促脉的脉象特征是：脉率较速，间有不规则的歇止。促脉主阳盛实热或邪实阻滞之证。促脉的病理病机是：由于阳邪亢盛，热迫血行，所以脉来急数。热灼阴津则津血衰少，心气受阻，致急行之血气不相接续，导致脉有歇止。气滞、血瘀、痰饮、食积阻滞，脉气接续不及，也可产生间歇。脉象急行或间歇均为邪气内扰，脏气失常所致，故其脉来促而有力。如果因为脏气衰败，阴液亏耗，真元衰惫，致气血运行不相顺接而见促脉者，其脉必促而无力。

⑯、结脉：结脉的脉象特征是：脉率比较缓慢而又不规则的歇止，脉率慢、节律不齐。《脉经》云："结脉往来缓，时一至复来"，《诊家正眼》也说："迟滞中时见一止"。结脉的病理病机是：由于气、血、痰、食停滞及寒邪阻遏经络。导致心阳被抑，脉气阻滞，所以脉来迟滞中止，结而有力。由气虚血弱致脉来迟而中止者，则脉结而无力。

⑰、代脉：代脉的脉象特征是：脉搏跳动有规律的歇止，可伴有脉象形态的变化。诊脉时脉来迟缓，脉力较弱，呈现有规律的歇止，歇止的间隔时间较长，表现为"迟中一止，良久复来"。诊察时若出现"脉力软弱，忽数忽迟，忽大忽小，这是脉形之代象，有的断而复起，乃至数之代"。两者皆称为代脉，因此，代脉包含了脉象的节律、形态、脉力等方面的参差不匀。代脉一般主脏气衰微，也可见于邪阻脉道。代脉的病理病机是：由于脏气衰微，气血虚弱，导致脉气运行不能衔接，所以出现脉象歇止，良久不能自还。七情过极、痹病疼痛、跌打损伤等而见代脉，则是邪气阻滞脉道，血行涩滞所致，这类病症出现的代脉应指有力。结代脉并见，常见于心脏器质性病变。

B. 常见病理性脉象的归类：

①、浮脉类：浮脉类的脉象特点是轻取即得。共有六种，一为浮脉：举止有余，按之不足，主表证。二为洪脉：脉开阔大，来盛去衰，主热证。三为濡脉：浮细而软，主虚症，湿证。四为散脉：浮大无力，主元气耗散，脏气将绝。五为芤脉：浮大中空，如按葱管，主失血，伤精。六为革脉：浮而搏指，中空边坚，主亡血，失精，崩漏。

②、沉脉类：沉脉类的脉象特点是重按始得。共有四种，一为沉脉：轻取不应，重按始得，主里证。二为伏脉：重按推至筋骨始得，主邪闭，厥证，痛极。三为弱脉：极软而沉细，主气血两虚。四为牢脉：沉按实大弦长，主阴寒内积，疝气，癥瘕。

③、迟脉类：迟脉类的脉象特点是一息不足四至。共有四种，一为迟脉：一息不足四至，主寒证。二为缓脉：一息四至，脉来怠缓，主脾虚，湿证。三为涩脉：往来艰涩，迟滞不畅，主精伤，血少，气滞，血瘀。四为结脉：迟而时一止，止无定数，主阴盛气结，寒痰瘀血。

④、数脉类：数脉类的脉象特点是一息五至以上。共有四种，一为数脉：一息五至以上，主热证。二为疾脉：脉来疾数，一息七八至，主阳极阴竭，元气将脱。三为促脉：数而时一止，止无定数，主阳极亢盛，瘀滞，痰食停积。四为动脉：脉动如豆，滑数有力，主痛，惊。

⑤、虚脉类：虚脉类的脉象特点是应指无力。共有五种，一为虚脉：举按无力，软而空豁，主气血两虚。二为细脉：脉细如线，应指明显，主气血俱虚，诸虚劳损，湿邪。三为微脉：极细极软，似有似无，主阴阳气血诸虚，阳气暴脱。四为代脉：迟而中止，止有定数，主脏气衰，风、痛、跌仆损伤。五为短脉：首尾俱短，不及本部，主病：有力主气郁，无力主气损。

⑥、实脉类：实脉类的脉象特点是应指有力。共有六种，一为实脉：举按皆大而有力，主实证。二为滑脉：往来流利，应指圆滑，主痰、食、实热。三为弦脉：端直以长，如按琴弦，主肝胆病，诸痛，痰饮。四为紧脉：紧张有力，状如转索，主寒证，痛症，宿食。五为长脉：首尾端直，超过本位，主阳气有余，热证。六为大脉：脉体宽大，无汹涌势，主病情进展，也见于健康人。

C. 常见病理性脉象中的对举脉：对举脉是指脉象在位、数、形、势的某一方面完全相反的脉象。

①、浮沉：是脉位深浅的对比。浮者轻浮于上。沉者重沉于下，病理病机相反，以分表里，以明阴阳。

②、迟数：是脉率快慢的对比。迟者脉不达四至为寒。数者五至以上为热，病理病机相反，以分阴阳，以明寒热。

③、虚实：是脉搏有力无力的对比。实为脉道充实，三候皆有力。虚为脉道空豁，应指无力。病理病机相反。

④、滑涩：是脉行流畅与滞涩的对比。滑者血多气盛，脉来流利圆滑。涩者血少气滞，脉来艰涩不均。病理病机相反。

⑤、洪细：是脉体大小的对比。血热互壅，气随以溢，宽阔满指，冲涌有余，脉体洪。血亏气少，血不充脉，气不运血，脉体细小。病理病机亦相反。

⑥、紧缓：是脉体紧束舒缓的对比。紧为寒遏营血，脉道紧束而拘急，故如切绳转索。缓为风伤卫气，肌表疏松，故脉体缓行。病理病机不同。

⑦、长短：是脉位长短的对比。长则气治，脉通三部，过于尺寸，是为长脉。短则气亏，寸、尺皆不及，是为短脉。病理病机也不同。

⑧、微伏：是脉沉而有力无力的对比。微为阳气衰微，气血欲脱，故脉沉而极细无力。伏为邪气内伏，气机郁闭，脉沉而按之有力。病理病机完全不同。

D. 常见病理性脉象的相兼脉：疾病是一个复杂的生理病理过程，可以由多种致病因素相兼为犯，在疾病过程中邪正斗争的形势会不断地发生变化，疾病的性质和病位亦可随疾病变化而改变，因此，病人的脉象经常是两种或两种以上相兼出现。凡是有两种或两种以上的单因素脉同时出现，复合构成的脉象就称为"相兼脉"或"复合脉"。在二十八种脉中，有的脉象属于单因素脉，如浮、沉、迟、数、长、短、大、细等脉便属此类。而有些脉本身就是由几种单因素脉如弱脉是有沉、细、虚三种因素合成；濡脉是由浮、细、虚三种因素合成；动脉是由滑、数、短三种因素合成；牢脉由沉、实、大、弦、长五种因素合成。实际上临床所见脉象基本上都是复合脉。因为脉位、脉率、脉形、脉势等都只突出从一个侧面论脉，而脉诊时则必须从多方面进行考察。论脉位不可能不涉及脉之率、形、势、律，其余亦然。如数脉，必究其是有力还是无力、是浮数还是沉数、是洪数还是细数等等。复合脉中浮数为二合脉，沉细数为三合脉，浮数滑实为四合脉。只要不是性质完全相反的脉，一般均可相兼出现，这些相兼脉象的主病，往往就是各种脉象主病的综合。常见的相兼脉象及其主病主要有：

①、浮紧脉：主外感寒邪之表寒证，或风寒弊病疼痛等。

②、浮缓脉：主风邪伤卫，营卫不和的太阳中风证。

③、浮数脉：主风热袭表的表热证。

④、浮滑脉：主表证夹痰，常见于素体多痰湿而又感受外邪者。

⑤、沉迟脉：主里寒证。

⑥、沉弦脉：主肝郁气滞，或水饮内停。

⑦、沉涩脉：主血瘀，尤常见于阳虚而寒凝血瘀者。

⑧、沉缓脉：主脾肾阳虚，水湿停留诸证。

⑨、沉细数脉：主阴虚内热或血虚。

⑩、弦紧脉：主寒主痛，常见于寒滞肝脉，或肝郁气滞，两类作痛等证。

⑪、弦数脉：主肝郁化火或肝胆湿热，肝阳上亢。

⑫、弦滑数脉：主肝火夹痰，肝胆湿热或肝阳上亢，痰火内蕴等证。

⑬、弦细脉：主肝肾阴虚或血虚肝郁，肝郁脾虚等证。

⑭、滑数脉：主痰热，湿热或食积内热。

⑮、洪数脉：主气分热盛，多见于外感热病。需要注意的是：在脉象学上，任何脉象都包含脉位、脉数、脉形、脉势等方面的因素。当某一因素突出表现异常时，就以此单一因素而命名，如以脉位浮为单一的突出表现，而脉率适中，脉的形和势和缓、从容，即称为浮脉。如脉位浮而脉率速，其他因素无异常时，

即称为浮数脉。又如脉沉而脉形小,脉软无力时,可定为弱脉。除此之外,还可将几种特征并列而命名。总之, 辨脉时需要考察各方面的因素, 将各种因素作为临床诊断的脉象依据。

E. 病理性脉象中的真脏脉: 真脏脉是疾病危重时期出现的脉象, 真脏脉的特点是无胃、无神、无根。为病邪深重, 元气衰竭, 胃气已败的征象, 又称"败脉"、"绝脉"、"死脉"、"怪脉"。《素问·玉机真脏论》云;"邪气胜者, 精气衰也。故病甚者, 胃气不能与之俱至于手太阴, 故真脏之气独见, 独见者, 病胜脏也, 故曰死"。真脏脉的形成在该文中亦有具体描述"真肝脉至中外急, 如循刀刃责责然, 如按琴瑟弦……。真心脉至坚而搏, 如循薏苡子累累然……。真肺脉至大而虚, 如以毛羽中人肤……。真肾脉至搏而绝, 如指弹石辟辟然……。真脾脉至弱而乍数乍疏……。诸真脏脉见者, 皆死不治也"。《医学入门·死脉总诀》说:"雀啄连来三五啄, 屋漏半日一滴漏, 弹石硬来寻即散, 搭指散乱真解索, 鱼翔似有又似无, 虾游静中跳一跃, 更有釜沸涌如羹, 且占夕死不须药"。这是古人的经验之谈, 临床当认真辨析, 运用现代高科技手段与中医辨证相结合, 抢救生命。 根据真脏脉的形态特征, 主要可以分为三类:

①、无胃之脉: 无胃的脉象以无冲和之意, 应指坚搏为主要特征。如脉来弦急, 如循刀刃称为偃刀脉。脉动短小而坚搏, 如循薏苡子为转豆脉。急促而坚硬, 如弹石般为弹石脉等。均提示邪盛正衰, 胃气不能相从, 心、肝、肾等脏气独现, 是病情危重的征兆之一。

②、无根之脉: 无根脉以虚大无根或微弱不应指为主要特征。如浮数之极, 至数不清, 如釜中沸水, 浮泛无根, 称为釜沸脉, 为三阳热极, 阴液枯竭之候。脉在皮肤, 头定而尾摇, 似有似无, 如鱼在水中游动, 称为鱼翔脉。脉在皮肤, 如虾游水, 时而跃然而去, 须臾又来, 伴有急促躁动之象, 称为虾游脉。均为三阴寒极, 亡阳于外, 虚阳浮越的征象。

③、无神之脉: 无神之脉以脉率无序, 脉形散乱为主要特征。如脉在筋肉间连连数急, 三五不调, 止而复作, 如雀啄食之状, 称为雀啄脉。脉如屋漏残滴, 良久一滴者。称为屋漏脉。脉来乍疏乍密, 如解乱绳状, 称为解索脉。无神之脉主要是由于脾(胃)肾阳气衰败所致, 提示神气涣散, 生命即将告终。

F. 妇人脉与小儿脉:

①、妇人脉: 妇人脉分为月经脉、妊娠脉、临产脉三类。月经脉: 妇人左关、尺脉忽洪大于右手, 口不苦, 身不热, 腹不胀, 是月经将至。寸关脉调和而尺脉弱或细涩者, 月经多不调。妇人闭经, 尺脉虚细涩者, 多为精血亏少的虚闭。尺脉弦涩者, 多为气滞血瘀的实闭。脉象弦滑者, 多为痰湿阻于胞宫。妊娠脉: 已婚妇女平时月经正常, 突然停经, 脉来滑数冲和, 兼有饮食偏嗜等症状者, 是妊娠的表现,《素问·平人气象论》云:"妇人手少阴脉动甚者, 妊子也"。说明妊娠脉象的特点是少阴脉脉动加强, 此为血聚养胎, 胎气鼓动肾气所致。如果受孕后因母体气血虚少或胎元不固, 出现脉细软, 没有滑象, 当以病论治。孕妇之脉沉而涩, 多为精血不足, 胎元已受影响。涩而无力是阳气虚损, 胞中死胎或痞块。临产脉: 妇人临产的脉象, 一为"妇人尺脉急转如切绳转珠者, 即产也"。二为"妇人两中指顶节之两旁, 非正产时则无脉, 不可临盆, 若此处脉跳, 腹连腰痛, 一阵紧一阵, 乃正产时也"。这种中指指动脉的明显搏动, 叫做临产离经脉。

②、小儿脉: 诊小儿脉与诊成人脉有所不同。小儿寸口部位狭小, 难以区分寸、关、尺三部, 再者小儿就诊时容易惊哭, 惊则气乱, 气乱则脉无序, 难以诊察。因此, 小儿科诊病注重辩形色、审苗窍。医家一般采用多采用"一指总侯三部"的方法。一指总侯三部诊法: 简称"一指定三关"。操作方法是: 用左手握住小儿的手, 对三岁以下的小儿, 可用右手大拇指按于小儿掌后高骨部位上不分三部, 以定至数为主。亦有用手指直压三关, 或用食指拦度脉上而辗转以诊之。对四岁以上的小儿则以高骨中线为关, 以一指向两侧滚转寻察三部。10 岁以上儿童可以按寸、关、尺三部, 同成年人一样诊脉。小儿脉象主病: 小儿脉象一般只诊浮沉、迟数、强弱、紧缓, 以辨阴阳、表里、寒热、虚实和邪正盛衰, 不详求二十八脉。三岁以下的小儿, 一息七八至为平脉。五、六岁的小儿, 一息四五至为迟脉, 六至为平脉, 七至以上为数脉。数为热, 迟为寒, 浮数为阳, 沉迟为阴。强弱可测虚实, 缓紧可测邪正, 沉滑为食积, 浮滑为风痰, 紧主寒, 缓主湿, 大小不齐多食滞。

6.5.2.2. 脉象在精神病临床上的特殊意义

脉象与精神病的临床，客观上存在着一种特殊的关系，因为任何一种精神病的脉诊，无论何时诊断，都因精神活动的异常而不能准确地反映体内脏腑功能和气血运行的变化。由于古代精神病患病率较低，没有专门的精神病医疗机构设置，医家对精神病人症状的观察大多是门诊，没有条件对患者进行昼夜连续的系统观察，对此缺乏深入细致的探究。病人在精神活动紊乱的情况下无法进行平静的诊脉，只能采集精神症状进行辨证论治，因而中医精神病的临床上出现了"舍脉从证"的学说，这一学说导致了几千年来中医对精神病人的脉诊处于隔山观火的揣测，基本处于可有可无的状态。

脉诊是中医诊断中最为重要的诊察手段，由于精神活动干扰脏腑功能活动，导致了脉象变化无常，临床上无法根据脉象做出判断。"舍脉从证"学说在临床上有着一定意义的客观性，但是由此掩盖了脉诊与精神病临床存在着的真实关系，从脉诊上不能揭示其与精神病临床的客观规律，成了无以为据的模糊诊察依据。由于患者的精神错乱，问诊的内容无法进行客观认定，望诊如望舌质舌苔的过程多不配合，则只能根据医家观察到的精神症状为依据，而精神症状复杂多变，一时的精神症状不能准确反映出疾病的本质。而以一时的精神症状为依据确立的治疗原则，引发了迄今为止中医精神病治疗效果上的不确定性，这是中医精神病临床诊断上的一个巨大缺憾。

为了弥补这一缺憾，作者昼夜跟踪观察患者脉象的变化，几十年来从与精神病人的接触、观察、诊疗、体悟中，经过长时期的比对，发现了子时诊脉能准确地反映脉象与精神疾患的真实关系，填补了这一中医诊断学上的空白。

子时诊脉是指夜间 11 时至次日凌晨 1 时，此时正是胆经处于行气之时。子时是人之一身阳气开始循环之始，承接亥时（三焦全身）之气，传入丑时（肝经情志）。胆主决断，肝主谋虑。子时是胆、肝经络盛衰之气上输于肺之大脉表现于寸口脉象之时。子时诊脉就是为了清晰的了解胆、肝经的行气盛衰状况，因而较准确的判断分析病人的脏腑功能和大脑功能的活动情况，从而把握其精神症状给予对症治疗。

诊脉方法：每当夜里 11 时至次日 1 时这两个小时之内，为熟睡的病人诊脉。此时诊脉能排除异常精神活动对脉象的干扰，诊得的脉象能准确反应体内脏腑功能的活动情况。诊脉的标准是：病人进入自然睡眠，或用药物催眠入睡二、三个小时以后，安眠程度以正常人的熟睡为度，即能叫醒，醒后能对话，旋即又能入睡。医生到熟睡的病人床前进行诊脉，按三部九候顺序诊视，寸、关、尺三部分别详细辨识，浮、中、沉三个层次逐一揣度，仔细体悟，单按、同取力之大小，疾迟之先后，脉形、脉率认真辨别，每次诊脉时间为六分钟，并详细记录。若在诊脉时患者醒来，则有待患者重新入睡十五分钟（一个时辰）后，再次诊脉，一定要保证子时诊得的脉象与患者体内脏腑功能活动和气血运行的实际情况相符，从而保证子时脉诊的客观性。子时诊脉后的第二天上午九时至十一时（巳时，脾经当值，脉象受精神活动紊乱影响），要对该患者再次诊察一次脉象（诊脉方式和时间与子时一致），子时诊得的脉象要与第二天巳时诊的得受异常精神活动影响之脉象认真比对，分析两者之差异，找出脉理上的病之所在。进行脉象对比后的结果再与望、闻、问三诊进行四诊合参，辩证分析，处方用药，从而保证脉诊在临床上的客观性。

子时诊脉（包括趺阳脉、少阴脉、少阳脉、人迎脉）：

祖国医学将每天 24 小时分为 12 个时辰，即子时（23 时即夜间 11 时—次日 1 时），丑时（1 时—3 时），寅时（3 时—5 时），卯时（5 时—7 时），辰时（7 时—9 时），巳时（9 时—11 时），午时（11 时—13 时），未时（13 时—15 时），申时（15 时—17 时），酉时（17 时—19 时），戌时（19 时—21 时），亥时（21 时—23 时）。

每个时辰都配属有体内对应的五脏六腑行气值班，即十二时辰对应十二经络经气。时辰配属经络的关系是：子时对应胆经，丑时对应肝经，寅时对应肺经，卯时对应大肠经，辰时对应胃经，巳时对应脾经，午时对应心经，未时对应小肠经，申时对应膀胱经，酉时对应肾经，戌时对应心包经，亥时对应三焦经。

每当时辰到来，所配属的经络处于精气活跃期，反之则不然。因而，择时诊病就能准确的测知该脏腑经络的盛衰状况。

精神病人大多因家庭遗传、精神创伤、或郁怒不舒、或惊恐失措、或谋虑失志、或所求不遂，因而导致精神紧张、错乱，其对应的脏腑依次是胆、肝经（子、丑时），肺、大肠（寅、卯时），胃、脾（辰、巳时），心、小肠（午、未时），膀胱、肾（申、酉时），心包、三焦（戌、亥时）。该经行气时精神症状明显。

子时脉诊，解决了中医精神医学中最为重要的诊察手段在精神病临床中的运用，保证了脉诊的科学性。

脉学是中医的绝学，脉诊是中医的绝技。脉诊是医生在学验俱丰、意念专注的情况下，用人体的超巨系统生物微机在超微观（超纳米）层次扫描患者病况，是超现代科学的诊断方法，前无古人后无来者！旷世奇技！然中医理论学而不精，浅尝辄止，华而不实，临床经验肤浅，技艺不精者是不能理解的！曾有人言"中医不能停留在三个指头、一个枕头上"，出此言者貌似堂皇，实则未能掌握中医脉象理论精髓，不能解析深邃的脉象在精神病学上的科学性。当然，在悉心诊脉的同时，要虚心学习现代超声影像断层等诊断技术，使之为脉诊提供依据，为医者意也之临床思维拓宽思路，相辅相成，相得益彰，减少误诊！更好的为病家服务，为探究脉象与精神病临床的特殊意义提供科学依据。

除此之外：精神障碍患者由于处于体内气机紊乱导致脏腑功能和大脑功能双重失调状态，除了常用的 28 种病脉外，常常是多种病脉混杂出现。常见的多为滑数、疾迟、芤牢、结代并现，大小、虚实、长短、浮沉相间，弦紧、革弱、洪濡、细涩混杂，疾缓、滑弦、沉实、促动互见，不一而足。除了上述杂乱脉象外，在临床上，经长时期的观察，还发现了精神疾患的几种特殊脉象：

A. 郁脉：郁脉是指脉在指下往来郁滞不畅，像腐朽木棍漂浮于水上一样，浮取、中取、沉取皆有，脉形不彰，时疾时迟，时大时小，久取又不影响脉力，这是体内气郁、精神错乱、神经传导失常的具体表现。

B. 结代并脉：脉在指下时疾时迟，时大时小，时有结代，有时停跳一两秒，有时停跳数秒，几至或十几至甚或几十至一停，无结脉、代脉的规律。有的患者脉搏每秒只跳动 36 次左右，患者并无心血管系统的病变，这是因为患者精神活动的紊乱，导致神经传导失序，引起的植物神经紊乱致使脉象异常的表现。

C. 细、微、弱并脉：有些精神障碍特别是精神分裂症患者，往往发现细脉、微脉、弱脉三种脉象同时出现。但是患者的体质并不虚弱，有的精神运动性兴奋，躁扰不宁，狂詈不止，但其脉象却是细、微、弱，甚至是极细、极微、极弱的脉象。这是精神功能活动干扰脏腑功能活动、错乱的精神活动干扰神经传导失序的又一表现形式。以上三种脉象，历代脉象学没有论述，这是精神活动紊乱干扰脏腑功能活动的结果，也就是历代中医著述常讲的癫狂"脉证不符"现象。遇到这种情况，历代医家往往采取"舍脉从证"的处理方法，而这种处理方法大多不能把握疾病的本质，疗效大打折扣，是中医对精神疾患不能从脉象上给予把握的结症所在。

精神疾病所以出现这类脉象，其原因在于精神错乱、紧张可引起体内一系列的生理病理的气机运行变化，导致脉象在运行中受阻，神经传导异常，从而出现此类复杂的脉象。出现上述病脉不可以内科杂病脉象视之，当视为精神功能和内脏功能的脱节现象，实际病变显示于脉象上的假象。临床上定要采集子时脉象，与第二天的巳时脉象相比较，悉心体味，仔细甄查，认真辨析，不可偏颇。否则，断证诊病时不是舍脉从证就是无所适从甚或导致南辕北辙。

6.5.3. 排泄物

6.5.3.1. 大、小便

6.5.3.1.1. 大便

大便的排泄是人体正常生理功能的一种现象，大便排泄的异常，就是生理病理发生变化的表现。大便的排泄虽然由大肠所司，但是与肺气的肃降、肝气的疏泄、胆汁的输送、脾胃的腐熟运化、肾与命门的温煦等有密切的关系。大便的正常与否，可直接反应体内五脏六腑功能活动的传变情况，

在中医的诊察理论中，大便属于问诊的范畴。我们在长期的临床中，发现问诊时因为患者精神活动的异常，对自己大便的描述不甚准确，询问家属亦不了了然。为了准确地掌握患者大便的情况，待患者解大便时，嘱患者将大便解在盆子里，医生详细观察大便的情况，经过从纵、横两个方面，反复观察众多患者的大便，发现了精神病患者大便的病变规律。在患者精神错乱的状态下，详细观察大便，作为辩证的依据，从而保证了大便在精神病临床诊断过程中的科学性。

在精神活动正常的情况下，健康人一般每日排便一次，大便干湿适中，成型不燥，多为黄色，排便通畅，便

内无脓血、粘液及未消化的食物等。大便异常主要有以下情况：

(1) 排便次数的异常：

    A. 便秘：便秘是大便排出次数减少，排便时间延长，便质干结不通，或欲便而艰涩不畅。便秘多因热结肠道或津液亏虚；或阴血不足，导致肠道燥化太过，失却濡润，传导失常；或因气虚传送无力而便秘；还有因阳虚寒结，肠道寒凝气滞而便秘者。另外：精神病患者服用抗精神病药物，会产生便秘的副作用，有的还相当严重，临床上当于内科的便秘相区别。

    B. 泄泻：泄泻是排便次数增多，便质稀薄，甚至如水样。泄泻多由内伤饮食、感受外邪、机体阳气不足、情志失调等原因，致脾失健运，小肠不能分清别浊，水液直趋于下，大肠传导失常，从而引起泄泻。一般来说，新病泻急者，多属实证。病久泄缓者，多属虚证。泻下黄糜、腹痛、肛门灼热者，多属湿热之邪伤及肠腑，为热泄。肠鸣腹痛、大便泄泻、泻必腹痛、泻后痛缓，多为脾虚肝旺气滞泄泻。黎明前腹痛作泄、泻后则安、形寒肢冷、腰膝酸软，多为肾虚命门火衰，阴寒湿浊内积所致，为"五更泻"。

(2) 排便质量的异常：

    除了便秘、泄泻必然伴有便质的干燥、稀薄之外，还有以下几种便质的异常：

    A. 完谷不化：大便中含有较多没有消化的食物，多见于脾胃虚寒或肾虚命门火衰引起的泄泻。

    B. 溏结不调：大便时干时稀，多因肝郁脾虚，肝脾不调而致。若经常大便先干后稀，多属脾胃虚弱，下热上寒的泄泻。

    C. 便下脓血：大便中夹有脓血粘液，多见于痢疾，常因湿热交阻于大肠，脉络受损，气血瘀滞而化为脓血。此外，还有先便后血，便血紫暗，是为远血，多因胃与小肠出血。先血后便，便血鲜红，是为近血，多为痔疮出血。

(3) 排便感异常：

    A. 肛门灼热：指排便时肛门有灼热感，多因大肠湿热下注，或大肠郁热下迫直肠而致，见于热泻或湿热痢疾。

    B. 里急后重：腹痛压迫，时时欲便，肛门重坠，便出不爽，称为"里急后重"，多因湿热内阻，肠道气滞，是痢疾的主证之一。

    C. 排便不爽：排便不顺畅，有滞涩难尽之感，若腹痛，泻下黄糜，粘滞不爽，是湿热蕴结，肠道气机传导不畅。若便泄不爽，夹有未消化食物，酸腐臭秽难闻，泻后腹痛减轻，是伤食泄泻。

    D. 滑泻失禁：大便不能控制，滑出不禁，甚则便出而不知，称为"大便失禁"，又称"滑泻"。多因脾肾虚衰、肛门失约而致。多见于久病体虚，年老体衰，或久泻不愈的患者，也见于急症、中风等甚至昏迷、神经麻痹、气机失却制约而致者。

    E. 肛门气坠：即肛门有下坠之感，甚则脱肛，于劳累或排便后加重，多见于脾虚中气下陷，久泻或久痢不愈的患者。

    在精神活动紊乱的情况下，脏腑功能失调，导致大便异常。除了上述病理性的大便异常之外，自然、生物、心理、社会等内外环境的变化导致体内气机逆乱、气郁化火、炼液为痰、热痰瘀血、气滞邪毒郁结于内，引起病理产物在体内的长期积存，导致肠道菌群失调。失调的肠道菌群又引起一系列的脏腑功能失调，脏腑功能的一系列失调引起体内毒素的淤积，大脑通过血液循环对这些毒素的吸收，反过来又引起持续严重的脑功能紊乱，形成恶性循环，致使精神障碍经久不愈。毒血性精神病人的大便干结，有的几天、十几天甚或二十几天、月余不便，有的大便干结如羊屎状，硬如结石，捣之不易烂。毒气性精神病人有的一天数次大便，或细小、或粘滞、或稀软、或小如羊矢而不硬，或先干后软，先干而硬，后软而粘。因寒化热型患者的大便，或稀粘腥臭异常，或外润里干。外润里干型的大便还需用木棍将大便捣碎，听闻里面是否有腐臭气，有腐臭气者为外寒内热，无腐臭气者为寒结。气郁痰结型的毒气性精神病患者的大便多表现为色黑而稀，但粘度低，也发亮，里外一致都呈油亮色。毒液性精神病人的稀粘样大便，次数多，解之不多，粘臭而发亮者，里面不亮，此为痰阻于内、上热下寒，等等。诊察大便情况，不能光凭患者或家属述说，患者因精神错乱，叙说可能不准确，家属因未亲眼所见，叙述亦可能不准确，需待患者解完大便后，医生即时亲自用木棍将大便捣碎观察。中医一定要大医精诚，医德高尚，不怕脏，像古代名医那样，不问贫贱富贵，愚智一等，躬身亲视，不避臭秽，方可获得科学可靠的辩证依据。

6.5.3.1.2. 小便

小便为津液所化，小便的是否正常，可以诊察体内的津液是否充盈或亏虚，脏腑的气化功能是否正常。

健康人每天的饮水量大约在 2000 毫升左右，加上饮食中的各类水分最多不超过 3000 毫升。除去其他方面的吸收，每个健康人每天的排尿量大约在 1000—1800 毫升左右，超过 2500 毫升为多尿，少于 400 毫升为少尿。成年人一般每天日间排尿 3～5 次，夜间排尿 0～1 次。排尿的次数和尿量受饮水、温度、出汗、年龄、个体差异等因素的影响。小便出现异常，病理病机表现在以下几个方面：

(1) 尿量异常：

A. 尿量增多：尿量和尿次明显超过正常的量次。小便清长量多者，属于虚寒证。尿多是消渴病（糖尿病）的重要临床诊断依据，是消瘦、多饮、多食、多尿的四主证之一。

B. 尿量减少：尿量和尿次明显少于正常的尿次。多由热盛津伤，或汗下伤津，化源不足，导致尿量尿次减少；或因肺、脾、肾功能失常，气化不利，水湿内停所致尿量尿次减少；尿量减少在热病和水肿病中多见，精神兴奋患者因持续吵闹汗出尿量减少为常见症状。

(2) 尿次异常：

A. 小便频数：即排尿次数增多，时欲小便。如新病小便频数，短赤而急迫，是下焦湿热使然；久病小便频数，量多色清，夜间尤甚，为下焦虚寒，多因肾阳不足，肾气不固，膀胱失约所致。中老年男性尿急尿频、尿不净，多为前列腺炎症、前列腺肥大、前列腺癌症所致。

B. 癃闭：小便不畅，点滴而出为癃，小便不通，点滴不出为闭，统称为癃闭。癃闭有虚、实二症，虚症多由肾阳不足，阳不化水，或气化无力，开合失司所致；实证多由湿热下注，或瘀血、结石阻滞而成。

(3) 排尿感异常：

A. 小便涩痛：小便排出不畅而痛，或伴有急迫、灼热等感觉，多因湿热下注所致，常见于淋病。

B. 余沥不尽：小便后点滴不尽，又称尿后余沥。多因肾气虚弱，肾关不固，开合失司所致，常见于老年或久病体衰者。

C. 小便失禁：小便不能随意控制而自遗。多属肾气不足，下元不固，下焦虚寒，膀胱失煦，不能制约水液所致。若见于中风、神昏小便失禁自遗，则是危重症候。

(4) 遗尿：睡眠中小便自出，俗称尿床。多见于小儿肾气不足，肾关不固，膀胱失约所致。成年人因肾气虚弱，下元不固，也有见遗尿者。

精神疾病患者除了上述病变者的小便异常外，精神紧张引起的小便异常也常见，但多为精神错乱，神经传导失序所致。有的患者在精神过度紧张的状态下，一会一去小便，一时之间反复去厕所，待医者多次详细跟踪观察时，见患者到厕所后，有的少许小便；有时根本不去小便，只是象解小便样反复解裤子系裤子，不见小便；有的解开裤子站在在小便池旁许久，并无小便，此为患者无意识的假借小便，缓解精神紧张情绪而已，因此，不可视为小便异常，只可视为精神症状。

6.5.3.2. 痰

痰是机体水液代谢过程中的病理产物，有广义之痰与狭义之痰之说。广义之痰是指凡是不被人体所吸收利用的水液均为痰饮；狭义之痰是指因各种原因导致水液凝聚为有形之物者为痰核，狭义之痰其质粘稠，甚至结成硬块，捣之不易碎。广义之痰与狭义之痰均可导致各类精神疾患的发生，因此，痰在精神疾患的诊断、辨证、治疗过程中占有非常重要的位置。

传统中医认为痰证导致的精神异常大概有以下几种：

6.5.3.2.1. 痰火扰心证

表现为：兴奋话多，心烦不宁，哭笑无常，伤人毁物，骂詈号叫，气力倍常，登高而歌，弃衣而走，逾垣上屋，不避凶险，面红耳赤，小便短少，舌红苔黄，脉弦滑数。多由情志不遂，气机不畅，郁久化火，炼液成痰，痰火互结。上扰心神而至。

6.5.3.2.2. 痰热扰胆证

表现为：心烦失眠，恍惚多梦，遇事胆怯易惊，多疑敏感，口苦咽干，头晕目眩，胸肋满闷，默默不食，常因精神因素诱发导致病情加重，多疑敏感，犹豫不决，心烦失眠，恍惚多梦。或因七情过激，化火生痰，扰动胆腑，惊恐不安，大喊大叫，或幻觉妄想，头晕目眩，大便失调，舌红苔黄，脉弦滑数等。多由平素胆气虚怯，情志内结，蓄饮为痰，痰瘀化火，扰及担腑所致。

6.5.3.2.3. 痰迷心窍证

表现为：神识昏蒙，自言自笑，语无伦次，不知秽洁，罔识羞耻，妄闻妄见，幻觉妄想，化火扰神，夜不入寐，独居一隅，离群索居，舌质淡胖，舌苔白腻，脉象沉滑弦细。多由思虑过度，因热生痰，痰浊中阻，痰随逆气上行，痰蒙心窍，发为癫症。

6.5.3.2.4. 痰瘀痹阻证

神思恍惚，痴呆善忘，哭笑无常，闭门独居，呆若木鸡，或外出不知回家，不识家人亲属，言谈不知首尾，一事说完片刻又说，舌质虚淡，舌苔白腻，脉象细滑而涩。多由久病未愈或年迈体衰，七情内伤，脾虚痰湿，气郁痰阻，神识昏蒙所致。

6.5.3.2.5. 痰气郁结证

表现为：精神抑郁，表情呆滞，情绪波动，举止失态，喜怒无常，多疑妄想，自言自语，饮食少进，舌质淡，舌苔腻，脉弦滑。多由思虑太多，气郁痰结，所求不遂，曲意难伸，肝气郁滞，气血失畅，痰气交阻，痰阻经络，干犯清窍所致。

6.5.3.2.6. 气虚痰结证

久病不愈，表情淡漠，喃喃独语，不识亲疏，不知秽洁，痴笑呆滞，蜷卧恶动，或气短自汗，舌质淡，舌苔腻，脉缓滑。多由素体虚弱，大病耗气，气虚水停聚痰，或因情志不畅，久慕不遂，思虑生热，虚热生痰，痰蒙清窍，神昏气虚所致。

6.5.3.2.7. 血瘀痰结证

情感淡漠，神识迷蒙，善忘少寐，自语痴笑，乱食异物，或啖食泥土，不知秽洁，面色晦暗，色素斑着，舌质紫暗，舌苔粘腻白厚，脉向沉滑而涩。多因情志内郁，损及肝脾，气血瘀阻，痰浊淤血阻络，随血液循环入脑，大脑长时间吸收毒素所致。

中医精神医学认为：痰既是体内水液代谢的病理产物，也是五脏六腑功能活动紊乱的结果。痰作为一种病理产物在体内积存，一是有其特定的物质形态，二是有其一定的运动形式及其规律，三是侵犯相关连的脏腑进而又引起脏腑功能的紊乱，因而构成各种各样的病变。古人认为"百病皆因痰作祟"，"怪病责之于痰"。中医理论和实践中的癫狂症就是"怪病"的一种，中医癫狂症就是西医的精神疾病，"怪病"在临床上表现得非常明显。痰作为一种病理产物，在精神病的病理病机中占有非常重要的位置，如早在金元时期形成的"痰迷心窍"学说，以及与其相适应的"豁痰开窍"疗法等。诊断上，古人一则从脉象上认为"滑脉主痰"，对痰所侵犯的部位作了明确的诊断指征：寸脉滑，痰在上，犯心、心包、肺经；关脉滑，痰在中焦，犯脾、胃、肝、胆经；尺脉滑，痰在下，犯肾经，为虚痰。对痰犯五脏六腑、四肢百骸、十四经络都做了非常详细的描述。再则从痰证上看精神症状，一是躁狂发作，狂乱无知，言语颠倒，伤人毁物，逾垣上屋，被认为是痰火上扰心神所致；二是表情淡漠，喃喃独语，语无伦次，不知秽洁，被认为是气郁痰结，痰蒙清窍，或气虚痰热等。痰证在诊断上看起来泾渭分明，临床上还有一些不足之处，与患者体内的脏腑功能的实际活动存在距离。拿诊脉来讲，精神病人的脉象，受病态精神活动的影响，往往数脉较多，同是滑数之脉，何以别之是痰火上扰与气郁痰结？这须在夜间子时诊脉与白天诊脉之后、认真比对才能分辨出来，因而导出：寸部滑数为痰火上扰；缓滑为气郁痰结；滑迟为寒痰。治疗也相应地对寸滑大、尺欲无的脉象行催吐热痰法或泻下顽痰法；缓滑可顺气理痰；滑迟可温化寒痰。因此，痰在精神病的临床上不但诊断意义非常重大，而且在辩证和治疗上的意义甚为重要。

6.5.3.3. 汗、涎、鼻涕、唾液

6.5.3.3.1. 汗

汗是人体为了调节自身温度的相对平衡，由神经系统的温度调节中枢控制。中医认为：出汗是由阳气蒸化津液从玄府达于体表的过程，阳气运行驱动津液运行适中以保持阴阳的平衡，阳气运行过度人体就会出汗。因此，只要是内外环境温度升高时，人体就会以出汗的方式予以调节，以达到体内相对的阴阳平衡。正常汗出有调节营卫，滋润皮肤等作用。正常人在体力活动，进食辛辣，气候炎热，衣被过厚，情绪激动的情况下出汗，是正常的生理现象。如果该出汗而不出汗，不该出汗而出汗，或见身体的某一部分出汗，均是病理现象。病理性的出汗或无汗，与正气不足和病邪侵扰有密切关系。由于病邪的性质，或正气亏损的程度不同，可出现不同情况的病理性汗出异常。所以询问和观察病人汗出的异常情况，对判断疾病的性质，以及人体阴阳盛衰有着重要的诊断意义。

在精神病的临床上，要了解患者有汗无汗，出汗的时间，出汗多少，出汗部位，以及主要兼证等。

(1) 有汗无汗：在疾病的过程中，询问汗的有无，是判断体内阳邪性质和多寡、卫气盛衰、阴阳盛衰的转换等的重要依据。

A. 汗闭：汗闭是全身或局部不出汗，汗闭的原因主要有：先天性汗腺发育不良或汗腺缺失，出现全身性或局部性的无汗；有的因皮肤病如鱼鳞病、硬皮病、麻风病、皮肤萎缩、放射性皮炎等引起无汗；有的因神经损伤如横贯性脊髓炎，小儿麻痹，截瘫，以及交感神经、延髓、桥脑的局部损伤等引起的局部无汗；有的因内脏疾患如糖尿病、尿崩症、慢性肾炎、粘液性水肿、恶性肿瘤等引起的无汗等等。在精神病的临床上，有的患病几年、十几年甚或几十年来从不出汗，无论是在烈日炎炎下，还是病理性的连续狂奔几小时，或狂呼骂詈、彻夜不宁，力大倍常、逾垣上屋等高强度体力的支出，但就是滴汗不出。本人曾遇河北定州一男性壮年狂症患者，患病已二十年，狂乱无知，躁动不已，经数家精神病医院诊断为精神分裂症，屡治效微。用药稍好转，停药即复发。余接诊后观察病人两周，无论何种情况下都是滴汗不出，嘱体壮男性护士两三名，烈日炎炎下轮换伴其连续疾速跑步，医者大汗淋漓，患者滴汗未出。患者病时食量较平日大三倍以上，多年如此。思之再三，认为是热毒内闭，遂仿张锡纯意，用生石膏加阿司匹林，迫其发汗泄热。初始一天用生石膏 60 克、继则 90 克、180 克、360 克、逐步长至每天用生石膏 3000 克，煎药水 3000 毫升，每两小时饮下 300 毫升，直至饮完，每次服用生石膏水随之服用阿司匹林 1 片，每日六次。如此连续服用至第 36 天时，汗始出透全身，以后每服一次 300 毫升的石膏水加一片阿司匹林，即出一身汗。至此长达二十年的狂症豁然痊愈。此机理一直未能再次进行系统研究，但是确是发生的事实，因此记录在案，供日后医家探讨。

B. 外感表证有汗无汗：风热表证，热性升散，腠理疏松，故有汗出；或卫阳素虚，肌表不固，也易出汗。风寒表证，寒性收引，腠理密致，玄府闭塞，故不出汗。

C. 里证的有汗无汗：里热汗出，因外邪入里，或其他原因导致的里热炽盛、阳气过亢、迫津液外出，故见汗出；里虚无汗，因久病或素体阳气不足，蒸化无力、津液亏耗，当汗出时而不出汗，故无汗出。

(2) 局部汗出：身体的某一部位出汗或不出汗，是体内病变的反映，病理有虚实之分，要注意了解出汗或不出汗的具体部位以及伴随的症状，审证求因，做出正确的判断。常见的局部出汗有以下几种：

A. 头汗出：头部或头项部出汗较多。头为诸阳之会，因热邪上聚，面红目赤烦渴，舌红苔黄脉数，导致上焦热盛，迫津外泄，而致头汗出；中焦湿热蕴结，湿郁热蒸，迫津上越，而致头汗出；阴寒内盛，元气将脱，虚阳上越，津随阳泄，而致头冷汗出。

B. 半身汗出：身体的一半出汗，另一半不出汗，或见于左侧，或见于右侧，或见于上半身，或见于下半身。无汗的半身是病变的部位，多见于风痰或瘀痰、风湿之邪阻滞经络，营卫不得周流，气血失和所致。半身汗出多见于中风病、痿病、截瘫的病人。

C. 手足心汗出：手足心微微汗出一般为生理现象。汗出过多，伴口干咽燥、五心烦热，脉细数者，多为阴经虚热；汗出连绵不断，兼烦渴饮冷，尿赤便秘，脉洪数者，多数阳明热盛；汗出过多，伴头身困重，身热不扬，舌苔黄腻者，多因中焦湿热郁蒸。

D. 心胸汗出：心胸汗出是指心胸部容易出汗或汗出过多，多见于虚症。心胸汗出，神疲倦怠，纳呆食少，心悸失眠，多为心脾两虚；心胸汗出，失眠多梦，心悸心烦，腰膝酸软，多属心肾不交。

E. 阴部汗出：外生殖器、阴囊、大腿内侧及近股阴处部位出汗较多，多因下焦湿热郁蒸所致。

(3) 特殊汗出：特殊汗出是指出汗的时间、出汗的状况等具有某些特征的病理性汗出。

A. 多汗：多汗多见于内分泌失调和激素紊乱，如甲状腺功能亢进、垂体功能亢进、妊娠、糖尿病、神经系统疾病、发热性疾病及一些遗传性综合症等。服用抗精神病药物多汗，是锥体外系副作用之一，临床上当与内科疾病的多汗相区别。

B. 自汗：自汗是指白天经常出汗不止，活动之后出汗更多，多见于阳虚、气虚证；有的一吃饭就出汗，多见于胃阴虚；有的在一天的固定时间出汗，多为该经络脏腑有气血瘀滞或器质性病变。

C. 盗汗：入睡之后汗出，醒后汗止，称为盗汗。盗汗的原因是阴虚内热，如果盗汗与自汗并见，则为气阴两虚。

D. 绝汗：在病情危重的情况下，出现大汗不止，可致亡阴或亡阳，故又称脱汗。如病势危急，高热烦渴，脉细数疾，汗出如油，汗热而黏手，为亡阴之汗；如病势危重，身凉四肢厥逆，脉微欲绝，而见大汗淋漓，汗稀而凉，为亡阳之汗。

E. 战汗：在病势沉重之时，突然出现全身战栗，而后汗出，是为战汗。战汗是体内邪正相争的病变转折点，若汗出热退，脉静身凉，是邪去正复之佳象；若汗出身热不减，烦躁不安，脉来紧急，为邪胜正衰之危侯。

在精神病的临床上，除了以上多类汗证外，还有因各种精神因素导致的出汗现象，有的青春型精神分裂症患者，在精神高度紧张的状态下，白天一整天都在出汗，这不能用内科的气虚、阳虚的自汗证理论来解释。有的慢性精神病人，每当夜里子时就汗出不止，大汗淋漓，有的汗液油亮，有的汗液清稀颗粒较大，不一而足，这也不能用盗汗的理论来套用，这是肝胆经络气血瘀滞造成的。有的病人因内热炽盛，大便干结不通，肠道内毒素蕴结，有的上蒸为油汗出，有的化为矢气连连排放，在遭到错乱精神活动干扰、脏腑功能失常的情况下，机体通过这种特殊的调节方式与外界进行着物质交换，构建了另类的脏腑气机功能活动。由此，精神障碍患者的免疫力也出现了相应改变：如精神错乱，四处游荡的患者拣食脏乱街边或垃圾桶里肮脏食物而不被细菌感染；在零下十几度的极寒天气中，裸体赤脚行走雪地而不被冻伤；有的患者发病时力大倍常，有超越常人多倍的体力、能力和灵巧程度，"皆非其素所能也"。而患者一旦接受系统治疗，接近痊愈时则是内科杂病丛生，免疫力处于较为低下的状态。人类精神活动的紊乱本质，精神障碍的病理病机和治疗机制的奥秘，绝不是现代精神病理学揭示的那样幼稚，尚有待未来多学科的科学家们持续深入探究。

6.5.3.3.2. 涎

涎为脾之液，由口腔分泌，有濡润口腔、协助进食和促进消化食物的作用。诊察涎液可以帮助判断脾与胃的病变，从精神障碍患者口中流出的涎中，可以分辨患者脾胃运化以及产生痰涎的情况。口流清涎而量多者，多属脾胃虚寒，因脾胃阳虚，气不化津所致；口中时吐粘涎者，多数脾胃湿热，因湿热困阻中焦，脾失健运，湿浊之邪上犯而致；口中涎粘而腻有臭味，多为脾胃热邪炽盛，内生痰饮，火挟积液上犯而致；口中涎少，时觉口腔干粘，为脾中燥，涎少而致；睡中流涎，多为胃中有热或内停所致；精神药物大多产生锥体外系副作用而出现流涎且量特别多，这与脾胃功能活动无关。

6.5.3.3.3. 鼻涕

涕为肺之液。鼻流清涕是外感风寒，鼻流清涕不止，是风寒束于肺卫；鼻流浊涕是外感风热；若鼻出稠涕似脓血，腥臭难闻，或流黄水粘稠，称为"鼻渊"，属鼻窦炎或慢性鼻窦炎，是肺经湿热上蒸，鼻窍长时间蕴积湿热而致。精神疾病肺胃炽热者多有类似鼻渊者的脓稠鼻涕。

6.5.3.3.4. 唾液

唾为肾之液，也与胃有关。肾阳气不足，失却温煦之职，气化失司，导致水邪上泛而为唾沫。如果肾虚、胃寒则多见唾沫；若胃中有积冷、宿食、或湿邪留滞，含有留邪之唾液会随胃气上逆而溢于口腔，故胃中积有实邪停滞亦多见于唾液。

6.5.3.4. 月经、带下

精神疾患是慢性病，长年发作，经久不愈。女性精神病患者的精神症状与其生理病例特征密切相连，不同年龄段的女性患者，有着不同时期的生理病理特征。周期性精神病随着女性患者的月经来去而发作和中止；更年期精神障碍与妇女更年期综合症状关联密切；青春期精神病与其内分泌紊乱密切相关等等。从某种程度上来说，调理好了女性的生理病理性失调，对治疗患者的精神障碍大有助益。因此，中医精神医学特别注重女性生理病理特征与精神症状之间的关联性研究。在诊断指征采集方面，主要注重月经和带下的观察：

6.5.3.4.1. 月经

正常的月经是：健康发育成熟的女子，每月定期行经，月经周期一般为 28 天左右，行经天数为 3～5 天，中等经量一般为 50～100 毫升，经色正红，经质不稠不稀，不夹血块。女子一般 14 岁左右初潮，49 岁左右绝经。如果月经的周期、行经天数、月经的量、色、质发生了变化，就说明生理性的月经潮落出现了障碍。月经出现异常，不仅是妇科的常见疾病，也是全身病理变化的反映。因而，询问女性患者的月经情况，除了有无闭经、行经腹痛以外，还要与患者平时月经的所有情况进行比较，找出差异。主要的月经异常有以下几种：

(1) 经期异常：
   A. 月经先期：月经周期经常提前 7 天以上叫做月经先期。多因阳盛血热、肝郁血热、阴虚火旺、热扰冲任，血海不宁所致；或因气虚，统摄无权，冲任不固所致。精神运动性兴奋患者多出现月经先期。
   B. 月经后期：月经周期错后 7 天以上。分为虚实两类；虚者多因营血亏损、阳气虚衰，血源不足，致血海不能按时满蓄所致；实者多因气滞血瘀，冲任不畅，寒凝血瘀，冲任受阻所致。精神运动性抑制、精神衰退者多出现月经后期；肝郁气滞型的各类精神病患者多出现月经后期，甚或闭经。行经时经色紫红或黑，多有血块，血块多为黑紫色条状。
   C. 经期错乱：月经或提前或推后 7 天以上，叫做经期错乱。多因肝气郁滞，气机不调，或因脾肾虚损，或因淤血阻滞，迫使血海蓄溢失常所致。各类精神障碍患者大多都有经期错乱症状，少有月经正常的患者。
(2) 经量异常：
   A. 月经过多：月经量较常明显增多，而周期基本正常，称为月经过多，多因血热，冲任受损而致。精神运动性奋患者多有此证；躁狂症患者也多见此证；也有因患者常年不愈，精神衰退，精气均伤，气血虚弱，冲任不固，经血失约而导致月经过多者；或因瘀阻胞络，络伤血溢所致月经过多者。
   B. 月经过少：月经周期基本正常，经量明显减少，甚或点滴即净，叫做月经过少。分虚实两种；虚者因营血衰少，血海亏虚；或因肾气亏虚，精血不足，血海不盈所致。实者多因寒凝、血瘀、或痰湿阻滞引起。
   C. 闭经：在行经年龄，停经超过 3 个月而又未受孕，或不在哺乳期月经不来者，称为闭经。闭经也分虚实二种：虚者因气虚血亏，血海空虚所致；实者因气滞血瘀，或寒凝痰阻，胞脉不通所致。
   D. 崩漏：不在行经期间，阴道大量出血，来势急，血量多，称为崩或崩中；阴道续下血，淋漓不断，来势缓，血量少，称为漏或漏下；崩漏在病势上虽有缓急之分，但发病机理基本相同，在疾病演变过程中，又常常相互转化，交替出现，所以又称为崩漏。其原因或由热伤冲任，迫血妄行；或因脾肾气虚，冲任不固，不能制约经血；或因瘀阻冲任，血不归经所致。
(3) 经色、经质异常：
   A. 月经颜色为正红色，粘稠度与正常血液同质。若颜色偏淡、质稀，则显示血少不荣。
   B. 如果月经颜色显示为深红色则表示血热。
   C. 如果月经颜色呈紫暗色，并夹有血块，还兼有小腹冷痛，则是寒凝血瘀。
(4) 痛经：痛经是指正值经期或行经前后，出现周期性的小腹疼痛，或痛引腰骶，甚至剧痛不能忍受，又称为经行腹痛。
   A. 行经前或经期小腹胀痛或刺痛，多属气滞或血瘀。
   B. 行经时小腹冷痛，遇温则减轻着，多数寒凝或阳虚。
   C. 经期或经后小腹隐痛，多是气血两虚，胞络失养所致。

6.5.3.4.2. 带下

带下是指妇女阴道内分泌一种少量的乳白色、无臭的分泌物，是女性生殖系统的一种正常生理功能，具有润泽阴道的作用。若带下过多，淋漓不断，或有颜色、质地的变化，或有臭味，即为病理性带下。询问带下，要注意带下的量的多少，色质和气味的变化等。病理性带下因颜色的不同，临床上分为白带、黄带、赤带、青带、黑带、赤白带、五色带等。

(1) 白带：带下色白量多，质稀如涕，淋漓不绝，造成这种白带的原因为脾肾阳虚，寒湿下注。

(2) 黄带：带下颜色黄，质粘臭秽，常伴有阴痒，造成这种黄带的原因多为肝经湿热，脾虚湿盛、肝郁化火，夹湿热下注。

(3) 赤带：带下赤红如血状，淋漓不断，多为湿热夹肝火所致。

(4) 青带：带下颜色青如绿豆汁，气味臭秽，连绵不断，多为肝经湿热所致。

(5) 黑带：带下颜色黑如黑豆汁，味腥难闻，多为湿从火化，火热灼伤带脉所致。

(6) 赤白带：带下颜色呈现出白色夹带红色，即白带中混有血液，赤白杂见，多因怒伤肝，肝经郁热，夹湿下注而致。

(7) 五色带：带下呈青、黄、白、赤、黑五色相杂，称为五色带，其质或如米汤。或如血水，或呈脓样，气味恶臭难闻，多由带下病日久不愈迁延演变而来。五色带有虚实之分：虚者多因五脏之气俱损；实者多因肝郁、湿热。临床上如果见到中老年妇女罹患五色带下，则要考虑排斥恶性肿瘤。精神病女性因精神错乱叙述混乱，当借助现代检测手段予以排除。

6.5.4.体内聚积物

判断体内聚积物，需要进行按诊。女性精神病人因有月经、带下、妊娠、产育等生理病理特点，往往腹内积存着淤血、癥瘕等病理产物，按诊时需要两个医生在场，对查出的疑似病症，需经影像医学检查予以确诊。

6.5.4.1. 皮肤内聚集物

精神科的皮肤内聚积物只限于皮肤脂肪瘤、皮肤囊肿等良性肿瘤的讨论。皮肤的恶性肿瘤以及外科皮肤病的一般内容如各类痣、斑等，不在讨论范畴。

6.5.4.1.1. 脂肪瘤、皮肤囊肿的诊断

中医将脂肪瘤、皮肤囊肿称为"痰核"、"肉瘤"，多因郁滞伤脾，痰气凝结所致。

6.5.4.1.2. 辨证治疗

主要以健脾益气，理气化痰为主，一般分为四型辨证论治：

(1) 痰湿凝结型以化痰祛湿、散结为主。

(2) 血瘀气滞型以活血化瘀、散结为主。

(3) 热毒蕴结型以清热解毒、散结为主。

(4) 气血亏虚型以益气养血、散结为主。

6.5.4.2. 腹内聚集物

精神科的腹内聚积物只限于腹内良性肿块和气滞邪聚，包括癥瘕和积聚。脑、胸、腹腔内的恶性肿瘤不在此重点论述。在癥瘕的论述中，癥和积是有形的，固定不移，痛有定处，病在脏，属血分。瘕和聚是无形的，聚散无常，痛无定处，病在腑，属气分。癥瘕下焦病变居多，多见于女性（子宫肌瘤居多）。积聚中焦病变为多，男女均有罹患（奔豚气居多），女性居多。癥瘕积聚的发生，多由情志抑郁，饮食内伤等，致使肝脾受伤，脏腑失调，气机阻滞，瘀血内停，日久渐积而成，正气不足则是本病发生的主要原因。

具有癥瘕积聚（腹内硬块）的精神障碍病人多有性格缺陷。内向性格的人往往由于无端怨恨、暗生闷气、思

虑过度、肝气郁结而致出现腹中气机逆乱，气血凝滞，气、血、痰、食在体内聚积而型之于硬块。腹内硬块显见于胃脘部分者多为气、食相结而成；见于两肋部位者多为肝气郁结，逆气乱窜；显见于下腹部位者多为寒凝血滞，血、气、寒、热相搏而成。临床上按诊可触及，按之痛或推动能移，推之移动者多为气结，以气邪为主，它邪为辅。推之不移者为气、血、痰、食混结，女性精神患者大多都有罹患。

6.5.4.3. 脑囊虫

脑囊虫病是由猪绦虫感染而引起的，祖国医学对此早有记载，谓之"寸白虫"。此病主要由摄入附有绦虫卵的食物引起。诊断时不易发觉，至成批地出现在皮下、肌肉、眼等处时，可在皮下摸到如小手指头大小的肉球，推之能动，此为囊虫结节。幼虫会随着血液对大脑的供给而传入脑内，幼虫侵入脑内是最为常见的临床症状。传入脑内可出现不同程度的精神症状：有的发作癫痫；有的头痛、失眠、易激惹，全身无力等；严重时可出现思维迟缓、情感淡漠，自语自笑，感知觉综合障碍如幻听、幻视等；还有的出现思维障碍如被害妄想、关系妄想等；也有发作精神运动性兴奋、不安或躁狂症状等类似精神分裂症的症状群。此病早期极易误诊为功能性精神病，临床诊断时必须仔细认真的全面检查，必要时借助检测设备及影像学设施予以确诊。如果长时间误诊，可能导致治疗不利而死亡，临床上不可不详查。

6.5.5. 精神症状

精神症状是精神病患者在思维、情感、行为等方面异常精神活动的表现。中医精神医学的精神症状学，吸收了中医、西医精神病症状学的主要精华。一个合格的中医精神科医生，要非常熟悉中医、西医精神病症状学的全部内容，主要症状要非常熟练的背诵下来。

6.5.5.1. 中医精神症状采集

中医精神症状是五脏神失调与脑功能失调的对应表现。精神疾病，是以精神意识、思维、情感、行为活动失常为主要症状的一类病变，在中医学里，这类病变属于神志病的范畴，是以神、魂、魄、意、志功能异常为主要的病理表现，这是中医几千年来的五脏神理论。五脏神功能协调完美运行正常，人体就不会发生任何精神类疾患，如果五脏神功能活动紊乱，就会发病，出现五脏神功能失调（精神疾病）。五脏神功能失调的具体表现形式用现代语言表述就是精神症状。中医精神症状学讨论的是人体所有的精神疾患症状的总和，融合了中医、西医对精神症状不同的表述，以中医五脏神失调为主，强调其特异性失调表现，即中医精神症状学。

在精神症状的采集上，中医、西医有着较大的差距，五脏神失调有中医诊断学上的四诊合参做支撑，而脑功能失调则主要依靠临床症状的观察、以及现代科学设备可能观测到的病理学支持。熟练掌握中医、西医两种医学的精神症状学知识，是中医精神科医师的看家本领。

6.5.5.1.1. 心神与精神活动及其异常

中医认为"心主神明"（关于心主神明与脑主神明的学派之争另行探讨），说明心神的功能活动包括了脑功能的精神活动，因此，心神的功能活动出现了障碍，相应的大脑功能活动也就出现障碍。

(1) 心神功能障碍之一心火亢盛症候群：心的正常功能是调节五脏六腑功能为其提供健康血液、体液及各种营养物质，供养大脑以及全身，以保证正常的机体功能活动。因各种原因导致的心火亢盛症候群，主要是肝郁气滞，气郁化火，火与它邪相互缠绕，出现心火亢盛。患者口舌生疮，大便干燥，舌红苔黄，脉洪滑数。对应的脑功能失调表现是：火性炎上，热扰心神，行为紊乱，喜笑不休，心烦失眠，躁扰不宁，口出狂言，兴奋话多，冲动伤人，力大倍常，逾垣上屋，思维破裂，幻觉妄想。多见于中医的狂症，西医的躁狂症等。心火亢盛症候群以心经火盛等系列症状导致精神运动性兴奋为特异性精神症状。

(2) 心神功能障碍之一痰火扰心症候群：进入人体的水液，在正常情况下都为人体所吸收利用，由于机体内外环境的骤变，导致脏腑功能失调，引起肝脾疏泄气机失调，情志不遂或肝郁气滞，气结于内，肝郁化火，炼液为痰，出现痰火扰心。患者面红目赤，口渴冷饮，舌红苔黄便干，脉弦滑数有力。对应的脑功能失调表现是：极度兴奋，登高而歌，不避亲疏，伤人毁物，心烦难耐，神不守舍，疑心重重，幻觉妄想。多见于中医的癫狂合并症，西医的精神分裂症等。痰火扰心症候群以痰火交炽等系列症状导致脑功能的行为紊乱为特异性精神症状。

(3) 心神功能障碍之一心血瘀阻症候群：因思虑过度，暗耗心血，血脉阻滞，出现心血瘀阻。患者心悸，心慌、心跳，头晕、耳鸣，舌质紫暗，舌苔薄腻，脉弦细涩。相应的脑功能失调症状是：情绪不稳，喜怒无常，坐立不安，夜不能寐，多疑妄想，幻听幻视，时有冲动。多见于中医的癫狂合并症，西医的精神分裂症等。心血瘀阻症候群以心经血脉瘀阻等系列症状导致脑功能的情感、行为、思维障碍为特异性精神症状。

(4) 心神功能障碍之一心肝热盛证候群：由于暴怒伤肝，肝火攻心，心肝之火上逆心神，出现心肝热盛。患者心烦，易怒，失眠，大便干燥，舌红苔黄，脉弦滑数。导致的脑功能失调表现是：兴奋话多，哭笑无常，言语凌乱，时而外跑，不知回家，力大倍常，冲动毁物。多见于中医的癫狂合并症，西医的青春型精神分裂症等。心肝热盛症候群以心肝之火上扰心神等系列症状导致脑功能的思维破裂、行为紊乱为特异性精神症状。

(5) 心神功能障碍之一心血不足症候群：因心脾思虑过度，所慕不遂，或久病耗伤心血，气血两亏，心神受损，出现心血不足。患者心悸失眠，多梦纷纭，心慌心跳，胆怯易惊，舌淡白少苔，脉沉细无力。对应的脑功能失调表现是：神思恍惚，记忆减退，头晕目眩，沉默少语，喃喃自语，孤独自笑，幻听幻视。多见于中医的癫症，西医的慢性精神分裂症等。心血不足症候群以心血亏虚等系列症状导致脑功能的思维、行为紊乱、主要是精神运动性抑制为特异性精神症状。

6.5.5.1.2. 肝魂与精神活动及其异常

中医认为：肝藏血，肝舍魂。肝主疏泄，其疏泄功能与大脑和五脏六腑皆有直接联系，因而，肝的疏泄功能正常，魂定神安，协调顺畅，人的精神活动就正常，反之亦然。

(1) 肝魂功能障碍之一肝气郁结症候群：因人生诸多的不如意，所求不得，情志不遂，曲意难伸，气机不畅，导致肝失条达，疏泄失常，出现肝气郁结。患者胸闷太息，郁郁寡欢，两胁胀满，头痛头晕，口苦咽干，心烦不寐，妇人乳房胀痛，月经不调或痛经，舌质淡红，舌苔薄白，脉象沉弦。对应的脑功能失调表现是：精神抑郁，情绪低落，情感淡漠，生活懒散，万事不顺，悲观厌世，心烦不眠，表情呆滞，动作迟缓，若有所思，自言自语，向隅独处，被害妄想。可见于中医的癫、郁症等，西医的神经官能症、抑郁症、精神病综合症、精神分裂症等。肝气郁结症候群以肝气郁结等系列症状导致脑功能的情感、行为紊乱、主要以精神运功性功能低下持续发作为特异性精神症状。

(2) 肝魂功能障碍之一肝胆火盛症候群：因情志不遂，精神抑郁，郁久化火，火扰肝胆，出现肝胆火盛。患者面红目赤，口苦咽干，耳鸣眩晕，头晕头疼，烦渴冷饮，大便干燥，小便黄赤，舌尖边红，舌苔黄糙，脉弦数有力。对应脑功能失调的表现是：目见怪物，惊恐不安，狂言妄语，幻视幻听，大喊大叫，日夜不宁。类似于中医的狂症、癫狂合并症，西医的精神分裂症、躁狂症等。肝胆火盛症候群以肝胆火盛等系列症状导致脑功能的行为、情感障碍为特异性精神症状。

(3) 肝魂功能障碍之一肝郁痰结症候群：因肝郁化火，炼液生痰，痰热互结，出现肝郁痰结。患者胸中郁闷，两胁胀满，口苦心烦，咳吐黄稠顽痰，大便秘结，小便黄赤，脉弦滑数。对应脑功能失调的表现是：时而思维破裂，幻觉妄想，哭笑无常，狂乱无常，惊恐不安，性情暴躁，力大倍常，冲动伤人，时而呆若木鸡、倦怠被动、思维贫乏，恍惚懒散。类似于中医的癫狂合并症、郁症、百合病、烦躁不寐证等，西医的精神分裂症、分裂情感性精神病、情感性精神障碍等。肝郁痰结症候群以肝经郁痰等系列症状导致脑功能的思维破裂、情感、行为障碍为特异性精神症状。

6.5.5.1.3. 脾意与精神活动及其异常

中医认为：脾藏意与智。《三因方》："脾主意与思，意者，记所往事，思则兼心之所为也"，因此，脾意与精神活动有着非常重要的关系。随着大脑图谱连接和神经内分泌学的研究进展以及脑-肠肽的发现，中医关于大脑与消化道的关系，肠道菌群对大脑功能的影响，定将解析人类精神活动的奥秘。

(1) 脾意功能障碍之一脾失健运症候群：脾为后天之本，化生输布气血对脑髓及全身起濡养作用，思虑过度，肝气横逆，木克于土，脾运化水湿的功能失调，出现脾失健运，水湿停聚凝结。患者面色㿠白，肢体倦怠，不思饮食，脘腹胀满，头痛、眩晕、健忘、烦闷不宁，舌红苔黄细腻，脉弦细而软弱。对应于脑功能失调的表现是：精神不集中，思维贫乏，思维不连贯，言语凌乱，词不达意，欲言又止。多见于中医的癫症、郁症、惊悸、怔忡、健忘等病，西医的神经官能症、神经衰弱、慢性精神分裂症等。脾失健运症候群以思虑过度引起系列症状导致脑功能运动缓慢、思维贫乏、行为零乱为特异性精神症状。

(2) 脾意功能障碍之一脾不藏意症候群：意是精神活动的一种表现形式，主要指意识、回忆、以及未成定见的思维。意的含义有三：一是记忆，《灵枢·本神篇》曰："心有所忆谓之意"。二是思维，王冰注曰："思发于脾而成思"。三是推测，意度之义。在记忆、思虑、推测等多种精神活动中，"脾忧愁而不解则伤意"，说明脾在这些精神活动过程中，由于其它因素的介入不能按照自己的意志进行，则出现"脾不藏意"。脾意不可伤，能伤脾意者，多因长期不可解脱的思想矛盾，思虑过度，忧愁不解，伤及脾意，出现脾不藏意。患者腹中虚胀，没有食欲，不知饥饱，懒散被动，胆屡不决，痰涎不断，时而流出，舌质淡白或淡红，舌苔细腻，脉细数滑弦。对应脑功能失调的表现是：精神紧张，若有所思，神思恍惚，多寐易惊，时而哭泣，时而发笑，不与人交，不避亲疏，喃喃独语，言语有头无尾，捡拾杂物不分秽洁。类似于中医的癫症、心风、怔忡、健忘等，西医的衰退型精神分裂症、精神病综合征、神经衰弱症等。脾不藏意症候群以忧愁伤脾等系列症状导致脑功能的思维贫乏破裂、情感倒错、行为紊乱为特异性精神症状。

6.5.5.1.4. 肺魄与精神功能及其异常

中医认为：肺藏魄。魄是精神活动中感觉、胆识、魄力、反应、支配行为等功能的一种表现形式，魄在父精母血媾合时产生，与生俱来。《灵枢·本神篇》曰："并精而出入者为之魄"，张志聪注："魄乃阴精所生，肺为阴脏，故肺主魄"。肺司呼吸，主宣发和肃降，如因各种原因引起肺宣降失调，心气不足，肝气郁结，肺的清升浊降功能失司，百脉失养，浊气留积，气机受阻，血行不畅，瘀血内结，导致出现肺魄功能的异常。

(1) 肺魄功能障碍之一痰湿蕴肺化火扰魄症候群：因肺气升降功能受阻，水液代谢失畅，气机淤滞，气郁化火，导致肺魄不安，出现痰湿蕴肺扰魄。患者木盛侮金，气郁化火，炼液为痰，痰热内扰，喉中有痰，咳痰黄稠，胸中郁闷，脘腹胀满，体倦便溏，舌淡苔白而细腻，脉濡滑。对应的脑功能失调的表现是：触事易惊，心烦不眠，睡中异梦，惊恐汗出，幻觉妄想，哭笑不休，骂詈歌唱。多见于中医的癫症、惊悸、怔忡，西医的神经官能症、精神分裂症等。痰湿蕴肺化火扰魄症候群以痰湿郁邪化火扰魄等系列症状导致脑功能的感知觉综合障碍为特异性精神症状。

(2) 肺魄功能障碍之一肺气阴不足无以养魄症候群：因长期忧愁不解，悲伤不止，肺气不宣，气机逆乱，郁闭于内，或因它证导致肺气阴亏虚，出现肺气阴不足无以养魄。患者阴液亏虚，五心烦热，干咳无力，面容愁苦、语音低怯，畏风自汗，肺魄与主皮毛、开窍于鼻功能失调，舌淡苔白或舌红口干，脉细无力。对应脑功能失调的表现是：神怯善悲，情思恍惚，善惊易恐，多疑善感，悲伤欲哭，魄志不安，紧张恐惧，记忆力减退，睡眠易醒、卧寐不安或失眠盗汗，手足心热，坐立不安，感知觉综合障碍，幻听、幻视、幻触、幻嗅、或鼻子闻到腐烂气味，或感觉周身血管不通。多见于中医的癫症、郁症，西医的精神病综合征、精神分裂症、神经官能症等。肺气阴不足无以养魄症候群以肺气阴两亏等系列症状导致脑功能的感知觉综合障碍、行为退缩为特异性精神症状。

6.5.5.1.5. 肾志与精神功能及其异常

中医认为：肾藏精，精舍志。肾藏精含义有二：一藏"先天之精"，即父母交媾精子与卵子融为一体时及其瞬间产生的精气。二藏"后天之精"，即五脏六腑水谷之精气。精舍志的含义是：肾藏精，精化髓，髓通于脑，脑为志所居（奇恒之腑），《灵枢·本神篇》曰："意之所存谓之志"。杨上善注曰："志、亦神所用也，所忆之意，有所专存，谓之志也"。由此可见，肾藏精与志是人类精神活动重要的组成部分。如果肾的生理功能正常，人就聪明，思维敏捷，记忆力强，精力充沛，兴趣广泛，伎巧出焉。如果因各种原因引起肾功能的损伤，则会出现失神健忘，思前忘后，脑中空虚，倦怠懒言，思维贫乏，行为退缩的肾藏精与志功能的异常，引起一系列大脑活动的紊乱。

(1) 肾藏精与志功能障碍之一肾精先后天不足症候群：中医认为：父母体健，气血充沛，精气旺盛，交媾愉悦，则胎形健康。如果父母体质虚弱，精气疲惫；或久为疾病所累，身心两羔；或父母贪欲偏激，狂欢纵欲，胎禀不良；或父母有遗传疾病，染色体缺陷。均可导致胎胞受损，发育异常，肾精亏缺。或因各种原因胎儿尚未发育成熟早产；或出生后因家境贫寒，母体营养不足，母乳全无，营养匮乏，喂养失当；导致婴儿后天失养，出现肾精先后天不足症候群。患者五迟｛立迟（站立迟）、行迟（走路迟）、发迟（长头发迟）、齿迟（出牙齿迟）、语迟（说话迟）｝，五软｛头软（头抬不起来）、项软（天柱骨倒）、手软（手垂无力）、脚软（脚站立不住）、肌肉软（肉少皮宽松软无力）｝，是以先后天原因引起的正气不足，头项、手足、口齿、肌肉、肢体等内外组织发育迟缓、痿软无力的一组症候。病儿面色㿠白，唇淡舌白，指纹淡，脉细微。对应脑功能失调的表现是：智力低下，神情呆滞，反应迟钝，行动迟缓，动作笨拙、不灵活、不协调，或发呆少动，终日呆坐，生活不能自理，不知躲避危险，或发作癫痫，往往寿命不长。相当于中医的五迟五软、癫呆症，西医的精神发育迟滞。肾精先后天不足症候群以先后天的发育不足智力低下为特异性精神症状。

(2) 肾藏精与志功能障碍之一肾脾两亏症候群：中医认为：肾气旺盛，肾精充足，方可正常生髓上达于脑，脑为髓海，聚精会神之处。肾气的旺盛来源于两个方面，一是先天父母之精气旺盛充足，二是后天水谷之精供应充足，两精合二为一形成旺盛的肾气。肾气充足生髓上达于脑，方可保持脑功能的正常需求和活动。先天精气的旺盛来源于父母、胎孕、生产、幼时养育的正常；后天之精气来源于母乳、水谷精气供应充足，以及脾胃运化功能的正常。先后天精气旺盛充足，更主要的是心脏调节五脏六腑旺盛充足的精气供给大脑，保证大脑功能的正常运作，协调地进行人体各项功能的正常活动。这是天地自然造人的完美和神奇。如果先天（肾）和后天（脾）之精气存在缺陷和生化不足，体内脏腑功能活动异常，就会出现肾脾两亏症候群：患者体乏倦怠，少气懒言，畏寒肢冷，脘腹胀满，食少便溏，脱发齿摇，耳目不聪，腰膝酸软，阳痿遗精，女子闭经或不孕，舌质淡白，舌苔薄白腻，脉沉细迟缓无力。对应脑功能失调的表现是：精神疲惫，神情呆滞，情感淡漠，孤独离群，默默不语，癫呆少动，意志减退，恍惚健忘，反应迟钝，多疑猜忌，疑神疑鬼，幻听幻视。类似于中医的癫呆症，西医的衰退性精神分裂症、慢性精神疾患等。肾脾两亏症候群以肾脾功能衰减导致的脑功能活动低下、紊乱、精神衰退为特异性精神症状。

(3) 肾藏精与志功能障碍之一心肾不交症候群：中医五行学说的理论认为：心属火，肾属水，心火之阳下降到肾，使肾水不寒，肾水之阴上升于心，使心火不亢，这叫心肾相交。水火相济，就能保持心阳与肾阴的相对平衡，从而维持机体的正常功能活动。如果思虑太过，情郁化火，或房事不节，耗伤肾阴，或外感热病，久病伤阴，心火独亢，阴不制阳，致使阴阳格拒，出现心肾不交症候群。患者面颊潮红，头晕目眩，手足心热，骨蒸潮热，咽干口燥，心悸不安，耳鸣健忘，腰膝酸软，梦中性交，遗精带下，舌质红，或舌尖红赤有瘀点，舌苔薄黄而干，脉细数。对应脑功能失调的表现是：心情烦闷，坐卧不安，彻夜失眠，惊惕多梦，梦与鬼交，杂乱纷纭，言语失伦，神思恍惚，焦虑不安，记忆减退，行为紊乱，哭笑无常，性言语和行为暴露，裸体而走，羞耻感降低，性色彩强烈，追逐异性，抱住异性不肯放，钟情妄想，牵连妄想，嫉妒妄想，幻听幻视等感知觉综合障碍。多见于中医的花癫、心肾不交证，西医的性色彩强烈的情感性精神障碍，青春型精神分裂症等。心肾不交症候群以心肾功能失调导致性行为功能障碍和性色彩强烈为特异性精神症状。

(4) 肾藏精与志障碍之一肾肝阴虚症候群：中医认为：肾藏精，肝藏血，精、血皆为阴。肾精不断得到肝血所化之精的填充，肝血则有赖于肾精的滋养，二者相辅相成，精、血相互资生，所以说"精血同源"、"肝肾同源"。如果因为情志内伤，房事不节等各种原因导致肾肝两脏阴液亏虚，虚极生热，虚热内扰，阴不制阳，肝阳灼阴，出现肾肝阴虚症候群：患者面色潮红，两颧尤甚，头痛头胀，头晕耳鸣，胸肋作痛，目涩畏光，视物昏花，两目红赤，肢体麻木，筋惕肉瞤，腰膝酸软，任劳无力，阳痿早泄，或性欲强烈但不能持久，舌红少津，脉弦细数。对应脑功能失调的表现是：表情兴奋，急躁易怒，行为紊乱，无故哭笑，喜怒无常，幻视幻听，各种乱态不能持久，情感、行为、感知觉综合障碍，各类脑功能障碍具有明显的性色彩。类似于中医的癫狂合并症、花癫等症，西医的青春型精神分裂症，精神病综合征等。肾肝阴虚症候群以思维、情感、行为障碍为特异性精神症状。

(5) 肾藏精与志障碍之一肾肺阴虚症候群：中医认为：肺属金，肾属水，金水相生，"肺肾同源"，肺肾为母子关系，肾肺在生理上相互滋生，在病理上相互影响。因各种原因导致肺肾两脏阴精亏损，虚热内生，痰涎互结，上伤肺络，下伤肾精，出现肾肺阴虚症候群。患者形体消瘦，疲乏无力，腰膝酸软，盗汗颧红，或声音嘶哑，口燥咽干，咳嗽痰少，男子遗精，女子月经量少或崩漏，舌质红，舌苔少，脉细数等。对应的脑功能失调的表现是：心中惕惕易惊，如人将捕之，悲伤欲哭，哭笑无常，畏缩害怕，恐慌意乱。类似于中医的百合病、癫呆证等，西医的神经官能症、精神病综合症、精神分裂症等。肾肺阴虚症候群以神形疲惫、精神紧张、情感、行为紊乱为特异性精神症状。

6.5.5.1.6. 六腑功能失调引起的脑功能失调

除五脏神功能失调导致脑功能紊乱以外，六腑功能失调也能引起脑功能的活动紊乱。六腑是指胆、小肠、胃、大肠、膀胱、三焦六个受乘和传化水谷并积存精气的器官。六腑中其中尤以胃肠道功能紊乱（肠道菌群失调）对大脑功能的影响最为直接。随着近代科学技术的发展，人们发现：肠道菌群是寄居于肠道内并与宿主共生的多种微生物群落的总称，参与维持肠道微生态的平衡。大量的研究证据表明，肠道菌群参与对宿主的神经 - 内分泌 - 免疫网络的调节，并通过神经内分泌和自主神经实现脑和肠之间的信号传递（即脑 - 肠互动），进而影响宿主的行为或情绪，当肠道微生态的平衡被有害刺激打破后，将引发神经和精神系统的疾病和炎症性反应。研究证实，各类精神障碍、抑郁症、阿尔茨海默病、帕金森等精神、神经疾病的发生均存在着肠道菌群的改变。现在，有关神经退行性疾病以及神经心理等方面的疾病与菌群之间的关系已经成为新的研究热点，成为了脑科学发展的一个重要方向。实际上，两千多年来，中医早就对此作出了详尽的研究和探讨，取得了丰富的经验，形成了完善的理论，并一直指导着临床，对中华民族的繁衍昌盛和身心健康起着保驾护航的作用。《黄帝内经·素问·六节藏象论》曰："天至广，不可度，地至大，不可量。……天食人以五气，地食人以五味。五气入鼻，藏于心肺，上使五色修明，音声能彰；五味入口，藏于胃肠，味有所藏，以养五气，气和而生，津液相成，神乃自生。"中医认为：五脏六腑、奇恒之腑等功能活动决定人的精神活动，不但肠道菌群对脑的功能活动产生影响，五脏六腑的功能特别是心脏功能几乎主宰着脑的功能活动，即"心主神明"学说。随着生命科学的深入发展，科学界一定会从中医理论中吸取更多营养，破解脑功能的奥秘。当脑连接图谱技术问世之后，人类的精神实质问题仍有一些不能给予解释，比如说为什么"梦中见到的情景与多年后真实发生的情境一模一样的机理是什么？"，只有从中医天人合一理论中才能找到答案，这是可以期待的。本人在长达半个多世纪的精神疾患领域的理论学习和实践过程中，创建了《中医唯象精神病学》假说。认为：大脑除了本身的器质性病变，所有精神活动的紊乱都由五脏六腑、奇恒之腑等功能紊乱，导致体内气机、血液、体液等供应于脑组织的营养物质产生毒性、从而引起精神疾患。因此将所有的精神疾患分为"毒气性精神病"、"毒血性精神病"、"毒液性精神病"三种类型予以辨证论治，取得了彻底治愈的疗效。突破了精神分裂症衰退状态不可逆转的定论，解决了人类精神疾患的医学和社会两大难题（另章论述）。中医认为：人体的有机整体是以五脏为核心的一个极为复杂的统一体，它以五脏为主，配合六腑、奇恒之腑，以经络作为网络，联系所有躯体组织器官，形成五大系统，以完成人体适应内外环境的运作。肝、心、脾、肺、肾五脏是实心的器官，他们的共同特点和功能是贮藏精气，供养全身。胆、胃、小肠、大肠、膀胱、三焦六腑是空心的容器，他们具有消化食物，吸收营养，排泄糟粕的功能。脑、髓、骨、脉、胆、女子胞（精室）为奇恒之腑，他们的共同特点是外表相对密闭坚硬而内部组织松软的一类组织器官，它们有类似于五藏贮藏精气的作用，但似脏非脏；它们不与水谷直接接触，似腑非腑，所以称为奇恒之腑。五脏与六腑由于机体内部运作的需求，存在着表里配属关系，奇恒之腑与八脉相联系，并因着机体整体运作的需求，与五脏六腑都发生着直接或间接的关系，但与五脏没有表里配属关系。五脏六腑、奇恒之腑、经络筋肉、四肢百骸功能的有机结合，共同维持机体的生命活动，从而构成了人为了适应机体内外环境而形成的躯体和精神活动。

⑴ 六腑功能障碍之一胆功能失调症候群：中医认为：胆的功能有二：一是贮藏并排泄胆汁；二是主决断。《内经·素问》曰："胆者，中正之官，决断出焉"，揭示胆对人的精神活动起决断作用。胆与肝相为表里，《灵枢·本输》曰："肝合胆，胆者，中精之腑"。胆藏于肝内，肝的精气化生胆汁，由胆贮藏并将胆汁排泄到小肠，帮助消化食物。胆腑通畅，贮藏和排泄胆汁的功能才能正常进行，胆腑阻塞不通，必然会引起一系列的病变。胆腑阻塞的原因，一是因精神因素引起肝的疏泄功能受损，肝气郁结，"肝胆同主疏泄"功能失调，出现胆汁郁结的病变。二是由于湿热、瘀血、砂石、寄生虫等直接阻塞胆管，形成胆腑不通的病理变化。由于肝胆疏泄功能失调，导致七情过激，情志内结，化火生痰，扰动胆腑，致使胆腑功能失调；或由湿热、瘀血、异物阻塞，终生病变；或因禀赋原因，大病失养，脏气虚弱，心血耗散，复受惊恐，胆气虚怯，内伤及胆，成为心虚胆怯之证，出现胆功能失调症候群。患者有的乏力短气，语言低微，面色㿠白，情绪低沉，抑郁寡欢，胆怯怕事，优柔寡断，多疑敏感，心中惶恐，如人将捕之，舌质淡，舌苔白，脉细弱，一派心虚胆怯之象；有的面色青晦，胸闷太息，

心悸健忘，失眠多梦，沉默不语，自责自罪，焦虑不安，妄闻妄见，恍惚多梦，触事胆怯易惊，一派胆虚胆郁痰扰之象；有的头晕目眩，胸胁肋满，口苦呕恶，面色乍红乍白，心烦失眠，行止不定，坐立不安，胡言乱语，哭笑无常，大喊大叫，舌质红，舌苔黄腻，脉弦滑数，一派湿热蕴结、痰热扰胆之象。胆功能失调症候群以心虚胆怯，敏感多疑，情感、行为障碍为特异性精神症状。

(2) 六腑功能障碍之一胃肠功能失调症候群：中医认为：胃主受纳腐熟水谷，为"水谷之海"；小肠主传化物，泌别清浊，为"受盛之官"；大肠能吸收水分，排泄糟粕，为"传导之官"。《黄帝内经·素问·灵兰秘典论》曰："脾胃者，仓廪之官，五味出焉；大肠者，传导之官，变化出焉；小肠者，受盛之官，化物出焉"。这是指胃肠的本职工作而言，实际上胃肠要完成这本职工作，还需要其他多脏器的参与和协调。胃肠功能在人体机能方面特别是与大脑精神活动方面的重要作用，在中医几千年来的发展中，都有一些论述，但没有被详尽地阐述。在《黄帝内经·素问·宣明五气篇》中"五脏所藏：心藏神、肺藏魄、肝藏魂、脾藏意、肾藏志"的五脏藏神学说体系中，没有明确提出六腑特别是胃肠藏神一说，只从五脏六腑的表里关系中体现，实际上人体生理活动中确实存在着六腑和奇恒之府也有藏神的功能。《素问·玉机真藏论》曰："五藏者，皆禀气于胃。胃者，五脏之本也，藏气者，不能自致于手太阴，必因于胃气，乃至于手太阴也"。非常明确地阐明了五脏所藏之神气，皆依赖于胃化生的精微物质来营养，因而胃是五脏的根本，根本即是源泉，因此，供应于大脑的五脏之气的本源就是胃气。《伤寒论·辨阳明脉证病治》曰："伤寒，若吐，若下后不解，不大便五六日，上至十余日，日晡所发潮热，不恶寒，独语如见鬼状…"。医圣张仲景在伤寒病传变过程中发现了胃气不通（胃肠功能紊乱）引起精神活动异常这一现象。此外，在中医神志病学说中，不论是由胃热炽盛，痰火内扰，大便秘结，阳明腑热上冲，形神失控而致的"狂症"；还是中焦湿热引起的系列病变导致的"癫狂合并症"；其或是湿热淤血蓄结膀胱、小便不通、大便不调引起蓄血发狂的精神活动异常，都揭示了胃肠功能失调引起精神活动异常的规律。中医的这一认识，比西方科学家 2004 年研究发现肠道菌群与大脑活动存在着一定的联系、到逐步发现菌群 - 肠道 - 脑轴线双向的生理调控管道、和人的发育及身心健康息息相关这一重大发现，早了两千多年。现代医学认为：肠 - 脑轴线是大脑和肠（消化道）两个器官间的沟通桥梁，而肠道中的菌群起着重要作用。肠 - 脑轴线包括中枢神经系统、中枢内分泌系统及中枢免疫系统：其中包括下丘脑 - 垂体 - 肾上腺轴（HPA 轴）、自主神经系统中的交感神经系统、副交感神经系统（迷走神经）、及肠神经系统、以及肠道中的微生物群，在动物体的肠胃表面被自主神经系统连结支配。但在肠胃道中的菌相的刺激下，也会促使肠道表皮细胞分泌生理调控信息，而此生理调控讯息除了会诱导产生局部免疫反应外，更会经由和其连结的自主神经系统，将生理讯息传送至大脑中枢，进而影响到中枢内分泌系统及中枢免疫系统。研究发现，胃肠是人体最大的内分泌器官，现已发现了 50 多种胃肠肽，其中的脑 - 肠肽占据着相当部分，"颅脑"与"胃肠脑"、也就是"脑 - 肠轴"学说就是据此产生的。脑 - 肠肽为"两脑"搭桥、沟通的功能属于体液调节的组成部分，体液调节必须与神经调节密切配合才能完成，两者相互补充，相互影响。如果人为地改变胃肠运动，就会反馈到神经 - 体液的调控系统，影响中枢神经系统，从而引起精神活动的变化。人的大脑约有 1000 亿个神经细胞，神经细胞之间彼此通讯，形成约 100 万亿个突触，神经细胞相互作用形成神经细胞集群，这些集群构成大脑的不同区域，不同区域的神经细胞集群中的神经元通过合成与降解神经递质，控制着人类的精神活动和行为。人体大约由 100 万亿个细胞构成，还有约 100 万亿个细菌与之共存，这两个 100 万亿的细胞和细菌相互依存，相互作用，共同维持着人体的生命活动。人体内的细菌群种类约有 1000 余种，这些细菌主要分布于肠道、皮肤、口腔、呼吸道、泌尿生殖系统等部位，其中绝大多数在肠道。肠道微生物主要有细菌、古细菌、真菌及病毒，其中 99% 以上为细菌。肠道微生物是提供人体营养调控肠道上皮细胞、先天性隐约的不可缺少的器官，是人体重要组成部分。我们的肠道菌群几乎与所有的疾病状态都有关联，包括肥胖、糖尿病、癌症、哮喘、过敏等等；与免疫失调、功能失调对应激反应以及生活方式因素，包括饮食、锻炼、吸烟和饮酒这些非传染性疾病具有广泛的病理性关联。人类肠道内的神经元与大脑内的神经元几乎相当，肠道神经元与大脑神经元使用的神经递质、代谢通路几乎是一致的。从肠道神经元到大脑神经元有频繁的通信，比从大脑到肠道的信息交流还要多。肠道微生物和大脑的沟通很频繁，学界认为肠道和大脑之间形成了一条"菌 - 肠 - 脑轴"。肠脑可以影响大脑，大脑也可以影响肠脑，二者之间是双向互通、相互产生作用的。研究表明，肠道菌群与精神分裂症、情感性精神障碍、抑郁症、自闭症、帕金森综合症、阿尔茨海默症、肌萎缩侧索硬化症（渐冻症）等所有神经精神疾患的发生发展均有着重大影响。研究还发现，肠道菌群与大脑的发育同步，如果儿童在发育过程中，肠道菌群的发育也出现异常的话，大脑的发育自然也会受到影响，进而出现各种各样的精神疾患。肠道菌群导致精神疾病有两个重要因素，第一个是"肠漏"，第二个是"血脑屏障通透性增加"。由于某些因素使肠道微生物受到影响后，肠道粘膜受到破坏，肠道中的毒性物质会影响肠壁细胞的通透性，从而引起炎性反应，进而引起肠漏。这些进入血液的毒性物质要想进入大脑，还要通过血脑屏障，研究发现：完全无菌的老鼠，其体内的血脑屏障一直处于打开的状态。当肠道微生物发生异常，就能导致肠漏和血脑屏障被破坏，有毒性物质就会随着血液循环穿透血脑屏障进入大脑，引起各类精神疾患的发生。中医精神医学的研究认为：

A. 各类精神疾患的发病原因是：祖国医学从人的整体观念出发、把人的精神活动视为五脏六腑功能活动的一个组成部分。因此，各类精神疾患是由致病因素引起五脏六腑功能的失调（肠道菌群失调），又因五脏六腑功能的失调引起大脑功能的紊乱和紊乱的大脑功能对五脏六腑功能的干扰这一恶性循环的外在表现形式。另一方面，急剧的精神创伤对大脑皮质是一种超强刺激，可引起超限性限制，这突然大脑功能的紊乱首先引起五脏六腑功能的失调（肠道菌群失调），最后又转入恶性循环。

B. 正常大脑能量的供给和发病机理的关系是：人的大脑每时每刻都需要一定量的动脉氧分压和含有正常血糖量的血液才能保证大脑功能的正常进行，因此，大脑功能的正常与否亦决定于体内气机运行、血液循环和其他体液循环的状况，所以，发病因素（肠道菌群失调引起的气机、血液、体液毒素蓄积及各类致病因素）必须首先干扰正常的气机运行、血液循环和体液循环，这种干扰一旦超过自身的调节能力，就会导致五脏六腑等功能失调从而发病。

C. 毒气性精神病、毒血性精神病和毒液性精神病的发病机理是：发源于肾的原气是人体生命活动的原动力，它推动五脏六腑和一切组织器官的功能活动，因而可以推论：

①、由原气推动的五脏六腑等的功能通过有机的合作、相对特定的运动形式，各自产生一种极精微物质（也就是气），又通过一定的组合方式（心的调节）和途径（气血循环）进入大脑，大脑得到这些精微物质才能进行正常的功能活动。如果某些脏腑的功能失调（肠道菌群失调），它所产生的这些精微物质（气）也就不纯，这不纯的物质（有毒）进入大脑，参与大脑的能量供给，因而导致了大脑对这些有毒物质的吸收，造成了大脑功能的紊乱。我们将由这种途径发病的精神病称之为"毒气性精神病"。毒气性精神病以思维障碍为主要外在表现，相当于祖国医学中的"癫症"和现代医学中的"精神分裂症"等。

②、如果脏腑功能亢盛或低下（肠道菌群失调），使体内气机运行失去平衡，致使代谢产物不能顺利地排出体外，这就造成了代谢产物变为有毒物质在体内的蓄积。有毒物质随着供给脑的血液循环进入大脑，又造成了大脑对这些有毒物质的吸收，形成脑细胞中毒，从而导致大脑功能的紊乱。我们将由这种途径发病的精神病称之为"毒血性精神病"。毒血性精神病以行为障碍和消化系统的病理产物积存（肠道菌群失调）为主要外在表现，相当于祖国医学中的"狂症"和现代医学中的"情感性精神病"等。

③、如果因先天禀赋原因或后天情志因素导致以脾（主思,为生痰之源）胃（主降,以腐化水谷）肾与膀胱（通调水道）功能为主的一系列脏腑功能的失调（肠道菌群失调）引起体内水液代谢失调，继之引起体内气机运行失去平衡，从而导致应该代谢出体外的有毒水液（痰饮）被人体吸收，有毒水液随着供给大脑的血液体液循环，造成了大脑对这些有毒物质的吸收，形成脑细胞中毒，从而导致大脑功能的紊乱。我们将由这种途径发病的精神病称之为"毒液性精神病"。毒液性精神病以行为怪异为主要外在表现，相当于祖国医学中的"癫狂合并症"和现代医学中的"青春型精神分裂症"等。

④、毒气性精神病、毒血性精神病和毒液性精神病的辩证关系是：毒气性精神病、毒血性精神病和毒液性精神病在不同的时空关系中表现形式不同，在相同的时空关系中相对存在，它们相互影响、相互转化、独立存在。以上认识始于1968年，经过十年的学习、摸索和和实践，于1978年至1984年进行了系统的临床观察，于1984年写成了"唯象中医精神病学讲义"。1985年在成都召开的全国中医心理学学术讨论会上大会发言时,1985年在泰山召开的中国心理卫生协会成立暨学术大会上分组发言时都依据脏腑功能失调（肠道菌群失调）提出了"中医精神病病因学假说"。据此学说制定了《中医精神医学病历规范》，开始在河南省长葛县柳树庙中医精神病医院作为规范推行使用，1988年开始在河南省李浩中医精神病医院推广使用，1990年开始在石家庄李浩中医精神病医院推广使用，1998年开始在北

京中医精神康复医院推广使用，1999 年在北京西山医院继续推广使用至今。目前，全国几十个本门派弟子均在遵循实践这一学说，并在全国建立了十几所中医精神病医院和诊所。在这个学说中，于 1984 年提出了"脏腑功能失调导致精神疾患假说"和"五脏六腑功能失调导致大脑神经中毒假说"，这两个假说所论述的本质内容就是现代兴起的菌群 - 肠道 - 大脑轴线学说和精神疾患的神经中毒学说，比西方 2004 年发现这一现象时早了 20 年。这一学说的临床技术，在中医精神科的临床上广泛使用，取得了肯定的疗效，开展了系列临床和实验研究，取得了三项填补世界空白的科技成果，至今无人超越。1992 年获得河北省科委《以调整脏腑功能为主治疗慢性精神分裂症的临床研究》科技成果；1993 年获得国家专利局《梦醒神丹治疗精神分裂症衰退状态的临床和实验研究》发明专利；1994 年获得河北省科委《中医精神病医院模式的研究》科技成果。1994 年系列科技成果发表于《河北中医杂志》，并被多家专著和学术刊物摘用。2002 年，此系列科技成果纳入《北京市重大科技成果推广计划》。中医精神医学涉及到的所有精神疾患类型和症状，大多都由各种原因导致的脏腑（肠胃）功能失调（肠道菌群失调）所引起，因此，本学说再次强调：六腑藏神学说在传统中医理论中被雪藏和忽视了，最起码没有阐释清楚其规律，历代中医多注重在心主神明与脑主神明之间探讨和争论，现在是应该说清楚这一问题的时候了。不但传统中医应该补上这一缺陷，而且应当引起人类的强烈关注，这可能是从中医理论这个角度揭开人类大脑功能活动奥秘关键的一环：单细胞生物阿米巴遇到食物后知道伸出伪足包抄吞掉、遇到危险后知道避开游走，这与人遇到食物后知道使用叉子勺子筷子进食、在公路上遇到汽车后知道避开危险没有本质区别。一个单细胞生物与一个具有非常复杂的超巨系统的人在遇到食物和危险时瞬间所采取的措施及其雷同！这不单单是一个生物学和医学的问题，还关系到人类和生物的起源、进化问题，还关系到各类宗教、神学、哲学及其所有学科的大问题！这不能不引起人类极大的兴趣和思考，否则人类就没有进化的意义了。人类发现肠道菌群失调影响到脑功能失调的问题，这只是一个方面的发现，随着科学技术的飞速发展，人类还将发现人与宇宙、自然关系的终极奥秘。罗伯特·兰札的"生物中心主义"在这方面已经开启了很好的探讨，但还不够。在这里，不是一个脑图谱连接技术就能所认识的，中医的天人合一理论可能会提供一个更加广泛的认识空间。从这个意义上，胃肠功能失调（肠道菌群失调）导致脑功能失调的发现，只是人类认识精神活动的一个开端，是中医精神医学立论的依据，是生命科学飞跃的一个方面。

(3) 六腑功能失调之一三焦功能失调症候群：中医认为：三焦是指位于人体躯干和脏腑之间的所有空腔，是分布于胸腹腔的一个大腑。具体位置为：膈上的胸中为上焦，包括心、肺两脏；膈下脐上的腹部为中焦，包括脾、胃、肝、胆；脐下腹部为下焦，包括肾、膀胱、小肠、大肠。张景岳在《类经·脏象类》中说："三焦者，确有一腑，盖脏腑之外，躯壳之内，一腔之大腑也"。三焦的本体是躯干与脏腑之间所有空腔的筋、膜，气机、水液、体液通道及其网络，并总领人体五脏六腑、营卫、经络、左右、上下、内外之气。三焦主要功能有三：一是通行元气，总司全身气机气化，是人体之气升降出入的通道；二是运行水谷，将水谷的精微变化为营气，传化糟粕；三是运行水液，"三焦者，决渎之官，水道出焉""中渎之腑，水道出焉"等等。三焦还有分属于各自脏器的功能，如"上焦如雾"、"中焦如沤"、"下焦如渎"。三焦是六腑中的一个大腑，对人体的作用非常之大。三焦自古以来就有有名有形和有名无形之争，几千年来至今尚无定论，但人们对三焦生理功能的认识基本上是一致的。三焦的争论还将继续下去，直到科学揭开其奥秘为止，这个奥秘就是人体身心运行的真实机制，这个机制包括有形的机体组织器官功能和无形的气机运行机制，就是中医整体学说的真谛，也是宇宙运行的真谛。三焦功能失调导致的脑功能失调，涉及到其所管辖的体内所有脏腑的功能紊乱及其脏腑之间的相互关联程度、以及在通调这些脏腑的过程中的顺畅程度。要鉴别脑功能失调的特征是属于上焦、中焦、还是下焦，不但要区别对待，还要根据症状所表现出来的指向脏腑，寻找出三焦在通调这些脏腑过程中的阻碍所在，进行辩证分析，找出对策。这个问题过于笼统庞大，当另辟专文论述，在此不予赘述。

6.5.5.1.7. 奇恒之腑功能紊乱导致的脑功能失调

除了五脏藏神、六腑藏神功能失调导致脑功能紊乱以外，奇恒之腑功能紊乱也相应引起脑功能失调。奇恒之腑是指：脑、髓、骨、脉、胆、女子胞（子宫）。《素问·五脏别论》曰："此六者，地气之所生也，皆藏于阴而象于地, 故藏而不泄, 名曰奇恒之腑"。它们的共同特点是一类相对密闭的组织器官, 却不与水谷直接接触, 似腑非腑; 但具有类似于五脏储藏精气的作用, 似脏非脏, 所以叫做"奇恒之腑"。奇者, 异也; 恒者, 常也; "奇恒"即为异常之意。奇恒之腑中, 胆为六腑之一, 虽参与水谷的消化, 但它贮藏肝所化生的精汁而不直接接受和传送水谷, 故列入奇恒之腑中。奇恒之腑中除胆以外, 均与五脏无表里关系, 也无五行属性归类, 但是它们的功能活动与五脏关系密切。奇恒之腑功能紊乱, 就会导致脑的功能失调。

(1) 奇恒之腑功能失调之—脑髓功能失调症候群: 中医认为: 奇恒之腑中, 脑的作用至为关键。脑的位置: 居于颅中,《素问·五脏生成篇》曰:"诸髓者, 皆属于脑",《灵枢·海论》曰:"脑为髓之海", 说明了髓与脑的关系。脑的功能:《素问·脉要精微论》曰:"头者, 精明之府"。《黄帝内经·灵枢经·经脉》曰:"人始生, 先成精, 精成而脑髓生"。清代王清任《医林改错·脑髓说》曰"灵机、记性, 不在心, 在脑","两耳通脑, 所听之声归于脑, …两目系如线, 长于脑, 所见之物归于脑, …鼻通于脑, 所闻香臭归于脑"等论述, 与现代解剖学与生理学相近。脑为元神之府, 具有精神、意识、思维功能, 是精神意识、思维活动的中枢, 主宰感觉运动等生命活动。无论是黄帝内经还是历代医家, 这些论述都是在探讨脑的功能活动, 而不是在探讨构成脑功能活动的物质和能量来源, 而构成脑功能活动的物质和能量来源才是产生大脑功能活动的本质。现代神经生理学认识和阐述了脑的结构, 但是无法全部解释脑功能活动的物质和能量来源。"脑图谱连接"技术问世以后也只能揭示部分而不是全部, 该技术囿于理论的限制, 无法借鉴中医的整体观来认识脑与五脏的关系, 因而不能从根本上认识脑功能活动的物质和能量来源, 也就无法全部解开脑功能活动的真实面目。《本草纲要》认为: "脑为元神之府"。《寿世保真》曰: "元神, 乃本来灵神, 非思虑之神"。本来灵神, 乃宇宙天地阴阳之精华, 藏于父精母血之中, 阴阳交媾高潮之际, 本来灵神从天进入, 产生新生命最初的元神, 为先天之神, 是未被后天污染之神。此神入于肾而居于脑中, 是人的精神本源, 是人精神活动的原动力。先天之神得后天水谷之滋养, 与后天之神共同构成人的精神活动, 即人脑的功能活动。脑功能活动的物质和能量来源于五脏六腑的供给, 更准确的说是来源于"心"的供给, 属于心主神明的范畴。心主神明涉及脑与五脏的隶属关系。脑与五脏的关系: 脑与五脏的关系就是中医的藏象学说。藏象学说将脑的生理病理统归于心而分属于五脏, 认为心为君主之官, 五脏六腑之大主, 神明之所出, 精神之所舍, 把人的精神意识和思维活动统归于心, 称之为"心藏神"。但又把神分为神、魂、魄、意、志五种不同的表现, 分别归属于心、肝、肺、脾、肾五脏, 称为"五脏神"。虽然五脏皆藏神, 但都在心的统领下发挥作用, 其中与肝、肾的关系最为密切, 如肝主疏泄, 又主谋虑, 涉情感活动; 肾藏精, 精生髓、髓聚于脑, 涉思维活动。因为脑的功能属于五脏, 五脏功能旺盛, 精髓充盈, 清阳生发, 窍系通畅, "心"供给脑的营养物质纯洁, 脑才能进行正常的精神活动, 发挥其聪慧的生理功能。奇恒之腑的髓, 包括骨髓和脊髓。髓由肾精所化生, 与脑互通, 有充养骨骼、补益脑髓的功能。髓在骨腔中是一种膏样物质, 因其分布在人体中的部位不同, 又分为骨髓、脊髓和脑髓。髓藏于一般骨中者为骨髓, 藏于脊椎管内者为脊髓, 脊髓经项后复骨 (第6颈椎以上的椎骨) 下之骨孔, 上通于脑, 汇藏于脑的髓称为脑髓。《医学衷中参西录·脑气筋辨》中说:"脑为髓海, …乃聚髓处, 非生髓之处。究其本源, 实由肾中真阴真阳之气, 酝酿化合而成, …缘督脉上升而贯注于脑"。脊髓和脑髓是上下升降, 彼此交通的, 合称为脑脊髓。髓的生理功能是充养脑髓、滋养骨骼和化生血液。髓以先天之精为主要物质基础, 赖后天之精的不断充养, 分布骨腔之中, 由脊髓而上引入脑成为脑髓。脑得髓养, 脑髓充盈, 脑力充沛, 则元神之功旺盛, 耳聪目明, 体健身强。如果先天不足和后天失养, 以致肾精不足, 不能生髓充脑, 可以导致髓海空虚或精神发育迟滞。另外: 精生髓, 髓藏骨中, 骨赖髓以充养。肾精充足, 骨髓生化有源, 骨骼得到骨髓的滋养, 则生长发育正常, 保持坚刚之性。如果肾精亏虚, 骨髓失养 就会出现骨骼发育不良、脆弱无力等。此外: 中医认为: 肾生骨髓, 骨髓是造血的器官,《素问·生气通天论》曰:"骨髓坚固, 气血皆从", 说明骨髓可以生血, 精髓为化血之源, 精血互生, 精生髓, 髓亦化血。另: 脾胃为后天之本, 气血生化之源,《灵枢·五癃津液别》曰: "五谷之津液和合而为膏者, 内渗于骨空, 补益脑髓", 水谷精微化而为血, 血生髓, 髓生血, 气血精髓可以互生, 髓的盈亏与脾胃和五脏皆有关, 其中以肾为最。脑髓功能失调的主要症状分为先天性和后天性: 中医的五迟五软, 即: 立迟、行迟、语迟、发迟、齿迟五迟; 头项软、口软、手软、足软、肌肉软五软, 是儿童脑生长发育方面的障碍, 乃先天骨髓不充所致。属于西医精神发育迟缓、智力低下、脑性瘫痪等的范畴, 为先天性疾患。后天的脑功能失调主要是精神障碍: 主要是精神活动的思维、认知、情感、行为、意志等精神活动方面的障碍，包括情感性精神障碍、脑器质性精神障碍等。主要表现为思维障碍、情感障碍、行为障碍、意志障碍、感知觉综合障碍等等。脑髓功能失调的症状复杂多变，中医、西医的精神病症状学，对此都有专门的著作进行论述，需进行专门学习、熟练掌握，在此不赘述。

(2) 奇恒之腑之一女子胞功能失调症候群：女子胞（子宫）位于小腹内，为女性的生殖器官，其主要功能为主持月经和孕育胎儿。中医认为：女子胞的生理功能主要与心、肝、脾、肾四脏以及冲任二脉有关，四脏中的神、魂、意、志等精神活动对女子胞的功能活动有着较大的影响，如惊吓能引起内分泌失调导致月经紊乱等。女子胞的功能活动与脑功能活动存在着密切的关系，精神功能紊乱能引起女子胞的功能活动紊乱，女子胞的功能活动紊乱也能引起脑的功能活动紊乱，二者存在着相互联系、相互影响的直接关系。如周期性精神病（月经一来就发作，月经一去就正常）、产后精神病、少妇血瘀证、热入血室证、蓄血发狂症等等子宫受邪引起的大脑功能障碍。男子胞（精室）位于小腹内，为男性的生殖器官，主储藏精液、生育繁衍。精室为肾所生，其功能与肾气盛衰密切相关。现代解剖认为的精管壶腹部、精囊腺、前列腺所居之地（精室亦包括睾丸）为男子胞（精室）位置，即中医的命门处。命门：在女子为女子胞（子宫），又叫血室；在男子为男子胞，又叫精室，即男精女血生发储藏之室。男子胞（精室）功能失调多表现为脑力不及，思维能力减退，思维迟缓，记忆力减退，意志减退、性欲减退，腰膝无力，无可名状的疲惫乏力，社交能力下降等精神症状。精室功能失调还表现有性欲过于旺盛，性交频繁，阴茎持续性胀痛勃起，小腹部下坠，患者头晕目眩，腰膝酸软，多为肝肾阴虚，虚阳亢盛所致。导致脑功能失调，出现大脑空虚，性幻觉妄想，性欲望强烈，性行为频繁，不能自己，夜不能寐，梦则性交频频，易怒烦躁不已等，身心受损，生命质量严重下降等。

6.5.5.2. 西医精神症状采集

西医精神病症状学包括：常用精神病症状学、次常用精神病症状学、不常用精神病症状学三类。中医精神科的临床要精通常用精神病症状学的知识，熟知次常用及不常用精神病症状学的知识。精神病症状学的概念浓缩起来大约1.5万字左右，中医精神医学要求临床医生：要将这些西医精神病症状学的概念基本背诵下来并能熟练的临床应用。常见的精神症状包括：感知觉障碍、思维障碍、情感障碍、意志行为障碍、自知力障碍、注意障碍、记忆障碍、智能障碍、意识障碍与自我意识障碍。由躯体疾病引发的精神症状、中枢神经活性药物（精神药物、兴奋剂）、抗胆碱酯酶药（抗组织胺药）、皮质激素类药物等引起的精神症状；酒精、致幻剂等的过量使用引发的精神症状，不在此讨论。

6.5.5.2.1. 感知觉障碍

感知觉障碍是指意识在对内外信息的觉察、注意、知觉的一系列过程中，对事物的整体认知正确，但对其某些属性如形象、大小、颜色、位置、距离等产生与实际情况不相符合的感知。主要包括：

(1) 感知觉过敏：为感知觉阈值下降，对各种刺激过分敏感。如对外部感知觉刺激过敏者表现为不耐阳光、噪音、高温、强烈气味等；耳边的轻声慢语便觉得声音很响因而头痛；开门或关窗声犹如枪炮声大震等等。对内感觉过敏者则表现为不能耐受正常心跳或肠胃蠕动等感觉，有诸多躯体不适感。感知觉过敏多见于神经症患者，也见于精神分裂症等。

(2) 感知觉减退：为感知觉阈值增高，对各种刺激的感受性降低。如对外界感知觉减退表现为对外界感知不清晰，图像失去想象的颜色，音乐失去抑扬的变化，有"雾里看花"之感，严重者可发展到觉得外界不真实，虚无缥缈，可出现现实解体症状。对内感觉减退者可表现为对躯体自身的信息感觉减退，甚至觉得自身不存在，严重者可发展为人格解体症状。感知觉减退者多见于抑郁症患者，也可见于精神分裂症患者。

(3) 感知觉综合障碍：感知障碍的一种，表现是在感知某一事物时，对事物的整体认知正确，但对某些属性如形象、大小、颜色、位置、距离等产生与实际情况不相符的感知。常见的感知觉综合障碍有四种：

  A. 视物变形症：感到某些事物的形象、大小、和体积等出现改变。如将人的脸看得长了，眼睛小了，鼻子大了等等。把原物看大了的称为视物显大症，把原物看小了的称为视物显小症。

  B. 空间知觉障碍：将周围事物的方向、角度和距离等改变了。如写字的人本来是右手持笔，却看成是左手持笔；把垂直物体看成是倾斜物体；甚或不能分辨自己的左右肩；不能正确临摹一个简单的图案等。可见于大脑顶叶有器质性病变的病人，也可见于精神分裂症患者。

   C. 周围环境变化感知障碍：感到周围一切事物都是静止的、僵化的；或相反,感到周围一切都是急剧地变化着。

   D. 对自身结构感知综合障碍：感到自己躯体的某些部分发生了变化。如感觉自己的手变得特别长了或短了，头变得大了或者小了，并为此时常去照镜子查看。多见于精神分裂症患者，也见于抑郁症患者。

(4) 错觉：错觉是指对具体客观存在的事物的整体属性的错误感知。正常情况下可出现错觉：如"太阳围着地球转"，又如生理性错觉"草木皆兵"、"杯弓蛇影"等。病理性错觉多见于感染、中毒等因素导致的意识障碍如谵妄状态时，通常常见于精神分裂症、分裂情感性精神病、抑郁症、精神病综合征等。

(5) 幻觉：幻觉是指无客观事物作用于感觉器官而出现的知觉体验，是一种虚幻的知觉。幻觉内容是以往知觉痕迹的重现，如先天的聋人无幻听，先天的盲人无幻视。幻觉一般按感觉器官来划分，有幻视、幻听、幻嗅、幻味、幻触、内脏幻觉等。生理情况下，如半睡半醒状态以及长期感觉剥夺或过分期待某种现象时，可以出现幻觉。病理性幻觉多见于器质性精神病，如颞叶病变、谵妄状态、常见于精神分裂症、抑郁症等。幻觉是精神疾患中的常见症状。

6.5.5.2.2. 思维障碍

思维是人脑对客观事物间接和概括的反映，是人类精神活动的重要特征，是认识过程的高级阶段。思维在感觉和知觉的基础上产生，并借助语言和文字来表达。思维包括分析、综合、抽象、概括、判断、推理等过程。思维通过观念与观念、概念与概念的联系，即通过联想和逻辑的过程来实现。思维障碍是指思维失去正常思维应有的连贯性、逻辑性、目的性等，并失去了完整的对事物的效验能力。思维障碍是精神疾病重要的、常见的症状，多见于精神分裂症等重性精神疾患。思维障碍主要包括思维速度障碍（思维速度的加快或减慢）、思维形式障碍（联想障碍 -- 联想的结构缺乏目的性，思维松弛 -- 思考的过程不符合逻辑等）、思维控制障碍（患者感到自己的思维受外力控制而不受自己意志所控制）、思维内容障碍（妄想或类妄想、强迫观念等）等。

(1) 思维速度障碍：

   A. 思维敏捷：指思维联想的过程正常，但思维速度加快，思维目标维持时间短，易于受新思维的干扰。有的患者接近"思维奔逸"的程度，多见于精神分裂症。

   B. 思维缓慢：即思维联想抑制，联想速度减慢、数量减少和困难。有的患者接近"思维迟缓"的程度，多见于精神分裂症。

(2) 思维形式障碍：

   A. 思维奔逸：患者的思维数量增多、内容丰富生动。患者表现健谈，说话滔滔不绝、口若悬河、出口成章，诉述脑子反应快，特别灵活，好像机器加了"润滑油"一样，思绪飞快，概念一个接一个地不断涌现出来，说话增多，语速加快，说话的主题极易随环境而改变（随境转移），也可有音韵联想（音联），或字意联想（意联）。多见于躁狂症、精神分裂症等处于精神运动性兴奋的患者。

   B. 思维迟缓：为一种抑制性的思维联想障碍，以患者思维显著缓慢，联想困难，反应迟钝为主要特点。患者表现言语缓慢、语量减少，语声低微，反应迟钝。患者自觉脑子很笨，反应慢，思考问题困难，感到"脑子不灵了"，"脑子迟钝了"。多见于抑郁症、精神分裂症等处于精神运动性抑制的患者。

   C. 思维贫乏：为联想数量减少，概念与词汇贫乏，患者表现为沉默少语，言语空洞单调，回答简单，自感"脑子空虚，没什么可想的，没什么可说的"，严重的患者也可以什么问题都回答不知道。患者思维活动也可表现为联想松弛，内容散漫，缺乏主题，一个问题与另一个问题之间缺乏联系，说话东拉西扯，以致别人弄不懂要阐述的是什么主题思想。对问话的回答不切题，以致检查者感到交谈困难。见于精神分裂症、脑器质性精神障碍及精神发育迟滞等。

(3) 思维控制障碍：思维联想不能自主即为思维控制障碍。联想的形式遵守三条原则：一是相似律（概念相似易联结），二是时空接近律（在时间和空间上接近的概念易联结），三是对比律（能相互比较的概念易联结）。联想是通过记忆表象实现的。人类可以根据某些处境的要求有目的的朝着某一既定方向进行相似、接近、或对比联想，即联想可自主。环境刺激的变化对联想的方向转化有诱导作用，但这种转变是可以被意识到的。在某些疾病因素影响下思维过程不能自主时，表现为思维控制障碍。

A. 强制性思维：又称思维云集或思维插入。指患者头脑中出现了大量的不属于自己的思维。这些思维不受患者意愿的支配，强制性地在大脑中涌现，好像在神奇的外力作用下别人思想在自己脑中运行，内容多杂乱无序，出乎意料，有些是患者非常厌恶的。这些异己的思想有时在患者自主思维过程中闯入或在大脑休息时出现，称为思维插入。有时大量的思想或观念一个接一个或几多概念同时挤入脑海中，称为思维云集。思维云集多突然出现，持续时间短暂，有时转瞬即逝。多见于精神分裂症等。

B. 思维被播散：又称思维被揭露感或被洞悉感，指患者觉察到自己的思想还未往外表达或不想表达出来时就已被许多人知道了，尽管患者说不清自己的思想如何被别人探知，但确信已经尽人皆知。多见

C. 强迫性思维：是指患者脑海中反复多次出现某一观念或概念，伴有主观的被强迫感觉和痛苦感。患者完全能够意识到这一思想是不必要的，或者是荒谬的，并力图把这些想法从脑海中驱赶出去，但对这种思想并不能自由地加以干涉或控制，因此常有"控制不住"的体验。同时伴有烦躁焦虑的情绪，存在自我强迫和反强迫。如果病人一惯过于严格要求自己，禁忌意识特别强烈，那么这种冲突就会更容易出现。因为一旦出现某一非份的或违背自我生存原则的欲念就会极度地焦虑，无时无刻不想排除这种念头。如过于拘谨的人常被以性为主题的思维所折磨；虔诚的教徒则为亵渎神的思维而苦恼；其特点往往是越是注意什么或担心什么就越会出现什么内容的强迫。强迫性思维包括强迫想象、强迫观念和强迫意向。多见于精神分裂症、强迫性神经症等。

(4) 思维内容障碍：思维内容障碍的主要表现是妄想。妄想是一种病理性的歪曲信念，是病态推理和判断。妄想有以下特征：信念的内容与事实不符，没有客观现实基础，但患者坚信不移；妄想内容均涉及患者本人，总是与个人利害有关；妄想具有个人独特性；妄想内容因文化背景和个人经历而有所差异，但常有浓厚的时代色彩。
常见的妄想有：

A. 被害妄想：是最常见的一种妄想，患者坚信他被跟踪、被监视、被诽谤、被隔离等。如某精神分裂症患者认为他吃的饭菜有毒，家中的饮用水中也有毒，使他腹泻，领导故意要害他。患者受妄想的支配可拒食、控告、逃跑或采取自卫、自伤、伤人等行为。主要见于精神分裂症和偏执性精神病。

B. 关系妄想：患者将环境中与他无关的事物都认为与他有关。如认为周围人的谈话都是在议论他，别人吐痰是在蔑视他，人们的一举一动都与他有一定关系，常与被害妄想伴随出现，主要见于精神分裂症。

C. 物理影响妄想：又称控制感。患者觉得自己的思想、情感和意志行为都受到外界某种力量的控制，如受到电波、超声波或特殊的先进仪器控制而不能自主。如患者觉得自己的大脑已被电脑控制，自己已是机器人。见于精神分裂症等。

D. 夸大妄想：患者认为自己有非凡的才智、至高无上的权力和地位，大量的财富和发明创造，或是名人的后裔。可见于躁狂症和精神分裂症及某些器质性精神病等。

E. 罪恶妄想：又称自罪妄想。患者毫无根据地坚信自己犯了严重错误、不可宽恕的罪恶，应受严厉的惩罚，认为自己罪大恶极死有余辜，以致坐以待毙或拒食自杀，患者要求劳动改造以赎罪。主要见于抑郁症、精神分裂症。

F. 疑病妄想：患者毫无根据地坚信自己患了某种严重躯体疾病或不治之症，因而到处求医，即使通过一系列详细检查和多次反复的医学验证都不能纠正。如认为脑内长有肿瘤，全身各部分均被癌细胞侵犯，心脏已经停止跳动等。严重时患者认为"自己内脏腐烂了"、"脑子变空了"、"血液停滞了"，称之为虚无妄想。多见于精神分裂症及老年期精神障碍。

G. 钟情妄想：患者坚信自己被异性钟情，因此采取相应的行为去追求对方，即使遭到对方严词拒绝，仍毫不置疑，而认为对方在考验自己对爱情的忠诚，仍反复纠缠不休。见于精神分裂症、围绝经期精神障碍。

H. 嫉妒妄想：患者无中生有地坚信自己的配偶对自己不忠诚，另有外遇，为此患者跟踪监视配偶的日常活动或截留拆阅别人写给配偶的信件，检查配偶的衣服等日常生活用品，以寻找私通情人的证据。见于精神分裂症、围绝经期精神障碍。

I. 被洞悉感：又称内心被揭露感。患者认为其内心所想的事，未经语言文字表达就被别人知道了，但是通过什么方式被人知道的则不一定能描述清楚。见于精神分裂症。

思维内容障碍还有以下几种：

a. 思维散漫：是指思维的目的性、连贯性和逻辑性障碍。患者思维活动表现为联想松弛，内容散漫，缺乏主题，一个问题与另一个问题之间缺乏联系；说话东拉西扯，以致别人弄不懂他要阐述的是什么主题思想；对问话的回答不切题致使检查者感到交谈困难。多见于精神分裂症。

b. 思维破裂：是指概念之间联想断裂，建立联想的各种概念内容之间缺乏内在联系。表现为患者的言语或书写内容有结构完整的句子，但各句含意互不相关，变成语句堆积，整段内容令人不能理解；严重时，言语支离破碎，个别语句之间也缺乏联系，成了语词杂拌。多见于精神分裂症。如在意识障碍背景下出现的语词杂拌，称之为思维不连贯。例如："鸡在叫，人生，人生，我是周老爷（病人姓周），宝莲灯，保养身体等等。

c. 病理性赘述：是指思维活动停滞不前迂回曲折，联想枝节过多，做不必要的过分详尽的累赘的描述，无法使他讲得扼要一点，一定要按他原来的方式讲完。见于癫痫、脑器质性及老年性精神障碍。

d. 思维中断：又称思维阻滞。患者无意识障碍，又无外界干扰等原因，思维过程突然出现中断。表现为患者说话时突然停顿，片刻之后又重新说话，但所说内容不是原来的话题。若患者有当时的思维被某种外力抽走的感觉，则称作思维被夺，这两症状均为精神分裂症的重要症状。

e. 思维插入：指患者感到有某种思想不是属于自己的，不受他的意志所支配，是别人强行塞入其脑中；若患者体验到强制性地涌现大量无现实意义的联想，称为强制性思维。两种症状往往突然出现，迅速消失。见于精神分裂症等。

f. 思维化声：患者思考时体验到自己的思想同时变成了言语声，自己和他人均能听到。多见于精神分裂症。

g. 思维扩散：患者体验到自己的思想一出现，即尽人皆知，感到自己的思想与人共享，毫无隐私而言，称为思维扩散。如果患者认为自己的思想是通过广播而扩散出去，为思维被广播。见于精神分裂症等。

h. 象征性思维：属于概念转换，以无关的具体概念代替某一抽象概念，不经患者解释，旁人无法理解。如某患者经常反穿衣服，以表示自己为"表里合一、心地坦白"，常见于精神分裂症。

i. 语词新作：指概念的融合、浓缩以及无关概念的拼凑。患者自创一些新的符号、图形、文字或语言并赋予特殊的概念。如"%"代表离婚。多见于精神分裂症青春型。

j. 逻辑倒错性思维：主要特点为推理缺乏逻辑性，既无前提也无根据，或因果倒置，推理离奇古怪不可理解。见于精神分裂症等。

思维内容的障碍还见于以下两种：

a. 强迫观念：指在患者脑中反复出现的某一概念或相同内容的思维，明知没有必要，但又无法摆脱。强迫性思维可表现为某些想法，反复回忆（强迫性回忆）、反复思索无意义的问题（强迫性穷思竭虑）、脑中总是出现一些对立的思想（强迫性对立思维）、总是怀疑自己的行动是否正确（强迫性怀疑）。强迫性思维常伴有强迫动作，与强制性思维不同，前者明确是自己的思想，反复出现，内容重复；后者体验到思维是异己的。见于强迫症，

b. 超价观念：是在意识中占主导地位的错误观念，其发生一般均有事实的依据。此种观念片面而偏激，带有强烈的情感色彩，明显地影响患者的行为及其他的心理活动，它的形成有一定的性格基础和现实基础，没有逻辑推理错误。超价观念与妄想的区别在于其形成有一定的性格基础与现实基础，内容比较符合客观实际，伴有强烈的情绪体验。多见于心因性精神病和人格障碍。

6.5.5.2.3. 情感障碍

又称情绪障碍、心境障碍、情感性疾患。情感是人对客观事物所持的态度体验，情感障碍是在对客观事物的体验过程中出现了与客观事物不相匹配的态度体验。情感障碍多见于情感性精神障碍或分裂情感性精神病。情感障碍的表现是以情感高涨或低落为主，伴有思维奔逸或迟缓，精神运动性兴奋或抑制。躁狂状态时患者心境高扬，与所处的境遇不相称，可以兴高采烈、易激惹、激越、忿怒、焦虑，严重者可以出现与心境协调或不协调的妄想、幻觉等精神症状；抑郁状态时病人心情不佳，苦恼、忧伤到悲观、绝望，高兴不起来，兴趣丧失，自我评价低，严重者出现自杀观念和行为，病情呈昼重夜轻的节律变化。

(1) 单相情感性障碍：可见抑郁、激惹、或焦虑，或者是它们的混合表现。在隐匿型抑郁症中，可以相反地在意识中体验不到抑郁心境。取代这种抑郁心境而出现的是躯体不适，甚至会用笑嘻嘻的面貌作为防御性面具（微笑型抑郁症）。有的可能诉述各种各样的疼痛，害怕发生灾难，或害怕自己发疯。有些病例因为病态感情已经达到"欲哭无泪"的深度，如能重新恢复哭泣能力，表示病情有所好转。患有这种抑郁症的病人会诉述自己不能体验普通的情绪一包括悲哀、欢乐和愉快，并且感到世界已变得毫无光彩，死气沉沉。病态心境可伴有自咎自责，往自己脸上抹黑的想法，不能集中思想，犹豫不决，对日常活动兴趣减少，社交退缩，无助和失望，以及反复想到死亡和自杀等。在单相和双相型的抑郁期，都会出现明显的精神运动和植物神经系体征。患者表现精神运动性迟缓，或思维、语言及一般动作的缓慢，甚至会发展到抑郁性木僵的地步，此时所有自主动作完全消失。约有 15% 的抑郁症可有精神病性症状，最多见于忧郁症。

(2) 双相情感性障碍：躁狂症典型的心境是情绪高涨，但是激惹性较高，具有敌意、脾气暴戾和难驾驭等现象也很常见，病人的整个体验和行为都带上这种病态心境色彩，使他们相信自己正处在最佳精神状态。此时，病人显得不耐烦，爱管闲事，频频打搅他人，如果遭到反对，便大吵大闹，结果便与他人产生摩擦，可能由此产生继发性的偏执性妄想，认为自己正被人迫害。精神运动功能的加速，使患者体验到思想像在赛跑一样，可以称为意念飘忽，如果很严重的话，很难与精神分裂症的思维散漫相区别。注意很容易随境转移，患者常常会从一个主题转向另一个主题。思想与活动的境界都很开阔，进而发展成为妄想性夸大。有时在躁狂极期会出现一时性的幻听或幻视，但均与病态心境具有可以理解的联系。睡眠需要明显减少，躁狂症病人各种活动中都显得不会疲倦，活动过度，凭感情冲动行事，并且不顾有无危险。在病情达到极端时，可能显得十分疯狂，以致在情绪与行为之间没有什么可以理解的联系，呈现为一种无意义的激越状态，称为谵妄性躁狂。双相障碍的临床表现按照发作特点可以分为抑郁发作、躁狂发作或混合发作。

  A. 抑郁发作：双相抑郁发作与单相抑郁发作的临床症状及生物学异常相似而难以区分，双相抑郁因表现不典型往往被忽视，两者的差异主要表现在人口学特征和抑郁发作的特征方面：

    ①、**人口学特征**：性别方面：单相抑郁女性患病率几乎是男性的 2 倍，但在双相障碍患者中性别差异不明显。年龄方面：双相障碍平均发病年龄为 30 岁，单相抑郁症为 40 岁，前者明显早于后者，尤其是 25 岁以前起病的首发抑郁是双相抑郁的重要预测因素。家族史方面：家系调查和双生子研究已经证实双相障碍的家族聚集性，与单相抑郁相比，双相障碍（尤其是双相 I 型）患者的家系传递与遗传因素的关系更密切。

    ②、**抑郁发作的特征**：病程特征：双相抑郁起病较急，病程较短，反复发作较频繁，单相抑郁的这些特征不明显。

    ③、**症状特征**：双相抑郁的症状特征，包括情绪的不稳定性、易激惹、精神运动性激越、思维竞赛 / 拥挤、睡眠增加、肥胖 / 体重增加、注意力不集中、更多的自杀观念和共病焦虑及物质滥用（烟草、酒精、毒品等）。单相抑郁的这些特征不明显。

  B. 躁狂发作：

    ①、**心境高涨**：自我感觉良好，整天兴高采烈，得意洋洋，笑逐颜开，具有一定的感染力，常博得周围人的共鸣，引起阵阵的欢笑。有的患者尽管心境高涨，但情绪不稳，变幻莫测，时而欢乐愉悦，时而激动暴怒。部分患者则以愤怒、易激惹、敌意为特征，甚至可出现破坏及攻击行为，但常常很快转怒为喜或马上赔礼道歉。

    ②、**思维奔逸**：反应敏捷，思潮汹涌，有很多的计划和目标，感到自己舌头在和思想赛跑，言语跟不上思维的速度。言语增多，滔滔不绝，口若悬河，手舞足蹈，眉飞色舞，即使口干舌燥，声音嘶哑，仍要讲个不停；信口开河，内容不切实际，经常转换主题。目空一切，自命不凡，盛气凌人，不可一世。

    ③、**活动增多**：精力旺盛，不知疲倦，兴趣广泛，动作迅速，忙忙碌碌，爱管闲事，但往往虎头蛇尾，一事无成，随心所欲，不计后果，常挥霍无度，慷慨大方。为了吸引眼球过度修饰自己，哗众取宠，专横跋扈，好为人师，喜欢对别人颐指气使。举止轻浮，常出入娱乐场所，招蜂引蝶。

    ④、**躯体症状**：面色红润，双眼炯炯有神，心率加快，瞳孔扩大，睡眠需要减少，入睡困难，早醒，睡眠

节律紊乱；食欲亢进，暴饮暴食，或因过于忙碌而进食不规则，加上过度消耗引起体重下降；对异性的兴趣增加，性欲亢进，性生活无节制。

⑤、其他症状：注意力不能集中、持久，容易受外界环境的影响而转移；记忆力增强；行为紊乱多变，发作极为严重时，患者极度的兴奋躁动，可有短暂、片段的幻听；行为紊乱而毫无目的指向，伴有冲动行为；也可出现意识障碍，有错觉、幻觉及思维不连贯等症状，称为谵妄性躁狂。多数患者在疾病的早期即丧失自知力。

C. 轻躁狂发作：躁狂发作临床表现较轻者称为轻躁狂。患者可存在持续至少数天的心境高涨、精力充沛、活动增多；有显著的自我感觉良好，注意力不集中、也不能持久，轻度挥霍，社交活动增多；性欲增强，睡眠需要减少；有时表现为易激惹，自负自傲，行为较莽撞；但不伴有幻觉、妄想等精神病性症状。轻躁狂对患者社会功能有轻度的影响，部分患者有时达不到影响社会功能的程度，一般人常不易觉察。

D. 混合发作：指躁狂症状和抑郁症状在一次发作中同时出现，临床上较为少见，通常是在躁狂与抑郁快速转相时发生。例如，一个躁狂发作的患者突然转为抑郁，几小时后又再复躁狂，使人得到"混合"的印象。但这种混合状态一般持续时间较短，多数较快转入躁狂相或抑郁相。混合发作时躁狂症状和抑郁症状均不典型，容易误诊为分裂心境障碍或精神分裂症。

6.5.5.2.4. 意志行为障碍

意志是人自觉地确定行动的目的并支配自己行动实现预定目的的心理过程。它从人的行为中得到表现，受到人的思维、情感的支持。为达到预定目的，经过努力、克服困难而采取的一系列自觉行动称为意志或意志活动，其中每一有动机、有目的的行动谓之行为。意志行为障碍是各种心理过程障碍的结果，可由各种原因产生。通常按其表现分为以下类型：

(1) 意志增强：指在病态动机和目的支配下，出现的意志活动增多与意志力量增强，多见于躁狂症和偏执型精神分裂症以及偏执性精神病等。

(2) 意志减弱：指意志活动减少和意志力量减退，多见于抑郁症、精神分裂症、各种活性物质中毒性精神病等。

(3) 意志缺乏：指意志活动极度减少或缺乏，意志力量极度减退，患者对生活毫无所求，对前途无打算，对外界无兴趣，一切行为都失去动力。患者对任何活动都缺乏明显的动机，没有什么确切的企图和要求，不关心事业，也不要求工作和学习，无积极性和主动性，不讲卫生，不洗澡，不理发，甚至吃饭也要他人督促。主要见于精神分裂症，也可见于脑器质性精神病的痴呆状态。

(4) 意向倒错：指病人的意向与一般常情相违背或为常人所不允许，以致病人的某些活动和行为使人难以理解和接受。如病人伤害自己的身体，吃一些人不能吃的东西（如肥皂、泥土、大便、草木等）。多见于精神分裂症。

(5) 强迫意向：指患者反复体验到，想要做某种违背自己意愿的动作或行为的强烈内心冲动，明知是荒谬的，但又不能摆脱这种内心冲动。如与母亲一起走到悬崖边，内心出现一种把母亲推下去的冲动。

(6) 矛盾意志：指病人对同一事物同时产生对立的相互矛盾的意志活动，但病人对此毫无知觉，是精神分裂症的特征性症状。

(7) 兴奋状态：精神科临床上很重要、很常见的一类症状，它是整个精神活动的增强。表现为思维联想加快，情感高涨，意志活动增强，行为紊乱等。兴奋状态分为躁狂性兴奋、青春性兴奋、紧张性兴奋、器质性兴奋。

(8) 木僵状态：是运动抑制的表现。轻者言语、动作、行为迟缓，笨拙，重者缄默不语，不吃不喝，完全不动，能保持一个固定的、较不舒适的姿势长时间不动（蜡样屈曲）。根据引起木僵的原因，木僵状态分为心因性木僵、抑郁性木僵、紧张性木僵和器质性木僵。

(9) 违拗症：指病人对于他人的要求，不仅不作出任何反应，甚至加以抗拒，包括主动性违拗和被动性违拗。主动性违拗指做出与对方要求完全相反的动作，被动性违拗指对他人的要求一律拒绝，多见于精神分裂症。

⑩ 被动性服从：指病人被动地服从他人的命令和要求，甚至一些令病人不愉快的、违背病人意愿的命令和要求、使病人很不舒适的事和动作，病人也无条件地服从和执行，多见于精神分裂症。

⑪ 刻板动作：指病人持续地、单调而重复地做某一个动作，有时与刻板言语同时出现，多见于精神分裂症。

⑫ 模仿动作：指病人毫无目的、毫无意义地模仿周围人的动作，多见于精神分裂症。

⒀ 作态: 病人做些愚蠢而幼稚的动作和姿势, 并不离奇, 但使人感到好象是病人装出来似的, 如病人怪声怪气的与他人交谈等。多见于精神分裂症。

⒁ 怪异行为: 指病人的行为, 离奇古怪, 不可理解, 常做些挤眉弄眼、装怪样、做鬼脸动作等。多见于精神分裂症。

⒂ 持续动作: 当周围人向病人提出别的要求后, 病人仍要重复地做刚才所做的动作, 它经常和持续言语同时出现, 主要见于精神分裂症。

⒃ 强制性动作: 指病人做不符合病人自己意愿且又不受病人自己控制、支配而带有强制性性质的动作, 对此, 病人往往没有明显摆脱的愿望, 同时也不感到明显的痛苦, 多见于精神分裂症。

⒄ 强迫动作: 一种违背病人本人意愿, 反复出现的动作, 病人能意识到没有必要做, 努力摆脱, 但又无法摆脱。多见强迫症和精神分裂症, 也可见于抑郁。强迫症和抑郁症病人对强迫性动作, 有反强迫表现, 以及有强迫与反强迫之矛盾带来的焦虑不安, 心慌, 出汗等, 因此, 病人对此非常痛苦; 而精神分裂症病人对其强迫动作多无强迫表现, 往往顺其自然, 因此, 较少或没有痛苦体验, 并受社会文化的制约, 受个体人格特征的影响。

6.5.5.2.5. 自知力障碍

自知力障碍是精神疾病的主要症状, 是指患者对其自身精神状态的认识和批判能力的丧失。患者(包括神经症)通常能认识到自己的不适, 主动叙述自己的病情, 要求治疗, 医学上称之为自知力完整。自知力是精神科用来判断患者是否有精神障碍, 精神障碍的严重程度, 以及疗效的重要指征之一。精神病患者随着病情的进展, 逐步丧失了对精神病态的认识和批判能力, 否认自己有精神疾病, 甚至拒绝治疗, 对此, 医学上称之为自知力完全丧失或无自知力。经过治疗, 随着病情好转、显著好转或痊愈, 患者认识到自己疾病的症状是异常或是有病的, 并且对产生这些症状的因素有一定的认识, 患者的自知力也逐渐恢复。对于自知力的认定, 中外学者有着相同又不同的辨别标准, 自 1934 年精神病学家 Aubrey Lewis (奥布里·刘易斯) 对自知力描述和定义为 "对自身病态变化是一种正确态度", 以来, 1989 年英国学者 Anthony David (安东尼·大卫) 在前人的基础上, 提出了自知力的三维学说:

⑴ 能够认识疾病。

⑵ 对精神病进行适当分析和描述。

⑶ 对治疗的顺从性。中国学者沈渔邨主编的第 5 版《精神病学》中自知力定义: 患者对自身精神状态的认识能力, 即能否察觉或辨识自己有病和判断并指出自己既往和现在的表现与体验中哪些是属于病态。北医教授许又新认为自知力分为两种: 症状自知力和人格自知力。

⑴ 症状自知力指精神障碍自知力, 不只是简单的有无问题。

⑵ 人格自知力则是对自己人格的了解和评价 (自知之明), 是一种深入的 "自知力"。他认为认识到自己的症状属于病态, 是一种较浅的 "自知力"。患者往往有多个症状, 自知力也不尽相同, 故不能以线性量表刻画, 即使症状单一, 但症状具有多维性, 且结构复杂, 内容丰富的特点。DSM-5 提到, 自知力缺乏可以贯穿精神分裂症的整个病程, 存在神经病学缺陷和大脑损害, 即病觉缺失, 但自知力更多的是一个疾病症状, 而非应对策略。因而, 我们认为自知力主要包括:

⑴ 知道自己有精神病。

⑵ 认识到药物治疗的必要性。

⑶ 能够辨别精神症状与客观环境。

在精神科临床医学中, 自知力是精神科检查的重要组成部分, 自知力缺乏是精神病常见的精神病理现象。国内外研究一致发现精神分裂症最常见的症状是自知力缺乏, 正确地认识和理解自知力对精神疾病的正确诊断、治疗、疗效和预后评价有着极其重要的作用。当前学界对自知力的判断除了从临床症状学进行, 从神经心理学、神经生物学方面对自知力病理学基础进行客观判断的研究也在进行。结果支持精神分裂症的本质病理特征是自我异常的假说, 提示了可以采用其它认知心理学研究范式来研究自知力与自我的关系。研究自知力在起病形式上的差异表明:

⑴ 急性起病者自知力较好。

⑵ 慢性起病者自知力较差。

(3) 精神症状越严重，自知力越差。因而精神病的早发现、早治疗，有利于自知力的恢复。

6.5.5.2.6. 注意障碍

注意，即一段时间内，精神活动指向某一事物。注意分为两种：主动注意和被动注意。主动注意是自觉地、有预定目的的，使注意指向一定的对象，而且为了实现这一目的，在必要时还须做一定的努力；被动注意是没有自觉的目的和不加任何努力而不自主地、自然地注意。被动注意的对象常不十分清晰和明确，通常所谓的注意是指主动注意而言。注意障碍其实是非常常见的，比如，经常有家长抱怨"孩子注意力不集中，上课小动作特别多，他自己也知道，但孩子自己没办法改正"，这就是注意障碍的一种。注意障碍一共有六种：

(1) 注意增强：注意增强有两种，一种是注意指向外在的某些事物，如具有妄想观念的病人，常围绕着一个有系统的妄想 过分地注意看他所怀疑的人的一举一动，甚至某些微小细节都保持高度注意和警惕。另一种是指向病人本身的某些生理活动，如神经症患者的疑病观念，这些患者常过分地注意自身的健康状态或那些使他忧愁的病态思维内容，其他任何事件都不易转移他们的注意力。注意的增强，可加强或促进精神症状的发展。

(2) 注意减弱：表现为主动注意明显减弱，即注意力不集中，患者不能把注意集中于某一事物并保持相当长的时间，以致注意很容易分散，即使看了很长时间的书，结果仍不知所云，就像没读过一样，多见于神经衰弱和精神分裂症。

(3) 随境转移：表现为被动注意的兴奋性增强，但注意不持久，注意的对象不断转移。如处于兴奋状态的躁狂症患者，注意力易受周围环境中的新现象所吸引而转移，以致不断改变话题和活动内容，而这种注意力不能持久，外界的偶然变动又会将患者注意力吸引到另一方面去。急性躁狂时，患者言语的不连贯性，主要由于注意的对象不断转换，思维联想太快所致。

(4) 注意迟钝：患者的注意兴奋性的集中困难和缓慢，但是注意的稳定性障碍较小。患者对回答第一个问题完全正确，但对他接连不停地提出第二、第三个问题时，他的回答就显得缓慢。主要是由于注意的兴奋性缓慢和联想过程的缓慢，多见于抑郁症。

(5) 注意狭窄：患者的注意范围显著缩小，主动注意减弱。当患者集中于某一事物时，而其他一般易于唤起注意的事物并不引起患者的注意，多见于朦胧状态和痴呆。

(6) 注意固定：患者的注意稳定性特别增强。见于健康人和精神病人，如某些发明家和思想家，固定注意一定的观念，牢固的观念控制了他们整个的意识，特别是这种思考与相当强烈的情绪反应有联系时。抑郁症以及具有顽固妄想观念的患者，将注意总是固定于这些妄想观念上。有强迫观念的患者，也存在这种状态，患者觉察到这种注意的集中与固定性而无法转移，故又称之为强制性注意。注意障碍常由意识障碍伴随而来，任何部位的大脑病变，尤其是广泛的病变，都对注意造成损害。觉醒程度减低，嗜睡状态或觉醒程度过高，处于紧张焦虑状态，均影响注意力的持续集中。精神分裂症和儿童轻微功能障碍综合征也有注意缺陷。

产生注意障碍的病症有以下几种：

A. 功能性精神病：

①、精神分裂症：起病于青春期，表现为知、情、意三者不协调，意识清楚由于受幻觉妄想的支配，注意力受损，精神活动显得迟钝，对外界的环境注意力很差，但却集中心思于自己的内心世界，因而显得很不机灵。

②、抑郁症：受情绪低落的影响，注意力减退，对周围事物的兴趣缺失，精力减退，社会性退缩。

③、躁狂症：受情绪高的影响，被动注意功能亢进，自感精力旺盛，对各种活动都感兴趣，这件事没做完又被其他事情吸引过去，随境转移，给人一种活动增多的印象。

④、焦虑症：注意无法集中，常诉说记忆力减退，实际上是注意力无法集中而造成的识记困难。对声光敏感，伴有易激惹，常有植物神经功能紊乱。

⑤、疑病症：注意力过多集中在自身健康状况上，主要表现为对健康的过分关注，对身体任何细微的变化都特别注意，尤其是有关他们所怀疑的身体部位的功能，他们千方百计要求进行各种检查，以证实他们的信念。中年期缓慢起病，常年受疑病性烦恼，疑病性不适和疑病观念所累。

⑥、抑郁性神经症：注意力不能集中，记忆减退，持久的情绪低落，睡眠障碍和躯体不适为主。常见症状

为疲乏、无力、思考困难，工作效率下降，入睡困难等。

⑦、神经衰弱：注意力不能集中。记忆困难，精神疲乏、脑力迟钝，工作或学习不能持久，效率减低等。

⑧、反应性朦胧状态：注意力难以集中，答非所问。意识水平降低，范围狭窄，定向力不全，表情紧张恐惧，可有冲动，伴有生动的心困性幻觉或梦样体验，事后不能回忆。

⑨、麻痹性痴呆：注意力不能集中。记忆减退，头痛、头晕、易疲劳，工作能力减退，性格改变，继续发展可出现痴呆症状。

⑩、脑炎：表现注意力涣散，定向不良，记忆障碍。发于脑部的病毒感染，起病急，呈突然发生的高热，抽搐头痛，呕吐，迅速出现意识障碍及局灶性神经症状，呆滞少语，理解困难，精神萎靡，倦睡，大小便失禁等。

⑪、儿童多动症：注意不能集中。多动，小动作多，干扰别人，可有冲动行为，学习成绩不良，在课堂上不能安静听课，智力正常。

⑫、婴儿孤独症：发病于儿童期（3岁以内），表现为注意力的随境转移，多动及一些奇怪地动作，内向性孤独，言语障碍，强迫性的要求保持同样的状态等。患儿有时可无缘无故的突然发怒或表现恐惧。

⑬ 脑震荡后综合征：脑震荡是头外伤引起的急性脑功能障碍。患者注意力不集中，头痛、头昏、眩晕、恶心、情绪不稳定，易疲劳，失眠、多梦，对声音及光线刺激过度敏感等。

⑭ 脑肿瘤所致的注意力减退精神症状：脑肿瘤产生的精神症状常与其生长所在的部位有关，约37%的脑肿瘤病人可产生注意力减弱，意识模糊，记忆力下降，对周围环境反应迟钝，淡漠和部分定向力障碍症状。

B. 注意力缺失过动症：注意力缺失过动症，源于遗传、环境和精神病理上的改变。大部分注意力缺失过动症患者是由于小脑发育不良、小脑机能低下造成的，小脑没有适当地发挥功能，功能性扫描发现患者的小脑活跃度很低。研究发现使用利他林可以增进小脑活跃度，从而改善注意力缺失多动症症状。多动症是儿童期最为常见的一种心理行为障碍，我国约有2000万的多动症患儿，给家庭和社会带来沉重的负担。多动症呈慢性过程，症状持续多年，甚至终身存在。约70%的患儿症状会持续到青春期，30%的患儿症状会持续终身。更甚的是，因为孩童时期的忽略，会导致成人无论在工作表现、日常生活或人际关系的互动上产生困扰，以至于陷入注意力不能集中、自信心不足、挫折、沮丧、不明的脾气暴躁，甚至产生忧郁症。另外，继发或共患破坏性行为障碍及情绪障碍的危险性也提高，成年期物质依赖、反社会人格障碍和违法犯罪的风险也可能增加。

C. 以注意障碍为特征的行为表现有：

①、常常无法注意细节，在功课上、工作上或是其它活动中会粗心犯错。

②、做事或活动很难维持专注力。

③、别人跟他说话时，经常表现出没有在听的样子。

④、常常很难依照指示完成事情，无法完成功课、家务或工作（不是因为相反的行为或是无法了解指示）。

⑤、经常对组织性的工作或规划活动感到困难。

⑥、经常逃避或厌恶需要花费心思的活动或工作。

⑦、常常忘东忘西（如书本或工作需要的东西）。

⑧、很容易被干扰。

⑨、常常忘记每天规律要做的事情。

D. 以注意障碍为特征的"过动"行为有：

①、坐着时经常觉得会局促不安，玩手或玩脚，或是不断扭动身体。

②、在需要坐着的状况下常常会站起来，或课堂中离开椅子。

③、在不适当的场合下，会到处乱跑或过度活跃（若是青少年或成人，则是觉得坐立不安）。

④、很难安静地玩乐或工作。

⑤、总是静不下来，永远都在进行一些事，或是动个不停。

⑥、极度爱讲话。

E. 以注意障碍为特征的"冲动"行为有：

　①、别人问题未问完，就急着说出答案。

　②、需要等候的时候无法等待轮到他。

　③、常常在不适当的状况下打断事情的进行。

6.5.5.2.7. 记忆障碍

记忆障碍指个人处于一种不能记住或回忆信息或技能的状态。有可能是由于病理生理性的或情境性的原因引起的永久性或暂时性的记忆障碍。记忆包括识记、保持、再现，与神经心理功能有密切关系。根据神经生理和生化研究将记忆分为瞬时记忆（分、秒之内）短时记忆（几天）和长时记忆（月、年）。记忆和遗忘是伴随的，遗忘有时间规律和选择性。新近识记的材料遗忘最快，逐渐发展到远事遗忘，曾经引起高度注意的事情较难忘记。对于记忆障碍的诊断，可以采用记忆检查的方法检测，如韦氏记忆量表等，需由专业人员进行。

记忆障碍的诊断：

⑴ 自诉或被观察到有健忘的现象。

⑵ 无法辨认某种表现是否曾经见过。

⑶ 没有能力学习和获取新的知识和技术。

⑷ 无法运用以前已经学会的技术。

⑸ 不能回忆起某些事实。

⑹ 无法回忆起过去或最近发生的比较重要的事件。记忆障碍是个较笼统的说法，通常要进一步明确其发生的原因，如阿尔茨海默病、应激障碍、脑外伤，酒精所致精神障碍等。步入老年后，人的大脑功能随年龄增长会逐渐退化，记忆功能也随之有一定程度减退。因此，考虑记忆障碍的诊断时需要与正常老化引起的记忆减退相鉴别。

常见的记忆障碍有：

⑴ 记忆增强：病人对病前不能够回忆的事都能回忆起来，如病人能够回忆起多年前的一次与普通朋友见面时说的什么话、面部有什么表情、穿的什么衣服、衣袖上有什么绣花等等细节，记忆犹新，多见于精神分裂症等。

⑵ 记忆减退：指患者对既往经历的重大事件难以回忆，或者表现为一切新印象转瞬即逝。严重时不但回忆减退，新刺激的识记、保持、再认功能都减退。记忆过程全面的功能减退最常见于脑器质性精神障碍如痴呆患者也可见于正常老年人。

⑶ 遗忘：指患者对某一段经历或重大事件的记忆缺失，主要表现为回忆的障碍。有以下几种不同表现：

　A. 顺行性遗忘：即回忆不出在疾病发生以后一段时间内所经历的事件，遗忘的时间和疾病同时开始。

　B. 逆行性遗忘：即回忆不出疾病发生之前某一阶段的事件。

　C. 进行性遗忘：指记忆的丧失随着病情的发展而逐渐发展。

　D. 心因性遗忘：由沉重的创伤性情感体验引起，遗忘的内容与某些痛苦体验有关。

　E. 错构：指对过去经历过的事情，在发生的时间、地点和情节上出现错误的回忆，并深信不疑，见于精神分裂症等。

　F. 虚构：指患者在回忆中将过去从未经历过的事情当做亲身经历加以描述，以虚构的事实来填补已遗忘的那一段记忆空白，见于精神分裂症等。

　G. 似曾相识症：指对新感知的事物有似曾感知过的体验，见于精神分裂症、老年性痴呆、器质性精神障碍等。

　H. 潜隐记忆：又称歪曲记忆。患者将别人的经历或者自己曾经的所见所闻回忆成自己的亲身经历或者将本人的真实经历回忆成自己所见所闻的别人经历，见于精神分裂症。

6.5.5.2.8. 智能障碍

智能障碍，又称精神发育迟滞。精神发育迟滞是一组以智能低下和社会适应困难为显著临床特征的精神障碍，多在中枢神经系统发育成熟 18 岁以前起病。

精神发育迟滞的病因主要有：

⑴ 遗传因素：目前已经明确的病因有基因异常、染色体异常、先天颅脑畸形。

(2) 围产期有害因素：如母孕期感染、药物、毒物、妊娠期疾病、难产、新生儿疾病等。

(3) 出生后不良因素：大脑发育成熟之前影响大脑发育的疾病及早期文化教育缺失均可能导致精神发育迟滞。临床表现：根据不同程度的智力低下和社会适应困难，精神发育迟滞分为以下四个等级：

A. 轻度：智商在 50～69 之间，成年后可达到 9～12 岁的心理年龄。幼儿期即可表现出智能发育迟缓，小学以后表现为学习困难，能进行日常的语言交流，但是对语言的理解和使用能力差。通过职业训练能从事简单非技术性工作，有谋生和家务劳动能力。

B. 中度：智商在 35～49 之间，成年以后可达到 6～9 岁的心理年龄。从幼年开始，患者智力和运动发育都较正常儿童明显迟缓，不能适应普通小学的就读。能够完成简单劳动，但效率低、质量差。通过相应的指导和帮助，可学会自理简单生活。

C. 重度：智商在 20～34 之间，成年以后可达到 3～6 岁的心理年龄。患者出生后即表现出明显的发育延迟，经过训练只能学会简单语句，但不能进行有效语言交流，不能学习，不会计数，不会劳动，生活常需他人照料，无社会行为的能力。可伴随运动功能损害或脑部损害。

D. 极重度：智力在 20 以下，成年以后可达到 3 岁以下的心理年龄。完全没有语言能力，不会躲避危险，不认识亲人及周围环境，以原始性的情绪表达需求，生活不能自理，尿便失禁。常合并严重脑部损害、躯体畸形。

精神发育迟滞的检查：

①、体格检查：体重、头围、皮肤掌指纹等生长发育指标。

②、实验室检查：血常规、血生化、甲状腺激素等常规化验，脑电图、脑地形图、内分泌及代谢检查，染色体分析、脆性位点检查等辅助检查，了解有无躯体疾病及脑部器质性病变。

③、心理发育评估：韦氏智力检验，社会适应行为评估，临床发育评估。汪卫东忆溯性人格发展量表，明尼苏达多项人格量表和艾森克人格问卷，症状自评量表等。抑郁自评量表以及汉密尔顿抑郁量表等。若儿童 18 岁以前有智力低下和社会适应困难的临床表现，智力测验结果智商 70，则可诊断为精神发育迟滞。再根据智能发育水平及智商确定严重程度。

6.5.5.2.9. 意识障碍与自我意识障碍

意识障碍：系指人们对自身和环境的感知发生障碍，或人们赖以感知环境的精神活动发生障碍的一种状态，是多种原因引起的一种严重的脑功能紊乱。意识是指人们对自身和周围环境的感知状态，可通过言语及行动来表达。意识的内容包括"觉醒状态"、"意识内容与行为"。觉醒状态有赖于脑干网状结构上行激活系统的完整，意识内容与行为有赖于大脑皮质的高级神经活动的完整。当脑干网状结构上行激活系统抑制或两侧大脑皮质广泛性损害时，使觉醒状态减弱，意识内容减少或改变，即可造成意识障碍。颅内病变可直接或间接损害大脑皮质及网状结构上行激活系统，如大脑广泛急性炎症、幕上占位性病变造成钩回疝压迫脑干和脑干出血等，均可造成严重意识障碍。颅外疾病主要通过影响神经递质和脑的能量代谢而影响意识。例如：颅外病变所引起的缺血缺氧，可致脑水肿、脑疝形成，或使兴奋性神经介质去甲肾上腺素合成减少或停止，均可间接影响脑干网状结构上行激活系统或大脑皮质；肝脏疾病时的肝功能不全，代谢过程中的苯乙胺等不能完全被解毒，形成假介质（去甲新福林、苯乙醇胺），取代了去甲肾上腺素（竞争性抑制），从而发生肝昏迷；各种酸中毒情况下，突触后膜敏感性极度降低，亦可致不同程度的意识障碍；低血糖时由于脑部能量供应降低及干扰了能量代谢，可致低血糖性昏迷等。

引起意识障碍的疾病有：

颅内疾病：

(1) 局限性病变：

A. 脑血管病：脑出血、脑梗塞、暂时性脑缺血发作等。

B. 颅内占位性病变：原发性或转移性颅内肿瘤、脑脓肿、脑肉芽肿、脑寄生虫囊肿等。

C. 颅脑外伤：脑挫裂伤、颅内血肿等。

(2) 脑弥漫性病变：

A. 颅内感染性疾病：各种脑炎、脑膜炎、蛛网膜炎、室管膜炎、颅内静脉窦感染等。

B. 弥漫性颅脑损伤。

C. 蛛网膜下腔出血。

D. 脑水肿。

E. 脑变性及脱髓鞘性病变。

(3) 癫痫发作：

颅外疾病（全身性疾病）：

A. 急性感染性疾病、各种败血症、感染中毒性脑病等。

B. 内分泌与代谢性疾病（内源性中毒）如肝性脑病、肾性脑病、肺性脑病、糖尿病性昏迷、粘液水肿性昏迷、垂体危象、甲状腺危象、肾上腺皮质功能减退性昏迷、乳酸酸中毒等。

C. 外源性中毒：包括工业毒物、药物、农药、植物或动物类中毒等。

D. 缺乏正常代谢物质：

①、缺氧(脑血流正常)：血氧分压正常而含氧量降低者有一氧化碳中毒、严重贫血及变性血红蛋白血症等，血氧分压及含氧量降低者有肺部疾病、窒息及高山病等。

②、缺血：(脑血流量降低) 见于心输出量减少的各种心律失常、心力衰竭、心脏停搏、心肌梗死，脑血管阻力增加的高血压脑病、高粘血症，血压降低各种休克等。

③、低血糖：如糖尿病、胰岛素注射过量及饥饿、胰岛素瘤、严重肝脏疾病、胃切除术后等。

E. 水、电解质平衡紊乱：如高渗性昏迷、低渗性昏迷、酸中毒、碱中毒、高钠血症、低钠血症、低钾血症等。

F. 物理性损害：如日射病、热射病、电击伤、溺水等。

意识障碍的诊断：

(1) 确定是否有意识障碍：通过详询病史及临床检查，意识障碍的判断多无困难。但在诊断中应注意与一些特殊的精神、意识状态相鉴别。

A. 木僵：见于精神分裂症的紧张性木僵、严重抑郁症的抑郁性木僵、反应性精神障碍的反应性木僵等。表现为不言不动，甚至不吃不喝，面部表情固定，大小便潴留，对外界刺激缺乏反应，可伴有蜡样曲屈、违拗症，或言语刺激触及其痛处时可有流泪、心率增快等情感反应，缓解后多能清楚回忆发病过程。

B. 癔病发作：有时易误为意识障碍，但起病多有精神因素，病人发病时仍有情感反应（如眼角噙泪）及主动抗拒动作（如扒开其上眼睑时眼球有回避动作或双睑闭得更紧），四肢肌张力多变或挣扎、乱动。神经系统无阳性体征。心理治疗可获迅速恢复。

C. 闭锁综合征：是由于桥脑腹侧病变，损及皮质延髓束和皮质脊髓束所致。表现为除眼睑及眼球垂直运动外，头面及四肢运动功能丧失，不能说话，貌似意识障碍。但实际意识清楚，可以通过残存的眼睑及眼球运动回答"是"与"否"。见于桥脑肿瘤，血管病及脱髓鞘疾病等。

D. 发作性睡病：是一种不可抗拒的病理性睡眠。常在正常人不易入睡的场合下，如行走、骑车、工作、进食等情况下入睡，持续数分至数时，可被唤醒，多伴有睡眠瘫痪、入睡幻觉及猝倒发作。

(2) 确定意识障碍的程度或类型：意识障碍程度的分类各家未完全统一，常用的方法有：临床分类法，主要是给予言语和各种刺激，观察患者反应情况加以判断。如呼其姓名、推摇其肩臂、压迫眶上切迹、针刺皮肤、与之对话和嘱其执行有目的的动作等。按其深浅程度或特殊表现分为：

A. 嗜睡：是程度最浅的一种意识障碍，患者经常处于睡眠状态，给予较轻微的刺激即可被唤醒，醒后意识活动接近正常，但对周围环境的鉴别能力较差，反应迟钝，刺激停止又复入睡。

B. 昏睡：较嗜睡更深的意识障碍，表现为意识范围明显缩小，精神活动极迟钝，对较强刺激有反应。不易唤醒，醒时睁眼，但缺乏表情，对反复问话仅作简单回答，回答时含混不清，常答非所问，各种反射活动存在。

C. 昏迷：意识活动丧失，对外界各种刺激或自身内部的需要不能感知。可有无意识的活动，任何刺激均不能被唤醒。按刺激反应及反射活动等可分三度：

①、浅昏迷：随意活动消失，对疼痛刺激有反应，各种生理反射（吞咽、咳嗽、角膜反射、瞳孔对光反应等）存在，体温、脉搏、呼吸多无明显改变，可伴谵妄或躁动。

②、深昏迷：随意活动完全消失，对各种刺激皆无反应，各种生理反射消失，可有呼吸不规则、血压下降、

大小便失禁、全身肌肉松弛、去大脑强直等。

③、**极度昏迷**：又称脑死亡。病人处于濒死状态，无自主呼吸，各种反射消失，脑电图呈病理性电静息，脑功能丧失持续在 24 小时以上，排除了药物因素的影响。

D. **去大脑皮质状态**：为一种特殊类型的意识障碍。它与昏迷不同，是大脑皮质受到严重的广泛损害，功能丧失，而大脑皮质下及脑干功能仍然保存在一种特殊状态。有觉醒和睡眠周期，觉醒时睁开眼睛，各种生理反射如瞳孔对光反射、角膜反射、吞咽反射、咳嗽反射存在，喂之能吃，貌似清醒，但缺乏意识活动，故有"睁目昏迷"、"醒状昏迷"之称。患者常可较长期存活，常见于各种脑出血、急性缺氧、缺血性脑病、癫痫大发作持续状态、各种脑炎、严重颅脑外伤后等。

E. **谵妄**：系一种特殊类型意识障碍，在意识模糊的同时，伴有明显的精神运动兴奋，如躁动不安、喃喃自语、抗拒喊叫等。有丰富的视幻觉和错觉，夜间较重，多持续数日。见于感染中毒性脑病、颅脑外伤等。事后可部分回忆而有如梦境，或完全不能回忆。还有一些量表评估法，这类方法主要依据对睁眼、言语刺激的回答及命令动作的情况对意识障碍的程度进行评估，有 Glasgow（格拉斯哥）昏迷量表、日本太田的三类三级九度意识障碍评估法等（附表 1 Glasgow 昏迷量表：检查项目：

　　a. 反应：睁眼，自动睁眼，闻声睁眼，针刺后睁眼，针刺无反应。

　　b. 回答：切题，不切题，答非所问，难辨之声，毫无反应。

　　c. 动作：遵嘱动作，针刺时有推开动作，针刺时有躲避反应，针刺时有肢体屈曲，针刺时有肢体伸直，针刺时毫无反应。

(3) 确定意识障碍的病因：意识障碍的病因繁多，诊断有时比较困难，但只要注意详询病史及仔细检查多可获得正确诊断。通常具有神经系统定位体征或（和）脑膜刺激征者多为颅内疾病引起，反之则多为颅外全身性疾病引起。

(4) 意识障碍的诊断程序：

A. 迅速准确询问病史：包括起病方式、首发症状、伴随症状、发生环境及既往病史等。

B. 全面而有重点的查体：因病因繁多故需全面检查，因时间紧迫，故需有重点进行。

①、掌握生命体征，以便尽速确定抢救措施。

②、重点检查神经体征和脑膜刺激征，以便迅速按病因诊断进行分类，缩小检索范围。应根据提供的线索确定查体的重点。注意体温、呼吸、脉搏、血压、瞳孔、巩膜、面容、唇色、口腔及耳部情况、呼气的气味等。

③、必要的实验室检查：如血象、静脉血、尿液、肛指、胃内容、胸透、心电图、超声波、脑脊液、颅部摄片、CT 及 MRI 等检查，确定严重程度。自我意识障碍，是许多精神障碍患者的常见症状。自我意识障碍也称人格意识障碍，是对自己心理活动和躯体的独立存在、能动性、统一性和同一性的意识障碍。正常人能意识到自己的存在（存在意识），意识到自己的精神活动受自己支配和控制（能动性意识），在不同时间和情境中自己是同一个人（同一性意识），在一个时间内自己是一个整体的人（统一性意识），而且意识到自己独立于别人和外界一切事物之外（界限意识）。自我存在意识障碍时，病人意识不到自己的存在，体验到"不是真正的自己在行动"，这称为人格解体，多见于抑郁症、神经症或精神分裂症。自我能动意识障碍时，病人感到自己的思想、感情和行为不受自己支配而受外力干扰，这称为影响体验，多见于精神分裂症。自我同一性意识障碍（身份障碍）时，病人在不同时间内表现为两个人（或几个人），前者和后者说话的口气、表情和行动都不一样，这称为交替人格，多见于癔病，也见于精神分裂症。有的病人体验到有神、鬼或死去的人附在他身上，借他的口讲话，借他的身体行动，过后又恢复他本人的面目，这称为附体体验，也属于同一性自我意识障碍，多见于癔病。自我统一性意识障碍时，病人体验到在自己里面还有另一个人或分成了几个人，这称为双重人格或多重人格。例如病人说他左半身是原来的自己，右半身是死去的某人，多见于精神分裂症。界限意识障碍时，病人体验到自己和别人的界限消失，自己的思想别人都已知道，或感到自己的思想是别人强加给的等等。界限意识障碍从推理角度分析也属于思维障碍，主要见于精神分裂症。自我意识障碍的病因病理病机：自我意识完全丧失主要是由于各种疾病所致的昏睡状态、昏迷状态或精神错乱状态。但特殊形式的几种自我意识障

碍见于各种功能性精神病，如精神分裂症、情感性精神病、轻度脑器质性精神病等。

自我意识障碍的临床表现：

  a. 双重人格：是指同一个人在不同的时间内产生两种完全不同的内心体验，表现出两种不同的性格，也就是两种不同的人格在同一个人身上先后交替出现。当一种人格占优势时，另一种人格特点就完全被排除在他的意识之外。当同一个人先后现出两种以上的人格特点时则称为多种人格。均见于癔症病人。

  b. 人格转换：病人否认自己是原来的自身，而自称是另外一个人或动物，但不一定有相应行为和语言的转变。多见于癔症或精神分裂症。

  c. 人格解体：病人丧失了对自身行为的现实体验，觉得自己正在发生改变，已不是原来的自己。病人觉得自己是空虚的，不属于自己的，是不真实的或自己已不复存在。或觉得自己是受异已的力量操纵的或成为自动的机体。人格解体多和虚无妄想有联系。可见于神经症，抑郁症或精神分裂症。

  d. 现实解体：病人觉得周围环境的一切都变得暗淡、模糊不清，视物好像隔了一层纱帐或隔了一堵墙，变得陌生了，疏远了，一切失去了生机，有不真实的感觉。亲人之间的感情亦变得冷漠了，缺乏感情上的联系和关心，家庭环境和工作场所好像都已变样，病人有身外梦境的体验。常见于抑郁症及精神分裂症等。

  e. 被泄露感：病人感受到自己的思想、情感已被泄露于世以致弄得满城风雨，人人皆知。见于精神分裂症。

  f. 被支配感：病人感受到自己的思想、行动正在受到别人或外力的支配和控制，而自己不能主宰。见于精神分裂症。

  g. 自知力缺乏：自知力也称内省力。是指病人对自身主观状态或精神状态的认识能力。也是能否正确分析判断并指出既往与现在的自身状态和内心体验有何异同、自身有无精神疾病的能力。见于精神分裂症。

自我意识障碍的鉴别诊断：

(1) 精神分裂症：精神分裂症是精神病里最严重的一种，是以基本个性，思维、情感、行为的分裂，精神活动与环境的不协调为主要特征的一类最常见的精神病。精神分裂症病人除在疾病的严重阶段自知力缺失外，常伴有各种形式的自我意识障碍：

 A. 内心被揭露感：又称被洞悉感。病人坚信他所想的任何事情虽未说出，但已被人所洞悉，尽管病人不知道是通过什么渠道或方式被人所知的，但病人确信已尽人皆知，甚至弄的满城风雨，人人都在议论他或嘲笑他。

 B. 被支配感：病人坚信自己的思维、情感、意志和行为等精神活动受到外力的干扰、支配、控制和操纵而自己不能主宰，甚至连其内脏活动、睡眠也受到外力的控制和操纵。因而常产生如麻、热、痛等各种不适的感觉，病人对这种种体验和感受往往认为是由于受到无线电、激光、红外线、电子计算机等的影响所致，故亦称物理影响妄想。

 C. 人格解体：病人体验到自身正在逐渐发生变化，身体的某一部分已脱离了躯干或整个身体已不存的。

 D. 人格分离：有的分裂症病人觉得自己已分成了两半，而这两部分正在脑子里对话。

 E. 有的病人不回答自己的姓名，而以第三人称"他"来称呼自己等。精神分裂症的特点是：

  ①、起病原因未明，既往有诱因存在，亦不能用诱因解释其全部精神症状和病程发展经过。

  ②、多起病于青壮年。

  ③、临床症状主要表现为联想障碍、原发性妄想，情感淡漠或情感倒错以及评论性或争论性幻听等，同时表现思维、情感、行为等精神活动的不协调。

  ④、严重程度上，影响病人的工作、生活、学习和社会交往能力，自知力丧失。

  ⑤、精神障碍至少持续三个月。

(2) 抑郁症：

 A. 抑郁症病人常伴有人格解体，感到自己正在发生变化，已不是原来的自己，丧失了对自身行为和情感的现实体验，严重者则认为自己已不复存在或已经死去。

B. 现实解体，抑郁症病人，特别是急性抑郁症病人常伴有现实解体，病人常诉说周围事物是不真实的，暗淡的或模糊不清的，好像隔了一层东西。有的病人感到周围环境是不自然的，象是虚无渺茫的。有的病人情感正在发生变化，好像自己的情感没有了等。重者则认为周围世界已经不存在了。

C. 病情严重时表现自知力丧失，体验不到自身精神疾病的存在，亦无治疗要求。

抑郁症的特点是：①、本病首次发病多见于 16～30 岁，15 岁以下，50 岁以上发病者较少。②、病程往往有反复发作史，发作间歇期精神状态正常。③、既往可能有躁狂发作史。④、精神症状主要表现为情绪低落，兴趣索然或无愉快感；思维迟缓、联想困难、思路迟钝、主动语言较少；精神运动性抑制表现生活被动，工作、学习及生活丧失主动性；重则在情绪低落背景上出现自杀企图或自杀行为。抗抑郁剂或电休克治疗可取得较好效果。

(3) 癔症：癔症发作时可出现双重人格，这是一类特别形式的自我意识障碍，表现同一病人在不同的时间内体验两种不同的内心活动，过着两种不同的生活。病人一会儿以自己的身份、语言、思想、情感和行为出现，而一会儿又以另外一个人的身份、语言、语调、情感和行为出现，先后表现出截然不同的两种人格。如果病人先后表现出两种以上的人格，则称为多重人格。有附体病症状的病人，突然变成了另外一个人，往往以已故的亲友或邻居的"灵魂"的身份、思想、情感和语气说话，其内容多系病人以前听说或见过的上述已故有关人员的事情。

癔病的特点为：

A. 病人性格特点有情感反应强烈而不稳定，具有高度的暗示和自我暗示性，具有自我中心和幻想性。

B. 首次发作多由精神因素而致的强烈情感体验。

C. 症状具有多样性，不论是情感爆发还是其他形式的精神发作，均带有强烈鲜明的情感色彩。

D. 精神症状可因暗示产生，亦可因暗示而消失。

E. 查无阳性体征。

(4) 人格解体神经症：本症是一种轻型的精神障碍，是病人主观体验的某种改变，可有各种不同的表现形式：

A. 现实解体：病人感到周围世界已经改变，体验到外界是不真实的，好像是两个主体的舞台，甚至象图片一样；也可以变得象一个平面，而颜色已正在改变；外界的事物可以变得很大，或很小，很远或很近，变得模糊不清。外界事物好像没有立体感或没有生机，总之，体验到外界事物似乎是陌生的、不熟悉的，或者象朦上了一层云雾或纱帐。

B. 人格解体：病人对躯体的体验，总觉得自己是不真实的，似乎自己已不存在，或者觉得自己的躯体或部分已经变得很大或很小，或觉得自己的躯体已被分开，是悬空的或空虚的，失去了正常的真实感或实质感，自觉身体已经麻木或体会不到何感觉。

C. 情感解体：病人表现缺乏情感体验的能力，体会不到什么是爱，什么是恨，亦不知什么是忧愁和烦恼，体会不到喜悦和欢乐。自感对自己的父母，子女或爱人也无往日的热爱和眷顾，因此，病人感到非常伤心和痛苦。人格解体神经症的特点为：①、以人格解体为主要临床表现。②、病程呈持续性，至少为一年以上。③、自知力存在，病人常感到痛苦和不安，有治疗要求，常求助于医生。

(5) 偏执性精神病：偏执型精神病的主要症状是具有系统牢固的偏执性妄想，如被害妄想，影响妄想、夸大妄想，嫉妒妄想等，病人对其妄想坚信不移。缺乏自知力，即使通过药物治疗也不能逆转这种病理性信念，因此预后较差。该病的特点是：

A. 以系统牢固的妄想为主要临床表现。

B. 无或罕有幻觉。

C. 发病年龄较晚，大多见于 30 岁以上的中年人。

D. 病前有特殊的性格缺陷，如主观、固执、敏感多疑、自尊心强、自我评价过高、富于幻想性等。

E. 病程冗长，久治难愈，常终生罹病。

6.5.6.症状群的归纳

中医精神医学重症精神疾患的症状群分为三类：阴性症状群、阳性症状群、亦阴亦阳性症状群。西医精神医学重症精神疾病的症状群分为三类：阴性症状群、阳性症状群、认知障碍症状群。中医神志病的重症癫狂病的症状群分为三类：即狂症症状群、癫症症状群、癫狂合并症症状群。

精神症状复杂而多变，从宏观意义上讲：人的精神活动有多复杂，精神症状就有多复杂。精神症状是在人进行精神活动时、由于各种因素导致出现的精神偏差，探究精神症状就是在探讨人的精神活动的全过程。严格地讲，每个人都会出现一过性的精神偏差（症状），如果本人意识到了自己已经出现了精神偏差，并有意识的纠正使其回归正常精神活动，这个人就没有精神障碍；如果出现了精神偏差，而自己却意识不到，经医师指出仍然意识不到（自知力缺如），而这种精神偏差已经持续了一段时间（三个月左右），此人就是患上了精神疾病。各类精神疾病的精神症状是有其一定规律的，持续不断地出现同类型的精神症状，就构成了症状群。症状群越典型，就越接近所患疾病的性质。探讨精神症状的症状群，是为了更好的应用于临床。时至今日，世界医学界还没有找到精神分裂症、抑郁症等重性精神疾病的病因（脑图谱连接技术问世能解开一些而不是全部）。要解开这一谜团，需从中医天人合一层次进行探讨，并从中医智慧中寻找出路。此章专门讨论中医精神医学的重型精神障碍的症状群标准问题，以期能从临床疗效角度，为解开重性精神疾病的病因探寻。

6.5.6.1. 中医精神医学重性精神疾患症状群

6.5.6.1.1. 阴性症状群特征

(1) 脉象：脉虚弱沉细微小，寸脉虚细小而紧或小滑、关脉虚细小而弦小涩、尺脉虚弱沉细小紧。

(2) 舌象：舌体瘦小、或淡嫩胖、舌两侧有齿痕，舌质淡白、青紫，舌苔薄白、少苔、白细腻。

(3) 躯体和精神症状：面色㿠白、语音低微、蜷卧少动，心神不定、善惊易恐、恍惚不安，思维贫乏、思维破裂、妄闻妄见、神识迷蒙、喃喃自语、不知秽洁、蓬头垢面、独居一隅，出现情感淡漠、行为退缩、意志减退等一派阴阳两虚、脏腑功能减退、孤独退缩之象。

6.5.6.1.2. 阳性症状群特征

(1) 脉象：弦滑数洪大，寸脉滑数、关脉弦滑数、尺脉沉实弦滑数。

(2) 舌象：舌体胖大甚至盈舌，舌质红、紫、绛或青、舌尖两侧红赤，舌苔黄厚、黄腻、黄燥或芒刺。

(3) 躯体和精神症状：面红目赤、壮热烦渴、登高而歌、弃衣而走、力大倍常、逾垣上屋、狂言乱语、哭笑无常、神识昏蒙、狂呼骂詈，或胸肋胀痛灼热、烦闷躁扰、妄言妄见、日夜不宁，食量倍常、腹满如鼓、胀痛拒按甚或循衣摸床，大便干结如羊矢几日十几日甚或几十日不大便、小便赤黄而少，咳吐顽痰如结石或亮明如晶而透彻。

6.5.6.1.3. 亦阴亦阳性症状群特征

(1) 脉象：时大时小、时浮时沉、时迟时数、时虚时实、时滑时涩、时洪时细、时紧时慢、时长时短、时伏时微。同时：浮紧脉、浮缓脉、浮数脉、浮滑脉，沉迟脉、沉弦脉、沉涩脉、沉缓脉、沉细数脉，弦紧脉、弦数脉、弦滑数脉、弦细脉，滑数脉、洪滑数脉等均会出现。还有：寸脉极细小弱涩、关脉极弦紧弱涩、尺脉极沉伏弱涩等内科杂症久病虚象之脉也会交叉出现。

(2) 舌象：舌体瘦小、荣枯、老嫩、痿软、歪斜、颤动、吐弄、强硬等均可出现，舌质淡白、淡红、红绛、青紫，舌下脉络偏淡、青紫、紫红、绛、紫黑色，或舌下细小脉络呈暗红色或紫色网状、或舌下络脉曲张如紫色珠子状大小不等的瘀血结节等均可出现，舌苔或薄厚、或润燥、或腻腐、或剥落、或真假、或偏全等苔质，或白、黄、灰黑等苔色，凡是内科虚实之症、新病久患诸舌苔均可出现。

(3) 躯体和精神症状：面色或晦暗、或黄白、或乍红乍白乍青、或头晕目眩、健忘失眠，或腰膝酸软、精神疲惫、肢软无力、蜷卧嗜睡，或情志抑郁、善怒多语、口苦食少、恶心干呕，或面色萎黄、独居离群，或心悸恍惚、多梦易醒、时吵闹不休、时静止不动，或不知秽洁、或目光呆滞、或无目的乱动、或突然昏仆、气闭不语，或行为冲动、语无伦次、怔忡恍惚、目不识人，或多疑猜忌、胆怯易惊、心烦不寐，或咳吐痰涎、或捡拾杂物，或闷闷不乐，或狂笑不止，或悲观厌世，或嘻言怒骂，或狂呼乱叫，或乍见鬼神，或肌肤甲错，或少腹硬满，或时哭时笑、时歌时舞，或殴人毁物、或捶胸蹈足，或头痛欲裂、心烦意乱、噩梦纷纭，或神志时清时昧，或喜忘头痛至夜发热，或寻衣摸床，或吐血衄血，或性欲亢进，或遗精早泄，或月经愆期、闭经带下，或行为怪异、日夜游走、言语杂乱、行止无定、罔知羞耻，或表情呆板、沉默少语、自语自笑、出言无序、举止失态，或如痴如愚、自语傻笑、捡食脏物，或情绪低沉、郁郁寡欢、优柔寡断、心中惶恐、如人所捕，焦虑不安，或反应迟钝、记忆力差、答非所问、词不达意，凡是不属于阴性症状群和阳性症状群特征的所有引起脑功能紊乱的症状，均可纳入亦阴亦阳性症候群的躯体精神症状群之中。

6.5.6.2. 西医精神医学重性精神疾患症状群

分为三类：即阴性症状群、阳性症状群、认知障碍症状群。

6.5.6.2.1. 阴性症状群

阴性症状是中枢神经系统损害造成正常功能降低或缺失，导致的精神病理学或神经病学上的缺陷症状。阴性症状有言语贫乏、注意缺陷、情感淡漠和社会性退缩。对阴性症状的性质和评定目前尚缺乏一致的认定。临床上的主要表现是：

(1) 思维贫乏：主要表现为言语减少，谈话内容空洞、应答反应时间延长等，给人的感觉是思维没有内容。

(2) 情感淡漠：情感淡漠表现为表情的变化减少或面部表情完全没有变化，自主活动减少，对外界可以引起各种情感变化的刺激反应减少或完全没反应，患者对于周围的人和自己漠不关心。

(3) 意志活动缺乏：即丧失动力和始动性，可表现在多方面，如患者不修边幅、不注意个人卫生、不能 坚持正常工作或学习；精力缺乏、社交活动减少甚至完全停止、和家人保持亲密的能力丧失；患者处于一种随遇而安的状态，对自己的现在和未来没有任何计划和打算。如果不去打扰，患者可长时间不动，也可能专注于无目的而重复的动作。患者从社会活动中退缩，其行为可以使人感到困惑，少数患者对自身状况忽视，以至于大小便失禁。

(4) 社交不良、注意缺损，内向性思维等：主要表现为孤僻、退缩等行为方面的问题，这些表现所体现的主要是患者所存在的情感平淡或淡漠以及意志的减退。

6.5.6.2.2. 阳性症状群

阳性症状群包括：

(1) 幻觉：以幻听多见，还可表现为幻视、幻嗅、幻味、幻触、内脏幻觉。患者声称看到、听到、闻到、尝到或感觉到一些东西，而实际上并不存在。精神分裂症患者经常声称"听到声音"，在家人或朋友注意到问题前很长一段时间，患者就可能已经"听到声音"。

(2) 妄想：患者产生错误信念，妄想的表现形式多样，临床上主要以被害妄想、关系妄想多见，还可以表现为物理影响妄想，嫉妒妄想等等。例如，患者可能会认为，收音机和电视里的人正在直接与自己对话。有时候，患者认定自己处于危险中，其他人企图伤害他们等等。

(3) 思维障碍：患者出现怪异或不合逻辑的思维方式。思维障碍有思维速度障碍、思维形式障碍、思维控制障碍、思维内容障碍。主要表现有思维散漫、思维破裂、模仿语言等等。出现思维障碍的患者可能很难整理自己的思路，有时候，患者会在思考过程中停止说话，或者说无意义的话等等。思维障碍患者的言语不连贯、不切题，言语的推理结论明显不合逻辑，在上句与下句之间没有逻辑关系。可能是错误的归纳推理，也可以是按照错误前提所获得的结论，但并非妄想。

(4) 运动行为障碍：病人的行为很不寻常、怪异或带幻想性。例如病人在糖罐里小便，将自己的身体左右两半涂上不同颜色。有的病人出现怪异行为、紧张性兴奋与紧张性木僵交替出现的行为的紊乱，患者可能会一遍又一遍反复做出某些动作，而在相反的极端情况下，患者可能会暂时停止动作或说话，这种情况被称为"紧张症"。有的病人衣着奇特或以其它稀奇古怪的方式来改变其外观，例如他可能将头发都剃光，或将身体涂成不同颜色。有的病人行为方式具有攻击性和激越性，常常难以预料，他可能不合时宜地同朋友或家人进行争论，或在街上同陌生人攀谈，并忿怒地斥责他们，有时病人可能以暴力伤害或折磨动物或企图伤人或杀人等等。

6.5.6.2.3. 认知功能障碍症状群

认知是机体认识和获取知识的智能加工过程，涉及学习、记忆、语言、思维、精神、情感等一系列随意、心理和社会行为。认知障碍指与上述学习记忆以及思维判断有关的大脑高级智能加工过程出现异常，从而引起学习、记忆障碍，同时伴有失语或失用或失认或失行等改变的病理过程。认知的基础是大脑皮层的正常功能，任何引起大脑皮层功能和结构异常的因素均可导致认知障碍。由于大脑的功能复杂，且认知障碍的不同类型互相关联，即某一方面的认知问题可以引起另一方面或多个方面的认知异常（例如，一个病人若有注意力和记忆方面的缺陷，就会出现解决问题的障碍）。因此，认知障碍是脑疾病诊断和治疗中最困难的问题之一。认知障碍症状群包括：感觉过敏、感觉迟钝、内感不适、幻觉；记忆过强、记忆缺损；联想过程障碍、思维逻辑障碍、妄想等。

(1) 感知障碍：如感觉过敏、感觉迟钝、内感不适、感觉变质、感觉剥夺、病理性错觉、幻觉、感知综合障碍等。

(2) 记忆障碍：如记忆过强、记忆缺损、记忆错误、遗忘、虚构、错构等。

(3) 思维障碍：如抽象概括过程障碍、联想过程障碍、思维逻辑障碍、妄想等。

认知障碍的原因是多种多样的，但主要是精神疾患所致，如精神分裂症、抑郁症、情感性精神障碍、反应性精神病、偏执型精神病、疑病症、癔病、强迫症、神经衰弱、更年期综合症等，是精神疾病的阳性症状之一。还有一些认知障碍是由器质性疾病所致，如老年性痴呆、精神发育迟缓、躯体性精神障碍等。

6.5.6.3. 传统中医神志病重症癫狂病症状群

6.5.6.3.1. 狂症症状群

(1) 肝郁痰火内扰型症状群：肝郁化火、火热生痰、痰火内结，起病较急、性情急躁、狂躁刚暴、气力倍增、目赤多怒、狂言骂詈、手舞足蹈、口若悬河、动作增多、伤人毁物、大便秘结、舌质红绛、舌苔黄厚腻、脉弦滑数等。

(2) 心火炽盛扰神症状群：五志化火、心火亢盛、火邪上扰，心烦意乱、兴奋话多、时歌时咏、喜笑不休、急躁易怒、狂笑骂詈、情绪不稳、暴饮暴食，大便干燥、小便黄、舌质红绛、舌尖有红点、脉数而疾，寸脉尤甚。

(3) 阳明邪热内陷扰心症状群：邪热入胃、熏灼五内、热结阳明，大便干燥、烦渴引饮、心烦不寐、面红目赤，逾垣上屋、登高而歌、弃衣而走、自高贤也、自辩智也、自尊贵也，舌红、苔黄厚腻中部灰黑、脉洪大而数。

(4) 阴虚阳亢心肾不交症状群：虚狂病久、阴虚阳亢、心肾不交，久狂不愈、时好时坏、狂乱势减、嬉笑无常、口干舌燥、语音嘶哑、五心烦热、虚烦不眠，大便秘结、小便赤短、舌红少苔、或舌面光滑无苔少津、脉细数弦紧小滑。

6.5.6.3.2. 癫症症状群

(1) 痰火内结上扰心神症状群：情绪不稳、兴奋话多、言语凌乱、妄闻妄见、时而冲动、毁物伤人，舌质红、舌苔黄或厚腻、脉弦滑数。

(2) 肝郁脾虚痰涎蕴结症状群：面色㿠白、肌肤消瘦、形容憔悴、生活懒散、喜静恶动、闷闷不乐、妄言妄见、自语自笑、言语凌乱、多疑善忘、情感淡漠，舌质红或淡红、舌苔白或白腻、黄细腻，脉弦滑或弦细。

(3) 心脾两虚上不容脑症状群：心脾气血两虚、脑神失养，面色㿠白、倦怠乏力、少寐多梦、不思饮食、思维贫乏、意向减退、情感淡漠、行为退缩，少言寡语、时而自笑，舌质淡红、舌苔少见、脉沉细弱无力。

(4) 脾肾两虚精不盈脑症状群：脾肾两虚、先后天之精不足，形体憔悴、肌肤消瘦、生活散懒、疲惫少力、腰膝酸软、独处一隅、呆愣少语、妄言妄见、自言自笑、记忆减退、思维贫乏、情感淡漠、意向减退，舌质红或淡红、舌苔薄白或少苔、脉细软无力而沉。

(5) 肝肾两虚血不养脑症状群：肝肾两虚、精亏血少、营不荣脑，倦怠懒动、咽干不渴、听力下降、耳鸣如蝉、视物不清、头晕目眩、脑中发空、思维迟缓、记忆减退、意向低下、妄闻妄见、幻觉妄想，舌质红或淡洪、舌苔薄白，脉弦细。

(6) 气虚血瘀脑神失调症状群：气虚血瘀、络脉失调、脑神失养，气短懒言、体乏无力、情感淡漠、行为退缩、偶有怒气、妄闻妄见、时而冲动，面有斑点、肌肤甲错、口唇紫暗、舌质紫黯、舌尖上或舌两侧有紫黑色血瘀斑点、舌下静脉紫黑曲张、或有紫色珠子样结节、或周边有网络交叉型紫黑细小丝络，脉沉细涩或细数而涩。

6.5.6.3.3. 癫狂合并症症状群

(1) 气血两燔毒热内陷症状群：本证因外感温热之邪内传入里、正气尚在、疫邪毒热内炽、迫灼神明而致。患者身热口渴、声嘶力竭、心烦不寐、躁扰不宁、呼之能止，旋即又发，寻衣摸床、肌肤发斑、神识不清、偶尔谵妄、时妄闻妄见、时骂詈号叫。舌质红绛或剥落、舌苔黄燥或秽浊，脉细数而弦有力。

(2) 肝胆气郁气虚痰结症状群：面色晦暗、乍青乍白，出言失序、举止失态、犹豫不决、多疑善惑，喜怒无常、妄闻妄见、时而狂乱无知、时而气虚无力，时而神识迷蒙、时而清晰悔恨，舌质淡或淡红、舌苔白腻或黄细腻。

(3) 心虚胆怯、脾肺两虚症状群：面色㿠白萎黄、心虚气短乏力、心中慌恐如人将捕、胆怯怕事惶惶不安、神思恍惚、心悸健忘、语言低微、欲言又止、食少纳呆、情绪低沉、犹豫不决、妄闻妄见、焦虑不安。舌质淡或淡红、舌苔白或微黄细腻，脉细弱弦细。

(4) 肝肾阴虚心肾不交症状群：面色潮红、头晕耳鸣、五心烦热、时自汗出、咽干口燥、胸胁烦闷、焦虑不安、辗转难眠、惊惕多梦、神思恍惚、男梦遗滑、女梦性交，急躁易怒、躁扰不宁、喜怒无常、欲罢不能、胡言乱语时发又止、舌质红、舌上少津，脉细数而弦。

(5) 气血凝滞血瘀痰结症状群：面色晦暗、两目黧黑、肌肤甲错、行经胀痛、经血紫黯有块，神识模糊、喜忘少寐、情感淡漠、呆痴傻笑、四处游走、睡卧街头、不知秽洁、乱食异物、甚则啖食泥土粪秽，时而情绪波动、恼怒乱言、妄言妄见、喃喃独语，舌质紫暗或青紫、舌尖有瘀点、舌苔白腻或微黄腻，脉沉涩而迟或弦滑细紧。

6.6. 中医精神疾患的分类

概述：传统中医学神志病中的癫狂分类和现代精神病学中的功能性精神病分类，大都是从患者的精神症状上分。由于精神症状的复杂而多变，目前虽有较明确的诊断指证（精神疾病诊断和统计手册 DSM-5 等），但临床医生运用起来往往随意性很大：同一个病人、不同的大夫得出的诊断结果可能不一致；同一个病人、同一个大夫在不同的时间段得出的诊断结果也可能不一致。西医精神病学的物理影像检查和病理解剖至今未见有重大特异性改变，因而诊断得不到病理学方面的支持。传统中医虽有舌诊、脉诊上的依据，但由于脉象和舌象往往随着精神活动的变化而改变，很多临床医生又不得不承认古代医家在精神病诊断上的"舍脉从证"：即以精神运动性兴奋、狂躁、言语动作增多等的一类疾病状态划分为"狂症"；以精神运动性抑制、思维紊乱、意志减退等的一类比较"静"的疾病状态划分为"癫症"；以介于两者之间的、交替出现两组症状的划分为"癫狂合并症"。临床上没有躯体和病理产物方面的明确诊断指证。脉诊是中医的主要诊察手段，因为精神病患者的脉象与症状大多时候不一致，历代医家都是注重症状而轻视脉象，从而选择"舍脉从证"，这成为了历代医家们遵循的圭臬。精神病的诊断指征不明晰，掌握困难，同一病人、同一类型、同一方剂而诊断与疗效各异，多以临床医生自己的经验、以精神症状为主要诊治依据，疾病诊断治疗基本等同于西医精神病学的现状。精神症状复杂而多变，精神症状的表现有时并不能代表真实的疾病本质，使精神疾患的临床诊断几千年来处于模棱两可的混乱状态。我们认为：必须有分类上的明确诊断指证，方能条目清晰、诊有所据、断有所依。根据哲学见解中的第一条、第二条和导论中的十一条见解，将所有功能性精神病分为三大类：即毒气性精神病、毒血性精神病和毒液性精神病，每类中又分为若干亚型，每个亚型都有明确的舌象、脉象、便象、痰象、精神症状等躯体和病理、精神上的诊断指征。

人类的重性精神疾患，主要是精神分裂症和情感性精神障碍，到目前为止病因不明，医学界只能是从功能性的病变来予以认识。器质性病变与功能性病变在一定条件下可以相互转变，而在中医看来，二者之间没有本质上的区别，只是物质形态间的不同表现形式而已。

功能性病变的主要表现形式是运动着的物质形态。在人体，运动着的物质形态主要是指气、血、液三类。

中医精神医学的分类就是从构成人体和维持人体生命功能的气、血、液这三个基本物质的生理和病理变化的程度，来划分精神疾患的种类。分类是为了治疗服务的，根据不同的症状表现，给予不同的整体调理，从而达到治疗的目的。人的精神活动异常与否主要表现在精、气、神三个方面。气由精所化、气又能生精；精能化血、血能生精、精血同源；气能生血、又能行血、摄血；血载气、又能生气、气为血帅、血为气母；气生津液、又行津液、摄津液；津液载气、又能生气；血津同源。人的气、血、津液生化、输布、运行正常，人的精神活动就正常；人的气、血、津液生化、输布、运行失调，人的精神活动就失常。无论是什么精神疾患，也无论其精神症状多么复杂，气、血、津液活动的正常与否是衡量人的精神活动正常与否的分水岭，舍此无它。无论是什么原因，只要在气、血、津液运行的各个阶段，出现了失调，人的精神活动和脏腑功能活动就必然出现失调，从而出现不同的躯体症状和精神症状，按照四诊八纲就能辨证出不同的病变。再根据不同的病变，辨证出症状群和特征性症状，定为不同的亚型，据此进行辨证论治，无不取效。这就是中医精神疾患的分类根据，临床上要细心体悟，掌握住每一个亚型的舌象、脉象、便象、躯体症状、精神症状，精准处方用药，就能取得应有的疗效，这就是中医精神医学的药物治疗不同于其他治疗的区别所在。

气、血、液，是人体必需的精微物质，也是维持人体生命的基本物质。硬如骨骼筋毛、软如血液津液、中如脏腑皮肉，莫不是由气、血、液这三种物质结合而成。如果没有气、血、液这三种精微物质，人体就不能存活。气、血、液这三种精微物质，各有其功能使命，三种精微物质的功能有机地结合起来，维系着机体的正常运行，保证人体一直处于健康状态。若外邪风、寒、暑、湿、燥、火，或内邪喜、怒、忧、思、悲、恐、惊，或不内外因如虫咬、外伤、中毒等等，莫不是先侵犯气、血、液这三种精微物质，使这些精微物质产生变化，进而影响皮肉、筋脉、骨骼、脏腑、经络、脑髓、精神活动。仲景有外邪侵入人体六经传变之论，也有外邪直入某经之论：沿六经传变者，该人乃脏腑脏气充实、经络无虚实之变，故外邪只能沿六经之规律传变，这是铁律；外邪直入某经者，乃该经素虚或邪实，外邪与内邪同气相求，故相互吸引尔，因此，外邪一进入人体就直奔该经而去。后吴鞠通因温病发卫气、营血与三焦辨证，亦是此理。迨至精神疾患，也是遵循这一规律，无论是发源于肾的原气、还是五脏六腑、奇恒之腑的功能之气发生偏差产生毒性，有毒物质进入大脑引发的精神疾患，都是遵循着这一规律而发病的。首先，内、外邪气侵犯正常之气、血、液，使气机循环、血液循环、津液输布出现逆乱，导致脏腑功能出现紊乱，紊乱的脏腑功能反过来又加速气、血、液的逆乱。另一方面，脏腑功能也会溶解一些逆乱的气、血、液，当脏腑功能失去了这种调节能力，病态的气、血、液和脏腑功能逆乱的气、血、液自然而然的产生毒性，有毒之气、血、液随血液循环进入大脑，使脑细胞中毒，进而出现精神活动的各种异常。

气、血、液既是人体必需的精微物质，也是机体发生病变后的病理产物，亦是病机的转圜之所在。初发精神疾患，除了先天性精神障碍和突然的超强的精神刺激、大脑产生超限性抑制以外，一般的气、血、液逆乱尚不能直接侵入大脑，会在脏腑之间自行调节。当脏腑、经络、四肢百骸超过了自身的调节能力，有毒的气、血、液才会随血液循环冲破血脑屏障进入大脑。因为大脑需要动脉氧分压和血液，血脑屏障就无法阻挡气、血、液中的有毒物质进入大脑，脑细胞对有毒物质的吸收，造成了大脑功能的紊乱，引起精神疾患。

中医精神医学认为：大脑是奇恒之腑，是外形坚硬，内容脑液的组织器官，其本身没有任何病变，病变就在于外界（心脏等）提供的精微物质的异常，才导致精神活动的异常。主导精神活动的神经递质的异常合成与降解，也不是大脑本身的问题，是由于各种毒性物质参与、主导了神经递质的合成与降解，导致出现异常，因而发作精神疾患。基于此，我们认为：无论是在精神疾患的初期、中期、末期，只要是气、血、液存在异常，都是可以进行调节的，都是可以治愈的。而首先要从分类上给予厘清，根据脏腑、经络、四肢百骸与气、血、液的辩证关系、根据气、血、液三个方面紊乱的不同程度进行分类。再按照这个分类进行相应的治疗，纲举目张。气、血、液三个方面无论从病因、病理、病机上都是相互依存、相互转化的。在治疗过程中，临证医生要精练掌握中医的基本理论，熟炼应用整体观念和辨证论治思维武器，要有丰富的临床经验，要熟练掌握中药的四气五味、升降浮沉药性，信手拈来、灵活运用、精神顽疾可随手而愈。举重若轻、治大国如烹小鲜。

6.6.1. 毒气性精神病（相当于中医的癫症、西医的精神分裂症及衰退状态等各类神经症）

毒气性精神病的概念：毒气性精神病是指由于各种原因引起的消化道以外的病理产物积存和消化道以外的脏

腑中辨证出病理产物的积存而导致体内气机失调所引起的精神活动的异常。

6.6.1.1. 肝气热毒上逆型

诊断标准：

1. 舌象：舌质红，舌苔黄，舌上肝区有黄滞苔。
2. 脉象：弦数，肝脉弦数而大上冲于寸，时或细弦。
3. 大便：基本正常。
4. 躯体症状：面红目赤，头胀痛，口苦咽干，步态不稳。
5. 精神症状：心烦不安，急躁易怒，嬉笑无常，幻听幻视，情感、思维、意志障碍。

6.6.1.2. 肝气寒毒上逆型

诊断标准：

1. 舌象：舌质淡白，两侧肝区青紫，舌苔白或灰黑。
2. 脉象：弦，或沉细紧。
3. 大便：基本正常，颜色有时青灰。
4. 躯体症状：头颠顶痛．或太阳穴紧痛，周身乏力，饮食少呕吐清水。
5. 精神症状：冷笑，自言自语，精神症状随头顶痛，呕吐清水而发作后一直持续发作，幻觉妄想丰富，骂詈狂言，盲目乱跑，夜不知归宿。

6.6.1.3. 肝气瘀滞毒上逆型

诊断标准：

1. 舌象：舌质淡青色或淡红色，舌苔薄白或微黄细滞。
2. 脉象：弦沉、或细涩，间或弦滑涩，寸大尺小。
3. 大便：大便不畅，散乱，时或矢气。
4. 躯体症状：面色青晦、或有斑块，胸闷太息，胁肋胀满，长吁短叹。
5. 精神症状：心烦易怒、坐卧不安，情绪低落、意志消沉，喜怒无常、时有冲动，愤懑不平、悲恸欲哭，时乱时静，自言自语，幻觉妄想，丰富的感知觉综合障碍。

6.6.1.4. 心气热毒上逆型

诊断标准：

1. 舌象：舌质红或绛红，舌尖红甚有红点，舌苔黄少。
2. 脉象：洪数有力，寸脉独盛，或时数一缓。
3. 大便：基本正常，小便黄赤而少。
4. 躯体症状：口舌生疮，心中燥热，头痛头晕，面赤烦渴。
5. 精神症状：胡言乱语、喜笑不休，精神运动性兴奋、狂乱不止，或歌或舞、随性转移，弃衣而走、登高而歌，意志增强，思维、情感障碍。

6.6.1.5. 心气寒毒上逆型

诊断标准：

1. 舌象：舌质青紫或淡白，舌苔薄白或微灰黑，嘴唇青黑。
2. 脉象：寸脉细迟、小而紧弱，关脉弦细，尺脉细长而紧，全脉时迟时数。
3. 大便：稀软，或一日数便、量少而频。
4. 躯体症状：面色清癯，语言低微，乏力气短，四肢不温，心悸健忘，失眠多梦。

5. 精神症状：精神恍惚，优柔寡断，胆怯怕事、悲伤欲哭、孤独自处、喃喃独语、意志减退、离群索居、思维破裂、思绪散漫。

6.6.1.6. 肝经热毒犯心上逆型

诊断标准：
1. 舌象：舌质红、舌尖边红有红色斑点，舌苔黄滞。
2. 脉象：弦数有力上冲寸部，关部弦，尺脉弦细而小。
3. 大便：基本正常。
4. 躯体症状：口苦、目赤、舌尖干燥，鼻子肝区部位红赤，两眉间红赤或长紫色白头痘痘，两肋灼热胀痛、憋闷异常、两侧头痛、眩晕难眠。
5. 精神症状：目见怪物，恚怒骂詈，冲动伤人，时重时轻，双目直视，烦躁难耐，坐卧不安，神识昏蒙，狂言乱语，感知觉障碍，思维时清时乱，情感障碍，意志增强但是不持久。

6.6.1.7. 脾气热毒上逆型

诊断标准：
1. 舌象：舌体红赤肿胀，苔黄厚，口内生疮，
2. 脉象：缓实洪弦，寸大，关实，尺小。
3. 大便：基本正常。
4. 躯体症状：头重，两颊痛，心烦，胸中烦闷、欲呕，鼻红赤准头生疮，唇口干焦，咽喉痛而不利，腹肋胀满，体重不能转侧，不思饮食。
5. 精神症状：神识不清，乱发脾气，时动时静，语声沉而心急，急躁易怒，幻觉妄想，冲动伤人，事后后悔，捶胸顿足，旋即又发作。

6.6.1.8. 脾气寒毒上逆型

诊断标准：
1. 舌象：舌体胖，舌两侧上半边有齿痕，舌质淡嫩，舌上半部有青灰色舌质，舌苔白滑润，中间有裂纹。
2. 脉象：沉迟细弱，缓而无力。
3. 大便：大便不调时或完谷不化。
4. 躯体症状：喜温怕冷，身凉蜷卧，口唇紫黑，上眼睑青黑或浮肿，四肢软而无力，纳呆食少，上腹胀满，得温则缓。
5. 精神症状：精神疲惫，怔忡健忘，缄默无语，呆坐少动，情感淡漠，离群索居，疑虑多惑，寒冷天气或夜间幻觉妄想严重，常对空中漫骂辩论，对骂辩论有气无力。

6.6.1.9. 肝经郁毒克脾致虚上逆型

诊断标准：
1. 舌象：舌质淡红，舌苔薄白，肝区有微黄郁滞苔。
2. 脉象：弦缓，寸大尺小，关中弦硬。
3. 大便：便溏不爽，完谷不化，间或有硬快。
4. 躯体症状：头目眩晕，目红有血丝，疲乏无力，胸闷太息，不思饮食，腹胀肠鸣。
5. 精神症状：表情抑郁，闷闷不乐，情绪不稳，时乱时静，心中懊恼，思绪迷茫，急躁易怒，时而冲动，言语狂乱，幻觉妄想，幻听幻视幻触。

6.6.1.10. 心脾气虚毒邪上逆型

诊断标准：

1. 舌象：舌体瘦，舌尖有凹陷，舌尖边有齿痕，舌质淡或淡胖，舌苔薄白。
2. 脉象：沉细无力，寸短小弱，关细弦，尺短小细弱。
3. 大便：大便稀软不成型。
4. 躯体症状：心悸乏力，身疲体软，面色苍白或萎黄，食少纳呆腹胀便溏。
5. 精神症状：表情呆板，神思恍惚，沉默少语，若有所思，自语自笑，时哭或笑，喜怒无常，精神运动性功能低下，思维混乱不清晰，时或喃喃独语，时或低头沉思，意志减退、对所求不坚持。

6.6.1.11. 肺气燥毒上逆型

诊断标准：

1. 舌象：舌质红，嫩，少苔。
2. 脉象：动，小数，寸动如豆，尺脉欲无。
3. 大便：基本正常。
4. 躯体症状：面色红白相间，心声惑乱，恍惚难宁，心烦不寐，欲食不食、欲行不行，欲卧不卧、时发   时止，或午后面部烘热。
5. 精神症状：神志时清时蒙，呃逆频作，气恼难抑，坐卧不宁，悲泣时作，喜怒无常，哭笑无时，幻听幻视，犹如鬼神附体，形态状若神灵。

6.6.1.12. 肺气虚毒上逆型

诊断标准：

1. 舌象：舌质淡白，尖边有齿痕。
2. 脉象：虚大而数，重按无力，浮小极弱。
3. 大便：基本正常，时有散乱。
4. 躯体症状：神疲乏力、动则汗出，平素体虚易感冒，经常出虚汗、甚则夜间睡时也有汗出，感冒后咳喘频频，精神症状加重。
5. 精神症状：怔忡恍惚，虚烦不眠，盲目走动，或哭或笑，不饮不食，目光呆滞，昏不识人，语无伦次，不知羞耻，不识秽洁，幻觉妄想，欲行又止。

6.6.1.13. 肾气热毒上逆型

诊断标准：

1. 舌象：舌质红绛，舌根部有黄厚腻滞苔刮之不去。
2. 脉象：尺大而实，有力而硬，尺长而弦，寸小尺大。
3. 大便：基本正常，小便黄而少。
4. 躯体症状：耳聋头重，两眼昏蒙，腰背强直，体重骨热，两颧红赤，怕热，时出热汗，舌燥咽肿，膀胱热胀而少尿。
5. 精神症状：神识时清时昧，善忘头痛，心烦易怒，恍惚昏蒙，颠三倒四，时或打人毁物，时或狂呼乱叫，时发时止，夜间尤甚，思绪迷乱，幻觉妄想，幻听严重。

6.6.1.14. 肾气寒毒上逆型

诊断标准：

1. 舌象：舌体瘦小，舌质青紫或淡白，舌苔少或呈淡粉色。
2. 脉象：尺脉濡迟，小紧虚滑而长无力。
3. 大便：稀软，次数多，或五更泄，小便清长。
4. 躯体症状：耳鸣如蝉叫，声音时大时小，腰身怕冷，手脚冰凉，食欲减退，生活懒散，形体消瘦。
5. 精神症状：情感淡漠，行为退缩，反应迟钝，思维贫乏，语言凌乱，思绪迷茫，神志恍惚，讲话茫然，有头无尾，做事迟缓，凌乱无序，幻觉妄想间断出现。

6.6.1.15. 肾阴亏损、水不涵木、肝毒上逆型

诊断标准：
1. 舌象：舌质红，舌苔少，舌上少津。
2. 脉象：弦细数，寸部小紧上冲，肝部弦，尺部细小而弱。
3. 大便：基本正常。
4. 躯体症状：面色潮红，两目红赤，角有血丝，视物昏花，目涩畏光，头晕耳鸣，胸肋作痛，肢体麻木，筋惕肉瞤，腰膝酸软。
5. 精神症状：心悸不寐，五心烦热，急躁易怒，喜怒无常，表情兴奋，两目直视，哭笑无常，幻视幻听，吵闹叫骂不休，时间不能持久，旋停又闹。

6.6.1.16. 心肾不交、阴虚火旺、毒邪上逆型

诊断标准：
1. 舌象：舌红少津，舌上无苔或极少。
2. 脉象：弦细数。
3. 大便：基本正常。
4. 躯体症状：面色潮红，心悸失眠，惊惕多梦，眩晕耳鸣，咽干口燥，腰膝酸软，男子梦遗滑精，女子梦中性交。
5. 精神症状：心烦躁扰，坐卧不宁，焦虑不安，夜不能寐，神思恍惚，怵惕惊恐，辗转不宁，哭笑无常，幻觉妄想，内容多与性有关，行为紊乱，举止多与性相连，时而不顾羞耻，时而追逐异性。

6.6.1.17. 心虚胆怯毒邪上逆型

诊断标准：
1. 舌象：舌质淡，舌苔薄白。
2. 脉象：细，细数，寸极小，左脉关部浮小硬，中取无。
3. 大便：基本正常。
4. 躯体症状：面色㿠白，恶闻声响，心悸不宁，不寐多梦，食少纳呆，乏力气短。
5. 精神症状：情绪低沉，郁郁寡欢，坐卧不宁，善恐易惊，胆怯怕事，心中惶恐、如人将捕之，优柔寡断，语言低微，欲言又止。

6.6.1.18. 胆气虚寒毒邪上逆型

诊断标准：
1. 舌象：舌质淡，舌苔薄白。
2. 脉象：细紧，慌慌而弦。
3. 大便：基本正常：
4. 躯体症状：面色㿠白，心悸怔忡，胸闷太息，或大病后虚烦不得眠，胆气虚寒。
5. 精神症状：精神紧张，惶恐难安，自罪自责，与世无争，避食美味，争做杂活，善恐易惊，遇事不决，凡事不快，幻觉妄想，多为自罪，神识迷蒙，惊怵惕厉。

6.6.1.19. 肝胆气虚毒邪上逆型

诊断标准：
1. 舌象：舌质淡青，舌苔白，舌两侧有白滞苔。
2. 脉象：细小而虚弦，无力濡软。

3. 大便: 基本正常。

4. 躯体症状: 面色青淡, 头晕目眩, 饮食无味, 疲倦乏力。

5. 精神症状: 目光呆滞, 犹豫不决, 欲言又止, 吞吞吐吐, 胆怯恐惧, 多疑善惑, 妄闻妄见, 惶恐不安, 睡中易惊, 癫呆无常。

6.6.1.20. 阴阳两虚毒邪上逆型

诊断标准:

1. 舌象: 舌质红白相间, 少苔或无苔, 口中唾液时有发粘。

2. 脉象: 细小数而无力, 弦弱而沉。

3. 大便: 基本正常。

4. 躯体症状: 面色时红时白, 身体消瘦, 失眠多梦或男梦美女, 女梦鬼交, 时或烦闷, 时或伸欠, 欲卧不卧, 欲寐不寐。

5. 精神症状: 意识清醒, 虚性幻觉妄想片段出现不持久, 喜接近异性, 有明显的性色彩, 女见男子抱住不放, 脱衣解裤, 男见女子亲吻手淫, 不顾羞耻, 类似于中医的 "花癫" 发作, 有的则性冷淡, 闷闷不乐, 心中默默, 欲行又止, 时发悲喜, 或哭或笑, 发作不持久, 或虚实夹杂。

6.6.1.21. 三焦热盛毒邪上逆型

三焦是机体内脏腑外所有空腔的一个大腑: 上焦包括心、肺、头面; 中焦包括脾胃、肝胆; 下焦包括肾膀胱、大肠、小肠。三焦辨证由吴鞠通创立, 倡卫气营血和三焦病变, 在于厘清温热、湿热病等瘟疫的辩证方面, 本文在此不赘述。三焦热盛对脑功能的影响, 历代医多将其纳入五脏六腑中辨证论治, 少有单独论述, 实际上三焦病变对脑功能的影响很大, 其特征性症状与五脏六腑也有不同。三焦热盛主要指三焦实热, 这种热邪上冲于脑, 引起脑功能的异常, 本人在长期的精神疾患诊治的过程中发现了这一现象, 特此记述。三焦热盛引起的脑功能异常特征性的症状如下:

诊断标准:

1. 舌象: 舌质红, 舌苔黄, 或黄厚腐腻苔。

2. 脉象: 洪大, 三部久候皆洪大。

3. 大便: 大便量多倍常, 或大便秘结, 矢气连连, 小便多。

4. 躯体症状: 面红目赤, 壮热烦渴, 食量倍常或几倍, 特征是: 吃得多、拉的多 (大便多), 喝的多、尿得多、出汗多。

5. 精神症状: 兴奋话多, 妄言妄语, 或骂詈叫喊, 狂乱异常, 力大倍常, 时有间歇, 思维、情感、行为障碍。

6.6.1.22. 三焦寒甚毒邪上逆型

与三焦热盛相反, 三焦寒甚上逆型精神障碍多因先后天肾气不足, 阳气虚弱导致周身寒凝毒邪上逆所引起的大脑功能紊乱。

诊断标准:

1. 舌象: 舌质淡紫, 舌苔湿厚。

2. 脉象: 细紧迟弦。

3. 大便: 稀软、不成形, 一日数次。

4. 躯体症状: 下眼睑青黑, 口唇紫暗, 气短乏力, 胸口与腹中按之冰凉, 腹满身重, 肠鸣洞泄, 小便清长, 蜷缩喜卧, 厚被蒙头, 畏冷近衣。

5. 精神症状: 精神不守, 语声不扬, 神情呆滞, 呼之不应, 痴笑自语, 离群索居, 背向一隅, 少乱多静, 时而冷笑, 自言自语, 目光恐惧, 行为离奇, 幻听幻视幻触, 妄闻妄见妄动, 诸妄不能持久, 诸乱片刻即止, 沉默少时又发。

6.6.1.23. 气机上逆毒型

气机上逆毒型精神障碍多因患者平素性格内向, 遇事诸多不顺, 所求不遂, 气机郁滞, 殆至体内无法调节,气滞尚未化火之际，逆气爆发直冲脑际发而为病。或突然巨大的精神刺激，超强的刺激引起大脑超限性抑制，上冲毒气冲破血脑屏障，引发大脑功能失调。

诊断标准：

1. 舌象：舌质淡红，薄白苔（舌象暂时无异常）
2. 脉象：瘀滞，时动时乱。
3. 大便：基本正常。
4. 躯体症状：平时面色如常，病发作时脸色发青或乍青乍白，两目紧皱，愁容不展，头痛难忍，彻夜不眠。
5. 精神症状：表情茫然，两目直视，心烦意乱，捶胸顿足，时而冲动，打人骂人，自伤伤人，怒目而向，行为狂乱，自语自笑，时而颠呆狂乱，时而事后悔恨，进而又作乱态，间或有片段幻觉妄想，凌乱而不系统。

6.6.1.24. 气机下陷毒邪上逆型（与气机上逆型相反）

诊断标准：

1. 舌象：舌质淡白，或微红，舌苔薄。
2. 脉象：细弱，寸极小弱，关中细弦，尺沉细弱。
3. 大便：基本正常，时有气机下陷脱肛的症状。
4. 躯体症状：头晕目眩，耳鸣耳聋，面色晦暗，目光畏惧，语声低微，怔忡健忘。
5. 精神症状：精神恍惚，心神不定，目光呆滞，凡事不决，少动多静，蜷缩一隅，多恐易惊，心悸惕厉，时而妄闻，时而妄见，语无伦次，癫呆疑惑，意欲冲动，或有间歇，欲向往而不至，欲追逐而不往，心有所想而行不趋，意有所思而语不言，一派气机下陷毒邪上逆之象。

6.6.1.25. 经络气逆毒邪上逆型

经络气逆毒型、经络气乱毒邪上逆型、经络气虚毒邪上逆型、经络气滞毒邪上逆型四种类型，病邪在五脏六腑、奇恒之府与之相联系的全身经络，属于全身紊乱的气机和动静脉微循环对大脑功能方面的毒性侵害，从而引起精神活动的异常。此四类型比五脏六腑、奇恒之府对大脑的侵害表现症状轻微，但是患者自觉大脑疲惫、思绪迷乱、精神不济、周身难受。介于精神错乱与亚健康之间，但从中医精神医学的理论来推断，如不及时治疗，则有可能发展为较严重的精神障碍，是毒气性精神病轻型病症的范畴。

诊断标准：

1. 舌象：舌质淡白，舌体上有条状的青紫竖线或瘀点，苔薄。
2. 脉象：弦细直以长上冲于寸，三部皆弦细，间或微滑。
3. 大便：基本正常，偏于稀软。
4. 躯体症状：面色乍青乍白，时或铁青色，太阳穴出青筋易见，周身不适，动静脉末端青或微紫，饮食不香。
5. 精神症状：心烦意乱，时乱时静，时有冲动，事后懊恼，发作起来怒目而视六亲不认，过后道歉悔恨满满无地自容，时而清醒如常，时而妄闻妄见，有丰富的片段性的幻觉妄想出现。

6.6.1.26. 经络气乱毒邪上逆型

诊断标准：

1. 舌象：舌质或青或黄或红，舌苔或黄或白。
2. 脉象：脉象大或洪大上冲，时大时小，时硬时软，久取虚大。
3. 大便：基本正常。
4. 躯体症状：面色青黄或乍红乍白，头胀头晕头痛，不饮不食，彻夜不眠。
5. 精神症状：或惊恐不安到处乱跑，或行为具有攻击性且攻击目标明确，目光凌厉，力大倍常，怒目骂詈，或对天狂吼，或对人怒骂，愤愤不平，怒气难消，时乱时静，或突然昏仆倒地，或叫骂伤人，时或一止，须臾又狂乱无知，日夜不曾消停，一派虚狂乱态纷呈。

6.6.1.27. 经络气虚毒邪上逆型

诊断标准:
1. 舌象: 舌质淡, 舌苔薄白。
2. 脉象: 虚大无力, 重按无, 寸大浮虚, 关大虚弦, 尺大无根。
3. 大便: 基本正常。
4. 躯体症状: 面色㿠白, 身体虚胖, 两目无光, 眼大无神。
5. 精神症状: 狂呼乱喊行为冲动, 语无伦次反反复复, 怔忡恍惚盲目乱动, 声嘶力竭不能持久, 幻觉妄想时有时无, 目光呆滞不知羞耻, 少气无力六神无主, 虚狂烦乱发作时止, 心猿意马意气难平。狂乱发作少于呆滞, 言语杂乱行止无定, 癫多狂少时发一止。

6.6.1.28. 经络气滞毒邪上逆型

诊断标准:
1. 舌象: 舌质淡或青紫, 舌苔薄或微黄。
2. 脉象: 时有时无, 散乱, 或紧或弦, 或滑或数, 或微或细。
3. 大便: 基本正常。
4. 躯体症状: 胸胁胀满, 食少干呕, 嗳气太息, 急躁易怒, 失眠多梦, 入睡困难, 睡中易醒, 视物昏花, 耳鸣如潮。
5. 精神症状: 时而捶足顿胸, 时而嚎啕大哭, 时而静如平人, 时而与人为敌, 人若劝解暂时宽慰, 时而又发作, 妄闻妄见, 幻听幻视幻触。

6.6.2. 毒血性精神病

毒血性精神病的概念: 毒血性精神病是指由各种原因引起的消化道以内的病理产物的积存及消化道以外的脏腑中辨证出病理产物的积存而导致血液中毒素蓄积而引起的精神活动的异常。相当于中医的狂症、癫狂合并症, 西医的青春型精神分裂症、紧张型精神分裂症、躁狂抑郁症、各种情感性精神障碍、神经症等。

6.6.2.1. 血液中毒型

6.6.2.1.1. 阳明热结血液中毒型

诊断标准:
(1) 舌象: 舌质红绛, 舌苔黄燥或起芒刺。
(2) 脉象: 沉实滑数有力, 尺脉尤甚。
(3) 大便: 干结如羊矢, 几日、十几日、二十几日甚或月余不解大便。小便黄赤。
(4) 躯体症状: 目直不瞬, 呼吸迫促, 口渴饮冷, 日晡潮热, 手足戢然汗出, 腹满拒按, 甚则循衣摸床。
(5) 精神症状: 打人骂人, 狂躁暴怒, 力大倍常, 逾垣上屋, 登高而歌, 弃衣而走, 狂呼乱骂, 幻觉妄想, 躁扰不宁, 不食不眠, 日夜不休, 自高贤也, 自辨智也, 时或神昏谵语、胡言乱语。

6.6.2.1.2. 阴虚燥结血液中毒型

诊断标准:
(1) 舌象: 舌质鲜红, 少黄滞苔, 舌面无津, 按之干。
(2) 脉象: 细数, 细弦、细硬、细滑。
(3) 大便: 干燥, 或先干后少许稀, 先干如羊矢, 后稀如细糜, 便时肛门热灼疼痛。
(4) 躯体症状: 潮热盗汗, 手足心热, 口干舌燥, 难眠多梦。
(5) 精神症状: 妄闻妄见, 虚烦不眠, 虚狂烦躁, 吵闹不宁, 幻听幻视幻触, 思维障碍, 行为紊乱, 精神运动性兴奋间断发作，时而哭笑无间，时而嬉笑不已，时而躁动烦闷。

6.6.2.1.3. 气滞热结血液中毒型

诊断标准：

(1) 舌象：舌质微红，舌苔微黄，舌两侧有黄滞苔。

(2) 脉象：弦紧上冲，弦数，弦硬，弦滑。

(3) 大便：干结，或热结旁流。

(4) 躯体症状：情绪郁闷，嗳气太息，胸胁胀痛，口苦咽干，头痛头胀，暴聋耳鸣，视物昏花，食少干呕，辗转难眠。

(5) 精神症状：幻觉妄想丰富，冲动自伤伤人，时而嚎啕大哭，时而捶胸顿足，委屈愤怒难平，思维、情感、意志倾向性紊乱。

6.6.2.1.4. 阴寒化热内结血液中毒型

诊断标准：

(1) 舌象：舌质发灰或灰白，或舌尖淡红，舌根色白，少苔，或少湿苔，口中唾液润滑。

(2) 脉象：细，动而数小，寸小，尺大，关虚弦，或小滑如珠。

(3) 大便：干结，粘腻，表面上有油样光亮、外润内干，用木棍捣开始见内干，内干有时用木棍捣之不开，坚硬如羊矢。

(4) 躯体症状：面色发青，行动迟缓，神情呆滞，饮食少进，吃起来不知饥饱，呈痴傻呆嗫状。

(5) 精神症状：意识不清，情绪不稳，定向力障碍，来回跑动，呼之能止，旋即乱态如前，多见于伴有精神发育不全的儿童精神分裂症患者，亦见于癫狂久病迁延不愈者。

6.6.2.1.5. 伤寒发热内结血液中毒型

诊断标准：

(1) 舌象：舌质红，舌苔黄厚而干。

(2) 脉象：洪大而数。

(3) 大便：干结，数日不解。

(4) 躯体症状：发热，下腹有硬物，拒按，或硬物在上腹部。

(5) 精神症状：神昏谵妄，如见鬼神，寻衣摸床，狂躁异常，时而怒目而视，时而盲目呼喊，幻觉妄想时现，幻听幻视幻触，身如虫行皮中状或有物在皮中状等。

6.6.2.1.6. 各种因素血液中毒型

此证型为各种癫狂症的初期，或外因风寒暑湿燥火外感内伤侵入，或内因喜怒忧思悲恐惊七情六欲导致，或外伤、或醉酒、或狂犬、蜱虫叮咬等各种不明原因所引起，初病即邪入血分或热入营血，引起血热、血滞、血瘀、血虚，从而导致精神活动异常的一组精神疾患。常见于各种精神病综合症、神经症、各种亚健康状态，治则一律清热凉血解毒，疏解郁邪调肝，补气养血健脾，活血化瘀温肾，安神定志补脑等。如果是狂犬或蜱虫等所咬伤导致的精神障碍，要根据所咬伤动物的毒性，分别给予中西医结合针对性的解毒和对症处理治疗（具体治疗参见相关治疗准则）。

诊断标准：

(1) 舌象：舌质淡白，或红，舌苔薄或黄，舌尖上或有瘀点。

(2) 脉象：或洪大，或细涩，或滑数，或迟缓，不一而足。

(3) 大便：或正常，或干结，或稀软，或泻下。

(4) 躯体症状：或身热面红气血两燔之候；或面色晦暗肌肤甲错之瘀斑；或面色苍白虚浮

(5) 精神症状：或狂乱不宁，烦躁不安，或郁怒难疏叫骂不停，或头痛如刺痛处不移，或惊怵惕厉面色青晦，或妄闻妄见独处自语，或步态不稳时哭时笑，或神思恍惚记忆减退，或思维迟缓反应迟钝，或情绪低落心烦意乱等等。

6.6.2.2. 毒血凝聚型

6.6.2.2.1. 瘀血型

诊断标准:

⑴ 舌象: 舌质紫暗, 有紫色淤斑, 舌苔或白腻、或厚腻, 舌下静脉曲张瘀血, 静脉周边微小血管有青紫色网格化瘀血。
⑵ 脉象: 涩, 弦, 小滑而缓。
⑶ 大便: 大便不调, 时干时软, 或时有黑便。
⑷ 躯体症状: 面色晦暗, 胸闷太息, 头痛难忍, 六神无主, 饮食减少, 少动多静, 或月经量少有黑色血块, 大便颜色黑。
⑸ 精神症状: 精神症状随月经来去而变化。意识清醒, 思维迟缓, 表情呆板, 若有所思, 自言自语, 嘻嘻自笑, 心情烦乱, 答非所问, 幻觉妄想, 行为紊乱, 思维内容、形式、速度均有障碍。

6.6.2.2.2. 气滞血瘀型

诊断标准:

⑴ 舌象: 舌质紫暗, 有瘀点, 或舌质淡红, 舌尖有红点, 少苔, 舌下静脉曲张颜色青紫瘀血。
⑵ 脉象: 沉涩而弦, 时涩时洪, 慌乱或有间歇, 滑滞小数。
⑶ 大便: 基本正常, 或因暴食完谷不化。
⑷ 躯体症状: 面色晦暗, 周身不适, 肌肤粗糙, 饮食不节, 或暴饮暴食。
⑸ 精神症状: 意识清醒, 思维破裂, 行为幼稚或愚蠢, 情绪不稳, 动作离奇, 恶闻人声, 出言无序, 哭笑无常, 兴奋躁动。

6.6.2.2.3. 瘀血阻络型

诊断标准:

⑴ 舌象: 舌质淡红或淡紫, 有红色瘀点, 或红中有白, 或有裂痕, 舌苔或薄白, 或薄白湿。
⑵ 脉象: 细涩, 小数, 滞, 缓。
⑶ 大便: 大便不爽, 时粘时稀时干, 时有条状黑便夹杂。
⑷ 躯体症状: 心悸怔忡, 胸闷喘息, 心痛时作, 时有气短憋胀, 时有头痛头晕, 时有形寒肢冷, 时有状若常人。
⑸ 精神症状: 有连续发作、有间接性发作, 急躁冲动、伤人毁物、幻听幻视、乱态纷呈、无有规律、发作过后呆滞。多见于精神病综合症、间歇性精神病、脑震荡后遗症性精神病发作等。

6.6.2.2.4. 瘀血蒙心型 (血迷心包型)

此型多见于女性月经不调, 或产后恶露淤阻不下, 恶血随气火上逆犯心, 气血凝滞阻遏心神, 或产前、产后因故情志不畅, 肝失疏泄, 郁邪化火, 阳气暴涨, 火随气窜, 血随气升, 败血冲心而引起的大脑功能活动异常。

诊断标准:

⑴ 舌象: 舌质紫, 舌上有淤点, 少白或黄滞苔。
⑵ 脉象: 细涩, 弦动, 兼有滑实之象。
⑶ 大便: 大便不爽, 粘腻秘结, 时或干燥, 小便黄少。
⑷ 躯体症状: 面色或青或红或萎黄, 肌肤甲错, 少腹硬满, 彻夜不眠, 入睡易惊, 时而不思饮食, 时而暴饮暴食。
⑸ 精神症状: 神识不清, 衣冠不整, 蓬头垢面, 撒胸露足, 或脱衣而走, 罔顾羞耻, 狂呼骂詈, 躁扰不宁, 幻听幻视, 对空怒骂, 狂呼乱叫, 如见鬼神, 时歌时舞, 毁物伤人。

6.6.2.2.5. 热入血室型

诊断标准:

⑴ 舌象: 舌质红或绛紫, 少苔而燥, 或白或厚。
⑵ 脉象: 沉弦, 虚数, 小滑。

⑶ 大便：基本正常。

⑷ 躯体症状：妇人中风，热与血结，经水适来适止，寒热阵作，胸肋满闷，口苦咽干，默默不欲食，烦躁时欲呕，头晕目眩，心慌胆怯，昼轻夜重。

⑸ 精神症状：性情急躁，心烦意乱，血热上扰，心神不宁。忘言妄语，谵妄发狂，夜重日轻，发作有时，幻觉妄想，郁怒愤懑，惊惶无措，时又狂乱。

6.6.2.2.6. 蓄血发狂型

此乃邪热随经入腑，深入下焦与血搏结，瘀血与热邪、气滞蓄结使然。

诊断标准：

⑴ 舌象：舌质紫暗，或绛红，少苔，或少黄滞苔。

⑵ 脉象：沉涩，或结代，时跳一止，无有规律。

⑶ 大便：大便干燥而黑，捣之里外皆黑。小便利。

⑷ 躯体症状：面红目赤，声大如钟，头痛烦躁，下腹部有硬块，拒按，夜间发热。

⑸ 精神症状：神志时清时昧，狂呼乱叫，日夜不休，伤人毁物，不避亲疏，怒目而视，哭笑无常，夜间加重，烦躁狂乱，彻夜无宁，幻觉妄想，神昏颠倒，指鹿为马，不识亲友。

6.6.2.2.7. 血瘀痰结型

诊断标准：

⑴ 舌象：舌质白红或紫暗，舌有瘀斑，舌苔白腻或黄腻。

⑵ 脉象：沉涩，沉弦滑。

⑶ 大便：大便干结，或粘腻不爽，颜色黑，面上有油亮色。

⑷ 躯体症状：面色晦暗，头痛不眠，不知饮食或数日不食，或暴饮暴食。

⑸ 精神症状：哭笑无常，言语杂乱，狂呼乱叫，行为怪异，冲动时止；或力大倍常，日夜游走，幻听幻视，狂言怒骂，数日不食亦不大便；或神识恍惚，意识模糊，思维破裂，傻笑自语，不识亲疏，不知秽洁，啖食赃物，独卧沟渠不知家在何处。

6.6.2.2.8. 血瘀食结型

诊断标准：

⑴ 舌象：舌质红，苔黄厚，舌面有腐苔，口中有黏唾液，含之不吐。

⑵ 脉象：时涩时滑，时弦时紧，时大时小，或沉细小微，或散或乱，不一而足。

⑶ 大便：大便表面有黑色，干结如羊矢。

⑷ 躯体症状：上腹部有硬块，拒按，按之痛甚；有时腹痛呕吐，脘腹胀满，腹中血瘀与食结气滞混杂作痛。

⑸ 精神症状：精神活动紊乱，有时哭笑无常，有时呈精神运动性抑制或突然冲动、违拗、叫其张口反而紧闭，可长时间保持一种姿势不变，唾液满口不知咽，膀胱胀满不知排尿；有时突然冲动，有时自语自笑。类似于西医的紧张性精神分裂症，又不尽然，乃血瘀食积气滞热邪混杂上冲脑际，血液中毒精神失调使然。

6.6.2.2.9. 脏腑、经络、三焦气结血瘀型

此乃因内外环境变化所导致的五脏六腑、经络、三焦气机功能失调，引起全身性的气结血瘀（局部特征性症状不明显），而出现的脑功能异常。其特征是精神功能的失调在中医辨证方面，既能辨证出某一脏腑的特征，又不局限于这一脏腑的特征，而表现为全身脏腑、经络、三焦大范围内的病变特征：出现心瘀症、肝瘀症、脾瘀症、肺瘀症、肾瘀症、胆瘀症、胃瘀症、大肠瘀症、小肠瘀症、膀胱瘀症、三焦瘀症、十四经络瘀症、奇经八脉瘀症的相关关联症状，即患者感到全身不适。从患者的叙述中，从四诊八纲的辩证中，从精神病症状的分析中也印证了这一特点，既症状没有明显的特征性。从中医的神志病分类和西医的精神疾病分类中也分辨不出属于哪类疾病的归属，既有精神分裂症等重性精神疾病的症状，也有精神病综合症的症状，还有神经衰弱、神经官能症、神经

症等轻型精神障碍的症状，既有脏腑、经络的失调症候群，也有上焦、中焦、下焦的气化失调症候群。因此特列一型，供临床分类论治参考。

诊断标准：

⑴ 舌象：舌质淡白或淡红，舌边两侧或有紫色条状线淤痕，舌苔薄白或薄黄，舌中或有粘腻性唾液。

⑵ 脉象：各种脉象不规则出现，或郁滞，或散乱，或小细紧，或涩微，或结代，不一而足。

⑶ 大便：大便不调，或有或无，或多或少，或干结，或稀软，或黑色，或黑黄，或黄白相间。

⑷ 躯体症状：周身不适，胸闷不畅，目光呆滞，面色或晦暗，或黄白，或黑青，或唇紫，或颧红，或两颊灰黑；或腹涨，或呃逆，或小腹硬满；或下肢时有浮肿，或上肢时有酸痛，或背颈时有强直，或腰臀时有酸痛；杂症丛生，不一而足，但无论其症状多么复杂多变，其全身气结血瘀的特征十分明显。

⑸ 精神症状：或长于短叹，情志压抑，郁郁寡欢，或兴奋话多，说话不看场合，行为不知节制。言行与环境不协调，躁狂态与抑郁态交互出现，思维障碍和行为障碍交织发作，言语性幻听和言语性幻觉伴发关联性的恐惧和焦虑。在意识清晰的状态下，感知觉综合障碍，思维、情感、意志多种精神病理性症状频繁出现，但不强烈，有时呼之即止。嫉妒妄想，钟情妄想挥之不去，想跟踪、盘问，但攻击性不强。有时出现没有明显诱因的紧张状态或进入亚木僵状态，有时产生双重错觉综合症，易人综合症，替身错觉，双重人格症，冒充者综合症等。有时表现头痛头昏，失眠健忘，焦虑紧张，烦躁疲乏，全身不适，精神萎靡，注意力不集中，还有植物神经及性机能障碍等。

6.6.3.毒液性精神病

毒液性精神病的概念：毒液性精神病是指由于各种原因引起的体内水液代谢失调，引起津液、体液、气血、气化运行不畅，痰饮凝聚导致血液中毒素蓄积，痰邪随血液和氧分压穿透血脑屏障进入大脑引起的精神功能活动异常。相当于中医的癫症、狂症、癫狂合并症，西医的精神分裂症、分裂情感型精神病、各种情感性精神障碍、各种神经症等。

6.6.3.1. 顽痰型

6.6.3.1.1. 痰迷心窍型（痰蒙心包型）

诊断标准：

⑴ 舌象：舌质淡胖，边有齿痕中心有裂痕，白厚苔或少苔。

⑵ 脉象：寸滑大上冲鱼际呈溢脉，上冲而不下，尺欲无。

⑶ 大便：基本正常，时有软、粘腻。

⑷ 痰：咳吐黄黑色痰核，粘硬、捣之不开。有些患者不吐痰。

⑸ 躯体症状：面色晦暗，表情呆板，不知饮食，夜不能寐。

⑹ 精神症状：意识清醒，定向力障碍，思维破裂，言语破碎，语无伦次，独语自笑，离群索居，收藏废物为宝，夏着冬衣，棉絮满布。

6.6.3.1.2. 气郁痰结型

诊断标准：

⑴ 舌象：舌质淡红，舌尖有红点少许，舌苔黄薄腻。

⑵ 脉象：弦滑而郁，寸滑，关弦滑，尺细滑。

⑶ 大便：软便量少，面上有油亮色，便后稍时更显油亮色。

⑷ 痰：时吐痰核，粘而不硬，光滑而出，吐痰不分昼夜。

⑸ 躯体症状：面色晦暗，乍青乍白，饮食少进，烦闷欲呕，呕吐痰涎，坐卧不宁，郁怒难舒。

⑹ 精神症状：意识清醒，精神抑郁，表情呆滞，情绪波动，举止失态，喜怒无常，行为紊乱，妄闻妄见，出言不逊，

双目直视，多疑猜忌，思维破裂，痴呆傻笑，时有冲动，呼之能止，旋即又发。

6.6.3.1.3. 气虚痰结型

诊断标准：

(1) 舌象：舌质淡白，舌苔白薄细腻。

(2) 脉象：滑小弦弱郁，迟滑缓。

(3) 大便：软便，散乱，短小，面上呈油亮乌黑色。

(4) 痰：咳吐黄黑色痰涎，吐之不爽，连绵不断。

(5) 躯体症状：神识不慧，面色白晦，气短自汗，蜷卧恶动，口中痰涎溢出，饮食减少，形体消瘦，神情呆板，颠三倒四。

(6) 精神症状：表情淡漠，行为退缩，思维破裂，喃喃独语，语言杂乱，生活懒散，蓬头垢面，惘识羞耻，不知秽洁；或食粪便脏污，喝尿吃虫子杂草等秽物，呼之能止，旋即又啖食；行为杂乱，胆小惊恐，目光畏惧，不识亲疏，如痴如愚，答非所问，偷笑自语，或对空争辩不悦但不能持久，或与之笑骂无端但转瞬即忘。

6.6.3.1.4. 痰热胶滞型

诊断标准：

(1) 舌象：舌质红，舌苔黄厚腻，

(2) 脉象：滑数，寸脉滑大数而上冲。

(3) 大便：大便干结，面上油亮发黑，小便黄。

(4) 痰：咳吐黄粘稠痰，咳之不爽，喉中痰结或痰涎阻塞咽部，咳之不出咽之不下。

(5) 躯体症状：胸中窒闷而热，心烦口苦难耐，坐卧不宁，善数欠伸，渴不欲饮，夜不能寐，梦中憋闷哭醒。

(6) 精神症状：神识昏蒙，癫呆狂乱，幻觉妄想，哭笑无常，烦躁易怒，行为狂乱，愤懑异常，吵闹不宁，悲伤欲哭，骂人毁物，疑神疑鬼；有时呈紧张状态，木僵或亚木僵，一动不动，有时突然冲动，自伤伤人；易恐善惊，旋又胆大如牛，狂呼乱喊，时或一止，幻触幻听幻视丰富，或对空怒骂，或与之争吵。

6.6.3.1.5. 痰热扰肝型

传统中多有肝郁化火，痰热内扰之分型，少见痰热扰肝型，而临床上却真实存在着这一类型，其病机主要是五内郁热化火炼液为痰，痰随血液循环进入肝内，肝藏血、主疏泄，进入肝的痰参与了肝气和肝血的生成与运化，随着心血的运行进入大脑，导致了精神活动的异常。

诊断标准：

(1) 舌象：舌边尖红，舌两侧红甚而有绛红瘀点，舌苔黄厚腻。

(2) 脉象：滑弦，滑大弦小，寸大上冲，关弦滑实，尺小细滑。

(3) 大便：干，粘，时干时软，干结时如羊矢，粘腻时擦不净。

(4) 痰：咳吐黄黑色痰，粘腻而成型。

(5) 躯体症状：面色或青或黄或红，变幻无常，鼻子中段红赤，头痛、头晕、头胀，面红目赤，眼角血丝，早餐多不吃，晚饭吃得多。

(6) 精神症状：喜怒无常，彻夜不眠，发作有时，子丑尤甚，夜间发作狂乱，神昏迷蒙，不识亲疏，怒目而视，变幻无常，夜里十点以后渐行发作，至十一点多发狂乱，吵闹不休至凌晨三点以后稍微消停，幻觉妄想，行为怪异，喜怒交加，哭笑无常。

6.6.3.1.6. 痰热扰心型

诊断标准：

(1) 舌象：舌质红赤，舌苔黄腻。

(2) 脉象：弦滑，寸部尤甚，寸滑上冲显于溢脉，关弦滑，尺沉细滑。

(3) 大便：大便干燥，数日不解。

(4) 痰：咳吐大口黄痰，为块状粘痰，有的呈透亮硬块痰。

(5) 躯体症状：面红目赤，印堂黑红或乌亮，时有颜色变换，食量大增，口渴引饮，或数日不饮不食，不睡不便不尿。

(6) 精神症状：烦躁易怒，狂乱叫骂，哭笑无常，兴奋狂躁，伤人毁物，力大倍常，逾垣上屋，不避凶险，或弃衣而走，登高而歌，音连义连，荒腔走调，自己不知，叫骂不止，狂乱不已，幻觉妄想，乱态纷呈。

6.6.3.1.7. 痰热扰胆型

诊断标准：

(1) 舌象：舌质红赤，舌上部两侧有红点，舌苔黄厚腻滞。

(2) 脉象：弦滑数，久取关部浮滑而大，寸部滑甚，尺部小滑。

(3) 大便：大便不调，时干时稀，小便短赤。

(4) 痰：咳吐青黄色痰核，粘条状夹带硬核，吐之不爽。

(5) 躯体症状：面色乍红乍白，头晕目眩，口苦咽干，心烦失眠，默默不食，胃中糟杂，时吐苦水，胸肋胀满。

(6) 精神症状：心烦不安，坐卧不宁，时而大喊大叫，时而默默不语；睡中恍惚多梦，触事胆怯易惊，多疑敏感，犹豫不决；视物迷蒙，凭空看到并不存在的飞禽走兽或是飞蚊，用手捕之则为虚无。

6.6.3.1.8. 痰瘀阻络型

诊断标准：

(1) 舌象：舌质淡红，舌面上或有条状青紫色瘀块，舌苔微灰白色，两侧有粘腻状薄滞苔。

(2) 脉象：滑缓，时大时小，时有涩滞。

(3) 大便：时粘软、时稀粘，大便表面上间有青紫瘀条状。

(4) 痰：咳吐灰黑色块状痰核或粘涎液。

(5) 躯体症状：偏头痛，头痛头晕，有时头痛如锥刺，有时突然大脑一片空白，恍若隔世，不时即恢复正常，头晕时作时止，间歇发作。

(6) 精神症状：幻觉妄想，幻听幻视，时发时止，时而冲动伤人，时而静坐如常，时好时坏，有时骂詈狂呼，有时对空嬉笑，有时哭笑无常，有时痴笑呆嗫，发作时间无规，但一般都不会持续时间太长。

6.6.3.1.9. 痰气交阻型

诊断标准：

(1) 舌象：舌质淡，舌苔薄滑腻。

(2) 脉象：滑，郁，弦。

(3) 大便：大便不调，软，粘，解之不爽。

(4) 痰：咳吐丝条状粘痰，咳之不出，咽之不下。

(5) 躯体症状：面色青，胸闷气短，心中懊恼，常觉咽中有物阻塞，吐之不出咽之不下，受此影响食欲不佳，夜眠不安，辗转反侧。

(6) 精神症状：精神压抑，多愁善忧、思虑过多，长吁短叹；多疑猜忌，妄闻妄见，幻觉妄想，幻触，虫爬感，蚁行感；惊惧吵闹，乱态纷呈。气力不支，躁扰短暂，稍停又发，惶惶不可终日。

6.6.3.2. 痰液型

痰液型与顽痰型的不同之处在于：顽痰型是由于各种原因引起的有型之痰随火气逆行上冲大脑导致的精神活动的异常。痰液型是体内的痰涎尚未凝聚成痰核，也未随火气上冲于脑，而是痰液随血液循环进入各个脏腑，这些有毒痰涎干扰、参与脏腑的功能活动，致使进入大脑的精微物质不纯，从而引发的精神活动异常。

6.6.3.2.1. 痰邪犯肝型

诊断标准：

⑴ 舌象：舌质淡微胖，边有齿痕，舌苔薄，微青色。

⑵ 脉象：细滑弦迟，寸小，尺小，关细紧有力弦滑上冲。

⑶ 大便：大便不调，稀软便居多，颜色微青灰。

⑷ 痰：咳吐痰涎有泡，粘，微青色。

⑸ 躯体症状：面色清癯，黑瘦，头晕欲呕，饮食不佳，四肢酸懒。

⑹ 精神症状：精神抑郁，神情紧张，郁怒不伸，善恐易惊，欲言又止，犹豫不决，行为混乱，不知脏净，收藏废物，思维破裂，欲行又止，目光慌乱，时作时止。

6.6.3.2.2. 痰邪犯心型

诊断标准：

⑴ 舌象：舌质淡，舌苔白细腻。

⑵ 脉象：滑，细，小数。

⑶ 大便：大便软，量少，散乱。

⑷ 痰：咳吐痰涎有泡沫，颜色灰白。

⑸ 躯体症状：头晕目眩，喉中痰鸣，漉漉有声，饮食不香，精疲神昏，昏昏欲睡，虚烦少眠。

⑹ 精神症状：精神疲惫，神思恍惚，思绪迷乱，健忘嗜卧，行动迟缓，反应迟钝，离群索居，独居一隅，喃喃独语，啖食赃物，收藏废物，幻觉妄想片段出现不系统，对所虚幻之事患者不特别坚持，但过一会又乱说。

6.6.3.2.3. 痰邪犯脾型

诊断标准：

⑴ 舌象：舌质淡，舌苔白腻。

⑵ 脉象：濡滑而缓。

⑶ 大便：时溏时结，干时如羊矢，稀时不成型。

⑷ 痰：口中含痰涎，质稀而粘，盈口不吐。

⑸ 躯体症状：躯体清瘦，面色晦黄，手足不温，纳呆不食，腹胀便溏，肠鸣呕恶。

⑹ 精神症状：表情呆板，神识迷茫，生活不能自理，肢体强直，形似木偶，推之不动，呼之不应，不言不语，涎水满口不知吐咽，喃喃独语，不知秽洁，时而冲动，时而呆滞，不知饮食，数日不便，精神运动性功能低下。

6.6.3.2.4. 痰邪犯肺型

诊断标准：

⑴ 舌象：舌质淡，白细腻苔。

⑵ 脉象：滑，寸滑软而无力，关缓滑无力，尺沉小细滑。

⑶ 大便：软，粘。

⑷ 痰：痰多，质粘色白容易咳出，

⑸ 躯体症状：面色乍白乍红，喘息憋气，胸闷心烦，气喘痰鸣，呕恶厌食。

⑹ 精神症状：愤恚郁怒，气力不接，打骂亲人，哭笑无常，妄闻妄见，语无伦次，幻觉妄想丰富，神志时清时蒙，咳嗽痰起昏不识人，喘息过后神志稍清，时而冲动躁扰不安，时而乱说时而安静。

6.6.3.2.5. 痰邪犯肾型

"痰即水也、其本在肾…. 在肾者，以水不归原，水泛为痰也"（《景岳全书》卷三十一）。肾水亏而生痰，一是肾虚不能制水，肾水上泛而生痰；一是阴虚火动，肾水沸腾而生痰。痰邪即成，首当犯肾，是为"痰邪犯肾型"。

诊断标准：

(1) 舌象：舌质嫩胖，舌边深齿痕，舌面滑润，舌苔白细腻。
(2) 脉象：沉迟，缓细虚，寸小，尺沉缓虚细。
(3) 大便：稀软，不成形。
(4) 痰：痰液稀，泛泛于口，有白沫。
(5) 躯体症状：面色苍白，眼睑浮肿，下眼睑肿甚，怕冷畏寒，腰膝冷痛，双下肢水肿，或头晕耳鸣，腰膝酸软。
(6) 精神症状：情感淡漠，行为退缩，嗜卧少动，喃喃独语，思维贫乏，妄想片段出现，常与躯体症状有关，畏水极度怕冷。

6.6.3.2.6. 痰邪犯三焦型

因各种原因引起的肺、脾、肾三脏功能紊乱，三焦水道气化功能失调，致使水液不能化生津液，水湿不能正常气化而排出，积聚体内而生痰饮，痰饮成首犯三焦，是为"痰邪犯三焦型"。三焦囊括五脏六腑、奇恒之府，凡表、里、内、外、上、中、下机体各个部位的筋骨皮肉均可受邪而出现症状。痰犯三焦型的特征是：病邪尚未侵犯到五脏六腑和奇恒之府的本脏腑，只在机体内脏腑外的所有空腔之内，干扰气机气化正常运行，是湿邪的初期阶段。

诊断标准：
(1) 舌象：舌质淡胖，边有齿痕，舌苔白细腻，唾液稀粘。
(2) 脉象：稍缓，稍滑，偏沉。
(3) 大便：软便、基本不成型。
(4) 痰：白粘稀痰涎，或吐或咳，不一而足。
(5) 躯体症状：周身不适，身乏不扬，饮食无味，或微烦微闷，常感身体某些部位有不适感，有无力感，不欲饮水，饮则呕恶。
(6) 精神症状：情感平淡，若有所思，似是而非，对周边事物自身感觉不强烈；自知力不完整，身体舒适时有求医的愿望，稍有不适便拒绝医治；时有片段幻听幻视，或隐或现；幻触明显，移动不定，或感胸腔不适，或感腹部不适，或感下腹不适，不一而足；情绪变幻无常，时清时昧。

6.6.3.2.7. 痰邪犯六经型

医圣张仲景发现：六经传变由表入里，无论是外感风寒暑湿燥火还是七情六欲内伤，大部分是按照六经传变的规律进行，有时则不按其规律进行。六经病证也可以相互传变，从而表现出为传经、直中、合病、并病等现象。外邪侵入人体，最初伤及到的是气机运行和水液代谢，导致痰饮丛生，痰饮这个病理产物一旦形成，最先侵犯的是六经，是谓"痰邪犯六经型"。凡是痰邪侵犯六经，其循行路线一定是沿着六经传变的顺序进行，或是根据六经相互传变的规律进行，临床医生当熟练地运用六经病变的规律和六经病变相互传变的规律，进行认真的分析，辨证论治。

6.6.4. 不内外因毒邪上逆型精神疾患

不内外因引起的毒气、毒血、毒液上逆导致的精神障碍，包括：
1. 外伤性精神障碍：由于颅脑躯体外伤而伴发的精神障碍。
2. 狂犬病所致精神障碍：是由狂犬咬伤引发的精神障碍。
3. 中草药石酒精中毒引发的精神障碍：是指具有毒性的中药，具有毒性的食物，具有毒性的蔬菜，具有毒性的长寿壮阳之丸散膏丹等引起的精神障碍：如曼陀罗、毒蘑菇、五石散、饮酒过量等。
4. 中毒性精神障碍：是指某些有害物质进入体内，机体中毒引起脑功能失调导致的精神障碍。如：铅中毒、汞中毒、锰中毒、苯中毒，二硫化碳、一氧化碳、高分子化合物、有机磷、有机锡中毒和各种药物中毒等。
5. 阿片类和其他精神活性物质所致的精神障碍：是指使用鸦片、吗啡、海洛因和具有吗啡样作用的化合药如：哌替啶、美沙酮等引发的精神障碍。
6. 躯体疾病引发的精神障碍：是指由于内脏器官、内分泌、结缔组织、营养代谢、血液、胶原等疾病和其他内科疾病在其疾病过程中所出现的精神障碍。

7. 感染性疾病所致的精神障碍：是指在急性感染性疾病过程中伴发的精神障碍。如严重的呼吸道感染、败血症、肺炎、脑炎、脑膜炎等。

8. 各种恶性肿瘤引发的精神障碍：是指由于罹患各类恶性肿瘤，因各种原因引起脑功能失调导致的精神障碍。

9. 与文化相关的精神障碍：是指由于特定的文化环境所引发的精神障碍。包括：恐缩症、气功所致的精神障碍、亚文化性癔病附体状态、与巫术相关的精神障碍。以上九类不属于重性精神疾病（精神分裂和情感性精神障碍等）的范畴，但是在临床上会经常见到，对这类具有明确病理性原因的类型，只要根据中医、西医的诊疗常规处置即可。因此，临床医生要熟悉这些类型的中医、西医精神病学中的理论和治疗方法以及前沿研究现状，给予积极恰当的诊治。在这方面的具体要求是：杜绝误诊，误治。

6.7. 中医精神疾患的症状群采集、治疗原则和治疗方法

6.7.1. 症状群采集

6.7.1.1. 阴性症状群

6.7.1.1.1. 躯体症状群采集

体虚乏力，形寒肢冷，食物不化，语音低微，蜷卧少动，性欲减退。

6.7.1.1.2. 精神症状群采集

情感平淡，思维贫乏，片段妄想，思维破裂，动作杂乱，呼之即止；懒散退缩，喜卧少动，胆怯易惊；神识迷茫，若有所思，心神不定，喃喃独语；不知秽洁，蓬头垢面，独居一隅，行为退缩，意志减退。

6.7.1.1.3. 四诊十纲辨证采集

(1) 四诊：

A. 望诊：①、望神色：失神，目光晦暗，精神萎靡，动作迟缓，反应呆钝；面色晦暗或萎黄，或㿠白。②、望形态：多静少动，喜坐卧恶行立，行为不张。③、望舌质舌苔：舌质淡白或青灰，青紫，舌苔薄白或晦暗。④、望大便：大便稀软或溏泄。⑤、望痰：痰涎细粘。

B. 闻诊：①、听说话声音：a. 语音弱：语音低微或喃喃自语。b. 言语错乱：思维破裂，行为紊乱，自语自笑，前言不搭后语。c. 呃逆，呼吸，太息，时呃逆，时太息，呼吸平稳。②、嗅气味：a. 口中气味淡。b. 大便气味不太臭。c. 痰涎无特殊气味。d. 月经带下气味平淡。

C. 问诊：①、按病历采集规范询问。②、了解病人有无自伤、伤人危险。③、通过询问了解病人的思维、情感、意志、行为障碍何在。

D. 切诊：按脉诊操作规程和自己诊脉经验切诊。

(2) 十纲：

A. 阴阳：患者表现和辩证为一派机体功能低下的阴寒症候。

B. 表里：患者表现和辩证为一派里虚、里寒证候。

C. 寒热：患者表现和辩证为一派寒性证候。

D. 虚实：患者表现和辩证为一派虚象症候。

E. 气血：患者表现和辩证为一派气血机能低下紊乱症候。

6.7.1.1.4. 社会、心理、自然因素采集（包括经济、政治、环境、气候、地球、太阳、月亮、宇宙事件等因素逐项采集，综合分析，判断出症状的阴性属性）

⑴ 经济：

　　A. 问清楚患者的经济是否独立。

　　B. 问清楚患者的经济来源是什么渠道。

　　C. 问清楚患者的日常生活是否有保障。

⑵ 政治：

　　A. 问清楚患者是否关心政治、关心到什么程度。

　　B. 问清楚患者是否有党派、在党派中担任什么职务。

　　C. 问清楚患者是否有信仰、其信仰是什么。

⑶ 环境：

　　A. 家庭：①、患者在家庭中的地位。②、患者在家中是否受歧视。③、患者的家庭中是否存在着暴力或暴力倾向。④、患者对家庭认知的基本态度。⑤、患者在发病过程中是否有家庭矛盾的诱发因素。

　　B. 社会：①、患者在社会中的真正地位。②、患者在社会中是否受歧视。③、患者是否或正在受到社会的不公正待遇。④、患者在发病过程中是否有社会因素的诱因。

　　C. 患者对周边的环境是否特别在意。

　　D. 患者是否特别喜欢红色、黑色、蓝色、绿色、黄色、橘色的环境中呆着。

　　E. 患者是否只要在上述某种颜色中呆着心情就安定。

　　F. 患者是否特别喜欢穿上述某种颜色的衣服。

　　G. 患者是否特别喜欢在水中长时间的呆着。

　　H. 一般来说：处于阴性症状过程中的患者喜爱晴天的太阳、喜欢温暖的环境、喜欢穿红色的衣服、喜欢吃温暖的食物。

⑷ 气候：

　　A. 患者居住地的大概经纬度。

　　B. 患者对居住地的常年气候是否满意。

⑸ 地球：

　　A. 患者的居住地是否发生过地震、海啸、水灾、旱灾、火山喷发等自然灾害。

　　B. 患者本人对这些自然灾害的态度。

　　C. 患者是喜欢白天还是喜欢黑夜。

⑹ 太阳：

　　A. 患者的居住地阳光是否充足。

　　B. 患者的居住地是否冬天或夏天过长，本人对此是否十分在意。

　　C. 患者看到太阳是否特别亲切。

　　D. 患者是否特别喜欢强烈的阳光。

　　E. 患者是否喜欢长时间的在太阳光下呆着。

　　F. 患者是否在太阳光下呆着就心情安定。

　　G. 患者是否见到太阳就非常厌烦。

⑺ 月亮：

　　A. 患者是否特别喜欢月光。

　　B. 患者是否特别喜欢长时间在月亮下独自呆着。

    C. 患者是否只要在月亮下呆着就心情安定。

    D. 患者是否特别喜欢黑夜。

⑻ 宇宙事件：

    A. 患者是否特别喜欢日全食或其他宇宙事件的发生。

    B. 患者是否在发生日全食或其他宇宙事件就特别害怕甚至病情加重或惶惶不可终日。

    C. 患者在发生宇宙事件时是否身体的某一部分或周身难受甚或不能忍受。

6.7.1.1.5. 遗传个性、精神素质因素采集

⑴ 遗传：阴性症状在精神疾患的遗传因素中占有重要成分，在患者阴性症状的采集过程中，特别注意其家族遗传因素的调查，如果其家族中的直系亲属存在阴性症状，基本上就可以考虑患者阴性症状的遗传因素成立。

⑵ 个性：是一个人固定的行为模式及在日常生活中待人处事的习惯方式，是全部心理特征的综合。阴性症状的人格障碍主要表现在"离群索居"，刻意的远离人群和社会、遇事不愿与人商量包括最亲密的家人。胆小、怕事、畏缩不前，是非观念淡漠、得过且过、一切以躲避为前提进行选择。

⑶ 精神素质：精神素质是人的主导素质，智力素质是人的主体素质，体力素质是人的依托素质，三者之间的流变统一基本构成了人的整体素质。精神素质的形成受社会、家庭、生活环境、教育、内心感受和活动等因素的影响。具有阴性症状的精神障碍患者，其精神素质在形成过程中都或多或少地存在着不足，自私、短见、固执、盲从、局限、认知盲区等都对患者的精神素质构成重要影响。

6.7.1.1.6. 患病形式、发病时间、病程及所有治疗经过采集

⑴ 患病形式：大多数具有阴性症状的患者都是缓慢起病，经过数周或数月才出现典型症状，其实在疾病的潜伏期内，患者早已属于疾病状态，只是病情的程度不同而已。

⑵ 发病时间：具有阴性症状的患者大多是下午至夜间，一般在下午三点（申时）以后至夜间三点（寅时）以前开始发作，属于中医"重阴则癫"理论发病时辰的范畴。

⑶ 病程：阴性症状患者的病程大多都在三个月至半年以上才能显现出来，否则不能确诊。

⑷ 治疗经过：

    A. 中医治疗：患者是否经过中医的系统治疗？经治的中医大夫的职称是什么？这些医生是在医院、诊所供职？还是个体开业。是系统的吃了一段时间的中药？还是只是吃了几副中药就停止了中医治疗？每次中医治疗的效果怎样？请家属提供患者所服用过的中药处方。

    B. 西医治疗：患者是否在正规的精神病医院进行了系统治疗？精神病医院的全名是什么？一共住过几所精神病医院？每次住院的时间是多少天？在每所精神病院住院时都是经过了什么方法的治疗？都服用了什么名称的西药？多大剂量？效果如何？出院后的带药是什么？具体服用剂量和时间？西医治疗的疗效怎样？

    C. 有没有经过中西医结合的系统治疗？是哪所医院或诊所？经治医生的职称是什么？都是服用的什么中药和西药？剂量如何？效果如何？请家属提供中、西药处方。

    D. 是否经过其他民族医药、民间单味草药、气功、巫术等方法的治疗？每次治疗的时间？疗效如何？特别是气功、巫术的治疗时间、疗效如何？

    E. 请家属评述一下中医、西医、中西医结合及各类治疗方法对患者的治疗效果。

6.7.1.2. 阳性症状群

6.7.1.2.1. 躯体症状群采集

    面红目赤，头晕头胀，壮热烦渴，口舌生疮。

6.7.1.2.2. 精神症状群采集

    精神兴奋，狂乱无止，力大倍常，声嘶力竭，怒恚骂詈，胡言乱语，登高而歌，弃衣而走，坐卧不宁，喜笑不休，

幻觉妄想，时歌时舞，伤人毁物，不避亲疏。

6.7.1.2.3. 四诊十纲辨证采集

(1) 四诊：

A. 望诊：①、望神色：面红目赤，精神兴奋。②、望形态：神采飞扬，动作灵敏，坐卧不宁。③、望舌质舌苔：舌质红绛，舌苔黄燥或厚腻。④、望大便：大便干结，状如羊矢，捣之不碎。⑤、望痰：咳吐黄黑粘痰或痰核。

B. 闻诊：①、听说话声音：a.语音声大：说话声音如打雷，大声吼叫，狂呼乱吼。b.言语错乱：狂言乱语，声嘶力竭，吵闹不休，思维破裂，音连意连。c.呃逆、呼吸、太息：声粗气促，时或呼吸急促，时或呃逆连连。

②、嗅气味：a.口中气味重，或有酸臭味。b.大便气味奇臭难闻。c.痰有腐臭味。d.月经带下气味秽臭。

C. 问诊：①、按病历采集规范询问。②、病人多有自伤伤人行为。③、患者思维、情感、意志、行为紊乱。

D. 切诊：按脉诊操作规程和自己经验切脉，病人脉象一般洪大，滑，实，数，弦。

(2) 十纲：

A. 阴阳：患者表现为一派机体功能亢盛的阳热证候：毒火，湿热，痰壅，胸肋胀满，腹满硬痛，大便燥结一应俱全。

B. 表里：患者表现为表里俱热，毒邪壅盛，痰火上冲的表里热毒邪气证候。

C. 寒热：患者表现为一派热性证候。

D. 气血：患者表现为一派气血两燔，气滞血瘀的邪盛证候。

E. 虚实：患者一派实性症状。

6.7.1.2.4. 社会、心理、自然因素采集（包括经济、政治、环境、气候、地球、太阳、月亮、宇宙事件等因素逐项采集、综合分析、判断出症状的阴性属性）

(1) 经济：

A. 问清楚患者的经济是否独立。

B. 问清楚患者的经济来源是什么渠道。

C. 问清楚患者的日常生活是否有保障。

(2) 政治：

A. 问清楚患者是否有信仰、其信仰是什么。

B. 问清楚患者是否关心政治、关心到什么程度。

C. 问清楚患者是否有党派、或在党派中担任什么职务。

(3) 环境：

A. 家庭：①、患者在家庭中的地位。②、患者在家中是否受歧视。③、患者的家庭中是否存在着暴力或暴力倾向。④、患者对家庭认知的基本态度。⑤、患者在发病过程中是否有家庭矛盾的诱发因素。

B. 社会：①、患者在社会中的真正地位。②、患者在社会中是否受歧视。③、患者是否或正在受到社会的不公正待遇。④、患者在发病过程中是否有社会因素的诱因。

C. 患者对周边的环境是否特别在意。

D. 患者是否特别喜欢红色、黑色、蓝色、绿色、黄色、橘色的环境中呆着。

E. 患者是否只要在上述某种颜色中呆着心情就安定。

F. 患者是否特别喜欢穿上述某种颜色的衣服。

G. 患者是否特别喜欢在水中长时间的呆着。

H. 一般来讲，处于阳性症状发作过程中的患者喜欢在黑暗的夜晚、阴雨的天气、人烟稀少的空旷环境中独处，喜欢穿黑灰色的衣服，喜欢吃汤汤水水的细软食物。

(4) 气候：

A. 患者居住地的大概经纬度。

B. 患者对居住地的常年气候是否满意。

(5) 地球：

A. 患者的居住地是否发生过地震、海啸、水灾、旱灾、火山喷发等自然灾害。

B. 患者本人对这些自然灾害的态度。

C. 患者喜欢黑夜和水。

(6) 太阳：

A. 患者的居住地阳光是否充足。

B. 患者的居住地是否冬天或夏天过长，本人对此是否十分在意。

C. 患者看到太阳是否特别亲切。

D. 患者是否特别喜欢强烈的阳光。

E. 患者是否喜欢长时间的在太阳光下呆着。

F. 患者是否在太阳光下呆着就心情安定。

G. 患者是否见到太阳就非常厌烦。

(7) 月亮：

A. 患者是否特别喜欢月光。

B. 患者是否特别喜欢长时间在月亮下独自呆着。

C. 患者是否只要在月亮下呆着就心情安定。

D. 患者是否特别喜欢黑夜。

(8) 宇宙事件：

A. 患者是否特别喜欢日全食或其他宇宙事件的发生。

B. 患者是否在发生日全食或其他宇宙事件就特别害怕甚至病情加重或惶惶不可终日。

C. 患者在发生宇宙事件时是否身体的某一部分或周身难受甚或不能忍受。

6.7.1.2.5. 遗传个性、精神素质因素采集

(1) 遗传：阳性症状在精神疾患的遗传因素中占有一定成分，在患者阳性症状的采集过程中，特别注意其家族遗传因素的调查，如果其家族中的直系亲属存在阳性症状，基本上就可以考虑患者阳性症状的遗传因素成立。

(2) 个性：是一个人固定的行为模式及在日常生活中待人处事的习惯方式，是全部心理特征的综合。阳性症状的人格障碍主要表现在爱去"热闹场合"，刻意往人群聚集的地方去，好事喜热闹、整天忙忙碌碌、与人争长论短、好大喜功、处于精神兴奋的状态之中。

(3) 精神素质：精神素质是人的主导素质，智力素质是人的主体素质，体力素质是人的依托素质，三者之间的流变统一基本构成了人的整体素质。精神素质的形成受社会、家庭、生活环境、教育、内心感受和活动等因素的影响。具有阳性症状的精神障碍患者，其精神素质在形成过程中都或多或少地存在着不足，狂妄、自大、好大喜功、固执、盲从、局限、认知盲区等都对患者的精神素质构成重要影响。

6.7.1.2.6. 患病形式、发病时间、病程及所有治疗经过采集

(1) 患病形式：大多数具有阳性症状的患者都是起病急骤，或突然超强的精神刺激，瞬间即出现典型狂躁的阳性症状，且在疾病的全过程中处处有所表露。

(2) 发病时间：具有阳性症状的患者大多是上午至夜间，一般在凌晨三点（寅时）以后至下午三点（申时）以前开始发作，属于中医"重阳则狂"理论发病时辰的范畴。凌晨三点是阳气上升到肺气的时间段，自子时一阳之气开始升发时，经两个时辰的蓄积，已经到了喷薄而出的时候了，所以在这个时辰，是阳性症状患者发病的时间。

(3) 病程：阳性症状患者的病程即时就能确诊。在整个病程过程中，阳性症状会随时随地的不经意间的表现出来，这是由阳性症状的疾病性质决定的，一直到疾病全部痊愈。

(4) 治疗经过：

A. 中医治疗：患者是否经过中医的系统治疗？经治的中医大夫的职称是什么？这些医生是在医院、诊所供职？

还是个体开业。是系统的吃了一段时间的中药？还是只是吃了几副中药就停止了中医治疗？每次中医治疗的效果怎样？请家属提供患者所服用过的中药处方。

B. 西医治疗：患者是否在正规的精神病医院进行了系统治疗？精神病医院的全名是什么？一共住过几所精神病医院？每次住院的时间是多少天？在每所精神病院住院时都是经过了什么方法的治疗？都服用了什么名称的西药？多大剂量？效果如何？出院后的带药都是什么？具体服用剂量和时间？西医治疗的疗效怎样？

C. 有没有经过中西医结合的系统治疗？是哪所医院或诊所？经治医生的职称是什么？都是服用的什么中药和西药？剂量如何？效果如何？请家属提供中、西药处方。

D. 是否经过其他民族医药、民间单味草药、气功、巫术等方法的治疗？每次治疗的时间？疗效如何？特别是气功、巫术的治疗时间、疗效如何？

E. 请家属评述一下中医、西医、中西医结合及各类治疗方法对患者的治疗效果。

6.7.1.3. 亦阴亦阳性症状群

6.7.1.3.1. 躯体症状群采集

面色或悔暗，或黄白，或乍青乍白；或头晕目眩，健忘失眠；或腰膝酸软，精神疲惫，肢软无力，蜷卧嗜睡；或情志抑郁，烦闷躁动，口苦咽干，恶心干呕；或面色萎黄，心悸恍惚、多梦易醒。

6.7.1.3.2. 精神症状群采集

狂乱无知，呼之能止，冲动伤人，殴人毁物，语无伦次，哭笑无常，目光呆滞，不知秽洁；或行为怪异，罔知羞耻，自语傻笑，如痴如愚；或情绪低沉，郁郁寡欢，心中惶恐，如人将捕；反应迟钝，答非所问，咳吐痰涎，捡拾杂物，时乱时止，闷闷不乐；思维破裂，幻觉妄想，言语杂乱，行无定止。

6.7.1.3.3. 四诊十纲辨证采集

(1) 四诊：

A. 望诊：①、望神色：面色晦暗、乍青乍白，时而失神无精打采低头不语、时而目光炯炯讲话滔滔不绝。②、望形态：时癫时狂、时乱时止、时静时动、时哭时笑、如见鬼神。③、望舌质舌苔：舌质或淡白、或红白相间、或红绛、或青紫，舌苔或薄白、或黄腻、或滑腻、或厚腻、或剥脱、或腐灰，不一而足。④、望大便：大便或溏泄、或稀软、或干结、或先干后稀、或先软后干、或外干内软、或外粘内干、或表面油亮、或晦暗灰黑。⑤、望痰：或顽痰、或痰涎、或粘痰、或细涎，或咳之即出、或咳之不出、或白痰细粘、或黄痰吐之爽口、或黑痰顽痰。

B. 闻诊：①、听说话声音：a.语音强弱：说话时而气力不接、时而滔滔不绝、时而断断续续、时而有气无力，时而狂吼几句。b.言语错乱：思维破裂、幻觉妄想、自言自语、哭笑无常、时而妄言妄语、时而静如平人。c.呃逆、呼吸、太息：安静时呼吸平稳、激动时呼吸急促、时有呃逆、时有太息。②、嗅气味：a.口中时而有味、时而无味。b.大便气味有时干粘其臭无比、有时稀软淡淡无味。c.痰涎：有时有腐臭味、有时无味。d.月经带下：有时腐臭味、有时淡淡酸臭味、有时平淡无味。

C. 问诊：①、按病历采集规范询问。②、了解患者有无自伤伤人危险时要密切注意患者回答问题的每个细节，这类病人有时内心感受不能准确地表述。③、了解患者的思维、情感、意志、行为障碍时要系统，大多患者都存在着这四方面的障碍，只是程度不同而已。

D. 切诊：按脉诊操作规程和自己经验切诊，一般这类患者的脉象较为复杂，只有将夜间子时脉诊情况、与第二天上午的脉诊情况对比分析后、才能确切的掌握患者的真实脉象。

(2) 十纲：十纲在此症状群采集中亦阴亦阳、忽阴忽阳，指症混乱。

6.7.1.3.4. 社会、心理、自然因素采集（包括经济、政治、环境、气候、地球、太阳、月亮、宇宙事件等因素逐项采集、综合分析、判断出症状的阴性属性）

⑴ 经济：

    A. 问清楚患者的经济是否独立。

    B. 问清楚患者的经济来源是什么渠道。

    C. 问清楚患者的日常生活是否有保障。

⑵ 政治：

    A. 问清楚患者是否有信仰、其信仰是什么。

    B. 问清楚患者是否关心政治、关心到什么程度。

    C. 问清楚患者是否有党派、在党派中担任什么职务。

⑶ 环境：

    A. 家庭：①、患者在家庭中的地位。②、患者在家中是否受歧视。③、患者的家庭中是否存在着暴力或暴力倾向。④、患者对家庭认知的基本态度。⑤、患者在发病过程中是否有家庭矛盾的诱发因素。

    B. 社会：①、患者在社会中的真正地位。②、患者在社会中是否受歧视。③、患者是否或正在受到社会的不公正待遇。④、患者在发病过程中是否有社会因素的诱因。

    C. 患者对周边的环境是否特别在意。

    D. 患者是否特别喜欢红色、黑色、蓝色、绿色、黄色、橘色的环境中呆着。

    E. 患者是否只要在上述某种颜色中呆着心情就安定。

    F. 患者是否特别喜欢穿上述某种颜色的衣服。

    G. 患者是否特别喜欢在水中长时间的呆着。

    H. 一般来讲，处于亦阴亦阳性症状群发作过程中的患者有时喜欢黑暗的夜晚、阴雨的天气、人烟稀少的空旷环境，有时喜欢穿黑灰色的衣服，喜欢吃汤汤水水的细软食物。有时喜欢晴天、喜欢在较为强烈的太阳光下活动，有时喜欢在人多的地方玩耍、有时喜欢穿红色的衣服、有时喜欢冷饮冷食，

⑷ 气候：

    A. 患者居住地的大概经纬度。

    B. 患者对居住地的常年气候是否满意。

⑸ 地球：

    A. 患者的居住地是否发生过地震、海啸、水灾、旱灾、火山喷发等自然灾害。

    B. 患者本人对这些自然灾害的态度。

    C. 患者喜欢黑夜和水。

⑹ 太阳：

    A. 患者的居住地阳光是否充足。

    B. 患者的居住地是否冬天或夏天过长，本人对此是否十分在意。

    C. 患者看到太阳是否特别亲切。

    D. 患者是否特别喜欢强烈的阳光。

    E. 患者是否喜欢长时间的在太阳光下呆着。

    F. 患者是否在太阳光下呆着就心情安定。

    G. 患者是否见到太阳就非常厌烦。

⑺ 月亮：

    A. 患者是否特别喜欢月光。

    B. 患者是否特别喜欢长时间在月亮下独自呆着。

    C. 患者是否只要在月亮下呆着就心情安定。

  D. 患者是否特别喜欢黑夜。

(8) 宇宙事件:

  A. 患者是否特别喜欢日全食或其他宇宙事件的发生。

  B. 患者是否在发生日全食或其他宇宙事件就特别害怕甚至病情加重或惶惶不可终日。

  C. 患者在发生宇宙事件时是否身体的某一部分或周身难受甚或不能忍受。

6.7.1.3.5. 遗传个性、精神素质因素采集

(1) 遗传: 亦阴亦阳性症状群在精神疾患的遗传因素中占有重要成分, 在症状的采集过程中, 特别注意其家族遗传因素的调查, 如果其家族中的直系亲属性格上存在亦阴亦阳性症状群的浅层表现, 基本上就可以考虑患者亦阴亦阳性症状的遗传因素成立。

(2) 个性: 是一个人固定的行为模式及在日常生活中待人处事的习惯方式, 是全部心理特征的综合。亦阴亦阳性症状群患者的人格障碍主要表现在行为上的"反复无常", 时而刻意往人群聚集的地方去, 好事喜热闹, 整天忙忙碌碌, 与人争长论短, 好大喜功, 处于精神兴奋的状态; 时而又刻意避开人群, 喜欢独处, 沉默不语, 自罪自责, 情志抑郁, 处于精神抑制的状态之中; 时而又处于精神兴奋与精神抑制这两种状态之中, 时而这两种精神状态交替出现。表现出"双重人格"或"多重人格"的临床象。

(3) 精神素质: 精神素质是人的主导素质, 智力素质是人的主体素质, 体力素质是人的依托素质, 三者之间的流变统一基本构成了人的整体素质。精神素质的形成受社会、家庭、生活环境、教育、内心感受和活动等因素的影响。具有亦阴亦阳性症状群的精神障碍患者, 其精神素质在形成过程中都或多或少地存在着不足: 无私、狂妄、自大、好大喜功, 与自私、自卑、短见、一事无成等固执、盲从、局限、认知盲区等来自遗传和后天教育、生活成长环境、内心活动等都对患者的精神素质构成产生重要影响。

6.7.1.3.6. 患病形式、发病时间、病程及所有治疗经过采集

(1) 患病形式: 具有亦阴亦阳性症状群的患者, 有的起病急骤、有的起病缓慢, 有的或突然超强的精神刺激, 瞬间即出现典型狂躁的阳性症状, 转眼间又陷入抑制状态中。有的或因自身性格或精神素质, 长期精神压抑, 所求不遂, 致使肝郁化火, 郁热生痰, 五脏六腑功能失调导致大脑功能失调, 从而缓慢出现精神症状逐渐发病, 这两种发病机制决定的病理病机在疾病的全过程中始终存在。

(2) 发病时间: 亦阴亦阳性症状群患者发病的时间多无规律, 其发病时间受其病理病机的影响, 有时表现的是阴性症状群的发病时间, 有时表现的是阳性症状群的发病时间, 表现为阴性症状群的发病时间的患者, 辨证治疗时要偏向阴性重点考虑, 表现为阳性症状群的发病时间的患者, 辨证治疗时要偏向阳性重点考虑, 在临床上还要注意这两种症状的相互转化情况以及治疗侧重点的随机调整。

(3) 病程: 亦阴亦阳性症状群患者的病程一般需要三个月才能最终确诊, 这类患者的病程相对较长, 有的几年、十几年、甚或二十几年迁延不愈, 有的终生患病。在整个病程过程中, 亦阴亦阳性症状群会随时随地地不经意间的表现出来, 这是由其症状群的疾病性质决定的, 这种表现一直到疾病痊愈为止, 且在整个康复中还要注意对这种偏性的关注。

(4) 治疗经过:

  A. 中医治疗: 患者是否经过中医的系统治疗? 每个经治的中医大夫的职称是什么? 这些医生是在医院、诊所供职? 还是个体开业。是系统的吃了一段时间的中药? 还是只是吃了几副中药就停止了中医治疗? 每次中医治疗的效果怎样? 请家属提供患者所服用过的中药处方。

  B. 西医治疗: 患者是否在正规的精神病医院进行了系统治疗? 精神病医院的全名是什么? 一共住过几所精神病医院? 每次住院的时间是多少天? 在每所精神病院住院时都经过了什么方法的治疗? 都服用了什么名称的西药? 多大剂量? 效果如何? 出院后的带药都是什么? 具体服用剂量和时间? 西医治疗的疗效怎样?

  C. 有没有经过中西医结合的系统治疗? 是哪所医院或诊所? 经治医生的职称是什么? 都是服用的什么中药和西药? 剂量如何? 效果如何? 请家属提供中、西药处方。

  D. 是否经过其他民族医药、民间单味草药、气功、巫术等方法的治疗? 每次治疗的时间? 疗效如何? 特别是

气功、巫术的治疗时间、疗效如何？⑤、请家属综合对比评述一下中医、西医、中西医结合及各类治疗方法对患者的治疗效果。

6.7.1.4. 其他

还有一些具有特征性精神症状的患者，超出了当今科学的认知范畴。这些病人的精神症状除了具有阴性症状群、阳性症状群、亦阴亦阳性症状群的所有症状之外，还有一些至今医学界无法解释的症状：如有些病人在患病期间有特别突出的重大发明创造，或表现出惊人的写作或绘画天分，而该患者的精神疾病被治愈之后，此类"超强的聪明才智"就消失了；有的病人在患病期间突然梦到了"未来将要发生的事实存在的事件"，且经过时间的检验被证实了的真实事件（如某人在梦中梦到了其被害的弟弟的埋尸地点，日后经警察破案被证实）等等。这类特殊的症状有待将来科学的突破！我们相信：将来人类的科学也一定会逐步认识到这个层次的，届时，大脑的奥秘将会被揭示，精神的终极面纱才会被缓缓揭开，那是一个颠覆所有人类认知的真实世界。现在，我们人类对精神层面的认识也只能达到现代这个程度，无论人们是否承认，现实宇宙中确实存在着一个人类现代科技水平无法认知的极微观世界，而这个极微观世界却在掌控着宇宙的未来，我们人类只不过是这个极微观世界一个微不足道的天外来客，而我们的精神本源正是来源于这个极微观世界。

6.7.2. 治疗原则

6.7.2.1. 整体观念

整体观念是具有统一性和完整性的观念。从当今人类所认知的宇宙层面来讲，整个宇宙就是一个整体，人是宇宙这个整体中的一个非常小的微子。人们认为：整个宇宙分为宏观宇宙、微观宇宙、可观宇宙三个层面。宏观宇宙是当代天文学家们通过逐代递进的射电望远镜可观测到的宇宙；微观宇宙是当代科学家们通过逐代递进的显微镜可观测到的微观世界；可观宇宙是人们通过自己的眼睛可以看到的宇宙，包括天上的太阳、月亮和无数的星星、天空，地上的土地、山河、森林、人类、动植物等万物以及一切。整体观念除了以上三个宇宙世界外，还有两个现代人们所没有认识到的宇宙世界：1、超越现代观测宇宙的仪器所观测到的宏观宇宙的真实宏观宇宙。2、超越现代观测微观宇宙的仪器所观测到的微观宇宙的真实微观宇宙。随着人类不断创造出更能接近于观测真实宇宙的仪器所认识到的无限大的宏观宇宙和无限小的微观宇宙，人们的整体观念就会不断更新。无论现在或将来，整体观念都是人们认识宇宙和人类本身的一个思维武器。

中医精神医学不但要认识现代科学所认识到的物质的人，还要认识未来科学将要观测到的人的精神的本质。精神的本质其实是物质，精神本质的物质与现代人们所认识的物质，不是同一个认识层面上的物质，这个认识将是未来真实宏观宇宙和真实微观宇宙的本质，也即精神本质。只有认识到了精神本质并弄清楚其来源，才能解决人类的一切精神问题（包括信仰和宗教），才能解决人类的一切精神疾患问题。因而，在某种意义上，中医精神医学的整体观念和文化内涵超越了中医学的整体观念及其文化内涵。

中华文化所创造出的中医学，非常重视人体本身的统一性、完整性及其与自然界的相互关系，认为人体是一个有机的整体，构成人体的各个组成部分之间在结构上不可分割、在功能上相互协调互为补充、在病理上相互影响。认为人体与自然界是密不可分的，自然界的变化随时影响着人体，人类在能动和被动地适应自然和改造自然的过程中维持着正常的生命活动。这种机体自身整体性和内外环境统一性的思想就是中医的整体观念，整体观念是中国古代哲学在中医学中的体现，它贯穿于中医学的生理、病理、诊法、辨证和治疗等各个方面。人体是由若干脏腑、组织和器官所组成的，每个脏腑、组织和器官各有其独特的生理功能，而这些不同的功能又都是人体整体活动的一个组成部分，这就决定了人体内部的统一性。也就是说，人体各个组成部分之间，在结构上是不可分割的，在生理上是相互联系、相互支持而又相互制约的，在病理上也是相互影响的。人体的这种统一性，是以五脏为中心，配以六腑，通过经络系统"内属于腑脏，外络于肢节"的作用而实现的。五脏是代表着整个人体的五个系统，人体所有器官都可以包括在这个系统之中。以五脏为中心，通过经络系统，把六腑、奇恒之府、五体、五官、九窍、四肢百骸等全身组织器官联系成有机的整体，并通过精、气、血、津液的作用，完成机体统一的机能活动。

中医学在整体观念指导下，认为人体正常的生理活动一方面依靠各脏腑组织发挥自己的功能作用，另一方面则又要靠脏腑组织之间相辅相成的协同作用和相反相成的制约作用，才能维持其生理上的平衡。每个脏腑都有其各自不同的功能，但又是在整体活动下的分工合作、有机配合，这就是人体局部与整体的统一。

在认识和分析疾病的病理状况时，中医学从整体出发，将重点放在局部病变引起的整体病理变化上，并把局部病理变化与整体病理反应统一起来。一般来说，人体某一局部的病理变化，往往与全身的脏腑、气血、阴阳的盛衰有关。由于脏腑、组织和器官在生理、病理上的相互联系和相互影响，因而就决定了在诊治疾病时，可以通过面色、形体、舌象、脉象等外在的变化，来了解和判断其内在的病变，以作出正确的诊断，从而进行适当的治疗。人体是一个有机的整体，在治疗局部病变时，必须从整体出发，采取适当的措施，如心开窍于舌，心与小肠相表里，所以可用清心热泻小肠火的方法治疗口舌糜烂。如"从阴引阳，从阳引阴，以右治左，以左治右"《素问·阴阳应象大论》，"病在上者下取之，病在下者高取之"《灵枢·终始》等等，都是在整体观指导下确定的治疗原则。

6.7.2.1.1. 人与外界环境的统一性

中医学的整体观念强调人体内外环境的整体和谐、协调和统一，认为人体是一个有机整体，既强调人体内部环境的统一性，又注重人与外界环境的统一性。外界环境是指人类赖以存在的自然和社会环境。现代系统论认为：生命系统包括细胞、器官、生物体、群体、组织、社区、社会，以及超国家系统八个层次，生命在环境中，根据不断变化的物质流、能量流和信息流，调节无数的变量而维持生存。天人关系是中国古代哲学的基本问题，在中国古代哲学中，天的含义大体有三：一是指自然之天，二是指主宰之天，三是指义理之天；人的含义大体有二：一是指现实中认知的主体或实践主体，二是指价值意义上的理想人格。天人关系实质上包括了人与自然、社会的关系。中国古代哲学气一元论认为：天人一气，整个宇宙都统一于气，天和人有着物质的统一性，有着共同的规律。中医学用医学、天文学、气象学等自然科学材料，论证并丰富了天人合一说，提出了"人与天地相参"《素问·咳论》的天人一体观，强调"善言天者，必有验于人"《素问·举痛论》，把人的需要和对人的研究放在天人关系理论的中心地位。

6.7.2.1.2. 人与自然环境的统一性

人与自然有着统一的本原和属性，人产生于自然，人的生命活动规律必然受自然界的规定和影响，人与自然的物质统一性决定生命和自然运动规律的统一性。

人类生活在自然界之中，自然界存在着人类赖以生存的必要条件，自然界的运动变化又可以直接或间接地影响着人体，机体则相应地发生生理和病理上的变化。这种"天人一体观"认为天有三阴三阳六气和五行的变化，人体也有三阴三阳六经六气和五脏之气的运动，自然界阴阳五行的运动变化，与人体五脏六腑之气的运动是相互收受通应的，所以人体与自然界息息相通，密切相关。人类不仅能主动地适应自然，而且能主动地改造自然，从而保持健康，生存下去，这就是人体内部与自然环境的统一性。其具体体现在以下几个方面：

⑴ 人禀天地之气而生存：中医学认为世界本原于气、是阴阳二气相互作用的结果，天地是生命起源的基地，天地阴阳二气的对立统一运动为生命的产生提供了最适宜的环境。故曰："人生于地，悬命于天，天地合气，命之曰人"，"天覆地载，万物悉备，莫贵乎人"《素问·宝命全形论》。生命是自然发展到一定阶段的必然产物，人和天地万物一样，都是天地形气阴阳相感的产物，是物质自然界有规律地变化的结果。人类产生于自然界，自然界为人类的生存提供了必要条件，故曰："天食人以五气，地食人以五味"《素问·六节脏象论》。新陈代谢是生命的基本特征，生命既是自动体系，又是开放体系，它必须和外界环境不断地进行物质、能量和信息交换。人是一个复杂的巨系统，气是构成人体的基本物质，也是维持生命活动的物质基础，它经常处于不断自我更新和自我复制的新陈代谢过程中，从而形成了气化为形、形化为气的形气转化的气化运动。没有气化运动就没有生命活动，升降出入是气化运动的基本形式，故曰"非出入则无以生长壮老已，非升降则无以生长化收藏"，"出入废则神机化灭，升降息则气立孤危"《素问·六微旨大论》。所以，人类是自然界的产物，又在自然界中生存。

⑵ 自然界对人体的影响：人和自然相统一，人与自然有着共同规律，均受阴阳五行运动规律的制约，而且在许多具体的运动规律上又有相互通应的关系。人的生理活动随着自然界的运动和自然条件的变化而发生相应的变

化，"人之常数"亦即"天之常数"《素问·血气形志》，"天地之大纪，人神之通应也"《素问·至真要大论》。倘若违背了自然规律，将导致不良后果，所谓"至数之机……其往可追，敬之者昌，慢之者亡"《素问，天元纪大论》。

6.7.2.1.3. 人与季节、昼夜、地球环境的整体统一性

自然界中，四时气候、地土方宜等均给予人的生命活动与疾病以深刻的影响。如：

(1) 季节气候与人体："人能应四时者，天地为之父母"《素问·宝命全形论》。一年四时气候呈现出春温、夏热、秋燥、冬寒的节律性变化，因而人体也就相应地发生了适应性的变化，如"春弦夏洪，秋毛冬石，四季和缓，是谓平脉"《四言举要》。天气炎热，则气血运行加速，腠理开疏，汗大泄；天气寒冷，则气血运行迟缓，腠理固密，汗不出；这充分地说明了四时气候变化对人体生理功能的影响。人类适应自然环境的能力是有一定限度的，如果气候骤变，超过了人体调节机能的一定限度，或者机体的调节机能失常，不能对自然变化作出相应调节时，人体就会发生疾病。有些季节性的多发病或时令性的流行病有着明显的季节倾向，如"春善病鼽衄，仲夏善病胸胁，长夏善病洞泄寒中，秋善病风疟，冬善病痹厥"《素问·金匮真言论》。此外，某些慢性宿疾，如痹证、哮喘等，往往在气候剧变或季节更替时发作或加剧。

(2) 昼夜晨昏与人体：天地有五运六气的节律性的周期变化，不但有"年节律"、"月节律"、而且还有"日节律"，人体气血阴阳运动不仅随着季节气候的变化而变化，而且也随着昼夜的变化而发生节律性的变化。如人体的阳气，随着昼夜阳气的朝始生、午最盛、夕始弱、夜半衰的波动而出现规律性的波动。故曰："阳气者，一日而主外，平旦人气生，日中而阳气隆，日西而阳气已虚，气门乃闭"《素问·生气通天论》。在病理上，一般而言，大多白天病情较轻，傍晚加重，夜间最重，呈现出周期性的起伏变化。故曰："百病者，多以旦慧昼安，夕加夜甚"《灵枢·顺气一日为四时》。

(3) 地区方域与人体：地理环境是自然环境中的重要因素，地理环境包括地质水土、地域性气候和人文地理、风俗习惯等，地理环境的差异，在一定程度上，影响人们的生理机能和心理活动。中医学非常重视地区方域对人体的影响：生长有南北，地势有高低，体质有阴阳，奉养有膏粱藜藿之殊，更加天时有寒暖之别，故"一州之气，生化寿夭不同"《素问·五常政大论》，受病亦有深浅之异。一般而言，东南土地卑弱，气候多湿热，人体腠理多疏松，体格多瘦削；西北地处高原，气候多燥寒，人体腠理多致密，体格多壮实。人们长期生活在特定地理环境之中，逐渐形成了机能方面的适应性变化，一旦易地而居，环境突然改变，个体生理机能难以迅即发生相应的适应性变化，故初期会感到不太适应，有的甚至会因此而发病。地理环境的不同，形成了生理上、体质上的不同特点，因而不同地区的发病情况也不尽一致。

6.7.2.1.4. 人与社会的统一性

人的本质，是一切社会关系的总和。人既有自然属性，又有社会属性，社会是生命系统的一个组成部分。人从婴儿到成人的成长过程就是由生物人变为社会人的过程。人生活在社会环境之中，社会生态变迁与人的身心健康和疾病的发生有着密切关系，社会角色、地位的不同，以及社会环境的变动不仅影响人们的心身机能而且疾病谱的构成也不尽相同。"大抵富贵之人多劳心，贫贱之人多劳力；富贵者膏粱自奉贫贱者藜藿苟充；富贵者曲房广厦，贫贱者陋巷茅茨；劳心则中虚而筋柔骨脆，劳力则中实而骨劲筋强；膏粱自奉者脏腑恒娇，藜藿苟充者脏腑恒固；曲房广厦者玄府疏而六淫易客，茅茨陋巷者腠理密而外邪难干。故富贵之疾，宜于补正，贫贱之疾，易于攻邪"《医宗必读·富贵贫贱治病有别论》。太平之世多长寿，大灾之后，必有大疫，这种社会医学思想，随着科学的发展，社会的进步，社会环境的变迁，对人的身心机能的影响也在发生变化。现代社会的"多科技综合征"、"抑郁症"、"慢性疲劳综合征"等的发生与社会因素有着密切关系。总之，中医学从天人合一的整体观念出发，强调研究医学应上知天文，下知地理，中晓人情世故，治病宜不失人情，"不知天地人者，不可以为医"《医学源流论》。

6.7.2.1.5. 人对环境的适应能力

中医学的天人合一观强调人与自然的和谐一致，人和自然有着共同的规律，人的生长壮老已受自然规律的制约，人的生理病理也随着自然的变化而产生相应的变化，人应通过养生等手段，积极主动地适应自然。此外，还要加强人性修养，培养"中和"之道，建立理想人格，与社会环境相统一。但是，人的适应能力是有限的，一旦

外界环境变化过于剧烈，或个体适应调节能力较弱，不能对社会或自然环境的变化作出相应的调整，人就会进入非健康状态，直至发生病理变化而罹患疾病。

6.7.2.1.6. 精神疾患在整体观念中的具体体现

人体是一个复杂的巨系统，从可观宇宙角度来讲，人体有体重、身高、头颅、脖颈、躯干、手脚、皮肤，有五脏六腑、奇恒之府、四肢百骸、神经血管，结缔组织、206 块骨头等所有的组织器官。从微观角度讲：人体是由约八十万亿至一百万亿个细胞及约六十万亿至八十万亿个细菌构成的。人的大脑有约一千亿个脑细胞，每个脑细胞与另外约一万亿个细胞相连接成为一个神经元，人脑中共有约十万亿根神经元，每个神经元与其他约一万根神经元相连，人脑中共有约一百万亿个神经连接。这一百万亿个神经连接产生的电信号和化学反应，与约百万亿细胞和约八十万亿细菌共同作用，形成了人的意识。这是从人体内找到的形成意识的原因，是人体整体观念的一部分。有的人在梦境中梦到的事件与未来发生的真实事件完全一致，这就不是体内人脑一百万亿个神经连接产生的电信号和化学反应、与以及约一百八十万亿个细胞和细菌的相互作用所能决定的问题。这是人与宇宙中特定物质相连接（即量子隐形传输）才能决定的问题，这是人与宇宙相统一（即天人合一）的整体观念的全部。

精神疾患就是人在与内外环境（包括人与宇宙中特定极微物质及精神本原）发生联系的过程中，由于各种原因出现了不可调和的矛盾，这种矛盾经过长时间的自我调整，仍不能回归正常联系，这种状态一旦超过了人的自我调节能力，就会出现精神上的不适应，这种不适应的具体表现就是精神疾患。精神疾患的症状表明，人体内外和谐统一的整体出现了裂痕，这种裂痕就是精神疾患在整体观念中的具体体现。相对于人的精神本质与宇宙的本质相统一（真正的天人合一）的问题，精神疾患只是所有精神问题中的一个组成部分。

6.7.2.2. 辨证论治

辨证论治是在整体观念指导下，中医认识疾病和治疗疾病的基本原则，为医圣张仲景所创，后世不断完善而成。常用的辨证方法有：八纲辨证、气血津液辨证、脏腑辨证、六经辨证、卫气营血辨证、三焦辨证、经络辨证等。对于人体由于内外环境所导致的疾病，只要遵循辨证论治原则，基本上都能够予以把握，并取得较理想的效果。但是，在精神疾患的临床上，整体观念和辨证论治应将宏观宇宙与微观宇宙发生的变化、对人的精神活动所产生的影响考虑进去，这样才能较为准确地认识精神疾患的病因病机，进而进行相应的治疗，达到治愈的目的。传统常用的辨证方法中没有将太阳、月亮、宇宙事件对地球的影响、从而对人的精神活动相应地产生影响的辨证内容包括进去。迄今为止、中医、西医等人类所有医学都没有将天象因素作为精神疾患的病因之一，这是一个缺失，应该在科学飞速发展的当代，在医学进步的基础上加以完善。

在精神疾患的临床上，除了遵循整体观念、辨证论治的基本原则，还要将天象因素考虑进去，加以应用，在当代精神疾患特别是精神分裂症等重性精神疾病的病因不明、无法彻底治愈的情况下，完善病因病机病理机制，彻底治愈！这是中医精神医学追求的目标和任务。在半个多世纪的临床上，我们孜孜不倦的注意这一问题并进行探索，取得了一些进展和成果。现将一些典型案例整理于后，供完善整体观念和辨证论治之用。

6.7.2.2.1. 在月光下和水中感觉舒适的"寒极生热"型癫狂合并症病例

翟 XX、男、45 岁，住河北省定州市 XX 镇 XX 村，病案号 00582，就诊时间：1980 年 7 月 13 日。患精神分裂症 7 年，经河北省精神病医院住院治疗三个月，好转出院，后反反复复住院、出院，迁延至今，一直未愈。躯体症状：面色灰黑、消瘦、神形猥琐，舌质青紫、舌苔薄白、口中含稀粘唾液，脉沉细、寸尺沉极细而小、脉率时快时慢。精神症状：思维破裂、片段妄想、时有冲动、喃喃独语、独具一隅、行为紊乱、呼之能止，神情迷茫、若有所思、交谈不能持久、久则不耐烦、时有痴傻呆笑。居家人反映，患者有一些特别的现象，众多医生无法解释：患者每于在月光下就安静一些，因此常在月光下呆坐甚至过夜；若是夏天就要在水中泡着才能安静，其家 60 多米外有一池塘，患者经常泡在池塘水中，家人呼之不出来；若回家则一定要赤身裸体抱着其夫人两人一丝不挂地盖上厚被子才能安静，因而其夫人甚感羞涩无奈。

经过认真观察三天后作出中、西医诊断：
(1) 中医诊断：癫症。

(2) 西医诊断：慢性精神分裂症（衰退型）。

(3) 中医精神医学诊断：A. 癫狂合并症（亦阴亦阳性症状群）。B. 定性在寒。C. 定位在肾。D. 特征性精神症状：a. 在月光下呆坐安静。b. 在水中泡着安静。c. 赤身裸体与夫人抱着安静。

辩证： 久病伤阳、阴寒入肾、寒极生热。月光下、水中、抱着夫人为在阴性环境中安静，是同气相求的正常反应，是重阴则癫的形象写照。

治则： 回阳救逆、温肾养脑。

方药： 回阳救逆汤加减：

药物： 制附子 9 克、每天增长 9 克、循序渐进增加剂量至病情逆转，干姜 15 克，肉桂 9 克，熟地 15 克，人参 30 克，益智仁 30 克，炒枣仁 60 克，生磁石 18 克，每日一剂。

疗效： 一剂后少睡片刻、情绪稍安，理法方药对症，制附子缓慢长量，21 天内长到每剂 250 克（长到 30 克时先煎一小时、90 克以后先煎两小时），仍每天一剂，不再长量，连续治疗 46 天，豁然痊愈。病情稳定后改为散剂，巩固两月结束治疗，十年后追访，一切正常。

西药减药经过： 治疗开始时，西药三氟拉嗪每天 10 毫克 /3 次 / 每天（精神病院给的巩固剂量），继续应用，中药疗效出来后，从第八天起缓慢减量，33 天后停服西药，一直稳定，至 46 天结束治疗时，单服中药散剂巩固，未再服用任何西药抗精神病药物。十年后追访时家属告知：自从中药治疗后再未服用过任何抗精神病西药，患者的病情一直未再反复，家庭生活正常，参加劳动，养家糊口。追访期间，患者高兴地请医生喝了一杯白酒、吃了一顿饭。

这是天象因素致病： 在月光下、在水中浸泡、裸体搂抱夫人方能暂时安静的典型精神病人治愈案例。

6.7.2.2.2. 太阳强光下的"热极汗闭型"狂症案例

张 XX、男、37 岁，住河北省定州市城关镇 XX 街 XX 号，病案号 200632，就诊时间：1980 年 8 月 30 日。患躁狂症 10 年，经多家精神病医院治疗，反反复复，一直未愈。躯体症状：身高体壮，面红目赤，食量大于平常三倍以上，大便正常，饮水多，小便多，舌质红绛，舌苔黄厚腻，口吐黄粘痰，脉洪、大、滑、数、来势汹汹、上冲鱼际、下过尺泽。精神症状：力大倍常，逾垣上屋，登高而歌，怒目直视，狂呼骂詈，伤人毁物，躁扰不宁，日夜不眠。询问其父母得知：病人因情志不遂患病，第一次发现其有病是因为吃饭，患者吃了一家五口人的饭，还说没吃饱，继而发狂，跑到房顶上大骂家人。还有一个奇怪的现象：自患病以来从不出汗，不管是烈日炎炎的夏天，还是长时间剧烈奔跑的时候，从没有出过一滴汗，十年来一直如此。

经过两天的观察做出中、西医诊断：

(1) 中医诊断：狂症。

(2) 西医诊断：躁狂症（精神运动性兴奋）：

(3) 中医精神病学诊断：A. 狂症（阳性症状群）。B. 定性在热。C. 定位在肺胃。D. 特征性精神症状：a. 在烈日下暴晒不出汗。b. 在烈日下长时间奔跑不出汗。c. 食量数倍于平时。

辩证： 所求不遂，肝郁化火，火邪冲心，弥漫上焦，热毒蕴积肺胃，发为狂躁；肺开窍于皮毛，肺毒壅聚，腠理紧闭，是为从不出汗，因而久治不愈。

治则： 清肺胃热毒败火，疏通腠理，凉血安神。

方药： 白虎汤与清瘟败毒饮加减：

药物： 生石膏 90 克、每天增长 30 克，循序渐进增加剂量至控制住病情，生大黄 18 克、生地 30 克、黄连 15 克、玄参 30 克、芒硝 12 克、生麻黄 6 克、桂枝 6 克。并遵张锡纯用生石膏加阿司匹林治发热无汗意，每次服中药时加 0.5 克阿司匹林（一片），每日两片。

疗效： 服用一剂后，狂躁症状没有任何变化，亦没有丝毫的出汗迹象，遂逐渐加大生石膏用量，每日增加 90 克，四天后加至每剂 360 克，仍不见任何动静，改为用一千克生石膏煎水兑付上述中药，开始有点滴微汗出，狂躁症状稍见好转，持续一周并无大进，思之再三恍然大悟：病重药轻耳！遂改为生石膏三千克煎水兑付上述中药，每天仍用两片阿司匹林帮助出汗，中药守原意随证加减，三天后，大汗淋漓，每药必汗，连续两周，十年痼疾豁然痊愈。十年后追访，已娶妻生子，正常生活劳动，一如常人。**这是天象因素致病：** 在强烈太阳光下照射、在烈日下长时间奔跑不出汗，食量数倍大于平时的躁狂患者的典型精神病人治愈案例。

6.7.2.2.3. 只有在大红色环境中才能安静的"躁狂抑郁症"案例

潘 XX、女、62 岁，住四川省达州市 XX 区 XX 街 XX 号，病案号：05042，就诊时间：1985 年 11 月 7 日。患躁狂抑郁症三十二年，反复发作，有时隔几个月发作一次，有时一年左右发作一次，时轻时重，症状缓解时能勉强上班做家务，发作时狂乱无知，迁延至今未愈。躯体症状：体型矮胖，面色时青时红，坐卧不安，失眠健忘。舌质淡紫，舌苔青灰，时有淡微黄滞苔，脉象细数弦滑，寸小滑硬、尺沉极细紧。精神症状：狂乱时止，间接吵闹，时而兴奋滔滔不绝，时而抑郁默默流泪，情志抑郁，气力不接，无论狂乱还是抑郁都不能持久。其丈夫介绍患者一个比较特殊的情况：二十几多年来患者一直非常喜欢穿大红色的衣服，从内衣到四季常服、到冬季御寒的棉衣都要大红色，非红不穿，而且只要穿上大红色的衣服，患者的精神兴奋就安定一些，抑郁情绪也好一些，家人劝阻就能听得进去，若不让其穿大红色的衣服病情就加重，家人劝说也不听。无论是让其穿红色衣服还是不让穿，病情都没有好彻底过，只是病症发作的程度减轻。因而，患者就诊时为冬天，穿着大红色的棉大衣，棉衣棉裤均为红色，帽子、手套、棉鞋、袜子也是红色，背的包也是红色。从远处看就像是马戏团的演员红呼呼的。

经过入院一周的详细观察做出中西医诊断：

⑴ 中医诊断：癫狂合并症。

⑵ 西医诊断：躁狂抑郁症。

⑶ 中医精神医学诊断：A. 癫狂合并症（亦阴亦阳性症状群）。B. 定性在气、寒。C. 定位在肾。D. 特征性精神症状：
   a. 必须穿大红色的衣服方能安静片刻。b. 在红色的环境比在其他颜色的环境中精神稍微安定。

辩证： 家境贫寒、怀孕生育时缺乏营养透支身体，加之所求不遂，肝郁肾精亏虚，肾阳虚邪入络，邪不出络，正邪相争，反复不愈。

治则： 大补肾阳，温通络脉，平调气血，养心安神。

方药： 右归丸、金匮肾气丸、人参再造丸、朱砂安神丸等加减：

药物： 人参 9 克、熟地 15 克、茯苓 9 克、鹿茸 6 克、补骨脂 30 克、淫羊藿 18 克、肉桂 9 克、制附子 30 克（先煎一小时）、杜仲 18 克、菟丝子 30 克、枸杞子 30 克、山萸肉 15 克、海狗肾粉 3 克（包煎）、全蝎 9 克、蜈蚣 9 克、琥珀 12 克、生地龙 9 克、柴胡 18 克、郁金 15 克、朱砂 1 克（分两次冲服）、生磁石 21 克（极细末）。

在服用上方的同时，嘱护士为其安排单间病房由其丈夫陪同，单间病房内全部刷上红色墙漆，一应俱全的红色家具、床铺、用具等。

疗效： 上方加减连续服用 30 剂，加上红色环境疗法，诸症大为减轻，每夜能睡六小时，中午睡一小时。不再坚持全部红色环境，在病人自己的要求下，逐渐减少红色环境，两个月后转入正常病房，继续治疗三个半月后，诸症消失、痊愈出院。十年后追访一切正常。

这是体内某种元素缺失与天象环境致病的只有在大红色环境下方能安静的"躁狂抑郁症"典型精神病人治愈案例。

6.7.2.2.4. 农村妇女瞬间具备轻功的"慢性精神分裂症"患者治愈案例

肖 XX、女、32 岁，住河北省定州市 XX 乡 XX 村。病案号：00234。就诊时间：1978 年 5 月 12 日，患慢性精神分裂症十二年。住河北省精神病医院三次，每次都好转出院，时间不久就又复发，5 年多来未再治疗过，疯跑于乡间村落，至今未愈。躯体症状：面色晦暗，形体略瘦，蓬头垢面；舌质淡紫，舌苔白粘腻，痰涎满口，脉象滑数细小。精神症状：思维破裂，片段幻觉妄想，哭笑无常，喜笑不休，骂詈狂言，时乱时止；时而喃喃独语，蓬头垢面，傻笑痴呆，时而卧床不起、时而彻夜不眠；力大倍常，逾垣上屋，在墙头上飞跑。就在医生正在为其诊脉时，患者突然站立起来，双眼放光，继之飞快跑出屋外，跃上墙头，沿墙跑上房顶，在房顶上来回飞奔数次，突然一跃，从房顶上跳到院中的一棵大倒栽柳树上，手握着一根与小手指相等粗的柳树枝，像打秋千一样，自由来回游荡。其时患者神情自若，目光炯炯有神，悠然自得，毫无差异！家人与医生呼唤其下来，患者不理，继续游荡，须臾间，患者从约有 6 米多高的树上跳下来，飞奔而去。家人与医生一同追赶，追至村学校的操场上（约一公里）方停下来，整个发作过程约有半个多小时。停下来后，神情正常，像换了一个人一样，一边说笑一边与家人和医生共同回家。医生对此大为不解，因而详细询问其丈夫，其丈夫说：这种情形经常出现，每周约一次、每月大约四次，每次从 6 米多高的空中跳下来都飞奔而去，发作过后就会暂时精神正常，若无其事，大约一、两个小时后就又乱了。这是一个极为特殊的症状，医生为此展开了详细的调查：患者是一个家庭妇女，父母为农民，患者从小到大从未离开过居住的村子，一直务农，最远的去过县城开会（家距县城 6 公里），18 岁时文革时担任过村妇女主任，半年后就患上了精神病，住院三个月精神症状缓解，两年后与本村丈夫结婚，婚后半年就又复发，此后反反复复住院治疗，一直未愈，由于治疗效果不佳，五年来再未进行过任何正规治疗。患者的经历如此简单明了，从未受过气功训练，也从未看过飞檐走壁类的传奇小说（文革中此类小说被视为迷信禁绝），为什么患病后就有了如此的超常能力？该患者的行为无论是从力学、物理学、还是常识上都无法解释。《黄帝内经·素问·阳明脉解篇》对此的解释是："帝曰：病甚则弃衣而走，登高而歌，或至不食数日，逾垣上屋，所上之处，皆非其素所能也，病反能者何也？岐伯曰：四支者，诸阳之本也，阳盛则四支实，实则能登高也。帝曰：其弃衣而走者何也？岐伯曰：热盛于身，故弃衣欲走也。帝曰：其妄言骂詈，不避亲疏而歌者何也？岐伯曰：阳盛则使人妄言骂詈不避亲疏，而不欲食，不欲食，故妄走也"。黄帝内经的这个解释，是当今世界上唯一的一个较为完整的医学科学解释，除此之外，西医精神医学没有给予解释。但《内经》中没有被解释的问题是：

(1) 患者作为一个精神错乱者，却能瞬间掌握如此精确的平衡技术，使之不能从几丈高的屋顶上掉下来（定州农村的屋顶是两侧拱起的尖状的建筑结构，屋顶上用一块连接一块的瓦覆盖在房脊上防雨，瓦内侧凹陷处用水泥与房脊相固定，房顶上间接的安装些许水泥质的祥瑞小兽如丹顶鹤、小鹿之类，此种结构决定了正常人是无法站立于房顶上的）！这就不能用"阳盛"来解释。

(2) 患者在瞬间能精细的计算出从屋顶到树枝间（约三米）的距离并给予把握、从而一跃完成跳跃并成功抓住树枝！根据力学原理，该患者体重超出柳树枝所能承受重量的数十倍，这就不是阳盛所能解释的问题了（倒栽柳的树枝非常脆弱，不同于一般柳树枝应有的韧性），所以此行为不能用"阳盛"来解释。

(3) 患者每完成一次这样超常行为的"狂躁"后，精神却能奇异的暂时回归正常，这也不能用"阳盛"来予以解释！
　　思之再三，详细观察三天后做出了中、西医诊断：
　　A. 中医诊断：癫狂合并症。
　　B. 西医诊断：慢性精神分裂症。
　　C. 中医精神医学诊断：A. 癫狂合并症（亦阴亦阳性症状群）。B. 定性在气。C. 定位在脾。D. 特征性精神症状：a. 在不能站立人的屋顶上飞奔。b. 在超越其承受力数十倍的小手指粗细的倒栽柳树枝上来回游荡。c. 此类超长的"狂躁"行为后短时间内的精神活动正常。

辩证： 发病时因肝气横逆、脾气暴胀、体内伏邪引发天地特异之气，二邪相合、出现特征性精神症状。

治则： 通泄庚气、除邪定志、调气养血、镇静安神。

方药： 逐呆仙丹、大柴胡汤、大承气汤、镇肝熄风汤加减：

药物： (1) 中药：党参 18 克、白术 12 克、茯苓 9 克、柴胡 18 克、赤芍 18 克、黄芩 9 克、胆南星 9 克、清半夏 12 克、天竹黄 9 克、生赭石 30 克、生大黄 9 克、枳实 30 克、厚朴 30 克、莱菔子 21 克、苏子 9 克、白芥子 9 克、怀牛膝 18 克、生龙骨 15 克、生牡蛎 15 克、芒硝 9 克（分两次汤药化服）、水飞朱砂 1 克（分两次冲服）。水煎服，每服药煎出演汁 600 毫升，每天上午十点、下午四点各服一次，每次服用 300 毫升，每天一副药，连续服用，服药后每日保持大便三次、若不够三次就缓慢加大生大黄和芒硝用量，其他药物用量不变。

(2) 西药：氯丙嗪 50 毫克、异丙嗪 25 毫克，每日早上、中午口服 / 每日两次，晚上：氯丙嗪 50 毫克、异丙嗪 25 毫克，肌注，每晚一次。中西药合用且量大，其目的在于用药物将体内的邪气压制住，控制症状、减少发作。

疗效： 上药三天后，患者每日大便保持三次，每日晚上睡眠九小时，中午一小时，白天除了服用中药、吃三顿饭以外，大部分时间都在昏昏欲睡，睡醒后神志清醒增加，精神迷乱时减少。两周后，症状大为减轻，遂停止晚上的注射药物，原量改为口服，一月后停中午西药，一个半月后停服早上西药，两月后停服西药，只服中药，继续治疗，三月后所有症状消失，停止治疗。十年后追访一切正常。

这是农村妇女瞬间具有轻功发作"狂躁"的慢性精神分裂症在三个月内彻底治愈的案例，此例表明：无论患者的特征性精神症状多么奇怪，中医只要辨证准确，中西药用药精当、治疗得体、就能"霍然痊愈"，其中发病与治疗机理尚在探索，但疗效甚为奇迹。

6.7.2.2.5. 突发特异功能站立于水面的"慢性精神分裂症"治愈案例

曹 XX、女、39 岁，驻河北省定州市 XX 公社 XX 村。病案号：200492，就诊时间：1979 年 7 月 13 日。患精神分裂症十三年，住精神病院五次，住院好转，出院复发，反反复复，久治未愈。躯体症状：面色晦暗，乍青乍白，中等体型，略显消瘦，健忘失眠，闭经 8 年。舌质淡白略紫，舌苔微黄，少黄滞苔，脉象弦沉紧、小滑。精神症状：神情呆滞，若有所思，时有发怒，哭笑无间，时有冲动，打人骂人，时而安静，独具一隅；时而喃喃独语，时而对空骂詈，思维破裂；片段幻觉妄想，时而在妄想下作出离奇动作，时而又说自己没病，时而烦躁易怒，时而呆坐痴笑；有时不思饮食，有时饮食正常。经过仔细观察做出了中西医诊断：

(1) 中医诊断：癫狂合并症。

(2) 西医诊断：慢性精神分裂症。

(3) 中医精神医学诊断：A. 癫狂合并症（亦阴亦阳症状群）。B. 定性在气。C. 定位在肝。

辩证： 夫妻分居，婆媳不和，肝郁气滞，血瘀痰结，致为癫狂，久治未愈。

治则： 疏肝理气，解郁化痰，活血化瘀，镇心养血安神。

方药： 柴胡疏肝散、活血化瘀汤、琥珀多寐丸、枣仁安神汤加减。

药物： 柴胡 18 克、赤芍 15 克、当归 12 克、川芎 12 克、白芍 12 克、郁金 18 克、生地龙 15 克、桃仁 18 克、红花 15 克、青皮 9 克、厚朴 9 克、茯苓 18 克、清半夏 12 克、胆星 9 克、琥珀 9 克、炒枣仁 30 克、石菖蒲 12 克、生赭石 18 克、青礞石 15 克、党参 6 克、白术 6 克、生大黄 6 克、生姜 6 克。每天一剂、连服。西药三氟拉嗪 10 毫克，每日三次，连服。

特征性精神症状： 患者治疗至 13 天时，症状有所好转。正在稳定治疗期间，当天夜里凌晨一点半左右，患者趁其丈夫熟睡时，从丈夫身边（为防止患者走失、丈夫躺在床的外侧）悄悄起床溜出屋外，走到村外一个直径大约三米、深约 6 米的大水井边，跳入井中。当家人与医生和众多村民找到病人时，却见病人站立在水井中的水面上又跳又舞，丝毫没有恐惧之感。奇怪的是，患者全身都没有湿、只是脚底湿了，连患者的脚面都没有湿，身上系着绳索下到井里救她的小叔下半身都湿透了。患者被救上来后，医生询问其为何要半夜跑出来跳到井里时，患者没有了在井中又跳又舞的神情，迷茫不知，答非所问。医生顿时感悟到：人本来具有站立于水面上的功能，由于随着人的进化该功能处于休眠状态了，由于精神异常，患者可能瞬间与天地特异之气相融，激活了该功能，从而具有了至今科学未能发现的，站立于水面上的功能，就好像飞鸽站立于水面上捕食一样。医生从未见到这么离奇的症状，思之再三，决定用中药破气的方法给予治疗，在中药里加上了破气之药枳实 18 克、苏子 15 克、厚朴长至 18 克，加生磁石重坠其气、引之下行归肾。连服 30 付，自此未再出现过这种特征性的精神症状。

疗效： 经过中、西医结合四个半月时间的系统治疗，患者的慢性精神分裂症豁然痊愈。十年后追访未复发，其特异性症状也未发现。

这是突发特异功能站立于水面的"慢性精神分裂症"患者的典型治愈案例,此例突发特异功能的机理至今不明。这是医生在为该患者治疗的过程中,确确实实见到的事实,至今中、西医学界不能给予解释。但这种情况真实存在,说明了医学对于天人合一所致的精神障碍的认识还很肤浅,就像人们不能解释"一苇渡江"一样,我们应当认真地予以探讨,从中找出宇宙间真实存在的这种规律。

此外：在长期的临床实践中，笔者还遇到了很多这种奇特的症状，比如：一个 16 岁的精神分裂症患者，不知道是什么原因掉入直径约 40 厘米的农村机井中，机井深约 30 米。患者在机井中大声呼救，引起路人发现，遂找人救援。救援人员发现患者停留在 18 米处的管道中待援，待救援人员从机井中将患者救出来后，患者除了手臂和脚踝有几处轻微破皮外并无大碍，出井后若无其事地四处游玩。按照力学和物理学的原理，患者是不能在如此狭窄光滑的管道中停留住的。这是本医生亲眼所见，后来用中、西医结合的方法将该病人治愈。还有一个住院的青春型精神分裂症，在外院服用西药抗精神病药物氟哌啶醇，出现了锥体外束副作用：肌张力增高、面容呆板、动作迟缓、肌肉颤动、流涎等。此时患者刚从某精神病院出院来寻求中医治疗，当时采取的措施是，缓慢减西药，服用中药缓解副作用，待副作用缓解后再逐渐加用中药治疗剂量。患者入院的第四天清晨，在服用西药时，患者从护士给药的队列中缓步往后退，一直退到院墙的根部（医院建筑是体现中医特色的大四合院、四合院外活动的体疗场是没有铁网铁门铁窗开放的大院子，患者在高墙大院内自由活动），突然一个鹞子翻身飞跃高墙（墙高 2 米 7），飞奔而去。这又是一个非常奇特的案例，按照医学原理，患者的锥体外束副作用，限制了患者的行动，而此患者却突破了一系列的医学、力学、物理学原理，动作灵活的翻过两米七高的围墙、飞奔回家（家与医院相距七公里）而去。

以上七例具有特征性精神症状的患者，是笔者在长期的临床实践中遇到的，经过以中、西医结合的系统治疗，都取得了社会痊愈的疗效。实践中还认识到：越是具有特征性精神症状的患者，只要辨证精当，用药得体、疗程足够，也就会彻底治愈。这其中的机理尚待继续探讨，还有一些特征性精神症状的患者，不在一一列举。或曰：我们在北京、上海、广州等的大型精神病医院里怎么没有发现这些具有特殊症状的患者？这是因为：医生没有重点询问患者的家人，家人不知道这些属于特征性精神症状，医生也没有这方面的知识培训（中、西医学中都没有这方面的知识和教材）。还有一个重要的原因是：这些具有特征性精神症状的患者，大多是"文革"中笔者在流浪游学的时侯接触到的。其时，笔者住在患者家中，从为病人诊断、处方、买中药、煎药、护理病人服药，到观察患者服药前后的症状变化，日夜不间断诊察患者脉象，观察患者的大便、小便，咳吐的痰涎，察看经带颜色，观察患者服药后的精神症状变化、睡眠情况等，因而了解患者的全部情况，对有些特异症状进行追踪观察，刨根问底，循证理出了特征性精神症状。现代的大医院里，由于各种原因，这些特征型精神症状是不容易被发现的，而且一旦服用抗精神病药物，这些特征性精神症状就被掩盖住了，所以发现不了。发现不了并不等于不存在，这是医学需要深入探索，彻底弄清楚的问题。我们相信，随着科学的不断进步，随着脑图谱连接技术的问世，精神医学界的这类问题是会逐步探讨清楚的，只是时间的问题。

辨证论治的体系中，没有这类的内容。在几千年来的精神疾患的临床中，也没有发现这类特异性精神症状的记载。我们如此大篇幅的详细举例介绍，是为了向读者呈现一个尚未被人类认识的精神世界，向人们解释精神疾病临床中出现的这类特异性精神症状和治疗经过。完善精神医学的内容，拓宽精神医学的视野，提高精神医学的疗效，是中医"天人合一"理论在精神医学领域探索的必然所在，因此，中医精神医学的临床一定要极为重视这一现象，将其纳入辨证论治的范畴。

流行病学调查表明：遗传因素被认为是重性精神障碍的主要病因。我们介绍的这些具有特征性精神症状的患者，大多都是慢性精神分裂症，应该具有遗传因素，这些病人西医认为是不可能被彻底治愈的。我们通过确认并针对其特征性的精神症状，经中、西医结合的系统治疗，他们被社会治愈。这是一个很大的问题！也可能预示着其他的一些问题，这其中的问题需要众多的医界同仁共同探讨，这是探讨精神疾患病因的一个途径。

6.7.2.3. 三部治疗程序

6.7.2.3.1. 排泄病理产物

根据诊断、定性、定位，四诊合参辨证出气、血、痰、火、瘀、积、寒、热、风、湿等诸病理产物所在的部位，在辨证分型所立法则的基础上，有痰祛痰、气郁理气、便结通腑、清热解毒、泻火除湿、活血化瘀、通络醒脑，使寒、热、痰、瘀，务以通清为度，将体内病理产物排除干净。

6.7.2.3.1.1. 上实者涌之

在精神病的临床上，上实指的是气滞、痰涎、宿食、瘀血壅于上，使得各脏腑通过心脑血管向大脑提供的营养物质不纯，导致脑细胞吸收这些有毒物质后产生中毒，从而出现精神活动的异常。对于这些"上实者"，予"涌吐"的方法，将病理产物排出体外，给予对症治疗，叫做：上实者涌之。涌吐是中医八种治疗方法之一的"吐"法，来源于《黄帝内经 · 素问》："其高者、因而越之"的理论。侠义的吐法，是运用药物或其他机械性能，引导病邪或有害物质从口中吐出，从而达到缓解病势以至治愈的目的。广义的吐法如引涎、嚏气、追泪等，凡上行者皆为吐法，临床应用不多。此处只讲用药物和其他机械性能将有害物质从口吐出，从而达到治疗精神疾病的目的。

呕吐反射是内脏反射活动中的一种，涌吐疗法的机理是：胃肠运动在神经 - 体液的调节下进行，神经 - 体液的兴奋与抑制功能促使肌肉的收缩与舒张，引起肠胃运动，用具有催吐作用的药物人为地改变肠胃运动，将壅聚于上的病理产物排除。这种人为控制的肠胃运动，又反馈到神经 - 体液的调控系统，引起体液的再分布，促使不同的物质增加分泌以平衡亢进的物质，维持相对的动态平衡，经过反复的人为控制肠胃运动，达到治愈精神疾患的目的。

常用的涌吐药物有：瓜蒂、藜芦、胆矾、常山、皂荚等，视患者的具体情况而采用之。常用的方剂有：

A. 瓜蒂散，治实热痰毒壅盛于上。

B. 乌附尖方，治寒实邪壅于上。

C. 瓜蒂藜芦散，治虚实杂夹毒邪壅盛于上。

6.7.2.3.1.2. 上虚者补之涌之化之

上虚者，患者体弱阳虚、寒热夹杂壅盛于上。根据患者的实际情况，或用人参、附子、肉桂、甘草之属一剂补之，继用涌吐剂一剂吐之，根据不同不变化化裁用之：或寒化、或热化、不一而足，一直使用至顽痰郁邪吐尽为止。在整个治疗过程中，都要非常谨慎，小心求证，在保证患者绝对安全的情况下，缓慢进行，以求徐徐好转、稳定治愈。

6.7.2.3.1.3. 中实者推之消之破之

中实者，中焦壅盛也，包括肺胃热盛、胃中宿食积滞、肝郁气滞等邪毒壅实者。使用的方法有：破气、消积、泻下、化瘀、除痰、利水等通下法。使用的方剂有：大承气汤、大柴胡汤、破气汤、膈气散、越鞠丸、金铃子散、活血祛瘀汤、血府逐瘀汤及消食导滞剂等系列泻下、破气、消积、化瘀之剂。

6.7.2.3.1.4. 中虚者补之推之消之化之

中虚者，一为脾胃及小肠之功能气虚，二为肝胆功能因各种原因衰减。脾胃之虚源于两途：一为肝气横逆、木克脾土而致；二为寒暑、劳倦、饮食不节伤及脾胃而致。小肠之虚来源于两途：一为脾胃气化功能减弱、引起消化不良造成小肠负担过重而致；二为心经气弱循经传导而来。肝胆功能减退，源于肝郁气滞、心胆气虚。凡此二类，要辩证准确，厘清病之所在，分类施治。脾胃气虚又有结滞，当补中益气在先，推、消、化之在后，只要在机体能承受的情况下，尽量少补多泄、以尽快排除病理产物为主。肝胆气虚又有结滞者，重在疏肝理气，少补肝胆之气，在机体相对平衡的情况下，尽力排泄病理产物。只要将病理产物排出体外，机体则可自动恢复其功能，这是生命力的神奇！中虚满实之治，重在此途。

6.7.2.3.1.5. 下实者泄之荡之利之

下实者，大肠与膀胱邪实壅盛也。大肠邪实，来源于肺胃有热，下行肠中结滞，乃宿食与热邪、痰湿、寒聚而成。膀胱邪实，来源于体内水湿停聚、痰涎丛生、肾阳衰微、气化不利而致。大肠结滞，分清寒热痰实，重在通泄而去。膀胱邪实，重在通阳利水，大剂通利之剂，水湿清，阴霾去，则阳自复。

6.7.2.3.1.6. 下虚者补之填之泄之荡之利之

下虚者，肾气衰微邪实狂妄也。邪聚下焦、肾衰运化不利、导致下虚邪实之累。当分清寒、热、水湿、痰盛、便结分而治之，小剂补虚、大剂通利，补虚不忘重在驱邪，邪去而正自安。

6.7.2.3.2. 调整脏腑间的功能平衡

精神障碍患者由于长年患病，精神功能紊乱，致使体内各脏腑间正常的相生相克关系失衡，当病理产物排除之后，就会出现心肾不交、肝胃不和、脾肾虚寒等一系列脏腑经络功能失调症状。此时则依据辨证分型进行调理脏腑间的功能失调，防止病理产物再度产生。

6.7.2.3.2.1. 理顺脏腑间五行相生相克之关系

五行与五脏的对应关系是：心火、肝木、脾土、肺金、肾水。五脏的相生关系是：肝生心、心生脾、脾生肺、肺生肾、肾生肝。五脏的相克关系是：肝克脾、脾克肾、肾克心、心克肺、肺克肝。五脏的生克关系正常，五脏运行就正常，人就没病，五脏的生克关系出现紊乱，人就会生病。精神病人由于长时间的处于病态，精神活动的紊乱干扰了五行生克关系的正常运行，体内五脏相生相克的正常关系相应地出现失调。精神活动紊乱与五脏五行的辩证关系是：

A. 由各种因素引起的体内气机失调导致脏腑功能活动紊乱，脏腑功能活动紊乱引起大脑功能活动紊乱，因而导致精神疾患。经这一途径发病的精神障碍，是由于体内首先的五行相生相克关系出现紊乱，继之出现脏腑功能紊乱、再之出现脑功能紊乱。

B. 超强的精神刺激或突如其来的意外引起大脑超限性抑制，突然导致精神疾病爆发。经这一途径发病的精神障碍，是突发的精神功能紊乱引起一系列的脏腑功能紊乱，五脏五行正常的生克关系突遭破坏，引起五脏五行生克关系的失调，失调的五行生克关系，干扰脏腑功能的自然修复，从而加重精神疾病，处于病态的恶性循环之中。

由各种途径导致的精神障碍，使得体内病理产物积存，由于中医的干预，强力排除病理产物，使的脏腑自然修复有了一定的空间。但是，由于五脏五行相生相克的正常关系没有修复，脏腑的自然修复受到影响，病情就会反复。因此，理顺脏腑间正常的五行相生相克关系就显得非常重要，这是继续治疗、巩固疗效乃至彻底治愈的关键一环。

理顺脏腑间的五行生克关系，要根据患者经过排除病理产物的具体症状表现，根据四诊十纲辩证，找出五行生克关系紊乱的根由，精准施治。这个五行生克关系紊乱的根由，有可能是遗传因素，有可能是体质因素，有可能是精神素质因素，有可能是家庭社会生活事件，还有可能是天象因素。要精准地找出患者的特征性症状，加以分析，准确把握。如有的人平素喜欢生气，且一生气就胸胁胀满，罹患精神疾患的原因也有肝郁气滞的经历，此时就要考虑肝木脆弱为根由。经验表明：只要找准了这个根由，循序渐进，就有可能彻底治愈这类精神疾患。

6.7.2.3.2.2. 调顺脏腑、经络、气血、阴阳、三焦气机之关系

人之一身，全凭一气。气机条达，百病不侵，气机逆乱，顽疾难缠。精神疾患的主要病机是气机逆乱，因而，在病理产物排除之后，调理脏腑五行相生相克关系之时，就要展开脏腑、经络、气血、阴阳、三焦之气机关系的调整，使之回复到机体自然运行的状态中，以防止精神疾患的复发。

A. 脏腑：脏腑的气机出入升降运动，是以肺、脾、肾为最要，其中肾为重中之重。肾藏真阴、寓元阳为三焦之源，是气机出入升降之本。肾为先天之本，五脏之阳非此不能发，五脏之阴非此不能滋。只有肾阳的燠蒸，脾胃才能斡旋而有运化腐熟之能；只有肾气的归纳，肺气方能下降，通调水道，下输膀胱，大肠也因此传化糟粕。调整脏腑气机，关键在于润肺、健脾、温肾，而重在温补肾阳。肾阳复原是调整脏腑气机的核心、继之健脾，继之润肺，以肾阳为核心的脏腑气机运行回归正常，脏腑气机的天然功能就恢复了。

B. 经络：《黄帝内经·素问·太阴阳明论》曰："阴气从足上行至头，而下行循臂至指端；阳气从手上行至头，而下行至足"。精神疾患、脑和脏腑功能紊乱，导致经络气机出入升降循行逆乱，使得患者周身不适，疾病迁延不愈。此时要按照经络气机的循行路线进行调顺，使经络气机出入升降回归天然，对精神疾患治疗效果的巩固非常重要。

C. 气血：气以生血、血以养气，气为血帅、血为气母。情志压抑导致气机逆乱,气盛、气虚、气滞出现血热、血虚、血瘀，气行则血行，气滞则血瘀，出现精神症状。治疗精神疾患,各种治疗手段实际上就是在调理机体的气血,气盛则破气、血瘀则活血化瘀行血，心脏等供给脑的精微物质不纯导致气血中毒，则清热解毒，醒脑安神。总之，使周身气血气机回归正常，恢复精神健康，气血气机调理至关重要。

D. 阴阳：人为天地（阴阳）之气交融而化生，受自然界的影响，在人体中存在着与大自然相对应的气机升降对流。太阳从东方冉冉升起，而人体的肝气从左侧徐徐上升；太阳从西边缓缓落下，人体内的阴气从右边通过肺的敛降徐徐下降。大海中的水被太阳照射，蒸发后化为水汽而上升为云，可以遮挡太阳的炎热；人体肾中的水汽随肝气升腾，可以济心火，防止心火过亢。太阳的照耀能够温暖大地，大地得温能生长万物；人体的心火下移，可以温暖胃土，胃得温可以腐熟水谷。太阳的温暖通过土地热量下移，可以使土中的水湿得以温暖；人体心火的热量，通过胃气的下降，可以下交于肾，温暖肾中的寒水。地核中的热量可以向

外散发, 温暖大地得至深之处, 其暖可以缓缓上升, 土地中的水汽可以化为云彩, 乌云的汇集化为雨水下降; 人体肾中的阳气徐徐上升, 温暖脾脏, 脾脏得到肾阳的温养, 将小肠转输过来的食物营养成分, 通过泅的作用, 化为精微之气, 上升至肺; 肺将精微之气中清的部分宣发, 滋养皮肤和毛发, 浊的部分向下敛降滋养五脏六腑; 废弃之气化为水通过三焦经, 入膀胱, 变为小便排出体外。上面就是天之阴阳与人之阴阳的对应循环之关系。因此, 随着排泄病理产物、理顺五行生克关系、调整脏腑、经络、气血关系之时, 就要特别注重理顺机体阴阳气机的升降关系。调整机体阴阳升降关系的时候, 要特别注重天地阴阳之气与人体阴阳之气的对应关系的调整, 还要注意届时天地之气的随机变化情况, 即根据此时的天时、地理阴阳变化情况对应人体阴阳变化情况的调整。

E. 三焦: 为六腑之一, 是上焦、中焦、下焦的合称。三焦是指躯体和脏腑之间的所有空腔, 胸腔和腹腔中人体所有的脏腑器官均在其中。三焦的主要功能为通行元气、运行水谷、运行水液。"三焦者, 气之所终始也", 气机是气运动的基本形式, 气化是气机活动的过程和变化, 三焦总司全身气机, 三焦气机正常运行对机体精微物质的供给、机体正常气化功能有着至关重要的作用。调理三焦气机, 以通为要。上焦不通, 重在排除病理产物, 或涌或化、以通为止。中焦不通, 重在泻下, 或破或逐、以通为度。下焦不通, 重在利下, 或便或尿、以通为要。一焦病变, 兼顾三焦, 三焦病变、先调上焦, 继调中焦, 后调下焦。三焦兼顾, 上下通调, 三焦通畅, 诸恙皆愈。

6.7.2.3.2.3. 恢复人体正常生理功能和精神活动之关系（精、气、神）

《黄帝内经》的形神合一思想认为: 形与神俱, 不可分离, 形为神之宅, 神为形之主, 无形则神无以附, 无神则形无以活。形神须臾不离, 形神若有分离, 则精神疾患丛生。在精神疾患的治疗过程中, 调整脏腑间的功能平衡, 就是调整人的形神关系, 就是恢复人体的正常生理功能。人体正常生理功能恢复了, 形神关系和谐, 精神活动就自然而然的回归正常, 此所谓"神制形从"和"形胜神乏"之辩证关系。因此, 在治疗过程中, 一定要十分注意脏腑功能活动与精神活动的辩证关系的调整。生理功能活动调理到正常状态了, 精神活动也就恢复正常了, 所患的精神疾患也就痊愈了, 这是调整脏腑间功能平衡至关重要的一个指标。

6.7.2.3.3. 定位补泻

当病人已基本达到临床痊愈标准时, 根据个体的禀赋不同, 遵循中医理论寻找出其脏腑、经络、阴阳、气血、津液和精神素质方面的偏盛偏衰之所在。找出其虚实之别, 找出其患病的根本原因, 精准给予定位补泻。辅以综合调理, 再配合相应地心理治疗、教育、独立人格方面的辅助治疗, 从根本上消除因脏腑偏盛偏衰出现病理产物积存, 从而引起体内气机紊乱导致大脑功能失调的原因。主要采用调整脏腑经络虚实等理论及治疗方法, 泻其有余、补其不足。帮助机体恢复阴阳平衡、气血平衡等正常的生理功能, 从而达到使大脑恢复正常功能的目的。

6.7.2.3.3.1. 五脏六腑对症补泻

由于每个人的先天遗传、禀赋不同, 以及各种因素决定了不同的生理状态。五脏的生理状态决定了五脏的偏盛偏衰, 五脏的偏盛偏衰、阴阳、气血, 是全身阴阳、气血的重要组成部分。各脏腑的偏盛偏衰和阴阳、气血又代表着本脏腑生理活动的功能状态。体内各脏腑之阴阳, 皆以肾阴肾阳为根本, 因此, 各脏腑的偏盛偏衰与各类诱因导致的阴阳失调, 久必伤肾。各脏腑之气血, 均化生于水谷精微, 因此, 各脏腑气血的偏盛偏衰, 与脾胃气血生化之源关系极为密切。由于各脏腑的生理功能各有不同, 因而各脏腑的阴阳失调的病理变化也就不同。在临床上, 要根据各脏腑间的生理病理病机的不同, 给以不同的定位补泻, 已达到相对纠正机体的偏盛偏衰状态。使脏腑功能和阴阳、气血维持相对平衡, 是防止精神疾病复发的关键。

A. 心脏偏盛偏衰功能的补泻: 心的生理特点是: 心居于上焦, 开窍于舌, 在体合脉, 其华在面, 与小肠相为表里。心藏神, 为五脏六腑之大主, 又主血而外合周身之脉。心为君主之官, 神明藏焉, 心的任何病变均可出现血脉运行异常和精神情志的改变。

① 心气、心阳失调: 心气、心阳失调主要表现在心阳偏衰和心阳偏盛两个方面。

a. 心气、心阳不足, 为心阳偏衰症状: 主要由遗传因素和久病不愈体虚引起, 心阳虚主要表现在心神不足、阳虚阴盛、和血行不畅等方面。心神不足则表现为精神意志活动减弱, 临床可见精神萎靡、神思恍惚、反应迟钝、懒言声低等症状，治则是温补心气。阳虚阴盛是心阳不足、心的温煦功能减弱，临床可见、四肢逆冷、畏寒喜暖、棉被裹身、独具一隅等虚寒之象，治则是回阳救逆、温补心阳。血行不畅主要有心阳不足引起，治则是温阳活血祛瘀。治疗有先天遗传性心阳虚衰者，用药要偏于鹿茸、海狗肾、紫河车、菟丝子等血肉有情之品，若单用肉桂、制附子之属，虽一时能温热，但难取永久效果。若要改变偏衰心阳虚之天性就必须要用血肉有情之品，久久为功，当改变其心阳偏虚性之体质。

    b. 心气、心阳偏盛：为心的阳气偏盛症状：主要由遗传因素和其他诱因引起，心阳气偏盛主要表现在心火亢盛、火扰心神、心火上炎、心火下移、痰火扰心、血行逆常等方面。心火亢盛多见身热、口渴引饮、尿赤、便结等，治则是清泻心火。到疾病后期，明显的心火亢盛已经不在，但是只要一上火就会出现上述症状，这时就要重在养心阴。同时滋养肝肾之阴，以达"壮水之主以制阳光"的目的，久之就会改变心火偏盛的体质。

②、心血、心阴失调：心血、心阴失调主要表现在心血亏损、心阴不足和心血瘀阻等方面。

    a. 心血亏损：多由家族个性遗传情志内伤、暗耗心血和血液生化不足、失血过多而致：出现血液虚少、心神失守等症状，患者表现为脉细弱无力，舌质淡白，面色发白无华、心悸怔忡、神思恍惚、失眠多梦、惊悸不安等。治则以心理调适为主、药物纠偏为辅，重在养心气补心血，心静则气收、气盛则血养。心理治疗在于使患者提升人生品味，凡事不纠结、不生气、性情开朗面对人生，体内气机顺畅心血生滋养心神，再加上药物帮助，久之则可改变心血亏损的偏衰体质。

    b. 心阴不足：多由家族遗传情志内伤，或劳心过度、暗耗心血、久病失养、耗伤心阴，或心肝火旺、灼伤心阴所致。心阴不足虚热内生、血行加速、心神不宁。表现为脉细数、舌质红舌苔黄细腻，五心烦热、潮热盗汗、口渴咽干、两颧红，心中烦热、神志不宁、虚烦不眠。治则为滋阴养血、定志安神。久之则可改善心阴不足型的偏衰体质。

    c. 心血瘀阻：主要有家族遗传心脉寒凝，血行不畅、或劳倦内伤、痰浊凝聚。表现为心悸怔忡、心胸憋闷、心区疼痛，有的神识不清、躁扰不眠、癫狂妄言。治则为活血化瘀、通经活络、清脑醒神。心理治疗在于使患者心情开阔，肝气舒畅，气行则血行，再用药物帮助调养，久之则可缓慢改变由家族遗传所导致的心血瘀阻型体质。

B. 肝脏偏盛偏衰功能的补泻：肝的生理特点是：肝居于中焦，主筋，开窍于目，与胆相为表里。肝为风木之脏，主疏泄而藏血其气升发，喜条达而恶抑郁。肝以血为体，以气为用，体阴而用阳，集阴阳气血于一身，成为阴阳统一之体。肝的病理变化复杂多端，每易形成肝气抑郁、肝郁化火、肝阳上亢、肝风内动等肝气、肝火、肝阳、肝风之变。因肝气、肝阳常有余，肝之阴血又易于亏损，肝血、肝阴不足就成为肝的重要病理特点。肝为五脏之贼，除本脏病变外，极易牵涉和影响其他脏腑，形成比较复杂的病理变化。肝的基本病理变化有虚实两大类，以实为多。

①、肝气、肝阳失调：以肝气、肝阳、肝火的亢盛为多见。主要由家族遗传的木行体质和诸事不顺肝郁气滞所引起，主要表现为肝气郁结、肝火上炎等方面。

    a. 肝气郁结：肝气郁结是肝脏病理中的常见症状，多由家族遗传个性及木行体质所引起。精神刺激、心情不畅或久病不愈产生抑郁、或受它脏病变影响，均可使肝失疏泄、气机不畅、形成肝气郁结。临床表现为：气滞血瘀：脉象弦涩、舌质青紫或瘀点瘀斑等，胁肋刺痛、癥瘕积聚，女性月经不调或闭经等。痰气郁结：气郁生痰、痰与气结，阻与咽喉为梅核气、积于颈部则为瘰疬等。气郁化火：气有余便是火、肝气郁结、久必化火、形成肝火上炎。克脾犯胃：肝气横逆疏泄太过、引起肝木克土，只要肝气郁结必然导致肝克脾犯胃，影响脾胃之运化，引起呃逆、呕吐、嗳气、脘肋胀痛等肝气犯胃等症状。还引起情志失调、多疑善感、悲伤欲哭等。治则为舒肝理气、解郁化痰、平肝降逆、健脾泻火。肝气郁结多给予心理调适，使之肝气条达，完善人格，加之药物帮助，久之可以改善偏于肝气郁结的体质。

    b. 肝火上炎：是肝脏阳热亢盛、气火上冲的一种病理变化。多为肝郁气滞、郁而化火或暴怒伤肝，肝气暴涨，肝火上升，或情志所伤，五志过极化火所致。临床表现为面红目赤，头胀头晕，耳暴鸣或暴聋、吐血、鼻血、急躁易怒等。治则为清泻肝心之火，凉血解毒。此暴怒之人，多因家族遗传，稍有不顺，暴怒冲天，引发肝火、以致肝火太盛。心理调适注重帮其开阔眼界，适应社会，制怒熄火，加上药物镇肝息风凉血解毒，大败肝火，久之可望改善其偏于善怒的家族遗传个性。

②、肝阴、肝血失调：肝阴、肝血失调的病机，均以肝阴血不足为特点。肝血不足、阴血虚则阳亢，阳亢无制则生风，肝风内动由此而来。因此，肝阳上亢、肝风内动都与肝阴血不足有关。

　　a. 肝阴不足：又称肝阴虚，亦为肝肾阴虚体质，多由家族遗传个性因素导致。肝为刚脏，赖肾水以滋养，肾阴亏损、水不涵木，或肝郁化火、暗耗肝阴均可导致肝阴不足。患者表现为头目眩晕，两眼干涩，两肋隐痛，口干舌燥，面部烘热，五心烦闷等。治则以滋补肝肾之阴为主，保健方面以养精蓄锐、适度房事，恬淡虚无为主。

　　b. 肝血亏虚：多因失血过多，或久病脾胃虚弱，化生气血功能减弱所致。主要表现为脉细弱无力，舌淡苔薄白，平素乏力，贫血，还有肝虚血少不能荣筋的麻木不仁，爪甲不荣，关节屈伸不利，头晕眼花，两目干涩，视物模糊等。治疗主要以补气养血柔肝为主。

　　c. 肝阳上亢：多由肝阴不足，阴不制阳，阳亢无制引起，或因情志失调，郁怒伤肝，气郁化火，耗伤肝阴，导致肝阳上亢。或因肾阴不足，水不涵木而致肝肾阴虚，引起肝阳上亢，肝阳上亢的病理特点是阴虚阳亢，上实下虚，本虚标实。主要表现为眩晕耳鸣，头重脚轻，颧红目赤，烦躁易怒、腰膝酸软、足痿无力等。治则以滋阴潜阳，平补肝肾之真阴，镇敛虚阳，注意保养肾精，劳逸结合，心理治疗辅导患者接受恬淡虚无，笑对人生之处世哲学。

　　d. 肝风内动：肝风内动是内风的范畴，多由肝之阴阳气血失调，病情发展至极致的病理变化。表现为热极生风，肝阳化风，血虚生风，阴虚风动等。热极生风因邪热炽盛所致，常见于邪入营血及某些发热性疾病的极期，表现为高热、神昏、抽搐、痉厥等。治疗以清热熄风为主。肝阳化风因肝阴不足，阳亢无制导致，表现为眩晕欲仆，肢麻震颤，甚则昏仆、偏瘫、发作中风。治则以镇肝熄风，滋阴通络为主。血虚生风系阴血不足，筋脉失养所致，表现为眩晕，肢体震颤，麻木，拘急、瞤动，瘙痒等血虚症状。治则以补血补气生血，填精补血，祛瘀生新为主。阴虚风动：多是在温热病的后期，肝肾阴血不足，病入下焦所致，表现为脉细弦，舌红少津，手足震颤，蠕动，肢体抽搐，潮热颧红，五心烦热，心中憺憺大动等。治则以滋养肝肾，潜阳熄风为主。肝脏偏盛偏衰病理发病过程的特点是"气、火、风"：肝气郁结是肝失疏泄、气机郁滞造成的；肝气不舒，肝郁化火可导致肝火；肝阴不能制阳而致肝阳上亢，肝阳无制导致肝风。这些特点都揭示了肝脏发病的起因是肝气郁结，继之引发出一系列的病理变化，这与其家族遗传有着非常重要的关系。因此，肝脏偏盛偏衰调理的主要原则是精神心理治疗，再辅以药物配合，方能久久为功，改变性格，恢复健康。

C. 脾脏偏盛偏衰功能的补泻：脾的生理特点是：脾位于中焦，与胃相为表里，脾主肌肉四肢，开窍于口、其华在唇，脾主运化，为后天之气血生化之源，脾主清升，喜燥恶湿。脾的病理特点是：水谷运化功能减弱，血液的生成和运化障碍，水液的代谢失调等，脾气亏虚，脾虚生湿，湿盛困脾，脾虚湿盛为其主要病理特点。

①、脾阳失调：脾阳失调主要表现在脾气虚弱、脾阳虚衰、水湿中阻等。

　　a. 脾气虚：脾主思，由家族遗传个性因素引起的情志不畅，思虑太过，以及饮食不节，消导克伐，或过于劳倦，久病失养均可引起脾气虚弱，从而使脾的吸收功能减退，气血双亏，中气下陷，脾不统血等病变。表现为面黄肌瘦，少气懒言，倦怠乏力，食欲不振，腹胀便溏，内脏下垂，久泻脱肛，大便下血，月经淋漓等症状。治则以补益中气，健脾养胃，收敛养血，心理治疗以减少思虑，亲近自然，动静结合。久之则可改变其偏于多思善愁脾气虚弱的内向性格，恢复脾气健运。

　　b. 脾阳虚：中阳不足,脾胃阳虚,多有脾气虚发展而来，或有命门火衰，脾失温煦所致。表现为形寒肢冷，脘腹冷痛，泄泻清谷，喜饮热食等的里寒症状，或水湿停聚，生痰成饮，肌肤水肿等的温化水湿机能减退症状。治则以回阳救逆，温阳健脾，燥湿利水，除痰化饮大法。

　　c. 脾虚湿困：脾主运化水湿，脾虚则水湿不运而困于脾，影响脾之运化，导致脾虚湿困的病理变化。

　　　临床表现为脉缓滑，舌苔白腻，腕腹闷痛，懒散无力，四肢困倦，饮食减少、口淡乏味、口粘不渴、甚或恶心呕吐，大便不实，肌肤浮肿等症状。治则为温阳化水，健脾燥湿，清热利湿，利水渗湿。

②、**脾阴失调**：即脾阴虚，多由饮食不洁，恣食辛辣，香燥，酗酒等导致火邪伤中，耗伤脾阴，或积郁忧思、内伤劳倦，致虚火旺动,烁伤阴津，或肾水亏虚，不能滋脾而致脾阴不足。主要表现为脉细数，舌红少苔，食欲减退，唇干口燥，大便秘结，胃脘灼热，形体消瘦等。治则为滋阴健脾，清虚热平补肝肾之阴血，生活上忌食辛辣、烟酒、香燥之品。脾阴虚亦有家族遗传因素，心理治疗要注意解除精神因素导致嗜食辛辣，以酒消愁，以烟解闷的心理依赖，养成少生思虑，随遇而安的处事态度，久之就可改变脾阴偏虚的遗传体质。

D. 肺脏的偏盛偏衰功能的补泻：肺的生理病理特点：肺居胸中，为五脏六腑之至华盖，上连气道、咽喉，开窍于鼻，肺与大肠为表里。肺主气、司呼吸，是身体内外气体交换的场所。肺朝百脉而助心行血，通调水道为水之上源，外合皮毛而煦泽肌肤，肺为娇脏，不耐寒热，性喜清肃，其气以下降为顺，故外邪侵入常先犯肺。肺的病理变化主要表现为呼吸障碍，水夜代谢失调，体表屏障功能失常，以及气的生成，血液循环障碍和某些皮肤病变等。肺的病变有虚实之分，肺虚多由家族遗传导致，先天肺气虚弱体质是致病主要因素，多表现为气虚和阴津不足，肺实证多由风寒、燥热、痰湿袭肺所致。主要表现在肺失宣肃，肺气不足，肺阴亏损等方面。

①、**肺失宣通**：肺的宣发和肃降，是肺气升降出入运动的两个方面，肺气失于宣通，可导致呼吸不畅，气机不利，出现鼻塞、咳嗽等；肺合皮毛，肺失宣发可导致卫气壅滞，腠理固密，毛窍闭塞而见恶寒，发热，无汗等。

②、**肺失清肃**：肺失清肃可使肺气下降和清洁呼吸道的功能减退，临床上表现为胸闷、气促、咳嗽、痰多等。治则以宣发肺气，清肃肺热，化痰降逆为主进行调理。

③、**肺气不足**：又称肺气虚，多因家族遗传肺气虚体质，肺失肃降，久病气虚，或劳伤过度，耗损肺气所致，主要表现为呼吸机能减退，出现咳嗽，气短，声低、息微，甚则喘促、呼吸困难等症；肺气虚不能通调水道，影响水液的输布代谢，导致水液停聚，痰饮蓄积，产生水肿等；肺气虚损卫气不足，腠理不固而致表虚自汗，畏寒怕冷等。治之以大补肺气，燥湿化痰，固表利水。根据患者的体制类型，制定出适宜的日常饮食，运动调养保健计划，使之渐渐恢复身体健康。

④、**肺阴亏损**：肺阴亏损是指肺脏的阴津亏损和阴虚火旺的病理变化，多由燥热之邪灼肺，痰火内郁伤肺，久咳伤及肺阴。临床表现为脉细数，舌红少苔，干咳无痰或痰少而粘，潮热盗汗或颧红面赤，五心烦热而气短等。治则以养阴清热，化痰利水，滋补肝肾，养血滋阴，润肺清心等。

E. 肾脏偏盛偏衰功能的补泻：肾为水火之脏，藏真阴而寓真阳，为先天之本，生命之根，主藏精、纳气、主水，开窍于耳及二阴，其华在发，与膀胱为表里。肾精充足则骨强、齿坚、髓满、脑灵、耳聪、目明，命门之火充足，五脏六腑的阳气旺盛而生机勃勃。因此，凡生育、生殖、脑、髓、骨功能异常，水液代谢障碍以及某些呼吸、听觉、大小便的病变多与肾的生理病理功能失调有关。肾为人身阴阳之根，肾脏病变与其他脏腑的关系甚为密切，五脏之伤，久必及肾，肾病日久又必然影响它脏。

①、**肾阳、肾气失调**：主要表现为肾阳虚损，命门火衰和肾气不足，封藏不固等方面，为全身性的生理机能衰减，水液代谢功能障碍，脾胃生化水谷精微功能紊乱，生育功能衰退和肺气出纳升降功能失常等。

　　a. **肾气不固**：是肾气虚衰的一种病理变化，多由家族遗传肾虚体质，或年高肾气衰弱，年幼肾气不充，久病肾气耗损所致。临床表现为精关不固而遗精，滑精，早泄，小便失禁，遗尿、尿后余沥、月经淋漓不断或崩漏、带下清稀、小产，滑胎，或肠虚滑脱而久泻不止，大便失禁等。治则为固肾涩精，温补下元、填精补髓。

　　b. **肾不纳气**：肾不纳气是指肾气虚弱不能摄纳肺气的病理变化,多因劳伤肾气，或久病气虚，气不归元，肾失摄纳所致。临床表现为短气，喘息，呼多吸少，动辄气急喘息不止等症状，治则为补肾纳气。

　　c. **肾阳不足**：又叫肾阳衰微，命门火衰，多因家族遗传肾虚体质，素体阳虚，久病不愈，或年老体衰，下元亏损所致。临床表现为生殖机能减退导致的男子阳痿，早泄，精冷，腰膝酸软，女子宫寒不孕四肢冰凉，或水液代谢障碍导致的水肿，尿频，尿闭，或脾肾阳虚导致的下利清谷，五更泄泻等。治则为温补肾阳，温肾利水，温肾止泻等。

②、肾阴、肾精失调：表现为肾精不足，肾阴亏损，相火妄动等方面。

　　a. 肾精不足：多由家族遗传的肾虚体质，禀赋不足，或因久病失养，房劳过度，损耗肾精所致。表现为生殖机能减退，男子精少不育，女子经闭不孕；生长发育机能障碍，小儿发育迟缓如五迟、五软，成人见早衰如发脱齿摇，耳鸣健忘，足萎无力，精神呆滞等；血液生成障碍，肾精不足，精不化血，导致血液不足，出现贫血等症。治则以填精补髓，补脾健运，温阳养血。

　　b. 肾阴亏虚：多因伤精，失血，耗液或情志内伤，暗耗精血或房事不节，久病伤肾，真阴耗损所致，出现腰膝酸软，失眠健忘，形体消瘦，眩晕耳鸣或女子经少经闭等；或五心烦热，骨蒸潮热，口干咽燥，颧红盗汗等。治则以滋阴补肾为主。

　　c. 相火妄动：是阴虚火旺出现火迫精泄的病理变化，多由肾水亏损或肝肾阴虚，阴虚火旺，相火不能潜藏而妄动，表现为性欲亢进，遗精早泄，甚或阳强不倒等症状。治则以育阴潜阳，滋阴降火为主。

6.7.2.3.3.2. 精神、经络、气血、津液对症补泻

A. 精神素质偏颇的心理和药物调整：凡精神障碍患者，必有其精神素质的偏颇之处，因此构成其发病的诱因之一，当其精神渐复之时，通过精神治疗调整其精神偏颇尤为重要。通过精神调适，患者的精神足够强大，可以面对康复后的一切个人、家庭、社会问题，就能巩固治疗效果防止复发，这是促进疾病彻底康复的重要手段之一。

中医将人的形神气质分为"阴阳二十五人"的人格分类，《黄帝内经·灵枢·阴阳二十五人》曰："木形之人，比于上角，似于苍帝。其为人苍色，小头，长面，大肩背，直身，小手足，好有才，劳心，少力，多忧劳于事。能春夏不能秋冬，感而病生，足厥阴佗佗然。大角之人，比于左足少阳，少阳之上遗遗然。左角之人，比于右足少阳，少阳之下随随然。钛角之人，比于右足少阳，少阳之上推推然。判角之人，比于左足少阳，少阳之下枯枯然"。"火形之人，比于上徵，似于赤帝。其为人赤色，广䏚脱面小头，好肩背髀腹，小手足，行安地，疾心，行摇，肩背肉满，有气轻财，少信，多虑，见事明，好颜，急心，不寿暴死。能春夏不能秋冬，秋冬感而病生，手少阴核核然。质徵之人，比于左手太阳，太阳之上肌肌然。少徵之人，比于右手太阳，太阳之下慆慆然。右徵之人，比于右手太阳，太阳之上鲛鲛然。质判之人，比于左手太阳，太阳之下支支颐颐然"。"土形之人，比于上宫，似于上古黄帝。其为人黄色，圆面，大头，美肩背，大腹，美股胫，小手足，多肉，上下相称，行安地，举足浮，安心，好利人，不喜权势，善附人也。能秋冬不能春夏，春夏感而病生，足太阴敦敦然。大宫之人，比于左足阳明，阳明之上婉婉然。加宫之人，比于左足阳明，阳明之下坎坎然。少宫之人，比于右足阳明，阳明之上枢枢然。左宫之人，比于右足阳明，阳明之下兀兀然"。"金形之人，比于上商，似于白帝。其为人方面，白色、小头、小肩背，小腹、小手足，如骨发踵外，骨轻，身清廉，急心，静悍，善为吏。能秋冬不能春夏，春夏感而病生，手太阴敦敦然。钛商之人，比于左手阳明，阳明之上廉廉然。右商之人，比于左手阳明，阳明之下脱脱然。左商之人，比于右手阳明，阳明之上监监然。少商之人，比于右手阳明，阳明之下严严然。""水形之人，比于上羽，似于黑帝。其为人黑色，面不平，大头廉颐，小肩，大腹，动手足，发行摇身，下尻长，背延延然。不敬畏，善欺绍人，戮死。能秋冬不能春夏，春夏感而病生，足少阴汗汗然。大羽之人，比于右足太阳，太阳之上颊颊然。少羽之人，比于左足太阳，太阳之下纡纡然。众之为人，比于右足太阳，太阳之下洁洁然。桎之为人，比于左足太阳，太阳之上安安然。是故五形之人二十五变者，众之所以相欺者是也"。

《灵枢·通天》把人的气质分为五型，即：太阴之人、少阴之人、太阳之人、少阳之人、阴阳平和之人。太阴之人："贪而不仁，下齐湛湛，好奸内而恶出，心和而不发，不务于时，动而后之…其状黮黮然黑色，念然下意，临临然长大，腘然未偻，此太阴之人也"。少阴之人："小贪而贼心，见人有亡，常若有得，好伤好害，见人有荣，反乃愠怒，心疾而无恩…其状清然窃然，固以阴贼，立而躁崄，行而似伏，此少阴之人也"。太阳之人："居处于于，好言大事，无能而虚说，志发于四野，举措不顾是非，为事如常自用，事虽败而无悔…其状轩轩储储，反身折腘，此太阳之人也"。少阳之人："諟谛，好自贵，有小小官，则高自宜，好为外交，而不内附…其状立则好仰，行则好摇，其两臂两肘则常出于背，此少阳之人也"。阴阳平和之人："居处安静，无为惧惧，无为欣欣，婉然从物，

或与不争，与时变化，尊则谦谦，谭而不治，是为至治…其状委委然，随随然，颙颙然，愉愉然，暶暶然，豆豆然，众人皆曰君子，此阴阳平和之人也"。

《黄帝内经》将人的体质人格分为阴阳五行之人，以五行为标志分为五大类型，又分为二十五种不同的形态和性格，这是中医伟大的创举，比古希腊盖伦的"四液说"、德国克瑞其麦的"人体构造与性格的关系"学说、巴甫洛夫的"神经类型"学说相类似，但是比盖氏的学说早了三百多年，比克氏与巴氏的学说早了两千多年，而且至今仍有非常高的实用价值，一直指导着中医和心理学的临床。薛崇成、杨秋莉等制定的五态人格学说已经作为中、西医学院校的心理学教材，并继续探讨中医理论中男、女阴阳含量之先天偏向与其对性格之影响，意义巨大。

在精神疾患的临床上，仔细观察、分辨和家族追踪患者的精神素质及性格特征，不难发现《黄帝内经·灵枢经》对此论述的科学性。

以中医的"情志相胜疗法"对患者的个性偏差进行调适，完善其性格，使之能更好的适应社会，防止病情复发。具体操作程序如下：

①、患者首诊，即以"五态人格测验量表"给予测验，并将结果记入病历。除此之外，还要根据患者在住院期间的个性行为表现，进行详细观察并记入病历，将五态人格测验与住院期间的个性行为观察进行综合分析，得出患者的人格气质类型，根据分型进行对症性的心理行为治疗。

②、根据患者的五态人格分型和王琦教授的九种体质（平和质、气虚质、阳虚质、阴虚质、痰湿质、湿热质、瘀血质、气郁质、特禀质）类型，根据整体观念和辨证论治原则，进行适当的心理治疗和中药干预。进行药物干预要循序渐进，久久为功，持之以恒就能逐步地改变患者的病态人格和体质偏颇的问题，提高心理素质，维护精神健康。

B. 经络偏胜偏衰的对症补泻：中医认为：经络是运行气血、联系脏腑和体表及全身各部的通道。现代科学尚没有将经络的实质探讨清楚。我们认为：经络是人体与天地阴阳之气进行精微物质交换的渠道。天地阴阳之气按照天人合一的自然规律进入人体后，与体内脏腑及全身阴阳之气的自然属性进行交换，吸收精微物质，排出代谢物质，维护人与自然的关系。人体经过经络的媒介作用，与天地阴阳之气保持着特定的联系，从而维护着人体的生命与健康。经络的主要内容有：十二经脉、十二经别、奇经八脉、十五络脉、十二经筋、十二皮部等，其中属于经脉方面的，以十二经脉为主，属于络脉方面的，以十五络脉为主。它们纵横交贯，遍布全身，将人体内外、脏腑、肢节连接成一个有机的整体。精神疾患由于脑功能的失调，对全身经络特别是任督二脉及十二经及其所有经脉的正常气机运行进行干预，导致经络气逆，出现经络阻塞，加重精神疾患的病情，使之迁延不愈。当精神疾患的重病期得到一定程度的缓解后，就要进行全身经络的调理，使之尽快恢复正常运行。当经络恢复到了自然地、正常的承担起人体与天地阴阳之气进行交换、而且出现一些阻碍时自身能够调整的时候，人的精神疾患也就基本痊愈了。进行经络偏差调整时，要从十二经络的巡行顺序开始，从手太阴肺经—手阳明大肠经—足阳明胃经—足太阴脾经—手少阴心经—手太阳小肠经—足太阳膀胱经—足少阴肾经—手厥阴心包经—手少阳三焦经—足少阳胆经—足厥阴肝经，一条经络一条经络的理顺。在病理上所有经络的偏差，都会影响到其他经络的正常运行，在注重调理十四经络时要兼顾其他经脉的病理关系。在理顺经络时，要根据患者精神病变的定性、定位进行跟踪调理，要注意经络的虚实，经气的逆乱，经气的郁滞，经络气血的紊乱综合调理。凡是精神疾患，一般都是由情志不畅，肝气郁结，肝郁化火生痰，侵犯心脾肺肾，邪气上逆犯脑引发精神错乱。因此，无论是哪种精神疾患，都要在排除病理产物的基础上，注重肝气的疏解、心脾的补益，肺肾的滋养，达到经络气血的疏通。抓住主要矛盾，在注重主要经络疏解的同时，时时刻刻注重经络顺序的调整，这样才能起到循序渐进调理全身经络，促进人体与天地阴阳之气的自然联络，恢复天人合一的自然融通，达到疾病的痊愈。

C. 气血偏胜偏衰的补泻：气是在人体内运行不息的极精微物质，气正常运行，生命就存在；气运行停止，生命终止；气是构成人体和维持人体生命的基本物质之一。血是巡行于经脉中富有营养的红色液态物质，是构成人体和维持人体生命活动的基本物质之一。气与血是人体内两大类基本物质，在人体生命活动中占有很重要的位置，气为血帅、血为气母，气能生血、能行血、能摄血；血能养气、能载气；气血的相互促进，相互转化，相辅相成作用维持了人体正常生命的运行。由于遗传因素和个性偏差等原因，气血在体内运行的时候会出现不同程度的偏差，由于气血在五脏六腑，四肢百骸，皮肉筋骨之间运行，气血出现的偏差就会导致相关脏腑组织受到影响，因而出现不同程度的病理变化。在精神疾患的临床上，由于遗传因素和体质的原因，气血的偏盛偏衰随着脏腑功能的紊乱相继出现。由于紊乱的精神活动对五脏六腑功能活动的干扰，导致患者自身的调节功能长期失调，因而，气血逆乱又往往加重精神活动的异常，形成恶性循环，导致精神疾患久久不能痊愈。在整个精神疾患治疗的过程中，注重调理气血的相互关系，不但是治疗精神活动紊乱的必要，也是调理脏腑功能活动的必要。中医认为：气有余便是火，气旺则火旺；火旺则阳盛、阳盛则癫狂；阳盛而伤阴、阴虚生邪热；气盛则血热、血热则生毒；毒瘀则生疮、毒盛则狂妄；导致神昏谵语。气虚则血虚，血虚则血瘀，血瘀生虚毒，致癫呆狂乱。总之，气血虚实、郁滞、逆乱导致脑功能失调，引起精神活动紊乱。人的精神活动首先动气，气动则血随，怒则气盛，郁则气乱，气病出现血病，气血逆乱在先，进而经络逆乱，后又牵及脏腑功能紊乱，终又导致精神活动紊乱。精神疾患另一发病的机制是：脏腑功能亢盛或低下紊乱在先，致使气血紊乱，随即进入恶性循环，导致精神活动异常。临床上，调理气血对精神疾患的治疗尤为重要，气盛破气，气热清气，气虚补气，气火泻火；血热清热，血毒解毒，血虚补血，血滞活血，血瘀化瘀。在整体观念指导下，牢牢掌握住气机这个总枢纽，注重气血调理在整个治疗过程中的重要作用，达到气机畅，气血和，枢机转运，阴平阳秘，精神乃治。

D. 津液偏胜偏衰的补泻：津液偏盛指的是津液代谢障碍；津液偏衰指的是津液生成不足。津液是机体一切正常水液的总称，包括各脏腑形体官窍的内在液体及其正常的分泌物和排泄物。津液皆来源于水谷精微：质地较清稀，流动性较大，布散于体表皮肤、肌肉和孔窍，并能渗入到血脉之内，起滋润作用的，称为津；质地较浓稠，流动性较小，灌注于骨节、脏腑、脑、髓等，起濡养作用的，称为液。现代医学对人体的液体分为水溶性物质和脂溶性物质，水溶性物质对应中医的津，脂溶性物质对应中医的液。津液对人体的正常生命活动有着非常重要的作用，其生成、输布、排泄过程非常复杂，涉及到多个脏腑的生理活动，如胃的受纳，小肠的吸收，脾的转输，肝的疏泄，肺的宣发肃降，肾的蒸腾气化，三焦的通调水道等。津液的生成不足导致机体阴液亏虚；津液的输布、排泄失常导致水湿停滞，痰饮阻塞，出现一系列的病理变化。津液不足有生成不足与丧失过多两种原因：脏气衰微，脾胃虚弱，运化无权导致津液生成不足；体内燥热灼伤津液，或因汗、吐、下及失血过多均可造成津液不足。津液输布与排泄障碍，由于气血和脏腑功能失调，导致大便秘结，或湿从内生酿为痰饮，或水泛为肿等，出现一系列的津液输布与排泄障碍的病变。在精神病的临床上，津液失调主要表现在津液输布与排泄障碍方面，其次才是津液不足。津液输布障碍主要表现在燥热伤津，阴虚邪热，口干舌燥等症状。津液排泄障碍主要表现在由于心肝火盛、阳明热盛等实热出现大便干结、小便黄赤、痰热互结、痰迷心窍等症状，出现癫狂之症。津液不足出现阴虚内热、五心烦热、潮热盗汗、从而更为伤津，导致大脑空虚、神情呆滞、精神紊乱。调理时要针对引起津液失调的主要原因，对症治疗。津液不足要辨清阴阳表里寒热虚实，调理五脏六腑功能，重在健脾养胃健运，促其津液生成。津液输布与排泄障碍要分清寒热，找出病理产物之所在，有痰祛痰、便结通腑、湿生利水、血滞活血、血瘀化瘀，为五脏六腑恢复正常功能活动扫清障碍，使得津液生成与输布、排泄恢复正常。针对不同体质的人群，制定不同的日常保健方法，素有津液生成不足的体质，要针对其津液生成不足的原因，定位补益，用中药及食疗、适度运动来逐步改善其津液生成不足体质。素有津液输布障碍的体质，要针对其津液输布障碍的主要原因，定位帮助其津液转输，制定适合其体质的中药制剂长期服用，逐步改善其津液输布障碍体质。素有津液排泄障碍的体质，精准定位，制定帮助其保持正常津液排泄的保健方案，坚持服用，逐步改善其津液排泄障碍的体质。只要应用心理和药物适当调理，就能保持津液的正常生成和输布，保持津液的正常排泄，发挥津液的正常生理功能，从而维护精神活动的平和，治愈精神疾患。

6.7.2.3.3.3. 针对精神素质的对症补泻

人的素质是人身内在本质的体现，是由人的文化修养，社会阅历，知识积累，道德涵养，处事态度，及趣味、品行、性格、智商与情商等各种主观因素综合决定的一种思想和行为。气质是外在形式的表现，是人的一举一动，言谈举止，喜怒哀乐，待人接物等方方面面中下意识的自然流露出的特质。

人的素质与气质有机的结合，构成了人的精神素质，人的精神素质主要由气质、品质、素质、性格、修养、道德、人品等构成。在精神疾患的临床上，几乎所有患者都不同程度地存在着精神素质的缺陷。

中医将精神素质按五行、五态各分为五种类型；心理学分为四种类型。中医的五行类型为：木形之人、火形之人、土形之人、金形之人、水形之人；五态人格为：太阴之人、少阴之人、太阳之人、少阳之人、阴阳平和之人。西医心理学的四种类型为：多血质、黏液质、胆汁质、抑郁质。气质是一个很古老的话题，以上中、西医人格气质学说均来自于中国的《黄帝内经》和古希腊希波克拉底，后人虽有多种研究，但至今仍没有超出其学说的框架范围。

A. 具有主动，活泼，对外界反应迅速，情绪兴奋性高，具有外向性性格，性情急躁，开朗，乐观，少静多动的人多在"多血质"，"火形之人"，"少阳之人"三类性格之中。

B. 具有热情，直爽，处事果断，少静多动，性情急躁，正直，抗上，有担当，有领导能力，感情丰富，精力旺盛，自尊心强的人多在"胆汁质"，"木形和火形之人"，"太阳之人"这四类性格之中。

C. 具有自制，冷淡，固执，从容淡定，谨慎，沉静，深藏不露，喜怒不形于色，反应迟缓，多疑，与人保持距离，外谦虚内阴沉的人多在"黏液质"，"土形和金行之人"，"太阳和阴阳平和之人"这五类性格之中。

D. 具有孤僻，多疑，细心，敏感，自制力强，深藏不露，性格柔顺，沉静冷淡、独立有才的人多在"抑郁质"，"水形之人"，"少阴之人"这三类性格之中。沿用五行人格的分类，参照五态人格和心理学的气质类型进行辩证分析，找出五行人格的偏差引起的五形病症，进而加以心理和中药的调理，从而完善其精神素质的偏差。根据五行人格学说理出的五行病症是：

①、木：躯体症状为：病发惊骇，大怒伤肝，突感颈项强硬，头痛头晕，视物昏花，两臂麻木，四肢无力，胸隔不舒，耳鸣牙痛，可引起中风。精神症状为：因精神因素而起，暴怒冲动，伤人毁物，哭笑无常，幻视幻听，感知觉综合障碍，嫉妒妄想，钟情妄想等。

②、火：病症：病在五藏。部位：上焦。躯体症状为：面红目赤，心火上炎，口舌生疮，心跳加快。精神症状为：心烦易怒，喜笑不休，失眠颠狂，甚则逾垣上屋，伤人毁物，日夜不眠、狂乱不止。

③、土：病症：病在中焦。躯体症状为：膨闷胀饱，腹痛吐泻，虚弱气短，面黄懒惰、肝木克脾土。精神症状为：思虑伤脾，脾失健运，水患痰饮，失眠健忘、喃喃独语、啖食异物，视废物为宝、幻听幻视，癫呆傻笑。

④、金：病症：病在上焦。病位：肩背。躯体症状：为气喘咳嗽，短气痰多，肺病咯血等。精神症状为：忧伤肺，善太息，胸闷心烦，哭笑无常，妄闻妄见，打骂亲人。

⑤、水：病位：在腰股。躯体症状为：虚痿肾亏，腰腿酸痛，遗精淋症，疝气淤结等，心悸失眠，眩晕耳鸣。精神症状为：恐伤肾，惊恐多梦，坐卧不宁，神思恍惚，思维破裂，片段妄想，幻听幻视。

根据患者的病症、精神素质和五行易患之病，运用情志相胜疗法给予对症型的调适，根据脏腑与中药同气相求的归经原理给予适当的保健用药，久之则可改善患者的五行体质之偏颇，强化精神素质的完美，防止复发。

6.7.2.3.3.4. 调和阴阳

阴阳是中国传统哲学简朴而又博大的二元观念。将相反又相关的事物特征如天地、日月、昼夜、寒暑、男女、上下、左右、动静、刚柔等，以"阴阳"的概念进行表述，是中国古代文明对蕴藏在自然规律背后的、推动自然规律变化的根本因素的描述，是一切事物的本性与关系表达。

阴阳学说运用于医学领域，借以说明人体的生理功能和病理变化，并用以指导临床的诊断和治疗。《黄帝内经·素问·阴阳应象大论》曰："阴阳者，天地之道也，万物之纲纪，变化之父母，生杀之本始"。阴阳学说运用于人体生理病理的阐释如下：

A. 用以阐述人的组织结构：阴阳学说认为，人体是一个有机整体，人体内部充满着阴阳对立统一的关系。从人体部位来说，上部为阳，下部为阴；体表为阳，体内为阴；背属阳，腹属阴；四肢外侧为阳，四肢内侧为阴。以脏腑来分，五脏（心、肝、脾、肺、肾）属阴，因其功能以静为主；六腑（胆、胃、小肠、大肠、膀胱、三焦）属阳，因其功能以动为主。五脏之中又可根据其位置分为阳脏（心、肺）和阴脏（肝、脾、肾），每一脏腑之中又可将其功能归为阳，而其物质归为阴。此外，经络亦可分为阳经、阴经等等。

B. 用以概括人的生理功能：中医认为：人体的正常生命活动是阴阳两个方面保持着对立统一的协调关系的结果。人体的物质基础属阴，而生理功能活动属阳，二者互相依存。生理活动以物质为基础，而生理活动的结果又不断促进物质的新陈代谢。如果人体的阴阳不能相互依存，相互为用，人的生命就会中止。

C. 用于说明人的病理变化：阴阳学说认为疾病的发生，是人体的阴阳失衡所致。阴阳失调的主要表现形式是阴或阳的偏盛偏衰，以及一方对另一方的累及等，称为"阴阳不和"。许多情况下，疾病发生、发展的过程，就是正邪抗争，各有胜负的过程，这一过程可以用阴阳偏胜，阴阳偏衰，阴阳互损，阴阳转化作以概括性的解释。

    ①、阴阳偏胜（包括阴偏胜和阳偏胜）：是指在邪气作用下（或本身机能病理性亢奋）所致的阴或阳的任何一方高于正常水平的病变。《素问 · 阴阳应象大论》曰："阴胜则阳病，阳胜则阴病。阳胜则热，阴胜则寒"。

    ②、阴阳偏衰（包括阴偏衰和阳偏衰）：指阴或阳低于正常水平的病理变化。《素问 · 调经论》曰："阳虚则外寒，阴虚则内热"。由于阳虚，不能制约阴寒，可出现虚寒征象，即阳消阴长，出现"阳虚则寒"症候；阴虚，无力制约阳，可出现虚热征象，即阴消阳长，出现"阴虚则热"症候。

    ③、阴阳互损：指体内的正气特别是阴液与阳气之间的病理关系，包括阴损及阳和阳损及阴。阴阳互损体现了阴阳互根互用的关系，阴阳互损的最终表现为"阴阳俱损"，"阴阳两虚"。

    ④、阴阳转化：指阴阳失调所表现出的病理现象，在一定的条件下可以相互转化。《素问 · 阴阳应象大论》曰："重寒则热，重热则寒"，"重阴必阳，重阳必阴"说的就是这类病理状况。

D. 用以指导疾病的诊断和治疗：由于中医认为疾病发生发展的原因是阴阳失调，所以对于任何疾病，无论其病情如何复杂多变，都可以用阴阳学说加以诊断。诊断疾病首先要分清阴阳，既可以用阴阳来概括证型，又可以用阴阳来分析四诊。如望诊色泽鲜明者属阳，晦暗者属阴；闻诊声音洪亮者属阳，语声低微者属阴；脉象浮、数、洪大者属阳；沉、迟、细小者属阴等等。从证型来看，病位在表属阳，实证属阳，热证属阳；而病位在里属阴，虚证属阴，寒证属阴等。用阴阳学说作为指导决定治疗原则和临床用药。如对于阳邪过盛所致的实热证，以热者寒之的原则用寒凉药物清热；对于阴盛所致的寒实证，则应以寒者热之的原则用温热药来祛寒。而对于阴虚所致的虚热证，要以滋阴药以补虚；对于阳虚引起的虚寒证，则要以温阳药以补阳。在阴阳两虚的情况下，就必须要阴阳双补。

E. 用以概括中药的性味并指导临床使用：中药的药性：寒、凉、温、热。寒，凉药属阴，温、热药属阳。中药的药味：味酸、苦、咸者属阴，味辛、甘、淡者属阳。中药的药用：具有收敛、沉降作用的属阴，具发散、升浮作用的属阳。在临床用药时，应当根据疾病的阴阳性质决定治疗原则，再根据药物的阴阳属性来决定用药。

    在精神疾患的临床上，除了遵循上述中医阴阳学说的基本原则外，还要注重人体"气机"的阴阳失衡的调整。脑功能失调，导致精神功能活动紊乱，主要体现在"精神功能活动紊乱"上面，这个"精神功能"既是"气机"。简言之，"精神活动紊乱"就是"气机紊乱"，"气机紊乱"就是"脏腑功能活动紊乱"，就是人体的"气机阴阳失调"。在治疗原则上，除了遵循"排泄病理产物"、"调整脏腑间的功能平衡"、"定位补泻"外，要时时注重调整"气机阴阳失调"，只有最终归结到"调整气机阴阳失调"，才能最终治愈精神疾患。调和气机阴阳失调，即是调和脏腑功能失调，即是调和脑功能失调，即是调和精神功能活动失调，这是治疗精神疾患的根本大法。因此，在精神疾患的治疗上，时时注重调和各类阴阳关系特别是气机阴阳关系，是治愈精神疾病关键的一环。经云：阴平阳秘，精神乃治！至为圭臬尔。

6.7.3. 治疗方法

6.7.3.1. 中药治疗方法

    科学的本质在于实证，中医药的科学性正在于此。中医问世两千多年以来，在九百六十万平方公里广袤的大地上，在几百代中医师们的辛勤努力下，遵循中医整体观念和辨证论治理论，反复实践反复论证，在不同的地域，从不同的角度，在不同的时空关系中，严格遵循科学轨道，掌握科学精髓，得出了中医就是科学的定论。虽然现在有些人囿于见识，不能认同中医的科学性，但是随着科学的飞速发展，科学一定会完整地在人们面前呈现出中医的科学本质。在历史上，中医是在几千年的时间里，在极为广阔的土地上，在各种肤色的人种中，以科学的实证精神验证了中医的科学性的。比如：医圣张仲景的桂枝汤，处方为：桂枝、芍药、生姜、大枣各 9 克、炙甘草 6 克。主治：外感风寒的表虚证，主要症状为：头痛发热，汗出恶风，鼻鸣干呕，苔白不渴，脉浮缓或浮弱者。本方证属表虚，腠理不固，卫强营弱，所以用桂枝解肌发表，散外感风寒，用芍药益阴敛营，桂枝为君药，芍药为佐药；用生姜助桂枝解肌、又暖胃止呕，用大枣益气补中、又滋脾生津，姜枣为佐药；炙甘草益气和中、调和诸药，是为使药。本方配伍严谨，散中有补，滋阴和阳、调和营卫，为解肌发汗之总方。患者只要是具有上述特征性症状，服用便有效。特别是具有《辨太阳病脉证并治上第五》中的第（13）条："太阳病，头痛、发热、汗出、恶风"四个症状者，一服即效。此方是仲景群方之首，千百年来，无论地域、季节、男女、年龄有无区别，只要是具有上述四个典型症状者，只要服用就会有效。这不是实证又是什么？这样历经几千年、跨越不同时空的反复验证，还不能说明中医药的科学性吗？当然，有的医生诊断用药有误，那就不是中医的问题了，是这个医生没有学好中医药的问题。我常对学生们说：如果一个中医师治不好病人，那是这个中医没有学好中医药，而不是中医药没有治好这个病人的理论和技术；如果一个西医师没有治好病人，那就不完全是这个西医师的问题，而是西医还没有认识到这个病的本质。再则：同一个桂枝汤，在原方原药的基础上，其他药完全不变，只有桂枝的用量由 9 克长到 15 克，就变成为了"桂枝加桂汤"，由桂枝汤主治外感风寒的表虚证，变成了主治心阳虚弱，寒水凌心之奔豚证。只要是具有"阵发性气从少腹上冲心，发作欲死，伴心悸，四肢欠温，舌质淡，舌苔白润，脉浮缓或沉迟"七种症候者，只要服用一剂药者，就能见效。如果不能见效，就是临床医生认证不清、四诊不明，绝不是中医没有认识清楚的问题。同方同药，只是药量稍有变化，就治疗完全不同的两种病，这又是仲景一个伟大的创举，同病异治、异病同治，像这类中医的奥秘！岂是那些囿于见识者们所能理解的。在此，深有感触：笔者曾治愈过一个慢性精神分裂症，女性，为河南省许昌人士，患精神分裂症十二年。经许昌市精神病医院诊断为"慢性精神分裂症"，多次住院治疗，住院有好转，出院又加重，久治未愈。患者有一个特殊的表现是：其病症波动不受抗精神病药物的控制，有时住院一个疗程，症状稳定后出院，无论怎样按医嘱坚持服用药物，都会出现症状波动。有时就是在医院住院，病情好转，正在服用药物继续治疗时，仍会出现症状波动，其主管医师查遍西医医籍仍不得其解。余接诊后仔细观察其夜间子时脉象，发现肝脉紧弦。晨间察舌时发现舌体两侧青黑，舌中间有一条青紫色竖裂纹直贯舌根，舌苔少虚腐腻。观察其大便软、不成形，遂询问其家属发病前有无反常征象，其夫曰：患者在发病前，有时好好的，只要她一说感觉到头痛、头晕，就开始呕吐清水，有时呕吐的昏天黑地、难以支撑，大约折腾半个小时后狂症便发作。发病后狂奔呼号、伤人毁物、妄言妄语、吵闹不宁、彻夜不休，家人禁止不住。加大抗精神病药物后效果不大，小睡一会就又狂吼乱跑，只有住院注射抗精神病药物方慢慢好转。每次发病无规律，有时两三个月。又有一年半载，若不住院也会慢慢好转，一般都要发作三、四个月或者半年，才能慢慢减少发作强度，最后忽然清醒，停止发作。在发作的这三、四个月甚至半年的时间里，患者日夜不眠，四处奔跑，不知回家，直到发作日久、筋疲力尽才慢慢好转。根据所观察到的特征性症状，反复思考，连续七天进行子时诊脉和晨间察舌，想到仲景《金匮要略·呕吐哕下利病脉证治第十七》中第十九条"干呕、吐涎沫、头痛者、吴茱萸汤主之"的经文。悟出此乃体内脏腑功能失调、肝经寒毒犯胃，寒毒之气挟浊阴上逆而致脑功能失调。由于肝经寒毒源源不断地进入大脑导致脑功能失调，所以病情不能自行缓解，只有经过发作日久，奔跑狂乱，肝经寒毒随心经火气耗竭，方能自行终止发作。但在心经邪火缓慢消减之后，肝经寒毒又一次上冲，才再次发作，形成恶性循环，所以迁延不愈。患者在发作期间，口服抗精神病药由于剂量较小，不能阻断肝经寒毒进入脑内后参与神经递质的合成与降解活动，因而病程迁延，需住院用大剂量镇静剂注射使用，使大脑处于冬眠状态，方能缓解病情。悟的此理后遂疏吴茱萸汤原方：吴茱萸 15 克、党参 12 克、干姜 18 克、大枣 12 枚，三剂。嘱其家属每日一剂，连服三剂，不得漏服。三剂后病情大减，家人谓之神奇！药以对症效不更方，继续原方连服 18 剂，十二年顽疾慢性精神分裂症豁然痊愈。治愈后追访八年从未复发。此乃说明有些慢性顽固性精神障碍不必大剂量用药，只有对症一途而已。此为余年轻时苦心钻研仲景学说之一得，从此更知中医治愈精神分裂症之可行，更加坚定了创建中医精神医学学说的信念。本人在半个世纪的中医精神医学的临床上，潜心研究、穷经皓首、屡获心得，每每惊叹中医文化的伟大。从以上两个经方的运用中，深深地认识到中医药在精神疾患临床治疗上的重要意义。因此，中医药治疗精神分裂症，必需要坚持中医的整体观念和辨证论治原则，精通中药四气五味的自然属性，熟练掌握中药的归经特性，精确地进行临床辨证思维，中药治疗必须放在精神疾患的首要位置，否则，就失去了其攻克精神顽疾的价值。

6.7.3.2. 西药辅助治疗方法

西医辅助治疗方法来源于西医精神医学。精神医学，源自於希腊语的"心灵"与"治疗"两个词汇，是指对于心理疾病的诊断、治疗、预防等，以维持精神健康的一门医学。以身体为对象的身体医学与精神医学之间，无法画出一条清楚的界限，研究精神医学，不能忽视身体状况与精神状况之间的关系，因为人类的感情等精神活动会影响身体的健康，有时也会使病人的病情好转或加剧。现代精神医学采用包括生物医学、心理、社会文化等领域的理念，属于生物、心理、社会医学模式的范畴。治疗方法包括药物、心理治疗、以及其他各种形式的治疗。精神医学认为：部分精神疾病是难以根治的，如同许多慢性生理性疾病，但在合适的治疗协助下，症状可以得到缓解，重返社会。有些精神疾患只对患者的生活有影响，而有些精神疾患则会严重影响患者的生活质量、躯体健康、以及寿命。精神疾患因为容易慢性化及复发，患者需要长期或终生接受治疗。精神医学认为心理疾病的病理原因基本为三类：一是以本质或内生性为主的遗传因素；二是以外来性伤害为主的精神创伤或毒物侵袭；三是由于经济破产或失业招致的精神性紧张。人的根本性格与身体上、精神上的紧张之相互作用，影响到心理反应的程度。有些人完全可以冲破强大的精神压力，有些人则因一些微不足道的失败而崩溃，因此，不同类型的性格决定了不同精神疾患的发生以及归转。一个合格的精神科医师，除了掌握生物精神医学的知识，还要掌握心理治疗（包括精神分析、动力取向心理治疗、认知行为治疗、团体心理治疗等）的系列知识。本章讨论的"西药辅助治疗方法"，属于西医精神科医师必须熟练掌握的生物精神医学和精神药理学的系统知识范畴。精神医学是医学的一个分支，医学是科学的一个分支。世界上的医学分为西方微观医学和东方宏观医学两大系统体系，医学研究的领域包括基础医学、临床医学、法医学、检验医学、预防医学、保健医学、康复医学等。精神医学属于西方微观医学的一个分支，因此，它所采用的研究方法和手段都是西医的。精神医学在精神疾患的认知和治疗上，都不同程度地承继了西医的优势和不足。精神医学认为：病因方面：遗传因素是不可逆转的，因此凡是具有遗传因素的精神病人都是终生不可治愈的；治疗方面：所有的精神药物都只是稳定症状、不能彻底治愈。这个问题不只是一个医学和精神医学的问题，还涉及到哲学和人类学等学科的问题。人与其他动物之间的根本区别就是人类具有高级精神活动，如果人没有高级精神活动，则与动物无异。人与动物的区别还在于人类创造了教育，用自己获得的生存知识告诉下一代如何趋利避害、保护自己的生命。并由一而二、由二而三、由三而万物、发展至今，创造了灿烂的人类文化和人类社会的如此高速发展。高级精神活动是人类独有，代代遗传，这是根本；教育促进人的进化，改变了人类生存的根本环境，也改变了人的遗传因子，进而进化成了现代的"人"。试想：如果没有教育，现代的人类还是现在这个样子吗？答案是否定的：人类肯定不是现在这个样子！说理至此，大家应该明白了我到底在说什么，我是说：药物（包括抗精神病药物）肯定是可以治愈精神疾患的，只是西方的微观医药学囿于理论的先天性缺陷，还无法研制出这种能从根本上逆转精神疾患的药物。随着科学的不断发展，突破了精神疾病的病因之后，才能从根本上有所把握。但这还需要漫长的时日。中医学是东方宏观医学的代表，中医精神医学是中医学的前沿阵地，中医精神医学将人类高级精神活动的遗传性与人类创造的独有的教育，在"天人合一"的宏观整体观念指导下有机地结合了起来：即高级精神活动创造了教育，教育又促进了遗传因子的变异，最终促进了人类的进化。以"气一元论"为圭臬，灵活运用中医的整体观念和辨证论治，经过半个多世纪的反复验证，单纯用中药治愈了当今世界医学界无法治愈的慢性精神分裂症，找到了彻底治愈精神疾患的系列方法。并在长达十六年的时间里，进行了系列大样本的研究，研究遵循循证医学的原则，取得了历史性的创举（详见：以调整脏腑功能为主治疗慢性精神分裂症的临床研究等三个系列科技成果证书）。因此，在中医精神医学的临床上，只能以中医药为主，西医药只能作为辅助治疗。在治疗过程中，西药抗精神病药物作为中医整体治疗中的一个组成部分，在不同的疾病之间，可以视为不同的单味中药参与到整体处方中来使用。在使用时，既要遵循精神药理学的规范，又要考虑中医整体治疗的需要。在中医为主、中西医结合的前提下，有机地结合起来，一切为了缩短患者的病程，减少患者的痛苦，使患者早日恢复健康。西药辅助治疗的位置设定没有任何别的考量，没有中西方文化、中西医之间的优劣争议话题，追求的是医学的终极目的—- 使患者早日恢复健康。

6.7.3.3. 有机的中医为主、中西医结合治疗方法

中西医结合严格地说从明末清初就开始了，由于西学东渐，中医学受西医学影响而出现了融合两种医学的流派，代表人物是金正希、唐容川等，邓玉函编者的《人身说概》等为最早的著作，史家称之为"中西医汇通派"。随着生物医学模式向生物、心理、社会医学模式的转变，将中医中药的知识和方法与西医西药的知识和方法结合起来，在提高临床疗效的基础上，阐明机理进而获得新的医学认识，这种途径就是中西医结合。中西医结合是在中国诞生并发展着的一个医学学术体系，从二十世纪六十年代的临床与实验开创阶段，到八十年代的临床研究与基础研究深化发展的阶段，再到九十年代中国国务院学位委员会将"中西医结合"设置为一级学科，奠定了中西医结合在中国的学术地位和发展方向。中西医结合精神科在半个多世纪的发展过程中，取得了长足的进展，但是由于受到基础理论这个瓶颈问题的束缚，远远没有达到对精神疾患给予把握的程度。在精神病的临床上，中西医结合实际上是以西医西药为主要治疗手段，中医中药基本上处于可有可无的从属地位。朔及因由，概为西医的生物、心理、社会医学模式与中医的综合整体思维模式相接近，因而产生了中西医结合的必然趋势。西医的生物、心理、社会医学模式，是美国罗彻斯特大学医学院精神病学和内科学教授恩格尔在 1977 年提出来的，这是西方医学突破生物医学束缚的大进步。中国的综合整体医学模式始于《黄帝内经》，至今已完备、固定地存在和使用了两千多年，两者的成熟程度不可同日而语。严格地将：西医的生物、心理、社会医学模式是中医综合整体医学模式以西方医学语言的不同描述，而且还在完善之中，这是人类文明的趋同性决定的。对精神疾患而言，中医从"天人合一"的角度进行了全面而综合的阐述，相对于西医单纯的从神经系统主管脑功能活动来阐述，中医的认知层次更高。如果单从神经系统论述精神活动，那么，近年西医发现的能解释很多精神障碍问题的脑 - 肠轴的理论就不能成立。而中医的脏腑功能紊乱导致脑功能紊乱的理论早在两千多年前就已成熟的运用于临床，疗效显著，几千年来一直延续至今。中医诞生于中国古代哲学，中国古代哲学对实体的认识是"气一元论"，认为空间中连续着不对称运动的统一物质，万物都是在反抗这种不对称运动中产生、发展、壮大、衰退、消亡的。由此可见，人的精神活动也包括在这种"气一元论"认知的实体之中，这是远远超越西医认知论的。中医经过系统的大样本的临床科研和实验室的研究，在精神疾患的临床治疗方面，中医为主、中西医结合是一条取得疗效的捷径，证实了"气一元论"在精神医学上的科学性。因此、制定以中医为主、中西医结合的治疗方法，不但符合临床和治疗以及患者的根本要求，也是理论探讨的一个重要选择。有机地进行中西医结合，不是中药、西药一起用，也不是忽而侧重中药，忽而侧重西药，象西医那样用"试药"的办法来治疗精神疾病。而是根据中医精神医学的四诊八纲，诊断依据，辨证论治，治疗原则，选药准则，根据西医精神病理、药理学的理论，进行西药的选用。用中药的寒热温凉、四气五味用药原则来判断西药的用药原则，从而根据辨证论治的要求，有机地选用。将西药作为一味重要的单味中药来使用，这样就会大大提高临床疗效，而且还能减少或消除西药的副作用。有机地中西医结合，不但要精通中、西医两种理论和实践，还要精通精神医学的精神病因学、精神病理学、精神药理学，精神症状学、精神护理学等知识，才能做到有机地进行中西医结合，更好地为病人服务。

6.7.3.4. 针灸治疗方法

针灸治疗是中医整体治疗的一个重要组成部分。针灸治疗起源于新石器时代，历史源远流长。中医理论认为：健康的身体取决于一种极其重要的能量循环，这就是身体中的"气"，这种能量存在于全身的经络中，能量的来源是天地阴阳之气和水谷化生的精微之气，经络是天地阴阳之气与水谷化生之气作用于人体的通道，天地阴阳之气来源于自然界属于先天外源，水谷化生之气来源于脾胃和小肠消化生成的精微物质属于后天内生，二者通过经络天然融合后作用于人体，以维持机体的正常运转。穴位是天地阴阳之气进入人体的切入点，也是与水谷精微之气相融合的结合点。当天地的阴阳之气发生骤变或水谷精微之气发生变化，或体内的某个组织器官发生变化，出现机能过度活跃或机能过度衰减的时候，这种能量循环就出现异常，经络之中就会出现阻塞，将经络中的阻塞打通之后，经络中的能量循环才能恢复正常。打通这种经络阻塞的外用方法就是针与灸。针是针刺，由身体表面向内

部刺入，把针具（通常是毫针）刺入患者身体的经络和穴位之中进行刺激，从而达到疏通经络治疗疾病的目的。灸是以预制的灸柱载体在穴位表面一定距离处熏熨、烧灼，由身体表面向内部传递热量，利用热的刺激来疏通经络，预防和治疗疾病。针与灸可以同用、以起到相互促进疗效的作用。针灸治疗精神疾患，是中医治疗精神疾病的一大特色，源远流长。《黄帝内经·灵枢·癫狂第二十二》："脉癫疾者，暴仆，四肢之脉皆胀而纵。脉满，尽刺之出血；不满，灸之挟项太阳，灸带脉于腰相去三寸，诸分肉本输。呕吐沃沫，气下泄，不治。癫疾者，疾发如狂者，死不治。狂始生，先自悲也，喜忘苦怒善恐者得之忧饥，治之取手太阳、阳明，血变而止，及取足太阴、阳明。狂始发，少卧不饥，自高贤也，自辩智也，自尊贵也，善骂詈，日夜不休，治之取手阳明、太阳、太阴、舌下少阴，视之盛者，皆取之，不盛，释之也。狂言，惊，善笑，好歌乐、妄行不休者，得之大恐，治之取手阳明、太阳、太阴。狂，目妄见，耳妄闻，善呼者，少气之所生也，治之取手太阳、太阴、阳明，足太阴、头两颞。狂者多食，善见鬼神，善笑而不发于外者，得之有所大喜，治之取足太阴、太阳、阳明，后取手太阴、太阳、阳明。狂而新发，未应如此者，先取曲泉左右动脉，及盛者见血，有顷已，不已，以法取之，灸骨骶二十壮"。这是最早最系统论述针刺治疗精神疾病的专著，黄帝内经成书以前就有针灸治疗精神病的记录，只是散在于各家的论述之中。黄帝内经系统阐述之后，两千多年以来，针刺治疗精神疾患者不计其数，论述文章浩如烟海。迨至1987年，上海的金舒白老中医出版了《针灸治疗精神病》专著，详细介绍了金先生在针刺治疗精神病方面重阴阳、辨虚实、调经络的学术思想以及取穴简约、针药并用的临床经验，选录癫症、狂症、郁症等验案数十例，是一部较为完整地介绍针刺治疗精神病的专著。针灸治疗精神病是一个成熟的方法，医者要按照《灵枢·刺节真邪第七十五》："刺有五节…一曰振埃、二曰发蒙、三曰去爪、四曰彻衣、五曰解惑"的针刺要求，熟练地掌握古往今来的针灸理论和经验，特别是众多老中医的验案，从中悟出深刻的道理，完善中医精神医学的内容，更好地为临床服务。

6.7.3.5. 经络治疗方法

经络疗法起源于《黄帝内经》，是通过药物、针灸、按摩、导引等方法调整或刺激人体经络，达到治疗疾病的目的。经络疗法可分为三个层次展开：一是经络疏通疗法，通过捏、捋、提、按、拍、揉、点、敲、扣等手法，直接作用于经络和穴位，松解经络路径附近的肌肉和皮肤，激发气血流动，使经络变得通畅，从而达到治疗疾病的目的。二是经络导引疗法，即直接导引经气在经络内流动的方法，以手指导引经气缓缓流过经络，导引者可能会在手指处感觉到湿、热、凉的反应，通常会感觉到被导引者身上的病气，当导引运行到经络阻塞的部位时，导引者也会感觉的到。三是经络补泻疗法，这是直接对穴位补气、泻气，调整经络虚实寒热的方法，以手指靠近需要补泻的穴位，输入或放出经气即可。经络补泻疗法的主要作用对象是五腧穴，也可在相关穴位或病灶处进行补泻，这种疗法可以起到立竿见影的效果。还有一种经络疗法是将药物注射于经络内的阳性物质内，方法是循经摸出经穴的阳性反应物，用拇指或食指指腹以均匀的力量由轻到重地沿着有关经络路线循摸，循摸时可用滑动、按揉、移压、推动等不同的方法，仔细检查经穴的压痛及条索状、圆形、扁平型或菱形、结节状的阳性反应物。找到阳性物后，根据辨证结果，分出寒热虚实、向阳性物内注射不同属性的药物，注射速度一般为中等速度，不宜太快也不宜太慢。实热证，身体壮实者可用较大的针具，药物浓度高些，注射速度快些；虚弱者可用较小的针具，药物浓度低些，注射速度慢些。在注射时往往出现线条状循经传导放射状的针感，这是治疗效果。注射的药物都是国家药监局批准、具有药物准字号的中草药制剂，如当归注射液、丹参注射液、板蓝根注射液、香丹注射液、玄胡注射液等具有活血化瘀、清热解毒、理气止痛作用的中草药活性成分。在精神病的临床上，所有患者一般都有肝胆经络阻塞、肺胃经络实热、心脾经络衰减、肾经阴阳两衰的病理变化，循经触摸均可检出阳性反应物。特别是辨证出肝郁气滞型的各类患者，更能检出阳性反应物，根据检出的不同的病变，给予不同的经络治疗，可起到明显的效果。经络治疗方法是精神疾患特别是神经症患者综合系统治疗的一个组成部分，临床应用得当，会起到比较理想的效果。

6.7.3.6. 按摩治疗方法

按摩治疗精神病分为两类，一类是常规按摩疗法，一类是循经调神按摩疗法。此篇专门讨论常规按摩疗法，循经调神按摩疗法在治疗篇中有详细论述，在此不赘述。

常规按摩疗法治疗精神病，主要是采取脏腑按摩方法、经络按摩方法、点穴按摩方法。

6.7.3.6.1. 脏腑按摩方法

(1) 脏腑图点穴疗法：该疗法源于河北雄县推拿名家王文老先生，王文接受其师傅《推按精义》一书潜心研究，数年不辍，终有所得。王文收本县王儒雅为徒，1962 年由王儒雅口述、其子王振国笔录、濮卿和先生系统整理、编辑，经河北中医研究院审阅出版了《脏腑图点穴法》。这是一部注重于脏腑按摩的专著，创立了对脏腑等疾病进行按摩治疗的疗法。该疗法根据经络穴位和脏腑部位，用点穴的方法，从脏腑着手，调理脏腑气机，恢复脏腑机能。在精神病的临床上，脏腑功能紊乱导致精神活动紊乱为其病机之一，根据整体观念和辨证论治原则，通过脏腑穴位点穴按摩，达到调理脏腑气机，恢复脏腑机能，配合中、西药物，使患者早日恢复精神健康，是一种比较人性化的辅助治疗手段。

(2) 骆氏腹诊按摩疗法：该疗法由河北省武邑县骆化南先生创立，经四代传承，现在国内外已经有了较大的影响。该疗法运用中医腹诊理论判断病之阴阳、表里、寒热、虚实，根据不同的证型，辨病论治。该疗法运用到精神病的临床上，有一定的辅助治疗作用。

(3) 段氏脏腑按摩疗法：此疗法由河北保定中医段朝阳先生，继承其伯父段树林老中医之医术传承而来，朝阳先生著有《段氏脏腑按摩技法》，系统的介绍了该疗法。据传该疗法是由清代朝廷御医传入民间的，在此基础上，段氏脏腑按摩疗法依据"百病生于气也"，"百病皆由痰作祟"，"诸病皆可从肝治"等理论，运用按摩手法直接作用于人体腹腔内的脏腑组织，疏解肝胆脾胃调整气机，排除体内蓄积的病理产物，修复和提高脏腑功能，使人体气血旺盛，达到治疗疾病的目的。在精神疾患的临床上，段氏脏腑按摩疗法对于各类精神疾病都有不同程度的辅助治疗作用，特别是对抑郁症、神经衰弱、各类神经证以及亚健康状态疗效肯定。

6.7.3.6.2. 经络按摩方法

经络按摩属于中医外治的范畴，是严格依据中医经络原理进行诊疗的按摩技术，通过经络辨证，进行诊断，按照走经行络的手法进行按摩，通调任督二脉和十二经络。在精神病的临床上，按摩疗法在西医精神病医院的中医科少有人知，也没有医生使用，在中医治疗精神病的医院也很少有人使用，致这一中医绝技几近荒埋！按摩治疗精神病在中国民间使用广泛，其缘由在于经络按摩起源于《黄帝内经》，历史悠久、简便易行、疗效显著、立竿见影。《灵枢·刺节真邪篇》曰："大热遍身，狂而妄见、妄闻、妄言，视足阳明及大络取之，虚者补之，血而实者泻之，因其堰卧，居其头前，以两手四指挟按颈动脉，久持之，卷而切推，下至缺盆中，而复止如前，热去及止，此所谓推而散之也"。这是人类最早和最完整的按摩治疗精神疾病的论述，有理论、有方法、有实践、有疗效指标，是按摩治疗精神疾病的智慧源泉。

(1) 按摩头部经络：有助于患者醒神开窍，增强脑细胞的活动频率，推迟痴呆的进展，减缓衰老。

(2) 按摩耳部经络：有助于帮助患者改善肾经功能活动，补肾养脑。

(3) 按摩腰部经络：有助于患者增强脏腑功能特别是肠胃功能活动，促进代谢，改善大脑功能活动。

(4) 按摩四肢、颈肩和全身：有助于患者加强远端新陈代谢功能，扩张末端血管改善血液供应，消除淋巴管内和体液循环环节中的郁滞状态，改善脑营养精微物质的纯净度，促进患者精神活动的日益正常。

6.7.3.6.3. 点穴按摩方法

点穴按摩疗法是凭借两手在患者的体表穴位通过揉、压、打、点等手法疏通经络，达到治疗疾病的目地。点穴按摩能够通经活络，疏通气血，动员机体的潜在能量，调动全身气血，促进病体恢复。在精神疾病的临床上，点穴按摩治疗的机理：一是使局部血管扩张，增加血液和淋巴液等循环，改善局部组织的营养状态，诱导深部组织的血液流向体表，或使一部分血液郁滞于局部，促进病理产物的消散；二是调节肌肉机能，缓解病理紧张并促进排出有毒代谢产物；三是影响神经系统的功能活动，净化供应大脑的精微营养物质，从而达到治疗精神疾患的目的。点穴按摩选取的穴位主要是选择井穴、荥穴、俞穴、经穴、合穴五大腧穴，共有 66 个穴位，腧穴都在人体的皮肤和肌肉之间。掌握点穴按摩疗法要熟悉人体十二经络和奇经八脉以及络脉上的 365 个穴位以及奇穴和阿是穴等穴位，还要熟练掌握气血在经络中循行和气血之头所注入各经穴的时刻、路线的运行规律。根据患者的躯体和精神症状，辩证分析出病之所在，选准穴位，进行点按治疗。点穴按摩疗法对各类精神疾患都有很好的辅助治疗作用，特别是能够起到引导药物归经的四气五味进入经络到达病所，尽快发挥治疗作用。

6.7.3.7. 拔罐治疗方法

拔罐治疗方法,是借助热力排除罐中空气,利用负压使其吸着于皮肤,造成瘀血现象的一种传统中医治疗方法。这种疗法可以疏通经络、祛除淤滞、逐寒祛湿、拔毒泻热,消肿止痛、行气活血,调整人体的阴阳平衡,达到扶正祛邪、治愈疾病的目的。

6.7.3.7.1. 治疗用具的选择

拔罐与针灸一样,是一种物理疗法,治疗用具有以下几种:

(1) 竹筒火罐:取坚实成熟的竹筒,一头开口,拔罐一头留节作底,罐口直径约3～5公分,长短约8～10公分。口径大的,用于面积较大的腰背及臀部;口径小的,用于四肢关节部位。不常用的竹火罐,过于干燥,容易透进空气,临用前,可用温水浸泡几分钟,使竹罐质地紧密不漏空气尔后再用。南方产竹,多用竹罐。

(2) 陶瓷火罐使用陶土,作成口圆肚大,再涂上黑釉或黄釉,经窑里烧制的叫陶瓷火罐。有大、中、小和特小的几种,陶瓷罐,里外光滑,吸拔力大,经济实用,北方农村多喜用之。

(3) 玻璃拔火罐:是专门研制的用具,以耐热性好的玻璃制成,口小、腔大、罐口略外翻,以无色透明、壁厚边宽、罐口光滑、没毛刺、手感好为优。有多种型号,优点是罐壁透明,可观察拔罐治疗中的皮肤和肌肉变化情况,特别适用于刺络拔罐,临床较为常用。

(4) 紫铜罐:紫铜拔火罐是藏医、蒙医传统的拔火罐。

6.7.3.7.2. 拔罐治疗方法的现代作用机理

(1) 负压作用:国内外学者研究发现:人体在火罐负压吸拔的时候,皮肤表面有大量气泡溢出,从而加强局部组织的气体交换。负压促使局部的毛细血管通透性变化和毛细血管破裂,少量血液进入组织间隙,从而产生瘀血,红细胞受到破坏,血红蛋白释出,出现自家溶血现象,起到机体自我调整作用。在机体自我调整过程中,具有行气活血、舒筋活络、清热解毒、消肿止痛、祛风除湿等功效,帮助机体恢复正常功能。

(2) 温热作用:拔罐疗法对局部皮肤有温热刺激作用,使热寒得以交换,以大火罐、水罐、药罐最明显。温热刺激能使血管扩张,促进以局部为主的血液循环,改善充血状态,加强新陈代谢,使体内的废物、毒素加速排出,改变局部组织的营养状态,增强血管壁通透性,增强白细胞和网状细胞的吞噬活力,增强局部耐受性和机体的抵抗力。起到温经散寒、清热解毒等作用,从而达到促使疾病好转的目的。

(3) 对精神功能活动的调节作用:拔罐疗法的调节作用是建立在负压或温热作用的基础之上的,首先是对神经系统和大脑活动的调节作用,由于自家溶血等给予机体一系列良性刺激,作用于神经系统末梢感受器,经向心传导,达到大脑皮层,加之对局部皮肤的温热刺激,通过皮肤感受器和血管感受器的反射途径传到中枢神经系统,从而发生反射性兴奋,借以调节大脑皮层的兴奋与抑制过程,使精神活动趋于平衡。同时,加强大脑皮层对身体各部分的调节功能,使患部皮肤相应的组织代谢旺盛,吞噬作用增强,促使机体恢复功能,阴阳失衡得以调整,使精神症状得到改善。其次是通过调节微循环,提高新陈代谢。微循环的主要功能是进行血液与组织间物质的交换,其功能的调节在生理、病理方面都有重要意义。还可使淋巴循环加强,淋巴细胞的吞噬能力活跃。此外,由于拔罐后自家溶血现象,随即产生一种类组织胺的物质,随体液周流全身,刺激各个器官,增强其功能活力,有助于机体功能的恢复,从而达到治疗精神疾患的目的。

6.7.3.7.3. 拔罐治疗方法使用中的注意事项

(1) 由于精神障碍患者大多不配合治疗,所以临床上要特别注意,凡是不配合的患者,都不要采用拔罐方法治疗。待病人神志恢复正常,如果需要进行拔罐疗法,要和病人解释清楚拔罐疗法的利与弊,在征得患者和家属同意的前提下再予治疗。

(2) 在治疗中,要时刻与病人保持沟通,询问患者的体验,对患者的不适感觉,要密切关注,随时释疑,保持良好的医患沟通,以取得最佳疗效。

(3) 拔罐时要选择适当的体位和肌肉丰满的部位。体位不当、移动、骨胳凸凹不平、毛发较多的部位均不宜使用。

(4) 拔罐时要根据所拔部位的面积大小而选择大小适宜的罐,操作时必须迅速,才能使罐拔紧,吸附有力。

(5) 拔罐的时间一般在15—20分钟，拔完取罐时一手将罐向一面倾斜，另一手按压皮肤，使空气经缝隙进入罐内，罐子就会与皮肤脱开。切不可手法鲁莽强拉硬扯弄伤皮肤。

(6) 饱腹、空腹时都不宜进行拔罐治疗，拔罐前要先排净大小便。同一部位不能天天拔，在拔罐的斑痕未消退前，不可再拔罐。

(7) 有心脏病，血液病，皮肤病，皮肤损伤，肺结核及各种传染病，各种骨折，极度衰弱，过于瘦弱，孕妇，妇女月经期，醉酒等，均不适用拔罐疗法。

6.7.3.8. 气功治疗方法

气功治疗方法，也称为"医学气功"，古称为"导引术"，是中医学中一种通过自我意识的气机运用进行调理疾病和养生的医疗技术。早在《黄帝内经·灵枢·病传》中就有"导引、行气、蹻摩、灸熨、刺焫、饮药"的记载。《素问·上古天真论》曰："余闻上古有真人者，提挈天地，把握阴阳，呼吸精气，独立守神，肌肉若一，故能寿敝天地，无有终时，此其道生。"其中"呼吸精气"相当于吐纳调息，"独立守神"相当于意守调心，"肌肉若一"相当于调整身体姿势动作趋于协调统一，这三者可谓身心合一。而"提挈天地，把握阴阳"，则相当于天人合一。从整体生命观的角度，概括了气功疗法的基本理论和方法。东汉张仲景《金匮要略》中也强调"导引、吐纳、针灸、膏摩"的治疗方法。华佗《中藏经》也有"导引可逐客邪于关节"等论述。马王堆汉墓出土的帛画《导引图》是最早的气功疗法专著。巢元方的《诸病源候论》和李时珍的《奇经八脉考》也都对医学气功做出了很大的贡献。扁鹊、华佗、张仲景、巢元方、孙思邈、王焘、刘完素、张子和、李东垣、朱丹溪、李时珍、叶天士、吴鞠通、张锡纯等古今中医大家对医学气功都做过深入的探究，并有着非凡的贡献。因此，气功治疗方法是中医学的高级医疗技术，是历代医学大家精心掌握的高级技术。气功治疗精神疾患，分为内气治疗方法和外气治疗方法两种。内气治疗方法是患者在医者的指导下，通过锻炼，运用自我意识来调整自己的身心灵，促进形、气、神的统一，使气机血液循环恢复平衡，达到气血调和治愈疾病。适用于各类神经症，神经衰弱、抑郁症、强迫症、亚健康状态等。外气治疗方法是医者通过发放外气给患者施以治疗的方法，适用于具有各类宗教信仰的精神疾患，包括精神分裂症、情感性精神障碍等。气功治疗方法是一个非常专业化的治疗措施，医者要有系统的医学气功的训练经历。在进行气功治疗时，要运用医学心理学的知识，包括暗示等的治疗手段，与气功疗法有机地结合起来，会取得理想的疗效。进行气功疗法治疗，医者要有相应的气功治疗师资质，没有经过气功医疗系统训练、取得气功医疗师资格的人士，不能对患者给予相应的治疗。特别是发放外气对精神分裂症等具有阳性症状的患者进行治疗时，则要具有高级气功师职称的医师在助手的帮助下进行。对患者进行气功治疗前，要先对患者进行治疗方法评估，对治疗程序、治疗中可能出现的问题逐一评估，做出预案，做到万无一失。如果使用得当，气功治疗方法在精神疾病的临床上，不失为一个较有价值的辅助治疗方法。

6.7.3.9. 情志相胜治疗方法（活套疗法）

活套疗法是金元四大医家朱震亨所创立的一套以情胜情的中医心理治疗方法，又称"情胜疗法"。它源于《黄帝内经·素问·阴阳应象大论》"怒伤肝、悲胜怒"，"喜伤心、恐胜喜"，"思伤脾、怒胜思"，"忧伤肺、喜胜忧"，"恐伤肾、思胜恐"的论述。金代张子和在《儒门事亲》中说"悲可以治怒，以怆恻苦楚之言感之；喜可以治悲，以谑浪戏狎之言娱之；恐可以治喜，以恐惧死亡之言怖之；怒可以治思，以侮辱欺罔之事触之；思可以治恐，以虑彼志忘此之言夺之。凡此五者，必诡地谲怪，无所不至，然后可以动人耳目，易人听视"。在内经的基础上朝临床应用前近了一步。在治疗精神疾病方面，元代朱震亨在《内经》和《儒门事亲》的学术思想上进行了发挥，提出了精神疾患的心理治疗原则："五志之火，因七情而起，郁而成痰，故为癫痫狂妄之征，宜以人事制之，非药石所能疗也，须诊察其由以平之。怒伤于肝者，为狂为痫，以忧胜之，以恐解之。喜伤于心者，为癫为痫，以恐胜之，以怒解之。忧伤于肺者，为痫为癫，以喜胜之，以思解之。思伤于脾者，为痫为癫为狂，以怒胜之，以喜解之。恐伤于肾者，为癫为痫，以思胜之，以忧解之。悲伤于心胞者，为痫，以恐胜之，以怒解之"，以此奠定了五志七情的活套疗法。在后代医家不断的完善下，现在以"情胜疗法"流行于世，至今指导着精神疾患心理治疗的临床。主要的疗法有：激怒疗法、喜乐疗法、悲哀疗法、惊恐疗法、思虑疗法。

6.7.3.9.1. 激怒疗法

医者用语言或行为激怒患者，使患者处于较长时间的愤怒状态，从而达到缓解疾病的目的。愤怒有忘思虑、解忧愁、消郁结、抑惊喜之效，在治疗中有广泛的应用价值。其机理为：肝木之志为怒，脾土之志为思，木克土、怒胜思。愤怒虽然是一种不良的情绪，但它属于阳性的情绪变动，因此对忧愁不解而意志消沉、惊恐太过而胆虚气怯等属于阴性情绪变化所致的疾病，均可用激怒疗法治疗，使患者大哭大怒，怒则思解，使病得治。

《吕氏春秋·至忠》载："齐王疾有，使人之宋迎文挚。文挚至，视王之疾，谓太子曰："王之疾必可已也。虽然，王之疾已，则必杀挚也"。太子曰："何故？"文挚对曰："非怒王则疾不可治，怒王则挚必死"。"与太子期，而将往不当者三，齐王固已怒矣。文挚至，不解履登床，履王衣，问王之疾，王怒而不与言。文挚因出辞以重怒王，王叱而起，疾乃遂已"。这则医案，是愤怒疗法的较早记载。从"非怒王则疾不可治"、"以重怒王，王叱而起"可以看出，齐王是因情志抑郁而患的病，或因思、或因郁，而怒可以治思在克郁，所以文挚故意激怒齐王，王一怒之下，"疾乃遂已"。激怒疗法的案例很多，几乎历代的医家著作中都有记载。张子和在《儒门事亲》中记载曾治一富家妇人："伤思虑过甚，二年不寐，药石无效"。"两手脉俱缓，此脾受之也，脾主思故也"。按照"思伤脾者，以怒胜之"的原则，"乃与其夫以怒而激之，多取其财，饮酒数日，不处一方而去"。结果"病人大怒，汗出，是夜困眠，如此者八九日不寤，自是而食进，脉得其平"。如清代学者陈梦雷所著《医部全录》中记载了这样一个案例："一女子病不食，而北卧者且半载，医告术穷。翁（作者注：指元代名医朱丹溪）诊之，肝脉弦出寸口，曰："此思男子不得，气结于脾故耳"，叩之则许嫁丈夫人广且五年。翁谓其父曰；"是病惟怒可解，盖怒之气击而属木，故能冲其土之结，今宜触之使怒耳"。父以为然，翁人而掌指面者三，责其不当有外思。女子号泣大怒，怒已进食。翁复潜谓其父曰："思气虽解，然必得喜，则庶不再结"，及诈以其夫有书，且夕且归。后三月，夫果归，而病不作"。古之医家，活套疗法，以怒胜思，数不胜数，应用得当，效如桴鼓。

6.7.3.9.2. 喜乐疗法

心之志为喜，肺金之志为悲，火克金、喜胜悲。喜为良性情绪变化，因而可以治疗因忧怒、思虑、悲哀等不良情绪活动所致病变以及与喜乐相对立的表现为阴性情绪状态所致疾病。

张子和《儒门事亲》记载一案："息城司候，闻父死于贼，乃大悲哭之，罢，便觉心痛，日增不已，月余成块，状若覆杯，大痛不已，药皆无助，议用燔针住炷艾，"病人恐慌，求治于张子和。张子和去诊视时，"适有巫者坐其旁，乃学巫者，杂以狂言，以谑病者，病者大笑不忍，回面向壁，一二日，心下结块皆散"。清代有位八府巡按，久病而忧其疾不愈，医者多人不见其效。后请一名医，诊之断曰：月经不调。巡按闻之大笑，以后每想到此事，即自然发笑，其病不觉渐愈。笑属心志，喜可胜忧，男子岂能有月事？巡按思及此即笑，常笑则忧解，故病不觉而愈。

清代魏之秀《续名医类案》中记载；"张子和治项关令之妻，病饥不欲食，常好叫呼怒骂，欲杀左右，恶言不辍。众医半载无效。张视之曰：'此难以药治'乃使二娼，各涂丹粉，作怜人状，其妇大笑。次日，又令作角抵，又大笑。其旁令两个能食之妇，常夸其食美，其妇亦索其食，而为一尝之。不数日，怒减食增，不药而瘥"。

6.7.3.9.3. 悲哀疗法

悲哀属于阴性消极情绪，但在一定条件下，悲哀可平息激动、控制喜悦、忘却思虑，从而转化为积极的治疗作用。肺金之志为悲，肝木之志为怒，悲则气消，怒则气上，金能克木，悲可胜怒。喜与怒同属阳性亢奋情绪，与忧悲相对立，故悲哀疗法亦可治疗狂喜。

魏之秀《续名医类案》中记载：先达李其性，归德府鹿邑人也。世为农家，癸卯获俊于乡，伊父以喜故，失声大笑，及春举进士，其笑弥甚。历十年擢谏垣，遂成病疾。初犹间发，后宵旦不能休。大谏甚忧之，从容与太医某相商，因得所授。命家人给父云："大谏已殁。"及父恸绝几殒。如是者十日，病渐瘳。伴而为邮语云："赵大夫治大谏，绝而复醒。"李因不悲，而症永不作矣。喜性心志为火，过喜则伤心。心主神明，一旦有病，就会出现意识障碍，喜怒无常。李父过喜伤心，以致笑病发而不止。突获其子死讯，悲哀惊恐万分，悲伤肺、恐伤肾，肺主金、肾主水，悲恐制喜，即金克木水克火也，故病愈。

6.7.3.9.4. 惊恐疗法

即以惊恐手段遏止病人病态情绪的一种疗法。肾水之志为恐，心火之志为喜，水能克火，恐可制喜。惊又可气乱、气散，从而解除因忧思而导致的气机郁结、闭塞，故利用使人惊惶之类的刺激方法，可以治疗某些忧虑症。

清代名医徐灵胎《徊溪医书》中记载：某殿选新以状元及第，告假以归。至淮上而有病，求某名医。医曰："疾不可为也几日必死，可速归，疾行犹可抵里。"殿选嗒然气沮，兼程而归，越七日而无恙，其仆进曰："医有一柬，嘱门而呈现之。"殿选拆视，中言："公自及第后，大喜伤心，非药力所能愈，故仆以死恐之，所以治病也，今无妨矣。"殿选大佩服。此殿选状元新及第，喜乐至极，正气耗散，难以药治。名医以死相诈，惧死恋生，人之常情，新状元悲忧气结，上焦气闭不行，下焦回还不散，耗者得益，散者得敛，故能不药而愈。

现代医家何时希所著《历代无名医家验案》中载："有病人因惊而厥，两目上窜，经治疗，它恙俱愈，而瞳仁上翻不能下，病人终日但见屋顶，不能行步及一切生活。有医者令病人坐高座，匿人于座下，于静中大声鸣金，病人大惊，瞳仁遂下如常人"。中医认为，目为肝窍，惊气入肝，此属因惊肝经阴血受损，而致目系失养所致。医者惊因惊治，令患者坐高座，下匿人突然敲锣，病人受惊，惊而下视，瞳仁遂下。上者下之，升者降之，故疾愈。

6.7.3.9.5. 思虑疗法

思虑疗法就是以思则气结而收敛由于惊恐、狂喜所致涣散之神气，并通过思生理智，使病人主动排除某些不良情绪的一种疗法。脾土之志为思、肾水之志为恐，思则气结，恐则气下，土能克水，思能胜恐，故惊恐、狂喜之气散之症，均可以思虑疗法治之。

《晋书·乐广传》载：（乐广）尝有亲客，久阔不复来，广问其故，答曰："前在坐，蒙赐酒，见杯中有蛇，意甚恶之，既饮而疾"。于是河南所事壁上有角弓，漆画作蛇，广意杯中蛇即角影也。复置酒于前处，谓客曰："杯中复有所见不？"答曰："所见如初。"广乃告其所以，客豁然意解，沉疴顿愈。因疑致疾，古今皆有之。杯弓蛇影，是其典型之例。对于此类疾病，医者只要弄清病由，对症解之，病者自会疑去意解，疾除人安。在精神疾患的临床上，由于现代信息纷乱杂陈，世界上各种奇异怪事层出不穷，各种信仰、见地、政观繁乱纷呈，社会公德沦丧，价值观念混乱，一切唯利是图！精神意识腐败毒害人类，人们的思绪迷茫，精神障碍患者的症状复杂多变。在进行心理治疗时，要认真仔细的倾听患者的心理诉求，帮助他们解除心忧，适当运用活套疗法，结合现代各种心理治疗方法，以取得最佳治疗效果。

6.7.3.10. 体育治疗方法

体育治疗方法又称做体疗，是一种医疗性的体育活动，通过特定的体育活动的方法来达到治疗疾病和恢复机体功能的目的。

体育治疗方法在我国已经有数千年的历史，《庄子·刻意》"吐故纳新"、"熊经鸟申"，说的就是人要讲究呼吸运动，吸进新鲜氧气，呼出二氧化碳，还要模拟像熊攀杠悬动，如鸟展翅伸体，这样有助于去病养生健康长寿。汉代华佗创立了五禽戏（模仿虎、鹿、猿、熊、鸟五种禽兽动作的体操）来运动健身。唐代药王孙思邈活了100多岁，他认为运动可使"百病除行，补益延年，眼明轻健，不复疲乏"。再后来人们创立的太极拳、八段锦等都是健身祛病的体育治疗方法。

在精神疾患的治疗上，体育治疗方法有着非常重要的意义，能够在治愈精神疾病的基础上实现躯体强健，为此笔者在多年临床实践的基础上，创建了"精神体育疗法"，专门治疗各类精神疾患。另外：体育疗法的适应对象比较广泛，除了养生保健、治疗各类亚健康状态以外，大多数躯体或身心功能上有缺陷的人，包括老年、残疾、慢性疾病、疾病恢复期的患者，都可以用体疗方法来治疗。

6.7.3.10.1. 体育治疗的特点

(1) 自我的积极主动治疗：调动患者治病和康复的积极性，有些疾病还没有有效的治疗手段，因此患者往往对疾病有一种忧虑恐惧感，甚至有时绝望，对生活和工作失去信心。在科学设计的基础上，通过患者主动参与体育疗法，增强患者战胜疾病的信心，同时能使患者对疾病有一个更清晰的认识，有利于康复。

(2) 增强体质的全身疗法：体育疗法可增强体质，提高身体的抵抗能力。体疗是一门科学，它根据人体的结构和功能以及解剖学的原理设计，通过全身科学有机的组合运动，加快机体的新陈代谢，强化神经系统功能，改善血液循环，增强体质，提高机体免疫抵抗能力。

(3) 回归自然的天然疗法：体育治疗时应尽量选择在天然场合，尽可能的同步接近宇宙频率。在体育运动治疗中，人体的神经系统和运动系统保证了人的自然功能即运动的正常发挥，从而与大自然有机地融合在一起，在自然中自然而然地汲取天地之精华，自然而然的回归天然属性，在这个过程中，神经和运动系统就会更加协调，机体就会慢慢地恢复正常，从而促进疾病的痊愈。

6.7.3.10.2. 体疗的基本原理

(1) 改善机体气血循环促进病理产物代谢：患者因为精神功能活动紊乱，引起体内气血运行失调，规律的体疗可调整人体的神经系统和运动系统，改善呼吸及气血循环状况，消除局部的气滞血瘀，将淤积的病理产物运送到体外，有利于精神健康的恢复。

(2) 维持和改善组织器官的正常形态和功能：患病后由于机体某些器官组织长期运动不足，肌肉、关节就会出现退行性变化，如肌肉萎缩、骨质增生、关节粘连等现象。有的还会出现肌肉痉挛，出现抽搐，或者产生关节活动受限。通过体育疗法，加强机体的功能锻炼，能够维持组织和器官的正常形态，缓解肌肉痉挛，松解肌肉粘连，松解关节囊和韧带的粘连挛缩，增加关节的活动幅度，维持和改善组织器官的正常形态和功能。

(3) 促进和加强机体的代偿功能：长期的精神功能失调，可使五脏六腑功能活动发生障碍，体疗可以促进和加强机体的代偿功能，改善内脏器官功能状态。适量的持续的不间断的体疗引发的神经冲动，不断向中枢神经传导，是对中枢神经系统的一种良性刺激，起着调节神经系统功能的作用。同时通过神经、体液传导，神经冲动可以影响内脏器官，改善机体病理生理过程，提高器官的功能，从而改善病人的精神症状，缓解心理障碍，恢复精神健康。

(4) 增强体质，提高抗病能力：运动是人体不可缺少的生理性刺激，可提高大脑皮质的兴奋性，活跃全身各系统的功能。适量的运动也活跃了内分泌系统和网状内皮系统的功能，增强网状内皮系统的吞噬能力，提高身体非特异性免疫功能，从而提高身体抵抗外邪侵袭的能力和内因的干扰，达到防病治病的目的。

6.7.3.10.3. 完善心理性格缺陷的体疗方法

体育疗法作为纠正心理缺陷的治疗方法，不是一般训练和娱乐游戏活动，要想达到心理治疗的目的，必须有一定的强度、质量和时间的要求。每次体疗时间在 30 分钟至两个小时之间，视不同的治疗对象，运动量从小到大，循序渐进。

(1) 急躁、易怒的心理缺陷：倘若患者有遇事急躁、感情容易冲动的性格缺陷，那就应多参加下棋、打太极拳、慢跑、长距离的步行及游泳和射击等缓慢、持久的项目。这些体育活动能帮助患者调节神经系统的功能活动，增强自我控制能力，稳定情绪，逐步改善性格缺陷。

(2) 遇事紧张的心理缺陷：对遇到重要的事就紧张的患者，要动员其多参加公开激烈的体育竞赛，特别是参加足球、篮球、排球等项目。因为球场上形势多变，只有冷静沉着对付，才能取得优势。若能经常在这种激烈的场合中接受考验，久经沙场，遇事就不会过分紧张，更不会惊慌失措，从而给学习、工作带来益处，完善自己的性格缺陷。

(3) 孤独、怪癖的缺陷：假如患者觉得自己不合群、不习惯与同伴交往，那就帮助患者选择篮球、足球、排球以及接力跑、拔河等集体项目。坚持参加这些集体项目的锻炼，会帮助患者慢慢地改变孤僻的习性，逐步适应与同伴的交往，学会协调同伴关系，注重发挥集体作用，友爱集体，改善孤僻的性格缺陷。

(4) 腼腆、胆怯的心理缺陷：如果患者胆小、做事怕风险、易难为情，应鼓励患者多参加游泳、溜冰、滑雪、举重、摔跤、单双杠、跳马、平衡木等项目活动。这些活动要求人们不断地克服害怕摔倒、跌倒等各种胆怯心理，以勇敢无畏的精神去战胜困难、越过障碍，从而改善自己的腼腆胆怯的性格缺陷。

(5) 自负、逞强的心理缺陷：可帮助这类患者可选择一些难度较大、动作较复杂的活动，甚至是患者不能胜任的运动，如跳水、体操、马拉松、艺术体操等体育项目，也可找一些实力水平超过患者的对手下棋、打乒乓球或羽毛球，来不断提醒患者"山外有山、天外有天"的社会现实，逐步改善自负、骄傲的性格缺陷。

在精神分裂症和情感性精神障碍等重型精神障碍患者的治疗上，体疗用于住院的精神病患者，有着严格的系列体疗制度，已经成为中医精神医学一种必要的治疗手段应用于临床且制度化，在病区主任兼总护士长的领导下，由病区住院医师兼体疗护理护士长具体执行（详见第五章第三节强化体疗等有关章节）。

6.7.3.11. 环境治疗方法

环境治疗方法，是利用社会和医院的内外环境因素、促使病人病情好转的一种治疗方法。社会环境中的各种因素，包括移居国外或居住地区的迁移、工作的调动、信仰氛围的改变、周围人们的接触、生活起居的安排、学校与家庭的教育以及个人的经历遭遇；医院的各种医疗环境如医患关系、护患关系、医疗空间、病房温度、采光与装饰、住院患者的人际关系、医院的群体形象环境；与很多疾患的发生和转归有密切的关系，有的还直接影响着患者的治疗进程。环境治疗方法分为内环境治疗和外环境治疗：

6.7.3.11.1. 外环境治疗

社会的外部环境不但直接或间接地影响着疾病的发生或归转，还可影响个体的发育成长和人格特征的形成。因此，利用环境因素促使病人病情好转：在历史上很早就有人注意到环境疗法的意义，现代的医学家对此更加重视，特别注重患者的个人生存环境的变化。这涉及到患者的居住环境、工作生活环境、信仰环境、个人学习、生活、恋爱、婚姻、意外事件、天灾人祸、个人遭遇、突发疾病等等。医生应特别关注社会环境的变化，融入患者内心进行心理抚慰，尽医生的社会责任尽量与患者的社会关系沟通，为患者病情的治疗、康复尽量创造一个理想的环境。

(1) 精神愉悦环境治疗方法：研究表明：神经受到强烈刺激活动要比正常神经兴奋活动寿命缩短约三分之一。情绪刺激首先通过大脑皮质影响植物神经，使消化液分泌减少，还会出现饱胀、吐酸水等症状。长期的苦恼情绪可促使胆管痉挛，胆汁不能流出，出现肝胆脾胃系统功能紊乱。不良情绪会使血压升高、心跳加快，支气管喘息，诱发心肺功能失调，杂病丛生，导致各类神经精神障碍。所以要与患者共同学习《黄帝内经》中"恬淡虚无、精神内守、病安从来"等历代医家关于中华文化的优秀处世养生哲学，尽量消除不快情绪、改善苦恼和失望情绪。与患者共同选择风富多彩的精神愉快和信仰喜乐活动，精神纯洁、清绪饱满、乐善好施、服务弱残、贡献社会，使大脑功能活动始终处于高尚愉悦状态，以此冲刷以前生活中的不快情绪，让快乐充满大脑，达到治愈精神创伤、愉悦人生的崇高目的。

(2) 空气负离子环境治疗方法：带领患者选择在田野、山谷、瀑布附近负离子高的区域，健身疗养，平心静气，沐浴天地之精华。这些负离子可使人精神振奋、注意力集中、呼吸次数减少、血压平稳。在远离负离子高的区域，可选择人工制造空气电离器，也能产生高浓度的空气负离子，人们可以在大型空间的室内接受空气负离子的治疗。

(3) 日光浴环境治疗方法：太阳光能是地球上生物直接或间接的主要能源，日光浴利用太阳光中紫外线的生化作用和红外线的温热作用，促进皮肤制造维生素 D，D 能促进钙和磷的吸收和利用，促使骨骼和牙齿生长强健，杀灭皮肤表面的各种病菌；红外线能使血流通畅，更好地得到养分和排除废物等。但要注意日光浴的时间、强度，适当利用，紫外线射入过多会造成皮肤灼伤，还可使体温中枢失调发生中暑，所以日光浴要选择在日光强度适宜的情况下进行。

(4) 森林浴环境治疗方法：森林浴就是呼吸树林中树木散发出来的芳香空气，使人们精神愉悦、心情舒畅。森林浴有助于慢性精神疾患、处于抑郁期的患者提高兴奋阀值，改善压抑情绪，缓和精神紧张。森林浴还有培养寡言、胆小的儿童精神障碍患者的积极性和自信心的作用。采用森林浴时要注意防止蚊虫叮咬，做好相应的预防工作，要静下心来，先做 30 分钟以上时间的深呼吸运动，将肺里的废物排出，使森林浴取得理想的效果。森林浴前可在森林中做适当的穿林跑步或上树活动，让呼吸量适量增加，多吸进一些芳香性物质，使人们尽量长时间的感到精神愉快，提高森林浴的治疗效果。

6.7.3.11.2. 内环境治疗

内环境治疗包括各种医疗环境如医患关系、护患关系、医疗空间、病房设置、温度采光、装修装饰、以及住院患者的人际关系，医院的群体形象等。内环境治疗是医者对患者采用的医疗、饮食、音乐、体育、沐浴和心理调适等的综合环境措施，力求病人能有一个舒适平静的环境。对住院的精神病人应尽量使其过比较正常的社会生活，不要禁闭在深院斗室之中与现实脱离，而应开放病房，到更广阔的人文空间中接受治疗，尽量给病人以自由活动的空间。对于医院地点的选择，既不要过于喧闹，也不宜过于偏僻，环境中宜配备花木园林，雅淡装饰，使病人的生活既能接触现实，丰富多采，又能心旷神怡、情绪愉快。

(1) 医疗心理环境治疗方法：医疗环境对精神病人有积极的影响和治疗作用，医疗环境不但要满足患者的医疗需要，还要满足患者的精神需求。中医精神医学特别注重积极的医疗环境，制定了一系列的管理制度，详见第四章：医护一体化的病房管理体制；第五章：规范学院化式的心理行为护理模式。

  A. 在病房中悬挂"患者是医护人员的兄弟姐妹"横幅条匾。

  B. 在体疗场内的跑道空中悬挂"精神障碍与天才只一步之隔"的大型横幅标语牌。

  C. 在体疗场周边的高墙上，要选绘不同国度、不同地区、不同人种、不同民族、不同信仰的多元、包容彩绘图案。以医护患三者内心世界的灵动为医疗环境外在显示的标示，使医护在一个良心深处倍感谦恭、进而诚心以待；使患者在一个心灵深处备受尊重、进而信心百倍的积极向上的医疗环境中接受治疗。

(2) 医院物理环境治疗方法：随着人类社会经济繁荣、教育普及、生活质量普遍提高，消费观念逐渐趋向追求高质量与美观舒适的生活空间的时代，人们一旦患病，则希望获得最好的医疗服务，更希望在自尊、安全、舒适、优雅的环境中接受诊疗。医院的物理环境是影响病人身心舒适的重要因素。环境性质决定病人的心理状态，它关系着治疗效果及疾病的转归。病室的温度、湿度、安静、通风等非病人自身所能控制，而又与日常的要求有所不同。因此，适当地调节环境，保持整齐、舒适、安全、安静、健康的环境，是医院的重要职责。

  A. 病房颜色环境治疗：不同病因病机的患者，对室内颜色环境有着不同的要求，比如：因体内寒甚因素引起的处于抑郁状态的患者喜欢红色的病室颜色，因此，对该类患者要设置红色的单间病房。对因体内热盛引起的处于兴奋状态的精神障碍患者，喜欢黑色的室内颜色，因此，对这类患者要设置黑色的单间病房。对处于恢复期的各类患者，一般都喜欢天蓝色的室内颜色，此时，要为这些患者设置天蓝色的病房颜色，使其心旷神怡，早日康复。在病房室内颜色的设置上，要根据阴阳五行相生相克的原理，设置红、白、蓝、黄、黑五种颜色的单间病房，满足不同心理需要的患者需求。

  B. 其他物理环境治疗：住院精神病人的痊愈与健康的恢复，在良好的卫生健康的环境下获得，卫生健康的环境应考虑下列因素：

    ①、空间：每个患者都需要一个适合其活动的空间。儿童病房要有游戏活动的空间，游戏是儿童发育阶段的需求；成年病房需要一个能独处的会客空间从事社交活动。医院要尽可能满足患者的这些需要，让他们对其周围环境拥有使用权利。

    ②、温度：适宜的温度，有利于患者的休息、治疗及护理工作的进行。在适宜的室温中，患者可感到舒适、安宁。室温适度会使精神放松，呼吸功能正常，还会使病人在诊疗护理时避免受凉。一般室温保持在18～22摄氏度较为适宜，具体的室温要因人而异，随时调整，时刻让患者感到舒服。

    ③、湿度：病室湿度以50%～60%为宜。湿度过高或过低都会给病人带来不适感，特别是体内有寒湿或湿热的病人更感不适。当湿度过高时，蒸发作用弱，可抑制出汗，病人感到潮湿，气闷，尿液排出量增加，加重肾脏负担；湿度过低，空气干燥，人体蒸发大量水分，引起口干舌燥，咽痛，烦渴等表现，对伴有呼吸道疾患的病人尤为不利。所以病房要根据患者需求，随时调节室内湿度。

    ④、通风：通风是降低室内空气污染的有效措施，一般通风30分钟即可达到换置室内空气的目的。所以，病房要根据患者的要求和病房管理规则，科学定时通风透气，使空气流通，保持室内空气清新。

    ⑤、噪声：凡是不悦耳、不想听的声音，或足以引起人们心理上或生理上不愉快的声音，称为噪声。噪声强度在50～60分贝时即能产生相当的干扰。因此，病房内要保持安静，杜绝噪音干扰，对有躁扰行为的患者，要单设病房，适度远离大众病区，隔绝噪音，不对大病房产生影响，使患者心情平静，安心养病。

    ⑥、光线：病室采光有自然光源和人工光源。日光是维持人类健康的要素之一，为了夜间照明及保证特殊

检查及治疗护理的需要，病室要备妥人工光源。在夜间患者入眠后，要按照病房规定将夜灯调至睡眠状态，以保证患者的睡眠质量不受干扰。

⑦、装饰：优美的环境让人感觉舒适愉快，病房装饰要根据不同患者的需求，进行不同的装饰，要让患者感到好像是在一个家庭的静谧睡眠环境、或是一个蓝色的旷野郊游晚眠、或是一个高雅的音乐殿堂、亦或是一个庄严肃穆的学府，威严神圣。总之，医院和病房的装饰，只要是使患者感到精神上得到满足就可。

(3) 医院社会人际环境治疗：

A. 医护患关系 医护人员与病人的关系是服务者与服务对象的关系，造成积极影响还是消极影响主要取决于护理人员，主要的影响源有四种：语言、行为举止、情绪、工作态度。中医精神医学制定了专门的医护患关系模式，详见第四章：医护一体化的病房管理体制；第五章：规范学院化式的心理行为护理模式。这两章中对此都有严格的规定。

B. 病友关系：病友中的每个人都构成社会环境中的一员，在共同的治疗康复生活中相互影响。由于精神障碍患者的特殊性，患者住院一般都需要较长的时间，有的长达一年以上，因此，建立友好的病友关系是精神疾患管理的一个重要环节，中医精神医学为此制定了相关规章制度，见第四章、第五章的详尽论述。

C. 群体关系：群体气氛是集中每个人的表现而形成的，而每个人又被群体气氛所影响。医院作为一个独立进行医疗活动的单位，既要对内进行医护患关系的管理调节，保证医疗工作的正常进行，又要对外进行一定程度的社会交往，以保持医院功能的正常进行，因此，医院的群体形象就显得至为重要。中医精神病医院根据自己的具体情况制定院规条例，院规条例既是对医护人员的管理，又是团结全体医护人员树立集体形象的精神保障，只有全体医护人员团结一心，精益求精，兢兢业业，才能创造出一个闪闪发光的医院形象。同时,院规条例既是对病人精心服务，又是对病人行为和治疗的指导，也是对病人接受医疗行为的一种约束。全体医护患人员为了一个共同的目标：使患者早日康复、回归社会，大家齐心协力，努力奋斗，共同创造一个医患同心、奋发图强、蒸蒸日上的医院群体形象。具体详见：中医精神医学《院规条例》、《医院阳光运行规则》、《病人家属监督规则》、《特别保护精神病人规则》等院规条例。

6.7.3.12 心理治疗方法

心理治疗方法又叫精神疗法，与化学、天然药物及物理治疗不同，是医生与病人交往接触过程中，医生通过语言来影响病人心理活动的一种方法。心理疗法用心理学方法，通过语言或非语言因素，对患者进行训练、教育和治疗，用以减轻或消除身体症状，改善心理精神状态，恢复精神健康，适应家庭、社会和工作环境。

心理疗法是伴随着人类起源就有的一种调理人们心理障碍的方法，古今中、西医皆有很系统而精辟的论述。具有现代科学意义的心理治疗始于 19 世纪,弗洛伊德出版《梦的解析》和《精神分析引论》,创立了精神分析疗法，这是现代心理治疗学的开端。20 世纪初，巴甫洛夫创立了行为疗法。20 世界 50 年代，马洛斯和罗杰斯创立了人本主义心理学，出版《动机与人格》、《科学心理学》等书，创立了人本治疗法。1967 年, 奈瑟出版《认知心理学》,创立了认知疗法。现在,心理治疗方法已经成为了治疗各类身心疾病的重要手段，各个学派都有详尽的教材和著述。中国医学心理学巨擘李心天教授著《医学心理学》一书，是迄今中国医学心理学界最为权威的著述，所有的心理治疗方法都可以在此书中获得指点。

中医精神医学心理治疗方法,源于古代中医"情志相胜"、"活套疗法"和近代"医学心理疗法"的有机结合运用，主要针对住院的慢性精神障碍患者特别是慢性精神分裂症患者设计，其次才是各类精神障碍和心理障碍。迄今为止，在所有的教科书或专门著作中，都没有针对慢性精神分裂症以及慢性精神疾患的专门的心理学治疗方法，所有的都是针对广泛的心理障碍所设计。我们的主要依据是黄帝内经的"五志七情疗法"、"活套疗法"、"以情胜情疗法","悟践心理疗法"、"西医心理疗法"，以及精神分析疗法、新精神分析疗法、领悟疗法、疏导疗法、行为疗法、交互抑制法、厌恶疗法、冲击疗法、暴露疗法、生物反馈疗法、替代学习疗法、认知行为疗法、放松疗法、人本治疗法、理性疗法、完形治疗法、现实治疗法、存在治疗法、沟通分析疗法、意义治疗法、森田治疗法、家庭治疗法、婚姻治疗法、催眠治疗法、暗示疗法、支持性心理疗法、集体心理疗法等。综合汲取上述各类疗法之精华，形成了中医精神医学的心理治疗方法。

对于各类精神分裂症的心理治疗方法，中医精神医学的依据是：凡是患有各类精神分裂症和各类精神疾患的病人，住院期间，其精神功能活动的紊乱数值最严重的不超过70%，一般的在30～50%之间，具体算法是：住院患者在药物的作用下，患者每天睡觉11小时，其中夜间9小时(夜里9时～晨6时)，午睡2小时(12:30～14:30)。吃饭三次，每餐用时0.5小时，共1.5小时。晨间、晚间洗漱各15分钟，为0.5小时，去卫生间数次共1小时，此三项(用餐、洗漱、去卫生间)共3小时。服用五次药物(两次中药、三次西药)，每次12分钟，共1小时。体疗早上、上午、下午各1小时，共3小时。加上睡觉共用去18个小时。这18个小时之内，虽然患者也处于精神活动紊乱的状态中，但是上述活动基本都能正常地完成，因此可以不用算作精神活动紊乱之内。除去这18个小时，患者的自由时间还有6个小时，这6个小时之中也有神志清醒的时候。所以，只要是住进了医院的患者，病情最严重的精神活动活动紊乱的时间最长也并不会超过6个小时，平均约有3～4个小时的精神活动紊乱时间，随着病情的好转，其精神活动紊乱的时间会缓慢较少，精神活动正常的时间会缓慢增加，最后达到全天处于精神活动清醒状态。中医精神医学模式心理治疗的要求是：只要是与患者对话，就要处于心理治疗状态，比如：医生首次接触精神分类症患者时，要使用专门时间(不可同时处理其他事情)，要衣着整齐、面带微笑、表情谦恭、态度诚恳。与患者见面的开场白(规范用语)要说"欢迎您来到医院，恭喜您患了精神分裂症，使我们有缘相见，欢迎您接受我的帮助，我们将在一起生活一段时间，您有什么要求请一定要告诉我，我会和您一道解决遇到的所有问题"。这段话非常重要，要严谨、认真、缓慢地讲述，使患者听的明白真切。不要认为精神病人思维紊乱，其实，他们非常重视第一次和一个陌生的医师见面，你说得每一句话他们都会记在心里。如果你以居高临下的姿态与其说话，那么，以后这个患者就不尊重您，很有可能采取阳奉阴违的态度对待你，这时，您就输掉了心理治疗的主动权。医者只有诚心诚意地与患者沟通，患者才能与你交流，把你当成他的主心骨，这时，您就成功地进行了一次有效的心理抚慰。有一个流传于各精神病医院的笑话：一天，省长视察精神病医院，接见病人时省长讲话："同志们，大家好，我是省长，我代表省政府来看望你们"，话一落音，精神病人们就窃窃私语："这人病的不轻"，说时迟、那时快，一个精神病人翻身跳上讲台说"你住嘴，听我说：病友们，我是总理，知道你们想吃肉，今天我带来了很多牛肉，大家吃个够"，然后转身对省长说"告诉你们领导，叫他们把你送到我们三病区来，我们会照顾好你的"。还有一则：一天，一位教授主任医师查房，对一病人说："你最近还想去天安门上发表讲话吗？"，病人回答："没有了"，主任说："没有就对了，你想上天安门讲话那是妄想，是夸大妄想"。主任医师转身，病人在背后说："你才是妄想呢！一个连天安门都不想上的人，还说是什么教授，您才是精神病！"。以上两则，看似笑话，实则真情，精神病人在某些场合的精神活动是正常的。如果医师时时处处秉持平等、尊重、谨慎、科学的心理调适，对病人是莫大的安慰，对治疗具有莫大的帮助。因此，住院精神病人的心理治疗从一开始接触到出院都在实施中，一个环节也不可中断。具体的心理治疗方法在治疗篇中再详细介绍。

6.7.3.13. 悟践心理治疗方法

悟践心理疗法是我的导师、中国精神医学和医学心理学巨擘、北京大学医学心理学教研室主任李心天教授等学者，1958年在治疗神经衰弱病人的基础上创立的一种心理疗法。该疗法认为神经衰弱症患者对疾病的认识存在缺陷，故心理治疗的核心是促使病人对疾病的正确认识。这种疗法在当时深受神经衰弱症患者的欢迎。此疗法用于住院的精神分裂症患者也有效，因多种原因未坚持下来。

神经衰弱是由于患者不能正确认知评价外界生活事件，导致精神过度紧张，产生有害于身心健康的负性情绪所致。神经衰弱病人多数为知识分子和智商较高情商较低的人群，具有较高的文化水平和医药卫生知识以及社会知识，但是他们对疾病产生的原因和症状并不很理解。由于症状表现为失眠、记忆力差、工作、学习能力下降，而认为自己的脑子不行了，因而心情苦恼、焦虑。约有83.8%的病人因对疾病伴有的认识而产生悲观、焦虑甚至绝望的消极或负性情绪，对治疗和自己前途失去信心。因此，即使神经衰弱的原始病因--引起精神创伤的生活事件已经解决或消失，但这种负性情绪却成为继发性病因而使症状继续存在。病人不间断地向各大医院专科门诊求救，寻求特效的药物，但是单纯的药物不能治愈神经衰弱。由于患者的大脑并无器质性病理损害，故可通过自身的积极努力、友爱与各种治疗活动，发挥其自身的主观能动性来消除负性情绪，以达到彻底治愈的目的。这是一种全新的综合快速心理治疗方法，需要理论和实践的有机结合，后来经过严谨的论证，将此疗法命名为悟践心理疗法。

6.7.3.13.1. 悟践心理疗法的具体操作程序

⑴ 治疗人数：选择确诊为神经衰弱症或神经衰弱症状为主的其它神经症，经过体检无其他严重躯体疾病者，每批30人左右。

⑵ 治疗时间：每日半天，星期日休息，总治疗时间4周。

⑶ 三个治疗阶段：

    A. 第一阶段为认识疾病和消除焦虑等负性情绪阶段：此阶段以集体心理治疗为主，向病人讲授神经衰弱的医疗知识，树立治愈的信心，时间约一周。

    B. 第二阶段为消除病因恢复健康阶段：此阶段集体心理治疗和个别心理治疗并重，向病人讲授人的认识过程和个性心理特征与疾病的关系，鼓励病人积极参加各项治疗活动，在与病人个别谈话时，分析病人患病的可能原因，时间约为一周至一周半。

    C. 第三阶段为健康巩固阶段：集体心理治疗讲授对待生活事件应采取的正确态度，和制服失眠等症状的有效方法，个别心理治疗则根据每个病人的情况制定出一个循序渐进的恢复健康正常的生活日程表，要求病人按日程表活动，建立科学的生活制度和生活方式。

⑷ 集体心理治疗的形式：集体心理治疗强调医护人员的指导和示范作用的同时，强调病人的积极能动作用。讲课时现身说法，定期召开治疗心得交流会，造成医生与病人，病人与病人间相互沟通的良好融洽气氛。集体心理治疗的第一天开动员会，治疗结束后开总结庆功表彰会。

⑸ 集体行为治疗主要为气功、太极拳：每日治疗的内容有：①、医生讲课。②、与医生谈前一日自己的情况，填写记录病情和生活进程的表格。③、酌量服用某些药物或作必要的物理治疗。④、在医院内草坪或附近公园中集体进行气功或打太极拳。⑤、定期进行形式多样的文体活动。

⑹ 如果在同一单位的成员中进行神经衰弱症的集体治疗，总治疗期可缩短至3个星期，每日治疗时间根据具体情况放在上午或下午，一旦病人认识到了神经衰弱的疾病本质，并掌握了处理与客观矛盾的正确方法后，治愈的病人一般不会再复发，未治愈的病人可继续自我锻炼，最后达到痊愈。整个治疗只需一个疗程。

6.7.3.13.2. 悟践心理疗法适应范围

神经衰弱症及以神经衰弱为主的其他神经症患者、失眠、头痛、工作学习能力下降、记忆力减退等，等同于现代心身医学的亚健康状态。

6.7.3.13.3. 悟践心理疗法用于住院的精神分裂症研究

悟践疗法在六十年代曾被应用于住院的慢性精神分裂症中，一个疗程为16周（四个月）。把心理治疗运用于症状活跃的急性期中，同时在治疗后期（后8周）让病人试验性出院，进行家庭或工作单位的环境适应和锻炼，获得了比一般精神分裂症治疗较好的疗效。由于没有进一步的研究，这一疗法没有能在住院的慢性精神分裂症中广泛推广使用。

中医精神医学从1968年开始探索，由于当时的历史背景，笔者无法接触到悟践心理疗法，但是从中医古代的"活套疗法"中体会到，"以情胜情"心理治疗方法应该适用于所有精神障碍患者。1980年，在中国心理卫生骨干培训班上，笔者结识了李心天教授，在向教授请教的过程中，接触到了悟践心理疗法。通过对悟践心理疗法的系统学习，认识到悟践心理疗法非常适宜于我创立的中医精神医学模式，从此开始在我的医院里学习使用推广。在使用过程中，不但严格按照悟践疗法的规程操作，而且强调施术前要静下心来，沉静一下自己的思虑。检查自己对患者的爱心够不够？操作中要求把爱心施用于整个悟践心理治疗过程。经过十四年的学习实践不断总结，终于在中医精神病医院的各个环节、各个治疗阶段都可以实施悟践心理疗法。并得出若要取得好的效果，就一定要有爱心，对患者的爱心多少直接关系着治疗效果，有爱心就有疗效，有大爱就有很高的疗效。1994年，我的《中医精神病医院模式的研究》科技成果通过河北省科委聘请的由全国中医、西医、精神医学界28位权威专家组成的专家委员会的鉴定，专家委员会对中医综合系统治疗方案的鉴定意见为："理论上有突破，实践上有创新…是一项具有世界性意义的创举"。鉴定会后，李心天教授专门抽出时间，谢绝一切应酬，将我叫到他的住所，就悟践心理疗法和中医综合系统治疗方案课题，和我详尽地讨论畅谈了两天。两天后，老教授非常激动说"我在住院的慢性精神分裂症患者身上做过悟践心理疗法的初步实践研究，有些效果，由于其他的原因没有坚持下去，很感惋惜。你现在理论上有突破，实践上有创新，对你的成功我非常高兴，悟践疗法在慢性精神分裂症的临床研究上，沉寂了几十年以后，终于在你这里结出了丰硕的果实。如果你不嫌弃，就做我的传人吧"。我听了非常激动说"李老师，您是精神医学和医学心理学的奠基人和泰斗，而我只是一个普通的中医，我怕名不副实，有辱您的名声"。李教授说"我在科班出身的学生中，没有找到悟践疗法在慢性精神分裂症患者治疗上的传人，从你十六年来踏踏实实的做一个科研课题、学习实践和严谨的科研工作中，我认为你非常优秀，你不但有资格做我的弟子，还寄托了我将来的希望，就是你了"。从此，我就成为了李心天教授的传人，对此，科技日报曾做了公开的报道。中医精神医学关于悟践心理疗法的具体临床应用，以后在治疗篇中再详细介绍。

6.7.3.14. 行为治疗方法

行为治疗方法属于心理疗法的范畴，在中医精神医学中，在心理治疗的基础上，特别提出行为护理理论，较为系统的帮助患者矫正其行为紊乱，特设此节进行论述。住院的慢性精神疾病特别是慢性精神分裂症患者，由于长期患病和疾病的特殊性，致使人格偏离正常，给疾病的治疗、康复和医院的管理、意外事件的发生都带来了巨大的挑战。只有在全天候的日常行为上配合生物、心理、社会医疗模式，依据巴甫洛夫的神经条件反射原理，利用从实验与研究所获得的"学习"原则，采用贯穿日常的所有具体步骤，改善非功能性或适应性的心理与行为。使患者完善人格，恢复正常，逐步适应病区小组、后勤服务、康复管理、医院文化、家庭、社会生活，争取康复回归社会。

行为疗法的主要方法有：集体行为疗法、个体行为疗法、系统脱敏法、厌恶疗法、强化疗法、满贯疗法、生物反馈疗法、替代学习疗法、认知行为疗法、放松疗法等。

行为疗法的适应证包括：

1. 各种重型精神病晚期及人格障碍的不良行为及习惯。
2. 各种神经症、恐惧症、强迫症、焦虑症、癔症的分离及转换性症状。
3. 神经性厌食、贪食症、烟酒及药物成瘾症、肥胖症等。
4. 性心理障碍包括阳痿、早泄、阴道痉挛、性乐缺乏、手淫成瘾等。
5. 性变态包括恋物癖、窥阴癖、露阴癖、异装癖等。
6. 学习困难、电视成瘾、网络成瘾、游戏成瘾等。
7. 心身疾病如高血压、心律失常、荨麻疹等。

中医精神医学的行为治疗方法，主要针对住院的慢性精神疾患、各类神经精神障碍，以及上述所列的各类行为失常症状。关于针对慢性精神分裂症等的行为治疗，在治疗篇中再详细论述。

6.7.3.15. 音乐治疗方法

音乐治疗方法分为中医音乐疗法和西医音乐疗法。

中医音乐治疗：由来已久，早在文字问世以先就存在了。《吕氏春秋·古乐篇》云："昔陶唐之时……民气郁阏而滞着，筋骨瑟缩不达，故作舞以宣导之"，这就是最早的音乐运动治疗方法，对疏解郁邪、调达气机、畅通血脉、恢复健康确有疗效。

《乐记》是战国时期我国最早、影响最大的音乐理论专著，为《礼记》的一个篇章，孔子的再传弟子公孙尼子所作，是儒家重要典籍之一。《乐记》云："乐者乐也，琴瑟乐心；感物后动，审乐修德；乐以治心，血气以平"。这是音乐与心身关系的最早理论论述。

《黄帝内经》详细探讨了音乐治疗的理论和实践意义，完善了音乐与中医五行学说的关系，强调了音乐与天人合一理论的关系。认为音乐与宇宙天地和人体气机密切相通，认为五音不但与人体内脏、情志、人格相密切联系，而且可以用来表征天地时空的变化,把音乐治疗上升到天人合一的高度给予重视。《素问·阴阳应象大论》《素问·金匮真言论》把五音阶中宫、商、角、徵、羽与人的五脏(脾、肺、肝、心、肾)和五志(思、忧、怒、喜、恐)等生理和精神活动内容用五行学说有机地联系在一起。详细地提出:"肝属木,在音为角,在志为怒;心属火,在音为徵,在志为喜;脾属土,在音为宫,在志为思;肺属金,在音为商,在志为忧;肾属水,在音为羽,在志为恐"。《灵枢·阴阳二十五人篇》中,根据五音多与少、偏与正等属性来深入辨析身心特点,导引出中医阴阳五行人格体质学说的源头,从中可以见到辨证配乐的思想。

中医五运六气学说,提出五音健运,太少相生。五运的十干既各具阴阳,则阳干为太,阴干为少。例如:甲巳土宫音,阳土甲为太宫,阴土巳为少宫,太为有余,少为不足。又如甲为阳土,阳土必生阴金乙,即太宫生少商;阴金必生阳水丙,即少商生太羽;阳水必生阴木丁,即太羽生少角;阴木必生阳火戊,即少角生太徵;阳火必生阴土巳,即太徵生少宫。如此太少反复相生,则阴生于阳,阳生于阴,而不断地变化发展。应用五音来表征大自然时空变化的规律,成为"天人合一"学说的重要基石。

音乐疗法是根据宫、商、角、徵、羽5种民族调式音乐的特性与五脏五行的关系来选择曲目,进行治疗。如宫调式乐曲,风格悠扬沉静、淳厚庄重,有如"土"般宽厚结实,可入脾;商调式乐曲,风格高亢悲壮、铿锵雄伟,具有"金"之特性,可入肺;角调式乐曲构成了大地回春,万物萌生,生机盎然的旋律,曲调亲切爽朗,具有"木"之特性,可入肝;徵调式乐曲,旋律热烈欢快、活泼轻松,构成层次分明、情绪欢畅的感染气氛,具有"火"之特性,可入心;羽调式音乐,风格清纯,凄切哀怨,苍凉柔润,如天垂晶幕,行云流水,具有"水"之特性,可入肾。这是古人非常宝贵的"五音疗疾"音乐治疗方法,对各类精神疾患具有很高的治疗价值,临床上,运用五音健运、五行生克、太少相生理论进行精准的辩证配乐,就能起到理想的疗效。

两千多年以来,中医音乐疗法在临床医学的理论和实践等方面积累了丰富的经验,成为了中医文化的一个重要组成部分,随着各种宗教文化的传入,中医又吸收了各个宗教音乐的精华,形成了独具特色的中医音乐治疗方法。

西医音乐治疗:古埃及把音乐称作"灵魂的医学妙药",他们最早的音乐著作实际上就是音乐处方。古希腊罗马的历史著作也曾有过记述。《圣经》有记载扫罗王召大卫鼓琴驱魔(抑郁不安)的故事。

19世纪中期,音乐疗法曾在欧洲一度风行,奥地利医生P·利希滕塔尔(1780~1853)则在1807年写成了4卷集的《音乐医生》,更详尽地介绍音乐治疗成果。

第二次世界大战期间,由于音乐治疗精神疾病伤员的疗效显著,被迅速推广。1944年在美国密歇根州立大学正式设立音乐治疗学科,经半个多世纪的发展,音乐治疗已成为一门成熟完整的边缘学科,已经确立的临床治疗方法多达上百种,并形成了众多的理论流派。在美国有近80多所大学设有音乐治疗专业,培养学士,硕士和博士,有大约4000多个国家注册的音乐治疗师在精神病医院、综合医院、老年病医院、儿童医院、特殊教育学校和各种心理诊所工作。从上世纪70年代开始,音乐治疗传入亚洲,在日本和台湾较大的医院都设有专门的音乐治疗师。1950年,在美国成立了世界上第一个音乐治疗学的国家协会,专事探讨、推广音乐疗法,并出版论文集及定期刊物。西方各国也纷纷成立这类组织,并有国际性的专业交流活动。至此,音乐疗法已发展为一种专门疗法。所以,世界上有大多数国家都有音乐治疗协会。

音乐治疗师制度在一定程度上代表了一个国家医疗需求的程度,在美国和西方一些发达国家,现在几乎每家医院和每个社区的心理诊所都会配备音乐治疗工作室,用于心理康复、麻醉、分娩、甚至临终关怀等领域。

现代意义上的中国音乐治疗,在民间一直延续,由于体制的原因从未上升到主流。国外的音乐治疗师制度从20世纪80年代传到中国,但直到2008年中央音乐学院才有了第一批音乐治疗专业本科毕业生。

由于国情,中国的音乐治疗制度进入各级医院和社区还需时日,未来中国医院注重音乐治疗的形势应该乐观,特别是开展神经精神康复的各类医院。

中国学者对音乐治疗的定义是:音乐治疗是以音乐的实用性功能为基础,按照系统的治疗程序,应用音乐或音乐相关体验作为手段治疗疾病或促进身心健康的方法。而只要是系统的,有计划有目的应用音乐作为手段从而达到促进人类身心健康的目的的治疗方法和治疗活动,都应属于音乐治疗的范畴。

6.7.3.15.1 音乐治疗的原则

(1) 循序渐进原则:音乐治疗要根据来访者的心理特点,选择性的播放音乐,从音乐的选择角度来看,要循序渐进。

如引导悲伤情绪的音乐有轻度、中度和重度之分。选择音乐是一般从轻度音乐开始，逐渐过渡到中度悲伤音乐。从播放音量角度来看，音量也要逐渐增大，让来访者逐渐适应。

(2) 学习与启发原则：在进行音乐治疗时，对不懂音乐的来访者进行教育和引导，向来访者介绍有关音乐创作的背景和音乐家所要表达的意境。可以在治疗前，先尝试让来访者听一段音乐，用心体验音乐的意境。如果来访者听不懂音乐的意境，心理治疗师应作一些解释，帮助来访者理解音乐含义。

(3) 体验原则：在音乐治疗中，让来访者根据音乐所营造的氛围，用心体验自己的情绪或感受。

6.7.3.15.2. 音乐治疗的方法

音乐治疗方法可分为接受式、即兴式、再创造式音乐治疗。

(1) 接受式音乐治疗法包括聆听、歌曲讨论、GIM 等诸多方法。

(2) 即兴式音乐治疗包括器乐即兴、口头即兴等方法。

(3) 再创造式音乐治疗包括歌曲创作、乐曲创作、音乐心理剧等。

6.7.3.15.3. 音乐治疗的形式与技术

音乐治疗是运用与音乐相关的手段，听、唱、演奏、创作、律动、音乐其他艺术形式等方法技术，使被治疗者达到健康的目的。经验形式与方法如下：

(1) 听：聆听是主要的接受式的音乐治疗方法，利用声音和音乐情绪的各种形式，以及各种不同的聆听方式，引导与刺激想象力，促进听觉能力包括注意力、持续度、记忆力、感受力、辨认能力（强弱、快慢、音色、音高等），达到治疗的目的。

  A. 主动聆听法：集中注意力，认真积极的听取音乐。

  B. 音乐同步：音乐与情感情绪的同步一致原则，促进内省。

  C. 音乐与想象：引导想象和非引导想象，在音乐背景下刺激想象，引发联想，多用于音乐的精神分析。

  D. GIM 音乐引导想象：触发心理情绪影响作用。

  E. 歌词讨论：促进创造力、互动、情绪情感分享。

  F. 音乐肌肉放松训练。

  G. 音乐精神减压放松。

  H. 音乐催眠等等（音乐生物反馈、音乐系统脱敏）。

(2) 唱：

  A. 增进表达性语言的训练。

  B. 增进语言表达的呼吸与肌肉控制。

  C. 刺激与提高使用声音的动机。

  D. 增进词汇与认知能力。

  E. 探索自己的身体乐器。

  F. 提供美好的交互经验。

(3) 奏：创建关系、引导主动参与动机：

  A. 帮助肢体动作能力复健。

  B. 提供非语言的表达工具。

  C. 培养与团体交互（合作、轮流、配合等）的能力。

  D. 反映身体状态及活动量。

  E. 培养休闲技能。

  F. 表现创意，主要为即兴音乐治疗。

  G. 器乐教授，即兴器乐演奏。

(4) 运动：

  A. 增进对身体部位及功能之察觉。

    B. 发展空间、方向概念。

    C. 增进动作能力、动作协调。

    D. 通过碰触、模仿与他人共舞，促进交互。

    E. 统合视觉、听觉、触觉及身体本位觉的感官经验。

    F. 以身体响应速度、节奏、力度的变化。

6.7.3.15.4. 音乐治疗的机制

    音乐治疗的机制，根据现有国内外的研究和生理实验报告，主要为以下几个方面：

⑴ 音乐刺激能影响大脑某些递质如乙酰胆碱和去甲肾上腺素的释放，从而改善大脑皮层功能。

⑵ 音乐能直接作用于下丘脑和边缘系统等人脑主管情绪的中枢，能对人的情绪进行双向调节。

⑶ 情绪活动的中枢下丘脑、边缘系统及脑干网状结构与植物神经系统密切相关，也是人体内脏器官和内分泌腺体活动的控制者，因而情绪的紧张状态能直接导致某些内脏器官的病变，而罹患"心身疾病"。音乐能调节人的情绪，所以也就能帮助治疗某些心身疾病。

⑷ 大脑听觉中枢与痛觉中枢同在大脑颞叶，音乐刺激听觉中枢对疼痛有交互抑制作用，同时音乐还能提高垂体脑啡呔的浓度，而脑啡呔能抑制痛疼，所以音乐有镇痛作用。

⑸ 音乐能改善大脑功能，协调大脑左右半球，从而促进人的智力发展，所以常被应用于儿童的早期智力开发；音乐能改善智力障碍儿童的能力，所以音乐广泛地应用于特殊教育。

⑹ 心理学研究显示，音乐能影响人格，情感培养对人格成长至关重要，而音乐包容了人的情感的各个方面，所以能有效地铸造人格；音乐能超越意识直接作用于潜意识，因而在心理治疗中有特殊功效；音乐活动是相对有序的行为，有助于协调身心及建立和谐的人际关系，因此被广泛应用于行为治疗。

6.7.3.15.5. 音乐治疗的适应人群

    目前，音乐治疗的适应人群主要为以下疾病：

⑴ 神经精神系统病变：

    A. 脑部损伤、神经损伤、脊椎损伤、听力障碍、语言障碍、学习障碍等。

    B. 各类精神疾病、老年性痴呆、、情感障碍(儿童，青少年，成人)、精神发育不全、智力缺陷、自闭症、抽动秽语综合征、儿童心理障碍、正常人心理障碍、舞台表演紧张症等。

⑵ 躯体器质性病变：

    A. 分娩，早产儿，外科手术、视力损伤，外形损伤、各类残疾人群。

    B. 哮喘、脑中风后遗症、临终关怀。

    C. 损伤或沟通障碍、医院治疗者、接受身体康复项目者、家庭治疗、老年人以及要达到身心健康的普通人群等。

    D. 艾滋病、虐待与性虐待救助。

    E. 青少年犯罪人员、监狱服刑人员、戒毒戒酒戒烟人员等。

6.7.3.15.6. 中医精神医学的音乐治疗对象

⑴ 主要是功能性精神障碍，是当今精神医学界认为病因不明、病理病机不清、较为难治的顽固型精神疾病。住院的慢性精神疾患、特别是慢性精神分裂症、情感性精神障碍、儿童精神发育迟缓、各类儿童精神障碍、老年性痴呆、各类老年性精神障碍以及各类神经症等。治疗的辨证配乐处方，要根据患者的具体情况和精神状态以及个人爱好、信仰、政治取向、精神创伤等等因素，辨证施治。

⑵ 对各类有信仰的患者：

    A. 如果患者信仰佛教，即可选用庄严清净、蕴涵慈悲的佛教音乐。

    B. 如果患者信仰基督教，则可选用教会《普天颂赞》圣诗音乐。

    C. 如果患者信仰伊斯兰教，则可选用《古兰经》诵读唱词。

⑶ 对各类有文化、文学、艺术素养的患者：

A. 如果患者热爱中国古典文学文化，则可选用中国古典音乐。

B. 如果患者喜欢西方音乐，则可选用海顿、莫扎特、贝多芬为代表的"维也纳古典音乐"。

C. 如果患者是年青一代，喜欢现代流行歌曲或迪斯科等，则可选用现代流行音乐。

D. 如果患者的知识层次较高，喜欢"高雅音乐"，则可选用《欢乐颂》、《第一交响曲》或《第四交响曲》这样的既古典深沉又积极向上的音乐。总之，音乐治疗是一个开启患者心扉的治疗方法，一切要根据患者的心理状况，根据患者的心理需求，辨证配乐，在乐于接受的条件下，循序渐进地推进治疗，以取得最佳治疗效果。

在采用音乐治疗中，要注重集体音乐治疗为主，集体和个体音乐治疗并重的方针。集体音乐治疗有从众心理的暗示作用，患者们在长时间音乐歌舞的激发下，唤醒被各类精神创伤所压抑的内在积极趋向的冲动。有的内省力恢复、有的求知欲恢复、有的自尊心恢复、有的社会责任感恢复，对慢性精神障碍的治疗效果，有时超过其它疗法。特别是佛教精神疗法与音乐疗法的有机结合，更是当今医学界应该深入研究的课题。台湾"龙发堂"和浙江"明心书院"采用的诵读佛经、静观修行与佛乐治疗相结合的实践成果，验证了佛教 2500 多年以前的佛教精神疗法，普度众生、救人无数。精神疗法和佛教音乐治疗精神病的经验，现在已经在亚洲广为人知，中医精神医学的音乐治疗方法采纳吸收了各类宗教特别是佛教音乐治疗的精华，配合中医整体综合系统的治疗，在慢性精神分裂症康复重建自信心、维护自尊、回归社会的治疗中发挥着其他疗法不可替代的作用。

6.7.3.16. 家庭配合治疗方法

家庭是精神病人巩固住院治疗效果、防止复发、获得回归社会的物质保障和精神支柱的场所。中国绝大多数的精神病患者与家人居住在一起，受传统文化的熏陶，每个家庭都会按照传统习惯责无旁贷地照顾和管理患有精神病的亲人，因此，家庭配合治疗的程度、管理的好坏，直接关系到病人的康复和回归社会进程。

6.7.3.16.1. 家庭配合治疗方法的基本条件

(1) 家庭主要成员要掌握一些必要的精神卫生知识：因为精神疾患是一个慢性病程的过程，为了更好地照护亲人，家庭主要成员要在精神卫生机构的帮助下掌握一些必要的精神卫生知识，精神卫生机构也有责任将培训家属作为一项重要的工作内容来进行。经过培训，家属掌握一些常见精神病如精神分裂症、情感性精神障碍、各类精神疾患、老年性痴呆等疾病的病因学、症状学、治疗学、预防学等知识。对精神疾病持有科学的态度、正确的认识，调整好自己的心态，以恰当的知识，豁达开朗的胸怀对待患病的亲人，以减少亲人精神疾病的复发。

(2) 适当的人力、物力：精神病人的家庭要清醒地认识到：精神分裂症、情感性精神障碍等的精神病的病因不明，病理病机不清，严重影响了精神病的彻底治疗，给家庭造成极大的精神和经济困扰。家庭必须要有充分的思想准备，商量科学、经济地安排好稳定的人员、充裕的资金，以应对长时期患病亲人的康复回归社会工作。

6.7.3.16.2. 家庭配合治疗方法的主要内容

(1) 帮助患者建立坚强的抗病观念：用亲人的大爱，用掌握的精神卫生知识和患者一起交流、学习，制订出适合患者的作息时间表、参与家庭事务计划、回归社会计划等康复规划，与患者一起持之以恒的坚决执行。

(2) 坚持服用巩固用药：按照医嘱，提醒、督促患者按时按量服用巩固药物，保证病者每次都能将药物全部服下，同时要注意服药后的副作用，如有发现轻微的异常，要立即同医生联系解决，不能因副作用而影响巩固治疗。

(3) 协调家庭成员、邻居之间对患者的误解，帮助患者生理、心理、社会功能的全面康复。病人生活在家庭中，得到家人无微不至的关怀、理解、支持、鼓励，给予积极的工作和生活指导。帮助病人参加一些简单的家务，尽可能地参加一些社区集体性的医疗康复活动，以提高回归社会的信心，这种家庭和社区邻居的友爱对患者回归社会的帮助是无可替代的。

(4) 恢复期的心理疏导和支持：精神病具有慢性病程长、复发率高的特点。在恢复期，当精神病的某些症状出现复发苗头时，患者必然会出现不安和反常，引起家庭内部和同事之间的冲突。他人的指责和情感冲突，会使病人造成心理负担和心理障碍，而且容易触发病情。当一些症状消失，自制力较好的病人往往对其发病期间种种表现产生内疚、自卑、敏感，对自己的升学、就业、婚姻等问题亦有各种想法，内心矛盾冲突频繁发生，再加上家庭及同事之间的冲突，使病人长期处于慢性应激状态，也难免引起旧病复发。家庭成员要引导病人对自身疾病有一个正确认识，明白患精神病并不是一种耻辱，只要做到遵从医嘱，坚持服药，保证情绪稳定，也能和其他疾病一样得到控制。其次，对病人要多给予爱护和理解，满足其心理需求，尽力消除悲观情绪，多解释、疏导，帮助其从内心冲突中解脱出来。同时要加强对患者的生活照料 协助病人处理日常生活，满足各项生活需求，包括卫生、饮食、睡眠等。鼓励、支持、协助病人以积极、乐观的生活态度参与社会活动，参加各种形式的社交活动、合理的体育运动和家务，在家庭强有力的心理支持下，逐步增强患者的社会道德感和家庭、社会责任感，使得病情保持稳定，争取早日回归正常社会。

6.7.3.16.3. 家庭配合治疗方法中观察患者的一些技巧

(1) 完善精神素质，增强精神上的免疫能力：精神疾患的发生，除了遗传因素以外，大多数都是因为重大精神打击。因此，在家庭护理中，要注重患者对以往精神刺激的认识、态度、以及对策，除了帮助患者采取正确的认知，还要帮助患者增强意外精神打击的抗击能力，增强精神上的免疫能力，完善健全精神素质，预防复发。

(2) 观察病人对周围人和事物的态度，掌握病态动向：精神病人在疾病的恢复期和缓解期，与家人、同事、朋友及其他与之有接触的人，相处得都比较融洽，谈吐自然，回答问题切题，让人感到与他交往没有隔阂。如果病人忽然变得孤僻、不合作、不与人交往、独处一隅、低头沉思，或者对人态度蛮横，则存在病情复发的可能。此时，要仔细观察患者的一举一动，与以前的正常行为作出鉴别，与医生商量采取相应的措施，以防病情复发。

(3) 观察病人的表情变化以判断病情变化：在缓解期或恢复期，病人的面部表情比较自然，眼神比较灵活，别人可以从其面部表情看到喜怒哀乐的心情变化。在即将复发时，病人往往表现为目光呆滞、表情呆板，外界刺激难以引起表情变化等。此时就要马上报告医生，采取相应措施，防止病情波动。

(4) 观察病人对自身疾病的态度：在疾病缓解期，病人对自己的疾病有认识，愿意看病，配合医生治疗。但当疾病即将复发时，病人会变得无视自己的疾病，甚至坚信自己没有病，并且拒绝看病、吃药，对医生、护士、家属持敌对态度，将大家对他的关心看成攻击和迫害。这就是病情开始波动了，应立即报告医生，采取措施阻止复发。

(5) 观察病人的日常生活情况：病情稳定时病人的生活一般有规律，有的病人甚至可以上街买菜，操持家务。在即将复发时，病人表现为生活没规律，夜间不睡，白天不起，甚至长时间不脱鞋和衣而卧，不知洗漱更衣，蓬头垢面，有的不与家人同时吃饭或端着碗发呆。这时要立即报告医生，采取措施，阻止复发。

(6) 观察病人的学习和工作情况：缓解期的病人，一般能坚持学习和工作，学习成绩一般尚好，工作任务也多能完成。要复发时，则表现为学习成绩下降，工作能力降低，经常迟到早退，或与同学、同事发生争执。此时就是病情要复发了，应马上报告医生采取措施，阻止复发。

6.7.3.16.4. 家庭配合治疗方法中容易出现的问题

(1) 对疾病治疗和康复失去信心：有为数不少的精神病人虽然用药维持治疗，但仍未完全控制其复发，家属虽然对疾病有一定认识，但由于在维持治疗中的多次复发，使他们对疾病康复失去信心，对病人采取听之任之的态度，让患者随意就诊，随意服药，等病情恶化无法控制时才去医院。

(2) 家庭经济陷入困境：目前精神病人家庭因病致贫者较多。精神病是中国家庭消耗医疗卫生资源较多的主要疾病之一，家庭中一旦出现精神病患者，将面临着长期经济困境。因其反复发作，不仅使本人劳动能力和经济来源丧失，而且还拖累家庭，使家庭成员花费精力对其照顾，增加开支为其治病，致使家庭经济水平明显下降。造成很多家庭因病致贫，无法维持治疗，使病情日渐加重任其发展，呈现家庭生活水平与病人病情双双恶化的恶性循环。

在中医精神疾患的整体、系统、综合防治体系中，特别是慢性精神疾病和慢性精神分裂症的康复阶段，家庭配合治疗方法对大多数精神病人来说，就是一个社会化的开放医院，它有着普通医院无法具备的治疗、康复优势。中医精神医学要求康复社会科的医师，将患者住院治疗和居家康复治疗有机结合的同时，要与家庭主要成员进行无障碍的交流，成为无话不谈的朋友。在为了使患者早日康复回归社会的前提下，将医者和家属的大爱有机地结合起来，把患者的利益放在第一位，一切为了患者的早日康复。因此，要特别重视家庭配合治疗方法的实施，注重技巧，调动亲人之间的亲情大爱，温暖患者冰冷破碎的心灵。政府和社会也要有所作为、出台向精神病患者家庭倾斜的扶持政策，从经济上给予一定数目的保障，保证患者的服药、家庭照护资金的支撑。同时，加大宣传力度，呼吁社会各界奉献爱心，为精神障碍患者提供足够包容的空间；为家庭管理提供各方面的有利条件与支持，提高精神病人家庭管理的实效；促进家庭配合治疗的完整实施，解除患者及其家庭的困境，使患者在科学、温情的社会环境中康复回归社会。

6.7.3.17. 康复治疗方法

康复治疗方法，是康复医学中的一个重要组成部分。躯体的康复，在于恢复身体上不同器官的功能，如使盲人复明、聋者恢复听力、肢体瘫痪者恢复行走功能等。而精神康复则是通过生物、社会、心理医学模式的各种方法，使由于精神残疾所导致的社会功能缺损得以恢复。

6.7.3.17.1. 西医精神康复治疗方法

对慢性精神疾患施行康复治疗，是一个艰巨的系统工程，西医精神康复医学现行的主要内容如下：

⑴ 作出康复评定：首先要对病人的功能缺损作出康复诊断，在明确疾病类型的前提下，评定病人已有的功能缺损。如某病人为家庭主妇，但得病后不会做饭，她的康复评定就是"不会做饭"；某慢性精神分裂症患者"不会整理自己的床铺"；某病人出院后"不会自己去医院看病"；"不会使用电话与家人联系"；"不能胜任病前的工作"、"无法与家人或邻居及领导同事进行正常的交流"等等。

⑵ 确立康复目标：根据病情及病人实际社会功能缺损的情况，以及家庭、社会对病人的角色要求，为病人确定切合实际的康复目标。

  A. 生活技能康复训练目标：

    ①、日常生活康复目标：根据患者病前的自我日常生活水平，展开相应的训练，使之恢复到病前的日常生活水平。

    ②、人际关系康复目标：根据患者病前的人际关系交往水平，制定相应的训练计划，使之恢复到病前的人际交往水平

    ③、婚姻家庭生活康复目标：很据患者病前的婚姻家庭生活状况，制定相应的训练计划，恢复到能继续病前的婚姻家庭生活的能力。

  B. 职业技能训练康复目标：根据患者病前的职业技能水平，制定相应的计划，恢复到病前的职业技能水平。如果患者病前尚未达到自己独立承担相应工作的水平，则要根据患者家庭和社会接受的能力，制订出适合患者的职业技能教育，使之能独立地进行相应的工作，独立地适应社会生活。

  C. 心理适应能力的康复目标：康复期患者或多或少地存在着否认患病、观念偏见、性格固执、依赖家人、自卑悲观、社会容纳度低等个性及社会问题，要根据患者的实际心理状态和所在社区的社情状况，制定出相应的心理调适、性格完善的计划，逐步实施，循序渐进，使患者能逐渐地适应家庭和社会生活，融入社会。

⑶ 制定周密康复计划：根据康复评定和康复目标，制定周密的康复计划：如由康复师讲述照看孩子的方法，使用模拟的玩具娃娃进行模拟；教给病人如何用钱，如何上街购物、买菜；怎样洗菜、炒菜、做饭，如何与不同的人进行不同的人际交往；如何进行职业技能训练等等。康复计划的实施最好是在家庭、社会等要求达到康复目标的环境中进行。

⑷ 康复治疗的评定：康复计划按时完成后，应由康复师或精神科医师评定康复实施的实际效果。已达到了康复目标要求者，为康复效果良好。结束此计划后，可再找出病人另一个社会功能缺损表现（康复诊断），并制定下一个康复目标和康复计划，这样周而复始，直至病人的社会功能全部恢复。

⑸ 注意事项：在开始康复之前，精心地为慢性精神分裂症患者调整服药种类和剂量极为重要。要使患者服用药物的维持剂量达到精神状态最佳、不良反应最小的程度，这样才能使病人合作程度最佳，有利于康复计划的顺利进行。

6.7.3.17.2. 中医精神医学的系统康复治疗方法

根据精神疾患的疾病特点，运用中医整体观念，从患者开始患病就进行系统的康复治疗，是中医精神康复医

学与西医精神康复医学的区别。中医精神系统康复医学经过 30 多年的理论、实践，再理论、再实践的反复摸索，终于在 1994 年经过了河北省科委邀请的由全国中医界、西医界、精神医学界、康复医学界权威组成的专家鉴定委员会的鉴定。鉴定意见认为："该项研究，具有造福社会、造福人民的深远意义。理论上有突破，实践上有创新。它将医学、康复医学、心理学、哲学、美学、社会学、建筑美学等多学科结合，融为一体。将住院治疗和社区康复有机结合，突出中医特色，中医为主综合治疗，医护一体化病房管理和行为护理规范等，体现了中医的整体观，内外环境的统一观。是集医疗、科研、康复、教育、福利、重返社会于一体的精神疾患的系统工程。适合国情，是一项具有深远意义的创举。在全国有重要推广价值。社会、经济、学术意义深远，居国内领先水平"。中医精神医学的康复治疗方法的主要内容如下：

⑴ 开始进行康复治疗的时间：这涉及到理论问题，中医精神康复医学认为：精神疾患不同于其他需要进行康复的患者，其他需要康复如失明、失聪、肢体瘫痪的残疾患者，这些患者都是由其他病变导致出现失明、耳聋、肢体残疾的，需要其他病变治疗好转后，经过康复评定，再进行康复治疗。精神疾患不同于其他疾病，只要是患上精神疾病，患者的精神活动就出现了脱离正常生活和家庭、社会的指标，因此，只要患者一出现精神症状，就是有了康复的指标，精神症状就是明确的康复标准，也是精神残疾的开始。如果像其它躯体疾病那样，待精神疾病治疗好转了以后，再进行康复评定就已经太晚了，那样实际上就丧失了系统康复的机会，就会产生大批真正的精神残疾。因此，中医精神医学进行精神康复的时间标准是：从精神分裂症患者出现精神症状开始。

⑵ 中医精神康复训练的主要内容：

　　A. 西医精神康复医学规定的所有内容。

　　B. 所有患者参加的日常生活、言谈举止、作息规律、日常行为等的符合社会规范的康复训练。

　　C. 配合医生的治疗、规范服用中药、西药及其他治疗的训练。

　　D. 按时参加体疗、规范操作每一个动作的训练。

　　E. 在护士的指导下，帮助护理人员照护比自己病重的患者、参加病区管理、帮助清理病房卫生的训练。

　　F. 帮助医护人员维持病房秩序、维持病区餐厅秩序、清理餐厅卫生的训练．

　　G. 参加医院康复队，积极参加康复农场和康复工厂劳动训练。

　　H. 积极参与医院康复文艺队活动、踊跃参加医患文艺舞会、音乐会、高雅交际行为的训练等等。

⑶ 中医精神医学康复治疗方法的管理制度：

　　A. 康复治疗方法纳入医院病房医疗管理制度：由病区主任主管，一以贯之地监督执行并记入病历，患者出院时整理出康复医疗管理病历记录，附在病历后面。

　　B. 与患者家属沟通的管理制度：患者出院前，病区主管医师要将患者在医院康复治疗的情况与家属充分沟通交流，将医院康复病历交由家属一份，与家属制定出患者回家后的康复计划，叮嘱家属遵照执行。家属要记录好患者回家后的日常康复训练内容，定期交由主管医师审阅，医师根据患者回家后的康复训练情况，与家属制定出进一步的康复训练计划，直至患者彻底痊愈回归社会为止。

　　C. 与患者单位领导或医生沟通交流制度：患者临床治愈出院，如果可以恢复工作，医院要与其单位领导或医务室医生，进行充分的沟通交流，恭请单位指定某位医生特别照护该患者，将医院康复病历交由单位医务室一份，与领导或医务室医生制定出患者回单位工作后的康复计划，叮嘱医务室医生遵照执行。单位医生要记录好患者工作后的日常康复训练内容，定期交由医师审阅，医生根据患者工作后的康复训练情况，与单位医生制定出进一步的康复训练计划，直至患者彻底痊愈正常工作回归社会为止。

　　D. 尊重患者制度：在各类康复治疗中，医师依据的是心理和康复治疗原则，都是为了对患者的彻底治愈、回归社会有利。因此无论在任何情况下，都要将尊重患者的人格，尊重患者的一切放在首位，为患者康复治疗创造一个温馨和谐的环境，取得理想的治疗效果。

6.7.3.18. 工作治疗方法

　　工作治疗方法是中医精神医学综合整体系统治疗的组成部分，也是心理和行为治疗方法的一部分。

6.7.3.18.1. 工作治疗方法的意义和作用

⑴ 转移注意力，减轻症状。
⑵ 提供人际交往机会，使病人保持社会功能。
⑶ 使患者体验到生活的意义，重建自尊与自信。
⑷ 培养劳动习惯，训练劳动技能，增强适应社会生活的能力。

6.7.3.18.2. 工作治疗方法与内容

⑴ 医院康复队治疗方法：医院康复队是针对需要康复的患者为出院做准备而设立的，根据康复队患者的实际情况，开展不同的工作治疗。
  A. 对具有相关相应学历的患者，经培训后安排在医院门诊室（此举非常重要，可以大幅度提升患者的自尊心和自信心，消除患者的病愈阶段的自卑感），由专门的医师带领。
    ① 、康复患者可以做导医。
    ② 、可以协助家属照顾就医的患者。
    ③ 、帮助清理门诊部卫生。
  B. 根据康复患者的不同情况，安排在病区，由主管护士带领。
    ① 、做护工工作，帮助护工护理病人。
    ② 、做病房巡视员，帮助护士维护病房秩序。
    ③ 、做病房清洁员，帮助护工清结病房卫生。
    ④ 、在护士领导下，帮助病人整理个人卫生，督促病人起床、洗漱、上厕所等。
  C. 根据康复患者的不同情况，在医院保卫科的领导下，安排患者从事医院、门诊部、病区、后勤的安全保卫工作。在传达室、操场、餐厅、体疗场等场合从事清洁工作。
  D. 根据患者的不同情况，安排康复患者从事康复队文艺娱乐活动。
⑵ 康复农场治疗方法：
  A. 农田劳动如翻地、施肥、浇水、种蔬菜、种中药、种粮食作物、种花草树木等。
  B. 饲养各类小动物、收养流浪猫和流浪狗（增强患者的爱心和耐心）。
  C. 园林艺术、手工制作、缝纫、编织、木工家具等。
⑶ 康复工厂治疗方法：
  A. 根据患者掌握的劳动技能能力，分配在医院为康复期患者特设的康复工厂内工作。
  B. 医院与社会上相关的轻体力、轻脑力工厂建立劳动协作关系，根据患者掌握的劳动技能，安排其工作，医院康复工作人员全程指导陪同工作。
⑷ 康复文艺娱乐队治疗方法：根据患者的爱好和文艺特长，安排患者在医院康复文艺娱乐队工作，可以从事文艺创作、演唱、器乐、歌舞、绘画、书法、体育、体操、武术、技艺等工作。
⑸ 社会事务单位治疗方法：与社会上的政府机关、事业单位、社会事务机构等建立劳动协作关系，为康复期的精神病患者创造一个从事高级社会事务的机会。
  A. 可安排康复期的患者，在精神康复医院及其他医疗机构担任门卫、导医、护工、清洁卫生等力所能及的工作。
  B. 在机关事业单位担任传达室、门卫、清洁卫生等力所能及的工作。
  C. 在政府相关机构担任门卫、传达、清洁、巡逻、治安调解等力所能及的工作。

6.7.3.18.3. 开展工作治疗应注意的事项

    工作疗法是一项严谨的治疗工作，必须在病区主任的直接领导下开展，没有病区主任的工作治疗医嘱，任何人不得安排任何患者进行工作治疗。
⑴ 安排任何一个康复患者从事任何一项工作，都要根据该患者的心理需求和实际情况，由病区主任决定该患者的工作性质、种类、强度、时间等，病区主任下达工作医嘱，有康复医师执行，工作治疗情况要书写正规病历。

(2) 在工作治疗过程中，如果主管康复医师发现该工作不太适宜该患者，立即报告病区主任，由主任与康复医师协商改变工作种类。

(3) 在进行工作治疗时，如果该康复患者对其工作有意见，应耐心听取患者意见，对其存在的问题给与适当的解决，如是患者的心理存在问题，则应进行相应的心理治疗，待其心理问题得到解决后在进行工作治疗。

(4) 对进行工作治疗的康复期患者，要制定象征性的工资发放标准，月底准时发放工资。还要制定精神表彰和物质奖励规定，根据其工作情况，及时给予表扬和鼓励以及物质奖励，使康复期的患者认识到自己的劳动受到尊重，自己对社会有贡献，从而提高工作积极性，为回归社会创造条件。

工作治疗方法，也称为"职能治疗"、"职业治疗"、"作业治疗"及"康复治疗"等，最早于1892年由美国精神病学家阿道夫·迈耶尔创立，1924年赫尔曼·西蒙开发了一种治疗精神疾病的工作治疗理论。1925年美国第一个成立了"智能治疗学校"，2010年10月27日被定为"世界作业治疗日"。现在，美国、英国、日本、香港、台湾等地大学都有职能治疗相关职业的专业学位。这些发达国家和地区在康复中心、医院、养老院、监狱、精神病院等各医疗和相关机构开展智能治疗工作。中国的智能治疗工作还比较落后，相对于国外的高薪、热门还相差较远。

中医精神医学的工作治疗方法专门为各类精神疾患的康复者所设立，与职能治疗的差别在于：职能治疗从物理学原理角度、从生物、心理、社会各个层面，开展对不同机构中各类需要康复的患者进行康复治疗，但是没有将精神疾患特别提列出来进行特别的探讨和论述。实际上，精神障碍患者需求的不但是社会的认可和同情，还需求社会的全面接纳，它们不但是一群需要关照的患者，他们还是一群特别需要被尊重的人士。很多精神疾患在康复期内，大多都有自卑心理、认为自己被家庭、亲人、邻居、社会所抛弃，认为自己一事无成，人生没有意义，并因此处于抑郁状态。实际上，"精神障碍与天才只有一步之隔"，大多数精神病人（精神发育迟缓的先天愚型除外，但还有"白痴学者"的存在），智商和情商都是很高的，在发病前，他们可能会有很超前、很缜密的思维、很多的创新、很多的发明创造而未被人们所认知。有的精神分裂症患者在患病期间，有超越常人的发明创造、有超人的绘画天才、书法天才或技艺的展现，一旦病情痊愈，其具有的天才成分均减弱或消失。这是一个至今未被人们重视的现象，其中必有人们没有认识到自然规律存在，但是这个现象确确实实地存在着。任何一个思想或治疗方法，只有适合这个群体的实际情况，才有存在价值，否则需要不断地完善，才能被受众所接纳。用于精神疾患综合整体系统治疗的康复工作治疗方法，中医精神医学从"天人合一"高度来认识，来体会、来实施，所以提出了适合患者本人精神需求的各类治疗方法。特别是在医院担任辅助医务工作，在政府大院担任公务工作，在文艺团体担任艺术创作和演唱工作等等，都是为了消除患者的自卑心理，提升患者的自尊心和自信心，恢复其天然的本性，为其创造回归社会的能力。这在有些人看来是天方夜谭的故事，其实不然！君不见，自古至今，那位天才不是人们眼中的"精神病"？毕加索、贝多芬、罗伯特、牛顿、爱因斯坦、霍金、苏格拉底、老子、商纣王、希特勒、曼德拉等等。在我们大量的精神疾患者当中，不乏这些杰出人士的影子，只是无情地被人们的偏见和抗精神病药物毁掉了！我们的工作治疗方法就是要恢复这些患者的天才，让他们回归自然和天性，过一个正常人或者天才的日子，走完人生的过程。

6.7.3.19. 娱乐治疗方法

娱乐疗法是指通过各种娱乐活动，如听音乐、学歌咏、看电影、看电视、看戏剧表演、跳舞、游戏、下棋、游园、旅游等，陶冶性情、增进身心健康的一种心理治疗方法。

娱乐治疗由来已久，《黄帝内经》和《乐记》中都有关于音乐治病的记载，古希腊的亚里士多德也曾论述过音乐等娱乐活动的治疗作用。我国古代医案中有不少娱乐心理治疗的记载。如清代一八府巡按，郁郁寡欢，寝食不安，日渐消瘦，多方求医无效。听说有位医道高超的名医，前往求治。老郎中问明了病情并号脉诊断之后，一本正经地对他说：你乃"月经不调"。巡按听罢，哭笑不得，啼笑皆非、乃拂袖而去。后逢人便讲这哆哆怪事，每述说便捧腹大笑，没想到过了不久，病竟痊愈。此时巡按恍然大悟，上门拜谢郎中。郎中告之："你患的是郁结的心病，要治好你的心病，还有什么比笑更好的心药呢"。

英国著名的化学家法拉弟，长期紧张的工作患上了头痛失眠，彻夜难眠痛苦不堪，医生给他开了这样一张药方：

"一个小丑进城，胜过一打医生"。法拉弟心领神会，从此经常出入剧院，观看喜剧、滑稽剧和马戏等表演，健康状况很快得到了改善。

6.7.3.19.1. 娱乐疗法的主要形式

娱乐治疗方法多种多样，只要是能使人经常处于忍俊不禁、开怀大笑、忘怀所以的情景中，都可以作为娱乐疗法使用：

(1) 喜剧疗法：喜剧疗法适合于患各类抑郁症的人，笑声可以使人得到精神上的松弛，心理上的平衡。开怀大笑能驱散忧郁情绪的乌云，美国已有数百家喜剧俱乐部，其功能之一就是调节精神亚健康状态。

(2) 音乐疗法：音乐能使人处于心情舒畅、情绪愉悦的心境状态中，对于各种身心疾病和精神性疾病，如高血压、缺血性心脏病、糖尿病、神经性头痛，以及各种神经官能症的治疗，均有独到之处。音乐疗法在古今中外都有普及，在欧美、日本、澳大利亚以及中国等许多国家中广泛开展。

(3) 观鱼疗法：研究发现：高血压患者观赏金鱼能降低血压。静静观赏水中怡然自乐的鱼儿，能使人的神经慢慢松弛下来，心里轻松愉快，血压随之降低。

(4) 集邮疗法：波兰干塔特拉山区儿童结核病疗养院的医生们发现，集邮活动对治疗肺结核病很有助益，那些热心于集邮的小患者们，要比不集邮患者更快痊愈出院。现在，世界上许多国家都把集邮列入心理疗法的正式科目之中。

(5) 书法疗法：书法讲究执笔和运笔，因人的拇指与肺经相通，通过手指的活动能活动气血，活动经络关节、平衡阴阳，益于健康。长期习练，心旷神怡、心情舒畅、精神健康，自古以来，书法延寿，书法家们多长寿。

(6) 吟诗疗法：吟诗可使人的肺脏得到运动和锻炼，也可以使人的精神在美妙的诗词意境中得到平衡，优秀的诗词还能陶冶人的情操。国外也有诗疗，意大利还有以诗治病的"药方"出售。经常吟诗咏词，对心身健康有益。

(7) 呼喊疗法：即每天清晨到山上、海边、江边向高山和大海、江河大声呼叫，每次呼喊 20 ～ 30 分钟。其疗法可将病人内心积郁发泄出来，从而达到精神上的平和。

(8) 笔耕疗法：笔耕不辍能填满无所事事的时间。笔杆一握，万念俱消，思想专一，心胸开阔，愉悦精神，保持心理平衡。一份耕耘，一份收获，十分快乐，丰富了内心世界，自然寿从笔端来。

(9) 风筝疗法：放风筝活动是一项简单易行，娱乐性极强的锻炼方法，古代不少长寿老人都喜欢放风筝。古人认为迎天顺气、拉线凝神、随风送病，百病皆祛。

(10) 抚琴疗法：学会拉二胡或弹琴，可以抒发感情、怡然自得、心情舒畅、意志增强、生活快乐。

(11) 舞蹈疗法：舞蹈治病，每天跳一两个小时的交谊舞，能有效的缓解精神紧张、调养心神，还能防止动脉硬化、缓解神经衰弱、降低高血压等心身疾病。德国的一家医院专门开办舞蹈疗养所，大多数住院病人在接受舞蹈治疗后，精神状态明显好转，在不知不觉中得到康复。

(12) 笑话疗法：研究发现：笑能调节神经、消除疲乏、愉悦身心、加快血液循环、有益于身体健康。在一天的时间里，有计划的观看收听一些相声、笑话、特别是一些高雅、滑稽、趣味无穷的小故事，使患者经常处于"笑"的过程中，有益于各类精神疾患的恢复。

(13) 赏花疗法：在西班牙等国，治疗心理紊乱病症的最简单方法是赏花。医生每天有意识地带领病人去花圃赏花，使病人在不知不觉中克服急躁情绪，消除心理紊乱。我国也有"乐花者长寿"、"常在花间走，活到九十九"等谚语。可见赏花能益寿。

(14) 动物疗法：研究发现，经常抚摸小动物能使人爱心大增、心境坦然、促进血压下降、减少心脏病的发作的危险。患者常到大自然中欣赏鹰击长空、鱼游潜底的自然景观，可以松弛紧张的情绪、启迪想象力，达到精神康复的目的。

(15) 幽默疗法：高明的医生常常把"幽默"和"笑"开给病人作为处方。笑是个很好的神经运动，每次笑时，胸腹、心脏、肺、肝脏都能得到放松，还能从呼吸系统把外界侵入的物质排除出去，加速血液循环；幽默能排除忧烦、消除紧张、缓解沮丧情绪，促进身心两健。

(16) 美学疗法：美学疗法是当代科学技术和文学艺术的巧妙结合，它运用声学、光学、电子学、美学、心理学等原理，使各种色彩和音乐节奏、意境和谐地结合起来，这种"彩色音乐"对失眠症、狂躁症、抑郁症等精神疾患有一定的疗效。

⒄ 赏画疗法：观画是欣赏艺术，也是审美活动，它必然引起病人的想象，而想象则能调节交感神经系统，直接促进分泌有益健康的激素、酶和乙酰胆碱等物质，起到调节血液循环、增加免疫机能的作用，帮助其他理疗法促进精神疾患的痊愈。赏画治病的例子颇多，如巴比伦王妃因赏乡情风景画治愈了思乡病；隋炀帝欣赏《梅熟季节满园春》使烦躁症不药而愈；南北朝鄱阳王后妃见到《鄱阳王调情图》而消除了丧夫忧郁症等等。

⒅ 看球疗法：有精神抑郁状态的患者往往很苦恼，南美人有喜欢看球的爱好，南美洲的医生用看球疗法指导病人治疗此病十分有趣而有效。让人有意识地去观看足球赛，如果病人的病情因此有好转，就多带他观看水平更高、竞赛更激烈的球赛。很多患者十分乐于接受这种"治疗"，而且精神状态大有好转，疾病可在不知不觉中得到痊愈。

⒆ 钓鱼疗法：水边河畔，空气中负离子含量高，可使人心旷神怡，垂钓者端然静坐，使人心平气和，思想集中，利于调养心神，有益大脑健康。钓鱼时专心致志、静心等候，类似于气功中的静坐，可使气血阴阳归于平衡，而当鱼儿欲上钩时，全神贯注，凝神静气，严阵以待。一旦鱼儿上钩，欢快轻松之情溢于言表，从而达到内无思虑之患，外无形疲之忧的最佳境界，是各类精神疾患康复期较好治疗方法。

⒇ 弈棋疗法：弈棋有益于身心健康，这是古今好棋者信奉的长寿之道。对弈时全神贯注，意守棋局，杂念尽消，脑细胞利用率高，不易衰老；对弈时大脑思绪飞奔，血流加快，有防止大脑动脉硬化，预防老年性痴呆症，防止智力衰退的作用。

㉑ 旅游疗法：旅游是一种人们乐于接受，又有益于身心健康的综合性娱乐活动。人在旅游活动中，可以饱览大自然的奇异风光和历史、文化、习俗等人文景象，获得精神上的享受，促进疾病的恢复。

6.7.3.19.2. 娱乐治疗方法的作用

⑴ 消除压抑心理、抒发健康情感、缓解精神紧张、益于恢复精神健康。
⑵ 增强肺的呼吸功能，清洁呼吸道。
⑶ 使肌肉放松、驱散郁闷、减轻束缚，放飞自我。
⑷ 克服羞怯的心理，乐观应待现实。

6.7.3.19.3. 娱乐治疗方法的注意事项

⑴ 娱乐治疗因人而异，由于求治者有着不同的经历、不同的个性特点、不同的娱乐爱好和修养，在组织其参加娱乐活动时，要通盘考虑这些因素，选择比较合适的娱乐方式。
⑵ 遵循自然的原则，娱乐本身是一种轻松、自然的活动，它的疗效主要是在潜移默化中实现的。避免用强硬的、教条的、做作的方式进行，而应使治疗和谐、自然地融合在娱乐之中。

中医精神医学的娱乐治疗方法，将娱乐与严谨的医疗、康复、心理、教育、培训、回归社会融于一体，寓治于乐。从事娱乐治疗前，要进行严谨的娱乐治疗设计，根据患者的不同情况，进行分类，对症实施。从事娱乐治疗前，医院要从文艺机构中广泛招聘专业人员进行严格的训练，从事娱乐治疗的医师、文体护士都要经过专业训练，挑选出有娱乐天赋的患者，也要进行共同培训。娱乐治疗中，无论是从社会上招聘的专业人员，还是实行娱乐治疗的医师、护士都必须经过尊重病人人格，严谨取笑患者的课程教育。不准出现嘲笑患者的现象，认真、严肃地进行娱乐治疗。在治疗中，专业人员、医师、护士要与患者打成一片，真诚相待，情浓于水，认真进行，取得理想的效果。

6.7.3.20. 教育治疗方法

教育治疗方法是中医精神医学综合整体系统治疗方法中的一个重大课题，也是精神疾患及其家属必须要接受的健康教育。

健康教育是联合国主导的社会卫生运动。健康教育，是通过有计划、有组织、有系统的社会教育活动，使人们自觉地采纳有益于健康的行为和生活方式，消除或减轻影响健康的危险因素，预防疾病，促进健康，提高生活质量。健康教育的核心是教育人们树立健康意识、促使人们改变不健康的行为生活方式，养成良好的行为生活方式，以降低或消除影响健康的危险因素，并能自觉地选择有益于健康的行为生活方式。

6.7.3.20.1. 健康教育的目的

(1) 增强人们健康，使个人和群体实现健康的目的，维护健康。

(2) 预防非正常死亡、疾病和残疾的发生。

(3) 增强自我保健能力，破除迷信，摒弃陋习，养成良好的卫生习惯，倡导文明、健康、科学的生活方式。

(4) 提高健康科学常识的能力，营造利于社会交往的人际关系，促进身心健康。

6.7.3.20.2. 常见的有损健康的行为和生活方式

(1) 吸烟、吸食和使用各类毒品。

(2) 酗酒，饮酒过量。

(3) 不良的饮食习惯，热量过高或多盐饮食，饮食无节制等。

(4) 不恰当的服药。

(5) 缺乏体育锻炼。

(6) 心胸狭窄，对社会压力产生适应不良的反应。

(7) 破坏身体生物节奏的生活方式如熬夜、性乱交等。

中医精神医学的教育治疗方法，除了以上内容外，还有以下内容：

A. 对患者本人的全面教育：

①、精神卫生教育：精神疾患或多或少的都有着个性及遗传方面的缺陷，因此，对患者要进行精神卫生方面的教育，让患者从科学角度来认识自己个性方面的不足，分析自己家族遗传方面的问题，用科学的精神卫生知识来预防自己疾病的复发。

②、社会学、哲学知识教育：无论患者经过什么高等教育，都要对患者进行社会学、哲学的知识教育。要从患者本人接触的人群、社区、社会文化氛围，知识水平，古今传承的人情世故等方面进行与实际生活相关的教育，弥补患者在这一方面认识上的不足，减少引起疾病复发的因素。

③、大爱之心的教育：凡精神疾患发病之初，都或多或少地有某些精神刺激作为诱因而发病，而这个发病诱因的根本原因，在于患者不能客观地看待周围事物，蕴集心结不能自己解开，不能大度容忍或者囿于自私、一管之见在起着魔化的作用。人类的存在就是爱！没有爱就没有人类。血缘关系的爱，夫妻之间的爱，子女之间的爱，亲朋好友的爱，左邻右舍的爱，单位同事的爱，国家社会的爱，万物之间的爱，有一份爱就有一分喜悦，就多一分情谊。当患者经各种治疗恢复进入恢复期时，就要进行世间万物大爱的教育。使患者渐行渐远的爱心回归本体，教育患者认真地回忆亲人之间、邻舍之间、同事之间、社会之间的大爱，所有爱的点点滴滴，唤起患者久违的爱心恢复。同时，医护人员、家属、单位、社会等的爱心也要使患者感受得到，良性爱的循环，使患者循序渐进地回归爱的海洋，人有大爱，精神饱满。

④、自食其力的劳动技能培训教育：

a. 日常生活及社会交往的教育：大多数患者患病之初，饮食不知饥饱，没有规律，导致体质下降，家属倍加关心，餐餐呵护，日夜陪伴。精神疾患本身就有脱离日常生活和社会的疾病性质，家属的倍加关注，使得自我生活能力更加减退。随着患者病情的恢复，要加强对患者日常生活能力的教育培训，基本原则是患者的一切生活都要在护理人员的帮助下自理。同时还要帮助护理病情较重的病人，一方面锻炼患者的生活能力，另一方面锻炼患者社会责任感的恢复。

b. 回归社会后劳动技能的培训教育：精神病人经过治疗临床痊愈后，面临着回归家庭、社会的问题，这时，训练患者掌握一定的劳动技能，以使回归社会后能够自食其力。这是一个较为复杂的康复医学和社会工程，需要根据患者病前掌握劳动技能的水平，分别制定出培训教育计划。有的患者可以在医院康复农场，学习一些农场的劳动技能，出院后可以从事一些农场赚钱的劳动，自食其力甚或养家糊口。有的患者可以在医院康复工厂，学习一些手工和机器使用的劳动技能，可以在社会上找一份工作自食其力。有的可以在医院康复队，学习一些家庭的生活劳动技能，回归家庭后可以从事做饭、带孩子、家务劳动。有的可以在医院康复队，学习一些文艺娱乐劳动技能，出院回归社会后可以从事社会文艺娱乐工作。

B. 对患者家属的教育：

①、医师在对患者进行教育治疗的同时，要将教育的内容、形式、时间、程度，随着治疗的进行，将教育治疗病历书面抄送家属一份，请其家属掌握患者的教育内容。家属应重视并掌握患者在医院所接受的教育治疗内容，学习并接受医师的教育，配合医生对患者的教育治疗。

②、在对患者进行教育治疗的同时，也要根据其家族有无遗传史的情况，对患者家属进行相应的知识普及教育。使患者接受教育治疗的成果与其家属共享，这样就将患者的教育治疗和家属的科技知识普及教育有机地结合了起来，使得患者出院后继续进行教育治疗，完成由医生进行改为由家属进行的无缝衔接。患者在医院接受的教育治疗和家属接受的教育普及，一个共同的重点就是精神卫生知识的教育普及，患者和家属都掌握了精神疾患的基本知识，掌握精神疾病病情波动的季节变化，康复期病情复发的征兆。如若患者有了复发的征兆，患者和家属都会清楚认识到，提前预防治疗，提前与医生联系，这对防止病情复发非常重要。

6.7.3.21. 临床治疗、院内院外康复有机地结合方法

6.7.3.21.1. 临床治疗

中医精神医学的临床治疗是多方面的：

(1) 医院建筑人文环境的治疗：医院采取园林化、庭院式建筑，病区为民族式三合院建筑结构；康复病房为家庭式；病区结构为花园式；环境优美、恬静、安然。花草芬芳、药香入鼻、葡萄成串，患者一进入这种环境就感到是进入了人间仙境，没有铁门铁窗、没有大呼小叫、没有横眉冷目，有的是亲切问候、甜美笑容、温馨声语、医务人员似亲人的温情世界。

(2) 医护治疗人文环境：诊室布设温馨、诊脉查舌、服用中药、体疗锻炼、太极鹤翔、文艺娱乐、舞蹈歌咏、集体打饭、分组清扫、寓治于乐，其美融融。

6.7.3.21.2. 院内院外康复

中医精神医学的特点之一就是：踏进医院就是康复治疗的开始，早上起床集体排队、洗漱、点名、出早操；集体排队、吃饭，自己去窗口打饭；集体排队服药、自己去饮水机接水喝药；集体排队进行体疗；医护患同心协力、病友互相帮助、温暖照护；集体学习精神卫生知识；集体入眠。病人住院没有与社会隔绝，一切生活自理，大家一起清扫卫生，一起说笑谈天，一起娱乐舞蹈，一起开怀大笑。康复期的病人一起到社会上去演出、到农村去劳动、到工厂去操作、到剧院去看话剧，每天三次体疗，每次 1 小时，身体健壮。

6.7.3.21.3. 有机地结合方法

中医精神医学将临床治疗、院内康复、院外康复有机地结合起来，入院即是治病、修养、工作、康复；出院即是上班、回家、工作、回归社会、无缝衔接。

中医精神医学强调的是整体观念、辨证论治、天人合一、身心两健。因此，将住院治疗和院内院外康复有机地结合起来，使患者出院时即可达到身体健康，白天能劳动、夜里能睡觉；精神饱满、心情舒畅、精神愉悦。达到社会痊愈标准。

6.7.3.22. 治疗、疗养、康复、教育、技能培训、重返社会的有机地结合

中医精神医学实行治疗、疗养、康复、教育、技能培训、重返社会系统工程，这其中六步程序的有机结合，才能完成它的社会功能，体现出这个模式的科学性。

6.7.3.22.1. 治疗与疗养的衔接

新入院病人强化药物治疗：新入院病人因症状的典型而丰富，决定了必须用药物尽快地控制住症状。中药或吐痰、或清泻、或温阳振奋，一切根据辨证而施治。西药则根据其典型症状选择一种药物与中药有机地结合治疗，控制住症状，为中医整体治疗创造条件。当患者的症状稳定后，立即进入轻病区，开展整体综合系统的治疗。在此期间，一方面继续进行药物治疗，另一方面进入有规律地、紧张地学习和生活；接受系统心理治疗、行为矫正以及一些日常生活功能恢复的强化教育训练；开展丰富多彩地文娱文体活动；开展一些疗养项目如书法绘画、花卉培植、诗词古乐和健身太极、养生气功、鹤翔庄、五禽戏等的体育疗养。为患者创造一个乐于接受、寓治于乐、精神舒畅的治疗环境，促大脑机能得到保护和全面恢复，尽快获得临床痊愈。

6.7.3.22.2. 治疗与疗养、康复、教育、技能培训、回归社会的有机衔接

当病人达到临床痊愈后，立即转入康复区进行重返社会前的生活和工作培训锻炼，要根据不同病人的情况，实施不同形式的康复训练和教育：有的病人进入医院康复工厂，边工作边巩固治疗；有的进入医院康复医务队，参加医院的护理和后勤工作。对于那些社会功能缺陷处于恢复期的患者，为了促进其社会责任感、道德感、美感等高级精神功能的恢复，要安排其参与医院跟医师学习与医院护理工作，患者能得到巨大的精神鼓励，从而迅速的恢复高级精神功能活动，增强自信心、增强自尊感，可起到任何药物与其他疗法无法替代的作用。参加医院康复工作的患者，可自由参加院内的社会活动，参与医院病区管理，参加医院职工大会，与医务人员一道参加业务学习、民主评议医护人员，遵守院规条例，发挥其主观能动性，恢复其社会属性的权利和功能。通过康复期的治疗、生活训练和学习、技能培训和教育，使病人增强处理周围事物的能力，增强适应社会的能力，增强自觉预防复发的能力，为全面康复重返社会做好各种准备工作。

6.7.3.22.3. 教育学习防止复发

患者从重病区转到轻病区以后，就要开始教育学习的治疗方法。教育学习的治疗方法贯穿整个患者的治疗过程之中，尤其是在康复期内，要加强对患者精神症状学方面的知识学习，待患者达到出院标准时，患者掌握的精神卫生知识应该达到精神医学的中专水平，患者能掌握一般的精神症状学的知识，掌握一般的精神药物学知识，精神科医师的选药用药技巧等等。这时患者就具备了基本的预防复发的能力。此外，根据不同病人的不同文化水平、不同接受能力、不同家庭情况，分别进行社会学、哲学、医学心理学等方面知识的学习，通过学习，患者能根据自己的病情变化，采取相应的精神调节措施和药物调整建议，最大限度地适应周围社会环境，在社交和家庭、社会应尽职能上保持相对的最佳状态，从而为出院做好与一切精神准备。

6.7.3.22.4. 患者出院重返社会后的跟踪保健服务

患者出院后，由医院社区康复中心对该病人建档，进行巩固治疗跟踪保健服务，根据保健计划，定期复查，每次的复查结果都要记录在康复保健病历上。复查内容除了药物巩固治疗情况以外，主要是针对患者出院后，在与复杂的社会、家庭生活相适应的过程中出现的冲突问题给予心理咨询和心理治疗。与其家属与单位合作对患者进行定期评估，给予患者较宽松的疗养巩固病情和重返社会后避免精神刺激的环境。对患者原有的不良习惯给予必要的医疗干预和家庭干预，使患者在保持医院各种治疗效果的基础上，巩固住原有疗效，稳定进步，逐步适应各类环境。经过一个适应社会的过程，真正做到彻底痊愈，重返社会。

6.8. 中医精神疾患的治疗

6.8.1. 综述

6.8.1.1. 中医治疗精神疾病的沿革与现状

6.8.1.1.1. 远古至春秋时期，祝由、以情胜情疗法治疗精神病

中医对于精神疾患的认识，早在发掘出土的商朝中期（公元前 14 世纪）的甲骨文中有"疾言"和"失眠"的记载。在治疗方面，除祝由外，多注重以情胜情疗法。《诗·郑风·风雨》曰："既见君子，云胡不瘳"。《吕氏春秋》记载：宋国名医文挚采用"怒胜思"激怒的精神疗法治愈了齐缗王的顽疾。《庄子·外物》说："静然可以补病"等。

远古至春秋时期，用于治疗精神病的方法基本上是祝由，在祝由中用一些性味各异的中草药，或焚烧喝下，或煎汤服用，相当于今天的心理治疗和催眠、暗示疗法等，对于治疗精神疾病而言，相当原始。此外就是以情胜情疗法，这是远古中国先人对世界医学的巨大贡献。

6.8.1.1.2. 秦汉至隋代：针灸、汤剂、以情胜情三法治疗精神病

(1) 针灸治疗：《黄帝内经·灵枢·癫狂第二十二》最早地论述运用针灸治疗癫狂的方法，为后世中医针灸治疗精神疾病的圭臬。

《灵枢·癫狂第二十二》：A."癫疾始生，先不乐，头重痛，视举目赤，甚作极，已而烦心。候之于颜。取手太阳、阳明、太阴，血变为止"。B."癫疾始作，而引口啼呼喘悸者，候之手阳明、太阳。左强者，攻其右；右强者，攻其左，血变为止。癫疾始作，先反僵，因而脊痛，候之足太阳、阳明、太阴、手太阳，血变为止"。C."治癫疾者，常与之居，察其所当取之处。病至，视之有过者泻之，置其血于瓠壶之中，至其发时，血独动矣，不动，灸穷骨二十壮。穷骨者，骶骨也"。D."脉癫疾者，暴仆，四肢之脉皆胀而纵，脉满，尽刺之出血，不满，灸之挟项太阳，灸带脉于腰相去三寸，诸分肉本输。呕吐沃沫，气下泄，不治。癫疾者，疾发如狂者，死不治"。E."狂始生，先自悲也，喜忘、苦怒、善恐者，得之忧饥，治之取手太阳、阳明，血变而止，及取足太阴、阳明。狂始发，少卧不饥，自高贤也，自辩智也，自尊贵也，善骂詈，日夜不休，治之取手阳明、太阳、太阴、舌下少阴，视之盛者，皆取之，不盛，释之也"。F."狂言，惊，善笑，好歌乐，妄行不休者，得之大恐，治之取手阳明、太阳、太阴。狂，目妄见，耳妄闻，善呼者，少气之所生也；治之取手太阳、太阴、阳明，足太阴头两顑"。G."狂者多食，善见鬼神，善笑而不发于外者，得之有所大喜，治之足太阴、太阳、阳明，后取手太阴、太阳、阳明。狂而新发，未应如此者，先取曲泉左右动脉，及盛者见血，有顷已，不已，以法取之，灸骨骶二十壮"。

(2) 汤剂治疗：《黄帝内经》是最早记载用中药汤剂治疗精神病方法的出处，《素问·病能论篇》："帝曰：有病怒狂者，此病安生？岐伯曰：生于阳也。帝曰：阳何以使人狂？岐伯曰：阳气者，因暴折而难决，故善怒也，病名曰阳厥。帝曰：何以知之？岐伯曰：阳明者常动，巨阳少阳不动，不动而动大疾，此其候也。帝曰：治之奈何？岐伯曰：夺其食即已。夫食入于阴，长气于阳，故夺其食即已。使之服以生铁落为饮，夫生铁落者，下气疾也"。

(3) 辨证论治：《伤寒论》、《金匮要略》是最早最完整地开辨证论治精神疾病之先河的典籍，其中所载治疗精神病的法则及方剂甚多，如大承气汤治"独语如见鬼状，若剧者发则不识人…循衣摸床…但发谵语，大承气汤主之"；白虎汤治"谵语遗尿"的阳盛发狂者；桃核承气汤治蓄血发狂者用以泄下行瘀；甘麦大枣汤治脏躁症用以养心缓肝；百合汤治百合病用以养阴清热；奔豚汤治奔豚证用以养血平肝等等。葛洪《肘后备急方》用莨菪散治疗癫疾，并记载了"用冷水淋其面，为终日淋之"治疗狂症的方法。隋代巢元方《诸病源候论》对精神疾病进行了详细的分类，强调气血不足在精神疾病发病中的作用，并将精神病按内、外、妇、儿之临床特点进行划分。巢元方根据病因和症状分别列出三十多种精神异常的综合征，把"癫狂"归纳在风类诸候中。风狂病候、风邪候、鬼邪候等，大都是描写精神失常的症状。如风狂病候描写发狂或欲走，或自高贤称神圣是也，系由于阴阳气相感所致。又说："言语错谬或啼哭惊走，或癫狂昏乱，或喜怒悲哭，或大惧怖……歌淫呼啸，或不肯言语，

其中风癫候"等。

先秦至隋朝时期，医家对癫狂证的治疗进行了理论归纳和实践探索，形成了癫狂证治疗的规范：包括精神疗法、药物疗法、针灸疗法、饮食疗法以及其它疗法等等。在此时期药物治疗中，癫证以安神定志法论治，如华佗的"补心丹"等；狂证则分别以生铁落饮和苦参丸为代表的镇心安神法和清热泻火法为治则。针灸治疗方面，有了一些治癫穴位出现，而狂证治疗经络和穴位的记载，在当时已较丰富，体现出祖国医学的先进性。另外，"以情胜情"的精神疗法也为癫狂证的治疗提供了有效手段，至今仍在沿用。

6.8.1.1.3. 唐宋金元时期，理法方药趋于完善

这一时期是癫狂证治疗发展的重要时期，尤其是金元时期，各种新说崛起，在癫狂证的病因病机、辨治方面，提出了许多新的见解。药物治疗到了兴盛时期，出现了大量的治疗癫狂证的方剂，成为众多医家的主要施治手段。秦汉时期的安神法治疗癫症继续发展，代表方剂如"定志小丸"、"茯神散"等，而且增加了祛风法，如"排风汤"，祛痰法如"三圣散"。狂证的治法由于"血虚气少"病机的出现，而增加了祛风养血法，方剂如"麻黄丸"等。同时针灸疗法的内容也更加详细，增加了更多的穴位和不同的灸法。其中孙思邈"十三鬼穴"的发明，为癫证的治疗作出了重大贡献，朱丹溪提出"活套疗法"，发展了"以情胜情"的精神疗法，由此精神疗法得到了更多的进步，一直影响到现在。饮食疗法和其它疗法也充实了一些新的内容。

6.8.1.1.4. 明清时期，活血化瘀辟新径，综合治疗更完善

随着医疗知识的不断积累和社会实践的逐步深入，癫狂证的病因病机已逐渐走向系统化、条理化、规范化的道。由于王清任"灵机记性不在心而在脑"等中西汇通派理论的见解，治疗方法也由简到繁、由单一治疗到综合辨治。药物治疗方法更注重辨证，在前人的基础上增加了多个治疗原则，癫证增加了活血化瘀法、补心养血法和滋阴养血法。癫证的祛痰法细化为清热祛痰法、理气祛痰法和温化寒痰法。狂证增添了四个治疗原则：即祛风养血法、活血化瘀法、祛痰开窍法及补脾养心法。针灸疗法发展为多穴配伍、辨证论治的系统治疗体系。此时期多种疗法共同发展，唐容川的《血证论》、张锡纯"癫狂之症，乃痰火上泛"论都为癫狂证的理论探讨和临床治疗提供了新的思路。

综上所述：中医癫狂证治疗方法的发展是从单一到多元，再不断细化的过程。癫证的药物疗法，是从秦汉时期散在记录的安神定志法，到长足发展后唐宋元时期分出的安神法、祛风法、祛痰法，再到已形成治疗体系的明清时期，增加了活血化瘀法、补心养血法和滋阴养血法的同时，将祛痰法细化为清热祛痰法、理气祛痰法和温化寒痰法。而狂证的药物疗法，也是从秦汉时期的镇心安神法和清热泻火法，陆续增加了祛风养血法、活血化瘀法、祛痰开窍法及补脾养心法。针灸疗法的发展：《内经》中首载了癫狂证的治疗经脉和施治手法，晋代《针灸甲乙经》提供了治疗的具体穴位，到唐代《备急千金要方》发明了"十三鬼穴"，癫狂证有了较系统的针灸方法，再到明代《针灸大成》采用多穴配伍，形成了针灸治疗体系。而其他疗法则是不断推陈出新，充实和丰富了癫狂证的治疗。治法的变化体现的是病机的变迁，治疗方法不断增加和创新，从单一到多元的变化，代表着对癫狂证认识的不断深入的过程。从此过程可以看出，癫狂证的治疗经历了萌芽、雏形、发展、成型四个阶段，这个发展过程就是治疗方法不断细化的过程，而细化的依据实质上就是辨证论治的完善。

6.8.1.1.5. 古代中医对现代精神疾病治疗的借鉴意义

(1) 治癫不离痰，治狂不离痰火。历代医家治疗癫证，从唐代即有治痰方剂，金元时期形成"痰迷心窍"的病机，"开痰结"的治法开始发展，到明清时期"因痰致癫"的病机发展成型，祛痰法成为治癫的主要方法，因此医家治癫的共同特点就是祛痰法。而狂证从先秦记载开始，就以清热泻火法论治，金元时期提出"痰火"病机后，清热祛痰法确立起来，明清时期继续发展"痰火互结"理论，使治狂方法一直与"痰火"联系紧密，因此医家治疗狂症的共同点即是祛痰降火，直至今日仍是指导临床的有效方法之一。因此"癫证多祛痰，狂证祛痰降火"成为古今癫狂证治疗的一条规律性治则。

(2) 针药并用，多种疗法齐发展。早期癫狂证的治疗依赖于针灸，到唐朝时期药物疗法后来居上成为主导，当时孙思邈就主张"针灸与药物并治之"。历代的著作记载和实践证明，针灸与方药同治更为有益，加上精神疗法、

音乐疗法、推拿疗法、饮食疗法、饥饿疗法等，综合多种疗法进行治疗，是癫狂证治疗的特色，也是中医治疗方法的独特性和优越性所在。

(3) 精神疗法的运用：对于精神疾病来说，需要精神疗法的程度甚于躯体疾病，无论是华佗的"顺情疗法"、还是张子和的"情志疗法"、亦或是朱丹溪的"活套疗法"，在其实际运用中，疗效较为肯定，典型医案比比皆是。精神疗法的重视和应用，体现了祖国医学的先进性，成为了现代医学心理疗法之先驱。在今日的治疗中，古人发明和传承的精神疗法，是对癫狂证治疗思路的继承和发展。

(4) 辨证施治，勇于创新：在历代医家皆以"痰火"论治狂症的情况下，清代陈士铎独辟蹊径，因"与 之水不饮"的症状辨证为"寒症之狂"，创立了温阳补气的治狂方法。陈士铎的创新给了后世医家一个重要启示，即无论用何方法治疗，无论此法是否为前人肯定，唯一的依据就是辨证。只有注重辨证施治，方治疗得当，彰显疗效。

在中华人民共和国成立以前，经过几千年的发展，中医治疗精神病的理论已经臻于完善，医疗实践成果丰硕，数千年的实证研究，广袤大地的实验场地，医疗论述浩如烟海，其医疗体系的完善已经达到了世界治疗精神疾病的最高峰。

6.8.1.1.6.1949 年以后至现在

艰难坎坷觅新路，天人合一破难局；金钱至上走邪路，万马齐喑待腾飞。

1949 年以来，毛泽东主席非常重视中医，多次强调要保护和发展中医，但由于各种原因，当时的卫生部副部长王斌等人极力反对，毛泽东为此撤换了贺诚、王斌等两任卫生部副部长（部长为民主人士），出现了以吕炳奎（当代中医泰斗、新中国中医事业奠基人、原卫生部中医局局长）为代表的一大批中医界的中坚力量，中医开始走上复苏的正轨。从 1956 至 1966 年的 10 年内，迅速的建立起了 22 所中医学院和众多中医医院。

随着全国中医的发展，中医治疗精神病也迅速的发展起来。1955 年，纪明教授在中华神经科杂志上发表《中国医籍中关于重性精神病的记载》、许又新教授发表《我国古代的精神病学》、天津广济医院孙寿慈主任医师和上海市精神卫生中心周康主任医师开展了中西医结合精神病的临床工作。这是中西医结合精神科最早的中医古籍整理和临床。1959 年，中央卫生部和内务部在湖北省沙市精神病医院召开"全国精神病收治工作交流会"，500 多名全国各地精神医学专家和负责人听取了该院张鉴修老中医治疗精神病的经验报告，此后，全国各省市均开展了不同程度的中西医结合治疗精神病的临床工作。由于中、西医分属两个医学体系，方法学上存在先天缺陷，中西医结合缺乏理论和经验，出现了一些问题。比如用一个治疗精神分裂症的方子，煎煮一大锅药，让数百个经西医确诊的精神分裂症患者服用，无论这个患者的体质是寒是热，也无论这个患者是有痰、火还是有血瘀、是有湿邪还是体虚，均同时服用。这样机械的中西医结合，无异于消灭中医，出现了一些问题，闹出了一些笑话，也死了一些人，后来被一些人抓住了把柄，攻击中医跟本不能治疗精神病，有害而无益。因此，全国上百所开展中医治疗精神病的医院不同程度的开始了撤销中医科、捣毁中药房、焚烧中草药的行动。随着北京安定医院等烧毁中草药的汹汹火焰，也烧毁了中医治疗精神病的科学体系！这是一场惊人的毁灭中医的行动，从此，中医精神病学进入了低潮。但是，中医界特别是中医精神病学界的仁人志士们没有被吓到，他们认真总结了这次事件的主要原因，认为是西医用"牧师管理和尚"的办法在摧毁中医和中医精神病学，它们在极端困难的情况下，继续坚持用中医的方法治疗精神病。特别是民间中医，不信邪，他们知道毁灭中医精神病学的祸根在哪里，用众多个案的确凿的疗效来证明中医治疗精神病的科学性。张鉴修老中医继续在沙市精神病医院中医科坐诊，患者仍像以前一样络绎不绝，当地名声依旧。北京老中医陈家扬于 1985 年出版了《实用中医精神病学》，系统的介绍了中医治疗精神病的理、法、方、药，为现代中医界第一部精神病学专著。北京安定医院中医科的李意老中医，奔走、发起创建中西医结合研究会精神病学组，在副院长、中国著名精神医学家张继志教授的领导和支持下，中国中西医结合研究会精神疾病专业委员会在北京安定医院成立。北京医科大学精神卫生研究所中西医结合研究室主任罗和春教授、天津精神病医院中医科主任周正保主任医师、上海精神卫生中心的周康主任医师、徐声汉教授、北京安定医院牛宗新医师、王诚医师等全国 20 多位专家教授为学会第一届领导。1989 年，山西李清福主任医师在北京中医药大学刘渡舟老教授的指导下，二人合作出版了《中医精神病学》，洋洋 62 万言，是现代第一部完整的中医精神病学专著。2000 年，北京安定医院中医科主任王彦恒主任医师出版了《实用中医精神病学》，力倡脑主神明学说，实用经验丰富，异常珍贵。北京中医药大学郝万山教授，是我国研究《伤寒论》的权威，他从安神定志等经方角度延续和论述了精神疾病的治疗方法，几十年来疗效惊人，声播海内外。第三军医大学的乔玉川教授对精神分裂症的治疗给予了精辟的中医论述，创新出了系列的治疗方剂，贡献巨大。河南省社旗县的丁德正中医师，集几十年中医治疗精神病的经验，撰写了多篇论文，从不同角度进行了深入的探讨，疗效肯定。2007 年，王永炎教授等出版《中医脑病学》，首次宏观系统地介绍了中医脑病包括癫狂痫等的病因病理病机及治疗方法，是一部全面的参考书。2009 年，赵永厚主任医师等出版《中医神志病学》，为临床医师提供了又一个参考角度。2011 年，苏北民间中医李其禄出版了《吐下通治法治疗精神疾病》，从涌吐痰涎角度进行了现代探讨，结合脑肠轴学说，提出了自己的学术见解，很有科学和实用价值。薛崇成、杨秋莉、许又新、李从甫、熊继柏、黄健、常蔚、潘玲、曾清、郭丽娃、梁开荣、刘治香、李爱峰、李雄东、赵俊文、徐天朝等从医籍归纳、病因探讨、病机传变、实验研究、临床治疗等方面进行了多层次的探讨。还有一些民间中医，在黄河两岸、大江南北、东南沿海、秦岭白山、川陕云贵、青藏高原等全国范围内，活跃在中医治疗精神病的临床上。中医治疗精神病虽然遭受到了几十年来的不公正待遇，但是，它却以顽强的生命力扎根在中华大地上，任何力量都无法将它摧毁。

从 1966 年开始，因父亲冤案受难患了精神焦虑症，李涛、李浩二兄弟就发奋学习中医治疗精神病。李浩拜北京中医研究所李意教授为师系统学习八年，继之又拜中国中医泰斗、新中国中医事业的奠基人、国家中医局局长、被海内外尊称为"中医司令"的吕炳奎教授为师深造。1985 年，吕老指示李浩："用中医的方法攻克精神分裂症这个世界医学和社会的难题，为中医争光、为民族争光"。三十多年来，李浩拜访求教了全国 30 多个省市的众多老中医和西医精神医学专家教授；二十多年来在中国的不同地区，建立了乡镇、县市、省会、京城等五所不同层级的中医精神病医院，摸索出了中国精神疾患治疗、疗养、康复、教育、培训、重返社会的系统模式；提出了"中医唯象精神病学"学说；取得了填补三项世界空白的中医精神医学科技成果，完成了吕老交给的任务，将中国的中医精神医学推到了一个新的阶段。近几十年以来，中国社会误入了一切向钱看、社会道德无限滑坡的歧途，对发展着的中医精神卫生事业带来了毁灭性的冲击。一方面，唯利是图者和贪官们因为不能从医院大量赚钱，将中医精神医学的模式医院毁掉，夭折了李浩创建的正在发展着的中医科技慈善事业。另一方面，金钱至上的歪风邪气对中医精神科技慈善事业的摧毁更大，精神病医院上市，将精神病人作为圈钱筹码，这真是古今天方夜谭。医者仁术、治病救人，现在一切都是为了掠取最大利益，何谈为病人服务一说。更有一些打着中医旗号进行欺诈者，坑蒙百姓、只为骗钱，实质上是在糟蹋中医！金钱至上与欺诈合流，使得中医精神科技慈善事业蒙上了厚重的历史尘埃。中医精神医学事业陷入了万马齐喑的境地。相信：在人类历史的长河中，这羞辱人类智慧的一幕，必定会被钉在中华文化的耻辱柱上！目前，历经数千年文化沉淀的中医精神医学，一方面在卧薪尝胆、励精图治；一方面在苦苦地挣扎，亟待天开日晴的一天，重新为人类贡献智慧，普度众生。

6.8.1.2. 西医治疗精神疾病的沿革与现状

6.8.1.2.1. 西医外科治疗

类似于笑话的治疗手段，比中医的精神疗法晚了 1900 多年。

西医治疗精神病最早的方法是外科手术治疗，叫做颅脑开孔术，也叫环钻术，这是公元 5 世纪希波克拉底在《头颅创伤》中记载的。当时西方人认为患精神病的原因是"脑内住有恶魔"，因此，在患者的头盖骨上钻一个孔，让"恶魔"从孔中出逃。

西医远古治疗精神病的外科手术类似于"笑话"，这与中医在公元前 14 世纪就用科学的精神疗法治疗精神疾病，落后了 1900 多年。

6.8.1.2.2. 近代精神外科手术治疗

近代精神科手术治疗精神疾病始于 19 世纪，受宗教思想的影响，开展得很缓慢。1935 年，美国耶鲁大学的神经生理学教授约翰·弗尔顿（John Farquhar Fulton）在第二届国际神经病学会议上介绍了他对猴子进行双侧前额叶切除，从而使它们的行为发生了变化，愤怒、恐惧症状消失。受这一实验启发，葡萄牙精神病学家和神经外科医生安东尼奥·埃加斯·莫尼斯（Egas Moniz）认为破坏前额叶可以治疗精神疾病，经 20 例手术观察，对更年期抑郁症、焦虑症、焦虑性神经症、躁狂症等疗效显著，为此，他获得了 1949 年的诺贝尔医学奖。从此，精神外科手术治疗精神病才开始走上科学正轨，现在已经发展到了脑立体定向手术，被人们广泛使用，对病程在 3 年以上，经药物、心理治疗、电刺激等治疗无效或反复发作难治性的精神疾病有效。

6.8.1.2.3. 精神药物治疗精神疾病

上世纪 50 年代，氯丙嗪被用于治疗具有阳性症状的精神疾病，取得了不错的效果，随后相继出现了第二代非典型抗精神病药物氯氮平、利培酮、奥氮平等药物。1957 年，在临床上又出现了三环类抗抑郁药物，同时出现了丁酰苯类抗精神病药物和抗抑郁药物单胺氧化酶抑制剂。20 世纪 60 年代还出现了苯二氮卓类的镇静药，治疗谵妄的氯甲噻唑，用于治疗预防情感性精神障碍的锂盐。对于精神分裂症的药物，从氯丙嗪到氟哌啶醇，基本上避免了自主神经系统的副作用，并能非常有效地改善和控制幻觉、妄想、荒谬的思维模式及兴奋症状，但对精神分裂症的阴性症状疗效较差。近年来非典型性抗精神病药物氯氮平的出现，对一些难治性的精神分裂症取得了较好的疗效，此药是很强的 5-HT2 受体抑制药，与 D2 受体的结合力弱，基本上克服了锥体外系副作用，但受其意识障碍、粒细胞缺乏、脏器损害等严重副作用，使得人们使用时心有余悸，促使人们去寻找新的抗精神病药物。1984 年，研究出了利培酮（维思通），这种药物能平衡对 5-HT2 受体和多巴胺 D2 受体的拮抗作用，能有效地治疗精神分裂症的阴性症状和阳性症状，改善情感障碍及认知功能障碍的同时，产生椎体外系副作用的可能性相对较小，利培酮提高了病人服药的依从性和重返社会的可能性以及病人生活质量。现在又有一些非典型抗精神病药物在临床使用，如奥氮平、奎硫平、阿立哌唑、卓乐定等，使抗精神病药物的使用更加安全可靠，病人治疗的依从性和耐受性明显提高。半个世纪以来，抗抑郁药物的发展也很快，从 20 世纪 50 年代发现三环抗抑郁药物，到 70 年代研究出四环抗抑郁药，都有很好的抗抑郁作用，但由于其副作用严重，不能耐受和难以确定剂量，在临床应用上受到很大限制。1988 年研究出新一代抗抑郁药氟苯氧丙胺类药物，即选择性 5-HT 再摄取抑制剂（SSRIs），代表药物为氟西汀。它的抗抑郁作用相当于其他抗抑郁药，但没有三环和四环抗抑郁药的各种副作用，至此，抗抑郁症的治疗取得了重大突破。精神药物的出现，使得急性精神疾病得到有效的、针对性的治疗，促进了预防复发和康复工作的开展。精神药理学与药物精神病学已经开辟出广泛的研究领域，精神医学由此成为了一门突出的治疗医学。

迄今为止，精神药物已经对人类精神疾患的防治做出了巨大的贡献，数十年来、数以亿计的精神疾病患者，因为服用精神病药物，紊乱的冲动狂躁行为受到控制，精神疾病对人类正常社会秩序的冲击得到了有效地缓解，精神医学对社会的正常发展起到了保驾护航的作用。随着科学技术的飞速发展，新的精神药物的研发突飞猛进，现代副作用少的长效制剂在临床的应用越来越广泛。可以预见：在不久的将来，几乎没有副作用，但是对思维、情感、意志行为的紊乱有着强力控制的长效精神药物和技术会普遍应用于临床，这对广大的患者来说是一个福音。随着精神医学的飞速发展，患者服用精神药物的耐受程度越来越高，因精神疾患造成的社会负担越来越低，但是由于"精神本原"的科学揭示尚待时日，人类依赖抗精神病药物维持精神稳定的时间还会很长，这是我们必须要面对的科学和现实问题。

6.8.1.2.4. 西医治疗精神疾病存在的不足及其希望

⑴ 疾病命名方面的缺陷，精神分裂症诊断的混乱：上世纪七八十年代以来，一方面是医学科学技术的高速发展，另一面则是疾病的诊治效果越来越差，原因是器质性、感染性疾病用高科技技术诊治解决的手段越来越多，因而这种病种逐日减少。而一些心理认知因素的、免疫混乱的新病种不断出现，而对这些疾病的病因和机理，知之尚少，从而诊治也就越来越难。在精神病领域同样如此，具体表现在幻听、幻觉的发生率上更显突出。然而问题更多的是，在诊治手段上不仅办法很少，更严重的是拘泥于精神病学的老套路，老理念，一律将这些病种归之于精神分裂症，从而引发更多的问题、产生种种的贻害。

⑵ 现代精神病学内容更为庞杂，诊断"随意性司空见惯"：有人将精神病学分成：描述性精神病学，动力精神病学，精神生物学派，行为医学派等各种流派。随着相关科学学科的发展，精神病学有了更多的参照系而相应进步，但他的进步更多是形式上的，而非内容本质，所以其进步不大，只不过是累积而已，而无根本性的改观。例如国内最新的第五版精神病学已发展扩充到五十章，内容更为庞杂，新旧堆积，而其本身的理念内容基本没有变化。精神病学中的重头疾病是精神分裂症，近人张亚林在《精神病学》中写道："在很长的一段时期内，精神疾病

的诊断是没有一个公认的标准的。诊断主要是根据患者的临床表象和医生自身的临床经验作出的，随意性和可变性都很大，因而诊断的不一致性在精神科医生之间是一个司空见惯的现象。"由此可见：当前精神病、精神病学界的弊端，不仅仅是个别医院、个别医疗机构和个别医生的问题，而是整体医学、整体医学界的问题。

(3) 精神科医疗人员和投入的严重不足：根据中国社会发展的需要，全国须有十万名精神科医生才能满足社会的需求，目前中国只有精神科医生三万多人，差距很大。另外：精神科布局严重失衡，精神科接近一半的床位、医生、护士集中在东部，西部精神卫生从业人员明显不足，缺乏经过训练的医生和护士。此外：全国合格的、在医院工作的临床心理治疗师不超过五千人，缺口巨大！将职业康复师、社会工作者引入精神科有很大困难，因为很多医院基本的拨款不够，无法自己养活自己。如将这些必须的职业康复师、社会工作者引入到医院，在医院安心地为病人服务，还需政府增加极大投入提供必要保证。

(4) 精神疾病的误诊率高和治愈率低下：精神疾病的误诊率很高，精神疾病难治性的比例也很高。在美国，抑郁的终生患病率达 20%，难治性的比例为 30%；精神分裂症的患病率为 1%，难治性比例同样为 30%；强迫症难治性的比例为 50%。很多情况下诊断清楚了，但治疗效果不好，也可能是诊断错误，这种情况是比较复杂的。即便诊断清楚了，病人对药物的反应也不一样；同一种药物，对一名病人有效，对另一名病人则可能无效，很多病人迁延不愈，成为难治性病人。病人对药物的敏感性不同，提示我们对于真正的病因病理机制仍不清楚。

(5) 精神疾病有限的治疗手段和希望：

　A. 药物治疗的局限性：精神病医院主要采用药物治疗，研究证明药物治疗存在着很大的局限性。

　B. 物理治疗未得到充分开展：很多物理治疗对精神障碍有效。

　C. 精神科对外科治疗存在偏见：因为过去精神疾病的外科治疗主要依靠神经毁损。外科的定向治疗对于强迫症、抽动秽语综合征是有效的，美国已经批准临床应用，国内还需要更新观点和学习。

　D. 心理治疗的使用和推广不够：很多精神科医院没有一名正规的心理治疗师，即使有，在医院的地位也不高，或重视不够，这是制度、设计、医保的问题。心理治疗应解决 70%-80% 的人群的精神心理问题，但目前医院不够重视，专业训练也不足。

　E. 精准医疗在精神科可发挥一定作用：除药物治疗之外，还需要一些新的物理治疗方法，包括已经发展得很好的神经调控技术，如 TMS（经颅磁刺激）、DBS（深部脑刺激）等。循证学证据显示，TMS 对很多精神疾病有效，但是实践中开展得很不好。DBS 对部分精神疾病效果肯定，应发展 DBS 在难治性强迫症、癫痫、抽动秽语综合征、难治性精神分裂症治疗中的应用。需要形成共识，让精准医疗发挥作用。

(6) 中国与世界先进国家的差距和所作的努力：

　A. 与美国的差距：近年来，发达国家的精神医学取得了一些重要进展。美国有国家精神卫生研究战略计划，强调四个方面：

　　①、精神疾病是非常复杂的。

　　②、我们需要了解复杂行为的机制，记录精神疾病发展的轨迹，确定精神疾病何时何地发生，以及如何采取干预措施。

　　③、需要致力于精神疾病的预防和治疗。

　　④、需要加强科学研究对公共医疗的影响。与之相比，中国的差距还是很大的，国家的重视程度和投入不足，业内的共识也不够，尖端研究存在短板。

　B. 中国的努力：中国有自己的脑科学计划，脑计划所关注的都是精神科疾病，包括孤独症、抑郁症、老年痴呆，对精神科将来临床研究水平的提高具有跨世代的影响，希望有所作为。

　C. 拉近与世界先进领域科技的差距：

　　①、要采用一些新的观点去理解精神疾病，例如精神疾病不仅仅是脑部疾病，还可能是全身性的疾病。代谢领域的教授可能有深刻的理解，精神疾病患者不单纯是大脑出现紊乱，全身也会出现很多问题。

　　②、有一些有趣的研究结果，如食品防腐剂可能有助于治疗难治性精神分裂症，将来在临床中或许可以尝试。

　　③、抑郁症可能有致病基因，睡眠的特定时期进行心理治疗，也是有效的。

(7) 西医对中医的态度：中国科学院院士、北大第六医院院长陆林说："针对中医中药，很多西医反对中医，甚至对中医中药嗤之以鼻，中医中药既然存在，在某些方面如一些慢性病的治疗上可能是有帮助的，例如失眠，针灸和中药都是有效的，针对很多慢性精神疾病可能也有效。完全否定中医中药是不科学的，但过分夸大也是不对的"。代表了当代西医精神医学界的看法，由于对中医理论的哲学思维欠缺，这一看法有着先天性的局限性。

6.8.1.2.5. 西医精神医学面临的挑战

⑴ 精神疾病的病因不清、病理病机不明，是精神医学面临的首要挑战。

⑵ 精神疾病的负担逐渐加重，精神卫生的资源相对短缺且分布不均

⑶ 精神疾病的发生、发展、诊断、治疗客观指标不清。

6.8.1.2.6. 西医精神医学面临的危险

⑴ 病因学研究的危险：现代精神医学病因学的研究，侧重遗传因素，因为各类研究都显示遗传因素是精神疾病特别是精神分裂症发生的主要原因。如果这样研究下去，就会陷入生物医学的困境，到那时，病因学的研究决定了精神药理学的研究开发方向，等于说是将精神分裂症划入了不治之症。西医精神医学自己把自己用方法学的圈套圈了起来，进入了不可知论、无法逆转的死胡同，这是相当危险的，等于葬送了西医精神医学。同时，当代呈井喷式的精神疾病的爆发率也无法用遗传因素解释。

⑵ 生物、心理、社会医学模式回归生物医学模式的危险：生物、心理、社会医学模式是由美国罗彻斯特大学医学院精神病学和内科学教授恩格尔（Engel.GL）在 1977 年提出来的，这个医学模式产生的背景是由于疾病谱和死因谱的改变凸显了心理和社会的作用，世界各国先后出现了以心脏病、脑血管病、恶性肿瘤、占据疾病谱和死因谱的主要位置的变化趋势。这个医学模式发布后迅速得到了全球精神医学界的公认，因为，精神医学界更需要这个新的医学模式给予理论和临床指导。

目前，国际卫生组织公布的人类疾病有 1 万多种，已被发现的有遗传因素的疾病 8000 多种，剩余的 2000 多种疾病还有没有遗传因素，还有待将来的科学作出解释。精神疾病中的精神分裂症（遗传度 80%）、抑郁症、躁狂症、双向情感障碍、阿尔茨海默症、精神发育迟滞、孤独症、注意力缺陷障碍等都有遗传因素，而且为大概率遗传。随着人类科学技术的进步，精神疾患中没有被发现的遗传因素还会增加。此外：脑图谱连接技术问世以后，精神疾患中的遗传因素有可能也会增加，况且，脑图谱连接对人精神本质的认识还可能存在盲区，"精神"这种物质会不会有遗传？有些儿女的性格与父母的性格极其相似是不是遗传在起作用？这些起遗传作用的"精神"物质又是什么？如果"精神"可以遗传，则可能精神疾患的遗传因素还会大幅增加。届时，精神疾患除了遗传因素外还有其他的因素吗？其他的因素还会有统计学意义吗？到那时，生物、心理、社会医学模式在精神疾病方面的作用还剩多少？因此，西医精神医学将来面临着从生物、心理、社会医学模式返回生物医学模式或者出现其他医学模式的危险，试问：到那时，西医精神医学的路怎么走？

6.8.1.3. 中西医结合治疗精神疾病的沿革与现状

6.8.1.3.1. 中西医结合精神疾病的前期工作

⑴ 中西医结合精神病的萌芽时期：中国医学界实际上的中西结合工作，从明末清初就已经开始了，当时叫做"中西医汇通派"。在精神疾病的认识上，明末医家汪昂在《本草备要》中提出："人之记性，皆在脑"。清代医家王清任在《医林改错》中说"灵机记性，不在心而在脑"，"小儿无记性在脑髓未满，老年无记性，脑髓渐空"。清末明初的名医张锡纯在《医学衷中参西录》中记载了中西药合用治病的方法。

⑵ 中西医结合治疗精神病的前期工作：中西医结合，是毛泽东主席在 1950 年正式提出的，此后，湖北省沙市精神病医院张鉴修老中医、上海精神病医院周康老中医、天津广济医院等开展了中西医结合治疗精神病的临床工作。1959 年国家内务部和卫生部为推广张鉴修老中医治疗精神病的经验，在沙市精神病医院召开了"全国精神病收治工作交流会"，正式开展了中西医结合精神疾病的工作。后由于各种原因，中西医结合治疗精神病工作受到重创，进展缓慢。

6.8.1.3.2. 中西医结合精神疾病逐步走上正规的时期

中国改革开放后的 1981 年，中国中西医结合研究会精神疾病专业委员会成立，标志着中国的中西医结合精神病工作进入正轨。从 1981 年开始，学会陆续召开了多次学术会议，根据全国中西医结合精神病临床工作的需求，开始了精神疾病的辨证分型工作，先后制定了《精神分裂症中西医结合辨证分型标准》、《情感性（心境）精神障碍中西医结合辨证分型标准》、《神经症的中西医结合辨证分型标准》，1989 年正式在全国通用，并被收入沈渔邨编著的《精神病学》第三版，在全国统一了中西医结合精神疾病的辨证分型标准。对这些严谨的科学工作作出重要贡献的主要人员有：

(1) 中国中西医结合学会精神疾病专业委员会主任委员、北京安定医院副院长、中国著名精神病学专家、终身为中西医结合精神医学事业兢兢业业工作的张继志教授。

(2) 学会副主任委员、北京大学第六医院中西医结合教研室主任、中国著名精神医学专家罗和春教授。

(3) 学会副主任委员、中国著名中医精神病学专家、天津安定医院中医科主任周正保主任医师。

(4) 学会副主任委员、中国著名中医精神病学专家、上海中医药大学教授、上海精神卫生中心周康主任医师（与周正保先生被当代精神医学界称为中医界的"南北二周"，因二人都是中医大学毕业从事了一辈子精神病中西医结合事业）。

(5) 张培琰、徐声汉等历届学会众多中西医结合的精神医学专家教授们都作出了巨大贡献，历史应当铭记他们。

6.8.1.3.3. 中西医结合精神疾病的临床和实验研究工作

全国中西医结合精神疾病委员会的众多专家教授们从"痰迷心窍"、"活血化瘀"等角度开展了实验室血液流变学研究；多单位中小剂量抗精神病药合并活血化瘀中药的研究；中医辨证合并中小剂量抗精神病药物治疗精神分裂症的研究；阿米替林与电针百会印堂穴治疗抑郁症的研究等众多的研究；洋金花、罗布麻、大黄、半夏等各种单味中药抗精神病作用的实验和临床研究；中西医结合精神疾病理论等各个方面的研究等，都取得了预期的的效果，走在了世界前列。

6.8.1.3.4. 中西医结合精神疾病的临床治疗效果和现状

中西医结合治疗精神疾病的尖锐问题是精神分裂症和情感性精神障碍的治疗效果问题。从这个角度来讲，单纯中医治疗和单纯西医治疗都没有中西医药联合使用治疗的疗效高。使用中药联合中小剂量抗精神病药物，可以使得治疗效果显著，治疗期限明显缩短，还可以明显地减少抗精神病药物的副作用。时至今日，这其中的理论还没有弄清楚，但是临床上已经给出了答案：中西医联合用药效果突出。现在的问题是：

(1) 经统计学处理：中西医药联合应用对一些神经症的治疗效果可以肯定。

(2) 经统计学处理：中西医药联合应用对精神分裂症、情感性精神障碍可以"增效减付"（即增加疗效减少副作用），但不能治愈（这是最最疑难的问题）。

(3) 无论是正规的中医精神卫生机构还是社会上的中医精神病治疗机构，目前的趋势都是"在中药里面加上一些抗精神病药物"，对患者进行治疗，其结果还是归结到"用药稳定，停药就复发"的西医精神药物治疗的结局。

6.8.1.3.5. 中西医结合精神疾病研究存在的问题

(1) 中西医结合研究的死局：中国中西医结合工作，从 1950 年开始，经过众多中西医大家如：蒲辅周、冉雪峰、施今墨、张孝骞、吴英恺、林巧稚、季中朴、吴咸中、吴阶平、邝安堃、祝谌予、周金黄、尚天裕、沈自尹、韩济生、屠呦呦、张之南、岳美中、姜春华、刘耕陶、王宝恩、廖家桢等专家教授们的艰辛努力，取得了巨大的成绩，在世界上创建了中西医结合医学体系。中西医结合对中国人民的疾病治疗带来了巨大变化，使得无数患者得益，也使国家的医疗卫生事业有了长足的发展。但是，中西医结合的研究大多是在理论的表浅层次和临床治疗用药方面，但是对两个医学体系的深层次理论结合研究，没有大的进展。至今，中西医结合轰轰烈烈地进行了半个多世纪，不幸的是：现在的中西医结合研究已经进入了死胡同，无法继续推进，这是医界的共识。

造成这个困境的原因是：中、西医分属东西文化的两个医学体系，对人的生理病理病机，中医从宏观进行研究，西医从微观进行研究，由于人体是个尚未完全被人们认识的领域，特别是"精神"的本质尚未被科学所认知，这就构成了在某种层次中西医理论上无法相互认同或是相互包容的问题，一研究到这个层次，就是"一翻两瞪眼"。中医认为人体是由最精微的物质"气"所构成的，而西医对中医"气"的认识并不认同，而中医却认为西医认识太低级！所以，在这个最关键的结合部位出现了问题，现在的中西医结合研究就像下棋一样被"将"死了。唯一的解决之道就是：待科学对中医"气"的本质研究有了定论，而且这个定论必须被中医认同，中西医结合才有可能继续下去，否则，当代科学的水平是不可能解决这个问题的。受中西医结合研究进入死局的影响，精神疾病的中西医结合也基本进入了停滞状态。

(2) 中西医结合精神疾病现状破解之术：

    A. 对临床上使用中西药物混乱的状态，对医疗机构存在的问题，不同的情况可以不同对待：

        ①、对有医院制剂号的中成药药物，如果没有出现过因服用药物而导致的医疗事故，就不能制止，因为，中西药混合使用是中西医结合研究的结果。现在，关于中西药混合使用的深层次研究没有定论，这属于研究的过程。

        ②、对没有医院制剂号的中成药药物，应当禁止使用，这需要医药监督机构的共同行动。这方面不只是中西医结合精神疾病学会的责任，学会发现这种行为，应向有关机构举报，国家有关机构应当积极作为，以确保人民群众的用药安全。

    B. 学会应积极地引导全国各类研究机构和临床医院，在临床研究和实验研究的基础上，向深层次的中西医结合理论研究进军，打破现有科学的条条框框，尊重中医"气"本质的认识。在人体和自然、宇宙之间，在中医理论的指导下，大胆地假设，谨慎地求证，利用西医科学的循证医学研究方法，争取有根本性的突破，扭转现在的停滞状态。在这方面，不要指望西医，要将希望放在中医身上。在这方面，李浩已经取得了三项填补世界空白的科技成果，攻克了慢性精神分裂症的治疗和康复回归社会难关；提出了中医精神病医院的办院模式，杜绝了医院意外事件的发生；研究出了国家专利药物，在纯中药治疗精神分裂症和老年性痴呆方面取得了突破性的进展。应该大力推广，用更多的社会实践来反复验证研究的科学性。现在，李浩正在进行《量子隐形传态与中医天人合一理论内在联系的临床和实验研究》的研究课题，已经探索了21年，该研究有望突破中西医理论结合的现状，将中西医结合精神疾病研究推向新领域。

6.8.2. 中药治疗方法

    中药治疗方法是中医精神医学的灵魂：经统计学处理，单纯中医中药能够治愈精神分裂症和情感性精神障碍。如果不能治愈，中医精神医学就没有任何存在的意义。在中国这个独特的中西医结合精神疾病的治疗上，有机的中医为主、中西医结合是能够治愈所有精神疾病的。现在充斥整个精神医学界的"单纯中医中药不能治愈精神分裂症和情感性精神障碍"的不正确的结论，原因在于是用"牧师管和尚"的办法，限制了中医药的应用，使得中医药的科学性发挥不出来。用西医的局限性来认识中医，用西医的方法来限制中医，即所谓"中医科学化、中医现代化"的条条框框来束缚中医。西医拷问中医，根本就是"鸡对鸭讲"！试问：中医治疗精神疾病的理论和实践从创建到现在存在了几千年，就没有治疗好过精神分裂症和情感性精神病？在古代，精神疾病的主要病种就是"精神分裂症"和"情感性精神障碍"，这两种病对应的就是中医的"癫症"、"狂症"、"郁症"，是中医精神病学的主要治疗对象。无法想象的是：如果中医精神病学根本治愈不了癫症、狂症、郁症，那么一个存在了几千年的医学理论和实践又是怎么被中华民族及其医学界所接受、传承至今、日益完善、发扬光大的？难道几千年中几百代的中医师们就没有一个对这种毫无意义的存在提出过质疑？而查遍古今中外医籍却没有一个质疑，而治愈各类精神疾病的病例却在浩如烟海的中医古籍中比比皆是，而且还有专著。纯中医中药不能治愈精神分裂症和情感性精神障碍 -- 这种谬论无论如何都是站不住脚的！如果肯定中医治愈不了精神疾病，就等于否定了人类文明的共同基础，这只有在当代中西文化碰撞下被所谓的"科学"局限住的人们才有的认知。为了寻找答案，李浩在导师吕炳奎、涂通今、董建华、王绵之、程莘农、路志正、贺普仁、焦树德、刘渡舟、王雪苔、赵绍琴、关幼波、吉良晨、李意、郑应洲等一大批老中医的指导下，进行了三十多年的艰苦探索，从临床众多的典型病例，到三个大样本的共1068例的临床和实验研究，按照循证医学的科研方法系统观察，都充分肯定了中医治疗精神疾病的疗效，取得了三项填补世界空白的科技成果。突破了这一医学和社会的世界难题。

  李浩关于慢性精神分裂症的临床和实验研究情况： 中国著名中医精神病专家、中国中西结合精神疾病专业委员会副主任委员、天津安定医院中医科主任、在全国享有"南北二周"之赞誉的"北周"周正保主任医师（亦是我的恩师）曾说"我搞中西医结合精神病工作五十年，临床上用纯中药治疗神经症是有效的，但是治疗精神分裂症和情感性精神障碍，没有治愈的"。这是当前中国中西医结合精神疾病治疗的现状。周正保主任医师于1962年天津中医学院毕业就进入天津精神病医院工作，是当时全国第一个到精神病医院工作的中医大学毕业生，在天津精神病医院工作了一辈子。他帮助北京张继志等教授组建了"中国中西医结合精神疾病专业委员会"，在该会制定精神分裂症、躁狂抑郁症、神经症等的辨证分型诊断标准时，是绝对的中医精神病学权威。周主任学贯中西、医术高超、治学严谨，在中国中西医结合精神医学界有目共睹，他的结论代表了当代中、西医结合精神疾病治疗的最终结论。这与张继志教授1984年在《中西医结合杂志》撰文："如果能在慢性精神分裂症的治疗方面稍有进步，则将会革新整个精神病学的内容"的结论如出一辙、高度吻合。这是当时两位中西医结合精神医学界最高权威的结论。根据张继志教授的这个结论，在与周正保主任医师充分交流后，李浩在1988至1992年的四年时间里，开展了对369例慢性精神分裂症的中医为主、中西医结合的临床观察研究，严格按照循证医学的科研方法进行，结果为：369例中社会痊愈56例占15.18%，临床痊愈188例占50.94%，显著好转72例占19.51%，好转50例占13.55%，无效3例占0.81%。总有效率99.18%。追访135例，追访率占36.85%。回家后能正常工作、学习、劳动者67例占49.2%。回家后病情稳定继续巩固治疗者45例占33.08%。复发者24例占17.65%。该项研究打破了当时全世界精神分裂症治疗没有社会痊愈的先例，临床痊愈超越全国一倍以上，社会痊愈率、临床痊愈率、总有效率均居全国领先水平。该项研究《以调整脏腑功能为主治疗慢性精神分裂症的临床研究》科研课题，通过了河北省科委的科技成果鉴定。该项研究颠覆了张继志教授和周正保主任的定论。1989年，中国精神医学的奠基人之一、上海精神卫生中心名誉院长、世界卫生组织精神卫生合作与培训中心主任夏镇夷教授在他的新著《实用精神医学》中断言"精神分裂症的衰退状态是不可逆转的"，这是夏教授代表当代世界精神医学界做出的定论。根据夏教授这一结论，李浩认为不符合中医精神医学临床的实际情况，在与夏教授充分交流后，李浩与河北省医学科学院、河北省药品检检所、河北省肿瘤研究所于1991年联合开展了《梦醒神丹抗精神分裂症衰退状态的临床和实验研究》，研究结果："对318例呈衰退状态的慢性精神分裂症，进行了一年零四个月的临床和实验研究，梦醒神丹（纯中药制剂）对精神分裂症的七种衰退状态（夏教授的分类）有较强的治疗作用，能增强小鼠的学习和记忆能力，突破了精神分裂症衰退状态不可逆转的定论"（见国家发明专利证书，专利号：ZL 97 1 04387.6）。

  "纯中医中药不能治愈精神分裂症和情感性精神障碍"结论出现和存在的原因： 这个定论由目前中国中西医结合精神医学界的最高权威们得出，这些权威都是学贯中西、临证几十年、学验俱丰的学者，它们不会轻易做出这个结论。它们经过了几十年的研究和实践做出的这个结论，不是权威们中医没学好，也不是权威们的知识有局限，是由于体制的原因，体制限制了他们的思维和临床用药；是一百多年来，西学东渐，中医受到不公正待遇结出的恶果。中医是科学，中医是在几千年的时间里，在中国960万平方公里广袤的大地上，用"循证医学"的方法反复验证着的东方医学科学。从《黄帝内经》到《伤寒论》，历几千年直到《医学衷中参西录》，在这浩如烟海的中医古籍中，所载的治疗方剂，只要严格按照处方的病种、症候、药物、说明应用，无不有疗效。这是因为，每个处方都是前人实践治病应用的结果，而不是推理出的理论产物，所以，都会有效。后人没有学到前人的理论和经验的精髓，有时治疗效果不明显，那是他们学习的不到位，不是中医的问题。只要认真钻研，虚心学习，掌握前人处方的精要所在，就都会有一定的疗效。古方中用药规定的剂量，这是古人在制定处方时经过再三斟酌，做出的最保有疗效的保险剂量，既治病又很少有副作用，因为人分东西南北、地有高坡平原、老弱妇孺不同、胖瘦高低有别，处方随着各项的不同而有相应的变动，这是临证处方的灵魂。中医有一个公开的秘密，叫做："仲景不传之秘，在于药量而已"，就是说的这个问题。现代的中西医结合权威们，用药时有《药品管理法》的用量限制，对于类似于精神分裂症和情感性精神障碍的"癫狂症、郁症"们，中医有言："非常之病必待非常之药"。非常之病有之，即精神分裂症和躁狂抑郁症；非常之药没有，因为《药品管理法》的限制。没有药怎能治病？一个体制内的医生，无论他在业界多么有权威，一旦因为他用药过量致病人死亡，就要承担法律责任，试想：现代社会哪个名医愿意不顾自己的名声，敢为病人的安危承担风险？且当前的社会公德滑坡，更没有医生敢于为了患者不顾自己的安危！一旦出事将万劫不复，沉重的代价、禁锢的体制致使权威们没有这个胆量。况且古人用药的剂量与当今用药的剂量相差甚远，在学术界争议很大，因此越是有地位的权威越谨慎，没有人愿意为有争议的课题搭上身家性命。所以，张继志教授、周正保主任医师等权威们没有这个机会和经历，也就不能苛求他们！而超越条件、过高地苛求他们也是不道德的。他们只能在体制的限制下，做出符合他们身份地位的解释，这就是"中医中药不能治愈精神分裂症和情感性精神障碍"结论的真正学术和社会原因。周康教授是体制内名医，医德高尚，深受患者欢迎，对此曾做过大胆探讨，用制附子治疗具有阴性症状的精神分裂症，从 15 克缓慢加大用量至 100—120 克，就没有再加大剂量（他确实不敢再加大剂量了，实际上他已经违反了药品管理法，是在为了病人以身试法），虽说治好了一些病人，但没有达到张仲景和李可用附子的剂量。而在精神疾病的临床上，有医家对处于阴寒阳衰状态的慢性精神分裂症病人，从小剂量 9 克开始逐渐长量，可以用到每剂 250--300 克以上，每天一剂，直至痊愈。凡是敢于冲击此危难之症的医者，必有"大医精诚"之品质，心无旁骛，只是为了把病治好。

中医精神医学的中药治疗方法，临床上必须要精通每一个疾病类型，找出其特征性症状；精通每味中药的四气五味，升降沉浮，归经特性，再精于整体观念，辨证论治，胆大心细，外圆内方。处方中的药物剂量，是为圭臬，但在临床应用时，只能参考，不能生搬硬套，刻舟求剑。当悉心分辨、毫厘推敲、精准组方、大胆应用。处方拟好之后，还要静下心来，将疾病类型、特征性症状、处方原则、所用药物，再次反复审慎，不打无把握之仗，不打无准备之仗，做到万无一失。在此，要深深牢记："仲景不传之秘，在于药量而已"这个千古铭训的灵魂。

6.8.2.1. 毒气性精神病

毒气性精神病是指由于各种原因引起的消化道以外的病理产物积存和消化道以外的脏腑中辨证出病理产物积存而导致体内气机失调所引起的精神活动的异常。相当于中医的癫症、西医的精神分裂症及其衰退状态、抑郁症、强迫症等各类神经症中符合上述定义的精神疾患。

6.8.2.1.1. 肝气热毒上逆型

此型是由于肝郁化火热毒上逆扰及心神所致的一组精神疾病。肝热为本脏本病，肝郁化火上冲，热邪毒素侵犯大脑，导致精神活动失调。多见于精神分裂症、情感性精神障碍、各类神经症，中医的癫症、癫狂合并症以及各类神经症等神志病。

(1) 诊断标准：

A. 舌象：舌质红、舌苔黄、舌上肝区有黄滞苔。

B. 脉象：弦数、肝脉弦数而大上冲于寸、时或细弦。

C. 大便：基本正常。

D. 躯体症状：面红目赤、头胀痛、口苦咽干、步态不稳。

E. 精神症状：心烦不安，急躁易怒，嬉笑无常，幻听幻视，情感、思维、意志行为障碍。

(2) 辨证分析：此种类型的患者，多为秉性刚烈之人，多因诸事不顺，肝气郁结日久化火，火性炎上，肝气热毒循经上逆干犯大脑，发作癫狂；或因突然超强的精神刺激，突发精神错乱。

(3) 特征性症状分析：

A. 舌红两侧有黄滞苔，说明热毒从肝经上逆冲心而发癫狂。

B. 脉弦数而大上冲于寸，说明肝气热毒直冲心神导致精神错乱。

C. 大便基本正常、不干，说明肝热毒邪向上直冲大脑、未向下侵犯肺、脾、胃和大肠从而导致大便干燥症状出现。

D. 目赤、头胀痛，说明肝气热毒循本经上逆冲头。

E. 心烦、急躁、易怒、幻视，说明肝魂失舍、肝气热毒干犯心神，大脑受热毒侵害，导致精神功能活动紊乱。

(4) 定位定性：定位在肝；定性在气。热邪毒气冲犯大脑。

(5) 治疗法则：清泻肝火、破气安神。

(6) 方药：龙肝泻肝汤与镇肝安神之剂加减：

(7) 处方用药：柴胡 30 克、赤芍 18 克、枳实 18 克、龙胆草 30 克、川黄连 18 克、黄芩 15 克、生栀子 15 克、生地 9 克、麦冬 9 克、当归 9 克、生赭石极细末 30～60 克、炒枣仁 30～60 克，朱砂 2 克（分两次冲服）。

(8) 方解：大剂川连、佐黄芩、生栀子入肝经直折肝火；柴胡、赤芍、枳实、当归疏肝调血破气散结；龙胆草入肝经除湿清热消黄滞苔；生地麦冬养护肝阴；生赭石镇上逆之气回归下元，炒枣仁补肝之阴血安神，朱砂入心镇静安神，诸药共奏清泻肝火、疏解郁邪、引气归原、柔肝养阴、镇静安神之功。

(9) 药物加减：若舌尖红绛有红点，加川黄连至 30 克；若大便开始有些干，加大黄 9 克；若怒目气逆用生赭石 60 克，加琥珀 9 克；若失眠严重用炒枣仁至 90 克；若入睡困难，加肉桂 6 克；若咳吐黄痰，加全瓜蒌 30 克、胆星 18 克。

(10) 服药注意事项：每日一剂，可加减连续服用一个月，方中药物不是一成不变，可根据主要症状变化情况随症加减。方中君臣两药，一般不可随意调换，若肝气郁结久而化火者，柴胡可加至 60 克，加郁金 18 克；若舌红减退或舌尖红色瘀点减小，可减川黄连用量至 9 克；若出现其他类型症状者，可按该类型辨证处方用药。

(11) 病情传变：肝火暴涨，久必上耗心血，下伤肾水，或损及脾胃、木邪侮金，出现病情向心肺脾胃肾方向传变的情况。往上传变可根据心血耗伤状况，以柏子仁、元肉等加入方中补养心血；往下逆可根据肾水损耗状况，以熟地、枸杞子等加入方中调补肾水；中克损及脾胃者，可加入白术、茯苓、焦三仙帮助健运脾胃；木邪侮金者可加入远志、加大麦冬用量润肺安神。肝气热毒上逆型精神障碍后期，可以梦醒神丹调理脏腑功能的平衡、定位补泻，使之痊愈后不再复发。

(12) 西药辅助治疗：肝气热毒上逆型的各种精神症状，根据精神症状学的分类，找出具有精神分裂症、情感性精神病的情感、思维、意志障碍等症状，可选用氯丙嗪，帮助中药治疗。选用精神药物，要遵循精神药理学的用药原则，首次一定要从最小剂量的 12.5 毫克开始试服并进行观察，服用四个小时后，若药物作用和副作用都没有显现，可迅速加大剂量，以每夜保持 8 小时睡眠为止。也可用冬眠合剂注射，以迅速使患者的精神运动性兴奋稳定下来，使患者的睡眠保持在每夜 8 小时左右，中午睡眠两个小时，每天共保持 10 个小时左右的睡眠为最佳标准。选用精神药物，是将精神药物作为一味重要的中药，加大整个方剂对患者的治疗作用。以后可根据患者精神症状的好转情况，加减使用，一般不提倡多种精神药物联合用药。可以合并一些小剂量的镇静催眠的药物如安定等，帮助中、西药物加强睡眠作用。选用精神药物和镇静安眠药物的原则是使患者减少精神兴奋和增加睡眠，为中药在体内发挥作用、整体调理创造条件。

6.8.2.1.2. 肝气寒毒上逆型

此型是由于肝寒邪毒上逆而引起的一组精神疾病，临床上可见头顶痛、呕吐清水等肝寒症状，肝寒上逆是由于禀赋不足、平素阳虚、饮食冷寒、调养失节、突遇精神刺激，寒邪上逆冲入大脑，引起精神活动的失调。精神症状可伴随躯体症状出现冷笑、哭泣、奔跑等，可见于精神分裂症、情感性精神障碍、神经衰弱等多种精神疾患，中医的癫狂合并症等。

(1) 诊断标准：

　A. 舌象：舌质淡白、舌苔白或灰黑、两侧肝区青紫。

　B. 脉象：弦、或沉细紧。

　C. 大便：基本正常、颜色有时青灰。

　D. 躯体症状：头巅顶痛、或太阳穴紧痛、周身乏力、饮食少、干呕、吐涎沫或呕吐清水。

　E. 精神症状：精神症状随头巅顶痛、呕吐清水而发作，冷笑、自言自语、盲目乱跑、夜不归宿、骂詈狂言、幻觉妄想丰富。

(2) 辩证分析：平素阳虚、饮食不节、过食冰冷、致肝寒积聚，因故抑郁或突遇精神刺激，惊恐郁怒挟肝寒之气上逆冲入大脑，引起精神错乱。

(3) 特征性症状：

　A. 舌质淡白、舌苔白或灰黑、两侧肝区青紫，说明肝寒已久，寒邪上冲于脑。

　B. 脉弦、或沉细紧，说明肝气寒邪蕴伏于本经脉道而上逆于脑。

C. 大便基本正常、颜色有时青灰，说明肝气寒邪此时只轻微的侵犯胃肠，部分寒邪随大便而出。

D. 头巅顶痛、干哕、呕吐涎沫或清水，说明肝气寒邪循经上逆，挟胃寒虚邪逆气上冲。

E. 冷笑、自言自语、盲目乱跑、骂詈狂言、幻觉妄想，说明寒邪凌心、循本经上冲大脑，引发精神错乱。

⑷ 定位定性：定位在肝；定性在气。寒邪毒气上逆大脑。

⑸ 治则：温肝降逆、和中止呕、养心安神。

⑹ 方药：吴茱萸汤加减：

⑺ 处方用药：吴茱萸 18 克、人参 9 克、生姜 12 克、甘草 9 克、大枣 12 克、当归 9 克、茯神 9 克。

⑻ 方解：吴茱萸味辛、苦，性热，暖肝祛寒温胃；生姜大热散寒温胃，降逆止呕；人参益气健脾扶育中土；大枣、当归、茯神养血安神。此方对于肝寒而致躯体症状引发精神错乱的各类精神疾患有特效，特别是具有以上主症的精神分裂症更具奇效：曾治河南省许昌市一女性精神分裂症患者，被许昌市精神病医院诊断为精神分裂症，病程 12 年，反复发作一直未愈。典型症状就是在发作前，先出现头巅顶痛、干呕、吐涎沫、继之呕吐清水、呕的昏天黑地，继之出现冷笑、自言自语、骂詈狂言、出现丰富的幻觉妄想，狂呼奔跑、夜不归宿、不知回家。多次住院治疗，好转出院，无征兆复发，经久不愈。尊医圣张仲景吴茱萸汤证治条，处予吴茱萸汤，连服 18 剂，豁然痊愈，追访多年，在家劳务，精神活动正常。这个病例以及众多类似病历曾反复出现在有关论述中，说明所谓的"精神分裂症"乃不治之症是站立不住脚的，况且"精神分裂症"这个诊断名称并不科学，有待将来的医学科学家们纠正。

⑼ 药物加减：呕吐涎沫粘腻者加清半夏 12 克、陈皮 9 克、砂仁 9 克；头痛剧烈者加川芎 12 克、白芷 9 克、白附子 6 克；呕吐时呼出冷气者，加干姜至 18 克。

⑽ 服药注意事项：每日一剂，可以连服 14 天，诸多症状都会有所好转，服药后若能入睡，千万不要叫醒患者，任其自然醒来。服药期间多食糜粥、营养全面以养肝胃，严禁冷饮冷食、肥肉油腻、烹炸食品。服药两周后根据症状的变化加减服用，直至肝寒症状消失，精神活动正常为止。

⑾ 病情传变：肝寒凝滞，易伤脾胃、肺、心血，若伤及脾胃可出现饮食不香，消化不良，可加入白术、茯苓、山药健脾养胃；伤及肺可出现虚咳、气喘、寒涎，可加入杏仁、紫苑、款冬花；伤及心血可加入炒枣仁、柏子仁养心安神。

⑿ 西药辅助治疗：此类精神症状，由于躯体症状明显，一般可以不用精神药物进行辅助治疗。但有时一些精神症状杂乱，兴奋躁动狂乱不已，患者拒绝服用中药，可以选用三氟拉嗪辅助治疗，从 5 毫克开始试服，若没有任何副作用，就可迅速加大剂量至每日 30 毫克，此时一般的患者可以睡眠 8 小时左右。若达不到 8 小时就可以在晚上的西药中一次性加用安定 5 毫克，以保证患者的睡眠质量，帮助患者按质按量服用中药。三氟拉嗪有镇吐的作用，可以帮助中药吴茱萸、生姜等祛寒镇吐。至于其他类型的精神疾患，凡有呕吐症状时，均可使用三氟拉嗪时，也可根据不同的精神症状，选用不同的精神药物联合小剂量的三氟拉嗪使用，进行不同程度的辅助中药治疗。

6.8.2.1.3. 肝气郁滞毒上逆型

肝气郁滞毒上逆型精神病，此类患者性格内向，深藏于心，不爱表露。由于诸事不顺、或久慕不遂，致肝气郁结，气血结滞，毒邪上逆，引起精神疾患。多见于精神分裂症、情感性精神障碍、各类精神疾病，中医的癫症、狂症、郁症等。

⑴ 诊断标准：

A. 舌象：舌质淡青色或淡红色、舌苔薄白或微黄细滞。

B. 脉象：弦沉、或细涩、间或弦滑，寸大尺小。

C. 大便：大便不畅、时或矢气。

D. 躯体症状：面色青晦、或有斑块、胸闷太息、胁肋胀满、长吁短叹。

E. 精神症状：心烦易怒、坐卧不安、情绪低落、意志消沉、喜怒无常、时有冲动、愤懑不平、悲恸欲哭、时乱时静、自言自语、幻觉妄想、丰富的感知觉综合障碍。

(2) 辩证分析：本类型多由性格内向，好高骛远，所求不遂，肝郁气结，疏泄失常，肝气郁滞毒邪上逆冲犯于脑，导致大脑功能紊乱、精神活动的失常。

(3) 特征性症状：

　A. 舌质淡青、舌苔微黄细滞。说明肝气郁结已久、蕴湿化热循经上扰心神。

　B. 脉弦沉或细涩、间或滑涩、寸大尺小，说明肝经郁滞毒邪挟瘀血已从本位上冲于脑。

　C. 大便不畅、时或矢气，说明肝郁滞毒邪已经侵犯到胃肠，扰动脑肠轴神经精神功能失序，进而引起精神活动的失调。

　D. 面色青晦、或有斑块、胸闷太息、肋胁胀满、长吁短叹，说明肝郁滞毒邪在体内蓄积已久，化解无途，已成突发冲击大脑之势。

　E. 愤懑不平、悲恸欲哭、喜怒无常、幻觉妄想，说明肝郁滞毒邪已经侵犯大脑，引起大脑中毒、导致精神功能活动的异常。

(4) 定位定性：定位在肝；定性在气。郁滞毒气冲犯大脑。

(5) 治则：破郁除滞，涤荡毒邪。

(6) 方药：大柴胡汤加减。

(7) 处方用药：柴胡60克、川芎18克、黄芩18克、生大黄18克、赤芍30克、枳实30克、厚朴30克、生赭石极细末60克、生磁石极细末30克、生石决明捣碎30克、生姜6克、甘草6克、芒硝12克分两次化服，每次6克。

(8) 方解：大剂柴胡先升后降，伍以川芎、赤芍、枳实、厚朴、大破郁结之滞毒，重用生大黄，芒硝涤荡郁滞毒邪从大肠一泻而出，生赭石从肺胃引气下出，生磁石引气归元，生石决明平肝潜阳，归拢游荡之肝气，生姜温中、甘草调和诸药，全方共奏大破郁滞毒邪、涤荡陈腐、推陈出新、引气归元，清扫脑内毒邪，使精神活动回归正常之功。

(9) 药物加减：若出现舌红绛者,加川黄连12克以扫心火；若出现大便干结者,加生大黄用量至30克、芒硝18克(仍分两次化服)；若舌两侧出现黄腻苔者加茵陈15克以清肝经湿热；若出现两肋胀痛者加川楝子、元胡各12克；若出现完谷不化者加鸡内金15克、白术、山药各9克，其余各根据症状随症加减。

⑩ 服药注意事项：每日一剂，连服一个月，在服用的过程中，一开始大便可能每天有两三次，但连服三天后，大便可能就只有一次，或者两次，每次量很少，这是因为体内积聚的肝郁滞毒邪日久，已侵犯到其它脏腑，内毒力量大，此时可以加大生大黄的用量，彻底清除由肝经传变到其它脏腑的郁滞毒邪。加重大黄用量时要循序渐进，即每日增加6克、连续增量，一天一处方，即：第一天增6克、第二天即12克、第三天18克，以此类推，直至每日保持大便三次左右，且大便后没有任何不适感觉，大黄的使用量则没有限制，以大便排出保持在每天三至五次、没有任何不适为使用标准。

⑪ 病情传变：肝郁滞毒邪上犯心、肺、大脑，中侵胆、脾、胃，下犯肾与膀胱和大、小肠。肝主情志、气机附焉，一脏郁滞、诸脏中毒，治疗中可根据病情传变的情况，分别调治之。无论何脏腑有郁滞毒邪，一律按照加重大黄量的方法稳步处置，心血受损者加炒枣仁、龙眼肉补之；肺阴受损者，加麦冬、黄精扶植；脾胃受伤者，加白术、茯苓、山药、焦三仙养之；肾与膀胱受伤者，加枸杞子、车前子、泽泻导之；大、小肠受伤者，加木香、山药、淮小麦护之。在治疗的后期，可以使用梦醒神丹帮助调理脏腑功能的平衡、定位补泻，防止病情复发。

⑫ 西药辅助治疗：肝气郁滞毒邪上逆型的精神症状，类似于精神分裂症、情感性精神障碍的多种精神症状。可选用氯氮平辅助治疗，从25毫克（1片）的小剂量开始，缓慢增加剂量，最大剂量不超过每日300毫克（12片）。使用氯氮平要密切注意粒细胞减少症的发生，要根据情况辨证使用中药生白汤等，提前预防粒细胞减少症的发生，经过几十年的临床经验，这是中药的优势之一。笔者在中医整体、综合系统的治疗方案中，使用精神药物包括氯氮平，从未发生过严重的副作用，这与使用精神药物开始时就应用中药进行预防有着直接的关系。这种类型的精神疾患，也可以使用奥氮平或利培酮，这两种药比氯氮平副作用相对较小，疗效肯定，临床上提倡使用。但无论使用哪种精神药物，在使用的时候都要根据患者的实际情况，提前两天辨证使用相应的中药预防副作用的发生。一般的原则是：只要使用抗精神病药物，就要根据患者的综合情况辨证使用中药提前预防，减少或杜

绝精神药物副作用的发生。

6.8.2.1.4. 心气热毒上逆型

此型是由于各种原因引起的气血拂郁心火亢盛、属于单纯的心火上炎导致的精神活动异常，常见于中医的狂症、西医的躁狂症、也见于青春型精神分裂症的兴奋躁动状态等。

(1) 诊断标准：

A. 舌象：舌质红或绛红、舌尖红甚有红点、舌苔黄少。

B. 脉象：洪数有力、寸脉独盛、或时数一缓。

C. 大便：基本正常，小便黄而少。

D. 躯体症状：口舌生疮、心中燥热、头痛头晕、面赤烦渴。E. 精神症状：胡言乱语、喜笑不休、精神运动性兴奋、狂乱不止、或歌或舞、随性转移、弃衣而走、登高而歌、意志增强、思维、情感障碍。

(2) 辩证分析：肝气不舒、肺胃失调、脾肾失煦、生活诸事不顺，所求不遂均可导致气血拂郁，进而引起心火独亢，出现精神活动的紊乱，发作狂病。

(3) 特征性症状：

A. 舌红或红绛、舌尖红甚有红点、舌苔黄少，均提示心火独亢，火无所归、上冲脑际，引发狂症。

B. 脉洪数有力、寸脉独盛、或时数一缓，均提示心火炎上、毒素入脑，特别是寸脉独盛，直接显示毒邪随气逆冲犯大脑，发作狂症。

C. 大便正常，说明心火直上入脑未下传肺胃大肠。

D. 口舌生疮、心中燥热、头痛头晕、面赤烦渴，说明心火已经循经上炎至头、伤及大脑。

E. 胡言乱语、喜笑不休、精神运动性兴奋、狂乱不止、或歌或舞、登高而歌等精神症状，说明了心火独亢毒邪入脑，导致了心神狂乱、大脑功能的异常。大脑受心火热毒侵害，精神活动出现紊乱。

(4) 定位定性：定位在心；定性在气。心气热毒冲犯大脑。

(5) 治则：清泻心火、凉血解毒、表里双清。

(6) 方药：清心汤与防风通圣散加减。

(7) 药物：川黄连21～30克、生石膏60～90克、连翘18克、莲子心9克、生地30克、玄参18克、黄芩15克、防风6克、荆芥6克、薄荷9克、当归9克、川芎9克、生甘草9克。

(8) 方解：川黄连直入心经倾泻心火，生石膏横扫上焦之火断心火之源，是为君药；生地、玄参、连翘、黄芩凉血解毒断心火后路是为臣药；莲子心入心囊中取粟，防风、荆芥、薄荷解表之郁火；当归、川芎入血是为佐药、甘草解毒是为使药，全方共奏清泻心气热毒及上焦灼热之火、凉心血解毒、解表里之郁火、安神定志、解除狂症发作之功。

(9) 药物加减：若出现大便干者加大黄9～18克，根据情况而投；若出现大渴引饮，可加知母15克、天花粉30克；若出现舌上生斑块，可加金银花18克、板蓝根18克、桃仁12克；若出现小便短赤，可加滑石9克、车前子9克。

⑩ 服药注意事项：每日一剂、可以连服一周，此时心火可以大减，若无其他不适，再视情况加减继续服用两周，此时心火基本消除，根据情况再行辨证施治。出现其它类型的症状，可以根据病情变化的情况论治。善后处理，可以使用梦醒神丹，进行调整脏腑间的功能平衡、定位补泻，预防复发。

⑪ 病情传变：心火独亢、焚烧正旺，断然不可持久，久必心脏本身受损、并伤及肺胃、脾肾。上方是直折火邪，引水灭火，但在治疗过程中可能出现心火下移导致灼伤津液，尿少色赤排尿热涩而痛者，可用导赤散加减入方；若心火入血引起吐血、衄血者，加入凉血止血药物如大蓟、小蓟、仙鹤草等；若出现神识不清、神昏谵语者可用安宫牛黄丸一丸加入应证汤剂中服用，每日两次，连用三天，会有奇效。

⑫ 西药辅助治疗：心火热毒上逆型的精神疾病，单纯用中药就可治愈，为了缩短疗程，以解患者家属的急迫心理，可以使用氯丙嗪辅助中医治疗。第一次以12.5毫克试用，四个小时后若没有任何副作用，可以在三天之内迅速加大剂量至300毫克，也可给予同等剂量的冬眠疗法。此时患者可以迅速地进入睡眠状态，患者进入睡眠状态后，醒来就是服用中药汤剂，每天两至三次，除了吃饭、大小便，服用中、西药物外，每天就是卧床休息、多多睡眠。

如果出现睡眠障碍，就加用安定 5-10 毫克，患者保持每天睡眠在 16—18 个小时以内，这样，一般的患者一周就可以清醒过来了。清醒后，迅速减服精神药物，争取在一个月内停掉所有西药，根据患者病情传变的实际情况，完全用中药巩固治疗，彻底治愈以绝后患。

6.8.2.1.5. 心气寒毒上逆型

此型大多是由于患者平素先天不足，心肾阳虚，加之肝胃虚寒，脾胃运化失责，年深日久致气血虚寒毒邪蕴集，患者多有心血管疾患，抗压能力较差，遇精神压抑、生活不顺、导致心气寒毒随邪气上逆冲犯神明，引起大脑功能紊乱。

(1) 诊断标准：

A. 舌象：舌质青紫或淡白、舌苔薄白或微灰黑、嘴唇青黑。

B. 脉象：寸脉细迟、小而紧弱、关脉弦细、尺脉细长而紧、时迟时数。

C. 大便：稀软、或一日数便量少而频。

D. 躯体症状：面色青晦、语言低微、乏力气短、四肢不温、心悸健忘、失眠多梦。

E. 精神症状：优柔寡断、胆怯怕事、悲伤欲哭、精神恍惚、孤独自处、喃喃独语、意志减退、离群索居、思绪迷乱、思维破裂。

(2) 辩证分析：此类患者平素多阳虚，心阳虚寒自生，不能平抑诸脏腑之偏胜偏衰，心常怔忡惊悸，突遇精神刺激，气下陷不能自制，寒邪虚毒上逆趁虚而无制干犯大脑，导致精神错乱。

(3) 特征性症状：

A. 舌质青紫、舌苔微灰黑、嘴唇青黑，说明心气虚寒已久，心气寒毒循经上逆。

B. 寸脉细迟、关脉弦细、尺脉细长而紧、时迟时数，说明心血亏虚、虚寒无制，肾水之寒凌心、脉速忽迟忽数。

C. 大便稀软、或一日数便量少而频，说明心气寒毒上逆大脑、下犯胃肠、气虚无制，故便稀而频。

D. 语言低微、乏力气短、四肢不温、失眠多梦，说明心气寒毒弥漫、毒邪四溢、上逆脑际，昏梦纷纭。

E. 精神恍惚、思绪散漫、思维破裂、优柔寡断、孤独自处、离群索居、喃喃独语，均乃心气寒毒虚邪上逆，导致精神错乱之故。

(4) 定位定性：定位在心；定性在气。心气寒毒冲犯大脑。

(5) 治疗法则：回阳救逆、温化寒邪、养脑安神。

(6) 方药：回阳救逆汤合健脑益智丸加减。

(7) 处方用药：制附子 9 ～ 60 克（先煎）、干姜 18 克、肉桂 9 克、人参 9 克、当归 9 克、川芎 9 克、炒枣仁 18 克、柏子仁 15 克、远志 12 克、益智仁 15 克、琥珀 3 克极细粉分两次调服。

(8) 方解：制附子、干姜、肉桂三阳直扑寒邪、回阳救逆，乃心气寒毒上逆型精神障碍的克星君药；人参、当归、川芎气血双补兼活血为臣药；炒枣仁、柏子仁、远志养血安神；益智仁入脑补脑益智为佐药；更有一味琥珀入心安五脏、定魂魄，一助远志安神，一助益智仁入脑推动微循环补脑，是为奇使。全方共奏回阳救逆、补气和血、益智补脑、定魄安魂之功，是以回阳不忘养血、救逆兼顾安神、定魄辅助安魂。

(9) 药物加减：寒甚可加大制附子的用量，一剂可以达到 90 ～ 250 左右（先煎一至两小时），剂量超过 60 克时，要加生甘草 30 ～ 60 克，一解其毒，二和诸药。若出现大便滑泄情况，可加炒白术 12 克、炒山药 30 克、诃子 9 克、赤石脂 12 克、五味子 9 克。若出现心跳缓慢、间歇，可加山萸肉 30 ～ 60 或 90 克救脱、加生地 24 克、炙甘草 18 克复脉。

(10) 服药注意事项：每日一剂、可以连续服用两周至一个月左右，再根据症状的变化情况加减服用，直至寒毒上逆症状缓解。此方在使用制附子时，要根据患者心气寒毒的实际情况，大胆应用，煎药时要根据制附子用量的大小情况，先煎 1 ～ 2 小时，再入群药同煎。先煎制附子 1 ～ 2 小时后，可用筷子夹起附片放入口中咀嚼尝一尝，若口感像土豆片一样，就是煎好了可以放入它药同煎；若咀嚼时舌尖上有麻的感觉，就是煎的时间还短，要继续煎，待煎到没有麻木的感觉后，才能放入它药群煎。

(11) 病情传变：心气寒毒入脑，可导致患者痴呆症状明显，此时可以加入麝香 0.3 克（如无麝香可以白芷 18 克代替）、冰片 2 克、小茴 9 克促进脑内气血通畅预防痴呆；若寒毒侵入脾胃，出现饮食少进、纳呆、或呃逆冷气，可按肝胃虚寒论治，重用吴茱萸；若寒毒侵袭下焦，可致肾关不固、小便失禁，可用黄芪 15 克、升麻 9 克提气、桑螵蛸 30 固涩下元，加大肉桂用量至 18 克温煦下元、固精止遗。

⑫ 西药辅助治疗：心气寒毒上逆型精神疾患，一般不用精神药物，单纯中药即可治愈。为了缓解家属的急迫心理，尽快使症状稳定，可以小剂量服用三氟拉嗪，每次 5 毫克，一天三次，连续服用，辅助中药治疗。若睡眠出现障碍，可以加用安定镇静催眠，其他一般不用。若使用三氟拉嗪出现锥体外束副作用，可以加用苯海索（安坦）每次 2 毫克，随三氟拉嗪一同服用。根据患者出现的副作用及其体质状况，辨证使用中药，以缓解和解除副作用。

6.8.2.1.6. 肝经热毒犯心上逆型

此种类型是由于患者性格外向，直言直语，脾气暴躁，肝经热毒循本经上行心经、窜逆邪气直冲入脑，导致精神活动的异常。病变在肝经本部及其相关循行路线发作，相当于青春型精神分裂症、情感性精神障碍及其他类型的精神疾患，中医的狂症、癫狂合并症等。

⑴ 诊断标准：

　　A. 舌象：舌质红、舌尖边红有红色斑点、舌苔黄滞。

　　B. 脉象：弦数有力上冲于寸、关部弦、尺脉弦细而小。

　　C. 大便：基本正常。

　　D. 躯体症状：口苦、目赤、舌尖干燥，鼻子肝区部位红赤，两眉间红赤或长紫色白头痘痘，两肋灼热胀痛、憋闷异常、两侧太阳头痛、眩晕难眠。

　　E. 精神症状：神识昏蒙、狂言乱语、行为紊乱、双目直视、冲动伤人、烦躁难眠、时重时轻、坐卧不宁，思维时清时乱、目见怪物、恚怒骂詈、感知觉障碍、情感障碍、意志增强但是不持久。

⑵ 辩证分析：此种类型之人多为性情善良、单纯的年少者，或对异性久慕所求不遂，或对世事不公无法表达，肝经郁热之毒邪蕴积循经上逆干犯大脑，导致精神活动失调。病变部位多在肝经本部并循经上行之两侧，发作之精神症状多凌乱而不持久。

⑶ 特征性症状：

　　A. 舌质红、舌尖边红有红色斑点、黄滞苔，显示病邪在本经且循经上行心经，致心经部位出现舌尖红有斑点之症候。

　　B. 脉弦数有力上冲于寸、关部弦、尺部弦细而小，说明肝经热毒犯心上冲于大脑。

　　C. 大便基本正常，说明肝经热毒循本经上逆尚未影响到肺、胃、大肠经。

　　D. 口苦目赤、舌尖干燥、鼻子肝区部位红赤、两侧眉间红赤或长紫色白头痘痘、两肋灼热胀痛、两侧头痛均为肝经本部病变，循经上冲大脑之证候。

　　E. 目见怪物、恚怒骂詈、行为紊乱、冲动伤人、双目直视、狂言乱语、感知觉障碍，均提示肝经热毒在本经上逆冲犯大脑，脑细胞中毒出现精神活动的紊乱。

⑷ 定位定性：定位在肝；定性在气。热毒犯心冲逆大脑。

⑸ 治疗法则：清泻肝经热毒、重坠气机逆乱、清热化湿安神。

⑹ 方药：镇肝熄风汤、茵陈蒿汤、酸枣仁汤加减。

⑺ 药物：生赭石极细末 60-90 克、生石决明捣碎 30 克、川黄连 18 克、熟地 9 克、元胡 18 克、川楝子 12 克、白蒺藜 30 克、青箱子 30 克、茵陈 9 克、桃仁 15 克、川芎 12 克、丹皮 15 克、炒枣仁 30 克、当归 9 克、羚羊角粉 3 克极细面分为两次冲服，每次 1.5 克。

⑻ 方解：生赭石重坠邪气而不伤正气，生石决明、羚羊角粉平肝热熄风，川黄连直入肝心二经泻火是为君药；元胡、川楝子、白蒺藜、青箱子循经清热毒邪火是为臣药；茵陈清肝经湿热、熟地补下元之亏虚、炒枣仁、当归、丹皮养肝血凉血是为佐药；川芎携诸药直入肝经是为使药。全方共奏重坠肝经热毒之邪气下行、循经清除肝经热毒之邪气、养肝血凉血活血祛瘀安神之功。可迅速逆转精神活动之异常。

⑼ 药物加减：若舌苔由黄滞变为黄腻，可加重茵陈至 30 克、加龙胆草 9 克；若在治疗中大便干燥，是肝经热毒

已入肺、胃、大肠, 可加生大黄 9～18 克、枳实 15 克、通腑泻热, 迫邪从大肠出; 若出现咳吐黄痰, 是肝经热毒侵入肺经, 可加全瓜蒌 18 克、生石膏 30 克清肺祛痰; 若出现小便黄赤而少, 是肝经热毒侵入肾与膀胱, 可加黄柏 15 克、旱莲草 18 克、瞿麦 9 克、车前子 15 克补益清利下焦热毒。

⑽ 服药注意事项: 每日一剂, 连服两周, 可以迅速控制肝经热毒上逆引发的精神症状, 以后再根据症状的变化情况辨证论治, 或经治疗病情已经转移到其它类型, 可按其他类型治疗。在一些中医书籍中, 每当列出处方药物后, 都没有说明这个处方服用几副? 疗效如何? 这是中医著作的通病! 无论内外妇儿科均为如此。这样中医药治疗的科学性就打了折扣, 因此, 在这部著作中, 凡是每一个治疗方剂, 都要说明服用多少副药, 服用后的疗效如何, 以便医者心中有数, 患者放心。如果没有这样的说明, 就表示著者的心中没有把握, 人云亦云, 害人害己害中医。

⑾ 病情传变: 肝经热毒上逆型的精神疾患, 一般在发病的数天内, 病邪会循经上逆, 若超过一周最多两周, 病变除了保持原始的病理特征之外 (目赤、有红色斑点、目见怪物、狂言乱语等), 一般都会向肝经的相生相克脏腑传变, 或向心经实体传变导致出现心血管病变、出现结代脉; 或向肺经传变出现热咳生痰; 或向胃与大肠传变为阳明实热; 或向肾与膀胱传变出现癃闭, 以及肝肾阴虚五心烦热盗汗等等, 如果出现上述症状的转变, 就要进行细心的分辨, 按照该种类型随机进行辨证论治, 不可贻误。

⑿ 西药辅助治疗: 肝经热毒上逆型的精神疾患, 可以用氯丙嗪辅助中药治疗。从最小剂量的 12.5 毫克试服, 若无任何付作用, 就可以迅速加大剂量至 300 毫克 (氯丙嗪的常用治疗剂量是 400—600 毫克), 这种剂量是西医规定氯丙嗪常用剂量的中小剂量, 一般不会有什么风险。但是, 无论有没有什么风险, 都要在使用时, 根据患者的体质情况、躯体和精神症状, 使用中药预防其副作用, 在尽快取得治疗效果的同时, 保证患者万无一失。

6.8.2.1.7. 脾气热毒上逆型

此型患者多为饮食不节、劳心过度, 思虑伤脾, 脾经邪气转而上升, 适肝郁化火乘脾, 致脾、肝之气实热上升, 冲犯大脑, 引起精神活动的紊乱。常见于躁狂抑郁症、精神分裂症、多种神经症, 中医的狂症、癫症、癫狂合并症等。

⑴ 诊断指征:

A. 舌体红赤肿胀、舌苔黄厚、口内生疮。

B. 脉象: 洪实缓弦、寸大、关实尺小。

C. 大便: 基本正常。

D. 躯体症状: 头重、两颊痛、胸中烦闷, 鼻红赤准头生疮, 唇口干焦、咽喉痛而不利, 腹肋胀满, 体重不能转侧, 不思饮食。

E. 精神症状: 神识不清、乱发脾气、时动时静、语声沉而急, 急躁易怒、幻觉妄想、冲动伤人、事后后悔、捶胸顿足, 旋即又发作。

⑵ 辩证分析: 此患多因长期优柔寡断惆怅思虑劳心伤脾、脾气横逆上冲、适肝气不舒郁而化火乘脾, 脾肝之邪上逆犯脑; 或平日饮食不知节制, 饥饱无度, 积邪于脾, 待肝郁之邪乘而上逆, 冲犯大脑, 致使脑细胞中毒, 出现脑功能紊乱、精神活动异常。

⑶ 特征性症状:

A. 舌体肿胀、口内生疮, 说明脾经热毒邪在本经, 循经上行于舌致舌体肿胀口内生疮。

B. 脉象缓实洪弦、寸大关实尺小, 说明脾气热毒挟脾经之邪上冲。

C. 大便基本正常说明脾经热毒尚在气分。

D. 头重两颊痛、鼻红赤准头生疮、唇焦喉痛、腹肋胀满不能转侧, 说明脾气热毒循本经上逆作乱。

E. 乱发脾气、事后后悔、急躁易怒、冲动伤人、幻觉妄想, 说明脾气热毒被肝邪所乘上冲犯脑, 导致精神功能紊乱。

⑷ 定位定性: 定位在脾; 定性在气。脾气热毒冲犯大脑。

⑸ 治疗法则: 泻脾疏肝、清热解毒、镇心安神。

⑹ 方药: 泻脾大黄汤、清热解毒汤、朱砂安神丸加减。

⑺ 处方用药: 酒大黄 60 克、生石膏细末 90 克先煎 40 分钟、黄芩 15 克、栀子 15 克、连翘 15 克、金银花 18 克、枳壳 30 克、厚朴 30 克、赤芍 18 克、麦冬 9 克、防风 6 克、生赭石细末 30 克, 焦三仙各 9 克、炒枣仁 30 克、

水飞朱砂 2 克分两次冲服，每次 1 克。

(8) 方解：酒大黄上行直入脾经倾泻热毒、生石膏助大黄清理上焦之热毒是为君药；黄芩、栀子、连翘、金银花清热解毒是为臣药；枳壳、厚朴破气推热毒之邪下行而出、生赭石坠病邪之气下行、枣仁、朱砂镇静安神、赤芍、麦冬行血润滑、三仙助运化是为佐药；朱砂镇心、防风引诸药达病所并挟余邪从表而出是为使药。全方共奏倾泻脾气热邪、清热解毒、破气下行、镇静养血安神之功。

(9) 药物加减：如果出现口疮与鼻头疮化脓者，加鱼腥草 60 克、蒲公英 30 克；若出现咽喉肿痛转化为扁桃体发炎者，加板蓝根 60 克；如出现脾气热毒侵入大肠转而为痢疾、肠炎者，加黄连 18 克、黄柏 15 克；如出现脾气热毒侵入胃，致使饮食停滞者，可加鸡内金 30 克、加重焦三仙至各 18 克；若气逆强盛者，可加大生赭石至 60 克、苏子 18 克降气；若出现脾气热毒烧灼太过致肝肾阴虚者，加熟地 15 克、枸杞子 18 克、陈皮 6 克滋阴。

(10) 服药注意事项：每日一剂，连服一周，可以逆转脾气热毒上逆的情况，此时不可大意，方中所有药量不可减少，应继续服用两周，以防病情反弹。凡是五脏六腑病变上冲到大脑的病变，都有着气机上的强势逆行，一般中药的药量较小，对逆转病情比较缓慢，此时当守原方用量持续服用，将所逆之气强行压制归附下元。

(11) 病情传变：脾气热毒上逆型，由于脾气热毒太盛、可反侮肝木，出现肝虚胆怯之症，此时可用培肝养肾水之法以制脾热毒邪太过之虞；脾气热毒侵入胃肠致不思饮食运化失司，可以培土润脾之法治之；脾气热毒侵入肺经致肺热咳嗽、咳吐黄痰，可以润肺清金方法治之；脾肾同源，脾气热毒太过可耗竭肾水，可以大补肾水以救其涸。后期可以使用梦醒神丹调整脏腑间的平衡、定位补泻，预防复发。

(12) 西药辅助治疗：此型可使用奋乃静辅助中药治疗，从 2 毫克开始试服，服后四个小时若没有任何副作用，可以每次 2 片，每日三次，以后每次长一片，每天长 3 片（6 毫克），三天内长至每次 5 片，每日三次，每天 15 片（30 毫克），是奋乃静常用量 20—60 毫克的中等剂量。若出现锥体外束副作用，可用苯海索 2 毫克，一日三次随同奋乃静服下。在使用奋乃静的同时，可根据患者的身体和躯体及精神症状等情况，辨证使用中药预防副作用的发生。如果患者睡眠存在障碍，可用安定 5 毫克（2 片）晚上一次服用，以配合中西药物镇静催眠。

6.8.2.1.8. 脾气寒毒上逆型

此类型患者多由于脾气、脾阳两虚生寒，或夏日怕热、贪食生冷久之损伤脾气脾阳，脾经寒气内生，寒邪毒气循经上逆引起脑功能失调的一类精神疾病。

(1) 诊断标准：

A. **舌象**：舌体瘦、舌质淡嫩、舌两侧上半边有齿痕、舌上半部有青灰色舌质，舌苔白滑润、舌中间有裂纹。

B. **脉象**：沉迟细弱、缓而无力。

C. **大便**：大便不调或完谷不化。

D. 喜温怕冷、身凉蜷卧、口唇紫黑、上眼睑青黑或浮肿，四肢软而无力、纳呆食少、上腹胀满、得温则缓。

E. **精神症状**：精神疲倦、怔忡健忘、缄默无语、呆坐少动、情感淡漠、离群索居、惑虑多疑、寒冷天气或夜间幻觉妄想加重，常夜半对空中谩骂辩论，对骂辩论少气无力。

(2) 辩证分析：脾气虚寒毒邪循经上行则舌质淡嫩、舌中间有裂纹、边有齿痕、苔白滑润，眼睑青黑或浮肿、口唇紫黑；脾气寒毒下行则大便完谷不化；脾气寒毒侵犯胃及全身则纳呆食少、上腹胀满、身凉蜷卧；脾气寒毒冲犯大脑则精神疲倦、缄默无语、呆坐少动、情感淡漠、离群索居、寒冷天气或夜间阳气虚弱时幻觉妄想加重，而对空谩骂辩论因脾气虚寒则少气无力。

(3) 特征性症状分析：

A. 舌嫩苔白滑、舌上半边有齿痕，说明脾气寒毒逆行致舌质舌苔白嫩滑润。

B. 脉沉迟细缓无力，说明脾气寒毒致生化之源枯竭，血脉空虚。

C. 大便完谷不化，说明脾气寒毒致胃肠冷寒无力消化食物。

D. 喜温怕冷、身凉蜷卧、口唇上眼睑青黑、腹胀得温则缓，说明一派寒毒侵袭，引起全身寒证。

E. 缄默无语、呆坐少动、情感淡漠、离群索居、寒冷天气或夜间幻觉妄想加重、对空谩骂辩论少气无力，说明脾气寒毒冲犯大脑导致精神功能活动低下、无法持久、意志减退、精神错乱。

(4) 定位定性：定位在脾；定性在气。脾气寒毒逆犯大脑。

(5) 治疗原则：温补脾气、回阳逆寒、振奋大脑。

(6) 方药：回阳救逆汤、黄芪建中汤、逐呆仙丹加减。

(7) 处方用药：制附子 30 克（先煎）、肉桂 9 克、生姜 15 克、桂枝 9 克、黄芪 15 克、白芍 6 克、甘草 9 克、人参 9 克、当归 9 克、白术 9 克、白芥子 12 克、半夏 9 克、菟丝子 15 克。

(8) 方解：制附子、肉桂、生姜、桂枝驱寒散邪是为君药；黄芪、白芍、甘草补气缓中是为臣药；人参、白术、当归、半夏、菟丝子温补气血、振奋大脑是为佐药；白芥子通行六经引诸药祛寒逐邪是为使药，全方共奏祛除寒邪回阳温脾、补气养血振奋大脑之功。

(9) 药物加减：若脾寒毒邪侵犯肺经出现寒邪咳嗽、可加前胡 9 克、紫苑 9、杏仁 9 克暖肺止咳；若脾寒毒邪侵犯胃经致饮食不进，加鸡内金 15 克、砂仁 9 克助胃化食；若脾寒毒邪下侵肾水，可加小茴 9 克、补骨脂 15 克、杜仲 9 克温肾祛寒。

(10) 服药注意事项：此药连服三付即可见效，如无不适可以继续服用至两周，因为凡是因脏腑功能低下导致大脑功能活动呆滞紊乱者，都要连续服用才能彻底扭转危局。如果舌、脉、躯体诸证好转，精神症状上没有大的好转，全方不用调整继续服用一月，精神症状会出现缓慢的好转。此时当继续服药、勇追穷寇，连服至两个月时，精神症状基本就会消失。此时可以根据其症状辩证分析，按调整脏腑功能和定位补泻方案论治，可以治疗痊愈。再辅以梦醒神丹，每日三次、每次三粒、连续服用半年，预防复发。

(11) 病情传变：脾气寒毒上逆型精神疾患，病邪多在本经。若治疗不当或用药剂量较小，病情没有立即逆转，迁延数日，则可传变至相对虚弱的脏腑，无论传至何脏腑何经络，都要在原方的基础上继续驱除脾气寒毒邪气，在所犯脏腑经络加上相应的治疗药物，或针对其相应的类型，辨证论治。只要守住原方原意，持续加大制附子的用量，温阳健脾，纲举目张，就一定有效果，只需循序渐进。

(12) 西药辅助治疗：此种类型可用选用三氟拉嗪配合中药系统治疗，无论患者的精神症状多么严重，使用三氟拉嗪时都要从最小剂量的 5 毫克试服，四小时后没有任何副作用再加大剂量，以防意外。笔者曾亲自听恩师、天津安定医院的周正保主任医师讲过："我早年亲身经历，有一新入院患者，精神兴奋狂躁不已，一实习医师给予该患者氯丙嗪 25 毫克、异丙嗪 25 毫克，一次口服，服后患者陷入昏迷，经抢救才脱险，因此，我告诉我的下级医师，无论患者的精神症状多么严重，只要是给精神药物就要从最小剂量试服，以保安全"。这是至嘱。这类患者用三氟拉嗪会有效，一般从小剂量开始，缓慢加大剂量在 20—30 毫克即可，分三次服用，不用大量。若出现锥体外束副作用，可用苯海索 2 毫克同服，一日三次。在服用三氟拉嗪时，要根据患者的身体状况、躯体和精神症状，辨证选用相应的中药预防副作用的发生。

6.8.2.1.9. 肝经郁毒克脾致虚上逆型

此种类型是由于患者性格内向，多愁善感，以致肝气郁结、久而无解，肝郁克脾致脾气虚弱，肝郁脾虚毒邪上逆冲犯大脑，引起精神活动异常的一类疾病。

(1) 诊断指征：

A. 舌象：舌质淡红、舌苔薄白、肝区有微黄郁滞苔。

B. 脉象：弦缓、寸大尺小，关中弦硬。

C. 大便：便溏不爽、完谷不化、间或有硬块。

D. 躯体症状：头晕目眩、目红有血丝、疲乏无力、胸闷太息、不思饮食、腹胀肠鸣。

E. 精神症状：表情抑郁、闷闷不乐、情绪不稳、时乱时静、心中懊恼、思绪迷茫、急躁易怒、时而冲动、言语狂乱、幻觉妄想、幻听幻视幻触。

(2) 辩证分析：肝气郁结、横逆克脾，故脉弦硬、寸大尺小而缓，黄滞苔；肝郁克脾、脾失健运，故便溏不爽、完谷不化，水谷精微失调；肝邪滞脾，胸闷太息、肠鸣腹泻；肝郁不解，循经上冲，头晕目眩、目红有血丝、致周身疲乏无力；肝经郁毒克脾致虚上逆冲犯大脑，故心中懊恼、表情抑郁、情绪不稳、幻觉妄想、言语狂乱、时而冲动。

(3) 特征性症状分析：

    A. 舌淡白、黄滞苔，说明肝郁毒邪克脾致虚。

    B. 脉缓、关弦硬、寸大尺小，提示脾被肝克，邪阻血脉故而脉道弦硬。

    C. 便溏不爽、完谷不化、时或有硬块，说明肝邪乘脾，脾虚运化失常。

    D. 头晕目眩、眼红有血丝、胸闷太息，说明肝邪挟脾虚毒横逆上冲。

    E. 心中懊恼、闷闷不乐、情志抑郁、幻觉妄想、言语狂乱，提示肝郁克脾虚毒之邪冲犯大脑，大脑中毒，血不荣脑，精神错乱，神志失常。

(4) 定位定性：定位在肝脾；定性在气。郁毒虚邪上逆大脑。

(5) 治疗原则：疏肝解郁、补脾健运、安神定志。

(6) 方药：柴胡疏肝散、归脾汤、酸枣仁汤加减。

(7) 处方用药：柴胡 30 克、赤芍 15 克、郁金 18 克、生地龙 12 克、茵陈 9 克、川芎 9 克、白芍 9 克、枳壳 12 克、陈皮 12 克、人参 9 克、黄芪 12 克、白术 15 克、炒山药克、炒枣仁 30 克、当归 9 克、木香 6 克、生姜 6 克、甘草 6 克。

(8) 方解：柴胡、赤芍、郁金、地龙、枳壳、陈皮、疏肝解郁理气，白芍、当归、川芎柔肝行血是为君药；人参、黄芪、白术、山药、补气温脾是为臣药；炒枣仁、生姜入肝养血安神定志是为佐药；木香、甘草、一行一缓相得益彰是为使药。诸药并行，共奏疏解郁邪、理气行血、补气养脾、安神定志之功。

(9) 药物加减：若出现肝经郁毒克脾犯肾致大便五更泄泻、加诃子 9 克、补骨脂 15 克、吴茱萸 12 克；若出现肝郁化火乘脾虚阳上越，加川黄连 9 克、干姜 6 克、五味子 3 克；若肝经郁毒克脾致脾不统血出现月经过多、崩漏、或便血、衄血者，辨证使用补气摄血之法。

(10) 服药注意事项：每日一剂、连续服用三周以上，肝郁可解，脾虚可补。此时若无其他副作用，仍可继续服用至两个月。因为凡是脏腑功能失调导致大脑功能紊乱者，都有一个脏腑气机耗竭的过程。盖精神活动是人的最高机能活动，其协调诸脏腑的功能来自于大脑系统的有机运作，在这个过程中，一旦某脏腑功能失调，其他脏腑就会自动受到大脑协调前来救援，这样一脏腑有病，必定波及它脏腑，待体内诸脏腑功能耗竭，全部出现功能失调时，大脑机能才受到影响。因此，肝经郁毒克脾致虚上逆导致的精神活动失常，经治疗肝脾功能恢复后、还要有一个诸脏腑功能逐步恢复的过程。处方用药是整体调理的全面考虑，所以要随症加减连续服用，待诸脏腑功能恢复正常，最后才能将精神活动的紊乱彻底治愈。

(11) 病情传变：在治疗过程中，肝经郁毒克脾致虚上逆型精神失常，肝经郁毒克脾可以传变到心经，引起心经气血的失调，或心气亢盛、或心血亏虚，根据实际传变情况辨证论治。此类型还可以传变至肾经，由于脾肾同源，脾虚可引起肾虚，肾虚阳衰膀胱失制，小便失禁淋漓不断，可补肾气固小便并根据情况辨证论治。在治疗中可辅以梦醒神丹调整脏腑间的功能平衡、定位补泻，使机体各个脏腑功能旺盛、大脑功能活动正常，预防复发。

(12) 西药辅助治疗：可以选用奋乃静与安定联合辅助中药治疗，奋乃静每次两片（4 毫克）、一天三次共 12 毫克即可，从最小剂量试服，四小时后无副作用在逐渐加大之所用剂量。安定一次 1 片（2.5 毫克），一天三次，两天后长至每次 2 片（5 毫克）、每天三次，每天总剂量 15 毫克，可随症状加减。该类患者中、西药 联合使用治疗效果明显，根据患者的身体情况和躯体、精神症状，辨证论治，并选用相应中药防止副作用的发生。

6.8.2.1.10. 心脾气虚毒邪上逆型

    此型多由于患者禀赋不足、体质素虚、性格内性、忧思积虑、情志抑郁，或病后失养、心血不足，导致心脾气虚毒邪上逆冲犯于脑，引起精神活动的异常。常见于慢性精神分裂症、神经衰弱、神经官能症等精神疾患，中医的癫症、郁症等神志病。

(1) 诊断指征：

    A. 舌象：舌体瘦、舌尖有凹陷、舌尖边有齿痕、舌质淡或淡胖、舌苔薄白。

    B. 脉象：沉细无力、寸短小弱、关细弦、尺短小细弱。

    C. 大便：大便稀软不成型。

　　D. 躯体症状：心悸乏力、身疲体软、面色苍白或萎黄、食少纳呆、腹胀便溏。

　　E. 精神症状：表情呆板、神思恍惚、沉默少语、若有所思、自言自语、时哭时笑、喜怒无常、精神运动性功能低下、思维混乱不清晰、时或喃喃独语、时或低头沉思、意志减退、对所求不坚持。

(2) 辩证分析：禀赋素虚，后天气血生化不足，或因病后失养，导致心脾气虚。天性懦弱、性格内向、情志内郁、虚邪毒气蕴集五内，积于心脾逆而上冲，干犯大脑，出现精神活动的失常。

(3) 特征性症状：

　　A. 舌体瘦、舌尖有凹陷、舌边尖有齿痕，一派久病心脾气虚之象。

　　B. 脉沉细无力、寸、尺皆短小而弱、关独细弦，说明心脾之气虚寒损耗，不能荣盈脉道。

　　C. 大便稀软不成型，提示心脾之气虚毒已经传至胃肠，引起中气不足，大便无制。

　　D. 面色苍白或萎黄、食少纳呆、身疲体软、心悸乏力，说明心脾气虚之极，无力支撑机体活动。

　　E. 神思恍惚、自言自语、思维混乱、时哭时笑、喃喃独语、意志减退，均提示心脾气虚邪毒上扰心神、大脑失养、癫呆痴傻、精神错乱。

(4) 定位定性：定位在心脾：定性在气。气虚毒邪逆犯大脑。

(5) 治疗法则：温补心脾之大气、促进脑内循环、养血安神。

(6) 方药：归脾汤、人参养荣汤加减。

(7) 处方用药：

　　A. 汤剂：人参 30 克、黄芪 18 克、白术 12 克、当归 9 克、川芎 9 克、茯苓 6 克、熟地 9 克、肉桂 9 克、远志 9 克、炒枣仁 18 克、龙眼肉 15 克、陈皮 6 克、甘草 6 克、柴胡 9 克、升麻 6 克、白芷 9 克。

　　B. 梦醒神丹：每日三次、每次 5 粒，连续服用半年。

(8) 方解：

　　A. 人参、黄芪、白术、茯苓、甘草大补心脾之气是为君药；当归、熟地、川芎、白芷补血行血、促进大脑微循环是为臣药；肉桂、陈皮温肾理气，远志、炒枣仁、龙眼肉补益心脾肝诸经之血、血以养气是为佐药；柴胡、升麻升阳、解郁是为使药。全方共奏大补心脾之气、温补诸经之荣、养血安神、协调大脑微循环、促进精神活动正常之功。

　　B. 梦醒神丹逆转各类精神疾患的衰退状态。两药共同温补气血、养脑荣心、振奋精神。

(9) 药物加减：脾胃虚弱致消化不良者，可加焦三仙各 9 克；肾虚寒者，可加鹿茸 6 克、补骨脂 15 克；肺虚咳嗽者，可加炙黄芪 9 克、紫苏 6 克、杏仁 9 克。

(10) 服药注意事项：此方可连服两周，病情应有所好转，若无任何副作用，可予加减连续服用两个月。若病情持续好转，可以将人参减半继续服用。若大脑功能低下恢复缓慢，可以加麝香 0.2 克、每日两次，连服一周，继服原方一周后，再加麝香服用一周，如此循环间断使用麝香，疗效显著，直至精神活动恢复正常为止。

(11) 病情传变：如果服用一段时间后，患者出现精神活动的兴奋，可以加生磁石极细末 30 ～ 60 克重坠，将温补之气回引肾经，巩固下元。如果治疗一段时间后，如果出现温补太过，腹中胀气之虞，可加陈皮用量至 18 克、加槟榔 9 克、厚朴 9 克、破气下行。如果出现其他类型的症状者，可按其辨证类型给予相应的调理。

(12) 西药辅助治疗：此种类型可以使用具有温阳振奋药理作用的精神药物三氟拉嗪，配合中药辅助治疗。从最小剂量 5 毫克开始试服，服用四个小时后，若没有任何副作用，就可以每日三次，每次 5 毫克（1 片），三天后可以长到每次 2 片、每日三次。这个剂量可以连续服用，尽量不要再长量。因为这种类型的病机主要是心脾气虚毒邪上逆，中药有着极大的优势，单纯用中药就能使患者恢复健康，但是中药有一个发挥药效的过程。考虑到患者的精神症状发作使得家属心情焦灼，恨不得马上就能制止住精神错乱，所以配伍使用具有温阳振奋的三氟拉嗪，与中药的药理有异曲同工之妙，用之有益于尽快取得疗效。如果患者家属没有这种焦灼心理，则尽可能地不用三氟拉嗪，也不用担心出现锥体外系的副作用，毕竟使用三氟拉嗪存在着出现锥体外系副作用的风险。

6.8.2.1.11. 肺气燥毒上逆型

此型多见于素体虚弱的女性，男性亦有但不多见。患者平素先有肺经阴虚，久之引发阳虚或虚实夹杂，但仍以阴虚为主，肺经久阴虚引发肺燥，肺燥之毒邪上逆扰及心神，出现心身失调的精神症状。初期患者尚存自知能力，一旦肺气虚毒燥邪上逆犯脑，就会失去自知力，发作精神症状。多见于精神分裂症、情感性精神障碍、癔病、巫术所致的精神障碍，中医的脏躁症、郁症、百合病、癫症等各类神志病。

(1) 诊断标准：

A. 舌象：舌质红、嫩、少苔。

B. 脉象：动、小数，寸动如豆、尺脉欲无。

C. 大便：基本正常。

D. 躯体症状：面色红白相间、心声惑乱、恍惚难宁、心烦不寐、欲食不食、欲行不行、欲卧不卧、时发时止，或午后面部烘热、五心烦闷。

E. 精神症状：神志时清时蒙、呃逆频作、气恼难抑、坐卧不宁、悲泣时作、喜怒无常、哭笑无时、幻听幻视、犹如鬼神附体、形态状若神灵。

(2) 辩证分析：此类患者多为古之百合病、脏躁症等的混合证，多因素体阴虚、肺燥气虚，或忧思过度、暗耗心液、肺燥阴伤，因精神因素触发神志恍惚、精神紊乱，致饮食、行为、言语、感觉失调。此乃综合因素所致的"百脉一宗、悉致其病"。类似于西医的癔症、焦虑症、神经衰弱、部分精神分裂症症状等。

(3) 特征性症状分析：

A. 舌质红、嫩、少苔，说明肺阴虚而燥。

B. 脉寸动如豆、小数、尺欲无，说明燥在肺经，上冲于心、下竭肾源。

C. 大便基本正常，说明肺燥尚未侵袭到胃肠。

D. 心声惑乱、恍惚难宁、欲食不食、欲行不行、欲卧不卧、辗转反侧、时发时止、面色红白相间、或午后烘热均乃肺气虚燥扰及五脏之神，阴虚夹杂阳虚毒邪上逆。

E. 神志昏蒙、气恼难抑、悲泣时作、哭笑无常、幻听幻视、犹如鬼神附体、状若神灵，说明肺气燥毒挟百脉一宗至邪毒上逆心神，导致思维混乱、感知觉综合障碍、精神错乱。

(4) 定位定性：定位在肺；定性在气。肺气燥毒冲犯大脑。

(5) 治疗原则：养阴润燥、补脾养心、调理气机、安神定志。

(6) 方药：甘麦大枣汤、百合地黄汤、滑石代赭汤等加减。

(7) 处方用药：甘草9克、淮小麦30克、大枣7枚、百合15克、生地黄9克、滑石9克、生赭石（极细末）12克、柴胡6克、郁金3克、炒枣仁15克、茯神9克、琥珀6克。

(8) 方解：甘草、小麦、大枣、百合、生地、甘润平补养阴清燥是为君药；滑石、生赭石化湿安胃引虚邪下行是为臣药；炒枣仁、茯神、琥珀宁肝养心合君臣之意安五脏是为佐药；柴胡、郁金巧梳郁邪是为使药，全方共奏养阴清燥、甘润平补、调安五脏、疏解郁邪之功。润燥兼安五脏、养心巧理肝郁，为治肺气燥毒上逆之妙方。

(9) 药物加减：本方照顾比较全面，一般不需加减，但面烘热而稍有汗出者可加麦冬9克 养阴止汗；神思恍惚而又呵欠频作者可加人参6克、山萸肉12克补气养心；肺燥而又兼有咳吐黄硬痰核者，可加胆南星9克、全瓜蒌15克清热化痰润肺。

(10) 服药注意事项：此方除肺燥、安五脏、养心神、定魂魄，服用时一般一副药可以煎煮800毫升，分为两次，在15分钟内徐徐温服下，一般连服两周便有效果，如果两周后有些效果但疗效不特别明显者，是药量较轻之故，可以在原方的基础上加倍使用，再服两周即可见大效，见效后可以根据病情好转的实际情况，辨证加减服用至病愈为止。

(11) 病情传变：肺燥可传变为大便干燥，此时若无虚症，可以加大黄通泻，如虚症明显，可以加生黄芪9克，再用大黄通腑。肺燥也可传变为心燥，此时可以加用川黄连益阴养心，阻止肺燥传心。肺燥还可传变至肾，出现头晕耳鸣、腰膝酸软、便干尿少、两颧潮红症状，此时可以加滋补肾阴之品，阻断肺燥下行传肾。

(12) 西药辅助治疗：此类型患者因症状复杂，可以联合使用一些精神药物或者安定剂，如果幻觉妄想丰富，可以用氯丙嗪或奋乃静临时控制一下症状，在试服确认无任何副作用后，可以注射冬眠合剂，使患者迅速安定下来，为服用中药创造条件。如果患者合并存在睡眠障碍，可应用安定 5 毫克、每日三次，饭后睡前服用，帮助患者睡眠。到了治疗后期，可以及早停掉精神药物或安定之类辅助睡眠药物，单纯用中药调理，可以与患者其及家属做好思想工作，使之尽量配合系统中医药治疗。临床痊愈后再根据患者的具体情况，使用梦醒神丹，调整脏腑间的功能平衡、定位补泻，使患者提高精神上的免疫能力，身体强壮，以达"神制形从、形胜神乏"之状态，防止复发。

6.8.2.1.12. 肺气虚毒上逆型

此种类型多见于素体肺气虚弱，患者常患感冒、伴发感冒而发作的一组精神疾病。类似于西医的呼吸系统疾病所致的精神障碍，但又不全像，是感冒引发哮喘，继之出现精神症状的一组精神疾病。

(1) 诊断指征：

A. **舌象**：舌质淡白、尖边有齿痕。

B. **脉象**：虚大而数、重按无力、浮小极弱。

C. **大便**：基本正常，时有散乱。

D. **躯体症状**：身疲乏力、动则汗出、平素体虚易感冒、经常出虚汗，甚则夜间睡时也有汗出，感冒后咳喘频频，哮喘、精神症状加重。

E. **精神症状**：怔忡恍惚、虚烦不眠、盲目走动、或哭或笑、不饮不食、目光呆滞、昏不识人、语无伦次、不知羞耻、不识秽洁、幻觉妄想、欲行又止。

(2) 辩证分析：此种类型的患者多因先后天禀赋不足，免疫力低下，素体肺气虚，经常感冒哮喘，气息不续、气虚邪毒上逆，导致脑内血氧供应虚毒夹杂，大脑中毒引起精神疾病。

(3) 特征性症状分析：

A. 舌淡苔白、边尖有齿痕，肺气虚毒邪聚于上。

B. 脉虚大而数、重按无力、浮小而弱，提示肺气极虚毒邪蕴上，阳脱于阴。

C. 大便基本正常、时有散乱，说明肺气虚毒极致大便散乱。

D. 身疲乏力、动则汗出、平素体虚极易感冒，咳喘频频、哮喘发作，感冒后精神症状加重，说明脑内缺氧、肺气虚毒挟外感寒毒上逆。

E. 怔忡恍惚、目光呆滞、皆为肺气虚毒与寒毒之邪上逆于脑致脑液凝滞，昏不识人、或哭或笑、幻觉妄想，说明肺气虚毒扰及心神，五脏虚极失调出现精神错乱。

(4) 定位定性：定位在肺；定性在气。肺气虚毒上逆大脑。

(5) 治疗原则：大补肺气、温驱寒邪、调养心神、增加机体免疫能力。

(6) 方药：玉屏风散、生脉散、银翘散加减。

(7) 处方用药：生晒参 18 克、生黄芪 30 克、防风 15 克、生白术 15 克、生甘草 9 克、制附子 6 克、麦冬 6 克、五味子 9 克、荆芥 6 克、炒枣仁 18 克、龙眼肉 9 克、杏仁 12 克、前胡 9 克、金银花 9 克、连翘 9 克、焦三仙各 9 克。

(8) 方解：生晒参、生黄芪、生白术、生甘草大补肺气为君药；防风携黄芪固表、荆芥助防风祛寒、制附子横扫群虚邪是为臣药；杏仁、前胡、金银花、连翘止咳清热，五味子益阴、炒枣仁、龙眼肉入心肝养血生气是为佐药；焦三仙养胃助运培固中焦生气是为使药。全方共奏大补肺气、温驱诸邪、调养心神、增强免疫之功。庶几可逆转肺气虚毒，保护大脑恢复精神活动正常。在临床上可以根据患者的实际情况，加减使用相应药物对症治疗。

(9) 药物加减：若汗出过多，可加麻黄根 9 克、煅牡蛎 18 克帮助止汗；若舌渐红、苔渐黄者，可加金银花至 18 克、连翘 15 克清热解毒阻病邪内传。

(10) 服药注意事项：凡此类型者，服药时都要特别谨慎而行，因为肺气虚毒上逆致脑功能失调的机理极为复杂，肺气虚毒外加风寒侵入，二邪相并则有虚实夹杂之虞，补气则加重外邪内侵，祛寒则耗散肺气，使肺气虚毒更甚；温阳则动血耗气；清热则内寒生。因此、一般是每服三副药，就要详细观察分析，若肺气虚毒稍好转，则要注意外邪的驱散，若外邪驱散不利，则要加大力度，可以加用麻黄 6 克、桂枝 9 克迅速将寒邪驱除。加大驱寒力度。可每服一副药，就要观察辨证分析，而后再行定夺。切不可一味补气、一味攻伐，伤及肺气根源，影响治疗。总之，治疗这类精神疾病时一定要随时调整处方用药，胆大心细：一要注重躯体症状的调理，一要注重精神症状的调理，二者在调理过程中，相生相助、相得益彰。不可相克相损，一着不慎，导致病情迁延，病程漫长，拖成难以治愈之疑难杂症，此乃医家大忌。

⑾ 病情传变：此类病情传变迅速，临床上要密切注意观察。如果出现外邪侵入过快，迅速出现发热的情况，应快速缓解发热症状，再行继续治疗；如果在解除寒邪时出现汗出过多之虚脱现象，应回阳救逆固脱，制止危象的出现；如果出现其他类型的传变现象，按照其类型辨证论治。

⑿ 西药辅助治疗：可以根据患者的精神症状灵活选用，配合中药的系统治疗。如果出现兴奋失眠者，可以选用一些安定；如果出现幻觉妄想严重者，可以选用一些少量的非典型抗精神病药物如奥氮平、阿立哌唑、卓乐定、喹硫平等。不管选用何种类型的精神药物，一定要遵循先从最小剂量开始试服，而后再加大到应用剂量。剂量一般保持在此类精神药物治疗计量的 30--50% 左右。不可大量使用，避免这类变化比较快速的躯体和精神症状用药混乱而出现其他的变症，无端增加治疗难度。

6.8.2.1.13. 肾气热毒上逆型

此类型多见体质强盛之人，思虑过度、邪热入肾，或药石补益太过，平素蕴热偏盛、水湿壅闭等所致，以致足少阴肾经气实而生热，肾气热毒上逆于脑，导致精神活动紊乱的一组精神疾病。多见于精神分裂症、情感性精神障碍，中医的虚狂、癫狂合并症等神志病。

⑴ 诊断指征：

　　A. 舌象：舌质红绛，舌根部有黄厚腻滞苔、刮之不去。

　　B. 脉象：尺大而实、有力而硬、尺长而弦、寸小尺大。

　　C. 大便：基本正常、小便黄而少。

　　D. 躯体症状：耳聋头重、两眼昏蒙、腰背强直、体重骨热、两颧红赤、怕热、时出热汗、舌燥咽肿、膀胱热胀而少尿。

　　E. 精神症状：神识时清时昧、善忘头痛、心烦易怒、恍惚昏蒙、颠三倒四、时或打人毁物、时或狂呼乱叫、时发时止、夜间尤甚、思绪迷乱、幻觉妄想、幻听丰富。

⑵ 辩证分析：此症是由体实强盛、或药石补阳不当，肾气实邪毒蕴下焦，致膀胱胀闭、邪气从少腹腰脊直冲脑际，导致大脑功能紊乱，出现精神活动异常的一组精神疾病。此种类型中医古籍上少有记载，源于宋代钱乙提出"肾主虚、无实"之论。实际上世间万物，有阴就有阳，至于人体，无论何脏何腑、何经何络、都有阴阳，既有阴阳、就有寒热、就有虚实。《黄帝内经·灵枢本神》中也有"肾气虚则厥，实则胀"的记载。因而，在精神疾病的临床上，钱乙等人的肾无实论误人久矣，今正之。

⑶ 特征性症状分析：

　　A. 舌质红绛、舌根部有黄厚滞苔、刮之不去，提示肾经实热毒邪蕴聚下焦。

　　B. 脉象尺大而实、弦硬而长，寸脉小，说明肾气热毒实邪霸踞下元，阻脉上行。

　　C. 大便基本正常，小便黄而少，说明肾气热毒尚未侵犯到胃与大肠，因肾与大脑以脊髓为径相通，其邪毒循少腹沿腰脊直接上逆入脑，少犯胃与大肠。

　　D. 耳聋头重、两眼昏蒙、腰背强直、体重骨热、两颧红赤、舌燥咽肿、膀胱热胀而尿少，均提示肾气热毒实邪循腰脊经络上逆入头。

　　E. 善忘头痛、颠三倒四、打人毁物、狂呼乱叫、时发时止、夜间尤甚、幻觉幻听严重，说明肾气热毒实邪上冲脑际，脑细胞对毒邪的吸收引起中毒，导致精神活动错乱；肾属水阴夜间发作尤甚，癫狂大作矣。

⑷ 定位定性：定为在肾；定性在气。肾气热毒冲犯大脑。

⑸ 治疗原则：泻肾清热、解毒驱邪、重坠安神。

⑹ 方药：泻肾大黄汤、枣仁安神丸加减。

⑺ 处方用药：生大黄 18 克、茯苓 30 克、黄芩 15 克、黄柏 30 克、泽泻 18 克、生磁石极细末 30 克、生地 9 克、玄参 9 克、菖蒲 9 克、甘草 6 克、炒枣仁 18 克、当归 9 克、肉桂 2 克、羚羊角粉 1.5 克分两次随汤药冲服。

(8) 方解：大黄、黄芩、黄柏直泻下焦热毒邪实，迫邪从大便出是为君药；茯苓、泽泻迫邪从小便出是为臣药；生地、玄参、当归清肾经伏匿之热毒实邪，生磁石重坠肾气热毒实邪归附肾元、肉桂收摄肾经真阳，羚羊角清因肾热而致的肝经热邪是为佐药；菖蒲、甘草通窍调和诸药是为使药。全方共奏倾泻肾经热毒实邪、通利小便、除肾经伏邪、重坠安神之功。

(9) 药物加减：痰热甚者，加鱼腥草 30 克、瓜蒌皮 18 克，清热化痰；痰少而口干者，加麦冬 9 克、沙参以养阴；口干舌燥者，加天花粉 15 克、知母 12 克、芦根生津润燥。

(10) 服药注意事项：此药每日一剂、连续服用。服用第一剂即可见效，连续服用可以迅速扭转病情，其耳聋头重、两眼昏蒙、腰背强直、舌燥咽肿、膀胱热胀而尿少可迅速消解。其颠三倒四、打人毁物、狂呼乱叫、幻觉妄想均可好转。患者此时应感觉到身体疲惫，想睡觉，这是病情好转的征象，不要随意减轻药量，指标是保持大便每日三至四次，超过四次减少大黄用量，不够三次加大大黄用量至 30～60 克，同时加用厚朴、枳实以泻其气，应根据其躯体和精神症状转变的情况，加减服用直至痊愈。

(11) 病情传变：肾气热毒上逆可以向肺经传变，如出现肺热咳嗽剧烈吐脓痰者，可以加用生石膏 30—60 克、金银花 30 克、鱼腥草至 60 克、胆南星 18 克、全瓜蒌 30 克大力清肺祛痰；肾气热毒可以传变为膀胱热毒实邪，小便癃闭，可用八正散、抵当丸等通利水道、活血祛瘀、清肺润燥、清热解毒；肾气热毒实邪也可经肺经传变为阳明腑实热结，此时加大大黄用量，加芒硝 9 克分两次化服、加枳实 30 克、厚朴 18 克破气通泻。病情后期，可用梦醒神丹调整脏腑间的功能平衡、定位补泻，以为巩固疗效、彻底治愈，防止复发。

(12) 西药辅助治疗：西药可以加用氯丙嗪，从小剂量试服、如无副作用，可以用冬眠合剂辅助中药系统治疗。使用冬眠合剂的作用是：患者只要服用完中药、吃完饭、大小便后，便进入睡眠状态，为中药在体内全面发挥作用提供帮助。此时应将护理级别提升为特护，密切观察患者的生命体征和症状变化，根据患者体质和躯体及精神症状的转变随时调整中、西药物，在保证患者绝对安全的情况下，尽快取得显著疗效。

6.8.2.1.14. 肾气寒毒上逆型

此型是由于先天肾寒或患者用脑思虑过度，伤及肾精，出现肾气明显下降以致本脏寒邪重生，肾气虚寒毒邪上逆入脑，引起大脑功能低下、失调而导致的一组精神疾病。相当于某些单纯型精神分裂症、早发性痴呆等以精神功能衰退为主要症性的精神疾患。

(1) 诊断标准：

A. 舌象：舌体瘦小、舌质青紫或淡白、舌苔少或呈淡粉色。

B. 脉象：尺脉濡迟、小紧虚滑而长无力。

C. 大便：细软、次数多、或五更泄、小便清长。

D. 躯体症状：耳鸣如蝉叫、声音时大时小、腰身怕冷、手脚冰凉、食欲减退、形体日渐消瘦。

E. 精神症状：情感淡漠、行为退缩、反应迟钝，思维贫乏、语言凌乱、神志恍惚、思绪迷茫、讲话茫然、有头无尾、做事迟缓、凌乱无序、幻觉妄想片段出现。

(2) 辩证分析：此类型患者病前多为先天禀赋缺陷，或后天性格内向、思维缜密，行为规矩之人。由于用脑过度，伤及肾经真阴真阳，久之肾精耗竭，功能低下，肾气寒毒上逆干犯脑际，致大脑功能失调，出现精神活动低下、紊乱。

(3) 特征性症状：

A. 舌体瘦小、舌质青紫、舌苔淡粉均为肾气虚寒的典型症状。

B. 尺脉濡迟、小紧虚滑无力，提示肾精耗竭、元阳受困、肾经血脉之气因寒无力上行。

C. 大便稀软、次数多、或五更泄、小便清长，均说明肾气寒邪充斥下焦，导致下元虚寒诸证丛生。

D. 耳鸣如蝉、腰身怕冷、手脚冰凉、形体消瘦，说明肾气寒毒巡经上窜、扰及全身，生命功能大为衰减。

E. 情感淡漠、行为退缩、语言凌乱、思维贫乏、幻觉妄想等，说明肾气寒毒上逆侵犯大脑，出现精神功能活动的低下、迟钝、紊乱、失常。

(4) 定位定性：定位在肾；定性在气。肾气寒毒上逆大脑。

(5) 治疗原则：温肾壮阳、循经祛寒、通窍养脑、激活脑细胞。

(6) 方药：右归丸、当归四逆汤、通窍活血汤与补脑丸加减。

(7) 处方用药：A、熟地9克、肉桂15克、菟丝子9克、枸杞9子、制附子60克武火先煎一小时、小茴9克、当归15克、桂枝9克、细辛9克、炒枣仁18-30克、益智仁30克、远志18克、石菖蒲15克、川芎9克、桃仁9克、生姜9克、白芷15克、麝香0.2克。B、梦醒神丹每日三次、每次五粒，连续服用半年以上。

(8) 方解：A、制附子、肉桂、小茴、生姜、菟丝子、枸杞子、熟地，大补肾阳肾阴是为君药；炒枣仁、益智仁、远志、石菖蒲益智安神补益大脑是为臣药；当归、川芎、桃仁、细辛、桂枝养血活血，温经通络交通脑肾是为佐药；麝香、白芷穿透血脑屏障带领诸药直入大脑激活振奋脑细胞是为使药。诸药共襄温补肾阳、驱逐寒毒、益智养脑、活血通络、激活脑细胞振奋精神之功。B、梦醒神丹温阳降逆、补脑养神、活血化瘀、疏通微循环、激活处于休眠状态的脑细胞。

(9) 药物加减：

A. 下焦久寒难解加仙茅、巴戟天、淫羊藿；五更泄泻频繁者加大剂炒白术、炒山药；泄泻腹痛甚者加白芍、甘草缓急止痛；肾气寒毒侵犯脾胃饮食不进者，加生山楂、鸡内金、焦三仙健脾开胃消食。

B. 梦醒神丹一开始服用可以每日三次、每次五粒，每天上下午各随汤药服下、晚饭后服用一次。三个月后如果舌脉向正常方面转化，情感淡漠、行为退缩好转，可以视情逐步减少用量：以每周减少一粒的速度，减至每日三次、每次三粒，长期服用一至二年。

⑽ 服药注意事项：方中制附子要使用四川江油产的黑顺片，剂量可以从60克缓慢加至250克左右，每天加15克，逐日增加，直至精神症状出现活跃为止。当剂量超过90克时，需要先煎两个小时，煎煮到两个小时，可用嘴咀嚼一下，若有嚼土豆片一样的感觉就可以了，若舌尖有麻的感觉，就要继续煎煮，直到没有了麻的感觉才可以加入它药同煎。如果对症了，大剂量制附子对单纯性精神分裂症以及各类慢性精神分裂症特别是具有衰退状态的患者，疗效明显。临床上可以大胆使用，但使用时要特别小心谨慎，首先要辩证准确，寒毒邪盛为主；其次要从小剂量9克开始服用，逐日加量，每日加9克，一天一处方，单日不可多加量。

⑾ 病情传变：肾气寒毒上逆型可能会因多种因素传变出现一时的虚狂状态，可以加用生赭石、生石决明、珍珠母、熟地、麦冬平肝潜阳滋阴引火归元；若出现离群索居、独居一隅、啖食脏污严重者，可以大剂使用胆南星、天竺黄、清半夏、青礞石、生大黄、石菖蒲醒脑涤痰开窍；或连续地间断性地涌吐痰涎以尽快排泄病理产物。

⑿ 西药辅助治疗：此种类型可以使用三氟拉嗪、利他林联合使用，配合中药系统治疗。使用时每早上饭后（07:30）服用一片5毫克的利他林片；中午12:30与晚上19:30各服一次三氟拉嗪（5-10毫克），最大剂量是每天20毫克，一般不必多服。利他林是中枢兴奋药，临床上应用于注意力不能集中的多动症等精神发育不全；三氟拉嗪是具有激活振奋作用的精神药物，在消除精神症状时还具有振奋作用，二药隔开五个小时服用，没有交互副作用，而能产生相互协调的振奋激活作用，配合中药温阳振奋诸药，三种药物以中药为主、具有相得益彰的应用效果。

6.8.2.1.15. 肾阴亏损、水不涵木、肝毒上逆型

此类患者是由于素体肾经阴虚，或纵欲过度、导致肾阴亏损，又因诸事不顺、思虑过度、循经传变致肝，致使肾气虚毒之邪挟肝经瘀滞之气毒邪上逆冲犯大脑，导致脑功能失调，出现精神活动紊乱的一组精神疾病，多见于虚狂症、青春型精神分裂症、情感性精神障碍、焦虑症等神经精神疾病。

(1) 诊断标准：

A. 舌象：舌质红、舌苔少、舌上少津。

B. 脉象：弦细数、寸部小紧上冲、肝部弦、尺部细小而弱。

C. 大便：基本正常。

D. 躯体症状：面色潮红、两目红赤、眼角有血丝、视物昏花、目涩畏光、头晕耳鸣、胸肋作痛、肢体麻木、筋惕肉瞤、腰膝酸软。

E. 精神症状：心悸不寐、五心烦热、急躁易怒、喜怒无常、表情兴奋、两目直视、哭笑无间、幻视幻听、吵

闹叫骂不休、时间不能持久、旋停又闹。

(2) 辩证分析：肾阴亏损、虚火上炎、邪入肝经导致虚邪与肝经热毒上逆，出现舌红少津、脉弦细数，两目红赤、视物昏花、头晕耳鸣，肢体麻木、筋惕肉瞤、腰膝酸软等肾阴虚邪侵入肝经，致肝毒上逆之症。肾阴虚邪毒上逆挟肝经邪毒侵犯大脑，出现两目直视、五心烦热、急躁易怒、喜怒无常、吵闹不休、哭笑无间等脑功能紊乱的癫狂症状，但是症状不能持久，尚在肾阴虚肝气毒邪上逆阶段，既没有上升为肝热毒上逆型、也没有传变到心火亢盛和痰火内扰等类型。

(3) 特征性症状分析：

A. 舌红苔少、舌上少津，提示肾阴虚水不涵木。

B. 脉弦细数、寸部小紧上冲、尺小而弱，说明肾阴虚精少不能荣脉、肝脉独弦是肝经邪毒被肾阴虚所裹挟之脉证。

C. 大便基本正常，提示肾阴亏损、水不涵木、肝毒上逆尚在肝肾气机，还没有侵犯到毒蕴胃肠大便失调阶段。

D. 两目红赤、眼角有血丝、视物昏花、目涩畏光均提示肾阴亏损虚毒母病传子致肝经受邪循经上犯，肝开窍于目，双眼受损严重。胸肋作痛、肢体麻木、筋惕肉瞤、腰膝酸软均说明肾阴亏损、邪毒入肝、经络阻滞、邪气四窜。

E. 心悸不寐、五心烦热、两目直视、急躁易怒、哭笑无常、幻视幻听、吵闹时间不能持久，说明肾阴亏损肝毒虚邪上逆大脑，导致精神活动出现紊乱，癫狂之症作矣。

(4) 定位定性：定位在肾；定性在气。肾阴虚肝毒上逆犯脑。

(5) 治疗原则：大补肾阴、涵木养肝、倾泻肾肝气毒。

(6) 方药：左归丸、清肝明目汤、镇肝熄风汤加减。

(7) 处方用药：熟地 60 克、枸杞子 30 克、菟丝子 30 克、天冬 15 克、麦冬 15 克、鹿角胶 12 克分为两次烊化兑服、夏枯草 30 克、密蒙花 30 克、青葙子 30 克、白蒺藜 30 克、肉桂 3 克、制附子 3 克、杜仲 6 克、生赭石 30 克、生龙牡各 18 克、柴胡 9 克、郁金 9 克、白芍 15 克、陈皮 9 克。

(8) 方解：熟地、枸杞子、菟丝子、天冬、麦冬、鹿角胶大补真阴是为君药；夏枯草、密蒙花、青葙子、白蒺藜清肝邪毒是为臣药；肉桂、制附子、杜仲、寓阳中求阴，生赭石引气下行归元，生龙牡敛肝浮越之气，柴胡、郁金、白芍疏解郁邪柔肝是为佐药、陈皮调节粘腻之品是为使药。全方共奏大补真阴、阳中求阴、清肝明目、疏解郁邪、引气归元、清脑醒神之功。

(9) 药物加减：如果出现夜间盗汗，可加地骨皮 18 克；如出现小便不利，可加茯苓 15 克；如有干咳少痰，加大麦冬至 18 克；如腰膝酸软严重之不能起身者，可加补骨脂 30 克；如大便出现干燥者，可加大黄 9 克清腑通便。

(10) 服药注意事项：此方一般可以连续服用两周即可见效，若无其他副作用，可继续服用至两个月，此时定见大效。此方一般比较稳妥，不会有什么差错，但因人的禀赋体质不同，若在治疗中出现其他变症，可按该变症类型辨证论治。

(11) 病情传变：肾阴不足、不能滋养肝木而致肝虚阳上逆，出现脑功能的失常，治疗大法为滋水涵木。在疾病发展过程中，可出现肝经虚邪毒气循经传变为心火上炎，不可单纯泻心火，可以协调上热下寒的甘草泻心汤加减治疗；若传变至肺出现肺气虚损、咳喘等症，可应用填补下元肾之阴精、温补肺气、坠引邪气回归下焦之方法辨证调治；若出现肾阴虚夹肝毒克脾土之症，可以健脾养胃、滋补肾水、涵润肝木、引气归元之法综合调整。

(12) 西药辅助治疗：可以奋乃静辅助中药系统治疗，服用时从 2 毫克试服，如无副作用可以缓慢增加至 20-30 毫克左右（10-15 片），即每日三次、每次 3-5 片左右。奋乃静对具有幻觉妄想、焦虑激动、思维障碍等各类精神疾病有较好的疗效，配合中药对由于肾阴亏损、水不涵木、肝毒上逆型精神障碍有很好的治疗效果。

6.8.2.1.16. 心肾不交、阴虚火旺、肝邪上逆型

此型为患者素体阴虚，加之房事纵欲过度或所慕不遂、手淫频繁、伤及肾精真阴，真阴既伤、心火不降、水火不济、阴虚火旺，毒邪上逆而引起的一组精神疾病。多见于西医的青春型精神分裂症、中医的虚狂、花癫等精神障碍。

(1) 诊断标准：

    A. 舌象：舌红少津、舌上无苔或极少。

    B. 脉象：弦细数。

    C. 大便：基本正常。

    D. 躯体症状：面色潮红、心悸失眠、惊惕多梦，眩晕耳鸣、咽干口燥、腰膝酸软，男子梦遗滑精、女子梦中性交。

    E. 精神症状：心烦躁扰、坐卧不宁、焦虑不安、夜不能寐，神思恍惚，怵惕惊恐、辗转不宁、哭笑无常，幻觉妄想、内容多与性有关，行为紊乱、举止多与性相连，时而不顾羞耻、时而追逐异性。

(2) 辩证分析：素体阴虚或房事过度、或所慕不遂、思虑过度、手淫频繁伤及肾阴。肾主水、心主火，心肾相交，水火既济，生命活动正常。肾肝阴虚、心肝火旺，心肾不交、水火不济，邪无所依，上犯脑际，毒邪入脑、精神失常，所有症状均围绕着男女恋想不遂而产生。心肾不交、阴虚火旺、毒邪上逆，发为花癫、虚狂之症。

(3) 特征性症状：

    A. 舌红少津提示水火不济、心肾不交。

    B. 脉弦细数，提示阴虚火旺，邪毒循肝经上逆。

    C. 大便基本正常，说明阴虚火旺未侵犯到胃肠。

    D. 面色潮红、心悸失眠、惊惕多梦，眩晕耳鸣、咽干口燥、腰膝酸软，男子梦遗滑精、女子梦中性交，均说明思虑过度、肾精亏损，情事不遂、纵欲频繁、梦魂颠倒、萦回于脑际不去。

    E. 心烦躁扰、坐卧不宁、焦虑不安、神思恍惚提示心肾不交、阴虚火旺扰及心神，怵惕惊恐、哭笑无常、行为紊乱、幻觉妄想、内容多与性有关、追逐异性、不顾羞耻，说明所慕不遂、情事不顺、日思夜想，说明心肾不交、阴虚火旺、毒邪上逆、冲犯大脑，导致理智丧失、精神活动失常，虚狂、花癫、青春型精神分裂症发作矣。

(4) 定位定性：定位在肾肝：定性在气。肾虚肝毒心火冲犯大脑。

(5) 治疗原则：滋阴降火、平肝散郁、养心安神。

(6) 方药：散花去癫汤、大补阴丸、朱砂安神丸加减。

(7) 处方用药：黄柏 12 克、熟地 15 克、知母 12 克、生龟板 9 克、川黄连 12 克、肉桂 2 克、柴胡 9 克、白芍 9 克、当归 9 克、炒栀子 9 克、茯神 15 克、石菖蒲 12 克、麦冬 9 克、元参 9 克、白芥子 9 克、甘草 6 克、炒枣仁 30 克、朱砂 1 克冲服、麝香 0.2 克冲服。

(8) 方解：黄柏、熟地、生龟板、知母、川黄连、肉桂滋阴降火、交通心神是为君药；柴胡、白芍、当归、麦冬、元参、炒栀子疏肝解郁、润养肝肾是为臣药；炒枣仁、茯神、石菖蒲、朱砂、养肝心之血安神是为佐药；白芥子走诸经皮表、麝香携诸药精气直入大脑是为使药。全方共奏大补真阴、交通心肾、滋阴降火、疏肝解郁、养血安神之功。

(9) 药物加减：舌两侧有暗黑色瘀点者加桃仁 9 克、红花 9 克、三棱 9 克、莪术 9 克活血化瘀；狂乱严重者，加生赭石 30 克重坠引气归原；声嘶力竭口渴者，加天花粉 18 克、知母加大至 30 克；夜间十一点至凌晨一点醒来不能再入睡者，加柏子仁 30 克、炒枣仁加大到 30 ～ 60 克。

(10) 服药注意事项：由于患者病情复杂，五脏六腑功能均受影响，绝非一方一药能迅速制止住花癫狂乱发作，为了面面俱到，拟定此方为大复方。一般没有什么大的副作用出现，可以连续服用两周至一个月，一般病情会有大的好转，此时症状大为减轻。要在继续服用中药的基础上，加大心理治疗的力度。心理治疗要针对患病的诱因，分清虚实，若患者的情爱要求是可以达到的，家属应全力帮助其去实现；若患者的要求与其自身实际情况不符，则要与患者根据自身的实际情况，全面认真仔细的分析，放弃通过努力仍不可能达到的要求，面对现实；要引导患者开阔视野，多读勤学上进书籍，特别是社会哲学类的读物，通过学习抛弃不切实际的想法，维持住现在的社会生活水平，提高患者的社会认知能力，激励患者通过努力奋斗，争取更好的充满希望的明天。通过相关的心理治疗，杜绝心因后患，防止复发。

(11) 病情传变：此类精神疾患，由心肾不交、阴虚火旺、导致毒邪上逆大脑，出现精神活动的紊乱。精神活动紊乱的内容，多表现在其发病的诱因上，感情受挫是其主要诱因。在疾病转归过程中，可能出现向抑郁症传变的倾向，若出现抑郁倾向，是肝心阳气受损，可以按照温阳法辨证治疗。还有向狂症转变的可能，如果出现这种情况，就要按狂症辨证论治。

⑿ 西药辅助治疗：此种类型的精神疾病，可以选用奋乃静或三氟拉嗪辅助中医治疗，从小剂量试服，无副作用可以缓慢加大剂量，保持中小剂量即可。这类属于中医虚狂花癫的精神疾病，主要还是以中医药为主进行调理，以达彻底治愈之目的。在治疗的过程中，要始终注重心理治疗，要随着治疗的深入，不断地加大心理治疗，使药物治疗与心理治疗有机地结合起来，促进患者的精神免疫能力不断增强，恢复精神健康。

6.8.2.1.17. 心虚胆怯毒邪上逆型

此种类型是由于平素心胆气血虚弱，偶受惊吓、精神紧张不能自行缓解，导致心虚胆怯毒邪上逆干犯大脑，出现精神活动的紊乱。常见于中医的癫呆症，精神分裂症衰退型、各类神经衰弱、神经症等。

(1) 诊断标准：

A. 舌象：舌质淡、舌苔薄白。

B. 脉象：细弦小数、寸极小，左脉关部浮小硬、中取无。

C. 大便：基本正常。

D. 躯体症状：面色㿠白、恶闻声响、心悸不宁、不寐多梦，食少纳呆、乏力气短。

E. 精神症状：情绪低落、郁郁寡欢、坐卧不宁，善恐易惊、胆怯怕事、心中惶恐、如人将捕之，优柔寡断、语言低微、欲言又止。

(2) 辩证分析：此种类型多由于患者平素脏气虚弱，或大病失养久治不愈，心虚气血耗散、遇社会生活事件而受惊吓、内伤于胆，成为心虚胆怯毒邪上逆之证。舌淡苔白、脉细弦数皆为心虚胆怯之证候；心气不足、气血不能上荣于面，故面色㿠白；胆气虚怯、优柔寡断、神无所主、故胆怯怕事；心胆气虚血少、如人将捕之、则惶恐惊惕；语言低微、欲言又止、坐卧不宁、乃心胆气血亏虚之象。

(3) 特征性症状分析：

A. 舌淡苔薄白，提示心胆气血虚弱。

B. 脉细弦数，寸极小、提示心气极虚弱，左脉关部浮小硬、中取无，提示胆经虚气上逆。

C. 大便基本正常，提示心虚胆怯毒邪尚未侵犯到胃肠。

D. 面色㿠白、恶闻声响、心悸不宁、不寐多梦、乏力气短提示虚毒邪气客于心胆。

E. 胆怯怕事、心中惶恐、如人将捕之，语言低微、欲言又止，情绪低落、郁郁寡欢，坐卧不宁、善恐易惊，说明心虚胆怯虚毒上逆扰及心神，神思恍惚、虚症丛生，导致大脑功能紊乱，精神活动失常。

(4) 定位定性：定位在心胆；定性在气。心胆虚毒干犯大脑。

(5) 治疗原则：养心温胆、疏肝解郁、定惊安神。

(6) 方药：十全大补丸、温胆汤、疏肝散、定惊四物汤加减。

(7) 处方用药：人参15克、白术12克、当归9克、白芍9克、川芎9克、熟地9克、茯苓9克、生黄芪9克、陈皮6克、甘草6克、竹茹6克、柴胡6克、香附6克、炒枣仁18克、远志15克、龙齿15克、肉桂3克、琥珀6克细粉、分两次调服。

(8) 方解：人参、白术、当归、白芍、川芎、熟地、茯苓大补心胆气虚是为君药；炒枣仁、远志、龙齿、琥珀、肉桂养肝胆之血、定惊安神、温化虚邪是为臣药；生黄芪、陈皮、甘草、竹茹固表清虚宁心是为佐药；柴胡、香附疏解郁邪通调气机是为使药。全方共奏补气养血、温胆定惊、安魂养神、清虚固表、疏解郁邪、通调气机之功。

(9) 药物加减：舌苔转厚者，加炒薏仁15克利湿清虚；大便干者，加火麻仁18克；狂症发作严重者，加生磁石30克引气归肾；癫症发作严重者，加姜半夏15克、青礞石15克引肝脾之痰气下行。

⑽ 服药注意事项：此类病症属于虚症毒邪上逆，病症主要在心胆、涉及到所有脏腑，属于大复方论治范畴，以便主症、兼证全面照顾，防止病情向极端发展，因此，此方可以连续服用两周，若无副作用，而且病情没有向心肺传变，可以根据病情变化，加减继续服用两个月左右，此时病情会有大的进步，继而仔细谨慎、大胆求治，以望痊愈。

⑾ 病情传变：在治疗过程中，若出现前胸或后背痛、脉结代者，是病情向心血管方向传变，以活血化瘀之法辨证

施治；若出现有喘促、水肿者，是病情向肺系方向传变，按肺系病症辨证论治。此证可以辅助使用梦醒神丹调整脏腑功能的平衡、定位补泻，应长期大剂量使用，补心温胆以防复发。

⑫ 西药辅助治疗：可以选用奋乃静，从 2 毫克试用，如无副作用就可以每日三次、每次 2 片（6 毫克），每天总量不超过 18 毫克（9 片），属于中、小剂量使用，要保证使用安全，如出现锥体外系副作用，可选用苯海索 2 毫克随药服下。在西药辅助中药治疗的过程中，要尽量的保证患者的睡眠充足，可选用安定 5 毫克，每于夜晚睡觉时一次随奋乃静服下，一般的患者能够安心睡眠。

6.8.2.1.18. 胆气虚寒毒邪上逆型

此类型患者多由禀赋不足、性格内向，素体阳虚血少、做事心思缜密，胆小怕事、凡事多思、故多惊吓、久为此证。胆气虚寒邪毒上逆裹挟肝经不遂之郁邪冲犯大脑，导致精神活动出现异常的一组精神疾病。多见于精神分裂症青年起病者、衰退型精神分裂症、各类突发事件惊恐导致的精神疾患，中医的癫症、郁症、惊症、恐症、忧思症等神志病。

(1) 诊断指征：

　A. 舌象：舌质淡、舌苔薄白。

　B. 脉象：细紧、慌慌而弦。

　C. 大便：基本正常。

　D. 躯体症状：面色㿠白、心悸怔忡、胸闷太息、虚烦不眠、胆气虚寒。

　E. 精神症状：精神紧张、惶恐难安、自罪自责、与世无争，避食美味，争做杂活，善恐易惊、遇事不决、凡事不快，幻觉妄想、多为自罪，神识迷蒙、惊怵惕厉。

(2) 辩证分析：禀赋不足、素体阳虚，思虑过度、胆小怕事、多遇惊吓，心惊胆战、以致胆气虚寒。经云："胆者、中正之官、决断出焉"。胆气虚寒毒邪上逆，导致大脑功能紊乱，出现精神紧张、惶恐不安，与世无争、避食美味、争做杂活，凡事不快、自罪自责、幻觉妄想等精神活动的失常。

(3) 特征性症状分析：

　A. 舌淡苔白，提示胆气虚寒。

　B. 脉细紧、慌慌而弦，精神紧张故脉来细紧、慌慌而弦，提示胆气虚寒、气血亏损。

　C. 大便基本正常，提示胆气虚寒尚未侵犯到胃肠。

　D. 面色㿠白、心悸怔忡、胸闷太息、虚烦不得眠，均提示胆气虚寒、虚邪上扰。

　E. 精神紧张、惶恐难安、自罪自责、与世无争，避食美味、争做杂活，凡事不快、惊怵惕厉、幻觉妄想，说明胆气虚寒上逆冲犯大脑，出现以胆气虚寒为主要特征的精神错乱。

(4) 定位定性：定位在胆；定性在气。虚寒毒气冲犯大脑。

(5) 治疗原则：温胆祛寒、宁心疏肝、定志安神。

(6) 方药：十味温胆汤、宁心疏肝汤、安神定惊汤加减。

(7) 处方用药：人参 15 克、生甘草 12 克、干姜 15 克、吴茱萸 12 克、制附子 18 克、炒枣仁 30 克、龙眼肉 21 克、远志 18 克、琥珀 9 克、姜半夏 9 克、茯苓 9 克、胆星 6 克、柴胡 6 克、郁金 6 克、白芍 6 克、枳壳 3 克、陈皮 3 克、生姜 3 片、大枣 3 枚、生赭石 15 克、生龙牡各 12 克。

(8) 方解：人参、甘草、干姜、吴茱萸、制附子补气温阳直入胆经是为君药；炒枣仁、龙眼肉、远志、琥珀养胆肝之血定惊安神是为臣药；柴胡、白芍、郁金、枳壳、陈皮、茯苓、姜半夏、制南星舒肝解郁、理气温化寒饮，生赭石引邪气归元，生龙牡收敛肝魂、大枣护胃气是为佐药；生姜通阳是为使药。全方共奏补气温阳、定惊安神、疏肝化饮、安魂归元之功。

(9) 药物加减：双下肢等下焦寒甚者加肉桂 9 克；双手冰凉加桂枝 12 克；惊悸不安、四肢震颤者加天麻 9 克、僵蚕 9 克、珍珠母 15 克、水飞朱砂 1 克冲服；真寒假热者加大制附子至 30 ～ 60 克（先煎一小时）；因寒化热者加肉桂 9 克、麦冬 9 克、玄参 9 克。

⑩ 服药注意事项：此方气血双补、温化寒邪、安神定志、照顾五脏六腑。因病邪冲犯至大脑，情况复杂是为复方

处置，连服三副即可见效，连续服用两周可以见到大的效果。如没有其他副作用或其他不适症状，可以加减连续服用两个月，诸症会大减，而后根据患者的实际情况辨证加减服用直至临床痊愈。

⑾ 病情传变：胆气虚寒毒邪上逆型精神障碍在病情过程中，可以向肝寒传变，因肝胆互为表里，胆病即肝病，若出现肝寒征象，可加大吴茱萸至 18 克～ 30 克；若向胃肠传变出现大便稀软甚或溏泄情况，可加炒山药 30 克、诃子 9 克、肉豆蔻 9 克健脾温胃止泻；后期可使用梦醒神丹调整脏腑间的功能平衡、定位补泻，以便彻底告愈，防止复发。

⑿ 西药辅助治疗：此类型的精神障碍可以选用三氟拉嗪辅助中药系统治疗，从 5 毫克试用，若无副作用可以缓慢加大剂量至每日二次、每次 10 毫克，每日剂量控制在 20-30 毫克以内，一般不使用大剂量，若使用中出现锥体外束副作用，可用苯海索 2 毫克，每日三次，随三氟拉嗪一起服用。在选用西药前，要根据患者的身体状况和躯体及精神症状，辨证使用中药提前预防，尽量减少或杜绝副作用的发生。

6.8.2.1.19. 肝胆气虚毒邪上逆型

此种类型多为所求不遂、久郁不解，隐曲难伸、又受惊吓，耗气伤神气虚气弱、肝胆失养导致气机失调，气虚毒邪上逆引起脑细胞中毒、大脑功能紊乱，进而出现精神活动失常的一组精神疾病。多见于精神病综合征、衰退型精神分裂症等精神疾患，中医的癫症、癫呆症、惊恐证等神志病。

⑴ 诊断指征：

　　A. 舌象：舌质淡青、舌苔淡白、舌两侧有白滞苔。

　　B. 脉象：细小而虚弦、无力濡软。

　　C. 大便基本正常。

　　D. 躯体症状：面色青淡、头晕目眩、饮食无味、疲倦乏力。

　　E. 精神症状：目光呆滞、犹豫不决、欲言又止、吞吞吐吐，胆怯恐惧、多疑善惑、妄闻妄见，惶恐不安、睡中易醒、癫呆无常。

⑵ 辩证分析：肝胆气虚不能上荣，则面色青淡、头晕目眩；肝开窍于目，肝气亏损、虚怯神蒙，则目光呆滞、游弋，致神无所依；肝胆气虚、胆气不充、复受惊吓、决断失权，故犹豫不决、吞吞吐吐、欲言又止；肝胆气虚、气化不利、秽浊水湿丛生、蒙蔽清窍、扰及胆腑，则痰邪内扰、惊恐不安、妄闻妄见；肝胆气虚、虚邪四溢，阻遏气机，则疲倦乏力、癫呆无常。

⑶ 特征性症状分析：

　　A. 舌质淡青、舌两侧有白滞苔，说明肝胆气虚邪毒滞于本经。

　　B. 脉象细小而虚弦、无力濡软，提示肝胆本经气血亏虚，竭力运行。

　　C. 大便基本正常，说明肝胆气虚邪毒尚未侵犯到胃肠。

　　D. 面色青淡、头晕目眩、饮食无味、疲倦无力均说明肝胆气虚邪毒作祟。

　　E. 目光呆滞、犹豫不决、欲言又止、吞吞吐吐、胆怯恐惧、多疑善惑、妄闻妄见、癫呆无常，说明肝胆气虚邪毒上逆大脑，使脑细胞中毒，引起精神活动的紊乱，出现精神疾病。

⑷ 定位定性：定位在肝胆；定性在气。肝胆虚毒干犯大脑。

⑸ 治疗原则：温补肝胆气虚、定志安魂养神。

⑹ 方药：仁熟散、补肝益气汤、安魂汤加减。

⑺ 处方用药：生黄芪 30 克、人参 18 克、桂枝 9 克、当归 9 克、生姜 9 克、山萸肉 12 克、熟地 12 克、柏子仁 18 克、枸杞子 12 克、炒枣仁 18 克、龙眼肉 18 克、茯神 18 克、琥珀 9 克、益智仁 30 克、五味子 12 克、陈皮 9 克、半夏 9 克、甘草 9 克、白芷 9 克、川芎 9 克、麝香 0.2 克冲服。

⑻ 方解：人参、黄芪、桂枝、当归、生姜补气温肝胆之阳是为君药；熟地、柏子仁、山萸肉、枸杞子、炒枣仁、龙眼肉、茯神、琥珀滋肝胆之阴、养肝胆之血、宁心安神是为臣；益智仁入脑补髓、五味子敛精，陈皮、半夏、甘草理气除痰是为佐药；白芷、川芎、麝香巡行诸经入脑激活脑细胞逆转癫呆是为使药。全方共奏补气温阳、滋养肝胆、宁心安神、入脑补髓、祛除肝胆气虚毒邪、振奋激活脑细胞之功。

⑼ 药物加减：肝胆气虚邪毒致纳呆不思饮食者，加焦三仙各 9 克帮助运化；肝胆气虚邪毒致虚咳无痰者，加桔梗、麦冬各 9 克润肺；肝胆气虚邪毒致小便无力遗尿淋漓者，加桑螵蛸 18 ～ 30 克固涩。

⑽ 服药注意事项：此方因肝胆气虚复受惊吓邪毒上逆致大脑功能紊乱为组方原则，因肝胆主情志气机。其气虚邪毒上逆涉及五脏六腑和全身经络，而一旦出现大脑功能紊乱者，则绝非一日致病。较为复杂的病变，但是尚在气机阶段，是以大复方照顾周全。连服五剂症状就会有所好转，如无不适可以连续加减服用两个月，此时定会大见成效。服药时要大剂饮用，每次服药都要 300 毫升以上，每日两至三次，根据患者的实际情况服用，如果患者配合治疗，可以每日服用三次，每次 300 毫升，这样就可以尽快见到疗效。若患者不是很配合治疗，就每日服用两次，每次 300 毫升，时间长一些也会产生较好的疗效。

⑾ 病情传变：在治疗的过程中，有可能像脾胃方向传变，出现饮食不进、完谷不化者，可用生山楂 15 克、炒山药 30 克、炒白术 18 克健脾养胃；若出现向肺传变者，出现虚寒咳嗽、易患感冒者，可以止嗽散、玉屏风散加减治疗；若出现补气太过，肝经虚火上升者，可用生石决明平肝潜阳、用生龙牡各 18 克收敛肝胆虚气。治疗中或后期可以使用梦醒神丹调整脏腑间的功能平衡、定位补泻、防止复发。

⑿ 西药辅助治疗：此种类型者可选用三氟拉嗪辅助中药系统治疗，从 5 毫克试用，若无副作用可以缓慢加量，最大剂量可以根据症状维持在每日 20 毫克左右，即每日二次，每次 2 片。视患者的身体情况以及躯体、精神症状而定，不要大剂量使用，保持在中小剂量即可。在使用前，根据患者的具体情况，选用恰当中药预防和减少副作用的发生。

6.8.2.1.20. 阴阳两虚毒邪上逆型

此型是由于患者禀赋不足、性格内向、心思缜密、诸事不顺，或因男女思慕不遂、思虑过度，或情事生气郁闷于心、无以发泄，体内气血失调、伤阴耗阳、久之阴阳真精暗耗竭尽而导致的阴阳两虚毒邪上逆脑际，使脏腑气与脑气不接，脑中毒引起大脑功能紊乱，从而出现精神活动异常的一组精神疾病。多见于青春型精神分裂症、中医的花癫等症。

⑴ 诊断标准：

　A. 舌象：舌质红白相间、少苔或无苔、口中唾液时有发粘。

　B. 脉象：细小数而无力、弦弱而沉。

　C. 大便：基本正常。

　D. 躯体症状：面色时红时白、身体消瘦，失眠多梦、男梦美女、女梦鬼交，时或烦闷、时或伸欠、欲卧不卧、欲寐不寐。

　E. 精神症状：意识清醒，虚性幻觉妄想、片段出现不持久，喜接近异性、有明显的性色彩，女见男子抱住不放、脱衣解裤，男见女子亲吻手淫不顾羞耻，类似于中医的"花癫"发作。有的则性冷淡、闷闷不乐、心中默默、欲行又止、时发悲喜、或哭或笑、发作不持久、或虚实夹杂、经久不愈。

⑵ 辩证分析：久慕不遂、欲心萌动、阴阳不能和合，是以喜欢接近异性；情思如火、焚烧肾阴、久不得泄、幻象频然，是以性色彩的幻觉妄想严重；日间不得见、夜间不得遂，乃梦遗滑精、女与鬼交；日久阴阳暗耗、真精竭尽无源、上逆大脑终至精神失常，情思茫然乃女见男子抱住不放、脱衣解裤；男见女子亲吻手淫不顾羞耻；阴阳两虚、真精耗竭可见舌质红白相间，脉象细小数而无力；诸证繁杂、但终乃情事所伤，精神失常。

⑶ 特征性症状分析：

　A. 舌质红白相间，乃阴阳两虚之舌上证候。

　B. 脉细小而无力，乃阴阳真精耗竭之候。

　C. 大便基本正常，提示阴阳两虚尚停留在气机与真精层面，尚未侵犯到胃肠系统的寒与热方面。

　D. 面色时红时白、身体消瘦，乃阴阳两虚耗竭真精之外形；失眠多梦、男梦美女、女梦鬼交，乃所慕不遂、魂牵梦绕；时或烦闷、时或伸欠、欲卧不卧、欲寐不寐，乃阴阳两虚、相互隔拒之象。

　E. 意识清醒、虚性片段幻觉妄想出现不持久，乃阴阳两虚精神恍惚，不能辨别虚幻与现实，思慕日久、欲火焚身终至精神失常，女见男子抱住不放、脱衣解裤；男见女子亲吻手淫，羞耻之心荡然，发泄对象虚幻，是为花癫发作矣。

(4) 定位定性：定位在肝肾：定性在气。阴阳耗竭邪毒犯脑。

(5) 治疗原则：平肝散郁、济阴抑邪、调补阴阳、清心定神。

(6) 方药：癫狂梦醒汤、柴胡益肝散、断欲丸、散花去癫汤加减。

(7) 处方用药：枸杞子 15 克、麦冬 9 克、杜仲 15 克、紫河车 15 克、柴胡 12 克、当归 9 克、生地 15 克、黄芩 9 克、炒栀子 9 克、丹皮 9 克、桃仁 9 克、红花 9 克、半夏 9 克、石菖蒲 9 克、青皮 9 克、苏子 6 克、白芥子 6 克、麝香 0.2 克冲服。

(8) 方解：枸杞子、麦冬、杜仲、紫河车阴阳双补是为君药；柴胡、当归、生地、黄芩、炒栀子、丹皮、桃仁、红花疏肝调血凉血、清心活血化瘀是为臣药；半夏、石菖蒲、青皮、苏子理痰降气是为佐药；白芥子、麝香通经带领诸药入脑清脑醒神是为使药。全方共奏阴阳双补、疏肝调血、活血化瘀、理痰降气、清脑醒神之功。

(9) 药物加减：若健忘失眠严重者，可以加川黄连 18 克、肉桂 6 克交通心肾安眠；若手淫严重、遗精滑泄者，加黄柏 9 克、知母 9 克、生鳖甲 15 克滋阴降肾经虚火；若阴阳两虚时有心肝虚火亢盛者，可以加川黄连 9 克、郁金 9 克、白芍 15 克，泻心肝之火、舒解郁邪；若耳鸣如蝉、幻听幻视严重者，可加制何首乌 15 克、蝉衣 9 克、生磁石 30 克。余均可见是证加是药，灵活机动，勿持拘泥。

(10) 服药注意事项：此方是由几个经典方剂化合而成，由于阴阳两虚可以构成对所有脏腑的侵害，而以肾精亏损性欲表现特征为主要方式，因此在组方过程中，考虑了阴阳兼顾、心肾通调、脏腑气血同步的原则。有的医家根据自己的临床经验和见解，组合出自拟的新方剂，这是难能可贵的。但是几千年来的历代医家，对同一个病症，有着不同的治疗方法，处方繁多，使临床医生选择困难。因而，笔者在组方用药时，采用诸多医家的相关处方，认真研究，细心体味，使用多个处方加减组化合成，往往效果特别明显，惊叹古人的智慧和操劳。此方便是这样临床研究的产物，在服用过程中，可以连续服用三副便有效果，连续服用两周效果大显，如无其他副作用，可以连续服用三个月，此时定会大见成效。

(11) 病情传变：在治疗过程中，阴阳两虚可以出现阴阳偏盛偏衰，若出现阴虚偏盛者，加大养阴滋肾药物；若出现阳虚偏盛者，可以加入鹿茸、海狗肾、紫河车等温肾助阳血肉之品，疗效可期；经过一段时间的系统治疗，患者病情可以得到一定程度的缓解，此时患者的心理问题会突出显现。可以根据患者与其家庭的实际情况，进行深入细致的系统心理治疗，通过心理治疗，使患者达到心境开阔、告别病史、创新未来的心理状态，完善性格、曾启强精神上的免疫能力。同时使用梦醒神丹调整脏腑间的功能平衡、定位补泻，巩固病情，临证时要注重辨证施治。

(12) 西药辅助治疗：此类型患者可以选用奋乃静辅助中药进行系统治疗，从 2 毫克的小剂量一次开始试服，如无副作用和其他不适，可以缓慢加大剂量，达到每日 24 毫克（12 片），即每次 8 毫克、每日三次。使用奋乃静前，根据患者的身体情况与躯体和精神症状，采用适宜的中药预防和减轻副作用的发生。若患者精神症状丰富，可以奋乃静与氯丙嗪联合应用。一般为氯丙嗪 50 毫克、奋乃静 6 毫克，每日三次。若睡眠障碍者可以使用安定 5 毫克加入于晚上的药物中，以保证患者的睡眠时间。

6.8.2.1.21. 三焦热盛毒邪上逆型

三焦，是中医藏象学说中的一个特有脏器，位于人躯体与脏腑之间的空腔，为六腑之一。精神疾患在三焦中的独特表现，既不同其他脏腑、又不同于经络。它是贯穿于整个三焦系统中的综合病症的具体表现。三焦热盛毒邪上逆型精神疾患，不同于五脏六腑、奇恒之腑之火引起的精神障碍，是弥漫于三焦整体系统中的实热，热盛邪毒上逆侵犯大脑，引起大脑功能的紊乱，出现精神活动异常的一组精神疾病。

(1) 诊断标准：

A. 舌象：舌质红、舌苔黄、或黄厚腐腻苔。

B. 脉象：洪大、三部久候皆洪大。

C. 大便：大便干结、矢气连连，或大便量多倍常、小便多。

D. 躯体症状：面红目赤、壮热烦渴、食量倍常或几倍。特征是：吃得多、拉的多（大便多）、喝得多、尿的多、出汗多。

  E. 精神症状：兴奋话多、妄言妄语、或骂詈叫喊、狂乱异常、力大倍常、时有间歇，思维、情感、意志障碍。

(2) 辩证分析：三焦之气是托举脏腑之气，三焦之气热盛乃脏腑气机皆热，三焦之气热盛故舌质红、舌苔黄，脉象洪大；面红目赤、壮热烦渴、食量倍增；吃得多、拉的多（或大便干结）、喝得多、尿的多、出汗多。三焦热盛邪毒上逆冲犯大脑故兴奋话多、妄言妄语、或骂詈叫喊、狂乱异常、力大倍常。因热毒在三焦弥漫侵扰脏腑而不滞留在脏腑，热毒滚流上逆冲犯大脑时似波浪时汹时涌，故思维、情感、行为意志障碍起伏较大、时高时低、时有间歇。

(3) 特征性症状分析：

  A. 舌质红、舌苔黄厚腐腻，提示热盛毒邪弥漫三焦。

  B. 脉三部九侯皆洪大，说明三焦气机热毒壅盛、汹汹而上。

  C. 大便干结、矢气连连，提示热盛毒邪焚化水谷，化为矢气排出体外；或大便量多倍常，提示热盛毒邪侵扰肺胃后产生"火化食"的现象；大便有时干结、有时量多皆为三焦热盛毒邪犹如飓风卷浪，时汹时涌。

  D. 面红目赤、壮热烦渴，大便干结、矢气连连或量多倍常，均说明三焦热盛毒邪炽盛。

  E. 兴奋话多、妄言妄语、骂詈叫喊、狂乱异常、力大倍常，说明三焦热盛毒邪冲犯大脑、脑细胞中毒，故精神活动紊乱；思维、情感、意志行为障碍起伏较大、时有间歇，乃三焦热盛毒邪的飓风卷浪、时汹时涌的气机热邪性质决定的特殊症状。

(4) 定位定性：定位在三焦；定性在气。热盛毒邪上冲大脑。

(5) 治疗原则：通泻三焦、清热解毒、育阴养脑，定志安神。

(6) 方药：白虎汤、大承气汤、清瘟败毒饮、育阴清脑汤、安神定志丸加减。

(7) 处方用药：生石膏细粉 60～180 克、生大黄 30～60 克、芒硝 9～30 克化服、川黄连 15 克、黄芩 18 克、黄柏 15 克、知母 30 克、生地 30 克、丹皮 18 克、麦冬 18 克、厚朴 18 克、枳实 30 克、羚羊角粉克 6 分两次冲服、菊花 9 克、白蒺藜 12 克、枸杞子 30 克、生赭石细粉 30 克、茯神 15 克、远志 12 克、炒枣仁 30 克、甘草 9 克。

(8) 方解：大剂生石膏、大黄、芒硝、川黄连、黄芩、黄柏、厚朴、枳实清热解毒破气通泻三焦是为君药；生地、丹皮、知母、麦冬、枸杞子、凉血解毒、滋阴降火是为臣药；羚羊角粉、菊花、白蒺藜、炒枣仁、远志、茯神清心肝之火养血安神是为佐药；生赭石引邪气下行、甘草调和诸药是为使药。全方共奏倾泻三焦热毒、凉血解毒、育阴养脑、养血安神之功，是以三焦汹涌热毒得逆、全身空腔热毒得解、大脑邪毒得清，精神紊乱得安。

(9) 药物加减：此种类型因为热毒邪盛在三焦，邪毒汹涌澎湃，在治疗时，如果毒邪在上焦心肺，可放胆使用生石膏。可以用到 300～500 克左右，直折火邪。如果热盛毒邪在胃肠大便干结，可放胆使用大承气汤涤荡脏腑邪毒，直下存阴，生大黄可以使用到 90～150 克左右。如果热盛毒邪在血分，则可加大生地、丹皮用量。如果热邪侵入心肝气分，则可加大平肝降火之药用量，川黄连可以使用到 30～60 克左右。如果邪毒热盛侵入膀胱出现热结膀胱之症，可以大剂桃仁承气汤加减治之。总之，三焦热盛毒邪上逆型精神障碍的治疗，当以雷霆万钧之势，迅速扫荡平抑毒邪，解精神障碍之即时。

(10) 服药注意事项：此方可以连服三副即可见效，如无其他副作用，可以加减连续服用两周。由于有大黄芒硝通泻药物，因此，服用给药后要密切观察患者的大便情况，如果每天大便在 2～3 次，即可继续服用。如果每天大便超过四次，则要适当减少芒硝的用量，直至停用芒硝，如果停用芒硝后，大便仍然四次以上，则要适当缓慢地减少大黄的用量。只要大便保持在每日 2～3 次，就可以放胆服用。此方是由相关诸多方剂化裁而成，一般情况下按照原方服用即可，但是在临床上有可能出现某方面的偏盛偏衰状况如平素阳虚之人，出现三焦热毒邪盛症状，此时则可于原方中加入人参白虎汤加减化裁；若平素有肾虚五更泄现象者，出现三焦热毒邪盛者，则可在原方的基础上加入四神丸化裁治之。用药如行兵，临床上症情千变万化，但无论出现何种现象，都要遵循急则治其标、缓则治其本之原则，灵活化裁。

(11) 病情传变：在治疗过程中，如果病情传变到失眠严重，可以加大炒枣仁的用量，每剂可以用到 60～120 克；如果睡到夜里 11 时～03 时醒来，不能再入睡，说明患者心血不足，可以加柏子仁 30～60 克。如果传变到脾胃受损，无食欲或消化不良，可以加用鸡内金等健脾养胃消食类药物调整。后期火邪热盛消解后，可以使用梦醒神丹三至六个月，用以调整脏腑间的功能平衡、定位补泻、系统彻底治愈，防止复发。

⑫ 西药辅助治疗：此类患者可以选用氯丙嗪辅助中药治疗，从 12.5 毫克试服，若无任何副作用，可以使用冬眠合剂，尽快使患者安静下来。同时加强心理调适，使之尽力配合中医治疗，使中药进快发挥作用。使用氯丙嗪的剂量，一般保持在常用量的一半左右，即每天不超过 300 毫克。如果出现了椎体外系副作用，可用苯海索 2 毫克，每日三次，随氯丙嗪服下。在使用氯丙嗪之前，要根据患者的身体情况和躯体及精神症状，制定中医预防方案，防治和减少副作用的发生，一旦发生精神药物副作用，即可中西药联合，尽快消除。

6.8.2.1.22. 三焦寒甚毒邪上逆型

三焦寒甚毒邪上逆型精神疾患源于患者先后天肾气不足，平素怕冷畏寒，素体阴盛阳虚，导致周身寒邪内聚，遇生活和社会事件精神受到刺激，三焦虚寒毒邪挟肝郁气滞毒邪上逆冲犯大脑，引起精神活动异常的一组精神疾病。多见于儿童精神分裂症、各类慢性衰退型精神疾病，中医的癫症、惊恐证等神志病。

⑴ 诊断标准：

　　A. 舌象：舌质淡紫、舌苔湿厚。

　　B. 脉象：细紧迟弦。

　　C. 大便：稀软、不成型，一日数次。

　　D. 躯体症状：下眼睑青黑、口唇紫暗、气短乏力、胸口与腹中按之冰凉、腹满身重、肠鸣洞泄、小便清长、蜷缩喜卧、厚被蒙头、畏冷近衣。

　　E. 精神症状：精神不守、语声不扬、神情呆滞、呼之不应，痴笑自语、离群索居、背向一隅、少乱多静，时而冷笑、自言自语、目光恐惧、行为离奇、幻听幻视幻触、妄闻妄见妄动，诸妄不能持久、诸乱片刻即止、沉默少时又发。

⑵ 辩证分析：阴寒内盛、血脉凝滞、周身寒甚，故舌紫脉迟、下眼睑青黑、口唇紫暗、胸中与腹部冰凉；寒邪滞内、侵犯中下焦，致腹满身重、肠鸣洞泄、小便清长；内寒阴盛引外寒侵袭、弥漫全身，故蜷缩喜卧、厚被蒙头、畏冷近衣，以抵御寒邪。三焦寒甚、惶惶无日、寒气毒邪上逆，故精神不守、神情呆滞、痴笑自语、离群索居、少乱多静。三焦寒甚毒邪挟肝郁气滞毒邪上冲于脑、寒水凌心，故时而冷笑、行为离奇、自言自语、目光恐惧、幻听幻视幻触、妄闻妄见妄动，诸妄诸乱均不能持久、沉默少时又发，均提示诸寒毒邪侵害大脑，大脑受寒凝血滞所阻，呆痴幻象发作矣。

⑶ 特征性症状分析：

　　A. 舌质淡紫，提示全身寒甚。

　　B. 脉细紧迟弦、提示寒凝血脉，运行不畅。

　　C. 大便稀软、一日数次，说明寒气毒邪侵犯中下焦，洞泄肠鸣发作。

　　D. 下眼睑青黑、口唇紫暗、气短乏力、胸口与腹中按之冰凉、蜷缩喜卧、厚被蒙头、畏冷近衣，均为一派大寒毒邪侵袭，躯体防御无措之候。

　　E. 神情呆滞、痴笑自语、离群索居、背向一隅，提示寒邪凝滞大脑；时而冷笑、目光恐惧、行为离奇、幻听幻视幻触、妄闻妄见妄动、诸妄不能持久、沉默少时又发，说明三焦寒邪毒甚挟肝郁气滞冲犯大脑、水气凌心，导致大脑功能活动因寒凝血滞出现失常，精神错乱。

⑷ 定位定性：定位在三焦：定性在气。寒毒侵袭上犯大脑。

⑸ 治疗原则：回阳救逆、活化血脉、温经醒脑。

⑹ 方药：自拟还阳醒脑汤加减。

⑺ 处方用药：制附子（黑顺片）9～180 克、肉桂 9 克、干姜 30 克、生甘草 30 克、熟地 15 克、石斛 9 克、人参 18 克、当归 9 克、川芎 9 克、细辛 6 克、麻黄 6 克、桂枝 9 克、生磁石 30 克、炒白术 15 克、炒山药 15 克、白芷 30 克、冰片 6 克分两次化服。

⑻ 方解：大剂制附子、肉桂、干姜、甘草还阳救逆直折寒毒是为君药；熟地、石斛滋补脾肾之阴接引真阳回归下元、人参补气、生磁石引气下行调整气机是为臣药；当归、川芎、炒白术、炒山药、温补气血培摄中土，细辛、麻黄、

桂枝引寒出表是为佐药、白芷、冰片通经活络入脑醒神是为使药。全方共奏回阳救逆、滋阴固阳、气血通调、温经通络、益神醒脑之功。

⑼ 药物加减：若舌体两侧出现青灰湿滞苔，加茵陈9克、苍术12克、炒薏苡仁30克清利肝胆湿邪。若出现小便遗尿现象，可以加桑螵蛸30克缩泉固精。若气虚严重、上气不接下气，人参加至30克，加生黄芪30--60克、升麻9克、柴胡9克。

⑽ 服药注意事项：服用此方要十分注意制附子的副作用和中毒现象：

A. 大剂附子回阳救逆，效如浮鼓！此类病症的治疗要点是制附子的用量，如果不用大剂量的制附子，此类病症就无法尽快被逆转。大量服用制附子要从9克的小剂量开始，先试服一剂，一剂后若无任何副作用，每天加30克，先煎一小时，待长到每剂60克时，需要先煎两小时，此时要咀嚼一下有没有麻的感觉，若没有麻的感觉就可以了，若有麻的感觉就要再继续煎煮，直至没有麻的感觉为止。无论制附子长到多大剂量，只要是没有了麻的感觉，但服无妨。一般最大剂量每剂不要超过300克，在临床上，由于各种原因以及不同的体质，大剂使用制附子还是需要倍加小心谨慎，据报道有的患者服用9克附子就会中毒，虽说是个别案例，但人体这个黑洞还有很多盲点，所以临证医生应当特别注意，胆大心细，保证服药安全。

B. 如果出现服用制附子中毒现象：①、立即停药。②、用中药解毒：黄连30克、黄芩30克、黄柏30克、生石膏90克、生甘草90克、绿豆180克，煎煮30分钟，候凉服用，每小时服用两次，每次300毫升，连续服用，至中毒现象消失为止。③、静脉给药：以500毫升葡萄糖水加能量合剂，静脉滴注，可以根据患者当时的实际情况，适当加减药物，以保持体内水电解质的平衡。

⑾ 病情传变：如果在治疗过程中，病情向心衰方向传变，可以在原处方不变的情况下，以高丽参60～120克代人参，加山萸肉60～90克，麝香0.4克分两次冲服以交通心脑气机。若病情向心肺衰竭方向传变，出现心肾肺并病呼吸衰竭，可以加入炙黄芪90克、补骨脂30克、仙灵脾30克、枸杞子30克、菟丝子30克、菖蒲18克，同时要根据病情变化情况随症加减。此类型在治疗中开始就可以加服梦醒神丹，每日三次、每次三～五粒，连续服用半年。

⑿ 西药辅助治疗：此类患者可以选用小量三氟拉嗪辅助中医药系统治疗，从5毫克的小剂量试服，若无任何副作用即可缓慢长量至每天两次，每次10毫克。服用前可以根据患者的身体情况与躯体和精神症状，选用适当中药预防副作用的发生及减少。如果出现锥体外系副作用，可加用苯海索2毫克，每日两次随三氟拉嗪同服。

6.8.2.1.23. 气机上逆毒型

气机上逆毒型是由于患者平素性格内向、诸多不顺、所求不遂、导致气机郁滞，迨至体内无法自行调节、气滞尚未化火之际，郁怒冲冲、逆气爆发直冲脑际发而为病。或突遇巨大精神刺激，超强的刺激引起大脑超限性抑制、上冲毒气冲破血脑屏障，导致大脑细胞中毒功能异常、引发精神错乱的一组精神疾患。相当于情感性精神障碍、青春型精神分裂症、中医的虚狂症初期等。

⑴ 诊断指征：

A. 舌象：舌质淡红、舌苔薄白（舌象暂时无异常）。

B. 脉象：郁滞、时动时乱。

C. 大便：基本正常。

D. 躯体症状：平素面色如常、病发时面色发青或乍青乍白、两目紧皱、愁容难展，头痛难忍、彻夜难眠。

E. 精神症状：表情茫然、两目直视、抑郁焦虑、心烦意乱、捶胸顿足，时而冲动、打人骂人、自伤伤人、怒目而向、行为狂乱、自语自笑，时而癫呆狂乱、事后悔恨（自知力部分存在）、进而又做乱态，间或有片段幻觉妄想、凌乱而不系统。

⑵ 辩证分析：性格内向、自尊心强、诸事不顺、郁滞内生，突遇超强精神刺激，郁滞之邪挟惊恐愤怒之气冲破血脑屏障侵犯大脑，大脑中毒出现焦虑抑郁、情绪激动、头痛难耐、两目直视、怒目而向、捶胸顿足、冲动伤人、癫呆狂乱、幻觉妄想等精神错乱之症状。

⑶ 特征性症状分析：

A. 舌脉基本正常，说明突遇超强精神刺激以前，体内气机尚在可控范围之内运行。

B. 头痛难忍，彻夜难眠，突遇刺激邪气直冲脑际、脑内气郁血结所致。

C. 两目直视、捶胸顿足、冲动伤人、行为狂乱、自语自笑、幻觉妄想、癫呆狂乱，说明气机上逆之毒邪直犯大脑，毒邪所犯之处，精神错乱，癫呆异常。

(4) 定位定性：定位在气机；定性在气。毒气上逆冲犯大脑。

(5) 治疗原则：强降逆气、倾泻毒邪、疏解郁邪、镇静安神。

(6) 方药：自拟降逆平肝安神汤加减。

(7) 处方用药：生赭石极细粉 60 克、生磁石极细粉 60 克、生石决明捣碎 30 克、生龙牡捣碎各 30 克、枳实 18 克、厚朴 18 克、柴胡 9 克、赤芍 9 克、郁金 18 克、生地龙 9 克、当归 9 克、川芎 9 克、炒枣仁 30 克、柏子仁 15 克、怀牛膝 30 克、生芡实 18 克、生山药 18 克、砂仁 9 克、石菖蒲 9 克、冰片 6 克分两次温化服。

(8) 方解：生赭石、生磁石、生石决明、生龙牡重坠降逆气平肝潜阳是为君药；枳实、厚朴破气，怀牛膝、砂仁、生芡实、生山药引气归元收敛气机是为臣药；柴胡、赤芍、郁金、生地龙、当归、川芎疏肝活血，炒枣仁、柏子仁养血安神是为佐药；石菖蒲、冰片入脑醒神是为使药。全方共奏重坠降逆、平肝潜阳、破气抑毒、引气归元、疏肝活血、养血安神、清心脑醒之功。

(9) 药物加减：火盛者加生石膏极细末 30-60 克、知母 9 克；长吁短叹者加大柴胡用量至 18 克、党参 9 克、砂仁 9 克；咳吐黄痰者加全瓜蒌 18 克、清半夏 9 克；头晕目眩、肢体震颤者加明天麻 9 克、钩藤 9 克、僵蚕 9 克、玄参 15 克。

(10) 服药注意事项：此方可以连续服用三副，如无任何副作用，可以继续服用两周，此时症状可以有大的改善，可以根据症状的改变情况，大法不变，继续加减服用至两个月，基本可以逆转气机毒邪上逆导致的精神活动异常。此时可能出现大脑疲惫、精神不足的症状，可以加用人参、当归、茯苓、益智仁之属养脑益神。

(11) 病情传变：若出现两目红赤、头晕耳鸣者，说明气机上逆毒邪已经化火传变至心肝，可加川黄连 15 克、青箱子 30 克清热泻火；若舌两侧出现黄腻滞苔，提示气机上逆毒邪传变至肝胆并产生肝胆湿热，可以加茵陈 18 克、龙胆草 12 克清利肝胆湿热；若出现大便干结，说明气机上逆毒邪已经传变到到了肠胃，可以加生大黄 9～15 克泻热通便；若出现小便黄赤而少，说明气机毒邪上逆已经传变到了肾与膀胱，可以加车前子 18 克、黄柏 9 克、泽泻 9 克清热利水。后期可以使用梦醒神丹，每日三次、每次三至五粒，连续服用半年，调整脏腑间的功能平衡、定位补泻、防止复发。

(12) 西药辅助治疗：此类患者可以选用氯丙嗪辅助中医系统治疗，从 12.5 毫克试服，若无任何副作用，可以尽快长量至每日三次、每次 100 毫克，每日控制在 300 毫克左右，最大剂量控制在该药常用量的 50% 左右。如果在使用中出现了锥体外系副作用，可以加苯海索 2 毫克，每日三次随氯丙嗪同服，缓解副作用。在使用前，要根据患者的身体情况与躯体及精神症状，选用适宜中药预防副作用的发生。如果出现了副作用，应尽快使用中药配合苯海索消除副作用，减轻患者的痛苦。

6.8.2.1.24. 气机下陷毒邪上逆型

气机下陷毒邪上逆型是由于患者禀赋不足、素体虚弱，脾气虚损、清阳不升，或中气下陷，从而形成气机下陷，下陷之毒邪挟各类虚邪上逆，冲犯大脑，引起精神活动异常的一组精神疾患。相当于衰退型精神分裂症、各类慢性精神疾患、各类神经症、神经衰弱等，中医的癫症、惊症、恐症、忧思症等。

(1) 诊断标准：

A. 舌质淡白、或微红、舌苔薄白。

B. 脉象：细弱、寸极小、关中细弦、尺沉细弱。

C. 大便基本正常。

D. 躯体症状：头晕目眩、耳鸣耳聋、面色晦暗，目光畏惧、语声低微、怔忡健忘。

E. 精神症状：精神恍惚、心神不定、目光呆滞、凡事不决，少动多静、蜷缩一隅、多恐易惊、心悸惕厉，时而妄闻、时而妄见、语无伦次，癫呆疑惑、意欲冲动、或有间歇、欲向往而不至、欲追逐而不往、心有所思而不趋、意有所思而语不言，一派气机下陷毒邪上逆之象。

(2) 辩证分析：素体气虚、清阳不升、上虚下陷、诸气无定，故舌淡苔白、脉细弱，头晕目眩、耳鸣耳聋、目光畏惧、语声低微、怔忡健忘；气机下陷毒邪上逆夹诸虚之邪冲犯大脑，导致脑功能失调，出现精神恍惚、目光呆滞、蜷缩一隅、多恐易惊、心悸惕厉、妄闻妄见、癫呆疑惑、欲往不往、欲行不行等精神活动的错乱。

(3) 特征性症状分析：

A. 舌淡白、脉细弱，说明气机下陷、清阳不升，上焦气虚无力推动血脉运行。

B. 大便基本正常，或有气虚下陷脱肛的症状，提示气机下陷尚未产生虚火。

C. 头晕目眩、耳鸣耳聋、面色晦暗、目光畏惧、语声低微，说明气机下陷，气机无力推动血脉运行，致全身一派气虚表现。

D. 气机下陷毒邪上逆挟诸气诸虚邪毒冲犯大脑，导致大脑微循环中毒，引起精神恍惚、心神不定、目光呆滞、凡事不决，蜷缩一隅、多恐易惊、心悸惕厉、妄闻妄见，癫呆疑惑、欲往而不往、欲行而不行、心有所想而行不趋、意有所思而语不言等一系列精神紊乱之症状。

(4) 定位定性：定位在气机；定性在气。毒邪下陷逆犯大脑。

(5) 治疗原则：补气升阳、固原助气、滋养脑神。

(6) 方药：回阳升陷汤、补中益气汤、人参琥珀丸加减。

(7) 处方用药：生黄芪30克、人参30克、白术30克、茯苓9克、炙甘草15克、柴胡9克、升麻9克、制附子9克、肉桂6克、桂枝9克、生姜9克、山萸肉18克、熟地15克、陈皮6克、琥珀9克、炒枣仁21克、远志15克、石菖蒲9克、大枣9枚、当归9克、川芎9克、桃仁6克、赤芍6克。

(8) 方解：大剂生黄芪、人参、白术、茯苓、甘草、柴胡、升麻补气升阳是为君药；制附子、肉桂、桂枝、生姜通经温阳，山萸肉、熟地补心肾之液阴阳互生助气上行是为臣药；琥珀、炒枣仁、远志、菖蒲、当归、大枣定惊养血安神是为佐药；陈皮、川芎、桃仁、赤芍理滞活血是为使药。全方共奏补气温阳、定志安神、活血养脑之功。

(9) 药物加减：气机下陷毒邪上逆性精神疾患出现心脏衰弱不适者，加丹参18克、制附子30克回阳救逆；出现肾阴虚者，加麦冬9克、枸杞子15克滋补肾阴；出现脱肛、子宫下垂者，加诃子12克、赤石脂15克、金樱子12克、续断9克、杜仲9克止脱固阳。

⑩ 服药注意事项：此类精神疾患病因病理病机复杂，因为气是人体所有功能活动的统帅（包括大脑和精神活动），气病如风病情变化极快，所以处置的方剂需要全面考虑，面面俱到并迅速服用，方可止剧变于一时。先服一副药，若无任何不妥可以连续再服五副，此时定会有大的效果初显，若再无不适可以加减继续服用两周，在治疗过程中，如出现它症可以视情加减调理，继续服用至两个月，一般的都会好转至十之七、八。此时病情会稳定下来，要根据患者的综合情况，辨证调理，加用梦醒神丹每日三次、每次三至五粒，连续服用六个月至一年，或调整脏腑间的功能平衡，或定位补泻，均应视情予以系统治疗。此类精神疾患可以彻底治愈，无论是衰退型精神分裂症、还是其他类型的精神障碍、还是各类神经症，只要辨证得当均有效而且可以治愈。在此，不要迷信所谓的难治性精神分裂症等等什么的论断，由于西医精神分裂症的诊断是从其所表现的精神症状决定的，而精神症状复杂而多变，西医的诊断在临床上有时是站不住脚的，无法自圆其说：一个病人在不同的时间段内经同一个医生的诊断结果不尽相同，不同的医生对同一个病人的诊断结果也不尽相相同，这就使得临床医生在诊断时的无所适从。因此，笔者打乱了这种断无所依的诊断标准，无论是西医的精神分裂症、其它类型的精神疾病，还是中医的癫症、郁症、心悸、怔忡、健忘、百合病等等，一律按照其气、血、液的不同阶段的病理变化来给于定性、定位，然后给予辨证论治。只要按照本书中的分类、治疗细则进行论治，无不有效，这样就推翻了那些虚无缥缈的所谓标准，给慢性精神分裂症的彻底治愈提供了一条中医精神医学的新途径。气机下陷毒邪上逆型精神障碍经过系统中医治疗可以社会痊愈。

⑪ 病情传变：气机下陷毒邪上逆型精神疾患，因源于气机下陷逆乱，气即风也，风性善变，病情每时每刻都会变化，因而在治疗过程中，出现其他脏腑、经络、气机传变的现象，要根据具体情况辨证论治。如果出现心血管方面的症状，可按心脑血管、心肺疾病上焦辨证处置。如果出现向肝胆脾胃方面传变，可按中焦脏腑辨证给予调理。若出现向下焦膀胱大肠传变的情况，引起肾与膀胱大肠的诸多症状，可以按照下焦辨证进行论治。此类可以在治疗的初期即可使用梦醒神丹，每日三次、每次三～五粒，连续服用半年至一年，以综合调理、彻底治疗、巩

固病情、防止复发。

⑫ 西药辅助治疗：此类患者可以选用三氟拉嗪辅助中药系统治疗，从 5 毫克开始试服，如无任何副作用，可以缓慢加大使用剂量至每日两次、每次 10 毫克，每天用量不超过该药使用最高剂量的 50% 左右，即每日 20 毫克。使用前根据患者的身体状况和躯体及精神症状，选用适宜中药预防副作用的发生。如果出现锥体外系副作用，可以选用苯海索 2 毫克，每日 2 次随三氟拉嗪一同服下，同时选用适宜中药，中西药联合使用，尽快消除副作用。

6.8.2.1.25. 经络气逆毒邪上逆型

经络生理的特点是循经传感，通过经络巡行不断地运行，保持着全身气血的正常运行，如果出现经络运行的障碍，就会影响全身气血的运行，从而影响大脑和精神活动的正常，导致精神错乱。经络气逆毒型、经络气乱毒邪上逆型、经络气虚毒邪上逆型、经络气滞毒邪上逆型这四种类型，病邪在五脏六腑、奇恒之腑与之相联系的全身经络，属于全身紊乱的气机和动静脉微循环对大脑方面的毒性侵害，从而引起精神活动的异常。此四类型比五脏六腑、奇恒之腑、对大脑的侵害表现症状轻微、但是患者自觉大脑疲惫、思绪迷乱、精神不济、周身难受，这种状态介于精神错乱与亚健康之间。根据中医精神医学的理论，如不及时治疗，则有可能发展为较严重的精神障碍，是毒气性精神病轻型病症的范畴。经络气逆毒型是由于经络在运行过程中，由于各种原因导致经络气机改变循行的正常路线，毒邪上逆进而侵犯大脑，引起精神活动异常的一组精神疾患。常见于精神病综合征、各类精神障碍、各类神经症、神经衰弱；中医除癫狂痫以外的各类神志病中多有此类症状。

⑴ 诊断标准：

　A. 舌象：舌质淡白、舌体上有条状的青紫竖线或瘀点，苔薄。

　B. 脉象：弦细直以长、上冲于寸，三部皆细、弦、涩、间或微小滑。

　C. 大便基本正常，偏于稀软。

　D. 躯体症状：面色乍青乍白、时或铁青色、太阳穴出青筋易见，周身不适、动静脉末端青或微紫、饮食不香。

　E. 精神症状：心烦意乱、时乱时静、时有冲动、事后懊恼、发作起来怒目而视六亲不认、过后道歉悔恨满满无地自容，时而清醒如常、时而妄闻妄见、有丰富的片段性幻觉妄想频频出现。

⑵ 辩证分析：舌体上有青紫色竖线或瘀点，脉细、涩、弦、直长上冲于寸，面色乍青乍白，时或铁青色，太阳穴青筋易出，周身不适，动静脉末端青或微紫，提示经络气逆毒邪上逆，经络阻滞、动静脉末端血流不畅之症候。心烦意乱、时乱时静、时有冲动、事后后悔、发作起来怒目而视六亲不认、过后道歉悔恨满满无地自容，丰富的片段性的幻觉妄想出现、时而清醒正常、时而妄闻妄见，均提示经络气逆毒邪上逆，时疾时滞，引起大脑功能失常之病机。

⑶ 特征性症状分析：

　A. 舌体上有条状的青紫竖线或瘀点，说明经络气逆毒邪循经上行显现于舌。

　B. 脉细、涩、弦、直长上冲于寸，说明经络气逆毒邪循经干犯心神。

　C. 大便基本正常，偏于稀软，说明经络气逆毒邪已经侵犯到了肠胃经络，使肠胃功能出现局部紊乱。

　D. 面色乍青乍白、时或铁青色，太阳穴出青筋、周身不适、动静脉末端青或微紫，说明经络气逆毒邪属于气机范畴侵犯动静脉末端，使动静脉出现瘀阻、微循环缺氧局部血液坏死。

　E. 心烦意乱，时有冲动、事后后悔，发作起来怒目而视六亲不认，过后道歉悔恨满满无地自容，时而清醒时而妄闻妄见，丰富片段的幻觉妄想出现，均说明经络气逆毒邪仍属于气机毒邪上逆冲犯大脑阶段，故精神症状丰富片段幻觉妄想频繁，时而清醒时而紊乱。由于时疾时滞时乱的经络气机毒邪上逆冲动特性，处于自知力部分丧失的阶段。

⑷ 定位定性：定位在经络；定性在气。经络气逆干犯大脑。

⑸ 治疗原则：降逆理气、通经活络、养心安神。

⑹ 方药：自拟降逆理气通经汤加减：

⑺ 处方用药：生黄芪 18 克、党参 9 克、桂枝 9 克、细辛 6 克、白芥子 9 克、当归 15 克、川芎 18 克、三七 9 克、全蝎 9 克、蜈蚣 9 克、桃仁 9 克、红花 9 克、水蛭 6 克、生磁石 30 克、生赭石 30 克、柴胡 9 克、郁金 9 克、

香附 9 克、枳壳 9 克、沉香 9 克、怀牛膝 30 克、炒枣仁 30 克。

⑧ 方解：生黄芪、党参、当归、川芎、桂枝、细辛、白芥子补气养血温经通络是为君药；全蝎、蜈蚣、桃仁、红花、水蛭、三七活血祛瘀促进微循环是为臣药；生磁石、生赭石、沉香、枳实降逆气、怀牛膝引气下行，炒枣仁养肝心之血安神，柴胡、郁金、香附疏肝理气降逆是为佐药；白芥子通行诸经皮里肉外带领诸药进入病所是为使药。全方共奏补气养血温经通络、活血祛瘀促进微循环、降逆引气下行、养血安神疏肝理气、通行诸经皮里肉外通达病所，阻遏经络气逆毒邪上逆之功。

⑨ 药物加减：若有热出现面目红赤、口渴引饮者，可加生石膏 30 克、川黄连 9 克；若出现心脏瘀阻，可加制附子 9～30 克、丹参 30 克、薤白 15 克、元胡 18 克；若出现下肢静脉瘀阻，可加肉桂 9 克、莪术 15 克；若出现四肢暗色瘀斑为湿热蕴于经络，可加白鲜皮 30 克、紫草 30 克、制大黄 9 克。

⑩ 服药注意事项：只要认证准确，此方可以连续服用两周，一般不会出现任何副作用，届时，经络气逆毒邪上逆型的所有症状都会有所好转，可根据患者的身体情况、躯体症状和精神症状状况，加减继续服用至两个月。一般的来讲，这类破血祛瘀药物不可久服，久服必伤正，但是无论何种病症，只要是病邪侵犯到了脑精神系统，就已经过了一个漫长的病理阶段，此时的病症一定是非常顽固的，因此，这类药物虽有破血伤正气的副作用，但是由于一开始就使用了生黄芪、党参、当归等扶正药物，但服无妨。如果在治疗中出现了病情还没有根本好转，但是已经伤到了正气，此时可以在原方中加入高丽参 30 克先煎 30 分钟、熟地 9 克，继续服用。

⑪ 病情传变：经络气逆毒邪上逆型在治疗过程中，可能向气滞血瘀方向转化，如出现心血瘀阻、高血压等心脑血管病变，可以按照该类病变辨证论治；如果出现向胃肠方向传变，可以按照阳明腑病的脏腑功能紊乱辨证论治；如果向肾膀胱经传变出现腰膝酸软、小便失禁等症状，按照下焦脏腑病症辨证论证。可以使用梦醒神丹系统调理脏腑功能、定性定位补泻，以期彻底治愈，防止复发。

⑫ 西药辅助治疗：此类可以选用非典型抗精神病药物奎硫平，从最小剂量的 25 毫克开始试服，如无任何副作用，可以每日 25 毫克的剂量递增，缓慢长至每日 2 次、每次 150 毫克左右，每日剂量保持在 300 毫克以内为佳。使用奎硫平存在心血管方面副作用的危险，使用时选用适宜中药予以预防。对患有老年性痴呆的患者禁止使用此药。奎硫平存在着所有精神药物的副作用危险，比如：神经阻滞剂的恶性综合征、迟发性运动障碍、心血管疾病、中性粒细胞减少症、癫痫、吞咽困难等等，临床使用时要予以注意。在使用奎硫平以前，选择适宜中药预防副作用的发生。如若出现此类副作用，立即使用中药进行治疗，同时选用恰当西药消除副作用。

6.8.2.1.26. 经络气乱毒邪上逆型

经络在运行中，按照各自不同的路线正常循行，因各种因素导致经络的循行路线出现紊乱，机体的生理功能发生了异常变化，经络气机出现了逆乱，经络气乱毒邪上逆冲犯大脑，引起精神活动的异常。常见于精神分裂症、躁狂抑郁症等精神疾病，中医的狂症、虚狂、癫狂合并症、郁症等神志病。

⑴ 诊断标准：

　A. 舌象：舌质或青或黄或红、舌苔或白或黄。

　B. 脉象：脉象大或洪大上冲、时大时小、时硬时软、久取必虚大。

　C. 大便：基本正常。

　D. 躯体症状：面色青黄、或与乍白乍红相间、头胀头晕或头痛、不饮不食、彻夜不眠。

　E. 精神症状：或惊恐不安到处乱跑，或行为具有攻击型且攻击目标明确，目光凌厉，力大倍常，怒目骂詈，或对天狂吼，或对人怒骂，愤愤不平，怒气难消，或突然昏仆，或叫骂伤人、时或一止、须臾又狂乱无知，日夜不曾消停、一派虚狂乱态纷呈。

⑵ 辩证分析：经络气乱毒邪上逆型精神疾患，多有突发事件惊恐而致。喜怒忧思悲恐惊之七情，惊恐患病尤为突然，人在惊恐之下，受体内应激系统的启动，五脏六腑、奇恒之腑、所有经络、奇经八脉在运行之中，突被打乱，气乱不定、逆气四溢，故出现情绪不稳、言语杂乱、行为怪异、神昏仆地等。又因气机逆乱冲撞不时之经，故其行为具有攻击性且攻击目标明确，目光凌厉，力大倍常，怒目骂詈，或对天狂吼，或对人怒骂、叫骂伤人，时或一止，均显示虚狂杂乱之精神错乱之候。

(3) 特征性症状分析：

    A. 舌质或青或黄或红、舌苔或黄或白，均提示惊则气乱、逆气四溢、显现于舌。

    B. 脉洪大上冲、时硬时软、时大时小、久取虚大，说明经络气乱、不循常道、四处冲撞、脉象混乱。

    C. 大便基本正常，提示经络气乱尚处于气机阶段，还未侵犯到阳明腑经。

    D. 面色青黄或乍红乍白、头胀头晕头痛、彻夜不眠，提示经络气乱挟肝胆之邪上逆四处乱窜，相关脏腑均受其邪。

    E. 或惊恐四处乱跑，或攻击特定目标、目光凌厉、力大倍常、怒目骂詈，或对天狂吼，或对人怒骂，或突然昏仆，时或一止，说明经络气乱毒邪上逆冲犯大脑，导致大脑细胞中毒功能紊乱，精神活动的错乱与其经络气乱毒邪上逆的病因病机病邪本性相符合。

(4) 定位定性：定位在经络；定性在气。逆乱毒邪冲犯大脑。

(5) 治疗原则：定惊平乱、引气下行、调理气机、重坠安神。

(6) 方药：金箔镇心丸、牛黄抱龙丸、朱雀丸、温胆汤、安神镇静丸加减。

(7) 处方用药：琥珀9克、沉香9克、水飞朱砂2克分两次冲服、茯神15克、生磁石极细末30克、生赭石极细末30克、熟地9克、砂仁9克、生芡实15克、生山药15克、人参6克、炒栀子12克、远志12克、生枣仁21克、青礞石15克、清半夏12克、柴胡18克、郁金18克、乌药12克、怀牛膝30克、全蝎6克、冰片3克分两次化服。

(8) 方解：琥珀、沉香、朱砂、茯神、生磁石、生赭石重坠迫气乱下行归于原位是为君药；熟地、砂仁、生芡实、生山药收敛离经之气、人参补虚气、炒栀子泄热气、远志、枣仁安神气、青礞石、清半夏降痰气是为臣药；柴胡、郁金、乌药疏肝解郁降气、怀牛膝引气归经是为佐药；全蝎通行经络理乱止痛、冰片开窍醒神、解毒散热定狂是为使药。全方共奏重坠迫气归原、收敛离经之气、补虚气降痰气安神气、疏解郁邪、通经理乱、醒神定狂之功。

(9) 药物加减：眩晕欲仆加生石决明30克；若经络气乱侵犯脾胃功能出现吐泻，加黄连9克、藿香12克、旋复花9克、白扁豆9克；若经络气乱火气上逆侵犯血脉出现咳血、吐血、衄血等出血现象，可加仙鹤草18克、大蓟12克、小蓟12克、三七6克。若出现其他症状可以随经辨证论治，不必拘泥。

⑩ 服药注意事项：经络气乱毒邪上逆型精神疾患，由于气为风性，飘忽不定、随意转移，因此此方服用三副，就要观察一下症状的变化情况，如无不妥可以连续服用两周，届时根据患者的症状变化情况，加减服用两个月，会有较好的效果出现。如果在治疗中，出现症状的大幅变化，可以根据具体情况随症加减，处方大法可以随症状的大幅变化而变化，不必拘于原有定式，一切随症状改变而辨证论治。治疗后期加大生芡实、生山药固气收敛下元的作用。

⑪ 病情传变：经络气乱毒邪上逆型精神疾患，可以出现向经络气逆、经络气虚、经络气滞的方向传变，出现经络气逆可以加大降逆气的治疗力度；若向经络气虚的方向传变，可以按照经络气虚毒邪上逆型辨证论治；如果向经络气滞方向传变，可以根据症状，按照经络气滞毒邪上逆型辨证论治。如果出现既向气逆、气虚、气滞方向传变，但其主要症状仍然是经络气乱，则可放胆服用此方，连续服用两周左右即可出现疗效。治疗后期可以加用梦醒神丹，每日三次、每次三～五粒、连续服用半年，以期调整脏腑间的功能平衡、定位补泻、彻底治愈、防止复发。

⑫ 西药辅助治疗：此种类型可以选用氯丙嗪辅助中药系统治疗，从12.5毫克试服，若无任何副作用，可以迅速加大剂量，每日三次、每次25毫克，每天75毫克，第二天每次增加25毫克，每日三次增加150毫克，逐日连续增长至每次100毫克，每日三次，即每天300毫克。长到每日300毫克时，要稳定两周，观察观察，视其中药治疗情况再定夺。如果中药一切治疗顺利，就维持在每日300毫克的剂量。维持的标准是，患者每日可以睡眠8～10小时，即夜里睡眠8小时，午睡2小时。如果达不到这个时间，就要视其情况，看看是增长氯丙嗪药量？还是增加镇静催眠药物？如果精神症状大为缓解，只是睡眠障碍严重，就可以增加安定5毫克，晚上随氯丙嗪一同服下。如果精神症状仍然严重，就要考虑加大氯丙嗪的用量，使用氯丙嗪的用量每日最大剂量不能超过600毫克，如果达到每日600毫克，持续两周仍然没有有效的控制住精神症状，就要考虑使用氯丙嗪是否准确，如认为使用氯丙嗪对该患不太对症，就要考虑改选精神药物的种类。经络气乱毒邪上逆型的精神疾患，也可以考虑使用三氟拉嗪、奋乃静、舒必利、利培酮、奎硫平等其他非典型精神药物。

6.8.2.1.27. 经络气虚毒邪上逆型

此种类型是由于患者平素禀赋不足、素体气虚，经气匮乏无以为继，虚邪之毒上逆冲犯大脑，引起大脑虚邪中毒导致脑功能失调的一组精神疾病。常见于分裂情感性精神病，各类神经症等精神疾患，中医的癫症、癫呆症、癫狂合并症、虚狂症、烦躁症等各类神志病等。

(1) 诊断标准：

　　A. 舌象：舌质淡、舌苔薄白。

　　B. 脉象：虚大无力、重按无、寸大浮虚、关大虚弦、尺大无根。

　　C. 大便：基本正常。

　　D. 躯体症状：面色㿠白、身体虚胖、两目无光、眼大无神。

　　E. 精神症状：狂呼乱喊行为冲动，语无伦次反反复复，怔忡恍惚盲目乱动，声嘶力竭不能持久，幻觉妄想时有时无，目光呆滞不知羞耻，少气无力六神无主，虚狂烦乱发作时止，心猿意马意气难平，狂乱发作少于呆滞，言语杂乱行止无定，癫多狂少时发时止。

(2) 辩证分析：此症多由先天不足，禀赋素虚，或大病后久损阳气，或失血过多经络阳气随血而泄，以致经络气虚不能充盈血脉，导致经络气虚毒邪无根无依、进而上逆冲犯大脑，引起虚狂癫呆、精神错乱。

(3) 特征性症状分析：

　　A. 舌质淡、舌苔薄白，提示病邪处于经络气虚阶段，尚未发展到气盛火旺、痰涎蒙蔽清窍等虚极转实层面。

　　B. 脉虚大无力、重按无、三部皆虚大无根，说明经络气虚毒邪无根所依，进而上逆冲犯大脑。

　　C. 大便基本正常，提示经络气虚毒邪尚未侵犯到肠胃。

　　D. 面色㿠白、身体虚胖、两目无光、眼大无神，均提示经络气虚毒邪泛滥，经中阳气无力充盈脉络，致全身出现经络虚极中毒现象。

　　E. 狂呼乱喊、幻觉冲动、目光呆滞、语无伦次、声嘶力竭无法持久，六神无主心猿意马、言语杂乱行止无定、一派虚狂癫呆之候，说明经络气虚毒邪上逆冲犯大脑, 脑细胞中毒狂乱无定、时发一止，导致精神功能错乱。

(4) 定位定性：定位在经络；定性在气。气虚毒邪上逆大脑。

(5) 治疗原则：大补气血、充盈经络、定志安神。

(6) 方药：自拟补气盈络安神汤加减：

(7) 处方用药：生黄芪 30 克、党参 18 克、生白术 18 克、生山药 15 克、当归 15 克、熟地 15 克、川芎 9 克、生地龙 9 克、柴胡 9 克、升麻 9 克、桂枝 9 克、怀牛膝 18 克、砂仁 9 克、生磁石 30 克、石菖蒲 9 克、羌活 6 克、独活 6 克、炒枣仁 30 克。

(8) 方解：大剂生黄芪、党参、白术、山药补气，当归、熟地、川芎补血，气血双补是为君药；柴胡、升麻、桂枝引药上行通诸阳经，怀牛膝、砂仁、生磁石引气下行各归原位，阴阳各归其所是为臣药；羌活通上半身、独活通下半身、二药相得益彰通调全身郁滞湿邪温通经络，菖蒲入脑、炒枣仁养肝心之血安神，一通一养是为佐药；一味生地龙通行诸经行血活血是为使药。全方共奏气血双补、引气归位、阴阳共通、上下通调、逆转经络气虚毒邪上犯大脑之功。

(9) 药物加减：在治疗中，如出现黄芪诸药不能迅速逆转气虚者，可加高丽参 30 克单煎兑付；出现盗汗者，加五味子 9 克、麻黄根 9 克、地骨皮 18 克；出现心经上火者，加莲子心 9 克；下焦虚寒甚者，加肉桂 9 克、小茴 9 克；出现咳吐黄痰者，加全瓜蒌 18 克。

(10) 服药注意事项：气虚毒邪上逆型精神疾患，由于气机虚性毒邪风性善变，故此方一般只需连服三副，三副后观察患者的病症转变情况，再视具体情况加减继续服用。如无任何副作用，可以连服至两周，两周后如无任何不适情况，即可加减连续服用至两个月。如无大的病情波动，此方可以加减连续服用，因为凡是经络各类毒邪上逆侵犯到大脑者，都有一个由脏腑至大脑经血脑屏障的自身调节过程，自身调节失效后，机体会出现"神制形从"的辨证过程。这时的中药治疗无论是从传统剂量上、还是从服用周期上，都会有一个常人（即只有躯体症状、没有上升到精神症状层面的患者），无法企及的气机功能反制过程，这就要加大剂量和持续服用，由大剂量和服用周期的长时间、换取精神症状向躯体症状转换的空间。这是扭转体内气机反制的治疗手段，临床上要认真仔细地甄别，辨证使用。

⑾ 病情传变：气虚毒邪上逆型精神障碍，在治疗的过程中，可能会由虚向实传变，此时可以根据病情传变的具体情况辨证论治。如果出现向火实的方向传变，可以在原方的基础上，加入清泄经络和五脏六腑火邪的药物治之；如果出现气虚向气陷的方向传变，可以加入大剂升提清气的方法治之；如果出现向气滞的方向传变，可以加入疏解郁滞，活血化瘀的方法治之。总之，无论向何经何络、何脏何腑传变，都要根据患者的实际情况辨证论治，方可无虞。后期可以使用梦醒神丹调整脏腑间的功能平衡、定位补泻，以为将疾病彻底治愈，防止复发。

⑿ 西药辅助治疗：可以使用奋乃静辅助中药系统治疗，从小剂量的 2 毫克开始试服，服用四个小时后若没有任何副作用，就可以缓慢长量到 30 毫克左右，若出现锥体外束副作用，可用苯海索 2 毫克，每日三次，随奋乃静同时服用。在使用奋乃静以前，选择适宜中药汤剂，以预防副作用的发生。若已经发生副作用，就要中、西药联合应用，尽快消除副作用。

6.8.2.1.28. 经络气滞毒邪上逆型

此种类型的患者多为具有好高骛远的性格缺陷、眼高手低、所谋不遂、郁怒不伸、曲意难解、导致脏腑功能失调，出现气滞毒邪上逆冲犯大脑，从而引起精神活动的失常的一组精神疾病。常见于情感性精神障碍、精神分裂症的早期，中医的癫狂合并症、郁症等神志病的早期。

⑴ 诊断标准：

A. 舌质淡或青紫、舌苔薄或微黄。

B. 脉象：时有时无、散乱、或紧或弦、或滑或数、或微或细。

C. 大便：基本正常。

D. 躯体症状：胸肋胀满、食少干呕、嗳气太息、急躁易怒、失眠多梦、睡中易醒、视物昏花、耳鸣如潮。

E. 精神症状：时而捶胸顿足、时而嚎啕大哭、时而静如平人、时而与人为敌、人若劝解暂时宽慰、时而又发作、妄闻妄见、幻听幻视幻触丰富。

⑵ 辩证分析：经络气滞毒邪上逆型精神疾患，多由患者平素性情刚强、涉世不深、世事变迁世因难解、久谋不遂或久慕不遂，肝郁气滞血瘀致经络阻塞，引发经络气滞毒邪上逆冲犯大脑，导致精神活动的异常，发作精神疾病。

⑶ 特征性症状分析：

A. 舌质淡或青紫、苔薄白或微黄，提示气滞毒邪阻塞经络，显现于舌。

B. 脉散乱、时有时无、或紧或弦、或滑或数、或微或细，提示气滞毒邪阻塞经络、病理产物积存、致脉行受阻，血液循环不畅。

C. 大便基本正常，说明气滞毒邪尚未侵犯到大肠。

D. 胸肋胀满、食少干呕、嗳气太息、急躁易怒、失眠多梦、入睡困难、睡中易醒、视物昏花、耳鸣如潮，说明经络气滞毒邪蕴于胸中无以宣泄、滞于胸中则胀满、太息、干呕，循经上逆肝经则视物昏花、耳鸣如潮，经络气滞毒邪干犯心经则心血阻滞心肌缺血，故失眠多梦、入睡困难、睡中易醒。

E. 时而捶胸顿足、时而嚎啕大哭、时而静如平人、时而与人为敌、妄闻妄见、幻听幻视幻触，皆因经络气滞毒邪阻塞，经气时通时堵，故发作上述经络气滞阻塞诸症状，迨经络气滞毒邪上逆冲犯大脑，即出现幻听幻视幻触、妄闻妄见、捶胸顿足、嚎啕大哭之精神症状。

⑷ 定位定性：定位在经络；定性在气。气滞毒邪上冲大脑。

⑸ 治疗原则：破气消滞、通经疏络、宁心安神。

⑹ 方药：枳实导滞丸、沉香降气汤、通络散、安神丸加减。

⑺ 处方用药：枳实 60 克、槟榔 30 克、厚朴 30 克、青皮 18 克、乌药 9 克、沉香 9 克、川楝子 18 克、白术 15 克、生大黄 15 克、黄芩 9 克、全瓜蒌 15 克、焦三仙各 9 克、生赭石极细末 60 克、怀牛膝 18 克、炒枣仁 30 克、当归 18 克、川芎 12 克、生地龙 9 克、水飞朱砂 2 克分两次冲服。

⑻ 方解：枳实、槟榔、厚朴、青皮、乌药、沉香、川楝子破气行滞温通经络是为君药；白术、三仙健脾养胃，生赭石、

大黄、黄芩、瓜蒌清热、引气下行分解气滞是为臣药；炒枣仁、当归、川芎、朱砂养血安神是为佐药；生地龙通行诸经促进微循环是为使药。全方共奏破气温经、行滞通络、养血安神之功。

⑼ 药物加减：经络气滞毒邪上逆伴肝郁有火者加龙胆草9克、川黄连9克；经络气滞毒邪上逆伴肝阳上亢者加生石决明30克、生龙骨、生牡蛎各18克；经络气滞毒邪上逆伴睡眠失调者加炒枣仁至60克、柏子仁30克。

⑽ 服药注意事项：此方可以大剂连续服用，气滞毒邪上逆可得到迅速逆转，此方破气力度之大、抵荡毒邪气滞力量之强均为历代方家之最。因为气滞毒邪上逆已经侵犯到了大脑，而且使大脑中毒，产生了严重的精神症状，体内的自身调节机制已经失灵，需要外力大剂药量方能逆转，所以，只要是按照上述的诊断标准，认证准确辨证得当，尽管放胆应用无妨。一般连服五副、可以见到疗效。此时应细心审视一下立法处方用药的准确度，如果正确，继续服用连续两周，此时可以见到大的疗效。此时可以根据患者的身体情况、躯体症状和精神症状，反复推敲，如无不妥，可以随症加减继续使用两个月。因为气滞毒邪上逆虽病势汹汹，但是一旦气滞消解，若在继续服用则可能伤及正气，所以，要随时观察患者症状的转变情况，随症加减药物，方为稳妥；不能因用药不到而使病势更加汹汹，也不能因使用药物过烈而伤正气，临床上倍当小心谨慎。

⑾ 病情传变：如果在治疗过程中，经络气滞毒邪上逆向肝郁气滞化火方向传变，可以加生石膏30克、栀子15克、龙胆草9克、知母15克清热泻火；如果气滞毒邪化热向肾与膀胱方向传变，阴虚生热，出现五心烦热、自汗盗汗，可以加地骨皮30克、丹皮9克、黄柏9克凉血清虚热；如果气滞毒邪上逆横逆向脾胃方向传变，出现腹胀腹痛、吐泻呕恶，可以加木香9克、白芍12克、党参9克、茯苓9克、甘草9克健脾养胃。经过治疗，经络气滞郁毒消解，此时可以应用梦醒神丹，每日三次、每次三～五粒、连续服用半年，系统调整脏腑间的功能平衡、定位补泻，以彻底治愈、巩固病情、防止复发。

⑿ 西药辅助治疗：此类型精神障碍患者可以选用氯丙嗪、三氟拉嗪联合用药辅助中药系统治疗，从小剂量开始试服，如无任何副作用，可以25毫克氯丙嗪、5毫克三氟拉嗪，每日三次，三天后每日长至50毫克氯丙嗪、10毫克三氟拉嗪，每日三次。一般这个剂量就不要在轻易长量，如果睡眠有障碍，可以加5毫克安定于晚上随上述两种精神药物一同服下。选用西药前，根据患者的身体状况与躯体、精神症状，选用适宜中药预防副作用的发生。如果出现了锥体外系副作用，可以加用苯海索2毫克，每日三次随西药一同服下。在服用苯海索的同时，加大中药抑制西药副作用的力度，尽快消除副作用，减少患者的痛苦。

6.8.2.2. 毒血性精神病

毒血性精神病的概念是：毒血性精神病是指由各种原因引起的消化道以内的病理产物的积存、以及消化道以外的脏腑中辨证出病理产物的积存、而导致血液中毒素蓄积所引起的精神活动异常。相当于中医的狂症、癫狂合并症等神志病，西医的精神分裂症、青春型精神分裂症、紧张型精神分裂症、分裂情感型精神病、躁狂抑郁症、各种情感性精神障碍、神经症等。

6.8.2.2.1. 血液中毒型

血液中毒型精神疾患是指由于各种原因引起的脏腑功能紊乱，紊乱的脏腑功能导致体内病理产物代谢异常，肝、脾、肾、小肠、大肠等被邪侵害，大便出现异常、干燥或细糜样大便，导致血液中毒，血液中蓄积的毒素随气血循环进入大脑，引起大脑功能的紊乱，出现精神活动异常的一类精神疾患。血液中毒型精神疾患的病理现状是：血液中毒素蓄积，还未上升到血瘀的阶段，或不完全等同于血瘀的病理机制。

6.8.2.2.1.1. 阳明热结血液中毒型

此种类型是由于精神刺激或其他各种原因导致脏腑功能紊乱，五志内郁化火，气血灼热、胃火炽盛、致使阳明燥结，大便干燥异常，几天、十几天甚或几十天不大便。由于大便长时间不能排出体外，热毒在血液中积蓄，含有毒物质的血液随气血循环进入大脑，导致大脑对这些有毒物质的吸收，引起大脑精神活动异常的一组精神疾患。这类精神疾患与现代西医发现的脑肠轴理论有着先天的关联，祖国医学早在几千年就发现了阳明燥结肠胃功能紊乱引起精神活动异常的内在联系，并给出了相应的治疗方案。中医精神医学在祖国传统医学理论的基础上，追踪到了脑肠轴理论的源头，系统地理出了毒血性精神病的分类，将阳明燥结血液中毒型精神病纳入血液中毒型精神疾患，为其中的第一种类型。

A. 诊断标准：

　　①、**舌象**：舌质红绛、舌苔黄燥或起芒刺。

　　②、**脉象**：沉实、滑数、有力，尺脉尤甚。

　　③、**大便**：干结如羊矢，几日、十几日、二十几日甚或月余不解大便，小便黄赤。

　　④、**躯体症状**：目直不瞬，呼吸急迫，口渴饮冷，日晡潮热，手足戢然汗出，腹满拒按，甚则循衣摸床。

　　⑤、**精神症状**：打人骂人，狂躁暴怒，力大倍常，逾垣上屋，登高而歌，弃衣而走，狂呼乱骂，幻觉妄想，躁扰不宁，不食不眠，日夜不休，自高贤也，自辨智也，时或神昏谵语，胡言乱语。

B. 辩证分析：情志所伤，五志化火，胃火炽盛，血液中毒，故见舌质红绛、舌苔黄燥或起芒刺；阳明燥结，下腹硬拒按，故见脉沉实滑数，尺脉尤甚；大便干如羊矢，几日、十几日、二十几日甚或月余不解大便，小便赤黄，乃阳明燥结热毒炽盛顽硬难开结于下焦；目直不瞬，呼吸急迫，口渴饮冷，日晡潮热，手足戢然汗出，腹满拒按，甚则循衣摸床，故知毒热燥结迫邪横逆；打人骂人，狂躁暴怒，力大倍常，逾垣上屋，登高而歌，弃衣而走，幻觉妄想，日夜不休，故知阳明燥结热毒上逆冲犯大脑，大脑中毒出现精神活动异常。

C. 特征性症状分析：

　　①、舌质红绛，舌苔黄燥或起芒刺，说明阳明燥结热毒邪盛侵犯血液，致使血液中毒。

　　②、脉沉实滑数有力，尺脉尤甚，说明阳明燥结热毒邪盛蕴于下焦，积滞不去，故尺脉尤甚。

　　③、大便干结如羊矢，几日、十几日、二十几日甚或月余不解大便，说明阳明燥结热毒邪盛积于下焦，灼阴耗液，病理产物或结于大肠，或化作矢气，而正常大便则无从而出。

　　④、目直不瞬，呼吸急迫，口渴饮冷，日晡潮热，腹满拒按，说明阳明燥结毒邪上迫下结，邪逆之气横行。

　　⑤、打人骂人，狂躁暴怒，力大倍常，逾垣上屋，登高而歌，弃衣而走，幻觉妄想，日夜不休，时或谵语，胡言乱语，说明阳明燥结毒邪上逆，中毒之血液随气血循环进入大脑，干扰神经递质的合成与降解，导致精神活动的狂躁紊乱。

D. 定位定性：定位在胃肠；定性在血。阳明燥结毒血犯脑。

E. 治疗原则：清热泻火，涤荡毒邪燥结，凉血安神。

F. 方药：大承气汤，白虎汤，清瘟败毒饮加减。

G. 处方用药：生大黄 30～60 克、芒硝 18～30 克分两次化服、枳实 30 克、厚朴 30 克、生石膏细末 60～90 克、川黄连 15 克、黄芩 15 克、黄柏 15 克、金银花 30 克、生地 18 克、赤芍 15 克、知母 15 克、玄参 15 克、炒枣仁 30 克、夜交藤 30 克、甘草 12 克、冰片 3 克分两次随汤药化服。

H. 方解：生大黄、芒硝、枳实、厚朴涤荡热毒，软坚散结，破气通下是为君药；生石膏、川黄连、黄芩、黄柏、金银花清上、中、下三焦之邪热解毒是为臣药；生地、赤芍、知母、玄参清热凉血滋阴，炒枣仁、夜交藤养血安神是为佐药；甘草缓解诸药之烈，冰片清脑醒神是为使药。全方共奏涤荡脏腑，通泻热毒，清热解毒，凉血安神，清脑醒神之功。

I. 药物加减：热毒亢盛可以加大生大黄、生石膏的用量，热毒邪盛减轻后，可以停用或减少生石膏的用量；如果舌质由红绛向淡红转化，可以停用或减少川黄连、黄芩、黄柏、生地、知母、玄参的用量；如果服药后大便出现每日五、六次以上，可以适当减少生大黄、芒硝的用量，可用原处方用量的三分之一左右。

J. 服药注意事项：此方在使用时，第一次可以先煎一副药，用后视其情况再行加减使用；热结毒甚可加大生大黄用量至 60～250 克，从第二天起每天长 30 克，视大便情况而增加，若大便每日一次，第二天即可长量，可以持续长量至 250 克，直至每天大便保持三次左右；如果泄下之物只是软，没有稀水样便，就要加大芒硝用量，芒硝不但有泻下的作用，而且还有软坚的作用，加快病理产物的排出；芒硝可以从 18 克，每次加 4.5 克、每日加 9 克，逐日加大到 60 克，即每次 30 克，每日 60 克，此时一般可以见到每日大便四至五次，每次大便都呈稀水状，但稍后大便表面则见油亮色。增减使用芒硝的标准是：大便时没有腹痛，大便后腹部舒适，没有不适感；如果使用芒硝后腹部疼痛，大便后不再疼痛，此时但用无妨，这是芒硝在体内推荡病理产物加速排泻的正常反应；如果使用芒硝后腹部立即疼痛，而且大便后还是疼痛，这是芒硝使用过量的反应，此时就要停用一次芒硝，视第二天大便情况再行定夺；停用或减少芒硝的用量后，腹痛消失大便再结，此时可以小量使用芒硝，与大黄配合保持每日大便三次左右。

K. 病情传变：在服用该处方的过程中，可能或出现舌质红绛向红转变的情况，这是热毒由于得到逆转而消退的证候，此时舌苔可出现向湿、厚、腻、黄的方向转化，可加苍术 15—30 克，配合前述清热解毒药物加大燥湿作用，继续涤荡热毒邪盛。如果出现夜寐不安或夜里十一时醒来再难以入睡的症状，这是热毒亢盛过程中，心肝之血受损的症候，可以加柏子仁 30 克、龙眼肉 18 克补血养心安神。如果在治疗过程中，出现其他各种类型的阴阳、表里、寒热、虚实的失调症状，按该类症状辨证论治即可。

L. 西药辅助治疗：此类型患者可以选用氯丙嗪辅助中药系统治疗，从 12.5 毫克开始试服，如无任何副作用，可以迅速加大用量到 450 毫克左右。迅速长量的方法是：第一天：每次 25 毫克，每日三次，单日总量 75 毫克。第二天：每次 50 毫克，每日三次，单日总量 150 毫克。第三天：每次 75 毫克，每日三次，单日总量 225 毫克。第四天：每次 100 毫克，每日三次，单日总量 300 毫克。第五天：每次 125 毫克，每日三次，单日总量 375 毫克。第六天：每次 150 毫克，每日三次，单日总量 450 毫克。这是快速长量方法，此时可能患者的精神症状，经中西药联合用药，迅速得到控制。此时患者的情况可能是：每天三次服用西药，两次服用中药，每天大便三至四次甚至五次，这都是在正常的反应之内，患者有可能出现除了服药、吃饭、大小便以外，就是睡觉，这是患者在中西药物的作用下，五脏六腑功能与大脑功能恢复协调的过程。此时一般不要再长量，给患者体内提供一个自我调整、休养生息的过程，使精神活动恢复正常。在大量迅速使用氯丙嗪以前，要使用适宜中药提前预防副作用的发生，一旦发生西药副作用，要立即采用相应措施，中西医结合联合用药，迅速消除副作用，减少患者的痛苦。

6.8.2.2.1.2. 阴虚燥结血液中毒型

此型是由于患者平素体质偏向阴虚，遇肝气不舒、久慕不遂、诸事乏断、导致肝肾阴虚化火，火邪灼阴，阴虚气血燔热，侵犯胃与大肠，虚热邪毒结于下焦，致使大便异常干燥，血液中毒素蓄积，随气血循环上冲大脑，引起大脑功能失调的一组精神疾病。多见于精神分裂症的青春型、情感性精神障碍，中医的癫狂合并症等。

A. 诊断标准：

① 舌象：舌质鲜红，少黄滞苔，舌面无津，按之干。

② 脉象：细数、细弦、细硬、细滑。

③ 大便：干燥、或先干后少许稀，先干如羊矢、后稀如细糜，间或夹杂硬块，大便时肛门热灼疼痛。

④ 躯体症状：两颧红按之热、潮热盗汗，手足心热，口干舌燥，难眠多梦。

⑤ 精神症状：妄闻妄见，虚烦不眠，虚狂烦躁，吵闹不宁，幻听幻视幻触，思维障碍，行为紊乱，精神运动性兴奋间断发作，时而哭笑无间，时而嬉笑不已，时而躁动烦闷，烦躁异常、躁多于烦。

B. 辩证分析：素体阴虚，肝郁暗耗心血，致肝肾阴虚化火，火灼阴精，阴液虚少，故舌鲜红无津，脉细数弦滑，大便干、后间或稀，颧红潮热盗汗、口干舌燥，导致精神错乱，妄闻妄见，行为紊乱虚烦不眠，哭笑无间等精神活动异常。

C. 特征性症状分析：

① 舌质鲜红，舌面无津，按之干，提示阴液不足，虚火上炎，耗灼心血。

② 脉细数弦紧滑，说明营血虚少，脉道不充，阴不制阳，虚阳上越。

③ 大便干燥，先干如羊矢，后稀如细糜，间或夹杂硬块，肛门热灼疼痛，提示阴虚邪热侵犯下焦灼烧大肠。

④ 颧红而热、潮热盗汗，口干舌燥，手足心热，难眠多梦，均为阴虚而生热，邪毒犯心。

⑤ 妄闻妄见，虚烦不眠，狂躁愤懑，思维障碍，行为紊乱，哭笑无间，说明阴虚毒热上犯大脑，气血毒素随血循环侵害脑细胞，导致大脑中毒出现精神活动的异常。

D. 定位定性：定位在下焦；定性在血。阴虚燥结毒血犯脑。

E. 治疗原则：滋阴降火，解毒散结，养心安神。

F. 方药：自拟滋阴散结安神汤加减。

G. 处方用药：生地 30 克、玄参 30 克、知母 18 克、麦冬 15 克、石斛 12 克、天花粉 15 克、熟地 9 克、枸杞子 15 克、生石膏 18 克、生大黄 9 克、黄芩 12 克、黄柏 12 克、芒硝 30 克分两次化服、龙眼肉 18 克、炒枣仁 21 克、柏子仁 21 克、柴胡 9 克、白芍 9 克、冰片 3 克分两次化服。

H. 方解：生地、玄参、知母、麦冬、石斛、天花粉、熟地、枸杞子滋阴清热，通补肝肾之阴降火是为君药；生石膏、生大黄、黄芩、黄柏、芒硝清上、中、下三焦邪热毒盛是为臣药；龙眼肉、炒枣仁、柏子仁养心肝之血安神、柴胡、白芍疏肝敛阴是为佐药；冰片清脑醒神通行心脑是为使药。全方共奏滋阴降火，清热解毒，养血安神，清脑醒神之功。

I. 药物加减：难以入睡者加黄连 15 克、肉桂 6 克交通心肾促进睡眠；若幻听严重、或有耳鸣如蝉者，加生磁石 30 克、远志 15 克、合欢花 30 克重坠安神；若性色彩明显、或手淫频频不能自制，加炙鳖甲 15 克、倍黄柏、知母以加重滋阴降肾虚火；若脾气暴躁、善怒易冲动者，加郁金 18 克、川楝子 9 克、黄连 9 克清泻肝火，疏解郁邪。若脾胃受损、饮食不香或完谷不化者，加党参 9 克、白术 9 克、鸡内金 18 克、焦三仙各 9 克健脾养胃。

J. 服药注意事项：始服芒硝 30 克，因阴虚燥结严重，需大力润滑通下，分两次化服随汤药服下，得泻后减少芒硝用量。减少芒硝用量的标准是，服药后第二天大便不能超过三次，超过三次者，减芒硝至 9 克分两次化服，若还是超过三次，即可去掉芒硝。若服用后大便保持在两至三次，则可连续服用。只要是大便超过三次，就是减少或停用芒硝的指标。如果出现舌质变淡，舌上有了津液，生地、玄参、知母用量可以减半使用。

K. 病情传变：在治疗过程中，阴虚燥结血液中毒性精神疾患，可以传变为其他类型，如果出现传变证候 可以按照其类型辨证论治。如果在治疗过程中，阴虚燥结血液中毒的主要类型没有变，只是出现其他方向的兼证，则可按照出现兼证的证候，辨证论治，加入相应的药物进行调治。如果出现向实证热毒邪盛方向传变，可加大生石膏的用量至 150 左右，扑灭热毒邪盛。如果大便燥结向阳明腑实的方向传变，则可加大生大黄的用量至 30 克左右、芒硝 45 克左右、加厚朴 18 克、枳实 18 克，以达破气通泻的目的。如果阴虚燥结毒邪侵犯脾胃向虚传变，则可出现不思饮食，腹部虚胀，矢气连连，虚烦不眠之症候，可以加党参 9 克、茯苓 9 克、炒白术 15 克、莱菔子 30 克，法半夏 18 克护胃健脾，促进运化，安眠。

L. 西药辅助治疗：此类患者可选用氟哌啶醇辅助中药系统治疗，氟哌啶醇对青春型精神分裂症和虚狂患者效果较好，可从 2 毫克开始试服，缓慢长至每次三次、每次五片，即每日 30 毫克。缓慢长量可以从每天三次，每次一片（2 毫克），每天 6 毫克，三天后每天长 2 毫克，从早上开始长量，以此类推，两周内长到 30 毫克，长到 30 毫克时维持两周，视情况再决定是否再长量，一般最高不要超过每天 40 毫克。如果中药治疗顺利，此时已经过了一个月的治疗时间，中药已经开始发挥作用了，此时应该稳定氟哌啶醇的使用剂量，配合中药系统地治疗。只要是每天三次服用西药，两次服用中药，三次吃饭，还有三次左右的大便，除了这些时间外，患者大部分的时间都会处在睡眠状态。这样维持两个月左右的时间，精神症状会大部分消失，自制力部分恢复，意识清醒，各项生命指征保持在正常范围，这样循序渐进，就会稳步地达到临床痊愈。在使用氟哌啶醇前，要使用与患者身体状况和躯体、精神症状相对应的中药，增强肝脏代谢，疏肝解郁，清热解毒，养血活络，尽力杜绝和减少氟哌啶醇的毒付作用。

6.8.2.2.1.3. 气滞热结血液中毒型

此证是由于患者性格内向，所谋不遂，郁怒难伸，不可调和的内心矛盾或突然超强的精神刺激，导致脏腑功能紊乱，大便异常干结或热结旁流，蓄积的毒素进入血液，随血循环上犯大脑，导致脑功能紊乱，出现好高骛远，妄想妄行以及冲动伤人，思维、情感、意志障碍的一类精神疾患。多见于紧张性精神分裂症，急性反应性木僵状态，各类情感性精神障碍，中医的癫狂合并症、狂症、郁症等神志病。

A. 诊断标准：

①、舌象：舌质微红，舌苔微黄，舌两侧有黄滞苔。

②、弦紧上冲，弦数、弦硬、弦滑。

③、大便：干结，或热结旁流。

④、躯体症状：情绪郁闷，嗳气太息，胸肋胀满，口苦咽干，头痛头胀，暴聋耳鸣，视物昏花，食少干呕，辗转难眠。

⑤、**精神症状**：幻觉妄想丰富，冲动自伤伤人，时而嚎啕大哭，时而捶胸顿足，委屈愤怒难平，思维、情感、意志倾向性紊乱。

B. **辩证分析**：好高骛远，所谋难遂，肝郁气滞，郁怒不解，肝郁化火，侮金克脾，故头胀头痛，胸肋胀满，食少干呕，大便干燥或热结旁流，致使血液中毒，气滞热结毒血上逆冲犯大脑，引起精神活动的异常。

C. **特征性症状分析**：

①、舌两侧黄滞苔，脉弦紧上冲、弦数、弦硬、弦滑，均提示肝郁气滞热结血液中毒，气滞热结毒邪循经上逆，脉失缓和无力制邪。

②、大便干结或热结旁流，说明气滞热结导致内结燥屎或热结旁流、破坏了肠道自身的调节规律。

③、头痛头胀，胸肋胀满，嗳气太息，暴聋耳鸣，视物昏花，食少干呕，辗转难眠，乃气滞热结血液中毒邪气暴涨使然。

④、幻觉妄想丰富，冲动自伤伤人，时而嚎啕大哭，时而捶胸顿足，委屈愤怒难平，思维、情感、意志倾向性紊乱，均为气滞热结毒邪随气血循环上冲大脑，导致大脑中毒精神活动异常紊乱之表现。

D. **定位定性**：定位在肝胃；定性在血。气滞热结毒血犯脑。

E. **治疗原则**：解滞散热，凉血解毒，通经活络，安神定志。

F. **方药**：解滞散热汤，凉血解毒汤，通经络活汤，定志丸加减。

G. **处方用药**：柴胡 60～90 克、生大黄 30 克、黄芩 30 克、厚朴 18 克、枳实 18 克、槟榔 15 克、香附 12 克、生地 30 克、丹皮 15 克、赤芍 30 克、当归 18 克、桃仁 18 克、全蝎 9 克、蜈蚣 9 克、茯神 30 克、炒枣仁 30 克、朱砂 2 克分两次冲服、

H. **方解**：大剂柴胡破解郁滞，生大黄、黄芩、厚朴、枳实、槟榔、香附破气解滞清热解毒是为君药：生地、丹皮、赤芍、当归、桃仁凉血活血破血清血中毒素是为臣药；茯神、炒枣仁、朱砂、镇静养血安神是为佐药；全蝎、蜈蚣通行诸经活络是为使药，全方共奏破气解滞通经，清热凉血解毒，镇静安神之功。

I. **药物加减**：头痛头胀严重者加生石决明 30-60 克、生龙骨、生牡蛎各 18 克；视物昏花严重者加白蒺藜 18 克、密蒙花 30 克、青箱子 18 克；干呕严重者加旋复花 15 克、生赭石 30 克；入睡困难者加川黄连 18 克、肉桂 6 克；舌两侧有黄腻粘苔者加茵陈 30 克。

J. **服药注意事项**：方中的大剂柴胡是所选药物中的重中之重，柴胡对气滞热结血液中毒性的精神障碍，有着它药不可替代的作用，此药先升后降，通解一切气血滞瘀。大剂使用则只降不升，临床上一般使用 60 克以上者不必担心，最多可以使用到 120 克左右，气滞随之而解，因此，只要是辨证为气滞热结毒邪上逆型的各类精神疾患，但服无妨。此方一般服用三剂就可以见到头痛头胀，胸肋胀满，嗳气太息等情绪所主导的症状明显减轻。如果没有任何副作用，可以继续服用两周至一个月，此时丰富的幻觉妄想症状明显好转，时而冲动自伤伤人，时而嚎啕大哭，时而捶胸顿足，委屈愤怒难平症状大为减轻，思维、情感、意志的倾向性紊乱也会明显好转。在服用过程中，如果出现不思饮食或饮食减少的情况，可以缓慢减少柴胡用量至 15 克，同时加用炒白术 9 克、焦三仙各 12 克，上述症状可以消失。

K. **病情传变**：在治疗过程中，病情有可能向其他方向传变：如果气滞热结血液中毒向心血管方面传变，出现心血瘀阻的症状，可以加用红花、郁金、生地龙、黄芪、当归、丹参、薤白等活血化瘀药物治疗。如果向肝胆湿热气滞方面传变，出现面色发黄、食少呕吐、右下腹部疼痛等症状，可以按照肝胆脾胃的脏腑辨证治疗原则，加用茵陈、龙胆草、白芍、甘草、元胡、乌药等清利湿热、缓痉止痛的药物。如果气滞热结毒邪向肾与膀胱传变，导致气化功能紊乱，出现小便黄少，尿急尿频，腰膝酸软，头晕眼花等症状，可以加入黄柏、甘草、莲子心、车前子、桑螵蛸、枸杞子等清心肾之火，利尿缩泉之品。

L. **西药辅助治疗**：精神药物可以选用氟哌啶醇辅助中药系统治疗，从 2 毫克开始试服，四个小时后如无任何副作用，可以每次 2 毫克、每日三次，三天后每次 4 毫克、每日三次，再三天后每次 6 毫克、每日三次，再三天后每次 8 毫克、每日三次，再三天后每次 10 毫克、每日三次，此时不要再轻易长量。此时已经中西药系统治疗了 15 天，精神症状应该被控制住了，可视中药服用情况，只要保持按时服用中药，就不要再长西药，等待中药全部发挥作用。使用氟哌啶醇前，要根据患者的身体情况和躯体、精神症状，选用适宜中

药预防西药副作用的发生。氟哌啶醇的副作用主要是锥体外系副作用和心律失常，中药疏肝清热解痉和抗心律失调作用的有机配伍选用，可以预防和减轻这两种副作用。如果发生了副作用，可以加用苯海索 2 毫克、每日三次，随氟哌啶醇一同服下，再调整加用相应的中药，尽快消除副作用。如果出现睡眠障碍，可以加用安定 5 毫克，每天晚上随西药一同服下。

6.8.2.2.1.4. 阴寒化热内结血液中毒型

此种类型多因患者先天发育不足，精神发育迟缓，素体肾阳虚寒，久之因寒化热，心肾不交，阴阳不燮，因寒化热之邪下结于内，导致大便干结，粘腻，便面油亮光滑，外润内干，用木棍捣开始见内干，内干有时用木棍捣之不开，坚硬如羊矢，便结气阻从而引起血液中毒，上逆冲犯于大脑，导致精神活动失常。多见于儿童发育迟滞及其引发的精神障碍，儿童精神分裂症，儿童多动症，抽动症等，顽固性、慢性精神疾病等，中医的癫症、癫呆症、五迟五软等神志病。

A. 诊断标准：

① **舌象**：舌质发灰或灰白，或舌尖淡红，舌根色白，少苔或少湿苔，口中唾液润滑。

② **脉象**：细，动而数小，寸小，尺大，关虚弦，或小滑如珠。

③ **大便**：干结，粘腻，便面上有油样光亮，外润内干，用木棍捣开始见内干，内干有时用木棍捣之不开，坚硬如羊矢。

④ **躯体症状**：面色发青，神情呆滞，行动迟缓，饮食少进，吃起来不知饥饱，呈痴傻呆嗫状。

⑤ **精神症状**：意识不清，情绪不稳，定向力障碍，来回跑动，呼之能止，旋即乱态如前。多见于精神发育不全的儿童精神分裂症患者，亦见于癫狂、癫呆症久病不愈者。

B. 辩证分析：先天发育不全实乃先天肾精肾气肾阳发育缺陷，肾为先天之本，肾精亏虚脑髓不充，肾气肾阳无以助肾精上充于髓，故而脑室空虚。肾精肾气肾阳先天亏损，脏腑功能活动无根无源，导致阳气不足，阴寒内盛，阴寒毒邪化热内结，大便干燥或粘腻致使血液中毒，毒血随气血循环进入大脑，大脑对有毒物质的吸收致使脑细胞中毒，引起大脑功能的紊乱，导致精神活动的异常。这是禀赋不足、遗传、内源性的各类精神疾患。

C. 特征性症状分析：

① 舌质发灰或灰白，或舌尖淡红，舌根色白，口中唾液润滑，提示先天不足，虚寒内生，寒饮上逆于舌。

② 脉细，动，小数，小滑如珠，寸小尺大，说明先天亏损血脉失养，阴寒化热内结于下、寒凝水饮如珠而现于脉。

③ 大便干结，粘腻，便面上有油样光亮，外润内干，用木棍捣开始见内干，内干有时用木棍捣之不开，坚硬如羊矢，说明阴寒凝滞内结顽固。

④ 面色发青，神情呆滞，行动迟缓，饮食少进，吃起来不知饥饱，呈痴傻呆嗫状，说明先天阳虚，肾精不充，脑室空虚与脏腑气不接。

⑤ 意识不清，情绪不稳，定向力障碍，来回跑动，呼之能止，旋即乱态如前，表现出一派精神发育不全，意志行为紊乱，痴傻呆嗫精神异常状态。

D. 定位定性：定位在肾心；定性在血。阴寒发热毒血犯脑。

E. 治疗原则：温肾健脑，补肾生髓，定志养心。

F. 方药：七福饮，还少丹，指迷汤加减。

G. 处方用药：鹿茸 3 克（二杠）研极细粉调服、海狗肾 3 克研极细粉调服、补骨脂 18 克、肉桂 9 克、熟地 9 克、肉苁蓉 9 克、制附子 6 克、细辛 6 克、人参 12 克、当归 9 克、白术 9 克、山药 12 克、生大黄 6--9 克、神曲 9 克、鸡内金 12 克、生赭石细末 30 克、胆南星 6 克、炒薏仁 18 克、麝香 0.2 克随汤药冲服每日一次、石菖蒲 9 克、远志 12 克、炒枣仁 18 克、陈皮 9 克、甘草 6 克。

H. 方解：鹿茸、海狗肾、补骨脂、肉桂、熟地、肉苁蓉、制附子、细辛大补肾精肾阳肾气填充脑髓是为君药；人参、当归、白术、山药、神曲、鸡内金大补后天生化之源、辅助运化是为臣药；生赭石降逆气、生大黄泻诸热、胆南星化寒饮、炒薏仁利湿邪、麝香、石菖蒲、远志、炒枣仁通行脑窍、养血安神是为佐药；陈皮理气、甘草和中是为使药。全方共奏补肾益脑，填精补髓，助益先天，化寒除湿，助运后天生化之源，激活脑细胞通行脑窍之功。

I. 药物加减：舌尖变红者加川黄连 6 克、炒栀子 9 克；大便异常干燥、坚硬如羊矢者加芒硝 6 克软坚散结润下；痴呆傻笑、反应迟钝者加炒益智仁 18 克、紫河车 18 克；乱态严重、来回跑动不停者，加水飞朱砂 1 克分两次冲服。

J. 服药注意事项：儿童体娇，临证可视情加减。只要辨证得当，此药服下片刻即可安眠入睡，一般醒来即见乱态减少，此时如无副作用，可以连续服用两周，病情会有好转。由于先天肾精亏虚，此类患者需要循序渐进，不可求速，缓缓为功，即见大效。服用此方，要求减少患者周围的刺激因素，无论是恶性刺激、还是良性刺激，都应尽量减少，特别是患者服药后入睡醒来的时刻，不要给患者任何刺激，让患者慢慢醒来，慢慢从朦胧状态中回归现实，谧静安定，给患者创造一个温馨平静的环境，配合中药从内部调理。只要肾气肾阳缓慢恢复，因寒化热上逆型精神障碍就会缓慢好转。此时应特别照顾好患者的脾胃，保持大便通畅，根据患者的饮食爱好，调配好每一餐的饮食，保证营养丰富合理，强化后天生化之源的供应恢复。在治疗的一开始就要使用梦醒神丹，每日三次、每次三粒，长期服用，可以激活振奋处于休眠状态的干细胞，促进躯体和精神发育，逆转痴呆。

K. 病情传变：在治疗的过程中，此类病症可以向其他方向传变。如出现向青春型精神分裂症方向传变，其原因为随着当代科学技术的进步，各类新科技产品不断涌现，患儿的信息来源渠道杂乱，可有不恰当的思想特别是两性交往方面的信息混乱，随着患儿身体的正常发育，可以出现情感方面的纠结，可以适当加入疏肝解郁、活血化瘀之品，并加强青少年期心理调适的力度。如果长期治疗不当，可向慢性精神分裂症的方向传变，此时可以根据患儿的具体症状，不可拘泥于先天发育不足论治（但是在治疗中不要忽略这个发病的主要原因），按照中医精神医学的其他分类进行辨证治疗。

L. 西药辅助治疗：小儿体娇，阴寒化热内结型的精神疾患，不可妄投精神药物，使小儿未满之大脑再受戕害，亦不可作电休克，胰岛素等治疗，且临床上常见大剂量精神药物也没有什么作用。妄投大剂精神药物，只会给患者带来躯体和精神上的负担，没有实质的治疗意义。可以根据患者的身体强弱情况，分别对待：若患者以多动、秽语综合征等发育迟滞为主要精神乱态的常见症状，可以加用利他林 5 毫克（10 毫克规格的半片），早午服用，连服三天，饭前一小时服用，三天后从早上开始长 5 毫克，再三天后从中午长 5 毫克。长至每次服用 15 毫克、每日两次，每天用量 30 毫克，此剂量可以较长时间服用，此时利他林已经服用了 15 天，不可轻易再长量。奋乃静 2 毫克（一片）、一日三次，饭后一小时服用，三天后从早上长至每次 4 毫克（2 片），再三天后从中午长至每次 4 毫克（2 片），再三天后从晚上长至每次 4 毫克（2 片），此时，每次 4 毫克（2 片）、每日三次，每天总用量 12 毫克（6 片）。利他林和奋乃静联合使用，巧妙地将精神兴奋药和精神抑制药结合起来，可有意想不到的效果。利他林饭前一小时服用，奋乃静饭后一小时服用，中间隔开两个小时，且还有一顿饭。此时两种药物不可轻易再长量，就是临床效果不是太好，也不要盲目长量，因为该类患者的病因主要为先天不足，只要循序渐进，将肾精肾气肾阳补养起来，肾精充实、肾气充足、肾阳充盈，心神调养适度，此病就会缓慢好转。因此，临床上不可大剂量地、长时期地使用中枢兴奋药物和精神抑制药物，随着各类症状的逐步好转，缓慢地逐步地减少奋乃静用量，最后停用奋乃静，再根据情况，缓慢地逐步地减少利他林用量，直至停用。此时，经过大约一年时间的系统中西药物治疗，患者的躯体和精神症状已经基本消失，达到临床痊愈的标准了。

6.8.2.2.1.5. 伤寒发热内结血液中毒型

伤寒发热内结血液中毒型是因为外感发热，病情传变复杂，临床医生辨证不精、治疗不当，或兼有其他杂病而引起的阳盛毒热内结，耗竭真阴，大便干燥，身体发黄，心悸烦躁虚狂，继而出现的精神活动异常的一组精神疾患。中医临床属于狂症（如狂、发狂、惊狂），烦躁，谵语郑声，心悸，不得眠等五类疾病。相当于西医的躁狂症，神经症，失眠症等。本文专门论述伤寒发热内结血液中毒引起的精神疾患。

A. 诊断标准：

①、舌象：舌质红、舌苔黄厚而干。

②、脉象：洪大而数。

③、大便：干结，数日不解。

④、躯体症状：发热，下腹有硬物拒按，或硬物在上腹部。

⑤、精神症状：神昏谵妄，如见鬼神，循衣摸床，狂躁异常，时而怒目而视，时而盲目呼喊，幻觉妄想时现，幻听幻视幻触，身体内有如虫行皮中或有物在皮中等。

B. 辩证分析：外感风寒邪入于里，治不得法表邪化热，或热邪从阳化火，弥漫三焦，在下焦与邪热瘀血互结，致阳明腑实，大便燥结，日久不下，毒素积聚，血液中毒，毒素随血循环进入大脑，导致精神活动的异常。

C. 特征性症状分析：

①、舌红苔黄厚而干，脉洪大而数，提示外感邪热侵入血分上显于舌，邪入脉道贼势汹汹。

②、发热，下腹部有硬物拒按，或硬物在上腹部，大便干燥，数日不解，提示风寒束表，邪无出路，故内结发热；邪热弥漫三焦，在下焦与瘀血互结，形成阳明腑实，故大便燥结数日不解。

③、外感邪热毒盛侵入血液致血液中毒上冲大脑，脑细胞随之被血毒所侵，出现神昏谵语，如见鬼神，循衣摸床，狂躁异常，幻觉妄想之精神错乱。

D. 定位定性：定位在全身；定性在血。伤寒发热毒血犯脑。

E. 治疗原则：表里双解，通腑清热，凉血安神。

F. 方药：防风通圣散，大承气汤，清瘟败毒饮加减。

G. 处方用药：防风9克、荆芥9克、川芎9克、桔梗9克、生大黄9克、芒硝6克、枳实15克、厚朴15克、生石膏18克、黄连9克、黄芩12克、连翘12克、丹皮9克、玄参9克、知母12克、桃仁12克、当归9克、甘草6克。

H. 方解：伤寒发热内结血液中毒，源于伤寒束表无以发泄，邪热毒盛内结三焦，乃予防风、荆芥、川芎、桔梗发表之寒邪以汗出，生大黄、芒硝、枳实、厚朴通泻内热毒盛驱邪于下而便出是为君药；生石膏、黄芩、连翘清瘟热解毒是为臣药；丹皮、玄参、知母凉血滋阴、当归、桃仁活血化瘀是为佐药；甘草和中是为使药。全方共奏表里双解，通腑泻热，清瘟解毒，凉血滋阴，活血化瘀之功。

I. 药物加减：寒邪甚者加麻黄9克、桂枝6克加大祛寒外出发表之力；大便干结难于解出者加生大黄至15克、芒硝至12克强力推荡；谵语并现惊恐者加桂枝6克、龙骨、牡蛎各18克通阳救逆安神；虚烦不得眠者加炒枣仁30克、炒栀子9克除虚热养肝血安眠。

J. 服药注意事项：此类病患，服药后注意其汗出情况，若汗出较少，内热炽盛，可以加大生大黄和芒硝用量，迅速排泄病理产物，同时以生石膏30～60克加大清热力度，迅速取得表里双解之功。汗出则减少防风、荆芥用量至各3克，以防发表过度。服药中发现舌下静脉青紫加重甚至舌背面皆青紫色，可加大桃仁用量至18--30克、加红花9克、三棱、莪术各9克，加强活血化瘀力度，迅速排出瘀血。此方在治疗中，要随时注意病情的变化，灵活运用，随机加减，方可无虞。

K. 病情传变：伤寒发热内结血液中毒型精神障碍，是多种疾病的综合概念，病理病机复杂多变，要时时注意外感伤寒的发病原因，还要时刻注意寒邪入里的病理病机的转变，更要提纲挈领地注重伤寒发热与精神活动的异常关系。在治疗过程中，要注意外感伤寒逐邪外出，注意伤寒发热的病理产物排除，注意伤寒发热内结血液中毒引起精神疾病的重点治疗。如果病情向太阳蓄血，阳明腑实，亡阳惊狂方向发展，就要按照该病症的特点辨证论治。若向烦躁，失眠，心悸方向发展，按照其病症特点辨证论治。若象阳虚水泛，或误汗伤津方向发展，可以按照该类病症特点辨证论治。总之，该类病症在临床上极其复杂多变，需要医生熟读经典，精准辨证，胆大心细，小心选方用药，帮助患者早日痊愈。

L. 西药辅助治疗：此种类型的精神疾患，一般主要依靠中医药辨证论治，无论出现任何情况，应该尽量不使用精神药物。如果患者狂躁异常，可以选用小剂量氯丙嗪辅助中药治疗，一般每日三次，每次50毫克，切不宜大剂量。如果患者出现烦躁、失眠症状，可以选用小剂量安定帮助睡眠和稳定情绪，一般可以2.5毫克，每日三次，饭后半小时服用。如果晚上入睡困难，可以再加安定2.5毫克（共5毫克）睡前一次服用，以帮助患者安然入睡。

6.8.2.2.1.6. 各种因素血液中毒型

此种类型为各种癫狂症的初期,或因风寒暑湿燥火外感内伤侵袭、或因喜怒忧思悲恐惊七情六欲导致,或外伤,或醉酒,或狂犬,或中毒、或毒虫咬伤等各种不明原因所引起,初病即邪入血分或邪热入营血,引起血热、血滞、血瘀、血虚,从而导致精神活动的异常的一组精神疾患。常见于各种精神病综合征,神经症,各类亚健康状态等。治则一律为清热凉血解毒,疏解郁邪调肝,补气养血健脾,活血化瘀温肾,安神定志补脑;如果是狂犬或蜱虫等咬伤所致的精神障碍,要根据所咬伤动物的毒性,分别给予中西医结合针对性的解毒和对症处理治疗。

A. 诊断标准:

①、**舌象:** 舌质淡白或红,舌苔薄或黄,舌尖上或有瘀点。

②、**脉象:** 或洪大,或细涩,或滑数,或迟缓,不一而足。

③、**大便:** 或正常,或干结,或稀软,或泻下。

④、**躯体症状:** 或身热面红气血两燔之候,或面色晦暗肌肤甲错之瘀斑,或面色虚浮苍白。

⑤、**精神症状:** 或狂乱不已烦躁不安,或郁怒难舒叫骂不停,或头痛如刺痛处不移,或惊怵惕厉面色青晦,或妄闻妄见独处自语,或步态不稳时哭时笑,或神思恍惚记忆减退,或思维迟缓反映迟钝,或情绪低落心烦意乱等。

B. 辩证分析: 各类病邪因素侵入机体,致毒素直入血分引起血液中毒,出现血热、血滞、血瘀、血虚等血液中毒现象,有毒血液随血循环冲破血脑屏障进入大脑,引起大脑功能失调,从而导致精神活动的异常。

C. 特征性症状分析:

①、舌质舌苔没有明显的异常,原因在于患病初期,病邪尚未引起舌象本质的变化。

②、脉象杂乱或洪大,或细涩,或滑数,或迟缓,均为致病原因不同,但病邪侵犯的部位为血液,影响脉道,引起各种杂乱的脉象,此时不能仅凭脉象而做出诊断,可以进行子时诊脉并四诊合参。

③、大便或正常,或干结,或稀软,或泻下,均为病邪所侵犯的部位不同,引起的系列反应亦不同,此时不能仅凭大便做出诊断,需要四诊合参。

④、或身热面红气血两燔,或面色晦暗肌肤甲错瘀斑,或面色苍白虚浮,因为病邪毒性不同,所表现的面色亦不同,此时应谨慎进行四诊合参,再下诊断。

⑤、或狂乱不宁烦躁不安,或郁怒难舒叫骂不停,或头痛如刺痛处不移,或惊怵惕厉面色青晦,或妄闻妄见独处自语,或步态不稳时哭时笑,或神思恍惚记忆减退,或思维迟缓反应迟钝,或情绪低落心烦意乱等等精神异常,说明血液中毒的性质一时未明,引起的精神症状杂乱无章,此时当以详细审查毒性来源,排除假象,逐一辨识,进行鉴别诊断,确认毒型性质。

D. 定位定性: 定位在三焦;定性在血。热邪郁结毒血犯脑。

E. 治疗原则: 清热凉血解毒,疏肝解郁健脾,活血化瘀温肾,安神定志补脑。

F. 方药: 清瘟败毒饮,凉血解毒汤,金贵肾气丸与活血化瘀药加减,安神定志汤,安神固精丸等方剂加减。

G. 处方用药: 各种因素血液中毒性精神疾患,由于病因复杂、病理病机不清,因此所用中药均为大法制方:

①、清热凉血燥湿解毒可选用: 生石膏、川黄连、黄芩、黄柏、白鲜皮、金银花、连翘、蒲公英、板蓝根、败酱草、穿心莲、百花蛇舌草、鱼腥草、野菊花、熊胆、水牛角、玄参、地骨皮、生地、丹皮、赤芍、知母、夏枯草、栀子、决明子等。

②、疏肝解郁健脾可选用: 柴胡、郁金、香附、白芍、当归、川芎、党参、黄芪、白术、茯苓、神曲、麦芽、鸡内金等。

③、活血化瘀温肾可选用: 桃仁、红花、生黄芪、生地龙、三菱、莪术、丹参、牛膝、鸡血藤、元胡、水蛭、鹿茸、海狗肾、淫羊藿、巴戟天、杜仲、川续断、狗脊、熟地、女贞子、枸杞子、菟丝子、紫河车等。

④、安神定志补脑可选用: 茯神、益智仁、远志、石菖蒲、炒枣仁、柏子仁、龙眼肉、合欢皮、夜交藤、琥珀、珍珠母、生磁石、生龙骨、生牡蛎、朱砂等。

H. 药物加减：由于病因病理病机复杂多变的特点，临床根据症状的变化情况，可随症辨证加减使用。如果是狂犬病导致的精神障碍。

　①、中药可以"狂犬灵"以毒攻毒，方用：土鳖子三个（切片、土炒）、斑蝥七个（去头足，用米一撮炒）、大黄 15 克、刘寄奴 15 克、茯苓 15 克、麝香 0.3 克。各细研、和匀、黄酒调服 9 克。

　②、对症处理：有恐水现象者应禁食禁饮、尽量减少各种音、光、亮风的刺激。痉挛发作者可予苯妥英钠、地西泮等；脑水肿可予甘露醇及速尿等脱水剂，无效时可予侧脑室引流。垂体功能障碍者，抗利尿激素过多者应限制水分摄入，尿崩症者予静脉补液，用垂体后叶升压素。吸气困难者予气管切开，发绀、缺氧、肺萎缩不张者给氧、人工呼吸，并发肺炎者予以物理疗法及抗生素，气胸者实行肺复张术，注意防止误吸性肺炎。血管系统的心率紊乱，多数为室上性、与低氧血症有关者给氧，与病毒性心肌炎有关者按心肌炎处理。低血压者予血管收缩剂及扩容补液。心力衰竭者限制水分，用地高辛等强心剂。动静脉血栓形成者，交换静脉插管；有上腔静脉阻塞现象应拔除静脉插管；心动骤停者行复苏术。贫血者输血、胃肠出血者输血、补液。高热者降温、体温低者用热毯，随时调整水电解质的平衡。鉴于狂犬病引发的精神障碍缺乏有效的治疗手段，临床上慎用精神药物。如果是蜱虫引起的精神障碍，则可按照莱姆病的治疗原则进行救治。莱姆病是 20 世纪 70 年代发现的一种由伯氏疏螺旋体所引起的一种疾病，主要由硬蜱为主要传播媒介的自然疫源性疾病，1982 年被命名为莱姆病。古代中医没有莱姆病的描述，与"丹毒"、"痹病"、"虚劳"、"眩晕"、"心悸"、"健忘"、"头痛"等疾病的病因、病机及症状表现相类似。中国自 1986 年首次报道此病，但是在全国 29 个省市的人群中都存在莱姆病感染案例。在精神疾病的临床上，莱姆病可以引发模拟偏执、痴呆、精神分裂症、双相情感障碍、惊恐发作、抑郁症、饮食失调、强迫行为等的精神症状。中医治疗莱姆病的方法主要是根据患者的症状表现，以小柴胡汤症等为主辨证论治；西医对莱姆病的对症治疗是：抗生素、非甾体抗炎药、糖皮质激素以及对症治疗。

I. 西药辅助治疗：各种因素血液中毒型精神疾患，由于病因病理病机复杂，除了狂犬病和蜱虫叮咬所致的精神障碍外，均可以选用奋乃静辅助中药治疗，每次 2 毫克、每日三次，可视情况长至每次 4 毫克、每天三次，一般不需再长量。奋乃静有镇静和镇吐作用，使用奋乃静的作用是帮助中药改善患者的兴奋焦虑紧张等精神症状，以及恶心、呕吐、呃逆等躯体症状。其他的西药选用还应根据患者的综合整体状况，予以恰如其分的治疗。

6.8.2.2.2. 毒血凝聚型

毒血凝聚型精神病是指由于各种原因引起的血液凝聚、毒血随气血循环进入大脑，导致脑细胞中毒而出现的一组精神疾患。

6.8.2.2.2.1. 瘀血型

瘀血型精神障碍是指因各种原因导致血中气滞、气滞生瘀、瘀血妄行，或阴寒血凝、凝则血瘀，瘀则有毒，"寒凝"、"热瘀"这两种有毒物质长期在体内蓄积滞留，致使瘀血结于上焦及全身静脉血管之中，其血色黑暗红色、刺之可见瘀块、舌下静脉尤甚，瘀血毒邪随血循环上逆导致大脑中毒，脑功能失调引起的一组精神疾病。临床常见于精神分裂症、情感性精神障碍、周期性精神病、各类神经症等精神障碍，中医的癫症、癫狂合并症等神志病。

A. 诊断标准：

　①、舌象：舌质紫暗、有紫色瘀斑，舌苔或白腻、或厚腻、舌下静脉曲张瘀血，静脉周边微小血管有青紫色网格化瘀血。

　②、脉象：涩、弦、小滑而缓。

　③、大便：大便不调，时干时软，或时有黑便。

　④、躯体症状：面色晦暗，胸闷太息，头痛难忍，六神无主，饮食减少，少动多静；或月经量少有黑色血块，或大便颜色黑。

　⑤、精神症状：女性患者的精神症状随月经来去而变化；意识清醒，思维迟缓，表情呆板，若有所思，自

言自语，嘻嘻自笑，心情烦乱，答非所问，幻觉妄想，行为紊乱，思维内容、形式、速度均有障碍。

B. 辩证分析：舌质紫暗有瘀斑，脉涩，时有黑便，面色晦暗，胸闷太息；经行血块而量少，精神症状随月经来去而变化，均为瘀血阻滞脉道，导致精神活动的异常，发为精神疾患。

C. 特征性症状分析：

①、舌质紫暗有瘀斑，舌下静脉曲张瘀血，静脉周边微小血管有青紫色网格化瘀血，均说明体内瘀血阻滞，上现于舌。

②、脉涩，弦小而滑缓，提示瘀血阻滞，阻滞生热，因热生痰，痰瘀交阻，脉行不畅。

③、大便时干时软，时有黑便，说明肠胃毛细血管亦有瘀阻破裂，血随便下。

④、面色晦暗，胸闷太息，六神无主，月经量少有血块，大便颜色黑，说明瘀血随气滞逆犯全身。

⑤、精神症状随月经来去而变化；意识清醒，思维迟缓，表情呆板，若有所思，自言自语，嘻嘻自笑，答非所问，幻觉妄想，行为紊乱，思维、形式、速度均有障碍，说明瘀血毒素随血循环进入大脑，脑细胞中毒致脑功能失调，出现精神活动的异常。

D. 定位定性：定位在全身；定性在血。瘀血积聚毒邪犯脑。

E. 治疗原则：活血化瘀，破积散结，养脑安神。

F. 方药：自拟化瘀破积汤（京三棱汤加减）。

G. 处方用药：京三棱 60～90 克、蓬莪术 60～90 克、生大黄 30 克、郁金 18 克、赤芍 15 克、桃仁 18 克、红花 9 克、当归 15 克、川芎 9 克、熟地 9 克、黄芩 9 克、黄柏 9 克、焦三仙各 12 克、炒枣仁 30 克、柏子仁 18 克、远志 12 克、甘草 6 克。

H. 方解：京三棱、蓬莪术、生大黄破积散结化瘀通行脏腑经络是为君药；郁金、赤芍、桃仁、红花理气活血化瘀是为臣药；当归、川芎、熟地、炒枣仁、柏子仁、远志调养脏腑经络之血，安神定志补脑是为佐药；黄芩、黄柏、焦三仙扫上中下三焦之邪热健脾养胃是为使药。全药共奏破积化瘀，理气活血，调养脏腑经络之血，健脾养胃清扫邪热，安神定志补脑之功。

I. 药物加减：若寒瘀者，可酌情加制附子 18～30～60 克、干姜 15 克；若瘀积严重，京三棱、蓬莪术可分别加大至 90～120 克；若大便干燥异常，生大黄可加大至 60 克～90 克（此处用生大黄要大火先煎 15 分钟，再入群药同煎，此生大黄应用之妙也）；若睡眠障碍，可加炒枣仁至 60 克、柏子仁 30 克，若入睡困难，可加川黄连 18 克、肉桂 6 克；若腰膝酸软者，可加怀牛膝 30 克、杜仲 18 克、补骨脂 18 克。

J. 服药注意事项：凡是选方用药，都要遵循整体观念和辨证论治原则，像这类针对性极强的病症，辨证精准万分重要，只要认证准确，此方用药量虽大，但服无妨。辨证不精，用量较大，万一不慎，就会变症丛生，遗患无穷！特别是女性患者。按月发作的周期性精神病，大多是女性患者，因于肝郁气滞日久，阴血暗耗，血瘀气滞，热积寒瘀，不一而足，月经来时精神错乱发作，月经过后一如常人，前后判若两人。其机理西医现在尚未弄清楚，有的一来月经犹如崩漏，量大倍常，血块粘腻，行经周期延长，旬日不断；有的月经量少，点点滴滴，经久不断；有的来几天、中断几天又来，淋漓不断。有的精神兴奋，哭笑骂詈，狂躁不宁，日夜不休；有的抑郁哭泣，悲愤难伸，笑骂无端；有的白天稍安，夜晚加重；有的夜间稍安，白天加重。周期性精神病的症状复杂多变，中医对周期性精神病有条理清晰的整体认识，有一系列的处置方法。由于瘀血导致精神症状出现，就说明瘀血在体内已经达到了自身脏腑经络气机无法调节的程度而侵犯大脑，因而使用的药物剂量就偏大。临证时要认真仔细地辩证分析，处方随症状变化加减，不可拘泥。服用此药一定要注意药品质量，如果用到一定程度疗效不是特别显著，要追根原由，有时是市场上的药材有假药，应特别注意细心查找原因。如果辨证准确，此方用到两周就会有大的效果，连续服用两个月，一般的精神症状都会控制，月经来时不再大发作，但仍有身体和精神上的不适，与一般妇女行经时的不适感觉类似，可存在较轻的精神症状出现。在此基础上，根据症状随症加减连续服用三个月至半年，一般女性患者的周期性精神病都会临床痊愈，这期间的原由有待同道继续探讨。

K. 病情传变：周期性精神病一般不会向其他类型的精神疾病转变，如果治疗和康复巩固的彻底，一般痊愈后都会保持精神上的愉悦状态，有的可像正常人一样生育、生活、工作、操持家务等。但在日常的生活中，家属应该时时注意患者的情绪变化，尽量规避诱发此病的家庭、社会因素，特别是在行经前的一周和行经后一周的时间里，要特别关心患者的心理状况，注意天气变化、家庭生活、社会事件等对患者的影响，不可有任何刺激患者的言行，尽量安慰患者，帮助患者顺应自然，顺利度过行经周期。

L. 西药辅助治疗：瘀血型精神障碍的西药选用，要根据患者的症状类型，有的精神分裂症的症状突出，如意识混乱，幻觉妄想，行为紊乱，不协调的精神运动兴奋，或木僵状态，不语不食不动等，可以选用三氟拉嗪或氯氮平等，中小剂量治疗。有的躯体症状突出，植物神经症状如颜面潮红或苍白，四肢末梢发凉或发热，出汗，心动过速，肢体浮肿，尿频，乳房肿胀，或乳头痛，腹痛，恶心，呕吐等；有的出现低血压，多尿，向心性肥胖，肢体非凹陷性水肿，体重增加，皮质分泌增加，头发脱落，大便频数等内分泌和营养功能障碍。此时可选用谷维素，调节间脑功能，也可选用乙芪酚、黄体酮等性激素调理。无论哪类精神症状，都要根据患者的特征性症状，选用精神药物，配合调节植物神经药物予以治疗。瘀血型的精神疾患，主要还是以中药为主进行辨证论治，精神药物只能是给予配合，减轻症状。

6.8.2.2.2.2. 气滞血瘀型

此类患者多因内心活动强烈, 脾气暴躁, 愤怒难平, 或女性心思缜密, 诸多不顺, 肝失疏泄, 气血失调, 气为血帅、气滞则血瘀，血为气母、血瘀则气逆，导致气滞血瘀，阻塞脉道，血液中毒素随血循环进入大脑，引起脑细胞中毒，从而发作精神错乱的一组精神疾病。可见于青春型精神分裂症、周期性精神障碍、各类精神障碍、神经症等，中医的癫症、狂症、癫狂合并症、郁症、烦躁症等神志病。

A. 诊断标准：
  ①、舌象：舌质紫暗，有瘀点，或舌质淡红，舌尖有红点，少苔，舌下静脉曲张青紫瘀血。
  ②、脉象：沉涩而弦，时涩时洪，慌乱或有间歇，滑滞小数。
  ③、大便：基本正常，或因暴食完谷不化。
  ④、躯体症状：面色晦暗，周身不适，肌肤甲错，饮食不节，时或暴饮暴食。
  ⑤、精神症状：意识清醒,思维破裂,行为幼稚或愚蠢,情绪不稳,动作离奇,恶闻人声,出言无序,哭笑无常,兴奋躁动、狂乱不已。

B. 辩证分析：此证多由郁愤恼怒，肝郁气滞，气滞血行受阻，是以出现气滞血瘀，瘀血滞气阻塞脉道，瘀滞毒邪上逆扰及心神，神明被蒙，神无所主，则见精神活动错乱。

C. 特征性症状分析：
  ①、舌质紫暗有瘀点，脉涩时洪、慌乱或有间歇，均提示气滞血瘀，脉道受阻。
  ②、大便基本正常，说明气滞血瘀病尚未侵犯到肠胃，仍在气机郁滞血液瘀积阶段。
  ③、面色晦暗，周身不适，肌肤甲错，饮食不节或暴饮暴食，均提示气滞血瘀已经侵犯到全身经络，四肢百骸无不受阻；气滞血瘀之邪气时或犯胃引起饮食不节或暴饮暴食。
  ④、思维破裂，行为幼稚或愚蠢，动作离奇，哭笑无常，兴奋躁动，说明气滞血瘀上逆冲犯大脑，由于气滞血瘀时通时阻，故而出现行为幼稚或愚蠢，动作离奇，哭笑无常，兴奋躁动等精神症状。

D. 定位定性：定位在肝脾；定性在血。气滞血瘀毒邪犯脑。

E. 治疗原则：活血化瘀，破气理滞，清脑醒神。

F. 方药：癫狂梦醒汤，破气降逆汤，牛黄醒脑丸加减。

G. 处方用药：青皮 30 克、柴胡 30 克、赤芍 18 克、桃仁 18 克、郁金 18 克、厚朴 15 克、枳实 15 克、生大黄 15 克、黄芩 9 克、丹参 18 克、乳香 9 克、没药 9 克、当归 15 克、川芎 15 克、三棱 15 克、莪术 15 克、冰片 6 克分两次化服、麝香 0.2 克冲服（每日一次）。

H. 方解：青皮、柴胡、郁金、厚朴、枳实破气疏肝、降逆气是为君药；桃仁、丹参、赤芍、生大黄、黄芩破血活血化瘀清热是为臣药；三棱、莪术破血祛瘀，当归、川芎养血活血是为佐药；乳香行气中血滞、没药行血中气滞，二药相辅相成通行诸经，冰片、麝香通窍清脑醒脑是为使药。诸药共奏破气滞，降逆气，破血祛瘀，活血通经，养血安神，开窍醒神之功。

I. 药物加减：若有虚者可加生黄芪 9 克；瘀血严重者可加大三棱、莪术至 18 或 30 克，此时可酌加黄芪 9 克助运防害；心脏有血瘀阻者，加丹参至 30 克、薤白 9 克、生地龙 9 克；脸色铁青色者，加大柴胡至 45 克；舌两侧有黄色腻苔者，加茵陈 15 克；大便异常干燥者，加生大黄至 30 克、芒硝 9 克分两次化服。

J. 服药注意事项：此类气滞血瘀型精神障碍，多因肝郁气滞，久怒难舒，此方可以连续服用五副，若无任何副作用，可继续服用两周，此时当已见效，若无其他副作用，可以加减连续服用两个月。若女性患者，当注意其月经情况，若月经一切正常，颜色淡红，经来无血块，经量基本正常，此时可以减去三棱、莪术，加熟地 9 克，陈皮 6 克，滋阴养血。

K. 病情传变：气滞血瘀型精神障碍，在治疗过程中有可能向气滞血虚、气虚血瘀等方向传变，此时可以根据患者的症状，按不同的类型辨证论治。如果气滞血瘀向下腹部传变出现子宫肌瘤，可以少腹逐瘀汤加减化裁治疗。如果出现肌肤甲错严重，可以按照肌表瘀血辨证论治。

L. 西药辅助治疗：此类患者可以选用三氟拉嗪，从小剂量试用，如无副作用可以缓慢长量至中小剂量，一般 20 毫克为佳，尽量不要使用大剂量。临床使用三氟拉嗪，是帮助患者配合中药治疗，如果患者可以配合服用中药，则以中药为主系统调理。只要患者服药后能够保持每天睡眠 10 小时（夜里 8 小时、午睡 2 小时），就要以中药为主进行调理。如果出现锥体外束副作用，可以苯海索 2 毫克，每日三次，随三氟拉嗪一同服下。在服用三氟拉嗪的同时，可以根据患者的身体情况，选用适宜中药，预防和减少副作用。

6.8.2.2.2.3. 瘀血阻络型

瘀血阻络型是指由于各种原因，致使血液从血管内外溢出，阻塞毛细血管，干扰微循环的正常运行。瘀血阻络，致使血液运行不畅，运动生热阻塞经络，导致血液中毒素积聚。有毒血液随气血循环进入大脑，导致脑细胞中毒，从而引起的一种间歇性发作的精神疾病。多见于脑震荡后遗性精神障碍，间歇性精神障碍，精神病综合症，神经症，气滞血瘀型癔病发作等，中医的癫症，癫呆症，癫狂合并症，虚狂，时间性头痛，烦躁等神志病。

A. 诊断标准：

①、舌象：舌质淡红，有红色瘀点，或红中有白，或有裂痕，舌苔或薄白，或薄白湿。

②、脉象：细涩，小数、滞、缓。

③、大便：大便不爽，时粘时稀时干，时有条状黑便夹杂。

④、躯体症状：心悸怔忡，胸闷喘息，心痛时作，时有气短憋胀，时有形寒肢冷，时有状若常人，头痛头晕有时间性发作。

⑤、精神症状：有连续性发作，大多为间接性发作，头痛时作，急躁冲动，伤人毁物，幻听幻视，乱态纷呈，或有规律，发作过后呆滞。

B. 辩证分析：本证多由脑震荡后遗症而来，或情绪紧张过度，突受惊恐，气血逆乱，瘀血内阻，故舌有瘀点，脉细涩小数；瘀血有定处，故胸闷喘息，头痛头晕，间歇发作；瘀血阻络上逆脑际，故急躁冲动，伤人毁物，幻觉妄想，乱态纷呈之精神症状发作。

C. 特征性症状分析：

①、舌有瘀点，脉细涩，小数、滞、缓，提示瘀血阻滞经络。

②、大便不爽，时粘时稀时干，时有条状黑便夹杂，说明瘀血阻络干犯五内，致血出络脉扰及大便，故时粘时稀时干，时有条状黑便夹杂。

③、心痛时作，时有气短憋胀，时有头痛头晕，时有形寒肢冷，均为瘀血阻络，时发时止。

④、急躁冲动，伤人毁物，幻听幻视，乱态纷呈，间接发作，发作过后呆滞，说明瘀血阻络上逆冲犯大脑，瘀血毒邪侵犯脑细胞，随着脑细胞对瘀血毒邪之气的吸收，大脑中毒引起脑功能失调。出现的精神活动异常及其躯体症状，时作时止，带有明显的瘀血阻络特征。

D. 定位定性：定位在络；定性在血。瘀血阻络毒邪犯脑。

E. 治疗原则：活血化瘀，活络通窍。

F. 方药：通窍活血汤，通络化瘀汤加减。

G. 处方用药：

①、川芎 18 克、赤芍 18 克、桃仁 15 克、红花 12 克、升麻 9 克、大黄 15 克先煎 15 分钟、棕炭 9 克、老

葱、一尺长粗大者、生姜 6 克、白芷 30 克、麝香 0.2 克随头煎药一次冲服。黄酒、水各半煎服，此方用大黄先煎久煎，再用升麻以除大黄下引之弊，从而达到祛除瘀血之目的。此乃取通窍活血汤之意，又经多年临床反复摸索经验之总结，又用红花一行一止，活血又能止血，重在一味麝香，窜走清窍带诸药直达病所脑际。

②、**麝香药源紧张**，致使市场上常为假药，且药价昂贵。如无麝香可用通络化瘀汤加减：党参 9 克、黄芪 9 克、白术 6 克、升麻 18 克、柴胡 3 克、桃仁 15 克、赤芍 15 克、桔梗 3 克、白芷 30～60 克、棕炭 9 克、红花 9 克、生赭石 30 克极细末。先煎群药服下，服下二小时再冲服生赭石极细末 30 克，生赭石不可与诸药同煎服，同服则可能引群药下行，先服群药两小时，待群药已经发挥祛除瘀血作用的同时，再用生赭石引诸病邪之气下行，生赭石有降邪气而不伤正气之特性。

H. 方解：
①、通窍活血汤加减：桃仁、赤芍、川芎、红花活血化瘀是为君药；大黄化瘀血凝结之顽定点清除，棕炭助活血之功，生姜祛诸脏之虚寒，是为臣药；升麻携诸药上行，老葱蹿达诸窍是为佐药；白芷、麝香入脑窍是为使药。全方共奏活血化瘀，解凝除滞，通经活络，活化脑窍之功。

②、通络化瘀汤加减：党参、黄芪、白术、升麻补气挟诸药上行是为君药；桃仁、赤芍、红花、棕炭活血化瘀是为臣药；生赭石坠邪气下行，柴胡、桔梗升提正气是为佐药；一味大剂白芷代麝香直入脑窍醒脑清神是为使药，全方共奏推动全身气血运行，上下交通以活血化瘀，直入脑窍激活处于休眠状态的脑细胞，从而逆转癫狂之功。

I. 药物加减：
①、**通窍活血汤**：大便干者，可以加大大黄的用量至 30～60 克，仍旧先煎 15 分钟；胸闷喘息，心痛时作严重者，加薤白 15 克、丹参 18 克、郁金 15 克；形寒肢冷严重者，加肉桂 6 克、桂枝 9 克；发作过后呆滞严重者，加益智仁 30 克、石菖蒲 12 克。

②、**通络化瘀汤**：伴有肝气郁结者，加大柴胡的用量至 9 克，加白芍 9 克、郁金 9 克；舌尖瘀点暗黑而大者，加三棱、莪术各 9 克；肌肤甲错严重者，加白芥子 12 克、川芎 9 克；大便稀软者，加炒薏仁 15 克、茯苓 9 克。

J. 服药注意事项：
①、**通窍活血汤**：服药时间选择在中午和晚饭后半小时，服药后可以安静地进入睡眠，因为有黄酒，有麝香，药后睡眠有助于药物迅速进入大脑，从而增加疗效。

②、**通络化瘀汤**：可以与其他中药一样，每日服用两次，每次服用 300 毫升，连续服用两周定见大效，特别是生赭石的服用方法，是笔者常年应用该药的经验，如果不用生赭石，则患者体内的邪气无法排出，活血化瘀的效果迟缓，若用该药则疗效大增，此本人经验尔，同道可以深入体味。

K. 病情传变：瘀血阻络型精神障碍，多由脑震荡后引起，因而在治疗的过程中，该病有在脑内瘀血减少之后，向脊背及心肺方向传变可能，此时可按照心血瘀阻进行辨证论治。若向气虚血瘀或气滞血瘀方向传变，可以按照气虚血瘀或气滞血瘀辨证论治。若瘀血阻络经治疗好转，但由于特质因素邪走偏锋、循肝经向上传变出现眼疾者，可以按照肝胆经络病症辨证论治。若出现向四肢传变，出现微循环障碍者，可以按照络脉病症辨证论治。

L. 西药辅助治疗：脑震荡时，可产生双侧椎动脉牵张、扭转、受压，椎-基底动脉供血区的延髓、脑桥、中脑供血不足，此时跨越了延髓、脑桥、中脑三个部位。因此，在治疗中，降低颅内压、增加脑血流量和氧消耗，促进脑内葡萄糖、氨基酸代谢，促进神经细胞的蛋白质合成，保护神经系统免受有害因素的侵害，调节植物神经功能的紊乱等的系列治疗。使用能量合剂静脉滴注，还可用脑复新、谷维素等药物口服。如果单纯是脑震荡后遗性精神障碍，尽量少用精神药物，如果患者存在睡眠障碍，除了使用中药以外，可以使用安定类镇静催眠药物帮助患者的睡眠。间歇性精神病，除了进行系统的中药治疗外，可以使用奋乃静小剂量辅助治疗。大脑瘀血引起的各类精神病综合征，给予对症的精神药物治疗。

6.8.2.2.2.4. 瘀血蒙心型（血迷心包）

此种类型多见于女性月经不调，或产后恶露瘀阻不下，恶血随气火上逆犯心，气血凝滞阻遏心神，或产前、产后因故情志不畅，肝失疏泄，郁邪化火，阳气暴涨，火随气窜，血随气升，败血冲心，脑细胞中毒而引起的大脑功能活动的异常。

A. 诊断标准：

①、舌象：舌质紫、舌上有瘀点。少白或黄滞苔。

②、脉象：细涩、弦动、兼有滑实之象。

③、大便：大便不爽，粘腻秘结，时或干燥，小便黄少。

④、躯体症状：面色或青或红或萎黄，肌肤甲错，少腹硬满，彻夜不眠，入睡易惊，时而不思饮食，时而暴饮暴食。

⑤、精神症状：神识不清，衣冠不整，蓬头垢面，撒胸露足，或脱衣而走，罔顾羞耻，狂呼骂詈，躁扰不宁，幻听幻视，对空怒骂，狂呼乱叫，如见鬼神，时歌时舞，毁物伤人。

B. 辩证分析：此类患者乃素体阳盛，经期血气交阻瘀而化热，或于产后恶露上冲，瘀血随气火上逆心包，瘀血阻络则见舌质紫，舌上有瘀点；血阻脉络则见脉细涩，肌肤甲错，少腹硬满，大便不爽，粘腻秘结；血迷心包则见神识不清，罔知羞耻，妄闻妄见，狂呼骂詈，如见鬼神，伤人毁物。属于子宫 - 脑神经精神系统的病变范畴。

C. 特征性症状分析：

①、舌质紫，舌上有瘀点，提示瘀血阻络上行于舌（心）。

②、脉细涩，弦动，兼有滑实之象，说明血阻脉道。

③、大便不爽，粘腻秘结，提示瘀血内阻，肠胃血络受创。

④、面色青，红或萎黄，肌肤甲错，少腹硬满，彻夜不眠，暴饮暴食，说明瘀血阻滞，全身血行受阻。

⑤、神识不清，蓬头垢面，罔顾羞耻，如见鬼神，狂呼骂詈，幻觉妄想，时歌时舞，毁物伤人，说明瘀血蒙心，阻塞清窍，神明受阻，狂乱无知。

D. 定位定性：定位在心包；定性在血。瘀血蒙心冲犯大脑。

E. 治疗原则：化瘀通窍，泻热清心，活血安神。

F. 方药：开迷散，血府逐瘀汤，养血安神丸加减。

G. 处方用药：醋炒柴胡 12 克、黄酒洗当归 15 克、川芎 9 克、炒白术 12 克、甘草 6 克、桃仁 9 克、红花 9 克、苏木 9 克、栀子 6 克、生地 9 克、灸远志 12 克、炒枣仁 15 克。

H. 方解：当归、川芎、柴胡、白术温经活血，理气化瘀是为君药；桃仁、红花、苏木、活血化瘀是为臣药；灸远志、炒枣仁安神养血，栀子、生地清热凉血是为佐药；甘草和中是为使药，全方共奏温经活血、活血化瘀、清心逐邪、养血安神之功。

I. 药物加减：面色暗红者，加川黄连 9 克以泻心火；弃衣而走、登高而歌者，加赤芍 15 克、生赭石 30 克以破血降逆气；少腹硬满、大便干结者，可加生大黄 9 克先煎 10 分钟、桃仁加大至 12 克、芒硝 6 克分两次化服以缓泻大便，大便通则停大黄芒硝（或曰：产后不可泻，当尊：有故无殒亦无殒也经训）。

J. 服药注意事项：此方服用要注意观察患者的大便，若排出黑黄杂加大便，是恶血随便而下；若排出恶露少许乃正常，继续服药，当排出更多污秽，病当大减；此药治疗的标准是：大便与前阴排出秽物若干，精神症状随之减轻，而后视情况随症加减继续服用，治疗月余，诸证消失而病愈。

K. 病情传变：产妇患此症，多因平素阳气盛，阴血虚，故而热迫血凝，败血冲心，当治疗一段时间后，败血排出干净，此时可出现舌质变鲜红色，舌苔少之候，此乃阴虚已现、邪热未清，可以加滋阴清热之药如玄参 12 克、麦冬 18 克、天花粉 12 克、知母 9 克。通过治疗，大便已通，小便正常，饮食尚可，但是入睡困难，睡中易醒等症状，此乃心虚血少，阳不入阴之候，可以加柏子仁 30 克、炒枣仁 30 克、肉桂 6 克、川黄连 15 克、水飞朱砂 1 克冲服，以养血安神，交通阴阳。疾病后期，可疏肝调血，平衡阴阳巩固之。生活中忌房事三个月，悠然自得，精心调养，心理疏导。

L. 西药辅助治疗：此类患者，精神症状狂躁发作时，可以选用氯丙嗪辅助中药治疗，从小剂量开始试服，视病情长量，一般用至中小剂量即可，只要患者的精神症状不是太严重，没有自伤伤人的危险，而且能服用中药，就尽可能的少用精神药物。氯丙嗪一般每天两次，每次 25～50 毫克即可，这样，每天保持 50～100 毫克的剂量。如果睡眠存在障碍，可以安定 2.5～5 毫克，晚上随氯丙嗪一同服下。如果出现锥体外系副作用，可以苯海索 2 毫克，每日三次随氯丙嗪服用。在使用前选用适宜中药预防副作用的发生，一旦发生，立即使用中药，联合苯海索，尽快消除副作用。

6.8.2.2.2.5. 热入血室型

热入血室型精神障碍，为妇女行经前后感冒风寒，病毒感染，邪热侵犯胞宫，与血相搏结，毒血邪气上逆冲犯大脑，出现憎寒发热，日轻夜重，如见鬼神等精神症状的一组精神疾患。见于经期精神障碍、神经官能症等，中医的癫症、狂症、癫狂合并症等神志病。属于子宫 - 脑神经精神系统病变的范畴。

A. 诊断标准：

①、**舌象**：舌质红或绛紫，少苔而躁，或白或厚。

②、**脉象**：沉弦，虚数，小滑。

③、**大便**：基本正常。

④、**躯体症状**：妇人中风，热与血结，经水适来适止，寒热阵作，胸肋满闷，口苦咽干，默默不欲食，烦躁时欲呕，头晕目眩，心慌胆怯，昼轻夜重。

⑤、**精神症状**：性情急躁，心烦意乱，血热上扰，心神不宁，妄言妄语，谵妄发狂，夜重日轻，发作有时，幻觉妄想，郁怒愤懑，惊慌无措，时又狂乱。

B. 辩证分析：热入血室型精神疾患，多由感受外邪，邪毒在表，遇月经来潮，血室空虚，病邪趁虚而入，热与血结，血热毒邪上扰心神冲犯大脑；血为阴，得阳则安，故昼轻夜重；血室空虚，邪毒作乱，故发作谵语、妄言、狂乱等精神错乱症状。

C. 特征性症状分析：

①、舌质红或绛紫，少苔而躁，提示邪热侵入血室上逆于舌。

②、脉象沉弦，虚数，小滑，提示邪入下焦，血室空虚，热与血结。

③、大便基本正常，提示邪热主要侵犯子宫。

④、寒热阵作，胸肋满闷，口苦咽干，默默不欲食，心慌胆怯，昼轻夜重，说明邪热互结循经上逆侵犯肝胆脾胃心神；血属阴，夜亦阴，二阴合并故病加重，是以昼轻夜重。

⑤、肝胆蓄热，热入血室，血热邪袭上扰，故发作心烦急躁，心神不宁，谵妄发狂，幻觉妄想之精神症状。

D. 定位定性：定位在子宫；定性在血。血热毒蕴子宫犯脑。

E. 治疗原则：和解少阳，凉血祛瘀，养血安神。

F. 方药：小柴胡汤加减。

G. 处方用药：柴胡 12 克、人参 6 克、半夏 9 克、甘草 6 克、黄芩 9 克、生姜 3 片、大枣 3 枚、丹皮 6 克、生地 6 克、桃仁 6 克、丹参 12 克、炒枣仁 15 克、当归 9 克。

H. 方解：柴胡、黄芩和解少阳是为君药；当归、丹参、生地、丹皮、桃仁养血凉血、活血化瘀是为臣药；人参、生姜、大枣健脾养胃、通调中焦，炒枣仁养血安神是为佐药；半夏降逆，甘草和中是为使药。全方共奏和解少阳，养血凉血，活血化瘀，健脾养胃，三焦通调之功。

I. 药物加减：呃逆严重者，加陈皮 9 克；烦而不呕者，去半夏、人参，加全瓜蒌 12 克；口渴者，去半夏加天花粉 9 克；若不渴，外有微热者，去人参、加桂枝 6 克取微汗解肌；咳嗽去人参、大枣、生姜，加五味子 9 克、干姜 6 克；腹痛去黄芩，加白芍 9 克；肋下痛加青皮 9 克、白芍 9 克；头两侧痛者，加川芎 9 克；身发黄加茵陈 12 克；狂躁不休、噩梦纷纭严重者，加生赭石 30 克引邪气下行，生龙牡各 18 克收敛肝之浮游之气。

J. 服药注意事项：此类患者，服用该方五剂，症状就可以减轻，此时应视患者的躯体症状和精神症状，加减连续再服用一周，一般的患者就可以痊愈了。如果有的患者症状顽固，可以视情加减再服用一周，就会痊愈。此类患者在治疗过程中，由于病因单纯、病理病机不甚复杂，只要临证辨证精当，一般不会有什么纠结之症，因此，临床上当熟悉仲景小柴胡汤症的变机权变，随症加减，灵活应用，当效如桴鼓。

K. 病情传变：热入血室型精神障碍，在治疗过程中，可能会出现向其他类型精神障碍发展的情况，此时当根据患者的症状传变情况，按照各类型的诊断指征，辨证论治。

L. 西药辅助治疗：此类型精神障碍，可选用奋乃静辅助中药系统治疗。有些医家只注重热入血室的脏腑辨证，但往往忽略了精神症状。所有脏腑功能紊乱引起的大脑功能紊乱，都有一个病情传变、循序渐进的发展过程。只要是引起了精神症状，就一定是经过了漫长的病变过程，病程中一旦出现了紊乱的大脑功能，就是脏腑自身的调节功能已经失调。此时应当根据患者的整体身体状况，躯体和精神症状统合辩证，分清主次，精准施治。此类患者在使用奋乃静时，用量要小，一般每次 2～4 毫克，每日三次即可，即是每天服用 6～12 毫克的奋乃静。如果患者一旦出现精神症状好转，就可以停用奋乃静，如果患者出现了睡眠障碍，可以用中药进行调理，也可以使用 2.5～5 毫克的安定，帮助患者睡眠，保证每个夜晚都有一个充足的睡眠时间。绝对不能允许患者出现失眠现象，只要是出现失眠现象，就立即采取措施予以纠正，保证患者的睡眠时间。对住院的患者，从发现患者出现睡眠障碍，到经过处理进入睡眠，最大时差不能超过两个小时，因为此类患者的睡眠时间一定要得到保证，一是疾病的性质本身需求，二是充足的睡眠会给吸收中药创造一个良好的体内环境，从而保证中医药系统治疗的质量。

6.8.2.2.2.6. 蓄血发狂型

蓄血发狂型精神疾患，乃因各种原因导致体内热邪毒盛，邪热随经传变入腑，深入下焦与血搏结，热轻瘀重，下焦瘀阻，气血凝滞，大便干燥，毒血上逆而引起的一组精神疾患。见于情感性精神障碍、精神分裂症、中医的狂症等精神疾病。

A. 诊断标准：

①、舌象：舌质紫暗，或绛红，少苔，或少黄滞苔。

②、脉象：沉涩，或结代、时跳一止，无有规律。

③、大便：大便干燥而黑，捣之里外皆黑，小便利。

④、躯体症状：面红目赤，声大如钟，头痛烦躁，下腹部有硬块，拒按，夜间发热。

⑤、精神症状：神志时清时昧，狂呼乱叫，日夜不休，伤人毁物，不避亲疏，怒目而视，哭笑无常，夜间加重，烦躁狂乱，彻夜无宁，幻觉妄想，神昏颠倒，指鹿为马，不识亲疏。

B. 辨证分析：热邪随经入腑与下焦瘀血搏结，邪热毒盛蕴于下焦，致使少腹淤积病理产物，邪热血瘀燥屎凝聚致使大便异常干燥，秘结而黑，导致血液中毒素聚集，蓄血邪毒上逆扰及心神，出现神志时清时昧，狂呼乱叫，不避亲疏，打人毁物，日夜狂躁，吵闹不休等精神症状。

C. 特征性症状分析：

①、舌质紫暗或绛红，少苔或黄滞苔，提示蓄血邪热互结，瘀血作祟，循经上行于舌。

②、脉沉涩或结代，时跳一止，无有规律，乃蓄血邪毒阻碍脉道，心肌供血失调。

③、大便干燥而黑，捣之里外皆黑，小便利，说明蓄血毒邪侵犯肠胃、血便互结而致大便干燥而黑；但邪在血分，膀胱气化未受干扰，所以小便利。

④、面红目赤，声大如钟，头痛烦躁，下腹部有硬块拒按，夜间发热，乃邪热与蓄血互结，邪无所出，毒气犯上，故面红目赤、头痛烦躁、声大如钟；邪毒干犯下焦，蓄血与热毒互结，侵犯肠胃，至瘀血与燥便互结于少腹，故下腹部有硬块而拒按；阴血邪热毒盛郁积，夜亦阴属，故夜间发热。

⑤、蓄血燥热毒邪炽盛上逆扰及心神，毒邪侵入血分随血循环进入大脑，致使大脑中毒，引起神情时清时昧，狂呼乱叫，伤人毁物，怒目而视，不避亲疏，哭笑无常，幻觉妄想，神魂颠倒等精神症状。

D. 定位定性：定位在下焦；定性在血。邪热瘀血搏结犯脑。

E. 治疗原则：通腑泻热，化瘀散结，清脑醒神。

F. 方药：抵挡汤，桃核承气汤，清脑醒神丸加减：

G. 处方用药：生大黄 30 克、桃仁 18 克、水蛭 18 克、虻虫 9 克、芒硝 12 克分两次化服、槟榔 9 克、苏木 15

克、当归9克、丹参15克、甘草9克,冰片6克分两次溶化服。

H. 方解:生大黄、水蛭、虻虫、芒硝破血行瘀,涤荡脏腑是为君药;桃仁、槟榔、苏木、破气化瘀是为臣药;当归、丹参补养心血是为佐药;甘草和中、冰片醒脑是为使药。全方共奏破血行瘀,涤荡脏腑,破气化瘀,清脑醒神之功。

I. 药物加减:肝气郁结者,加柴胡12克、郁金9克;邪热重者,加黄芩9克、川黄连6克;痰热重者,加胆南星9克、全瓜蒌18克;神识昏蒙严重者,加石菖蒲12克、法半夏15克、益智仁30克;蓄血伴有子宫肌瘤者,加柴胡9克、夏枯草30克、生牡蛎30克、泽兰15克;颈项淋巴结肿瘤者,加川牛膝30克、桔梗12克、枳壳9克、橘核9克、昆布18克、海藻15克。

J. 服药注意事项:此类方剂看似剂量大,有破血的副作用,实际上只要是辨证准确,症状突出,但用无妨。此方可以先服三副,若无任何副作用可以连续服用两周,此时症状当大为减轻,可以随症加减继续服用,直至病症消失。如无不妥,可以加减连续服用一个月,此时精神症状当大为减少,仍有一些残留症状如健忘、烦躁,神识时有昏昧,对亲友认知模糊等。这是属于瘀血残留于经络特别是心脑络脉,此时需要清脑醒神,通窍活血,扫清残留淤血,可用麝香0.2克于应证汤药中连续服用两个月,麝香隔日一服。还可以改用通窍活血汤加减,以清后患。

K. 病情传变:蓄血发狂型精神疾患,在治疗过程中有可能向其他类型传变,此时可以根据该类型的特征性症状,辨证论治。

L. 西药辅助治疗:此类患者在病情严重期间,可以选用冬眠合剂辅助中药系统治疗。在使用冬眠合剂之前,需要先从最小剂量氯丙嗪的12.5毫克口服试用,试服四小时后若无任何副作用,就可以氯丙嗪25毫克、异丙嗪25毫克口服,口服四小时后若无任何副作用,就可以开始使用冬眠合剂了。使用冬眠合剂,先是肌肉注射氯丙嗪50毫克、异丙嗪50毫克,注射四小时后,观察患者的症状,若稍有减缓之势,此时可以氯丙嗪50毫克、异丙嗪50毫克、加入5%葡萄糖液或生理盐水中静脉滴注,效果比肌肉注射要好。使用冬眠合剂的标准是:患者除了吃饭、吃药、大小便外,就是昏昏欲睡,这样可以有效地配合中药系统治疗,待患者从昏昏欲睡状态中复苏过来时,中药已经发挥了其应有的作用,患者的躯体症状和精神症状已经有了根本的好转,这时再根据患者的禀赋和身体情况及躯体、精神症状的改善程度,加减服用中药,系统巩固治疗,此病可以彻底痊愈。

6.8.2.2.2.7. 血瘀痰结型

血瘀痰结性精神障碍,多由于患者平素性格内向,忧思郁结,情志不畅,运化代谢失调,导致气滞血瘀痰结邪毒上逆冲犯大脑,引起大脑功能活动失调的一组精神疾患。见于青春型、衰退型精神分裂症,情感性精神障碍,各类神经精神障碍,中医的癫狂症、郁症、烦躁症等神志病。

A. 诊断标准:

①、**舌象:** 舌质白红或紫暗,舌上有瘀斑,舌苔白腻或黄腻。

②、**脉象:** 沉涩,沉弦滑。

③、**大便:** 大便干结,或粘腻不爽,颜色黑,便面上有油亮色。

④、**躯体症状:** 面色晦暗,头痛不眠,不知饮食或数日不食,时或暴饮暴食。

⑤、**精神症状:** 哭笑无常,言语杂乱,狂呼乱叫,行为怪异,冲动时止;或力大倍常,日夜游走,幻听幻视,狂言骂詈,数日不食亦不大便;或神识恍惚,意识模糊,思维破裂,傻笑自语,不识亲疏,不知秽洁,啖食赃物,独卧沟渠不知家归何处。

B. 辩证分析:气滞血瘀痰结经脉受阻,故头痛不眠,舌质白红或紫暗,脉沉涩,弦滑;痰血互结,毒邪上逆,蒙蔽清窍,故行为怪异,妄闻妄见,哭笑无常,意识模糊,思维破裂,不知秽洁,啖食赃物,独卧沟渠;血瘀痰结,毒热炽盛,火盛消谷,大便燥结或粘腻,上逆冲犯神明,故狂言骂詈,力大倍常,数日不食亦不大便,出现思维、情感、意志行为的精神障碍。

C. 特征性症状分析:

①、舌质白红或紫暗,提示血瘀痰结气滞,循经上显于舌。

②、脉沉涩，弦滑，说明气滞血瘀痰结阻塞脉道，血痰互结之候。

③、大便干燥，或粘腻不爽，颜色黑，便面上有油亮色，说明血瘀痰结气滞侵犯中下焦，黑便干燥异常，外溢之血瘀痰结随大便而下。

④、面色晦暗，头痛不眠，不知饮食或数日不食，或暴饮暴食，乃气滞邪热血瘀痰结循经上逆，阻塞清窍引发头痛不眠，血瘀痰结侵犯中下焦，引发不知饮食或数日不食、亦或暴饮暴食。

⑤、哭笑无常，言语杂乱，行为怪异，冲动时止，日夜游走，乃痰热血瘀毒邪上逆，冲犯神明，痰邪作祟故行为杂乱怪异。意识模糊，思维破裂，傻笑自语，不知秽洁，啖食赃物，独卧沟渠，痰邪作祟怪病纷呈之候，亦乃怪病责之于痰之明证。

D. 定位定性：定位在脾肝；定性在血。痰结血瘀毒邪犯脑。

E. 治疗原则：涤荡顽痰，活血化瘀，清脑醒神。

F. 方药：瓜蒂散，血府逐瘀汤，安宫牛黄丸，清脑醒神丸加减。

G. 处方用药：

①、涌吐：a. 瓜蒂散涌吐：瓜蒂、红小豆若干，研极细粉和匀，视病情情况，每次 3～5 克，用香豉 9 克煎汤送服，隔日一吐，不吐者，用洁净翎毛探喉取吐。b. 藜芦催吐方：藜芦 18 克、防风 45 克、瓜蒂（炒黄）45 克，研为极细末，每次用 7.5 克，沸水煎 5 分钟后，口服催吐。以上两方、可以轮流使用，隔天一次，使用方法为：第一天上午十点，服催吐药一次，第二天服中药一天两次。

②、活化化瘀除痰方：青礞石 30 克、胆南星 12 克、天竺黄 9 克、清半夏 18 克、郁金 9 克、桃仁 18 克、红花 9 克、三七 9 克、三棱 15 克、莪术 15 克、川芎 9 克、丹参 9 克、当归 9 克、白术 6 克、石菖蒲 12 克、冰片 6 克分两次化服。

H. 方解：

①、涌吐剂：瓜蒂散、藜芦催吐方主要有涌吐实证顽痰之功效，精神疾患的怪异行为均为痰涎作祟，故涌而出之是为捷径，由于病情顽固，不可能一吐而愈，因此，需要隔日一吐，连续催吐，有的可以连续催吐两个月左右才能彻底将顽痰吐尽。

②、活血化瘀除痰方：郁金、桃仁、红花、三七、三棱、莪术活血化瘀破积是为君药；青礞石、胆南星、清半夏、天竺黄涤荡痰涎是为臣药；当归、川芎、丹参、养血活血凉血是为佐药；石菖蒲、冰片清窍醒脑是为使药。全药共奏行瘀破积，涤荡痰涎，养血活血，清脑醒神之功。

I. 药物加减：

①、涌吐剂有多种配伍，有的瓜蒂、赤小豆、郁金各等分研极细末，每服 5 克，温水冲服，隔日一吐。有的藜芦 30 克、煎水顿服催吐，隔日一吐。有的常山（生用）15 克、甘草 6 克，水煎和蜜温服，催吐胸中痰涎，隔日一吐。以上对各类精神疾患均有催吐作用，但是在治疗血瘀痰结型精神障碍时，使用催吐药物，要和第二天的活血行瘀涤荡痰涎中药有机地结合起来，效果大增。

②、活血化瘀除痰方：肝气郁结、胸肋胀痛者，加柴胡 18 克、白芍 9 克、元胡 12 克；血瘀痰结侵犯下焦，出现下肢肿胀者，加车前子 30 克、茯苓 15 克、制附子 3 克；睡眠障碍者，加炒枣仁 30 克；睡中醒来难以再入睡者，加柏子仁 18 克、龙眼肉 6 克。

J. 服药注意事项：使用涌吐剂后若不吐，可以用洁净翎毛探喉取吐，仍不吐者，不用再探，只待观察其大便情况；凡服用催吐药者，不吐即泻。一般服药后四个小时至六个小时就可以泻下，其排泄物呈白糜状稀便，如果泻在有土的地上，片刻后可以见到白色细糜状秽物便面上呈现出油亮色状，15 分钟后用木棍捣之，可以见到痰涎样秽物，此乃泻下之痰涎也。如果是这样的排痰法，也要隔日一服催吐药，此类催吐剂等于泻痰法，第二天仍旧服用活血化瘀涤荡痰涎方剂清除病理产物。

K. 病情传变：衰退型、顽固性、慢性精神分裂症，可在服用一段时间的催吐药和活血化瘀涤荡痰涎方后，慢性衰退性症状会有明显好转，可由神识恍惚，意识模糊，思维破裂，傻笑自语，不知秽洁，啖食秽物，独卧沟渠等典型精神衰退症状向意识清醒，远离秽物，躲避污物，知道回家等方向发展。这是病情好转的标准，此时应温补五脏六腑气血，调整脏腑功能的平衡，定位补泻，循序渐进就能彻底治愈。有位慢性精神分裂症患者，病程三十四年，情感淡漠，行为退缩，思维贫乏，意识迷糊，幻觉妄想，思维破裂，傻笑自语，不知秽洁，啖食赃物，独卧田野等一派阴性衰退症状。由于长期患病，社会发展之新事物全然不知，不知拖拉机为何物，亦不知电线杆为何没有树叶，多年来叫其妻子为妈妈。傻笑自语，不识亲疏，外出不知回家，家人找到时独卧田野，昏昏欲睡。使用催吐药与活血化瘀涤荡痰涎相结合，连续两个月左右，意识清醒，不再管其妻子叫妈妈，知道回家，知道自己一下子病了几十年，表示要好好地回报家人。因而现代医学所谓的精神分裂症衰退状态是不可逆转的定论并不准确，笔者已用大量的临床实践和科研成果推翻了这一世界精神医学界的定论。

L. 西药辅助治疗：血瘀痰结型精神障碍，一般都是顽固性、慢性、衰退型精神分裂症患者，可以根据每个患者的不同精神症状，选用不同类型的精神药物，辅助中药系统治疗。一般使用非典型性精神药物氯氮平较为合适，如果有特殊的患者不适用，可以调整为其他类型的精神药物。使用氯氮平存在粒细胞减少症的副作用，因此，使用前应选用增加粒细胞的中药如四君子汤加减并重用黄芪，还要根据患者的躯体及精神症状等情况灵活机动地辨证论治。衰退型精神分裂症也可使用三氟拉嗪这类具有激活振奋的精神药物，来辅助中药进行系统地治疗，三氟拉嗪从最小剂量开始试用，如果没有任何副作用，可以每次5次毫克、每日三次，在三周之内长至每日三次、每次10毫克、保持在每日30毫克左右即可。如果出现锥体外系付作用，可以苯海索2毫克、每日三次，随三氟拉嗪一同服下。在使用三氟拉嗪以前，选用适宜中药，预防和减少副作用。一旦出现副作用，就要中西药联合应用，尽快解除副作用。

6.8.2.2.2.8. 血瘀食结型

血瘀食结型精神障碍，是指因患者血瘀气滞化热犯胃，致邪火化食、食量倍增无以消化，邪热积食于内，灼熬阴血导致血瘀食结，引起血液中毒，上逆冲犯脑际，有毒血液随气血循环进入大脑，导致脑细胞中毒，出现精神活动异常的一组精神疾患。相当于紧张性精神分裂症、木僵和亚木僵状态，又不尽然，乃血瘀食积气滞毒邪混杂血液中毒、上冲大脑所致精神失常的各类精神障碍等。

A. 诊断标准：

①、舌象：舌质红，苔黄厚，舌面有腐苔，口中有粘液，含之不吐。

②、脉象：时涩时滑，时弦时紧，时大时小，或沉细小微，或散或乱，不一而足。

③、大便：干结如羊矢，大便表面有黑色。

④、躯体症状：上腹部有硬块，拒按，按之痛甚，有时腹痛呕吐，脘腹胀满，腹中血瘀与食结气滞混杂作痛。

⑤、精神症状：精神活动紊乱，有时哭笑无常，有时呈精神运动性抑制或突然冲动，违拗，叫其张口反而紧闭，可长时间保持一种姿势不变，唾液满口不知咽下，膀胱胀满不知排尿，有时突然冲动，有时自语自笑。

B. 辩证分析：忧思积虑，肝郁气滞，劳倦伤脾，健运失调，致血瘀食积，痰涎作祟，痰热邪气挟痰涎食积之毒溢于四末，流窜周身，上逆于脑，故舌红苔黄厚，脉涩滑散乱，便干色黑，腹有硬块拒按而痛，精神活动紊乱，紧张木僵，或突然冲动，一派血瘀食结毒邪上逆精神错乱之候。

C. 特征性症状分析：

①、舌质红，舌苔黄厚，舌面有腐苔，口中有粘唾液，含之不吐，乃血瘀食结、痰涎作祟上显于舌。

②、脉时涩时滑，时弦时紧，时大时小，或沉细小微，亦散亦乱，不一而足，乃血瘀食结，热毒痰涎实邪阻塞脉道。

③、大便干结如羊矢，表面颜色黑，均为血瘀食结热毒侵犯中下二焦，故便干结颜色黑，乃实热作祟。

④、上腹部有硬块，拒按，按之痛甚，有时腹痛呕吐，脘腹胀满，乃血瘀食结热邪毒气凝于上腹，故有是状。

⑤、精神紊乱哭笑无常，时呈精神运动性抑制或突然冲动，违拗，叫其张口反而紧闭，可长时间保持一种姿势不变，唾液满口不知咽下，膀胱胀满不知排尿；有时突然冲动，有时自语自笑，乃血瘀食结气滞痰涎随血循环上逆大脑，阻塞经络脉道清窍。凡是血瘀食积痰涎邪毒侵犯之处皆时通时阻，故呈现上述各类紧张、木僵状态，唾液满口不知咽下，膀胱胀满不知排尿或突然冲动等特异症状和怪诞行为。

D. 定位定性：定位在胃肝脾；定性在血。血瘀食结毒邪犯脑。

E. 治疗原则：通腑破积，活血行瘀，涤荡痰涎，开窍醒神。

F. 方药：大承气汤，荡痰汤，通窍活血逐瘀汤加减。

G. 处方用药：生大黄 30～60 克、芒硝 18～30 克分两次化服、枳实 30 克、厚朴 18 克、焦三仙各 30-60 克、元胡 18 克、桃仁 15 克、红花 9 克、赤芍 15 克、全蝎 9 克、蜈蚣 9 克、生地龙 12 克、生赭石极细末 30 克、青礞石捣碎 30 克、清半夏 18 克、甘遂极细末 6 克、郁金 18 克、当归 9 克、川芎 9 克、白芷 15 克、石菖蒲 12 克、细辛 6 克、冰片 6 克分两次化服。

H. 方解：此乃邪实症，唯大复方涤荡清扫之。方中生大黄、芒硝、枳实、厚朴、焦三仙、元胡涤荡脏腑、消食、通下、止痛是为君药；桃仁、红花、赤芍、全蝎、蜈蚣、生地龙活血化瘀、通经疏络是为臣药；生赭石、青礞石、清半夏、甘遂涤痰结、除痰涎，郁金、当归、川芎解郁养血，白芷、石菖蒲入脑开窍是为佐药；细辛通行诸经、冰片醒神是为使药。全方共奏涤荡脏腑，消食止痛，解滞破积，活血化瘀，涤痰除涎，通经疏络，开窍醒脑安神之功。

I. 药物加减：腹痛难忍、烦躁异常者，乃血瘀食结邪毒炽胀，可以加大生大黄用量至 60～90 克、芒硝至 30～45 克、厚朴至 30 克、元胡至 30 克，每日一剂，两剂后急迫腹痛症状当为缓解；喉中有痰涎壅盛者，可加全瓜蒌 30 克、胆南星 18 克、生牡蛎 30 克清坠上焦之痰；有虚弱症状者，可加党参 9 克、白术 9 克以扶正祛邪；精神运动性抑制严重者，可以加大全蝎至 18 克、蜈蚣 18 克、加钩藤 30 克，白芍 30 克，以柔肝解痉；膀胱胀满不知排尿严重者，可以加车前子 30～60 克包煎、茯苓 30 克、泽泻 18 克强行利水排尿；唾液满口、舌苔湿厚不见舌面者，加苍术 30～60 克，泽泻 18 克燥湿清热利水；突然冲动频繁者，加大生赭石的用量至 60～90 克，生芡实 30 克、生山药 30 克，每日一剂，连续使用以重坠迫邪气归原，必见大效。

J. 服药注意事项：血瘀食结型精神障碍，邪实气滞毒盛，需大剂将军涤荡方可力挽狂澜，迅速逆转邪炽病势。但在使用中需要特别注意的是，虽病势汹汹，但每个病人均因禀赋、体质不同，患者自身调节能力所致的病势进退程度不同，临床上一定要精心辨证，通过四诊八纲各类信息，捕捉疾病发展势头，迎头痛击，力挽狂澜。临床上曾有病例因小心过度、病重药轻而错失良机，导致病人病情加重乃成终生顽疾不治者。因此临证时定要胆大心细，外圆内方，抓住时机，当机立断！此方一般服用五剂后就会有大的疗效出现，如若无任何副作用，当穷寇猛追一扫余邪。甘遂为一味猛药，用甘遂后，患者出现呕吐者，则是甘遂用量大的缘故，此时减少甘遂至 2～3 克即可。如果证候存在，仍应尽可能的使用甘遂，因甘遂一味力敌千军，实乃大承气汤之开路先锋。近人因甘遂有毒药性峻厉，畏之如虎，临床使用者少之又少，实乃错失良药之机也。笔者经验，只要辨证精当，临床使用没有风险，若使用不当则当另论。故：此方使用过程中，一般处方三付，服用后观其效果，如果出现些微症状变化，就要根据症状再行加减处方，不可固守一方，因此方药力巨大，一旦使用过度，则会给患者带来不必要的躯体和精神负担。使用此方的原则是，时时注重症状变化，随时灵变化裁，不可拘泥，随时用整体观念辨证论治来审视病情变化和处方用药。

K. 病情传变：血瘀食结型精神障碍，在治疗过程中，有时可能从精神抑制状态突然转向精神兴奋冲动状态，此时患者可能存在自伤伤人的危险因素，临床上当有所戒备。出现这类行为，治疗上可以加大重坠经络邪气，解痉之药如生赭石、生磁石、全蝎、蜈蚣等。针灸可以加大大椎、陶道、足三里、涌泉的针刺力度，或十宣穴用三棱针放血，针刺后立即挤出败血若干。也可以三棱针刺舌后静脉，刺出黑色血液 30～50 毫升为度，此时患者的血液可呈黑红色，挤出后片刻可凝固，这是瘀血食结炽热邪毒壅盛的证候，如此则可每天针刺放血两次，每次挤出败血若干，一般三天后症状会有大的好转。也可进行大力度的推拿脊背（见论文：推拿治疗紧张性精神分裂的临床研究），每天两次，上、下午各一次，每次两个小时，中间隔开四个小时。推拿的机理是，用手掌之力均匀不停顿地作用于脊背，力透脏腑，贯通经络，这样可以迅速缓解紧张或木僵、亚木僵状态，一般按摩三天紧张状态会缓慢缓解。按摩时手掌上可以涂抹动物油脂，以防按摩时间太久伤及皮肤。血瘀食结型精神障碍，经过治疗一段时间后，有的患者会出现气血不足、阴阳两虚的状态，此时可以按照气血不足、阴阳两虚的证候辨证论治，一般会很快好转。

L. 西药辅助治疗：血瘀食结型精神障碍，可以选用舒必利静脉点滴辅助中药系统治疗，一般每日 400 毫升于 5% 葡萄糖液 500 毫升或生理盐水中静脉滴注，每日一次，可迅速缓解紧张或木僵状态。静脉滴注一般使用一周左右，紧张或木僵状态缓解后，可以改为口服。口服开始每次 100 毫克（一片）、每日三次，每日总量 300 毫克，一周内逐渐长至每次 200 毫克，每日三次，每日共 600 毫克，两周内增至每次 300 毫克、每日三次，每日共 900 毫克，此时一般情况下不要再长量。使用舒必利的标准是：患者能每日服用中药两次、吃三次饭、服中药后的大小便排泄，除此以外，患者可处于睡眠或浅睡眠状态。如果睡眠或浅睡眠状态不佳，可以加安定 2.5 毫克，每日三次，同舒必利一同服下，使患者一直处于睡眠或浅睡眠状态，以有机地配合各类治疗。在使用舒必利时，要注意有无副作用，若出现副作用，则可根据副作用的种类、程度进行相应的治疗，可以根据患者的身体情况、躯体及精神症状，在应证汤药中加入相关预防和减少副作用的中药。在使用舒必利的同时，可根据患者的身体状况，在服用中药的前提下，配合使用一些能量合剂静脉滴注，隔天一次。因为紧张性精神抑制或木僵、亚木僵状态，消耗患者体力和精力巨大，在不影响其他必要治疗的情况下，多途径维持患者的水电解质平衡、营养供给、帮助患者提高抗病能力。

6.8.2.2.2.9. 脏腑、经络、三焦气结血瘀型

此乃因内外环境变化所导致的五脏六腑、经络、三焦气机功能失调、引起全身性的气结血瘀（局部特征性症状不明显），而出现的大脑功能异常。其特征是精神功能活动的失调，在中医辨证方面，既能辨证出某一脏腑的特征、又不局限于这一脏腑的特征，而表现为全身脏腑、经络、三焦大范围内的病变特征：出现心瘀症、肝瘀症、脾瘀症、肺瘀症、胆瘀症、胃瘀症、大肠瘀症、小肠瘀症、膀胱瘀症、三焦瘀症、十四经瘀症、奇经八脉瘀症的相关关联症状，即患者感到全身不适。从患者的叙述中、从四诊八纲的辨证中、从精神病症状的分析中也印证了这一点，即症状没有明显的特征性。从中医的神志病分类和西医的精神疾病分类中也分辨不出此症到底属于哪类疾病的归属，既有精神分裂症等重性精神疾病的症状，也有精神病综合征的症状，还有神经衰弱、神经官能症、神经症等轻型精神障碍的症状，既有脏腑、经络失调的症候群，也有上焦、中焦、下焦的气化失调的症候群。因此，特列一型，供临床分类论治参考。还有一个要讨论的大问题是，在精神疾患的临床上，有一些中医病名分类与辨证分类上的混乱状态。如癫症中的"心脾两虚型"，郁症中的"心脾两虚型"，卑慄中的"心脾两虚型"，不寐中的"心脾两虚型"，心悸怔忡中的"心脾两虚型"，健忘中的"心脾两虚型"，儿童发育不全中的"心脾两虚型"等等，其主要躯体症状均为：面色萎黄，头晕目眩，不思饮食，口淡无味，腹胀便溏，倦怠无力，失眠多梦，心悸健忘。其舌象均为：舌质淡、舌苔薄白。其脉象均为：细弱无力。这七种疾病的主要症状舌象、脉象、躯体症状都基本雷同，或大同小异，只有一些精神症状上的不同。那么，七种病的诊断依据是什么呢？如无本质的区别，那疾病名称还有什么意义呢？再者：治疗原则都是：补益心脾，处方用药都是：归脾汤加减，所用药物相差无几。中医神志病中有：癫症、狂症、痫症、郁症、忧思症、脏躁症、烦躁症、痴呆、笑症、悲症、恐症、惊症、百合病、健忘、不寐、心悸怔忡、梅核气、奔豚气、卑慄、失志、嗜卧、五迟五软等 22 种疾病的分类，但是其中辨证为心脾两虚的证候，几乎每个病种中都有出现，或是初始的辨证为心脾两虚症候群，或是治疗中出现的心脾两虚症候群，或是治疗后期出现的心脾两虚症候群。在这里，疾病的分类与辨证的类型以及治疗原则，处方用药，存在着一定的内在规律。也存在着混乱现象，使得临床医生无所适从。也为一些好事者攻击中医留下了把柄。西医精神医学中，DSM-lV=TR 将精神障碍分为 17 类。在精神分裂及其他精神性障碍中有：情绪性障碍、焦虑性障碍、身体型障碍、做作性障碍、解离性人格障碍、性及性别认同障碍、饮食性障碍、睡眠障碍、尚未分类之冲动控制障碍、适应性障碍、人格障碍、其他需要临床判断的精神障碍。沈渔邨教授《精神病学》第五版中的精神障碍有：痴呆和其他脑器质性精神障碍，癫痫性精神障碍，中枢神经系统感染所致的精神障碍，躯体感染所致的精神障碍，颅脑损伤所致的精神障碍，颅脑肿瘤所致的精神障碍，躯体疾病所致的精神障碍，酒精相关的精神神经障碍，阿片类、其他精神活性物质伴发的精神障碍，中毒性精神障碍，精神分裂症，分裂情感性精神病，偏执型精神障碍，情感（心境）障碍，神经症，心因性精神障碍，与文化密切相关的精神障碍，心理生理障碍与心身疾病，人格障碍，性心理障碍，妇女精神卫生，儿童精神障碍，儿童特定心理功能发育障碍，儿童期情绪与行为障碍，儿童器质性精神障碍等 25 种。所有的精神医学的精神障碍分类，都可以对应在中医的神志病里，找到类似的辨证分型。中国中西医结合精神疾病学会的《精神分裂症中西医结合辨证分型标准》中有六个辨证分型，《情感性（心境）精神障碍中西医结合辨证分型标准》中有五个辨证分型，《神经症的中西医结合辨证分型标准》中有六个辨证分型，其中《情感性精神障碍辨证分型》中有"心脾两虚型"，《神经症辨证分型》中也有"心脾两虚型"，两个心脾两虚型的躯体症状大同小异，精神症状不同。这三个辨证分型中的若干个标准，有的表述内涵雷同文字表述略有差异，只是文字游戏而已。这让临床医生

怎么选择？怎么辨证？怎么处置？精神分裂症是当今医学界病因病理病机不明的疑难病症，无论中、西医皆畏之如虎，其中精神分裂症的"阳虚亏损型"和神经症的"脾肾阳虚型"的躯体症状大同小异，其精神症状也较为类似，虽然有着精神病理学上的分野，但是治疗上却风马牛不相及，这让临床医生怎么选择？怎么理解？怎么处置？更主要的是治疗效果不能保证！治疗效果不能保证的疾病分类、辨证分型又有什么意义呢？中医精神医学从维持人体必需的精微物质气、血、液三个角度对所有的精神障碍的临床症状进行辨证分类，这样就避免了诊断无依据、治疗针对性不明确、疗效不确定的弊病，从而保证了诊有所据、断有所依、法有所规、药有所用、治有所效。一改精神医学特别是精神分裂症等重性精神疾病的临床分类、诊断、辨证、治疗的混乱状态，使之始终处于科学领域的循证研究与临床实证前沿。毒血性精神病的脏腑、经络、三焦气结血瘀型的分类是这一指导思想的产物。

A. 诊断标准：

①、**舌象**：舌质淡白或淡红，舌边两侧或有紫色条状线瘀痕，舌苔薄白或薄黄，舌中或有粘液性唾液。

②、**脉象**：各种脉象不规则出现，或郁滞、或散乱、或小细紧、或涩微、或结代、不一而足。

③、**大便**：大便不调，或正常、或有或无、或多或少、或干结、或稀软，或黑色、或黑黄、或黄白相间。

④、**躯体症状**：周身不适，胸闷不畅，目光呆滞，面色或晦暗、或黄白、或黑青，或唇紫、或颧红、或两颊灰黑，或腹胀、或呃逆、或小腹胀满，或下肢时有浮肿、或上肢时有酸痛、或颈背时有强直、或腰臀时有酸痛，杂症丛生、不一而足，但无论其症状多么复杂多变，其全身气结血瘀的特征十分明显。

⑤、**精神症状**：或长吁短叹、情志压抑、郁郁寡欢；或兴奋话多、说话不看场合、行为不知节制，言行与环境不协调、躁狂态与抑郁态交互出现；或思维障碍和行为障碍交织发作，言语性幻听和言语性幻觉伴发关联性的恐惧和焦虑。在意识清醒的状态下，感知觉综合障碍，思维、情感、意志多种精神病理性症状频繁出现，但不强烈，有时呼之即止。嫉妒妄想，钟情妄想挥之不去，想跟踪、盘问，但攻击性不强。有时出现没有明显诱因的紧张状态或进入亚木僵状态，有时产生双重错觉综合症，易人综合症，替身错觉，双重人格症，冒充者综合症等。有时表现头痛头昏，失眠健忘，焦虑紧张，烦躁疲乏，全身不适，精神萎靡，注意力不集中，还有植物神经及性机能障碍等。

B. 辩证分析：脏腑、经络、三焦气机不畅、导致气结血瘀，全身出现不适症状；气结血瘀，气机不畅，血行受阻，生热蕴毒，致血液中毒素蕴积，有毒之血液随气血循环进入大脑，从而引起大脑功能的紊乱，出现精神活动失常。

C. 特征性症状分析：

①、舌质舌苔复杂多变，两侧有紫色条状浅瘀痕，舌苔薄白或薄黄，舌中有粘腻性唾液，均说明气结血瘀导致舌两侧有紫色条状浅瘀痕；气行不畅，水液代谢失调，致口中粘腻性唾液多多。

②、各种脉象不规则出现，或郁滞散乱，或涩微结代，或小细紧不一而足，提示气结血瘀阻遏脉道，出现脉结代等假性心脏疾病症状，但因有郁滞散乱，细涩小紧等杂脉（心电图无异常），可以排除心脏病的可能，专责于精神障碍导致的脉道阻塞。

③、大便不调，或正常、或有或无、或多或少，或干结、或稀软、或黑色、或黑黄、或黄白相间，均说明气结血瘀邪犯三焦，导致脏腑功能紊乱，肠胃运化气机功能失调。

④、周身不适，胸闷不畅，目光呆滞，面色晦暗、或黄白、或黑青、或唇紫、或颧红、或腹胀、或呃逆，或小腹硬满，或下肢时有浮肿，或上肢时有酸痛，或背颈时有强直，或腰臀时有酸痛，均提示气结血瘀邪犯全身脏腑、经络、三焦，使得周身气机失调，血行阻塞，杂症丛生。

⑤、精神活动紊乱，情志压抑，郁郁寡欢，或兴奋话多，说话不看场合，行为不知节制，言行与环境不协调，躁狂和抑郁交替出现，思维情感意志和感知觉综合障碍交织发作，多种精神疾病综合征交替出现，说明邪犯脏腑、经络、三焦致气结血瘀，邪在气机与血瘀阶段，侵犯全身而尚未央及脏腑实质。在气机和血瘀阶段导致的精神活动异常，是包括精神分裂症、情感性精神障碍等重性精神疾患，各类神经症等轻型精神疾患，以及亚健康状态的综合表现。

D. 定位定性：定位在全身；定性在血。气结血瘀干犯大脑。

E. 治疗原则：理气活血化瘀，扶正祛邪安神，养血补益大脑。具体治则如下：

①、**疏理气机**：气郁解滞，气盛破气，气虚补气，气逆降气，气陷升提。

②、**活血化瘀**：血热清热凉血，血寒温阳活血，血瘀活血化瘀，血虚养血补血，血结破血化积。

③、**扶正祛邪**：正虚养正，邪盛祛邪，祛邪为主，养正为辅，养正即驱邪，邪去正自安。

④、**安神养血**：综合调理，安神养血，神制形从，形胜神乏。

⑤、**补益大脑**：清理血中毒素，补益精微物质，促进血液循环，清脑醒脑养脑。

F. **方药**：

①、**理气剂**：疏肝理气剂，疏肝理脾剂，疏肝和胃剂，理脾和胃剂，调和肠胃剂等等，根据气结情况随症加减使用。

②、**活血化瘀剂**：活血化瘀剂，活血调经剂，活血消积剂，活血止痛剂，活血消疮剂等等，根据血瘀情况症状加减选用。

③、**扶正祛邪剂**：益气剂，养血剂，滋阴剂，解表剂，通里攻下剂，清热解毒剂，消导剂等等。根据正虚邪实的实际情况加减使用。

④、**安神养血补脑剂**：镇心安神剂，养血安神剂，清脑醒神养脑剂等等，根据情况加减使用。

G. **西药辅助治疗**：脏腑、经络、三焦气结血瘀型精神障碍，严格说属于中医疑难杂病的范畴，其特征是：重性精神障碍的症状不严重、不固定、不突出；应该属于精神病综合症但是又超出其范畴；属于亚健康状态又比亚健康症状严重；有脏腑功能失调的症状又未达到到脏腑实质病变；有经络的阻塞还未达到经络淤积产生器质性病变的程度；有三焦的诸多不适又未达三焦实质性病变的程度；患者只是感到周身不适，经现代仪器检查却没有实质性病变；疾病体验只表现在患者的本身感觉上；长时间系统观察却能发现患者精神活动的异常。

因而，治疗上主要依靠中医辨证论治，根据不同的脉症采取不同的治疗方法，循序渐进地逐步改善症状，从而调理到患者和医生都感到理想的程度。在系统治疗的过程中，要时时注意心理调适，注重灵活多样性的心理治疗，要从遗传、个性、生活、工作、学习、教育、家庭、社会环境等多方面进行适宜的心理调理。西药与精神药物的选用，要根据患者的实际症状灵活选用，不可拘泥循规蹈矩。根据精神药理学的原理，选择适合患者易于接受的种类，进行试验服用，若出现患者的不适应情况，立即停用再选它药。在治疗这一类精神疾患时，诸多的内科药物，如果对患者有益，可以小剂量的联合使用，也可以将精神药物与内科药物联合使用，其标准是，只要是对症且患者能够接受，就可以试用，不适宜再换。如果患者有睡眠障碍，就用安定2.5～5毫克晚上一次服用，只要能保证患者一夜睡够8小时左右，就不要轻易停药或频繁换药。这样就能为中医药整体系统治疗创造一个较平缓的环境。只要坚持中医药的系统治疗，这类患者是可以治愈的。

6.8.2.3. 毒液性精神病

毒液性精神病的概念：毒液性精神病是指由于各种原因引起的体内水液代谢失调，引起津液、体液、气血、气化运行不畅、痰饮积聚导致血液中毒素蓄积，痰邪随血液循环穿透血脑屏障进入大脑引起脑细胞中毒、从而导致精神活动的异常。相当于中医的癫症、狂症、癫狂合并症及各类神志病；西医的精神分裂症及其衰退状态、分裂情感性精神病、各种情感性精神障碍、各种神经症等。

6.8.2.3.1. 顽痰型

顽痰型精神疾患，是指因各种原因导致体内的水液代谢出现异常，形成凝固状态的水液代谢产物，这种水液代谢产物称之为痰，痰积聚于脏腑、经络、三焦、四肢百骸等体内所有空间，导致脏腑、经络、三焦、四肢百骸功能紊乱，进而引起精神活动异常的一组精神疾病。

6.8.2.3.1.1. 痰迷心窍型（痰蒙心包型）

痰迷心窍型是指因情志不畅，气机逆乱水液代谢失调，气结凝集生热生痰，痰作为一种病理产物蒙蔽心包，阻塞心窍，引起脑功能活动异常的一组精神疾患。多见于中医的癫症、狂症、癫狂合并症、等，西医的精神分裂症、情感性精神障碍、各类精神疾病、各类神经症等。

A. 诊断标准：

 ①、舌象：舌质淡胖，边有深齿痕、舌中心有裂纹，白厚苔或少苔。

 ②、脉象：寸滑大上冲鱼际呈溢脉，上冲而不下，尺欲无。

 ③、大便：基本正常，时有软、粘腻。

 ④、痰：咳吐黄黑色痰核、粘硬、捣之不开，有些患者不吐痰。

 ⑤、躯体症状：面色晦暗，表情呆板，不知饮食，夜不能寐。

 ⑥、精神症状：意识清醒，定向力障碍，思维破裂，情感倒错，行为紊乱，言语破碎，语无伦次，独语自笑，离群索居，收藏废物为宝，夏着冬衣，棉絮裹身。

B. 辩证分析：情志抑郁，忧思伤脾，思虑生热，炼液成痰。痰蒙心包，阻塞心窍，发为神识昏蒙，语无伦次，不知羞耻，不识秽洁，离群索居之精神异常。

C. 特征性症状分析：

 ①、舌质淡胖，边有齿痕、中心有裂纹，均为痰浊内盛上显于舌。

 ②、脉寸滑大，上冲而不下，尺欲无，溢脉盈盛，提示痰蒙心包，阻塞心窍，痰邪胶着蒙蔽清窍而不去。

 ③、大便：基本正常，时有软、粘腻，提示痰邪主要侵犯心包，蒙蔽心窍，侵犯肠胃未深，但是痰邪粘腻致使大便软、时有粘腻。

 ④、痰：咳吐黄黑色痰核，粘硬，捣之不开，说明顽痰胶固，毒邪炽盛。有的患者不吐痰，乃痰核粘滞于心包脑窍血脉之中。

 ⑤、面色晦暗，表情呆板，不知饮食，夜不能寐，提示痰蒙心包，神情呆滞，浑浑噩噩。

 ⑥、意识清醒，定向力障碍，思维破裂，言语破碎，语无伦次，独语自笑，离群索居；行为怪异，收藏废物为宝，夏着冬衣、棉絮裹身。说明顽痰蒙蔽心包，阻塞清窍，脑细胞中毒，精神活动随痰邪而乱。

D. 定位定性：定位在心窍；定性在痰。痰迷心窍干犯大脑。

E. 治疗原则：涌吐顽痰，涤痰开窍，清脑醒神。

F. 方药：①、瓜蒂散催吐。②、藜芦散催吐。③、荡痰汤加减。③、清脑醒神丸加减。

G. 处方用药：

 ①、瓜蒂散：a.瓜蒂、赤小豆、郁金各等分，研极细粉过120目筛混匀，取3～5克瓜蒂散，沸水煮2分钟候温服下，候吐。b.瓜蒂6克、沸水煎煮20分钟，取药汁200毫升顿服，候吐。

 ②、藜芦散：藜芦、郁金各等分，研极细末过120目筛混匀，取6克藜芦散，沸水煮2分钟服下，候吐。以上三种涌吐法。若服后不吐，静待泻下，涌吐剂不吐必泻，泻下物成油亮色秽物，此乃泻下之痰涎。涌吐剂不能一吐而止，需隔日一吐或隔三日一吐，一般需涌吐十几次或几十次方可，需时约两个月到三个月。服涌吐剂后若吐之不止者，可用生姜60克煎水服之止吐。如果出现严重副作用者，可以静脉补液与能量合剂，维护水电解质平衡，并静养恢复体质。

 ③、荡痰汤加减：生赭石极细末30克、青礞石捣碎30克、清半夏30克、全瓜蒌30、胆南星15克、生大黄18克、芒硝6克分两次化服、郁金18克、茯苓15克、石菖蒲9克、甘草6克。

 ④、清脑醒神丸加减：白芷30克、川芎18克、当归9克、丹参9克、白术9克、白芍9克、玄参9克、生赭石极细末21克、菖蒲15克、远志12克、冰片6克分两次化服、羚羊角粉6克分两次冲服。

H. 方解：

 ①、瓜蒂散、藜芦散：尊《内经》：其高者，因而越之之旨，将蒙蔽心包、心窍之顽痰一吐而出，患者顿时神清气爽，精神好转，以达事半功倍之效。

 ②、荡痰汤加减：生赭石、青礞石、清半夏、全瓜蒌、胆南星涤荡痰涎是为君药；生大黄、芒硝通泻脏腑推荡顽痰一泻而出是为臣药；郁金解郁、茯苓化湿、远志安神是为佐药；菖蒲通窍、甘草和中是为使药，全方共奏涤痰开窍，通利脏腑，解郁化湿，通窍安神之功。

 ③、清脑醒神丸加减：白芷、冰片、羚羊角清脑醒神开窍是为君药；川芎、当归、丹参、白术养血活血促进脑内循环是为臣药；生赭石、远志降逆气安神，白芍、玄参柔肝凉血清虚热是为佐药；石菖蒲助白

芷通窍是为使药。全方合力，共奏清脑醒神开窍，促进气血循环，安神凉血通窍之功。

I. 药物加减：

① 涌吐类药物峻厉，器质性病变者忌用。如果患者体质较为虚弱，可尊《内经》：有故无殒亦无殒也之旨，减少方中用量的三分之一即可，但是要在应用后密切关注，根据症状随时加减，以取得最佳的效果。

② 荡痰汤加减：若痰涎壅盛者，可加生甘遂 3～6 克，帮助涤荡顽痰；若有气虚者，可加党参 9 克、白术 6 克；若有血虚者，可加当归 9 克、熟地 9 克；若大便干燥严重者，可加生大黄至 30 克、芒硝至 9 克；若口渴咽干者，可加天花粉 15 克、麦冬 9 克。

③ 清脑醒神丸加减：神识昏蒙严重者，可加麝香 0.2 克，随汤药一次冲服；若痴呆严重者，可加益智仁 30 克、麝香 0.2 克冲服；若心火大者，可加川黄连 9 克；若入睡困难者，可加川黄连 12 克、肉桂 3 克；若睡中醒来难以再入睡者，加炒枣仁 30 克、柏子仁 30 克。

J. 服药注意事项：

① 服用涌吐剂要连续隔日一吐，一般可以连续涌吐两个月至三个月方能吐清。服用吐药时要根据患者的身体情况，如果身体强壮者，可以直接服用瓜蒂散，一开始服用 3 克，观察其涌吐痰涎的情况，若涌吐的痰涎不多，可以隔日加大剂量至 5 克，若还是吐的不多，而且其身体没有什么影响，就可以隔日服用 7 克，而且隔日一吐，直至痰涎吐净为止。痰涎吐净的标准是：a. 精神症状减少或消失、大脑清醒。b. 一日三餐有食欲，饮食正常、食后能消化，没有腹胀或腹泻症状。c. 躯体症状基本消失。d. 身体强壮，没有任何不适感觉。如果身体略显虚弱，而且痰蒙心包、阻塞清窍的顽痰证候明显，可以改用藜芦散继续催吐，第一次吐时用 3 克即可，吐后观察，若患者身体没有任何不适，可以在一周内缓慢加量至 6～9 克，此时不可再长量，要循序渐进反复涌吐，即可将痰涎吐干净。

② 荡痰汤加减的服用，一般只要有顽痰存在，荡痰汤但服无妨，但是要根据患者的身体情况和躯体、精神症状加减化裁使用。

K. 病情传变：顽痰型精神障碍，在治疗过程中，一般的经过涌吐痰涎，涤痰开窍，将蒙在心包和心窍的痰涎清除干净，就会向虚症方向传变。因为痰蒙心包，阻塞清窍，致使精神失常，大脑和五脏六腑的功能极度透支，痰涎清除后，大脑和五脏六腑的虚症就会明显地显现出来。此时可以根据患者的情况，辨证论治，系统地使用梦醒神丹，调整脏腑间的功能平衡，定位补泻，调养心神，补脑益智。

L. 西药辅助治疗：顽痰型精神疾患，如果选择用涌吐剂治疗，就尽可能的不要使用精神药物，因为镇静药物均有镇吐作用，特别是镇吐作用较强的奋乃静等。涌吐后服用大剂安神养血补气之剂，安心静养，待第二次再催吐，如此反复涌吐五至七次后，其精神活动会有大的好转，继续坚持涌吐就可能彻底痊愈。如果患者对涌吐剂抵触，则可选用冬眠合剂，从极小剂量试用，如无任何副作用，可以 50 毫克氯丙嗪、50 毫克异丙嗪静脉滴注，实施冬眠疗法，待患者意识清醒后，再行催吐系统除痰治疗。对于这类精神疾患，精神药物虽然可以一时取得疗效，但是不久就会复发，复发率百分之百。因为导致精神活动异常的痰涎这个病理产物没有被清除，所以一定会复发。如果使用催吐法，而且反复使用直至痰涎清除干净，患者康复后就不会轻易复发。如果再做好患者康复期的心理调适，杜绝家庭、社会的不良刺激，经催吐疗法治愈后的精神分裂症患者复发机率大大降低。

6.8.2.3.1.2. 气郁痰结型

气郁痰结型精神障碍多因患者性格内向，长期忧思过度，所求不遂，曲意难伸，导致肝郁气结，水液代谢不畅，郁热生痰，气郁痰结毒邪上逆引起大脑中毒，出现精神活动异常的一组精神疾患。多见于精神分裂症、情感性精神障碍、癔病、各类神经症、中医的癫狂合并症等神志病。

A. 诊断标准：

① 舌象：舌质淡红，舌尖有红点少许，舌苔黄薄腻。

② 脉象：弦滑而郁，寸滑，关弦滑，尺细滑。

③ 大便：软便量少，面上有油亮色，便后稍时更显油亮色。

④ 痰：时吐痰核，粘而不硬，光滑而出，吐痰不分昼夜。

⑤、躯体症状：面色晦暗，乍青乍白，饮食少进，烦闷欲呕，呕吐痰涎，坐卧不宁，郁怒难伸。

⑥、精神症状：意识清醒，精神抑郁，表情呆滞，情绪波动，举止失态，喜怒无常，行为紊乱，妄闻妄见，出言不逊，双目直视，多疑猜忌，思维破裂，痴呆傻笑，时有冲动，呼之能止，旋即又发。

B. 辩证分析：好高骛远，所求不遂，肝郁气滞，化火生痰，气郁痰结，毒邪上逆冲犯大脑，导致脑细胞中毒，引发精神疾病。

C. 特征性症状分析：

①、舌质淡红，舌尖有少许红点，舌苔黄薄腻，提示气郁虚热渐生，炼液生痰，气郁痰结。

②、脉弦滑而郁，寸滑，关弦滑，尺细滑。提示气郁痰涎拥塞脉道，导致寸脉滑，关弦滑，尺细滑，均为气郁痰结，上逆心神。

③、大便软而量少，面上有油亮色，便后稍时更显亮色，说明气郁痰结，痰涎侵犯肠胃，脾胃受损，痰涎无以运化，随大便而出，故大便表面显为油亮色，乃痰涎本色。

④、痰：时吐痰核，粘而不硬，光滑而出，吐痰不分昼夜，乃痰涎聚积为痰核，因为气郁热性小，故粘而不硬，光滑而出，气郁痰结，拥塞而出故吐痰不分昼夜。

⑤、面色晦暗，乍青乍白，饮食少进，烦闷欲呕，呕吐痰涎，坐卧不宁，郁怒难伸，乃气郁痰结，流布四溢；循经犯上则面色晦暗，乍青乍白；侵犯肠胃则烦闷欲呕，呕吐痰涎；郁痰犯心则坐卧不宁；郁痰犯肝则郁怒难伸。

⑥、意识清醒，精神抑郁，表情呆滞，情绪波动乃气郁痰滞扰及心神；举止失态，喜怒无常，行为紊乱，妄闻妄见，乃痰邪毒气上冲心神；精神错乱，出言不逊，双目直视，多疑猜忌，思维破裂，痴呆傻笑，时有冲动，呼之能止，旋即又发，均为痰涎邪气交阻怪诞，致大脑中毒；心神失措，思维破裂，痰气冲犯肝心，则双目直视，出言不逊，冲动傻笑，多疑猜忌，精神失常。

D. 定位定性：定位在肝；定性在痰。痰气郁结干犯大脑。

E. 治疗原则：理气化痰，解郁开窍，醒脑安神。

F. 方药：理气化痰汤，瓜蒂散，礞石滚痰丸，养血安神丸加减。

G. 处方用药：

①、汤剂：柴胡 12 克、赤芍 9 克、郁金 9 克、陈皮 9 克、枳实 15 克、青礞石捣碎 30 克、胆南星 18 克、清半夏 15 克、全瓜蒌 30 克、茯苓 15 克、生大黄 9 克、芒硝 6 克、生赭石极细末 30 克、砂仁 9 克、炒枣仁 30 克、远志 9 克、白芷 18 克、石菖蒲 12 克、冰片 5 克分两次化服。

②、涌吐剂：瓜蒂散，视情每周两次，反复吐净痰涎为止。

H. 方解：

①、柴胡、赤芍、郁金、陈皮、枳实理气解郁破滞是为君药；青礞石、胆南星、清半夏、全瓜蒌、茯苓化痰、祛痰、坠痰是为臣药；炒枣仁、远志、石菖蒲、砂仁养血安神引气归元，生赭石、生大黄、芒硝降逆气、通泻逐痰涎从大便而出是为佐药；白芷、冰片、醒脑通窍带诸药直达脑际是为使药，全方共奏理气化痰、驱逐痰涎、养血安神、醒脑通窍之功。

②、通吐顽痰、将顽痰清除干净为止。

I. 药物加减：

①、汤剂：有热者加生石膏 30 克；有虚者加党参 12 克、黄芪 9 克；大便干结者加生大黄至 18 克、芒硝 12 克分两次化服；消化不良者加焦三仙各 12 克；腹胀者加大腹皮 18 克、莱菔子 9 克；头晕目赤者加天麻 9 克、青箱子 30 克。

②、涌吐剂：重用瓜蒂散，轻用藜芦散。

J. 服药注意事项：每周两次涌吐，吐后第二天服用汤剂，以此循环往复，将痰涎清除干净为止，只要将痰涎清除干净了，精神疾患也就痊愈了。此方在服用过程中要注意连续服用，根据患者服药后的反应情况，加减连续服用至两个月左右，可见大效。在服用时，要注意患者的大便情况，一般每天应保持大便两次左右，如果超过三次，就要减去芒硝，生大黄减至 6 克左右，如果每天大便一次，而且量也不多，就要增加生大黄和芒硝的用量，达到每日两次大便为宜。体内痰涎这种病理产物的出路有几条：一是涌吐，逐痰从上而去，二是泻下痰涎，倾泻而出是也；三是清热燥湿化痰，热清湿化痰涎自消；四是温化寒痰、温而化之而除痰涎；五是利水渗湿，驱逐痰涎从小便而出。无论使用哪种祛痰之法，都要根据患者的身体情况、躯体症状和精神症状，因人而异、辨证论治。凡是因痰涎气郁而致的精神疾患，一般都适用峻厉驱逐痰涎之法，因为痰涎所致的精神症状，都经过了脏腑功能的自身调节，当脏腑功能失去了自身的调节能力，痰涎所致的精神疾病就已经相当的严重了。所以，临床上应该当机立断，力挽狂澜，倾泻驱逐痰涎为要，邪去正自安。但是所有立法处置都要根据患者当前症状的所有表现，辨证论治，不可拘泥，延误患者。

K. 病情传变：气郁痰结型精神障碍，由于各位患者的身体和症状不同，在治疗过程中，有的会向气虚痰结型精神疾患、神经官能症、各种类似的神经症方向发展，此时可以根据传变后的类型、症状情况，灵活机动，辨证施治。

L. 西药辅助治疗：此类型患者可以选用奥氮平长效制剂辅助中医药系统治疗。使用长效制剂前，先试用 2.5 毫克，如无任何副作用，可以每次 5 毫克，每日两次，每日 10 毫克。服用四周后，若精神症状好转，没有任何副作用，就可以使用长效奥氮平注射液制剂。每次注射 210 毫克（一小瓶），每月注射一次。这样可以减少患者口服精神药物的麻烦，也可长时间地维持患者体内精神药物的含量，为系统地进行中医药治疗创造条件。使用奥氮平长效注射液制剂的前提是：患者经过口服奥氮平，精神症状好转，有确切的疗效，副作用轻微或没有任何付作用。但无论如何，在使用长效制剂前，都要根据患者身体情况和躯体、精神症状，采用适宜的中药预防付作用，防止一切副作用的发生。

6.8.2.3.1.3. 气虚痰结型

气虚痰结型精神障碍，多因先天不足，性格内向，懦弱胆怯。由于素体虚弱，饮食失调，或久病不愈耗伤阳气，导致气虚不运，水液停滞，聚而生痰，形成气虚痰结，虚邪毒气上犯大脑，导致脑细胞中毒，引起精神活动异常的一组精神疾患。多见于衰退型精神分裂症、青春型精神分裂症、情感性精神障碍、各类神经症，中医的癫症、狂症、癫狂合并症及各类神志病等。

A. 诊断标准：

① 、舌象：舌质淡白，舌苔白薄细腻。

② 、脉象：滑、小、弦、弱、郁、迟、滑、缓。

③ 、大便：软便，短小，散乱，便面上呈油亮乌黑色。

④ 、痰：咳吐白、青色痰涎，吐之不爽，连绵不断。

⑤ 、躯体症状：神识不慧，面色白晦，气短自汗，蜷卧恶动，口中痰涎溢出，饮食减少，形体消瘦。

⑥ 、精神症状：神情呆滞，颠三倒四，情感淡漠，行为退缩，思维破裂；喃喃独语，语言杂乱，生活懒散，蓬头垢面，罔知羞耻，不知秽洁；或食粪便、脏污，喝尿、吃虫子、杂草等秽物，呼之能止，旋即又啖食；行为杂乱，胆小惊恐，目光畏惧，不识亲疏；如痴如愚，答非所问，偷笑自语，或对空争辩不悦但不能持久，或与之笑骂无端但转瞬既忘。

B. 辩证分析：气虚痰结，痰邪四溢，怪病丛生，冲犯大脑，导致脑细胞中毒。痰涎邪气，导致舌淡白薄腻，脉滑小虚弱，大便散乱有油亮色，痰涎阻塞，咳吐不爽，连绵不断，面色白晦，神情呆滞，形体消瘦，痰涎溢口，颠三倒四，一派虚邪痰涎作祟之候；情感淡漠，行为退缩，思维破裂，生活懒散，喃喃独语，蓬头垢面，罔知羞耻，不知秽洁，啖食赃物，胆小惊恐，目光畏惧，如痴如愚，虚性幻觉妄想，乃痰涎四溢上犯于脑，导致脑细胞中毒，出现精神活动的怪异离奇，典型的怪病生于痰之候。

C. 特征性症状分析：

① 、舌淡苔薄白细腻，脉滑小弱郁迟缓，提示气机虚弱，气虚痰结，显于舌脉。

② 、大便散乱稀软，面上有油亮色，说明痰涎干犯，气虚痰结、痰随便出。

③ 、咳吐黄黑色痰涎，吐之不爽，连绵不断，提示气虚无以为继，痰涎随气肆虐流窜。

④ 、面色白晦，气短自汗，蜷卧恶动，形体消瘦，神情呆板，口中痰涎溢出，乃气虚痰涎逆犯全身，怪病杂现之候。

⑤ 、情感淡漠，行为退缩，思维破裂，喃喃独语，语言杂乱，生活懒散，蓬头垢面，乃痰涎上犯心神，蒙蔽心窍，

精神失常；罔知羞耻，不知秽洁，啖食赃物，行为杂乱，胆小惊恐，目光畏惧，如痴如愚，对空争辩不能持久，乃为痰涎冲犯大脑，痰邪流布脑际，脑中痰涎邪气之毒；但由于气虚痰结，故表现为一派虚像阴性精神症状，且呼之能止，旋即又发，一味虚邪痰涎犯脑，大脑功能低下，精神活动虚性错乱之候。

D. 定位定性：定位在脾肺；定性在痰。气虚痰结毒邪犯脑。

E. 治疗原则：健脾补气，化痰涤痰，醒脑开窍。

F. 方药：补中益气汤，香砂六君子汤，瓜蒂散，荡痰加甘遂汤，醒脑安神丸加减。

G. 处方用药：

① 瓜蒂散，根据患者的痰涎表现症状选用。

② 补中益气汤，香砂六君子汤加减：人参9克、黄芪15克、白术9克、茯苓12克、炙甘草9克、柴胡9克、升麻6克、陈皮9克、清半夏15克、木香9克、白芥子12克、石菖蒲9克。

③ 荡痰加甘遂汤加减：生赭石细末60克、生大黄30克、郁金18克、清半夏30克、胆南星15克、甘遂6克极细末调于汤药中服用。

④ 醒脑安神丸加减：远志15克、琥珀9克、生牡蛎15克、生龙骨15克、当归9克、川芎9克、石菖蒲12克、栀子9克、夜交藤30克、炒枣仁18克、柏子仁15克、冰片6克、白芷18克。

H. 方解：凡是痰涎引起的精神异常，都是比较严重的痰涎作祟，均当以瓜蒂散涌吐顽痰；气虚痰结性精神障碍，均因气虚再有痰结，所以首要的不是涌吐顽痰，而是健脾益气大补气血，乃补中益气汤与香砂六君子汤为之，待气血双补，脾健胃强之后，当立即使用涌吐剂，除寇务尽；但因其为气虚使然，虽补气于一时，但是痰涎已经四溢与四肢百骸之内，需要荡痰加甘遂汤搜罗顽痰邪涎，一荡而已；最后醒脑安神，补益大脑，养血蓄精，以为痊愈。

I. 药物加减：

① 瓜蒂散，藜芦散。两者根据患者身体的实际情况酌情使用，但是必须要用。

② 补中益气汤，香砂六君子汤加减：气虚甚者加大人参用量至30克单煎兑服、生黄芪30克；胃气极虚者炒白术易生白术加量至30克、炒山药30克、鸡内金15克、焦三仙各9克。

③ 荡痰加甘遂汤加减：使用补中益气汤后，有的患者因各种体质或其他原因，出现大便干结者，加芒硝9克分两次化服，出现腹胀者加枳实15克、厚朴15克。

④ 患者神识昏蒙严重者，可加川芎至30克、白芷30克，麝香0.2克冲服（上午十时随汤药服下），每日一次。入睡困难者，加川黄连12克、肉桂4克。睡眠障碍者加大炒枣仁至30克。夜间醒来再入睡困难者，加大柏子仁至60克。

J. 服药注意事项：此类气虚痰结型精神障碍，病因复杂，既有先天性格缺陷，又有后天思虑过度之虞，还有气虚病机，痰涎淤积之病理产物，所以在治疗时一定要循序渐进，根据患者的身体情况，辨证施治。先补中气健脾养胃，继之涌吐顽痰，涤荡痰涎，而后醒脑养神。如果患者的舌脉和症状痰邪严重，体质虚性较少，可以先涤荡顽痰，一般的程序是：先涌吐一次痰涎，第二天服用补气健脾养胃汤药一天，第三天休息一天；第四天涌吐、第五天服用补气健脾养胃汤药，第六天休息一天，第七天再涌吐；以次往复循环，在保证患者身体不受伤害的情况下，将痰涎涌吐干净。如果患者体质较差，舌脉、躯体及精神症状发作时都因体质较差而不能持久，此时可以先服用补气健脾养胃汤药，扶一下正气，再涌吐痰涎。可以先服用扶正汤药两天，第三天再涌吐痰涎，第四天休息一天，观察其各类症状，如无任何改变，可以继续服用扶正汤药两天，第七天再涌吐痰涎，第八天休息一天，以此往复循环，在保证身体不受伤害的情况下，将痰涎涌吐干净。如果症状严重、患者的身体也比较强壮，就可以第一天涌吐痰涎，第二天休息一天，第三天先查看患者的身体情况，如果涌吐后身体没有什么不适，就可以第二次涌吐痰涎，第三天再休息一天，以此往复循环，在保证患者的身体不受任何伤害的情况下，将痰涎涌吐干净。这样的治疗程序不是一成不变的，而是根据患者的身体情况、躯体和精神症状，仔细斟酌后灵活运用的，临床上既不可拘泥，又不可随意变动，避免给痰涎气虚病邪留下躲藏机会，如果除寇不尽，就会给病邪残留以机会，导致日后病情复发。特别是涌吐顽痰时，一定要涌吐干净，如果患者适应困难，可以每两周涌吐一次，连续涌吐半年左右，也要将顽痰吐清。

在这样松散的涌吐过程中，要根据患者的症状加减使用其他中药，予以系统调理，就可以将顽疾治愈。

K. 病情传变：气虚痰结型精神障碍，属于西医的慢性顽固型精神分裂症的范畴，若用单纯精神药物治疗，时而有效时而无效，其原因在于痰涎病理产物，顽固胶着于机体各脏腑、经络、四肢百骸、三焦等脏腑，无以清除干净，因而病情时好时坏，长期治疗经久不愈，大多数患者终身不愈，成为终身残疾。由于病因不明、病理病机复杂，其气虚痰结乃虚实夹杂，阴阳混乱，体虚与病理产物胶固难缠，因而在治疗的过程中，往往会向医生想象不到的方向发展。如果三焦痰涎清除干净，而残留于某经某络，则会出现此经此络的典型症状，可以按照分类中这种类型辨证论治。如果因为先天性个懦弱，胆小怕事，则可能出现痰涎残留于胆经，出现平素尚可，遇事则惊恐万状，这时可以温胆化痰，养肝胆之阳气，再加上心理调适，治疗时间稍久一些可以治愈。如果向心虚气短自汗的全身阳虚传变，则可以四逆汤加大制附子用量以治疗。如果出现向脾虚水液运化不利的方向发展，可以健脾利湿，温阳化水，以真武汤之属加味加大健脾逐水力度治之。治疗后期要使用梦醒神丹系统康复治疗，每日三～五粒、每日三次，连续服用半年至一年，以彻底治愈，防止复发。

L. 西药辅助治疗：此类气虚痰结型精神障碍，由于长期患病，可以根据患者以往应用精神药物的经验，选择一种精神药物小剂量使用。如果使用某种精神药物比较有效，可以选择使用这类精神药物的长效制剂，这样可以减少患者服药的麻烦，也可以减少医生护士督促患者服药的劳动强度。气虚痰结型精神障碍可以选择奥氮平长效制剂，每次注射210毫克，每月一次。这样就可以为中医药系统治疗创造一个较为稳定的环境，因为临时性的效果显著，但是造成气虚痰结型精神障碍的主要病理产物痰涎不清除干净，就不会彻底痊愈。长效精神药物为中医系统治疗创造了一个稳定的环境，此时，就可以根据患者的身体情况和躯体、精神症状，彻底清除痰涎，调顺脏腑功能的紊乱，定位补泻，达到脏腑心神合一精神乃治的目的。

6.8.2.3.1.4. 痰热胶滞型

此类型是指因患者性格外向，做事大大咧咧，遇挫则情志不畅，犹豫不决，导致气机郁滞，水液代谢失常，蓄为痰饮，热与痰结，胶着固滞，引起血中毒素蓄积，痰热胶滞毒邪随气血液循环逆犯大脑，引起大脑功能紊乱，出现精神活动异常的一组精神疾患。多见于青春型精神分裂症、偏执型精神分裂症、紧张型精神分裂症、情感性精神障碍、各类精神疾病、各类神经症，中医的癫症、狂症、癫狂合并症及各类焦虑、烦躁、百合病等神志病。

A. 诊断标准：

①、舌象：舌质红，舌苔黄厚腻。

②、脉象：滑数，寸脉滑大而上冲。

③、大便：大便干结，便面上油亮发黑，小便黄。

④、痰：咳吐黄粘稠痰，咳之不爽，喉中痰结或痰涎阻塞咽部，咳之不出咽之不下。

⑤、躯体症状：胸中窒闷而热，心烦口苦难耐，坐卧不宁，善数欠伸，渴不欲饮，夜不能寐，梦中憋闷哭醒。

⑥、精神症状：神识昏蒙，癫呆狂乱，幻觉妄想，哭笑无常，烦躁易怒，狂乱无知，愤懑异常，吵闹不宁，悲伤欲哭，骂人毁物，疑神疑鬼；有时呈紧张状态、木僵或亚木僵一动不动，有时突然冲动，自伤伤人；易恐善惊，旋又胆大如牛，狂呼乱喊，时或一止，幻触幻听幻视丰富，时或对空怒骂，时或与之争吵。

B. 辩证分析：情志不遂，气机不畅，郁而化火，炼液成痰，痰热胶滞，故舌红苔黄腻，脉滑数，寸脉滑大而上冲，均为痰热胶着，粘腻滞固，上犯舌脉；大便干结，油亮发黑，咳吐黄粘稠痰，喉中痰结或痰涎阻塞咽部，乃顽痰热结气滞侵犯三焦；胸中窒闷而热，心烦口苦难耐，梦中憋闷哭醒，乃痰结热滞积于胸中不得缓解，故痰热毒邪杂症丛生；精神昏昧，癫呆狂乱，紧张木僵，幻觉妄想，惊恐多疑，乃痰热胶滞上犯于脑，痰热蒙于心窍，以至大脑中毒，引发精神功能错乱，癫呆异常。

C. 特征性症状分析：

①、舌质红，舌苔黄厚腻，提示痰热胶着，蕴于五内。

②、脉滑数，寸滑大而上冲，说明痰热胶滞迫于脉道，清窍被蒙。

③、大便干燥，油量发黑，乃痰热胶滞，热积便干，毒邪迫血外溢而大便发黑。

④、咳吐黄粘稠痰，喉中痰结或痰涎阻塞咽部，提示，气机无畅，顽痰胶着，热结郁滞。

⑤、胸中窒闷而热，心烦口苦难耐，坐卧不宁，梦中憋闷哭醒，说明痰热胶滞积于胸中，机体自身调节能力无法排解，故憋闷口苦，痰热扰心，坐卧不宁。

⑥、神识昏蒙，癫呆狂乱，幻觉妄想，哭笑无常，烦躁易怒，行为狂乱，愤懑异常，均为痰热胶滞憋于胸间，扰及心肝，乱于心神。癫呆日久，正虚但痰邪仍在，故悲伤欲哭，疑神疑鬼，易惊善恐，狂呼乱喊，幻觉妄想片段出现，对空怒骂时或一止。

D. 定位定性：定位在上焦；定性在痰。痰热胶滞干犯大脑。

E. 治疗原则：清热涤痰，疏经解滞，养心安神。

F. 方药：①、瓜蒂散、藜芦散催吐。②、荡痰加甘遂汤，天王补心丹，柏子养心丸加减。

G. 处方用药：

①、瓜蒂散，藜芦散视情催吐。

②、荡痰加甘遂汤加减：生赭石细末 30 克、生大黄 18 克、青礞石捣碎 30 克、川黄连 15 克、清半夏 30 克、天竺黄 9 克、郁金 9 克、甘遂 6 克（调服）。

③、天王补心丹、柏子养心丸加减：生地 18 克、麦冬 15 克、炒枣仁 15 克、柏子仁 15 克、当归 9 克、人参 9 克、五味子 9 克、茯苓 12 克、远志 12 克、丹参 9 克、川芎 9 克、桔梗 9 克、白芥子 9 克、水飞朱砂 1.6 克分两次冲服、桔梗 9 克、

H. 方解：

①、瓜蒂散、藜芦散：隔日一吐，涌吐顽痰邪涎，务必涌吐干净。

②、荡痰加甘遂汤：遵循张锡纯先生之意，务将体内痰涎清除干净，邪去身自安。

③、天王补心丹、柏子养心丸加减：生地、麦冬滋阴养血是为君药；炒枣仁、柏子仁、远志、茯苓养血安神，是为臣药；人参、当归、丹参、川芎补气生血活血，五味子敛心气，朱砂镇心安神是为佐药；桔梗、白芥子通行诸经走窜于皮里肉外是为使药，全方共奏滋阴养血安神、补气生血活血、通行诸经走窜皮里肉外、镇心安神之功。

I. 药物加减：

①、涌吐药：热痰胶滞难缠，瓜蒂散可以 3 克试吐一次剂量，效不果，再以每次 6 克涌吐，以后可以隔天一吐，直至将顽痰邪涎涌吐干净为止。若患者体质较弱，可以藜芦散代瓜蒂散涌吐之，首次 4 克、若无不适，再以每次 6～9 克，隔日一吐，直至顽痰邪涎涌吐干净为止。

②、荡痰加甘遂汤加减：逆气盛者、愤懑异常，可以加大生赭石细末至 60 克、生大黄至 30 克；痰涎壅盛、夜不能寐者，可以加大清半夏至 60 克；肝气郁结严重长于短叹，加柴胡 18 克、枳壳 15 克、青皮 18 克。

③、天王补心丹、柏子仁丸加减：气虚极者，加生黄芪 18 克、升麻 9 克；五心烦热，手脚心出汗、盗汗者，加玄参 18 克、地骨皮 30 克；小便赤黄，加生甘草 9 克、车前子 30 克；大便干结，加生大黄 9 克、芒硝 6 克分两次化服。

J. 服药注意事项：

①、痰热胶滞型精神障碍，治疗开始即可催吐，试服瓜蒂散 3 克涌吐后，如无任何不适 即可加大剂量至 6 克，以后隔日一次，每次 6 克，连续催吐，直到将痰涎涌吐干净为止。

②、荡痰加甘遂汤，此药峻厉，不可长服，一般隔日一服，连续服用三天即可暂停观察，一要观察患者的大便情况，看有无痰涎随大便而下，有痰涎者大便表面发油亮，且稍一凝固就可看到大便呈黝亮黑色；二要观察患者的精神症状，如果痰涎随大便而出，患者的精神症状立即减轻，甚至暂时缓解。如果没有这两个指标，就可继续服用荡痰加甘遂汤，且甘遂末可以加到 9 克放入汤药中调服。服药后仍要观察以上两个指标，直到这两个指标出现后，才能判断服用荡痰加甘遂汤的疗效。如果辨证准确，服药后舌脉、躯体症状、精神症状就会立即好转，可以说是立竿见影，也叫效如浮鼓。

K. 病情传变：痰热胶滞型精神障碍，乃因气机郁滞生热生痰，痰涎凝结所致，其病前一定会因为暗耗心血正气已伤，虚证存内，外热炽盛，顽痰邪涎胶固缠绵，待痰涎涌吐干净，病理产物清除后，就会显现出正气虚弱的一面。病情向正虚、邪仍在的方向发展，此时可以一方面继续驱邪，另一方面可以扶正，将扶正与

祛邪融为一炉，根据患者的实际情况，灵活应用，辨证论治。

L. 西药辅助治疗：痰热胶滞型精神障碍，可以选用氟哌啶醇辅助中医药系统治疗，从 2 毫克试服，四小时后若没有任何副作用，就可以每次 2 毫克、每日三次、每天共 6 毫克，以后每三天长 2 毫克，从早上服药开始长量，每九天长 6 毫克，长至每次 6 毫克、每天三次、每天 18 毫克，就不要再轻易长量。维持这个药量的标准是：患者每天除了服用两次中药，吃三顿饭，大小便外，基本保持昏昏欲睡状态。保证患者夜里睡眠 8 小时，午睡 2 小时，如果睡眠不够 10 小时，可以在晚上加服安定 5 毫克，随氟哌啶醇一同服下。如果服用氟哌啶醇出现椎体外系副作用，加苯海索 2 毫克，每日三次随氟哌啶醇一同服用。在服用氟哌啶醇以前，要根据患者的身体情况以及躯体、精神症状综合考虑，选用适宜中药预防副作用的出现，一旦出现，要中西药结合，尽快将副作用消除。在服用涌吐药的时候，不宜服用氟哌啶醇，只要患者能配合服用涌吐药，就尽量的不用精神药物，这样涌吐痰涎的效果会更好。如果催吐后，精神症状在短时期内仍然非常活跃，就可以使用氟哌啶醇辅助治疗。

6.8.2.3.1.5. 痰热扰肝型

传统辨证中多有肝郁化火，痰热内扰之分型，少见痰热扰肝型。而临床上却真实地存在着这一类型，其病机主要是五内郁热化火炼液为痰，痰随血液循环进入肝内，肝藏血，主疏泄，进入肝内的痰参与了肝气与肝血的生成与运化，随着心血的运行进入大脑，脑细胞吸收了这些有毒的物质，导致了精神活动的异常。多见于青春型精神分裂症、情感性精神障碍、各类神经症，中医的癫狂合并症及各类神志病等。

A. 诊断标准：

①、舌象：舌尖边红，舌两侧红甚而有绛红瘀点，舌苔黄厚腻。

②、脉象：滑弦，滑大、弦小，寸大、上冲，关弦滑实，尺小细滑。

③、大便：干，粘，时干时软，干结时如羊矢，或粘腻、擦试不净。

④、痰：咳吐黄黑色痰，粘腻而成型。

⑤、躯体症状：面色或青，或黄或红，变幻无常，鼻子中段红赤，头痛头胀头晕，面红目赤，眼角血丝，早餐多不食，晚餐吃得多。

⑥、精神症状：喜怒无常，彻夜不眠，发作有时，子丑尤甚；夜间发作狂乱，神昏迷蒙，不识亲疏，怒目而视，变幻无常；夜里十点以后渐行发作，至十一点症状加重：狂乱多发，吵闹不休，幻觉妄想，行为怪异，喜怒交加，哭笑无常，至凌晨三点以后症状减轻、稍微消停。

B. 辩证分析：五内郁热，炼液生痰，痰入肝血，痰涎作祟，导致肝内痰血混杂，毒邪上逆心神，进入大脑引起脑功能紊乱，发作精神症状；肝应丑时，每于子丑肝胆行气之时辰癫狂发作，精神错乱。

C. 特征性症状分析：

①、舌尖边红，舌两侧红甚而有绛红瘀点，乃肝心郁热炽盛灼血，败血淤积显现于舌。

②、脉滑弦，滑大弦小，寸大上冲，关弦滑实，尺小细滑，提示肝经痰热壅盛，痰涎循经上犯心神，肝经邪实，涸伤肾源。

③、大便干，粘，干结如羊矢，或粘腻、擦试不净，乃肝经痰邪热盛致大便干结，湿盛则大便粘腻擦不净。

④、黄黑色顽痰粘腻而成型，说明痰涎胶固难缠。

⑤、面色或青或黄或红，变幻无常，乃痰涎变幻无常，侵犯到哪里就出现相应的本经颜色；鼻子中段红赤，提示肝经痰邪循经上逆于鼻本位；头痛头胀头晕，面红目赤，眼角血丝，均为肝经痰热毒气，循经上逆。早餐多不食，晚餐吃的多，乃肝经痰涎毒邪滞气循经犯脾，脾运失调故早餐无食欲，肝经痰邪入肾竭阴，肾经虚热灼烧胃脘虚火化食故晚餐吃的多，火化五谷。

⑥、发作有时、子丑尤甚，夜里十点以后渐行发作，至十一点多发狂乱，吵闹不休至凌晨三点以后稍微消停，说明子丑之时，肝胆行气，本经邪实，故发作狂乱；神识昏蒙，不识亲疏，怒目而视，喜怒无常，变幻无常，彻夜不眠，提示痰涎犯肝，扰及心神，怒气毒邪冲犯大脑，故癫呆狂乱；幻觉妄想，行为怪异，喜怒交加，哭笑无常，说明大脑被肝经痰涎毒邪滞气所乱，致使脑细胞中毒，引发精神活动的紊乱。

D. 定位定性：定位在肝；定性在痰。痰热扰肝冲犯大脑。

E. 治疗原则：涌吐顽痰，疏肝解郁，清热除痰，养肝安神。

F. 方药：瓜蒂散；柴胡疏肝散，茵陈蒿汤，酸枣仁汤加减。

G. 处方用药：

①、瓜蒂散：甜瓜蒂、赤小豆各等分，研极细末混匀，每用 3 克用温水调匀服下，候吐，不效者加药粉至 6 克，一次调服，必吐。吐痰与下方间隔应用。

②、柴胡疏肝散、茵陈蒿汤、酸枣仁汤加减：柴胡 12 克、郁金 15 克、茵陈 18 克、龙胆草 18 克、川黄连 15 克、黄芩 15 克、黄柏 9 克、车前子 30 克包煎、茯苓 18 克、泽泻 12 克、薏苡仁 30 克、青箱子 30 克、生石决明捣碎 30 克、生赭石细末 30 克、青礞石捣碎 60 克、胆南星 18 克、清半夏 30 克、炒枣仁 45 克、当归 18 克、石菖蒲 9 克、远志 9 克、辛夷 6 克。

H. 方解：

①、瓜蒂散，涌吐顽痰。

②、柴胡疏肝散、茵陈蒿汤、酸枣仁汤加减：柴胡、郁金、疏肝解郁，龙胆草、茵陈、川黄连、黄芩、黄柏除肝经湿热，清三焦郁热是为君药；青礞石、生赭石、胆南星、清半夏涤荡肝经痰涎，茯苓、泽泻、车前子、薏苡仁利水除湿是为臣药；炒枣仁、当归、远志、石菖蒲养血安神，生石决明平肝潜阳，引肝经之邪下行是为佐药；青箱子、辛夷入肝经引诸药直达病所是为使药，诸药共奏清利肝经湿热、涤荡肝经痰涎、养肝血安心神、平肝潜阳引邪下行之功。

I. 药物加减：

①、涌吐剂瓜蒂散：若患者体质较弱，可以将瓜蒂散改为藜芦散使用，参见前述。

②、柴胡疏肝散、茵陈蒿汤、酸枣仁汤加减：肝郁甚者，加柴胡至 18 克、白芍 9 克。大便干结严重者，加生大黄 9 克；入睡困难者，加川黄连至 18 克、肉桂 6 克；睡中醒来不能再入睡者，加柏子仁 30 克；咳痰多、且痰色黄白夹杂者，加全瓜蒌 18 克，前胡 9 克；目赤红肿者，加菊花、密蒙花、白蒺藜各 18 克。

J. 服药注意事项：痰热扰肝型精神障碍，定性在痰，定位在肝，祛除病理产物在于痰涎的清除干净与否。因此，临床上在应用涌吐剂时要放胆果断使用，只要是试用 3 克后没有任何不适感觉，就可以加量到 6 克，隔日一次，反复催吐，直至将顽痰邪涎涌吐干净为止。涌吐顽痰时，除了将上焦的顽痰吐出之外，还可以将肠胃中的痰涎排泄出来，因为服用了涌吐剂之后，不吐即泻。即使这样，服用涌吐剂也不能代替其他脏腑涤荡痰涎药物的使用，因为它药涉及到的脏腑经络三焦部位不同，从而产生的清除痰涎邪毒的作用也就不同。除恶务尽，治病不能留下余邪，否则，遗患无穷。先贤有云：治病十去七八则可，但是在精神疾患这类顽疾上不完全适用，因为凡是五脏六腑、经络三焦之毒邪上冲入脑，就超越了患者自身脏腑功能的调节能力，已经从脏腑功能紊乱上升到了脑功能紊乱的高度，这个区别就在病邪已经突破了血脑屏障。血脑屏障是机体为大脑阻滞外邪侵入特别设立的关隘，因此一般的病邪无法进入大脑，但一旦病邪进入了大脑，引起了精神活动的异常，就不是一般的治疗方法就能逆转的，所以就要除恶务尽。而只有除恶务尽，才能维持住精神症状稳定，减少复发。在整个治疗过程中，都要注重症情的变化，随机应变，牢牢把握住整体观念和辨证论治，彻底将病邪清除干净。各位同仁切记：治病十去七八，在精神疾患的临床上不完全适用。

K. 病情传变：痰热扰肝型精神障碍，在治疗过程中，有可能向痰火扰心型方向发展，木生火，火生金，随着痰涎被涌吐出来，肝经之火尚未被清理干净之际，郁火乘势侵入心经，引起心火循经上传，出现舌质鲜红，舌头肿胀，舌上生疮，两目红赤，布满血丝，患者暴怒异常，登高而歌，逾垣上屋，打人毁物，狂呼骂詈等症状。此时可以按照心火亢盛，毒邪上逆冲犯脑际之类型辨证论治，主要在于立即用大剂清热泻火药物清泻心火：川黄连 30 克、生石膏 90 克、酒大黄 60 克、生赭石细末 60 克、生磁石细末 30 克、生栀子 30 克、穿心莲 18 克、生甘草 9 克，急急煎服。扑灭心火后，肝心之余火可能向下焦传变，伤及肾阴，此时可以上药煎取三分之二，加菊花 12 克、白芍 15 克、生地 30 克、丹皮 18 克、玄参 30 克、五味子 15 克、麦冬、熟地各 12 克滋阴，壮水之主以制阳光。

L. 西药辅助治疗：痰热扰肝型精神障碍，可以选用氯丙嗪辅助中医药系统治疗，从 12.5 毫克开始试服，四个小时候如无任何副作用，可以每次 50 毫克、每日三次，连续使用两天后，若还是没有任何副作用，患者的精神症状仍然无法控制，就可以使用冬眠合剂，使患者尽快安静下来，为中医系统治疗创造一个良好的内环境。在使用涌吐剂以前的一天（24 小时）内停止服用氯丙嗪，一天后再使用涌吐剂涌吐顽痰。使用涌吐剂，患者涌吐完四个小时以后，再服用氯丙嗪，第二天再服用中药汤剂。以此类推，循环往复，使用氯丙嗪辅助中药系统治疗。患者进入基本安静状态以后，就可以停用冬眠合剂，口服氯丙嗪，口服的计量一般在 300 毫克以内为宜。如果使用氯丙嗪以后出现了锥体外系副作用，可以苯海索 2 毫克，每日三次随氯丙嗪服下。在使用氯丙嗪以前，可选用适宜中药预防付作用的出现，如果出现了副作用，就要尽快消除副作用。由于患者的禀赋不同，有的患者出现副作用以后，经对症治疗，副作用很快消失，有的患者因各种体质或其他原因，副作用迟迟消除不了，这时就要考虑停用氯丙嗪，改用其他非典性精神药物如利培酮等。

6.8.2.3.1.6. 痰热扰心型

　　痰热扰心型精神障碍，多由患者平素情志抑郁，气机阻塞，郁而化火，炼液为痰，痰涎毒火循经上扰心神，导致脑功能失调，从而出现精神活动失常的一组精神疾患。多见于精神分裂症、情感性精神障碍、各类神经症、中医的狂症、癫狂合并症、郁症、烦躁症等神志病。

A. 诊断标准：

①、舌象：舌质红赤，舌苔黄厚。

②、脉象：弦滑，寸部尤甚，寸滑上冲显于溢脉，关弦滑，尺沉细滑。

③、大便：大便燥结，量少而干。

④、痰：咳吐大口黄痰，为块状粘痰，有的呈透亮硬块痰。

⑤、躯体症状：面红目赤，印堂黑红或乌亮，时有颜色变换，食量大增，口渴引饮，或数日不饮不食，不睡不便不尿。

⑥、精神症状：烦躁易怒，狂乱叫骂，哭笑无常，兴奋狂躁，伤人毁物，力大倍常，逾垣上屋，不避凶险，或弃衣而走，登高而歌，联想障碍、音联意联，荒腔走调，自己不知，叫骂不止，狂乱不已，幻觉妄想，乱态纷呈。

B. 辩证分析：气机郁滞，火性炎上，痰热互结，狂躁异常，痰火毒邪内扰心神，兴奋躁动，狂乱不已，幻觉妄想，乱态纷呈，舌赤苔黄厚腻脉弦滑，寸大滑尺细滑，痰火毒邪上逆冲犯大脑，导致精神错乱。

C. 特征性症状分析：

①、舌质红赤，舌苔黄厚腻，提示痰火炽盛，烧灼心神。

②、脉弦滑，寸滑大上冲，尺小细滑，说明痰火热邪上冲心神溢脉冲盛。

③、大便干燥，痰火邪热侵犯肠胃致大便燥结，量少而干。

④、痰：咳吐大块黄粘痰，透亮硬痰核，乃顽痰。

⑤、面红目赤，印堂黑红或乌亮，颜色变换，食量大增，口渴引饮，或数日不食，不睡不便不尿，说明痰邪心火炽盛，邪热侵入三焦，心火热极而印堂黑红或乌亮，饮食大增，口渴引饮，或不睡不便不尿。

⑥、兴奋躁动，狂乱叫骂，伤人毁物，力大倍常，逾垣上屋，或弃衣而走，登高而歌，乃火邪热毒炽盛炎上，心神被焚。痰热毒邪冲犯心神，故而幻觉妄想，音联意联，荒腔走调，乱态纷呈，叫骂不止，乃痰热扰心致狂乱至极，精神错乱。

D. 定位定性：定位在心；定性在痰。痰热扰心冲犯大脑。

E. 治疗原则：清泻心火，涌吐痰涎，涤荡邪热，镇静安神。

F. 方药：瓜蒂散，荡痰汤加减；安宫牛黄丸，琥珀安神丸。

G. 处方用药：

①、瓜蒂散，3 至 5 克，温水冲服，隔日一吐。

②、荡痰汤加减：生石膏 60 克、生大黄 30 克、川黄连 30 克、黄芩 18 克、生栀子 18 克、生赭石 60 克、青礞石 30 克、天竺黄 18 克、胆南星 18 克、清半夏 30 克、芒硝 6 克分两次化服、生甘遂 3 克极细末调服、上午冲服安宫牛黄丸 1 丸、下午冲服琥珀安神丸 2 丸。

H. 方解：

①、涌吐剂：瓜蒂散涌吐顽痰毒火。

②、荡痰汤加减：生石膏、川黄连、栀子、黄芩清火解毒是为君药；青礞石、胆南星、清半夏、天竹黄除心经之痰是为臣药；生大黄、生甘遂、生赭石涤荡脏腑引气下行是为佐药；芒硝软坚散结通利心经是为使药，全方共奏清火解毒，涤荡痰涎之功。再加安宫牛黄丸直入脑髓清热解毒，琥珀安神丸定惊安神，诸药清热解毒、镇静开窍，除烦养心，痰热扰心型精神障碍庶几可愈。

I. 药物加减：

①、瓜蒂散隔日涌吐一个月左右，可以改为藜芦散继续涌吐之，直到将顽痰邪涎涌吐干净为止。

②、荡痰汤加减：荡痰汤配合瓜蒂散清除痰涎，一般不必加减，如果泻下痰涎极少，可以加大生甘遂用量至 6 克极细末调服。安宫牛黄丸一丸上午随汤药冲服，隔日一次（因第一日涌吐、第二日休息、第三日服荡痰汤冲服安宫牛黄丸），就是每三日一丸，连续服用三丸后，可改为牛黄清心丸 2 丸随荡痰汤冲服，服用形式同前。琥珀安神丸则可一直随荡痰汤服用，每于下午服药时冲服 2 丸。

J. 服药注意事项：痰热扰心型精神障碍的服药程序是：先服三副荡痰汤加减汤药，目的在于将大便通下，大便通下后，停服一天中药，开始服用瓜蒂散涌吐。以后隔日一吐，即第一天涌吐，第二天休息，第三天服中药汤剂；第四天涌吐，第五天休息，第六天服中药汤剂。以此类推，一直到痰涎清除干净为止。在治疗过程中，要根据患者四诊八纲辨证的症状情况，随时加减用药的剂量，扶正祛邪，循序渐进，保证既能将痰火毒涎清除干净，又不伤害到身体的正气。

K. 病情传变：痰热扰心型精神障碍，经治疗后诸证平息，可能向心虚血少方向转变，此时可以加大扶正力度，同时服用"梦醒神丹"系统巩固治疗，每日三次、每次三～五粒。梦醒神丹系笔者自己研制的国家专利药物，主要对精神分裂症的衰退状态有逆转作用，对多种精神疾病也有治疗作用。在痰热扰心型主要症状消失后，用梦醒神丹继续巩固治疗非常有必要，可以杜绝复发。

L. 西药辅助治疗：痰热扰心型精神障碍，可以选用氟哌啶醇辅助中医药系统治疗，从 2 毫克试服，四小时后若没有任何副作用，就可以每次 2 毫克，每日三次，每日共 6 毫克。从第二天起，每日长 2 毫克，第一天从早上长 2 毫克、第二天从中午长 2 毫克、第三天从晚上长 2 毫克，长至每次 6 毫克、每日三次，每日长至共 18 毫克左右为止，一般不再长量。在服用氟哌啶醇的过程中，如果服用涌吐药，要在停服氟哌啶醇 24 小时以后，再服用涌吐药物，否则会影响涌吐药物的疗效，也会对患者的身体产生不利影响，临床医生一定要注意。氟哌啶醇的药物半衰期为 21 小时，如果在停用氟哌啶醇 24 小时以后使用涌吐药物，涌吐药就会发挥其正常的催吐作用。如果使用荡痰汤加甘遂涤荡体内痰涎时，就不用停服氟哌啶醇，可以按照制定的用药计划正常服用。

6.8.2.3.1.7. 痰热扰胆型

此类患者多因先天禀赋不足，胆气虚弱，性格内性，胆小怕事，优柔寡断，肝气郁结，气郁化火，炼液为痰，扰及胆腑，损及脾胃，痰热扰胆毒邪上逆冲犯心神、导致大脑功能紊乱、出现精神活动异常的一组精神疾患。多见于精神分裂症各种类型、情感性精神障碍、各类神经症，中医的癫症、癫狂合并症、郁症、惊症、恐症、烦躁症等神志病。

A. 诊断标准：

①、舌象：舌质红赤，舌上部两侧有红点，舌苔黄厚腻滞。

②、脉象：弦滑数，久取关部浮滑而大，寸部滑甚，尺部小滑。

③、大便：大便不调，时干时稀，小便短赤。

④、痰：咳吐青黄色痰核，粘条状夹带硬核，吐之不爽。

⑤、躯体症状：面色乍红乍白，头晕目眩，口苦咽干，心烦失眠，默默不食，胃中糟杂，时吐苦水，胸肋胀满。

⑥、精神症状：心烦不安，坐卧不宁，时而大喊大叫，时而默默不语，睡中恍惚多梦，触事胆怯易惊，多疑敏感，犹豫不决，视物迷蒙，凭空看到并不存在的飞禽走兽或是飞蚊，用手捕之则为虚妄。

B. 辩证分析：此类患者多为性格内向，平素胆小怕事，由于情志不畅，气机郁滞，纵生痰火，因于平素胆气虚弱，痰涎乘隙而入扰及胆腑，以致胆经功能失调；痰涎邪毒随胆经之气循环上逆心神，故出现口苦咽干，咳吐青黄色痰核, 脉关部浮滑而大, 多疑敏感, 犹豫不决, 恍惚多梦, 惊恐不安; 胆病传胃, 故默默不食, 胃中糟杂, 时吐苦水; 胆附于肝, 腑病伤脏, 故视觉虚妄, 凭空看见并不存在的飞禽走兽或是飞蚊, 均为痰热扰胆, 伤及心神, 出现精神错乱。

C. 特征性症状分析:

①、舌红赤两侧有红点, 黄厚粘腻滞苔, 提示胆经有热痰。

②、脉弦滑数、关部浮取滑大, 寸部滑甚, 尺部小滑, 均提示胆经痰热作祟, 关部浮滑乃胆经之病脉。

③、咳吐黄色痰核, 粘条状夹带硬核, 吐之不爽, 乃胆经痰热循经上逆, 痰涎与热毒胶着纠缠, 故咳吐痰核粘条状夹带硬核, 胆经痰涎热邪上逆。

④、面色乍红乍白,头晕目眩, 口苦咽干, 默默不食,胃中糟杂, 时吐苦水,提示胆经所过之处,均为痰热所伤, 胆汁外泄, 上侵头面, 中犯脾胃。

⑤、心烦不安, 坐卧不宁,时而大喊大叫,时而默默不语,均为痰热扰胆之候; 睡中恍惚多梦,触事胆怯易惊, 多疑敏感, 犹豫不决, 皆为痰热扰胆气虚胆经本症, 故而呈现精神功能错乱之状态。

D. 定位定性: 定位在胆; 定性在痰。痰热扰胆毒邪犯脑。

E. 治疗原则: 藜芦催吐, 清热泻胆, 涤荡痰涎, 温胆养心。

F. 方药: ①、藜芦散。②、蒿芩清胆汤、温胆涤痰养心汤加减。

G. 处方用药:

①、藜芦散, 每次 5 克, 每周两吐。

②、蒿芩清胆汤、温胆涤痰养心汤加减: 青蒿 15 克、黄芩 18 克、川黄连 9 克、竹茹 9 克、胆南星 12 克、陈皮 15 克、清半夏 18 克、茯苓 9 克、枳壳 9 克、青皮 12 克、焦三仙各 9 克、生大黄 9 克、柴胡 9 克、茵陈 18 克、珍珠母 15 克、炒枣仁 18 克、远志 12 克、生麦芽 21 克、甘草 6 克。

H. 方解:

①、藜芦散涌吐顽痰, 每周两吐、缓缓为功, 务将顽痰涌吐干净。

②、蒿芩清胆汤、温胆涤痰养心汤加减: 青蒿、黄芩、川黄连、生大黄、茵陈清胆利湿除热是为君药; 胆南星、清半夏、竹茹、陈皮、茯苓涤痰除涎是为臣药; 珍珠母、柴胡、青皮、枳壳平肝理气, 炒枣仁、远志养心安神是为佐药; 生麦芽生发胆气、甘草和中是为使药, 全方共奏清胆利湿、除热涤痰、平肝理气、养心安神、生发胆气之功。

I. 药物加减:

①、顽痰壅盛者可以瓜蒂散易藜芦散。

②、蒿芩清胆汤、温胆涤痰养心汤加减: 饮食不下者, 加鸡内金 30 克、生山楂 18 克、焦三仙各 9 克; 神魂颠倒、噩梦频频严重者, 加琥珀粉 6 克分两次随汤药调服、加生龙骨、生牡蛎各 30 克收敛浮游之胆气; 舌苔黄厚湿腻者, 加茵陈至 30 克, 加龙胆草 9 克、泽泻 12 克; 胸肋胀满严重者加大腹皮 18 克、厚朴 15 克; 大便干燥严重者, 加生大黄至 18 克、芒硝 6 克分两次化服; 入睡困难者, 加川黄连至 18 克、肉桂 6 克; 睡中醒来难以再入睡者, 加柏子仁 30 克。

J. 服药注意事项:

①、涌吐剂: 顽痰壅盛, 精神症状狂躁者, 以瓜蒂散代替藜芦散, 瓜蒂散 3 克试吐一次, 若无任何副作用, 可以加大剂量到一次 6 克调服催吐, 每周两吐, 涌吐一个月。待精神症状稍微缓解。在停用瓜蒂散, 服用藜芦散, 6～9 克, 每周两吐, 连续催吐, 缓缓为功, 直至吐净顽痰为止。

②、蒿芩清胆汤、温胆养心安神汤加减: 此方可以连续服用五剂, 视情况在加减继续服用。如果配合藜芦散涌吐服用, 则可每于催吐后的第二天下午和第三天全天服用, 这样, 催吐一天, 催吐的第二天上午让肠胃休息, 下午再服药, 第三天全天服用, 三天中有一天半服用此方。待顽痰涌吐干净后, 则可根据患者的身体情况以及躯体、精神症状, 全盘考虑, 加减使用, 到后期加大养血安神、补益大脑的药物如益智仁、紫河车、白芷、核桃等。

K. 病情传变: 痰热扰胆型精神障碍, 在治疗过程中, 有可能向肝虚方向发展, 此时可以使用补肝气、养肝血的方法治之。如果向脾胃虚弱的方向发展，可以大力使用健脾养胃的方法，培土生金养胆气。如果向肾虚的方向发展，可以温阳补肾、定志安神，这样可以柔肝养胆，壮胆除怯。在治疗过程中，使用梦醒神丹系统巩固治疗：每日三次，每次三～五粒，连续服用半年至一年，以期彻底治愈，防止复发。

L. 西药辅助治疗：痰热扰胆型精神障碍，可以选用利培酮辅助中药系统治疗，一开始可口服 0.5 毫克试服，如无任何副作用，可以每次 1 毫克，每日两次，两周内逐渐长至一次 2 毫克，每日两次，每日共用药 4 毫克。使用利培酮要注意保护肝肾功能，选用适宜中药预防肝肾功能损害、心脏过缓、血液和淋巴系统等副作用的发生。使用利培酮的作用，不是按照精神药理学的要求，而是配合中药的系统治疗，其主要发挥作用的关键点是：在患者服用中药后，取得一时的精神安定作用，因此，当患者的顽痰涌吐干净，脏腑功能调整到机体的自然程度，定位补泻达到相对平衡，就可以缓慢地减停精神药物，最后用梦醒神丹巩固病情，以达彻底康复的目标。

6.8.2.3.1.8. 痰瘀阻络型

痰瘀阻络型是由于肝郁气滞，气机不畅，水液代谢失调，导致痰涎阻塞于经脉孙络之间，阻遏气血运行，痰涎蕴集毒邪上冲大脑，出现间歇性的大脑功能活动异常的一组精神疾患。多见于间歇性精神障碍、周期性精神障碍、残留性精神分裂症，中医的癫症、癫狂合并症、虚狂、郁症等间歇发作者。

A. 诊断标准：
①、舌象：舌质淡红，舌面上或有条状青紫色瘀块，舌苔微灰白色，两侧有粘腻状薄滞苔。
②、脉象：滑缓，时大时小，时有滞涩。
③、大便：时粘软，时稀粘，大便表面上间有青紫瘀条状。
④、痰：咳吐灰黑色块状痰核或粘涎液。
⑤、躯体症状：偏头痛，头痛头晕，有时头痛如锥刺，有时突然大脑一片空白，恍若隔世，不时即恢复正常，头晕时作时止，间歇发作。
⑥、精神症状：幻觉妄想，幻听幻视，时发时止，时而冲动伤人，时而静坐如常，时好时坏，有时骂詈狂呼，有时对空嬉笑，有时哭笑无常，有时痴傻呆嗫，发作时间无规律，但一般都不会持续时间太长。

B. 辩证分析：痰瘀阻络型精神障碍，多由情志所伤，损及肝脾肺窍，气机运化失常，水液代谢失调，导致痰结血瘀，痰浊瘀血阻闭脉络，蒙塞清窍，故舌上有条状青紫色瘀块，脉滑缓大小不一，时有涩滞；大便粘腻，表面上有青紫色瘀条状，咳吐灰黑色粘痰，乃痰瘀阻络伤及肺窍与肠道；络脉瘀阻，顽固不移，阻遏气机，故偏头痛，痛有定处且有时痛如锥刺；痰结瘀血有时阻塞大脑清窍，使大脑动脉氧分压的供给一时断绝，故大脑有时突然一片空白，恍若隔世，一埃供养恢复，不时即恢复正常；幻觉妄想，时发时止，时而冲动伤人，时而静坐如常，有时哭笑无常，有时痴傻呆嗫，均为痰结血瘀阻塞络脉，时时导致大脑正常血氧供应中断，痰涎瘀血阻络毒邪间歇性地冲击大脑，故出现间歇性的精神活动紊乱。

C. 特征性症状分析：
①、舌面上有条状青紫色瘀块，舌两侧有粘腻状薄滞苔，提示痰瘀阻络，致经络局部阻塞，血行受阻，瘀血痰结停滞，故呈现为舌上有青紫色瘀块，粘腻薄滞苔。
②、脉缓滑，时大时小，时有涩滞，乃痰瘀阻络，脉道阻塞，故缓滑涩滞，时大时小。
③、大便时粘而软，便面上间有青紫色条状瘀块，提示痰瘀阻络，遍布全身，侵犯于三焦肠道，微络出血故便面上有青紫色条状瘀块，痰附大便则粘腻而软。
④、咳吐灰黑色块状痰核或粘涎液，说明痰瘀阻络循经上犯于肺，肺经虚寒痰涎瘀阻成块状痰核，故成灰黑色痰核或粘涎液。
⑤、偏头痛，头痛头晕，有时头痛如锥刺，有时大脑突然一片空白，恍若隔世，头晕时作时止，间歇发作，均提示痰瘀阻络，痰涎毒邪阻络作怪，病邪时时冲犯大脑，故间歇发作上述症状。
⑥、幻觉妄想，时发时止，时而冲动伤人，时而平静如常，有时骂詈狂呼，有时对空嬉笑，有时痴笑呆嗫，发作无规律，说明痰瘀阻络毒邪上逆冲犯大脑，间歇发作故精神活动受其影响；出现幻觉妄想有时，骂詈狂呼时止，哭笑无常，痴笑呆嗫时作时止，均提示间歇性痰瘀阻络毒邪发作，致使大脑功能间歇

性错乱，出现精神活动的间歇性异常。

D. 定位定性：定位在络；定性在痰。瘀痰阻络干犯大脑。

E. 治疗原则：化痰通络，活血祛瘀，补脑安神。

F. 方药：化痰通络汤，桃仁红花煎，补脑安神片加减。

G. 处方用药：法半夏18克、全瓜蒌15克、橘红12克、全蝎9克、蜈蚣9克、桃仁15克、红花12克、赤芍12克、丹参30克、生地龙9克、生黄芪18克、党参15克、白术9克、当归12克、川芎18克、茯神18克、石菖蒲9克、益智仁30克、炒枣仁15克、白芷9克、白芥子9克、大葱白30厘米、麝香0.4克分两次冲服。黄酒、水各半煎服。

H. 方解：法半夏、全瓜蒌、橘红、桃仁、红花、赤芍、生地龙、全蝎、蜈蚣化痰通络活血祛瘀是为君药；生黄芪、党参、白术、当归、川芎健脾益气生血断痰之源是为臣药；茯神、石菖蒲、益智仁、炒枣仁、白芷安神益智补脑是为佐药；白芥子通行皮里肉外，大葱白通阳透气、麝香带领诸药通窍入脑是为使药，全方共奏化痰通络，活血化瘀，补气养血，安神益智，通窍入脑之功。

I. 药物加减：痰涎壅盛口吐顽痰者，可加大法半夏、全瓜蒌用量至30克；头痛有定处痛时如椎严重者，加大桃仁至30克、白芷至30克、川芎至30克、元胡18克；气虚严重者加生黄芪至30克、加人参9克；入睡困难者加川黄连12克、肉桂3克；睡中醒来再难入睡者，加柏子仁30克；便干酌加大黄。

J. 服药注意事项：此方可以连续服用七剂，此时可以见到疗效，咳吐灰黑色痰涎减少，偏头痛如椎刺症状好转。此时可以审视所有症状好转的情况，如无不妥，即可连续服用至一个月，此时症状定会大减，舌面上的条状青紫色瘀块减少，颜色变淡，精神症状的时而冲动，骂詈狂呼，哭笑无常也会好转，大脑有时突然一片空白，恍若隔世也会好转，自己感觉发作的程度减轻了一半左右。此时，应当视患者的身体情况、躯体和精神症状，全面考虑，加减继续服用至三个月左右，此时病情可能好转至80%以上，可达临床痊愈标准。适时辅助使用梦醒神丹，加强心理调适、体疗、娱乐治疗等，继续加减服用该方至半年左右，此病可以完全痊愈。

K. 病情传变：痰瘀阻络型精神障碍，在治疗过程中，有可能向气虚痰瘀型精神障碍方向发展，因为凡是痰瘀阻络都存在气虚的问题，只是由于痰瘀阻络的症状严重，掩盖了气虚痰瘀的本质，因此，在临床上若出现了气郁气虚痰瘀的症状，就要按照该类型进行辨证论治。在治疗的后期，要特别注意气机郁滞的问题，时时不忘本质是肝郁气滞，导致的痰瘀阻络，且侵犯的是全身孙络，使微循环出现的郁滞，导致毒邪痰瘀阻络上犯心神，引起精神异常。疏肝解郁法应用于疾病治疗的所有过程，疏肝、柔肝、养肝、温化通经活络，促进经脉微循环，使之顺畅通达。注重心理调适，清除影响患者病情恢复的所有家庭、社会因素，促进疾病早日痊愈。治疗后期可以重用梦醒神丹，每日三次，每次五粒，服用半年至一年，以期彻底治愈，防止复发。

L. 西药辅助治疗：痰瘀阻络型精神障碍，主要是由于血瘀痰阻脉络引起的精神症状，只有用中药通经活络、理气化痰，活血化瘀，通窍安神才有可能彻底治愈。如果不从病因上进行治疗，单纯使用精神药物，就不可能彻底治愈。所以，痰瘀阻络型精神障碍可以选用奋乃静辅助中药系统治疗。从2毫克的最小剂量开始试服，四小时后如果没有任何副作用，可以每次2毫克、每日三次，以后每隔两天长6毫克，逐渐增加至每次10毫克、每日三次，每日共用奋乃静30毫克左右。如果患者有睡眠障碍，可以临睡前加服安定5毫克，随奋乃静一同服下，以保证患者的睡眠。应用奋乃静的目的是，帮助患者保持一定的安静度，以配合中药的系统治疗。

6.8.2.3.1.9. 痰气交阻型

痰气交阻型精神障碍，是指患者因性格内向，优柔寡断，情志不畅，加之素体虚弱，七情内伤或饮食不节，导致气滞郁结，痰气交阻，有实质性痰块气郁，毒邪上逆冲犯脑际，导致脑功能失调所引发的一组精神疾患。多见于癫病、癔症球、胃肠神经官能症、精神分裂症、神经症，中医的梅核气、痰饮病等神志病。

A. 诊断标准：

①、舌象：舌质淡，舌苔薄滑腻。

②、脉象：滑，郁，弦。

③、大便：大便不调，软，粘，解之不爽。

④、痰：咳吐丝条状粘痰，咳之不出，咽之不下。

⑤、躯体症状：面色青晦,胸闷气短,心中懊悔,常觉咽中有物阻塞,吐之不出咽之不下,受此影响食欲不佳，夜眠不安，辗转反侧。

⑥、精神症状：精神压抑，多愁善忧，思虑过度，长吁短叹，多疑猜忌，妄闻妄见，幻觉妄想，幻触，虫爬感，蚁行感，惊惧吵闹，乱态纷呈，气力不支，躁扰短暂，稍停又发，惶惶不可终日。

B. 辨证分析：情志不畅，肝气郁结，木不疏土，脾不健运，聚湿生痰，或肝郁气滞，运化失调，津液失输，凝聚为痰，痰气互结，逆于咽喉，阻于胸膈，故咳之不出咽之不下，胃脘胀满，大便不爽，痰气交阻上逆脑际，引起精神活动的异常。

C. 特征性症状分析：

①、舌苔薄滑腻，脉滑，郁，弦，大便不调，解之不爽，咳吐丝条状粘痰，咳之不出，咽之不下，均提示肝气郁结，痰气交阻，壅于气道。

②、面色青晦，胸闷短气，心中懊恼，食欲不佳，夜不安眠，转辗反侧，说明气郁痰结，痰气交阻，壅于上焦。

③、精神压抑，多愁善忧，思虑过度，长吁短叹，妄闻妄见，幻觉妄想，幻触，虫爬感，蚁行感，惊惧吵闹，乱态纷呈，气力不支，惶惶不可终日，提示情志抑郁，所求不遂，痰气交阻毒邪上逆，扰及心神，痰邪所致，怪异丛生，故幻觉妄想，精神错乱。

D. 定位定性：定位在肝脾肺；定性在痰。痰气交阻毒邪犯脑。

E. 治疗原则：疏肝理气，化痰散结，活血化瘀，镇静安神。

F. 方药：舒肝散，半夏厚朴汤，血府逐瘀汤，琥珀安神丸加减。

G. 处方用药：柴胡9克、枳壳9克、白芍9克、郁金9克、法半夏15克、川贝母9克、杏仁9克、陈皮9克、桔梗9克、天竺黄9克、厚朴9克、旋复花9克、生赭石30克、砂仁9克、桃仁6克、红花6克、党参6克、白术6克、当归9克、川芎9克、川黄连12克、肉桂4克、琥珀6克极细粉分两次调服、水飞朱砂1.5克分两次冲服。

H. 方解：此为大复方，对应病因病机复杂之痰气交阻型精神障碍。柴胡、枳壳、白芍、郁金、厚朴、旋复花、生赭石疏肝解郁理气降逆是为君药；法半夏、川贝母、杏仁、天竺黄、陈皮、桔梗化痰除痰是为臣药；桃仁、红花、当归、川芎活血化瘀，党参、白术补气、川黄连肉桂乃交泰丸安眠是为佐药；琥珀定惊、朱砂安神是为使药，全方共奏疏肝解郁，化痰降逆，理气活血，定惊安神之功。

I. 药物加减：此证为疑难杂症，除了用大复方处置以外，还要更大范围内的加减药物，以适应其疑难杂症的特性。气郁偏甚者，加大柴胡用量至18～30克、郁金18克、香附9克；痰涎壅盛、舌红苔厚者，加全瓜蒌30克、黄芩12克、竹茹9克；咳嗽痰多者，加紫苑9克、前胡9克、川贝母加大至18克；素体阴虚、现阴虚痰热胶着者，加全瓜蒌至45克、天花粉15克、沙参9克、生牡蛎30克、竹沥30克冲服；畏寒肢冷者，加制附子9克、细辛6克；气喘吁吁者，加人参15克、砂仁9克、生磁石30克。

J. 服药注意事项：痰气交阻型精神障碍服用此方，一般可以连续服用七剂，此时诸证应该有所好转，如果没有任何不适，可以继续服用至一个月左右，初始症状应该有一个大的好转。此时应根据患者的身体情况以及躯体、精神症状等所有证候，全面审查处方用药的得失，如无不妥，可以加减连续服用三个月，一般情况下，病情可以达到基本痊愈。因为病因病机病理复杂，男女老幼各有不同，在治疗的过程中，无论出现何种情况，都不要盲目用药，要循序渐进，根据临时病症的变化情况辨证论治。只要治疗对症，坚持处方用药的治疗原则，经过系统治疗，痰气交阻型精神障碍是可以治愈的。

K. 病情传变：痰气交阻型精神障碍，在治疗过程中一般不会像其他类型的精神障碍方向传变，如果出现向其他方向传变的情况，可以根据患者的具体情况，按照该类型进行辨证论治，一般不难处理。

L. 西药辅助治疗：痰气交阻型精神障碍，可以选用奋乃静辅助中药系统治疗，从最小的计量2毫克开始试服，四个小时后，如果没有任何副作用，可以每次2毫克、每日三次，每天6毫克，连服三天。以后每隔两天增加2毫克，从早上开始长量，逐渐长至每次6毫克、每日三次，每日共18毫克左右。根据情况，一般不要再长量。如果出现锥体外系副作用，可以苯海索2毫克、每日三次，随奋乃静一同服下，在服用奋乃静之前，选用适宜中药预防副作用的发生。一旦发生副作用，立即中西药联合应用，尽快的将副作用消除。

6.8.2.3.2. 痰液型

痰液型精神障碍是指由于各种原因，导致体内水液代谢出现障碍，痰涎积聚，水湿泛滥，流布四溢，侵犯全身，痰涎毒邪随气机循环侵入血液，再经气血液循环进入大脑，随着脑细胞对有毒物质的吸收，引起大脑中毒，大脑在神经递质的合成与降解过程中出现障碍，从而引起精神活动异常的一组精神疾患。

6.8.2.3.2.1. 痰邪犯肝型

痰邪犯肝型精神障碍是指情志不畅，肝郁气滞，横逆犯脾，脾肺津液运化失调，痰涎蓄积侵入肝经产生毒性，痰涎郁滞之肝经毒气随气血循环进入大脑，使脑细胞中毒，从而出现的一组精神疾患。此痰是湿痰，不是顽痰，流入肝经再四溢泛滥作祟，因其痰涎从肝经侵入大脑，肝为阴脏而用阳，故痰涎郁气毒邪具有阴阳两种性质，多见于精神分裂症衰退型、精神病综合症，中医的癫症、癫狂合并症等神志病。

A. 诊断标准：

①、舌象：舌质淡微胖，边有齿痕，舌苔薄，微青色。

②、脉象：细滑弦迟，寸小，尺小，关细紧有力弦滑上冲。

③、大便：大便不调，稀软便居多，颜色微青灰。

④、痰：咳吐痰涎有泡，粘，微青色。

⑤、躯体症状：面色清癯，黑瘦，头晕欲呕，饮食不佳，四肢酸懒。

⑥、精神症状：精神抑郁，神情紧张，郁怒不伸，善恐易惊，欲言又止，犹豫不决，行为混乱，不知脏净，收藏废物，思维破裂，欲行又止，目光慌乱，时作时止。

B. 辩证分析：痰涎犯肝，横逆脾肺，逆犯心神，肝为刚脏，为痰涎所犯，故优柔不断；舌、脉、便均显微青色，痰涎郁邪循经上犯，故面色清癯，头晕欲呕，饮食不佳，四肢酸懒；痰涎郁邪犯肝循经上逆大脑，心神被蒙，混乱不明，故行为混乱，收藏废物，不知脏净，思维破裂，目光慌乱之精神症状发作。

C. 特征性症状分析：

①、痰入肝经，阴阳两见，故舌质淡微胖，舌苔薄微青色，脉细滑、弦迟但寸小，尺小，关细紧有力、弦滑上冲，病邪在肝。

②、大便不调，颜色微青灰、稀软便，痰涎有泡，粘，微青色，面色清癯，黑瘦，饮食不佳，四肢酸懒，皆为痰涎毒邪滞气犯肝后流布四溢，侵犯全身。

③、精神抑郁，神情紧张，善恐易惊，皆为痰涎犯肝胆郁气难舒纠结难缠；行为混乱，犹豫不决，不知脏净，收藏废物，思维破裂，欲言又止，目光慌乱均为肝胆痰涎虚邪上逆大脑，精神错乱无序，神识混乱、怪证纷呈。

D. 定位定性：定位在肝；定性在痰。痰涎犯肝毒邪入脑。

E. 治疗原则：疏肝解郁，祛痰散结，化痰利湿，清脑醒神。

F. 方药：①、催吐：藜芦散加减。②、柴胡舒肝丸，化痰散结汤，醒脑汤加减。

G. 处方用药：

①、加减藜芦散：藜芦30克、郁金45克，研极细末混匀，密封置干燥阴凉处保存，用时取3克，温水调服，候吐。不吐，加量至6克，继吐。隔日一次，至痰涎吐净为止。

②、柴胡舒肝丸，化痰散结汤，醒脑丸加减：柴胡18克、郁金18克、枳实9克、厚朴9克、白芍9克、清半夏18克、胆南星15克、白芥子15克、夏枯草9克、浙贝母9克、橘核6克、西洋参6克、黄芪9克、当归9克、川芎9克、焦三仙各9克、三七粉3克分两次冲服、石菖蒲9克、远志12克、冰片3克分两次化服。

H. 方解：

①、藜芦散加减：郁金多于藜芦三分之一，在于破气解郁为主、涌吐痰涎为辅，解郁寓于疏气之中。隔日

一吐，吐尽郁痰毒邪为止。

②、柴胡舒肝丸、化痰散结汤、醒脑丸加减：柴胡、郁金、半夏、胆星、浙贝母疏肝解郁理气祛痰是为君药；厚朴、枳实、橘核破气散结，白芥子逐诸经之痰，三七粉祛诸经痰血之淤是为臣药；西洋参、黄芪、当归、川芎补气活血，石菖蒲、远志补脑益智是为佐药；焦三仙帮助运化、冰片通窍诸经醒脑是为使药，全方共奏疏肝解郁、理气祛痰、破气散结、祛诸经络脉道之痰、安神益智醒脑之功。

I. 药物加减：

①、涌吐剂藜芦散：若痰涎壅盛，可以瓜蒂散易藜芦散催吐，仍隔日一吐，待吐出之痰涎清稀时，再改为藜芦散继续催吐，直到将痰涎涌吐干净为止。

②、柴胡舒肝丸、化痰散结汤、醒脑丸加减：痰涎壅盛者，加全瓜蒌 30 克、生牡蛎 30 克、白附子 9 克；性情急躁者，加生石决明 18 克、生赭石 18 克、白芍加至 15 克；痰涎壅盛并血瘀严重者，加三七 9 克、全蝎 6 克、生乳香、生没药各 9 克；痰凝有痰快、肉瘤、面上无颜色、推之可小范围的移动者，加生白术 30 克、茯苓 15 克、海藻 15 克、昆布 15 克、浙贝母长至 18 克、僵蚕 9 克、乌药 9 克。

J. 服药注意事项：痰邪犯肝型精神障碍，为阴阳两伤之症，在服用此方时，一般可以连续服用五副，再视情况加减。如果出现精神症状加重，躁动不安者，可以加用镇肝息风药物如珍珠母、生磁石、天麻、钩藤等品加减治疗。如果出现寒象，可以加用制附子、肉桂、生姜之属治之。如果出现脾胃不运者，加生山楂、神曲、生麦芽之属治之。如果出现大便干燥者，加适量生大黄下之，不要过量使用，以免产生寒湿痰涎。

K. 病情传变：痰邪犯肝型精神障碍，在治疗过程中，有可能向痰蒙心窍方向发展，如果一旦肝郁化火，炼液为痰，毒邪犯上，即可出现痰蒙心窍症，此时可以按照痰蒙心窍的类型进行辨证论治。一旦出现痰蒙心窍，无论患者的身体情况是否有无虚弱，都要进行清热泻火，涌吐顽痰的方法进行清理顽痰，只是要时时注意，一旦痰蒙心窍的症状有所好转，就要兼顾其他症状，综合调理。如果出现精神功能活动的严重低下，离群索居，喃喃独语，神识昏蒙，啖食赃物，独卧沟渠等，这是虚寒痰涎作祟阻塞脑窍，就要用瓜蒂散加制附子等分催吐，直至将虚寒痰涎涌吐干净为止。

L. 西药辅助治疗：痰邪犯肝型精神障碍，阴性症状较为明显，可以选用具有振奋作用的三氟拉嗪辅助中医药进行系统治疗。开始用 5 毫克试服，服后四个小时，若无任何副作用，就可以每次 5 毫克、每日两次，每日总量 10 毫克。一周内可以长到每次 10 毫克、每日两次，每日总量 20 毫克。此时一般不要在长量，维持住症状，帮助中药逐渐发挥作用。如果出现睡眠障碍，可以用安定 5 毫克，晚上随三氟拉嗪一同服下。如果出现了锥体外束副作用，可以苯海索 2 毫克、一日两次，随三氟拉嗪一同服下。在服用三氟拉嗪以前，根据患者的身体情况以及躯体、精神症状，选用适宜中药预防副作用的发生。一旦出现副作用，就要采用中西药结合的措施，迅速将副作用消除。

6.8.2.3.2.2. 痰邪犯心型

中医认为痰的性质：多为湿痰、风痰、寒痰、燥痰、热痰、食痰、惊痰、酒痰、气痰、虚痰、老痰等。痰的形状：有顽痰、胶痰、痰核、痰结、痰饮、狭义之痰（外痰）、广义之痰（内痰）等。痰的病位："痰随气行、无处不到"，或体胖，或"痰阻胞宫"，或结节肿块，或痰阻气血，或痰湿头痛，或痰瘀交阻，或流窜肥气，或梅核气病，或痰津胶阻便秘，或外感寒痰，或风温热痰，或内生痰涎，或胸痹心痛，或痰毒痛癌，或皮脂肿瘤，骨节流痰等上百种，实乃"百病多由痰作祟"，"怪病责之于痰"。

痰涎的生成与为害，中医认为："脾为生痰之源"，"肾为生痰之本"。由于脏腑功能失调，水谷津液运化失常，生痰成饮，痰饮或流溢血脉，或走注于经隧，或充塞于清窍，或泛于肌肤，或郁阻于脏腑肢节，而衰生百病。

痰涎犯五脏，多为脾、肺、肝、胆、肾、心。中医认为：精神疾患的癫症、狂症、癫狂合并症、郁症、各类神志病等属于内科的范畴，除了按照五脏六腑、奇恒之腑、三焦经络等论治外，对外邪侵犯大脑多从气血痰火、气滞血瘀痰结论治。痰阻脉中、虚实寒热夹杂，痰蒙于心、痰阻心窍、蕴积化热、痰热扰心、心神不安、神明被蒙、精神错乱。临床上将泻火清心、涤痰开窍、宁心安神作为主要治疗法则，几千年来取得了显著的效果。但是，在临床上，除了痰火为患的病理病机以外，还存在着虚涎粘痰，由于气滞血瘀的缘故，随血循环进入大脑，导致大脑对虚涎粘痰这类毒性物质的吸收，产生毒性很强的"淀粉样肽"（脑毒素肽），引起大脑功能的失调。这些患者的表现为躯体和精神功能活动紊乱低下，它们精神疲惫，神思恍惚，思绪迷乱，行动迟缓，反应迟钝，健忘嗜卧，离群索居，独居一隅，喃喃独语等。这些症状对应于精神分裂症衰退型、慢性精神障碍，中医的癫症等神志病。这类症状有的一开始就明显地表露出来，有的在治疗一段时间后才表露出来，中医、西医只是按照临床分类进行处理，但是都没有细究它们的源头。这类精神疾病的源头在于：由于气滞血瘀痰结，五脏六腑、气血津液、三焦经络在与病邪进行了一段时间的较量，正气终于没有压制住病邪，致使病邪夹痰生火上逆冲犯大脑，无以遏制的顽痰实火狂扫一切，掩盖了机体在与病邪抵抗的过程中消耗掉的正气，虚涎痰邪正是隐藏在正气虚弱的后面，当狂盛的病邪被各种治疗手段抑制住以后，虚涎痰邪继续侵入大脑，继续导致脑细胞中毒的病理病机才显露了出来，表现在躯体和精神症状上面就是一派功能低下的特异性症状。我们将这一类原因发病的一组精神疾患归纳为"痰邪犯心型精神障碍"，将此单列一节进行论述并针对性地进行治疗。

痰邪犯心型精神障碍是指由于各种原因、导致脾、肺、肾、肝、胆、胃、大肠、小肠、膀胱、三焦及骨、脉、髓、女子胞、经络等各自脏腑不同程度的功能低下障碍，导致虚涎痰邪的形成，各自向心脏提供的精微物质中杂夹了虚涎痰邪，虚涎痰邪随着气血循环进入大脑，随着大脑对这些有毒物质的吸收，引发了脑功能的紊乱、出现精神活动错乱的一组精神疾患。多见于衰退型精神分裂症、慢性精神障碍、各类神经症，中医的癫症、郁症、忧思症等各类相关的神志病等。

A. 诊断指标：
① 舌象：舌质淡、舌苔白细腻。
② 脉象：滑、细、小数。
③ 大便：大便软、量少、散乱。
④ 痰：咳吐痰涎或有泡沫、颜色灰白。
⑤ 躯体症状：头晕目眩，喉中痰鸣，辘辘有声，饮食不香，精疲神昏，昏昏欲睡，健忘嗜卧，虚烦少眠。
⑥ 精神症状：精神疲惫，神思恍惚，思绪迷乱，行动迟缓，反应迟钝，离群索居，独居一隅，喃喃独语，啖食赃物，收藏废物，幻觉妄想片段出现不系统，对所虚幻之事不特别坚持，但是过一会又乱说。

B. 辩证分析：素体虚弱，气化运行失调，导致水液代谢失常，虚涎痰邪泛滥四溢，流布全身，侵入血液，虚涎痰邪随血循环进入大脑逆乱心神，出现一派脏腑功能低下紊乱的躯体与精神症状。

C. 特征性症状分析：
① 舌质淡，舌苔白细腻，提示躯体一派虚涎痰邪。
② 脉滑，细，小数，提示虚涎痰邪扰及脉道。
③ 大便软，量少，散乱，提示心脾气虚，虚涎入肠。
④ 痰涎有泡沫，颜色灰白，说明痰涎具有虚寒本性。
⑤ 头晕目眩，喉中有痰，辘辘有声，饮食不香，精疲神昏，皆为虚涎痰邪上扰清窍，下犯脾胃，故痰涎辘辘有声，饮食不香而昏昏欲睡。
⑥ 神思恍惚，思绪迷乱，精神疲惫，行动迟缓，反应迟钝，均提示虚涎痰邪毒侵大脑，脑内"淀粉样肽"粘腻虚涎阻滞大脑功能故而恍惚迷乱迟缓；幻觉妄想片段出现，不系统，对所虚幻只是不坚持，旋即又乱说，说明虚涎痰邪乃虚性本质未变，不间断地侵害大脑，引起感知觉综合障碍的片段幻觉妄想出现，虚涎痰邪冲击时续时断，故而迷乱时止、旋即又发。

D. 定位定性：定位在心；定性在痰。痰涎犯心毒邪入脑。

E. 治疗法则：涌吐痰涎，补虚化痰，温肾养阳，定志安神。

F. 方药：①、藜芦散。②、补气化痰汤，敦复汤，枣仁安神汤加减。

G. 处方用药：
①、藜芦散：3～6克，催吐痰涎，隔两日一次，连续涌吐1--2个月，直至将心经痰涎吐净为止。
②、补气化痰汤，敦复汤，枣仁安神汤加减：人参18克、炙黄芪30克、桔梗9克、杏仁9克、紫苑12克、苍术30克、茯苓30克、法半夏30克、白芥子15克、陈皮9克、炒白术30克、砂仁9克、鸡内金30克、制附子6克、生姜6克、益智仁30克、菟丝子30克、远志12克、炒枣仁18克、白芷18克、

交泰丸 1 丸化服。

H. 方解：

①、藜芦散连续催吐心经痰涎，直至将痰涎涌吐干净为止，此时，脑内的"淀粉样肽"会随着痰涎涌吐干净而逐渐减少直至消失。

②、补气化痰汤，敦复汤，枣仁安神汤加减：人参、炙黄芪补五脏之气升阳，法半夏、陈皮、紫苑、杏仁、桔梗燥湿化痰通经是为君药；炒白术、炒鸡内金、砂仁、苍术健脾燥湿消食绝生痰之源，制附子、生姜补阳是为臣药；菟丝子补肾，益智仁养脑，远志、炒枣仁安神养血，交泰丸交通心肾是为佐药；白芥子通经、白芷入脑通诸微络痰涎，琥珀入心定惊是为使药，全方共奏补气升阳，燥湿化痰，健脾养胃，安神养血，通经定惊之功。

I. 药物加减：此为大复方，诸脏虚弱，虚涎痰邪一般已经都照顾到，如果出现某些偏颇的症状，可以根据患者的身体情况以及躯体、精神症状辨证处理。

J. 服药注意事项：痰邪犯心型精神障碍，是在诸脏虚弱的基础上产生的虚涎痰邪病理产物而出现的大脑病变，处方用药亦是多方照顾，全面调理。藜芦散涌吐时隔两日一次，第二天、第三天就可以服用中药汤剂，往复循环，直至将痰涎涌吐干净。汤剂一开始可以连续服用七剂（期间涌吐三次），其症状应该有所好转，特别是气虚的状况有所好转，这是治疗契机的枢纽，因为气虚导致一切阻塞，导致一切虚涎痰结，只要是气虚症状有所好转，就要继续服用一个月左右，到时再根据具体情况决定是否继续加减服用，如果没有大的病情波动，就要继续加减服用至三个月。在服药过程中，如果虚涎痰邪逐渐减少，即可循序渐进，彻底将虚涎痰邪清理干净。这类精神疾患，属于慢性精神疾病的范畴，治疗时要有耐心，时时抓住脏腑功能低下、痰涎作祟的主要病理病机，随着病情的变化不断调整治疗措施，就可以缓慢地提高机体的精神免疫能力，将疾病治愈。

K. 病情传变：痰邪犯心型精神障碍，既不同于所有的脏腑虚寒，也不同于气、血虚证，而是由于脏腑虚寒心气虚弱而导致的水液代谢失调进而产生的虚涎痰邪作祟，侵犯大脑引起的精神活动异常。在治疗过程中，有可能由虚向实，出现顽痰进而化火，此时可以按照痰火扰心的证候群进行辨证治疗。如果出现向痰涎胶着侵犯胆经，出现痰热扰胆的症候群，可以按照痰热扰胆型精神障碍进行辨证论治。如果出现痰涎侵犯肺胃，出现咳嗽、呕恶等症状，可以按照痰涎犯肺伤胃进行辨证论治。如果出现肝郁气滞、痰犯肝脾之症，可以按照痰犯中焦进行辨证论治。

L. 西药辅助治疗：痰邪犯心型精神障碍属于慢性精神疾病的范畴，可以选用奥氮平长效制剂，辅助中药进行系统治疗。从 2.5 毫克的小剂量开始试服，四个小时候若没有任何副作用，就可以每日一次，每次 5 毫克，连服三天，再长至 10 毫克，每日一次。一月后若没有任何副作用，就可以使用长效制剂。长效奥氮平注射剂每月一次，每次注射 210 毫克。在使用奥氮平长效制剂前，要根据患者的身体情况以及躯体、精神症状，选用适宜中药防治副作用的发生。一旦发生副作用，就要中西药有机地联合使用，尽快将副作用消除。

6.8.2.3.2.3. 痰邪犯脾型

痰邪犯脾型精神障碍是指由于各种原因思虑伤脾尤其是肝郁克脾，导致脾的健运失常、水湿内停积聚而为痰涎，浊邪侵犯脾经、溢于四末、虚涎痰邪上逆冲犯大脑，引起大脑对虚涎痰邪的吸收而中毒，产生"脑毒素肽"毒性物质，从而出现精神活动失常的一组精神疾患。多见于紧张型精神分裂症，木僵亚木僵状态，各类神经精神障碍，中医的痰湿困脾所引起的癫症、郁症及各类神志病等。

A. 诊断标准：

①、舌象：舌质淡，舌苔白腻。

②、脉象：濡滑而缓。

③、大便：时溏时结，结时如羊矢，溏时如清水。

④、痰：口中含痰涎、盈口不吐，质稀而粘。

⑤、躯体症状：躯体清瘦，面色晦黄，手足不温，纳呆不食，腹胀便溏，肠鸣呕恶。

⑥、精神症状：表情呆板，神识迷茫，生活不能自理，肢体强直，形似木偶，推之不动，呼之不应，不言

不语，涎水满口不知吐咽，喃喃独语，不知秽洁，时而突然冲动，旋又陷入木僵，时而呆滞，不知饮食，数日不便，精神运动性抑制。

B. 辩证分析：忧思劳倦，脾失健运，水湿内停，聚为痰饮，痰湿中阻，清阳不升，浊阴不降，运化升降失调，痰涎浊邪上逆，蒙蔽清窍，乱及心神，故精神错乱、癫呆异常。

C. 特征性症状分析：

①、苔白腻，脉濡滑迟缓，提示为痰湿困脾。

②、大便时溏时结，乃痰涎湿热滞于肠道。

③、口中含有痰涎，质稀而粘，盈口不吐，乃脾开窍于口，脾为湿困，水邪上逆则涎水满口，脾气凝滞，故不知吐咽。

④、面色清瘦，手足不温，纳呆不食，腹胀便溏，肠鸣呕恶，均为脾为湿困，升降失常，故纳呆不食，腹胀便溏。

⑤、表情呆板，神识迷茫，肢体强直，形似木偶，推之不动，呼之不应，不言不语，涎水满口不知吐咽，说明脾主四肢，痰邪犯脾，流布全身，溢于四肢，气滞凝固，故肢体强直，形似木偶，推之不动，呼之不应；喃喃独语，不知秽洁，时而冲动，时而呆滞，不知饮食，数日不便，精神运动性抑制，说明痰涎犯脾上逆心神，虚涎随血液循环侵犯大脑，痰涎浓时胶着难缠呆滞不动，痰涎稀时气滞冲动伤人，虚涎痰邪的属性怪诞奇异，故患者不知秽洁。

D. 定位定性：定位在脾；定性在痰。痰涎犯脾毒邪入脑。

E. 治疗原则：①、涌吐痰涎。②、燥湿化痰，温阳健脾，通经活络，解郁安神。

F. 方药：①、瓜蒂散。②、六君子汤，实脾饮，通经活络汤，解郁安神汤加减。

G. 处方用药：

①、瓜蒂散 3 克，催吐，若不吐，可加至 6 克，连续催吐，直待将痰涎涌吐干净为止。

②、六君子汤，实脾饮，通经活络汤，解郁安神汤加减：人参 9 克、白术 9 克、茯苓 15 克、陈皮 12 克、法半夏 21 克、苍术 15 克、木瓜 18 克、干姜 6 克、制附子 6 克、远志 12 克、石菖蒲 9 克、柴胡 9 克、木香 9 克、全蝎 9 克、蜈蚣 9 克、生大黄 15 克先煎 15 分钟、厚朴 9 克、槟榔 9 克、草果仁 6 克、羚羊角极细粉 3 克分两次冲服、冰片 3 克分两次冲服。

H. 方解：

①、瓜蒂散，隔三天一吐，连续催吐两个月左右，可将痰涎涌吐干净。

②、六君子汤，实脾饮，通经活络汤，解郁安神汤加减：人参、白术、茯苓补气健脾燥湿是为君药；陈皮、半夏、苍术、木瓜、干姜、制附子温阳燥湿化痰是为臣药；柴胡、木香解郁化浊，生大黄久煎入血逐瘀，羚羊角除经络中邪热，远志、菖蒲补脑安神是为佐药；全蝎、蜈蚣通经、冰片醒脑是为使药。全方共奏健脾补气燥湿、温阳燥湿化痰、止痉活络除邪、通经醒脑之功。

I. 药物加减：粘痰盈口者加竹沥 30 毫升、每日两次；气虚严重者加生黄芪 30 克，山药 15 克；血虚加当归 9 克、白芍 6 克；阴虚加麦冬 9 克、熟地 6 克；突然冲动频繁者，加生赭石 30 克、生龙骨、生牡蛎各 18 克；大便干结如羊矢且数日不解者，加生大黄至 18 克不再久煎、芒硝 9 克分两次化服。

J. 服药注意事项：此类患者在治疗中，由于患者处于木僵或亚木僵状态，不配合服用中药，此时可以针刺十宣穴，并针刺肝脾二经行针，大约三十分钟捻针一次，连续针灸每天要超过六个小时。还可以用施以推拿治疗，具体手法见附后的《推拿治疗紧张型精神分裂症》一文。经过针灸与推拿治疗一段时间后，患者有可能会配合服用中药汤剂，也有可能患者虽然处于木僵或亚木僵状态，当护士要求其服用中药时，患者会很配合地将汤药服下去。因此对待这类患者，医护人员千万要注意自己的表情，注意讲话的内容与形式，在治疗时，没有必要的话一句也不要说，有用的语言一定要说到位，因为患者会非常注意旁人的一言一行、一举一动，有时医护人员用暗示的语言指导患者，会起到意想不到的效果。在治疗过程中，有时患者可能会由木僵或亚木僵状态转向精神兴奋状态，因此，要随时观察患者的精神意识活动。如果患者转为精神兴奋躁动，要按照其躯体症状和精神症状的变化，随时采取相应的措施，防止患者突然的冲动导致自伤或伤人的意外出现。此方可以连续服用两个月，以后根据患者的身体情况以及躯体、精神症状加减继续服用。如果没有特别重大的病情转折，此方应该连续服用至患者痊愈为止。

K. 病情传变：痰邪犯脾型精神障碍，在治疗中有可能向肾虚膀胱不利方向发展，出现下元虚冷，腰酸腿痛，尿淋漓不断等症状，此时可以按照肾气虚弱，水液代谢不利证候辨证论治。如果水湿痰涎侵犯肺经，向肺寒咳嗽方向传变，可以按照肺寒咳嗽症候辨证论治。如果水湿痰涎侵犯肝经，向肝郁痰凝症方向发展，可以按照肝郁痰凝证辨证论治。治疗后期。可以使用梦醒神丹，每日三次，每次三～五粒，连续服用半年，以期系统康复治疗，彻底治愈，防止复发。

L. 西药辅助治疗：此类型精神障碍可以选用舒必利 100 毫克加入 5% 葡萄糖液中缓慢静脉点滴，每天两次，辅助中药系统治疗。如果患者经过治疗主要症状有所缓解，可以由静脉点滴改为口服，每次 100 毫克，每日三次，最高剂量每次不要超过 200 毫克、每日三次，每日总剂量限制在 600 毫克以内。舒必利中小剂量使用一般不会出现副作用，如果各别患者出现小的副作用，可以中西药联合，尽快消除副作用，并改用三氟拉嗪 10 毫克、每日二次，辅助中药治疗。如果出现锥体外系副作用，可用苯海索 2 毫克、每日二次，随三氟拉嗪一同服下。选用适宜中药预防副作用的发生和减少，如若发生副作用就要联合使用苯海索，迅速将副作用消除。

6.8.2.3.2.4. 痰邪犯肺型

痰邪犯肺型精神障碍多由脏腑失调，肝郁不舒，侮金犯肺，致使肺失宣降，水液代谢失调，生成痰涎，虚涎痰邪滞留肺腔，引发呼吸不利，气血受损，痰涎毒邪随血液循环上犯大脑，导致脑细胞中毒，产生"脑毒素肽"毒性物质，引发精神活动异常的一组精神疾患。多见于慢性精神疾患，精神分裂症未分化型，中医的虚狂、癫症等神志病。

A. 诊断标准：
① 舌象：舌质淡，白细腻苔。
② 脉象：滑，寸滑软而无力，关缓滑无力，尺沉小细滑。
③ 大便：软，粘。
④ 痰：痰多，质粘色白容易咳出。
⑤ 躯体症状：面色乍红乍白，喘息憋气，胸闷心烦，气喘痰鸣，呕恶厌食。
⑥ 精神症状：愤恚郁怒，打骂亲人，气力不接，妄闻妄见，语无伦次，哭笑无常，幻觉妄想丰富，神志时清时蒙，咳嗽痰起昏不识人，喘息过后神志稍清，时而冲动躁扰不宁，时而乱说乱动，时而平静如常人。

B. 辩证分析：素体气虚，脏气不利，肺经受损，虚涎痰邪滞留肺腔，故湿邪四溢，流布全身，喘息憋气，呕恶厌食，虚寒痰涎夹杂毒邪上逆随气血循环进入大脑，导致脑功能出现紊乱，精神功能活动失常。

C. 特征性症状分析：
① 舌质淡，舌苔白细腻，脉滑，寸滑软而无力，关缓滑无力，尺沉小细滑，均为肺气不利，湿邪粘滞，痰涎纠缠，故舌、脉一派痰湿虚涎之象。
② 大便软，粘。
③ 痰多，质粘色白容易咳出，均为虚寒痰涎侵犯肺与大肠之候。
④ 面色乍红乍白，喘息憋气，胸闷心烦，气喘痰鸣，呕恶厌食，说明痰涎蕴肺，循经侵犯全身，肺经受损，无以转圜，故喘息憋气，呕恶痰鸣。
⑤ 愤恚郁怒，打骂亲人，气力不接，妄闻妄见，语无伦次，哭笑无常，均为痰涎犯肺，水湿阻遏，气虚无畅，故愤恚郁怒，打骂亲人，语无伦次；幻觉妄想丰富，神识时清时蒙，咳嗽痰起昏不识人，冲动乱说躁扰不安，说明痰涎犯肺，邪随气行，上逆蒙心，特别是痰涎毒邪阻塞清窍，故发作起来昏不识人，冲动乱说躁扰不安。

D. 定位定性：定位在肺；定性在痰。痰邪犯肺毒邪入脑。

E. 治疗原则：宣肺化痰，补气降逆，燥湿温肾，养脑醒神。

F. 方药：定喘汤，射干麻黄汤，温肾清肺汤，养心益脑宁神汤加减。

G. 处方用药：射干 6 克、麻黄 6 克、紫苑 9 克、款冬花 9 克、前胡 6 克、生姜 6 克、法半夏 15 克、胆南星 6

克、陈皮 9 克、杏仁 9 克、人参 9 克、炙黄芪 18 克、苏子 15 克、生磁石极细末 18 克、生赭石极细末 18 克、当归 9 克、川芎 9 克、丹参 9 克、焦三仙各 9 克、远志 9 克、补骨脂 15 克、炒枣仁 30 克、冰片 3 克分两次化服。

H. 方解：麻黄、生姜、紫苑、前胡、款冬花、杏仁、陈皮、法半夏温肺化痰止咳，射干、胆星清热除痰是为君药；人参、黄芪、苏子、生磁石、生赭石补正气降逆气，当归、丹参、川芎养血活血是为臣药；补骨脂、远志、炒枣仁定惊安神是为佐药；焦三仙助胃运化、冰片入脑醒神是为使药。全方共奏温肺化痰，补气降逆，健脾养血，醒脑安神之功。

I. 药物加减：胃脘虚冷者，加干姜 9 克、吴茱萸 9 克；肾虚寒腰冷痛者，加肉桂 9 克、杜仲 12 克；有热痰者，加黄芩 9 克、全瓜蒌 30 克；肾气不归者，加砂仁 9 克、生芡实 15 克、生山药 15 克；中气虚严重者，加人参至 18 克、升麻 9 克、柴胡 6 克；入睡困难者、加川黄连 9 克、肉桂 3 克；睡中醒来再难入睡者，加柏子仁 30 克。

J. 服药注意事项：此方可连服七剂，症状会稍有减轻，此时可以根据患者的身体情况以及躯体、精神症状，加减继续服用两个月，所有症状会有大的好转。如果在服用过程中，出现气逆加重情况，可以视情以生黄芪 30 克代替炙黄芪，生磁石加大到 30 克、生赭石可以加大到 30～60 克，可以加生芡实、生山药各 30 克。在服用过程中，还可以根据病情转化的不同程度，适当加减相应药物进行调理。

K. 病情传变：痰邪犯肺型精神障碍，在治疗过程中，有可能向肾虚寒方向传变，此时可以按照肾气虚寒型精神障碍辨证论治。如果向脾气虚型精神障碍传变，可以按照脾气虚型精神障碍进行辨证论治。如果向心气虚型精神障碍传变，可以按照心气虚型精神障碍进行辨证论治。如果在治疗中，出现向肺气热型传变，可以根据患者的身体情况以及躯体、精神症状，进行肺气热型精神障碍辨证论治。

L. 西药辅助治疗：此种类型可以选用奋乃静辅助中医治疗，从最小的 2 毫克开始试用，四小时后若没有任何副作用，可以每次 2 毫克、每日三次。以后每隔两天增加 6 毫克、一周后长至每次 8 毫克、每日三次，每天 24 毫克。至此，尽量不要再长量，只要维持住患者的精神症状基本稳定，就不要长量，如果患者出现睡眠障碍，可以安定 5 毫克晚上随奋乃静一同服下。在使用奋乃静前，选择适宜中药预防副作用的发生。如果发生了锥体外系副作用，可以苯海索 2 毫克，每日三次随奋乃静一同服下，同时有机地联合使用中西药物，尽快将副作用消除。

6.8.2.3.2.5. 痰邪犯肾型

"痰即水也、其本在肾…在肾者，以水不归元，水泛为痰也"（《景岳全书》卷三十一）。肾水亏而生痰，一是肾虚不能制水、肾水上泛而生痰，一是阴虚火动、肾水沸腾而生痰。痰邪既成、首当犯肾，是为"痰邪犯肾"。痰邪犯肾型精神障碍，是指肾水亏虚，水湿停聚，生痰化涎，痰涎壅盛虚火上炎，痰涎犯肾，痰涎毒邪上逆冲犯大脑，随着脑细胞对含有痰涎毒邪血液的吸收，引起大脑对有毒物质的吸收，产生"脑毒素肽"样物质，致使脑功能紊乱，出现精神活动的异常。多见于精神分裂症衰退型、慢性精神障碍、精神发育迟缓、老年性痴呆，中医的癫症、癫呆症、五迟五软、年老精衰等神志病中的精神功能活动低下者。

A. 诊断标准：
① 舌象：舌质嫩胖，舌边深齿痕，舌面润滑，舌苔白细腻。
② 脉象：沉迟，缓细虚，寸小，尺沉缓细虚。
③ 大便：稀软，不成型。
④ 痰：痰液稀，泛泛于口，有白沫。
⑤ 躯体症状：面色苍白，眼睑浮肿，下眼睑肿甚，怕冷畏寒，腰膝冷痛，双下肢水肿，或头晕耳鸣，腰膝酸软。
⑥ 精神症状：情感淡漠，行为退缩，嗜卧少动，喃喃独语，思维贫乏，妄想片段出现，常与躯体症状有关，畏水极度怕冷。

B. 辩证分析：素体脾肾阳虚或肝郁气滞脾肾受损，久病阳虚水泛，聚生痰饮，痰涎为阴邪，粘腻滞涩，郁邪生热，痰涎毒邪随血循环进入大脑而使脑细胞中毒，痰涎的阴邪性质导致了大脑的精神功能活动低下，出现一系列的精神衰退症状。

C. 特征性症状分析：

   ①、舌质嫩胖，舌边深齿痕，舌面润滑，舌苔白细腻，脉象沉迟，寸小尺沉，虚细缓，大便稀软，不成型，均提示脾肾阳虚，水泛为痰，痰涎毒邪侵犯全身及肠胃。

   ②、痰液稀，泛泛于口，有白沫，面色苍白，眼睑浮肿，下眼睑尤甚，怕冷畏寒，腰膝冷疼，双下肢水肿，或头晕耳鸣，腰膝酸软，说明痰邪犯肾，滞留全身引起痰稀泛口，下肢水肿，腰膝酸软之症候。

   ③、痰邪犯肾粘腻滞涩，流布全身上逆心神，虚涎毒邪随气血循环冲犯大脑，导致脑细胞中毒，呈现一系列的情感淡漠，行为退缩，思维贫乏，极度怕冷，妄想片段等一派虚寒性质的精神衰退状态。

D. 定位定性：定为在位；定性在痰。痰邪犯肾毒邪入脑。

E. 治疗原则：温肾化痰，健脾除涎，填精补脑，振奋心神。

F. 方药：真武汤，温肾化痰汤，右归丸，桂枝人参汤加减。

G. 处方用药：

   ①、汤剂：茯苓 30 克、制附子 12 克、炮姜 9 克、菟丝子 9 克、熟地 9 克、鹿茸 6 克、补骨脂 18 克、仙灵脾 15 克、桂枝 9 克、人参 9 克、炒白术 15 克、炒山药 15 克、陈皮 18 克、紫苑 9 克、法半夏 30 克、杏仁 9 克、白芥子 9 克、焦三仙各 9 克。

   ②、中成药：梦醒神丹每次三～五粒、每日三次，随汤药冲服，连续服六个月。

H. 方解：

   ①、汤剂：制附子、炮姜、补骨脂、仙灵脾补脾肾之阳气，鹿茸、菟丝子、熟地、补脾肾之阳质是为君药；陈皮、法半夏、杏仁、紫苑、白芥子理脾肾之痰涎是为臣药；人参、炒白术、炒山药、焦三仙助脾肾之运化是为佐药；梦醒神丹激活振奋脑细胞是为使药，全方共奏补阳理痰、健脾补肾、振奋大脑之功。

   ②、中成药：梦醒神丹主要功能为激活振奋处于休眠状态的脑干细胞，修复脑内微循环，补益脑内营养，促进肾功能全面恢复，维护精神健康。

I. 药物加减：淡漠退缩严重，可以缓慢加大制附子的用量 60～90 克，先煎两小时；水肿严重，口中泛泛，可加苍术 18-30 克、泽泻 9 克、车前子 30 克；双下肢畏寒严重，加肉桂 15 克。腰膝冷痛严重，加杜仲 18～30 克；思维贫乏严重，加大梦醒神丹的用量至每次 6 粒、每日三次。

J. 服药注意事项：痰邪犯肾型精神障碍，患者思维贫乏，注意力降低，一般都会因分神而不配合服药，此时要选用一种适宜西药，患者服用后处于被动服从状态，因而才能够配合服用中药。此方一般连续服用五剂即可产生疗效，根据患者服用后的症状转变情况，加减继续服用至两个月左右可见大效。如果没有其他不适情况，可以根据症状转变情况继续加减服用半年左右，基本可以达到临床痊愈。而后再根据患者的身体情况以及躯体症状、精神症状，进行预后处理，加服梦醒神丹，尽可能的将五脏六腑、奇恒之腑、三焦经络等脏腑功能基本调理到病前状态，并持续大约半年左右的时间，防止复发。

K. 病情传变：痰邪犯肾型精神障碍，在治疗过程中，有可能向脾虚方向发展，出现不思饮食或食后饱胀等症状，此时应该在应证汤药中加入木香、炒白扁豆、莱菔子等治疗。若向阴虚火旺方向发展，出现舌质鲜红、五心烦热、睡中盗汗等症状，可以加入麦冬、五味子、地骨皮等治之。如果出现睡中易醒，且醒来不宜再入睡等症状，可以加入大剂柏子仁、炒枣仁治之。

L. 西药辅助治疗：痰邪犯肾型精神障碍，可以选用三氟拉嗪这类具有激活振奋作用的精神药物，辅助中医药系统治疗。从最小的 5 毫克开始试服，服后四小时若没有副作用，就可以每次 5 毫克，每日两次，每天服用 10 毫克。以后每隔三天长 5 毫克，长到每次 10 毫克、每日两次，每日共 20 毫克。长到这个剂量就不要再轻易长量，只要是患者能配合服用中药，就尽量用最小剂量辅助中药系统治疗。如果在治疗中出现了锥体外束副作用，用苯海索 2 毫克，每日两次，随三氟拉嗪一同服下。在使用三氟拉嗪以前，要选用适宜中药预防副作用的发生，一旦发生了副作用，就要中西医结合尽快消除副作用。

6.8.2.3.2.6. 痰邪犯三焦型

   痰邪犯三焦型精神障碍，是因各种原因引起的肺、脾、肾三脏功能紊乱，三焦水道气化功能失调，致使水液不能化生津液，水湿不能正常气化而排出，积聚体内而生痰饮，痰饮侵犯三焦，是为"痰邪犯三焦型"。三焦囊括躯体内、五脏六腑和奇恒之腑及骨骼外的所有空腔，凡表、里、内、外、上、中、下机体各个部位均可受邪而出现症状。痰犯三焦的特征是：病邪没有侵犯五脏六腑和奇恒之腑的本脏腑，只在机体内脏腑外的所有空腔之内，干扰气机气化正常运行，是湿邪的初期阶段。痰犯三焦型精神障碍，是指由于各种原因引起的痰饮，毒液随气血循环上逆进入大脑，随着脑细胞对有毒物质的吸收，导致大脑功能出现紊乱，引起精神活动的异常的一组精神疾患。多见于亚健康状态、神经症、精神病综合征、精神分裂症衰退型和未分化型，中医的癫症、癫狂合并症、郁症、痰证等神志病。

A. 诊断标准：

①、舌象：舌质淡胖，边有齿痕，舌苔白细腻，唾液稀粘。

②、脉象：稍缓，稍滑，偏沉。

③、大便：软便，基本不成型。

④、痰：白粘稀痰涎，或吐或咳，不一而足。

⑤、躯体症状：周身不适，身乏不扬，饮食无味，或微烦微闷，常感身体某些部位有不适感，有无力感，不欲饮水，饮则呕恶。

⑥、精神症状：情感平淡，若有所思，似是而非，对周边事物自身感觉不强烈，自知力不完整，身体舒适时有求医的愿望，稍有不适便拒绝医治，时有片段幻听幻视，或隐或现，幻触明显，移动不定，或感胸腔不适，或感腹部不适，或感下腹不适，不一而足，情绪变幻无常，时清时昧。

B. 辩证分析：痰犯三焦，阻于胸膈，伤于脾胃，困于下焦，上犯心肺，湿邪壅滞，神魂受扰；中犯脾胃，水湿停聚，蒙塞清窍；下犯膀胱与大肠，湿邪蕴结，二便不调，循经上逆扰及神明。故患者周身不适身乏无力，痰饮作祟饮则呕恶；痰饮毒邪乃阴性粘滞随经上逆毒侵大脑，使脑细胞中毒，产生"脑毒素肽"样毒性物质，导致精神障碍，故若有所思，似是而非；片段幻觉妄想，幻触明显移动不定，不确定的、非真实的、感知觉综合障碍时隐时现，导致脑功能紊乱，精神活动异常。

C. 特征性症状分析：

①、舌体淡胖，边有齿痕，舌苔白细腻，唾液稀粘，提示痰饮横溢，泛于舌质舌苔。

②、脉象稍缓，稍滑，偏沉，提示痰饮毒邪滞于脉道，阴邪粘腻。

③、口吐白粘稀痰涎，说明痰饮毒邪尚在水湿阶段。

④、周身不适，身乏无力，提示痰饮毒邪随经络循环浸淫全身。

⑤、若有所思，似是而非，幻触明显，移动不定，感知觉综合障碍，情感平淡，情绪变幻无常，时清时昧，说明痰饮这种阴性粘腻的毒邪上逆冲犯大脑，引起大脑中毒，虚实杂夹，正邪相搏，从而出现片段性的幻觉妄想以及间断性的精神活动的异常。

D. 定位定性：定位在三焦；定性在痰。痰犯三焦毒涎入脑。

E. 治疗原则：温阳利水除痰，通调三焦气化，醒脑养血安神。

F. 处方用药：苓桂术甘汤，半夏茯苓汤，甘遂半夏汤，安神丸加减：。

G. 药物：法半夏30～60克、苍术30～60克、甘遂6克、麻黄6克、桂枝9克、茯苓30克、葶苈子9克、全瓜蒌9克、杏仁9克、柴胡9克、郁金9克、车前子30克（包煎）、干姜9克、制附子9克、白术18克、炙黄芪18克、鸡内金15克、焦三仙各9克、补骨脂15克、白芷18克、远志15克、炒枣仁30克、冰片3克分两次化服。

H. 方解：白术、炙黄芪、鸡内金、补骨脂通调上、中、下三焦气化，法半夏、苍术、茯苓、麻黄、桂枝、杏仁燥湿化痰通行全身是为君药；干姜、制附子、甘遂、葶苈子、车前子温阳逐水，全瓜蒌清痰是为臣药；柴胡、郁金、焦三仙疏解郁邪健脾助运，远志、炒枣仁安神养血是为佐药；白芷、冰片带诸药穿透血脑屏障通经醒脑是为使药，全方共奏通调三焦，燥湿化痰，温阳逐水，解郁健脾，醒脑安神之功。

I. 药物加减：呕恶严重、遇水则呕，可加苍术至60-90克、加生赭石30克，旋复花12克；痰涎稀粘，溢满于口，可加紫苑12克、前胡9克（并用川贝母30克研粉含于口中稍时与痰涎一同吐出，随吐随含，可立即清除口中痰涎）；腹及下腹中硬块并大便干燥者，加生大黄9克、严重者再加芒硝6克分两次化服；下肢浮肿严重者，加肉桂 9 克，加大茯苓至 60 克；上肢胀而不肿着，加青皮、桑白皮各 18 克。

J. 服药注意事项：服用此方，制止呕恶是为显效，此乃使用苍术之奇效，一般的服用两剂即可呕恶大减，若呕恶没有大减，即可将苍术长量至 60 ～ 90 克，立竿见影。一开始可以连续服用五剂，即可见到明显效果，此时应与服药前的四诊八纲所有症候相比较，若无任何副作用，可以继续服用至一个月，再根据患者的身体以及躯体、精神症状情况，辨证加减继续服用至三个月，此时所有的三焦症状都会好转，进入基本临床痊愈状态。痰邪犯三焦型精神障碍，因于水液代谢障碍痰涎作祟，病因、病理、病机复杂多变，服用此方时要随时与最初所有症状相比较，循序渐进、审慎推进、不可急躁，再服用过程中，如果没有任何副作用，就不要轻易改变处方用药原则，假以时日，就会出现比较理想的疗效。

K. 病情传变：痰邪犯三焦型精神障碍，在治疗过程中，有可能向三焦的某一焦，或某一脏腑、经络传变，使这一焦或脏腑、经络的病情加重，此时，可按照该焦、脏腑与经络的类型辨证论治。

L. 西药辅助治疗：痰邪犯三焦型精神障碍，如果没有较为严重的症状影响患者行为或者睡眠，就尽量的不用西药治疗。如果患者存在严重的焦躁难忍、惶惶不安、呕恶严重，可以采用奋乃静对症进行辅助治疗，从 2 毫克的小剂量开始试服，四小时后若没有任何副作用，就可以每次 2 毫克、每日三次，以后每隔两天长 6 毫克，即每次 4 毫克、每日三次，长到每次 8 毫克、每日三次，每天总剂量 24 左右毫克。此时，如果患者能够配合服用中药，不再有较为严重的惶惶不可终日，就不要再轻易增加奋乃静的用量。使用奋乃静的标准是：患者能够配合医生完成一天的所有治疗，保持一天三顿正常吃饭，大、小便，每天睡眠保持在夜间 8 小时、午睡 2 小时，如果睡眠出现障碍，可以安定 5 毫克，于晚上与奋乃静一同服下，以保证睡眠的时间和质量。服用奋乃静前，要选用适宜中药预防副作用的发生，如果发生了锥体外系副作用，可用苯海索 2 毫克、每日三次随奋乃静一同服下，同时加大中药消除副作用的力度，中西医联合用药，尽快消除副作用。

6.8.2.3.2.7. 痰涎犯六经型

医圣张仲景发现：六经传变由表入里，无论是外感风寒暑湿燥火，还是七情六欲内伤，大部分是按照六经传变的规律进行，有时则不按其规律进行。六经病症也可以相互传变，从而表现出为传经、直中、合病、并病等现象。外邪侵入人体，最初伤及到的是气机运行和水液代谢，导致痰饮丛生，痰饮这个病理产物一旦形成，最先侵犯的是六经，循六经而侵犯大脑，是谓"痰邪犯六经型精神障碍"。凡是痰邪侵犯六经引起的精神障碍，其循行路线一定是沿着六经传变的顺序进行，或是根据六经相互传变的规律进行，临床医生当熟练地运用六经传变的规律传经、直中、合病、并病的相互传变的规律，进行认真的分析，辨证论治。

A. 太阳经精神障碍：太阳主表，为人体之藩篱，若为风寒暑湿燥火等外邪所犯，施治不当，则病毒痰邪循经入腑，热结膀胱，形成以太阳蓄血发狂症为主的精神障碍的发生。

①、诊断标准：a. 舌象：舌质红绛或紫，舌上有瘀斑，舌苔黄厚。b. 脉象：或沉涩，或沉结，或浮数。c. 大便：色黑如漆，面上有油亮色。d. 躯体症状：发热体温高，或身热体温不高，夜热昼凉，或消谷善饥，少腹结急或硬满，拒按，小便自利，女性血淤闭经。e. 精神症状：善忘，焦燥不安，狂躁易怒，打人毁物，骂詈不避亲疏，幻听幻视。

②、辩证分析：此多为太阳病不解，化热入里循经入腑，热结膀胱，发为蓄血发狂之症。

③、治疗原则：清热解毒，破结逐瘀。

④、方药：桃核承气汤加减。

⑤、处方用药：桃仁 18 克、生大黄 30 克、桂枝 9 克、炙甘草 12 克、芒硝 9 克分两次化服。

⑥、方解：桃仁、生大黄破血祛瘀，苦寒泻下，瘀热并除是为君药；芒硝泻热软坚散结助大黄涤荡瘀热，桂枝通行血脉助桃仁活血化瘀是为臣药；炙甘草护胃安中是为佐使，全方共奏破血祛瘀、涤荡邪热、通经活络、安狂定神之功。

⑦、药物加减：有气滞者，加香附 9 克、乌药 6 克、青皮 12 克；有痛处不移者，加赤芍 12 克、红花 9 克、三七 6 克；火旺血瘀于上而鼻吐衄者，加生地 15 克、丹皮 9 克、炒栀子 9 克。

B. 阳明经精神障碍：阳明经精神障碍是指由太阳失治，病邪入里化热，津伤化燥，或因燥热之邪直犯阳明而致，导致病毒痰邪入阳明，燥热炽盛，毒邪上逆冲犯心神，引起癫狂症发作的精神障碍。

①、诊断标准：a. 舌象：舌质红赤，舌苔黄糙，焦黑起刺。b. 脉象：滑，实，大而有力。c. 大便：大便秘结，腹部满痛拒按。d. 躯体症状：面红目赤，身热大汗，口渴饮冷，阳明潮热，汗出连连。e. 精神症状：精神兴奋，狂躁异常，登高而歌，弃衣而走，逾垣上屋，骂詈号叫，或日晡加重，谵言妄语，彻夜不眠。

②、辩证分析：此类多由邪热内传阳明，热邪亢盛，灼伤津液，燥屎内结，脏腑气与脑气不通，燔热蒸上，热邪毒火上逆侵犯心神，导致大脑中毒，引起精神活动的亢盛和错乱。

③、治疗原则：清热解毒，通腑散结。

④、方药：大承气汤，人参白虎汤，荡痰加甘遂汤加减。

⑤、处方用药：生大黄 18 克、芒硝 12 克分两次化服、生赭石极细末 30 克、甘遂极细末 6 克入煎好之汤药中调服、厚朴 18 克、枳实 30 克、生石膏极细末 90 克先煎 40 分钟、知母 18 克、天花粉 18 克、生地 15 克、玄参 15 克、郁金 9 克、桃仁 9 克、赤芍 12 克、甘草 6 克。

⑥、方解：生大黄、芒硝、枳实、厚朴泻热破气通便软坚散结是为君药；生石膏、知母、天花粉、生地、玄参清热解毒滋阴生津是为臣药；郁金、桃仁、赤芍解滞活血化瘀，甘遂逐痰邪是为佐药；人参补虚，甘草和中是为使药，全方共奏清热解毒，通腑散结，活血逐痰，补虚和中之功。

⑦、药物加减：腹部热结痛甚、难以耐受者，加大生大黄至 30～60 克与诸药同煎、芒硝加大至 18 克；腹胀严重至两肋胀痛难忍者，加厚朴、枳实各至 30 克；内热严重挟肝经上冲致眼睛红肿者，加白蒺藜 30 克、青箱子 30 克、密蒙花 30 克。

C. 少阳经病精神障碍：少阳经病是介于太阳经与阳明经之间的病变，又称为半表半里证。由于病邪直接干犯少阳或因外邪未除正气已伤，病毒痰邪传入里结于胆腑，正邪相争于表里之间，导致经气逆乱上犯心神，从而出现的精神活动异常。

①、诊断标准：a. 舌象：舌质淡红，舌尖红。舌苔白细腻。b. 脉象：脉弦而细。c. 大便：偏稀，基本正常。d. 躯体症状：往来寒热，胸肋苦满，口苦，咽干，默默不欲食，腹中痛，心悸目眩，耳聋耳鸣，咳吐白痰，小便不利。e. 精神症状：表情抑郁，太息不止，郁郁烦躁，心烦易怒，妄言谵语，或妇人经水适断，胸肋下满，寒热往来，昼日明了，暮则谵语，如见鬼神，发作有时。

②、辩证分析：此类患者平素多为性格内向，气血虚弱，遇外邪直接侵入少阳经或太阳病不解内及少阳，正邪交争故往来寒热；少阳受病，邪热熏蒸，胆肝之热上腾，故而口苦、咽干、目眩；邪犯少阳，气机郁滞，风火上扰，胆热克脾，故胸肋苦满、不欲饮食、耳聋耳鸣；少阳、太阳、阳明诸邪作祟，则精神抑郁，太息不止，寒热往来，心烦易怒，妄言妄语，如见鬼神，发为癫狂、精神错乱。

③、治疗原则：和解少阳，通调三阳，凉血散瘀。

④、方药：小柴胡汤加减。

⑤、处方用药：柴胡 30 克、黄芩 9 克、法半夏 9 克、人参 9 克、炙甘草 9 克、生姜 9 克（切片）、大枣 5 枚、

⑥、方解：柴胡透解邪热是为君药；黄芩清泻邪热是为臣药；法半夏和胃降逆，人参、甘草扶正祛邪是为佐药；生姜、大枣和胃生津是为使药，全方共奏少阳得和、诸焦得通、津液得生、汗出热退、邪气得解之功。

⑦、药物加减：若心下悸、小便不利者，去黄芩，加茯苓 9 克；若咳嗽，去人参、大枣、生姜，加五味子 9 克、干姜 6 克；若口渴，去半夏，加天花粉 12 克；若不渴，外有微热者，去人参，加桂枝 6 克；若胸中烦而不呕者，去半夏人参，加全瓜蒌 9 克；若腹中痛，去黄芩加白芍；若肋下硬痞，去大枣加生牡蛎 12 克，余随证加减。

D. 太阴经精神障碍：太阴一经，以湿为本，有经证，有五饮证，有着痹，有行痹，有阳黄，有阴黄。凡素体虚衰诸邪导致的脾阳虚衰，寒湿内阻等病症引发的精神障碍，均属此类。

①、诊断标准：a. 舌象：舌质淡紫，舌苔白。b. 脉象：缓，弱。c. 大便：腹满痛时便泻，腹不满痛时便不泻。d. 躯体症状：面或黄白，少气无力，食欲不振，腹满呕吐，腹痛时泻，喜温喜按，自利不渴。e. 精神症状：精神萎靡，神情呆板，蜷缩恶动，喃喃独语，思维破裂，片段幻觉妄想。

②、辩证分析：外寒侵袭三阳经病治疗不当，或素体脾阳虚外寒直中，导致寒湿内阻，寒凝脾络，故食欲

不振，腹中自痛，喜温喜按；阳气虚弱，少气乏力，寒邪凝滞上逆心神，故精神萎靡，神情呆板，喃喃独语，幻觉妄想，思维破裂等精神功能活动失常。

③、治疗原则：温中祛寒，解表化湿，健脾豁痰，安养心神。

④、方药：良附理中汤，桂枝汤，香砂六君子汤加减。

⑤、处方用药：桂枝 9 克、白芍 6 克、制附子 9 克、炮姜 9 克、高良姜 9 克、吴茱萸 6 克、木香 9 克、砂仁 9 克、党参 9 克、炒白术 15 克、陈皮 9 克、法半夏 6 克、制香附 6 克、炙甘草 6 克。

⑥、方解：桂枝、制附子、炮姜、高良姜、吴茱萸温经散寒表里双解是为君药；党参、炒白术、炙甘草、砂仁健脾养胃是为臣药；木香、制香附、白芍理气止痛是为佐药；陈皮、半夏温中豁痰是为使药，全方共奏温中散寒、解表化湿、健脾豁痰、安养心神之功。

⑦、药物加减：腹痛严重者，加大白芍用量至 15 克，以生甘草易炙甘草；下腹硬痛拒按者，加枳实 6 克、加生大黄 9 克先沸煎 15 分钟，炙甘草加至 12 克、加大枣 8 枚；诸脾虚寒之症消减后，可以逐渐加大制附子用量致 30～60 克先煎一小时，加减连续服用至思维、精神正常、行为退缩逆转。转服梦醒神丹系统康复巩固治疗。

E. 少阴经精神障碍：少阴经精神障碍为心肾二经受邪后所表现出的病变，常为外感疾病过程中的危重阶段，由于每个人的致病因素和禀赋不同，邪入少阴又有从阴化寒和从阳化热两种症候，其导致的的精神障碍也不同。

从阴化寒型精神障碍：

①、诊断标准：a. 舌象：舌质淡紫，舌苔白滑。b. 脉象：沉细，微弱。c. 大便：大便稀，下利清谷。d. 躯体症状：面色㿠白，四肢厥逆，恶寒喜暖，呕吐不渴，小便清长。e. 精神症状：神思恍惚，语音低微，独居一隅，嗜卧恶动，昏昏沉沉，似睡非睡，或面色粉红，神糜虚烦，躁扰不宁。

②、辩证分析：多因平素禀赋不足心肾阳虚，遇外寒直中少阴，或它经病变失治伤及真阳，阳虚寒盛，气机虚弱失却温煦无以上荣，故而面色㿠白，四肢厥逆，嗜卧恶动，下利清谷；真阳虚损，寒邪夹痰涎上逆，故出现精神萎靡，语音低微，独居一隅，昏昏欲睡之精神障碍。

③、治疗原则：回阳救逆，醒脑回神。

④、方药：四逆汤加减。

⑤、处方用药：制附子 30 克、干姜 18 克、甘草 15 克、人参 9 克、白术 9 克、白芍 6 克、茯苓 15 克、陈皮 9 克、大葱白 20 公分（粗壮）、冰片 3 克分两次化服。

⑥、方解：制附子、干姜大剂回阳救逆是为君药；人参、白术、甘草补气安神是为臣药；白芍解阴、茯苓利水、陈皮除痰是为佐药；大葱白携白芍阴阳交通、冰片醒脑回神是为使药，全方共奏回阳救逆、补气利水除痰、交通阴阳、醒脑回神之功。

⑦、药物加减：四肢厥逆、体温下降者，可以加大制附子至 60～150 克、干姜 60 克、山茱萸 60 克、生甘草 60 克、诸药煮沸 20 分钟后，随煎随服，从药锅中取出药汁 150 毫升，缓缓咽下，或患者已经不能下咽，可以用鼻饲管直接吸入胃中，每隔半小时在饲入 150 毫升，边加水煎煮边饲入，连续不断地饲入，直至患者苏醒过来。在饲入过程中，如果累计药汁总量已经饲入了 750 毫升，就要到掉药渣重新换一副新药继续煎煮，而后继续饲入，一直到把患者抢救过来为止。在抢救归程中，可以视情随时加入高丽人参 60～120 克，待患者醒来后再减到 30 克继服。身体骨节酸痛严重者，加桑寄生 9 克、秦艽 9 克。下腹冷痛严重者，加肉桂 9 克、小茴香 9 克、川楝子 6 克。

从阳化热型精神障碍：

①、诊断标准：a. 舌象：舌尖红赤，舌上少苔。b. 脉象：细数，寸略大尺小。c. 大便：或正常，或稀软，或干结。d. 躯体症状：面色潮红，头昏耳鸣，口干咽燥，潮热盗汗。e. 精神症状：心悸怔忡，心烦不眠，昼夜不寐，乱梦纷纭，躁扰不宁，时或兴奋不安，时或狂怒骂詈，症状发作均不持久。

②、辩证分析：或素体阴虚，邪直入少阴，或诸经误治传变而来，导致阴寒从阳化热，出现心火独亢，肾水不济，阴不敛阳，阴虚火旺，毒邪上逆冲犯心神，故舌尖红赤，脉细数；寒甚则大便稀软，热入阳

明则津伤而便干；邪逆心神则躁扰不宁，兴奋不安，狂怒骂詈，皆为阴虚火旺毒邪侵犯大脑，引发精神活动的异常。

③、治疗原则：滋阴降火，养心安神。

④、方药：黄连阿胶汤。

⑤、处方用药：黄连15克、黄芩9克、白芍9克、鸡子黄二枚、阿胶9克。

⑥、方解：黄连、黄芩泻心火使心气下交于肾是为君药；白芍、鸡子黄、阿胶滋肾阴、使肾水上济于心是为臣药；君臣相济共奏滋阴降火、交通心肾、水升火降、诸证解除之功。

⑦、药物加减：若肾气虚者，加枸杞子、女贞子各15克补肾气；若心胸烦热较甚者，加栀子12克、竹叶9克清心火；若大便干结者，加麻仁12克、麦冬9克、柏子仁15克滋阴润燥生津液；若失眠严重者，加炒枣仁30克、柏子仁21克以滋阴养血安神；若睡中醒来难以再入睡者，加柏子仁45克、菖蒲9克、远志12克、茯神15克交通心肾，宁心安神。

F. 厥阴经精神障碍：厥阴经病为里虚寒热错杂之症，已经远远的超出了外寒侵入的范畴，经过一系列的循经传变，正邪相争，才发展到厥阴经病证。病至厥阴，亦出现肝木失调，心包也受邪的精神状态。因为：相火上炎为热，心火不能下达为寒，因而上热下寒。正邪交争中，阳盛阴衰则热多寒少。阴盛阳衰则寒多热少，所以有厥胜逆复。病邪内陷，气血逆乱，阴阳不能顺接，所以有各种厥证。肝胃气逆或湿热下注或实热壅结或脾胃虚寒，所以有吐利。因而，所有寒热虚实，错综杂夹，邪盛正复过程中都会出现精神症状，是以为"厥阴经精神障碍"。厥阴经精神障碍是一类较为复杂多变的精神疾患，因其涉及到的病因、病理、病机复杂多变，临床上当熟练地运用中医基本理论，根据《伤寒论》中有关厥阴经病症的论述，以及历代医家关于厥阴经病的注释发挥，精确地进行辨证论治。临床上可以分为四类厥阴经证：一为上热下寒，二为厥热胜复，三为厥逆，四为下利吐哕，这四类症状有的比较清晰，有的比较模糊，有的交错夹杂，在整个疾病过程中，均不同程度地引发精神障碍。

①、临床症状：阴阳气不接、面色乍红乍白，气上冲心、心中疼为上热证；饥而不欲食、食则吐蛔、下之利为下寒证；巅顶疼痛，干呕或吐涎水，四肢厥逆为肝胃寒证；烦满消渴，舌卷囊缩，谵语便秘，手足乍温乍凉，脉沉有力，为热深厥亦深；言语错乱、神识昏蒙、时清时昧，发作无时，为毒邪入脑。

②、治疗原则：a.清热祛寒、安蛔醒神。b.辨证论治。

③、方药：四逆加人参汤，干姜黄芩黄连汤，吴茱萸汤，乌梅丸，大承气汤，麻黄升麻汤，白头翁汤，小柴胡汤等根据症状加减化裁使用。

④、处方用药：当归9克、制附子9克、干姜9克、黄芩9克、黄连9克、炙甘草6克、人参6克、半夏9克、吴茱萸6克。

⑤、药物加减：蛔厥者，加乌梅丸一丸、每日两次。蛔厥严重者每次两丸、每日三次；若上焦热邪严重、烦热口渴者，加黄芩至18克、生石膏30克、知母9克；若下利厥逆、大汗出、身微热而恶寒、小便利、脉微欲绝之寒厥者，加大剂四逆汤治之；若脾肾阳虚、恶寒肢冷者，加制附子9克、肉桂6克；胃气上逆，呕吐反酸者，加重半夏用量至18克、吴茱萸至12克；胃脘气滞，胸肋、腹痛严重者，加乌药9克、香附6克、白芍9克、川楝子9克。脾虚失运，腹胀纳呆，大便溏泄者，加白术9克、苍术9克、木香6克；胃络损伤，呕血便血者，加地榆炭9克、白芨21克、炒大黄6克；下利粘腻脓血，腹痛，里急后重者，白头翁汤治之；呕而发热者，用小柴胡汤表里双解。下利谵语者，用小承气汤治之；干呕、吐涎沫、头痛，用吴茱萸汤治之；神识迷蒙，幻觉妄想丰富者，加石菖蒲15克、远志18克、冰片3克分两次化服，醒脑安神。

6.8.2.4. 不内外因毒邪上逆型

不内外因毒邪引起的毒气、毒血、毒液上逆导致的精神异常，包括：

⑴ 外伤性精神障碍：是指由于颅脑、躯体外伤而伴发的精神障碍。

⑵ 狂犬病所致的精神障碍：是指由于狂犬咬伤引发的精神障碍。

(3) 芳草药石恶酒中毒引发的精神障碍：是指由具有毒性的中药，具有毒性的食物，具有毒性的蔬菜，具有毒性的长寿壮阳之丸散膏丹等引起的精神障碍，如曼陀罗、毒蘑菇、五石散、饮酒过量等。

(4) 中毒性精神障碍：是指有些有害物质进入体内，机体中毒引起脑功能失调导致的精神障碍，如铅中毒、汞中毒、锰中毒、苯中毒、二硫化碳、一氧化碳、高分子化合物、有机磷、有机锡中毒和各种药物中毒等。

(5) 阿片类和其他精神活性物质所致的精神障碍：是指使用鸦片、吗啡、海洛因和具有吗啡样作用的化合药如哌替啶、美沙酮等引发的精神障碍。

(6) 躯体疾病引发的精神障碍：是指由于内脏器官、内分泌、结缔组织、营养代谢、血液、胶原等疾病和其他内科疾病在其疾病过程中所表现出的精神障碍。

(7) 感染性疾病所致的精神障碍：是指在急性感染性疾病过程中伴发的精神障碍，如严重的呼吸道感染、败血症、肺炎、脑炎、脑膜炎等。

(8) 各种恶性肿瘤引发的精神障碍：是指由于罹患各类恶性肿瘤、因各种原因引起脑功能失调导致的精神障碍。

(9) 与文化相关的精神障碍：是指由于特定的文化环境所引发的精神障碍。包括：恐缩症、气功所致的精神障碍、亚文化性癔病附体状态、与巫术相关的精神障碍。以上九类不属于重型精神疾病（精神分裂症和情感性精神障碍等）的范畴，但是临床上会经常见到。对这类具有明确病理性病因的类型，只要根据中医、西医的诊疗常规处置即可。因此，临床医生要熟悉这些类型的中医、西医精神病学中的理论和治疗方法以及前沿研究现状，给予积极恰当的诊治。在这方面的具体要求是：杜绝误诊、误治。分类诊治如下：

6.8.2.4.1. 外伤性精神障碍

是指颅脑、躯体因外伤而伴发的精神障碍，由于外伤的部位、程度有所不同，因而引起的精神障碍也有所不同。

(1) 临床症状：颅脑或躯体损伤，和平时期多为交通事故、工伤事故、钝火器伤、高处跌落、失足跌倒等；战争导致的颅脑和躯体损伤主要是武器伤害、爆炸形成的高压冲击波、工事倒塌或房屋倒塌砸伤等。受伤后一般表现为意识障碍：嗜睡、朦胧、浅昏迷、昏迷和深昏迷；头痛、呕吐、瞳孔散大；血压下降、呼吸脉搏变慢等颅内血肿现象。若颅骨被打破，则出现头昏目眩，戴眼直视，口不能语等危重症候；若跌扑伤损气血瘀阻，瘀血阻塞清窍，则出现昏迷目闭，气虚昏沉，声气短小，耳鸣有声，心情烦躁，昏蒙善忘等；有的狂言不识亲疏，骂詈妄言，弃衣而走，气力倍常；外伤性精神障碍的常见症状为：昏聩、烦躁、眩晕、作呕。

(2) 治疗原则：先行治疗外伤，再根据患者的精神状况进行辨证治疗。

 A. 西医：根据患者的受伤程度的不同，采取相应的外科抢救措施。重性病人应立即采取手术治疗，抢救患者的生命，恢复神经系统功能，减低死亡率和伤残率。轻型或中型病人以非手术治疗为主，包括颅内压监护、亚低温治疗、脱水治疗、营养支持疗法、呼吸道处理、水电解质与酸碱平衡处理、抗菌药物治疗、脑神经保护治疗等。

 B. 中医：分为前、中、后三个阶段期辨证论治。前期：补气固脱，醒脑开窍。中期：活血化瘀，通经活络。后期：调养气血，安神定志。

(3) 方药：

 A. 西药：按照外伤科治疗规则选用药物。

 B. 中药：①、前期：a. 中成药：苏合香丸、人参养荣汤、安神定魄丸等加减。b. 中药汤剂：犀角地黄汤，血府逐瘀汤，通窍活血汤等加减。②、中期：犀角地黄汤、血府逐瘀汤等加减：③、后期：补阳还五汤，加味八珍汤，解郁醒脑丸等加减。

(4)、中药处方用药：处置骨伤后：

 A. 前期：苏合香丸，安神定魄丸可以视情给患者服用；人参养荣汤加减：人参、白术、甘草、当归、熟地、白芍、生姜、大枣、陈皮、五味子、石菖蒲、远志、炒枣仁、柏子仁、龙眼肉等补气养血，药物与用量可视情加减使用。

 B. 中期：水牛角、金银花、菊花、生地、丹皮、当归、川芎、红花、赤芍、桑寄生、独活、远志、枣仁等清热养血行血化瘀安神，药物与用量可视情加减使用。

 C. 后期：黄芪、人参、当归、川芎、桃仁、红花、三七、乳香炭、没药炭、石菖蒲、远志、枣仁、冰片、麝香、琥珀、茯神、丹参、天麻、钩藤等活血通窍，补气养脑，安神定志，药物与用量可视情加减使用。

(5) 外伤性精神障碍的辨证论治：外伤处置妥当后，可将外伤引起的精神障碍分为以下类型进行辨证论治：

　　A. 气血亏虚型：主要症状：舌质淡，舌苔薄白少，脉细小虚弱，面色㿠白，头晕目眩，身疲乏力，虚烦不安，失眠健忘等。治疗原则：填精补髓，益气养血。方药：八珍汤加减：人参 9 克、黄芪 18 克、白术 9 克、茯苓 12 克、甘草 6 克、当归 15 克、白芍 6 克、熟地 9 克、川芎 9 克、菟丝子 15 克、枸杞子 18 克、生姜 6 克、大枣 6 枚。

　　B. 瘀阻脑络型：主要症状：舌质紫暗，舌尖边有瘀点或瘀斑，脉细涩小滑，行为紊乱，兴奋躁动，妄闻妄见，情绪不稳，善忘头痛有定处，或肢体麻木，口眼歪斜，舌强语涩。治疗原则：活血化瘀，通经活络，开窍醒脑。方药：血府逐瘀汤，通窍活血汤加减：桃仁 15 克、红花 12 克、当归 18 克、生地 9 克、川牛膝 30 克、川芎 15 克、赤芍 9 克、桔梗 6 克、枳壳 6 克、柴胡 6 克、甘草 6 克、大葱白 20 公分（粗壮）、大枣 6 枚、麝香 0.4 克分两次调于待服汤药中立即服下。

　　C. 气滞痰瘀阻塞清窍型：主要症状：舌质淡胖，舌边有齿痕，舌苔白细腻，脉细弦，滑，头目昏沉，恶心欲呕，口吐痰涎，胸闷叹息，神情痴呆，情感淡漠，忧郁多疑，幻觉妄想，喃喃独语，或肢体麻木，口眼歪斜。治疗原则：疏肝解郁，健脾化痰，通窍活络。方药：健脾化痰丸，顺气导痰汤，涤痰汤加减：陈皮 9 克、茯苓 9 克、法半夏 9 克、竹茹 6 克、胆南星 9 克、莱菔子 12 克、枳实 6 克、柴胡 9 克、白芍 9 克、香附 9 克、甘草 6 克、党参 9 克、石菖蒲 9 克、黄连 3 克、干姜 3 克。

　　D. 阴阳两虚型：主要症状：舌质淡紫，舌苔薄白少津，脉细弱，神志恍惚，神色惶恐，面色灰白，眩晕耳鸣，畏寒肢冷，五心烦热，腰酸背痛，懒散呆滞，思维贫乏，情感淡漠。治疗原则：调气养血，阴阳双补，安神定惊。方药：十全大补汤，左归丸，右归丸加减：人参 9 克、白术 9 克、茯苓 9 克、甘草 6 克、当归 15 克、川芎 9 克、熟地 12 克、白芍 9 克、黄芪 9 克、肉桂 3 克、生姜 3 片、大枣 3 枚、山药 9 克、枸杞子 12 克、山萸肉 9 克、制附子 6 克、菟丝子 9 克、石菖蒲 9 克、冰片 3 克分两次化服。

6.8.2.4.2. 狂犬病所致的精神障碍

　　是指由狂犬咬伤所引发的精神障碍。人被狂犬咬伤后，狂犬病毒侵入末梢神经传播至脊髓、脑干、小脑，再从中枢神经向周围神经传播，进而侵犯人体各个脏器组织。引起精神兴奋，躁动不安，恐水，怕风，呼吸困难，排尿困难，幻听，肌肉瘫痪，肢体软弱，共济失调，大小便失禁，出现以恐水为主要症状的精神症状，进而出现呼吸肌麻痹与延髓性麻痹、进入昏迷状态而死亡。现代医学对狂犬病引起的躯体和精神症状有完整的治疗措施，一旦被狂犬咬伤，要立即注射狂犬疫苗，并按照西医狂犬病的诊疗规范进行治疗，详见《狂犬病预防控制技术指南》。

　　在进行西医治疗的同时，要注重中医对狂犬病的系统辨证治疗。在两千多年对狂犬病的治疗中，历代中医积累了丰富的理论和实践经验，救治了大量的狂犬病人，疗效肯定。

　　张仲景《金匮要略》下淤血汤治疗狂犬病：生大黄 9 克、桃仁 7 粒、地鳖虫 7 只（如是活的，可用白酒醉死）、共为细末，加蜂蜜 9 克、黄酒 300 毫升煎药（不能饮酒者水煎），煎至 200 毫升，连渣服之。此药空腹服为佳，若是饭后被狂犬咬伤者，不拘时间，立服为妙。服用此药后的疗效根据大便排出物来判断，服药前备空粪桶一只，清洗干净，以验大便。服药后，若排出的大便恶物如鱼肠猪肝色若干，小便如苏木汁者，如此数次后，大小便如常，不拘剂数，要服至大小便中无恶物为止，中间不可终止服药，如果中途终止，体内留有余毒，则有再发之虞。如果服后大小便正常而没有恶物者，不是狂犬病也，后世医家屡试屡验。近人沈占尧将下淤血汤改名为："狂犬灵"，治疗狂犬咬伤具有完整资料的患者 45 例，男性 39 人，女性 6 人；其中 15 岁以下的 11 人，15～50 岁之间的 28 人，50 岁以上的 6 人。该 45 例经治疗后全部痊愈，随访 2～10 年未发病。临床试验证实：按照张仲景的方法服用下淤血汤，在目前世界医学界对狂犬病还无特效治疗药物的情况下，是一种防治狂犬病以及病兽咬伤的有效治疗方法。狂犬病属于中医瘀血发狂范畴，本非必死之病，《黄帝内经·调经论》中有"血并于下，气并于上，乱而喜忘……血并于阴，气并于阳，故为惊狂"的论述，是中医治疗淤血症和蓄血发狂，狂犬病的理论渊源。《伤寒论》对此进行了深入探讨，在第 124、125、126 条等诸多条文中就瘀血发狂（蓄血发狂）的病因病机进行了系列论述，确立了抵挡汤，抵挡丸，下淤血汤，核桃承气汤，大黄牡丹皮汤等多个治疗下焦淤血，瘀血发狂（蓄血发狂）和狂犬病的方剂。

　　近代名医张锡纯在《医学衷中参西录》中记载了治疗狂犬病的处方：大蜈蚣一条、生大黄、生甘草各一两，煎汤服用，一剂即可，若服后过几天又发作者，可再煎上药服用，一直到病好为止，不用易方。张锡纯在书中介绍了多个医家用下瘀血汤治疗狂犬病的经验，其中记载无锡名医周小农登载在医学杂志上的一篇文章，记载其时所居之处多狂犬病发生，多治疗无效死亡，时张某通医理，亲眼目睹一为疯犬咬伤耕牛死后，剖开腹中见一斗大血块，遂顿悟其病为伤寒瘀血发狂，遂以下瘀血汤治疗狂犬病，无论发与未发，无论轻重，皆随手而愈，传以他人，百不失一，古医书中还记载了很多诊断，治疗狂犬病的方法。《肘后备急方》、《外台秘要方》、《外科正宗》、《备急千金要方》、《串雅内外编》、《青囊秘传》、《外科精要》、《洞天奥旨》、《急救应验良方》等等诸多古医籍中都对狂犬病进行了理论和实践的论述，医疗价值及其重大。

6.8.2.4.3. 中草药石、酒精中毒引发的精神障碍

6.8.2.4.3.1. 中草药石中毒引发的精神障碍

中草药石主要来源于自然界中的植物、动物和矿物，由于误食，或是治病，或是追求长寿服食丹药，服用有毒中草药石后可能会出现中毒现象。急性中毒时常出现昏迷，脑水肿，呼吸衰竭，心律失常，休克，中毒性心肌病，肝病，急性肾功能衰竭，水电解质，酸碱失衡，焦虑烦躁，幻觉妄想，谵语妄言，行为紊乱等躯体和精神症状。中草药石中毒主要是由以下几种毒素引起的：

A. 含生物碱类植物中毒：含生物碱的中草药主要有：钩吻，雷公藤，曼陀罗，莨菪子，乌头，附子，马钱子，天南星等。生物碱具有强烈的药理作用，通常多在进食后2～3小时内发病，毒物大多数侵害中枢神经系统及植物神经系统，出现相应的的精神症状。曼陀罗和莨菪中毒，表现为副交感神经抑制及中枢神经兴奋的症状：口渴，唇干舌燥，皮肤干燥，潮红，瞳孔散大，心跳过速，躁狂，幻觉，谵语，运动失调和昏迷等。乌头和附子中毒时，表现为兴奋副交感神经（迷走神经）及对中枢神经先兴奋后麻痹，兴奋和麻痹感觉神经末梢的作用，始见舌麻，口麻，面麻，最后全身麻木，唇舌肢体颤动，言语不清，肢体无力，不能行走，心乱胸闷，烦躁不安，抽搐，心律紊乱，神昏，肢冷，脉微，血压下降等衰竭状态。慢性中毒表现为下肢麻木，小便不利，或尿痛，视力模糊等。马钱子中毒后，咀嚼肌及颈肌强硬，有抽筋感，咽下困难，焦虑不安，憋气淌汗，阵挛性抽搐，继而强直性惊厥，角弓反张，四肢强直，握拳，咬牙，瞪目，呈痉笑面容，受刺激则抽搐，严重者出现心律不齐，呼吸急促，神昏，甚至死亡。

B. 含毒甙类植物中毒：含强心甙类毒性中草药中毒症状与洋地黄中毒相似，其致毒主要成分为多种强心甙，这类甙小剂量有强心作用，大剂量即可使心脏中毒。主要有夹竹桃，万年青，羊角拗；此外尚有罗布麻，福寿草，五加皮，铃兰，毒箭木等。一般认为夹竹桃中毒成分主要为洋地黄毒甙及其代谢产物，它作用于循环及神经系统，特别是心血管系统，直接抑制窦房结，使传导系统不应期延长，传导速度减慢，从而直接或间接引起心律失常，心肌损害，胃肠反应，视觉异常以及神经精神症状。大剂量可发生心脏传导阻滞以至停搏，可出现胸闷，眩晕，流涎，惊厥和四肢发冷等症状。含氰甙类有毒植物的主要有苦杏仁，木薯，枇杷仁，桃仁，樱桃仁等。急性中毒症状多在服药后1小时左右出现；轻度者头痛，头昏，眩晕，口内苦涩，流涎，4～6小时后症状可消失。中度者上述症状加重，并有恶心，呕吐，腹痛，腹泻，口唇发绀，心悸等。重度者上述症状更加明显，呼吸困难，急促，或呈潮式呼吸，常常突然昏倒，昏迷，神志不清，抽搐，瞳孔散大，对光反射消失，牙关禁闭，危险时可产生阵发性痉挛或强度痉挛，最后因窒息及呼吸中枢麻痹而死亡。含皂甙类常见的中草药有木通，三七，商陆，皂角荚，白头翁，黄药子，桔梗等。关木通中毒症状主要为尿少，尿闭，蛋白尿，胸闷气促，腹绞痛等急性肾功能衰竭。急性中毒病情进展缓慢，多在服药1～2小时后发生，初见口、舌、咽喉有烧灼感，及头晕恶心，流涎呕吐，腹痛泄泻（泻下水样），瞳孔缩小，6～7天后神疲乏力，食欲减退，上腹不适，继而出现巩膜黄染，皮肤瘙痒，肝功能改变，黄疸，肝昏迷，呼吸困难，因心脏麻痹而死亡。

C. 含毒性蛋白类植物药物中毒：毒蛋白主要含在种子中，如苍耳子，巴豆，蓖麻子，火麻仁，桐子，望江南子等。苍耳子这类毒物是一种细胞原浆毒，易损害肝、肾等实质细胞，发生混浊肿胀，出血，坏死等。中毒临床表现除胃肠道症状及全身性一般性中毒反应外，主要表现为上述器官功能不全的征象及出血现象。轻者表现疲乏无力，精神萎靡，头昏，头痛，食欲不振，恶心，呕吐，便秘，腹泻等；重者除上述症状外，还有嗜睡，烦躁不安，心率增快或减慢，低热，出汗，两颊潮红，口鼻周围苍黄，轻发黄疸，肝胀大，压痛等；

更严重可发生昏迷，抽搐，休克，尿闭，胃肠道大量出血，肺水肿，肝昏迷等症。

D. 含萜与内酯类植物药物中毒：这类药物包括马桑，艾，川楝子，莽草子，樟树油，红茴香等，川楝子有毒成分是苦楝素，苦楝萜酮内酯等物质。有毒物质作用于消化道和肝脏，此外尚可引起心血管障碍，甚至发生休克及周围神经炎。马桑所含马桑内酯等有毒物质，其化学与毒理性质均与印防己毒素相近，其毒质极易溶解于酒精，故饮酒可增加中毒程度，除兴奋大脑，延髓呼吸中枢外，还能降低体温，产生惊厥，最后窒息死亡。临床症状见头昏，头痛，胸闷，剧烈呕吐，全身麻木，不省人事等。莽草子的有毒成分为莽草毒素，是一种痉挛毒，其作用部位在延髓，中毒表现与印防己毒素相似。除可引起恶心，呕吐，上腹部不适或疼痛等胃肠道症状，以及眩晕，头痛等一般毒性症状外，还可引起抽搐，轻者仅部分肢体抽搐，重者全身阵发性强直性抽搐，角弓反张，牙关紧闭，口吐泡沫，瞳孔散大，严重者可于惊厥状态下死亡。

E. 其它有毒植物药物中毒：这类药物有瓜蒂，白果，棉子，细辛，鸦胆子，甘遂等以及含亚硝酸类植物。瓜蒂中毒主要为胃肠道症状，如胃部灼痛，剧烈呕吐，腹泻，脉搏细弱，血压下降，昏迷，直至呼吸中枢麻痹而死亡。白果中毒主要表现为胃肠道及中枢神经系统症状，如腹泻，呕吐，烦躁不安，惊厥，昏迷，瞳孔对光反应迟钝或消失。

F. 动物性药物中毒：本类药物常见的有蟾蜍，斑蝥，鱼胆，蜈蚣，全蝎，红娘子等。蟾蜍中毒是由蟾蜍之耳下腺及皮肤内含之蟾蜍毒引起，为一种复杂具有强心作用的固醇混合物。此种混合物具有强烈兴奋迷走神经及直接作用于心肌的作用，可使机体心，脑，肝，肾产生广泛性病理损害，进而直接和间接地造成人或动物死亡。中毒症状以心血管最为明显，如心动过缓，窦房阻滞，房室传导阻滞，异位节律，室性心动过速和心室纤颤。斑蝥的毒性物质为斑蝥素，中毒后可引起剧烈的消化道症状和神经系统的损害。引起恶心，呕吐，呕血，腹部绞痛，便血，发音困难，口唇及四肢末端麻木，复视，咀嚼无力，双下肢瘫痪，大小便困难等。

G. 矿物类有毒中药中毒：这类药物主要有砒霜，雄黄，雌黄，朱砂，轻粉，硫磺以及以此类物质为主要原料炼制成的各类丹药等。砒霜即三氧化二砷，有剧毒，口服 0.01 ～ 0.05 克即可发生中毒，致死量为 60 ～ 200 毫克；雄黄，雌黄（二硫化砷、三硫化砷）可引起砷中毒；朱砂，轻粉可引起汞中毒；硫磺可引起砷中毒。中毒后大多有头痛眩晕，肌肉痉挛，意识模糊，谵妄昏迷等症状，最后可死于呼吸及血管运动中枢麻痹。若由消化道进入引起中毒则可出现口干，咽痛，吞咽困难，剧烈吐泻，严重者似霍乱而脱水，休克。毒素对血舒缩中枢及周围毛细血管的麻痹导致"七窍流血"的严重后果，最后大多死于出血或肝肾功能衰竭和呼吸中枢麻痹。

中草药石中毒，发现后要仔细甄别中毒药物的种类，剂量，立即进行彻底的洗胃，补液，利尿，早期注射阿托品等综合治疗。如出现严重心律失常、室速、室颤时可电击治疗，血压下降可给与升压药，呼吸抑制、心力衰竭等均可采取相应措施治疗。对于各类矿物质中毒，要根据毒性的物质属性，立即进行相应的解毒和抢救处理。

中药对于中草药石中毒的认识和治疗，历代医家在诸多医籍中均有丰富的记载，最早见于张仲景的《金匮要略》，如"水莨菪…，有毒，误服之，令人狂乱"，"菜中有水莨菪，叶圆而光，有毒，甘草煮汁服之即可"。晋《肘后备急方》载有解毒专篇，列数十种解毒方药。隋《诸病源候论》云："凡药物云有毒，及有大毒者，皆能变乱"，将其列为专篇论述，有"虫毒病诸候"一节，对中毒的病因和临床特点作了详尽的论述。唐《备急千金要方》把解毒法分作四类，即解食毒，解百药毒，解五石毒及解虫毒。宋《圣济总录》则全面归纳了中毒的分类、病因、解毒和急救诸论，列方药百余首，为较有价值的参考书。《景岳全书》和《张氏医通》也都有补充和发展。

中医常见的有毒中药中毒的诊断及解救方法有：

A. 乌头中毒：乌头中毒最快 10 秒左右，最迟 6 小时，一般 10 分钟至 1 小时，对感觉和运动神经均有麻痹作用，对迷走神经有兴奋作用。症状有口苦，肢体发麻，紧束感，头痛且昏，不能站立，视物模糊，阵发性抽搐和昏厥。循环系统抑制而见心慌气短，紫绀，厥冷休克，急性心源性脑缺血综合征。心电图见结性心率，阵发房性心动过速、心房颤动、频发室早搏、二联律、房室传导阻滞、室颤或骤停，消化系见呕恶，流涎，腹痛，腹泻等。解救的方法有：

① 食入 4 ～ 6 小时以内立即用 1：5000 高锰酸钾洗胃，再灌入硫酸镁 20g 导泻或 2% 盐水高位灌肠。

② 补液，补充维生素 B 与 C。

③、纠正心律失常先用大量阿托品静推，每次 0.5～2mg，每 10 分钟至 2 小时 1 次，直至恢复窦性心律。如无效改用利多卡因，1 次 50～100mg 静推，每 5～10 分钟 1 次，用量 20 分钟内不超过 250mg，1 小时内不超过 500mg。

④、蜂蜜 100g，绿豆 30g 煎水代饮，或豆浆加蜂蜜 50g，冲服。

⑤、生姜 15g、甘草 15g、绿豆 60g、黑豆 30g、川黄连 10g、金银花 20g、赤小豆 30g，煎服。

⑥、生黄芪 60g、灸远志 10g、甘草 10g，煎服。

⑦、解毒中药还有水牛角、肉桂、黄连、绿豆、甘草、生姜、芫荽等。

B. 钩吻中毒：钩吻又名野葛、断肠草、毒根、大茶药、胡蔓草、苦吻等。根茎叶均有剧毒，尤以嫩叶毒性最大，用根煎水或食嫩叶者，中毒立即出现。食根或全草浸酒时中毒数小时或 2 小时内出现，一般半小时至 1 小时内出现。主要为神经毒，轻者见消化症（口腔咽喉灼痛，呕恶，腹痛泻），重者见神经症（眩晕，麻木，语言不清，肌肉迟缓，时有震颤，吞咽困难，特别是抑制呼吸中枢引起呼吸衰竭，可直接刺激心肌而心跳缓慢以后加快，血压下降或休克，复视，视力下降，上睑下垂，瞳孔散大）。解救的方法有：

①、催吐，洗胃，导泻。1：5000 高锰酸钾洗胃后硫酸镁导泻，输液加速排泄。

②、阿托品或士的宁皮下注射，视情况使用呼吸兴奋剂和升压药。

③、鲜羊血 200—300ml 灌服。

④、鸡蛋 3 个，香油 100g 吞服。

⑤、菜（空心菜）根茎 500g 取汁灌服。

⑥、铺地蜈蚣草 250g、全韭菜 20 根、松毛菜 10 颗取汁服。

⑦、解毒的中药还有：黄芩、黄连、黄柏、甘草、黑豆、金银花、鸭跖草、鲜羊血、鸭血、鸡血、兔血等，均可视情况使用。

C. 曼陀罗中毒：曼陀罗又名洋金花、风茄儿、茄子、大颠茄、野蓖麻、老鼠愁。全草均有毒，以种子最毒，中毒量种子 2～30 粒，果实 3～10 枚，干花 1～30g。食后中毒最短 10 分钟，最长 8 小时，一般 0.5～3 小时。中毒症状犹如阿托品中毒，最早见口干咽燥，声音嘶哑，皮肤颜面潮红，结膜充血，呼吸急促，头晕心悸，继而见精神症状：躁动不安，意识不清，谵语，幻觉。间歇性抽搐，痉挛，瞳孔散大，甚至昏迷，惊厥，呼吸麻痹而死亡。解救的方法有：

①、催吐、洗胃、导泻。用 2%～4% 碳酸氢钠或 2%～4% 活性炭混悬液洗胃后用硫酸镁导泻。

②、用阿托品拮抗剂：毛果芸香碱每次 5～10mg 皮注，6 小时 1 次，严重者 15～30 分钟 1 次。也可用新斯的明或毒扁豆碱，直到精神症状消失。烦躁不安可用氯丙嗪、苯巴比妥、安定等镇静安神。

③、给氧，补液，镇静，呼吸兴奋剂。

④、绿豆衣 120 克、金银花 60 克、甘草 159 克，水煎，分多次服用。

⑤、茶叶水调豆腐服。

⑥、米醋、红糖灌服。

⑦、解毒的中药还有：生甘草、绿豆、防风、桂枝、金银花、连翘、升麻、通草、大青叶、草河车等视情选用。

D. 雷公藤中毒：雷公藤又名黄药、断肠草、三棱花、昆明海棠。毒性在芽叶、茎和根茎的二层皮中，一般 2～6 小时出现中毒致死，大都在 24 小时内，最多不超过 4 天。首先见腹疼，烧灼感，呕恶厌食，口干，腹泻便血，肝区痛，黄疸，头痛且晕，肌肉疼不可触，麻木抽搐，2～3 天内尿少浮肿，5～7 天后尿增血尿，心悸胸闷，发绀，心律不齐，循环衰竭，肾衰竭而死亡。解救的方法有：

①、因胃内吸收较慢，故数小时乃至数天内仍应洗胃导泻。

②、应用肾上腺皮质激素地塞米松 5～10mg 静滴。

③、鲜羊血、鹅血、浓茶、蛋清、鲜萝卜汁、鲜韭菜叶汁灌服。

④、解毒中药有：生甘草、凤尾草、侧柏叶、黄连、绿豆等。

E. 马钱子中毒：马钱子又名番木鳖、马前、苦实、方八。成人服 5～10mg 即中毒，30mg 致死。类似士的宁中毒，先头晕，烦躁，呼吸急促，咀肌及颈肌强硬，抽筋感，吞咽困难，瞳孔缩小，继而伸肌与曲肌同时收缩而惊厥；后出现颈项强直，角弓反张，牙关禁闭，呈苦笑状，最后因延髓麻痹、窒息、心衰而死亡。解救的方法有：

①、移入暗室，避免刺激，催吐，洗胃，导泻。

②、抑制中枢剂如戍巴比妥或异戊巴比妥钠 0.3～0.5 肌肉注射，或安定 20～30mg 静脉推入。如呼吸抑制时停用上药，接呼吸机，切忌用酸性饮料及阿片类药物。可用食盐催吐，玄明粉导泻。

③、绿豆 120g、甘草 30g、蜂蜜 60g，水煎服。

④、铁箍散 60 克、生大黄 18 克、芒硝 18 克、防风 18 克，水煎两次合在一起，取药汁 600 毫升，每服 300 毫升、每四小时服一次，连服三剂。

⑤、蜈蚣 3 条、全蝎 6g 研末吞服。

⑥、香油、白糖灌服。

⑦、解毒中药还有：黄芩、生甘草、防风、钩藤等视情选用。

F. 斑蝥中毒：斑蝥又名斑猫、花壳虫、花罗虫。中毒量 0.6g，致死量 1.5～3g。从皮肤及胃肠道粘膜吸收，强烈的局部刺激，充血，水泡，灼痛，溃烂，见胃肠道刺激症和中毒性肾炎，死於肾衰竭及循环衰竭。解救的方法有：催吐，补液。

①、慎用洗胃，以防穿孔，可口服蛋清或鲜牛奶，每次 50～100ml，保护胃肠粘膜。

②、斑蝥素系油溶性，应忌食油类。

③、服用黑豆汁、绿豆汁（或豆浆）、茶叶水。

④、生甘草 60g 煎水调滑石粉 6g、琥珀粉 3g，加蜂蜜服用或六一散 3g。

⑤、解毒中药还有：黄连、连翘、生甘草、紫花地丁、竹叶、蒲公英、白及等随情选用。

G. 蟾酥中毒：蟾酥系蟾蜍耳下腺及皮肤腺的分泌物，有类毛地黄的作用，主要产生心动过缓和传导阻滞，甚至休克。消化道症常见呕吐，吐物多墨绿色，神经症见头晕昏睡，口唇及四肢麻木，膝反射减弱。其解救法按毛地黄中毒处理，如输钾、用阿托品或异丙肾上腺素治传阻和心动过缓等。民间偏方：

①、鲜芦根 120 克捣汁内服。

②、生甘草 60 克、绿豆 120 克，煎汤口服。解毒中药还有人参、附片等，凡是中草药石中毒所产生的精神症状，均可按照其症状的类别予以微小剂量相应的精神药物以及镇静药物配合治疗，只要毒素被排出，其精神症状也会随之好转，因此，在治疗中草药石中毒时，要以解毒排毒、维持生命体征为主，精神症状治疗为辅。

6.8.2.4.3.2. 酒精中毒引发的精神障碍

酒精中毒是指一次大量饮酒产生的一时性生理、心理与行为功能有关的脏器或脑损害。急性酒精中毒后的精神症状是：兴奋话多，易激惹，不顾后果，说话语音不清，嗜睡，昏睡，极少数出现意识浑浊甚至昏迷，事后记忆缺损或完全遗忘。有的是在大量饮酒过程中或醉酒后，迅速出现精神运动性兴奋，幻觉，错觉，片段妄想，受妄想支配伤人等行为。有的饮酒会引起特异性反应，突然发生醉酒，出现严重的意识障碍，定向力丧失，幻觉，妄想，精神兴奋，杂乱无章，紧张恐惧等精神症状。慢性酒精中毒后的精神症状有酒中毒性幻觉妄想，震颤谵妄，痴呆，人格改变，情感障碍，痉挛发作等。酒精中毒精神障碍的治疗：急性醉酒一般不需医治，但对严重醉酒的患者要密切关注，防止发生意外；病人如兴奋躁动，可以安定 2.5～5 毫克使之镇静，减少呕吐，防止痉挛发作，促使患者进入睡眠状态；如果酒精抑制过深，可用精神兴奋药如咖啡因、利他林等；如果出现严重呕吐，失水，酒中毒性低血糖，大汗淋漓，意识不清，可静脉补充葡萄糖，电解质，维生素等。酒中毒性昏迷时，要保持呼吸通畅，呼吸衰竭时给予中枢兴奋药，周围循环衰竭时补液，使用生压药和肾上腺皮质激素。中药治疗酒精中毒，先催吐，如果患者能够服用中药，首先使用大黄甘草汤加减：生大黄 15 克、生甘草 9 克、金银花 30 克、葛根 90 克，煎水服用，每剂药煎取药汁 600 毫升，每次服用 300 毫升，4～6 小时一次，连续服用至酒醒为止。如有热痰者，可加川黄连 9 克、竹茹 9 克、法半夏 15 克、全瓜蒌 30 克，严重者可冲服安宫牛黄丸一丸。出现身目发黄，面发赤斑，胸闷欲呕，小便赤黄，舌红苔厚，脉滑数者，加茵陈 18 克、栀子 9 克、车前子 30 克、泽泻 12 克、葛花 30 克，清利肝胆脾胃湿热解酒。慢性酒精中毒出现精神障碍如幻觉、嫉妒妄想者，可用小剂量精神药物如喹硫平、利培酮、奥氮平、卓乐定等，也可使用安定 10 毫克肌注或静注，发作停止即可停药。对出现记忆减退，假性痴呆者，可用氟伏沙明或可乐定改善记忆，同时加强营养。中药对慢性酒精中毒产生的精神障碍的治疗，是根据慢性酒精中毒对脏腑与大脑的损害程度，进行解酒消毒，疏解肝气，健脾养胃，活血化瘀，开窍醒脑等方面的辨证论治。为了患者服药方便，使用大复方进行综合整体系统的治疗。方药如下：葛根60克、醋柴胡30克、赤芍18克、生大黄30克、白芷60克、紫苏18克、郁金18克、虎杖15克、佛手15克、丹参30克、陈皮15克、茵陈30克、土茯苓30克、马鞭草18克、凤凰衣15克、乌梅15克、皂角刺18克、玫瑰花12克、佩兰12克、香附12克、天麻9克、川芎12克、当归18克、红花15克、泽泻9克、茯神30克、杜仲30克、紫河车30克、石菖蒲18克、益智仁30克、磁石30克、生龙牡各18克、鸡内金30克、焦三仙各30克、冰片9克。上35味药，共研细末，过120目筛，装入陶瓷罐内密封至阴凉处，用时取药面9克，加水250毫升，煮沸后煎煮三分钟，候温服下。每日三次，连服三个月，一般慢性酒精中毒引起的躯体和精神症状均可好转。慢性酒精中毒性精神障碍还可以按照以下类型进行辨证论治：

A. 酒毒蓄积型：主要症状：舌质淡紫，舌尖边有瘀点，舌苔白滑或白腻，脉弦滑。饮酒太过酒精依赖，致呕吐痰涎，头痛头晕，心烦意乱，胸脘痞满，手足震颤，神识迷茫，浑浑噩噩。治疗原则：解酒毒消积食，燥湿化痰开窍。处方用药：葛花解酒汤，荡寇解痰汤加减：葛花30克、淫羊藿9克、当归9克、胆南星9克、熟地6克、柏子仁9克、白术9克、陈皮15克、茯神9克、葛根60克、生姜6克、甘草6克、白蔻仁9克、木香9克。每日一剂，根据症状转变情况，连服至症状消失。

B. 脾虚湿盛型：主要症状：舌质淡胖，舌苔白细腻，脉细弱无力。长期饮酒，面色晦暗阴黄，胸胁肋痛痞满，腹痛泄泻肠鸣，四肢畏寒冰凉，呕吐清水痰涎，手足麻木震颤，纳呆饮食少进。治疗原则：理气化湿，健脾温阳。处方用药：缩脾饮，痛泻要方加减：葛根30克、乌梅30克、砂仁15克、草果9克、炙甘草6克、白扁豆9克、茵陈18克、炒白术15克、炒山药15克、白芍9克、肉桂6克。每日一剂，视情加减连服至症状好转。

C. 肾精亏损型：主要症状：舌质红，舌苔少津，脉细数无力，尺部尤甚。酒精依赖，长期饮用，头晕耳鸣，腰膝酸软，阳痿早泄，精神迷茫，神情呆滞，动作迟缓，假性痴呆。治疗原则：温阳补肾，填精补髓，醒脑养神。处方用药：右归丸，大补元煎加减：人参9克、炙黄芪15克、熟地9克、山萸肉15克、制附子9克、肉桂6克、白术9克、山药9克、当归9克、川芎9克、补骨脂15克、杜仲15克、五味子9克、菟丝子18克、鹿角胶6克烊化、枸杞子18克、炙甘草6克。每日一剂，视情加减连续服用至症状消失为止。

6.8.2.4.4. 中毒性精神障碍

是指某些有害物质进入体内、机体中毒引起脑功能失调导致的精神障碍。

6.8.2.4.4.1. 铅中毒精神障碍的治疗

一经发现铅中毒，就要病人立即脱离中毒环境，按照铅中毒的处置规则进行抢救。

①、出现铅中毒性脑病，要立即降低脑内压：用20%甘露醇250ml快速滴注，每6小时一次，肌注呋塞米20毫克，进行脱水及利尿。

②、控制惊厥发作，肌注地西泮或用水合氯醛保留灌肠。

③、吸氧或高压氧治疗，头部冰帽降温，减少脑含氧量。

④、选用小剂量非典型抗精神病药物对抗精神症状，如奥氮平，利培酮，阿立哌唑，奎硫平等。另外：慢性铅中毒精神症状有焦虑，失眠者，可短期使用小剂量安定2.5毫克、每日两次，缓解情绪，改善睡眠，减轻症状。

中医几千年来就认识到铅为阴寒之邪，性濡滑坠，铅邪伤阳，淤积脏腑，造成气滞血瘀毒邪。治疗慢性铅中毒引起的精神症状，古人主要从化瘀行滞，解毒利湿，扶正祛邪的角度进行辨证论治。大多用化瘀解毒汤，黄芪健脾汤加减：丹参45克、桃仁15克、郁金15克、制大黄12克、甘草12克、绿豆90克、陈皮9克、法半夏9克、土茯苓60克、泽泻9克、金钱草60克、远志9克、石菖蒲9克、益智仁30克、枸杞子30克、茯苓18克、黄芪15克、生白术9克、炒扁豆9克、薏苡仁30克、鸡内金15克。水煎服，每日一剂，视情加减连服至症状消失为止。在治疗过程中，要根据患者症状的转变情况，灵活运用，辨证论治。

6.8.2.4.4.2. 汞中毒致精神障碍的治疗

一经发现，立即脱离中毒环境，按照汞中毒的诊疗规则进行抢救。严重汞中毒时要注意抗休克治疗，维持水电解质的平衡，预防治疗肾衰竭。对出现兴奋躁动的病人可以小剂量使用非典性抗精神药物奥氮平，卓乐定等，对处于焦虑，紧张，抑郁，失眠状态者，可使用小剂量安定、左洛复、米安色林等治疗。

中医认为汞中毒后的毒素主要存在于血液中，因此服用清热解毒，凉血利尿，活血化瘀，清利毒邪的中药，稀释化解血液中的毒素，使其从汗水、尿液、大便中排出。在排毒的同时，注重调养肾气，以免出现肾衰竭。方药：苓草排汞汤，复方金钱草合剂加减：土茯苓 60 克、金银花 15 克、绿豆 90 克、甘草 30 克、金钱草 30 克、泽泻 12 克、车前子 15 克、猪苓 18 克、丹皮 18 克、白鲜皮 30 克、生大黄 9 克、黄芩 6 克、巴戟天 9 克、黄芪 9 克、柏子仁 15 克、远志 9 克、炒枣仁 15 克。此方可以根据患者的身体情况，躯体症状以及精神症状，辨证加减长期使用，直至汞邪毒素排出为止。

6.8.2.4.4.3. 锰中毒致精神障碍的治疗

急性锰中毒可因口服高锰酸钾或吸入高浓度氧化锰烟雾引起急性腐蚀性胃肠炎或刺激性支气管炎肺炎。慢性锰中毒主要见于长期吸入锰的烟尘的人员，临床表现以锥体外系神经系统症状为主，并有神经行为功能障碍。一经发现中毒，立即使患者脱离中毒环境，进行抢救。急性口服高锰酸钾中毒应立即用温水洗胃，口服牛奶和氢氧化铝凝胶。慢性锰中毒可用依地酸钙钠，促排灵，使用对氨基水杨酸钠加快尿锰的排出。出现震颤麻痹综合征可用左旋多巴和安坦等药物治疗。对出现精神症状者，可以根据精神症状的类型选用适当的非典型抗精神药物如卓乐定、奥氮平等。对出现神经综合症的患者，要注意休息，加强营养。对出现睡眠障碍者，可以使用小剂量安定帮助睡眠。

中医认为慢性锰中毒主要是气血亏虚，肾虚火旺，因而采取利尿排毒，养血补气，活血止痛的辨证方法治疗。常用方剂为解毒固肾汤：金钱草 15 克、石韦 15 克、土茯苓 12 克、车前子 12 克、山楂炭 12 克、红参 9 克、甘草 9 克、当归 9 克、白芍 9 克、白术 9 克、天麻 9 克、钩藤 9 克、威灵仙 9 克、川牛膝 9 克、桃仁 6 克、龙胆草 9 克。每日一剂，连续服用，再服用过程中，可根据患者的身体情况以及躯体、精神症状加减连服一个月，一般均可以使慢性锰中毒症状减轻，继续加减服用三个月，可以基本痊愈。对于兼有肺部症状及震颤麻痹者，可用：瓜蒌仁 15 克、薤白 9 克、丹参 9 克、桃仁 9 克、冬瓜皮 9 克、紫苑 6 克、北杏仁 9 克、川贝 9 克、百部 6 克、胆星 9 克、陈皮 15 克、海浮石 12 克、天麻 9 克、桑寄生 9 克、钩藤 9 克、生牡蛎 18 克、川芎 9 克、当归 9 克、红花 6 克、金银花 9 克、连翘 9 克、黄芩 6 克、天冬 9 克、麦冬 9 克。每日一剂，视情加减服用三个月，会使慢性锰中毒的肺系症状和锥体外系系列症状好转并逐渐消失。

6.8.2.4.4.4. 二硫化碳中毒致精神障碍的治疗

二硫化碳为无色易发挥的液体，是工业上应用广泛的化学溶剂，二硫化碳经呼吸道进入体内，也可经皮肤和肠胃道吸收。中毒后出现神经精神症状，严重者出现脑水肿，谵妄，昏迷，意识丧失，呼吸衰竭而死亡。慢性中毒主要损害神经和心血管系统，个别的可留有中枢及周围神经损害。一经发现中毒，应立即使患者脱离中毒环境，到空气清新的环境中进行抢救。首要措施是去除受污染的衣物，用温水或乙醇清洗污染的皮肤，目前尚无特异性二硫化碳解毒剂，仍以对症治疗为主。急性中毒给予吸氧，保持呼吸道畅通，有脑水肿者用脱水药，出现痉挛发作可用地西泮，氯硝西泮等静脉注射。慢性中毒者给予维生素 C 和维生素 B6 保护动脉壁，改善生化代谢紊乱。出现精神运动性兴奋，爆发性攻击行为和错乱状态者，可给予约束保护，应用地西泮 20mg 加入生理盐水 250ml 中静脉缓慢滴注，每分钟 10—30 滴左右。不宜使用具有锥体外系副作用的抗精神病药物，对精神病性症状可采用非典型抗精神药物治疗，奥氮平，卓乐定，利培酮等均可短期小剂量使用。

中医认为慢性二硫化碳中毒引起的精神障碍侵犯的脏腑主要是肝、肾、心、脑，类似于"风痹"等症。主要辨证为肝风内动，肾阴亏损，心血不足等类型。主要症状为头痛眩晕，神疲腰困，胸闷气短，手足无力，麻木抽动，步态蹒跚，震颤麻痹等。治疗原则为：补益肝肾，活血通络，醒脑开窍。肝肾阴虚见头晕目眩，耳鸣健忘者，主要方剂以地黄引子为主加减；肝风内动主要以大定风珠，镇肝熄风汤为主加减；气滞血瘀见肢体疼痛，屈伸不利，动作缓慢，四肢麻木震颤者，以身痛逐瘀汤为主加减；痰湿内生见胸闷脘痞，泛恶欲呕，痰多流涎者，以导痰汤为主加减。选用的主要药物有：熟地、巴戟天、山萸肉、肉苁蓉、制附子、肉桂、杜仲、茯苓、五味子、石斛、麦冬、天麻、钩藤、全蝎、僵蚕、生石决明、桑寄生、白芍、菖蒲、远志、柏子仁、炒枣仁、生地、龟板、鳖甲、秦艽、羌活、当归、川芎、桃仁、丹参、红花、郁金、香附、甘草、乳香、没药、生地龙、人参、黄芪、怀牛膝、法半夏、陈皮、胆南星、橘红、生牡蛎等。依据临床上的证型、证候、主要症状为主进行辨证论治，选方用药。

6.8.2.4.4.5. 苯中毒致精神障碍的治疗

苯中毒分为急性苯中毒和慢性苯中毒。急性苯中毒是指口服含有苯的有机溶剂或吸入高浓度苯蒸气后，出现以中枢神经系统麻醉作用为主要表现的病理生理过程。慢性苯中毒是指苯及其代谢产物酚类直接抑制了细胞核分裂，导致细胞突变，影响了骨髓的造血功能，临床表现为白细胞计数持续减少，最终发展为再生障碍性贫血或白血病。苯中毒目前没有特效解毒剂，发现苯中毒，要脱离中毒现场，到空气清新的环境中，对症治疗并进行营养支持。急性中毒时若出现明显的精神兴奋、激动、冲动、幻觉者，可以短期应用镇静剂或小剂量非典型抗精神药物如奥氮平、卓乐定等对症治疗。慢性中毒出现神经症性综合征时，可以根据不同的症状给予不同的治疗。

中医对慢性苯中毒引起的白细胞减少，血小板减少和贫血，再生障碍性贫血，白血病有着较好的疗效。主要药物有扶正生白汤等：太子参 15 克、白术 15 克、黄芪 15 克、茯苓 9 克、鸡血藤 9 克、阿胶 6 克烊化服、当归 12 克、丹参 9 克、穿山甲 4 克、枸杞子 15 克、紫河车 15 克、黄精 9 克、熟地 9 克。以此方为主，临床上根据不同的症状进行不同的辨证论治。总体来讲：对于苯中毒引起的精神症状，根据患者不同的辨证分型，分别采用清热解毒，补气养血，滋肾健脾，温肾壮阳，养阴安神的治疗原则进行辨证论治。

6.8.2.4.4.6. 一氧化碳中毒致精神障碍的治疗

一氧化碳中毒是含碳物质燃烧不全时的产物经呼吸道吸入引起中毒，对全身组织细胞均有毒性作用，特别是对大脑皮质的侵害最为严重。一氧化碳中毒一旦发生，要立即将患者移到空气清新的环境，卧床休息、保暖、保持呼吸道畅通。对一氧化碳中毒处于昏迷患者的抢救：

A. 纠正缺氧：吸入氧气加速 Hb-CO 解离，增加一氧化碳的排出；尽快给予高压氧治疗；如呼吸停止，立即进行人工呼吸，使用呼吸机维持呼吸；危急重症可考虑换血疗法。

B. 纠正脑水肿：用 20% 甘露醇 250ml，每 6～8 小时一次静滴；呋塞米 40～100mg/d 静注；地塞米松 30～40mg/d 静注。脱水降颅压，阻断缺氧-脑水肿恶性循环，维持水电解质平衡，如有抽搐，可用镇静药控制。

C. 纠正肺水肿：一氧化碳中毒一旦出现肺水肿，病情就非常凶险，如抢救不及时可能会窒息死亡。可用呋塞米、氨茶碱、阿托品肌注或静注，若心率超过 130/mim 或伴有心功能不全时可应用强心剂，及时吸痰，可给予 30% 乙醇过滤吸氧。

D. 亚冬眠疗法：以氯丙嗪、异丙嗪各 50mg，海特琴 0.6mg，每 4～6h 肌注一次。降温时间不宜过长，以免发生肺部感染，心律不齐等并发症。亚冬眠疗法对昏迷时间较长，出现高热和频繁抽搐的患者应均早使用，以降低基础代谢率，降低机体耗氧，增加大脑对缺氧的耐受性并降低颅压。

E. 促进脑细胞功能的恢复：适当补充脑细胞代谢所需要的药物如葡萄糖、维生素 B1、B6、B12、维生素 C、ATP、细胞色素 C、辅酶 A 等。维生素 B12 与地塞米松混合静注可促进脱髓鞘病变的恢复。

F. 防治并发症和后遗症：保持呼吸道畅通，防止肺部感染，注意鼻饲营养，预防褥疮，苏醒后尽可能休息观察两周，以防发生神经系统和心脏后遗症。

G. 对出现兴奋躁动、幻觉的病人，可用安定小剂量口服，无效可改用非典型抗精神药物奥氮平、卓乐定、利培酮、喹硫平等，小剂量短时间应用。对出现痴呆的患者，可使用脑血管扩张药物治疗。

中医对一氧化碳中毒的治疗，大多采取避秽祛邪、芳香化浊、涤痰开窍等方法，根据患者身体的实际情况以及躯体、精神症状辨证论治。中医认为一氧化碳中毒的病因是火毒上扰，邪毒内侵导致气血逆乱，阴阳失调，肾阴亏损，痰热上扰，清阳不升，浊阴不降，液聚为痰，血滞成瘀，痰瘀内阻，上扰清窍。辨证论治如下：

A. 浊痰蒙窍型：主要症状：舌质淡红，舌苔薄白，脉滑。神志时清时昧，头痛头晕，恶心欲吐，步态不稳。治则为：芳香避秽，降浊开窍。方药：首辅郁金汤加减。

B. 痰热阻窍型：主要症状：舌质淡红，舌苔厚腻，脉滑数。治则为：清热涤痰，开窍解毒。方药：荡痰汤加减；静滴清开灵注射液。

C. 阴闭证：主要症状：舌质淡红，舌苔厚腻，脉滑。神志昏迷，不省人事，牙关紧闭，四肢强直，瞳仁缩小。治则为：豁痰开窍，降浊启闭。方药：鼻饲至宝丹和苏合香丸；静滴醒脑静注射液，川芎嗪注射液。

D. 内闭外脱证：主要症状：舌质淡红，舌苔厚腻，脉细数。神识昏迷，不省人事，四肢强直，二便失禁，壮热不退，面色苍白，四肢厥逆，血压下降，潮式呼吸，神经反射消失。治则为：清热开窍，回阳固脱。方药：鼻饲安宫牛黄丸，独参汤；静滴清开灵注射液，生脉注射液。

E. 脱证：主要症状：舌质淡，舌苔白，脉微欲绝。神识昏迷，不省人事，二便失禁，目合口张，鼻鼾息微，四肢厥逆，大汗淋漓。治则为：回阳救逆，固脱复脉。方药：人参 120 克、制附子 180 克、干姜 60 克、甘草 60 克、山萸肉 90 克，沸水煎煮 30 分钟后，随煎随鼻饲，服至清醒为止；静滴参附注射液，生脉注射液。另外：一氧化碳中毒的后遗症，由于患者的禀赋、中毒程度、治疗过程、躯体状态、个体状况不同，因此在治疗时，要时时把握住整体观念和辨证论治，因人而异，精准施治。一氧化碳中毒后遗症，以宣肺解毒梳理为主处方用药：地枯萝 30 克、冬桑叶 15 克、蔓荆子 15 克、白芷 30 克、防风 12 克、车前草 21 克、连翘 12 克、藿香 12 克、黄连 9 克、甘草 9、菊花 9 克、板蓝根 15 克、大青叶 15 克、荷叶 12 克、人参叶 9 克、陈皮 9 克、法半夏 12 克、茯苓 9 克、胆南星 9 克、石菖蒲 12 克、远志 9 克、冰片 3 克分两次化服，每日一剂，连服至症状好转。

6.8.2.4.4.7. 高分子化合物中毒致精神障碍的治疗

高分子化合物本身无毒，只是在制造和加工过程中应用的化合物及生成的许多副产品对人体有毒害，因此重在预防。一旦中毒，立即撤离现场，给予保温吸氧，必要时给予高压氧治疗。对出现紧张、焦虑、睡眠障碍的患者，可在短期内给予小剂量苯二氮卓类药物。出现抽搐者，给予氯硝西泮肌内注射，肝功能损害者，给予大量维生素 C、复合维生素 B 及肝泰乐口服。

由于高分子化合物中毒是现代疾病，中医对高分子化合物中毒没有相应的治疗。临床上可根据患者流泪、咳嗽、头晕头痛、恶心、胸闷、气急、呼吸困难、震颤蹒跚、四肢厥逆、意识迷糊，昏迷等主要症状进行辨证论治，给与相应的对症治疗。

6.8.2.4.4.8. 有机磷中毒致精神障碍的治疗

有机磷中毒属于有机磷类的系列农药中毒，一般中毒的原因是直接皮肤接触、呼吸道吸入及误服、误用。毒性主要是对乙酰胆碱脂酶的抑制，引起乙酰胆碱蓄积，使胆碱能神经受到持续冲动，导致先兴奋后衰竭的一系列毒蕈碱样、烟碱样和中枢神经系统等症状，严重者可因昏迷和呼吸衰竭而死亡。一旦发生中毒，要让患者立即离开现场，迅速清除毒物，然后按照有机磷中毒的抢救准则进行抢救。对兴奋躁动的病人，可根据不同情况短期给予地西泮 2.5～5mg，卓乐定 20～60mg 或奥氮平 5～10mg 口服，每日二至三次。神经衰弱综合征应注意休息、营养和对症治疗。焦虑、紧张、抑郁严重者可应用小剂量非典型抗抑郁药如左洛复、帕罗西汀、米氮平、米安色林等治疗。

中医对有机磷中毒精神障碍的病因病机和辨证论治为：

A. 毒邪入胃，胃失和降型：出现恶心呕吐，腹痛腹泻等。治则为：导泻和胃，解毒驱邪。方药：枳实导滞丸加减。

B. 毒邪入胃，上攻头目型：出现头昏，头痛等。治则为：通腑解毒，通络止痛。方药：黄连上清丸加减。

C. 毒邪闭塞肺气，肺失宣降型：出现咳嗽，咳痰，气促等。治则为：邪毒宣肺，降气定喘。方药：定喘汤加味。

D. 毒邪蓄积于肾，耗伤肾气，气化失常型：出现尿频、尿急、尿少、尿闭等。治则为：泻毒祛邪，通利小便。方药：八正散加减。

E. 毒邪内陷厥阴，耗液伤津，阴虚阳亢，肝风内动型：出现四肢抽搐，肌肉震颤等。治则为：凉肝熄风，增液舒筋解毒。方药：羚羊角钩藤汤加减。

F. 毒邪上攻于心，心气、心阴被耗，心失所养型：出现心悸心慌，气急胸闷；出现意识不清，昏迷、惊厥等。治则为：清心解毒，扶正祛邪，醒脑开窍。方药：清宫汤加减；醒脑静注射液 4ml 静注；脱证者益气回阳救逆，参附注射液 10~20ml 静注；参麦注射液或生脉注射液 10~40ml 静注。

6.8.2.4.4.9. 有机锡中毒致精神障碍的治疗

有机锡中毒目前尚无特效解毒药，一旦发生中毒，应立即脱离中毒环境，清洗受污染的皮肤，可给予三磷酸胞苷、三磷酸腺苷等药物治疗，也可采用葡萄糖加小剂量胰岛素静滴。给予高渗葡萄糖或甘露醇、山梨醇静注，预防脑水肿。对于出现的精神症状，可以根据不同的情况给予短期小剂量非典型抗精神病药物。

中医将有机锡中毒分为五种类型进行辩证论治：

A. 邪毒蒙蔽型：主要症状：昏迷，惊厥，闭症，脱证。闭症：牙关紧闭，口噤不开，大小便闭，肢体痉挛，痰涎壅盛，面白唇黯，四肢不温。脱证：舌淡苔薄，脉微欲绝，目合口张，鼻鼾息微，手撒肢冷，汗多，大小便失禁，肢体瘫痪。治疗原则：扶正祛邪醒脑，清心化痰开窍。无论是闭症或脱证，都要根据患者的实际情况辨证论治。

 ①、闭症，方药：清营汤加减，痰涎壅盛者涤痰汤加减；醒脑静注射液 4ml 静脉推注或 20ml 静脉滴注；参麦注射液 10~40ml 静推或 50~100ml 静脉滴注。有其他症状者参照闭症救治加减使用。

 ②、脱证：回阳救逆汤，边煎边服，大剂连续鼻饲使用；参附注射液 10~20ml 静脉推注或 40~50ml 静脉滴注；有其他症状者参照脱证救治加减使用。

B. 邪毒攻心型：主要症状：舌质紫暗，舌苔厚腻，脉数或缓，有结代。心悸，气急，胸闷。治疗原则：益气养阴，清心祛邪，生津解毒。方药：清营汤加味；生脉注射液或参麦注射液 20～50ml 静脉滴注；丹参注射液 20ml 静脉滴注。

C. 邪毒阻肺型：主要症状：咳嗽，吐痰，胸闷，呼吸困难，紫绀等。治疗原则：泻毒宣肺，降气定喘。方药：定喘汤加减。

D. 毒陷厥阴型：主要症状：四肢抽搐，肌肉震颤。治疗原则：凉肝熄风，生津解毒，舒筋活络。方药：羚羊钩藤汤加减。

E. 毒伤少阴型：主要症状：尿少，尿闭。治疗原则：化浊解毒，利尿通淋。方药：八正散加减。

6.8.2.4.4.10. 各种药物中毒所致的精神障碍治疗

按照该类药物中毒的治疗规则进行系统和辨证治疗。

6.8.2.4.5. 阿片类和其他精神活性物质所致的精神障碍

阿片类物质是指任何天然的或合成的对机体产生类似吗啡效应的一类物质，较常见的有吗啡、可待因、海洛因等。阿片类物质大多数是药物，也是最常见的、危害最大的毒品。使用阿片类物质产生的精神障碍为：幻觉，关系妄想，好斗，人格分裂，抑郁焦虑等，长期使用可形成精神分裂，双相情感障碍等。精神活性物质是指如酒精，阿片，大麻，催眠药和 ATS 等可引起精神和行为障碍的物质。精神活性物质所致精神障碍为精神活性物质使用障碍（物质依赖障碍和物质滥用）和精神活性物质所致的障碍，包括：精神活性物质中毒，戒断反应所致的谵妄，持久性痴呆，持久性遗忘，精神病性障碍，心境障碍，焦虑障碍，性功能障碍和睡眠障碍等。出现精神活性物质所致的精神障碍，依据精神活性物质，药物依赖，药物滥用，药物耐受，戒断综合征的诊断治疗规范，进行诊治。西医对此有着系统完善的分类诊断治疗方案，在此不赘述。中医对阿片类和精神活性物质所致的精神障碍按照以下类型进行辨证论治。

(1) 燥痰内结阴血损耗型：

 A. 主要症状：舌质红绛，按之干，舌苔黄厚，脉虚滑，细数；形体消瘦，皮毛干枯，口干咽燥，咳吐粘稠痰涎，气机喘促；幻觉妄想，烦燥不安，或抑郁，焦虑，夜寐不宁，昏梦纷纭。

 B. 治疗原则：清热化痰，滋阴降火，镇静安神。

 C. 方药：清气化痰丸，十全育真汤，柴胡加龙骨牡蛎汤，百合固金汤，朱砂安神丸，大补阴丸，黄连温胆汤，天王补心丹，视情加减，辨证使用。

(2) 气滞痰阻耗气伤阳型：

 A. 主要症状：舌质淡，舌苔白，脉沉细滑；双目无神，面色黧黑，形体赢瘦，耳鸣耳聋，腰膝酸软；精神萎靡，神情呆滞，嗜睡懒言，虚幻妄言。

 B. 治疗原则：行气化痰，益气安神，温阳壮火。

 C. 方药：半夏厚朴汤，十全大补丸，温胆汤，归脾汤，定志丸，安魂定惊汤等加减使用。

(3) 阴阳离绝神魂离散型：

 A. 主要症状：舌质紫，舌苔白滑，脉微欲绝，小滑；四肢厥逆，大汗淋漓，呕吐，大小便失禁；声低气微，痰声辘辘，喃喃独语，昏昏欲睡，意识模糊。

 B. 治疗原则：固脱益气，回阳救逆，安魂定志。

C. 方药：四逆加人参汤，参附汤，附子理中汤，二陈汤，苏合香丸等加减辨证使用。

6.8.2.4.6. 躯体疾病所致的精神障碍

躯体疾病所致精神障碍，是指由于中枢神经系统以外的各种躯体疾病，如感染、内脏器官疾病、内分泌障碍、营养代谢疾病等造成中枢神经系统功能紊乱所导致的精神障碍。精神障碍为躯体疾病全部症状的一个组成部分，故又称为症状型精神病。躯体疾病所致精神障碍的治疗原则是：首先必须积极治疗原发的躯体疾病，停用可能引起精神障碍的药物，对症治疗，心理治疗等。在这一方面，要按照西医规范的诊疗标准进行。

中医对躯体疾病所致的精神障碍，除了主要治疗原发躯体疾病外，主要从以下几个方面进行辨证论治：

(1) 痰气郁结型：
    A. 主要症状：舌质淡红，舌苔黄腻，脉弦数，滑；神情呆滞，抑郁叹息，淡漠少语；胸肋胀满，敏感多疑，急躁易怒，妄闻妄见。
    B. 治疗原则：疏肝理气，解郁化痰，醒脑开窍。
    C. 方药：柴胡疏肝散，大柴胡汤，顺气导痰汤，苏合香丸等视情加减使用。

(2) 瘀血阻滞型：
    A. 主要症状：舌质紫暗，舌苔黄腻，边尖有瘀斑，脉涩，滑，时有结代促；头和胸肋肢体疼痛有定处；情绪不稳，兴奋躁动，幻觉妄想，行为紊乱。
    B. 治疗原则：活血化瘀，通经活络，镇静安神。
    C. 方药：通窍活血汤，血府化瘀汤，身疼逐瘀汤，通经活络汤，酸枣仁汤，视情加减使用。

(3) 毒邪蕴结气血双虚型：
    A. 主要症状：舌质淡，舌苔薄白，脉细而弱；面色㿠白，自汗倦怠，少气懒言，语声低微；失眠健忘，心悸易惊，多愁善感，悲伤欲哭。
    B. 治疗原则：补气养血，安神定志。
    C. 方药：补中益气汤，八珍汤，十全大补汤视情加减使用。

(4) 毒邪内结阴阳两虚型：
    A. 主要症状：舌质淡白或淡红，舌苔少津或苔少白滑；少气乏力，畏寒肢冷；五心烦热，眩晕耳鸣，骨蒸潮热，心悸怔忡，腰膝酸软；精神萎靡，神情呆滞；虚烦不眠，健忘恍惚，嗜卧少动，行为怪异。
    B. 治疗原则：阴阳双补，养脑安神。
    C. 方药：左归丸，右归丸，十全大补丸，知柏地黄丸，金匮肾气丸，顺气导痰汤，防风通圣散视情加减使用。

6.8.2.4.7. 感染性疾病所致的精神障碍

感染性疾病所致的精神障碍，是指在急性感染性疾病过程中伴发的精神障碍，这主要与病变损害脑组织中的颞叶，额叶及边缘系统有关。引起精神障碍的感染性疾病有：严重呼吸道感染，败血症，肺炎，脑炎，脑膜炎，传染性疾病导致的高热和营养障碍也可引起精神活动紊乱。感染性疾病所致的精神障碍的治疗，西医主要是针对感染的病原体的种类和感染的性质，给予相应的抗感染治疗，针对精神症状选择相应的精神药物，对症治疗。

中医认为：感染性疾病所致精神障碍的病因，是感受六淫之邪或疫疠之气侵入人体，由于人体正气不足，起居无节，寒温失调，治疗失当，造成了发病的内在因素；发病的气候原因是五运六气太过或不及，导致气候异常当季节来临就发病；随着病邪的不断深入，病邪侵害到了大脑出现烦闷，发狂，神昏，谵语，厥逆等精神障碍。治疗主要是根据五运六气的原理，根据疫疠之气或外感毒邪侵入人体后的病邪传变规律，追踪邪传六经或卫气营血，三焦辨证，进而理出以下类型进行辨证论治；

(1) 热毒壅盛血液中毒型：
    A. 主要症状：舌质绛红，舌苔黄厚，脉数；高热，面红目赤，口渴引饮，便秘尿赤；心烦不安，精神兴奋，躁动不安。
    B. 治疗原则：清热解毒，镇静安神。
    C. 方药：白虎汤，黄连解毒汤，银翘散，酸枣仁汤加减：生石膏 60 克、川黄连 18 克、黄芩 15 克、黄柏 9 克、连翘 15 克、板蓝根 30 克、金银花 18 克、蒲公英 18 克、生甘草 9 克、菊花 9 克、生大黄 9 克、知母 12 克、麦冬 9 克、炒枣仁 30 克、当归 9 克、远志 12 克、冰片 3 克。视情加减使用。

(2) 阳明腑实血液中毒型：

A. 主要症状：舌质红，舌苔黄燥，脉滑实数大；面红身热，或日晡潮热，大便秘结如羊矢，腹痛拒按有硬块；神昏谵语，躁动狂乱，骂詈叫号。

B. 治疗原则：通腑散结，清热解毒，定志安神。

C. 方药：大承气汤，清瘟败毒饮，朱砂安神丸加减：生大黄 18 克、芒硝 12 克分两次化服、枳实 15 克、厚朴 15 克、生地 30 克、黄连 15 克、丹皮 18 克、生石膏 30 克、连翘 12 克、玄参 9 克、水牛角 18 克、生甘草 9 克、石菖蒲 12 克、远志 12 克、炒枣仁 15 克、水飞朱砂 1.5 克分两次冲服。视情加减使用。

(3) 痰血瘀阻血液中毒型：

A. 主要症状：舌质紫暗，舌尖、边上有瘀点，脉涩，弦滑或沉涩；面色晦暗，头痛身痛有定处，饮食无节，大便色黑；精神错乱，行为紊乱，哭笑无常。

B. 治疗原则：活血化瘀，通经活络，醒脑开窍。

C. 方药：血府逐瘀汤，通窍活血汤，苏合香丸加减：当归 18 克、川芎 15 克、桃仁 12 克、红花 9 克、赤芍 12 克、生地龙 9 克、丹参 18 克、白芷 30 克、川牛膝 30 克、柴胡 9 克、郁金 9 克、生地 9 克、全蝎 6 克、蜈蚣 6 克、川楝子 9 克、元胡 9 克、甘草 6 克、大葱白 20 公分(粗壮)、苏合香丸 1 丸分两次冲服。临床上视情加减使用，气虚者可适加补气药；神昏严重者苏合香丸每日可用 2 丸研化分两次冲服。

(4) 毒邪深陷亡阴亡阳型：

A. 主要症状：此种类型临床上可能出现脱证，脱证分"阳脱证"和"阴脱证"。阴脱证：舌红，舌苔干燥，脉细数；两目内陷，口渴欲饮，皮肤皱褶，少尿或无尿；烦躁不安，言语错乱。阳脱证：舌淡，苔白，脉微欲绝或散大无根；四肢逆冷，冷汗淋漓，手撒遗尿。

B. 治疗原则：阴脱证：滋阴增液，养阴固脱，醒神养脑。阳脱证：回阳救逆，醒神养脑。

C. 方药：阴脱证：①、生脉散加减：人参 30 克、麦冬 30 克、五味子 18 克、龟板 9 克、熟地 9 克、知母 9 克、白术 9 克。②、参麦注射液 10 ～ 40ml 静脉推注或静脉滴注。

阳脱证：①、四逆汤加减：制附子 30 ～ 90 克先煎若病急则边煎便鼻饲、干姜 30 ～ 60 克、甘草 30 ～ 60 克、人参 30 ～ 45 克、山萸肉 60 克、麝香 0.4 克分两次冲服。②、参附注射液 10 ～ 20ml 静脉注射或静脉滴注。无论阴脱与阳脱，在临床上都属于急危重症，以上方药均为参考，临床上应根据患者的实际病症情况，灵活应对，加减使用，不可拘泥，错失良机。

6.8.2.4.8. 各种恶性肿瘤引发的精神障碍

恶性肿瘤引起的精神障碍，是指罹患恶性肿瘤所引起的精神活动异常的器质性精神疾病。主要症状是：片段性的兴奋、谵妄、幻觉妄想、抑郁、焦虑、痴呆等；与恶性肿瘤并存的精神疾病如精神分裂症、情感性精神障碍等的精神症状；

恶性肿瘤转移至大脑引起的精神障碍；抗癌药物与化疗药物引起的精神障碍等。对恶性肿瘤引起的精神障碍的治疗方法是：一是积极地治疗原发恶性肿瘤，尽量避免引起精神障碍的因素。二是加强对患者的心理治疗，使之科学地认识到恶性肿瘤的发病机制和治疗过程以及归转，使患者的精神强大起来，增强战胜疾病的信心。三是针对精神症状选用相应的非典型抗精神病药物、非典型抗抑郁药物和抗焦虑药物进行积极治疗。

中医对恶性肿瘤所致的精神障碍，通常分为以下几种类型进行辨证论治：

(1) 肝郁气滞毒邪蕴积型：

A. 主要症状：舌质淡、舌苔白，脉弦或弦细而滑；面色发青、胸闷憋气、两肋胀痛、心烦易怒。

B. 治疗原则：疏肝理气、活血化瘀、养血安神。

C. 方药：柴胡疏肝散，血府逐瘀汤，酌加通经活络之属，视情加减化裁。此类型多见于肝癌、乳腺癌、肺癌肝郁气滞型等。

(2) 血瘀积滞阻塞清窍型：

A. 主要症状：舌质紫暗、舌苔灰黄或微黄，脉细涩、小滑；口唇青紫、肌肤甲错、胸肋刺痛、烦闷不安。

B. 治疗原则：活血化瘀、破凝散结、开窍醒脑。

C. 方药：三逐瘀汤、通窍活血汤加减。此类型多见于脑癌、肝癌、肺癌、宫颈癌等。

(3) 脾虚痰湿毒邪犯心型：

A. 主要症状：舌质淡胖、舌苔白腻、或微黄腻，脉滑、缓、小濡；面黄浮肿、呕吐痰涎、胸膈满闷、腹胀便溏、心烦不安。

B. 治疗原则：健脾化痰、活血散结、醒脑安神。

C. 方药：顺气导痰汤、通气散坚丸、消瘰五海饮加减。此类型多见于胃癌、肝癌、胰腺癌、淋巴癌、大肠癌等。

(4) 阴虚内热邪扰心神型：

A. 主要症状：舌质红、舌苔少津，脉细数、小滑；形体消瘦、干咳少痰或无痰、痰中带血或少量咳血，潮热盗汗、胸痛气急、烦躁易怒。

B. 治疗原则：滋阴降火、清热化痰、养心安神。

C. 方药：百合固金汤、清气化痰丸、六味地黄丸、天王补心丹等，视情化裁应用。多见于肺癌、胰腺癌等。

(5) 瘀血凝滞毒邪犯脑型：

A. 主要症状：舌质紫暗、舌苔黄厚或黄燥，脉滑数、实；面色晦暗、口苦咽干、胸背疼通、大便秘结、心烦易怒、焦虑不安。

B. 治疗原则：清热解毒、化痰散结、活血化瘀、开窍醒脑。

C. 方药：清气化痰丸、通气散坚丸、通窍活血汤加减。此类型多见于脑癌、血癌等。

(6) 气血双亏虚邪上扰型：

A. 主要症状：舌质淡或淡紫、舌苔薄或微灰黑，脉细弱、小滑：面色无华、头晕耳鸣、自汗盗汗、畏寒肢冷、精神恍惚、神情呆滞、虚烦易怒、发作有时。

B. 治疗原则：补气养血、化痰解毒、养心安神。

C. 方药：十全大补丸、通气散坚丸、酸枣仁汤加减。多见于血癌等。

治疗恶性肿瘤引发的精神障碍，要注重患者的心理治疗，原发肿瘤的治疗有所好转，患者的精神症状也会随之好转；原发肿瘤的病情恶化，精神症状也会随着加重。因此，一方面要重视原发肿瘤的系统治疗，另一方面要十分注重患者的心理调适。根据各个患者的不同情况，用治愈的例子和痊愈病人的现身说法，纠正患者悲观失望的心理状态，启发患者树立定能战胜疾病的信心，增强患者精神上的免疫能力，乐观地对待疾病及其治疗。

中医对恶性肿瘤及其精神障碍的治疗原则是：整体观念、辨证论治、综合治疗、系统康复。临床治疗的常用方法有：扶正培本法、软坚散结法、活血化瘀法、清热解毒法、化痰利湿法等，临床上要根据不同患者不同情况，灵活运用不可拘泥。

(1) 常用的扶正培本法有：

A. 健脾益气法：是治疗气虚痰结型的基本方法，常用药物有：人参、太子参、党参、黄芪、白术、茯苓、山药、甘草等，当气虚伴有肾虚症状时，要用巴戟天、菟丝子、枸杞子等，填精补髓。

B. 温肾壮阳法：是恶性肿瘤影响到脾肾阳虚时的主要治疗方法，常用药物有：制附子、肉桂、鹿茸、淫羊藿、仙茅、锁阳、肉苁蓉、巴戟天、菟丝子、补骨脂、杜仲等。在运用温补肾阳药物时，常以熟地、龟板、山萸肉、菟丝子等滋补肾阴药物配伍。

C. 滋阴补血法：用于恶性肿瘤治疗时的血虚证，常用的药物有：熟地、当归、阿胶、白芍、龟板、何首乌、枸杞子、女贞子、龙眼肉、紫河车等，常与补气养肾药同用。D、养阴生津法：用于恶性肿瘤治疗中的阴虚内热证，常用的药物有：生地、麦冬、沙参、天冬、玄参、石斛、鳖甲、龟板、玉竹、黄精、天花粉、知母等。

(2) 常用的软坚散结法：是指用软坚散结的药物治疗浊痰瘀血结聚有型病症的方法，是恶性肿瘤临床上主要的治疗方法之一。软坚散结药物可使癌细胞整体崩解碎裂，此类药物有：昆布、鳖甲、龟板、牡蛎、穿山甲、僵蚕、海藻、莪术、瓦楞子、夏枯草等。软坚散结药物在临床上很少单独使用，要根据产生肿瘤的原因选择配伍药物：因热而结者，配伍清热药，以清热散结；因寒而结者，配伍温阳药物，以温阳散结；因毒而结者。配伍解毒药物，以解毒散结；因痰而结者，配伍化痰药物，以化痰散结；因气滞而结者，配伍理气药物，以理气散结；因瘀而结者，配伍化瘀药，以化瘀散结；因食滞而结者，配伍消导药物，以消食散结等。临床上要根据患者具体情况，遵循整体观念和辨证论治原则，恰当地使用软坚散结药物，尽快地消除肿瘤。

(3) 常用的活血化瘀法：恶性肿瘤的形状是癥积、肿块，其脉涩、舌质紫暗、肌肤甲错是典型的血瘀表现，瘀血阻滞是贯穿于恶性肿瘤整个病程的病理机制，因此，活血化瘀便成为了治疗恶性肿瘤的主要治疗方法之一。活血化瘀的主要作用机理是：直接分解肿块，杀灭肿瘤细胞，促进血液循环，改善机体微循环状态，增强机体的免疫能力。活血化瘀的主要药物有：当归、川芎、丹参、桃仁、红花、赤芍、丹皮、三七、元胡、穿山甲、三棱、莪术、水蛭、全蝎、蜈蚣、地鳖虫等。主要方剂有：桃红四物汤、丹参饮、抵挡汤、桂枝茯苓丸、血府逐瘀汤、少腹逐瘀汤、身痛逐瘀汤、通窍活血汤等。

(4) 常用的清热解毒法：清热解毒是根据恶性肿瘤具有的热毒、火毒、血热、温热等证候而使用的治疗方法，具有清热解毒、泻火凉血等功效。热毒既是恶性肿瘤的主要原因之一，也是肿瘤侵袭变化的病机表现之一。辨证属于里热的症候，分为实热、虚热、气分热、血分热，脏腑偏盛之热（如肺热、肝热、胃热、下焦热、膀胱热等）以及经络之热等。热毒还可以与多种病邪结合为患，形成瘀热、痰热、湿热、暑热等。热毒炽盛则可伤气、伤阴、伤津、伤脏腑等，共同造成恶性肿瘤病机和病情变化的复杂性。在具体运用清热解毒法时，应辨证配合益气、养阴、祛风、通络等治法，以获得良好的治疗效果。具体运用如下：

　A. 祛除热盛毒邪：清除实热、虚热等一切热邪，如有其它邪气与热邪交杂，要选用不同的清热解毒药物和治疗方法：如热盛迫血妄行时，可与凉血止血药合用；血瘀与热邪久蕴为瘀热，则用凉血活血药物合用。一切根据患者的实际情况辨证使用。

　B. 扶正祛邪：罹患肿瘤日久必定身体亏虚，出现体质较差的现象，此时要补充正气祛除邪气。扶正有利于邪气的排除，除邪有利于正气的恢复。在临床上，要根据不同情况的正虚邪实进行不同的辨证论治，如热盛伤津、阴液损耗，则要清热解毒药与养阴药合用，养阴生津；如热邪伤气，则要清热解毒与补气方法合用等等。

　C. 辨证用药：根据热毒蕴结的不同部位和不同表现，选择恰当的清热解毒药物。如上焦热盛选用黄芩，中焦热盛选黄连，下焦热盛选黄柏，三焦热盛选栀子，肝胆湿热选龙胆草、茵陈，腹结热盛选择大黄等等。治疗肿瘤常用的清热解毒药物有：金银花、连翘、白花蛇舌草、半枝莲、龙葵、七叶一枝花、山豆根、板蓝根、大青叶、虎杖、紫草、紫花地丁、蒲公英、鱼腥草、夏枯草、败酱草、穿心莲、黄芩、黄柏、黄连、栀子、丹皮、知母、苦参、龙胆草、石上柏、土茯苓、马齿苋、鸦胆子、牛黄、羚羊角、水牛角等，临床上可视情使用。

(5) 常用的利湿化痰药：痰湿是肿瘤的主要病因病机，肿瘤形成以后，痰湿还是肿瘤的重要病理产物如食道癌的痰涎壅盛、肺癌的咳嗽痰多等，因此，化痰祛湿法也是恶性肿瘤的重要治疗方法之一。使用化痰利湿法要遵循痰湿证的辨证原则，灵活机动地运用治疗法则和精准选药，特别是对一些重性肿瘤，化痰利湿法的使用更要准确。很多肿瘤患者的痰湿非半夏、胆南星、瓜蒌、薏苡仁等所能奏效的，需用海浮石、青礞石等重坠化顽痰药物相配合才能有好的疗效。还有的与痰湿密切相关的肿瘤必须用甘遂、大戟、芫花、马钱子等峻猛之品铲除痰邪方能奏效。常用的化痰利湿药物有：茯苓、猪苓、薏苡仁、泽泻、车前子、茵陈、地肤子、金钱草、苍术、半夏、胆南星、天竹黄、浙贝母、瓜蒌、紫菀、前胡、桔梗、杏仁、竹茹、款冬花、百部、白芥子、昆布、海藻、青礞石、海浮石、葶苈子、甘遂、大戟、芫花、马钱子等。常用的化痰利湿方剂有：二陈汤、瓜蒌薤白半夏汤、导痰汤、涤痰汤、茯苓丸、温胆汤、十枣汤、甘遂半夏汤、禹功散等。

　　治疗恶性肿瘤所致的精神障碍，除了以上一般的几种方法外，更主要的是根据恶性肿瘤发生、发展、转移的复杂特性，全面考察患者家族的遗传因素，生长教育环境，平素身体情况，精神素质，发病因素，躯体症状和精神症状，以及药物引发肿瘤的因素，患肿瘤后精神疾病复发的状况等等因素，根据整体观念和辨证论治的原则，灵活机动地选用各类适宜治疗方法，精准施治。

6.8.2.4.9. 与文化相关的精神障碍

　　与文化相关精神障碍的发生发展与患者所处的特定文化环境有关，此类精神障碍主要有：恐缩症伴发的精神障碍；气功所致的精神障碍；亚文化癔症性附体精神障碍；巫术所致的精神障碍等。

(1) 恐缩症伴发的精神障碍：此病全球都有，在欧美国家称之为"生殖器后缩综合症"，但多见于东南亚的马来西亚、新加坡、泰国、印度及中国广东、海南等地。患者男女都有，男性多见，有易感人群，好发于智力较差与超我力较低，暗示性高，敏感，焦虑和神经质的人群。

中医将恐缩症分为缩阴症和缩阳症。早在两千多年前，《黄帝内经》就探讨了该病的病因病机，《素问·至真要大论》曰："诸寒收引，皆属于肾"。就是说当肾气虚衰而有阴寒的病因时，则可导致肾所主司的前阴（即男女的外生殖器）的收缩作痛（即缩阴症）。中医将缩阴症一般分为肾阳虚衰型和寒阻肝经型：

A. 肾阳虚衰型：

　　①、主要症状：舌质淡胖，舌苔薄白，脉沉迟，尺部尤甚；心慌，气促，面色苍白，出汗，血压升高，尿急，眩晕；形寒肢冷，腰膝酸软，小腹冷痛；阴茎、阴囊、睾丸内缩；阴部发凉抽动，畏寒心悸，心烦意乱，焦虑紧张，烦躁不安有濒死感，身体其他器官有麻木感，有幻觉如听到鬼叫声，进门声，部分意识模糊等。

　　②、治疗原则：温肾壮阳，祛寒止痛。

　　③、方药：肉桂9克、制附子9克、干姜15克、高良姜9克、丁香6克、锁阳9克、杜仲9克、肉苁蓉9克、熟地15克、菟丝子9克、白芍9克、甘草6克、大枣6枚。临床上可以视情加减使用。

B. 寒阻肝经型：

　　①、主要症状：舌质淡白而青，舌苔白而润，脉弦或弦紧；心慌，气促，面色青晦，出汗，血压升高，尿急，眩晕；少腹冷痛，前阴凉冷，周身寒战发冷；阴茎、阴囊、睾丸内缩；阴茎内缩掣痛，睾丸上窜，阴囊及少腹挛急；惊恐，焦虑，烦躁欲死，幻觉幻视幻听，有的意识模糊。

　　②、治疗原则：温经散寒，理气止痛。

　　③、方药：暖肝煎加减：当归9克、枸杞子9克、茯苓6克、吴茱萸9克、乌药9克、木香9克、炒小茴9克、川楝子6克、制附子6克、肉桂9克、生姜6克、大枣6枚。临床上可以视情加减使用。对于恐缩症的治疗，中医认为相应的心理治疗非常重要，要根据患者的知识水平，认知能力，对症性的进行心理调试，解除患者的心理恐惧，尽快恢复正常。中医认为恐缩症大多因为寒邪凝滞于下焦和肝肾二经，民间对病情紧急者的救治多采用偏方如：将颗粒状食盐炒热，装入布袋内，趁热熨肚脐，小腹，阴部，胸腹，背心及其他病灶部位；鲜葱一大束（生姜、辣椒亦可），捣烂以酒炒热，敷脐部与小腹，复热水袋于上熨之，或以布裹熨阴部；辣椒若干煎汤，候温频服至内缩停止；或用火针或艾灸作用于三阴交、气海、关元等穴，直至四肢及阴茎转温、内缩掣痛缓解再停止。

(2) 气功所致的精神障碍：气功所致精神障碍是指由于练功时操作不当，处于气功状态的时间过长而不能收功，思维、情感、意志行为出现紊乱、失去自我控制能力的精神疾病。中医将气功所致精神障碍分为以下几种类型进行辨证治疗：

A. 气滞血瘀型：病因病机为：气功理论没有恰当地掌握，或功法不精，导致气机逆乱，血行郁滞，气滞血瘀。

　　①、主要症状：舌质红绛或紫暗、舌苔微黄厚，脉弦，涩，紧滑；面色晦暗，头痛身痛，胸胁满闷，情绪不稳，烦躁不安，紧张多疑，幻觉妄想，哭笑无常。

　　②、治疗原则：疏解郁邪，活血化瘀，养心安神。

　　③、方药：癫狂梦醒汤，大柴胡汤，酸枣仁汤加减：桃仁18克、红花9克、当归18克、川芎15克、柴胡18克、赤芍15克、青皮15克、苏子9克、黄芩9克、生大黄9克、炒枣仁30克、陈皮9克、法半夏12克、茯苓9克、甘草6克。临床上可以根据情况加减使用。

B. 痰火内扰型：病因病机为：练功心切，操作不当，导致气机郁滞，化火炼痰，痰邪扰心。

　　①、主要症状：舌质红绛，舌苔黄厚或黄燥，脉弦数，滑，实；头痛目赤，口苦口臭，痰涎壅盛，气胀胸闷，尿赤便结；思维破裂，行为紊乱，情绪急躁，暴躁冲动，伤人毁物，狂乱无知。

　　②、治疗原则：a.涌吐热痰。b.清热泻火，破气降逆，涤痰开窍。

　　③、方药：a.瓜蒂散。b.荡痰汤，宽中降逆汤，涤痰汤加减：生赭石30克、生大黄18克、芒硝12克分两次化服、生甘遂6克极细粉调服、胆南星15克、清半夏30克、枳实18克、厚朴18克、橘红9克、石菖蒲9克、竹茹9克、莱菔子9克、焦三仙各18克、甘草6克。临床上视情加减使用。

C. 心胆气虚型：病因病机为：练功中被突发事件吓到，气机惊乱，导致游气惊散，心胆气虚。

　①、主要症状：舌质淡，舌苔白细腻，脉细、弦、散乱；神思恍惚，情绪茫然，忧愁不安，善恐易惊。

　②、治疗原则：调理气机，补气养血，定惊安神。

　③、方药：十味温胆汤，参赭镇气汤，琥珀抱龙丸加减：胆南星9克、天竺黄9克、茯苓9克、陈皮6克、生赭石30克、檀香9克、枳壳6克、苏子9克、人参9克、柴胡9克、升麻6克、生山药15克、生芡实15克、山萸肉15克、生龙牡各12克、生白芍9克、炒枣仁15克、远志9克、石菖蒲9克、琥珀6克、朱砂2克分两次冲服。视情加减连续使用。

D. 阴虚火旺型：病因病机为：练功心切，日夜不休，导致心血暗耗，肝肾阴虚，阴虚火旺，上扰心神。

　①、主要症状：舌红少津，脉细数；面干颧红，五心烦热，口干舌燥，失眠盗汗；注意力不集中，神情迷茫，思维迟钝，行为紊乱，幻听幻视，自言自语，急躁易怒，虚狂烦乱。

　②、治疗原则：滋阴降火，养阴补脑，镇静安神。

　③、方药：滋阴降火汤，定志补心丸，安神镇静琥珀丸加减：知母9克、元参9克、天冬9克、麦冬12克、天花粉12克、熟地15克、山药15克、黄柏15克、黄芩9克、钩藤9克、龙齿12克、人参9克、甘草9克、当归9克、川芎9克、茯苓9克、远志9克、石菖蒲9克、琥珀3克分两次冲服、冰片3克分两次化服。视情加减使用。

(3) 亚文化癔症性附体所致的精神障碍：亚文化癔症性附体所致的精神障碍，是指一种在浓重的宗教或迷信背景下，有明显的心理社会因素作为发病诱因的、与文化相关的癔病发作，临床以鬼神，灵魂附体为主、发作精神症状的一种精神障碍。对亚文化癔症性附体精神障碍的治疗，西医大多采用心理治疗和药物治疗相结合的方法，心理治疗多采用认识行为疗法；药物治疗根据患者的精神症状，可采用氯丙嗪注射液25-50mg肌肉注射；或氟哌啶醇5mg肌注；或地西泮10-20mg静脉注射，促使患者尽快入睡，有的病人醒后症状即可消失。急性发作后，有的患者仍有精神症状，可用非典型抗精神药物卓乐定，口服给药，每次60-80mg，每日1～2次。遗有头晕头痛，失眠焦虑的患者，可用阿普唑仑、劳拉西泮等对症治疗。中医将亚文化癔症性精神障碍分为以下五种类型进行辨证论治：

A. 痰气交阻型：病因病机为：肝气不舒，脾肾水液代谢不畅，痰涎内生，导致痰气交阻，心神失养。

　①、主要症状：舌质淡白，舌苔白腻，脉弦、滑；咽中有物，吐之不出，咽之不下，胸闷纳呆，肋胀太息；精神抑郁，神情迷茫，突然狂乱，骂詈昏厥，倒地不起，鬼神附体，念念有词，惊慌失措，精神错乱。

　②、治疗原则：降逆利咽，顺气化痰，镇静安神。

　③、方药：四七汤，顺气导痰汤，柴胡疏肝散，甘麦大枣汤，琥珀安神丸加减：胆南星9克、法半夏18克、厚朴9克、桔红9克、柴胡9克、川芎9克、香附9克、白芍6克、紫苏叶6克、茯苓9克、木香6克、枳实6克、当归9克、川黄连6克、远志12克、炒枣仁18克、琥珀4克分两次冲服、水飞朱砂1.5克分两次冲服，视情加减使用。

B. 痰火上扰型：病因病机为：气机不畅，五内蕴热，导致炼液生痰，痰火上扰，毒邪攻心。

　①、主要症状：舌质红绛，舌苔黄厚而燥，或黄厚腻，脉实数、弦滑；头痛面赤，口苦咽干，胸闷烦躁，咳吐黄稠粘痰，大便干结，或自觉少腹有气上冲于心，突然昏厥，四肢抽搐，痰涎壅盛，喉鸣阻塞；如见鬼神，怒目而视，吵闹不休，说些常人听不懂的语言。

　②、治疗原则：清热泻火，涤痰开窍，清脑醒神。

　③、方药：荡痰加甘遂汤，大承气汤，大柴胡汤，朱砂安神丸加减：生赭石30克、生甘遂6克极细末调服、生大黄15克、芒硝12克分两次化服、清半夏30克、郁金15克、枳实15克、厚朴15克、柴胡12克、赤芍12克、黄芩9克、川黄连9克、黄柏9克、白芍9克、川芎9克、白芷15克、甘草6克、朱砂2克分两次冲服、安宫牛黄丸0.5丸研化兑服，临床可视情加减使用。

C. 心肾阳虚型：病因病机为：矛盾纠结，劳心伤脑，长期压抑导致肾精不足，心肾阳虚。

　①、主要症状：舌质淡，舌苔薄白，脉濡弱、沉细或沉迟而微；面色㿠白，少气无力，形寒肢冷；气从少腹上冲于心，发作欲死，夜间尤甚；精神萎靡，神情呆滞，气上冲心，乱语狂言，鬼神附体，惊恐乱叫。

②、治疗原则：温阳散寒，降逆平惊，安神定志。

③、方药：桂枝加桂汤，右归饮，奔豚汤，安神定志丸加减：桂枝18克、白芍9克、甘草9克、肉桂9克、熟地12克、制附子9克、山药12克、吴茱萸9克、生姜9克、大枣6枚、鹿茸6克、杜仲9克、菟丝子9克、枸杞子9克、法半夏18克、人参9克、沉香9克、远志9克、石菖蒲9克、炒枣仁15克、生磁石18克极细末。临床上视情加减使用。

D. 痰瘀交阻型：病因病机为：各种不可调和的矛盾，长期纠结无法自我调节，引起心情不畅，精神抑郁，导致肝气郁滞，气血水液代谢失调，痰瘀交阻，蒙蔽清窍。

①、主要症状：舌质青紫或紫暗，舌苔黄细腻，脉细、弦、涩；面色青晦，精神压抑，神情急躁，心悸失眠，头痛胸痛，入夜尤甚；突然仆倒，奇谈怪语，撞见鬼神，暴聋暴盲，哭笑无常，或突然瘫痪，悲伤欲哭，不知所以，神识迷茫。

②、治疗原则：疏肝理气，活血化瘀，清脑醒神。

③、方药：癫狂梦醒汤，柴胡疏肝散，通窍活血汤，醒脑再造丸加减：柴胡9克、郁金15克、赤芍15克、桃仁18克、红花15克、生地龙9克、三七9克、当归12克、川芎9克、全蝎6克、蜈蚣6克、细辛6克、白附子6克、僵蚕9克、陈皮9克、半夏15克、青皮15克、枳壳9克、沉香6克、苏子9克、冰片3克分两次化服，临床上视情加减使用。

E. 阴虚火旺型：病因病机为：家庭社会心理矛盾长期压抑，情志不舒，导致暗耗心血，肾精失养，阴虚燥邪上扰心神。

①、主要症状：舌质红，舌上少津，脉沉细数，无力，小滑；两颧潮红，盗汗失眠，头晕耳鸣，腰膝酸软，视物不清；烦躁不宁，吵闹不休，突然晕厥，如见鬼神，胡言乱语，眼神迷茫。

②、治疗原则：滋阴降火，平调肝肾，养脑安神。

③、方药：滋阴降火汤，肝肾双补丸，百合地黄汤，甘麦大枣汤，柏子养心丸加减：生地15克、元参18克、地骨皮15克、知母9克、百合15克、麦冬9克、五味子9克、枸杞子15克、巴戟天9克、山萸肉12克、当归9克、川芎9克、甘草6克、炒枣仁30克、夜交藤30克、远志12克、石菖蒲9克、益智仁18克。临床上视情加减使用。

(4) 巫术所致的精神障碍：中国的巫术是指远古人在山西运城巫咸国的制盐技术。由于古人对未知世界的敬畏，古人对盐的崇拜，亦因适宜的时间、气候、风向对制盐的帮助，所以古人在制盐的过程中，举行各种祭祀活动，这种具有神秘色彩的祭祀活动和制盐技术便上升为了巫术。由于古人对未知神秘力量的敬畏，这一整套技术后来演变为了中华民族承载多重意义的巫术。除中国外，世界上所有民族都在不同时期、不同地域发展出了不同形式、不同内容、具有地域文化色彩的巫术。严格地讲，巫术是产生于现代科学以前的科学技术，属于前科学或原始科学的范畴。随着社会的发展，巫术被蒙上了神秘的面纱，承载了人类对未知世界的敬畏，属于哲学范畴的"精神本原"探求的领域。迄今为止，科学特别是物理学尚未揭示"精神本原"的本质问题，巫术对"精神本原"的部分认识仍有其科学的成分。在人类没有科学地认识"精神本原"以前，巫术都会伴随着人类的发展而存在并发展，科学最终将给巫术一个准确的揭示。讨论巫术所致的精神障碍，不能简单的指斥为"迷信"，严格地讲，科学对巫术所致精神障碍的认识还相当肤浅。西医对巫术所致精神障碍的治疗，一是认知心理治疗，用现代人类掌握的科学知识、科学语言向患者解释所面临的精神障碍问题；二是用精神药物如氯丙嗪、异丙嗪、安定等肌肉注射，使患者尽快进入睡眠状态，等第二天清醒后，再视其残留的精神症状，给予非典型抗精神药物奥氮平，妥泰，阿普唑仑等的对症治疗，一般都可以好转。

中医对巫术治病的认识源于《黄帝内经·移精变气论》曰："毒药不能治其内，针石不能治其外，故可移精祝由而已"。这里的"祝由"即为巫术治病（心理治疗）的一种形式。巫术所致精神障碍是巫师施行巫术时导致患者诱发精神障碍，出现身体不适，鬼神附体，片段幻觉，妄想，行为紊乱等精神症状。中医对于此的治疗：一是进行相应的中医心理治疗，根据巫术中的科学成分，进行中华文化的系统讲解和分析，使患者从认知层面进行反思自己对巫术的认知，帮助患者科学的解析巫术，辨证地进行分析，从而走出误区。二是凡是因巫术所致精神障碍的患者，大多都有遗传和精神素质以及体质方面的原因，因此根据患者的综合情况，大致分为以下六种类型进行辨证论治：

A. 心虚胆怯型：病因病机：平素体质虚弱胆小怕事，遇到不解之事心中恐惧，求助巫师，被虚幻的环境笼罩其中，导致心胆气虚，邪扰神明。

　①、主要症状：舌质淡白，舌苔白细腻，脉细弱濡滑；面色㿠白或乍青乍白，神色慌张，目光畏惧，惊恐不已，鬼神附体，幻觉妄想，惊叫狂乱，惶惶不可终日。

　②、治疗原则：补气壮胆，镇静安神。

　③、方药：十全大补汤，降逆镇邪散，琥珀安神丸加减：人参9克、紫河车15克、当归9克、川芎9克、熟地9克、白芍9克、生牡蛎15克、炒枣仁18克、柏子仁15克、远志12克、茯神12克、石菖蒲9克、陈皮9克、胆南星9克、半夏9克、生磁石极细末30克、琥珀4克极细末分两次调服、水飞朱砂2克分两次冲服、冰片3克分两次化服。临床上视情加减使用。

B. 惊恐伤肾型：病因病机：由于对神秘现象的恐惧，对自身行为诸多不满，惊恐内生，日久伤肾，肾精亏虚，导致惊恐伤肾，邪犯神明。

　①、主要症状：舌质虚淡，舌根虚胖，舌苔根部微黄细腻，脉沉细，虚数，小滑；齿摇发脱，腰膝酸软，精神萎靡，神情呆滞，恍惚不安，虚烦不眠，突被附体，惊恐万状，胡言乱语，幻觉妄想，喜暗惧明。

　②、治疗原则：填精补髓，温肾壮阳，益脑定惊，回魂醒神。

　③、方药：加味神仙既济丸，加味坎离丸，安魂定魄丹加减：人参9克、肉桂9克、沉香9克、小茴9克、海狗肾5克极细末、鹿茸6极细末克、熟地15克、黄柏6克、升麻6克、柴胡7克、生磁石极细末15克、生赭石极细末15克，水煎服，每日一剂，每剂煎煮药汁600毫升，每于上午十时、下午四时各服300毫升；上午服药时，加味神仙既济丸一丸、加味坎离丸一丸，随汤药化服；下午服药时，安魂定魄丹一丸随汤药化服。此方连续服用，当有大效。

C. 痰火上扰型：病因病机：对巫术半信半疑，因疑难事件无以解脱，疑惑郁愤，导致心肝火旺，痰火上扰，邪犯神明。

　①、主要症状：舌质红绛，舌苔黄厚或黄燥，脉弦滑，数实；面赤口苦，心烦易怒，大便干燥，神灵附体，哭笑无常，兴奋话多，怒目而视，骂詈嚎叫。

　②、治疗原则：通泻心肝，清热解毒，涤痰开窍，镇静安神。

　③、方药：白虎汤，荡痰汤，清瘟败毒饮，琥珀安神丸加减：生石膏极细末90克、生大黄30克、川黄连18克、黄芩15克、黄柏15克、知母15克、生地30克、丹皮18克、水牛角30克、清半夏15克、胆南星12克、青礞石捣碎30克、生赭石极细末30克、芒硝9克分两次化服、茯神15克、炒枣仁30克、琥珀4克极细末分两次调服、水飞朱砂2克分两次冲服。临床上视情加减使用。

D. 气滞血瘀型：病因病机：因于俗务，久未化解，郁怒愤恨，求巫师作法，罔遂己愿，但又惧怕惊恐，郁滞更甚，导致气滞血瘀，冲犯神明。

　①、主要症状：舌质紫暗，舌苔黄细腻，脉沉弦，滑涩；面色青晦，肌肤甲错，妇女经血紫黯；鬼神附体，胡言乱语，精神烦闷，恼怒妄言，躁扰不宁，幻觉妄想。

　②、治疗原则：活血化瘀，镇静安神。

　③、方药：癫狂梦醒汤，血府逐瘀汤，琥珀安神丸加减：柴胡18克、赤芍15克、桃仁12克、红花9克、丹参12克、川黄连9克、苏子9克、青皮18克、香附9克、枳壳9克、清半夏12克、胆星9克、炒枣仁18克、远志9克、石菖蒲9克、琥珀4克极细末分两次调服、水飞朱砂2克分两次冲服。临床上视情加减使用。

E. 痰气交阻型：病因病机：患者平素性格内向，内心活动强烈，遇事优柔寡断，因于方便或亲属，患者常与具有巫术的人士接触，巫师做法事时的精神状态对患者有明显的暗示，患者感觉自己也有某些通神的功能，但效果往往不佳，诸事不顺，久慕不遂，郁积于内，导致肝脾生疾，痰气交阻，邪犯神明。

　①、主要症状：舌质淡微红，舌苔白微黄细腻，脉弦滑，滑细而缓；胸闷纳呆，嗳气呕恶，痰涎盈口，吐之不爽；情志抑郁，精神萎靡，鬼神附体，惊恐慌乱，喃喃独语。

　②、治疗原则：健脾理气，解郁化痰，安神定志。

③、方药：顺气导痰汤，半夏厚朴汤，安神定志丸加减：柴胡9克、法半夏18克、胆南星9克、橘红9克、厚朴9克、苏叶6克、生姜9克、竹茹6克、苍术12克、茯苓9克、泽泻6克、香附9克、枳实6克、生龙牡各15克、远志18克。临床上视情加减使用。

F. 虚风内动型：病因病机：笃信巫术，殚精竭虑，导致肝肾精血耗损，内生虚热，虚风内动。

①、主要症状：舌质红光绛，舌苔干少苔，脉细数，无力；形体消瘦，两颧潮红，唇齿焦干；鬼神附体，狂乱躁动，神志蒙昧，时清时昧；抽搐频发，目光惊惧，慌乱无措。

②、治疗原则：滋阴柔肝，息风止痉，益肾补脑。

③、方药：羚羊钩藤汤，三甲复脉汤，大定风珠加减：炙甘草9克、生地黄15克、生白芍12、麦冬9克、阿胶6克烊化兑服、川贝母9克、白芥子9克、生牡蛎15克、鳖甲9克、龟板9克、五味子9克、钩藤12克、羚羊角粉4克极细粉。临床上视情加减使用。

民间对巫术所致的精神障碍，一般都认为是鬼神附体，灵魂附体，使用针灸和中药以及偏方进行治疗。

    a. 针灸治疗：常用穴位有：太阳、百会、人中、十宣、涌泉、合谷、印堂、风池、风府、大椎、陶道、天突、玉枕、气海、至阴等穴强刺激。

    b. 鬼门十三针针灸治疗：按照鬼门十三针的具体要求操作。

    c. 偏方药物治疗：雄黄9克、朱砂9克、皂角9克、干姜9克、生半夏9克、细辛6克、辛夷6克、牛黄3克、麝香2克、冰片6克，共为极细末，备用。使用方法是，将一硬纸片卷为漏斗状，用漏斗的尖部装入药面少许，病人发作时，将药面吹入患者鼻孔内，以患者打喷嚏、流眼泪为有效的标准。此时，应嘱咐患者尽量放松，一般15～30分钟即可恢复正常。

    d. 酒醉疗法：配合认知心理疗法，用科学的知识将巫术的神秘揭开后，根据患者的不同酒量情况，家属或医者请患者共同饮酒，频繁劝饮使患者大醉，醉后用葛根60克、天竺黄9克、细辛6克、清半夏9克煎汤300毫升，融入冰片3克，冲服牛黄1克（研化）。服药后请患者入睡，一般醒后就会清醒过来，如果还有精神上的不适，可以再用，直至患者完全清醒为止。

民间还有很多不同形式、不同内容的治疗方法，我们认为：在科学对"精神本原"尚未揭示以前，只要是对患者能起到缓解症状，减少痛苦且立竿见影的治疗方法，都可以使用。

6.8.3. 西药辅助治疗

这里的西药，主要是指现代精神药物：包括抗精神病药物、抗抑郁药物、抗焦虑药物、抗躁狂药物、精神振奋药物、镇静催眠药物，以及一些相关的药物。西药辅助治疗，是指在中医精神医学理论、中医整体观念和辨证论治原则指导下，根据患者的不同情况、躯体和精神症状，针对性地选用一些精神药物，在综合系统治疗方案中，作为一味特殊中药使用，以尽快获得和提高临床治疗效果。这就是说，在这里使用的精神药物，不单单是西医精神药理学概念的精神药物，而且是与中医药有机结合的一类特殊中药，它承载了中医精神医学整体治疗的一个部分功能，呈现出中西医结合的现代水准，为将来达到"精神本原"科学层次的中西医结合精神医学奠定临床实用基础。

6.8.3.1. 抗精神病药物的辅助选用

根据不同的化学结构，抗精神病药物分为：吩噻嗪类、硫杂蒽类、丁酰苯类、萝芙木类、非典型抗精神病药物类、长效抗精神病药物。临床上可以根据患者的具体情况，分别选用相应的抗精神病药物，辅助中医药进行系统的辨证治疗。

6.8.3.1.1. 吩噻嗪类

吩噻嗪类抗精神病药物的品种繁多，常用的有：氯丙嗪、奋乃静、三氟拉嗪、氟奋乃静等。

(1) 氯丙嗪：氯丙嗪是1952年最早应用于临床的抗精神病药物。氯丙嗪是一种白色或乳白色结晶性粉末，有微臭、味极苦，很容易潮解，易溶于水、氯仿、酒精，但不溶于乙醚。与普鲁卡因溶液混合时，不产生沉淀。对光敏感，如暴露日光后，其颜色会变深，宜存放于阴暗处。

A. 药理作用：氯丙嗪对脑干、边缘系统及间脑有明显的抑制作用，药物选择性地作用于这些部位与控制各种精神症状密切相关。氯丙嗪的 R1 侧链为脂肪胺侧链，故其有强力的镇静作用，能控制精神运动性兴奋及消除幻觉、妄想等症状；还有降低血压、降低体温及其基础代谢、抗肾上腺素、抗胆碱能、抗组织胺、镇吐、加强麻醉药和催眠药的作用。

B. 适应症：氯丙嗪主要适应于各种精神运动性兴奋，幻觉妄想状态，各种思维、情感、意向和行为障碍。主要用于治疗精神分裂症，以妄想型和紧张型效果较好，青春型次之。也可用于躁狂症、急性应激障碍和创伤后应激障碍，各种器质性精神障碍如：脑动脉硬化性精神障碍、感染中毒性精神障碍、癫痫性精神障碍等。也可用于癔病及其他类型的神经症伴有紧张、焦虑、失眠状态时。

C. 用法：氯丙嗪有口服、肌肉注射、静脉注射、静脉滴注四种使用方法。如果病人比较合作，可采用口服，口服比较方便，一般多采用缓慢增长药量法，即从最小剂量 12.5mg 试服一次，四个小时后如无不适，则可逐日递增，一周内增至 200～300mg/d，服用这个剂量，患者一般会保持镇静状态，能在护士督促下配合中药治疗。此时一般不要再增加剂量，要等待中药发挥治疗作用，观察两周后，再视情况决定是否要增加剂量。对拒绝服药、兴奋躁动等无法口服者，可采用肌注：盐酸氯丙嗪 25～50mg，每日二次。也可用"冬眠合剂"肌注：盐酸氯丙嗪 25～50mg、盐酸异丙嗪 25～50mg，肌肉注射，每日 1～2 次，连续使用两周。对狂躁和极度兴奋躁动的病人也可采用静脉注射或静脉滴注法：用注射用水 40ml 或 25% 葡萄糖液 40ml 稀释 25～50mg 氯丙嗪，缓慢从静脉推入；用 50～200mg 氯丙嗪溶于 500ml 生理盐水或 5% 葡萄糖盐水中静脉点滴，速度为每分钟 40～60 滴。

D. 疗效：氯丙嗪对精神分裂症及各类精神疾病都有较好的疗效。在治疗精神分裂症时，急性病人比慢性病人疗效较好；妄想型、兴奋躁动型、混合型效果最好；青春型、紧张型效果次之；单纯型效果最差。氯丙嗪对躁狂症的效果最好，对轻躁狂效果欠佳；对偏执型精神障碍也有效；对神经症的焦虑紧张、癔病发作也有良好的效果；对控制症状性、脑器质性精神障碍的兴奋躁动状态效果最好。

E. 副作用：氯丙嗪的副作用分为常见副作用和罕见副作用两种：常见副作用如口干、舌燥、鼻塞、乏力、嗜睡、心动过速、锥体外系反应等；罕见副作用如阻塞性黄疸、粒细胞缺乏、视网膜色素沉着等，各种副作用中以急性黄疸、粒细胞缺乏症、癫痫样发作、剥脱性皮炎、肝损害及低血压休克最为严重。

F. 预防氯丙嗪副作用的中药处方：使用氯丙嗪有可能产生的付作用主要是：

①、锥体外系副作用：涉及肝、脾、胃等脏腑。

②、代谢和内分泌系统副作用：涉及肝、肾等脏腑。

③、心血管和造血系统副作用：涉及心、脾、肝、肾等脏腑。

④、呼吸和皮肤系统副作用：涉及肺、皮肤等脏腑。临床上典型的表现是：a. 嗜睡、惊厥、肌张力紧张、类震颤麻痹综合征、迟发性运动障碍。b. 口干舌燥、静坐不能、便秘、尿潴留、肥胖、闭经、直立性低血压、心动过速、血栓形成。c. 粒细胞减少症。d. 药源性肝损害、药源性皮炎、药源性性功能障碍等。涉及的脏腑主要有：脑、骨髓、心、肝、肾、脾、胃、胆、肺、大肠、膀胱等。引起和辩证出的主要病理产物有：毒邪蕴积，化热伤阴；血液中毒，神志失常；气滞血瘀，痰涎壅盛；肝胆湿热，急性黄疸；燥结肠胃，大便不通；湿毒内蕴，发于皮肤；肝脾肾、骨髓、胸腺、淋巴结造血功能障碍等。因此，预防氯丙嗪引起毒副作用的原则是：增强机体免疫能力，促进机体代谢功能。预防的中药处方是：人参 9 克、灵芝 9 克、白术 9 克、茯苓 9 克、生甘草 9 克、当归 9 克、川芎 9 克、丹参 9 克、熟地 9 克、麦冬 9 克、枸杞子 9 克、茵陈 9 克、葛根 18 克、焦三仙 9 克、生大黄 9 克后下、车前子 15 克包煎。此方可以在服用氯丙嗪以前连服三副，即可起到预防氯丙嗪副作用的效果。在确定中医精神医学的分类以后，此方可以加减，融入到毒气、毒血、毒液等所有类型的辨证治疗中，再根据服用氯丙嗪过程中出现的副作用的类型进行辨证施治。在服用中药过程中，要保证肝肾代谢正常，脾胃运化功能旺盛，大便、小便排泄通畅，就能起到预防和尽快消除副作用的目的。

G. 氯丙嗪在中医系统治疗中的辅助作用。氯丙嗪抗精神病的药理作用主要在大脑皮质、脑干、脊髓、周围神经、直至神经肌肉接头等，这些系统与中医的心、肝、肾、脾、胃、脑、髓、等脏腑有直接关系。中医认为：凡是能引起大脑功能异常的精神疾患，在体内都有一个脏腑功能自我调节的过程（突然的超强刺激引起的大脑超限性抑制除外），当机体自身的调节能力无法对紊乱的脏腑功能进行有序调节时，紊乱的脏腑功能（含有有毒物质）进入大脑，因此导致了大脑功能的异常。在中医精神医学的辨证论治中，氯丙嗪这种"特殊中药"，能穿透血脑屏障，直接进入大脑发挥作用，起到了中医系统治疗的"特种部队"的作用：先将精神运动性兴奋抑制住，然后用中药系统解除发生精神障碍的根本原因（脏腑功能紊乱）。这种"特种部队"有其一定的尖端作用，也有其局限性和由此产生的副作用，因此决定了氯丙嗪在中医系统治疗中的辅助作用。临床使用时要注意，只要是在氯丙嗪的帮助下，患者能配合服用中药，就要尽量服用中药，尽量减少氯丙嗪的用量并逐步停用，重点进行中医为主、中西医结合的系统治疗。

　　H. 使用氯丙嗪辅助中医系统治疗应注意的事项：

　　①、明确诊断、精于辨证，在中医整体观念和辨证论治原则的基础上，审慎地选用氯丙嗪。

　　②、使用前进行详细地躯体检查、神经系统和精神检查，以排除器质性疾病，应进行肝肾功能检查，常规血、尿、便检查，心、脑电图检查等，以确保心中有数。

　　③、排除禁忌症，如有严重心力衰竭、高血脂症、肝炎急性期、严重肾病、原因不明的急性感染和发热、血液病、氯丙嗪过敏等，不能使用。

　　④、治疗中要定期检查血象，主要是粒细胞以及其它分类等的检查。

(2) 奋乃静：又叫羟哌氯丙嗪，为白色或淡黄色的结晶性粉末，几乎无臭，味微苦。在乙醇及稀酸中溶解，在水中几乎不溶。

　　A. 药理作用：奋乃静的 R1 侧链为哌嗪侧链，含有哌嗪环，特点是镇静作用较氯丙嗪弱，而镇定作用和止吐作用较氯丙嗪强，毒性仅为氯丙嗪的 1／3，效价较高，约为氯丙嗪的 10 倍。临床上有稳定情绪，改善睡眠，抗幻觉、妄想，减轻情感和意志障碍，增进主动性和改善接触等。奋乃静的禁忌症不像氯丙嗪那样严格，在患有某些躯体疾病而不能服用氯丙嗪时可服用，但有肝损害时不能使用。其对心、肝、皮肤及血象的副作用少，自主神经系统反应较轻，但较易引起锥体外系反应。

　　B. 适应症：可用于急、慢性精神分裂症，躁狂症，焦虑不安和中毒性精神病。也可用于恶心、呕吐及呃逆等。奋乃静对其它脏器的不良反应较少，较适用于躯体疾病伴发的精神障碍。对各类神经症伴有焦虑紧张状态者可以小剂量配合其他药物进行治疗。

　　C. 用法：对急性兴奋躁动的病人，可以肌肉注射，每次 5～10mg，每日 2～3 次，病情改善后再改为口服。口服奋乃静治疗精神分裂症，一般开始剂量为 8～12mg／d，渐增至 20～60mg／d，分 2～3 次服用。病情好转并稳定 2～3 个月后，逐渐改为 10～20mg／d，分 2～3 次服用。对器质性或症状性精神障碍治疗剂量在 10～20mg／d 为宜。奋乃静对神经症的有效剂量是 8～16mg／d。

　　D. 疗效：奋乃静对神经症和躯体疾病伴发的精神障碍效果较好。对于伴有焦虑、紧张、激动、木僵、幻觉、妄想的精神疾病有治疗作用。对伴有运动性兴奋、幻觉妄想的精神分裂症疗效较氯丙嗪差，但有一定疗效。

　　E. 副作用：因为奋乃静能阻断锥体外系多巴胺受体，使胆碱能神经传导占优势而产生震颤麻痹综合症，因此，锥体外系反应较为严重。可出现运动障碍、静坐不能等副作用，可以服用苯海索或东莨菪碱来解除。长期服用可发生迟发性运动障碍。少数病人可出现心悸、心动过速、口干、恶心、呕吐、便秘、尿频、食欲改变和体重增加等副作用。有时可产生直立性低血压，偶可发生皮疹、过敏性皮炎。精神药物严重的副作用阻塞性黄疸、肝功能改变、粒细胞减少症极为罕见。

　　F. 预防奋乃静副作用的中药处方：奋乃静的主要付作用是锥体外系反应和迟发性运动障碍。中医认为，这两种副作用伤害的主要是肝、脾、肾、胃脏腑和经络系统，预防的原则是：维持相关各脏腑间的功能平衡，滋阴扶阳，疏通经络。预防的中药处方是：党参9克、白术9克、茯苓9克、柴胡9克、郁金9克、赤芍12克、白芍15克、生地9克、熟地15克、枸杞子18克、女贞子18克、玄参9克、麦冬9克、葛根30克、天麻9克、钩藤9克、鸡血藤30克、生大黄9克、焦三仙各9克、陈皮9克、半夏9克。此方可以在服用奋乃静以前服用三副，即可起到预防奋乃静锥体外系副作用发生的效果。在确定中医精神医学的分类以后，此方可以加减，融入到毒气、毒血、毒液等所有类型的辨证论治中。在服用中药的过程中，要保证肝肾功能代谢正常，脾胃运化功能旺盛，大便、小便排泄通畅，这样就可以预防和治疗出现的锥体外系副作用。

G. 奋乃静在中医系统治疗中的辅助作用：奋乃静由于镇定和止吐作用较强，因此在中医整体系统的治疗中，对于毒气性精神病，毒血性精神病中的伴有躯体疾病、年老体弱者比较适用。对于毒液性精神病一般不予使用，因为毒液性精神病患者需要涌吐法涌吐顽痰，而奋乃静具有镇吐作用，会引起患者的不适感觉。如果特殊患者的情况非常需要使用奋乃静，也要在使用涌吐剂以前36小时、涌吐以后的36小时以内不能使用。在治疗中，奋乃静作为一味"特殊中药"，可以尽快帮助患者缓解焦虑紧张情绪、控制兴奋躁动，为中医系统整体治疗创造有利条件。

H. 使用奋乃静辅助中医系统治疗应注意的事项：①、使用奋乃静以前要进行躯体检查，排除器质性疾病；进行肝肾功能和血象检查，排除禁忌症。②、详细进行神经系统检查，为有可能出现的锥体外系反应进行临床症状比对；治疗中要特别注意锥体外系反应的出现，出现后要立即进行相应的处理，尽量防止迟发性运动障碍的发生。③、奋乃静属于酚噻嗪类抗精神病药物系列，其他注意事项同氯丙嗪。

(3) 三氟拉嗪：又名三氟比拉嗪、甲哌氟丙嗪，为淡黄色细粉末或结晶性粉末，无臭，味苦。有吸湿性，极易溶于水，略溶于乙醇。5% 水溶液 pH 为 1.7～2.6。是一种良好的抗精神病药物。

A. 药理作用：三氟拉嗪的R1为C-C-C-N结构，其抗精神病作用和镇吐作用都很强，且作用较快，持续时间较久。R2 位上为—CF，决定其为高效价抗精神病药，为氯丙嗪的 10～20 倍。三氟拉嗪对慢性精神分裂症有一定的治疗效果，对抗幻觉妄想的作用较强，起效较快，能改善患者的情感淡漠、行为退缩和呆滞、木僵状态。因其含氟，镇静作用和催眠作用较弱，有一定的振奋和激活作用。有轻度抗组织胺、抗 5-HT 及抽搐作用。

B. 适应症：临床上用于急、慢性精神分裂症、偏执型精神障碍，也用于焦虑状态，恐惧症，亦可作为青春型精神分裂症的维持治疗用药。

C. 用法：精神分裂症患者，开始每次口服 5mg，每日 2 次；两周内渐增至每次 10mg，每日 2～3 次；有限剂量为 30～80mg，平均维持剂量为 10～20mg。对焦虑状态和恐惧症口服剂量为 10～15mg。

D. 疗效：三氟拉嗪对急性、偏执型精神障碍疗效较好，对情感淡漠、行为退缩、动作迟缓、幻觉妄想等症状疗效较明显，对恐惧症、焦虑紧张伴有失眠、烦躁易怒也有较好的疗效，对精神分裂症的各种类型特别是妄想型、单纯型疗效较好。三氟拉嗪的临床实用特点是使用安全、疗效好、起效快、副作用少。

E. 副作用：锥体外系副作用较氯丙嗪明显，最常见帕金森综合征，减少剂量或加服苯海索、东莨胆碱可使副作用减轻或消失。可出现心动过速、失眠及烦躁，服安眠药后可改善。还可出现头晕、视物模糊、恶心、呕吐、便秘、腹泻、食欲不振等症状。偶可出现皮疹、肝功能损害和血象改变，较氯丙嗪为少。

F. 预防三氟拉嗪副作用的中药处方：三氟拉嗪的付作用主要是锥体外系反应，中医认为涉及到肝、心、脾胃、经络等，多辨证为肝肾不足、气血两虚、瘀血阻络等证型。中药预防的处方是：党参9克、白术9克、当归9克、川芎9克、天麻7克、钩藤9克、葛根30克、熟地9克、山药9克、丹皮6克、丹参9克、全蝎3克、桃仁6克、生牡蛎12克、焦三仙各9克。此药在服用三氟拉嗪以前服用三副，就可以预防锥体外系副作用的发生。在治疗中，此药可以融入毒气、毒血、毒液性精神病的辨证论治当中，根据患者的身体情况、躯体和精神症状，对症治疗，灵活应用，预防和消除锥体外系副作用。在整个治疗过程中要保证肝肾代谢功能正常，脾胃运化功能正常，大、小便通畅，就会大大减少锥体外系副作用发生的机率。

G. 三氟拉嗪在中医系统治疗中的辅助作用：三氟拉嗪的主要作用是改善情感淡漠、行为退缩、动作迟缓，消除幻觉妄想，改善焦虑紧张、恐惧症等，而且起效快。在中医治疗中，三氟拉嗪能起到尽快控制住患者的精神症状，为配合系统服用中药创造条件。同时，待中药发挥出了应有的效力后，就要尽快地尽量减少三氟拉嗪的剂量直至停药，减少患者服用精神药物的痛苦。

H. 使用三氟拉嗪辅助中医系统治疗应注意的事项：①、服用三氟拉嗪以前，要进行躯体检查、神经系统检查和精神检查，以排除器质性疾病；应进行肝肾功能检查、常规血、尿、便检查，心、脑电图检查，做到心中有数。②、治疗中要特别注意锥体外系副作用的发生，一旦发生要立即进行对症处理。③、注意心血管、肝肾功能、血象的检测，防止其它副作用的发生。

(4) 氟奋乃静：其盐酸盐为白色或类白色结晶性粉末，无臭，味微苦，遇光易变色。易溶于水与乙醇。

A. 药理作用：氟奋乃静是吩噻嗪类药中最强的抗精神病药物，其药物效价为氯丙嗪的 20～30 倍、三氟拉嗪的一倍、奋乃静的 2～3 倍。其抗精神病作用很强，镇吐作用强，但镇静作用弱。抗精神病作用快，持续时间久，一般每天服药 1～2 次即可，4～6mg／d 后病情常有好转，常用量在 10～20mg/d，最高剂量为 60mg/d。对情感淡漠、行为退缩及焦虑紧张很有效，抗幻觉妄想作用亦强。对控制兴奋躁动有一定效果。

B. 适应症：可用于急、慢性精神分裂症，躁狂症，急性应激障碍或创伤后应激障碍，中毒性精神障碍。还可用于治疗退缩，痴呆，焦虑状态，以及控制恶心、呕吐等。

C. 用法：用于治疗各类精神障碍，开始每日剂量为 2～6mg，分 1～2 次服用，以后逐渐加量，有效剂量为 20～30mg，分 1～2 次服用。用于治疗焦虑状态，每日 4～8mg，分 1～2 次服用。

D. 疗效：此药有激活作用，对各类精神障碍的行为退缩、生活懒散效果较好，对消除幻觉妄想效果也很好。在治疗精神分裂症的各种类型中，以偏执型、紧张型效果较好，单纯型和青春型疗效较差。治疗急性病人的疗效比慢性病人的疗效较好。

E. 副作用：椎体外系反应较为常见，以静坐不能、运动障碍、类震颤麻痹较多见。还可发生皮疹、黄疸、多尿症、低血压、颗粒性白细胞缺乏。对原有癫痫的病人，可促成其发作或恶化。

F. 预防氟奋乃静副作用的中药处方：氟奋乃静的副作用主要是锥体外系反应及心血管等，涉及到心、肝、肾、脾胃、造血器官和皮肤等。预防的处方是：党参 9 克、白术 9 克、茯苓 9 克、当归 9 克、川芎 9 克、天麻 7 克、钩藤 12 克、葛根 30 克、熟地 12 克、山药 12 克、鸡血藤 15 克、丹参 9 克、全蝎 6 克、桃仁 9 克、大枣 5 枚、焦三仙各 9 克。此药在服用三氟拉嗪以前服用三副，一般就可预防锥体外系副作用的发生。在治疗中，此方可以融入毒气、毒血、毒液性精神病的辨证论治当中，根据患者的身体情况、躯体和精神症状，加减使用，辨证治疗，具有预防和消除锥体外系副作用功效。在整个治疗过程中要用中药保证肝肾代谢功能正常，脾胃运化功能旺盛，大、小便、汗腺通畅，就会减少锥体外系副作用的发生。

G. 氟奋乃静在中医系统治疗中的辅助作用：诊断为毒液性的精神病人（需涌吐痰涎），一般不适于使用氟奋乃静，因其镇吐作用强。对于急性和具有行为退缩、偏执、紧张焦虑状态的各类精神病人可以使用。在治疗中，发挥氟奋乃静抗精神病作用强、起效快的长处，尽快控制住症状，为中医系统整体治疗创造条件。待中药发挥作用后，就要尽快减少氟奋乃静的剂量以致逐步停药，尽量避免椎体外系副作用的发生，减少患者的痛苦。

H. 使用氟奋乃静辅助中医系统治疗应注意的事项：①、使用前进行躯体检查、神经系统和精神检查，以排除躯体疾病。②、进行肝肾功能、常规血、尿、便检查，排除禁忌症。③、治疗中要注意锥体外系反应的情况，一旦发现要立即进行相应的处置，尽快消除锥体外系反应。④、定期检查血象，防止皮炎、黄疸、颗粒性白细胞缺乏的发生。

6.8.3.1.2. 硫杂蒽类

代表药物为泰尔登：泰尔登为一种白色至淡黄色结晶性粉末，有特异性，不溶于水，溶于乙醇。

(1) 药理作用：与氯丙嗪相似，有安定、镇静、松弛横纹肌及降温作用。抗胆碱能及抗肾上腺素能作用较氯丙嗪弱，催眠作用较强。有明显的抗焦虑作用及轻度抗抑郁作用。对精神病的兴奋躁动、幻觉妄想作用较弱。

(2) 适应症：用于伴有焦虑及抑郁状态的精神分裂症，更年期精神障碍，情感性精神障碍抑郁相，分裂情感性精神障碍，酒精中毒所引起的精神障碍，焦虑症及心境恶劣等精神疾患。

(3) 用法：重性精神病，开始每次 25mg，每日 3～4 次，以后根据病情逐渐加量，一般口服有限剂量为 300～450mg，必要时可加至 600mg。神经症病人每日 100～150mg，分 2 次口服。对放老年人的使用剂量要小，防止直立性低血压的发生。

(4) 疗效：此药镇静作用强而快，同时又具有抗抑郁作用，对偏执型精神分裂症、兴奋躁动、情绪抑郁有较好的疗效；对单纯型和紧张型疗效较差；抗幻觉妄想作用欠佳。对心境障碍伴有焦虑、紧张、失眠的神经症疗效较好。

(5) 副作用：与氯丙嗪相似，因其镇静作用强，故有嗜睡、头晕、乏力、口干、直立性低血压、恶心、便秘、尿频、心动过速等副作用。对心、肝反应较小，锥体外系反应较轻，粒细胞减少症未发现，是一种付作用较轻的抗精神病药物。

(6) 预防泰尔登副作用的中药处方：因其镇静作用较强，减少剂量就可减轻，因此不必单列中药预防处方。在治疗中，需要根据患者的具体情况和躯体、精神症状，在辨证论治中注意副作用的调理即可。

(7) 泰尔登在中医系统治疗中的辅助作用：泰尔登的主要作用在于治疗偏执型精神分裂症，心境障碍伴焦虑、紧张、失眠的神经症，在中医治疗中起着提高、安定患者情绪的作用。帮助患者认清所患疾病的偏执性质，积极配合医生进行系统彻底的治疗，坚持服用中药，为脏腑和大脑功能的恢复创造条件。

(8) 使用泰尔登辅助中医系统治疗应注意的事项：尽管泰尔登副作用较小，但由于作用于精神疾患，且"精神本原"是个科学尚未完全认识的黑洞，为了保证患者的安全，在使用以前要进行躯体检查、神经和精神检查。A. 进行肝肾功能、血、尿、便的常规检查，以排除器质性疾病。B. 在治疗中，要进行血象的检测，以防止其他副作用的发生。C. 对由于乙醇、催眠药、吗啡制剂等引起的中毒性、脑动脉硬化引起的意识模糊等精神障碍，泰尔登禁止使用。

6.8.3.1.3. 丁酰苯类

丁酰苯类药物主要有氟哌啶醇、五氟利多等。

(1) 氟哌啶醇：氟哌啶醇于 1958 年合成，是丁酰苯类精神药物的典型代表，也是继氯丙嗪以后精神药物治疗史上的第二个里程碑。

  A. 药理作用：氟哌啶醇是一种强有力的多巴胺受体阻滞剂，对控制兴奋躁动效果较好，有激活振奋作用、抗幻觉妄想作用，对情感淡漠、行为退缩等衰退型精神分裂症有较好的治疗效果。

  B. 适应症：适用于兴奋躁动、行为紊乱及幻觉妄想为主的精神障碍，各种类型的精神分裂症，躁狂症，各类器质性精神障碍，焦虑症，老年性精神障碍，儿童多动症和抽动秽语综合征等。

  C. 用法：重性精神病人开始口服 2mg，每日 2～3 次，逐渐长量，有效剂量为每日 20～40mg，维持剂量为 10～20mg，儿童与老年人剂量减半。对兴奋躁动的病人，可以肌注，每次 5～10mg，或 10mg 加入 25% 葡萄糖溶液 20ml 静脉注射，每日 2～3 次，待病人合作后改为口服。治疗焦虑症每日口服 1～2mg。治疗多动症及不自主运动时每次 1～2mg，每日三次。

  D. 疗效：氟哌啶醇的疗效大致与氟奋乃静相似，对急性兴奋躁动、幻觉妄想、思维障碍、情感淡漠等精神分裂症效果较好。对偏执型、青春型精神分裂症疗效较好。肌肉注射对具有攻击行为、动作过多的躁狂病人有效且见效迅速。对儿童精神病的攻击、冲动、破坏和多动等症状疗效较好，对锥体外系疾病如舞蹈症、扭转痉挛、指划运动、左旋多巴所致的不自主运动等疗效较好。

  E. 副作用：氟哌啶醇毒性小，使用安全。锥体外系反应多见，主要表现为静坐不能、急性肌张力障碍。长期应用可引起迟发性运动障碍，静脉注射时可引起严重的心血管反应，甚至猝死。有些病人可引起药源性抑郁，因此有抑郁症的病人不宜使用。氟哌啶醇对体重、肝脏、血象、皮肤变态反应等影响较小，恶性综合征也罕见。

  F. 预防氟哌啶醇副作用的中药处方：氟哌啶醇的主要副作用是锥体外系反应和心血管反应，不使用肌肉注射就可尽量避免心血管副作用。锥体外系反应涉及的脏腑主要是肝肾、脾胃、经络，预防处方是：党参 9 克、白术 9 克、当归 9 克、川芎 9 克、天麻 7 克、葛根 15 克、熟地 9 克、山药 9 克、丹皮 6 克、丹参 9 克、全蝎 3 克、桃仁 6 克、生牡蛎 12 克、焦三仙各 9 克。此药在服用氟哌啶醇以前服用三副，就可以预防减少锥体外系副作用的发生。在治疗中，此药可以融入毒气、毒血、毒液性精神病的辨证论治当中，根据患者的身体情况、躯体和精神症状，对症治疗，灵活应用，预防和消除锥体外系副作用。在整个治疗过程中要保证肝肾代谢功能正常，脾胃运化功能正常，大、小便通畅，经络脉道通畅，就会大大减少锥体外系副作用的发生。

  G. 氟哌啶醇在中医系统治疗中的辅助作用：氟哌啶醇主要对兴奋躁动、幻觉妄想、冲动攻击行为起效快，能迅速地控制住精神症状，为中医整体系统治疗创造条件，从而达到辅助中医系统治疗的目的。在治疗达到一定程度后，要尽快地减少氟哌啶醇的使用剂量，逐步停药，这样就可以预防和治疗出现的锥体外系副作用，减少患者服用精神药物的痛苦。

  H. 使用氟哌啶醇辅助中医系统治疗应注意的事项：①、在使用前对患者进行心血管系统的检查，评估使用风险。②、进行躯体、神经和精神检查，排除器质性疾病。③、进行肝肾功能、血、尿、便检查，排除禁忌症。④、使用中要随时关注锥体外系反应的情况，出现问题即时处置。

(2) 五氟利多：五氟利多是一种白色结晶粉末，微溶于水与稀酸盐，易溶于乙醇。是一种新型口服长效二苯丁哌啶类非镇静抗精神病药物，于1968年问世，是一种治疗精神分裂症的常用药物。

A. 药理作用：与氟哌啶醇相似，是一种强有力的多巴胺受体阻滞剂，特点是抗精神病作用强，治疗范围广，为当前少有的口服长效药物，其镇静作用轻，抗胆碱能作用轻，无抗肾上腺作用。此药口服易吸收，一次服药后24～72h药物浓度在血浆中达到高峰，半衰期长达65～230h，药物进入体内储存于脂肪组织，并从中缓慢释放出来，药物进入和离开脑组织也较缓慢，通过肾脏排出，使用本药要避免求速效而迅速增加剂量。

B. 适应症：各种类型的急、慢性精神分裂症，各种精神错乱状态，适合于各类精神疾病的维持治疗。

C. 用法：每周1次或2次。首次剂量为20mg，每周递增20～40mg，最高每周可达120mg。在加量的过程中，要注意病情变化和副作用的发生情况。常用量为每周40～80mg，连用4～6周可观察疗效，如小剂量效果满意，就不需要再增量，3个月为一疗程，维持剂量为20～30mg。服用五氟利多要因人而异，不要盲目增量，只有在病情未控制、副作用又不严重的情况下才考虑继续长量。对于病情急剧的病人，可以与氯丙嗪、氟哌啶醇、奋乃静、三氟拉嗪、舒必利、氯氮平等短效抗精神病药物的其中一种合并使用，剂量要小，五氟利多无味且不溶于水，因此可以加入食物中给患者服用，以减少患者拒服药物的麻烦。此药长期使用对肝、肾无明显损害。

D. 疗效：对各类精神疾患错乱的精神状态有良好的调整作用，可改善病人与周围的人际社会关系，纠正违拗状态，恢复通情达理，消除猜疑与幻听，稳定情绪，促进患者恢复正常人的交往能力及参与社会活动，对长期服药的患者维持治疗效果良好。

E. 副作用：五氟利多的副作用主要是锥体外系反应，多表现为精神运动迟滞、静止性震颤、流涎、吞咽困难、静坐不能、肌张力障碍、动眼危象、扭转性痉挛、抽搐等。也可出现焦虑失眠、嗜睡头晕、视物模糊、多梦、抑郁、欣快、恐惧等不同表现。还可出现一过性低血压、心动过速或过缓、窦性心律不齐，口干、恶心、食欲减退、便秘等。偶可出现皮疹、排尿困难、泌乳、月经不调等。

F. 预防五氟利多副作用的中药处方：五氟利多的主要付作用是锥体外系反应，以及一些心血管和内分泌及代谢消化系统的副作用，涉及的脏腑主要有心、肝肾、脾胃、经络等。预防的方剂是：党参9克、白术9克、茯苓9克、甘草6克、川芎9克、当归9克、白芍6克、熟地6克、王不留行9克、天麻9克、钩藤12克、葛根18克、全蝎3克、蜈蚣3克、石斛6克、丹参15克、丹皮6克、焦三仙各6克。此药在服用五氟利多以前服用三副，基本可以预防锥体外系副作用的发生。在治疗中，此药可以融入毒气、毒血、毒液性精神病的辨证论治当中，根据患者的身体情况、躯体和精神症状，对症治疗，灵活应用，预防和消除锥体外系副作用。在整个治疗过程中要保证肝肾代谢功能正常，脾胃运化功能旺盛，大、小便通畅，经络脉道通畅，阴阳协调、表里通顺，就会大大减少锥体外系反应及其它副作用的发生。

G. 五氟利多在中医系统治疗中的辅助作用：五氟利多作为一味"特殊中药"，在中医整体系统治疗中，发挥着其他药物难以拥有的优势。通过对患者错乱精神症状的调整，使之能迅速改善患者认知方面的错误，消除对医护人员和周围的猜疑，积极配合系统服用中药，使得系统的中医治疗能顺利彻底地贯彻实施，从而使得患者迅速恢复正常的精神活动。在患者症状基本稳定后，要尽快地迅速减少五氟利多的服用剂量，以期尽可能的减少锥体外系副作用的发生。

H. 使用五氟利多辅助中医系统治疗应注意的事项：①、在使用前对患者进行躯体、神经系统和精神检查，排除器质性疾病。②、进行心血管系统的检查，评估使用风险。③、进行肝肾功能、血、尿、便检查，排除禁忌症。④、使用中要随时关注锥体外系反应的情况，出现副作用立即使用中西药物尽快消除。

6.8.3.1.4. 萝芙木类

代表药物为利血平。利血平为白色或淡黄褐色结晶或结晶性粉末，是蛇草中的有效生物碱，临床上用来治疗高血压和精神疾病。

(1) 药理作用：利血平主要作用于脑干、间脑和边缘系统。它能使交感神经末梢囊泡内的交感介质（去甲肾上腺素）释放增加，又能阻止交感介质进入囊泡，因此囊泡内的介质逐渐减少或耗竭，使交感神经冲动的传导受阻，而表现出降压作用。利血平有中枢镇静作用，能改善病人的紧张和焦虑情绪，这可能与耗竭脑组织中的去甲肾上腺素和 5- 羟色胺有关，但也易因 5- 羟色胺含量过低导致药源性抑郁，故仅用于氯丙嗪类药物治疗无效和忌用不能耐受者。该药的镇静作用和抗交感作用，可预防甲状腺亢进危象的发生，镇静作用有助于降低血压，在降压的同时伴有心率减慢的作用。

(2) 适应症：适用于精神分裂症，躁狂症，癫痫样精神障碍的精神运动性兴奋，伴有焦虑紧张状态的神经症等。

(3) 用法：精神分裂症、躁狂症等具有精神兴奋的病人，口服开始剂量为 0.25 ～ 0.5mg，每日三次，此后逐渐增加到每日 4 ～ 7mg，分为三次，维持剂量每日 1 ～ 2mg。对神经症患者，每日口服 1 ～ 2mg。对严重的兴奋躁动患者，可肌肉注射 1 ～ 3mg，每日 2 ～ 3 次，病情好转后改为口服。

(4) 疗效：利血平对紧张型精神分裂症疗效较好。对其他各种类型对精神分裂症都不及氯丙嗪。临床上仅用于紧张型精神分裂症，或用氯丙嗪类药物无效的、忌用的、不能耐受者的治疗，或与其他抗精神病药物联合应用。

(5) 副作用：服用利血平的患者中有 26% 可出现抑郁症，严重的可企图自杀，与剂量无关。大剂量静脉注射利血平或利血平与电休克合并使用时，可引起严重的呼吸衰竭甚至死亡。利血平有引起女性乳腺癌的风险，还可出现心血管、肠胃系统的副作用，也有嗜睡、乏力、体重增加、阳痿、噩梦、注意力不集中等副作用。总之，临床除了紧张型精神分裂症和氯丙嗪等药物治疗无效外，一般不使用利血平。

(6) 预防利血平副作用的中药处方：利血平主要是抑郁状态和心血管以及肠胃系统副作用，涉及到的脏腑主要是：肝、心、肠胃等。预防的处方是：柴胡 12 克、郁金 9 克、白芍 9 克、生石决明 12 克、生龙牡各 12 克、黄柏 9 克、苍术 9 克、白头翁 9 克、生大黄 6 克、丹参 18 克、当归 9 克、川芎 9 克、甘草 9 克、炙黄芪 12 克、炒枣仁 12 克、柏子仁 12 克、焦三仙各 9 克。在使用利血平以前服用此方三副，一般基本可以预防抑郁状态、心血管和肠胃系统副作用的发生。此方可以融入在毒气、毒血、毒液各类精神疾患的辨证施治中。在治疗过程中，要密切关注患者是否出现抑郁情绪，保证心血管、肝肾功能正常，保证肠胃运化功能旺盛，保证大小便畅通，这样，就能基本上防止抑郁症和心血管、肠胃系统副作用的发生。

(7) 利血平在中医系统治疗中的辅助作用：应用利血平可使紧张型精神分裂症的违拗、冲动行为迅速缓解，促进患者服用中药，配合推拿、针灸操作以及心理治疗，最大程度地配合中医系统治疗。只有进行系统的完整的中医为主的系列治疗，才能争取彻底治愈，治愈后减少复发。紧张型精神分裂症如果进行中医系统彻底的治疗，一般情况下是可以达到治愈后不再复发的。

(8) 使用利血平辅助中医系统治疗应注意的事项：利血平的作用单一，副作用大，临床上一般不建议作为常用药物使用，由于对紧张型精神分裂症有较好的疗效，而且在氯丙嗪类药物治疗无效后，使用利血平可能有效，因此，在使用以前要：A. 详细进行躯体检查、神经系统和精神检查，排除器质性疾病。B. 进行心血管系统、肠胃系统、肝肾功能、血、尿、便等的常规检查，排除禁忌症。C. 使用中要定期进行肝肾功能、血象的检查，掌握机体服药前后的变化。D. 对有抑郁状态的所有患者忌用。

6.8.3.1.5. 非典型抗精神病药物

(1) 非典型抗精神病药物：苯甲酰胺类，代表药物是舒必利。舒必利又名硫苯酰胺、止吐灵，为白色结晶性粉末，无臭，味苦，几乎不溶于水。是一种新型抗精神病药物，作用部位可能是在脑干黑质、下丘脑、延髓和网状结构。舒必利与其他精神药物化学结构不同，与甲氧普胺相似。

   A. 药理作用：舒必利为磺酰胺衍生物，是中枢多巴胺（D2，D3，D4）受体的选择性拮抗剂，有较强的抗精神病作用和止吐作用，能解除木僵、缓解抑郁，对淡漠、退缩、木僵、抑郁、幻觉妄想等症状疗效显著，但无镇静和催眠作用。舒必利又名止吐灵，有很强的止吐作用（口服比氯丙嗪强 160 倍），有抑制或减弱胃肠道蠕动的作用。

   B. 适应症：主要适用于精神分裂症的偏执型、紧张型和具有孤僻、退缩、淡漠状态的慢性精神分裂症。可以改善情绪及接触，适用于抑郁状态、躯体疾病所致精神障碍、老年性精神障碍、脑外伤后眩晕综合征及偏头痛的治疗，也可用于止吐及预防晕车晕船等。

C. 用法：口服开始为 100mg，每日 2 次，逐渐增加至每日 600～1000mg，维持剂量为 200～400mg，分为两次。因可能影响睡眠，不宜晚间服用，每于早上、中午各服一次。对拒绝服药者，可静脉滴注，以舒必利 200～400mg 溶于 5% 葡萄糖液 500ml，缓慢滴入。一般一周一个疗程。舒必利用于止吐。一次 100～200mg，每日 2～3 次，口服。

D. 疗效：舒必利对孤僻、淡漠、退缩、紧张木僵及伴有焦虑抑郁、幻觉妄想状态的精神分裂症效果较好，对老年性精神障碍安全有效。对幻觉、妄想的治疗效果不如吩噻嗪类药物。

E. 副作用：舒必利付作用少且不严重，偶有失眠、焦虑、烦躁、倦怠、兴奋、激惹、眩晕、恶心、食欲不振、视物模糊、低血压等，较少引起锥体外系反应。

F. 预防舒必利副作用的中药处方：因为舒必利副作用较少，在毒气、毒血、毒液的辨证治疗中加入调理植物神经等系统的中药即可。

G. 舒必利在中医系统治疗中的辅助作用：服用舒必利帮助患者缓解焦虑紧张以及淡漠、退缩、孤僻、木僵状态，配合中医综合系统整体治疗，使患者乐意接受服用中药、针灸、心理治疗，尽快消除精神症状。

H. 使用舒必利辅助中医系统治疗应注意的事项：虽说舒必利副作用较少，但是在使用以前还是要进行系列的躯体、神经系统和精神检查；进行肝肾功能、血、尿、便常规检查，掌握患者的全面情况；治疗中要定期监测血象，为有可能出现的不良反应做好应对准备工作。

(2) 非典型抗精神病药物：二苯氧氮平类，代表药物是氯氮平。氯氮平于 1966 年用于精神病的治疗，具有典型的抗精神病作用，却无或很少有典型抗精神病药物的致僵作用，被视为非典型抗精神病药物的代表。

A. 药理作用：氯氮平选择性作用于中脑边缘，中脑皮质多巴胺（A10）系统，除拮抗 D2 受体外尚有明显的中枢和外周抗肾上腺素、抗胆碱能、抗 5-HT2 受体作用。镇静作用强，是一种广谱抗精神病药物，但它不具有致僵作用，也不拮抗阿扑吗啡的作用。此药不同于原有抗精神病药物的特点：它既有强大的抗精神病作用，对兴奋躁动有较强的镇静作用，但又对淡漠退缩被动有激活振奋作用。

B. 适应症：氯氮平适用范围广，可用于慢性精神分裂症的幻觉、妄想、思维和行为障碍、青春型兴奋的治疗，也可用于躁狂症、周期性精神病、癫痫及精神发育迟滞引起的兴奋躁动等。尤其是适用于对典型抗精神病药物治疗无效、不能耐受以及难治性的精神分裂症患者。

C. 用法：口服，开始剂量为 25mg（1 片），每日 2～3 次，逐渐长量至每日 200～400mg（8～16 片），分 2～3 次服用。维持剂量为每日 100～200mg（4～8 片）。

D. 疗效：氯氮平对精神病的阳性症状和阴性症状均有效，对兴奋躁动、幻觉妄想、焦虑紧张、淡漠退缩等精神症状有较好疗效，对激惹、冲动、人格解体及失眠也有效。对控制癫痫及精神发育迟滞引起的兴奋躁动效果较好且见效快。

E. 副作用：氯氮平最严重的副作用是粒细胞减少症，发生率为 1～3%，发生机制不明，一般发生在治疗第 5～25 周，危险因素为年长女性，尚未发现与剂量明显相关。一旦发生，其死亡率高达 40%，临床使用时要高度警惕，预防措施为定期检查白细胞及其分类，用药半年内，每 2～4 周检查一次血象，以后可逐渐加宽间隔时间，减少检查次数。氯氮平的锥体外系反应轻，少数病人可出现静坐不能、肌张力障碍和震颤等，未发现迟发性运动障碍。由于此药有较强的抗肾上腺素能、抗组织胺、和抗胆碱能作用，故可出现流涎、便秘、嗜睡、乏力、体温升高、恶心、腹胀、视物模糊、心动过速、直立性低血压等副作用。少数患者可有虚脱、遗尿、皮疹及意识模糊等。用量过大可诱发癫痫，增量过快易致直立性低血压。

F. 预防氯氮平副作用的中药处方：氯氮平的主要副作用是粒细胞减少症。粒细胞减少症是由于药物引起了骨髓的造血功能障碍，涉及到心、脾、肾、骨髓等脏腑，属于中医"虚症"的范畴，为毒邪侵入、湿毒蕴集，导致气血双亏。初期表现为病毒性感冒症状，咽喉痛、发热、周身不适，血象检查白细胞急剧减少，严重者可导致休克甚至死亡。一经发现立即停用氯氮平，服用升白药物，辨证使用中药逆转。在使用氯氮平以前，提前应用中药预防粒细胞减少症的发生。中药预防处方：人参 9 克、白术 9 克、黄芪 15 克、黄精 12 克、甘草 9 克、当归 9 克、熟地 9 克、白芍 9 克、丹皮 9 克、茯苓 9 克、山药 15 克、大枣 8 枚、枸杞子 15 克、女贞子 15 克、黄柏 6 克、焦三仙各 6 克。在服用氯氮平以前，此方连服三副，可以起到气血双补、滋阴养肾、填精补髓之功，从而预防粒细胞减少症的发生。在临床上，可以将此方精要融入辨证论治的系统方案中，在整个治疗过程中发挥预防和消除粒细胞减少的副作用。

G. 氯氮平在中医系统治疗中的辅助作用：由于氯氮平选择性地作用于中脑边缘、中脑皮质多巴胺（A10）系统，除拮抗 D2 受体外还有明显的中枢和外周抗肾上腺素、抗胆碱能、抗 5-HT2 受体，镇静作用强，对各类精神疾病的阳性和阴性症状均有效，所以，作为一种"特殊中药"，氯氮平能尽快地控制住各类精神症状，为中医整体系统综合治疗创造条件，使得中医系统治疗能够顺利地进行。在使用时，要时时注意粒细胞减少症的副作用，因此，在临床上，氯氮平的用量要小，一般掌握在每日 100～200mg（4～8 片）左右，最大不超过 300mg，占氯氮平正常使用量（400mg）的 25%～50%。而且一旦出现粒细胞减少症，就立即停药，进行适当处置，待副作用消除后再换用其他抗精神病药物辅助中药治疗。这样，就为中医的整体系统综合治疗创造出了一个较好的内环境，促进患者尽快痊愈。

H. 使用氯氮平辅助中医系统治疗应注意的事项：①、严重心、肝、肾等器质性疾患，昏迷、谵妄、低血压、癫痫、青光眼、骨髓抑制或白细胞减少者禁用。②、进行躯体检查、神经系统和精神检查，肝肾功能和血常规检查，排除器质性疾病和禁忌症。③、治疗中定期进行血象检查，密切监测粒细胞及其他分类的动态，发现有粒细胞减少症的萌芽，立即处置。要保证患者的治疗安全，预设应对措施防患于未然。

6.8.3.1.6. 其他非典型抗精神病药物

⑴ 利培酮：利培酮商品名叫维思通，为苯丙异噁唑衍生物，是许多国家的一线抗精神病药物。

A. 药理作用：利培酮是一种具有独特性质的选择性单胺能拮抗剂，它与 5-HT2 受体和多巴胺 D2 受体有很高的亲和力，故称为非典型神经阻滞剂。利培酮可以改善精神分裂症的阳性和阴性症状，是一种新型的抗精神病药物。

B. 适应症：利培酮适用于急、慢性精神分裂症，各类精神障碍的阳性症状（兴奋躁动、幻觉妄想、敌视怀疑、思维紊乱等）、阴性症状（情感淡漠、行为退缩、反应迟钝、注意障碍、自制力缺如等）及各类非典型的精神病症状等。可用于老年性精神障碍的兴奋与激越等症状，对抑郁、焦虑、负罪感等与精神分裂症有关的情感症状也有治疗作用。

C. 用法：口服，一般从 0.5～1mg／d 开始，每间隔 3～7 天调整一次用量，每次增减药物量为 1～2mg／d，有效剂量为 2～4mg，有的患者可用至 6～8mg／d。具有老年性疾病和肝肾疾病的患者慎用此药。

D. 疗效：对精神分裂症的阴性症状和阳性症状均有较好的疗效，与氟哌啶醇、奋乃静、氯氮平类抗精神病药物相比，对阴性症状的改善较为明显，且副作用少。

E. 副作用：利培酮常见的副作用有失眠、焦虑、激越、头痛。较少见的副作用有注意力下降、视物模糊，嗜睡、疲劳、头晕、便秘、恶心、呕吐、腹痛、性冷淡、尿失禁、皮疹等。还可引起阴茎异常勃起、勃起困难、射精无力，溢乳、月经失调、闭经等，偶可出现直立性低血压。本药引起锥体外系副作用的可能性小，个别情况也会有颤抖、僵直、流涎、运动迟缓、静坐不能、急性肌张力障碍，一般较轻微，较少出现迟发性运动障碍、恶性综合征等。

F. 预防利培酮副作用的中药处方：利培酮的副作用为一般抗精神病药物的常见副作用，涉及的脏腑主要有：心、肝、肾、脑、脾、胃及内分泌等，预防处方为：生石决明细末 18 克、生赭石极细末 18 克、炒枣仁 18 克、柏子仁 15 克、川芎 9 克、当归 9 克、白芍 9 克、丹参 9 克、甘草 6 克、茯苓 9 克、栀子 12 克、生大黄 9 克、焦三仙各 9 克、淫羊藿 12 克、枸杞子 15 克。在使用利培酮以前，此方连服三副，可以预防副作用的发生。此方精髓可以融入毒气、毒血、毒液性精神病的辨证论治之中，加减使用。在治疗过程中，要保证肝肾功能正常，脾胃运化旺盛，大小便通畅，这样，就可以预防和减少利培酮引起的副作用。

G. 利培酮在中医系统治疗中的辅助作用：由于利培酮能有效地控制精神分裂症的阳性和阴性症状，因此，作为一味"特殊中药"，利培酮能帮助患者迅速稳定情绪，缓解精神症状，配合中医整体综合系统治疗，以便患者尽快地恢复精神健康。一旦患者出现显著好转状态，就要适当地减少利培酮的用量，改用梦醒神丹继续康复巩固治疗，以使患者彻底治愈回归社会。

H. 使用利培酮辅助中医系统治疗应注意的事项：①、使用前进行躯体、神经系统和精神检查、肝肾功能检查、血、尿、便常规检查，以排除器质性疾病和禁忌症。②、尽量不要与其他精神药物联合用药。③、利培酮一般情况下使用安全，但是使用量过大有可能引起中毒，中医精神医学的临床要求尽量使用小剂量，一般使用每日 2～3 mg 即可，不提倡大量使用。

(2) 奥氮平：奥氮平又叫奥兰扎平、再普乐。与多种受体系统具有亲和力，包括 5-HT2A／c、5-HT3、5HT6，多巴胺 D1、D2、D3、D4，D5，毒蕈碱 M1-5、肾上腺素 a1 及组胺 H1 受体，故能显著改善精神分裂症的阴性、阳性症状和情感症状。

A. 药理作用：奥氮平具有 5-HT、多巴胺和胆碱能拮抗作用，与其受体结合情况相符，体外和体内 5-HT2 受体亲和力大于其多巴胺 D2 受体的亲和力。选择性地减少间脑边缘系统（A10）多巴胺能神经元的放电，而对纹状体（A9）的运动功能通路影响很小。

B. 适应症：用于具有阳性症状（幻觉妄想、思维障碍、敌视猜疑等）、阴性症状（情感淡漠、行为退缩、思维贫乏等）的精神分裂症等。还可用于情感性精神障碍如躁狂发作、尤其是躁狂发作次数多于抑郁发作次数的患者。也可用于服用氯氮平引起粒细胞减少的患者。

C. 用法：口服每次 5mg，每日一次。一周后每次 10mg，每日一次。每日 10mg 为最佳剂量，最大剂量不超过每日 20mg，一次口服。

D. 疗效：奥氮平对躁狂状态疗效明显，对抑郁型分裂情感性精神障碍效果较好，用于精神分裂症急性期的治疗、躁狂发作疗效较好。

E. 副作用：奥氮平副作用较少且幅度较轻，常见的有：头晕、直立性低血压、口干、便秘、静坐不能、类帕金森综合征、体重增加等。

F. 预防奥氮平副作用的中药处方：由于副作用较小，一般不需要特别使用中药预防，只在辨证论治的应证汤药中，加入一些祛除常见副作用的中药即可。

G. 奥氮平在中医系统治疗中的辅助作用：奥氮平的长项在于对精神分裂症的急性症状和躁狂有效，且付作用较小，所以在治疗中，使用奥氮平帮助患者尽快控制住急性精神症状和躁狂状态，也不必过多地担心副作用的干扰，从而为中医为主的整体综合系统治疗创造条件，帮助中药进行脏腑功能的系统调理，促进患者早日痊愈。

H. 使用奥氮平辅助中医系统治疗应注意的事项：①、使用以前进行躯体、神经系统和精神检查，进行肝肾功能和血、尿、便的常规检查，排除器质性疾病和禁忌症。②、对窄角型青光眼、骨髓疾病、妊娠妇女禁用。对有低血压倾向的和有心、脑血管疾病的患者慎用，对肝损害、前列腺肥大、麻痹性肠梗阻、癫痫患者也要慎用。

(3) 喹硫平：喹硫平是一种不典型抗精神病药物，对多种神经递质受体有相互作用，主要用于精神分裂症。

A. 药理作用：喹硫平及 9 个代谢物对体内由细胞色素 P450、1A2、2C9、2C19、2D6 和 3A4 介导的代谢几乎没有抑制。喹硫平口服清除率受 P450、3A4 诱导剂苯妥英的诱导，与苯妥英或其它诱导剂如卡马西平和苯巴比妥合用时，需要调整喹硫平的剂量。

B. 适应症：精神分裂症。

C. 用法：喹硫平的有效剂量为每日 150～800mg，每日 300～500mg 疗效最好。开始口服，一次 25mg，四小时后没有任何不适，就可以每日三次，每次 25mg，三天后每天增加 25mg，一直增加到每日 300mg 左右，一般不在长量。

D. 疗效：喹硫平对精神分裂症和双相情感性精神障碍有较好的疗效。

E. 副作用：喹硫平常见的副作用有：头晕、嗜睡、直立性低血压，口干、消化不良、便秘等，中小剂量使用，一般不是很严重。

F. 预防喹硫平副作用的中药处方：因为副作用较小且轻微，一般不需要特别预防，只要在辨证论治中融入相应中药，就可规避副作用的发生。

(4) 阿立哌唑：阿立哌唑是一种新型的非典型抗精神病药物，对 DA 能神经系统具有双向调节作用，是 DA 递质的稳定剂。用于治疗各种类型的精神分裂症。

A. 药理作用：阿立哌唑与 D2、D3、5-HT1A 和 5-HT2A 受体有很高的亲和力，通过对 D2 和 5-HT1A 受体的部分激动作用及对 5-HT2A 受体的拮抗作用来产生抗精神分裂症作用。

B. 适应症：阿立哌唑适用于各种类型的精神分裂症，对阳性症状（幻觉妄想、思维障碍、敌视猜疑等）和阴性症状（情感淡漠、行为退缩、思维贫乏等）都有明显疗效，还能改善精神分裂症伴发的情感症状，降低复发率。

  C. 用法：口服，开始一次 5mg, 服用四小时后若没有任何副作用，可以每日 1 次，每次 10mg，两周后长至 20mg，每日一次。最大剂量 30mg，每日一次，一般保持每日一次，每次 20mg。

  D. 疗效：阿立哌唑对各类精神分裂症的阴性、阳性症状均有明显疗效。

  E. 副作用：阿立哌唑副作用较轻，不良反应主要有头痛、焦虑失眠、嗜睡、小便失禁、静坐不能等，锥体外系副作用发生率较低。

  F. 预防阿立哌唑副作用的中药处方：由于副作用较小，一般不需要特别使用中药预防，只在辨证论治的应证汤药中，加入一些祛除常见副作用的中药即可。

  G. 阿立哌唑在中医系统治疗中的辅助作用：阿立哌唑的长项在于对各种精神分裂症都有效，且付作用较小，所以在治疗中，使用阿立哌唑帮助患者尽快控制住精神状态，也不必过多地担心副作用的干扰，从而为中医为主的整体综合系统治疗创造条件，帮助中药进行脏腑功能的系统调理，促进患者早日痊愈。

  H. 使用阿立哌唑辅助中医系统治疗应注意的事项：①、使用以前进行躯体、神经系统和精神检查，进行肝肾功能和血、尿、便的常规检查，排除器质性疾病和禁忌症。②、定期检查血象和心率，对具有心血管和糖尿病的患者进行监测，以防病情恶化。

(5) 卓乐定：卓乐定是一种新型的非典型抗精神病药物，是多巴胺 D2、5HT2A、5HT1D、5HT2C 拮抗剂及 5HT1A 的激动剂。

  A. 药理作用：卓乐定的浓度只有在超过临床有效浓度 1000 倍以上时才能在体外抑制细胞色素酶 P450CYP3A4 和 CYP2D6。卓乐定与酮康唑（CYP3A4 的抑制剂）或卡马西平（CYP3A4 的诱导剂）同时给药，没有引起用药者的相关临床变化。卓乐定也不会抑制右美沙芬（CYP2D6 的一种底物）的代谢。

  B. 适应症：适用于精神分裂症的阳性症状（幻觉妄想、思维障碍、敌视猜疑等）和阴性症状（情感淡漠、行为退缩、被动懒散、思维贫乏）等。还可用于情感性精神障碍躁狂期的治疗。

  C. 用法：口服，开始每次 20mg, 每日 2 次，可与食物同服以增加吸收。3 天后增加至每日 160mg。维持剂量为每日 40mg。肌肉注射，一次 10～20mg, 给药间隔不少于 4h, 每日用药不超过 4 次。

  D. 疗效：卓乐定能迅速控制住精神分裂症的兴奋激越症状，注射后 20～30 分钟起效，且耐受性良好。对各类精神分裂症的阴性、阳性症状疗效较好。

  E. 副作用：卓乐定副作用较多，但程度均较轻，可见过度镇静，静坐不能、肌张力障碍，嗜睡、头痛，恶心、便秘、消化不良，转氨酶增高、皮疹等。

  F. 预防卓乐定副作用的中药处方：由于副作用较小，一般不需要特别使用中药预防，只在辨证论治的应证汤药中，加入一些祛除常见副作用的中药即可。

  G. 卓乐定在中医系统治疗中的辅助作用：卓乐定的长项在于对各种精神分裂症的兴奋激越有效，见效快、付作用较小，所以在治疗中，使用卓乐定帮助患者尽快控制住精神状态，也不必过多地担心副作用的干扰，从而为中医为主的整体综合系统治疗创造条件，帮助中药进行脏腑功能的系统调理，促进患者早日痊愈。

  H. 使用卓乐定辅助中医系统治疗应注意的事项：①、使用前进行躯体、神经系统和精神检查，进行肝肾功能和血、尿、便的常规检查，排除器质性疾病和禁忌症。②、定期检查血象，监测心血管和肝肾功能的动态情况。

6.8.3.1.7. 长效抗精神病药物

长效抗精神病药物的特点是使用方便、给药可靠、剂量较小、疗效肯定。主要用于慢性精神分裂症的维持治疗，但对急性特别是拒绝付药的患者，减轻了口服药物的麻烦，一次给药至少可保持一周以上的有效药物浓度。

(1) 氟奋乃静葵酸酯：

  A. 适应症：主要用于精神分裂症患者，急性和慢性均适用。

  B. 用法：肌肉注射，每周一次。开始第一周肌注 25mg，第二周增加到 50mg，第三周增加到 75mg。一般有效剂量为 50～75mg，最大剂量不宜超过 100mg。病情缓解后可以每月减少 25mg，逐渐减至每月注射一次，每次 25～50mg。

    C. 副作用：主要是锥体外系副作用，可视不同情况以苯海索治之。常见的副作用还有嗜睡、乏力、口干等自主神经系统功能失调以及月经失调、失眠多梦等。

    D. 氟奋乃静葵酸酯长效制剂在中医系统治疗中的辅助作用：使用长效制剂，避免了每天口服抗精神病药物的繁琐，可以使患者的精神症状得到缓解，且副作用相对较少，这样就最大限度地为配合中医系统治疗创造了一个良好的环境，使得患者能够坚持服用中药并配合心理治疗，使中医整体系统综合治疗得到较为彻底的实施。

    E. 使用氟奋乃静葵酸酯长效制剂应注意的事项：①、使用以前对患者进行躯体、神经系统和精神检查，肝肾功能检查和血、尿、便常规检查，已排除器质性疾病和禁忌症。②、对服用奋乃静等吩噻嗪类药物过敏者、精神严重抑郁的患者禁用。③、对肝肾功能损害、青光眼、癫痫、皮质下脑组织损害、丘脑综合征患者和老年人、6 岁以下儿童等慎用。

(2) 哌泊噻嗪棕榈酸酯注射液：是一种长效抗精神病药物，为哌泊噻嗪的长效脂化物，具有比氟奋乃静葵酸酯作用时间长、毒性反应轻、镇静作用弱的特点。

    A. 药理作用：哌泊噻嗪棕榈酸酯注射液进入人体后，缓慢地扩散到组织中，经酶水解成中枢活性物质哌泊噻嗪而发挥抗精神病作用。

    B. 适应症：适用于各类精神分裂症，对具有幻觉妄想、拒绝服药的患者尤其适用。

    C. 用法：使用前停用一切抗精神病药物。第一次深部肌肉注射 50mg，一周后再次深部肌肉注射 100mg，以后根据病情变化再决定注射剂量。一般每月注射一次，每次 100mg，病情稳定后可以每月注射一次，每次注射 50mg。

    D. 疗效：对精神分裂症的兴奋躁动、幻觉妄想、紧张木僵症状都有较好的疗效。

    E. 副作用：主要是锥体外系反应如静坐不能、强直、震颤等，迟发性运动障碍，还有焦虑、嗜睡、无力、口干以及失眠等。

    F. 预防副作用的中药处方：椎体外系副作用主要涉及到心、肝、肾、经络等脏腑，预防的中药处方是：天麻 9 克、钩藤 12 克、僵蚕 9 克、葛根 18 克、白芍 15 克、当归 9 克、生地龙 9 克、川芎 9 克、黄芩 9 克、茯苓 15 克、法半夏 12 克、丹参 12 克、麦冬 9 克、生甘草 9 克。在注射以前，此方连服三副，可以起到预防锥体外系反应的作用。在中医的系统治疗中，此法精义融入应证汤药中，可以起到预防和消除锥体外系付作用的效果。

    G. 哌泊噻嗪棕榈酸酯注射液在辅助中医系统治疗中的作用：此药对兴奋躁动、幻觉妄想、紧张木僵有较强的逆转作用，可以尽快地控住患者的精神症状，促进患者服用中药，配合中医整体系统综合的彻底治疗，使患者早日恢复精神健康。

    H. 使用哌泊噻嗪棕榈脂注射液应注意的事项：①、循环衰竭、意识障碍、昏迷状态患者禁用；严重抑郁症、心脑血管病、肝肾功能不全、吩噻嗪类药物过敏者禁用。②、有癫痫病史者慎用。③、使用中出现严重低血压时可静脉注射去甲肾上腺素（严谨使用肾上腺素）。

(3) 奥氮平双羟萘酸盐长效注射剂：

    A. 药理作用：将奥氮平与难溶性的双羟萘酸制成难溶盐，从而降低奥氮平的溶解度，并通过控制奥氮平双羟萘酸盐的粒径，进而达到控制药物的释药速率，将奥氮平的药效维持 4 周，从而起到治疗和稳定精神症状的作用。

    B. 适应症：治疗精神分裂症及其维持治疗，对奥氮平初次治疗有效的患者有效。

    C. 用量：使用长效制剂前，先试用 2.5 毫克奥氮平口服，如无任何副作用，可以每次 5 毫克，每日两次，每日 10 毫克。服用四周后，若精神症状好转，没有任何副作用，就可以使用长效奥氮平注射液制剂。每次注射 210 毫克（一小瓶），每月注射一次。

    D. 疗效：对各类急、慢性精神分裂症疗效较好。对幻觉妄想、兴奋躁动症状有明显疗效。对躁狂抑郁症也有疗效。

    E. 副作用：类帕金森综合征、静坐不能、直立性低血压、口干、便秘、体重增加等。

F. 预防长效奥氮平副作用的中药处方：由于副作用相对较小，因此不需要服用中药特别预防，只在应证汤药中融入适宜中药即可。

G. 奥氮平双羟萘酸盐注射液在辅助中医系统治疗中的作用：此药对急、慢性精神分裂症都有治疗作用，可以稳定地控制住患者的精神症状，促进患者服用中药，配合中医整体系统综合的彻底治疗，使患者早日恢复精神健康。

H. 使用奥氮平双羟萘酸盐注射液应注意的事项：①、对奥氮平过敏的患者、青光眼患者禁用。②、癫痫病人、心脑血管患者、肝肾功能不全、骨髓造血系统患者、麻痹性肠梗阻病人慎用。③、使用前对患者进行躯体、神经系统和精神检查；进行肝肾功能、心脑血管系统、血、尿、便常规检查，排除器质性疾病和禁忌症。④、使用中定期监测血象。

(4) 其他如棕榈酸帕利哌酮长效注射液、阿立哌唑长效肌肉注射液、月桂酰阿立哌唑长效注射液等，也都有着口服药物所不具备的优势，长效抗精神病药物是今后精神药物研究发展的趋势，临床上应当密切关注使用。在中医精神医学使用抗精神病药物的问题上，要特别强调一下精神药物消除精神症状的问题。在传统精神医学中，精神症状是诊断各类精神疾病的唯一标准，也是评价患者经过治疗后是否痊愈的唯一标准。在传统的中医学中也有这个倾向，这就是中医临床上的"舍脉从证"学说。在中医精神医学的理论和实践中，精神症状只是精神疾患所有症状中的一个分类症状，判断疾病的标准和治愈标准都不只是单纯根据精神症状。比如：中医精神医学临床痊愈的标准是：

A. 精神症状消失。

B. 自知力恢复。

C. 躯体强壮，能胜任上、下午各 4 个小时的工作或劳动。

D. 恢复病前的生活、工作、学习能力，能有机地融入家庭、社会之中。因此，中医精神医学临床使用抗精神病药物与西医使用抗精神病药物有着本质的区别！中医使用抗精神病药物只是将它作为中医整体系统综合治疗中的一味"特殊中药"。这不是中医必须要使用精神药物，也没有谁优谁劣的问题，而是中西药物的有机结合优势互补，是医学科学发展的与时俱进，是中西医文化融合的必然过程，是人类文明成果的共享。

6.8.3.2. 抗抑郁药物的辅助选用

抑郁症是当前人类患病人数最多的精神障碍，全球约有 4 亿多人罹患此病，全球的科学家对抑郁症的研究极为重视，但到目前为止，抑郁症的病因仍然未明。西医的治疗主要有：抗抑郁药物治疗，心理治疗，物理（重复经颅磁刺激 RTMS）治疗等。中医主要依据中医基本理论，对抑郁症进行综合整体系统的辨证治疗，使用中药和中医心理学。由于抑郁症存在着 30% 左右的自杀率，中药治疗取效又比西药慢一些，所以中医治疗可以借助抗抑郁药物缓解病人的心境恶劣，减少患者的自杀机率，为整体综合系统治疗争取时间。在治疗中，选择几种对心境恶劣、悲伤、沮丧、绝望、焦虑、行动迟缓等有治疗作用的抗抑郁药物和心理治疗，配合中医系统调理，是中医精神医学对抑郁症治疗的基本思路。在临床中，中医精神医学将抑郁症归纳于毒气、毒血、毒液等分类法则之中，进行辨证论治。

6.8.3.2.1. 三环类抗抑郁药物

三环类抗抑郁药因其化学结构为三环而得名。通常将它称为经典抗抑郁药。

(1) 丙咪嗪：为亚胺二联苯衍生物，是一种典型的抗抑郁药物，有兴奋和消除忧郁的作用。

A. 药理作用：丙咪嗪能阻滞去甲肾上腺素和 5- 羟色胺的再摄取，增加突触间隙中去甲肾上腺素和 5- 羟色胺含量。具有较强的抗抑郁、抗胆碱能作用，从而使人情绪振奋，产生抗抑郁作用。

B. 适应症：用于治疗各类抑郁症，也可用于反应性抑郁，抑郁性神经症等。

C. 用法：口服，每次 12.5mg，每日 3 次。逐渐长量至，每日 200mg 左右，最高不要超过 300mg。老年性抑郁症用量酌情要小。

D. 疗效：对情感性障碍抑郁症疗效显著，对各类抑郁症均有疗效。对精神分裂症伴发的抑郁无效。

E. 副作用：常见为口干、出汗、眩晕、心动过速、失眠；便秘、肠胃道反应；荨麻疹、震颤、心肌损害、直立性低血压等，偶见白细胞减少。

   F. 预防丙咪嗪副作用的中药处方：黄芪 9 克、丹参 18 克、麦冬 9 克、当归 9 克、五味子 9 克、生大黄 6 克、黄芩 6 克、天麻 6 克、僵蚕 6 克、元肉 9 克、焦三仙各 9 克、甘草 6 克。服用丙咪嗪以前，此方连服三副，一般可以预防副作用的发生。由于丙咪嗪副作用较小，所涉及的脏腑为心、肝、胃、肠，一般不需要特别使用中药预防，可在辨证论治的应证汤药中，加入一些祛除常见副作用的中药即可。

   G. 丙咪嗪在中医系统治疗中的辅助作用：丙咪嗪的长项在于对各类抑郁症特别是情感性精神障碍的抑郁状态有效，且付作用较小，所以在治疗中，使用丙咪嗪帮助患者尽快改善恶劣心境、提高情绪、缓解焦虑，为中医为主的整体综合系统治疗创造条件，帮助中药对紊乱的脏腑功能系统调理，铲除产生抑郁症的原因，促进患者早日痊愈。

   H. 使用丙咪嗪辅助中医系统治疗应注意的事项：①、使用丙咪嗪以前要对患者进行躯体、神经系统和精神检查，进行肝肾功能和血、尿、便的常规检查，排除器质性疾病和禁忌症。②、定期检查血象，监测心血管和肝肾功能的动态情况。

(2) 阿米替林：为二苯并环庚二烯衍生物，其盐酸盐为无色结晶或白色、类白色粉末，无臭，味苦，易溶于水、甲醇、乙醇、氯仿，几乎不溶于乙醚。是一种广泛应于临床的抗抑郁症药物。

   A. 药理作用：阿米替林对 5-HT 再摄取的抑制作用强于对 NA 再摄取的抑制，能有效阻滞 5- 羟色胺的再摄取，具有较强的抗抑郁作用，从而使人情绪振奋，产生抗抑郁作用。阿米替林的抗抑郁作用与丙咪嗪极为相似。

   B. 适应症：用于治疗各类抑郁症，也用于反应性抑郁症与抑郁性神经症等。

   C. 用法：口服，每次 25mg，每日 3 次。逐渐长量至每日 150 ～ 300mg，分为 3 次服。维持剂量为 150mg。老年性抑郁症用量酌情要小。

   D. 疗效：阿米替林可使各类抑郁症患者提高情绪，抑郁减少，对思考缓慢、行动迟缓、食欲不振等症状也有较好疗效。

   E. 副作用：常见为口干、便秘、心动过缓、震颤、皮疹、视力减退等，个别病例可引起肝损害、迟发性运动障碍、排尿困难等。

   F. 预防阿米替林副作用的中药处方：黄芪 9 克、生地 9 克、炙甘草 12、丹参 15 克、茯苓 9 克、车前子 12 克 9 （包煎）、当归 9 克、五味子 9 克、生大黄 9 克、黄芩 6 克、青箱子 15 克、天麻 6 克、僵蚕 6 克、元肉 9 克、焦三仙各 9 克。服用阿米替林以前，此方连服三副，一般可以预防副作用的发生。由于副作用较小，所涉及的脏腑主要为心、肝、胃、肠，一般不需要特别使用中药预防，可在辨证论治的应证汤药中，加入一些祛除常见副作用的中药即可。

   G. 阿米替林在中医系统治疗中的辅助作用：阿米替林的长项在于对各类抑郁症有效，所以在治疗中，使用阿米替林帮助患者尽快改善恶劣心境、提高情绪、缓解焦虑、改善思考缓慢、行为迟缓，为中医为主的整体综合系统治疗创造条件，帮助中药对紊乱的脏腑功能系统调理，铲除产生抑郁症的原因，促进患者早日痊愈。

   H. 使用阿米替林辅助中医系统治疗应注意的事项：①、严重心脏病、青光眼、前列腺增生伴有排尿困难、麻痹性肠梗阻、重症肌无力、甲亢、有癫痫病史者禁用。②、使用阿米替林以前要对患者进行躯体、神经系统和精神检查，进行肝肾功能和血、尿、便的常规检查，排除器质性疾病和禁忌症。③、定期检查血象，监测心血管和肝肾功能的动态情况。

(3) 多虑平：又名多噻平凯舒，属于三环类抗抑郁药。为二苯并卓衍生物，性状为白色结晶性粉末，微有氨味。易溶于水、乙醇、氯仿，微溶于乙醚。是一种广泛应于临床的抗抑郁症药物。

   A. 药理作用：多虑平的化学结构与阿米替林相似，其药理作用在于抑制中枢神经系统对 5- 羟色胺及去甲肾上腺素的再摄取，达到抗抑郁和镇静作用，缓解焦虑。其抗抑郁作用与丙咪嗪相似，但效力较差；其抗焦虑作用较强，与利眠宁有相等作用；能加强苯丙胺的兴奋作用；拮抗利血平的镇静作用。

   B. 适应症：用于治疗各类抑郁症和神经症。

   C. 用法：口服：每次 25mg，每日 1 ～ 3 次。逐渐长量至每日 150 ～ 300mg，分为 3 次服。维持剂量为 150mg。老年性抑郁症用量酌情要小。肌肉注射：用于有自杀倾向、严重焦虑忧郁状态、拒服药物的患者，每次 12.5 ～ 25mg，每日 2 ～ 3 次。

D. 疗效：多虑平对具有焦虑、抑郁、思维缓慢、动作迟缓症状的各类抑郁症患者有效，服药后可使患者感到焦虑及睡眠状态有明显改善，精神愉悦，思维敏捷。

E. 副作用：常见为头晕、心悸、低血压、口干、便秘、尿潴留，恶心、呕吐、出汗，视物不清、性功能减退等。

F. 预防多虑平副作用的中药处方：丹参 15 克、当归克 9、元肉 9 克、生地 9 克、麦冬 9 克、五味子 9 克、党参 9 克、炙黄芪 9 克、炙甘草 12 克、茯苓 9 克、车前子 12 克（包煎）、生大黄 6 克、黄芩 6 克、青箱子 15 克、密蒙花 15 克、焦三仙各 9 克。服用多虑平以前，此方连服三副，一般可以预防副作用的发生。由于副作用较小，所涉及的脏腑为心、肝、胃、肠，一般不需要特别使用中药预防，可在辨证论治的应证汤药中，加入一些祛除常见副作用的中药即可。

G. 多虑平在中医系统治疗中的辅助作用：多虑平的长项在于对各类抑郁症的焦虑和失眠状态有效，所以在治疗中，使用多虑平帮助患者尽快改善焦虑和失眠状态，调整恶劣心境、提高情绪、改善思考缓慢、行为迟缓，为中医为主的整体综合系统治疗创造条件，帮助中药对紊乱的脏腑功能进行系统调理，铲除产生抑郁的原因，促进患者早日痊愈。

H. 使用多虑平辅助中医系统治疗应注意的事项：①、青光眼、排尿困难者忌用。②、使用以前要对患者进行躯体、神经系统和精神检查，进行肝肾功能和血、尿、便的常规检查，排除器质性疾病和禁忌症。③、定期进行血、尿、便常规检查，监测心血管和肝肾功能的动态情况。

(4) 阿莫沙平：阿莫沙平又称哗氯苯氧氮卓、氯哌氧、氯氧平、氯哌氧卓。为二苯并氧氮卓三环类抗抑郁药，与丙咪嗪相似，临床常用于对其他抗抑郁药治疗无效的患者。

A. 药理作用：阿莫沙平通过抑制脑内突触前膜对去甲肾上腺素的再摄取作用，对 5- 羟色胺再摄取的影响小，从而产生较强的抗抑郁作用及精神兴奋作用。

B. 适应症：用于治疗各种类型的伴有严重淡漠和轻度焦虑的内因性抑郁症。对精神病性抑郁的效果较差。

C. 用法：口服：初始剂量每次 50mg，每日 3 次，两周内逐渐长量至每次 100mg，每日 3 次，常用有效剂量为 150～300mg，严重者可以增加到每次 200mg，每日 3 次。维持剂量为 150mg。老年性抑郁症用量酌情要小。

D. 疗效：阿莫沙平对其他抗抑郁药治疗无效的内源性抑郁的患者有较好的疗效。

E. 副作用：常见为头晕、低血压、头痛、失眠、嗜睡；口干、便秘、尿频尿急、闭经、溢乳；肌肉震颤、吞咽困难、迟发性运动障碍、恶性综合征；性功能减退，肝、肾功能损害等。

F. 预防阿莫沙平副作用的中药处方：天麻 9 克、钩藤 15 克、僵蚕 9 克、生地龙 8 克、桃仁 9 克、川芎 9 克、当归 9 克、党参 9 克、白术克、茯苓 9 克、甘草 6 克、生地 9 克、五味子 9 克、车前子 12 克（包煎）、生大黄 9 克、黄芩 9 克、焦三仙各 9 克。服用阿莫沙平以前，此方连服三副，一般可以预防副作用的发生。由于副作用较小，所涉及的脏腑为肝、脾、胃肠、经络等，一般不需要特别使用中药预防，可在辨证论治的应证汤药中，加入一些祛除常见副作用的中药即可。

G. 阿莫沙平在中医系统治疗中的辅助作用：阿莫沙平的长项在于对各类内源性抑郁症有效，特别是对其他抗抑郁药治疗无效的患者疗效较好，而且起效快。所以在治疗中，使用阿莫沙平帮助患者尽快改善焦虑和抑郁状态，调整内源性的恶劣心境、提高情绪，减少自杀几率，为中医为主的整体综合系统治疗创造条件，帮助中药对紊乱的脏腑功能进行系统调理，铲除产生抑郁的原因，促进患者早日痊愈。

H. 使用阿莫沙平辅助中医系统治疗应注意的事项：①、急性心肌梗死恢复期的患者、严重肝肾功能不全者忌用。②、使用以前要对患者进行躯体、神经系统和精神检查，进行肝肾功能和血、尿、便的常规检查，排除器质性疾病和禁忌症。③、定期检查血象，监测心血管和肝肾功能的动态情况。

6.8.3.2.2. 选择性 5- 羟色胺再摄取抑制剂

这类药物选择性抑制突触前膜对 5-HT 的回收，对去甲肾上腺素（NE）影响很少，几乎不影响多巴胺（DA）的回收。因此，选择性 5- 羟色胺再摄取抑制剂适用于各类抑郁性精神障碍的治疗。

⑴ 盐酸氟西汀：又称百忧解、奥麦伦、氟苯氮苯胺、氟苯氧丙胺、氟脘苯胺丙醚、开克、氯苯氟丙胺、优克。是一种非典型抗抑郁药物，其机理是选择性抑制突触前膜对 5-HT 的回收，达到治疗抑郁症的目的。临床安全性

比三环类抗抑郁药和单胺氧化酶抑制剂高。

 A. 药理作用：氟西汀可以特异性的抑制 5-HT 的再摄取，增加突触间歇中的 5-HT 的浓度，从而起到抗抑郁作用。其对 5-HT 的再摄取抑制作用强于对去甲肾上腺素（NE）和多巴胺 (DA) 的抑制作用。治疗强迫症和贪食症的作用也与其抑制中枢神经元对 5-HT 再摄取有关。

 B. 适应症：用于轻型和重型抑郁症、心因性抑郁症、双相情感性精神障碍的抑郁状态、心境障碍等各类抑郁性精神障碍；强迫症和贪食症以及经前期综合征等。

 C. 用法：口服：初始剂量每日 20mg，早餐后服用。两周后若疗效不明显，可每周增加 20mg。通常有效剂量为每次 20～40mg，每日 1 次。最大剂量不超过 60mg，每日 1 次。维持剂量为每次 20mg，每日 1 次，或每次 20mg，两天一次。难治性抑郁症可每次 60mg，每日 1 次。强迫症、贪食症的用量略高于抑郁症，可以每次 40～60mg，每日 1 次。此药可能会引起睡眠障碍，所以不宜晚上服用，服药时间一般为早饭或午饭后为宜。老年患者用量酌情宜小。

 D. 疗效：氟西汀对各种抑郁性精神障碍有较好的疗效。对强迫症和贪食症也有效。

 E. 副作用：常见为厌食、焦虑、腹泻、倦怠、头痛、失眠、恶心、昏睡、多汗、皮疹。可见呕吐、便秘、食欲减退、头晕、口干、肌肉震颤、尿频、注意力不集中、性功能减退。

 F. 预防氟西汀副作用的中药处方：茵陈 9 克、生大黄 6 克、黄芩 6 克、天麻 6 克、僵蚕 9 克、川芎 9 克、当归 9 克、丹参 9 克、白术克、甘草 6 克、茯苓 9 克、车前子 9 克（包煎）、焦三仙各 9 克。服用氟西汀以前，此方连服三副，一般可以预防副作用的发生。由于副作用较小，所涉及的脏腑为心肝、脾肾、胃肠、经络等，一般不需要特别使用中药预防，可在辨证论治的应证汤药中，加入一些祛除常见副作用的中药即可。

 G. 氟西汀在中医系统治疗中的辅助作用：氟西汀的长项在于对各类抑郁性精神障碍有效，所以在治疗中，使用氟西汀帮助患者尽快改善焦虑抑郁和精神障碍，调整心境障碍、提高情绪，为中医为主的整体综合系统治疗创造条件，帮助中药对紊乱的脏腑功能进行系统调理，铲除产生抑郁的原因，促进患者早日痊愈。

 H. 使用氟西汀辅助中医系统治疗应注意的事项：①、肝、肾功能不全者忌用。②、使用以前要对患者进行躯体、神经系统和精神检查，进行肝肾功能和血、尿、便的常规检查，排除器质性疾病和禁忌症。③、定期检查血象，监测肝肾功能和心血管的动态情况。

(2) 盐酸西酞普兰：又称百无忌、迈克伟、氢溴酸西酞普兰、氰酞氟苯胺、喜普妙、喜太乐、一泰纳。西酞普兰是一种选择性 5-HT 再摄取抑制剂，选择性地抑制 5-HT 转运体，阻断突触前膜对 5-HT 的再摄取，延长和增加 5-HT 的作用，从而产生抗抑郁作用。

 A. 药理作用：西酞普兰具有高效和高选择性的特点，其对 5-HT 的再摄取抑制作用强于对去甲肾上腺素（NE）和多巴胺 (DA) 的抑制作用数千倍，所以其治疗指数高，抗抑郁效果好，副作用轻，没有心血管的副作用。

 B. 适应症：用于精神病性抑郁症，青少年抑郁症，更年期抑郁症，创伤后应激障碍所致的抑郁等。

 C. 用法：口服：初始剂量每日 20mg，每日 1 次。两周后若疗效不明显，可每周增加 20mg。通常有效剂量为每次 20～40mg，每日 1 次。最大剂量不超过 60mg，每日 1 次。维持剂量为每次 20mg，每日 1 次。肝肾功能不全患者、老年患者用量减半。

 D. 疗效：西酞普兰对各类抑郁症有较好的疗效。对惊恐发作，焦虑障碍，痴呆伴发的抑郁、激越也有不同程度的改善。

 E. 副作用：西酞普兰的副作用通常短暂而轻微，在治疗开始的 1～2 周比较明显，随着抑郁状态的改善，副作用逐渐消失。常见有恶心、呕吐、口干、腹泻、流涎减少、震颤、头痛、头晕、嗜睡或睡眠时间缩短、也可引起内分泌紊乱、性功能障碍、心动过速及直立性低血压等。

 F. 由于副作用较小，所涉及的脏腑为心肝、脾肾、胃肠、经络等，一般不需要特别使用中药预防，可在辨证论治的应证汤药中，加入一些祛除常见副作用的中药即可。

 G. 西酞普兰在中医系统治疗中的辅助作用：西酞普兰的长项在于对各类抑郁性精神障碍有效，所以在治疗中，使用西酞普兰帮助患者尽快改善焦虑抑郁和精神障碍，调整心境障碍、提高情绪，为中医为主的整体综合系统治疗创造条件，帮助中药对紊乱的脏腑功能进行系统调理，铲除产生抑郁的原因，促进患者早日痊愈。

H. 使用西酞普兰辅助中医系统治疗应注意的事项：①、肝、肾功能不全、心脑血管病人、有自杀倾向、有躁狂和癫痫病史者慎用。②、使用以前要对患者进行躯体、神经系统和精神检查，进行肝肾功能和血、尿、便的常规检查，排除器质性疾病和禁忌症。③、定期检查血象，监测肝肾功能和心血管的动态情况。

(3) 盐酸舍曲林：又称左洛复、珊特拉林、盐酸珊特拉林、盐酸舍曲林、郁乐复、左乐复，为白色结晶粉末。舍曲林选择性抑制 5-HT 的再摄取，是抑郁症和强迫症的理想用药。

A. 药理作用：舍曲林对 5-HT 再摄取的抑制强化了 5-HT 受体的神经传递，增加突触间隙中的 5-HT 浓度，从而起到抗抑郁作用。口服易吸收，6～8 小时血浓度达到高峰，半衰期均为 22～36 小时。药物通过肝脏代谢，代谢产物最终由尿液和粪便排出。

B. 适应症：适用于抑郁症，包括伴随焦虑、有或无躁狂史的抑郁症。有效防止抑郁症的复发；适用于强迫症以及强迫症治愈后的复发。

C. 用法：治疗抑郁症：口服每次 50mg，每日 1 次，治疗剂量为 50～100mg。治疗强迫症：开始剂量为每日 50mg，每日 1 次，逐渐增加到 100～300mg，分两次口服。

D. 疗效：舍曲林对各类抑郁症和强迫症有较好的疗效。

E. 副作用：舍曲林的副作用有肠胃道不适如恶心、厌食、腹泻，胃和腹部还可能痉挛性疼痛；神经系统副作用头痛、头晕、嗜睡、无力、失眠、多汗、抽搐、运动障碍、肌肉不自主收缩、震颤；还可有精神系统的副作用感觉障碍、焦虑不安、欣快、幻觉、攻击性行为等。

F. 预防舍曲林副作用的中药处方：茵陈 9 克、生大黄 6 克、黄芩 6 克、天麻 6 克、僵蚕 9 克、葛根 15 克、川芎 9 克、当归 9 克、丹参 9 克、白术克、甘草 6 克、茯苓 9 克、、焦三仙各 9 克。服用舍曲林以前，此方连服三副，一般可以预防副作用的发生。由于副作用所涉及的脏腑为心肝、脾肾、胃肠、经络等，一般要特别注意患者的攻击行为的发生，如果服用舍曲林一个月左右，发生精神兴奋以及言语性的攻击行为，可在辨证论治的应证汤药中，加入生赭石细末 30 克、枳实 15 克、炒枣仁 30 克，以抑制和尽快消除副作用。

G. 舍曲林在中医系统治疗中的辅助作用：舍曲林的长项在于对各类抑郁症疗效较好，所以在治疗中，使用舍曲林帮助患者尽快抑制住抑郁症状，调整心境障碍、提高情绪，为中医为主的整体综合系统治疗创造条件，帮助中药对紊乱的脏腑功能进行系统调理。

H. 使用舍曲林辅助中医系统治疗应注意的事项：①、严重肝肾功能不全者禁用。②、严重心脏病病人、肾功能异常者、血小板增高的患者慎用。③、使用以前要对患者进行躯体、神经系统和精神检查，进行肝肾功能和血、尿、便的常规检查，排除器质性疾病和禁忌症。④、定期检查血象，监测肝肾功能和心脑血管的动态情况。

(4) 曲唑酮：又称三唑酮、苯哌丙吡唑酮、查诺顿、每素玉、美枙玉、盐酸查诺顿、盐酸曲唑酮。曲唑酮是四环类非典型抗抑郁药物，能选择性地拮抗 5- 羟色胺的再摄取，并有微弱的阻止去甲肾上腺素再摄取的作用，但对多巴胺、组胺、乙酰胆碱无作用，亦不抑制脑内单胺氧化酶抑制剂的活性，从而达到抗抑郁的作用。

A. 药理作用：曲唑酮对 5-HT2A 受体或 5-HT2C 受体具有拮抗作用，位于突触前膜的 5-HT2 受体属于自身受体，对 5-HT 的释放起负反馈调节作用；通过抑制负反馈调节，增加 5-HT 的释放，达到抗抑郁的作用。此药还有镇静作用和轻微的肌肉松弛作用，能显著改善抑郁患者入睡的潜伏期，延长整体的睡眠时间，提高睡眠效率，本药尤其适用于老年患者。

B. 适应症：镇静类抗抑郁药，适用于治疗抑郁症和各种原因引起的抑郁状态。

C. 用法：口服，开始每次 50mg，每日 3 次，以后每 3 天增加 50mg，逐渐增加到 400mg 左右，分三次口服。

D. 疗效：曲唑酮对伴有焦虑失眠症状的抑郁症有较好的疗效。

E. 副作用：曲唑酮的副作用少且轻微。偶有神经、精神、代谢、肠胃、泌尿、皮肤等轻微副作用。

F. 预防曲唑酮副作用的中药处方：由于副作用少而且轻微，所以不必单列中药方剂予以预防，只在治疗抑郁症的汤药中加入适宜中药即可。

G. 曲唑酮在中医系统治疗中的辅助作用：曲唑酮的长项在于对各类抑郁症疗效较好，且副作用较少，所以在治疗中，可以帮助患者尽快扭转心境障碍、提高情绪，为中医为主的整体综合系统治疗创造条件，帮助中药对紊乱的脏腑功能进行系统调理。

H. 使用曲唑酮辅助中医系统治疗应注意的事项：①、严重肝肾功能不全者、严重心脏病病人、意识障碍者禁用。②、使用前进行躯体、神经系统和精神检查，进行肝肾功能和血、尿、便的常规检查，排除器质性疾病和禁忌症。③、定期检查血象，监测肝肾功能和心脑血管的动态情况

6.8.3.2.3. 其他类抗抑郁药

(1) 黛力新：又称黛安神、复方氟哌噻吨等。每片中含有相当于 0.5mg 氟哌噻吨的二盐酸氟哌噻吨，以及相当于 10mg 美利曲辛的盐酸美利曲辛。

A. 药理作用：黛力新是由氟哌噻吨（一种神经阻滞剂，小剂量具有抗焦虑和抗抑郁作用）、美利曲辛（一种双向抗抑郁剂，低剂量应用时，具有兴奋特性）这两种非常有效的化合物组成的制剂。两种成分的合剂具有抗抑郁、抗焦虑和兴奋特性。其可以提高脑内突触间隙多巴胺、去甲肾上腺素、5- 羟色胺等多种神经递质的含量，从而调节中枢神经系统的功能。

B. 适应症：用于轻、中度焦虑和抑郁，心因性抑郁，心境恶劣，隐匿性抑郁，心身疾病伴焦虑和情感淡漠，更年期抑郁，经前期紧张综合征，嗜酒及药瘾者的焦躁不安和抑郁。

C. 用法：成人通常每日 2 片，早晨及中午各服一片，严重病例早晨剂量可以加到 2 片，每日最大剂量为 4 片。老年患者每日早晨服用 1 片即可，维持剂量为每日 1 片，早晨口服。对失眠或严重不安的患者，可以较少服药量，也可以在急性期加服镇静药物。

D. 疗效：黛力新对各类伴有焦虑状态的抑郁症有效；对各类神经症、各类头痛以及慢性疼痛也有一定疗效。

E. 副作用：黛力新副作用极少见。

F. 预防黛力新副作用的中药处方：由于黛力新副作用极少见，所以不必单列中药方剂予以预防，只在治疗抑郁症的汤药中加入促进代谢的中药即可。

G. 黛力新在中医系统治疗中的辅助作用：黛力新的长项在于对各类伴焦虑状态的抑郁症有效且副作用较少，所以在治疗中，使用黛力新帮助患者尽快缓解焦虑抑郁、安定情绪，为中医为主的整体综合系统治疗创造条件，帮助中药对紊乱的脏腑功能进行系统调理。

H. 使用黛力新辅助中医系统治疗应注意的事项：①、心肌梗死恢复期和各类心脏病病人、孕妇、辅乳期病人禁用。②、使用前进行躯体、神经系统和精神检查，进行肝肾功能和血、尿、便的常规检查，排除器质性疾病和禁忌症。③、定期检查血象，心脑血管的动态情况

(2) 路优泰：又称圣·约翰草提取物。本品每片含圣·约翰草的干燥提取物 300mg，其中贯叶金丝桃素含量不少于 9mg，总金丝桃素含量不少于 0.4mg。圣·约翰草提取物具有多重抗抑郁作用。

A. 药理作用：圣·约翰草提取物可同时抑制突触前膜对去甲肾上腺素（NE）、5- 羟色胺（5-HT）、和多巴胺（DA）的重吸收，使突触间隙内的三种神经递质的浓度增加。同时还有轻度抑制单胺氧化酶（MAO）和儿茶酚氧位甲基转移酶（COMT）的作用，从而抑制神经递质的过多破坏，达到抗抑郁焦虑的目的。

B. 适应症：抑郁症，焦虑和烦躁不安。

C. 用法：成人通常每日 300mg（1 片），每日 2～3 次。

D. 疗效：路优泰对各类伴有焦虑和烦躁不安的抑郁症有效。

E. 副作用：路优泰副作用极为少见。

F. 预防路优泰副作用的中药处方：由于路优泰副作用极少见，所以不必单列中药方剂予以预防，只在治疗抑郁症的汤药中加入适宜中药即可。

G. 路优泰在中医系统治疗中的辅助作用：路优泰的长项在于对各类伴焦虑和烦躁不安状态的抑郁症有效且副作用极少，所以在治疗中，使用路优泰帮助患者尽快缓解焦虑抑郁、烦躁不安、提高情绪，为中医为主的整体综合系统治疗创造条件，帮助中药对紊乱的脏腑功能进行系统调理。

H. 使用路优泰辅助中医系统治疗应注意的事项：A、孕妇、辅乳期病人禁用。B、使用前进行躯体、神经系统和精神检查，进行肝肾功能和血、尿、便的常规检查，排除器质性疾病和禁忌症。

6.8.3.3. 抗焦虑药的辅助选用

焦虑是一种紧张、担忧或不安的感觉。焦虑本身是一种正常的情感反应，它存在于一系列广泛的精神疾病之中，包括广泛性焦虑障碍、惊恐障碍和恐惧症、特异性恐惧障碍。虽然这些疾病各不相同，但是它们都特征性地表现出痛苦和功能障碍。除焦虑外，患者通常还会出现身体症状，如呼吸急促、头晕出汗、心跳加快、肌肉震颤等。

焦虑症状见于中医的"郁症"、"惊悸怔忡"、"脏躁"、"卑惵"、"百合病"、"奔豚"、"不寐"等众多病症之中，属于"喜怒忧思悲恐惊"七情的理论和治疗范畴，中医对此有着系统完整的认识和治疗方法。在中医精神医学的临床上，将"焦虑症"的所有特性症状分别划归于毒气、毒血、毒液性精神病之中，根据四诊八纲采集到的不同信息，给予不同的分类，根据不同的症状表现，给予不同的辨证论治。将抗焦虑药物作为一种"特殊中药"，融入中医系统综合整体的治疗体系中，其目的是为了尽快地取得疗效，保证治疗。至于抗焦虑药物的有效成分与中药的有效成分的研究，这与抗精神病药物一样，是一项严肃的科学课题，将在其他著述里另行探讨。

抗焦虑药主要用以减轻焦虑、紧张、恐惧，稳定情绪，兼有镇静和催眠作用，一般不引起自主神经症状和锥体外系反应等，不具有抗精神病的作用。

6.8.3.3.1. 苯二氮卓类抗焦虑药

是最广泛应用的抗焦虑药物，对控制紧张焦虑、紧张和伴随着身体不安有明显疗效。由于其抗焦虑作用强，不伴有意识水平的减低，副作用小，安全性高，为临床普遍采用。此类药物药理作用相似，临床作用只有强弱之分，没有本质差异。其代表药物为地西泮。

(1) 地西泮：

　　A. 药理作用：地西泮选择性地作用于大脑边缘系统，与中枢 BDZ 受体结合而促进 GABA 的释放或促进突触传递功能，BDZ 类还作用在 GABA 依赖性受体，通过刺激上行网状激活系统内的 GABA 受体，提高 GABA 在中枢神经系统的抑制，增强脑干网状结构受刺激后的皮层和边缘性觉醒反应的抑制和阻断。具有抗焦虑、镇静、催眠、抗惊厥、抗癫痫及中枢性肌肉松弛作用，是临床上最常用的催眠药物。本品有肝肠循环，长期应用有蓄积作用，肌肉注射后吸收不规则而慢，血浆半衰期为 20～50 小时。

　　B. 适应症：适用于焦虑症及各种功能性神经症，失眠、尤其是焦虑性失眠疗效极佳，癫痫发作，偏头痛、肌紧张性头痛、呃逆、惊恐症等。

　　C. 用法：催眠：5～10mg,临睡前服。抗焦虑：每次 2.5mg～10mg,每日 2～4 次；镇静：每次 2.5～5mg，一日三次。老年患者用量减半。

　　D. 疗效：对焦虑性失眠疗效极佳；对各类焦虑症及各种功能神经症也有比较好的疗效。

　　E. 副作用：嗜睡、轻微头痛、乏力、运动失调、与剂量有关；偶见低血压、呼吸抑制、视力模糊、皮疹、尿潴留、忧郁、精神紊乱、白细胞减少，高剂量时少数患者出现兴奋不安；长期使用可产生依赖性，突然停药有戒断症状出现。

　　F. 预防地西泮副作用的中药处方：由于地西泮常见的副作用为神经和精神系统反应，涉及到肝、心、肾、脑、骨髓、经络等脏腑，预防处方为：党参 6 克、白术 6 克、茯苓 9 克、当归 9 克、熟地 12 克、白芍 12 克、川芎 9 克、玄参 9 克、金银花 12 克、黄连 6 克、甘草 6 克、焦三仙各 6 克、大枣 5 枚、生姜 6 克。此方清理血中毒素，养血生津补气，促进胃肠运化，可以预防和减少服用地西泮的作用。此方精义可以融入患者的应证汤药中，在辩证治疗所患疾病中，起到预防和消除地西泮副作用的效果。

　　G. 地西泮在中医系统治疗中的辅助作用：地西泮的长项是对焦虑性失眠有显著的效果，使用地西泮可帮助患者缓解焦虑和失眠，从而为中医整体系统综合治疗创造条件。

　　H. 使用地西泮辅助中医系统治疗应注意的事项：①、肝肾功能不全者、粒细胞减少症、青光眼、重症肌无力、老年患者慎用。②、使用中枢神经抑制的患者，可适当减少用量。③、使用中定期检查血象,监测肝肾功能、白细胞及其他分类的动态情况。

(2) 苯二氮卓类临床常用的还有：氯氮卓、硝基西泮、氯硝安定、阿普唑仑、三唑仑、奥沙西泮、舒乐安定、氯硝西泮、氟西泮：劳拉西泮等。

A. 药物作用：抗焦虑，抗癫痫，肌肉松弛，镇静催眠等。

B. 适应症：急性焦虑，严重期待性焦虑，急性精神运动性激越，失眠，伴有焦虑的精神障碍，抗精神病药物诱发的锥体外系症状群，戒酒综合征的焦虑、肌肉痉挛和抽搐等。

C. 副作用：最常见神经系统副作用，如过度镇静、倦怠、乏力、嗜睡、头晕、口干、便秘、复视、肠胃道不适等。低剂量的苯二氮䓬类药物也能引起无力和倦怠，长期使用者可产生蓄积。药物蓄积可导致过度镇静、学习能力、注意力和判断力受损，警觉性降低，出现遗忘和模糊，患者自己不知其注意力、判断力或协调动作受损，此时高难度的社会生产活动是很危险的。

D. 使用苯二氮䓬类药物对中医整体系统综合治疗的辅助作用：苯二氮䓬类药物的长项是抗焦虑、抗抑郁、镇静催眠作用显著，使用这类药物能使患者减少焦虑、抑郁情绪，产生镇静作用，能使患者安定下来，从而配合使用中药，帮助中医药对紊乱的脏腑功能进行有序的调整，辅助中医的整体系统综合治疗。

6.8.3.3.2. 非苯二氮䓬类药物

(1) 氯美扎酮：氯美扎酮又称芬那露、氯甲噻酮、氯苯甲酮。氯美扎酮有弱安定作用及肌肉松弛作用，可用于精神紧张、恐惧、慢性疲劳以及由焦虑、激动和某些疾病引起的烦躁失眠、具有精神性症状的神经症等。

(2) 枸缘酸坦度螺酮：此药对各种神经症引起的焦虑状态有较好的疗效，使用安全。副作用较轻微，主要有嗜睡、头痛头晕、个别患者有紧张和激越等。

(3) 其他：催眠药中的巴比妥类、溴剂；抗精神病药中的泰尔登、甲硫哒嗪；抗抑郁药中的多虑平、阿米替林均有抗焦虑的作用，临床可以根据患者的实际情况，酌情使用。

使用所有的抗焦虑药物的原则是：安定患者的焦虑、抑郁、恐惧、紧张情绪，创造一个基本稳定的治疗环境，辅助中医药进行整体综合系统的彻底治疗。

6.8.3.4. 抗躁狂药的选用

(1) 碳酸锂：抗躁狂药。锂是最轻的元素之一，其化学结构非常活泼，总是以盐的形式存在。在临床上应用最广泛的是碳酸锂，锂有抗躁狂／抑郁的作用，锂还有升高白细胞的作用。

A. 药理作用：碳酸锂以锂离子的形式发挥作用，能抑制神经末梢 ca^{2+} 依赖性的去甲肾上腺素和多巴胺释放，促进神经细胞对突触间隙中去甲肾上腺素的再摄取，增加其转运和灭活，使去甲肾上腺素浓度降低，促进 5- 羟色胺合成和降解，从而有助于情绪的稳定，达到抗躁狂的作用。

B. 适应症：主要用于治疗躁狂症；也用于治疗分裂情感性精神病；还有预防抑郁症复发的作用。

C. 用法：一般每次 1 片（250mg），每日 3 次，最大剂量每次 2 片，每日 3 次（1500mg）；巩固剂量 500-1000mg。

D. 疗效：对躁狂和抑郁发作的双相情感性精神障碍有很好的疗效。

E. 预防碳酸锂副作用的中药处方：碳酸锂的付作用较多，主要涉及到神经、精神、心血管、内分泌、泌尿、肠胃系统等，对应中医的心、肝、肾、脾胃、膀胱、经络等脏腑。中药的预防处方是：人参 9 克、白术 9 克、当归 9 克、白芍 30 克、生地 18 克、丹皮 18 克、紫草 18 克、白鲜皮 30 克、知母 15 克、天花粉 15 克、茯苓 30 克、泽泻 18 克、车前子 30 克（包煎）、丹参 30 克、厚朴 9 克、木香 9 克、甘草 15 克、焦三仙各 9 克。此方清热、利尿、活血、补气，可以有效地预防碳酸锂的副作用。由于碳酸锂的治疗剂量与中毒剂量很接近，所以要密切监测血锂浓度，防止碳酸锂发生严重付作用和中毒。

F. 碳酸锂在中医系统治疗中的辅助作用：碳酸锂的长项是抗躁狂，使用碳酸锂可以使患者尽快地减轻躁狂发作，配合中医系统的治疗，辅助中药系统的调整脏腑功能的紊乱。

G. 使用碳酸锂辅助中医系统治疗应注意的事项：

①、使用碳酸锂以前要询问患者有无严重躯体疾病。有严重心脏疾病、肾脏疾病、重症肌无力、妊娠患者忌用。

②、使用以前对患者进行躯体、神经系统和精神检查；进行肝肾功能和进行血、尿、便常规检查，甲状腺功能检查；血糖、血液生化、尿肌酸酐检查，心、脑电图检查等。

③、定期监测血象，主要是血锂浓度。

④、治疗的剂量要根据患者的病情、年龄、体重、血锂浓度、副作用而随时调整。E、碳酸锂的最大剂量不能超过每日6片，分3次服用，同时定期检查血锂浓度。治疗期血浓度上限为 1.5mmol／L，超过此浓度体内蓄积锂过多时，即可出现锂中毒。碳酸锂的治疗量接近中毒量，因此需要特别注意。

H. 碳酸锂中毒的预防和解救：

①、预防：a. 掌握碳酸锂使用的适应症和禁忌症，主要是用于情感性精神障碍，不要用于其他类型的精神疾患。使用前要进行相应的各项检查，排除禁忌症。b. 熟练掌握碳酸锂的药理知识，知晓使用碳酸锂发挥作用需要一定的时间，遵循药理学原理，不要急于求成。c. 加强临床观察，定期监测血锂浓度。d. 尽量在低剂量安全的范围内使用。

②、解救：a. 碳酸锂的副作用与中毒很接近，严重的副作用就等于中毒，碳酸锂的治疗剂量也接近中毒剂量。所以，临床上一旦发现出现副作用且较为严重，就要按中毒处理，立即停药，进行血浓度检查。b. 血锂在 1.5～2.0mmol／L 为轻度中毒，2.0～2.5mmol／L 为中度中毒，2.5～3.0mmol／L 为重度中毒，3.0mmol／L 以上为严重中毒危及生命。因个体差异，有的患者血锂浓度低于1.0mmol／L 也可出现中毒症状，应当密切注意。c. 锂中毒的抢救：立即停服碳酸锂；测定血锂、钠、钾浓度，心电图检查，促进锂盐的排泄。每天以生理盐水 3000～4000ml 输液，可以加入呋塞米、甘露醇、氨茶碱等利尿药，通过利尿作用，促进锂的排出。如果血锂超过 3mmol／L，或中毒症状特别严重时，可做血液透析或腹膜透析。中药：凉血解毒汤加减：生地 30 克、丹皮 30 克、赤芍 30 克、紫草 30 克、白鲜皮 45 克、生大黄 18 克、黄连 9 克、黄芩 9 克、红花 6 克、连翘 12 克、当归 9 克、川芎 9 克、甘草 6 克、白芷 6 克、升麻 6 克。泽泻 15 克、车前子 30 克。每日一剂，每剂煎取药汁 900ml，分为三次徐徐温服，连服三天。

(2) 其他：其他药物如卡马西平、丙戊酸钠、氯硝安定等，有一定的抗躁狂作用，临床上可以酌情选用。但这类药物大多时候是用于控制癫痫发作，患有躁狂兼有癫痫发作的患者，可优先选用。

6.8.3.5. 中枢兴奋药的辅助选用

中枢兴奋药是指能够提高中枢神经系统机能活动的药物，在精神疾患的临床上，主要是大脑皮质兴奋药和促进脑功能恢复药。

6.8.3.5.1. 大脑皮质兴奋药

大脑皮质兴奋药是一类在临床治疗剂量下选择性兴奋大脑皮质，并提高其功能活动的药物。临床用于治疗儿童精神发育迟缓、多动症、抽动秽语综合征、注意缺乏等。代表药物是哌甲酯。

(1) 哌甲酯，又称利他林：是目前最常用的治疗儿童多动症的药物，其主要作用与苯丙胺类似。

A. 药理作用：哌甲酯促进去甲肾上腺素（NE）和多巴胺（DA0）等脑内神经递质的释放，抑制这些递质的再摄取，提高中枢神经系统的觉醒水平，使大脑皮质产生兴奋，达到振奋精神、消除忧郁、缓解疲劳的作用。

B. 适应症：主要适用于治疗注意缺陷多动障碍。

C. 用法：6 岁以上儿童，一次 5mg，一日 2 次，于早餐及午餐前服用，以后每周可增加 5～10mg，最大剂量为每日 40mg。

D. 疗效：哌甲酯是治疗儿童多动症（ADHD）的主要药物，对大约 70%～80% 的儿童多动症（ADHD）的患者有效，能使注意力集中，学习能力提高。

E. 副作用：长期服用可抑制儿童生长发育，随着疗程增长身高增长减慢，并可产生耐受性和依赖性。

F. 禁忌：高血压、癫痫、青光眼、严重焦虑、过度兴奋者禁用，6 岁以下儿童禁用。

G. 预防哌甲酯副作用的中药处方：哌甲酯的副作用主要是抑制儿童生长发育，涉及到肾、脑、髓、脾、心、胃、经络等脏腑。预防的中药处方是：鹿茸 6 克（极细末）、海狗肾 6 克（极细末）、人参 7 克、炙黄芪 9 克、炒白术 9 克、龙眼肉 9 克、石菖蒲 9 克、麝香 0.2 克冲服、川芎 9 克、藏红花 6 克、熟地 6 克、山药 6 克、茯苓 6 克、丹皮 5 克、生磁石细末 15 克。此方不但能预防哌甲酯阻滞患儿发育，而且还能促进患儿发育，激活脑内干细胞，帮助治疗多动症和抽动秽语综合症，且疗效显著。

H. 哌甲酯在中医系统治疗中的辅助作用：哌甲酯的长项是缓解儿童的多动症状，使患儿情绪稳定下来，配合服用中药，使中医的整体系统综合治疗得以实施，从而能系统的调理儿童大脑发育的迟缓，促进五迟五软的缓慢发育，达到治疗儿童注意缺陷引起的多动症、抽动秽语综合症的目的。

(2) 苯丙胺：苯丙胺是中枢兴奋药中最老的一种，分为右旋、左旋和消旋三种。

A. 药理作用：抑制单胺氧化酶，阻滞神经元对肾上腺素和多巴胺的再摄取，促进神经元对这两种神经递质的传递。

B. 适应症：苯丙胺对大脑皮质有较强的兴奋作用，临床主要用于治疗儿童多动症，以右旋苯丙胺效果较好。

C. 用法：每次 2mg，每日两次。每于早上及中午饭后服。每于三天增加 2mg，最高计量不能超过每日 30mg，出现疗效后稳定两周缓慢减药，减至合理剂量即可维持治疗，维持治疗的时间视患者的具体情况而定，一般三个月至半年左右为宜，有的可达一年。

D. 疗效：对儿童多动症有效。

E. 副作用：苯丙胺的常见的副作用有：食欲减退、烦躁头痛、口干恶心、心悸失眠、肌肉震颤等。还有一些忧郁发呆、敏感多疑、心境不佳等。大剂量时可出现意识障碍、兴奋躁动、抽搐昏迷、幻觉、心动过速等，此时可按中毒处置。

F. 禁忌症：癫痫、心脏病、焦虑不安者禁用。

G. 预防苯丙胺副作用的中药处方：党参 9 克、白术 9 克、麦冬 9 克、天花粉 9 克、当归 9 克、川芎 6 克、茯苓 6 克、山药 6 克、丹皮 9 克、焦三仙各 9 克、炒枣仁 15 克、生赭石细末 18 克。此方可健脾养胃，对食欲减退付作用有针对性的预防，在后续的中医系统治疗中，可将此方精义融入其中，以预防和消除副作用。

H. 苯丙胺在中医系统治疗中的辅助作用：苯丙胺主要用于帮助儿童多动症减少多动，配合中医系统治疗，但是一般情况下，儿童都不愿意服用中药，此时可将应证汤药做成胶囊，减少孩童服药的困难，以保证较长时间的治疗。

I. 服用苯丙胺应注意的事项：①、使用苯丙胺需从小剂量开始，出现疗效后要密切观察，一般不需要盲目长量，所用药物剂量以疗效及副作用决定。只要症状缓慢减轻，就要循序渐进，配合中医系统治疗，用时间换取疗效，尽量避免出现副作用。②、使用苯丙胺需要加强心理治疗的强度，将心理治疗与教育相结合，采取形式多样、患儿愿意接受的方式进行。

6.8.3.5.2. 促进脑功能恢复药

促进脑功能恢复的药物，大多都是作用靶点不明确，作用机制较为复杂，包括促进脑组织对氧、葡萄糖、氨基酸、磷酯的利用，增加蛋白质的合成，改善脑代谢，促进大脑皮层及海马 Ach 释放，保护神经细胞膜，增加脑血流量等等。临床上用于治疗小儿精神发育迟缓、老年性痴呆、中风后遗症、椎基底动脉供血不足以及药物中毒等多种急、慢性脑功能障碍。

(1) 吡拉西坦：又名 2- 氧代 -1- 吡咯烷乙酸铵、脑复康、欣坦、酰胺吡酮、吡乙酰胺、吡咯乙酰胺、乙酰胺吡咯酮、吡烷酮醋胺等。为 GABA 的衍生物，是一种新型促思维记忆药，对脑缺氧损伤具有保护作用，促进受损大脑的恢复，作用选择性强。无镇静或精神兴奋作用，无依赖性，没有精神药物的副作用。

A. 药理作用：吡拉西坦为 GABA 的类似物，可激活腺苷酸激酶，提高大脑 ATP／ADP 比值，增加大脑对氨基酸、蛋白质，葡萄糖的吸收和利用，促进大脑细胞代谢，提高大脑皮质抵抗缺氧的能力。吡拉西坦为氨酪酸的同类物，具有激活、保护、修复脑细胞的作用，能改善脑缺氧、活化大脑细胞、提高大脑中 ATP／ADP 比值，促进氨基酸和磷脂的吸收、蛋白质合成以及葡萄糖的利用和能量储存，促进脑代谢，增加血流量。可加速大脑半球间经过胼胝体的信息传递速度，提高学习记忆及思维活动的能力。

B. 适应证：吡拉西坦用于急、慢性脑血管病、脑外伤、各种中毒性脑病等多种原因所指的记忆减退、中度脑功能障碍等，也用于儿童智力发育障碍。临床上对儿童多动症、抽动秽语综合症、老年性痴呆、慢性精神分裂症的衰退状态、各类神经症的记忆减退等都有辅助治疗作用，对大脑中枢神经有兴奋作用。

C. 用法：儿童口服每次 0.4 ～ 0.8g，每日三次。成人口服每次 0.8 ～ 1.6g，每日三次，36 周为一个疗程，症状缓解后改为 0.4 ～ 0.8g，每日三次。

D. 疗效：对慢性精神分裂症的衰退状态、老年性痴呆、儿童精神发育迟缓均有疗效，临床上一般作为辅助药物使用。

E. 吡拉西坦在中医系统治疗中的辅助作用：由于吡拉西坦能促进乙酰胆碱合成并增强神经兴奋传导，对脑组织有修复作用，且能穿透血脑屏障直接进入大脑，对处于衰退状态的各类精神疾患有帮助恢复作用，所以，可以最大限度地帮助中医整体系统综合的治疗，使患者得到中医全面的调理，加快恢复大脑功能的正常。

(2) 氯脂醒：又名：对氯苯氧乙酸二甲胺基乙酯、甲氯芬酯、遗尿丁。本品主要作用于大脑皮质，促进脑细胞的氧化还原，调节神经细胞的代谢，增加对糖类的利用，对受抑制的中枢神经有兴奋作用。

A. 药理作用：氯脂醒为中枢神经兴奋药，主要作用于大脑皮质，促进脑细胞氧化还原，增加糖的利用，调节神经细胞代谢，促进抑制状态的神经细胞兴奋，是一种有效的刺激精神、抑制疲倦的药物。

B. 适应症：适用于老年性精神障碍、各类痴呆症、儿童发育迟缓、颅脑外伤性昏迷缺氧、意识障碍等。

C. 用法：①、口服：每次 0.1 ～ 0.3g，每日三次，每天最大剂量为 1.5g，②、肌肉注射：每次 0.25g，每日 1 ～ 3 次。③、静脉滴注：每次 0.25g，每天 1 ～ 3 次，溶于 5% 葡萄糖液 250 ～ 500ml 中输液。

D. 疗效：对各类精神衰退状态、儿童精神发育迟缓、老年性痴呆都有帮助作用。

E. 氯脂醒在中医系统治疗中的辅助作用：氯脂醒作为中枢兴奋药，有促进大脑代谢、兴奋精神、增加愉悦的疗效，可以作为一味"特殊中药"带领中药穿透血脑屏障，直接进入大脑，帮助中药发挥作用。同时帮助患者心情愉快地树立信心，接受治疗，配合医生贯彻中医为主的系统治疗方案，促进患者大脑功能的恢复。

其他还有咖啡因、尼可刹米、二甲弗林、洛贝林、多沙普仑、贝格美、胞磷胆碱、醋谷胺、吡硫醇等中枢神经兴奋药物，均可根据患者的实际病情酌情选用。

6.8.3.6. 锥体外系副作用的治疗药物选用

在精神疾患的临床上，药物引起的锥体外系副作用比较常见。治疗的药物主要有苯海索、东莨菪碱等。

1. 苯海索：又名安坦。用于抗精神病药物引起的锥体外系副作用、类帕金森综合征等。

(1) 药理作用：苯海索为中枢抗胆碱药物，能穿透血脑屏障，选择性地阻断纹状体的胆碱能神经通路，从而有利于恢复脑内的多巴胺和乙酰胆碱的平衡，改善患者的类帕金森症状和锥体外系反应。

(2) 适应症：抗精神病药引起的锥体外系副作用，类帕金森综合征。

(3) 用法：每次 2mg，每日三次，以后视情况可以增加到每次 4mg，每日三次。老年患者应酌情减量。

(4) 副作用：常见口干、视物模糊等，偶见心动过速、恶心、呕吐、尿潴留、便秘等，长期应用可出现嗜睡、抑郁、记忆力下降、幻觉、意识浑浊等。

(5) 禁忌：青光眼、尿潴留、前列腺肥大禁用。

(6) 苯海索在中医系统治疗中的辅助作用：抗精病药物在中医系统治疗中担负着"特殊中药"的作用，但是使用抗精神病药物，就有可能出现锥体外系副作用或类帕金森综合征，因此，使用安坦对抗锥体外系反应，疗效肯定。使用安坦后患者的药物副作用减轻，较能安心地服用中药，配合中医整体系统综合的调理，使病情早日痊愈。

2. 东莨菪碱、异丙嗪、阿托品、溴隐亭、苯海卡明、地西泮、普萘洛尔、氢溴酸东莨菪碱注射液等均有治疗锥体外系副作用的功效，临床上可以根据副作用的不同情况酌情选用。

6.8.4. 有机地中、西医结合治疗

中医、西医分属于两个学术体系，但两个学术体系均来自于古代的形而上学哲学。他们有共同点，也有分歧，但都是为了疾病防治，属于人类的医药保健技术领域，因此，二者存在着同一性。随着人类文明的发展，两种医学体系一定会融合到一个医学体系中来，最终目的是为人类的祛病延年、健康长寿服务，这就是中、西医结合的前景，也是人类医学发展的必然。近百年来在中国开展的中西医结合是非常低层次的，属于摸索阶段，必须要达到中西医理论上的有机结合，临床治疗效如桴鼓，护佑人类精神愉悦健康长寿，才能是有机地真正地中西医结合。

6.8.4.1. 理论上的结合

中西医理论结合的根本，在于哲学。随着人类社会的飞速发展，宇宙的终极问题，会不断地拷问着哲学，哲学必将因此不断地深入发展。随着人类哲学的不断深入，中西医学不断的自我发展，中西医理论就会在哲学层面出现高度的融合，从而实现理论上的统一。

6.8.4.1.1. 中医的哲学依据

中医依据的是辨证哲学。中医哲学理论中的"气一元论"、"天人合一"、"太极阴阳二元论"、"五行生克制化"、"整体观念"等，都是中国古代辨证哲学的精髓。这些中医理论是独立于现代科学体系之外的，因此从表面上看是与现代科学相对立的，而中医的本质核心是系统医学，这与现代科学中最先进、最尖端的系统科学又完全融合在一起。因此，中西医结合在理论上不存在不可逾越的鸿沟，只能说，中医是现代科学还没有破译的医学科学，也是超越现代科学框架的医学科学，只有科学不断地发展才能真正地认识中医科学。

6.8.4.1.2. 西医的哲学依据

西医依据的是形而上学哲学，形而上学哲学要求实证，现代科学的物理学、化学、生物学、地理学、天文学、电子学、机械学、水力学、气象学、海洋学等等，都是这样。西医运用的哲学思想是"还原论"，形而上学哲学承认的是完全正确性，因而西医是实证科学的一个分支。

6.8.4.1.3. 中西医之间的区别

中医依据的是整体观，西医依据的是还原论。这两种观点都存在着不足。

6.8.4.1.4. 中西医学的不足

(1) 中医的不足是：缺乏现代科学的微观确认，但是在理论和实践上能自圆其说，这种自圆其说不是辩论，而是跨越几千年的临床疗效上的反复确认。临床上如果一个中医大夫治不好病，不是中医的问题，而是这个中医大夫没有学好学透中医，采取的治疗措施不符合中医学揭示的疾病发生发展及其治疗康复的规律。

(2) 西医的不足是：缺乏整体观念，研究到一定程度就不能自圆其说，这种不能自圆其说不是西医的问题，是科学尚未揭示的问题。临床上如果一个西医大夫治不好病，不单纯是西医大夫的问题（大夫水平有高低），而是西医科学还没有认识到这种疾病本质规律的问题。

6.8.4.1.5. 中西医发展的最终路径

(1) 中医发展的最终路径：自然哲学→中医学→精神本原医学。

(2) 西医发展的最终路径：神学→自然哲学→科学→西医学→精神本原医学。

(3) 中西医发展的共同终结点是：揭示人类"精神本原"的医学科学。随着人类社会的发展，中西医学必然会结合在一起，创造出适于人类在地球上乃至宇宙空间生存的新医学，这个新医学就是"精神本原医学"。无论中医还是西医，只要沿着各自的发展规律走下去，都会各自发展到"精神本原医学"这个医学的终极点上来。科学发现，几乎人类的所有疾病都有精神因素，有些精神因素可导致患者迅速死亡；有些精神因素可以使重病患者迅速好转；还有一些精神因素导致的疾病，到现在也找不出确切的原因来。"精神"的本质到底是什么？它源于哪里？到目前为止人类尚无定论。随着现代医学科学的发展，大部分疾病都能从微观层面找到病因，而"精神"导致的疾病到现在也找不到确切的原因，其根本原因就是"精神本原"的本质尚未被人类认识。而"精神本原"确实存在，而且还有可能是"量子纠缠"等前沿科学与宗教追求的"真理"所在，而且还可能是"物质"的一种微观运动形式。因为这种"精神本原"既决定着宇宙万物发生发展消亡的规律，还决定着生物与人类的生老病死规律。因此，没有"精神本原"层次的医学也是没有前途的医学，迟早会被淘汰。也正因此，"精神本原医学"是人类医学发展的必然，也是终结。当人类真正把握了"精神本原"的本质，才能将有"精神本原"因素导致的疾病彻底治愈，所以，"精神本原医学"是中西医及各种人类医学最终的结局，这是地球人类文明1.0的必然结果。

6.8.4.1.6. 中西医精神医学理论上的结合

⑴ 中医精神医学理论认为：心主神明。其原因为：秉承先天之精（父精母血）的肾气为人体生命的原动力，由肾气发轫的脏腑功能，通过自然有机的运作，各个脏腑将其精华物质"气"输送给心脏，心脏将这些精微之"气"调节整合，将适于大脑吸收的营养物质，供应于大脑，大脑得到这些营养物质后，开始运作指挥神经系统工作，神经系统再反过来协调全身和脏腑功能的活动，这样有机的往复循环，保证了人体生命活动（包括大脑活动）的正常运行，故而中医曰"心主神明"。大脑在中医藏象学说里属于"奇恒之腑"的范畴，"奇恒"即异于平常之意，其属性为密闭的外固内空组织，发挥着与其他脏腑不同的功能。如髓连肾脑，供应大脑精华；女子胞，孕育生命；骨藏骨髓，制造血液；脉藏血液，流布全身；胆藏胆汁，助胃运化。大脑只有得到心脏的正常营养供给，才能进行正常的思维意识活动，如果大脑得到的营养物质不纯，脑功能的活动就会出现异常。就好像女子胞只有得到心脏的正常营养供应，才能孕育生命一样。也像胆得到心脏正常的营养供应，才能正常分泌胆汁帮助胃肠运化，而只有胃肠的正常运化，才能保障脑-肠轴的精神功能活动的正常。这些好像相互不关联的现象，都说明了中医"心主神明"理论的正确。学界的"心主神明"与"脑主神明"之争，是人类认识自身精神活动的过程，只有上升到"精神本原"层面的揭示才有意义。

⑵ 西医精神医学理论认为：大脑主宰人的一切精神活动。大脑功能活动正常，人的精神活动就正常；大脑功能出现紊乱，人的精神活动就会相应的出现紊乱。

⑶ 中西医精神医学理论的关系：从各自学说的哲学基础看，中、西精神医学的理论都是正确的。但是从功能上来看，中西医精神医学理论好比是：中医精神医学理论是人体这个有机体的"董事会"，关于人体所有的重大决策都出自于这个董事会。西医精神医学理论是人体这个有机体的"经理部"，关于人体的所有运作（包括大脑神经系统）都出自于这个经理部。两者的关系是辨证依存关系，缺一不可，这是大自然的创造。关于这一点，现代关于"植物人"的辨论中可见一斑。有一个事实是："心脏停止跳动的病人，一般在4分钟后死亡。而脑死亡的'植物人'可以存活数十年。"因此，没有所谓的"心主神明"与"脑主神明"之争，只有人类对"心"与"大脑"认识的途径之别。

6.8.4.2. 临床上的结合

中医精神医学临床治疗各类精神疾患有三个程序：一是排泄病理产物；二是调整脏腑间的功能平衡；三是定位补泻。在这三个治疗程序中，因于病因病理病机的要求不同，中西医结合的内容也不同。总的原则是：以中医药整体系统综合治疗为主，以西医药及其他辅助治疗为辅。临床上，选用抗精神病药物辅助中医整体综合系统治疗的原则：一是需要涌吐痰涎的患者，抗精神病药物都要选取镇吐作用较轻的药物，以非典型抗精神病药物为主。二是具有阳性症状的兴奋躁动、幻觉妄想伴有打人毁物等障碍的患者，以选用吩噻嗪类和丁酰苯类抗精神病药物为主。三是具有阴性症状的情感淡漠、行为退缩、思维贫乏的患者选用非典型抗精神病药物为主。四是具有阴性症状同时又有阳性症状的患者，以非典型抗精神病药物为主，以吩噻嗪类、丁酰苯类、硫杂蒽类等药物为辅。五是具有焦虑失眠、紧张不安等症状的患者，以硫杂蒽类药物为主，兼以其他类型。总之，选用精神药物辅助中医进行临床系统治疗，一切都要根据中医整体系统综合治疗方案的需要，根据患者的精神症状而灵活选用，有机结合。

6.8.4.2.1. 排泄病理产物积存程序中的中西医结合治疗

⑴ 以排泄热毒为主病理产物的中西医结合治疗：

    A. 排泄各类火热毒邪的中西医结合治疗：

        ① 排泄心肺火热毒邪可选用生石膏、川黄连、栀子、知母、莲子心、甘草、沙参、黄芩等。西药可选用氯丙嗪等。

        ② 排泄肝胆火热毒邪可选用龙胆草、黄连、菊花、金银花、白花蛇舌草、青箱子、白蒺藜、川楝子、羚羊角粉、珍珠母、生石决明、生赭石、青黛、苦参、虎杖、金钱草、连翘、熊胆、茵陈等。西药可选用氟哌啶醇等。

        ③ 排泄脾胃火热毒邪可用生大黄、知母、石斛、天花粉、沙参、麦冬、生石膏、黄连、黄芩等。西药可选用氯丙嗪等。

④、排泄肾膀胱火热毒邪可用黄柏、白茅根、萹蓄、穿心莲、胆木、冬葵子等。西药可选用氟哌啶醇等。

B. 排泄各类虚热毒邪的中西医结合治疗：

①、心肺气虚毒邪在祛毒邪的基础上，可加用人参、党参、炙黄芪、白术、黄精、百合、甘草、麦冬、五味子等。西药可选用奋乃静等。

②、脾胃气虚毒邪在祛毒邪的基础上可加用党参、茯苓、山药、白术、甘草、薏苡仁、焦山楂、焦神曲、焦麦芽、鸡内金等。西药可选用氯丙嗪等。

③、排泄阴虚毒邪可在原方的基础上加用天冬、麦冬、熟地、知母、天花粉、生地、元参、沙参、石斛、桔梗、枸杞子、龟板、鳖甲、玉竹、旱莲草、百合、女贞子等。西药可选用三氟拉嗪等。

C. 排泄各类热毒之邪引起的大便干结的中西医结合治疗：通用方剂酌情加用生大黄、芒硝、生甘遂、巴豆、牵牛子、番泻叶、葶苈子、芦荟、大戟、芫花、商陆、郁李仁等。气虚干结可加党参、火麻仁；血虚干结可加熟地、当归、肉苁蓉；阴虚干结可加元参、麦冬、枸杞子等。西药可选用氯丙嗪等。

(2) 以排泄寒毒之邪为主的中西医结合治疗：

A. 排泄各类脏寒毒邪的中西医结合治疗：排泄各类脏寒阳虚毒邪可在原方的基础上辨证加用鹿茸、海狗肾、制附子、肉桂、干姜、高良姜、小茴、淫羊藿、巴戟天、杜仲、川续断、狗脊等。西药可选三氟拉嗪等。

B. 排泄各类腑寒毒邪的中西医结合治疗：肝胃寒主用吴茱萸、干姜、荜拨；脾胃寒主用生姜、丁香、荜拨；大肠寒主用肉桂、小茴。西药可用氟哌啶醇等。上焦寒主用大剂制附子；中焦寒主用干姜、丁香；下焦寒主用肉桂、小茴。西药可选三氟拉嗪等。

(3) 以排泄痰涎之邪为主的中西医结合治疗：

A. 排泄壅盛有形之痰涎毒邪的中西医结合治疗：

①、排泄上焦之痰用涌吐法：火邪炽热痰涎壅盛者用瓜蒂散，并逐渐加大剂量，以患者涌吐的痰涎情况和体质承受能力为用药剂量的标准，因人而异；火邪稍轻痰涎壅盛者用藜芦散，用药剂量因人而异，涌吐痰涎时精神药物尽量不同。

②、排泄中焦之痰涎：a. 用涌吐法；（B）、用荡痰加甘遂汤，药物剂量因人而异。

③、排泄下焦之痰涎：以化解水湿通利小便为主排泄痰涎，以温肾化饮法为主，兼以健脾利湿、温阳化水治之，方剂以真武汤为主加减化裁。西药以非典型抗精神病药物为主选用，如氯氮平、利培酮、奥氮平等。西药剂量尽量要小，以免出现付作用增加治疗难度。

B. 排泄侵入各脏腑、四肢百骸间的痰涎毒邪的中西医结合治疗：

①、排泄侵入脏腑间痰涎的治疗，要根据痰涎侵入的脏腑不同，采取不同的祛痰方法治之。有热痰的清热化痰，有寒痰的温阳化痰，有湿痰的燥湿化痰，有风痰的疏风化痰，有郁痰的解郁化痰，有痰结的涤荡顽痰，有虚痰的补虚化痰，精神药物视情选用。

②、排泄侵入四肢百骸的痰涎，要根据痰涎侵袭的不同部位，采取不同的方法进行驱逐，驱逐痰涎的方法有：逐痰法、破痰法、下痰法、化痰法、消痰法、散痰法、运痰法、开痰法、导痰法等，根据患者的不同情况，酌情选用。西药选用非典型抗精神病药物如利培酮、奥氮平或长效注射剂等，剂量要偏小，尽量不使用中等剂量，以防出现付作用而影响中医的系统治疗。

C. 排泄侵入各经络间的痰涎毒邪的中西医结合治疗：

①、排泄侵入太阳经痰涎的中西医结合治疗：侵入太阳经的痰涎，多为外邪化热灼烧津液凝结痰涎，循经流布，痰血互结，变生诸证，乃至蓄血发狂。以清热解毒、破结逐瘀、涤痰通络方法治之。西药以氯丙嗪为主，或口服或冬眠疗法，中小剂量，强力镇静，配合中医系统治疗，遵循治则循经排痰，直到痰血不再互结，诸证好转，乃至痊愈。

②、排泄侵入阳明经痰涎的中西医结合治疗：侵入阳明经的痰涎多为太阳失治，病邪入里化热，津伤燥化炼液生痰，痰涎与热毒炽盛，病发癫狂。治以清热解毒、通腑散结、涤荡痰涎。西药选用氯丙嗪，或口服或冬眠疗法，尽快控制住狂躁发作，配合中医系统治疗，遵循治则兼以循经排痰，毒邪内解，痰涎涤荡，乃为大要。

③、排泄侵入少阳经痰涎的中西医结合治疗：侵入少阳经的痰涎在机体的半表半里，扰及肝胆经络变生诸

证，治以和解少阳、通调三阳、化解痰涎。西药可以选用氟哌啶醇，或口服或肌注，尽快控制住症状，配合中医系统治疗，遵循治则循经排痰，少阳得解，痰涎得清，诸证得愈。

④、排泄太阴经痰涎的中西医结合治疗：太阴之经，以湿为本，凡机体诸虚引起的水液代谢不畅，湿邪拥塞，均可导致痰涎，痰涎侵入太阴经，导致脾阳虚衰、寒湿内生，痰涎作祟，精神错乱。治以健脾豁痰、温中祛寒、化痰除涎。西药可以选用奥氮平或长效制剂，中小剂量，酌情使用，迅速控制住精神症状，配合中医系统治疗。

⑤、排泄少阴经痰涎的中西医结合治疗：少阴经痰涎的产生源于心肾二经受邪后表现出来的水液代谢失调病变，为重症。属于从阴化寒的治则为回阳救逆、温化寒痰。属于从阳化热的治则为滋阴降火、清热化痰。西药可以选用安定帮助患者稳定情绪，辅助中医辨证论治。

⑥、排泄厥阴经痰涎的中西医结合治疗：厥阴痰涎源于疾病进展到里虚寒热错杂程度所引起的复杂病变，症状为有的模糊、有的交错夹杂、有的表现为上热下寒、有的表现为厥逆、有的表现为下利吐哕等等，厥阴痰涎病理病机复杂，痰涎只是其中致病机理之一，致病的主要机理为脏腑功能紊乱，水液代谢失调，痰涎阻滞厥阴经络。治疗要根据患者的四诊八纲辨证所得，精确施治，灵活应对。西药可以选用安定等稳定患者情绪药物，辅助中医系统治疗。在排泄侵入经络间痰涎的中西医结合治疗方面，要根据患者的实际情况，应用中医的整体观念和辨证论治，精准定位，循经排痰，灵巧施治。

(4) 以排泄气盛之毒邪为主的中西医结合治疗：气盛毒邪多为气郁、气结、气滞、气逆、气乱等病机。临床上无论是何种原因引起的气盛毒邪，均已破气为要，兼顾理气、散气、降气、顺气等疗法。可供选用的主要的药物有青皮、枳实、川楝子、陈皮、沉香、檀香、降香、乌药、香附、厚朴、大腹皮、佛手、枳壳、柴胡、郁金、香橼、玫瑰花、薤白、天仙藤、刀豆、柿蒂、荔枝核、橘核等等。西药可以选用氯丙嗪、奋乃静等。

(5) 以排泄气虚之毒邪为主的中西医结合治疗：气虚毒邪多为各种原因导致的气虚，包括元气虚、宗气虚、中气虚、卫气虚、营气虚等，还包括肺气虚、心气虚、肝气虚、脾气虚、肾气虚、阳气虚、阴气虚等等。临床上无论是何种原因引起的气虚、也无论是哪种气虚，一律以补气为主进行治疗，依据药物的升降浮沉属性，根据气虚的部位、性质进行调理。西药根据患者的精神症状选用，一般以非典型抗精神病药物为主。

(6) 以排泄血瘀之毒邪为主的中西医结合治疗：排泄血瘀毒邪以活血化瘀药物为主，兼以理气、养血等。治疗方法有：理气化瘀法、清热化瘀法、温阳化瘀法、祛湿化瘀法、通络化瘀法、补血滋阴化瘀法、平肝潜阳化瘀法等等。治疗血瘀的药物有川芎、三七、赤芍、丹参、蒲黄、乳香、没药、五灵脂、桃仁、红花、三棱、莪术、柴胡、郁金、当归等等。西药可以选用非典型抗精神病药物如奥氮平，利培酮等，还可以根据患者的不同症状选用不同的精神药物，辅助中医系统治疗。

(7) 以排泄血虚之毒邪为主的中西医结合治疗：排泄血虚毒邪以养血、补血、行血、活血等方法为主。补血药物有：熟地、何首乌、阿胶、白芍、元肉、川芎、大枣、当归等。治疗血虚要与补气养血、滋阴养血等方法相结合，只要将血虚补养起来，血虚毒邪所致的诸多症状就都会好转。西药可以选用安定类药物辅助中医系统治疗，凡有血虚毒邪的患者一般不选用抗精神病药物。

6.8.4.2.2. 调整脏腑间的功能平衡程序中的中西医结合治疗

(1) 理顺脏腑间五行相生相克之关系的中西医结合治疗：精神疾患由于长期患病精神功能紊乱，导致体内各脏腑之间正常有序的功能失调，出现五行相生相克关系的紊乱，当病理产物排除之后，就会出现如心肾不交、肝胃不和、脾肾阳虚等一系列脏腑间的功能失衡症状，此时就要根据辨证分型进行调整脏腑间的功能失调，防治病理产物的再度产生。调整脏腑间的功能平衡，除了根据辨证分型，还要根据患者的先天禀赋、遗传因素、孕育过程、教育生长环境、发病诱因等等情况，对不同患者采取不同的方法进行调理。选用西药时，要根据患者不同的精神症状，在遵循以往治疗时选用西药的基础上，酌情选用。如果以前服用的药物无任何的不妥，就要继续应用，以免引起病情波动，给治疗带来困难。所选用的抗精神病药物，不是一成不变，也不是一日三次刻板的服用，在保证患者病情稳定的基础上，可以采用每日一次晚饭后服用西药的方法，也可选用一些适宜患者服用的催眠药物，帮助患者夜间有一个好的睡眠。白天则可以根据患者的实际情况，安排一些适宜患者的体疗和劳动，循序渐进的恢复患者的体能，帮助中医的系统治疗，使患者在精神、躯体全方位的恢复。

(2) 调顺脏腑、经络、气血、阴阳、三焦气机之关系的中西医结合治疗：人体是一个有机的整体，人的 精神活动、脏腑功能活动、经络、气血、阴阳、三焦气机等等的功能活动，都是这个有机整体活动的一个组成部分。由于精神活动与脏腑功能活动的关系是一个相互依存、相辅相成、互为影响的对立统一的辩证关系，如果没有正常的脏腑功能活动，就没有大脑的正常功能活动；相反，如果没有大脑的正常功能活动，也就没有脏腑功能的正常活动。由于罹患精神疾病，正常的脏腑功能出现紊乱，导致大脑功能活动出现紊乱，紊乱的大脑功能活动又反过来干扰脏腑功能的活动，这样就形成了病理病机的恶性循环。当疾病治疗好转到一定程度以后，就一定要注重理顺精神与脏腑、经络、气血、阴阳、三焦气机的辩证关系。理顺这几种关系时，要在辨证论治的原则下，根据毒气、毒血、毒液三个不同的性质，根据患者的禀赋不同、性格类型、精神素质、学习教育、生活环境等，进行循序渐进的调整。西药可以根据患病的类型，对毒气、毒血、毒液三个类型中属于实证、热证、狂躁的患者，辅助使用吩噻嗪类抗精神病药配合中医系统调理；对毒气、毒血、毒液三个类型中属于虚症、寒证、抑郁的患者，使用非典型抗精神病药物，配以抗抑郁药物、抗焦虑药物等辅助综合调理。调理的关键是掌握好整体观念和辨证论治，循序渐进，久久为功，使患者恢复到病前的生活、工作、学习等正常水平。有些患者经过整体调理的过程，还可以出现性格完善、精神素质增强、躯体较前健壮的情况，这样的调理会帮助患者巩固病情、减少复发。

(3) 恢复人体正常生理功能和精神活动关系的中西医结合治疗：调理脏腑间的功能平衡，重点是调理脏腑之间的功能平衡；恢复人体正常生理活动和精神活动之关系的重点，是恢复机体各个脏腑本原的生理活动与精神活动之间的正常关系。人的生理活动和精神活动的正常，来源于体内脏腑功能活动和机体整体功能的正常，内在生理活动正常由躯体的健康而表现，外在精神活动正常由精神面貌而表现，二者相辅相成，维持着正常的机体功能活动。罹患精神疾病以后，人体的正常生理活动和精神活动就失去了协调，出现生理活动和精神活动的紊乱。当疾病经过治疗恢复到一定程度后，机体的生理活动和精神活动仍存在着不协调现象，如果这种不协调现象得不到调理，就为疾病复发埋下了隐患。内在的正常生理活动是由人的正常脏腑功能活动决定的，隐现于外的就是人的精神类型，因此，调理二者的关系就是调理人的各自脏腑功能的异同，调理好了这个异同，就调理好了生理功能和精神功能的关系。心藏神、肝藏魂、肺藏魄、脾藏意与志、肾藏精与志，这五脏藏神的内在规律，决定了不同人的不同生理活动导致不同的精神类型，五态人格就是根据五脏藏神而划分的。调理生理活动与精神活动之间的关系，要按照五脏藏神的理论，对紊乱的五脏生理功能进行仔细梳理，使之回归到病前的脏腑及四肢百骸的生理状态，回归到由遗传因素决定的精神类型上面来，这样就为巩固病情防止复发创造了条件。对于外向类型的各类紊乱，可以选用吩噻嗪类和丁酰苯类抗精神病药物辅助调理，对内向型的各类紊乱，可以选用硫杂蒽类和非典型抗精神病药物及抗抑郁、焦虑、催眠药物辅助调理，一切根据患者的实际情况，进行有机地中西结合的调理，使之恢复到病前生理活动与精神活动协调的水平，这样就可以达到巩固病情防止复发。

6.8.4.2.3. 定位补泻程序中的中西医结合治疗

(1) 五脏六腑对症补泻的中西医结合治疗：

A. 心脏偏盛偏衰功能补泻的中西医结合治疗：心脏功能偏盛，火邪炎上，表现在精神疾患方面，就是患者病情严重时舌质红赤、舌尖有红色瘀点，脉象滑数实大、寸大尺小；面带喜色、狂笑不休，兴奋躁动、胡言乱语等。心脏功能偏衰，阳衰气弱，患病严重时面色㿠白、舌质青紫，脉迟细弱，语言低微、精神恍惚、思维破裂、离群索居等。经治疗一般都会恢复到基本正常水平，但是，患病后为什么会出现偏盛偏衰的状况，这源于平素心脏功能的偏盛偏衰：心脏功能偏盛的源于平素心阴不足，心脏功能偏衰的源于平素心阳不足。偏盛的患病后心阴不能制阳，火邪趁势炎上而为病；偏衰的心阳不能化阴，阴寒无制而为病。经过治疗以后，表面上看来已经没有什么大的区别，实际上隐藏着疾病复发的隐患，因为一旦出现偏盛偏衰的病因病机，就会出现偏差而又发病。此时当根据患者的遗传、禀赋、教育、学习、工作、生活氛围的不同及家庭、社会整体环境，找到出现偏胜偏衰的原因，精当辨证，对症补泻。并根据患者的实际情况，制定相应的躯体和精神保健措施，配合中医的系统调理，使患者偏盛偏衰体质得以改善，巩固病情防止复发。对心脏功能偏盛的患者，西药选用吩噻嗪类辅助中医进行定位补泻调理；偏衰的选用具有双向作用的非典型抗精神病药物法；临床上还要根据患者的实际情况，适当选用抗焦虑、抗抑郁、催眠药物，小剂量使用，辅助中医系统调理。调理的目的是使患者改善心脏偏胜偏衰的体质，提升机体适应内外变化的环境，从而减少疾病，维持精神健康。

B. 肝脏偏胜偏衰功能的中西医结合治疗：肝脏功能偏盛，肝火暴涨，表现在精神疾患方面，就是患者病情严重时舌红苔黄，舌两侧有黄滞苔或红色瘀点，脉象弦滑数、关脉弦大；面红目赤、口苦咽干、心烦不安、急躁易怒、狂乱不止、幻听幻视等。肝脏功能偏衰，阴盛阳衰，患病严重时舌质淡白、两侧肝区青紫，脉沉细紧，自言自语、冷笑乱呼、思维迟滞、幻觉妄想等。经治疗一般都会恢复到基本正常水平，但是，患病后为什么会出现偏盛偏衰的状况，这源于平素肝脏功能的偏盛偏衰。肝脏功能偏盛的源于平素肝肾阴虚，肝脏功能偏衰的源于平素肝经蕴寒，肝阳不足。偏盛的患病后肝阴不能制阳，肝火暴涨冲犯心神而为病；偏衰的肝阳不能化阴，阴寒无制而为病。经过治疗以后，表面上看来已经没有什么大的区别，实际上隐藏着疾病复发的隐患，因为一旦出现偏盛偏衰的病因病机，就会出现偏差而又发病。此时当根据患者的遗传、禀赋、教育、学习、工作、生活氛围的不同及家庭、社会整体环境，找到出现偏胜偏衰的原因，精当辨证，对症补泻。偏盛的采取泻肝柔肝补肾利湿清热法，偏衰的采用温肝养肝疏肝法，并根据患者的实际情况，制定相应的躯体和精神保健措施，配合中医的系统调理，使患者偏盛偏衰体质得以改善，巩固病情防止复发。对肝脏功能偏盛的患者，西药选用氯丙嗪为主辅助中医进行定位补泻调理；偏衰的选用氟哌啶醇或具有双向作用的非典型抗精神病药物；还可以根据患者的病情，选用抗焦虑及催眠药物，小剂量使用，辅助中医系统调理。调理的目的是使患者改善肝脏偏胜偏衰的体质，提升机体适应内外环境的变化，减少复发。

C. 脾脏偏胜偏衰功能补泻的中西医结合治疗：脾脏功能偏盛，胸腹烦闷、鼻准生疮、不思饮食，表现在精神疾患方面，就是患者病情严重时舌体红肿，舌苔黄厚，口鼻生疮，脉象洪实缓弦、右脉实大；腹肋胀满、神识不清、乱发脾气、急躁易怒、冲动伤人毁物、狂乱不止、幻觉妄想等。脾脏功能偏衰，多因脾气虚弱、脾阳虚衰，寒湿困脾所致，患病严重时舌体瘦或虚胖、舌质淡嫩、舌两侧有齿痕、舌中间有裂纹，脉沉迟细弱，大便不调或完谷不化；精神疲惫、自言自语、情感淡漠、行为退缩、思维迟滞、幻觉妄想等。经治疗一般都会恢复到基本正常水平，但是，患病后为什么会出现偏盛偏衰的状况，源于平素脾脏功能的偏盛偏衰。脾脏功能偏盛的源于平素肝郁邪热犯脾、肺热传脾，脾阴亏虚；脾脏功能偏衰的源于脾胃不和邪气犯脾，脾阳不足。偏盛的患病后脾阴不能制阳，脾肺之热冲犯于心而为病；偏衰的脾阳不能制阴化湿，虚、湿、寒邪无制而为病。经过治疗以后，表面上看来已经没有什么大的区别，实际上隐藏着疾病复发的隐患，因为一旦出现偏盛偏衰的病因病机，就会出现偏差而又发病。此时当根据患者的遗传、禀赋、教育、学习、工作、生活、氛围的不同及家庭、社会整体环境，找到出现偏胜偏衰的原因，精当辨证，对症补泻。偏盛的采取泻脾利湿法，偏衰的采用利湿温脾法，并根据患者的实际情况，制定相应的躯体和精神保健措施，配合中医的系统调理，使患者偏盛偏衰体质得以改善，巩固病情防止复发。对脾脏功能偏盛的患者，西药选用氯丙嗪为主辅助中医进行定位补泻调理；偏衰的选用氟哌啶醇或具有双向作用的非典型抗精神病药物，还可以根据患者的病情，选用抗焦虑及催眠药物，小剂量使用，辅助中医系统调理。调理的目的是使患者改善脾脏偏胜偏衰的体质，提升机体适应内外环境的变化。

D. 肺脏偏盛偏衰功能补泻的中西医结合治疗：肺脏功能偏盛，肺失宣肃，气火上逆，肃降失常，表现在精神疾患方面，就是患者病情严重时舌红少苔，脉动小数；心神惑乱、气恼难抑、坐卧难宁、喜怒无常、幻听幻视，幻觉妄想等。肺脏功能偏衰，多因肺气不足、腠理不固或肺阴亏损所致，患病严重时舌质淡白、舌尖有凹陷，脉寸大如豆或虚数；精神昏蒙、目光呆滞、悲泣时作、或哭或笑、幻觉妄想、欲行又止等。经治疗一般都会恢复到基本正常水平，但是，患病后为什么会出现偏盛偏衰的状况，源于平素肺脏功能的偏盛偏衰。肺脏功能偏盛源于平素肺胃蕴热、外邪侵袭、蕴热闭肺；偏衰的源于先天禀赋不足、肺卫不固、宣降失制。偏盛的患病后肺燥阴伤，肺燥挟百脉一宗邪毒上逆心神而为病；偏衰的肺虚不能制阴化湿，虚、湿、寒邪无制而为病。经过治疗以后，表面上看来已经没有什么大的区别，实际上隐藏着疾病复发的隐患，因为一旦出现偏盛偏衰的病因病机，就会出现偏差而又发病。此时当根据患者的遗传、禀赋、教育、学习、工作、生活氛围的不同及家庭、社会整体环境，找到出现偏胜偏衰的原因，精当辨证，对症补泻。偏盛的采取泻肺祛邪法，偏衰的采用补肺祛湿法，并根据患者的实际情况，制定相应的躯体和精神保健措施，配合中医的系统调理，使患者偏盛偏衰体质得以改善，巩固病情防止复发。对肺脏功能偏盛的患者，西药选用奋乃静为主；偏衰的选用非典型抗精神病药物；还可根据患者的病情，选用抗焦虑及催眠药物，小剂量使用，辅助中医系统调理，增强患者的免疫能力。

E. 肾脏偏胜偏衰功能补泻的中西医结合治疗：肾脏功能偏盛，肾热邪毒循脊髓上炎犯脑，肾权失制。表现在精神疾患方面，就是患者病情严重时舌红绛，舌根部有黄厚滞苔，脉尺大而实；耳聋头重、舌燥咽肿、体重骨热、两颧红赤；神识时清时昧、恍惚昏蒙、思绪迷乱、幻听丰富、幻觉妄想等。肾脏功能偏衰，多因先天禀赋不足、肾气不固、肾阳亏虚、肾不纳气所致。患病严重时舌体瘦小、舌质青紫或淡白、尺脉濡迟、小而无力虚长；精神昏蒙、目光呆滞、悲泣时作、或哭或笑、幻觉妄想、欲行又止等。经治疗一般都会恢复到基本正常水平。患病后出现偏盛偏衰的状况，源于平素肾脏功能的偏盛偏衰，肾脏功能偏盛源于平素肾脏蕴积实邪；偏衰的主要源于先天肾气不足。经过治疗以后，表面上看来肾气已经恢复到维持基本的正常生命活动，实际上还隐藏着疾病复发的隐患，因为一旦出现偏盛偏衰的病因病机，就会出现偏差而又发病，因为这种偏盛偏衰病因病机的出现在很大程度上是内源性的。调理时主要根据患者的先天禀赋不足、遗传、平素体质以及教育学习、生活工作等的不同原因，找到出现偏胜偏衰的原因，对症补泻、悉心调理、久久为功。偏盛的采取泻肾清热法；偏衰的采用温肾壮阳、填精补髓法。并根据患者的实际情况，制定相应的躯体和精神保健措施，配合中医的系统调理，使患者偏盛偏衰体质得以改善，巩固病情防止复发。对肾脏功能偏盛的患者，西药选用氟哌啶醇、奋乃静等；偏衰的选用奥氮平等非典型抗精神病药物；还可根据患者的病情，选用抗焦虑及催眠药物，小剂量使用，辅助中医系统调理。

(2) 精神、经络、气血、津液对症补泻的中西医结合治疗：

A. 精神素质偏颇心理和药物调整的中西医结合治疗：人的精神素质是在遗传基础上，在教育学习生活环境相互作用下，自然形成的性格品质与心理能力的综合体现。精神素质偏颇的主要原因是遗传，次要原因是后天环境影响，但是在不断地后天影响作用下，精神偏颇是可以有限度地改变先天遗传的。这包括本书探讨的在中医理论指导下，用中药通过调整五脏六腑、奇恒之腑、四肢百骸的功能活动，循序渐进地改善先天遗传的缺陷，再加之后天有序的相关影响（学习、训练），逐步地改善精神素质偏差，完善患者的人格，较好地适应社会生活，愉悦人生。

①、心脏先天不足（遗传）的调整：心脏先天不足的性格是精神萎靡、胆小易惊、懒言声低等的内型性格。中医治则是：温补心阳、兼补心阴，气血双调，安神定志，久久可以改善胆小怕事的内型性格。西医在辅助中医系统调理的过程中，可以使用一些维生素和补脑剂，同时要保障饮食合理、营养均衡。

②、肝脏先天缺陷（遗传）的调整：肝脏先天缺陷分为虚实两方面，先天肝邪实的人格多为脾气大、性子急的外向性格，中药可用白芍为主等柔肝滋肝阴的方法辨证论治，西药可以使用小剂量的吩噻嗪类抗精神病药物，辅助中医系统调理。先天肝气虚的人格多为胆小怕事、遇事惊恐的内向性格。中药可以山茱萸等补养肝虚的方法辨证论治，西药可用肝泰乐、维生素系列、等辅助中医系统调理，久之可以酌情改善胆小怕事的内向性格。

③、脾脏先天不足（遗传）的调整：脾脏先天不足的性格多为抑郁质，平素忧思过度、疑虑不定、因疑惑丛生而多有失信。中药以党参、当归、茯神、苍术等补脾利湿的方法调理，佐以炒枣仁、龙眼肉养血补脾。西药可以使用谷维素联合补脑汁等辅助中医系统辨证调理。

④、肺脏先天不足（遗传）的调整：肺脏先天不足的性格是魄力不足、悲伤欲哭、忧愁寡断、性情压抑。调理的中药主要是人参、黄芪、麦冬、百合、大枣、淮小麦等补肺气润肺阴。调理时不可急于求成，需久久为功，润物化于肺，可以逐步增强肺魄，改善性格。

⑤、肾脏先天不足（遗传）的调整：《黄帝内经》云："肾者、作强之官、伎巧出焉"，又曰："肾主骨髓"。中医理论说"肾藏精，精生髓，髓充脑，脑为髓海。肾精充盈则脑髓充盈，肾精亏虚则髓海不足"。肾脏先天不足对人体的影响最大，特别是表现在精神疾患方面，肾脏先天不足的性格是灵巧懦弱、多疑善变，源于肾精肾气不足，脊髓脑髓不充，精神意志不坚。中药调理的主要是填精补髓、充养先天不足，使用的中药主要有紫河车、海狗肾、鹿茸、人参、杜仲、熟地、菟丝子、枸杞子、川芎、当归等。西药选用使用补充大脑营养的制剂如补脑汁等，辅助中医药系统治疗。调理肾先天不足，要循序渐进，不可急于求成，在使用前述中药时，还可以使用生大黄 2～4 克、黄柏 3～6 克坚肾，具体用量根据

患者的不同情况灵活使用，不可拘泥。通过持续不断地调理，肾精先天不足患者的性格可以得到大部分的改善。

B. 经络偏盛偏衰对症补泻的中西医结合治疗：经络的偏盛偏衰与脏腑的偏盛偏衰有着密切的关系，因此调整经络的偏盛偏衰要全面考虑脏腑功能的偏盛偏衰，在中医整体观念和辨证论治的原则下，开展经络偏盛偏衰的辨证施治。调整经络的偏盛偏衰主要靠针灸，辅以药物。经络偏盛的病症主要有实证、热证、气滞壅盛证、血瘀阻塞证等，这些病症阻碍经络的通畅运行，出现阻滞拥堵证候。针灸治疗主要采用泻法、通法，以贺普仁教授精准提炼的三通法为主。所选穴位多具有开、通、散、降等作用，如十二井、金津、玉液、涌泉、长强、期门等；有的选用放血疗法、放气疗法等。经络偏盛的西药选用要注重病重时期的药物使用原则，一般情况下，选用具有镇吐、镇痛、镇静作用的抗精神病药物，兼以一些调理植物神经系统的药物，以减少经络气逆对脏腑功能的侵害。经络偏衰的主要采取补法，包括提升阳气、化生阴血、行气活血等。取穴足三里、气海、膻中、百会等多为升提气机；取穴三阴交、血海、太溪、阴谷等多为补养阴血；使用火针、燔针，加强灸法等均可补养经络之气血。经络偏衰的西药使用，也要尊重病重时期用药的原则，根据患者的实际情况，选用一些非典型抗精神病药物，以及营养药物。经络的偏盛偏衰使用补泻疗法，要根据针灸理论，辨证施治，灵活应用，不可拘泥。

C. 气血偏盛偏衰补泻的中西医结合治疗：气血周流五脏六腑以及全身，必须保持相对平衡，如有偏胜偏衰则可引发百病。气有余便是火，气热血亦热、火性炎上，有毒气血充犯大脑，引发癫狂。气不足便是寒，寒甚者阳必衰，阳虚则血寒，虚寒邪毒循经侵入大脑，引发衰退性精神障碍，旷久难愈。精神疾患经过一段的时间治疗后，一般都会表现得基本正常，此时应当仔细辨别气血是否还存在着偏盛偏衰。气血偏盛者表现的身体有热，但不发烧，虽能忍受，但周身不适。这是因为气血的偏盛受到体内阴血的调节，尚在机体的调节幅度之内，属于正多邪少、正邪相争、正气驱逐虚邪的阶段。此时应当辨证施治，帮助体内的正气将虚邪排出体外，将偏盛的气血调节至相对正常水平，保持气血的基本平衡状态，维持人体的正常生命活动。气血偏衰的表现为精神萎靡、畏寒怕冷、少动多卧、饮食不佳。这时要使用补气养血、温阳散寒、健脾养胃等相应的药物，帮助机体恢复功能正常，使偏衰的气血恢复旺盛。在西药的选用上，要尊重病重时期的西药选用原则，偏盛的患者要选用镇逆作用大些的药物如奋乃静、氯丙嗪等，剂量尽量要小些，起到镇静作用即可。偏衰的要选用一些具有精神振奋作用的药物，如三氟拉嗪、舒必利等。

D. 津液偏胜偏衰补泻的中西医结合治疗：津液是人体重要的营养物质，维护着正常的生命活动。在精神疾患的发病过程中，津液偏盛偏衰主要表现在：由于热邪伤津引起的津液不足，和气机不畅引起的津液的输布排泄障碍。津液的偏盛主要是指痰涎壅盛阻塞、津液输布排泄障碍，根据患者的病因病理病机，进行整体观念指导下的辨证施治。排泄津液病理产物，疏通津液代谢渠道，维护津液的正常运行。津液的偏衰主要是指津液不足，根据患者的实际情况，在整体观念指导下，找到津液不足的原因，精确地辨证论治，对症调理，维护津液的正常输布排泄。无论是津液的偏盛还是偏衰，只要是由于津液（痰饮）引起的精神障碍，西药一般都要选用非典型抗精神病药物，特别是镇吐作用小的药物，配合中药的涌吐等方法排除痰涎，随着整体调理的需要，辅助中医系统治疗。

(3) 针对五态人格精神素质对症补泻的中西医结合治疗：

A. 木形之人对症补泻的中西医结合治疗：木形之人所患精神疾患，大多与肝、胆、头、颈、眼、四肢、关节、筋脉等方面相关。偏盛的大多采用柔肝、解痉、滋润之药物进行调理，主要药物有：白芍、甘草、僵蚕、川芎、怀牛膝等柔肝解痉。白芍应大剂使用，用量可达到120～150克。同时辅以柴胡、僵蚕、茵陈。特别是茵陈，只要是大剂使用白芍调节木形刚直之人，必要辅以茵陈，用以消除白芍的阴滞之性。偏衰的大多采用补肝、疏肝、解郁的药物进行调理，主要药物有：党参、黄芪、枸杞子、菟丝子、柴胡、郁金、当归、茵陈等。木形之人以通为用，以舒为径，以柔为要、以养为本。可以采用精神健康、心理调适、适度运动、食品保健、生活愉悦等综合调理。木形之人的西药选用大多为氟哌啶醇为主，辅以养肝解毒的药物。

B. 火形之人对症补泻的中西医结合治疗：火型之人面赤体实，热情好动，火气偏多。火形偏盛之人所患精神疾患多与心脏有关，多为心肝及五内之火上炎、冲犯心神而为病。采用的方法多为清热泻火、阴柔化火。川黄连、黄芩、栀子、甘草、莲子心、玄参、麦冬、生大黄等。火形偏衰之人所患精神疾病多为衰退型精神障碍，治则多为壮火助阳，主要药物有：制附子、肉桂、干姜、鹿茸、杜仲、小茴等。火形偏盛之人的西药主要以镇静安神为主，选用吩噻嗪类药物为好。偏衰的西药主要选用温阳振奋、激活脑细胞的药物为主选用三氟拉嗪为好，辅以一些滋补脑营养的药物。对处于偏胜偏衰状态的火形之人要注重适宜的心理调适，辅以修身养性的佛家音乐等，使五内易于生火的机制得以平衡，增强修养，减少患病的诱因。对处于偏衰状态的火形之人，除了适宜的心理治疗以外，还要运用现代影视、教育、励志、环境等辅以日常信息强化，久而久之，即可改进懦弱，增强意志。

C. 土形之人对症补泻的中西医结合治疗：土形之人为阴阳平和之人，一般较少偏胜偏衰，但由于土为阴湿、湿气通于脾，所以土形之人所患的精神疾患多与脾胃有关。脾湿生痰涎，痰涎毒邪随气血循环进入大脑，导致脑细胞中毒而精神失常。另外，胃易受脾经湿热及五内火邪侵袭，或过食辛辣、暴食暴饮引起脾胃火热炽盛，毒邪直接进入血液循环，引起癫狂；各类原因导致脑-肠轴的功能紊乱，引发精神疾患。因此，土形之人的偏盛主要是火邪等的病理产物的积存，治疗主要是清泻脾胃邪火，主要药物有生大黄、黄芩、黄柏、生石膏、知母、天花粉等。土形之人偏衰的调理方法是补养脾胃之气、清利脾湿，主要药物有白术、山药、茯苓、薏苡仁、苍术、人参、黄精、甘草、大枣等。土形之人偏盛的主要选用奋乃静、氯丙嗪等镇吐作用较强的抗精神病药物；土形之人偏衰的选用具有温阳振奋的药物如三氟拉嗪、舒必利等。只要是土形之人，无论偏盛还是偏衰，都要从饮食上进行适度的调理：偏盛的要节制饮食，慎食辛辣、油腻、油炸、膨化食物等，还要保证荤素搭配、营养合理，定时定量，杜绝肥胖发生；偏衰的要进行适当的饮食调养，既要防止脾湿生痰涎，又要防止营养缺乏，又要保持适度流食，可在流食中添加茯苓、薏苡仁等健脾利湿药物，以相互制约，保持相对平衡。

D. 金形之人对症补泻的中西医结合治疗：中医认为：金行之人由于禀天地燥金之气，天之阳气偏盛，金气主燥、燥气适于肺，燥热伤津、故易患肺系方面的疾病。金行之人偏盛的罹患精神疾病，多表现为狂症、精神症状多有精神运动性兴奋。经治疗病情好转后还会有脾气暴躁、听不进他人的意见的性格缺陷；平素易患呼吸系统疾病，常有肩背不适、骨节疼痛等躯体症状。治疗主要是润肺清心、疏通肺与大肠以及与皮里肉外之经络。金形之人偏衰的患有精神疾病，多兼有喘息咳嗽，畏寒肢冷，四肢皮肤怕凉等特征。调理时主要是调补肺气肺阴，滋润肺经皮肤，帮助呼吸顺畅、保持大便通顺，可用玉屏风散护卫肺气，提高免疫能力。女性金形之人要保持作息规律、饮食适宜、精神愉悦，防止出现悲伤肺、脏躁症等。金行之人偏盛偏衰的西药辅助，偏盛的可以选用吩噻嗪类抗精神病药物，偏衰的可以选用非典型抗精神病药物利培酮等，还可选用一些肺系营养药物。无论是偏盛还是偏衰金行之人都应该进行适度的心理调适，修养性情，帮助患者提高精神上的免疫能力，防止偏盛或偏衰导致精神疾患治愈后复发。

E. 水形之人对症补泻的中西医结合治疗：水形人罹患精神疾病以后的精神症状多表现为嫉妒妄想等一系列感知觉综合障碍，特别是嫉妒爱人与异性的一言一行，整日疑神疑鬼，跟踪偷窥。怀疑所有的人与之作对，因而精神紧张惊恐惕厉。有的还患有生殖疾病、肾脏疾患、精神发育迟缓等脑神经系统疾病。偏盛的表现为痰涎壅盛，尿闭水肿，治疗主要以排泄病理产物、利尿消肿为主。偏衰的主要表现为肾阳虚的证候如腰膝酸软、形寒肢冷、不孕不育等生殖系统疾病。治疗主要以温阳利水、填精补髓、交通心肾为主。偏盛的选用西药在尊重病重时选用药物的基础上，可以根据患者的实际情况，适当选用非典型抗精神病药物，辅以一些抗焦虑、催眠药物，辅助中医系统的调理。在进行中西药物调理的同时，注重水形之人的心理治疗，注重家庭治疗，帮助患者从焦虑多疑的精神困境中解脱出来，改善水性之人偏盛偏衰的性格缺陷，最大限度地适应社会，以巩固病情防止复发。

(4) 调和阴阳定位补泻的中西医结合治疗：

A. 阴阳偏盛偏衰对症补泻的中西医结合治疗：阴阳偏盛表现为邪气盛的实证，治疗采用实者泻之的方法，泻其有余。阳盛的实热证，采用"热者寒之"，的治则；阴盛的实寒证，采用"寒者热之"的治则。阴阳偏衰的中西医结合治疗：阴阳偏衰表现为正气不足的虚症，采取虚者补之的方法，补其不足。阴虚不能制阳的虚热证，采用滋阴清热的方法；阳虚不能制阴的虚寒证，采用温阳祛寒的方法。若虚中夹杂实证，则采用"补其不足、泻其有余"的方法治疗。

B. 阴阳转化过程中对症补泻的中西医结合治疗：在各类的精神疾患中，有可能在治疗过程中出现阴阳转化时的偏胜偏衰状况，此时可以根据患者当时的实际情况，出现偏阳的使用清热解毒或滋阴清热方法调理；出现偏阴的使用助阳化阴或温阳利水的方法调理。无论阴阳偏盛还是偏衰以及在阴阳转换过程中出现的偏差，西药的选用原则，一般是偏阳的使用吩噻嗪类抗精神病药物，偏阴的使用具有激活振奋的药物，出现抑郁的使用抗抑郁药物，出现焦虑的使用抗焦药物，如果出现睡眠障碍使用催眠药物。使用的西药尽量控制在中小剂量，只要能使患者处于相对精神稳定的状态，就不要大量使用西药。依靠中医药系统调理，使得中西医结合治疗在保证患者绝对安全的情况下进行，提高患者对治疗的积极性和依从性。

6.8.4.3. 重在中医理论指导下中医为主的有机治疗

中医精神医学理论认为：脏腑功能活动紊乱导致了大脑功能活动的紊乱，从而出现精神活动的异常；异常的精神功能活动反过来又干扰脏腑功能活动，形成恶性循环，导致重性精神疾病处于难以治愈的状态。治疗手段是：从调整脏腑功能活动入手，进而调整大脑的功能活动，从而使精神疾患得以治愈。因而，在临床上，以中医为主的整体综合系统治疗是治愈精神疾患的关键。中医在几千年来神志病（精神疾病）的临床上，证实了中药的精神药理学的科学作用，西医七十年来精神医学的临床，证实了西药精神药理学的科学作用。中医可以治愈患者，西医可以维持症状，二者都共同为人类的精神医学事业发挥着不可磨灭的作用。由于中西医从两个截然相反的角度对精神疾患开展研究（中医从宏观，西医从微观），到目前为止，西医精神医学认为：精神分裂症是不可治愈的，七十多年的临床实践和大样本的循证医学研究为此提供了佐证；中医精神医学认为：精神分裂症是可以治愈的，几千年的临床实践和大样本的循证医学研究为此提供了佐证。因此：中医精神医学决定了精神分裂症等重性精神病以及所有精神疾患的治疗，要以中医为主、西医为辅，中药为主、西药为辅的方针。中医为主，是将西医精神医学理论置于中医整体观念（系统医学、天人合一）的框架下进行认识，西医的精神药理学置于中药药理学的框架下进行认识（西药抗精神病药物作用靶向性明确，但只是维持精神症状的稳定，局限性明显，若联合用药则存在很多隐患。中药的优势是联合用药→方剂，单味药物如大黄、人参、附子、熟地等各自都有抗精神病的作用，但是组成复方则威力巨大，若根据辨证论治的原则随症组方便变幻无穷，无所不治）。只有这样，才能有机地进行中西医结合，才能保证临床疗效。否则，两种学术体系下的中西医结合只能是貌合神离、理论实践两张皮，中西医结合半个多世纪的实践经验已经证明了这一点。有机地中西医结合，发挥中西医两种医学的长处，避免中西医两种学术体系的扯皮。在中医整体观念和辨证论治理论指导下，取得优于单纯中医和单纯西医、以及貌合神离的中西医结合的最佳临床疗效，将精神分裂症等重性精神病治愈，使精神病患者康复回归社会，这才是真正的有机地中西医结合。

6.8.4.4. 注重提高临床疗效、减少副作用

中西医结合治疗精神疾患的生命力在于：一是提高各类精神疾患的临床治疗效果；二是将精神分裂症等重型精神病及各类精神疾患彻底治愈，使之能够回归家庭和社会；三是在治疗过程中减少抗精神病药物的副作用，减轻患者痛苦，提高患者治疗的依从度，达到增效减副治愈的目的。只要达到了这三个目标，中西医结合才能有旺盛的生命力，否则就不会走远，如果只是人为的强调，从学术角度来讲，则没有任何意义。

6.8.4.5. 在反复实践的基础上提高中西医结合水平

在精神疾患的临床上，中西医结合在一定程度上存在着理解和沟通的困难。中医精神医学认为：一个临床医生开展中西医结合工作，必须要具备两个条件：一是实事求是地科学态度，不偏颇地倾向于哪一个医学体系，尊重科学，只要是有临床疗效，无论是哪种医学都要尊重。二是要具备中西医两种医学的高级医师水平，能够从理

论和实践上各自熟练地掌握和使用两种医学技术治病。在深层次的中西医结合方面，自己能够独立深入地进行哲学和医学思考，既要有逻辑性，也要有悟性，从医者意也的角度进行有机地结合。在深思熟虑的基础上做出的医疗方案，谨慎求证，循序渐进，随时调整，以取得最佳疗效。取得经验后认真地进行科学总结，从深层次的理论上再进行悟性层面的有机结合，在反复实践的基础上，提高有机的中西医结合水平。

6.8.5. 针灸治疗法

针灸治疗精神病，源于两千多年前的《黄帝内经》，经过几千年来的不断发展完善，已经形成了独立的针灸治疗体系。近七十多年来，大量的针灸变革方法也用于精神疾病的治疗，如头针、耳针、电针、穴位注射、穴位埋线、穴位激光照射等，丰富了针灸治疗精神病的内容，使得疗效不断提高。北京军区总医院王文远教授发明创造的平衡针灸医学理论和实践，在针灸治疗精神疾病的临床上彰显了特色，独具一帜。这些具有特色的针灸疗法，加上传统的针灸治疗方法，与抗精神病药物一起，已经融入中医精神医学的整体辨证论治体系之中。

综合多样本的研究报道：针灸治疗精神病的总有效率在 90% 以上，现代的研究者们从针灸经络学、生物学、生物物理学、生物化学等不同的角度进行了治疗机理的探讨，认为是针刺对紊乱的机体功能进行了调整的结果，这符合中医和针灸学的基本理论。

凡是使用针灸疗法，都要精通针灸学，精通中医心理学，在使用针灸治疗前，对患者进行中医心理学的调适，调动起患者渴望治愈的积极性，在这样的心理氛围下治疗的效果会大大增加。

6.8.5.1. 传统针灸调整法

传统针灸疗法用于中医精神医学，要根据毒气、毒血、毒液性精神病中三个不同的分类，根据整体观念和辨证论治原则有机地灵活应用。

6.8.5.1.1. 毒气性精神病的针灸治疗

(1) 五脏气机毒邪上逆型精神病的选穴：

A. 肝气毒邪上逆型精神病的取穴：肝俞、胆俞、双侧太阳、期门、足五里、太冲。①、肝气热毒上逆型精神病的针灸治疗：先用三棱针点刺十宣穴，出血即止。选取上述诸穴强刺激，得气后行针 30 分钟。②、肝气寒毒上逆型精神病的针灸治疗：选取上述诸穴，行温针补法，得气后用灸条灸针柄行温针 30 分钟。

B. 心气毒邪上逆型精神病的取穴：心俞、膈俞、天池、曲泽、内关、劳宫、中冲、极泉、少海、神门、少冲。①、心气热毒上逆型精神病的针灸治疗：先用三棱针点刺十宣穴，出血为止。再取上述诸穴，强刺激，得气后行针 30 分钟。②、心气寒毒上逆型精神病的针灸治疗：选取上述诸穴，行温针补法，得气后行温针 30 分钟。

C. 脾气毒邪上逆型精神病的取穴：脾俞、胃俞、隐白、三阴交、阴陵泉、冲门、大包，历兑、冲阳、足三里、气冲、气舍、颊车、头维。①、脾气热毒上逆型精神病的针灸治疗：先用三菱针点刺十宣穴，出血为止。再取上述诸穴，强刺激，得气后行针 30 分钟。②、脾气寒毒上逆型精神病的针灸治疗：选取上述诸穴，温针补法，得气后行温针 30 分钟。

D. 肺气毒邪上逆型精神病的取穴：肺俞、大肠俞、中府、天府、尺泽、列缺、太渊、少商，商阳、合谷、曲池、肩髃、伏突、迎香。①、肺气燥毒上逆型精神病的针灸治疗：三棱针点刺十宣、少商、商阳穴，出血为止，选取上述诸穴，强刺激，不行针。②、肺气虚毒上逆型精神病的针灸治疗：选取上述诸穴，温针补法，得气后行温针 15 分钟。

E. 肾气毒邪上逆型精神病的取穴：肾俞、膀胱俞、涌泉、太溪、阴谷、气穴、阴都、神封、神藏、俞府，攒竹、通天、玉枕、天柱、大杼、魂门、委中、承山、昆仑、申脉、至阴。①、肾气热毒上逆型精神病的针灸治疗：先用三棱针点刺十宣穴、涌泉穴出血为止。再选取上述诸穴，强刺激，得气后行针 30 分钟，②、肾气寒毒上逆型精神病的针灸治疗：选取上述诸穴，温针补法，得气后行温针 30 分钟。

(2) 三焦毒邪上逆型精神病的取穴：三焦俞、关冲、外关、三阳络、天井、天髎、颅息、丝竹空、耳门。

A. 三焦热毒上逆型精神病的针灸治疗：先用三棱针点刺舌下静脉出血若干，再点刺十宣、关冲、耳门，出血为止。再选上述诸穴。强刺激，得气后行针 30 分钟。

B. 三焦寒毒上逆型精神病的针灸治疗：选取上述诸穴，温针补法，得气后行温针 30 分钟。

(3) 气机毒型精神病的取穴：百会、人中、四神聪、神庭、神门、风府、风池、大椎、陶道、定神、长强、鸠尾、丰隆、大棱、少商、隐白。

A. 气机上逆毒型精神病的针灸治疗：先用三棱针点刺舌下静脉出血若干，再点刺十宣、隐白、少商、涌泉，出血为止。在选取上述诸穴，强刺激，得气后行针 30 分钟。

B. 气机下陷毒邪上逆型精神病的针灸治疗：选取上述诸穴，温针补法，得气后行温针 30 分钟。

(4) 经络气逆毒邪上逆型精神病的取穴：任脉的会阴、关元、气海、神阙（灸）、中脘、膻中、天突、承浆；督脉的百会、脑户、风府、哑门、大椎、陶道、灵台、至阳、中枢、悬枢、命门、长强；十二经脉的起始穴。冲脉、带脉、阳维脉、阴维脉、阳跷脉、阴跷脉的起始穴位。

A. 经络气逆毒邪上逆型精神病的针灸治疗：先用三棱针刺破舌下静脉，重性精神病放血 20 毫升左右，各类神经症放血 10 毫升以内，一般一至两周一次。穴位的选取要根据气逆在那条经络，优先选取该经络的相关穴位，再选取与该经络有上下承接关系经络的相关穴位，以及与该经络存在相互作用的经络穴位。强刺激，得气后行针 30 分钟。

B. 经络气乱毒邪上逆型精神病的针灸治疗：根据气机逆乱的主要经络，选取该经疏理气机的主要穴位，还要根据该经与他经具有相互作用的经络选取主要穴位进行配穴，按正常针灸操作规范进行，得气后行针 30 分钟。

C. 经络气虚毒邪上逆型精神病的针灸治疗：根据气虚的主要经络，选取其主要穴位，配以相关经络的相关穴位，进行温针补法治疗，使用贺普仁教授的火针疗法，得气后行温针 30 分钟，以患者周身感到舒适的温热感为度。

D. 经络气滞毒邪上逆型精神病的针灸治疗：根据气滞的主要经络，选取主要穴位，配以相关气滞经络的相关穴位，使用贺普仁教授的三通法，以通为度，不必行针。也可使用王文远教授的平衡针灸快速疗法，使得处于气滞状态的经络，迅速通畅。

6.8.5.1.2. 毒血性精神病的针灸治疗

(1) 血液中毒型精神病的针灸治疗：

A. 阳明燥结血液中毒型精神病的针灸治疗：①、选穴：地仓、头维、颊车、人迎、气户、天枢、气冲、伏兔、足三里、丰隆、冲阳、历兑。②、治疗：先用三棱针点刺舌下静脉放血 20 毫升；再点刺十宣、地仓、历兑，出血为止。而后再选取上述穴位，强刺激，得气后行针 30 分钟。

B. 阴虚燥结血液中毒型精神病的针灸治疗：①、选穴：脾俞、膈俞、大肠俞、太溪、照海、足三里、太冲、阳陵泉。②、治疗：选取上述诸穴，诸俞均补，余穴均泄，得气后行针 30 分钟。

C. 气滞热结血液中毒型精神病的针灸治疗：①、选穴：涌泉、大敦、太冲、三阴交、足三里、曲泉、冲门、章门、期门、大椎、陶道、肝俞、肺俞。②、治疗：先用三棱针点刺舌下静脉放血 20 毫升，再选取上述诸穴，强刺激，得气后行针 30 分钟。每日一次，连续一周，休息一周，再针一周，至病愈为止。

D. 因寒化热内结血液中毒型精神病的针灸治疗：①、选穴：神阙、关元、气海、涌泉，关冲、支沟、商阳、合谷、曲池、尺泽。②、治疗：因寒化热，病根在寒，用热灸法：灸神阙、关元、气海、涌泉；用常针于关冲、支沟、商阳、合谷、曲池、尺泽，直下刺入 0.5～1 寸，得气后行针 15 分钟。

E. 伤寒发热内结血液中毒型精神病的针灸治疗：①、选穴：合谷、风池、风门、鱼际、肺俞、百会、大椎、足三里、少商。②、治疗：先以三菱针点刺少商出血，继刺百会得气，再刺大椎直下 1.2 寸有针感为止，可立泄热；而后直刺合谷、曲池、足三里，提插泻法，强刺激，得气后行针 30 分钟；风池穴向同侧内眦方向进针，至半边头部有重坠感，行提插泻法；风门穴略向脊椎方向刺入 0.8～1 寸，转捻结合小幅度提插泻法；鱼际直刺，稍作提插留针 15 分钟。

(2) 毒血凝聚型精神病的针灸治疗：

A. 瘀血型精神病的针灸治疗：①、选穴：舌下静脉、百会、大椎、心俞、肝俞、膈俞、脾俞、肺俞、肾俞、委中；

膻中、中庭、内关、巨阙、曲池、足三里、太冲。②、治疗：舌下静脉放血 20 毫升；大椎、内关、巨阙、曲池、足三里、太冲点刺出血；百会、心俞、肝俞、膈俞、脾俞、肺俞、肾俞、膻中、中庭穴，强刺激、得气后行针 30 分钟。

B. 气滞血瘀型精神病的针灸治疗：①、选穴：舌下静脉、肝俞、胆俞、脾俞、肾俞、人中、百会、四神聪、血海、内关、合谷、劳宫、少商、足三里、三阴交、会阴诸穴。②、治疗：先以三棱针取舌下静脉放血 15～20 毫升；继以三棱针点刺人中、劳宫、少商、会阴，出血为止；取百会、四神聪，直刺 0.5 分，得气即止；取肝俞、胆俞、脾俞、肾俞、血海、内关、合谷、足三里、三阴交直刺，得气后行针 30 分钟。

C. 瘀血阻络型精神病的针灸治疗：①、选穴：根据患者的瘀血阻络部位、性质进行选穴，主要穴位有：舌下静脉、十宣、十二经脉的起始穴、风池、头维、太阳、百会、外关、合谷、太冲等。②、治疗：取舌下静脉放血 5～七毫升；十宣穴点刺出血；十二经脉的起始穴点刺出血；风池、头维、太阳、百会、外关、合谷、太冲，针刺得气后，行针 30 分钟。

D. 瘀血蒙心型精神病的针灸治疗：①、选穴：舌下静脉、十宣、神庭、上星、人中、丰隆、曲池、关元、足三里、内关、太冲。②、治疗：舌下静脉放血 20 毫升；十宣、人中、点刺出血；神庭、上星、丰隆、曲池、关元、足三里、内关、太冲针刺，得气后行针 30 分钟。

E. 热入血室型精神病的针灸治疗：①、选穴：期门、天枢、曲池。②、治疗：期门穴下有很多重要脏器，主要是肝脏，因此有"刺期门以泻肝热"之说，肝主实、主语言，邪热犯肝经随血下行侵入血室，故胸肋下满，谵语。故张仲景刺期门以泻肝经为主，兼以散邪，治疗热入血室证。针刺之时，当以查看期门穴周围静脉是否颜色黑并有曲张，如有可刺破出血 3～5 毫升，疗效相当于针刺期门穴（郝万山教授经验）。

F. 蓄血发狂型精神病的针灸治疗：①、选穴：舌下静脉、百会、大椎、风池、膈俞、大肠俞、四满、中注、上巨虚、气海、足三里、丰隆、太溪、太冲、内庭、涌泉、曲池、神门、太渊。②、治疗：舌下静脉放血 20～30 毫升；大椎、足三里、太冲针刺出血为度；风池、膈俞、大肠俞、中注、四满、上巨虚、气海、丰隆、太溪、内庭、曲池、神门、太渊，直刺强刺激，得气后行针 30 分钟。

G. 血瘀痰结型精神病的针灸治疗：①、选穴：舌下静脉、百会、膻中、水沟、大椎、肺俞、肝俞、肾俞、足三里、丰隆、太冲。②、治疗：先以三棱针点刺舌下静脉放血 5～10 毫升；再以三棱针点刺太冲出血为止；而后针刺百会、膻中、大椎、水沟、足三里、丰隆，得气后行针 30 分钟；用艾条灸肺俞、肝俞、肾俞，各两壮。

H. 血瘀食结型精神病的针灸治疗：①、选穴：舌下静脉、头维、颊车、大椎、百会、胃俞、足三里、丰隆、冲阳、历兑。②、治疗：先以三棱针舌下静脉放血 5～10 毫升；再以三棱针点刺冲阳、历兑，出血为止；继之针刺大椎、足三里、丰隆，强刺激，得气后行针 30 分钟；最后针刺百会、颊车，得气后行针 30 分钟；用艾条灸胃俞三壮。灸足三里一壮。

I. 脏腑、经络、三焦气结血瘀型精神病的针灸治疗：①、选穴：舌下静脉、百会、风池、风府、大椎、陶道、五脏俞穴、气海、足三里、太冲、少商、少冲、关冲、中冲、历兑、至阴、足窍阴、隐白、涌泉、大敦。②、治疗：先以三棱针舌下静脉放血 5～10 毫升；继之少商、少冲、关冲、中冲、历兑、至阴、足窍阴、隐白、涌泉、大敦点刺出血为止；而后百会、风池、风府、大椎、陶道，气海、足三里，强刺激，得气后行针 30 分钟；五腧穴艾条灸各两壮。

6.8.5.1.3. 毒液性精神病的针灸治疗

(1) 顽痰型精神病的针灸治疗：凡是顽痰型精神疾病都可以使用以下针灸方法：①、选穴：列缺、内关、公孙、天枢、曲池、手五里、臂臑、鱼际、天突。②、治疗：丰隆、中脘、强刺激，得气后行针 30 分钟；列缺、内关、公孙、天枢，鱼际、天突，直刺得气后行针 30 分钟；曲池透臂臑：曲池穴常规消毒，以六寸金针从曲池刺入皮下 0.5～1cm，后缓慢退针至皮下，针尖沿皮下平稳穿过手五里透向臂臑穴。（周德安教授经验），治疗癫狂顽痰型疗效明显。

A. 痰迷心窍型精神病的针灸治疗：①、选穴：心俞、肝俞、脾俞、神门、太冲、大椎、水沟、风府、大棱、曲池、丰隆。②、治疗：心俞、肝俞、脾俞，艾条灸一壮后，针刺得气后行针 30 分钟；大椎、风府、水沟、曲池，强刺激得气后行针 30 分钟；神门、丰隆、太冲，针刺得气后行针 30 分钟。

B. 气郁痰结型精神病的针灸治疗：①、选穴：人中、风府、凤池、百会、四神聪、丰隆、太冲、中脘、神门、内关、隐白。②、治疗：人中、太冲、隐白，点刺出血；风府、凤池、百会、四神聪、神门，直刺得气后行针15分钟；中脘、丰隆、内关，强刺激，得气后行针30分钟。

C. 气虚痰结型精神病的针灸治疗：①、选穴：廉泉、膻中、列缺、合谷、太冲、人中、内关、三阴交。②、治疗：廉泉穴，仰头取之，向上刺入0.5～1寸；膻中穴，向上沿皮刺入0.5～1寸，艾条灸一壮；列缺两侧沿皮刺0.5～1寸，艾条灸一壮；两侧合谷、太冲直刺1寸，得气后行针30分钟。

D. 痰热胶滞型精神病的针灸治疗：①、选穴：舌下静脉、十宣、巨阙、水沟、百会、内关、神门、中脘、三阴交、丰隆、太冲。②、治疗：舌下静脉放血5～10毫升；十宣点刺出血；中脘、丰隆、太冲，巨阙、水沟，强刺激，得气后行针30分钟；百会、神门、内关、三阴交，直刺得气后行针30分钟。

E. 痰热扰肝型精神病的针灸治疗：①、选穴：舌下静脉、十宣、百会、期门、中都、足三里、丰隆、四关、三阴交、太冲、大敦。②、治疗：舌下静脉放血5毫升；十宣点刺出血；期门、足三里、丰隆、中都，强刺激，得气后行针30分钟；百会、四关、三阴交、太冲、大敦，直刺，得气后行针30分钟。

F. 痰热扰心型精神病的针灸治疗：①、选穴：舌下静脉、十宣、人中、风府、大椎、极泉、天泉、丰隆、内关、少商、隐白、大棱、鸠尾、劳宫、中冲、神门、少冲。②、治疗：用三棱针在舌下静脉放血5～10毫升；在十宣穴点刺出血；针刺大椎、风府、极泉、天泉、丰隆、内关，得气后行针30分钟；在人中、大棱、少商、隐白、鸠尾、神门、劳宫、中冲、少冲，先点刺出血，继之直刺得气后行针30分钟。

G. 痰热扰胆型精神病的针灸治疗：①、选穴：舌下静脉、胆俞、肝俞、心俞、丰隆、阳陵泉、内关、期门、日月、神门、凤池、风府、足窍阴。②、治疗：舌下静脉放血5～10毫升；胆俞、心俞、肝俞三穴艾条温灸一壮，而后直刺得气后行针30分钟；日月、期门、神门、凤池、风府、丰隆、阳陵泉、足窍阴，强刺激，得气后行针30分钟。

H. 痰瘀阻络型精神病的针灸治疗：①、选穴：上脘、中脘、下脘、天枢、水分、气海、丰隆、内关、外关、足三里、三阴交、合谷。②、治疗：用三通法火针直刺上脘、中脘、下脘，得气后行针15分钟；天枢、水分、气海、丰隆、内关、外关、合谷、足三里、三阴交，平针刺激得气后行针30分钟。

I. 痰气交阻型精神病的针灸治疗：①、选穴：百会、头维、凤池、肝俞、脾俞、肾俞、中脘、丰隆、阳陵泉、足三里、三阴交、内关、侠溪、太冲、行间。②、治疗：平针刺百会、头维、凤池，得气后行针30分钟；艾条灸肝俞、脾俞、肾俞、中脘各一壮后，加丰隆穴直刺，得气后行针30分钟；阳陵泉、足三里、三阴交、内关、侠溪、太冲、行间，强刺激，得气后行针30分钟。

(2) 痰液型精神病的针灸治疗：

A. 痰邪犯肝型精神病的针灸治疗：①、选穴：肝俞、胆俞、脾俞、肾俞、百会、四神聪、期门、大敦、太冲、三阴交、足三里。②、治疗：针刺肝俞、胆俞、脾俞、肾俞，得气后艾条灸一壮，继之直刺得气后行针30分钟；百会、四神聪、期门，平刺得气后行针15分钟；大敦、太冲、三阴交、足三里，强刺激，得气后行针30分钟。

B. 痰邪犯心型精神病的针灸治疗：①、选穴：心俞、胆俞、脾俞、巨阙、内关、郄门、少海、气海、少冲、神门、中冲、劳宫、天泉、中脘、丰隆、足三里。②、治疗：心俞、脾俞、胆俞、巨阙，直刺得气后行火针15分钟；天泉、中脘、气海、少海、郄门、丰隆、足三里，温针直刺，得气后行针30分钟；内关、神门、少冲、中冲、劳宫，点刺出血。继之温针行针15分钟。

C. 痰邪犯脾型精神病的针灸治疗：①、选穴：脾俞、肾俞、胃俞、中脘、丰隆、公孙、内关、列缺、足三里、阴陵泉、神阙、气海、关元、命门、关冲、中冲。②、治疗：艾条热灸脾俞、肾俞、胃俞、神阙四穴，继之去神阙，加中脘、丰隆、足三里、阴陵泉、气海、关元、命门，强刺激，得气后温针行针30分钟；关冲、中冲，点刺出血，继之加公孙、内关、列缺，温针行针30分钟。

D. 痰邪犯肺型精神病的针灸治疗：①、选穴：大椎、肺俞、大杼、风门、云门、脾俞、肾俞、中脘、丰隆、三阴交、阴陵泉、尺泽、曲池、外关、太溪、照海、合谷、少商。②、治疗：大杼、风门、肺俞、脾俞、肾俞，直刺得气后，艾条灸一壮，继之加大椎、中脘、丰隆，直刺得气后行针30分钟；太溪、少商点刺出血，加三阴交、阴陵泉、尺泽、曲池、外关、照海、合谷，温针直刺，得气后行针30分钟。

E. 痰邪犯肾型精神病的针灸治疗：①、选穴：肾俞、俞府，神封、脾俞、肺俞、中脘、中注、气穴、阴谷、丰隆、足三里、三阴交、涌泉、太溪。②、治疗：肾俞、俞府、神封、脾俞、肺俞，艾条各灸一壮，继之加中脘、中注、气穴、阴谷、丰隆，直刺得气后行针 30 分钟；足三里、三阴交、太溪、涌泉艾条各灸一壮后，直刺，得气后行针 15 分钟。

F. 痰邪犯三焦型精神病的针灸治疗：①、选穴：璇玑，紫宫、玉堂、膻中、中庭、鸠尾、中脘、丰隆、足三里、三阳络、阳池、合谷、太冲、关冲。②、治疗：璇玑，紫宫、玉堂、膻中、中庭、鸠尾，斜针刺入 0.5～1. 寸，温针行 15 分钟；中脘、丰隆、足三里、三阳络，直刺得气后行针 30 分钟；太冲、关冲，点刺出血，加阳池、合谷，直刺得气后温针行 15 分钟。

G. 痰邪犯六经型精神病的针灸治疗：三阳经病症以泻为主、以通为要；三阴经以补为主，以通为要。

    ①、三阳经选穴：a. 手三阳经选穴：手太阳小肠经：少泽、阳谷、小海、天宗；手少阳三焦经：关冲、外关、三阳络、天井、肩髎；手阳明大肠经：商阳、合谷、手三里、曲池、肩髃、天渊。b. 足三阳经选穴：足太阳膀胱经：通天、玉枕、天柱、大杼、肺俞、脾俞、三焦俞、肾俞、会阳、委中、承山、至阴；足少阳胆经：本神、天冲、头窍阴、凤池、日月、环跳、阳陵泉、地五会、足窍阴；足阳明胃经：头维、颊车、气户、天枢、气冲、足三里、丰隆、冲阳、历兑。

    ②、三阳经治疗：太阳、阳明均采取泻火化痰法，强刺激，直刺得气后行针 30 分钟；少阳采取半补半泻化痰法，直刺，得气后行针 30 分钟。

    ③、三阴经选穴：a. 手三阴经选穴：手太阴肺经：云门、中府、天府、尺泽、列缺、太渊、鱼际、少商；手少阴心经：极泉、少海、通里、神门、少冲；手厥阴心包经：天泉、天池、曲泽、间使、内关、大棱、劳宫、中冲。b. 足三阴经选穴：足太阴脾经：隐白、公孙、三阴交、阴陵泉、冲门、大横、天溪、周荣；足少阴肾经：涌泉、太溪、阴谷、气穴、中注、神封、神藏、俞府；足厥阴肝经：大敦、太冲、中都、足五里、期门。

    ④、三阴经治疗：太阴、少阴均采用补益化痰法，温针，直刺得气后行针 30 分钟；厥阴采取半补半泻化痰法，直刺，得气后行针 30 分钟。

6.8.5.2. 平衡针灸调整法

    平衡针灸医学是北京军区总医院王文远教授极一生探索、创立的传统医学与现代医学在针灸领域相结合的一门现代针灸学，是通过针灸调节大脑中枢系统的平衡，达到对各脏器生理功能修复的科学。平衡针灸通过刺激外周神经靶点，利用传入神经通路至大脑中枢，使失衡紊乱的中枢系统瞬间恢复到原来的平衡状态，通过传出信息通路完成对靶向病变部位的应急性调整，达到机体恢复新的平衡。平衡针灸一共取穴 38 个，单穴疗法原则上是一病一穴，80% 以上的病症均可采用一个穴位。整个针灸过程控制在 3 秒钟之内，对几百种常见病，90% 以上的病人 3 秒钟内以即时见效，疗效显著，是一项具有世界性意义的创举。

    平衡针灸用于治疗精神分裂症的临床，王文远教授认为：精神分裂症多发病于青春期，是患者的生理发育成熟和心理发育不成熟的阶段所发生的心理性疾病。因为生理的成熟和心理的不成熟形成了一个心理的性和情感盲区，这与性心理发育相关，由于家庭、校园、社会对青少年的性和情感教育不到位，使得青少年面对这些盲区时不能很好地应对，再加上高考、学业、就业的诸多压力、超越了心理的阈值，由于长时间得不到缓解，就形成了精神分裂症。平衡针灸首先干预的是心理，通过针刺外周神经上的神经干、神经支特殊靶穴，使大脑功能的应激性升级，而大脑功能升级的过程就是心理（精神）的升级过程，疗效也是由于大脑功能应激性的升级，清除患者大脑中的负能量，使原始脑（生理）进入一个相对平衡的状态，使生理按照基因程序进行修复，从而使得精神分裂症得到缓解。

6.8.5.2.1. 选穴

⑴ 主治精神分裂症：精裂穴：位于委中穴与足跟的连线的中点。

⑵ 兼治精神分裂症：

    A. 急救穴：位于鼻唇沟的中点，人中穴的下方。醒脑开窍，回阳救逆，抗休克、昏迷。

B. 胸痛穴: 位于前臂背侧,尺桡骨之间,腕关节与肘关节连线的下三分之一处。三分之一处。功能: 调节神经、调节脏腑功能。

C. 降压穴: 位于脚弓, 相似于然谷穴。针感为局部酸麻感。功能: 调节神经、降低血压、兴奋镇静。

D. 肩痛穴、位于腓骨小头与外踝连线的上三分之一处。以触电似针感向足背、足趾和踝关节传导出现的麻胀感为宜。功能: 调节脏腑功能, 消炎止痛, 醒脑。

E. 肩背穴: 位于尾骨旁开 4-5 厘米处。针感以出现放射性的麻胀为宜。功能: 疏通经络、醒脑开窍、镇静安神。

F. 指麻穴、位于手部, 半握拳第五掌骨中点处。直刺、以局部出现酸麻为宜。功能: 醒脑开窍、调节神经。

G. 醒脑穴: 与凤池穴为同一位置。功能: 醒脑明目、镇静安神、调节神经与脏腑功能。

H. 痔疮穴: 位于前臂伸侧面, 尺桡骨之间, 前臂背侧腕关节至肘关节连线的三分之一处。功能: 清热解毒、泻火通便。

(3) 主治神经衰弱: 神衰穴: 位于脐窝正中。指针法, 双手并拢, 掌心相对, 利用中指食指无名指瞬间点压神衰穴, 针感出现以局部酸胀痛感并向整个腹部及会阴放射。功能: 治疗神经衰弱, 调节植物神经, 增强体积免疫能力。

(4) 兼治神经衰弱:

A. 头痛穴: 位于足背第一第二趾骨结合之前凹陷中 (太冲穴与行间穴之间), 以局限性针感出现的酸麻胀为主。功能: 解痉止痛、消炎降压、疏肝理气、活血化瘀、健脾和胃、醒脑开窍。

B. 疲劳穴: 位于肩膀正中, 相当于大椎至肩峰连线的中点。指针疗法。以指腹按压局部分布的锁骨上神经出现的针感为宜。功能: 调节神经和植物神经紊乱, 治疗神经衰弱。

C. 指麻穴: 同上。

D. 降糖穴: 位于前臂掌侧, 腕关节最肘关节的下三分之一处。针感以出现放射性为主。功能: 益气提神、疏肝理气、增强免疫能力。

E. 醒脑穴: 同上。

(5) 主治失眠:

A. 失眠穴 (踝痛穴)、位于前臂掌侧腕横纹正中。功能: 镇静安神, 消炎止痛, 调节脏腑功能。

B. 胸痛穴: 位于前臂背侧,尺桡骨之间,腕关节与肘关节连线的下三分之一处。三分之一处。功能: 调节神经、调节脏腑功能。

C. 头痛穴: 同上。

D. 神衰穴: 位于脐窝正中。指针法, 双手并拢, 掌心相对, 利用中指食指无名指瞬间点压神衰穴, 针感出现以局部酸胀痛感并向整个腹部及会阴放射。功能: 治疗神经衰弱, 调节植物神经, 增强体积免疫能力。

E. 疲劳穴: 同上。

(6) 主治癫痫:

A. 癫痫穴: 位于胫骨与腓骨之间, 髌骨下沿至踝关节连续的中点。以针刺腓深神经后出现的针感为宜, 局部以放射性针感为宜。功能: 醒脑开窍, 调节神经与精神系统, 舒筋活血、理气和中。

B. 急救穴: 同上。

C. 胸痛穴: 同上。

6.8.5.2.2. 治疗

(1) 治疗精神分裂症: 主穴为精裂穴。精裂穴是治疗精神分裂症的主要穴位之一, 功能是: 醒脑开窍、活血化瘀、清热解毒、舒筋活络, 疗效肯定。对具有精神运动性兴奋的精神分裂症患者, 要配合急救穴、胸痛穴。强刺激疗法, 每日一次。对急性发作的患者, 有立竿见影的效果。

(2) 兼治精神分裂症: 穴位有: 急救穴、胸痛穴、降压穴、肩痛穴、肩背穴、指麻穴、醒脑穴、痔疮穴共八个, 王文远教授所列的 38 个穴位中, 痔疮穴没有治疗精神分裂症的作用, 但因其有清热解毒、泻火通便的疗效, 因此也有治疗精神分裂症的作用, 特此加入兼治穴位之中, 其他许多穴位也都有或间接有治疗精神疾患的作用, 此不赘述。以上八个穴位在治疗精神分裂症中, 根据辨证随症选用, 可以加强精裂穴的疗效。

(3) 治疗神经衰弱: 主穴为神衰穴。神衰穴为治疗神经衰弱的主要穴位之一, 临床上实行指针疗法。采用双手并拢,掌心相对，利用中指、食指、无名指瞬间点压神衰穴；或是用掌心贴于此穴，另一掌心压于手背上，随腹式呼吸有节律的按压 49 次。功能是健脾益胃消食，调节神经，促进新陈代谢，增强机体免疫能力，以达到治疗神经衰弱的目的。

(4) 兼治神经衰弱：兼治神经衰弱的穴位有头痛穴、疲劳穴、指麻穴、降糖穴、醒脑穴共五个，在临床治疗中，要根据患者的各类症状，辨证选用，增强神衰穴的治疗作用。

(5) 治疗失眠：主穴为：失眠穴；辅助穴位为：胸痛穴、头痛穴、神衰穴、疲劳穴四个穴位。失眠穴，主名为踝痛穴，因于治疗失眠所以将次名提升为主名。针刺手法为上下提插，强刺激，针感以放射性针感出现的中指或食指麻木感为主。功能是镇静安神，调节心率，调节脏腑功能，从而达到治疗失眠的目的。

(6) 治疗癫痫：主穴为癫痫穴：辅助穴位是急救穴、胸痛穴。癫痫穴主治癫痫与精神分裂症，癔症性昏厥。癫痫穴相当于丰隆穴，针刺手法是上下提插，强刺激，特点是以针刺腓深神经后出现的针感为宜，功能是调节神经和精神系统，醒脑开窍，舒筋活血，理气和中，以达到治疗癫痫的目的。

以上是平衡针灸常规治疗精神疾患的方法。利用平衡针灸的原理，对精神疾患的所有种类都有治疗意义，而且快速见效。平衡针灸医学是王文远教授独创的现代针灸医学体系，有一整套的理论和临床规范要求，如果使用平衡针灸医疗技术，则要认真地学习王文远教授的《王氏平衡针疗法》，真正弄通弄懂后再应用于临床。

6.8.5.3. 耳针加合谷、太冲穴治疗精神疾患法

这是民间中医周尔晋创造的方法，主要是耳针配体针，取双侧耳穴：心、肾、肝、胃、神门、皮质下、枕，配体穴双侧合谷穴、双侧太冲穴。耳针采取弱刺激、行针一小时；体穴采取强刺激，每穴 6～8 分钟，行针 15 分钟。每天一次，20 天为一疗程。此法疗效显著，一般连续针灸两个疗程，即可达到临床痊愈。周尔晋老中医用耳针配体针治疗精神分裂症，疗效显著。其建立在临床疗效的基础上，没有单纯的理论说教，而其中所蕴含的理论是颠扑不破的，因有临床疗效作为证据，具有鲜明的中医精髓的特点。

6.8.5.4. 点刺放血治疗精神疾患方法

点刺出血治疗精神分裂症，有多种方法，主要的有以下六种：

1. 点刺舌下静脉的金津、玉液放血法：用三棱针点刺金津、玉液，放出血液 50～100 毫升，每两周放血一次，至症状好转为标准。

2. 点刺十宣穴放血法：点刺十宣穴，十个穴位分别放出血液 2 毫升，隔天一次，至症状好转为标准。

3. 点刺人中、内关、太冲放血法：用三棱针在人中、内关、太冲各穴点刺放血，身体强壮且症状严重者各穴放出血液 5～10 毫升左右；身体虚弱者且症状轻微者放出血液 1～3 毫升左右。每两周放血一次，至症状好转为标准。

4. 点刺太阳、曲泽放血法：用三棱针在太阳穴、曲泽穴各点刺出血，放出紫黑色血液 50 毫升左右，隔两周再放 1 次，出血量同上，至症状好转为标准。

5. 点刺督脉出血加拔罐法：沿着督脉各穴，用三棱针点刺出血少许，针后拔火罐，以吸拔出黑色血液各 3～5 毫升为宜。每 3 日 1 次，10 次为 1 疗程，以症状好转为标准。

6. 点刺膀胱经出血加拔罐法；沿膀胱经各穴均点刺出血，按每个火罐隔开两厘米的距离，在背部左右两侧拔火罐。每次各穴拔出黑色血液 3～5 毫升为宜，每周放血并拔火罐一次，至症状好转为标准。

6.8.6. 经络治疗法

经络治疗法起源于《黄帝内经》。《黄帝内经》认为，经络是人体流通气血的通道，它联系人体表里、脏腑以及身体各部，具有调控人体机能的作用，通过推、拍、叩、击、打等手法刺激人体经络，可以达到治疗疾病的效果。经络治疗法用于精神疾患，主要是治疗各类神经症以及慢性精神疾病，要根据患者自知力恢复的程度，在患者自愿接受的前提下，循序渐进的进行。实施经络治疗后患者会感到舒适，因而也就会愿意接受这种治疗方法。

在精神疾患的临床上，经络治疗法主要分为三个层次：即经络疏通治疗法；经络导引治疗法；经络补泻治疗

法。经络疏通治疗法，是指通过推、拍、叩、击、打等手段，直接作用于经络和穴位，缓解经络路径附近紧张的肌肉和皮肤，激发气血流动，使经络运行变得更加畅通，使患者感到全身舒适。经络导引治疗法，是医者用手指导引患者经气在经络内流动的方法，简单快捷。导引疗法以医者的导引功夫和气感为先决条件，导引者可能会在手指处感受到患者湿、热、凉等病气的反应。当导引运行到经络不畅的部位时，导引者能够感觉得到，此时应加大导引的力度和次数，以纠正患者经络中的阻滞。经络补泻疗法，是直接对关键穴位补气泻气，调整经络虚实寒热的方法，手法是以手指靠近需要补泻的穴位，输入或放出经气即可。经络补泻疗法的主要作用对象是五输穴，也可在阿是穴（病灶处）进行补泻，只要对症，这种疗法立竿见影。实施补泻疗法，要熟练掌握黄帝内经和针灸经典的技术要领，还要根据医者自身的身体状况，定时给自身补充元气，以保证治疗效果。因为患者大多是慢性精神疾患，需要进行多次经络疗法，因此一次治疗的时间以 30 分钟为宜，治疗时间不宜太长，以免耗竭医者的元气，影响医者身体健康和治疗进度。

6.8.7. 按摩治疗法

6.8.7.1. 引言

按摩治疗精神疾患有推、拿、揉、按压、叩打、搓、动、滚、指、拨、擦、捏、揪、踩等多种手法。这里介绍的是笔者弟兄二人创立的以推法为主的一组治疗精神分裂症紧张性的按摩手法。推法即是按肤法，是用手掌、掌根、拇指或多指，由人体某部一端推到另一端，连续往返地推即为推法（掌、指与皮肤之间不能有空气进入）。

6.8.7.2. 适应症

紧张型精神分裂症、各种精神疾患、各类神经症等神志病。

6.8.7.3. 诊断标准

1. 符合痰邪犯脾型的毒液性精神病的各项诊断标准。
2. 符合西医紧张型精神分裂症的诊断标准。
3. 符合癫狂合并症的诊断标准。

6.8.7.4. 治疗原则

1. 打通气机阻滞，通经活络。
2. 排泄病理产物，健脾化痰。
3. 重建气血循环，调整气机。

6.8.7.5. 手法

1. 督脉、足太阳膀胱经行贯推手法，从督脉的大椎穴与足太阳膀胱经的天柱穴沿着经络循行路线从上往下用手掌推至督脉的长强穴、足太阳膀胱经的承扶穴，用力往复循环推沿线途经的各脏腑俞穴（操作时手掌之间不能进入空气）。
2. 在任脉、足阳明胃经行贯通推法，从足阳明胃经的气会穴由上往下用手掌推至气冲穴，回手沿着任 脉小腹胞宫从下往上推之天突穴。
3. 在足少阳胆经行贯推法，从足少阳胆经的渊腋穴沿着经络循行路线从上往下用手掌推至环跳穴，回手用手掌与五指压住太阴脾经的冲门、少阴肾经的气穴、厥阴肝经的急脉，由下而上推至脾经的周荣、肾经的俞府、肝经的期门穴。这是一个往复循环。

6.8.7.6. 受术部位

1. 督脉、足太阳膀胱经、足少阳胆经。
2. 任脉、足阳明胃经。
3. 足太阴脾经、足少阴肾经、足厥阴肝经。

6.8.7.7. 操作过程

6.8.7.7.1. 督脉、足太阳膀胱经、足少阳胆经

(1) 督脉：A. 选穴：长强、腰俞、命门、中枢、至阳、灵台、神道、陶道、大椎、哑门、风府。B. 操作：用双拇指从长强穴以由下向上回推的方法推到风府穴。操作时双拇指要用力，要点是在操作过程中，双拇指不能与皮肤脱离，双拇指与皮肤之间不能进入空气。在操作时，要使用高温炼过后的动物脂肪作为润滑剂，这样手指与皮肤之间就不会产生物理性摩擦伤害。

(2) 足太阳膀胱经：A. 选穴：大杼、脏腑各俞穴，直至下髎；天柱、魄户、神堂、魂门、阳纲、意舍、志室、胞肓、秩边。B. 操作：以双手拇指按住两侧天柱穴，从上往下推至大杼穴，改由双手手掌均匀地覆盖在循行的足太阳膀胱经上，沿着循行路线由上往下一直推至秩边穴。而后双侧拇指随着手掌回转至督脉的长强穴，由长强穴回推至大椎穴，以此往复行推法。

(3) 足少阳胆经：A. 选穴：肩井、辄筋、京门、聚髎、环跳。B. 操作：在双手掌推行足太阳膀胱经的同时，两侧手指的食指、中指、无名指、小指分别放置于两侧足少阳胆经的巡行路线上，随着两手掌的由上往下运行，从足少阳胆经的肩井穴推至环跳穴，两侧手指加用力气至患者能承受为止。双手各部位放置于患者背部和侧部的位置分别是：双手手掌平稳放置于足太阳膀胱经上；双手的拇指并拢放置于患者的督脉上；双手的五指放置于患者的足少阳胆经上。由足太阴膀胱经、足少阳胆经向下推动时，双手掌与双手指均匀用力，而双手的大拇指微微翘起不用力；带推至长强穴向上回推时，双手掌与双手指 微微翘起不用力，唯有双手的大拇指作用于督脉时用力回推。这种手部用力的区别是由于人体经络的走向决定的，无论在任何时候，推行的路线都不能与经络的循行规律相违背。

6.8.7.7.2. 任脉

足阳明胃经。

(1) 任脉：A. 选穴：中极、关元、气海、神阙、中脘、巨阙、鸠尾、膻中、玉堂、紫宫、华盖、璇玑、天突。B. 操作：用双手拇指从中极穴回推至天突穴。操作时双拇指要用力，操作要点与督脉回推的要求相同，即是是在操作过程中，双拇指不能与皮肤脱离，双拇指与皮肤之间不能进入空气。在操作时亦要使用高温炼的动物油脂作为润滑剂，避免手指与皮肤之间产生物理性摩擦伤害。

(2) 足阳明胃经：A. 选穴：水突、气舍、缺盆、气舍、气户、乳中、不容、太乙、天枢、外凌、水道、气冲。B. 操作：用双手掌分置于两侧的足阳明胃经上，双手大拇指放置于任脉循行的路线上，双手掌与双手指并拢均匀地放置于任脉与足少阳胆经中间的路线上 ， 由上向下从水突穴循经推行至气冲穴。回推时再由气冲穴转移到任脉和三阴经。

6.8.7.7.3. 足太阴脾经、足少阴肾经、足厥阴肝经，取冲门以上穴位

(1) 足太阴脾经：A. 选穴：冲门、腹结、大横、腹哀、天溪、周荣。B. 操作：双侧手掌（近任脉处稍微翘起）与双侧的各四个手指并拢从足太阴脾经的冲门穴、再由冲门用双侧四个手指回推至周荣穴。

(2) 足少阴肾经：A. 选穴：气穴、四满、中注、阴都、腹通谷、神封、灵墟、神藏、俞府。B. 操作：双侧手掌（近任脉处稍微翘起）与双测的各四个手指并拢，从足少阴肾经的气穴沿着巡行路线上行回推至俞府穴。

(3) 足厥阴肝经：A. 选穴：急脉、章门、期门。B. 操作：双侧手掌（近任脉出稍微翘起）与双测的各四个手指并拢，从足厥阴肝经的急脉穴沿着巡行路线上行回推至期门穴。

6.8.7.8. 注意事项

1. 在进行按摩治疗前, 要与患者进行充分的交流, 告诉患者通过按摩, 患者的身体会感到舒适, 如果在按摩治疗中, 患者有什么不适的感觉, 要马上和医生提出来, 双方充分沟通后再继续治疗。
2. 凡是患有内脏合并症的精神分裂症患者, 不适于按摩治疗。
3. 凡是具有兴奋躁动, 狂躁不已, 具有伤人毁物行为的患者, 不适于按摩治疗。
4. 按摩治疗紧张型精神分裂症, 在治疗中要时刻注意患者突然由木僵或亚木僵状态转为冲动伤人行为, 此时应停止按摩, 按照患者紊乱的精神症状对症处理, 待患者恢复平静后在继续进行治疗。

6.8.8. 气功治疗法

气功治疗法是通过调整体内气机运行的方式来达到治疗某些疾病的目的, 在精神疾患的临床上, 气功治疗法主要用于各类神经症以及慢性精神疾病, 治疗的方法有导引内气、发放外气和循经调神等。通过调身、调息、调心, 达到意念入静, 通过控制意念, 使机体的脏腑功能活动与精神功能活动相协调, 从而达到治疗精神疾患的目的。

6.8.8.1. 导引内气治疗法

导引内气治病源于《黄帝内经》, 经过两千多年来的发展, 已经日臻完善, 广泛地应用于多种疾病的治疗。在精神疾患的临床上, 导引内气治疗方法主要应用于各类身心疾病、各类神经症、慢性精神疾病、亚健康等。

内气导引法是按照一定的规律和方法, 在意念导引下进行呼吸吐纳、气血运行、肢体运动的自我治疗方法, 包括"导气"和"引体"两个方面。

(1) 导气: 导气是将意念集中到人体脏腑和经络的联结起点, 引领脏腑之气和经络之气沿着气机运行的线路运行, 主要是十二经络和奇经八脉。

A. 十二经脉从手太阴肺经的首穴中府穴, 用意念引领经络中的气血沿着经络走向末穴少商穴; 当意念引领着气血到达尺泽、列缺穴时 意念停顿注视各穴五秒, 意念注视时要全神贯注地注视该穴, 而后再继续走向少商穴。在少商穴意念注视五秒后, 再从少商穴走向手阳明大肠经的首穴商阳穴, 从商阳穴走到合谷、曲池、扶突各穴时意念注视五秒, 而后走向末穴迎香穴。在迎香穴意念注视五秒后。再从迎香穴走向足阳明胃经的首穴承泣穴, 从承泣穴走到颊车、人迎、气舍、天枢、气冲、足三里、丰隆、冲阳穴时各意念注视五秒, 而后走向末穴历兑穴。在历兑意念注视五秒后, 再从历兑走向足太阴脾经的首穴隐白穴, 从隐白穴走到三阴交、血海、冲门、周荣穴时各意念注视五秒, 而后走向末穴大包穴。在大包意念注视五秒后, 再从大包走向手少阴心经的首穴极泉穴, 从极泉穴走到少海、灵道、神门穴时各意念注视五秒, 而后走向末穴少冲穴。在少冲意念注视五秒后, 再从少冲走向手太阳小肠经的首穴少泽穴, 从少泽走到阳谷、小海、天宗、肩中俞穴时各意念注视五秒, 而后走向末穴听宫穴。在听宫意念注视五秒后, 再从听宫走向足太阳膀胱经的首穴睛明穴, 从睛明走到通天、玉枕、天柱、大杼、肺俞、心俞、肝俞、脾俞、肾俞、三焦俞、气海俞、委中、承山穴时各意念注视五秒, 而后走向末穴至阴穴。在至阴穴意念注视五秒后, 再从至阴穴走向足少阴肾经的首穴涌泉穴, 从涌泉走到太溪、阴谷、气穴、阴都、神封、神藏穴时各意念注视五秒, 而后再走向末穴俞府。在俞府意念注视五秒后, 再从俞府穴走向手厥阴心包经的首穴天池穴, 从天池走到曲泽、内关、大陵、劳宫穴时各意念注视五秒, 而后走向末穴中冲。在中冲意念注视五秒后, 再从中冲走向手少阳三焦经的首穴关冲穴, 从关冲走到阳池、外关、三阳络、天井、天髎、天牖穴时各意念注视五秒, 而后走向末穴丝竹空。在丝竹空穴意念注视五秒后, 再从丝竹空走向足少阳胆经的首穴瞳子髎穴, 从瞳子髎走到凤池、肩井、日月、京门、环跳、阳陵泉、阳交穴时各意念注视五秒, 而后走向末穴足窍阴。在足窍阴意念注视五秒后, 再从足窍阴走向足厥阴肝经的首穴大敦, 从大敦走到中都、曲泉、足五里、急脉穴时各意念注视五秒, 而后走向末穴期门。再从期门走向手太阴肺经的中府穴。至此, 完成了一个周期的十二经脉的导气循环, 而后再从中府重新开始导气循环共三周。

B. 奇经八脉的导气在精神疾患的临床上具有更加重要的地位，奇经八脉与奇恒之府的脑、髓、女子胞和肝、肾等关系密切。督脉导气的路线是：意念注视于小腹内胞宫，出于曲骨穴，向下走向会阴穴，向后走入长强穴，沿脊柱上行，走到腰俞、命门、悬枢、脊中、中枢、至阳、灵台、神道、陶道、大椎、风府、脑户、后顶、百会、神庭、印堂穴时各意念注视五秒，而后走向末穴龈交穴。任脉的导气路线是：意念注视于小腹内胞宫，下出于会阴穴，从会阴穴前行到关元、气海、神阙、中脘、巨阙、鸠尾、膻中、玉堂、紫宫、华盖、天突穴时各意念注视五秒，而后走向末穴承浆。冲脉导气路线是：冲脉起于胞宫，下出于会阴，从会阴分为三支：一支沿腹腔前壁，挟脐上行，与足少阴经相并，散布于胸中，再向上行，经咽喉，环绕口唇；一支沿腹腔后壁，上行于脊柱内；一支出会阴。分别沿股内侧下行至足大趾间。导气时沿着这三条路线引导，导气至交会穴的会阴、气冲、横骨、大赫、气穴、四满、中注、阴交、盲俞、商曲、石关、阴都、通谷、幽门穴时，均各意念注视五秒再循行。带脉导气的路线是：带脉起于季肋足厥阴之章门穴，斜向下行到带脉穴，横行于五枢、维道，绕行腰身一周，故曰带脉，有统束全身直行经脉，含有"腰带"的意思。导气从章门穴至带脉穴、五枢穴、维道穴时都要意念注视五秒。而后再往复循环导气，在导气的循行过程中要时时注重意念注视所有穴位，即一穴一注视。毒血性精神疾患（特别是周期性精神病）要注意带脉的导气，如辨证有热邪甚的要意念加入凉血药物的气味，寒邪甚的要意念加入热性并具有活血化瘀药物的气味，血虚的要意念加入补血的药物气味，以此类推，导气外出及补益气血。阳维脉导气的路线是：阳维脉有维系全身阳经的功能，联络各条阳经，因此，阳维脉的巡行路线有串联各阳经的特点。阳维脉起于足太阳膀胱经之足外踝下一寸的金门穴，再从金门穴行于足少阳胆经之外踝上七寸阳交穴。又与手太阳小肠经、足太阳膀胱经，及阳跷脉，会于肩后大骨下胛上廉臑俞穴，又与手少阳三焦经、足少阳胆经，会于缺盆中上毖际天穴，又会于肩上陷中肩井穴。从肩井穴上头，与足少阳胆经会于眉一寸阳白穴。从阳白穴上行于眼上方，直入发际本神、临泣穴。从临泣穴上行经正营穴，循行枕骨下而至脑空穴。从脑空穴下行至耳后大筋外端风池穴，会于项后风府、哑门穴。导气中经行的交汇腧穴有金门、阳交、臑俞、天髎、肩井、头维、本神、阳白、头临泣、目窗、正营、承灵、脑空、凤池、风府、哑门。导气至这些穴位时都要意念注视五秒。毒气性精神疾患，要注重阳维脉气机的导引，分补与泻两种导引方法，辨证施行。阳盛的导引偏重于从起始穴导气外泄，阳虚的导引偏重于从起始穴引气内补。阴维脉导气的路线是：阴维脉有维护全身诸阴脉的作用，联系诸阴经，与阳维脉共同调节溢蓄全身的气血。阴维脉起于诸阴之交，发于足少阳筑宾穴，为阴维之郄，在内踝上五寸腨肉分中；上循股内廉，上行入少腹，会足太阴、厥阴、阳明于府舍；上会足太阴于大横、腹哀；循胁肋会足厥阴于期门；上胸膈挟咽，与任脉会于天突、廉泉；上至顶前而终。交汇穴有筑宾、冲门、府舍、大横、腹哀、期门、天突、廉泉。导气至这些穴位时各要意念注视五秒，凡是涉及到阴脉主病的精神疾患，均要注重阴维脉的辨证导气。阳跷脉导气的路线是：阳跷脉是足太阳经的支脉，主全身左右阳侧之运动，不与督脉交会。阳跷脉起于足跟中，出于外踝下足太阳经申脉穴，当踝后绕跟，以仆参为本，上外踝上三寸，以跗阳为郄，直上循股外廉，循胁后髀，上会手太阳、阳维于臑俞，上行肩膊外廉，会手阳明于巨骨，会手阳明、少阳于肩髃，上人迎夹口吻，会手足阳明、任脉于地仓，同足阳明上而行巨髎，复会任脉于承泣，至目内眦与手足太阳、足阳明、阴跷五脉会于睛明穴，从睛明上行入发际，下耳后入凤池穴而终。交汇穴有申脉、仆参、巨髎、臑俞、巨骨、地仓、巨髎、承泣、睛明、凤池。导气至这些交会穴时都要各意念注视五秒，凡是精神疾患具有左右半身阳侧特别是头部不适者，均可导气时重点意念注视该经中的各个穴位，并反复循行该经。阴跷脉导气的路线是：阴跷脉为足少阴经的支脉，主一身左右阴侧之运动，不与任脉汇合。起于足内踝之下方，居然骨之后，上行至内踝的上方，直行于下肢内侧，到股部内侧入于前阴部，向上沿着胸部里面，到达锁骨缺盆的上方，出于颈侧人迎穴处，入于颧骨，连属于内眼角会合足太阳经与阳跷脉的睛明穴。交汇穴有照海、交信、睛明，左右共六穴。导气至这些穴位时要意念注视五秒，反复循环导气意念注视。无论是毒气、毒血还是毒液性精神疾患，只要是涉及到阴脉运行的，都要反复导气并意念注视。奇经八脉的每条经络都要反复导气三遍，每周一次。

(2) 引体：是"导气令和、引体令柔"道家导引术的组成部分，属于中医养生学的范畴，在春秋战国时代已经成型，经过历代医家的发展创新，现已成为具有中华民族特色的传统养生保健治病的医疗技术，五禽戏、八段锦、易筋经、内功拳法等为其代表技术。我的恩师之一、当代中国名老中医吉良晨教授为现代中医导引术的巨擘，习内家拳，医武兼精，著述颇丰，对导引术在中医养生保健、长寿、治病等方面都有很高的造诣，是京城中医武术气功界的绝对权威。"引体"用于治疗精神疾患的方法主要有：

A. 循经调神治疗法：见气功治疗方法中的《循经调神治疗法》。

B. 五禽戏：为汉代医家华佗在《庄子》二禽戏的基础上所编创，以五种动物（虎、鹿、熊、猿、鸟）轻灵的捕食动作为参照，归纳总结出的健身方法。此法历经两千多年来经久不衰，历有增补，终至完善，在当今的世界上仍产生着巨大的影响。

  ①、虎戏者，四肢距地，前三掷，却二掷，长引腰，侧脚仰天，即返距行，前、却各七过也。

  ②、鹿戏者，四肢距地，引项反顾，左三右二，左右伸脚，伸缩亦三亦二也。

  ③、熊戏也，正仰以两手抱膝下，举头，左擗地七，右亦七，蹲地，以手左右托地。

  ④、猿戏者，攀物自悬，伸缩身体，上下一七，以脚拘物自悬，左右七，手钩却立，按头各七。

  ⑤、鸟戏者，双立手，翘一足，伸两臂，扬眉鼓力，各二七，坐伸脚，手挽足距各七，伸缩二臂各七也。操作五禽戏时，任力为之，以汗出为度，有汗以粉涂身，消谷食、益气力、除百病，能存行之者，必得延年。五禽戏对各类神经症，各类处于稳定期的慢性精神疾患，亚健康状态，脑力劳动者，都有很好的恢复健康作用。对常人习练者，必定身心两健，延年益寿。

C. 八段锦：八段锦起于宋代，最早一静坐健身方法，历代经发展细化为坐八段锦、立八段锦、北八段锦、南八段锦、文八段锦、武八段锦、少林八段锦、太极八段锦等的区别。八段锦是一千多年来中国知识阶层用来健身的方法之一，由于八段锦的分类多，功法较繁，因此，在精神疾患的临床上要根据患者的实际情况选择使用。八段锦对各类神经症、慢性精神疾患、神经衰弱、亚健康状态、脑力劳动者都有着良好的效果，因此，要使用八段锦巩固病情，治疗各类神经症，须认真地学习各种类型八段锦的操作功法（市面上有各种类型诸多种版本的八段锦书籍出售，可藏之）。

D. 易筋经：易筋经源于中医导引术，后来与佛教达摩法师的"洗髓经"相糅合，发展为佛家内外双修"清其内、坚其外"的练功方法。佛家认为，洗髓、易筋之后，便可以体证佛道，得享高寿。易筋经在精神疾患的临床上，对治疗各类神经症、慢性精神疾患方面，有着心身双修的作用，既强健了体魄，又锻炼了心性，特别是在精神分裂症等各类精神疾患临床痊愈后的康复期，尤为适用。易筋经是通过修炼丹田真气，打通全身经络的内功方法，市面上有多种版本，流传较广的是清代潘蔚整理的《卫生要术·易筋经》十二势。第一势：韦陀献杵。第二势：横担降魔杵。第三势：掌托天门。第四势：摘星换斗。第五势：倒拽九牛尾。第六势：出爪亮翅。第七势：九鬼拔马刀。第八势：三盘落地。第九势：青龙探爪。第十势：卧虎扑食。第十一势：打躬。第十二势：掉尾。练习易筋经，需在师傅的指导下进行，应用到临床时，需在文体护士的指导下循序渐进地持续展开。

E. 内功拳法：内功拳法包括太极拳、八卦拳、形意拳、武当内功拳等养生竞技方法。在精神疾患的临床上，内功拳法对于精神分裂症临床治愈后的康复期、各类神经症、亚健康状态等心身疾病都有很好的强健躯体、修养心性的疗效。通过内功拳法的修炼，可以使得患者形神统一、心胸宽广、病情巩固、减少复发，增强精神上的免疫能力，是一种不可多得的具有中国传统文化特色的精神疾患康复治疗技术。

  ①、太极拳：太极拳传说是明代著名将领戚继光根据民间拳术总结的，共有拳经三十二式，其拳法宗太极阴阳之旨，柔中有刚，刚中有柔，刚柔相济，心身同修，所有练习者只要循序渐进、细心修炼，都能收到较为理想的健身治病功效。

  ②、八卦拳：八卦拳是少林体系拳术，分为上八卦、中八卦、下八卦，每卦是八个套路，共二十四套路。它将导引与武术融为一体，内外兼修，具有强身健体和心性双修的功效。在精神疾患的临床上，八卦拳与太极拳有着相似之处，对慢性精神分裂症临床痊愈后的康复治疗、有着其他疗法不可比拟的优势。八卦拳流派众多，此处介绍的是武术界巨擘杨露禅再传弟子、我的恩师吉良晨教授，根据中医理论总结吸收创造出来的养生保健治病方法，本人又将恩师的绝技融入到中医精神医学的理论中来，应用于精神疾患的临床效果明显。如果医者想要应用于精神病的临床，当认真学习吉良晨教授的《中国气功探密》以及本人关于气功与精神疾患的相关研究。

③、形意拳与武当内功拳,均属于气功武术界的著名拳法,两者都有心身双修的特点,在精神疾患的临床上,使用该两种内功拳法, 对各类神经症、慢性精神疾病、亚健康、脑力劳动者治疗, 都有一定的康复治疗意义, 如果想使用该法, 就要认真地学习这两种拳法, 待掌握了拳法精要并能熟练地操作, 才能应用于精神疾患的康复临床。

6.8.8.2. 发放外气治疗法

1. 发放外气是远古至今中医治病的一种方法: 发放外气治疗法, 源于远古"祝由"运气吐音布气治病的方法, 至今已有四千多年的历史。《黄帝内经素问·移精变气论》曰: "移精变气…往古人居禽兽之间, 动作以避寒, 阴居以避暑, 内无眷慕之累, 外无伸宦之形, 此恬淡之世, 邪不能深入也, 故毒药不能治其内, 针石不能治其外, 故可移精祝由而已"。移精变气, 即练精化气, 以气祝由疗病, 就是发放外气治疗疾病的方法。因此, 外气治疗法是几千年来遵循循证医学原理、有着科学依据的一种临床治疗方法。《轩辕黄帝祝由科》说: "吸右足跟涌泉穴气入口, 齿觉冷, 闭口, 猛喷嘘、呬音气入符。" 又说: "……如日方升, 金光灼灼, 吸入喉, 下肺宫混合, 闭目三闪, 口出呵、呬音气一口入符, 存金光一气", "取天气一口布纸" 等等。以上说明祝由科的布气方法可以将气发放在纸上、物上, 当然也可以发放在人体上治病, 所以, 吐音布气法就是直接向人体发放外气治病的方法。吐音布气是祝由科的特点, 它根据金、木、水、火、土五行的生克道理发出呬、呵、吹、呼、嘘五字之音以运气、发气的。这其中的道理至为深奥, 现代医学当予深入研究。气功外气疗法, 不但可以离开人体近距离布气治疗, 还可以远距离治病。汉·葛越(道号黄卢子)就善于以此法布气治病。东晋·葛洪《神仙传》说: "千里寄姓名与治之皆愈, 不必见人身"。《抱扑子·内篇·释滞》也说: "闻有为毒虫所中, 虽不见其人, 遥为嘘祝我之手, 男嘘我左, 女嘘我右, 而彼人虽在百里之外, 即时愈矣"。唐·孙思邈在《摄养枕中方》中亦有类似葛氏的说法, 这大概非尽虚言。《抱扑子·内篇·杂应》还记载了三国时道士石春会布气为人治病的事例, 说: "吴有道士石春, 每行气为人治病, 辄不食, 以须病者之愈或百日, 或一月乃食"。《抱扑子·内篇》说: "以气禁金疮, 血登止, 又能续骨连筋……若他人为兵刃所伤, 嘘之血即止……若人为蛇虺所中, 以气禁之则立愈。" 说明当时气功外气已用于治疗骨伤科, 以及金疮、出血、禽兽虫蛇伤、断筋、嗽、厥等多种疾病。《晋书》记载幸灵用布气治愈吕猗母之病, 使 "痿痹病十余年" 的吕猗母 "遂能行", 因而闻名于世, 于是 "百姓奔趣, 水陆辐辏, 从之如云"。唐宋时期, 气功发气治疗范围更为扩大, 唐《幻真先生服内元气诀》中记载了 "布气诀", 介绍了布气的要领、方法等。晚唐无名氏之著《无能子》记载了无能子布气治愈其友禺中子的心痛病。宋《苏文忠公诗注集成·卷十五·李若之布气》云: "吾中子适少羸多疾, 若之相对坐为布气"。《宋史·方技传》记载了宋代医家皇甫坦布气治疗 "显仁太侯目疾(白内障)"。《九江通志》还有皇甫坦布气治愈 "仙诏甄娘之躄" 的记载。《彭比部集》记载了元代道士尹蓬头 "与病者抵足而卧, 鼓气疗人疾" 的布气治病方法。明清时期, 由于医、道、佛气功的进一步发展, 气功外气疗法的治病方法、机理等都有所提高和发展。明·高濂《遵生八笺·延年却病笺》曰: "凡欲布气与人疗病, 先须依前人五脏所患之处, 取方面之气, 布入前人身中。令病者面其本方, 息心静虑, 始与布气。布气讫, 便令咽气, 鬼贼自逃, 邪气永绝。" 详细说明了布气的调气、诊断、方位、方法及其疗效, 可为气功外气疗法的概括说明。明代医家韩懋在其著作《韩氏医通·同类勿药章》中记载了 "人气" 治疗 "肩背肢节骨腕" 的疼痛症。《清史稿·艺术传》中记载了康熙时武术家甘凤池布气治疗传染科痨瘵病, 其文曰: "同里谭氏子病瘵, 医不效, 凤池于静室牖户, 夜与合背坐四十九日而痊"。现代半个多世纪以来, 气功外气理论、发放外气的方法、治疗的范围又有一些发展。1980 年赵光首先在《气功》杂志发表《谈谈气功外气发放》一文, 介绍了 "外气" 发放的练法和检验发放外气的方法。1983 年, 毕永生在《山东中医杂志》等刊物发表了《医疗性导气发功术》, 介绍气功外气疗法的练气、导气、发功、治疗的具体方法和临床应用。1986 年王寅编著《气功外气疗法》一书, 系统论述了气功外气疗法的基础知识和临床经验。一些研究者从气功外气的效应方面做了一些科学实验: 实验证明气功外气可以随意识使革兰阳性菌和革兰阴性菌, 受到杀伤或增殖; 气功外气作用于癌细胞, 其杀伤率可达到 30% 以上; 气功外气对家兔奥狄氏括约肌、蟾蜍的心肌皆有明显的调节作用。还有人将外气发放于动物, 可以延长已致癌动物的生存期, 提高动物的免疫机能, 对动物的血压也有明显的调节作用。

自古至今, 大量的理论和临床疗效、科学试验, 证明了气功外气疗法是中国传统医学的一种医疗方法, 它历史悠久，经验丰富，疗效可靠。气功外气治病属于微观世界认知的范畴，超出现代科学的认知，随着未来科学对中医"气"的本质的破译，随着人类科学技术的不断发展，气功外气治疗疾病的科学机理一定会被揭示。我的恩师吕炳奎老先生对此有着深刻的认识和体会，老人家认为古代扁鹊、华佗、李时珍、孙思邈等都有遥感、透视、内视等功能。并认为《黄帝内经·素问·上古天真论》中关于"真人、至人、圣人、贤人"的论述都是古人真实的记载，其"黄帝曰：余闻上古有真人者，提挈天地，把握阴阳，呼吸精气，独立守神，肌肉若一，故能寿敝天地，无有终时，此其道生"。"中古之时，有至人者，淳德全道，和于阴阳，调于四时，去世离俗，积精全神，游行天地之间，视听八达之外，此盖益其寿命而强者也，亦归于真人"。"其次有圣人者，处天地之和，从八风之理，适嗜欲于世俗之间，无恚嗔之心，行不欲离于世，被服章，举不欲观于俗，外不劳形于事，内无思想之患，以恬愉为务，以自得为功，形体不敝，精神不散，亦可以百数"。"其次有贤人者，法则天地，象似日月，辩列星辰，逆从阴阳，分别四时，将从上古合同于道，亦可使益寿而有极时"的记载也是真实的。这一切都会被将来的科学所证实。恩师教诲，中医智慧！每忆及此，都深深地地为伟大的中医文化所惊叹。

2. 发放外气疗法的操作方法：发放外气疗法又称发气疗法、运气疗法、布气疗法等，是指练功有素者发放外气治疗疾病的一种医疗方法。医者经过练气、导气（运气）、发功等方法的锻炼，使内气充实，气脉运行周遍全身，并能通过一定的发功手法将真气发放到患者体表的经络、穴位或部位上，起到激发经气、疏通经络，平衡阴阳，调和气血，调整脏腑，补虚泻实的作用，从而达到治疗疾病的目的。发放外气为他人治病的先决条件是："修道久专精，身中胎息成"者方能布气为他人治病，也就是说，只有练功有素者才有资格发放外气为患者治病，没有练功素质者不能为人治病。具体操作方法是：

⑴ 调整气机：发放外气治疗法是以医者之真气来调整患者的气机从而达到治病目的。人体患病，主要是正邪两方面的问题，正气方面是正气不足、气机紊乱、气机阻滞等；邪气方面则是感受风、寒、暑、湿、燥、火等，邪气亢盛。医者可以发放外气给患者补其正气之不足，并疏通、调整其气机，使之恢复正常；也可以发放外气用导引的方法将邪气驱出。临床上有的病人某部疼痛，经检查找不到原因，发放外气导引疏通经络后，症状立即消失、效果立竿见影，这就是发放外气调整患者气机的疗效。

⑵ 发气方法多种多样：发放外气疗法的发气部位、手法很多，一般常用的以手掌或手指发气，也可用眼睛及天目、膻中、丹田、涌泉等穴位发气。这多种多样的发气部位和方法，为治疗疾病创造了极有利的条件，可以因人、因病辨证施功，从而能收到很好的效果。

⑶ 超距离发气法：发放外气疗法可以离开患者躯体发气治疗，有的可以离开一定的距离甚或远距离为患者发放外气治病。

3. 发放外气疗法在精神疾患临床上的应用：在精神科的临床上，发放外气治疗的范围较广，因为精神活动与人的脏腑、经络、四肢百骸的功能是相辅相成的辩证关系，两者无不与气的运行、气的营养、气的推动有关，故人有气者生，无气者死。特别是精神疾病更是与气有着直接的关系，所以气功外气疗法，对各类神经精神疾患，特别是慢性精神分裂症的康复期、各类神经症、各类亚健康状态，通过调气可以使许多精神症状得以改善，从而达到巩固疗效康复治疗的目的。在实施发放外气治疗的时候，一般没有什么副作用，而且可以立即使患者的精神症状得到暂时缓解。

6.8.8.3. 循经调神治疗法

循经调神治疗法是指沿着人体的经络进行调整心神气机的治疗方法，主要由以下几种：

6.8.8.3.1. 循经拍打

循经拍打是沿着人体的经络线路进行按穴位拍打的方法，被拍打的有十二经脉、奇经八脉。拍打十二经脉的循行路线是：手太阴肺经→手阳明大肠经→足阳明胃经→足太阴脾经→手少阴心经→手太阳小肠经→足太阳膀胱经→足少阴肾经→手厥阴心包经→手少阳三焦经→足少阳胆经→足厥阴肝经→手太阴肺经，至此一个循环后再从手太阴肺经开始继续拍打，共循经拍打三遍。在循行中还有一些重点拍打的穴位，拍打一些重点穴位是为了起到唤醒这些穴位的觉醒机制，拍打的力度以自己能承受且感到愉悦为标准。具体循经拍打操作如下：

⑴ 十二经脉的循经拍打：从手太阴肺经的首穴中府穴，用手掌用力拍打中府穴，然后沿着经络的巡行路线拍打向

末穴少商穴；当从中府穴拍打到尺泽、列缺穴时，用力各分别拍打三次，而后再继续拍打到少商穴。在少商穴拍打三次后，再从少商穴拍打到手阳明大肠经的首穴商阳穴，在商阳穴拍打三次后，继续从商阳穴拍打到合谷、曲池、扶突各穴时，用力各拍打三次，而后拍打到末穴迎香穴。在迎香穴拍打三次后后，再从迎香穴拍打到足阳明胃经的首穴承泣穴，在承泣穴拍打三次后，从承泣穴拍打到颊车、人迎、气舍、天枢、气冲、足三里、丰隆、冲阳各穴时分别拍打三次，而后拍达到末穴历兑穴。在历兑穴拍打三次后，再从历兑拍达到足太阴脾经的首穴隐白穴。在隐白穴拍打三次后，从隐白穴拍打到三阴交、血海、冲门、周荣各穴时分别拍打三次，而后拍打到末穴大包穴。在大包穴拍打三次后，再从大包拍打向手少阴心经的首穴极泉穴。在极泉穴拍打三次后，从极泉穴拍打到少海、灵道、神门各穴时分别拍打各三次，而后拍打向末穴少冲穴。在少冲穴拍打三次后，再从少冲穴拍打到手太阳小肠经的首穴少泽穴。在少泽穴拍打三次后，从少泽拍打到阳谷、小海、天宗、肩中俞各穴时分别拍打三次，而后拍打到末穴听宫穴。在听宫穴拍打三次后后，再从听宫拍打到足太阳膀胱经的首穴睛明穴。在精明穴拍打三次后，从睛明拍打到通天、玉枕、天柱、大杼、肺俞、心俞、肝俞、脾俞、肾俞、三焦俞、气海俞、委中、承山各穴时分别拍打三次，而后拍打到末穴至阴穴。在至阴穴拍打三次后，再从至阴穴拍打到足少阴肾经的首穴涌泉穴。在涌泉穴拍打三次后，再从涌泉拍打到太溪、阴谷、气穴、阴都、神封、神藏各穴时分别拍打三次，而后再拍打到末穴俞府。在俞府穴拍打三次后，再从俞府穴拍打到手厥阴心包经的首穴天池穴。在天池拍打三次后，再从天池拍打到曲泽、内关、大陵、劳宫各穴时分别拍打三次，而后拍打到末穴中冲。在中冲拍打三次后，再从中冲拍打到手少阳三焦经的首穴关冲穴。在关冲穴拍打三次后，再从关冲拍打到阳池、外关、三阳络、天井、天髎、天牖各穴时分别拍打三次，而后拍打到末穴丝竹空。在丝竹空穴拍打三次后，再从丝竹空拍打到足少阳胆经的首穴瞳子髎穴。在瞳子髎穴拍打三次后，再从瞳子髎拍打到凤池、肩井、日月、京门、环跳、阳陵泉、阳交各穴时分别拍打三次，而后拍打到末穴足窍阴穴。在足窍阴拍打三次后，再从足窍阴拍打到足厥阴肝经的首穴大敦。在大敦穴拍打三次后，再从大敦拍打到中都、曲泉、足五里、急脉各穴时分别拍打三次，而后拍打到末穴期门。在期门拍打三次后，再从期门拍打向手太阴肺经的中府穴。至此，完成了一个周期的十二经脉的循经拍打，而后再从中府穴重新开始循经拍打，连续拍打三遍。

(2) 奇经八脉的循经拍打：奇经八脉与奇恒之府的脑、髓、骨、脉、胆、女子胞及肝、肾等关系密切，这些脏腑的功能紊乱会导致精神活动的紊乱，拍打奇经八脉有调节这些脏腑功能紊乱的作用。注意：奇经八脉的腹部穴位，要轻柔拍打，以患者没有感到不适为标准；腹部以外的穴位，要适当加大拍打力度，以患者能耐受且感到愉悦为标准。督脉的拍打路线是：轻轻拍打小腹内胞宫，从曲骨穴，向下拍打到会阴穴，在从会阴穴拍打到长强穴，沿脊柱上行继续拍打到腰俞、命门、悬枢、脊中、中枢、至阳、灵台、神道、陶道、大椎、风府、脑户、后顶、百会、神庭、印堂各穴时，每个穴位都要反复拍打三次后。而后拍打到末穴龈交穴。督脉拍打完一遍以后，再从小腹拍打至龈交穴，共拍打三遍。任脉的拍打路线是：轻轻拍打小腹内胞宫到会阴穴，从会阴穴上行拍打到关元、气海、神阙、中脘、巨阙、鸠尾、膻中、玉堂、紫宫、华盖、天突各穴时，分别拍打三次，而后拍打至末穴承浆。冲脉拍打路线是：轻轻拍打小腹部胞宫至会阴穴，按照任脉的循行路线分为三支拍打：一支沿腹腔前壁，挟脐上行，与足少阴经相并，散布于胸中，再向上行，经咽喉，环绕口唇；一支沿腹腔后壁，上行于脊柱内；一支出会阴，分别沿股内侧下行至足大趾间。拍打时沿着这三条路线进行，拍打至交会穴的会阴、气冲、横骨、大赫、气穴、四满、中注，阴交、肓俞、商曲、石关、阴都、通谷、幽门各穴时，均各分别拍打三次。带脉拍打的路线是：从足厥阴经的章门穴，斜向下拍打到带脉穴，横行拍打于五枢、维道，绕行腰身一周拍打。带脉有象"腰带"一样统束全身直行经脉的作用，绕身一周途径的穴位，犹如直行经脉的气机供应站，因此从章门穴至带脉穴、五枢穴、维道穴时都要力度适宜的各拍打三次，而后再往复循环拍打三遍。毒血性精神疾患（特别是周期性精神病）要注意带脉拍打，如辨证有热邪甚的拍打时要意念加入凉血药物的气味，寒邪甚的拍打时要意念加入热性并具有活血化瘀药物的气味，血虚的拍打时要意念加入补血的药物气味，以此类推，达到拍打时能够补充正气或引导病气外出的疗效。阳维脉拍打的路线是：阳维脉有维系全身阳经的功能，联络各阳经，因此，阳维脉的巡行路线有串联各阳经的特点。阳维脉拍打起于足太阳膀胱经的金门穴，再从金门穴拍打到足少阳胆经之外阳交穴；又与手太阳小肠经，足太阳膀胱经，及阳跷脉，拍打会于肩后大骨下胛上廉臑俞穴；又与手少阳三焦经、足少阳胆经，拍打会于缺盆中上毖际天穴；又拍打会于肩上陷中肩井穴。从肩井穴上头，与足少阳胆经拍打会于眉一寸阳白穴。从阳白穴上行拍打于眼上方，直拍打至发际本神、临泣穴。从临泣穴上行拍打经正营穴，循行枕骨下而至脑空穴。从脑空穴下行拍打至耳后大筋外端风池穴，拍打衔接于督脉项后的风府、哑门穴。拍打头部和耳部、眼部时可以食指代替手掌敲打各个穴位。拍打中经行的交汇腧穴有金门、阳交、臑俞、天髎、肩井、头维、本神、阳白、头临泣、目窗、正营、承灵、脑空、风池、风府、哑门。拍打至这些穴位时都要力度适宜的分别拍打三次。毒气性精神疾患，要注重阳维脉气机的拍打，分补与泻两种拍打方法，补的拍打方法是由下向上循经拍打，泻的拍打方法是由上向下循经拍打，对起补泻作用的穴位进行拍打时，还可以加入点按，补时向上用力点按，泻时向下用力点按，各点按 60 秒，既可起到补或泻的作用。阳盛的拍打偏重于从起始穴导气外泄，阳虚的拍打偏重于从起始穴引气内补，具体使用补或泻的方法要辨证施行。阴维脉拍打的路线是：阴维脉有维护全身诸阴脉的作用，联系诸阴经，与阳维脉共同调节、溢蓄全身的气血。阴维脉拍打起于足少阴肾经的筑宾穴，上循股内廉，上行拍打入少腹，会足太阴、厥阴、阳明于府舍，继续拍打至足太阴脾经的大横、腹哀穴，继续拍打至足厥阴肝经的期门穴、上行于任脉天突、廉泉。交汇穴有筑宾、冲门、府舍、大横、腹哀、期门、天突、廉泉。拍打至这些穴位时要分别拍打三次。凡是涉及到阴脉主病的精神疾患，均要注重阴维脉的辨证拍打。阳跷脉拍打的路线是：阳跷脉是足太阳经的支脉，主全身左右阳侧之运动，不与督脉交会。阳跷脉拍打起于足太阳经膀胱经的申脉穴，从仆参、跗阳、委中、臑俞，上行拍打至手阳明大肠经的巨骨，会于手阳明、少阳经的肩髃，上行拍打至人迎、地仓、上行巨髎，拍打至任脉的承泣，至目内眦与手足太阳、足阳明、阴跷五脉拍打会于睛明穴，从睛明上行拍打入发际，下耳后入风池穴而终。交汇穴有申脉、仆参、巨髎、臑俞、巨骨、地仓、承泣、睛明、风池。拍打至这些交会穴时都要分别拍打三次。凡是精神疾患具有左右半身阳侧特别是头部不适者，均可拍打时重点意念注视拍打该经中的各个穴位，并反复循行拍打该经。阴跷脉拍打的路线是：阴跷脉为足少阴经的支脉，主一身左右阴侧之运动，不与任脉汇合。拍打起于足内踝之下方然骨穴，沿然骨拍打上行至照海、交信，再上行拍打于下肢内侧，到股部内侧拍打入于前阴部，向上沿着胸部里面，到达锁骨缺盆的上方，出于颈侧人迎穴处，拍打入于颧骨，连属于内眼角会合足太阳经与阳跷脉的睛明穴。交汇穴有照海、交信、睛明，左右共六穴。拍打至这些穴位时要分别拍打三次，并从下至上拍打三遍。无论是毒气、毒血还是毒液性精神疾患，只要是涉及到阴脉运行的，都要反复意念注视拍打。

6.8.8.3.2. 循经导引

循经导引是按照十二经脉、奇经八脉循经拍打的线路，将手掌置于距离皮肤五公分的悬空位置加注意念沿经脉运行路线循行，意念与手掌合二为一，意念将手掌中蕴集的正气均匀地与循行的经络同步融会贯通地循行。左手经脉用右手掌循行，右手经脉用左手掌循行，沿着十二经脉循行的路线，十二经脉循行一个周期为一遍，上下左右共循经导引三遍。奇经八脉循经导引，要按照奇经八脉运行的路线进行，奇经八脉的循经导引共进行三遍。

6.8.8.3.3. 意念导引

意念导引是按照十二经脉、奇经八脉循经拍打的线路，将双眼微闭用意念循行，循行时手臂自然下垂与身体同步，可以随意的轻微抖动。循行到哪一个经脉时，那个经脉经过的身体部位抖动幅度就相应地大一些，同时，呼吸随意念抖动随意运行，不要刻意控制呼吸，可以发出随意的、轻微的、低沉的"哼、哼、哼"的声音，这表示呼吸是随着意念导引抖动随意进行的。意念导引沿着十二经络的运行路线上下左右共循行三遍。奇经八脉的意念导引，按照奇经八脉的运行路线进行，奇经八脉共进行意念导引三遍。

6.8.8.4. 凝神目视太阳、月亮采气治疗法

目视太阳、月亮法是道家采天地之真气补充自身的一种气功功法，我的恩师吕炳奎老先生精于此道，常年练此功法收获颇丰，虽贵为主管全国中医工作的最高领导，却终生未曾住过一天西医医院，不能不说老人家除了精于中医，还与精于道家养生长寿之道有关。吕老将此术总结出来传授于我，并告知此法用于精神疾患也会有效，我将其功法溶于中医精神医学理论之中，并实践于精神疾患的临床，收到了较好的疗效。

采气就是从天地宇宙、日月星辰及万物之中，将各种不同的能量、信息采集于体内。盗天地，夺造化，激发自身内在的潜能，补自身不足，培养充实自身元气，促进天人合一最高妙境的结合。宇宙的正气是人体生命活动

的最大能源，学会广泛吸取万物之气，才能有取之不尽、用之不竭的能量，而在采集万物之气时，唯采集太阳、月亮之真气最直接。采集太阳、月亮之气的机理是练功者意念使自己全身毛窍穴位自动打开，使自身封闭场向太阳、月亮开放，这时，自身与太阳、月亮源于精神本原物质的能量高度融合，太阳、月亮与人体内的能量流、信息流进行无障碍交换，纯化体内能量流，获得高能能量流，激发人体潜在能力，从而产生各种特异性的躯体和精神功能。

(1) 采太阳之真气：

A. 采集太阳真气前的准备：姿势：站立、坐在椅子上或平躺在床上均可，如若平躺在床上则要选择太阳能透过落地玻璃窗户、全身被太阳光所照射的室内进行。

①、取站立姿势者，两脚分开与肩同宽，双脚稍成外八字，膝微屈，两臂自然下垂放于身体两侧，身体要正直，使百会穴与会阴穴成一直线，自然睁眼，平视前方，面带微笑，排除杂念，自然呼吸。

②、取躺卧姿势者，要仰卧平躺在柔软舒适的三层硬面被褥上，以身体感受到铺面温暖为止；双脚分开与双肩同宽，将百会穴与会阴穴自然打开朝向太阳，头的位置迎太阳方向上下互换，使太阳光能自然照射到两个穴位为准；全身放松、舌抵上腭，口唇轻闭，双眼睁开，目视太阳；开始练功眼睛微睁，以后随着练功的深入，眼睛慢慢打开逐渐增大到可以双目圆睁直视为止。

B. 吸收太阳能量：选择没有云彩天空晴朗天气，时间在上午十时至中午十四时的巳尾、午、未前时间段内，此时是人体与太阳能量交换最直接的时间段。起初选择在早上十时开始，具体时间因人而异，面对太阳开始练功，以后每练一周就往后推一个小时，即第一周是上午十时；第二周是上午十一时；第三周是中午十二时；第四周是中午十三时；第五周是中午十四时。中午十四时的太阳光最强，以后就以这个时间的太阳光为坐标进行采集太阳能量的标准时间，可以持续到下午十五时末。

①、姿势：面对太阳练功，双目直视太阳想象自己在一处风景美丽的高山之上，意想全身膨胀变成无限大，意想身体融入太阳之中与太阳糅为一体。意想身体随太阳向宇宙星际间无限拉长，头部伸向宇宙上空银河系，这时仿佛宇宙中空无一物，只有火红的太阳与自身的融合体。

②、效果：此时感到我自己的身体已经不存在了，我的身体与太阳像一个巨大的火球充满了整个宇宙空间，宇宙间的各种智慧能量流放出的光芒将身体和太阳内外照得透亮，这时我的身体和太阳就像一个很亮的光体在整个宇宙空间放大光明，奇妙无比。此时，意识里感到眼睛中的太阳，一开始是红色的，然后变成火红火红的，而后慢慢地变成蓝色的，一股股蓝色的智慧气流涌入身体，感到极度舒适。凡是患有精神疾病的患者，此时可以想象体内的五脏六腑、奇恒之腑功能非常协调；全身的十二经脉、十二经别、奇经八脉、十五孙络、十二经筋、十二皮部以及全身的 52 个单穴、309 个双穴、50 个经外奇穴共 720 个穴位非常通透，没有一丝阻滞。脏腑、经络、四肢百骸与大脑之间的联系自然通畅，大脑功能活动非常舒适、愉悦。此时就达到了采集太阳能量补充自身真气，协调自身功能的目的。

(2) 采月亮之真气：

A. 采集月亮真气前的准备：姿势：站立、坐在椅子上或平躺在床上均可，如若平躺在床上要选择月亮能透过的落地玻璃窗户、全身被月亮光所照射到的室内进行。

①、取站立姿势者，两脚分开与肩同宽，双脚稍成外八字，膝微屈，两臂自然下垂放于身体两侧，身体要正直，使百会与会阴穴成一直线，自然睁开双眼，目视前方，面带微笑，排除杂念，自然呼吸。

②、取躺卧姿势者，要仰卧平躺在柔软舒适的硬面三层被褥上，以身体不能感受到地面凉为止；双脚分开与双肩同宽，将百会穴与会阴穴自然打开朝向月亮，头的位置迎月亮方向上下互换，使月亮光能自然照射到两个穴位为准；全身放松、舌抵上腭，口唇轻闭，双眼睁开，目视月亮。

B. 吸收月亮能量：选择没有云彩天空晴朗夜晚，在晚上十一时至次日凌晨三时之间，按照中医阴阳五行理论，这个时间是人体与月亮能量交换最直接的时间段，具体时间的选择因人而异，但是都必须在这个时间段内，一般为二至四个小时，即子丑时间段以内，有人说在这个时间段内练功影响睡眠，其实，练功达到一定程度后，是没有这种感觉的，因为采集到的月亮能量远远超出睡觉所获得的能量补充。吸收月亮能量时夏天要穿遮瞒周身的薄衣物以防蚊虫叮咬而影响练功效果，冬天要穿舒适的保暖衣物，不能因为衣物的冷暖而影响采集月亮能量的效果。月亮虽属阴性，但是月球内部是炽热的岩浆涌动，属于阴中有至阳，在采阴中达到采阳、阴阳双采的目的。

①、姿势：练功时面对月亮，双眼睁开集中精力注视月亮，双目直视月亮想象自己在一处风景美丽的丛林之中，意想全身膨胀变成无限大，意想身体融入月亮之中与月亮融为一体。意想身体随月亮向宇宙星际间无限拉长，头部伸向宇宙上空银河系，这时仿佛宇宙中空无一物，只有明晰的月亮与自身融为一体。

②、效果：此时感到我自己的身体已经不存在了，我的身体与月亮像一个巨大的蓝色气球充满了整个宇宙空间，宇宙间的各种智慧能量流放出的光芒将身体和月亮内外照得透亮，这时我看到月亮像一个很大很大的火球，月亮内部岩浆滚滚，汹涌澎湃，就像炽热的太阳一样，我和月亮就像一个熊熊燃烧的光体在整个宇宙空间放大光明，蓝色、红色及七彩颜色交织在一起，奇妙无比。此时，意识里感到眼睛中的月亮，一开始是白色的，然后变成蓝色的，最后变成红色的，而后变为火红火红的，一股股红色的智慧气流涌入身体，感到极度舒适。凡是有慢性衰退型精神疾病的患者，此时可以想象体内的五脏六腑、奇恒之腑功能非常协调；全身的十二经脉、十二经别、奇经八脉、十五孙络、十二经筋、十二皮部以及全身的 52 个单穴、309 个双穴、50 个经外奇穴共 720 个穴位非常通透，没有一丝阻滞。脏腑、经络、四肢百骸与大脑之间的联系非常通顺，大脑功能活动非常舒适、愉悦。此时就达到了采集月亮能量补充自身、协调自身功能的练功目的。

在各类神经精神疾患的临床上，实施气功治疗时，医者一定要有大爱之心，视患者为亲人像对待父母子女一样有亲情，同时要给予心理调适、行为治疗，将气功治疗融入中医整体综合系统的治疗体系之中，会超越所有单纯抗精神病药物的治疗效果。因此，在实施气功治疗时，一定要精力集中、心存敬畏、虔诚之至！在治疗疾病的同时，医者与患者在坚决将疾病治愈的信念上产生强烈的共鸣，治疗效果会得到保证，医患双方也能获得精神上的升华，为巩固病情创造条件。

6.8.9. 拔罐治疗法

拔罐疗法是中医传统外治治疗的一种方法，它的原理是借助热力排除罐中空气，利用负压使其附着于皮肤，将体内的疾病邪气拔出，达到治疗目的的一种疗法。这种疗法可以疏通经络、行气活血、祛除郁滞、驱寒祛湿、消肿止痛、拔毒泄热，具有调整机体阴阳平衡、扶正祛邪的功能，达到治愈疾病的目的。

在精神疾患的临床上，拔罐疗法一般多属于禁忌之列，实际上这是缺少科学依据的。病因病理病机学告诉我们：精神疾患大多是由于先天家族遗传、后天精神刺激，导致脏腑功能失调，气机不畅、气滞血瘀、肝郁血虚等病理病机变化，引起大脑功能活动的异常。拔罐疗法对于这些病变，有着很好的直接逆转作用，除了丧失自制力、处于兴奋躁动状态的狂躁患者，一般都可以应用拔罐疗法进行治疗。但是因各种原因，患者不同意进行拔罐治疗，就不要勉强，但是不能说拔罐疗法对这些病人没有治疗作用。拔罐疗法适应的精神疾患有：各类慢性精神疾病经治疗自知力恢复或大部分恢复的患者、精神分裂症处于症状稳定期且自知力大部分恢复的患者、各类神经症、神经衰弱、亚健康状态等各类神经精神疾患。拔罐疗法的禁忌症有：处于精神兴奋躁动状态的患者、自知力丧失的患者、合并有器质性疾病的患者、不愿意进行拔罐疗法的患者等。在精神疾患的临床上，拔罐疗法的作用机理是，通过拔罐将蕴集于背部的病理产物拔除，并通过背部经络的疏通运行，将郁滞于全身的病理产物拔出来，从而达到治疗的目的。各类精神疾患的拔罐疗法大多只适用于在患者背部进行，拔罐疗法进行时，要注意辨证施治，拔罐一般有火罐、水罐、实罐、虚罐之别：火罐一般是用于具有虚寒体质、患有慢性精神疾病的患者，留罐时间在 10 分钟为宜；水罐适用于火热炽盛的患者，留罐时间在 20 分钟左右；实罐适用于体质强壮的患者，留罐时间在 20 分钟以内；虚罐适用于体质虚弱的患者。留罐时间在 10 分钟左右。这些在临床上要认真辨识，对症用罐。拔罐疗法通常的有以下七种方法：

6.8.9.1. 拔经法

拔经法适用于各类具有自知力的精神疾患：

1. 拔督脉：沿着督脉的巡行路线，每隔三公分就留置一个罐子，拔督脉时要单独拔，拔罐时要请患者取俯卧位，胸部垫上一些柔软的薄棉被，以使脊部与背部持平，防止在治疗中罐子滑下。

2. 拔足太阳膀胱经：沿着足太阳膀胱经的巡行路线，每隔三公分就留置一个罐子，在背部的左右两侧膀胱经循行的路线上放置罐子。拔经时按照水、火、虚、实辨证施治。

6.8.9.2. 拔络法

拔络法适用于局部经络阻滞导致的具有自知力的精神疾患：在辨证诊断的基础上，明确辨识某经某络阻滞，此时就将罐子拔于此处。辨识经络阻滞的方法是：医者用手指敲打经络各处，敲打至患者感觉有疼痛的感觉时，此处必有阻滞，在沿着各个经络继续敲打以寻找经络的阻滞点。寻找经络的阻滞点主要是在背部的督脉和足太阳膀胱经。

6.8.9.3. 拔穴法

拔穴法适用于所有具有自知力的精神疾患：

凡是患有精神疾患的病人，都有着体内的五脏六腑、奇恒之腑、十二经脉、十二经别、奇经八脉、十五孙络、十二经筋、十二皮部等的病理产物积存。根据诊断和辨证，医者用手指敲打患者的主要俞穴和阿是穴，凡是有阻滞的穴位，一定会有痛、酸、麻、胀的感觉，此时就用罐子拔到这个穴位上，这就是拔穴疗法。循经找到多少穴位，就要拔多少穴位，如果找到的穴位距离太近，即一个罐子覆盖不全，又不能两个罐子拔到一起使皮肤受损，这时就要分两次分别拔，两个罐子的距离不能少于三公分。拔穴法使用时也要根据诊断、辨证选择水、火、实、虚的治疗方法。

6.8.9.4. 拔气法

拔气法适用于气机紊乱的具有自知力的各类性精神疾患：

气机紊乱的病机有气郁、气滞、气逆、气陷、气虚等，在实行拔气法时，要根据上述气机紊乱的类型分别进行。气郁的患者在拔罐术前，要根据诊断和辩证，用手掌轻轻拍打气郁部位，然后进行拔罐治疗；气滞的患者，在进行拔罐前，要用手掌用力地拍打气滞部分，然后再进行拔罐治疗；气逆的患者，用手掌从上向下击打气逆的部位，然后再进行拔罐治疗；气陷的患者，用手掌从下往上轻轻地补揉气陷的部位，然后进行拔罐治疗；气虚的患者，要用左手掌放在气虚的部位、用右手掌压在左手掌上，轻轻地摩挲，使气虚的部位产生温温地感觉，然后再进行拔罐治疗。所有的拔气法实施前，都要根据诊断和辩证，选择水、火、实、虚的方法。

6.8.9.5. 拔血法

拔血法适用于所有具有自知力的毒血性精神病患者：

血症有血虚、血寒、血热、血瘀等，体现在精神疾患上，是脏腑、经络、气血等的失调引起精神活动的异常。在进行拔罐治疗时，要根据患者是哪种类型的毒血性精神疾患，辨证施治。对血虚的精神障碍患者，要用中药进行补血的同时进行拔罐治疗；对血寒的患者，要用温阳药进行温化血液，同时进行拔罐治疗，拔罐时要用热水反复洗涮罐子使罐子温度升高，待罐沿温度与体温相当时再进行拔罐治疗。对血热的患者，要用冷水100毫升置于罐子里进行拔罐治疗；对于血瘀的患者，要用梅花针反复敲打血瘀部位，使之放出少量的瘀血，而后在进行拔罐治疗，一般拔罐时要拔出 5～10 毫升瘀血。

6.8.9.6. 拔痰法

拔痰法适用于具有自知力的辨证为顽痰所致的精神疾患：

顽痰所致的精神疾患，大多采用涌吐法进行治疗，在涌吐后，根据痰涎侵犯的所经所络，可以进行拔罐治疗。拔罐时要根据诊断和辩证，分别选取五脏六腑的俞穴、以及相关的穴位进行治疗。拔罐前，要将罐子用温水反复进行清洗，而后再进行拔罐治疗。

6.8.9.7. 拔液法

拔液法适用于具有自知力的所有毒液性精神疾患:

毒液性精神疾患,临床上使用涌吐法、涤痰法以及化痰法进行治疗,而后可以使用拔罐疗法进行后续治疗。拔液法使用前,要将罐子用火反复烘烤,或将易燃物质放入罐子中燃烧,使罐子里的温度上升至汤手为止,用毛巾擦拭罐子的边缘,使罐子沿的温度与皮肤温度相当,而罐子里的温度还相当高,此时进行拔罐治疗,就能迅速的拔出毒液。

6.8.10 情志相胜疗法

中医理论认为:情志是由五脏中的精气变化而产生,不同的情志与不同的脏腑相对应:心在志为喜,肝在志为怒,脾在志为思,肺在志为悲,肾在志为恐。中医的五行相克理论为:心克肺,肺克肝,肝克脾,脾克肾,肾克心。以五行相克理论协调脏腑功能与精神功能的相对平衡,从而达到治疗精神疾患的目的,这就是中医的"情志相胜"理论,即:喜胜悲,悲胜怒,怒胜思,思胜恐,恐胜喜。这套理论被朱丹溪在临床上总结为"活套疗法",也即"情胜疗法"。这是源于《黄帝内经》的中医心理学理论,应用这套理论,在中医几千年来的临床实践上,对精神疾患的治疗有着很好的疗效。由于时代的发展,古代关于情胜疗法的诸多病案,有的与现代实际病例有所不同,临床上当去伪存真、去粗取精,将中医心理学与医学心理学交汇贯通。使用"情胜疗法"时,要尽可能地使用当代中医心理学的语言,以现代语言与患者产生心理共鸣,以便更好地古为今用,取得较为理想的治疗效果。

6.8.10.1. 怒伤肝、悲胜怒治疗法

肺志为悲,肝志为怒,肺属金,肝属木,金能克木,故悲胜怒。

精神疾患多有精神因素而患病,而外界刺激使人发怒,大怒伤肝,愤怒情绪可以使人失去理智,精神失常。患者烦躁异常、面红目赤、行为冲动、伤人毁物、无以克制。医生可以使用足以使患者大悲大痛的言语或事件,患者被这些悲恸所刺激,即可使大怒情绪得到缓解,这便是怒伤肝、悲胜怒的治疗方法。《景岳全书》记载:两个女人发生口角后,燕姬气恼过度、叫跳撒泼,大怒厥仆于地,状若死人一般。张景岳对燕姬说:"你这病可不好治,如果要治疗的话,必须要进行火灸,而火灸就要损伤脸上的皮肤,不但非常痛苦,还要留下疤痕奇丑难看"。燕姬听后,感到非常绝望、非常悲伤,突然一跃而起,结束了气厥倒地而死的怪病。这就是明代医家张景岳典型的"怒伤肝、悲胜怒"案例。现代社会世风日下,人们普遍精神压抑,压抑日久无以发泄终至大怒发作,从而导致大怒伤肝的病例屡见不鲜,临床上要根据患者所处的家庭、社会、学习或工作环境,制造一些悲恸事件或语言,对治疗此类精神疾患有着很好的治疗效果。

6.8.10.2. 喜伤心、恐胜喜治疗法

肾志为恐,心志为喜,肾属水,心属火,水能克火,故恐胜喜。

由于突然意外的大喜临门,超出心理预期若干倍的大喜事降临、如状元高中、横财突发等,使人的精神活动大起大落,患者出现大喜过望的心理状态,高兴过度、喜笑不休、神思恍惚、精神失常、狂呼乱吼,如范进中举一般。这便是大喜伤心出现的精神症状。此时可以利用恐惧情绪来克制过度的喜悦情绪,使患者的精神症状得到缓解。《洄溪医书》载徐大椿治疗一位"大喜伤心"的新中状元,恐吓病人患了不治之症,患者惊恐过度,不药而愈。再如中了举人的范进被岳父一巴掌打醒。这便是喜伤心,恐胜喜的典型案例。现代临床上大喜伤心的病例也时常见到,如果用惊悚的语言和事件恐吓患者,会起到药物不能替代的作用。

6.8.10.3. 思伤脾、怒胜思治疗法

肝志为怒,脾志为思,肝属木,脾属土,木能克土,故怒胜思。

由于各种不可解脱的矛盾,使人忧思过度,思虑伤脾,出现健忘失眠、神疲懒言、食欲不振、精神恍惚、自言自语、思绪迷乱、思维破裂等精神症状。此时可以用语言或制造一些事件,使患者处于极度愤怒状态,忧思状

态即可得到缓解。比如因于某种原因,患者压抑过度,忧愁不解,可以想方设法地制造一个足以使患者大怒的事件,就可有效地缓解患者的忧思情绪和以此带来的精神症状。张子和在《儒门事亲》中记载:"一富家妇女,伤思虑过甚,二年不寐",张子和采用"多取其财,饮酒数日不处法而去"的方法来故意激怒病人,结果,"其人大怒汗出,是夜困眠"。唐代李亢在《独异志》中记载,华佗用书信指责痛骂郡守,郡守被气得恼怒"吐黑血升余"。郡守顽疾病就此获愈。《续名医类案》记载:韩世良治疗一位"思母成疾"的女病人时,叫女巫告诉患者,她母亲因女儿之命相克而死,在阴间准备报克命之仇。患者大怒,骂道:"我出母病,母反害我,我何思之!"痛恨、怒骂亡母之后,女病人"病果愈"。以上都是"怒胜思"的典型病案。

6.8.10.4. 忧伤肺、喜胜忧治疗法

心志为喜,肺志为悲,心属火,肺属金,火能克金,故喜胜悲。

精神疾患或因家族遗传、或因长时期不可解脱的心理矛盾,或久病缠身,失意挫折,痛失亲友等悲伤欲绝的生活事件,因而悲观失望,出现忧愁沮丧、无端垂泪、悲观厌世、生不如死等抑郁症状。在临床上,医者设法制造使患者精神愉悦、大笑开怀,从而使患者从悲伤忧愁中解脱出来,就叫"忧伤肺、喜胜忧"的治疗方法。医者在制造这些喜悦的事件时,要根据患者所处的环境,自然而然地引导出一些大喜过望的事件,使患者在不知不觉中得到治疗。金元医家张子和在《儒门事亲》中记载,息城司侯听说父亲死了,"乃大悲哭之",胸口疼痛。张子和模仿巫医的滑稽动作,又说又唱又跳,令病人"大笑不忍"。张浩良等编著的《医苑典故趣谈》中记载,清朝一位巡抚抑郁寡欢,家人请来名医为其治病,名医沉思良久,诊断的结果说巡抚患了"月经不调"。巡抚认为这个诊断荒唐可笑,一想起名医的诊断就大笑不止,于是心情逐渐好转,病也就痊愈了。这是"喜胜忧"的经典病例。

6.8.10.5. 恐伤肾、思胜恐治疗法

脾志为思,肾志为恐,脾属土,肾属水,土能克水,故思胜恐。

由于长时间处于紧张惊恐的氛围中不能解脱,或突然遭受到巨大惊悚事件而吓得魂飞魄散,猝然惊吓不已,严重者可出现二便失禁,患者惊恐颤栗、坐卧不安、神情恍惚、惶惶不可终日。医者根据患者遭受惊吓的原因,单独与患者处于一室,创造一种温馨平和的医患氛围,采取循循善诱的方式,使患者进入对惊恐事件的深入思索状态,开启其思、广其所闻,从而使患者逐渐摆脱惊恐畏惧的心理状态。这就是"思胜恐"的治疗方法。张子和治卫德新之妻病案、卢不远治沈君鱼"终日畏死"病案,均为"思胜恐"的典型病案。

6.8.11. 体育运动治疗法

体育运动疗法是治疗精神疾患的一种非常重要的治疗方法。在近百年来的西医精神疾病治疗体系中,体育运动疗法没有引起足够的重视,这是精神医学的一个重大失误。

中医精神医学将体育运动疗法作为一个非常重要的手段,专门制定了"体疗"的治疗和管理方案,作为中医整体系统综合治疗的一个重要方法应用于临床,取得了非常显著的疗效。同时还制定了一系列的制度和规则,以保证体育运动疗法的彻底贯彻实行。体育运动疗法在临床上发挥着重要的作用,不但在治疗期间疗效显著,而且在出院后的康复治疗中也起着不可替代的作用。

6.8.11.1. 激烈运动疗法

现代精神医学不提倡精神疾患特别是精神分裂症等重型精神疾病进行剧烈运动治疗,其理由是担心激烈运动会引起大脑的兴奋,从而使得精神运动性兴奋加剧,病情加重。这是西医精神医学将神经精神系统从人体整体中割裂出来的具体体现,实际上人体是一个不可分割的有机整体。中国哲学认为:"形胜神乏、神制形从",实践证明:当人的运动量达到一定强度时,人的精神活动会相应的进入抑制状态,随即进入睡眠状态,这就是"形胜神乏"的具体体现。在临床上,半个多世纪的大量实践表明,精神分裂症患者长期进行一定强度的体育锻炼,会导致精神活动逐渐地恢复正常。激烈体育运动的形式是中等速度的连续跑步,在进行体育运动治疗时,铺设有专门的跑道,

跑道上布满相对凹凸不平的鹅卵石，患者穿软底鞋在石子上跑步，脚下的石子不断地刺激脚部穴位上的神经末梢，神经末梢将这种刺激持续不断地传入大脑，引起大脑的兴奋和抑制的持续出现，从而达到体育运动治疗的目的。在进行治疗时，要根据患者的实际躯体情况分别对待，对于服用精神药物剂量较大的患者，要缓慢地减少服用剂量，随着服用抗精神病药物剂量的减少，逐步加大体育运动的强度。体育运动的强度以患者能够承受、运动后感到躯体舒适，精神愉悦，身体逐渐强壮为标准。剧烈运动的强度每天可以进行五个小时的体疗活动，即早上一个小时（早上6：30—7:30）、上午两个小时（上午9:0—11:00）、下午两个小时（下午3:30—5:30）。剧烈体育运动疗法采用走步与跑步相结合的运动方式，先从走步开始，走十分钟后开始跑步十五分钟，而后在走步十分钟，继之再跑步十五分钟，依次循环运动，一直坚持到体育运动时间到达为止。年老、孕妇、或伴有躯体性疾病的精神疾病患者不易进行剧烈体育运动治疗。

6.8.11.2. 缓慢运动疗法

缓慢运动疗法适用于年老、孕妇、伴有躯体疾病的精神障碍患者，缓慢运动的形式是在设置的具有鹅卵石子的走道上走步或慢步走，每走三十分钟就休息五分钟，而后再走，一直坚持到体育运动时间到达为止。缓慢运动时体疗护士根据患者的实际情况，多列几种形式，可以采用灵活多样的躯体游戏形式，或正步走、或双臂上举、或与歌咏音乐同步，总之，只要坚持脚下一直走动就可以。脚下坚持持续地走动，末梢神经就不断地产生刺激，这种连续地刺激不断地传入大脑，就对大脑形成连续不断地有节奏地刺激，久而久之，就会产生"形胜神乏"的物理效应，使紊乱的脑功能缓慢地恢复正常。

6.8.11.3. 游戏运动疗法

在人类活动中，游戏可以有助于减轻紧张焦虑，增强与环境的联系能力，有助于学会建立社交联系，同时运用和提高我们的认知、情感和社交技能，表达思想和内容。在精神疾患的临床上，无论是急性精神疾患，还是慢性精神障碍，无论是痴呆患者，还是精神发育迟缓的儿童精神障碍患者，无论是各类神经症，还是亚健康状态，都可以使用游戏疗法进行辅助治疗。游戏的方法和使用的工具多种多样，有条件的医院可以设置现代游戏厅，游戏厅里的各类游戏玩具，可以高度吸引患者的注意力；传统游戏里的放风筝、跳绳子、跳皮筋、丢手绢、斗蟋蟀、捉迷藏、七巧板、九连环、剪纸、折纸等，也可以吸引患者的注意力，从而达到游戏治疗的目的。体疗护士在选择游戏项目时，要根据患者的病情、喜好、兴趣而定，将参加游戏的患者分为若干个游戏小组，使每个参与者都收获到兴趣盎然、欢心喜悦的满足，取得应有的游戏治疗效果。

6.8.11.4. 经络运动疗法

经络运动疗法适用于各类具有自知力的精神疾患，临床上根据每个患者的诊断和辩证，制定出相应的经络运动方法。如诊断为毒气性精神病的患者，要根据分类制定出符合诊断的方法。比如肝气热毒上逆型的患者，就要选择足厥阴肝经进行运动治疗，从肝经的大敦穴沿循行路线往上用手掌用力上下推摩，使得整条肝经得到运动，再从肝经逆行循行到足少阳胆经进行上下运动推摩，而后从肝经顺行到手太阴肺经上下运动推摩。运动标准是整条足厥阴肝经经络感到温热为止，对其他经络的运动疗法以此类推。

6.8.11.5. 穴位运动疗法

穴位运动的原理与经络运动的原理基本类似，根据诊断和辨证，找到该类型的脏腑俞穴和该经络的重要穴位以及阿是穴，进行重点运动按摩推拿疗法，使得该条经络内的脏腑俞穴和主要穴位产生温热舒适的感觉。对于各类神经症和亚健康状态，除了选取该经络的重点穴位，还应采用祝总骧教授发明的"312 经络锻炼法"。312 经络锻炼法主要是选用双侧的合谷穴、内关穴和足三里穴，一般每天早晚各一次，每次三个穴位，每次五分钟，按摩时出现酸、麻、胀并有上下蹿动的感觉，就达到了穴位运动的目的。312 经络运动锻炼法简便易行，好教好练，对于各类慢性精神疾患有一定的治疗效果。

6.8.11.6. 各种运动器材疗法

各种运动器材适用于各类精神疾患，特别是适用于慢性精神疾病康复期的患者，无论是精神分裂症、情感性精神障碍、还是其他各类型的精神疾病，亦或是各类神经症、神经衰弱、亚健康状态等的各类神志病。运动器材对精神疾患进行治疗的禁忌症是：处于精神运动兴奋的各类急性精神障碍、处于偏执妄想状态的患者、处于谵妄状态的患者，有攻击行为的各类精神疾病患者、失去记忆的痴呆患者、精神发育迟缓患丧失自制力的儿童、以及没有自知力的各类精神疾病患者等不适于运动器材治疗的患者。使用的运动器材主要有：划船器、健身车、健步机、跑步机、美腰机、动感单车、空漫步机、电动按摩器等，要根据患者的不同爱好和兴趣选择运动器材。进行运动器材治疗前，要制定具有不同个性的治疗方案，按照治疗方案进行系统治疗。

6.8.12. 药浴治疗法

中药药浴疗法，源于《黄帝内经·素问·阴阳应象大论》："其有邪者，渍形以为汗"，即以熏蒸浸浴等方式，让人浸渍出汗，使病邪从汗出，从而达到治疗的目的。经过几千年来的发展完善，至今已经成为中医临床治疗的一个有效方法。在精神疾患的临床上，中外历史记载的有热水浴、冷水浴等方法，使用极冷的水对处于精神运动性兴奋的患者，可起到控制狂躁、镇静安神的作用；使用较热的水沐浴，对处于精神衰退的慢性病人，有激活振奋作用。中医精神医学的药浴疗法是根据患者的诊断和辩证，对不同类型的患者，处以不同的中药处方，将中药煎煮后倒入洗浴器具中，进行浸泡洗浴，一般一次浸泡洗浴一个小时。

6.8.12.1. 个体药浴疗法

个体药浴疗法是指一个患者使用一个洗浴器具（浴盆或浴缸），将为其开具的中药汁煎煮好以后，倒入适温的水中进行浸泡，一般一次浸泡一个小时，中途可以将温度降低的药浴水加热至适温，继续浸泡。浸泡时还要根据患者的诊断和辩证，找出患者有病经络的脏腑俞穴和主要穴位进行点按、叩打、推拿等的物理辅助治疗。药浴善后非常重要：药浴后进行清洗，将头发吹干，在药浴室的休息床上卧床昏昏欲睡一小时，一小时内防止受凉和风寒，夏天避开空调，避免风吹。

6.8.12.2. 集体药浴疗法

集体药物疗法是将病情相类似的患者，分成为若干个小组，每个小组七人左右，选择适宜七人同时洗浴的汤池，倒入相应的中药煎剂，使浴池内的水温保持一定温度，中途可以加入一些热水以保持恒温。在洗浴时，无论男女患者，须穿宽松的胸罩与裤头，不得全裸身体。再进行药浴时，治疗护士要根据医生的洗浴方案，对患者进行疏通经络、点按穴位的推拿按摩治疗，辅助药物达到最佳的治疗效果。集体药浴治疗每周一次，每次一个小时。药浴后的善后是：洗浴后要进行清洗，将头发吹干，在药浴后的休息床上卧床休息昏昏欲睡一个小时，在一小时内防止受凉或风寒，夏天避开空调，避免风吹。

6.8.13. 环境治疗法

环境疗法是利用环境因素促使病人病情好转的一种治疗方法。在精神疾患的临床上，环境中的各种因素，与疾病的转归都有着密切的关系。医院要选择在闹市中较为偏僻的地方，医院绿化率要达到70%以上，院中花草园林，装饰雅淡，使病人的生活既接触现实，丰富多采，又心旷神怡、情绪愉悦。医院采取医疗、饮食、沐浴、音乐、体育和心理等综合治疗措施，使病人有一个安静温馨舒适的治疗环境。在条件允许的情况下，还要适当地开展乐观疗法、空气离子疗法、日光浴疗法、森林浴疗法等等各种有益的环境治疗。除此之外，根据不同的病因病理病机，患者体内内环境的需求，营造适于精神疾患的环境。环境治疗时要切入患者的内心，以适宜恢复精神正常活动的需求。

6.8.13.1. 病室内环境（含五色调室法）疗法

1. 单间病室的环境疗法：单间病室要根据患者的诊断和辩证，根据中医五行相生相克的理论，对不同病因和不同体内需求的患者，将病室颜色涂成白、蓝、红、黄、绿、橙、黑七种颜色。处于抑郁状态的患者进驻红色病室，对缓解抑郁状态有帮助；处于躁狂状态的患者进驻黑色病室，对缓解兴奋躁动有帮助；处于惊恐状态的患者进驻蓝色病室，对缓解惊恐有帮助；处于紧张焦虑状态的患者进驻白色病室，对缓解紧张焦虑有帮助；处于强迫状态的患者进驻绿色病室，对缓解强迫心理有帮助；处于衰退状态的患者进驻黄色病室，对增进食欲缓解衰退状态有帮助；处于心烦不安状态的患者进驻橙色病室，对缓解烦躁有帮助。当精神症状有所缓解时，就要适时调整病室。

2. 多人病室的环境疗法：多人病室的颜色大多采用蓝色、白色、淡黄色为宜，色调单一，沉稳持重，平静安逸，减少渲染。

3. 患者衣着打扮的环境疗法：男患者一般穿着时尚，或西装；或中山装；或休闲装。女患者夏天一般 穿裙子，其他三季穿时令衣衫。无论男、女患者，都不要穿具有歧视嫌疑的病号服。

6.8.13.2. 病室外环境（含天才与精神障碍渲染）疗法

室外环境要宣染积极向上的心理向往，室外病区内栽满葡萄树或花草果木。体疗场跑道、走道采用绿色碎石长条椭圆形跑道带，跑道外植满冬青树环绕跑道，期间留有通路。体疗场外的环形墙壁上，写上大幅标语："精神障碍与天才只一步之隔"、"体疗是通向精神健康的桥梁"等标语。其余的墙面上绘有不同国度、不同地域、以及世界大城市、京都、山城的繁忙景象。有的绘上动物、森林、花草、树木等自然风景，召唤患者向往出院后的积极工作、美好生活与恬静人生。

6.8.13.3. 男女病人集会疗法

在住院期间，男女病人可以在医护人员的护理下，进行男女病人的定时集会，集会一般每天一次，在体疗以后的特定时间内进行。集会时可以进行集体体疗、集体舞会、集体歌咏、集体演出、集体听音乐、集体做广播体操、集体健身等。男女集会增加了男女病人接触的机会，减少了精神衰退的几率，可以促进患者心情舒畅、精神愉悦地住院接受治疗，让患者感觉到自然而然地生活在舒适惬意的社会环境之中。

6.8.13.4. 男女病区同步设置疗法

西医的精神病医院都是将男女患者隔绝分开病区，以防因精神错乱者出现衣冠不整的尴尬事件。实际上这是对精神疾患的本质不了解的现象，无论多么严重的精神疾病，除了花痴以外，其精神活动的 50～70% 都是处于正常状态的。男女病区隔绝分开设置的方法对患者的社会功能和正常心理极其有害，因为不可能将患者一辈子都将男女隔绝开来，一旦回归家庭和社会，患者极不适应，均有可能诱使疾病复发。因此，中医精神医学的病房设置，将男女病人同置于一个病区内，只是男女患者分病房，一般男病人住东侧病房，女病人住西侧病房，中间为医护办公室。或者男病人一个病区，女病人一个病区，两个病区有门相通，男女病人白天都在一个体疗场内进行体疗、活动，在护理人员的护理下，自由活动时男女病人可以自由交流。进行体疗时，以病区为单位，间或排队，即一个男病人队伍，接着是一个女病人队伍，再接着是一个男病人队伍，又一个女病人队伍，以此类推。这样就避免了患者住院时与社会隔绝造成的社会心理缺陷。

6.8.13.5. 社会环境疗法

医院的社会环境，要求医院所有医护人员将患者视为长辈、亲人、弟兄、姐妹，同事、朋友。在医院没有任何一丝丝的歧视心理和现象，如果出现医护人员歧视患者的现象，则一律开除且永不再录用。只有在医院治疗期内，使患者真正地感到医护患平等，才能真正地使患者具有回归社会的勇气。因此，医院的社会环境决定了患者回归社会后的精神面貌，由于患者的精神强大，才能有勇气真正地面对社会的一切问题。患者回归社会后，尽量不要去社会上的舞场歌厅等娱乐场所，避免受到不良风气的侵袭和刺激。可以多跳跳广场舞，多参加有益的社会公益活动，多参加社区的公益活动。如有可能，多去一些宗教的场所，听听宗教音乐会，听听宗教界人士的传道讲经，减少杂乱的社会行为对患者的冲击。如果患者愿意，可以加入某个宗教组织，参加一些宗教活动，就能增强精神上的免疫能力，有了信仰也可以抵御社会上不良风气的侵袭。

6.8.13.6. 家庭环境疗法

家庭环境对患者的影响非常重要，患者在医院期间受到非常的尊重，建立了自信、自强的生活信心。回到家里后，面对实际的家庭生活，患者一般都会产生很多问题，有的患者受到旧的环境刺激、引发疾病发作的回忆。此时家庭成员要有爱心、有信心、有耐心，不要认为患者是病人。患者是已经治愈了的病人，有自尊心、有健全的人格。家庭成员对病人必须给予应有的尊重，关心患者的内心感受，关注患者的一切合理需求。如果因为家庭条件暂时不能满足，则要与患者讲清楚，要对患者充分的信任，相信患者能够通情达理的接受家庭的一切，共同面对家庭的发展与存在的困难，共创美好明天。良好适宜的家庭环境对患者巩固病情，防止复发，回归社会，正常参加家庭、社会生活非常重要。因此，在患者出院以前，医生要与主要家庭成员对患者病情的恢复程度、进步与不足，存在的问题等情况进行良好的沟通。重点解决"一人有病全家压抑"的负性心理，使患者回到家就感到家庭的温暖，积极向上，从而坚定康复回归社会的信心。

6.8.13.7. 文化氛围（含各种宗教文化）环境疗法

精神疾患的病因较为复杂，除了家族遗传随着年龄增长、体内环境的变化而导致发病以外，外界环境的刺激是发病的主要因素，就是家族遗传的精神疾病也存在家庭、社会生活事件的诱发因素。经过治疗病情处于临床痊愈，尚未达到社会痊愈的阶段，周围文化氛围的影响显得对患者的康复回归社会十分重要。此时，除了对患者进行一系列诸如家庭教养、礼仪规范、文化修养、哲学、社会、文学、适应环境等的知识培训外，如果有条件的地方，可以对患者进行宗教信仰方面的介绍。引导患者到宗教场合参加宗教活动，听宗教人士讲经传道，使患者逐渐的了解宗教、熟悉宗教。如果产生了加入该宗教的信念，要给予帮助，鼓励患者进行入教方面的培训。当了解了该宗教的基本知识后，如果患者还是有比较坚定的信念加入该宗教，医生和家属就要肯定患者行为的正当性，给以积极支持，使之早日加入这个宗教组织。

人类的原始信仰主要是天地信仰和祖先信仰，天地信仰是对自然的敬畏，祖先信仰是对先人的缅怀。宗教信仰是信仰的一种，是指某种特定宗教的人群，对其所信仰的神圣对象，由崇拜认同而产生的坚定不移的信念及身心的皈依。人一旦全身心的信仰了某种宗教，就会对这个人在社会认知、思维行为等方面产生全身心、全方位甚至是终生的巨大影响。强大的宗教思想，对患者的病情巩固回归社会有着非常大的影响力，是精神疾患临床痊愈后康复回归社会的一个途径。

相对于患者曾经遭受过的精神刺激，宗教思想具有强大的治愈能力，如佛教的顿悟，渡度众生的思想，能使患者放下一切根深蒂固的情感纠结，增强精神上的免疫能力。对于认为曾经伤害过自己的对象，患者能在宗教思想的感悟下，产生深深地怜悯伤害对象的情感，进而原谅这个对象一切的过失，并从此精神强大起来。这对患者的病情继续好转非常有利，有时能起到所有的治疗方法和药物都不能起到的治疗作用，而且是永不复发。因此，引导患者在临床痊愈后，走入一个患者能感兴趣的浓厚的宗教氛围，也是使患者巩固病情、彻底康复、回归社会较好的环境治疗。

6.8.13.8. 工作、生活环境疗法

每个成年人生活在世界上，都要面对工作、生活的环境问题。良好的工作、生活环境，对精神疾患临床痊愈后的回归社会，非常有益。愉悦的工作、生活，可使患者感到人生的美好，相对稳定的经济收入，可提高患者一家的生活保障，这就会使患者不再产生对日常生活的抑郁和焦虑，减少疾病复发的危险。如果雇主、家庭、国家、社会再从制度上保证患者的工作相对稳定，这对保护患者的身心健康更为重要。当然，患者应在雇主、国家、社会、家庭的照护下，持续地不断提高精神上的免疫能力，逐步脱离各方的关照，独自自立于社会。

6.8.14.心理治疗法

在中医精神疾患的临床上，心理治疗是中医心理学家与患者互动以解决患者的病态行为、住院治疗、人际关系、家庭、工作以及社会认知等问题的过程。在实际操作中，要以中医心理学的理论和实践为基础，结合精神分析疗法、悟践心理疗法、心理动力疗法、行为疗法、认知疗法、认知行为疗法、人文主义疗法、格式塔疗法、神经心理疗法等心理治疗技术，为患者提供全方位的心理治疗。

6.8.14.1. 个别心理治疗法

个别心理治疗是心理治疗的方法之一，治疗过程由患者与心理医师一对一的进行，治疗的重心是患者个人的心理问题。

6.8.14.1.1 简单心理治疗法

简单心理疗法适用于解决患者重点的短期的心理问题，这种方法在许多病例中显示出特殊的疗效，比如：突受惊恐、恐惧症；强迫行为、强迫症等。⑴、恐惧症的恐惧心理的治疗：要与患者一同找出发生恐惧事件的原因，最重要的是与患者共同找出抗拒恐惧的方法，如《儒门事亲》里所载的张子和治疗卫德新之妻因惊恐所致的心理恐惧症，既是一个典型的例子。⑵、强迫症强迫行为的心理治疗：中医精神医学认为：强迫症属于胆虚心怯惊恐的范畴，心理治疗应采取以"思胜恐"的情志相胜的方法。告知患者的强迫行为不要紧，关键的是患者的心脏隐藏着极大的病患，如不及时治疗，将来会伤及患者的生命，但是这类的医疗方法多样，弄不好有些治疗方法会引起严重的后遗症，患者需要进行认真的思考，再决定要使用怎样的方法进行治疗，以防麻烦出现，使病情加重。心理治疗医师在讲述这些语言时，要显出非常严肃、沉重地表情，一般的此话一出，患者的强迫行为当场就会有明显的减少，这时医生告诉患者，你要认真仔细地好好想想该怎么办，想好后再告诉我，我在想办法帮助你，咱们下次再见。

6.8.14.1.2. 短程心理治疗法

短程心理治疗一般用于明确解决患者具体的情绪和心理问题，在精神疾患的临床上，适应于一时出现的恐惧、愤怒、焦虑、抑郁等心理，目的是迅速平息患者波动情绪，消除患者的恐惧和愤怒心理。一般这种短程心理治疗都在病房和体疗场进行，治疗时要尽量地避开其他患者，使患者在没有其他因素的干扰下迅速获得心理上的松弛缓解。

6.8.14.1.3. 长程心理治疗法

长程心理治疗是心理治疗的方法之一，适用于住院的精神疾病患者。研究发现，凡是患有精神疾病的患者，都存在着不同程度的性格缺陷，这种性格缺陷及其行为方式，对患者疾病的治疗和回归社会都有着直接的关系，因此，凡是住院的精神疾病患者都应该进行不同程度的长程心理治疗。治疗方案由病区主任做出，交由责任医师进行系统治疗，一般治疗周期为半年至一年，不同的住院患者采取不同的治疗方案。长程心理治疗方案，一般要贯穿于患者整个的住院时期，到出院时，病区主任将患者在住院时的长程心理治疗时间与疗效与患者家属进行充分交流，以帮助患者回家后能巩固住心理治疗的效果，性格比较完善地融入家庭和社会之中。

6.8.14.1.4. 特殊类型的患者个别心理治疗法

特殊类型的精神障碍患者包括一下几种，在精神分裂症和情感性精神障碍中比较常见，由于这些患者具有明显的疾病特质，因此在临床上适用于个别心理治疗方法。

⑴ 偏执性精神障碍（偏执狂）患者的个别心理治疗：偏执性精神障碍的特点是发病缓慢，妄想逐渐系统化而且顽固，其他的精神活动正常，如果病程超过半年，就可以诊断为偏执狂。中医认为：偏执妄想状态多为禀质原因、患者内心有着长期无法解脱的纠结或矛盾，导致肝郁气滞血瘀，病位在肝，病性为气，逐渐形成为偏执性精神障碍。中医治疗主要是柔肝疏肝解郁、活血化瘀，温肾养阳。在中医整体综合系统治疗的基础上，通过与患者

进行内心沟通，逐渐地发现患者的内心实质矛盾所在。通过认真设计，医者努力与患者交为知心的朋友，凡是患者的所有说辞，医者都要给予认同，并帮助患者想方设法达到目的（在对妄想对象不产生实质伤害的前提下）。随着时间的推移，患者对医者就会产生信任和依赖心理，使医者逐渐进入患者的内心深处，从而了解患者的真实纠结心理所在，进行针对性的心理治疗，逐步解除患者的偏执认知，改善肝郁偏执的禀赋特质。心理治疗的方式随着患者病情的逐步好转而调整，再配合药物治疗，只要有足够的疗程，一般半年至一年左右偏执型精神障碍就会有大的改观。

(2) 具有狂躁攻击行为精神病患者的个别心理治疗：临床上具有狂躁攻击行为的病人，一般都有妄想作为其病理基础。面对危险，在保证患者攻击的对象绝对安全的条件下，医者首先要设法解除患者对自己的怀疑。在与患者进行交流沟通时，首先要向患者表明：理解、同情、支持患者的攻击行为，要求与患者结成统一战线，共同面对患者的不利局面。在征得患者的同意后，医者与患者进行没有任何障碍的倾心交流，引导出患者内心恐惧进而攻击的真实原因。找到真实原因后，医者要根据实际情况安排患者攻击的对象给予必要的回避，以减轻或避免对患者的刺激。同时，医者要与患者设计成为无话不谈的知心朋友，医者要对患者表现出充分的尊重，相见恨晚、倾心交谈、无话不说、幽默智趣、开怀大笑，引导出患者内心深处的不安与焦虑，进行针对性的心理和行为治疗。随着中医整体综合系统治疗的深入，就能使患者的病情得到逆转，迅速取得临床痊愈的疗效。

(3) 具有多疑妄想状态精神病患者的个别心理治疗：具有多疑妄想状态的患者，要从中医整体综合系统的治疗入手，进行迅速有效的治疗，同时采取与患者交朋友的方式，使患者感觉到医者对患者充满善意。在与患者交朋友时，避免患者产生医者刻意讨好患者的想法，使双方的朋友关系自然而然，如果达到这样一种程度，就在相当程度上取得了患者的认同，此时患者就减少了对医者的怀疑。在取得自然而然的朋友关系后，经过设计，医者要与患者进行有意无意的聊天交流，在不经意之间了解到患者多疑妄想状态的真实思想，进行针对性的心理行为治疗。如果患者怀疑自己的妻子有外遇，可以让患者多了解妻子与邻里的真实交往情况、了解妻子在家里的辛勤操劳情况、了解妻子对双方子女的无微不至的关怀、了解妻子对患者的真实付出、了解妻子对患者的大爱等等。通过这些有意无意的交流，焕发患者对妻子的爱意，引出患者对妻子的歉意，逐渐地化解对妻子的各种怀疑和妄想，再加上各种的中医系统治疗，就能动摇患者的多疑妄想。对多疑妄想的心理治疗，要采取系统、长期、不间断的形式，润物细无声，由量变到质变，这样心理治疗取得的效果也能巩固得住。

(4) 具有衰退状态精神病患者的个别心理治疗：具有衰退状态的患者，多为情感淡漠、行为退缩、思维贫乏，这是由于体内阳虚所引起的病变，使用温阳救逆的方法给予中医治疗，从根本上予以逆转。在系统中医治疗的同时进行心理治疗，医者采取与患者共同追忆其未病时的年轻漂亮、傲人成就、精彩瞬间！短时间激活患者大脑的兴奋，进而给予患者适当的奖励，促其建立兴奋阈值的联络，改善衰退状态。这种以追忆精彩、奖励为中心内容的唤起大脑细胞暂时兴奋的心理治疗，要一直伴随着患者的整个治疗周期，直至临床痊愈出院。

(5) 痴呆患者的个别心理治疗：老年迟呆是一组慢性进行性精神衰退性疾病，是患者在意识清醒的状态下出现的持久的全面的智能障碍，表现为记忆力、注意力、判断力、计算力、抽象思维能力、语言功能减退、情感和行为障碍、独立生活和工作能力丧失。对老年性痴呆的心理治疗非常重要，适宜的心理治疗可以愉悦患者的心情，延缓痴呆的进度。心理治疗要贯穿于患者的整个治疗时期，只要是医者与患者见面，就要采取尽可能地接近患者，耐心倾听，尽可能多的与患者进行肢体接触，如握住老人的手进行交谈，较长时间的拥抱，轻轻地拍打患者的背部，与患者进行咬耳朵讲悄悄话（故作姿态与老人亲近）等等。无论老人的讲话是什么内容，都要表现出认同，不要与之辩论，使患者感到医者就是他的知心朋友。在与患者接触时，要与患者共同回忆年轻时的情景，翻看家庭照片集、录像、视频等，引起患者的美好回忆；与患者一同做家务，减缓大脑衰退进程；与患者进行智力游戏，引起患者的大脑兴奋；要向与孩子玩耍一样与老年痴呆患者玩耍。中医认为：老年性痴呆是机体阳虚与肾精衰减造成的，在进行对症性的中医整体综合系统治疗的同时，利用各种心理治疗手段，使患者的大脑尽可能地处于一种持续片段性的兴奋状态（除了睡眠时间以外）。这样持续的心理治疗对患者恢复健康有着其它疗法不可替代的作用。

(6) 精神发育迟滞患者的个别心理治疗：精神发育迟滞是一组以智能低下和社会适应困难为显著特点的精神障碍，

中医将精神发育迟滞归纳到"五迟五软"的疾病范畴。五迟是指：立迟（站立迟）、行迟（行走持）、发迟（长头发迟）、齿迟（长牙齿迟）、语迟（说话迟）。五软是指：头项软、口软、手软、足软、肌肉软。五迟、五软相当于现代医学的脑性瘫痪、智力低下、精神发育不全、佝偻病等疾病。中医认为：精神发育迟滞是肾、髓、脑先天发育不全，病位在肾与精髓、脑，病性在气。治疗主要以填精补髓，养心充脑，补益肝肾，补气健脾益胃，实行中医为主的整体综合系统治疗。心理治疗主要是诱发患者的兴趣，引起大脑细胞的兴奋，配合中医系统治疗，促进脑组织的继续发育。在临床上，用患儿感兴趣的玩具，用适当的语言诱导患儿进行思考进而行动，在治疗时切记不可违拗患儿，如果患儿产生了抵触情绪，治疗就失败了。成功的心理治疗是：与患儿一起游戏玩耍，时时处处以引起患儿的兴趣为标志，不可急于求成，根据不同患儿的不同情况，在与患儿一同游戏玩耍时，要注意倾听从患儿的要求，不要违背患儿的兴致，如果发现患儿兴趣阈值降低，就应在不刺激患儿的情况下停止游戏，待患儿有了兴趣时再继续玩耍。对精神发育迟滞的患儿进行心理治疗时，必须要注意的问题是：对患儿要充分的给予尊重，使患儿将医者视为自己要好的玩耍伙伴，医者要有充足的耐心，循序渐进，不可急于求成。久而久之，再加之中医填精补髓系统的治疗，必见长效，使得患儿大脑得到继续发育，精神智力缓慢提高。

6.8.14.2. 集体心理治疗法

6.8.14.2.1. 一般性集体心理治疗法

一般性集体心理治疗方法，作为中医整体综合系统治疗方案的一种辅助治疗，由病区主任提出方案，由责任医师主持，治疗对象主要是住院的慢性精神病人和精神分裂症患者。对于精神运动性兴奋和没有自知力的患者，应单独进行相应的心理治疗，不在集体心理治疗之内，但是对所有住院的特别是精神分裂症患者都要进行心理治疗。一般性心理治疗的目的是：促进患者自知力的恢复，使之认识自己疾病的性质、症状和内容，以及疾病和症状产生的有关因素，能分析评判自己的病情；解决一些住院患者共同的心理问题，如因患病造成的不安全感、自卑感和绝望感等；配合治疗，巩固疗效，防止复发。一般性心理治疗分为三个阶段进行：

(1) 讲解阶段：由责任医师讲解集体心理治疗的目的和意义；本组病人所患的疾病及其性质；常见的心理症状及心理问题；治疗的方法及其作用和效果；疾病的预后和转归，以及争取较好预后的可能途径。讲解人应用通俗易懂的语言，深入浅出而又具体生动地把科学道理讲清楚。并且要强调病人的主观能动性在促使疾病向有利方面转化的重要性，鼓励病人积极主动地参与，敞开自己的内心世界，形成生动活泼的治疗气氛。

(2) 讨论分析阶段：启发和引导病人联系自己的情况进行讨论和分析，这是非常重要的，通过讨论，患者把科学知识消化，转变成自己的知识。开始时要鼓励病人自己谈，鼓励任何愿意倾吐的意图，不要急于解释和分析，在整个阶段中，都应以病人自己诉述或相互讨论为主。治疗者引导讨论沿着正确的方向、向深度和广度发展，对那些在集体发言中很少开口的病员，要给以个别帮助。在讨论中发现的带有共同性的问题，引导大家畅所欲言进行较为深入地讨论。在这一治疗阶段，可以邀请已经康复的病员回医院现身说法，可能会收到特别显著的效果。因为这些病员常常有较深的体会，有较生动的实例，可以较详细地描述当时的想法、情绪和反应。他们的谈话，使有同类问题的病人感到亲切可信，产生共鸣，并从中学到正反两方面的经验。

(3) 制订康复规划阶段。在经过充分讨论以后，让病人结合自身情况制订出个人的康复计划。康复计划要根据患者自己的实际情况制定，康复计划可以在集体中交流，让大家一起来参与讨论。还有一种"大集体治疗"法，即动员病室中的所有可以参加活动的病人一起参与，有数名医生和护士参加。内容一般是讨论在病房集体生活中的问题；病员间的相互帮助问题；病房的规章制度的执行与治疗的配合问题；病人自己管理自己的问题；病员对治疗及对医务人员的意见等等。在讨论中，可引导大家对某些明显的异常行为进行议论，例如病人间的不文明冲突等，这对于有类似问题的病人是一种社会性学习的过程。进行这类的讨论时，要注意保护那些新入院和比较脆弱的病员，他们有可能不适应这样的集体议论，甚至导致焦虑、不安全感或精神症状的恶化，如果发现就要立即将这些患者带离现场，进行单独的心理安慰。

(4) 进入康复工作队阶段：经过一段时间的治疗后，患者基本达到临床痊愈水平，要根据患者的实际情况和个性需求，安排患者进入医院专门为康复患者组织的康复队，进行康复回归社会前的集体心理治疗和适应社会训练。康复工作队以班组为单位进行严格管理，进入康复队的所有患者都是自由平等的，所分配的康复治疗工作也是根据患者的实际情况而做出的。每天在进行康复工作之前，所有进入康复工作队的患者都要排队点名报数，负责康复管理的文体护士长要对患者当天进行的康复工作进行安排，提出具体措施和要求，进行安全措施的布置。当天康复工作结束后，康复管理文体护士长要对所有患者的康复治疗工作进行评说，指出不足和改善措施，提出具体要求，以及明天注意的事项。还要阶段性的对所有患者的康复工作进行评比，对康复工作成绩突出的患者予以表扬奖励，对康复工作不足的患者给与关心帮助，与他们一起提出改进措施，弥补不足，赶上其他康复患者的工作进度。对在康复队工作的患者，要根据各位患者的不同情况，进行系统的不同的个别心理治疗，使其增强精神上的免疫能力。在医院康复队工作的期间内，尽可能地在心理上做好回归社会后的工作衔接准备，为真正地回归现实社会做好一切铺垫。

6.8.14.2.2. 特殊性集体心理治疗法

特殊性集体心理治疗主要针对临床痊愈即将回归社会的康复期患者，由于各种原因，人群中、家庭里、社会上对精神病患者存在着不同程度的歧视心理，致使患者在回归社会以前不同程度地存在着自卑、恐惧心理，缺乏自信心。

(1) 相互关系集体心理治疗法：

A. 模仿医务人员实习诊疗技术治疗法：精神疾患遭受社会歧视、嘲笑的现实，在人类文明达到一定程度以前不会消失，因此精神病人在经过系统治疗以后，必须增强精神上的免疫能力，从精神上真正地强大起来，才能战胜自卑心理，才能战胜社会的偏见。由于社会上对医务人员存在普遍尊敬的心理，让患者临床痊愈进入医院康复队以后，在医院培训学校经过专业精神卫生知识训练，考试成绩合格，穿上白大衣，作为助理医务人员，跟随医生接诊患者。医生接诊时，康复患者模拟医生在练习薄上记录求医者的自述，医生与病人的对话以及各类检查，特别要注意记录精神检查的详细内容。使得来看病的病人及其家属觉得这位康复患者就是医生，从而给以应有的尊重。此时的这位康复患者的精神会觉得非常充实，得到了人们的尊重，从内心深处认识到自己已经痊愈，不再受世人的讥讽。倘若有人讥讽自己，便觉得这个人精神不正常。模拟诊断结束后，医生与模拟医务人员的康复患者要就这次接诊行为进行充分的交流，将这位康复患者视为自己的学生给予医术教导，并对其进行医德方面的崇高教育，使他从精神上瞬间强大起来。模拟医务人员对康复期患者的精神强大有着任何职业都不具备的优势，是中医精神医学特殊心理治疗的特别发明。

B. 模仿公务人员处理政务治疗法：一个人一旦患上精神疾病以后，无论家人、邻里、单位领导及同事都会不由自主得对患者敬而远之，这种精神上的隔离，对精神病人是一个沉重的打击。巨大的刺激！患者瞬间觉得自己被打入了最底层，感觉没有人愿意与自己平等对话。经过治疗达到临床痊愈后，首先要解决患者这种深深的自卑感。患者进入康复工作队以后，对这些自卑感严重的患者，组成有医院行政副院长为组长的康复医疗工作领导小组，小组内设有部长、处长、科长等职务，康复患者作为领导小组成员，按其能力安排一定的职务。经过系统配训后，如果有了这方面的工作，就指派康复患者出面主持。在解决问题时，康复患者要拿出解决问题的方案，报组长（副院长）审批而后执行。医院有工作时就工作，没有工作时就进行相关业务的学习。经过这些实际操作，增加康复患者处理实际事务的能力，从中培养领导能力，体会自己果断处理事务的愉悦感，坚信自己有能力处理一些事物，增加自豪感。这样就不自觉地减轻了自卑感，经过一段时间的实习锻炼，患者的精神就会强大起来，就能康复出院回归社会。

C. 模仿社区工作人员处理邻里纠纷治疗法：精神病患者临床治愈出院后，要面对社区邻居和领导。在一般情况下，社区邻居和领导都会对患者有一种友好的态度，这种友好的态度一是对患者的友爱，一是对患者的不信任，这就让患者觉得与大家有距离感。为了练习患者回归社区后，能与社区邻里领导融合入到一起，医院康复队设立类似社区矛盾协调小组的机构，有康复患者担任组长，在副院长和康复队长的带领下，到医院各门诊、病区、后勤、保卫、康复农场、康复工厂等机构调研协调各类矛盾。调研后由康复病人提出处理意见，交副院长或康复队长审批，康复患者按领导审批意见，找各类问题的相关双方征求意见，获得双方认可后执行，从而解决这一矛盾。模拟社区邻里矛盾协调小组，是真正确切地处理医院的内外矛盾，经过一段时间的实际工作，患者就会增强处理邻里矛盾的经验，适应社区的社会生活，真正地回归社会。

D. 人际关系分析集体心理治疗：人际关系分析集体心理治疗的主要目的是增加患者对自己与他人之间交往方

式的了解。这个学派的创始人是美国精神医学家哈里·斯塔克·沙利文，他的人格理论集中在《精神病学的人际理论》一书中。这个学派认为：一个人的人际交往主要有三个组成部分，一是与父母关系的保存；二是儿童性应付方式的残留；三是成人水平的应付方式。在治疗过程中，病人在医生的帮助下，在理解自己人际交往的特点后就会自行作出适当的调整，更多地发挥成人的应付方式，较少不成熟的心理应付方式。

人际关系分析集体心理治疗主要分为四个部分：

①、应付方式分析阶段：医生鼓励参加治疗的所有成员，对自己在人际关系中的三种应付方式进行分析及理解。

②、当时应用应付方式的分析：谈论每个成员与其他各成员的交往方式所处的应付水平，如成人与成人的交流、父母与孩子的交往、孩子与孩子的交往等。

③、游戏分析阶段：将所有参加治疗的成员分成两组或几组，在几个人与另外几个人之间组织命题式的交往，所有成员对在交往过程中反映出来的应付方式进行分析和检验。

④、了解阶段：通过对小组成员之间的交往进行分析，使患者有可能去推断、了解和解决那些导致症状的内心冲突、不合适的决定、伤害性或无效的生活方式。这种人际关系分析集体心理治疗对所有住院的精神疾患都适应，特别适用于长期患有精神分裂症的慢性病人临床治愈后的康复期。患者最大的收获是：通过这种人际关系的分析，看清了自己在以前人际关系处理中的优点和不足，看清了社会上的每个人都存在着不同程度的优点和不足，更重要的是看清了自己性格上存在着的的缺陷，从而完善个性上的不足，使自己的精神强大起来。

E. 复合性集体心理治疗：复合治疗是指将集体心理治疗和个别心理治疗或家庭心理治疗相结合运用，使集体心理治疗结合其他心理治疗的优点，从而产生协同治疗作用的一种治疗方法。在复合性集体心理治疗中，集体成员中极为隐私的个人问题，不宜在集体场合谈论和解决，可以单独进行个别心理治疗。个别心理治疗有利于患者产生移情，迅速取得治疗效果。有些集体成员的问题涉及到家庭，为了保护其家庭隐私，可以在家庭心理治疗中去解决。复合性集体心理治疗，帮助患者在很大程度上解决一些涉及到与社会公众心理相关的问题，有着其它心理治疗所不具备的优势。可以提高患者的社会公德心理。

(2) 心理剧：心理剧是由奥地利精神病学家莫瑞努于1921年在维也纳创立的，后来传入美国及全球，是集体心理治疗的一种方法，旨在通过特殊的戏剧化的方法，揭露参演患者的人格特征、人际关系、心理矛盾、情感障碍，在医生的间接干预下和同台演出者的帮助下，使患者的心理问题得到认识和解决。

心理剧的成员有导演、主角、配角和观众。在剧中，导演由医生担任，医生的角色为多样化，既是领导者、又是指导者、也是治疗者、同时还是参演者、积极的参与者。医生的工作是为剧组服务，满足剧组需要，不要凌驾于演出者之上，不能把自己的价值观强加于他人。主角是处于矛盾中的患者，一般由主角本人选择在某场戏中演出的剧情，也可以由医生帮他选择。由医生或患者自己将具有强烈的内心冲突、情绪问题，又有代表性的事件选为心理剧的素材。配角由其他一些集体成员担任，饰演心理剧中的主角所涉及的人和事，主要负责心理剧治疗作用的产生，扩展主角的认识及感知能力、范围和角度，帮助主角发展应付老问题及新情况的恰当行为方式。所有参加集体心理治疗小组的其他成员担任观众。在心理剧中，虽然有的人参加演出，有的人不参加演出，但是所有的成员都可以从中获益，它们在观看的过程中，都会努力体验角色的情感、思想，促进对自身的理解。所以说，心理剧解决的是主角的问题，但是对所有患者都有间接治疗作用。将心比心、感同身受、从众心理在这里会得到悉心的体悟，从而对所有参演和观看的患者都产生不同程度的治疗作用。

参演心理剧的患者，由于存在害怕公开暴露自己、尽量避免揭露自己的心理活动；主角和剧组其他人员在文化、伦理等方面的差距；患者内心存在的社会矛盾和社交恐惧心理；剧组准备不充分、缺乏经验等原因，在心里剧过程中，往往会发生阻抗。发生阻抗后，医生要细心引导，努力帮助患者消除阻抗，将心理剧演出成功。

在心理剧治疗的过程中，要注意采用不同的技巧：

A. 角色扮演：患者在特定的舞台气氛下的即兴表演。可以使其过去被抑郁的情感体验重新回到意识领域，并通过行为再现出来，从而使患者对已经发生的事件或将要发生的事件的反应得到控制。

B. 角色交换：剧中角色改扮成与其有联系的角色，如妻子改扮成她的丈夫，这时发现，剧中主角站到其他人的立场上后，她对对方毫不关心或无动于衷的态度就会发生改变。

C. 重现和多相重现：剧中的配角把主角的思想活动和情绪体验表演出来，配角跟在主角的后面，模仿其言语行为，呈现出主角的"重现"，多相重现是多名配角分别扮演主角人格的不同侧面。

D. 独白：指患者大声地旁若无人地讲出此时此刻的想法，在心理剧的进行过程中，可以让患者随意地突然插入独白，这种方法可以让患者将隐藏在内心深处的思想活动暴露出来，这对参演者和所有患者都有治疗作用。

E. 镜像表演：要求配角与主角很相似，好像主角面对镜子看自己，配角对主角的行为选择性地进行夸张表演，让所有患者对这些行为进行评论。

F. 录像：在心理剧治疗的过程中，用录像机将整个心理剧过程录制下来，然后再给所有参演者与观众回放，让所有患者对心理剧中的行为进行详细检查。在放映前，告知所有患者不要交换任何意见，告诉并鼓励他们在观看的过程中边看边讨论，并评论他们所看到的一切。当患者通过屏幕看到自己的行为，会产生与镜像技术所不同的内心体验。放映录像有几个好处：一是患者能直接获得反馈，看到自己是怎样走过来的。二是让处于防御状态的患者，看到自己歪曲事实的过程，为其提供一个"亲眼看到"自己所作所为的机会。三是能让参演心理剧及参加活动的所有小组成员看到其工作的成就、或者是一无所获，为下次开展此类治疗活动提供经验。

G. 未来投射：让患者表演他们对未来的期望和自己将来成为什么样的人，促使患者面对未来。

H. 即兴创作表演：有医生或参演者拟出一个主题，要求主角作即兴小品表演。

I. 梦境再现和幻觉心理剧：以患者的梦境和幻觉为蓝本，让患者与其他参演者充任其中的主角和其他角色，让大家评论其梦境和幻觉的荒诞，对促进患者的精神活动回归正常有帮助。

J. 家庭心理剧：请患者的亲属参演心理剧，如丈夫、妻子或孩子，家庭成员可以扩大，甚至可以扩大到包括对家庭有影响的人物参加，以使患者和家庭成员以及对其有影响的人员，了解患者的病情以及对策，促进患者将来的社会康复。

心理剧的治疗过程分为：暖身、演出、分享三个阶段，前提是让参加心理剧的所有患者都感觉到温暖和平等。通过音乐、绘画、游戏等热身活动，进而在演出中体验或重新体验自己的思想、情绪、梦境及人际关系，伴随着剧情的发展，在安全的氛围中，探索、释放、觉察和分享内在自我，使患者的感情得以发泄，情绪得到舒缓，从而达到治疗的目的。

6.8.14.3. 悟践心理疗法

6.8.14.3.1. 悟践心理疗法的创立和意义

悟践心理疗法是我的恩师、中国医学心理学和精神医学的奠基人之一的李心天教授等专家于 20 世纪中叶创立的一种心理治疗方法。悟践疗法的早期以综合快速疗法的理论为代表，后期以人性主义理论和整体健康模式为代表，建立在科学哲学的发展上，突破了医学和心理学的局限，解决了在各种心理学流派中莫衷一是的问题，临床上得到了快速高效的科学验证，具有鲜明的中国文化特色和辩证哲学思想。

6.8.14.3.2. 悟践心理疗法的治疗范围

悟践心理疗法治疗范围：一是神经衰弱；二是以神经衰弱为主的其他神经症患者，失眠患者，头痛患者，记忆力减退、工作能力下降等疾病；三是住院的各类精神分裂症和慢性精神疾患。

6.8.14.3.3. 操作方法

(1) 选择确诊为神经衰弱或以神经衰弱为主的其他神经症以及各类精神疾患，通过各种检查排除内脏器质性疾病和其他躯体疾病，表现为失眠、头痛、记忆力减退、食欲不振、工作和学习、适应社会能力下降等症状的患者。每组患者 30 人左右。

(2) 治疗时间：每日半天，周日休息，总治疗时间 4 周。

(3) 整个治疗分为三个阶段：

A. 第一阶段：认识疾病和消除焦虑等负性情绪阶段：此阶段以集体心理治疗为主，向病人讲授神经衰弱的医疗知识，树立治愈的信心，时间约一周。

- B. 第二阶段：消除病因，恢复健康阶段：此阶段集体心理治疗和个别心理治疗并重。向病人讲授人的认识过程和个性心理特征与疾病的关系，鼓励病人积极参加各项治疗活动。在与病人个别谈话时，分析病人患病的可能原因，时间约为一周至一周半。
- C. 第三阶段：健康巩固阶段：集体心理治疗讲授对待生活事件应采取的正确态度，如怎样对待婚姻、工作、学习、家庭和社会问题等，介绍治疗失眠等症状的有效方法。个别心理治疗则根据每个病人的情况，制定出一个循序渐进的恢复健康正常的生活日程表，要求病人按日程表活动，严格作息时间，建立科学的生活制度和生活方式。

集体心理治疗除讲课外，还包括多种多样的群众活动形式。治疗第一天开动员会，治疗结束开庆功会、表彰会。讲课时现身说法，定期召开治疗心得交流会，造成医生与病人，病人与病人间相互沟通的良好融洽气氛。强调医护人员的指导示范作用和病人的积极能动作用。

6.8.14.3.4. 主要治疗内容

(1) 医生讲课。

(2) 与医生谈前一日自己的情况，填写记录病情和生活进程的表格。

(3) 酌量服用某些药物或作必要的物理治疗。

(4) 在医院内草坪或附近公园中集体进行气功或打太极拳。

(5) 定期进行形式多样的文体活动：如集体练习五禽戏、八段锦、气功、太极拳，举行歌咏比赛、集体舞会等活动。

(6) 悟践疗法在住院精神分裂和衰退状态患者中的具体应用：悟践疗法六十年代曾被应用于住院的慢性精神分裂症中，一个疗程为 16 周。把心理治疗运用于症状活跃的急性期中，同时在治疗后期（后 8 周）让病人试验性出院，进行家庭或工作单位的环境适应和锻炼，获得了比一般精神分裂症治疗较好的疗效。由于没有进行系统的跟踪研究，此项研究后来中断。1994 年，笔者的《中医精神病医院模式的研究》科技成果发表，其中涉及悟践心理疗法的研究内容。李心天教授经王效道教授找到我，向我了解悟践心理疗法在中医科技成果中的运用情况。我将悟践心理疗法在所有住院精神疾患中的运用情况作了详细汇报。讲了在中医精神医学整体理论和治疗体系下，将悟践心理疗法与中医心理治疗有机地结合，贯穿于精神病特别是慢性精神分裂症的整个住院治疗过程中，经统计学处理和查新，远远高于现代世界精神医学界的治疗水平。我将全部科研数据资料和专家委员会的成果鉴定意见请李教授审阅。李心天教授看后说"理论上有突破，实践上有创新，你弥补了我一个终生的遗憾"，又说"悟践心理疗法对住院精神分裂症的探索刚刚开始就停下来了，几十年来我一直关注，但没有一个学者再继续这项研究，你是在这一领域研究的佼佼者"，李教授专门抽出了整整了两天的时间，和我就有关具体细节学术问题进行了深入的讨论，最后，李老师动情地说"如果你愿意，我希望你做我的弟子，将这一研究传承下去"。从此，我便作为李心天教授的弟子，专心致志地深入进行悟践心理疗法对精神分裂症的专项研究。李心天教授帮我制定了研究大纲。

6.8.14.3.5. 悟践心理疗法治疗精神分裂症大纲

悟是理解、明白、觉醒，就是觉悟；践是履行、就是实践。悟践、就是觉悟和实践，觉悟包括学习、认知、思考、决定；实践包括制定方案、执行方案、修改方案、完善方案、履行方案。实质上，悟践心理疗法是一种在医生的帮助下认知后践行的自我心理调理方法。

悟践心理疗法适用于所有的精神分裂症患者和所有的精神疾患，贯穿所有的治疗时期，还可将悟践心理疗法的思想方法和精神运用到回归社会后的日常生活、工作、学习、家庭、单位、社会事务之中。

悟践心理疗法应用于精神分裂症等精神疾患，分为集体治疗和个体治疗，集体治疗是将具有同类型症状的患者集中起来进行，个体治疗是针对患者的不同情况单独进行。无论是集体治疗或者是个体治疗，悟践心理疗法的几个程序是不变的，即医生讲课；患者记录治疗过程、填写表格、记录感悟、总结经验、收获成果；集体进行文体活动、参与病区管理、融入医院事务和社会（病房、病区、家庭、社区、学校、工作单位等）工作。

中医精神医学实行悟践心理疗法的理论根据是：无论多么严重的精神分裂症，或是各种类型的精神疾患，其病态的思维、行为只占到患者所有精神活动的 10～30%，严重的占到 30%～50%，极为严重的也不超过 70%。因此，医者利用具有鲜明中华文化和哲学特点的中医心理学、医学心理学知识调动患者正常的心理活动，对抗或迟滞患者的非正常精神活动，从而达到治疗的目的。因此，无论是在门诊或是病区，医生都要从思想上、行为上、言谈举止上，将患者作为正常人士来对待，利用患者对医生尊重的普遍社会心理，将医生与患者的关系提升到朋友关系，达到相互信任甚至是无话不谈的程度，这是悟践心理疗法取得成功的最初的也是最为关键的一步。

6.8.14.3.5.1. 对门诊精神分裂症患者的悟践心理疗法

一般的门诊治疗，医生设计好治疗内容，将具有同类型症状特点的患者集中到一起，医生将相应的精神病学知识进行一个课时的讲解，讲解完成后，医生启发患者就自己的病情开展讨论，无论患者怎样谈论，医生都不要强行中断，如果患者扯得离题太远，就想办法引导到另一个话题，如果没有办法改变患者的发言，就等到下课，也不要轻易中断患者的发言。课堂设置一个大声的闹钟，闹钟一响就下课，这样自然中断患者的发言，对患者的思想感情没有任何伤害，有利于下次的继续治疗。下课前布置作业，要患者将课堂上讨论的内容记录或录音，回去后将自己的感悟和想法都记录下来，同时执行医生的其他治疗。在下次预约好的门诊时间内，在进行另外一个课时的讲解，讲课后重要的内容是：患者讨论并结合自己的病情进行分析评判，检查讨论自己执行医生布置的家庭作业的情况，根据出现的不同情况，予以心理疏导，再次布置家庭作业。第三次门诊时就要进行验收，评比，收获成果。门诊集体悟践心理疗法的治疗时间是三个月，根据不同的患者可以进行不同时间的调整。有些慢性精神分裂症患者，可进行多次的治疗周期。

对于个别的患者进行个体悟践心理治疗，要据患者的实际情况，分别以不同的课时解决不同的问题。在医生的启发下，医生与患者对相关问题进行充分的讨论，诱导患者进行较为深入的思考，布置家庭作业，下次门诊时检查。对患者提交的作业，与患者沟通后进行中肯的评价，对一时难以解释的问题可以尽量回避，待时机成熟后再解决。与门诊患者进行的悟践心理疗法，可以扩展到患者痊愈以后的实际生活中去，比如婚姻问题、家庭问题、学习和工作问题，社区和社会问题等等。等于向患者传授了一种认识自我和社会的思想方法，对患者预防复发，彻底回归社会提供思想装备。

①、对处于精神错乱患者的悟践心理疗法：精神错乱状态是精神疾患的典型症状，一般认为此时不宜进行心理治疗。实际上，当患者处于极度的精神兴奋、精神错乱和持续狂躁状态时，患者的另外一些精神活动仍然是正常的，比如：在打人毁物时，患者知道顾及自己的安全；在怒骂时，患者知道骂的是自己的父母和亲人；在见到医生时，知道不能再打闹了，否则医生会给自己打镇静针吃睡觉药等。依据患者这些正常的精神活动，与患者交流，减少患者错乱的思维和行为，进而引导到正常的精神活动上来，这就是对待精神错乱状态的患者进行悟践疗法的理论依据。此时医者将处于错乱状态的患者，像对待正常人的态度一样，无论从心理上、行为上、语言上、肢体语言上，都要向对待正常人一样，平易近人、和蔼可亲。此时医者可以不用理会患者错乱的思维和行为，像对待老朋友一样，给患者沏上一杯茶，恭敬的递给患者说："您好、您累了，先休息一下，喝一杯茶，润润喉咙"。在给患者端茶时要用友好和关爱的目光看着患者，面带真诚的微笑。医生从给患者沏茶、对患者讲话、将沏好的茶端给患者等一系列行为上，都表现的自然而然，温柔细致，从中可以感受到医生对患者的真诚和关爱、尊重；使患者从内心深处感到医生确实将自己作为好朋友对待。此时，对处于精神错乱状态患者的悟践心理治疗，第一步就成功了。如果对方是正在处于攻击状态的患者，患者手中拿着棍棒等武器，十分危险。这时，医生要沉着冷静，首先要用大家都能听到的声音（可以用高音喇叭）告诉患者："XXX、您好，我是您的朋友，我知道您的安全正在受到威胁，您非常紧张，正在全力防御，所以，我特意赶来帮助您，您有什么要求、需要什么帮助，现在可以告诉我，我会告诉上级领导，派警察部队保护您，让他们制止对您的伤害"。这样反复地对患者讲话，患者就会放松紧张情绪、减少攻击性甚至放弃攻击行为，允许医生到自己身边来。这时，医生可以走到患者身边，用这样的语气和患者说话"我来了，您不用怕，我请您到我的办公室去，我给您沏杯茶，聊聊天，您想吃什么我给您买点什么，休息一下，有我在您什么都不要怕"，此时患者紧张情绪有可能稳定下来，配合治疗。对于这些患者，取得信任是第一步，转移患者的注意力、将患者正常的精神活动调动出来，有了基本精神活动的正常性以后，再进行悟践

心理疗法。还有一些精神分裂症患者疼痛感觉减退甚或消失的病例，有的精神分裂症患者将手放在滚烫的开水中，不但没有痛感，而且还笑，医者紧急将患者的手捞出，事后患者手上一片片被烫伤的大泡，而患者仍然感觉不到疼痛。有些精神分裂症患者在进行十宣穴放血治疗时，医者询问患者疼不疼，患者说没有感觉。按照针刺理论，医者使用三棱针放血，三棱针对人的皮肤刺伤的面积较大且深，十宣穴对疼痛感敏，患者有剧烈的痛感才对，但是患者却没有任何疼痛的感觉。这是精神病患者的感觉减退或感觉丧失症状，其机理有诸多学者进行了长时期的研究，但是到现在还没有弄明白。中医精神医学理论认为：这是精神高度集中疼痛阈值失灵，就好像战场上肉搏战时杀红了眼的战士一样，肠子流出来了不知道疼痛，因为注意力高度集中在厮杀上，集中在防止敌人刺杀自己上，当有人提醒后才倒地疼痛不已。这类患者，自我感觉非常重要，医生需要将患者的注意力转移以后，再进行悟践心理治疗，疗效才会有所保证。在对精神错乱状态患者的悟践心理治疗中，要注意中医整体综合系统的治疗，凡是处于精神兴奋狂躁不已或丧失疼痛感的患者，中医认为都是痰邪这种病理产物导致的结果（怪病责之于谈），使用涌吐剂疗效显著，立杆见影，对这类患者有明显的疗效。无论是涤荡顽痰、温化寒痰、利湿化痰、或涌吐痰涎，痰涎清除后可以使用三氟拉嗪等药物，会对残存的幻觉妄想有较好的控制，此后再应用悟践心理疗法就会有更好的基础，疗效会更加显著。

②、对处于显著好转状态患者的悟践疗法：对于经过治疗处于显著好转状态的患者，悟践心理疗法更为有效。此时要向对待正常人一样，为患者讲解精神卫生知识，向患者讲解自己的病情是怎样发生的，又是怎样被治疗好转的，以后还应该怎样配合医生的继续治疗，争取早日达到临床痊愈水平。要给患者留作业，将学习精神卫生知识的经过、认识、以及将要学习的内容，运用自己学习到的知识，分析批判自己的精神症状。请患者认真做作业，并准备在下一次的讲课中，如何回答医生的提问，并进而广之的应用到其他患者身上。经过这样三个月的系统治疗，患者就基本具备了简要的精神卫生知识，不太清晰的认知能力，循序渐进地推进治疗很快就会达到临床痊愈。

③、对处于临床痊愈患者的悟践心理疗法：对于达到临床痊愈水平的患者，医生要将悟践心理疗法的理论、方法、程序、以及要达到的目标，精神卫生中专水平的医学知识，在一个时间段内简要地将重点讲解给患者，按重点分次进行讲解、分析、领悟、实行。在结束治疗前，使患者对自己的病情，不但能分析、批判，对现在的治疗措施能提出自己的看法；对痊愈后的继续康复巩固措施，提供自己的意见；在医生的帮助下，制订出适合自己实际情况和积极配合的巩固治疗方案，制定好痊愈后适应家庭、社会生活的计划；使用悟践心理疗法对巩固治疗提供指导，达到最终回归社会的目的。

6.8.14.3.5.2. 对住院精神分裂症患者的悟践心理疗法

A. 对新入院患者的悟践心理疗法：患者只要是住进医院，接诊医生就要根据不同患者的不同情况，立即分别开展不同内容的悟践心理疗法。精神疾患的表现无论是何种类型，但是主治医师第一次接触患者的谈话内容，无论患者怎样回答，医生都要将以下内容与患者交流完毕：

医生：您好，欢迎您来到医院，您叫什么名字？

患者：XXX……。

医生：您知道您为什么来到这里吗？

患者：XXX……。

医生：根据门诊介绍，您是患了精神分裂症才来到这里的，您认为门诊医生诊断的对吗？

患者：XXX……。

医生：实际上,您不要介意精神分裂症的这个诊断,精神分裂症通常叫做"精神障碍"。现在最前沿的科学研究表明：精神障碍与天才只有一步之隔。换一个角度讲，您就是一个天才！因此，我要恭喜您，恭喜您患了精神障碍！恭喜您现在是一个精神病人！

患者：XXX……。

医生：医院分配我作为您的主治医生，以后很长的一段时间内，我们就要在一起工作了，希望咱们合作愉快。

患者：XXX……。

医生： 咱们合作的主要内容就是研究您的天才聪明与躯体不适之间的原因，找到天才与精神障碍之间的分水岭，理顺它们之间的关系，为您以后的生活工作奠定科学的基础，你对此感兴趣吗？

患者： XXX……。

医生： 现在，护士先带你去看一看您住的床位，看一看您生活、工作的地方，您有什么不满意的地方就告诉我，咱们再商量。您熟悉情况以后，咱们就进入工作状态，祝合作愉快！

　　第一次谈话就要清晰地将以上内容传递给患者，对住院的所有患者都要进行一场这样的谈话，这样就对患者灌输了一个信号：我们是精神病人，但我们也是天才，我们的工作就是与医生共同研究天才与精神障碍之间的内在关系，为我们将来的人生提供科学依据，这是一个非常神圣的、光荣的研究任务。从心理上解除了患者对住院治疗的恐惧和被动抵触情绪，这样就将医生与患者的关系定位问题解决了，医生的治疗方案、护士的管理、患者的服从治疗等都是研究所需要的要件和程序。在执行中，治疗方案都要和患者商量，据此开展的一系列措施都要先与患者沟通好，讲清楚各类治疗的益处与不便，效果与副作用等等。一旦出现副作用也好处理，因为患者已经有了心理上的准备，对所有治疗非常有益，有了这样一个良好的开端，以后的系列治疗就会较为顺利。

　　B. 对显著好转进入临床痊愈期患者的悟践心理疗法：从患者入院开始，就进行有计划地悟践心理治疗，经过中医整体综合系统的治疗，患者会很快地进入显著好转临床痊愈阶段。此时要向对待正常人一样，按照精神医学中专水平的课程，有选择性地为患者系统讲解精神卫生知识，同时向患者讲解自己的病情是怎样发生的，又是怎样被治疗好转的，以后还应该怎样配合医生的继续治疗，争取早日达到临床痊愈。要给患者留作业，要系统地将精神疾病的病因学、症状学、病理病机等知识，分别简要地给患者讲解清楚。给患者留作业，请患者运用学到的知识，分析批判自己的精神症状。患者要认真做作业，并准备在下一次的讲课中，如何回答医生的提问。经过这样三个月的系统讲授，患者就具备了基本的精神卫生知识，清晰的认知能力，就会很快达到临床痊愈的标准。

　　C. 对临床痊愈即将回归社会患者的悟践心理疗法：对于达到临床痊愈水平的患者，医生要将悟践心理疗法的理论、方法、程序、以及要达到的目标，精神卫生大专水平的医学知识，在一个时间段内简要地将重点讲解给患者，按重点分次进行讲解、分析、领悟、实行。在结束治疗前，使患者对自己的病情，不但能分析、批判，对现在的治疗措施能提出自己的看法；对痊愈后的继续康复巩固措施，提供自己的意见；在医生的帮助下，制订出适合自己实际情况和积极配合的巩固治疗方案，制定好出院后适应家庭、社会生活的计划。使用悟践心理疗法对出院后的康复巩固治疗提供指导，达到最终回归社会的目的。

6.8.14.3.5.3. 对痊愈出院精神分裂症患者的悟践心理疗法

　　A. 对出院以后在家继续巩固康复治疗患者的悟践心理疗法：患者出院后，要认真执行医生制定的所有巩固治疗方案。继续进行自我悟践心理治疗：面对家庭成员，要运用在医院学到的悟践心理疗法，针对家庭中的诸多问题，进行认真思考、解读，找到解决办法，制定解决问题的方案、程序，与家庭成员一起积极面对，及时总结，巩固疗效。

　　B. 对回归社会后患者的悟践心理疗法：经过一段时间的家庭休养巩固治疗后，患者具备了回归社会的能力，要考虑回归到病前的生活、学习、工作、社会活动状态。继续进行自我悟践心理疗法的社会实践活动，将在学习、工作、生活、社会事务等方面出现的问题，进行归类，认真分析、思考、解读，找到解决办法，可与单位领导和同事共同商议具体执行。在执行中出现的问题，及时解决不留后遗，使得患者回归社会后的精神面貌，一直处于轻松愉悦状态。在这个时期内，患者能冷静地分析出现的所有问题，积极地寻找解决办法，体味悟践心理疗法的社会实践，并坚持运用到所有的社会实践之中去，不但有效地防止病情波动，而且心理健康受益终生。

6.8.14.4. 森田心理疗法

6.8.14.4.1. 森田心理疗法的基本理论

　　森田疗法是日本精神医学家森田正马于 1920 年创立的，主要应用于神经质症，尤其是在强迫症、焦虑症治疗方面疗效显著，现在已经扩展到了对各类神经精神疾患的治疗。森田疗法又被称为"卧床疗法"、"再教育疗法"、

"回归社会疗法"。森田把神经质症分为三种类型：一是神经衰弱：如失眠、头痛、头晕、头重、无力、神识恍惚、感觉异常、极易疲劳、效率降低、胃肠神经症、性功能障碍、书写痉挛、耳鸣、振颤、记忆不良、注意力不集中等。二是强迫症：如对人恐怖、不洁恐怖、疾病恐怖、不完善恐怖、阅读恐怖、卒倒恐怖、外出恐怖、口吃恐怖、罪恶恐怖、不祥恐怖、尖锐恐怖、杂念恐怖、高处恐怖、确认癖等等。三是发作性神经症：如心悸怔忡、焦虑不安、手足乏力、眩晕、猝倒、恶寒、震颤，其他如胃痉挛、子宫痉挛等被误为各种疼痛样的发作。森田认为：神经质症的发病机制是由于患者的疑病性素质，内向性格的过度反省（过于批判自己，过于夸大自己的缺点与弱点，容易对自己感到不满，所谓局部性弱点的绝对观)，极高的完善欲（强烈的生的欲望，"想向上发展"，"想得到赞扬"，"想有丰富的知识"，"想成为一个伟人")。正是基于这种强烈的"向上欲"，使之因某一机会得到原本正常的感觉或感想，却疑病性地认为是病态的异常，从而引起抗拒心理，努力去排斥，造成心理冲突，形成所谓症状与精神的交互作用，进入恶性循环，并固定下来，最终形成所谓的症状。

6.8.14.4.2. 森田疗法的治疗原则

森田疗法的治疗原则是：对疑病素质的情感陶冶锻炼，使其摆脱矛盾心理和疾病观念，针对精神交互作用这一症状发展的机制，顺应注意、情感等心理状况来进行治疗，按照患者的症状和体会，使之体验顺从自然。

(1) 顺从自然的治疗原理：森田认为要想达到治疗目的。单靠理智和讲道理是不行的，只有在感情上实际体验到才能有所改变。人的感情变化规律是，注意越集中，情感越增强，听其自然，不予理睬，反而逐渐消退；在同一感觉下习惯了情感即变得迟钝。因而森田疗法认为：对患者的苦闷以及烦恼的情绪不要劝慰，任其发展到顶点，也就不感到苦闷和烦恼了。要求患者首先承认现实，不追求强求改变现实，要学会顺其自然。顺其自然就是让患者体验到自己在自然界中的位置，体验到对自己控制能力的自然现实进行的抵抗是毫无作用的，这样才能具备一种与自然事物相协调的态度。

(2) 为所当为的治疗原则：森田疗法把与人相关的事务划分为两类：可控制的事物和不可控制的事物。可控制的事物是指通过自己的主观意志可以控制和改变的事物；不可控制的事物是指自己主观意志不能决定的事物。因此，森田疗法要求神经质症的患者学习顺应自然的态度，不去控制那些不能控制的事，如"人的感情"，要注意为所当为；去控制那些可以控制的事情，如"人的行为"。①、忍受痛苦，为所当为：森田疗法认为：改变患者的症状，一方面要采取顺应自然的态度，另一方面要随本来就有的生的欲望去做自己应该做的事情，这样做症状不会立即消失。在症状仍然存在的情况下，尽管痛苦也要接受，要把注意力转到自己的生活中去，转到能见成效的事情上，努力做自己应该做的事情，这样有助于打破精神交互作用，逐步地建立起从症状中解脱出来的信心。②、面对现实，陶冶性格：森田疗法认为：人的行动一般会影响其性格，一定的性格又会指导其做出一定的事情，因此神经质性格可以陶冶。神经质患者的精神冲突往往停留在自己的主观世界里，他们对引起自己恐惧不安的事物反复思考，反复斗争，但在实际行动中却一味采取逃避态度，因而无法摆脱神经症症状的纠缠和苦恼。森田疗法指出：只有采取实际行动，忍受着痛苦，做自己的事情，这样可以在不知不觉中得到自信的体验，在实际生活中将能量引向外部。注意力集中到了要做的事情，就减少了指向自己内部的精神能量，而在与外界的实际接触中，有助于患者认识自身症状的虚构性，这实际上使神经症患者内向性格发生了某种改变。为所当为有助于陶冶性格，但这并不是完全的改变性格，而是发扬性格中的长处（细致认真、勤奋负责等)，摒弃性格中的不足（极端自省自责、追求十全十美等)。

6.8.14.4.3. 森田疗法的治疗要点和住院治疗原则

(1) 治疗要点：A. 治疗疑病症状。B. 打破精神交护作用、心理矛盾等形成症状的心理机制。C. 促使求生欲望的精神活动指向外界，适应环境和社会。D. 恢复社会功能，从重视主观注意转变到重视客观态度是治愈标准。E. 对患者情感变化的要求：①、顺从情感的自然发生和发展，让痛苦和烦恼任其发展并忍受，使痛苦和烦恼的情感逐步消失。②、让冲动的情感得到满足，如伤心时就大声哭泣发泄悲伤的情感，生气时就大吵一架发泄愤怒，这时的情绪就可以迅速平静。患者此时可以体悟自己的情感活动，因着对情感感觉起伏的习惯，逐渐对此感觉变得迟钝直至无所感受。③、禁止患者诉说症状。诉说症状会加重痛苦的感情，由于某种刺激，情感就会集中于这种刺激而且不断强化，通过禁止诉说症状阻断这种强化。

(2) 住院治疗原则：森田心理疗法主要适应于住院患者的治疗，在确定诊断后，医生要向患者讲解神经质心理病理学的知识，告诉他们没有严重的疾病，安心配合治疗就会很快好转，消除患者不必要的担心和顾虑。

  A. 治疗第一阶段：绝对卧床期，时间为一周。与外界隔离，患者独居一室，卧床休息，除了吃饭、如厕外，其余时间一律不得下床活动，禁止会客、谈话、读书、写字、吸烟、接电话、影视观看等。治疗目的是：任由情感活动自然发泄，患者只需忍受痛苦，顺其自然的休养，通过情感的变化规律，使痛苦和烦恼自然消失，从根本上解除患者的精神症状。

  B. 治疗第二阶段：轻作业期，时间为 1～2 周。这时仍采取隔离治疗，禁止读书、会客、交际、谈话、看电视、打电话等。每天卧床时间保持在 8 小时，白天可以在室外做一些清扫院落的简单工作，在室内可以做一些写字、剪纸等活动，晚上写当天的日记，但不准写关于病情的日记。每天早晚阅读两次，每次半小时，是朗读而不是学习的阅读。从第三天开始，逐渐放宽患者工作量的限制，引导患者对外界事物的关心，使患者精神活跃起来。

  C. 治疗的第三阶段：一般作业期，时间为 1～2 周。此期间内继续禁止患者会客、娱乐活动，可进行劳动、读书、及各种体育运动，可以安排较重的体力劳动，如做家务、帮厨、清洁卫生、除草、木工活、工艺劳动等。患者可以读一些森田疗法的书，了解自己的治疗。还可以读历史、传记、科普等书籍，晚上要求患者书写治疗日记，患者可以与其他患者一起劳动，但不准互相谈论病情，学会对自己的症状置之不理，将精神活动的注意力进一步地转向外部世界。在此阶段内，指导患者在不知不觉中培养对工作的兴趣和耐性，从中反复体验取得成就的快乐，培养患者的自信和勇气。

  D. 治疗的第四阶段：患者日常生活锻炼期，时间为 1～2 周。此时期为患者出院做准备，要指导患者回归原来的社会环境，恢复原来的社会角色。根据患者的实际情况，可以允许患者白天回到原单位工作，晚上回到病房，书写治疗日记。在医生的安排下，白天患者还可以在医院或原单位参加较为复杂的社会活动，恢复增强患者的人际交往能力，训练理智地适应复杂的社会生活，为真正回归社会做好准备。在此阶段内，可以多读一些书，但是不要读娱乐性的书籍，不看娱乐性的电视，培养朴素的情感和乐观的生活态度，要着重注意克服理想主义情感。

6.8.14.4.4. 森田疗法门诊治疗的原则和方法

依据"如果有健康人的举止，心里自然健康起来"的原则进行门诊治疗，具体方法如下：

(1) 医生与患者以一对一的方式进行交谈。每周 1～2 次。

(2) 通过交谈，医生与患者建立起良好的医患沟通关系。

(3) 治疗前，要对患者进行详细的各类检查，排除一切器质性病变。在治疗开始，要详细了解患者的现病史、既往史、家族史、个人史以及现在的生存环境、工作、学习等状况，掌握患者的现实情况和真实的心理状况。在治疗中，应尽可能地用提问的方式启发患者对问题的理解，不过多地采取说服的方式，指导患者接受症状，不要排斥症状。治疗时不以患者的症状为讨论的主要内容，鼓励患者面对现实，放弃抵抗症状的立场。要指导患者充分认识到事物的发生发展，是不以自己的主观意志为转移的客观规律，因此要接受症状，认识到不试图去控制症状，症状就会改变。

(4) 叮嘱患者不向亲友谈论自己的病情和症状，同时，要与其家属亲友们沟通好：不去听、不去问、也不答复患者对症状的诉求。

(5) 治疗结束时，要鼓励患者积极进行人际交往，不要回避，要带着症状去参加各种活动，承担自己在生活中应当承担的社会责任。

6.8.15.行为治疗法

行为治疗法又称为"行为矫正疗法"或"行为治疗"，是通过学习和训练矫正行为障碍的一种心理治疗方法。它兴起于 20 世纪 50 年代末，是继精神分析之后重要的心理治疗方法之一。代表人物有前苏联的巴甫洛夫，美国的华生、桑代克、斯金纳、班都拉、贝克，英国的艾森克和南非的沃尔普、拉扎洛斯等心理行为学家。

行为疗法是在心理学实验的基础上建立和发展起来的，行为疗法的理论认为，求助者的各种症状都是个体在生活中通过学习而形成并固定下来的。因此，在治疗过程中可以设计某些特殊情境和专门程序，使求助者逐步消除非适应性或不良的行为，并经过新的学习训练形成适宜的行为反应。把着眼点放在当前可观察的非适应性行为上，相信只要"行为"改变，所谓"态度"及"情感"也就会相应改变。不关心求助者的"潜意识"或"内在精神的症结"，也不管问题症状的变化状况和因果关系，相对而言，它更关心的是所设立的特定干预目标。随着认知心理学的发展，部分认知技术开始被逐渐引入到行为治疗当中。认知行为疗法是根据认知和行为的理论假设，通过认知和行为技术来改变求助者不良的思维或信念和行为，从而达到消除不良情绪、矫正非适应性行为的心理治疗方法。它代表了两种不同治疗思想的融合，其着眼点主要放在求助者非功能性的认知问题上，是希望通过改变求助者对自己、他人或事物的看法与态度来改变并改善所困扰的心理问题。其中求助者希望发生改变的意愿、练习和达到的目标，是干预或治疗成败的关键。

6.8.15.1. 系统脱敏疗法

系统脱敏疗法又称交互抑制法，是由美国学者沃尔普创立和发展的。这种方法主要是诱导求治者缓慢地暴露出导致神经症焦虑、恐惧的情境，并通过心理的放松状态来对抗这种焦虑情绪，从而达到消除焦虑或恐惧的目的。

系统脱敏法是建立在经典条件反射和操作条件反射的基础上，它的治疗原理是对抗条件反射。系统脱敏的基本原则是交互抑制，常常是用来治疗恐怖症和其他焦虑症状的有效疗法。它采用层级放松的方式，鼓励患者逐渐接近所害怕的事物，直到消除对该刺激的恐惧感，即在引发焦虑的刺激物出现的同时让病人做出抑制焦虑的反应，这种反应可以虚弱、直至最终切断刺激物与焦虑的条件联系。治疗的程序是：

1. 进入放松状态：选择一处安静适宜、光线柔和、气温适度的环境，请患者坐在舒适的座椅上，让其随着音乐的起伏开始进行肌肉放松训练。训练依次从手臂、头面部、颈部、肩部、背部、胸部、腹部以及下肢部训练，过程中要求患者学会体验肌肉紧张与肌肉松弛的区别，经过这样反复长期的训练，使得患者能在日常生活中灵巧使用，任意放松程度。

2. 想象脱敏训练：让患者想象着某一等级的刺激物或事件，若患者能清晰的想象并感到紧张时停止想象并全身放松，之后反复重复以上过程，直到患者不再对想象感到焦虑或恐惧，那么该等级的脱敏就完成了。以此类推做下一个等级的脱敏训练。一次想象训练不超过 4 个等级，如果训练中某一等级出现强烈的情绪，则应降级重新训练，直到可适应时再往高等级进行。当通过全部等级时，可从模拟情境向现实情境转换，并继续进行脱敏训练。

3. 现实训练：这是治疗最关键的地方，仍然从最低级开始至最高级，逐级放松、脱敏训练，以不引起强烈的情绪反应为止。为患者布置家庭作业，要求患者可每周在治疗指导后对同级自行强化训练，每周 2 次，每次 30 分钟为宜。

4. 注意事项：

⑴ 帮助患者树立治疗的信心，要求患者积极配合、坚持治疗。

⑵ 在引起焦虑的刺激出现或者存在时，要求患者不出现回避行为或意向，这一环节对治疗至关重要。

⑶ 每次治疗后，要与患者进行讨论，对正确的行为加以赞扬，以强化患者的适应性行为

6.8.15.2. 冲击疗法

冲击疗法是行为治疗的一种重要方法，就是通过直接使病人处于他所恐惧的情境之中，以收物极必反之效，从而消除恐惧。主要用于恐怖症的治疗，这与金元医家张子和治疗卫德新之妻的方法较为类似。

冲击疗法的产生基于一个动物实验：在实验场所发出恐怖的声、光或电击等刺激时，实验动物惊恐万状，四处乱窜，想逃离现场。但如果没有任何出路，就只能呆在现场，承受极其痛苦的刺激。当刺激持续了一段时间以后，动物的恐惧逐渐减轻，甚至最终消失。这一实验表明，放松、交互抑制似乎并不重要，只要让被试者持久地暴露在刺激因素面前，惊恐反应终将自行耗尽。冲击疗法不是让患者按轻重程序逐渐面对所畏惧的情况，而是一下子将患者置于能引起极大恐惧的刺激情境中，利用物极必反的原理，从而达到消除恐怖情绪的目的。

6.8.15.2.1. 冲击疗法的治疗类型

冲击疗法分为两种类型：一是现实冲击疗法：让患者到现实的情景中体验到强烈的恐惧情绪。二是想象冲击疗法：治疗者口头指示，让患者想象可怕的情景，体验其恐惧情绪。

6.8.15.2.2. 冲击疗法的适应证

冲击疗法可用于抑郁症、恐怖症、强迫症和康复期的精神分裂症等病人的治疗。对于有高血压、心脏病或体质虚弱、心理承受能力低的人忌用。

6.8.15.2.3. 冲击疗法的治疗程序

(1) 筛选确定治疗对象：由于冲击疗法是一种较为剧烈的治疗方法，应做详细的体格检查和必要的实验室检查，如血象、B超、心脑电图、CT等。排除以下躯体疾病：

    A. 严重的心血管病如高血压、冠心病、心脏瓣膜病等。

    B. 中枢神经系统的器质性病变如脑瘤、癫痫、心脑血管病等。

    C. 严重的呼吸系统疾病如肺气肿、支气管哮喘等。

    D. 内分泌疾患如糖尿病、甲状腺疾病等。

    E. 老人、儿童、孕妇及各种原因所致的身体虚弱者。

    F. 各种不明原因的精神障碍。

(2) 签订治疗协议：因于冲击疗法的特殊性，在治疗以前应仔细地向病人介绍治疗的原理、过程和各种可能出现的情况。要清晰地向病人说明在治疗过程中可能承受的痛苦，同时说明冲击疗法疗效迅速是其他任何治疗方法所不能比的。如果病人及其家属下定决心接受治疗之后，医患双方应签订治疗协议，治疗协议的主要内容如下：

    A. 医生已经反复讲解了冲击疗法的原理、过程及效果，病人和家属已经充分了解，并愿意接受冲击疗法。

    B. 治疗过程中病人将受到强烈的精神冲击，经历不快甚至是超乎寻常的痛苦体验。为了确保治疗的顺利完成，必要时医生可强制执行治疗计划,这些治疗计划包括所有的细节，都是医生与病人及其家属事前明确认可的。

    C. 医生本着严肃认真的态度对治疗的全过程负责，对病人求治的最终目的负责。

    D. 如病人家属在治疗的任何阶段要求停止治疗，治疗应立即中止。

(3) 准备冲击治疗的场地和条件：

    A. 确定刺激物：刺激物应该是病人最害怕的和最忌讳的事物，因为这些事物是引发症状的根源，有时刺激物不止一种，要选择一种在病人看来是最可怕的事物。根据刺激物的性质再决定治疗的场地，如果刺激物是具体的、无害的而且可以带到室内来的，最好在治疗室内进行。

    B. 治疗室的布置：治疗室不宜太大，布置简单，一目了然，除了特意安排的病人最感恐惧的刺激物外，没有任何别的东西。要使病人在治疗室的任何地方都能感受到刺激物，不能使病人有回避的地方。治疗室的门原则上由治疗师把守，使病人无法随意夺路而逃。为了防止意外，应准备安定、心得安、肾上腺素等应急药品若干。

(4) 实施冲击疗法：

    A. 在接受治疗之前病人要正常吃东西、喝水，并排空大小便。穿着应简单、宽松。如果有条件的话，就应该在治疗过程中同步进行血压和心电监测。

    B. 病人进入治疗室后，医生应该迅速、猛烈地向病人呈现令病人感到恐惧的事物或情境。患者在受惊之后，可能会出现惊叫、失态等激烈反应，医生不必顾及这些，应该持续不断地向病人呈现令病人所恐惧的事物或情境，或者应该持续地让病人暴露于令其恐惧的情境之中。病人如果出现诸如闭眼睛、塞耳朵、捂脸面壁等回避行为时，治疗师应该劝说或制止病人的回避行为。

    C. 严密观察病人的生理变化。冲击疗法会引起病人最强烈的焦虑和恐惧，因此，病人在生理上会有与强烈焦虑相应的变化，会有交感神经处于强烈的兴奋状态所具有的一系列症状，如呼吸急促、心悸、出汗、四肢震颤、头晕目眩等情况。除非情况特别严重、特别是血压、心电出现异常，应该坚持进行治疗。

D. 在治疗中，如果病人提出中止治疗，甚至出言不逊的话，医生应该冷静处理，谨慎对待：如果病人总体情况比较好，病史较长，反应并不是十分激烈的话，医生应该给予鼓励、规劝，甚至漠视。特别是在病人的应激反应的高峰过去之后，更加不要轻易放弃治疗，医生应该劝说病人或者强制病人完成治疗，因为成功就在眼前。

E. 每次治疗的时间应视病人的应激反应情况而定，应该使病人的焦虑、紧张程度超过以往任何一次的焦虑紧张程度，在生理反应方面，应出现明显的植物神经系统的变化，以情绪的逆转为标志，力求达到极限。如果病人的情绪反应和生理反应高潮已过，逐渐减轻的话，就表明已经基本达到本次治疗的目的。

F. 冲击疗法一般实施 2～4 次，1 日 1 次或隔日 1 次。少数患者只需治疗 1 次即可痊愈。

G. 如果治疗过程中患者未出现应急反应由强到弱的逆转趋势，原因之一是刺激物的刺激强度不够，应设法增强刺激效果；另一个原因是该患者不适合冲击疗法，应停止冲击治疗，改用其他的治疗方法。

6.8.15.2.4. 注意事项

(1) 治疗师要宽容患者的弱点和缺陷甚至谩骂，又要欣赏患者的长处和优点。对患者要真诚地理解、尊重和认同，得到患者的信任，与患者建立一种具有治疗意义的亲密关系。治疗师必须真正作到以不批评、不包办代替和中立的态度来对待患者。

(2) 冲击疗法虽然简捷、高效、疗程短、收效快，但是患者痛苦大，实施难，因此不宜滥用和首选。

(3) 在治疗中要十分重视患者的心理承受能力，以免给患者造成心理阴影。

(4) 要注重远期疗效。成功的治疗应重视患者今后对克服各种困难和矛盾能力的提高，要增进患者的自尊、自信、独立自主和对自己负责的精神。

6.8.15.3. 认知行为疗法

认知是指一个人对一件事或某对象的认知和看法：包括对自己的看法、对人的想法、对环境的认识和对事的见解等。

认知行为疗法认为：人的情绪来自人对所遭遇的事情的信念、评价、解释或哲学观点，而非来自事情本身，即"适应不良的行为与情绪，都源于适应不良的认知"。如一个人一直"认为"自己表现得不够好，连自己的父母也不喜欢他，因此，做什么事都没有信心，很自卑，心情也很不好。治疗的策略，便在于帮助他重新构建认知结构，重新评价自己，重建对自己的信心，更改认为自己"不好"的认知。

认知行为治疗认为治疗的目标不仅仅是针对行为、情绪这些外在表现，而且分析病人的思维活动和应付现实的策略，找出错误的认知加以纠正。因而，应确认正确认知和错误认知的概念：

6.8.15.3.1. 认知的基本概念

美国心理学家埃利斯创立的"ABC"理论认为：A 指与情感有关系的事件；B 指信念或想法，包括理性或非理性的信念；C 指与事件有关的情感反应结果和行为反应。

事件和反应的关系：通常认为，事件 A 直接引起反应 C，事实上并非如此，在 A 与 C 之间有 B 的中介因素。A 对于个体的意义或是否引起反应受 B 的影响，即受人们的认知态度，信念决定。比如面对一幅抽象派的绘画，有人看了非常欣赏，产生愉快的反应；有人看了感到这只是一些无意义的线条和颜色，既不产生愉快感，也不厌恶。画是事件 A，但引起的反应 C 各异，这是由于人们对画的认知评估 B 不同所致。因此：认知评估或信念对情绪反应或行为有重要影响，非理性或错误认知导致异常情感或行为，而不是事件本身。

6.8.15.3.2. 自动思维

遇到事情后脑子出现的想法称作自动思维。比如看到狗便产生恐惧，在看到狗与恐惧反应之间有一个想法是这狗会咬我，还可能有狗咬人的恐怖的想象，狗会咬我就是自动思维。

自动思维没有好坏之分，只有适应和非适应之分。非适应部分也称歪曲思维或错误思维。歪曲和错误的思维包括主观臆测，以"自动思维"的形式出现，即这些错误思想常是不知不觉地、习惯地进行，因而不易被认识到。

不同的心理障碍有不同内容的认知歪曲，如抑郁症大多对自己、现实和将来都持消极态度，抱有偏见，认为自己是失败者，事事都不如意，认为将来毫无希望。焦虑症则对现实中的威胁持有偏见，过份夸大事情的后果，面对问题，只强调不利因素，而忽视有利因素。

6.8.15.3.3. 常见的认知歪曲

(1) 主观臆想：缺乏根据，主观武断推测。如某患者某件工作未做好，便推想所有的同事会因此看不起她。

(2) 一叶障目：置事件的总体前后关系和背景不顾，只看细节或一时的表现而做出结论。如某学生一次考试中有一题答不出，事后一心只想着未答的那道题，并感到这场考试全都失败了。

(3) 乱贴标签：即片面的把自己或别人公式化。例如某一患者将孩子学习不好归于自己，并认为自己不是个好母亲。

(4) 非此即彼的绝对思想：认为不白即黑，不好即坏，不能容错误，要求十全十美。例如某位患者有一次考试未达到预定目标，便认为自己是个失败者，一切都完了。

6.8.15.3.4. 核心信念

核心信念是支持每个自动思维的核心部分，类似于世界观、价值观等，它们是指导和推动生活的动力。这些信念被人们认定是绝对的真理，认为事情就应该是这个样子。

大多数人会维持比较正向的核心信念，如"我是有价值的"。

有心理苦恼的人多有负性的核心信念，如果一个人的核心信念是"我是没有能力的"，那么在生活中他就会倾向于选择性地注意与此核心信念有关的某些信息，即使有积极的信息，他也倾向于消极解释，会持续相信和维护这一信念。

负向核心信念大多数和早年的成长经历有关。与自动思维不同的是，核心信念深藏在人的内心，不容易被清楚的表达，在认知行为治疗中，由于医师的持续探询才能了解。

6.8.15.3.5. 认知行为疗法的适应症

认知行为治疗可用于神经精神障碍如抑郁症、强迫症、焦虑症、恐怖症、精神病的康复期等其他心理障碍的治疗，其中最主要的是治疗抑郁症、强迫症，对于单相抑郁状态的病人短期治疗卓有成效。

(1) 抑郁症：

　　A. 抑郁症的认知主题是：剥夺、挫败、失落。

　　B. 不合理认知：极端化：抑郁者受挫后会无端地自罪自责，夸大自己的缺点，缩小自己的优点。自责：把全部责任归咎于自己，表现出一种认知上的不合逻辑性和不切实际性。

　　C. 消极思维：在他眼中的自己和未来，都蒙上了一层厚厚的灰色，他常常坚信自己是一个失败者，并且失败的原因全在于他自己。他坚信自己低人一等、不够聪明、不够称职、不够好看、不够有钱等等。总之干什么都不会成功，都没有希望。抑郁症患者的这些观点常常是扭曲的，与现实不相符合的。

　　D. 核心信念：我不好，我不受欢迎，别人不喜欢我。核心信念与个人经历、对重要事物人物的认同以及对别人态度的感知等因素有关。如童年时期有过重大丧失体验的人，孩子不能理解事情是跟他无关的，相反会认为和他有关，并且是由于他不好造成的，会形成"我不好"的核心信念。

　　E. 抑郁症最大的风险是自杀。自杀的认知主题：一是绝望感，绝望程度越高越有可能自杀。二是感到不能应付生活问题，断定所遇到的问题不可能解决，会感到无路可走。

(2) 焦虑症：

　　A. 焦虑症的认知主题是夸大危险：对自己知觉到的危险过度夸大，对事物的失控作灾祸性的解释。其认知的内容大部分都是围绕着身体或心理、社会的危险，如怕死去、怕发疯、怕失控、怕晕倒、怕被人注视、怕出错、怕发生意外等，他们会有选择性地注意那些集中筛查身体或心理的威胁性信息。例如当事人的一个亲友患心肌梗塞死去，她在目睹抢救过程之后，头脑中出现了"要是患心脏病就太可怕了"的想法，当夜睡梦中惊醒，感到心跳、胸闷，于是认为"已经得了心脏病了"，这种灾难性的想法和解释将焦虑推向高峰，形成了惊恐发作。

B. 焦虑患者的核心信念: 我没有信心, 我无能, 外界是危险的。核心信念中多以"危险"为主题, 危险的核心信念在躯体感觉和认知错解中发挥着重要作用。危险的核心信念带来危险的自动想法, 进而引起焦虑。

(3) 强迫症: 强迫症的认知模式:

A. 过高的不适当的责任感: 对责任的错误理解这一模式是强迫症特有的表现形式, 他们对事件有过高的责任感、惟恐失职, 有过高的使命感、感到内疚与罪恶感。

B. 对威胁的评估: 强迫症患者对危险及伤害性后果估计过高及对个人的应对能力估计过低。

C. 完美主义: 完美主义的思维方式是强迫症状产生和维持的主要因素, 也是控制和减少伤害的一种方式, 此认知模式会增加对危险的过高评价。强迫症完美主义的形式包括: 对事情的了解必须十分完美, 无论做什么都必须要恰到好处, 绝对对称、确定并在思想上能够控制。

D. 强调思维的至关重要性: 强迫症患者因为害怕对不良后果负责, 过分关注和控制自己的思维, 思维与行为的界限不清, 认为有某种思维将导致产生某种行为。

E. 过分要求控制: 强迫症的核心是他们的生活需要外部的控制, 需要绝对地控制他们的环境, 通过一切都做的十分完美来减少危险和避免批评。强迫症患者还要求自己的思想要避免危险和伤害, 其强迫观念是过分控制不容许的思维的正常的精神系统的崩溃。

F. 万事要求确定: 强迫症患者不能忍受对完美和危险知觉的不确定, 对自我效能的怀疑是强迫症的认知方式之一。当事人苛求确定性的时候, 他会反复说"我可能就是万一出问题的那个人", 患者认为有完全控制的必要, 否则就会觉得大难临头。

6.8.15.3.6. 认知行为疗法的禁忌症

有幻觉妄想等重性精神疾病或者重度抑郁自杀倾向的患者, 受到严重的认知损害, 不稳定的家庭系统的病人, 不适合进行认知行为治疗。

6.8.15.3.7. 认知行为疗法的具体实施

认知行为疗法是根据认知和行为的理论假设, 通过认知和行为技术来改变患者不良的思维或信念和行为, 从而达到消除不良情绪、矫正非适应性行为的心理治疗方法。它代表了两种不同治疗思想的融合, 其着眼点主要放在患者非功能性的认知问题上, 是希望通过改变患者对自己、他人或事物的看法与态度来改变并改善所困扰的心理问题。其中患者希望发生改变的意愿、练习和达到的目标, 是干预或治疗成败的关键。

实施认知行为治疗, 医师要具备各种心理治疗的知识, 象一位向导一样, 带着关于认知和行为的专业知识, 引导患者决定目标和达到目标的方法。帮助患者了解信念和态度如何影响情绪和行为, 指导患者如何修正体验以引起认知的改变和技巧的形成。医师首先要询问患者想谈论什么问题, 然后确定诱发事件、不合理信念、情绪和行为后果。这样的谈话需要 2～3 次, 然后转向更大的问题或者其他问题。这其中的要点是: 医生要仔细认真倾听患者的诉说, 无论患者说什么都不要打断患者的诉说, 这时, 积极的移情就开始了, 患者不但感到被理解, 而且感到医师比他们自己还要了解自己。此时, 医师要积极主动地对患者的观点追根究底, 运用真诚、温暖、同感表达对患者世界观的尊重。除此之外, 医师要明确的叙述问题, 专注于重要的部分, 教导患者特定的认知和行为技巧, 如对抑郁状态患者的懒散症状, 用行为治疗; 对有自杀意念和悲观症状的患者, 用认知技巧处理。在认知行为治疗中, "完全接纳"或"全部容忍"信念与人本主义疗法的无条件积极关怀类似, 目的都是在于帮助患者避免自我责备。不管患者去不去评价自己, 也无论他们的行为有无有效, 医师都绝对不去评价。这表示医师完全接纳患者, 但是又无情地对质患者那些不合理的想法与自我毁灭的行为。在每次治疗结束时, 医师要邀请患者对自己的治疗给以反馈, 反馈的重点在于患者发现什么是有帮助的? 什么是没有帮助的? 对治疗有没有什么顾虑? 有没有什么疑问等。患者反馈完以后, 医师要对这次治疗简地叙述一下, 也可以要求患者叙述, 以增加患者对治疗的清晰认知, 有利于医患友好关系的更加巩固, 进一步地增强治疗的效果。

6.8.15.4. 行为矫正疗法

行为矫正疗法是指利用学习心理学的原理、特别是条件反射的规律, 帮助心理与行为异常的患者改变异常的行为，形成新的适应性的行为的一种治疗方法。

　　行为矫正疗法适用于因各类慢性精神疾患导致心理与行为异常的患者，也适于因各种原因导致的社会中心理与行为异常的人士，经过教育和训练，使他们改变原来的态度或习惯性行为，通过经验的内化与认同作用使新的行为发生。还可以促使他们传统的旧观念、旧行为方式尽早得到矫正，新的观念与行为方式早日形成。

6.8.15.4.1. 具体操作

(1) 准备阶段：

　　A. 选择适宜行为矫正治疗的患者。

　　B. 对所有患者进行学习心理学原理的学习。

　　C. 确定矫正训练方式。

(2) 实施阶段：

　　A. 集中训练对象。

　　B. 说明角色分配。

　　C. 治疗者演示在某种场合的适当行为、语言与动作。

　　D. 受治疗者对相同场合的演练。

　　E. 二者交替互换角色。

　　F. 行为达标准后给予奖励。

(3) 实施要点：

　　A. 参看相关心理学书籍，以达到领会学习心理学原理的目的。

　　B. 发现患者存在的问题，常见：①、缺乏自我表达的能力。②、存在认知上的障碍，以为自己这样做或这样说会被对方拒绝、轻视。③、由于错误地强化压力而产生的焦虑和恐惧。

　　C. 操纵环境，改变产生不良行为的条件与因素。

　　D. 对受治疗者提出标准，要求其作出某种动作、行为，用某些语言进行表达。

　　E. 对正确动作的强化，并给予适当的奖励，以激起其参加活动的兴趣。

　　F. 改变心理与行为异常者的思维过程，有效否定其错误观念与想法，使异常行为不再发生。

　　G. 指导心理与行为异常的患者自我制定活动计划，自我监视，自觉遵守规则和禁令，实行自我节制，控制引起不良行为的刺激与习惯动作。

　　H. 对矫正训练人员的行为进行定期评估，比较取得的进展与要达到的目的之间的差距，帮助他们缩小这个差距。

6.8.15.4.2. 注意事项

(1) 在要求患者进行强化训练时，开始时要求不能过高，以免由于目标难以达到而产生焦躁心理。

(2) 鼓励患者多进行自我强化、自我评估，以便及时发现进步，增强异常行为得到矫正的信心。

(3) 在模拟场合训练时，即可以是内隐或想像模仿，也可以是实效或参与模仿。前者是让心理与行为异常者想象情景，以及如何应付这种情景；后者则是除了直接的活生生的示范以外，还提供实践的机会与条件，使患者懂得什么是正常行为模式、什么是异常行为模式。

(4) 思维与情绪是密切相关的，控制和矫正思维也就是控制情感，进而控制行为的过程。由于心理与行为异常者难以进行正常的思维，经常从事自我破坏的行为，不愿也不能作出适当的行为，所以行为矫正训练法最根本的观念就是要用理智来进行说服教育，改变患者的思维过程。

(5) 行为矫正疗法不仅用于对心理与行为不正常的患者进行治疗，也可用于管理中所遇到的观念变革的困难，有助于人们改变旧的思维方式，形成新的观念与想法，从而能更好地适应社会。

6.8.15.5. 性格矫正疗法

　　性格矫正疗法适用于各类病态人格。

6.8.15.5.1. 分裂型人格及其矫正疗法

⑴ 分裂型人格：分裂型人格表现为性格内向、言行怪癖、孤独、自闭，常有异想天开的思维模式，整天处于做白日梦的状态。分裂型人格的人，善于沉浸在研究和分析某些纯理论性的问题或知识，如哲学、数学、玄学、灵修学等。这种人很清高，似乎不太尽人情，与人交往甚少，对别人猜疑心很大也非常冷淡，很少交有比较亲近的朋友，对待亲人也是忽远忽近，忽冷忽热。"精神障碍与天才只一步之隔"，指的就是这类分裂型人格或有精神疾病的人士，这些人有时能在特殊领域研究出一些理论，确实能创造出一定价值的科技成果。有的精神病人在患病期间有超越自己平时或常人的发明创造，但是所患的精神疾病痊愈以后，这些超人的能力便消失了。这其中的原因有待将来科学的揭示。

⑵ 矫正方法：分裂型人格的矫正方法有心理行为矫正和药物治疗及其家庭社会的帮助。

　　A. 心理行为治疗可以使用顿悟疗法与悟践心理疗法，在临床上均可取得较好的短期疗效。

　　B. 药物治疗分为中药与抗精神病药物治疗。

　　　①、中药治疗：a. 涌吐疗法：藜芦散，常量涌吐，每周一次，每于中午 11 点准时空腹服用（早晨正常吃饭），每次都会涌吐出痰涎若干，一般两至三个月会有显著的效果。这基于中医"怪病责之于痰"的理论，认为痰涎蒙蔽清窍，引起怪异心理和行为，因而涌吐疗法对分裂人格有治疗意义。b. 化痰养心：加味温胆汤、礞石滚痰丸和四君子汤加减。

　　　②、抗精神病药物治疗：情绪不稳定者可以使用少量奋乃静，有焦虑症状者可以使用少量苯二氮卓类药物。抗精神病药物不可常规使用，症状好转即停止。

6.8.15.5.2. 强迫型人格及其矫正方法

⑴ 强迫性人格：强迫性人格多表现为固执，重蹈覆辙，缺乏随机应变，对自己要求严格，对别人的要求类似于对自己的要求。这类人在生活上非常节俭甚或吝啬，对自身卫生和家庭清洁到洁癖状态，要求自己或别人做什么事情都要近乎于完美，否则就感觉到焦躁不安。对很多事情反复的思索犹豫不断，到最后也很难做出任何决定，有时自责感非常强烈。

⑵ 矫正方法：强迫型人格的治疗临床上比较困难，主要有心理行为矫正与药物治疗：

　　A. 心理行为矫正：包括精神动力学治疗、认知行为治疗、森田疗法、悟践心理疗法都有一定的治疗效果。

　　B. 药物治疗：

　　　①、中医药治疗：中医主要是辨证治疗，但关键的还是依据"痰迷心窍"学说给以药物矫正。a. 涌吐疗法：藜芦散，常量涌吐，每周一次，每于中午 11 时准时空腹服用（早晨正常吃饭），每次都会涌吐出痰涎若干，一般持续涌吐三个月，会有显著的效果。这是基于中医思虑伤心脾，阳虚生痰涎的辨证，于上午 11 时（午时）空腹使用，入心吐痰，对强迫症有显著疗效。b. 温阳化痰：四逆汤、温胆汤、礞石滚痰丸随症加减。

　　　②、抗强迫症药治疗：使用选择性 5- 羟色胺再摄取抑制剂如氟伏沙明、帕罗西汀、舍曲林、氟西汀等。

6.8.15.5.3. 偏执型人格及其矫正方法

⑴ 偏执型人格：偏执行人格多表现为主观意识很强、执着、狭隘，自私、嫉妒、报复、对别人疑心大。这类人时常表现为骄傲、清高、自命不凡，自认为能力超群，别人都不如他，但是就是得不到重用。经常怀疑别人对他压制与迫害而产生敌意，但是当他们遇到挫折或困难的时候又常表现出自卑、沮丧、埋怨或怪罪别人。这类人在任何问题上总是有理，把责任推给别人，为了达到自己的目的而不择手段，此种类型的人私欲性非常强。

⑵ 矫正方法：偏执型人格的形成与早期的生活环境有关，给以心理行为矫正和药物治疗，帮助其改善病态人格。

　　A. 心理行为矫正：

　　　①、认知行为疗法：向患者介绍其自身人格存在的障碍，使之认识到自己的性格缺陷，进而产生改变自身人格缺陷的愿望。

　　　②、交友训练：鼓励患者积极主动地进行交友活动，在交友中学会信任他人，消除不安全感。

　　　③、悟践心理疗法：医生将偏执性人格的病因病机病理详细地讲解给患者，使之认识到这是一种病态，并告诉患者：其本人内心并不认同这一性格，希望患者从内心深处改变。将自己思想深处的想法以日记

的方式写出来，反复观看并进行反思，提升自己的认知水平，从而达到纠正偏执人格的目的。

B. 药物治疗：

①、中药治疗：根据患者的临床表现，以四诊八纲辩证出脏腑、经络、气血的偏盛偏衰，给与相应的中药矫正治疗。a. 涌吐疗法：以藜芦散常量，每周一次涌吐，每于偏执性格发作之时，及时服用进行涌吐。一般三个月可以收到显著疗效。b. 柔肝疗法：一般使用柔肝汤：白芍 90 ～ 180 克、山药 12 克、郁金 9 克、柴胡 9 克、川芎 9 克、当归 9 克、全蝎 6 克、水蛭 6 克。每日一剂，连服三个月。

②、西药治疗：对伴有焦虑和抑郁的患者，抗抑郁药和抗焦虑药联合小量使用，并在症状好转后停止用药。

6.8.15.5.4. 躁郁型人格及其矫正疗法

(1) 躁郁型人格：是躁狂型和抑郁型两种病症交替发作而产生的一种人格特征。主要表现为情绪不稳，有时兴奋、高涨，有时悲伤、抑郁、痛苦。在情绪高涨时爱交际、喜欢交朋友、行为轻浮、性情急躁，做事不完整；在情绪低沉时多愁善感，悲观失望、处理事情简单。这类人主观意识强，又常为感到自己能力不足而自责，对外部事务缺少客观性分析。

(2) 矫正疗法：关于躁郁型人格的矫正有心理行为和药物两种。

A. 心理行为矫正：

①、认知行为心理治疗。

②、人际和家庭关系心理矫正。

③、社会心理疗法。

B. 药物治疗：

①、中药治疗：中医认为：躁郁型人格的形成与体内阳气虚弱有关，因此使用温阳救逆与化痰开窍法治疗。

a. 四逆汤加减：制附子 30 ～ 150 克、人参 18 ～ 30 克、干姜 30 ～ 60 克、肉桂 18 ～ 30 克、生甘草 30 ～ 60 克、陈皮 12 克、茯苓 12 克、法半夏 30 克。加减：大便干燥加生大黄 9 ～ 18 克；情绪抑郁加柴胡 30 ～ 60 克、郁金 18 ～ 30 克。连续服用三个月至半年，躁郁性格会有较大的改变。

b. 化痰：温胆汤加减，以图缓治。

c. 视情况可以在情绪崩溃时使用涌吐剂催吐痰涎，疗涎显著。

②、西药治疗：可以使用情绪稳定剂锂盐，抗惊厥剂卡马西平、拉莫三嗪、丙戊酸钠等。抗精神病药物、抗抑郁药物等，均需小剂量使用，且症状好转即停药，不可持续用药，因为持续用药对躁郁型人格没有治疗作用。所以使用这些药物，是因为这些精神药物可以逆转患者的崩溃情绪。躁郁型人格的改变主要依赖中药和心理行为治疗。

6.8.15.5.5. 歇斯底里型人格及其矫正方法

(1) 歇斯底里型人格：这类人在成长过程中有明显的发育不成熟的表现，行为幼稚，感情用事，非常自私，自我意识弱，与人交往时容易被骗，很容易接受别人的暗示。这类人经常异想天开，在与别人发生冲突时的表现近似乎疯狂状态，基本不受控制。说哭就哭，想笑就笑，情绪极不稳定，喜欢当众表现自己，喜欢别人赞扬自己，为了受到别人的关注，可以做到不择手段的任何行为的体现。

(2) 矫正方法：歇斯底里型人格在于患者内心深处的被引起注意感，治疗主要有心理行为矫正和药物治疗。

A. 心理行为治疗：

①、悟践心理疗法。

②、自我调整疗法。

③、转移升华法。

B. 中药疗法：

①、涌吐治疗：藜芦散常量，待患者发作时服用，每周一次。或每当患者大发作时，立即服用一次藜芦散催吐，坚持两个月就会有好转。

②、荡痰汤加减：生赭石细末 30 克、生大黄 9 克、清半夏 9 克、生甘遂 3 克极细末调服。每当发作时温

服一次，服后泻下秽物若干，一般每周一次，连服三个月，歇斯底里人格就会有所改变。

6.8.15.5.6. 其他类型及其矫正方法

⑴ 其他类型：病态性人格还有很多类型，如爆发型、攻击型、施暴型、专注型、依赖性、施虐型、自虐型、被虐型、自闭型等。

⑵ 家庭社会及自我调整方法：对于各类不同的病态人格，适宜的心理行为和药物治疗，都有一定的矫正作用。进行心理矫正时，要鼓励患者多看一些社会性和科技性方面的书籍，开阔视野、增长见识、陶冶情操、完善自我。建立新的思维模式，抛弃旧的观念，要把旧的学习方式改变成新的学习方式，让自己重新去认识自我、认识社会，努力工作、学习、创新，寻找自己感兴趣和爱好的事情去做。积极参加单位或社会上组织的联谊活动，增强与朋友之间的情感，相互帮助。培养良好的生活习惯，陶冶自己的情操，克服自己性格上的缺陷，不断去完善自己的人生。遇到事情时要克制住自己的脾气，对一时解决不了的问题暂时搁置，规避矛盾，让自己的心态平静下来，冷静客观地把问题分析清楚了再处理，减少和杜绝错误认知的形成，逐步完善性格缺陷。中药视情反复涌吐痰涎。

6.8.16. 音乐治疗法

6.8.16.1. 主动音乐治疗法

主动音乐治疗法采取音乐治疗师与患者合作的方式，重在患者的参与，成立音乐治疗演奏团。对于不懂音乐的患者，音乐治疗师要对患者进行基础音乐知识的训练，使患者尽快地重点掌握几首音乐，而后大家共同演奏。音乐治疗师和有音乐素养的患者使用主要乐器演奏，稍有音乐知识和初学音乐的患者，分别使用不同乐器，共同演奏。一般情况下，音乐治疗师和有音乐素养的患者与其他患者一对一组合，或使治疗组的一人与患者数人组合，或让病人一边演奏乐器一边演唱自己喜欢的歌曲。使病人在演奏、演唱、学习音乐中身心愉悦、心情舒畅、情绪高涨、精神充实。使患者处于身心放松、忘却病情、怡然自得的娱乐氛围之中，带来其他疗法无以替代的治疗作用，从而取得显著的治疗的效果。主动音乐治疗主要是激发患者被压抑或扭曲的正常精神活动，音乐治疗师要想方设法地调动出患者的良性情绪，使患者感觉到发自内心的精神愉悦，这样就达到了主动音乐治疗的目的。

6.8.16.2. 被动音乐治疗法

被动音乐治疗法注重音乐治疗师的引导作用，强调欣赏音乐的环境设置。被动音乐治疗的形式有多种，有的把心理治疗与音乐治疗相结合，治疗时，先对病人催眠，使病人潜意识中的活动呈现出来，通过播放事先选好的音乐，边听边进行中性的引导，让病人产生想象，然后自由联想，不断报告他的感受，病人跟着音乐走，医生跟着病人走，使病人在不知不觉中，充分进行自我认识，重新认识丰富的世界。有的把音乐作为转移注意力的手段，由音乐治疗室统一播放音乐，患者都配戴耳机，录放不同治疗内容的音乐。有的把中医经络穴位学说与音乐治疗相结合，使用音乐电疗仪，把音乐信号转换成与音乐同步的低、中频电流，患者戴上耳机仰卧，然后将电极衬垫浸湿放在电极板上，安置于人体的不同穴位，输出 $1 \sim 2mA$ 的电流，通过不同声波的输入、输出，使物理能量对肌体产生振动，产生局部麻颤、肌肉收缩等感觉，从而改善局部血液循环，起到镇静、安神、缓解紧张、焦虑、强迫等症状。被动音乐治疗主要是针对患者的音乐喜好，使患者进入音乐世界的殿堂，使大脑处于欣赏音乐的愉悦之中，在不知不觉中取得较理想的治疗效果。

被动音乐治疗的音乐处方有很多，常用的有以下几种：

1. 用于治疗处于抑郁状态的患者：选择具有轻快、明朗的曲子如"花好月圆"、"春天来了"、"喜洋洋"、"蓝色的多瑙河舞曲"等。

2. 用于治疗烦躁焦虑不安失眠状态的患者：选择具有镇静安神的曲目如"春江花月夜"、"二泉映月"、"军港之夜"、"牧羊曲"、"和兰花在一起"等。

3. 用于治疗处于精神衰退状态的患者：选择具有振奋精神的曲子如"卡门"、"步步高"、"祝您幸福"、"狂欢曲"、

"狂欢"等。

4. 用于治疗处于神经衰弱状态的患者：选择具有疏解郁邪的曲目如"春风得意马蹄疾"、"花好月圆"、"欢乐舞曲"、"假日的海滩"、"海顿组曲"、"北国之春"、"江南好"等。

6.8.16.3. 对症广播报道治疗法

音乐治疗在一定时间内作为患者解决身心、情感、认知和社交需要的手段，在不同的患者之间有着不同的需求。将具有类似需求的患者，集中在一个较为宽泛的空间内，或音乐厅、或草地、或园林之中，音乐治疗室录制相关治疗内容的录音带，通过高音喇叭进行广播治疗。有的使用报道的方式，将患者普遍关心的问题，进行专题报道；有的根据患者的精神症状进行讲解；有的进行精神卫生知识的短程讲座。广播内容以及专题报道的篇幅要短小精悍，针对性强，做到开听有益，又不繁琐，从而达到广播治疗的目的。对症广播报道音乐治疗结束后，可组织患者对所广播报道的内容进行探讨评论，从中找到对自己有治疗价值的成分；也可将广播报道的内容对其他患者进行评论，分享感受，从中取得音乐治疗的营养。

6.8.16.4. 高档音乐会治疗法

高档音乐会适用于具有较高文化水平，有音乐素养的康复期各类精神疾患。在音乐会中，患者陶醉于高档音乐的欣赏之中，犹如是一场音乐的盛宴，在忘情地欣赏境地，忘却了精神疾患的烦恼，使大脑处于愉悦之中，促进神经递质的良性合成与降解，从而达到治疗的目的。高档音乐会要在特定患者群体中有计划、有规律的进行，使患者欣赏欲望不断得到满足。高档音乐会选取的音乐均为世界名曲，比如中外古典音乐、中外经典音乐、世界著名男女高音歌唱家演唱的名曲等，有著名的音乐师演奏，比如古筝"渔舟唱晚"、"高山流水"、"出水莲"、"汉宫秋月"、"彩云追月"等；经典名曲"二泉映月"、"阳春白雪"、"落雁平沙"、"梅花三弄"、"春江花月夜"等；西方古典音乐如"惊愕交响曲"、"田园交响曲"、"诗人之恋"、"女人的爱情与一生"、"幻想交响曲"、"泰坦"、"A大调钢琴奏鸣曲"等各类名曲。这些阳春白雪的音乐盛宴，使大脑在有规律的处于精神愉悦的氛围之中，建立起良好的神经连接，使患者精神饱满的享受音乐盛宴。在整个音乐会过程中，脑内神经递质的合成与降解都处于良性状态，在心情舒畅的自然环境中得到有效治疗。

6.8.16.5. 集体音乐舞会治疗法

集体音乐舞会作为一种非语言沟通方式，对处于治疗期的精神疾患，可以通过身心协调的舞蹈形式满足患者的内心需求。在精神分裂症的治疗过程中，集体音乐舞会是一种不可替代的治疗手段。无论是重病期、还是康复期，无论是少儿、还是老年人，无论是狂躁者，还是抑郁者，无论是幻觉妄想者、还是精神衰退者，舞会都给予了患者不同的发泄内心体验的机会。集体音乐舞会要有音乐治疗师和相关医生护理人员全程参与，舞会类型根据患者精神需求而定。比如在年轻人中间流行的迪斯科舞会，随着时代的发展受到各类年龄段人们的喜爱。迪斯科舞蹈对各类精神障碍患者都提供了一个自我治疗的舞台，患者可以尽情地舞动身躯，发泄内心的诉说。舞者的眼神、动作，随着音乐的高潮迭起，尽情的宣泄患者的感情。除了迪斯科以外，中外古典集体音乐舞蹈，对处于康复期的慢性精神疾患的来说，是精神愉悦的源泉。在治疗中，音乐治疗师要注意不同患者的不同表现，给与适当的引导，使患者在不经意间达到精神与躯体的双向信息交流，达到"形胜神乏"或"神制形从"的心身调节状态，从而取得理想的治疗效果。在治疗中，激荡昂扬的曲目与悠扬舒缓的曲目相结合，促进神经递质有机地合成与降解，融洽患者自然的身心协调性。当患者的肢体动作自然而然地开发更广阔的空间时，患者的认知水平和自我批判能力得到加强，病情因而迅速地好转。

在进行集体音乐舞会治疗前，要注意根据病情筛选出席舞会的患者，特级护理、一级护理和处于极度精神兴奋的患者，不宜出席治疗舞会，可作为观众参与。舞会进行时，因病情或服抗精神病药物导致的身体承受能力下降，有些患者不能继续舞蹈时，要采取适当的方式将患者带出舞厅，适当的耐心安抚，使之少受刺激。如果患者兴趣盎然，想继续参加舞会，可带领患者到专场古典集体音乐舞场，继续进行音乐治疗。

参加集体舞会的患者，一般男女各半为宜，或适当的男多女少。大家穿着得体、整洁（不准穿病号服），也可以穿统一的舞蹈服装，避免奇装异服，避免奇葩造型。营造娱乐、和谐、开怀、愉悦的舞蹈氛围，在轻歌善舞中收获治疗的效果。

集体音乐舞会的形式可以多种多样，音乐治疗师可以根据患者的不同情况，组织音乐舞会治疗骨干队伍。在音乐治疗骨干的带领下，根据患者的不同情况，分别组织不同规模的舞会，舞会规模可以在三十至五十人最多不超过一百人为宜。也可以邀请患者家属参加，一般由两三个家庭或四五个家庭级别的小型集体音乐舞会，一二十个人为宜，一切以患者能达到身心放松，精神上的升华、洗礼、愉悦为目的。

6.8.16.6. 各种宗教音乐治疗法

6.8.16.6.1. 佛教音乐治疗法

佛教音乐源于印度，佛教传入中国后，历经两千多年来传唱不衰。佛教音乐庄严清净，蕴涵慈悲之情，使人听后欢喜善念，心静如水，在精神疾患的治疗上，佛教音乐起着非常重要的作用。对于有着佛教情结的各类精神疾病患者，要反复播送以下几首歌曲："南无观世音菩萨"、"南无阿弥陀佛"、"云水禅心"、"大悲咒"、"阿弥陀佛在心间"等。对稳定患者情绪，消除烦乱心理，有着非常好的疗效。二十世纪八十年代，台湾龙发堂的释开丰法师曾教授各类精神疾病患者，修习佛法、朗诵佛经、吟唱佛曲等，取得了较好的康复治疗效果。佛教音乐对各类精神疾患都有治疗意义，患者在聆听与参与佛教音乐演奏的同时，内心升腾起一股庄严、清净、神圣的信念，对抚慰各类精神创伤都有着其他疗法所不具备的优势。直指内心、放下缠累、陶冶性情、精神愉悦。

6.8.16.6.2. 基督教音乐治疗法

基督教是当今世界上最主要的宗教之一，除了《圣经》之外，还有《教会圣诗》由会众们传唱。在精神疾患的音乐治疗方面，对信奉基督教以及具有基督教情结的患者，选择具有治疗意义的《教会圣诗》传唱，对病情有着其他疗法不可替代的作用。无论对于哪类精神疾患，只要按照《教会圣诗》中的527首圣歌，从头到尾按顺序传唱，采取中英文对照双语咏唱，唱完一遍再从头继续传唱。只要处于《教会圣诗》的氛围之中，对各类患者都有治疗作用，因为基督教只承认耶稣为神，所有诗歌都是歌颂耶稣及其圣徒的。基督教音乐治疗，主要是将患者带入基督教的信仰气氛之中，使患者在传唱圣诗中精神高度集中，使神经递质的合成与降解进入良性状态，从而产生治疗作用。

6.8.16.6.3. 伊斯兰教音乐治疗法

伊斯兰教音乐是《古兰经》等赞词诵读乐调，穆斯林在吟诵《古兰经》和各种赞词时根据经文内容和经文的阿拉伯语读音、发声规律创制的一种特殊的音乐体系。伊斯兰音乐一般没有乐器伴奏，其音调抑扬顿挫、纯朴清雅，充满着阿拉伯民族的特点和风格。在精神疾患的音乐治疗上，对于信仰伊斯兰教和对伊斯兰教具有宗教情结的患者，具有很高的治疗价值。伊斯兰音乐的治疗与其他各类宗教音乐治疗都不一样，因为伊斯兰音乐主要就是颂唱《古兰经》，而唱诵《古兰经》时的庄严肃穆是有着严格规定的，故而在治疗精神疾患方面，甚至有的精神病人一旦听到《古兰经》曲调的起伏，精神症状就马上缓解。在进行伊斯兰音乐治疗前，要先将即将颂唱的古兰经经文与患者交流，使之有一个领会经文内容的心理准备，有了心理准备的患者，在接受音乐治疗时，会产生较好的效果。

6.8.17. 书法、绘画治疗法

6.8.17.1. 书法治疗方法

书法是中华民族独有的一种线条书写艺术，具体体现在起笔、行笔、收笔三个过程，书法要求的执笔方法和写字姿势，就是中医气功书法。因此，中医与书法均源于东方哲学，是中华文化在不同领域的体现。书法在书写过程中，对人的呼吸、心率、血压、脑电波、精神活动等都会产生一定的影响，运用书法治疗各类身心疾病，已纳入中医治疗的范畴。书法治疗精神疾患自古有之，书法对精神分裂症、情感性精神障碍等严重的精神障碍，以及各类神经都有一定的治疗效果。

6.8.17.1.1. 书法基本知识训练

运用书法治疗精神疾患，首先要进行书法的基本知识训练。从坐姿、执笔、腕法等基本要求，到心境如水的心理状态，都要进行认真的训练。掌握基本功，要根据书法入门的要求原则，在老师的教导下，认真学习，逐步掌握书法的基本功和技巧，待掌握了书法的基本技能后，就可以进行精神疾患的书法治疗。

6.8.17.1.2. 精神分裂症的书法治疗

精神分裂症患者的书法治疗，首先要从患者的心理调适开始，要求患者要掌握正确的书法坐姿，请患者进行书法写作前的心理准备，待患者完全进入书法写作状态时，再开始进行书法治疗。

(1) 对患者阴性症状的治疗：

    A. 要求患者全身心地进入书法写作状态，将所有的症状干扰放置一旁，先用意念想象进入书写状态后的情景，而后再进行书写。

    B. 开始练习书法，要选择一些线条比较简单的字，如"大"、"小"、"天"、"日"、"月"等，反复训练，反复琢磨。

    C. 练习一段时间以后，书法治疗师与患者一同商量，选取一种患者喜欢的字体，反复练习，一旦选择了某种字体，就不要轻易换字体，持之以恒的坚持写下去，必有收获。

    D. 只要患者进入了书法写作的状态并持之以恒，对精神分裂症的阴性症状就会起到一定的治疗作用，患者的情感淡漠、行为退缩、思维贫乏、意志减退、兴趣缺乏、注意损害等都有帮助。坚持书法治疗在半年以上者效果会更明显。

(2) 对精神分裂症的阳性症状的治疗：书法治疗对精神分裂症的阳性症状如精神兴奋、幻觉妄想、怪异行为及阳性思维障等方面疗效不甚明显。阳性症状经其他系统治疗稳定后，再进行书法治疗，对稳定患者情绪有帮助，产生一定的积极作用。如能坚持下去，持之以恒，对患者的康复治疗防止复发也有作用。

6.8.17.1.3. 情感性精神障碍的书法治疗

处于抑郁状态患者的书法治疗，在进行书法学习和训练阶段，要注重患者的心理调适，告诉患者只要专心致志的进入书法书写状态，一切心理烦扰都会不同程度地减轻，使患者对书法治疗充满期待。经过系统治疗和一段时间的书法训练后，患者的抑郁、焦虑、紧张、疑惑心理都有一定程度的好转，此时要加强患者的心理治疗力度，将心理治疗与书法治疗有机地结合起来，疗效会更加明显。

书法治疗会使处于抑郁、焦虑、悲观、疑惑状态的患者，情绪逐渐开朗，知道还有书法这样一种精神上的寄托方式，进而产生一种对书法的期待和依赖心理。此时要设法巩固患者日益开朗的情绪，使书法治疗更深入一步，将历史上著名书法家的名作如王羲之的《兰亭序》、颜真卿的《多宝塔碑》、欧阳询的《九成宫醴泉铭》、柳公权的《神策军碑》、赵孟頫的《玄妙观重修三门记》等名人名作并趣闻轶事介绍给患者，增强患者对书法艺术的向往，从而对抗精神症状的情感起伏。在对具有情感性精神障碍的患者进行书法治疗时，要告诉患者，只有心静下来，对书法和古人心存敬畏，进入写作状态，才会产生应有的治疗效果。因此医生要指导患者将自己浮躁的心情平静下来，进入书法治疗的境界。在帮助患者心情平静的过程中，可以应用诸多心理调适方法，如转移性心理调适，怡情性心理调适等。将书法历史上发生过的幽默故事情节，比如"王献之写了一幅字贴请父亲王羲之点评，王羲之提笔在其字贴上点了一个点，王献之高兴地将字帖呈给母亲说：您看看我写的字像不像是爸爸写的？妈妈看完后指着王羲之点的那个"点"说：只有这一点像"，这样有趣又严格的教育方式会引导患者陷入深思从而达到情感转移，尽快进入书法练习写作状态。

6.8.17.1.4. 各类神经症的书法治疗

书法治疗用于各类神经症，会对患者的紧张、焦虑、忧郁、强迫、压抑、烦闷、乏力、记忆减退、失眠、恐怖等神经精神症状，产生一定的治疗作用。对促进患者的饮食、睡眠、大小便等正常生理功能也有很好的治疗作用。经研究证实：书法治疗与针灸、静坐、肌肉放松、生物反馈、心理、行为、药物治疗等有相类似的治疗作用，并有循证医学的研究证据。因此、书法治疗正在向其他医学治疗方法一样，在各类慢性精神疾患以及身心疾病的治疗上，进一步地发展之中，其应有的医疗效果正在不断地展先出来。

运用书法对各类神经症进行治疗时，要与各类心理治疗、行为治疗、气功治疗、音乐治疗、体育治疗、药物治疗等有机地结合起来。在进行书法治疗前，要对患者进行必要的心理行为调试，将书法心理学的知识传授给患者，使患者产生对书法治疗的移情，心生敬畏，从内心深处产生对书法治疗的期待。这种治疗前的心理行为铺垫，对书法治疗会产生一定的积极作用。在治疗中，书法治疗师要掌握好严肃、严谨、灵活、生动的教学艺术，使患者在书法学术殿堂的熏陶下，自然而然的取得治疗效果。

6.8.17.2. 绘画治疗方法

绘画疗法是绘画艺术与心理治疗相结合的一种治疗方法。现代的绘画治疗精神疾病，源于19世纪30年代美国的一群艺术家，他们在精神病医院里教患者绘画，经过一段时间绘画艺术的学习和创作，发现这些患者的病情有了显著的好转。20世纪50年代，美国纽约大学开设艺术治疗课程，从此，绘画治疗走上了科学的殿堂。

绘画治疗作为心理治疗的一种形式，是以大脑两半球分工和心理投射理论为基础的。精神病患者大脑右半球功能亢盛，表现为情感活动异常，主要是负性情感的体验。图画充斥着人类生活的方方面面，会对人的心理造成非常的影响。画、图案、标记、色彩等，都能被目光扫描成特定的想象信息，想象信息传递给大脑后，能引起某种意识和情感。良性的生活图景或画面拥有丰富的寓意，具有积极的心理暗示作用，影响大脑功能的活动，从而对各类精神疾患起到治疗作用，这是绘画治疗的基本原理。

对各类精神疾患的绘画治疗，多选择对大自然的描述，"采菊东篱下，悠然见南山"。对患者给予山水画的学习、指导、习作，能够起到寄情山水，陶冶性情的作用。在进行绘画治疗时，可与音乐治疗同时进行，可播放一些与所绘图画的思想境界有共情的音乐，一边绘画习作，一边音乐欣赏，患者在不知不觉中从焦虑、多疑、幻觉、妄想中解脱出来，从而产生治疗作用。在教授慢性精神疾患习作绘画时，还可将中外历史上著名画家的画风、特点、以及逸闻趣事，以风趣幽默的方式传递给患者，使他们进入画家高妙优雅的思想境界，促进大脑神经递质的良性合成与降解，从而达到治疗的目的。绘画治疗可以贯穿于各类精神疾患的整个治疗过程中，对慢性精神分裂症也有着很好的康复治疗作用。除了绘画艺术的习作和治疗外，还要帮助患者将思想境界提高到一个较高的层次。绘画治疗师在与患者的交流中，可将中外历史著名画家的名作解析，以提高其绘画认知层次：如顾恺之的《画云台山记》，吴道子的《八十七神仙卷》，达芬奇的《蒙娜丽莎》、《最后的晚餐》，梵高的《向日葵》、《和平鸽》，徐悲鸿的《奔马图》，齐白石的《墨虾》，李苦禅的《群鹰图》等，使患者流连忘返于古今中外著名画家的崇高创作境界中，在不知不觉的习作过程中，收获了绘画治疗的神奇效果。另外，中国两千多年以来奉行儒释道三教共处的宗教政策，各种宗教用画作的形式传播教义与教化信众，特别是佛教的绘画艺术达到了很高的境界，在与儒家、道家共同发展的过程中，涌现出许多非凡天才的画家和画作，这些画作在人们的日常生活中耳濡目染，沁人心脾。在精神疾患的绘画治疗方面，这些宗教画作起着非常重要的治疗作用，患者不但学习了绘画艺术，还从画作中领悟到了宗教信仰，在神圣的画作欣赏中得到心灵的升华和治疗。

6.8.18. 家庭治疗法

家庭是指由婚姻关系、血缘关系、以情感为纽带构成的社会生活单位，是最原始的一种自然组织制度。家庭关系正常，各成员之间和睦相处，生活幸福美满。导致家庭关系不正常的原因有很多，有家族个性缺陷方面的遗传，有社会不同程度的影响，有社会剧烈动荡产生的隔阂等等。家庭生活的方式形形色色，但是所有家庭为了适应社会，都有一定的家庭教育和规则。家庭出现了问题，就要进行调整，有的由家庭成员自我调整，有的由心理医生给以帮助，这个调整的过程就是家庭治疗。和谐的家庭关系对患者回归家庭和社会非常重要。

家庭治疗是以家庭为对象而施行的心理治疗方法，这是集体心理治疗方法的一种。精神疾患的家庭治疗，主要是为了使患者的家庭所有成员，都明确地认识到自己在家庭中的责任和作用，从而积极地处理好家庭关系，为患者提供一个良好的家庭亲情氛围，以便巩固好病情防止复发。中国的家庭教育由来已久，内涵较为丰富严谨，近代以来，由于逐步融入现代社会，现代社会出现的一些家庭问题，在中国的家庭中比比皆是。因此，以东方文化为基调的家庭出现的问题，是融入了西方家庭观的复杂产物，有着东西方文化碰撞的痕迹，因而，现代家庭治疗是柔和了中西文化丰富多彩内容的家庭心理治疗。

现代家庭治疗的方法主要有以下几种：

6.8.18.1. 结构性家庭治疗法

结构型家庭治疗是由阿根廷人萨尔瓦多·米纽钦，在美国费城于 20 世纪 60 年代创建的，其治疗的重点放在家庭的组织、关系、角色、权力的执行等结构上，采用各种办法来纠正家庭结构上的问题，促进家庭功能的完善。如家庭成员间的角色扮演不妥当，甚至颠倒，包括夫妻、父母、与子女之间产生冲突，因此治疗的重心应当放在建立家庭成员间各自的角色扮演上。如家庭成员间自我界限划分不清，没有各自独立的角色，因此把治疗放在家庭成员间应有的界线上。此外，家庭成员的沟通方式，权力的分配与执行，情感上的亲近与否，都是家庭结构上的问题，也是促进家庭功能改善的要点。

米纽钦的家庭治疗法适应于西方社会的家庭。东方家庭特别是中国家庭，由于几千年来的家、国一体的大一统家庭观念，家庭即是国家，家庭的统治方式与国家的统治方式极为相近，君君臣臣、父父子子、家即天下、齐家治国平天下等的观念深入人心。再加之多民族大一统的国家，各地的家庭观念也不一样。由于现代东西方文化的碰撞融合，表现在中国的家庭治疗上，有米纽钦家庭治疗的优势，也有不足。因此，在中国式的家庭治疗上，要以德治疗与以规治疗相结合，德治为先、为主、为要；规矩为后、为辅、为次。将米纽钦的家庭治疗方法融入中国式的家庭治疗之中，条理清晰，层次分明，循序渐进，就能收到较好的治疗效果。

在精神疾患的家庭治疗上，在维护既有家庭素质、提高全体成员整体水平的基础上，突出强调患者的家庭地位，大家要给予帮助，既是国家法定的义务，也是每个成员必须要承担的家庭责任。对待患者的病态，一方面要继续整体综合系统的康复治疗，一方面要加强心理行为矫正，家庭所有成员都要对心理医生给予恰当的尊重，恰如其分的友好配合，使患者能够在家庭的亲情关怀下，逐渐康复回归社会。

6.8.18.2. 行为性家庭治疗法

行为性家庭治疗，是矫正家庭中具有症状的成员、在社会相互作用中的错误和适应不良的模式。这种方法以巴甫洛夫、桑代克、赫尔和华生的学习理论为基础，尤其是受斯金纳的操作条件作用的理论影响，1975 年后由皮特森将其有系统地应用于家庭治疗。这种治疗技术首先要对家庭的社会学习进行科学地了解，如行为的后果、沉思或焦虑的心情和社会学习或替代性学习。根据这些情况，治疗者要对家庭成员中的各种问题行为进行实验性分析，然后以行为矫正为主要手段，如系统性脱敏作用、隐蔽性条件作用、认识重建和自信训练等，并予以强化，以改变家庭人际关系中的错误信念，适应不良的焦虑状态等。然后通过彼此之间的相互作用和影响，得以调节家庭中的人际关系，朝着正常的方面发展。在精神疾患的行为性家庭治疗上，要注意患者家庭的疾病与个性缺陷的遗传作用，针对每个家庭的不同情况，开展不同形式的行为家庭治疗。着眼点放在家庭成员间的行为表现上，建立具体的行为准则和改善目标的进度，充分运用学习原理，给予恰当的奖励及惩罚，以促进家庭行为的改善。如果家庭所有成员的精神健康，积极向上、融入适应社会性良好，其思想、认知、行为就会对患者产生良性引导信息，使得患者在良好的家庭氛围中缓慢地彻底康复。行为性家庭治疗法适用于中外各类家庭。

6.8.18.3. 分析性家庭治疗法

分析性家庭治疗法是指以心理分析的方法，来了解家庭各成员深层的心理与行为动机及亲子关系的发展，主要是了解及改善家庭成员情感上的表达，促进家人的心理成长。在精神疾患的分析性家庭治疗中，要根据家族疾病以及个性缺陷的遗传因素，综合家庭所在社区的社会地位和社会环境，结合患者的病因病机，治疗康复的恢复程度，关注每个成员的潜意识以及家庭交互作用，探索患者与其他成员之间的相互作用力量，特别是夫妻与子女之间的关系体验，从而寻找对患者心理的最大帮助。通过分析提高家庭成员之间的相互独立和依赖的关系，保持家庭成员之间的亲和力，增强家庭应对外部环境的能力，使患者在家庭相互支持的氛围中，得到精神上的康复，提高精神上的免疫能力，彻底治愈回归社会。分析性家庭治疗法要充分考虑到中外家庭以及不同住区家庭的文化差距，不同民族、不同地区、不同文化、不同习俗对不同患者的家庭分析治疗有着不同的要求。

6.8.18.4. 策略性家庭治疗法

策略性家庭治疗是指根据家庭中存在的问题，设计出相应的策略，使家庭成员的行为发生改变，将问题得予解决，并阻止适应不良的行为不再发生，从而获得家庭心理行为上的成熟。在精神患者的策略性家庭治疗中，根据患者家庭的实际情况，根据患者的个性特征，策略治疗医师使用包括融入、重构、夸大、假装、欲擒故纵、以及情景扮演等治疗技术，使家庭成员和患者在较短的时间内认识到，以往心理行为存在的不足，应该调整心态，改变以往固定的心理和行为模式，以促进存在问题的解决。这一模式的特点在于对家庭问题的本质有动态性了解，建立一套治疗策略，改变认知上的根本问题。如患者非常依赖母亲，无法独立适应社会，虽经系统治疗病情临床痊愈，但无法回归社会。此事要分析父母亲之间的关系，找到为什么孩子离不开母亲的根本原因，调整好夫妻之间的关系，逐渐地调整好父母与孩子之间的关系。使孩子认识到母亲有自己的事情，母亲也有照顾好父亲的义务，自己已经长大了，不能对父母的生活带来太大的干扰。自己不能占用母亲太多的时间，要逐渐地独立起来，增加适宜自己的各类社会活动兴趣，探索更大的独立空间，以便自己完全能够康复回归社会。

6.8.19. 康复治疗法

精神疾患的康复治疗，主要是社会心理康复和自我精神功能的康复：一是患病后脱离社会导致社会功能缺失；二是自身精神功能的缺陷；三是社会上对精神病人的歧视和偏见。患病后社会功能缺失的康复，需要患者逐渐地融入社会，逐步地从简到繁地积极参与社会性工作，随着疾病的康复，恢复社会功能；自身的精神功能缺陷，需要进行精神康复的治疗和技能训练，逐步恢复其正常的精神功能；社会对精神病人的偏见和歧视，这需要社会整体文明程度的提高，更主要的是通过教育提高精神病患者的精神免疫能力，能高屋建瓴地看待社会上落后的偏见。由于自身精神上的不断强大，从心理上不受任何伤害，随着时间的推移，自身的精神疾病得到彻底的康复，社会的偏见和歧视自然就会消失。

6.8.19.1. 高级精神功能康复治疗法（模拟社会人士工作及形象）

针对社会上对精神病人的偏见和歧视，在患者临床痊愈后进入医院康复工作队，有计划地对所有康复患者提供模拟社会人士工作及形象方面的康复工作。比如参与医院与社会机构组织的到贫困地区帮扶残疾人士的活动，根据患者的实际情况，请患者担任一定的领导职务，代表组织对残疾人讲话，将爱心物资亲手发放到急需的残疾人手中，从中体验到帮助他人的崇高情操，也体验到作为一个无助的残疾人士的苦衷，从而激发自己内心深处的精神康复欲望。回来后还要开会谈论，认真总结，从中寻找到对自己有帮助的思维方式，从另一个角度观察看待这个世界，促进自己的精神康复。这类活动要多方面、多角度、多层次地开展，比如乡村小学校、居民社区、鳏寡孤独及老弱病残群体、养老院、医院、贫困山区等。活动力求覆盖社会的方方面面，从而开阔患者的视野，促进患者从多角度思考，加强患者对这个社会的真实认知，对患者带来精神上的反思和飞跃，增强精神上的免疫能力，促进大脑功能的全面康复。

这种高级精神功能的康复治疗方法的精髓是：精神病患者是被社会基本抛弃的群体，处于被歧视的底层，不但在患病期间受社会歧视，痊愈后仍受社会歧视。在婚姻、学习、工作、职务晋升等方方面面都受尽歧视。由于医学的落后，种种所谓的理论都有时间性，这些阶段性的理论给患者戴上了沉重的枷锁，而这些理论没过多久又被新的理论所覆盖，而对患者的伤害却无法弥补。必须打破这种医学禁锢，解放精神病人，剔除"精神残疾"的概念，还他们一个本来就应该拥有的精神空间。有病得到科学的治疗，病愈回归社会不受歧视，向所有人那样精神饱满地生活。康复工作队组织临床痊愈的患者，到社会上开展以慈善救助活动为主的一系列交流学习活动，用事实证明精神疾病治愈后会向正常人一样，使患者得到精神免疫能力的提高、得到心灵上的升华；使得社会上对这些精神病患者刮目相看，引起社会对精神疾病及其患者的反思，进而改变观念，善待精神病人，为患者回归社会创造融纳融洽融合的氛围，促进患者回归社会。

6.8.19.2. 职业康复训练（原有劳动技能、艺术成就再现）

患者病前原有的劳动技能、各种技艺，都会因为疾病的原因减退或消失，患者进入临床痊愈阶段后，要在医院康复工作队进行这方面的培训。医院要与社会上的相关机构建立协作关系，安排患者进行短时间的相关职业培训，使之逐步恢复病前的劳动技能、艺术再现。如果没有相关机构，医院要建立类似机构，比如培训学校、康复工厂、康复农场、文艺演出队、慈善组织等，尽一切可能帮助患者基本恢复到病前水平。经过患者的积极努力，医院要对患者进行劳动技能和艺术再现恢复程度的评估，评估基本合格后再出院回归社会。患者回归社会后没有被社会抛弃的感觉，基本上能够跟得上社会前进的步伐，从而更好的融入社会。

6.8.19.3. 劳动技能培训（回归社会后赖以生存的劳动技能）

对没有基本劳动技能的患者，在取得患者与家属的同意后，医院要与家属商量制定出患者出院后的劳动技能培训工作规划，目的是患者出院后，拥有自我劳动能力，掌握一定的劳动技能，凭借自己的劳动可以自食其力。劳动技能培训要根据不同患者的需求而安排，要根据患者自己家庭的具体情况、个人爱好、兴趣、技巧，安排不同的劳动技能培训。如家庭妇女，要培训与家务劳动相关的内容，跟老师学习多种烧菜技术和做家务劳动技能；培训与丈夫（妻子）相处的艺术；培训正确与孩子相处的技巧；培训与家庭所有成员相处的智慧；培训与邻居和睦相处共享快乐的能力。如果是常年没有工作或参加过农业劳动的患者，要从将来准备从事的工作着手，培训一些简单工作原理和技巧；培训一些编织、扎花、缝纫、瓦木工、种花、除草、养殖等手工艺劳动技术；培训一些种菜、种粮、浇水、施肥、收获等农活技术；培训一些摆摊设点、清洁卫生、安全保卫、维持秩序等社会工作技能；培训一些防火、防灾、防震、救火、引水、救助、报警等防范意外的社会常识；培训一些高科技领域的知识；培训一些当地公序良俗的知识等等。对在校学生，要培训怎样适应校园生活能力；培训怎样与同学相处的能力；培训怎样掌握学习技巧、提高学习水平；培训怎样与老师沟通、增强自我保护能力，在自己的学习、思想出现问题后怎样与老师交流的技巧等等。劳动技能的培训非常重要，只要是培训过的项目，患者在回归社会后遇到，都可能熟练自如的处理好。如果没有培训过，患者遇到类似问题可能会一筹莫展。但是社会生活工作中的问题非常复杂多变，医院不可能都会面面俱到的进行培训，因此，要与患者家属建立良好的沟通渠道，把在医院培训的知识项目通报家属，使家属掌握患者培训的内容，在家中继续这类培训，促使患者能得心应手地适应社会。

6.8.19.4. 人际关系的重建培训

由于疾病的特征，患者患病后远离社会，人际关系渐渐疏远，加之社会对精神病患者的偏见和歧视，患者回归社会后的人际关系重建就显得非常重要。如果处理不好，轻则患者被社会隔离，无法回归社会，重则引起人际矛盾适应不良，导致病情复发。

患者临床痊愈出院后的人际关系，主要是集中在家庭成员和所在社区的邻里之间。家庭成员的人际关系，要运用心理学中的家庭结构治疗法予以疏理建设，帮助患者找准在家庭中的位置，调整好整个家庭成员的心态，维系好家庭成员之间的亲情关系，创造一个良好的家庭氛围，处理好所有家庭成员之间的人际关系。社区邻里之间的人际关系，要在家庭所有成员的努力下，帮助患者建立维系好邻里之间的人际关系。患者和家属要主动地向邻里们表示，由于患病给邻里们增加了担忧和心理负担，带来了不必要的麻烦，希望邻里们海涵，以后还要请邻里们多多帮助，将来病好后一定要"滴水之恩、涌泉相报"云云。乡亲邻里们会对患者表现出极大地爱心和关怀，将患者作为自己家的亲人一样给与关心和照顾。在此基础上，患者和家属要积极主动地参与社区的社会活动，参与社区关心邻里老弱病残人士的爱心活动，多多参与社区的文化生活如为贫困地区募捐、球赛、音乐会、广场舞会等。对共同的话题多多交流，增加共同语言，增强与社区邻里之间的价值取向。另外：患者要认真地服药巩固，将自己的病彻底康复，与邻里的人际关系就会越来越好。患者与家庭成员、社区邻里，共同营造一个亲近、友好、关爱、温馨的人际关系，增进邻里之间的相互友爱，为患者提供一个彻底康复的良好环境。

6.8.19.5. 适应当地社会生活能力的培训

精神疾患在患病后，以前拥有的社会适应能力减退或消失，临床痊愈后，要有计划地恢复适应当地社会生活的能力。除了建立上述社会人际关系的能力以外，还要进行社区周围以及患者相关活动范围内的适应能力培训。凡是患者学习、生活、工作、福利待遇，以及涉及到的政府部门、社会团体、公益机构、医药单位等都要进行相关联系的培训：如何到政府部门申报待业、找工作、助残、社保、优抚等工作；如何到社会公益机构申请参加社会公益活动；如何到社会团体申请参与社会活动、参加文艺爱好的排练和演出；如何到医药部门购买药品和养生保健等服务；如何到各类培训学校进行各类成人技艺培训，都要逐项进行培训。在各类培训的基础上，积极参与所在社会的大型公益组织的互动、参加各类公益比赛，游泳比赛、体育运动比赛、文艺演出等活动。使得患者能够得心应手的处理好自己所涉及到的一切社会事务，增强独立的社会生活适应能力，尽早的融入所在社会，真正地康复回归社会。在适龄青年中，还要进行正确健康的婚恋观的训练，在恋爱、婚姻、生育等方面树立法制、科学、健康的观念。将自己的小家庭融入到社会的大家庭中去，遵纪守法、奉献社会、快乐生活、愉悦精神、享受完整幸福的人生。

6.8.20. 工作治疗法

工作是个体社会文化角色的重要组成部分，它占据个体较多的时间，提供收入来源，帮助个体建立自我认同感、自信心并体现价值，被认为是精神疾患治疗和康复的重要手段。

工作疗法是康复期心理治疗方法的一种，旨在通过工作活动，促进精神病患者康复回归社会。其作用主要是：一是通过工作，转移注意力，增强躯体和精神上的免疫能力，预防复发。二是提供人际交往机会，完善患者的社会功能。三是使患者体验到工作和生活的意义，增强自尊与自信。四是培养劳动习惯，训练劳动技能，增强适应社会生活工作的能力。工作方式有多种多样，常用的有康复工厂、康复农场、园艺、手工制作、缝纫、编织、木工、种植、饲养动物等。要根据患者的具体情况和病情恢复的程度，安排适宜的工作。经过选择的工作活动，是一种康复治疗方法，目的是使患者最大限度地恢复或提高独立生活和工作能力，以使其能作为家庭和社会的一员过着有意义的生活。这种疗法对精神功能障碍患者的康复有重要价值，可帮助患者的精神缺损恢复，改变异常功能模式，提高生活工作自理能力，缩短其回归家庭和社会的过程。

6.8.20.1. 工厂工作治疗法

精神疾患在临床痊愈后走上工作岗位继续康复治疗，个人、家庭、单位、雇主、社会、国家诸多方面都存在着义务和责任，是个较为复杂的社会问题。患者进入工厂工作，第一：首先要保证患者病情稳定，医院要全程为患者的工作治疗跟踪保健，定期为患者检查，做出预判，为进行的工作治疗提供各方都需要的保证。第二：患者要完全遵照医院的工作治疗规则执行。第三：患者家庭要为患者的工作提供全力支持，对患者在工作中遇到的问题，帮助患者进行分析，找出问题的所在，积极地帮助患者解决，使患者思想上没有积累的问题，每天都心情舒畅地轻装上阵。第四：患者工作的单位或雇主要有社会责任的担当，对患者的工作进行爱心指导，帮助患者定时定量的完成工作。第五：社会对患者参加工作要给予大力支持，多方提供工作岗位，组建促进患者工作的社会公益机构，为患者工作提供全方位的帮助。第六：国家应出台帮助患者工作的系列相关有关政策，在税收、奖励、荣誉等方面鼓励工厂、雇主为精神康复患者提供工作岗位，促进全社会发扬帮扶精神康复患者自食其力的社会风尚，促进国家社会的精神文明程度持续提升。

患者在工作治疗时，要遵守各项工作制度，努力工作，认真细致，定时定量完成工作任务。在工作中遇到的问题，要积极地向领导反映，随时解决，保证每天都精神愉悦地工作。团结工友，在工作中若与工友发生不协调的地方，要积极主动地与工友协商，友爱友好地进行沟通，找到使双方都基本满意的解决方法，并借此增进与工友的友谊。在工作中要发扬主人公精神，积极向上，奋发图强，争做劳动标兵。在工作中树立自信心，增强自主、自尊、自立、自强的个人品质，增进精益求精、雷厉风行，认真负责的工作作风。在工作中不断地完善自我，使精神强大起来，不但能早日回归社会，还能为家庭、社会、国家做出应有的贡献。

6.8.20.2. 农田劳动治疗法

参加农田劳动治疗的康复期患者，一部分来自城市，绝大部分来自农村。患者要达到精神症状消失、自知力全部恢复的临床痊愈标准，因为农田劳动的工具有时具有一定的危险性。在农田参加劳动，要掌握基本的劳动技能如种植业、养殖业、花卉田园业、农产品加工服务业等方面的知识，逐步地能够熟练地独自操作。康复患者在参加农田劳作前要经过专业培训，培训学习时邀请有专业技能的农艺师和有农田劳作经验的农村老伯，分科分项手把手地教授，使患者能在一个有限的时间内掌握基本劳动技能。对于有危险性的农田劳作，要有农艺师或老农或家属陪同，防止患者因使用工具不当而受伤害。在劳作中，要教授患者学会怎样保护自己。比如用铁锨平土地，端起一锨土来扔到另外一个需要的地方，或往车上用铁锨装土，都会存在一定的危险性：一是用力不当可能损伤患者的手臂筋膜，一是铁锨使用不当伤及周围的劳作者。首要的问题是参加劳动前，要教会患者怎样避开危险安全地进行劳动，在保证安全的情况下，再教授患者如何增加劳动数量和质量，使用巧劲进行劳动，既有劳动数量也有质量。在农田劳动治疗中，要根据不同患者的不同身体和精神情况，在安排劳动数量时酌情分配，不要使患者疲劳过度，因而产生厌倦劳动的情绪。要使患者在精神愉悦、心情舒畅的氛围中，收获劳动的幸福和治疗的效果，从而尽快地康复回归家庭和社会。

6.8.20.3. 公务工作治疗法（医护人员、公务员工作模拟）

严重的自卑感、自信心不足是所有精神疾患的共同心理，造成患者这种自卑心理的，除了疾病本身的原因外，主要是社会上普遍存在的对精神疾病患者的偏见和歧视。这种社会现象的根本好转在于文明的进步，而社会文明的进步是一个漫长的过程。只有增强患者精神上的免疫能力，使患者的精神强大起来，才能在现阶段真正帮助到患者。针对这种社会现象，通过讲课从心理上提高患者的自信心，在理论上驱散患者心头的自卑感，是中医精神医学要认真面对的治疗选项。所以，在医院康复队，要根据患者所在地社会对某些人士的尊重和崇拜，模拟相关机构成功人士、政府机构对所有成员进行称呼，如教授、研究员、书记、局长、区长、镇长、厂长等；或模拟医院为院长、主任、大夫等称呼，使患者认为自己就是学者或政府领导和医院专家，从而对抗自己的自卑心理，建立起自信、自尊、自立、自强的人格精神。通过模拟政府和医院领导专家形象，使患者从内心点燃起以后的奋斗希望，每个人都有可能成为这个社会上的主人翁，参与建设这个美好的家园。经过一段时间的参与社会实践，将在这种氛围下的感受，通过座谈会的形式，把自己的所思所想、感同身受、将心比心，更加深层次的促进患者精神上的强大，增强精神上的免疫能力，精神上更高境界的升华，尽快地回归社会。

6.8.20.4. 家务劳动治疗法

在康复期内，要培养患者对家务劳动的兴趣，一方面促进患者一切生活自理，一方面减少家人护理患者的劳动强度，一方面提供为家人服务的机会，由此增进家人之间的爱意和感情。如身为患者的父母给子女及其他家人常做一些可口的饭菜，能使家人以此为纽带，亲情浓浓、爱意绵绵、更加友好地团结在一起。倘若身为患者的子女为父母尽孝道，父母会非常欣慰，不仅感到孩子确实是好了，而且更会体贴照护孩子，使孩子在温馨的家庭氛围中尽快康复。家务劳动要涉及到家庭的方方面面，如买菜、做饭、洗衣、清洁室内外卫生；美化院前屋后花草、整修家电、培育花卉等。凡是涉及到家庭的所有劳动及其集体活动，患者都要积极地参与，比如周末与家人一起郊游、野餐；陪家人参观有意义的博物馆、有趣味的动物园；带孩子参加各类智力兴趣游乐活动等，到大自然中体验生活的乐趣，将家务劳动治疗溶于兴致盎然的趣味生活中。通过家务劳动，增进家人间的感情，享受家务劳动的愉悦，收获家务劳动治疗的成果，充实美好的家庭生活。

6.8.20.5. 义务劳动治疗法

精神病人患病期间，家庭、社会、国家都为患者提供了一定程度的爱心帮助，使患者的病情获得了临床痊愈。患者出院后休息一段时间，在身体和精神都能够承受的情况下，鼓励患者积极参加义务劳动，一方面促进患者的社会康复，也使患者得到一个为社会服务的机会。参加义务劳动可以是在社区、街道、工厂，也可以是社会公益机构，或养老院、孤儿院、残疾人康复中心，还可以是重大节假日活动后的清洁卫生，甚或是大雪后清扫街道。

可以是集体义务劳动，也可以是力所能及的自我义务劳动，比如帮扶老人、小孩过马路；整理公共场所的公共设施；清扫广场舞后的场地卫生；为路人提供咨询等等，凡是有益于公共服务的地方，均可以义务劳动。义务劳动不但有益社会，更重要的患者能得到心理上的满足，看到了自己为社会服务的效果，增强了患者服务社会、友爱人类、热爱生活、热爱工作的高尚情操。通过义务劳动治疗，使患者的身心健康得到促进，高级精神功能活动得到恢复，增进患者的社会责任感，增强患者的社会公德情操，促进患者尽快地康复回归社会。

6.8.21. 娱乐治疗法

6.8.21.1. 休闲性娱乐活动治疗法

休闲性娱乐治疗是指由休闲性心理康复治疗师，设计一系列静态或动态的休闲活动，让患者达到生理、心理上的抒发，从而使躯体和精神的不适状态得到治疗。在中国历史上，曲水流觞、琴棋书画和酒肆茶楼就是很好的休闲性舒畅心身的治疗方法。休闲性娱乐治疗方法有静态、动态之分。

6.8.21.1.1. 静态休闲活动治疗法

(1) 园艺治疗方法：在医院的康复农场，请患者到园艺场地，欣赏各类奇异花卉，亲手种植各类花草树木，提取各类园艺材料，学习各类花卉艺术，研究创新各类园艺新品种，与大自然近距离接触，在恬然的环境中释放生活压力，促进精神健康，从而达到治疗目的。

(2) 音乐舞蹈艺术治疗方法：A. 音乐治疗：按照音乐治疗的原理，医院音乐治疗师利用简单的音乐活动，带动患者进入音乐治疗的氛围，达到简单音乐治疗的目的。B. 舞蹈治疗：在医院多功能厅，利用现代化的舞厅设备，组织小型交谊舞会，以三、四步交易舞蹈为宜（禁止激烈的音乐舞蹈），心情明朗、温馨和煦，舒缓的肢体舞蹈动作，健康友谊的舞伴心理状态，促进患者抒发感情，达到治疗的目的。C. 情景剧、京剧、瑜伽等治疗，编演组织灵活多样的情景剧，观看京剧、练习瑜伽，对开启患者封闭的心灵十分有益，但要注意根据患者的兴趣和喜好选择恰当的题目。

6.8.21.1.2. 动态的休闲活动治疗法

(1) 游戏治疗方法：利用传统游戏的方法，来达到改善患者思维行为的治疗方法，是一种变通的交流方法。传统游戏的方法多种多样，一般都是采取动作缓慢的游戏种类。比如：踢毽子、丢沙包、跳绳、丢手绢、抽陀螺、摔四角、抓石子等。

(2) 运动治疗方法：运动治疗精神疾患，前面已有理论论述。除了严格的体疗外，对于伴有合并症、年老、体弱、孕妇、小儿等不适于幅度过大的运动者，利用简单的休闲运动来辅助治疗，是运动治疗的方法之一。在休闲运动中，主要是组织患者在特定的跑道上缓慢散步，并发挥患者自己独立自主的运动方式，比如伸伸双臂、抬抬后肩、摇摇脑袋、哼哼小曲等自由自在的自然运动。伴随着不停的走步，改善了患者的懒散状态，减少了患者依赖他人的心理，树立了良好的运动习惯，促进了患者的身心健康，达到了治疗的目的。

6.8.21.2. 个人娱乐项目爱好培养治疗法

因为精神障碍，大多数患者社会功能减退，久病导致情感淡漠、行为退缩、独居一隅，严重与现实社会脱节。要根据患者的喜好，采取娱乐治疗，想方设法调动患者的情绪，逆转患者的衰退趋势。选取患者喜爱的娱乐形式，或唱歌、或跳舞、或演奏、或观剧、或游戏，一切根据患者的喜好而决定。体疗护士可以根据不同的患者，编为各种小组，培养个体的娱乐爱好，制造欢快的娱乐气氛，使患者在兴趣爱好的前提下，不由自主地调动起情绪，配合其他系统治疗，逆转精神衰退。在进行个人爱好娱乐项目治疗时，要注意患者的情绪反应，要循序渐进，不可勉强，防止适得其反。当患者表现出明显的不愿意时，要及时停止，或转换话题，稳定患者情绪，以免症状波动。

6.8.21.3. 集体娱乐活动治疗法

集体娱乐活动有唱歌、跳舞、下棋、打牌、听音乐、写诗、绘画、弹琴、练体操、打太极拳、练八段锦、太极剑、气功锻炼、以及各种球类、田径运动等。

1. 听音乐、学书法、绘画、弹琴、听琴等的集体娱乐治疗：音乐书法、绘画弹琴，琴棋书画是中国古已有之的高雅娱乐活动之一，听音乐、学书法、绘画、弹琴、听琴，能使人进入一种忘我的精神陶冶境界。高山流水、二泉映月、汉宫秋月、阳春白雪、八面埋伏，在陶冶音乐的氛围中，患者可以根据自己的爱好，或笔走飞龙、或挥毫绘画，或弹冠相庆，或情不自禁摇曳身躯，使患者在不知不觉精神集中，调动脑内正能量，改善精神症状。

2. 习练太极拳、太极剑、五禽戏、八段锦、气功等娱乐治疗法：这些既有动作、又有静心的身心锻炼方法，集中了中国古人的智慧，使得形神合一、身心同休。患者可以同病友切磋技艺、友爱习练、共同进步。通过这些娱乐活动，增进患者之间的人际关系，增加生活情趣，改善紧张犹虑状态，陶冶性情、有益精神康复。

集体娱乐活动还有很多形式，如集体歌咏、集体舞会、集体游园、集体观看戏剧、集体表演节目、集体欣赏花卉、集体诗歌比赛等等。在进行集体娱乐活动治疗时，可以根据患者的不同情况，分别分为若干个小组，每小组三十人左右，在不同的气氛中使各类患者都分享到愉悦和美好。集体娱乐活动治疗是精神疾患在各个阶段都必须的治疗项目，为患者创造一个心旷神怡、流连忘返的集体娱乐活动氛围，使患者在较短的时间内，在舒缓的环境中改变自己的心理和行为，进而达到心情舒畅精神饱满，益于早日康复。

6.8.21.4. 医患文艺组织治疗法

在患者入院经过一段时间的系统治疗后，病情好转就进入医患文艺娱乐组织，进行医患娱乐治疗。在精神疾患的各种治疗中，医患文艺组织治疗方法是一种不可多得的治疗方式。因于精神症状的特殊性，精神疾病患者被人歧视，患者存在着严重的自卑感。精神科的医师护士须有高尚的医德、博大的爱心，象对待自己的父母、孩子、兄弟姐妹一样。无论是在治疗时、还是在病房，都要无微不至地关怀它们，帮他们解决一切问题，与他们同吃同住，才能使他们放下戒心，消除紧张。组织医患文艺组织，排演熟悉的娱乐节目，同台演出、同声歌唱、默契配合、巧妙互助，是发自内心的医患关系最融洽的表现形式之一。此时的治疗作用不同于任何时候的治疗，患者会感到发自肺腑的精神舒畅，开怀愉悦，大脑神经递质合成与降解处于良性状态，自然而然地增加脑内正能量，驱逐负能量，处于天人合一的自然调整状态。自患者入院的第一天起，就要让患者感到自己与医生异常亲切，待病情稍有好转，即进入医患娱乐组织，敞开心扉地与医生交流，将自己内心的一切都告诉医生，与医生没有任何隔阂地进行娱乐活动。医患文艺组织将医生与患者以娱乐治疗的方式，有机地联系在了一起，通过文艺演出，推心置腹的交流，使医生与患者消除了彼此间的所有隔阂，增加了信赖。患者可以毫无保留地向医生倾诉病情，将积存在内心深处的压抑和委屈倾心告诉医生，为医生对症治疗提供了最佳帮助。医生也向患者提供不是亲人胜似亲人的心理安慰，所有沟通无任何障碍，为疾病的治疗提供了其他疗法无法比拟的优势。

6.8.21.5. 与社会上交流的文艺活动治疗法（各类比赛、观赏演出）

患者在医院康复工作队参加病患文艺组织、医患文艺组织，定期排练节目，定期为患者和医务人员演出，具备了一定的演出技巧和舞台经验。医院负责与社会上的文艺演出机构开展协作、合作，参加社会文艺机构的各类比赛演出、观赏慰问、访贫问苦、文艺演出等活动。体现康复后的人生价值，体验受人欢迎和尊敬的内心感受，向往回归社会后的美好生活，增强康复回归社会的信心。

这种与社会文艺演出机构合作的活动，要挑选具有演出艺术天赋的优秀患者，聘请专业老师给以精心指导，反复排练精益求精，达到完全胜任演出任务的条件时再出场，让人们看不出是精神疾患康复者的演出。别开生面的宏伟音乐殿堂气氛，高雅庄重的演唱技术，惟妙惟肖的精彩技巧，在给观众带来精神欢愉的同时，给参与演出的患者带来精神上的极大自信。患者征服了自己内心深处的自卑感，使压抑的心理获得了极大释放，让患者感觉到自己的精神无比强大，从而有效地增强了精神上的免疫能力。在节目的选择方面，要注重患者集体舞蹈和歌咏形式的编演，使参与治疗的患者尽量地相对多一些出场机会。集体舞蹈可以给独唱配舞、也可以是音乐舞剧，在炫酷舞蹈背景翩翩起舞的氛围里，在百转千回余音绕梁的歌声中，在观众激情澎湃的欢呼鼓舞中，使演出的患者内心深处处于无比开朗欢愉的心境，促进精神上的巨大满足，取得别开生面的治疗效果。

6.8.22. 教育治疗法

6.8.22.1. 人生哲学教育治疗法

对精神病患者的人生哲学教育，选取中国的辩证哲学方法，引导患者正反两方面的看问题。学习老庄顺应自然的"无为"哲学思想，领悟为而不争、返璞归真的价值取向，从而达到自我精神上的强大，彻底治愈疾病，回归社会减少复发的目的。

在对患者进行人生哲学教育的时候，侧重于辩证法的教育，因为辩证法能使人辩证地看待世间万物，从而认识相对真理，找到解决事物的方法。通过教育使患者了解到：辩证法就是辩证的方法，源于古老的西方哲学，柏拉图、亚里士多德、康德、黑格尔、马克思等均使用"辩证法"这个词语；具有中国本土特色的辩证哲学思想来源于《道德经》和《易经》，认为"气"是世界的本质，物质的"阴阳二性"存在于一切事物中。中医的"气一元论"和"阴阳学说"就是辩证哲学思想在医学上的具体体现。

精神疾患的病因主要是遗传因素、七情及精神刺激的"内因"；六淫（风寒暑湿燥火）、疠气的"外因"；饮食不节、生活失调、虫兽所伤（狂犬病等）的"不内外因"。其中占主要因素的是遗传与七情，遗传包括生理和心理遗传：生理遗传为大脑和神经发育缺陷；心理遗传为个性缺陷；七情为脏腑功能的生克关系紊乱、以及突发重大精神刺激引起生理和心理遗传的表达。在内外致病因素的作用下，导致人体脏腑、经络、气血的失调，产生阴阳失和、气血凝滞、痰迷心窍的病理变化。这一系列的病理变化，既源于机体的内在功能失调，又源于患者人生哲学教育的缺失，不能正确地对待外界的刺激，从而导致疾病发作。这其中的辩证关系是：遗传、七情是发病主要原因，人生哲学教育缺失是次要原因，病情发作经久不愈是二者相互作用的结果。

在精神疾患的治疗上，中医为主的整体综合系统治疗是治愈疾病的主要因素，待达到临床痊愈后，患者的人生哲学教育便提升到了主要因素的地位。因为，没有一个辩证地认识自我、认识社会的哲学思想，疾病就不会达到社会痊愈，治愈的疾病还会复发。从另一个角度讲，临床痊愈后的人生哲学教育，使患者的心理行为方式发生了改变，可以逐渐地改变患者的个性缺陷，从而达到真正治愈疾病的目的。因此，临床痊愈后患者的人生哲学教育，是彻底康复回归社会的一个主要治疗手段和重要治疗环节。

人生哲学教育的主要的内容框架是：

1. 向患者讲解清楚以下问题：人的本质是什么？什么才是有意义的人生？人所具有的动物性、人性、神圣性到底是什么？人与其它动物的本质区别是什么？个人思想道德、社会公德品质与社会品质的关系是什么。
2. 向患者讲清楚什么是哲学？哲学的研究方法是什么？中国哲学与西方哲学的区别在哪里？什么是辩证法？怎样利用辨证哲学的思想来认识和对待这个世界？怎样认识宗教哲学？
3. 教授患者使用辩证哲学的思想来武装自己，正确地认识自己，正确地认识周围包括医疗环境，家庭、社会环境。认识自己疾病的性质，认识自己与其他病友之间的关系，从而找到自己在周围环境中的位置。
4. 教授患者如何利用辨证哲学的思想来处理好自己与周围的关系，配合医生将自己的病情彻底治愈。
5. 教授患者病愈后如何正常地回归社会融入家庭、社会及所在单位，正确地对待周围所发生的一切，辩证地处理好周围的一切事物和矛盾，理智友好的融入周围环境，成为正常社会的一份子。

6.8.22.2. 适合国情、社情、地情的人际关系教育治疗法

人是一个自然的人、也是一个社会的人，人生活在这个社会上，离不开国情、社情、地情的环境。目前世界上存在着两个大的国家形态，一个是民主国家形态（包括形形色色的民主体制国家），一个是集权国家形态（包括形形色色的集权体制国家）。一个人无论是生活在民主制的国家，还是生活在集权制的国家，都要融入国家的意识主流，才能生存下去，否则，就无法适应其所在的国家。

精神健康不讨论哪种国家体制优劣的问题，只讨论如何适应所在国家环境的问题。如果一个精神疾病患者不

适应所在国的环境，那么他的病就永远不会痊愈，这是源于精神疾患的病因病机病理因素所决定的。精神疾患的发病原因，除了家族和个性缺陷的遗传以外，主要的病因是在精神刺激。所有精神疾病都有一个刺激性的发病诱因，这个发病诱因无论是急骤还是缓慢，无论是内源性还是外界突发刺激，都不影响他在发病过程的诱发因素。精神刺激是一个主要的发病诱因，也是所有遗传基因的诱发因素。因此，患者所在的国家的国情、社情、地情的各种因素，就成为了疾病诱发的主要条件。在这里，没有国家体制的原因，只有患者自己的精神素质使然。因此，当疾病治疗达到了一定的程度以后，对患者进行适应国情、社情、地情的人际关系教育，就显得非常重要。如果此类教育无法达到使患者适应社会的程度，患者就永远也不会痊愈，这也是精神疾病临床治愈后复发的主要原因。

6.8.22.2.1. 所在国家的国情教育治疗

患者所在国家的国情教育，是使患者了解所在国的国家体制、宪法法律、行政法规等制度性的基本概况，从而清理自己在这些领域认识上的误区，使自己痊愈后能较好地融入这个国家，在国家法律法规的保护下，自由自在的生活下去。在这里，不涉及国家体制的评判，只涉及精神康复，如果患者不能认同所在国家的政治体制，则可移民到其所认同的体制国家中去，这与精神健康回归社会的问题没有关系。

6.8.22.2.2. 适应社情的教育治疗

患者生活所处社会的基本情况教育，要使患者了解到所在国家的民族政策、民族风尚、人文、科技、风俗以及社会的不同价值取向，使之能够融入周围社会环境，自由自在的生活下去。要教育患者积极主动地适应周围社会，弥补自己性格上不足和缺陷，学会与社会不同声音相互沟通的方式，将社会环境对自己的不良刺激改善为良性信息，更好地了解社情、融入社会，促进自己疾病的彻底康复回归社会。

6.8.22.2.3. 适应地情的教育治疗

患者经过治疗达到临床痊愈，首先要面对的是回归家庭、回归社区、回归以前所在的学校、单位。对患者进行适应家庭、社区、单位的教育治疗，就显得非常重要。患者每时每刻都要与家人生活在一起，适应家庭的教育是第一位的；每天只要出门就要与社区进行接触，适应社区这是第二位的；每天都要与左邻右舍、学校单位、康复机构进行接触，这是第三位的。这就是地情教育治疗，如果患者对以上三个地情都能够适应，就可以很好地生活下去。如果对以上三个地情不能适应，患者就无法生存下去。因为友好、关爱、互助的良性信息是对患者的积极治疗，反之则对患者带来负性的刺激。

社情适应是精神疾患康复的主要内容，因为家庭是每个人的避风港湾和归宿。适应家庭是患者回归社会后的主要内容，适应家庭的功能进入了一定的良好状态，则进入社区就有了理智上的基础。通过社区的适应锻炼，再进入学校、单位就有了思想基础和实践经验。三者互相联系、互相依赖、环环相扣，每个环节都要认真对待。如果家庭关系处理不当，患者的思想没有一个归处，则无法进入社区进行社交活动。因为心里有家庭关系的障碍，也就不可能融入学校或单位。所以，无缝地融入家庭是康复回归社会的关键，有了家庭作为患者的保障，在进入社区活动时就有了底气，有了在社区活动时的自信，就可以进入学校或单位，这样就可以基本融入社会了。因此，地情教育非常重要，有着其他治疗所无法替代的关键作用。地情教育的着重点是处理好家庭关系，使患者能够完全融入到家庭中去；进而处理好社区关系，使患者能无缝地融入到社区中去；最后处理好学校或单位关系，使患者能无间地融入到单位中去，这时就基本上可以康复融入社会了。

6.8.22.3. 中医精神卫生和精神病学知识教育治疗法

6.8.22.3.1. 中医精神卫生教育治疗

主要是使患者通过系统学习，掌握中医精神医学的基本理论。认识到人是天地之气交互作用的结果，人只有适应天地之规律，才能精神健康。在社会生活中，只有自己精神强大，能够游刃有余的适应社会，才能很好的生存下去。否则，则会在内外环境的作用下病态百出，精神受损，经久不愈。通过系统学习中医精神卫生知识，在日常生活中，在与社会各类人士的交往中，都能够从理论上找到平衡点，从而做到心态平和、精神健康。使用中医精神卫生的理论和方法，预防和配合治疗自己的精神疾患。使用中医精神卫生的哲学见解和病因病机理论，正确处理周围的社会事物，从而减少刺激，维持病情稳定并逐步地康复回归社会。通过中医精神卫生教育，使患者运用掌握的基本知识，在自己的病情治疗、巩固、康复回归社会方面提供帮助，配合医生将自己的精神疾患彻底治疗痊愈。

6.8.22.3.2. 精神教育治疗

主要是通过西医精神卫生的生理、病理、病因病机和精神病症状学的学习教育，认识到大脑与神经系统工作的原理。采取适应脑功能健康的生活方式，减少不良刺激的侵袭，使神经递质的合成与降解正常进行，从而保证精神功能的健康运行。要通过学习精神药理学的知识，掌握抗精神病药物的使用及副作用的处理方法，减少抗精神药物的副作用，减轻对患者的伤害。通过西医精神卫生知识的教育，使患者能够在医生的指导下，用学习到的西医精神卫生知识，配合中医综合整体系统的治疗，将自己的精神疾患彻底治愈。

6.8.22.4. 自我保健、预防复发的教育治疗法

6.8.22.4.1. 自我保健的方法

患者经治疗达到临床痊愈后，要进行自我保健教育。自我保健教育要告诉患者，学会制定自我安全阈值标准。

(1) 精神自我防卫阈值：精神自我安全阈值的设立与躯体疾病有所不同，精神疾病的主要诱发因素是精神刺激，因此防范精神刺激是这个阈值的开关。教育患者要防守好这个开关，无论任何事物都不能触碰，不能突破这个临界点。这除了患者的家人与单位领导同事以外，患者自己对这个阈值的认知是关键。患者要充分地认识到这个阈值的关键作用，无论是任何事情，也无论周围发生什么，患者都要守住这个阈值的临界点。守住这个阈值的关键是：无论发生什么事情，也无论这件事与自己有多大关系，患者都要默念"这没有什么，只要是存在就有它的合理性，既然发生了就要冷静对待。这只是一个过程，我要冷静、冷静、再冷静，不能冲动，更不能草率做决定，只要是草率处理的问题都会有后遗症"等等。把这个观念熟背在心，反复默念，反复强化这个阈值信息，这样就为缓解精神紧张创造了基本条件。等待周围对事件的处理意见出来后，患者再将自己的意见拿出来，达到冷静地处理所有事物的程度，这样，无论多大强度的刺激都不会使患者的病情波动，就达到了精神阈值的有效防守。

(2) 生活、作息规律的防守：生活作息规律包括饮食、睡眠、大小便，工作、学习、娱乐、参加社会活动等。要制定一个作息时间表，将自己一天的作息时间都明确地表示出来，进而严格地执行。如饮食：荤素搭配、营养合理、每餐八分饱；如睡眠：每晚十点上床，十一点以前准时入睡，每夜都要睡够八个小时。如工作：严格的作息、合理的饮食、充足的睡眠保证了身体的健康，使得患者能够积极工作，在工作中要保持精力旺盛、如果累了就要稍微缓解一下，不要让身体处于透支状态。

6.8.22.4.2. 预防复发的方法

(1) 在家巩固治疗要继续学习中医精神卫生知识，用学到的知识巩固自己的治疗，遇到不明白的事情要向医生请教，要坚决执行医嘱，严格按照医嘱按时服用巩固药物。

(2) 严格按照作息时间表进行一天的活动。

(3) 积极参加户外活动和体育锻炼，增强体质。

(4) 严格按照精神防卫阈值对外交流，凡是超过精神防卫阈值的交流立即停止，无论是什么事件，都不能突破这个阈值。保持心情愉悦，保持精神免疫能力的不断提高，保持精神上的强大。

6.8.22.5. 适应社会实际生活能力的教育治疗法

在实际生活中，不可预见的矛盾或突发事件，都不可避免地冲击患者的思想情绪，导致病情波动，因此，在巩固期内，要对患者进行社会实际生活能力的教育。在社会实际生活教育中，要根据患者生活的家庭和社会环境的不同情况，采取不同的教育方式。如果患者的父母离异后再婚，患者就要与后爹后妈搞好关系。患者的父母也

要向其新配偶讲清楚，要求配偶具有大爱之心，象对待自己亲生的孩子一样爱护患者，与患者搞好关系，使患者没有后顾之忧，心情舒畅地在家中休养。如果父母亲生活压力太大，精神压力大，以经常酗酒来麻醉自己，这时患者要自己精神上强大，自己独立起来，保证自己的巩固治疗不受影响或少受影响。同时患者要尽孝心，承担起照顾父母、劝说父母的责任，使得父母放弃自暴自弃的情绪，重新树立生活的信心。如果社区内或社会上有的人士不太友好，经常用侮辱性的语言辱骂和攻击患者，这个人不是有精神疾病、性格缺陷、精神偏执，就是缺乏教养没有开化之人。这时要教育患者，此人的精神活动存在问题，精神不太正常，三观不正，要可怜他，要帮助他，用自己正常的精神活动来感化他，要以德报怨。这样就会使患者顿生慈悲怜悯之心，自己精神上就会强大起来，然后心态平和地看待所受到的伤害，心平气和地对待这个人，此时就不会伤害到自己。适应社会实际生活能力的教育，对患者来说是一个非常好的治疗方法，因为无论医生多么努力，都不可能改变这个社会上所有的人，也不可能改变一时的社会形态，只有帮助患者增强适应各种社会环境的能力，才能增强精神上的免疫能力，才能保证顺利平安的恢复精神康复。

6.8.22.6. 职业道德、健全人格的教育治疗法

6.8.22.6.1. 职业道德教育治疗

职业道德是指从事正当职业的人们，在特定的工作和劳动岗位上进行职业活动时，从思想上到行动上应该遵循的道德原则和规范。职业道德的基本职能，是促进职业内部人员的团结与合作，以便更好地发展本行业的事业。不同的职业有着不同的职业道德规范，生活在这个世界上的所有人都有可能罹患精神疾病，当患者的疾病临床痊愈后，就要面对回归社会后的职业道德教育问题。一个职员如果不能很好遵循本行业的道德规范，就无法融入这个群体，因此，职业道德教育对准备回归社会的康复患者来说，是一个必要的治疗过程。

对即将回归社会重新参加工作的患者，进行职业道德教育治疗，要结合患者回归社会后将要参加工作的不同职业，分门别类地进行。如果患者是回到原来的工作岗位，要与患者掌握的职业道德知识进行摸底考评，找出不足部分进行相应的补充教育学习。如果是回到农村参加原来的农业劳动，要与患者找出其所处农业劳作场所应共同遵守的规范，进行学习训练。如果患者病前从事脑力劳动，就要根据患者不同的工作性质，分别进行如医德、师德、政德、商德等方面的重温学习训练，使之掌握与时俱进的职业道德水准，无障碍地融入原行业，与原工作群体有机地融合为一体，达到顺利地回归社会的目的。

6.8.22.6.2. 健全人格的教育治疗

对患者进行健全人格的教育治疗，要鉴别诊断出患者是人格障碍还是人格改变：人格障碍是指明显偏离正常且根深蒂固的行为方式，开始于青少年时期，持续到成年甚至终生都没有改变。人格改变是患病后的行为方式发生了改变，参照物是病前的人格。凡是精神疾患，都有不同程度的人格偏离，当患者经过系统治疗达到临床痊愈，就要对患者进行健全人格的教育治疗。对患者进行健全人格教育治疗，属于心理治疗的范畴，因此，医者要熟练掌握和运用为医学心理学的知识，对患者进行分门别类的对症治疗。

人格障碍的治疗有心理治疗，认知行为治疗等。中医要根据阴阳五行人格进行分类，根据不同类型人格的脏腑偏盛偏衰，进行相应的调整脏腑功能，通过对脏腑功能的调整进而对人格偏离进行矫正治疗。无论是人格障碍还是人格改变，经过中医综合整体系统的治疗，其人格都会有不同程度的改变。人格障碍治疗难度较大，但循序渐进也会有缓慢的好转。人格改变治疗相对较易，一般经过半年至一年的系统人格教育和治疗，都会基本恢复到病前性格。

中医精神医学认为：健全人格的教育治疗，要贯穿于患者的整个治疗康复时期。从患者一入院就要给予病情与人格的评估，根据评估，在治疗主要疾病时兼顾人格偏离状态的调整。待达到临床痊愈准备回归社会时，要将患者病前人格与治愈后人格进行评估，出院确诊是人格障碍还是人格改变，进而进行相应的人格教育治疗。通过系统的人格教育治疗，使患者人格逐步完善，思维行为基本正常，出院时具备了较为完整的人格，为患者回归社会做好充分的心理准备。

6.8.22.7. 社会行为准则、社会公德意识的教育治疗法

6.8.22.7.1. 社会行为准则的教育治疗

行为准则就是个人、集体或社会的行为所服从的约束条件。精神疾患在患病的过程中，由于大脑功能的异常，导致其原有的行为准则遗忘或模糊。当治疗达到一定程度接近临床痊愈时，就要对患者进行社会行为准则的教育治疗，使之能够自觉的遵守社会行为准则从而回归社会。

行为准则分为多种：根据约束方式的不同，社会行为准则分为刚性行为准则和柔性行为准则；根据主体的不同，分为个人行为准则和集体行为准则；根据职业的不同，分为企业职员行为准则、公务人员行为准则、学生行为准则；根据社会领域的不同，分为经济类行为准则、政治类型为准则、文化类行为准则；根据活动方式的不同，分为生活类行为准则、工作类行为准则；根据约束机制的不同，分为法律法规行为准则、伦理道德行为准则。

精神疾病患者来自社会各个阶层，经过治疗达到临床痊愈即将回归社会，其原来熟悉的行为准则，由于疾病的原因有的遗忘，有的模糊，需要进行系统的分门别类的行为准则教育治疗，迅速熟悉掌握自己所处社会环境及从事职业的各类行为准则，为回归社会创造良好的工作适应环境。

6.8.22.7.2. 社会公德意识的教育治疗

社会公德意识是规范人与人之间在社会公共生活领域交往行为的规则意识。随着人类社会的飞速发展，人们的公共交往领域不断扩展。由于人际关系交往的日益频繁复杂，法律法规强制规范社会行为的方式就显得力不从心，因而以社会公德形式约束人们的行为举止，就显得越来越重要。

精神病人在患病以后，逐渐地脱离现实社会，当疾病治疗到了一定程度，达到临床痊愈时，就要对患者进行社会公德意识的教育治疗，以便患者回归社会后，能够与现行的社会公德意识同步，跟上社会前进的步伐，从而融入飞速发展的社会。

对康复期精神疾病患者的社会公德意识教育治疗，医师要帮助患者想方设法、处心积虑地找到提高自身素质的方法，增强社会公德意识。要使患者掌握社会公德意识的主要内容，掌握随着社会飞速发展而公认的新的社会公德意识，从而自觉主动地遵守。遵守社会公德意识，要言行一致，表里如一，像古人那样"不欺暗室"，堂堂正正。心理医师要帮助患者养成虚心学习新知识、新风尚、树立新思想，努力赶上飞速发展的社会公德意识，从而缩短患者与现实社会人们之间的认知距离。对没有意识到的社会公德，要认真思考、努力学习、迅速弥补，为更好地融入社会做好思想心理准备。

社会行为准则、社会公德意识教育治疗，对即将回归社会的患者来说，是一个充实思想、完善自我、适应社会的学习训练过程。通过这个学习训练教育治疗，使患者增强了精神上的免疫能力，对回归社会后遇到的所有社会问题，有一个预先的思想准备。患者在积聚正能量，消除负能量，努力积极的回归社会行动中，做到身心两健、内心纯洁、精神强大、积极向上，精神饱满自然而然地融入社会。

6.9. 中医精神疾患的急症治疗

中医精神疾患的急症治疗，始源于《黄帝内经》的针刺经络放血（灵枢·癫狂），几千年来经历代医家不断地发展充实，至今已经形成了完备的治疗体系。精神疾患的急症主要表现在：一是持续的精神运动性兴奋，狂躁暴怒、伤人毁物，对患者自己和周围人员构成威胁；二是持续的精神运动性抑制，情绪极度低落，自伤伤人；三是处于意识模糊或紧张焦虑木僵冲动状态，对自己和周围人员的安全构成隐匿的突然威胁；四是患者的精神处于偏执状态，随时都有对所仇恨的对象发动突然袭击的可能；五是患者服用抗精神病药物中毒等危及生命的状态；六是持续的癫痫大发作导致患者的生命处于危险状态等。中医对这些具有威胁性的精神急性症状，主要的治疗方法有：一是针刺十宣穴和舌下静脉放血，可立即缓解精神运动性的极度兴奋、制止患者的极度偏执、防止患者的意识模糊、缓解紧张焦虑冲动伤人、使患者镇定下来，从而解除危险；二是针灸鬼门十三针，可以立即缓解患者的极度抑郁自杀冲动，立即解除危险；三是针灸强刺激会阴穴，可立即中止患者的癫痫大发作，解除危险。中医

精神医学有处理一切精神疾患急症发作的能力，但是西医抢救急症有其一定的优势，在精神疾患急症的抢救治疗中要以中医为主，西医为辅，综合处置。如果患者因药物急性中毒或癫痫大发作处于昏迷状态，要以西医为主，中医为辅。因为西医的急救措施直接且迅速，现代各级医院都具备了西医的抢救条件。

6.9.1.急症处理原则

精神疾患急症的处理原则是：

1. 控制患者的急症发作，保护病人和周围人员的安全，制止危害发生。
2. 根据中医"急则治其标"的处置原则，针对患者急症发作的性质，采取一切立即生效的手段，迅速控制住患者的急性发作。
3. 对药物中毒或自杀的急症患者，立即采取中西医结合的综合抢救措施，挽生命于倒悬，救死扶伤。
4. 根据精神疾患的急症类型，分别完善各类急救设施设备条件，保证患者和周围环境的安全。

6.9.2.急症诊断

1. 精神疾患的急症主要有：持续的急性精神运动性兴奋、狂躁、打人毁物；持续的极度抑郁发作、自杀、自伤行为；急性意识障碍、昏迷、智能障碍；急性幻觉妄想状态；缄默状态、木僵状态、冲动状态；拒食、惊恐发作；癫痫大发作等对患者自己及周围人员构成威胁的状态。
2. 精神疾患伴有躯体症状的急性病症发作：精神疾患常见的全身性急症病症、神经系统、内分泌代谢系统、循环系统、呼吸系统、消化系统、泌尿系统、骨骼系统、五官科急症系统、精神病人的各类急性中毒等等。

6.9.3.急症具体处理方法

6.9.3.1. 兴奋躁动状态

1. 主要症状表现：处于极度的兴奋躁动状态的各类急性精神疾病，不识亲疏，狂呼骂詈，逾垣上屋，打人毁物，严重影响患者和他人的生命，危及家庭、社会安全，必须要紧急处理，制止患者病态的危险行为。
2. 紧急处置措施：对于严重狂躁且有伤人行为的患者，医护人员要冷静对待，认真听取患者的诉求，告诉患者自己就是专门来帮助患者的，当患者稍有迟疑时，三个以上的医护人员立即上前，将患者控制住，用约束带进行约束，然后进行医疗处置。
3. 主要治疗方法：

⑴ 针灸治疗：

    A. 三棱针点刺十宣穴放血，十宣穴共出血约5毫升。

    B. 三棱针点刺舌下静脉放血约30～50毫升。

    C. 针刺大椎、陶道穴，强刺激约5分钟。

⑵ 中药治疗：

    A. 涌吐剂三圣散：防风5克、瓜蒂炒黄3克、藜芦3克，共为粗末，水煎徐徐服之，以吐为度。患者吐后一般会睡觉，狂躁即大减，隔日一吐，吐尽痰涎为止。

    B. 安宫牛黄丸一丸，每日两次，水研灌服，连服两天，视情再用。

    C. 荡痰加甘遂汤：生赭石细末60克、生大黄30克、芒硝18克、清半夏9克、郁金9克、生甘遂极细末6克（它药煎好调服），每日一剂，连服三剂。

    D. 清开灵注射液80～120ml加入10%葡萄糖液500ml中，静脉滴注。一般经上述治疗，患者当日狂躁大减，对自己和周围的危险解除。连用三日后视情加减使用，以后辨证治疗直至病愈。

(3) 西药治疗：

    A. 冬眠合剂通用方：氯丙嗪 50mg、异丙嗪 50mg，肌肉注射，每日两次（使用冬眠合剂前要先口服试服）。病情稍缓后改为：氯丙嗪 50mg、异丙嗪 50mg，加入 5% 葡萄糖液中静脉滴注。

    B. 口服抗精神病药物氯丙嗪 25～50mg,每日三次,逐渐增量至病情有所控制。或氟哌啶醇 2～4mg,每日三次,逐渐长量至病情控制。

    C. 镇静安神剂：地西泮 5mg, 每日两次。

    一般的精神兴奋狂躁异常患者，经以上针灸、中药、西药三个治疗方法都能控制住病情发作，临床上一般采取中西医结合的方法，各种药物的联合使用酌情减量，疗效迅速，可立即控制住症状、解除对患者以及家人的威胁。

6.9.3.2. 抑郁自杀状态

1. 主要症状表现：情绪极度低落、周身不适、忧心忡忡、度日如年, 悲观厌世、绝望、幻觉妄想、有严重的自杀企图，想方设法地自杀。

2. 紧急处置措施：

(1) 加强监护、严防自杀。积极治疗抑郁症，在治疗生效前，要严防自杀，为治疗争取时间创造条件。将有自杀危险的物品收藏，对有自杀条件的场地严密控制，不能轻信患者的不自杀保证，

(2) 对自杀患者的紧急抢救：对已经发生的自杀行为，要根据其自杀的方式，紧急抢救。对服毒、触电、跳楼、自缢、割血管、吞服异物、铁钉或缝衣针插入体内等自杀行为，根据不同的自杀方式，分别采取相应的急救措施，争分夺秒进行抢救。

3. 主要治疗方法：除了上述针对性的处置措施治疗以外，还要进行以下系统的治疗。

(1) 针灸治疗：

    A. 三棱针点刺舌下静脉少量放血。

    B. 温针刺人中、十宣穴行针 10 分钟。

    C. 电针百会、神门（双侧）、大陵（双侧）、涌泉（双侧）。

(2) 中药治疗：

    A. 大剂四逆汤加减：制附子 30～60～120 克、干姜 30～60 克、肉桂 18～30 克、人参 30 克、山萸肉 45～90 克、生甘草 30～60 克, 法半夏 15 克，水煎服，每日一剂：煎取药汁 600 毫升，每服 300 毫升，每日服两次。

    B. 苏合香丸一丸，研细温水化服，每日两次随汤药服下。

    C. 参附注射液 40～60ml 加入 10% 葡萄糖液 500ml 中静脉滴注，每日 1～2 次。

(3) 西药治疗：

    A. 抗焦虑药物：地西泮 5～10mg，每日 1～2 次口服，或肌注。

    B. 抗抑郁药物，根据具体症状选用。

6.9.3.3. 木僵状态

1. 主要症状表现：全身肌肉紧张僵硬，随意运动几乎完全消失，呆坐、站立或卧床不动，面无表情，不吃不喝，口涎外溢不知吐出，几日、十几日、甚或二十几日不大便，膀胱胀满不知小便，患者意识清楚，对体内外刺激没有任何反应。有时突然冲动伤人毁物，对患者与周围人员造成威胁，多见于紧张型精神分裂症。

2　紧急处置措施：

(1) 指派有专业护理经验的护工特级护理。

(2) 将处于木僵状态并突发冲动的病人，安置在没有危险物品的房间，凡是能够致人受伤的东西一律清除。患者的床铺上除了放置被褥枕头等柔软的必需品以外，不留多余物品。患者的穿着要宽松得体，不用腰带，不穿有鞋带的鞋子。

(3) 立即采取中西结合的医疗手段进行治疗，迅速将病情控制住，使患者的木僵状态缓解，从而解除威胁。

3. 主要治疗方法：

⑴ 针灸治疗：

    A. 三棱针点刺十宣穴放血 5ml。

    B. 三棱针点刺舌下静脉放血 30ml ～ 70ml。

    C. 针刺会阴穴、强刺激，一般强刺激后患者会有反应出现。

    D. 针刺足厥阴肝经的行间、太冲、中都、急脉、期门：足少阴肾经的涌泉、照海、太溪、筑宾、阴谷、气穴、中注、神封；手厥阴心经的天泉、曲泽、内关、劳宫；手少阳三焦经的关冲、阳池、三阳络、天井、耳门、丝竹空；足阳明胃经的足三里、丰隆、历兑；督脉的长强、命门、陶道、大椎、风府、百会；任脉的关元、气海、中脘。各个经络均行针 20 分钟。

⑵ 中药治疗：

    A. 瓜蒂散 3 克，水煮至沸候温顿服，涌吐痰涎若干，隔日一吐。

    B. 大柴胡汤加减：柴胡 30 ～ 60 克、黄芩 18 克、白芍 30 克、枳实 18 克、生大黄 30 克、生姜 6 克、元胡 9 克、郁金 18 克、鸡内金 30 克、芒硝 9 克分两次化服。此方服后泻下污秽大便若干奇臭难闻，连续服用至大便不再奇臭为止，加川楝子 9 克、蜈蚣 9 克、全蝎 9 克、川芎 9 克、当归 9 克、通经活络。

⑶ 西药治疗：

    A. 无抽搐电休克（MECT）治疗，隔天一次，至症状好转。

    B. 舒必利静脉点滴治疗：舒必利 200mg 稀释于 500ml 葡萄糖氯化钠注射液中缓慢静脉滴注，每日一次，一般在 1 至 3 天内木僵症状会缓解。

6.9.3.4. 意识模糊状态

1. 主要症状表现：定向力障碍，对周围事物不能正确感知，行为盲目、意外冲动，幻觉妄想，在感知觉综合障碍下可出现谵妄状态，冲动自伤伤人，对周围构成威胁，需要紧急处置。

2. 紧急处置措施：

⑴ 进行各类详细的体格检查，确定病因，找到发生意识模糊的原因。

⑵ 对原发病进行积极治疗；给与营养支持和对症处理；维持呼吸通畅，解除心力衰竭和呼吸感染等因素，减轻脑缺氧，控制意识模糊引发的自伤伤人行为。

3. 主要治疗方法：

⑴ 针灸治疗：

    A. 三棱针十宣穴点刺出血少许。

    B. 三棱针点刺舌下静脉放血 10ml。

    C. 人中、合谷、太冲、阳陵泉、大椎、曲池、内关、足三里、三阴交、强刺激后行针 20 分钟。

⑵ 中药治疗：

    A. 辨证使用中药汤剂。

    B. 安宫牛黄丸一丸温水研服，每日一次。

    C. 紫雪散：每次三克、每日两次，温水冲服。

    D. 清开灵注射液 40ml 以 200ml 葡萄糖注射液静脉点滴，12 小时一次。

    E. 醒脑静注射液 20ml 用 5% 葡萄糖液 500ml 静脉滴注。

⑶ 西药治疗：

    A. 奋乃静 4mg，每日三次口服，视情逐渐长量。

    B. 地西泮注射液 10mg 缓慢静脉注射，每分钟 2 ～ 5mg。每日 2 次。

    C. 冬眠合剂：氯丙嗪注射液 50mg、异丙嗪注射液 50mg 以 5% 葡萄糖稀释缓慢静脉滴注。

    D. 氟哌啶醇 5 ～ 10mg，肌肉注射，每日两次。

6.9.3.5. 癫痫大发作状态

1. 主要症状表现：意识丧失、全身抽搐、强直痉挛、屈曲反张，口鼻喷出涎沫或血沫、大小便失禁，极度烦躁、突然冲动、自伤或伤人、打人、毁物、咬人，对患者自己以及周围人员构成威胁。有的癫痫大发作出现大汗、高热，引起脑缺氧、脑水肿等严重神经精神症状。

2. 紧急处置措施：

(1) 指派具有专业知识的护工特护。

(2) 一般癫痫大发作时有先兆，迅速将患者抬至无障碍、无硬物、柔软安全的地方，防止患者在发作过程中伤害到自己和他人。

(3) 保护好患者的舌头，在发作前将缠有纱布的压舌板放在患者上、下磨牙之间，以免咬伤舌头。若在发作之前没有放入，可在病人强直期张口再放入。发作时使患者平卧，松开衣领、头转向一侧，以利于呕吐物的排出，防止流入气管引起咳呛窒息。

3. 主要治疗方法：

(1) 针灸治疗：

　A. 针刺会阴穴，强刺激 5～10 分钟，至癫痫大发作停止。

　B. 针刺人中、凤池、大椎、后溪、水沟、百会、内关、丰隆、照海、太冲穴，强刺激后行针 30 分钟。

(2) 中药治疗：

　A. 根据症状辨证论治。

　B. 安宫牛黄丸、惊气丸、琥珀散、神犀丹等根据发作情况随症选用。

　C. 菖蒲注射液、清开灵注射液视情静脉点滴。

(3) 西药治疗：A. 静脉点滴地西泮。B. 肌肉注射异戊巴比妥钠。C. 根据不同情况对症治疗。

6.9.3.6. 精神药物急性中毒的处理

　　精神药物的急性中毒，多为抑郁症患者消极自杀；或在幻觉妄想支配下吞服大量药物出现急性中毒；以及失去生活信心寻求解脱一死了之的人们。中毒的药物主要是抗精神病药物、抗抑郁药物或抗躁狂药碳酸锂、中枢兴奋药、镇静安神药物等。

1. 主要症状表现：过度镇静、嗜睡、昏迷、体温下降、呼吸减慢、心率加快、瞳孔散大；血压降低、脏器充血、肺脑水肿、呼吸及循环衰竭、肾衰竭、痉挛发作和弥散性血管内凝血等。

2. 紧急处置措施：

(1) 立即将患者转移至安全便于救治的环境中进行抢救。

(2) 迅速查明患者中毒的药物名称，吞服剂量，确定所服药物的种类；进行必要检查，排除心脑血管病变及糖尿病引发的昏迷；一面进行毒物检查，一面积极进行中西医结合的抢救。

3. 主要治疗方法：

(1) 针灸治疗：A. 针刺人中强刺激。B. 三棱针舌下静脉放血 30～50ml。

(2) 中药治疗：根据辨证采取相应抢救措施。

　A. 催吐：①、用筷子、鸡毛等物探喉刺激催吐。②、瓜蒂散 3 克，温水冲服催吐。

　B. 反复洗胃。

　C. 视情给予清开灵注射液、生脉饮注射液静脉滴注。

　D. 视情分别给予紫雪散、至宝丹温水化服。

(3) 西药治疗：根据症状采取措施立即抢救：

　A. 清除吞服的药物：①、催吐。②、反复洗胃。③、活性炭 50～100g 放入水中鼻饲，阻止药物吸收。④、利尿。

　B. 解毒保肝。

　C. 防止并发症：①、给氧，人工呼吸，必要时气管插管或气管切开。②、抗休克治疗。③、抗心律失常。④. 根据情况使用中枢兴奋剂。

6.9.4.躯体疾病伴发精神障碍的急症处理

6.9.4.1.急性感染性精神障碍

急性感染性精神障碍，是指在急性感染性疾病过程中伴发的精神障碍，主要与病变损害脑组织中的颞叶、额叶以及边缘系统有关。引起急性精神症状的感染性疾病有：严重的呼吸道感染、各类病毒感染、肺炎、脑炎、脑膜炎、败血症等。《伤寒论》与《温病条辨》等众多中医古籍中都有急性病毒性精神障碍的描述与治疗方案。

1. 主要表现：由病毒、细菌或其他微生物所致的各类感染性疾病，如病毒性肺炎、呼吸道感染、流行感冒、伤寒、猩红热等，随着感染疾病出现恶寒、发热、咽痛、咳嗽、高热、口渴、大汗等症状，继之出现烦闷、神昏、循衣摸床、厥逆、发狂、谵语、幻觉妄想、独见鬼神、等精神症状，严重的可出现自伤伤人的危险。

2. 治疗方法：

(1) 积极治疗原发病：根据辨证论治原则，找出原发病的病因、病机、病理所在，进行针对性的中医为主、中西医结合的整体综合系统治疗，尽快控制住原发病，减少精神障碍及其危险性事件的发生。

(2) 对症治疗精神障碍：

    A. 对具有发热烦渴、大便燥结、狂躁异常者，可辨证使用大承气汤，重用芒硝泻下清热滋阴，或白虎汤、银翘散加减。

    B. 对具有幻觉妄想、发狂、谵语，循衣摸床等精神症状，在积极治疗原发病的基础上，可用奋乃静 2～4mg，口服，每日两次，根据精神症状可以加减剂量使用。如果精神症状严重，使用奋乃静控制不住，患者烦闷异常，可以考虑肌注冬眠灵 25 毫克。抗精神病药物不可连续使用，中病即止；也不可大量使用。

(3) 防止意外事件的发生：对于发狂、谵语、循衣摸床、幻觉妄想、极度烦闷等精神症状严重者，要做好患者和周围人员的安全防护，防止患者吞食异物或抛物，防止患者无意识的自伤或伤人，严防意外事件的发生。

6.9.4.2.肺性脑病

1. 主要表现：肺性脑病是由于罹患肺部慢性疾病引起的肺功能不全，发生缺氧、二氧化碳潴留导致中枢神经功能紊乱、出现的神经精神症状。主要症状有：

(1) 意识障碍：嗜睡、昏睡、谵妄等，是因为缺氧和高碳酸血症及由其引起的二氧化碳麻痹所致。

(2) 情感障碍：兴奋话多、欣快、思维联想加快，焦虑、抑郁、烦躁不安等。

(3) 感知觉障碍：幻觉妄想，有幻听、幻视、被害妄想、以及由此引起的行为紊乱。

(4) 神经症症状：精神萎靡、情绪不稳，烦躁易怒、头痛头晕、疲乏无力，记忆力减退、注意力不集中等。

(5) 运动障碍：四肢震颤、肌束颤动、或有癫痫发作。

(6) 脑内病变：偏瘫、失语、眼球震颤，颅内压增高等。

2. 治疗方法：

(1) 积极治疗原发病：

    A. 根据慢性肺病的原因，遵循"急则治其标、缓则治其本"的原则，使用中药辨证系统治疗。

    B. 使用三磷酸腺苷、辅酶 A、胞二磷胆碱等，促进脑细胞代谢。

    C. 纠正水、电解质及酸碱平衡失调，及时补充钾、氯、钠等，氯化钾可以静脉滴注，每日补充 6 克以上。低氯严重者可口服氯化钠每日 3 克，适当补充生理盐水。

    D. 降低颅内压，消除脑水肿，可给予 20% 甘露醇 250ml，2／d 或 4／d，快速静脉滴注；或给予 25% 山梨醇 250ml，2／d 或 4／d，快速静脉滴注。

(2) 对症治疗精神障碍：

    A. 对处于兴奋、谵妄状态的患者，舒必利 2mg，每日三次，尽量不要长量，用药原则是兴奋、谵妄症状减轻为止。或使用其它新型抗精神病药物，均为小剂量使用。

    B. 禁用麻醉剂、慎用催眠剂：如患者失眠，可以地西泮 10～20mg，稀释于 250ml 生理盐水中，缓慢静脉滴注。

(3) 防止意外事件的发生：由于肺性脑病有幻觉妄想、循衣摸床、谵妄等精神症状，要防止患者在无意识的情况下出现自伤或伤人的举动。在症状急性期，要安排特级护理，每天24小时不能离开护理人员的眼睛，严防意外发生。

6.9.4.3. 肝性脑病

肝性脑病是指由于严重的肝病引起的、以代谢紊乱为基础的中枢神经功能失调导致的精神障碍。引起肝性脑病的原发病主要有：重症中毒性肝炎、药物性肝炎、各型肝硬化、原发性肝癌、弥漫性肝病、妊娠期急性脂肪肝等。

1. 主要表现：因肝病的种类、肝细胞损害的程度、起病的急缓以及发病诱因的不同，导致的肝性脑病症状也不同，临床表现比较复杂多变。主要有：

(1) 智能障碍：患者对时间、空间概念不清，人物概念模糊，吐字不清，颠三倒四；患者书写困难，计数、计算能力下降，数字连接错误等；患者智力减退、记忆下降、构音困难、思维迟钝等。

(2) 意识障碍：嗜睡、昏睡逐渐进入昏迷状态，各种反应、反射均消失。

(3) 精神症状：兴奋、谵妄，幻觉妄想、焦虑抑郁、精神错乱等。

2. 治疗方法

(1) 积极治疗原发病：

　　A. 中医治疗：根据患者的具体症状，一般采取疏肝、解毒、清热、利湿、通腑等一些治疗方法，辨证论治。

　　B. 西医治疗：减少肝昏迷的病因，防治消化道出血，感染等。降低血氨：使用谷氨酸钾和谷氨酸钠，每次4支溶于葡萄糖液500ml中静脉滴注，每日一次，连用两天。谷氨酸钾和谷氨酸钠的比例，根据血清钾、钠浓度和病情而定，尿少时慎用钾剂，腹水和水肿时慎用钠剂。注意观察患者的血压、呼吸，如出现胸闷、气促、头晕、恶心等症状时要立即停用。

(2) 对症治疗精神障碍：对具有兴奋、谵妄、幻觉、妄想、焦虑等症状的患者，各种意识障碍患者，要慎用或禁用抗精神病药物、催眠药、麻醉药、镇静药。对严重失眠患者，可小剂量的使用地西泮，2.5mg，口服，每日1～2次，睡眠改善即可停药。对具有幻觉、妄想的患者，可以使用非典型抗精神病药物奥氮平10mg、每日两次，或利培酮1mg、每日两次。对具有抑郁、焦虑状态的患者，可使用左洛复50mg、每日一次，或氟西汀20mg，早上一次口服。

(3) 防止意外事件的发生：肝性脑病患者因具有幻觉、妄想、兴奋、谵妄以及智能、意识障碍，存在对自身或周围人员产生冲动伤害隐患，因此要安排特级护理，使患者每天24小时都在医护人员的目光关注之下，以防意外事件的发生。

6.9.4.4. 肾性脑病

肾性脑病是指急慢性肾病所致的肾功能衰竭，引起以尿毒症、肾性高血压脑病为主的包括透析、肾移植伴发的意识障碍、抑郁状态、神经衰弱综合征等的精神障碍。

1. 主要表现：肾脏疾病所致的精神障碍主要表现为：

(1) 神经衰弱综合征：多为疾病初期症状，常在肾衰竭之前期和高氮质血症时出现。

(2) 抑郁状态：抑郁和焦虑混合出现。

(3) 意识障碍：谵妄、嗜睡、昏睡、逐渐昏迷。

(4) 痴呆状态：多在慢性肾衰竭时发生。

(5) 神经症状：常见神经炎、面瘫、眼球震颤、瞳孔改变、实力和听力障碍、手足抽动、脑膜刺激征、小脑症状等。

2. 治疗方法

(1) 积极治疗原发病：

　　A. 中医治疗：根据患者的具体症状辨证论治，可按脾肾阳虚、脾肾阴虚、浊阴闭窍等类型辨证，可用益气温阳利水、温阳降逆、温阳通腑、醒脑开窍等方法进行治疗。由于肾性脑病的病因复杂、病理病机多变，临床治疗要根据不同的症状，进行不同的辨证治疗。

　　B. 西医治疗：纠正水、电解质失衡，防止及减少休克发生；少尿期防止水中毒、高血钾症、酸中毒、尿毒症；

多尿期防止电解质紊乱、低血钾症，维持钠、钙离子平衡。慢性肾衰竭可进行透析治疗。

(2) 对症治疗精神障碍：对具有幻觉妄想的患者，可使用小剂量的非典型抗精神病药物如奥氮平 10mg，每天两次；或阿立哌唑 10mg，每天两次；或卓乐定 40mg，每天两次。对具有抑郁、焦虑的患者，可使用小剂量的非典型抗抑郁药物如左洛复 50mg，每日一次；或氟西汀 20mg，早上一次口服；或文拉法辛 50mg，每日两次。

(3) 防止意外事件的发生：

  A. 肾性脑病，因为患者有兴奋、谵妄、幻觉妄想等症状，存在对自己或周围人员产生危险的隐患，因此要实行特级护理，每天 24 小时不离开护理人员的眼睛，防止意外事件的发生。

  B. 由于存在长期肾病导致严重骨质疏松的可能，因而要特别注意患者的骨骼保护，防止摔伤倒地引起骨折。

6.9.5. 脑器质性精神障碍的急症处理

6.9.5.1. 颅脑损伤伴发的急性精神障碍的治疗

1. 主要表现：

(1) 昏迷、谵妄：各种原因导致的颅脑损伤引起的精神症状主要有：昏迷、严重的脑震荡及脑挫裂伤均可出现昏迷，有的昏迷数日。从昏迷或昏睡中转变而来的谵妄，表现为意识模糊、焦虑不安，易激惹，定向障碍，困惑、梦样夸张等。

(2) 类精神病症状：片段的幻觉妄想，言语增多、杂乱，思维零乱，行为冲动等。

(3) 脑震荡综合征：头痛、呕吐、眩晕；对声音和光线过度敏感；血压下降，呼吸浅慢等；情绪不稳，易激惹、时有冲动，时有兴奋或欣快、恐惧，抑郁焦虑、有时低情绪落或淡漠；注意涣散、记忆减退、嗜睡或失眠。

2. 治疗方法：

(1) 积极处置外伤以及对症治疗：

  A. 中医治疗：按照元气败脱、痰湿蒙神，痰热蒙窍、腑热不通型，瘀血阻滞、痰气交阻型，湿热内蕴、痰阻水停型，气虚血瘀、湿浊蒙窍型等临床类型，进行急性期的辨证论治。中、后期再根据患者当时的具体情况辨证论治。

  B. 西医治疗：①、手术治疗：进行X线平片、CT、MRI的检查,明确损伤部位及程度,立即进行相应的外科手术。②、非手术治疗：进行颅内压监护、亚低温治疗、脱水治疗、营养支持疗法、呼吸道处理、脑血管痉挛防治、水电解质与酸碱平衡紊乱的处理、抗菌药治疗、脑神经保护药物治疗等。

(2) 对症治疗精神障碍：

  A. 中医治疗：①、在处置外伤的分型中加入针对精神障碍的辨证论治药物，遵循"急则治其标、缓则治其本"的原则，根据患者精神症状的具体表现，加入相应中药进行调理。②、精神障碍治疗的原则是，在不妨碍外伤处置的原则下，加入益气镇静、活血化瘀、涤痰开窍的药物。

  B. 西医治疗：①、对具有兴奋躁动、幻觉、妄想、行为紊乱的颅脑损伤的患者，使用非典型抗精神病药物比如卓乐定、奥氮平、阿立哌唑、利培酮、喹硫平等，剂量要小，不可联用，且精神症状稍有缓解就减少到最低用量，尽快停药。②、对具有躁狂抑郁症状的颅脑损伤的患者，使用非典型抗精神病物与非典型抗抑郁药物，联合治疗，根据情况分别应用，剂量要小。③、对具有脑震荡综合征的颅脑损伤患者，可根据不同症状分别给予相应的药物治疗：头痛者可用止痛药；烦躁失眠者可用少量的镇静催眠药；脑组织损伤出现轻度痴呆症状的患者，可给予脑代谢赋活性药物，改善脑细胞活动，促进大脑组织的功能恢复。

(3) 防止意外事件的发生：对颅脑损伤引发的精神症状要特级护理，安排专业护理人员，患者每天 24 小时不能离开护理人员的眼睛。因患者存在兴奋、谵妄、幻觉、妄想、冲动等的自伤或伤人的隐患，病房应将所有危险物品清除，以防发生意外。

6.9.5.2. 脑动脉硬化症伴发的急性精神障碍的治疗

脑动脉硬化症精神障碍，是指由于脑动脉粥样硬化时的脑组织供血不足，导致大脑广泛而散在的缺血性病变，从而产生的精神障碍。

1. 主要表现：

(1) 精神症状：

  A. 脑衰弱症候群：头部不适、头晕、耳鸣、易疲劳、入睡困难、睡中易醒、周身不适、注意力不集中等。

  B. 意识障碍：谵妄、神昏、精神错乱、定向力丧失、兴奋躁动、幻觉妄想、紧张不安等。

  C. 情感障碍：情绪不稳、易伤感、易激惹、脾气暴躁、抑郁焦虑、时而兴奋话多等。

  D. 幻觉妄想状态：幻听幻视、各类妄想。E. 智能障碍、痴呆状态：记忆力下降、遗忘；思考、理解力下降、计算力下降等。

(2) 躯体症状：血压升高、头痛、头昏、后枕部沉重感；眩晕、耳鸣、四肢麻木；肌张力增高、深反射不对称、咽反射亢进等；偏瘫失语、延髓麻痹、癫痫发作等。

2. 治疗方法：

(1) 积极治疗原发病：

  A. 中医治疗：中医治疗此病采用益气补肾、填精补髓、平肝潜阳、化痰降浊、活血化瘀等法则，虚实相兼，标本兼治。可根据以下辨证进行相应的治疗：

   ①、肾精不足髓海空虚型：填精补髓充脑，偏于阴虚者滋阴，以左归丸为主加减；偏于阳虚者温阳，以右归丸为主加减。此型无论阴虚、阳虚均可加用生龙骨、生牡蛎、生磁石等潜镇浮阳。

   ②、中气不足气血虚弱型：补气养血益脑，以归脾汤为主加减。偏于血虚者加熟地、阿胶、枸杞子养血滋阴。

   ③、阴阳失调肝阳上亢型：平肝潜阳熄风清脑，以天麻钩藤饮为主加减，可酌加菊花、白蒺藜、夏枯草增强平肝潜阳之力，肝火盛者可加龙胆草。

   ④、脾肺气虚痰浊中阻型：健脾燥湿化痰息风，以半夏白术天麻汤为主加减，若眩晕呕吐可加生赭石、胆南星、竹茹镇逆止呕。

   ⑤、瘀血内停脉络阻滞型：活血化瘀通窍，以通窍活血汤为主加减，舌上有紫斑可加全蝎、蜈蚣、生地龙搜剔瘀血通窍；有寒邪阻络者可加桂枝、细辛温经通络。

  B. 西医治疗：

   ①、使用降低血脂药物：a. 用维生素 B5 抑制动脉粥样硬化的发生，每日 50～200mg／日，静脉注射，可连续三周。维生素 C，0.5～1mg／日，肌肉注射。b. 氯贝脂：500mg，每日三次口服，降甘油三酯。c. 盐酸及盐酸肌脂醇：盐酸 50～100mg，每日三次口服；盐酸肌脂醇 0.2～0.4g, 每日三次口服。d. 不饱和脂肪酸：亚油酸丸，每次 3～5 粒，每日三次口服。

   ②、使用扩张血管药物治疗：a. 地巴唑：20mg，每日三次口服。b. 6542—2：10mg，每日三次口服。c. 维脑路通：0.1g，每日三次口服。d. 盐酸氟桂嗪：每晚 5mg，连服 4 周。e. 尼莫地平：30mg，每日三次口服。f. 潘生丁：25mg，每日三次口服。g. 长效硝酸甘油：10mg，每日三次口服。h. 氢化麦角碱：0.25～2mg，舌下含服，每日二次。i. 罂粟碱：30mg，每日三次口服或肌肉注射。j. 脑益嗪：25mg, 每日三次。k. 环扁桃脂：200～400mg, 每 8 小时一次口服，连服六周。l. 脑活素：5～20ml, 加入生理盐水 50～250ml 中，缓慢静脉滴注。

(2) 对症治疗精神障碍：

  A. 对具有兴奋躁动、幻觉妄想症状的患者，可应用非典型抗精神病药物卓乐定、奥氮平等，一般从 1／4 片开始使用，可根据其精神症状缓慢逐渐长量，密切注意观察，只要能稍微稳定住患者的精神症状，就不要再长量，直至减停药物。

  B. 对具有抑郁状态的患者，可使用非典型抗抑郁药物左洛复、氟西汀等；如伴有睡眠障碍可使用米氮平、米安色林等。

  C. 对具有意识障碍的患者，可给予醒脑药物，促进脑神经细胞代谢。

  D. 对具有神经衰弱综合征的患者，可应用安定类抗焦虑药物，稳定情绪，解除紧张焦虑，帮助睡眠，一般使用一至两周就要停药，要防止药物依赖，停用一周后若仍然存在上述症状，可以继续小剂量使用。对单纯情绪不稳的患者可使用安泰乐，每次 25mg 口服，每日三次，疗效肯定。

(3) 防止意外事件的发生：脑动脉硬化症时的精神障碍，由于有意识障碍和幻觉妄想症状，存在着自伤或伤人的危险，因此对患者进行特护。患者每天 24 小时不能离开护理人员的眼睛，患者有什么要求应立即解决，在解决以前要稳住患者情绪，使之不要激动，积极地为患者解决问题，防止心脑血管意外发生。

6.9.5.3. 脑肿瘤所致的急性精神障碍的治疗

1. 主要表现：脑肿瘤引起急性精神症状的表现主要有：

(1) 初期的精神症状：患者被诊断为脑瘤，因于社会上对癌症的恐惧心理，患者的精神受到刺激出现精神症状。患者突然出现极度的抑郁和失望感，突遭打击，抑郁焦虑、谵妄，失控感、濒临末日感。

(2) 随着病情恶化出现的精神症状：随着肿瘤的发展向脑部转移，放、化疗或服用抗肿瘤药物，均可出现精神症状，患者头痛、情绪不稳、幻觉妄想、记忆力急速下降、焦虑、害怕，有的产生自杀观念和行为。

2. 治疗方法：

(1) 积极治疗原发病：

A. 中医治疗：根据整体观念和辨证论治原则，积极治疗脑部肿瘤，在所有的辨证论治的基础上，以活血化瘀法为主加用麝香带领诸药穿透血脑屏障，对脑肿瘤进行癌细胞破碎崩解的强化治疗，使肿瘤缓慢变小，直至消失。

B. 西医治疗：

①、手术治疗：根据情况和患者及其家属的意见，可以手术治疗的尽早进行手术治疗。

②、非手术治疗：积极选用相应适宜的药物进行系统治疗。

③、放化疗：根据患者的病情并征求患者及其家属的意见，可以放、化疗的患者应尽快进行相应的放、化疗，尽快地控制住病情。

(2) 对症治疗精神障碍：

A. 中医治疗：在脑部肿瘤辨证论治的基础上，在应证汤药中加入缓解精神症状的药物如疏肝解郁药、清热解毒药、活血化瘀药、镇静安神药，一切依据患者的实施情况辨证论治。

B. 西医治疗：阿米替林、丙咪嗪等可治疗患者的抑郁和焦虑，还可以缓解癌性疼痛。也可使用非典型抗抑郁药物氟西汀、左洛复、帕罗西汀等。严重焦虑状态的患者，可给予地西泮等苯二氮卓类药物，疗程一般在二周左右，不能造成药物依赖。精神症状使用非典型抗精神病药物如卓乐定、阿立哌唑、奥氮平等，一定要小剂量使用。

(3) 防止意外事件的发生：因患者存在谵妄状态，有可能引起自杀、自伤、冲动、伤人等事件，要对患者进行特护，患者的一切行动都不要离开护理人员的视线。对症处理出现的谵妄症状；使用非典型抗精神病药物后要注意药物反应，防止患者跌倒，定期监测血象，严防意外事件的发生。

6.9.5.4. 癫痫性伴发急性精神障碍的治疗

1. 主要表现：大叫一声突然倒地、全身抽搐、牙关紧闭、眼球上翻、弓角反张，骨骼收缩、大小便失禁，口鼻喷出泡末或血沫；精神恍惚、多动不安、烦躁、打人、毁物、咬人等。

2. 治疗方法：

(1) 积极治疗原发病：

A. 中医治疗：

①、针灸治疗：a. 大发作时急急针刺会阴穴、强刺激 5 ～ 10 分钟，针刺至大发作停止。b. 大椎、陶道、鸠尾、水沟、后溪、内关、丰隆、筋缩、太冲，强刺激后行针 20 分钟。

②、辨证论治；a. 风痰闭阻型：涤痰熄风、开窍定痫，以定痫丸为主加减治疗。b. 痰火内盛型：清泻肝火、化痰开窍，以龙胆泻肝汤合涤痰汤加减治疗。c. 脾虚痰湿型：健脾祛湿、化痰定痫，以六君子汤为主加减治疗。d. 髓海空虚型：填精补髓、补益肝肾，以大补元煎为主加减治疗。e. 瘀阻经络型：活血化瘀、

通络定痛，以血府逐瘀汤加减治疗。另外：中成药白金丸、青黛散等可视情使用。

  B. 西医治疗：

    ①、大发作：选用苯妥英钠、卡马西平、苯巴比妥、拉莫三嗪、奥卡西平、丙戊酸钠等治疗。

    ②、失神发作：选用乙酰胺、丙戊酸钠、氯硝西泮、甲琥胺等治疗。

    ③、癫痫持续状态的治疗：地西泮静脉注射，如果静脉注射有困难，可考虑肛门灌注。如上述处置仍不能控制持续发作，可以苯妥英钠或戊巴比妥静脉滴注，应用时要特别小心谨慎。

    ④、手术治疗。

(2) 对症治疗精神障碍：

  A. 中医治疗：

    ①、针灸治疗：大椎、陶道、丰隆、神门、内关、太冲为主强刺激后行针 20 分钟。

    ②、辨证论治：a. 涌吐痰涎：瓜蒂散 3 克，温水调服，隔日一次。b. 导痰汤、荡痰汤等视情加减治疗。c. 养心汤、归脾丸、十味温胆汤等视情加减。

  B. 西医治疗：

    ①、对于具有朦胧状态时兴奋的患者，可用地西泮、卡马西平等合并小剂量非典型抗精神病药物卓乐定、奥氮平等。

    ②、对具有幻觉妄想状态的患者，可以抗癫痫药物与非典型抗精神病药物合并使用。

    ③、对于具有冲动攻击行为的患者，可以抗癫痫药物与非典型抗精神病药物联合使用；慎用氟哌啶醇、氟奋乃静、氯硝西泮等。

    ④、对于具有抑郁焦虑状态的患者，可以非典型抗抑郁药物与抗癫痫药物联合应用，剂量要小。

(3) 防止意外事件的发生：癫痫大发作时要特别注意防止患者摔伤，出现脑震荡；适当给患者上下磨牙间垫上用纱布缠绕的压舌板或类似物品，防治患者咬伤舌头；对发作过程中突然的冲动攻击行为要严加防范，防止患者出现自伤或伤人的危险行为。

6.9.5.5. 散发性脑炎所致的急性精神障碍的治疗

1. 主要表现：

(1) 神经系统症状主要有：发热、头痛、呕吐、嗜睡、或抽搐、瘫痪、吞咽障碍、大汗淋漓、呼吸急促、昏迷等。

(2) 精神症状主要有：意识障碍、谵妄；情绪不稳、兴奋躁动、自伤伤人、突然叫喊、动作杂乱无章、言语凌乱；或反应迟钝、懒散、言语减少、活动减少甚或缄默不语，拒食、违拗、呈现亚木僵状态；有时兴奋或抑郁交替出现；幻觉妄想、惊恐、痴笑、虚构错构等。类似于紧张型精神分裂症、青春型精神分裂症、痴呆等系列状态等。

2. 治疗方法

(1) 积极治疗原发病：

  A. 中医治疗：根据四诊八纲和不同症状表现，辨证论治：

    ①、白虎汤、犀角地黄汤加减，大剂重用清热解毒之属，生石膏可以重用至 300 ~ 500 克左右。

    ②、安宫牛黄丸，根据情况，严重的每日两丸，连用三天，再行加减。

    ③、涤痰汤加减：茯苓 15 克、竹沥 15 克、半夏 9 克、陈皮 6 克、甘草 6 克、防风 12 克、黄芩 12 克、麝香 0.5 克化服。

    ④、散发性脑炎病因多元，临床上根据辨证施治，不可拘泥。

  B. 西医治疗：

    ①、对症治疗：高热者降温；抽搐者使用地西泮、氯氮卓、水合氯醛、卡马西平、丙戊酸钠等；脑水肿者给予甘露醇及呋塞米等。

    ②、支持疗法：给予高热量、高蛋白、高维生素的饮食,少量多次；给予 ATP、辅酶 A、细胞色素 C、维生素 C、维生素 B6 等静脉点滴，纠正电解质机酸碱平衡失调。

    ③、甘露醇治疗：甘露醇 125ml，每日 2 次，静脉点滴；或甘油糖果 500ml，每日 2 次，静脉点滴。

④、使用脑营养剂，促进大脑功能的恢复：

(2) 对症治疗精神障碍：

    A. 中医治疗：根据不同状况，在对症治疗原发病的基础上，灵活地加入治疗精神症状的药物，辨证施治。

    B. 西医治疗：对兴奋躁动的患者，使用非典型抗精神病药物，剂量一定要小，而且症状稍微好转即减药或停药；也可使用地西泮或异丙嗪，口服或肌注治疗，以替代抗精神病药物，一切视具体情况而定；对具有抑郁焦虑障碍的患者，可以小剂量使用非典型抗抑郁药物。

(3) 防止意外事件的发生：散发性脑炎伴发的精神症状，有时具有兴奋冲动、自伤伤人、撕衣毁物倾向，因而要注意患者在幻觉妄想支配下产生出现危险动作，从而危及患者自己或周围人员。在疾病严重期间，对患者采取特级护理，保证每天24小时都在医护人员的目光监视之下，杜绝危险事件的发生。

第七章 中医精神疾患的院内康复治疗模式

7.1. 院内康复的任务和意义

7.1.1. 康复的概念

综合地、协调地用医学的、社会的、教育的、职业的措施，以减轻伤残者的身心和社会功能障碍，使其得到整体康复而重返社会。康复不仅针对疾病而且着眼于整个人，从生理上、心理上、社会上，以及经济能力进行全面康复。

7.1.2. 康复医学概念

是以消除和减轻人的功能障碍，弥补和重建人的功能缺失，设法改善和提高人的各方面功能的医学科学。亦是功能障碍的预防、诊断、评估、治疗、训练和处理的医学科学。康复医学是 20 世纪中期出现的一门新兴的医学科学，与预防医学、保健医学、临床医学、并称为"四大医学"。

7.1.3. 精神康复医学概念

是指通过生物、心理、社会的各种方法，使由于精神残疾所导致的社会功能缺损得以康复的医学科学。是康复医学的一个重要组成部分，它与躯体康复不同的是：躯体康复在于恢复身体上不同器官的功能，而精神康复则是恢复精神残疾者的正常精神功能。

7.1.4. 精神残疾概念

是指各类精神障碍持续一年以上未痊愈，存在认知、情感、思维和行为障碍，影响日常生活和活动参与的状况。精神残疾主要有以下疾病引起：

1. 精神分裂症。
2. 情感性精神障碍。
3. 脑器质性与躯体疾病所致的精神障碍。
4. 精神活性物质所致的精神障碍。
5. 精神发育迟滞与儿童、少年期精神障碍。
6. 其他各类精神障碍。精神残疾共分为五个等级。

7.1.5.院内康复的任务和意义

中医精神病医院为什么要开展院内康复？院内康复的任务和意义是什么？中医精神医学康复工作的依据是：凡是精神疾患，特别是精神分裂症和情感性精神障碍等重型精神疾病，都必须一住院就制定系统康复治疗方案并立即执行。否则，待各类治疗结束，再进行残疾评定，而后再进行康复治疗，这样就错过了杜绝和逆转精神残疾的机会。因为所有的重型精神病，无论是自然痊愈还是经过各种治疗临床痊愈，最终大多都会出现精神残疾，这是疾病性质决定的。精神残疾与躯体残疾不同，躯体残疾要等到一切治疗结束，进行残疾评定后才能进行康复治疗。而精神残疾却不同，因为从患上精神疾病开始，其精神功能就受到不同程度的损害，实质上就已经部分成为了精神残疾。所以，对所有精神疾病患者，从一开始住院就要进行系统的药物治疗和康复治疗。这是目前世界医学界还没有注意到的问题。

按照现代西医精神医学的观点，所有的精神分裂症，只要一患病，除了自然痊愈的以外，临床痊愈以后几乎全部复发。无论是进行常规治疗，还是进行特定的整合／联合早期干预的治疗和服务，都是一样的结局。也就是说：精神分裂症是无法治愈的，其结局必定是精神残疾。迄今为止，所有的治疗精神分裂症的方法，除了使患者处于镇静状态减少对正常社会秩序的冲击以外，没有真正的治疗意义。这是目前世界精神医学界的主流观点。

中医精神医学的主要任务就是：社会治愈精神分裂症和所有精神障碍。因此，在中医精神病医院治疗的主要目的就是：

1. 对精神分裂症进行治愈和防止复发。

2. 对所有的功能性精神疾患进行治愈和防止复发。为了完成中医精神医学的任务，院内康复的主要任务和意义是：

⑴巩固住院治疗的效果，彻底康复精神分裂症。

⑵ 巩固住院治疗的效果，彻底康复各类功能性精神疾患。

⑶ 这不单是中医治疗的价值，而是逆转世界性的精神分裂症的治疗和康复环境，突破精神分裂症的治疗和康复难关。

⑷ 以中医为主、中西医结合，开辟出一条新路，将世界精神医学导向对精神分裂症社会治愈和彻底康复的道路。

7.2. 院内康复的主要工作和内容

7.2.1.院内康复的主要工作

院内康复的主要工作包括：教育康复类；心理康复类；药物康复类；躯体灵活度康复类；适应家庭生活康复类；学习能力康复类；劳动技能康复类；适应工作能力康复类；社会交往能力康复类；适应社会环境能力康复类；生物、心理、社会功能的整体康复类。

7.2.2.主要康复工作内容

7.2.2.1.教育康复类

7.2.2.1.1.基本精神卫生教育康复

患者入院以后，除了进行积极的药物治疗以外，要对患者进行精神卫生知识基本教育，使患者学习以前没有接触过的精神卫生知识。在学习时，要从中医精神医学的大专课程开始，从中医精神疾病的病因学、病理病机学、精神药理学、精神症状学等方面进行学习。通过学习使患者认识到自己所患疾病的性质、特点、普遍规律、治疗康复过程等。在学习中，引导患者根据自己患病的具体情况，对照精神医学的知识，找到精神功能的缺陷所在，进而主动的配合医生进行系统治疗和康复。在学习中，引导患者回忆自己生病以后对亲人、家庭、单位、社会所带来的不便，思考精神功能的不足之处，从而有意识地进行改进。通于对精神卫生知识的教育康复，促使患者及时发现自己的精神功能的缺损所在，从主观上减少精神衰退，截断精神残疾的进程。为系统治疗创造一个良好的心理环境。

7.2.2.1.2. 适应病区治疗、修养、生活的身心素质教育康复

(1) 适应病区治疗的教育康复：患者入院以后，主治医师要对患者进行配合治疗的心理调适。一般认为，患者的精神疾病处于病重阶段，认知等精神功能障碍，医生对患者讲什么都不会起作用。其实不然，最重的精神病人的精神活动，充其量只有 30～50% 的精神活动的不正常。治疗开始，医生采取各种方法，与患者结交为朋友。待取得患者的信任以后，利用患者正常的精神活动，给其讲解住院和治疗的一些正常程序，注意事项和对患者的好处，使患者打消抵触情绪，缓慢消解患者不正常的精神活动。通过适应病区治疗的教育康复活动，使患者感到在医院住院有安全感、治疗是为了早日痊愈，可以无话不谈、心情舒畅。从而配合医生治疗，减少精神功能的继续损害，逆转精神残疾的持续发生，达到进行治疗方面的教育康复目的。

(2) 适应病区修养、生活的教育康复：患者入院，就要进行适应病区住院修养、生活的教育康复治疗。教育患者在医院是为了自己的身心健康，大家无论有什么需求都可以讲出来，畅所欲言。在温馨的环境中，护士长将病区的组织结构、管理条例、修养、生活的注意事项，都详细地告诉患者。教育患者怎样配合医生的各种治疗；怎样与病友相处和友好地交往；怎样达到适合自己心愿的休养、生活舒适，才能精神舒畅。通过适应病区修养、生活的康复教育，使患者安下心来，心无旁骛地接受系统的康复治疗，从而减少精神功能的损害，逆转精神残疾的进程。

7.2.2.1.3. 适于国情的社会、哲学、文化教育康复

患者入院，要通过交朋友、灌输精神卫生知识、遵守病区管理、病友之间互交朋友、心情舒畅地接受治疗等诸多方面，对患者进行国情、社会、哲学、文化等方面的教育康复治疗。除了治疗时间以外，大家都在病室进行国情、社会、哲学、文化知识学习。从"三字经"、"千字文"、"中庸"、"论语"、四大名著等古文化中汲取智慧；从"西方哲学史"、"中国哲学史"、"中国古代哲学"、"精神现象学"等哲学读物中获取营养。还要特别学习如何适应环境，如何与周围和谐相处，懂得人情世故，人心向背。要做对病区公众有益的事情，人为地创造一个舒适温馨和谐的住院环境，心情舒畅地接受各类治疗，将住院治疗升级为精神进修学校深造。通过对适应国情、社会、哲学、文化的教育康复，使患者增进正常精神活动的频率，减少精神活动的损害，逆转精神残疾的进程。

7.2.2.2. 心理行为康复

凡是精神疾患，都不同程度地存在着个体心理缺陷。因此对住院的患者，从一开始住院，就要进行心理行为康复治疗。除了进行中医精神卫生教育这类集体心理治疗以外，还要通过对个体的心理诊断、治疗、训练，改善其认知功能、情感障碍及不良行为，使之正确对待自己的病情，增强最大程度地自尊、自信、自强、自力能力，早日治愈回归社会。

住院患者的心理行为康复治疗，贯穿于患者治疗的整个过程。除了心理治疗和行为护理矫正的集体心理治疗以外，对个体患者使用各类心理咨询、心理测验、心理治疗、行为治疗、音乐治疗等手段，不断地消除患者在治疗康复中不同阶段的心理阴影，培养积极的心理状态，增强适应各类社会环境的能力。通过对患者进行心理行为康复的系统治疗，使患者减少精神损害，逆转精神残疾的发生。院内康复的心理行为康复治疗，是所有患者住院的必要治疗项目，对患者进行整体综合系统的心理行为康复治疗，是患者回归社会后的强大精神支柱。如果患者的心理强大到无论在什么情况下都能应对一切社会突发事件，那么患者治愈后就不可能再复发。因此，院内心理行为康复治疗是一切康复治疗中的重中之重。

7.2.2.3. 药物康复

7.2.2.3.1. 中药的康复治疗

经过中医为主的整体综合系统治疗，患者达到临床痊愈，此时，可以根据患者的五态人格量表的评估，给与相应的中药巩固调理。可以将中药做成胶囊供患者服用，可以减少患者煎药的工作量和服用的方便。根据患者的精神状态定期调理处方，使患者在心理康复治疗的复制下，尽快恢复病前的精神状态，最大限度的改善患者的心理素质，随着患者人格的完善，尽可能的杜绝和减少复发。

7.2.2.3.2. 西药的康复治疗

如果患者在治疗期间使用的抗精神病药物疗效肯定，就不要随意换用药物。随着患者的病情稳定，将药物减少到巩固药量，采取每天晚上服用一次药，以保证患者的睡眠。当患者精神恢复到正常状态时，可以缓慢地减少药量，直至停用精神药物。以后患者可以将此药储备一小部分，以防万一因各类精神刺激患者病情出现波动时，及时服用制止住病情波动。在与医院联系，配用适当的药物进行系统调理。

7.2.2.4. 躯体灵活度康复

各类精神疾患因为长期患病，由于疾病的特性，加之脑力消耗极大，机体营养供应不良，因而出现散懒症状。服用抗精神药物又有镇静而产生懒散的副作用，两者加在一起，使患者的躯体灵活度欠佳。长此以往，患者的躯体强直僵硬，灵活度不够。为了改善患者躯体的灵活度，要进行适当的躯体灵活度康复，除了医院的体疗外，文体护士长要给患者涉及躯体灵活度的体育项目训练。在医院体疗场内的健身房，根据不同患者的不同需求，利用各类健身器材，对身体各个部位进行躯体灵活度的康复训练。循序渐进、久久为功，配合体疗，使患者的身体日益强健，达到身强力壮的标准，出院后能从事一般强度的体力劳动。

7.2.2.5. 适应家庭生活康复

患者住院治疗达到临床痊愈程度时，要对患者进行适应家庭生活的康复训练。将患者调到到康复区的康复病房内，按照康复区内的康复规则，开展模拟正常家庭生活的训练。患者从买菜、做饭、洗涤碗筷、清洁房间卫生，轮流从事日常家庭生活所必需的琐碎劳动。教育患者如何处理好同屋病友的日常生活关系，增进友谊、友好往来，互谅互让，开展适应家庭多人生活的康复训练。培养患者的适应日常家庭生活的能力，使得患者回到家就能从事家庭生活劳动，融入正常家庭生活，为巩固好病情创造良好的家庭氛围。

7.2.2.6. 学习能力康复

学习能力是个人从事学习活动所具备的心理特征，包括感知观察能力、记忆能力、阅读能力、解决问题能力等。精神疾患在疾病过程中，学习能力在不同程度上受到损害，出现感知障碍、认知障碍、记忆障碍、阅读障碍等。当经过治疗患者精神症状消失，基本达到临床痊愈时，就要有计划地帮助患者恢复学习能力，促进精神活动的正常。学习能力康复，要根据患者发病时的主要精神症状表现，从典型症状中找到学习功能丧失的原因。除了维持正常治疗，要以"悟践心理疗法"为主进行心理行为治疗，与患者一起分析学习能力丧失或减弱的生理病理原因，制定措施，逐步恢复学习能力。从正确感知内外事物、恢复认知功能、阅读功能、记忆功能、解决问题的能力等诸多方面，循序渐进的进行学习能力的康复。学习能力的康复有集体学习能力康复，有个体学习能力康复，根据不同的患者制定相应的措施和方式方法。在学习能力康复中，要注意充分调动患者渴望回归社会的动力，充分调动患者渴望恢复学习能力的愿望。科学地、实事求是地、循序渐进地逐步进行学习能力的康复，使患者早日恢复其病前的学习能力。

7.2.2.7. 劳动技能康复

劳动技能康复的目的是：当患者临床痊愈后，根据患者病前的工作、生活状况，有计划地恢复其原劳动技能，帮助患者在社会上自食其力。由于患者来自四面八方，不同年龄阶段、不同社会阶层、不同劳动岗位、不同文化水平、不同教育信仰等的差别，采取不同的劳动技能康复方式。根据不同的各类差别，将患者分成若干个劳动小组，分别进入医院康复工厂、医院康复农场、医院康复学校、医院劳动技能培训学校、医院康复文艺工作队、医院特殊技能康复小组、医院家庭劳动技能康复小组等，进行不同的劳动康复。具体劳动技能康复种类与方法，详见《康复治疗方法》、《工作治疗方法》等章节。

7.2.2.8. 适应工作能力康复

正常人患了精神疾病特别是精神分裂症以后，由于疾病的性质，患者沉浸在虚幻世界里，远离现实社会，其原有的工作能力不同程度地都会减退。若长期患重性精神疾病经久不愈，其工作能力就会大部丧失或全部丧失。经过系统治疗达到临床痊愈之后，就要考虑患者适应工作能力的康复。适应工作能力的康复包括：原有工作技能的康复；新技术新工艺的学习掌握；劳动场合人际关系的康复等。

7.2.2.8.1. 原有工作技能的康复

原有工作技能，是适应当时的工作要求、完成当时的工作数量而掌握的一种工作技能层次，具有时间性和时代性。为了使患者迅速恢复当时的工作能力，医院应当尽量满足患者当时工作的条件。如果医院康复工厂没有此类项目，可以尽量地增添该项目，以满足患者尽快恢复该项工作能力的锻炼。若医院不具备这些条件，可以由医院外联部门与具有此类条件的社会上的工厂、作坊联系，医院派出康复护理人员带领患者在这些工作场合工作，以期恢复患者当时的工作技能和能力。当患者能够熟练地掌握这些原有的工作技能，并能通过同行师傅们的评估，原有工作技能的康复结束。

7.2.2.8.2. 新技术新工艺的掌握

现代科技的飞速发展，新技术新工艺不断翻新，无论何种岗位都是如此。由于长期患病，患者远离工作岗位，对这些新技术新工艺了解甚少，甚至完全不了解。当临床痊愈，通过原有工作技能的康复后，就要引导患者对新技术新工艺进行学习的康复。这类康复难度比较大，因为新技术新工艺是由具有现代意识的、具有一定知识高度的新工作人员掌握。患者刚刚从精神病医院出院，社会上对治愈的患者都存在一定程度的歧视和远离心理，虽说已经重新掌握了原有的工作技能，但如果上岗则必须要进行新技术新工艺的培训。对于培训新入职的员工，老员工都有一定的积极性，但是要培训刚刚痊愈的精神病患者，培训师傅则有很多犹豫。这需要由政府的相关政策支撑，有单位领导的强力支持，有社会对精神病患者痊愈后的责任心理，有技术师傅具有大的爱心。我们认为：通过以中医为主的整体综合系统的治疗，患者的疾病已经治愈，已经具备了恢复一切社会功能的能力，他们应该与正常人一样，享受所有的社会权利和义务，承担相应的社会责任。对于原工作单位的新技术新工艺的学习和掌握，是已经痊愈的患者的权利和义务，它们有能力迅速掌握新技术新工艺，从事正常的工作。而现在存在的主要问题是：人们对痊愈后患者缺乏客观公正的科学态度；缺乏科学见识的偏见。因此，希望所有人都要以大爱之心欢迎这些病愈归来的弟兄姐妹，帮助他们恢复正常工作，尽快融入正常的工作和学习氛围之中，进而融入正常的各类社会生活，真正地回归社会。

7.2.2.8.3. 劳动场合人际关系的康复

患精神疾病的人们，由于疾病性质的原因，存在着人格偏离正常的病态行为。患者临床痊愈之后，或多或少的存在着孤僻的个性，他们不愿与周围人们发生过多的联系和交往。这是疾病的后遗症，也是患者轻微人格障碍所致。在回归原工作单位之前，要帮助患者进行回归社会前的劳动场合人际关系的康复训练。在康复训练中，要模拟工作小组成员，进行人与人之间的友好相处训练，如出现问题时的相互研究解决之道；出现他人工作失误导致群体受连累时、应有的谅解和大度；出现公共责任时敢于承担相应责任的勇气和担当等。当因为私人关系出现其他工友对自己不太友好时、要培养谦虚忍让品格；要培养妥协处理任何事物的能力。通过对劳动场合人际关系的康复训练，使患者能游刃有余的处理与工友们的关系，从而建立融洽的工友关系，营造宽松有益的工作环境，心情舒畅的工作。

7.2.2.9. 社会交往能力康复

由于疾病性质的原因，长期患病久治不愈，精神疾病患者的社会交往能力不断下降，有的完全丧失，被动地生活在这个世界上。患者孤苦伶仃，自身有什么需求也不知道向人求助，孤立无援，无可奈何，这是非常悲惨的现象。经过治疗，患者达到临床痊愈后，就要对患者进行社会交往能力的康复训练。训练患者能将自身的需求口述出来；训练患者怎样将自己的需求向别人求助；训练患者当自己的求助被拒绝后、怎样再次向其他的人们求助（这期间要训练患者增强对社会事物的认知能力、包容能力，理解一个人的拒绝不是所有人的拒绝、因而保持向别人继续求助的愿望、之道需求被满足）；训练患者学习观察别人的所思所想、一言一行，进而判断自己的需求是可以否向某人求助；训练患者在自尊心不被尊重的情况下、最大限度地扩展自己的需求求助范围，从而使自己的问题得到解决等等。通过对患者进行社会交往能力的康复训练，增强患者的社会适应能力，增强患者的社会生活能力，从而轻松地适应不同社会环境，维护自己的精神健康。

7.2.2.10. 适应社会环境能力康复

随着社会的飞速发展，人们社会生活环境的不断变化，社会生活的空间也发生着变化。由于长期患病，患者病前所生活的社会空间和环境，随着社会的发展发生着不断的变化。当患者临床痊愈后，以前所生活的环境已经不是发病时的环境，因此要对患者进行适应社会环境能力的康复训练。由于现代人员流动非常方便，患病前后生活的地域有可能发生变化，如家人从北方迁移到了南方工作和生活。患者得病时的社会环境发生了变化，尤其是患者的刺激源基本消失，发生了根本的改变，这样的改变有益于该类患者的病情巩固。如果全家移民到了国外，就要通过学习所在国的语言和生活习惯，适宜国外的环境，开始新的生活方式。或者由于社会的发展，原来的家庭由农民转变成为了城市居民，就要适应城市居民的生活方式，逐步适应城市的生活和工作。或者由于拆迁，从农家小院搬迁进了城市公寓，原来的乡里乡亲因为各自的工作或生活习惯的改变，变成了日渐陌生的城市居民。针对这些不同环境的改变，要对患者进行适应环境改变的康复训练。使患者逐渐适应新的环境，逐渐融入新的氛围，开始新的生活。在适应环境训练中，有的患者可能一时不能适应新的环境，但是不要担心，随着患者对周围环境的不断熟悉，认知上不断地发生着变化。在这个过程中，要陪伴患者到国外的唐人街、城中的大型超市、书店、图书馆、各类文化娱乐场所等日常生活所需的地方，熟悉环境、适应环境。学习周围环境的文化、历史，了解现代发展状况，从心理上逐渐接受这个环境。通过对回归社会后新环境适应的康复训练，使患者自然而然地爱上这个环境，无障碍地适应周围环境，融入周围环境，达到心情舒畅、精神饱满地开始新的生活。

7.2.2.11. 生物、心理、社会功能的整体康复

通过院内的系统康复训练工作，患者达到临床痊愈后临近出院时的最佳状态。此时要对患者进行生物、心理、社会功能的全面整体康复训练的检验。

7.2.2.11.1. 生物医学康复训练检验

取决于中医为主的整体综合系统治疗的方法和治疗效果，各项指标是否已经达到临床痊愈标准。在进行各类检验时，要依据美国 DSM-5 的精神疾病标准以及各类量表，根据各类指标的规定，看一看全面检查后还有那些生物医学方面的康复治疗没有达到痊愈的标准，如果有，就要进行最后的彻底的康复治疗，以达到全面的生物医学出院标准。只有各类指标都达标后，才能通过生物医学的康复训练检验。

7.2.2.11.2. 心理康复标准检验

根据各类心理康复治疗的要求，按照各类量表进行心理行为康复治疗的检验，如果还有不达标的项目，就要进行最后的彻底的心理行为康复治疗。在进行最后心理行为康复治疗时，要制定出计划，按照计划逐项逐条地进行心理康复训练，补上不足的部分，达到心理行为上的健康标准。如果是因为家族遗传，患者存在个性偏差，要与其家属商定在家继续执行医院的心理行为康复计划，以求最大限度地使患者的人格得到完善，尽可能地适应周围人群的社会心理预期，达到与周围人们的和睦相处，心理健康地平稳回归社会。

7.2.2.11.3. 社会功能康复检验

精神病人的社会功能康复，体现在康复医学上是精神康复。精神康复就是通过生物、心理、社会的各种方法，使由于长期患病引起的精神残疾所导致的社会功能缺损得到恢复。精神疾患经过系统治疗后，达到临床痊愈，再根据医院系统康复的治疗方法，使患者基本上达到恢复社会功能，能够与周围社会进行有效地交流，完成社会赋予患者的各类社会活动。经过医院内部的专业康复方法，使得患者具备了出院适应社会的基本功能，此时要检验患者适应社会功能的康复训练是否达标。

检验的方法有两条：一是检验患者在家庭功能上的成效，在设计的患者假出院期间，由其家人（妻子、丈夫、父母及兄弟姐妹等）提供证明，证明患者在假出院期间基本能够履行其家庭责任和义务：知道疼爱妻子或丈夫、孩子；知道孝敬父母、友爱兄弟姐妹，谦恭邻里；在家能够正常操持家务，与家人共同谋划未来，有担当；基本上恢复到了与病前在家中地位相适应的水平。二是检验患者在假出院期间，为了检验其社会功能恢复的程度，有意识地设计患者参与社会活动，获得参与活动的书面结果评价。在活动中，患者积极地与周围人一起参与活动，彬彬有礼、进退有度，能够主动地与他人合作，完成所担负的任务，而且没有人查觉到患者曾经是个精神病人。考察其在与邻里街坊接触的过程中，患者能够与邻里倾心交谈，真心相待，将心比心、视若亲人。邻里们认为患者的病已经完全好了，情商智商都已经恢复了，与病前的行为已经没有什么区别了。邻里街坊能够与患者没有任何隔阂地交往，视如常人般对待。在社会功能康复训练方面的检验，只有家人与邻居在友好和谐的氛围中，才能观察出患者的社会功能恢复的真正程度。通过对患者社会功能康复程度的检验，使患者回归社会后的生存空间有了较大的宽松，因而能够心情舒畅、精神松弛地回归社会，在适应社会环境方面游刃有余，轻松愉快。

7.3. 院内康复的措施和方法

7.3.1. 院内环境

7.3.1.1. 医院建设环境康复

医院建设要利于精神疾病患者的康复需求，整体医院布局建筑为为花园式，门诊为仿古式三合院建筑，庄重、古朴、大方、优雅，红砖绿瓦遮影在蓝天绿树之中，从外观上看不出是一座精神病医院，更像一座图书馆或古文物研究所。外中内西，外部典雅古朴，内部设施完备，功能齐全，运行方便。候诊大厅设置饮水间、咖啡厅，沙发座椅、现代装饰、音乐绕梁、轻柔温馨。病区为民族式三合院式小楼，院内植满四季花卉、绿树参天、遮满楼房，病区内冬暖夏凉、四季如春。康复区为一现代化公寓式楼房，设计为四面都能照射进太阳光，房间内阳光明媚、宽敞明亮，现代设设齐备，生活设施一应俱全，房间内设置小酒吧台，各类有益患者康复的茶水饮料齐备。其居间摆放钢琴，音乐台吧，吹拉弹唱随手而应。无论是门诊楼、病区楼、还是康复楼，都给患者提供一个宽松明新、温馨和谐、积极向上的康复环境。使患者在这里没有医院的感觉，像是在大学深造，或在文物单位工作，像在温馨的生活环境中、深厚的学术氛围中疗养康复。

7.3.1.2. 医院人文环境康复

1. 医护患新型关系的康复环境：新型医护患关系的建立，是中医精神医学模式的创造，在于改善社会和人们对精神疾病患者的歧视相状。在医院里，无论是医生还是护士，对待患者都要像兄弟姐妹一样，除了治疗时间以外，大家都用先生、女士、太太、小姐、兄弟、姐妹、大爷、大妈、董事长、总经理、部长先生、处长先生，主任、大夫、护士、护理员等等称呼对方。病区内定期开展医护患生活交流会，在会上患者与医护人员可以提出任何问题，平等讨论解决方案。本着互相尊重、互相帮助、互相解释、互相批评与自我批评，通过摆事实、讲道理，将存在的没有理顺或新发现的医护患关系问题解决。问题解决后，大家更加互相理解、信任，重新开始新的更加融洽的关系。使患者始终生活在一个精神愉悦、心情舒畅的康复环境中。

2. 日常生活式的新型康复氛围：患者进入康复期，医院要在患者与其家属同意的情况下，为患者制定一套新型的日常生活康复规则，从心理行为到日常各类细小的生活细节，为患者出院创造强大的心理准备，以应对各类社会生活事件。

康复患者在医院康复期间，要与患者家属商量，鼓励患者穿自己平时喜欢的衣服，鞋袜，佩戴自己喜欢的帽子和温馨的装饰，维护患者对美好生活的向往。使患者每天都感觉到是生活在一个节假日，或者是出门旅行的时空之中。在与患者进行的康复心理调试中，要时随提醒患者珍惜每一天，过好每一天，让自己生活在一个真实、浪漫、活泼的青春里。在这个规则里，讲究从言谈举止、到待人处世都显示出个人的修养素质。大家彬彬有礼、恭敬有加、谦恭互动，互谅互让，使患者在康复训练中逐渐完善性格，提高涵养。从日常生活的每一个细节，都显示出现代文明人士的修养。除了对周围人的尊敬以外，善待万物、善心善喜，心神惬意、精神饱满地适宜各类环境的生活。同时还要学习遇到挫折后的自我应对心理调适，避免回归社会后遇到挫折后灰心丧气。一方面是修养孔子的饶恕心态，一方面是积极改变现状，变被动为主动。主动适应环境，体现自身的深厚涵养素质，保持自身的高级修养水平。防止因社会问题导致心情不畅病情波动，用在医院日常生活中学习、康复训练中提高的基本素质，抵御不良社会环境和意外事件的冲击，维护自身的精神健康。

7.3.1.3. 医疗设施环境康复

精神疾患在康复期使用的康复器材，采用健康人士的健身器材，以及儿童使用的娱乐器材。尽量避免使用残疾人士的康复器材，使患者感到人人平等，没有低人一等的感觉。因为精神残疾人士不是躯体残疾，躯体残疾必须使用相应的康复器材，才能使的躯体残疾得以康复。而精神残疾若使用与躯体残疾人士一样的康复器材，便使患者有一种被划入终身残疾的体验，并进而联想出被社会抛弃的感觉，对患者的心理康复不利。无论是各类康复器材，还是各种康复文化氛围，都要显示出精神疾患者追求美好生活，尽快康复、积极向上的心理。

7.3.2.院内康复训练

院内开展康复训练，是从患者一入院就进行的。

7.3.2.1. 治疗环节的康复训练

精神疾患的症状主要表现在精神活动的紊乱上面，患者罹患疾病后，精神功能部分开始出现障碍，患者沉湎于虚幻的世界里，心理行为远离社会，给人一种与周围格格不入的感。患者入院治疗，进入一个新的环境，由于对医生的敬畏和未知，患者一时的精神活动有可能出现正常状态。根据对患者正常精神活动和异常精神活动比例的分析，认识到在一定的情境下，患者是有正常的精神活动的。临床医生要抓住这一时机，从治疗一开始就尽量调动患者正常的精神活动、来抵御异常的精神活动，这样就可以使治疗进行得比较顺利，从而使患者尽快达到显著好转。在整个治疗环节中，每一次的治疗活动，不论是药物治疗、心理治疗、行为治疗、教育治疗、工作治疗娱乐治疗等，还是系统的体疗、康复治疗，都尽量使患者善于调动自己的正常精神活动，来对抗自己的异常精神活动。比如请一位病情稍微好转一些的患者，帮助一位刚入院的重症患者服用药物，清理个人卫生，安慰重症患者等；比如对一位病情正在发作的患者说："您是有文化、有修养、有水平、有能力的好老师，您现在可以静下来，考虑考虑怎样把您学生的期末考试成绩提上去，您的学生需要您。同时对他身边的其他患者说：大家都准备一些自己的问题，请 X 老师帮你们解决"。在患者病情最严重的时期，让患者时时感到自己的社会位置、应负的责任和义务；或是在一个学校接受培训。在入院后的所有治疗环节中，都要使患者衰减的精神功能得到不间断的康复训练。

7.3.2.2. 行为护理环节的康复训练

行为护理不但是为患者服务，还包括患者随时校正所有医护人员的有失偏颇行为。比如护士在工作期间为患者修剪指甲时，顺便修剪自己的指甲；体疗期间带领患者走正步不规范；服务患者服药期间东张西望精神不集中；夜间值班期间为患者提供温热饮水不及时等等，患者有权随时对该护士的偏颇行为提出批评，进行纠正。这种行为护理细节的康复训练，不是为了挑剔护理人员的毛病，而是为了调动患者正常的思维行为意识，使患者的思维和行为始终处于正常行为规范范畴，这是精神功能康复训练的重要环节。这种医护患之间行为护理关系的重新建立，促进了医疗环境的健康，保证了医疗工作的正常进行，为患者创造一个不脱节的康复训练。久而久之，形成了中医精神医学文化并沉淀下来，对患者的心理行为康复非常重要。这不但配合各类治疗、及时逆转精神功能的损害，而且保护了精神功能不再继续受到损害，同时促进了患者正常精神功能的恢复。

7.3.3. 院内康复工作队组织

患者进入临床痊愈后，为了彻底康复治疗，就要求患者进入医院康复队组织，根据各类患者的不同情况，进行各种系统的康复训练。康复工作队是根据中医精神医学的康复理论而设置的。中医精神医学的康复理论认为：正常人患了精神疾患，特别是精神分裂症和情感性精神障碍这类重性精神疾病，从一开始出现精神症状，其精神功能就已经受到严重损害，有的终生不能恢复，成为精神残疾的开始。因此，患者住院开始进行治疗时，就要相应的进行康复治疗和训练，这种康复训练包括治疗和行为护理环节的方方面面。当经过系统治疗达到临床痊愈后，再要进入康复工作队，重点进行出院前的系统康复，为患者出院后独立面对社会创造条件。康复工作队的主要方法是工作康复治疗，包括患者回归社会后有可能遇到的形形色色的工作内容。康复队将所有的工作内容归纳为：

1. 回归社会后的日常家庭生活的康复训练;
2. 回归社会后社区、单位、领导岗位的康复工作训练。
3. 回归社会后普通劳动岗位的康复训练。
4. 回归社会后文化工作岗位康复训练。
5. 回归社会后的文艺娱乐岗位的康复训练。

以上五个方面的系统康复训练详见康复治疗章节。

7.3.4. 院内康复学校、康复工厂、康复农场

7.3.4.1. 康复学校的劳动技能培训

医院劳动技能培训学校是专门为即将出院的康复患者设立的。由于罹患精神疾患，患者处于病态的虚幻之中，远离现实社会，精神活动的异常紊乱，对大脑造成了严重的损害。待治疗达到临床痊愈时，为了适应回归社会的需要，患者迫切需要恢复病前的学习、工作和交际能力，以独立自主在社会中生活，并自食其力地养活自己。如果没有经过出院前的各种劳动技能培训，患者出院后遇到的首要问题就是如何融入家庭和社会。经过培训的患者，基本能够自己服药巩固、能够参加家庭和社会基本的劳动，能够自食其力，在家庭和社会中拥有一定的被尊重的地位，就能够较好地融入家庭和社会。因此，在患者出院以前，根据各自的实际情况，进行各类系统的劳动技能培训，就显得异常重要。

在劳动技能培训学校内，可以学习到如何融入家庭、适应家庭生活；如何融入学校、适应学习生活；如何融入单位、适应单位工作；如何融入社会、适应社会交往；如何融入社区的文化娱乐场所、进行精神愉悦的休闲生活等等。

7.3.4.2. 康复工厂的劳动技能训练

医院康复工厂，是为了康复训练原有工作技能的患者设立的。由于各位患者病前等工作性质、工作种类不同，医院康复工作队尽量多种类的设立一些劳动培训项目，但由于患者来自不同领域，由于医院条件有限以及各类限制，康复队不可能设立种类繁多的劳动技能培训项目。如果康复工作队没有有些患者的该类劳动技能培训项目，康复工厂可以与社会上的相关工厂建立友好协作关系，对具有特殊劳动技能的工种，请求该类工厂给予支持帮助。协商到这类社会工厂康复训练工作，医院可以与家属商量，请其家属为工厂提供一些费用，以增加该类工

厂接纳患者的热情。到外厂进行康复训练时，医院要派出专门护理人员陪同，工作结束一同回医院休息，第二天再一同前往。经过一段时间的劳动训练，外厂的工种师傅对该患者的劳动训练做出评价，以判断患者掌握该类劳动技能的程度。也是患者回归社会后向单位提供的能胜任该类工作的证明。

患者经过在康复工作队的各类劳动技能的系统康复训练，基本恢复到病前的劳动工作水平，经患者同意，与其家属商量后，医院为患者制定出院后的继续康复巩固治疗、以及继续康复训练计划，患者就可以出院了。

7.3.4.3. 康复农场的劳动康复训练

医院康复工作队设立康复农场，是为了康复训练来自农村的精神障碍患者。患者在医院住院治疗，经过一段时间的系统治疗达到临床痊愈后，就要进入康复农场，进行出院前的农业劳动康复训练。康复农场的康复训练项目的设立，主要是根据中国农村种植的农作物，包括农牧养殖业、林木花卉种植业、各类蔬菜种植、各类动物饲养业，各类灵巧编织手工业等。

在康复农场进行劳动技能训练时，要聘请具有丰富农牧业知识的农业科学家、农业技术员等专业人士到现场带教示范，请具有经验的农村老伯们手把手传授相关技术。在康复农场，患者要学会各类农作物的种植、培育、田间管理、收获等技术；学会各类花卉林木的种植、培育、嫁接、移植等技术；学会养育各类小动物如养鸡、养鸭、养羊、养鱼虾、养乌龟等技术；学会养蝎子、蜈蚣、土鳖虫等药用小动物，为回家后从事农牧业、养殖业等工作积累经验，以便患者痊愈后自食其力，发家致富，巩固病情，减少复发。

7.4. 几种常见病的康复要点

7.4.1. 慢性精神分裂症

慢性精神分裂症需要全面系统的康复治疗，当患者显著好转及临床痊愈时，要特别注重医院康复工作队的实际康复训练。有一些康复要点，在实际工作中要特别注意。

7.4.1.1. 躯体强壮康复要点

根据中医精神医学的理论，参照运动医学的原理，从患者一住院就开始体疗。体疗时，除躯体疾病以外，要根据各位患者的身体实际情况，分为两大类分别进行。

1. 没有任何躯体疾病的患者，要根据体疗规划，逐步强化体疗，利用从众心理、奖励机制，使患者心甘情愿的参加体疗。经过三个月及半年的体疗康复训练，达到每日体疗五个五小时的强度。以患者红光满面，面带笑容、身强体壮，吃饭香甜，大便通畅，睡眠深沉，与健康人一样，积极参加病区各类文艺娱乐活动，身上有使不完的劲为标准。

2. 对患有躯体疾病的精神分裂症患者，特别是慢性患者，在积极治疗躯体疾病的基础上，缓慢进行体疗。体疗时在慢步圈内缓慢散步，按照患者的躯体疾病程度制定散步频率和时长，达到即可以将全身的经脉活散开来，促进躯体疾病的恢复，又对躯体疾病没有任何妨碍。随着患者躯体疾病的逐步好转，逐渐加大体疗量，循序渐进，逐步达到与没有躯体疾病患者一样大的体疗量。待躯体疾病痊愈后，经过三个月至半年的体疗康复训练，使患者达到面色红润、饮食正常、大小便通畅、睡眠香甜，身体强壮，身心两健。

7.4.1.2. 日常生活的系统康复要点

根据中医精神医学行为护理的理论和实施要点，将日常生活的系统康复放在首要位置。每天早上起床以后，从起床、穿衣、叠被、收拾床铺卫生，到大小便、洗漱、清扫病房卫生、晨间体疗，吃饭、服药、接受各种治疗，从午饭、午休、起床、运动、治疗、看滚动新闻，晚饭、服药、到入睡等等，严格按照作息时间表进行，使患者养成一个良好的作息规律。这一良好的作息规律出院后也要保持，时时提醒患者要向在医院一样，每天精神饱满、心情舒畅地生活。

7.4.1.3. 医护人员与病友之间的人际关系要点

患者在医院住院治疗，享受所有的人权和被尊重权，因此，医院推行医护一体化病房管理模式，推行学院式的心理行为护理模式。行为护理的医疗环境要求给患者提供一个温馨的氛围，除了治疗时间以外，医院统一为所有病区播放轻柔音乐，医护人员为患者服务时，面带微笑，声音轻柔，给患者创造一个即严谨又温馨的医疗康复环境。患者与所有病友以及医护人员平等和谐相待，一般都会心情舒畅，安心住院。但是由于每个人的思想不同，每人都有自己的性格、行为惯性，时间久了不免会出现一些生活中的小矛盾，这是自然而然的事情。这是行为护理要处理的一个要点，患者人际关系的相互作用，影响着病情的恢复进展情况。处理好患者之间、患者与医护人员之间的人际关系，是中医精神医学行为护理管理中的一个重要环节，有时甚至是一个必须强调的主要环节。这里有疾病性质的问题，有护理科学的问题，有护理能力的问题，也有医学、护理心理学的问题。因此，在临床行为护理中，要分清矛盾出现的性质，属于疾病所造成的，要暂时隔离开矛盾的双方，加大治疗力度，使矛盾得到缓解。若属于患者性格方面的问题，要针对不同的心理问题，进行相应的心理治疗和行为矫正。若属于不经意间的误会造成的，要给双方进行沟通调节，使双方都基本达到满意，不留任何后遗症。总之，处理好患者住院期间的人际关系，是临床行为护理工作中的一个重要环节，是治疗效果得到维持的重要保证。

在患者出院前，要进行出院后人际关系能力的培养。针对来自于不同地域、不同阶层、不同领域的患者，根据患者的实际情况，分别开展出院后有可能面对的人际关系，使之回归社会后能独立地处理各种人际关系。

7.4.1.4. 职业技能训练的要点

患者治愈后回归社会，能否恢复病前的学习或工作能力，是一个检验治疗效果的重要指标。如果患者出院后不能恢复工作或学习能力，也就是说还达不到痊愈的标准，因此，还要继续进行各种康复回归的系统训练治疗。

在回归社会能力的康复治疗方面，重要的属于职业劳动技能康复训练，这是出院前最重要的康复要点。按照医院康复工作队的计划，分门别类地对患者进行劳动技能康复训练，使患者出院后具备一些基本的劳动技能，能够自食其力。进行职业劳动康复训练，要按照医院康复工作队的各类康复工作训练计划，根据各类患者的实际情况，循序渐进地开展。职业技能康复结束时，所有不同的职业劳动康复训练项目都要进行验收，验收合格才能出院。患者出院后就能到相关机构工作，从而保证患者的劳动所得，保证经济独立，减少精神压力。

7.4.2. 情感性精神障碍

情感性精神障碍的病因不明，研究提示遗传因素、生物学因素和心理因素有明显影响。主要症状是情感活动的不正常，伴有行为和思维障碍。主要治疗手段是体疗、药物治疗、调整情感活动、促进心理功能正常等。因此，康复的重点是在药物治疗维持病情稳定的基础上，强调心理教育干预、行为矫正康复疗法，促进患者的情绪保持基本正常。

7.4.2.1. 躯体强壮康复要点

根据中医精神医学的理论，从患者一住院就进行体疗。体疗时，除躯体疾病以外，要根据各位患者的身体实际情况，分为两大类分别进行。

1. 没有任何躯体疾病的患者，从一开始住院就强化体疗。利用躁狂患者好为人师的病理特点，在合理设计的前提下，利用奖励机制，加之从众心理、使患者心甘情愿的参加体疗；根据抑郁症患者的心理特征，制定合理的体疗规划，奖励、督促患者进行体疗。经过三个月及半年的体疗康复训练，达到每日体疗五个五小时的强度。以患者红光满面，面带笑容、身强体壮，吃饭香甜，大便通畅，睡眠深沉，与健康人一样，积极参加病区各类文艺娱乐活动，身上有使不完的劲为标准。

2. 对患有躯体疾病的患者，要积极治疗躯体疾病，特别是抑郁症患者。在躯体疾病好转的基础上，缓慢进行体疗。体疗时在慢步圈内缓慢散步，按照患者的躯体疾病程度制定散步频率和时长，将全身的经脉活散开来，帮助治疗躯体疾病，促进躯体疾病尽快痊愈。随着患者躯体疾病的逐步好转，逐渐加大体疗量，循序渐进，逐步达到与没有躯体疾病患者一样大的体疗量。待躯体疾病痊愈后，经过三个月至半年的体疗康复训练，使患者达到面色红润、饮食正常、大小便通畅、睡眠香甜，身体强壮，身心两健。

7.4.2.2. 系统的中西药物康复治疗要点

1. 中药的继续康复治疗要点：经过中医为主的整体综合系统治疗病情基本稳定以后，要根据患者的四诊八纲，辨证出脏腑、经络、气血、阴阳的偏盛偏衰之所在，进行调整脏腑功能平衡和定位补泻的继续系统治疗。随着机体的脏腑、经络、气血、阴阳的相对平衡调整到位，定位补泻基本完成，再加上各类心理调适，患者的情绪就基本稳定下来并维持住，病情治愈后就不容易复发了。

2 西药的继续康复治疗要点：在治疗过程中，针对患者主要症状选用的抗躁狂与抗抑郁药物，特别是碳酸锂，不要轻易停用，小剂量的继续巩固服用，可以在一定程度上稳定情绪，减少复发。待中医调整脏腑功能平衡与定位补泻治疗程序完成后，再根据情况，逐步减停西药。

7.4.2.3. 心理教育行为矫正的康复要点

1. 家庭治疗的系统康复要点：

(1) 情感性精神障碍家族遗传率较高，在没有发病的家庭成员中，也有可能存在情绪易于波动的偏差。在与患者家属友好协商、充分沟通的基础上，使用症状自评量表 SCL90，对家庭所有成员进行心理健康测试，考察患者家庭成员的心理状况，从而对患者进行家庭心理行为系统康复做出适宜方案。对家庭成员中有些心理行为的偏差予以及时纠正，建立家庭氛围的正能量，以利于患者的家庭康复系统康复。

(2) 家庭系统康复涉及的内容主要是：家庭成员的和谐相处；学习工作、家庭教育、恋爱婚姻等问题的恰当解决；社区、邻里关系的融合等。通过语言和非言语技术消除病理、心理现象、促进个体和家庭以及社区邻里之间的和谐。

(3) 进行家庭系统康复时，要让家庭所有成员充分了解病人的病态心理与家庭之间的关系，以此为基础建立起家庭成员与患者之间良好的关系。注重全家人的沟通，满足家人不同的心理需要，想方设法维持家庭内的关系平衡，富有生机，自然而然，为患者创在一个良好的家庭生活氛围。在家庭康复训练中，找出家庭需要改善的问题，促进家人改正存在的问题，在进行改正问题的同时，不能增加家人之间的矛盾，既能将问题加以解决，又能改善和缓解家庭内的阻力。

(4) 要特别注意纠正患者或家庭成员之间的不良行为和习惯，维持住已经纠正的行为。在家庭系统康复治疗中，要善于运用家族血缘固有的大爱，家庭原有的正性情感，从一滴一点做起，注重细节，温情满满、循循善诱、切记简单、武断，在温馨的家庭环境中提高各家庭成员的精神文明水平。

2. 持续的心理教育干预（性格矫正）康复要点：心理教育干预对各类情感性精神障碍都有良好的康复治疗作用。在心理教育干预中，将中医心理学和医学心理学的知识教授给患者，将认知疗法和行为矫正及各类心理学治疗方法教授给患者，使患者在内心有一个心理康复的预期。再将认知疗法、悟践心理疗法与行为矫正疗法的内容融合改进，对情感性精神障碍进行心理教育干预的系统康复训练，有较好的康复治疗效果。

3. 系统矫正认知障碍康复要点：认知是人认识或获取、应用知识、智能、加工信息的过程，包括感觉、知觉、记忆、思维、想象、和语言等。认知障碍是大脑的上述高级智能加工过程中出现的异常，任何引起大脑皮层功能和结构异常的因素均可导致认知障碍。情感性精神障碍的认知功能因各种因素存在不同偏差，除了进行相应的治疗以外，还要进行系统的心理行为矫正康复治疗。

系统矫正认知障碍的要点，是纠正患者适应不良的思维，促进患者保持内心和谐。适应不良行为与情绪都源于适应不良的思维,因此,治疗的目的是通过改变患者对己、对人、对事的看法与态度,来改变自己的心理认知问题。

(1) 帮助患者制定严格的作息时间表，每日的活动计划是为了使患者的思维和行为规范起来。每日早上起床，听着轻柔的音乐，洗漱进食以后，面对自己今天所要开始的思维和行为活动，开动大脑，寻找自己以及自己做事的优势和不足，并与心理治疗师进行交流，从而得出一个比较简单正确的对待自己的认知。得出认知后要反复确认，循序渐进，从易到难，使之固定化，逐渐增加患者的思维行为活动量和复杂性。这种思维方式要逐步扩展到自己周围的人群，以利于融入正常的家庭和社会生活。

(2) 反复促进愉快体验，让患者每天晚上将当天的活动内容的愉快体验程度作出评价，并与心理治疗师进行分享，借此在记忆中固定这种愉悦心情的体验。如患者根据规律的作息时间表活动，就会感觉到规律作息对自身懒散的行为改变所带来的愉悦，其动机就会增加而促使成功自信心，愉快感觉也会随之而增加。久而久之，患者就会冷静理智地对待身边的人和事，从而逐步改变以往的病态认知。

(3) 转换处理，即换一种方式来解释自己的体验，使患者换位思考，或通过讨论而使患者发现自己能够解决原来不能解决的问题，能够正确认识原来不能正确认识的事。

(4) 认知重评，由医生和患者共同对自己的认知进行评价，主要是找出由于认知错误导致的认知障碍与情感性精神疾患的之间的关系，从而矫正这些认知障碍。

4. 日常生活及工作的系统康复要点：日常生活及工作中，患者会接触到与自己相关的不同的人士，如何与这些人士是进行充分到位的交流，以便于自己的生活或工作，这是开展日常生活及工作的系统康复要点。

(1) 正确的进行互相自我介绍：陌生人之间的第一次认识，大家互相介绍各自的基本情况，第一印象非常重要。这时患者要面对笑容地介绍自己，同时集中精力倾听对方的介绍，将对方的所有语言与肢体语言，收集存入大脑，细心体验对方的真诚，为正常思维提供良好素材。

(2) 正确地进行不同意见的交流：A. 家庭中的所有成员，在日常生活中总会因为一些见解不同，产生些无关紧要的小矛盾，无论是配偶、父母、子女或兄弟姐妹，都是常事。但是情感性精神障碍的患者，由于认知存在一定程度的障碍，就有可能因对事物的偏见而把小事演化成大矛盾。此时，矛盾着的双方就要暂时冷处理，特别是患者要冷静下来，认真分析一下自己的言行究竟对他人造成了什么伤害。另外一方也要冷静下来，思考一下究竟为什么自己本来没有恶意的言语或行为，却引起对方情绪如此大的波动。待大家冷静些时间后，找个宽松的时间，制造一个温馨的氛围，双方平心静气地坐下来，各自进行一些自我批评，向对方说声"对不起"，用亲情、真诚将矛盾化解，握手言和。这种温馨的谈话结束后，双方都要有一个愧意浓浓、情犹未尽的心境，以免日后再生嫌隙。B. 工作中的同事，大家在一起工作，因为各种原因，总免不了产生一些小矛盾。此时，患者先要冷静下来，思考一下这件事情主要责任到底在谁。如果主要责任在自己，就要诚心诚意地向对方道歉，取得对方的谅解。如果主要责任是在对方，要找出对方应负主要责任的原因，将心比心地进行自我思考。可以待对方火气消了以后，寻找一个适当的机会，通过换位思考的方式与对方倾心交流，以求的对方内心深处明白因而诚然释怀，使得矛盾消除。如果对方存在歧视，认为患者是曾经的精神病人，以"不可理喻"等词汇进行侮辱。此时患者不可与之争辩，冷静思考之后，将发生矛盾的前因后贵告知所在单位领导，邀请领导作出评判，主持公道，请对方给自己道歉。对方认识到自己的错误并道歉后，患者就要以极大的爱心，原谅对方，重新接纳对方，相逢一笑泯恩仇。这样做不但给对方一个改正错误的机会，也让事实证明自己是已经痊愈、精神正常的人，也给自己预留了多一个朋友的机会。以此种态度正确处理事物，对自己的病情巩固非常重要，一切都以平常心对待，认知障碍会逐渐消失，自己的性格偏差也会逐渐改善。

5. 人际与和谐关系康复要点：无论是在医院康复工作队，还是回归社会后的工作单位，患者都要尽量地与周围建立良好的人际关系。良好的人际关系既是心理健康的条件，也是心理健康的表现。良好人际关系建立在患者病情好转的基础上，建立在患者诚实可靠、与人为善、严于律己、乐于助人的高尚品格之上。妥善处理人际关系要从患者自己周边人做起，首先处理好与配偶、父母、兄弟姐妹的关系；其次处理好邻里之间的关系；再就是处理好工作单位同事与领导之间的关系。特别注意的是处理好朋友之间的关系，知心的朋友是除父母、配偶之外最关心你的那个人。在人际和谐关系的处理中，要秉承谦虚禅让心态，善于学习别人的优点，仿效他人之长。这不但能使自己与周围的人们形成互谅互让的和睦气氛，也容易把周围的事情处理好，更有利于最佳心态的培养与稳固，达到人际与和谐关系康复的最佳状态。

7.4.3. 各类神经症

神经症是一组具有共同特征的精神障碍，包括神经衰弱、焦虑症、强迫症、恐惧症、疑病症、心境恶劣、躯体形式障碍等，以植物神经功能紊乱，心脏、肠胃功能紊乱的临床症状为主。神经症的共同特征是：伴有情绪低落、压抑、焦虑、强迫等精神症状；伴有躯体功能性障碍，表现为各种不适，但是经体检没有任何阳性发现；有行为方式、人格特征、个性方面的障碍；自知力良好，有求治愿望；行为在社会允许的范围内，可被周围人理解。

神经症的康复以体疗、药物治疗和心理行为矫正为主。

7.4.3.1. 强化体疗身体强壮的康复要点

各类神经症患者，大多都是经体检没有任何阳性病变，只有自己诉说的不适，具有典型的"神制形从"的身心疾病特征。根据中医精神医学的理论，从患者一住院就进行强化体疗。体疗时，除躯体疾病以外，要根据各位患者的身体实际情况，分为两大类分别进行。

1. 没有任何躯体疾病的患者，从一开始住院就强化体疗。根据神经症患者周身不适的特征，利用患者想尽快痊愈的健康愿望，与患者有机地合作，合理设计，积极实行。在体疗中，有的患者虽然想尽快痊愈，但是一感到体疗累，就有可能松懈，对体疗产生疑问，从而逃避体疗。此时可以根据患者爱慕虚荣的心理弱点和渴望痊愈的积极心理，以体疗效果显著的典型病理，利用从众心理、加大奖励机制，促使患者心甘情愿的参加体疗。在整体综合系统治疗的基础上，经过三个月及半年的体疗康复训练，达到每日体疗五个小时的强度。以患者红光满面，面带笑容、身强体壮，吃饭香甜，大便通畅，睡眠深沉，与健康人一样，积极参加病区各类文艺娱乐活动，身上有使不完的劲为标准。

2. 对患有躯体疾病的患者，要积极治疗躯体疾病，在躯体疾病好转的基础上，缓慢进行体疗。体疗时在慢步圈内缓慢散步，按照患者的躯体疾病程度制定散步频率和时长，将全身的经脉活散开来，帮助治疗躯体疾病，促进躯体疾病尽快痊愈。随着患者躯体疾病的逐步好转，逐渐加大体疗量，循序渐进，逐步达到与没有躯体疾病患者一样大的体疗量。待躯体疾病痊愈后，经过三个月至半年的体疗康复训练，使患者达到面色红润、饮食正常、大小便通畅、睡眠香甜，身体强壮，身心两健。

7.4.3.2. 药物系统康复治疗

神经症是现代医学还没有从微观角度揭示疾病性质的一类精神疾患，而中医确对此有着明确的认知。中医精神医学认为，有一定的物质形式、就有一定的物质基础，只要大脑中能想到的"东西"，包括各类奇思异想，就一定有其实质的物质基础。既然有神经症患者的不适感觉，就一定有其"不适"的物质基础。"精神"也是一种物质，只是现代人们还没有真正地揭示"精神"的本质。因此，对各类神经症的康复治疗，就一定要重视中医为主的各类药物治疗康复。

1. 中药系统康复治疗：依据患者的四诊八纲辨证，对神经症患者的病情诉求做出诊断，根据中医精神医学的分类、治疗，给以系统康复。从毒气、毒血、毒液性精神病的分类中给以确切的诊断，辨证对症治疗。达到临床痊愈后，要根据患者的精神、躯体情况，进行调整脏腑功能的平衡，定位补泻，是机体达到内外环境的平衡，从而使患者的个性得以矫正。

2. 西药的系统康复治疗：根据精神疾病的分类，明确所患神经症的类型。根据诊断结果，给以相应的抗焦虑、强迫、恐惧药物治疗。当达到临床痊愈时，要根据所服用药物的疗效、副作用等情况，决定是否巩固用药。需要巩固用药治疗的患者，要制定出减停药物计划。

7.4.3.3. 心理行为矫正系统康复治疗

神经症患者的性格有内向、完美、敏感、固执的特点，这些特点没有好与不好之分，只有适不适应的区别。这些性格在一定程度上属于性格缺陷，由于性格缺陷而导致发病。经过治疗这些性格有些改善，但还是不能适应周围社会，如果因这些性格缺陷不能很好地适应周围社会，就要完善这些性格，以更好地融入周围社会。

平常人的注意力是结合内在的需要而向外看的，能正常、理性的看待外在事物，往往不会"感情用事"。具有内向、完美、敏感、固执等性格缺陷的人，往往与正常人的取向相反，它们易于自我批判、自责、懊悔、敏感多疑，容易出现执着、纠缠、焦虑状态，从而成为症状。心理行为矫正的方法是：对当下所注意到的、无论是看到、听到、想到、感觉到、闻到、尝到、所经验到的一切，凡是引起注意的一切，都要对其过程反复描述，得出一个"平平常常"的结论，在脑中形成一个"无非如此"的概念。此时，反思自己对此事物的态度、情绪反应，冷静思考由于自己一时兴起所带来的得与失，思考由于自己性格缺陷造成的朋友稀少，办事困难等处境。从自己所观察到的周围人和事物中，体悟到自己性格上的缺陷所在，并试图努力改变自己的思维和行为方式。从一滴一点开始，循序渐进，努力改善自己的性格缺陷。在自我心理行为矫正的过程中，要与心理治疗医师互相切磋，请其对自己的思维和行为方式改变的情况进行评判。将心理医师的评判意见，与自己的内心体验相互比对，找出其中的差距，进行补课式的吸收，以图再次的进步。久而久之，心理行为矫正的康复训练就会取得很好的效果，患者的性格缺陷就会得到较好的改善。

7.4.4. 老年性精神障碍（含老年性痴呆）

老年性精神障碍是由于脑动脉硬化、脑缺血、缺氧及代谢障碍，引起脑组织萎缩，发生智能减退、性格改变、精神症状，较为常见的是老年性痴呆和动脉硬化性精神障碍。

中医精神医学对老年性精神障碍的治疗，注重从肾心入手，系统调理紊乱的五脏六腑的功能活动，注重脑内微循环系统的活血化瘀，补充脑内营养，从而达到治疗目的。

7.4.4.1. 体疗康复治疗

各类老年性精神障碍患者，有脑器质和动脉硬化方面的病因，因此，在积极治疗器质性疾病的基础上，才能进行适当的体疗。

1. 没有任何躯体疾病的老年患者，从一开始住院就安排进行体疗活动。在整体综合系统治疗的基础上，经过三个月及半年的体疗康复训练，达到可以参加体疗每日两个小时的程度。以患者身强逐渐恢复，有食欲、进食量正常，大便通畅，睡眠正常，精神紊乱有所好转，患者的病态面容有所改善，可以参加病区的文艺娱乐活动。
2. 对患有躯体疾病的老年患者，要积极治疗躯体疾病，在躯体疾病好转的基础上，缓慢进行体疗。体疗时在慢步圈内缓慢散步，按照患者的躯体疾病程度制定散步频率和时长，将全身的经脉活散开来，帮助治疗躯体疾病，促进躯体疾病尽快康复。随着患者躯体疾病的逐步好转，缓慢加大体疗量，循序渐进，以患者能够耐受为标准。经过三个月至半年的体疗康复训练，使患者达到身体逐渐恢复、饮食正常、大小便通畅、睡眠正常，精神好转，病情稳定，可以短时间的参加病区的文艺娱乐活动。

7.4.4.2. 药物康复治疗

1. 药物治疗：中医精神医学对于老年性精神障碍的药物治疗，要遵循整体、综合、系统的医疗方案，治疗护理周期长甚或多年。对于长期住院的老年精神病患者，有效的药物治疗起着关键的作用。但有些患者在服用一段时间药物后，由于感觉症状改变较慢，或者由于精神症状的原因，拒绝服药。这时要耐心与其沟通，反复交流，使患者继续服药治疗，每次服药都要亲眼看着患者服用，确保药物的连续使用。
2. 时刻观察病情：护理人员要对患者的精神情况进行严密关注，争取在第一时间发现患者发作的症状，以便采取有效的措施，应用中西药物，使患者安静下来。生活中要多关心体贴患者，取得他们的信任，鼓励患者表达自己的心理情感，及时了解患者的困难并予以解决。鼓励患者家属多陪伴患者，减轻孤独感。对于部分生活不能自理的患者，护理人员要帮助其进行日常的生活料理。

7.4.4.3. 饮食、睡眠护理

对吞咽困难的患者，要专人护理，在保证营养合理的情况下，调配容易消化的食物。因老年患者消化功能差，且常合并其他基础疾病，饮食上要给予高维生素、低脂肪、高蛋白质、清淡的食物，对于受精神症状支配和个别药物反应或动作迟钝的患者给予鼻饲营养。对睡眠、语言或表情有异常的患者，在药物治疗的同时注重精神安慰，消除其身心不适，保证患者的睡眠时间。

7.4.4.4. 心理行为护理

为了减缓大脑功能的退化，应帮助老年人适当多用脑，多看书、学习新事物，培养多种业余爱好。如看文艺节目，选择一些老年人喜欢看的电视连续剧，每天几集，有规律的连续观看，每当时间一到，就安排老人们坐在电视机前等候。看完后可以寻找剧中的关注点，组织老人们老动脑筋，讨论剧中的问题。看电视连续剧可以启发老年人的思考，增进生活乐趣，减缓大脑功能的衰退。也可组织一部分老人参加书法、绘画等高雅活动，利用老年人喜欢打麻将、下棋、玩扑克牌、玩智力拼图等爱好，带来生活乐趣，增强记忆、扩展思维能力，延缓大脑衰老。如果老年人出现情志方面的变化，要及时找出问题的症结，针对原因，排除疑虑，循循善诱，提升思想境界，避免各种情绪刺激，帮助老人克服孤独、压抑、焦虑的负性心态。

7.4.5. 精神发育迟滞

精神发育迟滞是一种智力残疾，临床上分为轻、中、重与极重型四级。重度的可以进行一些简单的生活自理能力的教育训练，极重型没有什么康复治疗意义。

精神发育迟滞属于中医五迟五软的范畴，五迟以发育迟缓为特征，五软以痿软无力为特征，多数患儿有先天禀赋不足所致，少数由后天因素所引起。

中医精神医学认为五迟五软可以治疗且效果肯定，越早进行治疗患儿恢复得越好。治疗主要是从肾脑心入手，以温肾壮阳、活血化瘀、促进脑内微循环，养心补气系统治疗，一般轻度、中度90%以上的患儿都可以达到正常人的智力水平，智商测量在正常人范围之内。本人的发明专利药物《梦醒神丹》对精神发育迟滞有较好的治疗和逆转作用，可以使轻、中度患儿恢复正常。对重度精神发育迟滞患儿也有较好的疗效，可以促进部分重度患儿大脑的再发育。

7.4.5.1. 中医为主的中药系统康复治疗要点

1. 温肾壮阳：使用血肉有情之品如紫河车、鹿茸、海狗肾、熟地、阿胶、高丽参等。
2. 益智安神：使用人参、灵芝、元肉、益智仁、石菖蒲、远志、枸杞子、蜂蜜等。
3. 活血化瘀：使用当归、川芎、红花、桃仁、乳香、没药、全蝎、蜈蚣、地龙等。
4. 引气归肾：使用生磁石、生赭石、砂仁、肉桂、小茴香等。
5. 激活处于休眠状态的脑细胞：使用可以穿透血脑屏障药物：麝香、冰片、白芷、石菖蒲等。
   使用以上中药，根据患儿的症状有机组和，与其他中药加减应用，经过半年至一年的系统治疗，一般90%以上的轻度、中度患儿都会有一定程度的好转，这样高的疗效是突破世界性定论的逆转。不懂中医的人对此疗效会非常惊讶，但这是事实，详见治疗章节。

7.4.5.2. 身体发育方面的强化体疗康复训练

精神发育迟滞的患儿，要根据患儿的年龄和身体的实际情况，恰当地进行适于儿童特点的体疗活动，辅助药物治疗以及康复训练治疗。

1. 年龄在8岁以上，没有任何躯体疾病的患儿，从一开始住院就安排进行一些简单的体疗活动。比如适合儿童心理的游戏，利用儿童的好奇心理，进行一些打游戏机、丢手绢、追逐嬉戏的体育活动。体育活动的量要根据患儿的整体身体情况分别制定，一般的每次不要超过30～50分钟，可根据患儿当时的兴趣而定，每天可以开展4次，上、下午各2次。在整体综合系统治疗的基础上，经过长期的体疗康复训练，达到可以参加体疗每日2～3个小时的程度。可使患儿身体发育，日渐强壮，有食欲、进食量正常，大便通畅，睡眠正常，精神紊乱有所好转。

可以进行正常的各类治疗和合康复训练，可以参加病区的文艺娱乐活动。

2. 对年龄在 13 岁以上的患儿，要积极进行体疗。根据不同患儿的不同情况，可以制定相应的体疗规则，每天参加体疗两次，每次 1～1.5 个小时左右，每天 2～3 小时左右。经过半年至一年不间断地的体疗，在各类治疗和康复训练的基础上，使患儿达到身体发育正常，饮食正常，大小便正常，睡眠正常，情绪开朗，精神好转，病情稳定，可以参加病区的文艺娱乐活动。

7.4.5.3. 精神发育迟滞患儿的教育康复训练

精神发育迟滞患儿的教育康复训练是一个复杂的系统工程，在国家的统一政策协调下，需要学校、家庭、社区的有机配合。在中医为主的整体综合系统治疗过程中，精神发育迟滞患儿一般单纯服用中药就可以治愈，如果辅以系统的教育康复训练，可以提高患儿的总体治愈水平，缩短疗程，使患儿尽快发育成熟。

1. 精神发育迟滞儿童的教育康复服务：国外对精神发育迟滞儿童教育、训练的康复模式认为："每一个人在成长过程中并非完全一致平衡的，可能由于生理、心理残疾问题，在某一时期对某学科的学习上有或轻或重的困难，因而精神发育迟滞儿童首先是成长发展中的普通儿童，其次才是因为疾病或发展障碍等种种原因产生的困难问题"。

这个模式把就学的精神发育迟滞儿童分成了以下 7 个教育层次，给予了覆盖全面极为重视的学习教育。

(1) 普通班不加特教协助授课。

(2) 普通班加特教咨询授课。

(3) 大部分普通班加少量支援班授课。

(4) 大部分特殊班加少量普通班授课。

(5) 特殊班授课。

(6) 特殊学院。

(7) 在家或在医院接受教育。

前三个层次是普教承担主要教育责任，后四个层次是特教承担主要教育责任。约 88% 的精神发育迟滞儿童属于前两个层次，约 6% 属于第三个层次，约 6% 属于后四个层次。

2. 教育与训练的基本原则：

(1) 早期发现、早期干预，矫治缺陷，强壮身体。

(2) 提供最少限制的学习环境。

(3) 教育内容系统性，循序渐进，从实际出发，因材施教。

(4) 善用教学方法，激发学习积极性，体验成功喜悦。

(5) 热爱儿童，严格要求。

(6) 鼓励家长的合作和参与。

3. 教育、训练的目标与重点：

(1) 轻度精神发育迟滞：培养其将来在社会上能有效地生活、工作的态度和技能，比较强调教导实用性与生活化的教育内容：如算术、社会、沟通、安全、职业、动作与休闲等方面的技能。

(2) 中度精神发育迟滞：多数中度精神发育迟滞儿童伴有躯体上的缺陷，因而在掌握文化知识方面不能要求过高，应着重体力与心理能力的康复和补偿，培养良好的思想品德、习惯社会适应能力和劳动技能，尽量使之达到生活自立，在监护下有效地生活与工作。

(3) 重度与极重度精神发育迟滞：对重度和极重度精神发育迟滞儿童的教育训练目标是：尽量使之达到生活自理或减少他人的监护程度，将来能够过半独立的生活。学前，应先设计合适的训练方案，包括注意力、感知觉、动作、头与手、脚的控制，以及沟通方面的缺陷。选择适当的辅助器材，如容易拿握的餐具、沟通板、行为辅助器等。还应采取必须的激励措施以及矫治其身心缺陷等，然后再学习饮食、穿着、梳洗等生活自理技能。总之，重度和极重度精神发育迟滞儿童也具有一定的学习潜力，但学习有赖于精细地分步骤，实施系统化训练。

4. 教育和训练方法：

(1) 诊疗教学法：儿童生来就具有学习潜能，但学习速度、个性、认知、兴趣和特殊才能等方面存在不同特点，构成个别差异；而且每个儿童内在的各种能力，也会有所不同，称之为个别内在差异；这两种差异都将妨碍儿童的学习活动。为了不让精神发育迟滞儿童在学习活动中遭遇到更多的困难或产生挫折感，必须针对儿童的特殊性拟定个别化教学方案。诊疗教学法就是一种典型的个别化教学法，其主要目的是根据教育诊断资料设计一个适合该儿童独特需要的个别化特殊教学方案。每一个教学阶段包括 5 个步骤：诊断，计划，实施教学，评定，修正。周而复始，循环不已，构成一个相同等分的诊疗循环图。诊疗教学法形式多样，最常用的形式有个别指导、小组教学、独立学习三种。

(2) 主题单元教学法：这种教学方法主要是把各种课程系列地划分为若干个小型、具有逻辑顺序的主题教学单元，在各课的协调下，按单元循序渐进教学和训练。如课题单元是"秋天"，则语文、算术、感知、常识、音乐和美劳等各个课目都围绕着"秋天"进行教学。

(3) 任务分析法：任务分析法即是运用行为分析技巧，将教学任务作详细剖析，重点放在分解学习的操作方法。具体说就是把学习的目标行为或操作程序分析成一连串小步骤的动作行为，使儿童循序逐个地学习每一个小步骤动作行为，最终完成目标行为的学习。任务分析法有各种不同的具体做法，较常用的有连锁法、塑形法、辨别学习法、渐消法。

(4) 电脑辅导教学法：电脑辅导教学可以让儿童按字键或触摸荧光屏上展示内容的某一部分，即可完成作答手续，并立即获得答案对与错的反馈。此类辅助教学不但能按儿童各自程度进行学习，而且能维持儿童的学习兴趣。针对语言障碍儿童，可以应用语声合成电动符合沟通板等增强与别人的沟通能力；针对注意缺陷，可设计附载在衣服或学习桌上的感应器，一旦分心，就会把生理信息传送电脑处理，并发出有关信息予以提醒。对记忆力缺陷儿童，设计一种自动提示装置，督促从事一些事项。

(5) 感觉综合治疗：感觉综合治疗是当今教育训练精神发育迟滞儿童时推行的一种训练方法。美国南加州大学爱尔丝（Ayres）将脑神经学与发育心理学相结合，发展了所谓的感觉综合理论。爱尔丝认为人体的运动、知觉与认知功能发育是与脑成熟过程并进的。来自人体的内外刺激，经过感官接受，先由脑干综合，继而渐由大脑皮质进行有效地综合，形成运动—知觉—认知功能的高层次行为模式，指挥人们去完成各项活动。精神发育迟滞儿童在上述系统不能有效正常运转，常表现出注意力不集中，失去距离感、手脚笨拙，怕上下楼梯，对别人的触摸特别敏感等。可以采用感觉综合的方法，促进脑神经生理发育，作出适应性反应。感觉综合对改善自伤、多动、注意力不集中等症状有效。例如有些精神发育迟滞儿童经常出现摇摆或旋转身体动作，可以让其在旋转盘上旋转；在组合轮胎中滚动；促进前庭功能发展和平衡反应。再如有触觉过敏的精神发育迟滞儿童，可让其玩沙、玩水、做手指绘画，或在运动垫上做大肌肉运动；用刷子触压，做触觉游戏。对有姿势障碍或身体感觉障碍而影响空间知觉发展者，可让其坐在滑板车上投球、荡秋千接球，即使其保持平衡，又促进综合视觉运动。

(6) 行为矫正：精神发育迟滞儿童在智力、情绪、个性和行为诸方面都存在心理障碍，不矫治往往难以进行教育和训练。如若按奖惩学习原则对其进行行为矫正，常能按目的要求培植合适的行为，矫正或消除不适合的情绪行为问题与特殊功能障碍。一般情况下，多采用正性强化法、负性强化法、间歇强化和惩罚等行为矫正法。

7.4.5.4. 家庭教育和社区康复

1. 家庭教育：精神发育迟滞儿童的教育康复训练，需要在家庭中得到维持与延续，特别是母亲的直接参与，效果会更好。精神发育迟滞儿童的家庭教育在促进其社会适应与智力发展方面具有不可取代的作用。

   开展精神发育迟滞儿童的家庭教育，首先应当帮助家长取得心理上的平衡，应当了解家长的心态，帮助消除疑虑，给予心理支持与辅导。认识家庭教育的重要性，提供有关的教养资料、知识和技巧，以明智的爱和积极而正确的态度与方法、参与教育训练自己的精神发育迟滞子女，其意义与价值将是十分深远的。专业人员通过个别辅导或讲座形式，对家长进行辅导，具体内容：

(1) 协助家长消除疑虑，尽快从误解中解脱出来，面对现实，理性地接受自己子女的缺陷，取得心理平衡，并了解自己子女也具有"正常"儿童的一切权利。

(2) 提供有关精神发育迟滞儿童相关资料，如临床表现、诊断、儿童的潜能，以及教育训练可能达到的程度等等，以便共同商讨训练计划。

(3) 提供有关的社会服务资源，以及申请或使用方法等。

(4) 介绍精神发育迟滞儿童在生活上的特殊需要，指导家长如何满足儿童的需要。

(5) 指导家长学习和发展有关教养儿童的知识与技巧，诸如儿童心理发展的基本规律，早期发现与早期干预的知识和技能等。

(6) 指导家长以明智而一致的教育态度去教育训练子女，掌握以下 5 个要点: A. 不过度保护。B. 不当面取笑。C. 不与其他儿童攀比。D. 不进行威胁与恐吓。E. 讲话和指令有针对性，不罗嗦。

2. 社区康复服务：精神发育迟滞儿童是社区一分子，生活在社区中，既需要家庭与学校给予教育与训练，也需要社区给予积极支持。广泛宣传，消除歧视，协同学校与家庭开展各项有益的康复服务措施。例如:

(1) 个别指导。

(2) 早期干预及家长训练中心。

(3) 开设儿班与幼儿中心。

(4) 开展成人教育服务。

(5) 开展支援性服务，设置过渡性机构如康复站、日间住院部、晚间住院部，为社区有困难家庭的精神发育迟滞儿童提供康复服务。

(6) 设置宿舍：为有需要的特殊学校与庇护工场的精神发育迟滞儿童及青少年提供住宿照顾，以便其接受教育、就业。

第八章 中医精神疾患的院外康复治疗模式

8.1. 过渡性医疗康复措施（病人所在地基层医务人员精神卫生知识培训、经济挂钩措施）

患者经过中医为主的整体综合系统康复治疗痊愈，出院回归社会，开始实行院外康复治疗模式。从院内康复治疗过渡到院外康复治疗，要有一个过渡的桥梁，这个桥梁就是患者当地的相关医疗机构。现今社会，无论是发达国家，还是中国、或者是各类发展中国家，民众的医疗需求还是基本能够满足的，特别是在中国，从城市到农村，三级医疗网络建设都取得了较好的成效，基本可以覆盖全国。借助患者当地的医疗资源，医院与该地医疗机构进行合作或协作，用中医精神医学的知识培训相关医务人员，使之在较短的时间内，基本掌握中医精神医学的基本知识。由于在医院进行过中医精神医学知识的教育和培训，患者一般都具备中医精神医学中专水平的知识，因而在与当地医务人员对接的过程中，医患双方会有共同语言，接触也会比较融洽。

现代社会的基层医疗机构，经济上基本都是自负盈亏，因此，要比较恰当地处理好患者与当地医疗机构的康复医疗费用问题。如果能纳入该地区的医保系统，就尽量纳入医保，如果不能纳入医保，就要想方设法解决患者康复费用负担过重的问题。

解决患者康复费用负担过重的问题，我们设想：患者家属承担 30% 左右，当地政府、社区、社会福利部门各承担 10% 左右，中华精神健康基金会承担 40% 左右，这样就基本解决了患者康复费用的问题。解决患者的康复费用问题，不能损害当地医疗机构的经济利益，否则，损害了当地医疗机构和医务人员的积极性，患者的院外系统康复就没有了医疗保证。

全世界的医务人员，都曾经宣誓过《希波克拉底誓言》：

"敬禀阿波罗、医神阿斯克勒庇俄斯、许癸厄亚、帕那刻亚，及天地诸神圣鉴之，鄙人敬谨宣誓：

"余愿尽己之能力与判断力之所及，矢守此约。凡授余艺者：余敬如父母，为终身同甘共苦之侣；倘有急需，余必接济。视彼儿女，犹余手足，如欲受业，余无偿、无条件传授之。凡余之所知，无论口授、书传俱传之吾子、吾师之子、及立誓守此约之生徒，此外不传他人。

余愿尽己之能力与判断力之所及，恪守为病家谋福之信条，并避免一切堕落害人之败行，余必不以毒物药品与他人，并不做此项之指导，虽人请求，亦必不与之，尤不为妇人施堕胎之术。余愿以此纯洁神圣之心，终身执行余之职务。至于手术，另待高明，余不施之，遇结石患者亦然，惟使专匠为之。

无论何适何遇，逢男或女，民人奴隶，余之唯一目的，为病家谋福，并检点吾身，不为种种堕落害人之败行，尤不为诱奸之事。凡余所见所闻，不论有无业务之牵连，余以为不应泄漏者，愿守口如瓶。

倘余严守上述之誓词，愿神仅仅使余之生命及医术，得无上光荣；苟违此誓，天地鬼神共殛之！"

在中国也有医学生的誓词，入学及入职必须宣誓：

"健康所系，性命相托。当我步入神圣医学学府的时刻，谨庄严宣誓：

我志愿献身医学，热爱祖国，忠于人民，恪守医德，尊师守纪，刻苦钻研，孜孜不倦，精益求精，全面发展。

我决心竭尽全力除人类之病痛，助健康之完美，维护医术的圣洁和荣誉，救死扶伤，不辞艰辛，执着追求，为祖国医药卫生事业的发展和人类身心健康奋斗终生。"

医生誓言，尽人皆知！之所以不吝赘言，全篇皆录，实在是当今社会道德滑坡没有底线，医生以医术谋财者遍地皆是！社会流行谚语说医生是"白狼"，真真颠覆了做医生的真谛，医生发病难财者实狼心狗肺尔…。但是绝

大多数的大量的医生守着"医生誓言"，默默无闻地守护者着人们的健康和生命，

处于基层守护院外精神障碍患者康复的医务人员，他们收入微薄，养家糊口已经不易。因此，我们不能再要求他们减免费用为患者服务，只要他们守住希波克拉底誓言，真心实意地为患者服务，我们就要为他们解除后顾之忧。解决当地医生的经济生活问题，通过多方募集资金，使患者能够全额缴纳康复治疗的费用，以维持院外的康复巩固治疗，彻底康复后再回归社会。

8.2. 定期回医院康复工作队工作措施

患者出院后，无论是在家康复巩固，还是在学校、单位、社区康复巩固，三个月后都要回医院复查。经检查如果患者一切都正常，就可以继续在家巩固治疗。如果有些方面不适应，就要考虑如何平稳过度的问题。可以与患者商量，回医院康复工作队再工作一至两个月，再出院回家。在这段时间内，要与患者家属仔细研究，找出患者不适应的问题所在，根据结症进行化解。这段时间内，还要与患者反复讨论，为什么会出现这些不适应的问题？出现这些不适应的问题，责任在患者自己还是在其家人？还是在于其他什么原因？经过一段时间的讨论，找到真正的原因，与患者一同商量解决之道。待患者思想上真正认识到并积极采取措施解决问题后，可以考虑患者再次出院。

另外，患者出院后，采取定期回医院康复工作队工作的措施，不间断地在医院巩固，这样就比较有把握地稳定好病情。具体的方法是：每出院三个月就回医院康复队再工作一个月，一个月后再出院回家，一年内回医院四次。这样反复回医院康复队间断地工作，如果出现任何问题，都会及时得到解决。这样，连续两三年左右，患者就可以彻底的康复了。

8.3. 建立康复档案、定期回访

对于出院的精神障碍患者，医院社会康复科要建立全面的医疗康复档案。出院初期，三个月回医院诊察一次，一年后每半年回医院诊察一次，两年后每年回医院诊察一次。每次回医院诊察都要填写复查记录，复查记录主要内容为：患者是否按时服用巩固药物？服药后有无副作用？患者的饮食、睡眠、大小便是否正常？患者与家庭成员之间的相处是否和谐？患者是否参加家务劳动？患者与社区邻里之间的相处是否和谐？是否能参加社区的一些社会活动？患者是否恢复了病前的生活和工作能力？是否能参加一些工作？工作状况如何？患者是否与周围人发生过矛盾？发生矛盾后患者的情绪如何？患者的病情是否受到了影响？矛盾解决的如何？现在患者的精神面貌如何？患者自己有什么要求？等等。

出院患者的康复档案要交到病案室，与住院的病历共同永久保存，便于患者回医院复查时医生回顾病情，也便于患者日后的诊疗参考。

8.4. 按社区帮助病人组织康复工厂或 集体劳动队

患者出院后，有些病人一时找不到工作，时间久了就会生出懒散毛病。为了使患者巩固住在医院时有规律的生活和作息，医院社会康复科可与患者所在社区协商合作，在社区帮助病人设立康复工厂或集体劳动队，安置所在社区康复的患者。在社区设置康复工厂或集体劳动队，可以申请政府批准并给与部分资金支持，患者家属也可以募捐一部分，不足部分由中华精神健康基金会赞助。社区康复工厂或集体劳动队建立之后，医院可派出医务人员定期给康复工作的患者体检，保证患者精神健康地工作。医院也可派出行为护理人员，帮助康复工厂或集体劳动队，建立康复患者的日常工作行为规范，帮助患者规律地工作和生活，以巩固病情。

8.5. 异地安置病人就业康复

有些精神障碍患者因为常年患病，家庭陷入极度贫困，亲人无奈将患者抛弃，放任患者四处流浪，自生自灭！这是人间的惨剧，也是无奈。笔者在创办模式医院的几十年期间，在全国创办的五所中医精神病医院里，从荒野、村庄、街头将一百三十多名流浪的精神病人收留到医院，将他们的病治愈以后，有的送回家，有的已经找不到家，医院便将这些病人安排在康复队工作。开展全国的精神健康事业，安置这些流浪患者是一个大的问题。本来这些问题是国家的问题，随着社会的进步，国家也会逐步解决这些问题。但是当时由于中国官场的极度腐败，国家开放了一切向钱看，没有人管这些事情。比如当时河北省的省委书记，医院多次向他请求帮助解决这些流浪精神病人的问题，但是这位堂堂的省委书记程维高，据谋体披露的资料显示：光在 1993 年一年里就为他的儿子搜刮侵吞了 3000 多万元公私款项。河北省 1993 年却没有一分钱投向精神残疾人的公益事业。国家会进步，但是流浪的精神病人康复后的安置问题却不能拖延。因此，在尊重患者意愿、充分征求患者意见、保证患者各项权益的前提下，设计在社区的精神康复工厂或康复农场，采取接收异地病人康复就业的措施，这样就解决了流浪精神病患者康复后的安置问题。

安置康复后的流浪精神障碍患者的措施，要在《残疾人保障法》的保护下开展。依靠国家的各项法律法规（国家对残疾人的保护政策），在推动国家精神文明的理念下，捍卫患者的人权，尊重患者的意愿。在康复工厂或康复农场，可以根据国家的相关法律，在患者病情已经痊愈的情况下，帮助患者解决婚姻问题，使患者过上美好的生活。为了防止遗传，可以根据患者的意愿，帮助它们到孤儿院领养一个孩子，以享天伦之乐。这样就彻底解决了流浪精神病患者的康复就业回归社会问题，杜绝病情复发的社会因素。我们相信，国家会逐步实行关怀精神残疾人的政策，使人类文明进步的阳光普照在这些流浪的精神病患者身上。

8.6. 组建病人亲友康复联合会并下设康复工作实体

随着中医精神医学治愈率的不断提高，突破了重性精神疾病是不可治愈的定论，全国精神残疾的队伍会越来越虽小，康复的精神障碍患者越来越多，但是安置这些康复后的患者的问题会越来越突出。为了解决这一问题，设计在中华精神健康联合会的下面，组建病人亲友联合会，并在亲友联合会下面设立康复工厂，从根本上解决康复后患者的就业、婚姻、家庭问题。在这方面，患者家属会有较大的兴趣，愿意出钱出力，因为这是为了解决他们自己的问题。建立病人亲友联合会康复工厂，大家共同出资，群策群力，资金不足部分，由中华精神健康基金会资助一些，这样就从根本上有了保证。

病人亲友联合会康复工厂，主要是为了解决城市中精神病患者的康复就业问题。将康复工厂建设为康复患者之家，在这里不但可以解决患者的就业问题，还可以帮着康复后的患者解决婚姻、家庭、继续学习等问题。亲友联合会集思广益，在国家政策的保护下，一切为了患者的终身利益着想，从长远解决这些康复患者的社会问题。

组建病人亲友联合会及其康复工厂，要依靠国家的政策，争取当地残疾人联合会的支持，把国家给予精神残疾人的政策用好用足。依靠当地社区居委会的有关政策，将社区大妈的爱心热心用好用足，在社区树立起帮扶精神残疾人的良好风气。

8.7. 与国家精神康复机构接轨，纳入地方康复规划，行政上归地方领导，业务上归医院领导，经济上独立核算

院外各类精神康复工厂、康复农场等机构，要与国家的精神康复机构接轨，纳入地方的精神康复规划，为各

类康复机构的长远发展打好基础。这类康复机构与当地政府挂钩以后，接受政府领导，行政上归政府领导，业务上归医院领导，经济上独立核算。如果在发展中出现困难，可向政府报告，请求支援，如果当地政府因财政困难支持的力度不够，则向中华精神健康基金会求助，基金会可给予相应的资助。

中医精神医学的康复机构之所以要求经济上独立，是为了保证康复机构能独立地执行中医康复计划，因为只有经济独立才能独立地选择康复治疗措施。现行中国政府的精神康复机构，主要有中国残联主导，各级残联组织和领导、从邓朴方主席到基层领导，都具大爱心、倾注了大量的精力财力，但是受制于西医精神医学理论的束缚，几十年来没有实质上的康复价值。康复机构在学术上执行西医的精神康复计划，这种康复计划是建立在西医对精神疾患不能治愈的基础上设立的，而且使用的手段主要是服用抗精神病药物，患者在药物作用下安静下来，而后去康复机构进行劳动康复。抗精神病药物有镇静的副作用，患者服药以后周身乏力，没有动力也没有精力去从事劳动康复，在工作人员的督促下，患者勉为其难，支应对付。非典型抗精神病药物这类副作用较少，但还是有倦怠乏力、烦闷眩晕、视物模糊等副作用。因此，建立在西医基础上的精神康复没有实质意义，也是违背生理药理科学常识的，是人类的无奈之举。

中医精神医学的康复计划，是建立在中医能治愈各类精神疾患的基础上，整体综合系统的治疗方案与全面康复计划，能将康复期的患者彻底治愈回归社会。因涉及到中、西医之间的理论差别，涉及到药业利益集团的经济利益，因此，在当下的中国还不能全面铺开。但是，中医精神医学的治疗效果，随着中医精神健康项目的深入，受众会越来越多，当大多数患者以及各级政府领导逐步认识到其科学性时，国家就会采取相应的措施来予以推广。中医精神健康的系列科技成果现已纳入北京市重大科技成果推广计划，相信不久的将来，就会做出更大的贡献。

8.8. 组建家庭干预网络（医院牵头进行技术指导）

由于社会的飞速发展，现代网络传播影响不断加大，因此，组织患者家属组建家庭干预网络，是对患者的一个较大的支持。

在家庭干预网络里，众家长根据自己的感悟，亲身讲解自己对患病孩子的治疗配合经验，有什么技巧，怎样心理辅导患病的孩子等。康复期的患者也可以在网络上发表文章，讲解自己战胜疾病的亲身体验，与有疑问的康复患者进行经验交流。康复心理行为医师根据自己所观察到的情况，在家庭干预网络里发表指导意见，争取患者与家属的理解与支持，与患者及其家属思想上打成一片，成为他们的挚友。

家庭干预网络设立管理委员会，设立多位管理员。管理员对网络上发表的所有文章进行把关，对不利于患者康复训练的文章立即屏蔽，并私下与作者联系，征求意见、交流看法，将文章修改后再发表。

家庭干预网络只能发表正能量的文章，拒绝发表带有负能量的文章，凡是带有负能量的文章都要进行修改，一切不利于患者康复的文字都不能见诸网络，都必须修改后才能发表。因为网络是为患者康复训练服务的，不是社会上发表各种意见的场合。在家属与患者的共同努力下，把家庭干预网络办好，成为患者解决康复训练中出现问题的技术和社会帮助，成为家属帮助患者康复训练的思想源泉。

第九章 中医精神疾患的巩固治疗模式

9.1. 中药巩固治疗

9.1.1. 延续治疗期间的中药汤剂巩固治疗

中医精神医学将所有精神疾患分为毒气性、毒血性、毒液性、不内外因性精神病，给予辨证论治。其中毒气性分为 28 个亚型，毒血性分为 15 个亚型，毒液性分为 16 个亚型，不内外因分为 9 个亚型，共为 68 个亚型（囊括了所有的精神疾病）。各个亚型都有明确的诊断标准、辩证分析、特征性分析、定性定位、治疗原则、方药、处方用药、方解、药物加减、服药注意事项、病情传变、西药辅助治疗共十二个指标。只要按照这些指标治疗，并根据治疗中出现的问题进行相应调整、辨证论治，这 68 种亚型的所有精神疾患都能够治愈。因为人类机体的复杂性，每个人的精神素质不同，生存的环境不同，加之又是"精神"疾患，所以在治愈后，还要进行一定时间的巩固治疗。这种中医药的巩固治疗主要调整机体适应内外环境，从而保持机体的相对平衡状态，维护精神功能的正常。

9.1.2. 延续调整脏腑功能平衡的巩固治疗

9.1.2.1. 延续调整肝胆功能平衡的巩固治疗

涉及到肝胆功能的各类精神疾患的亚型共有 12 个，属于毒气性精神病的亚型有 9 个，毒液性精神病的亚型有 3 个。按照这 12 个分类进行整体综合系统的治疗达到临床痊愈后，病情进入巩固时期。在巩固期内，要根据患者的实际情况，继续巩固治疗。巩固治疗的方法是，按照各自的类型，每两周加减服用基本方的汤药三副，每月服药六副，再加之其他巩固疗法，以维持患者的病情未定，连续巩固服用半年，再改为相应的中成药继续巩固。

服用巩固汤药时，属于肝经主症的肝气热毒型、肝气寒毒型、肝气郁滞毒型、肝热毒犯心型、肝郁毒克脾致虚型，都是由于肝经本身的偏热偏寒而引起。当疾病重性期治愈以后，还要根据所偏热偏寒的原因，继续追踪引起偏热偏寒的肝经偏性，应用汤药加减巩固治疗，以中和肝经偏热偏寒之偏性。属于肝胆气虚毒型、胆气虚寒毒型、心虚胆怯毒型，要根据虚寒之邪的偏性，进行善后汤药调理。属于痰热扰肝毒型、痰热扰胆毒型、痰邪犯肝毒型、肾阴亏损肝毒上逆型的外邪犯肝胆的类型，治疗时不但要除恶务尽，还要追踪外邪的来源以及原因，寻迹予以彻底消除。

9.1.2.2. 延续调整心经功能平衡的巩固治疗

涉及到心经功能引起的精神疾患共有 10 个亚型，其中属于毒气性的有 6 个亚型，毒血性的有 1 个亚型，毒液性的有 3 个亚型。心乃君主之官、神明出焉。在中医精神医学的理论中，心脏相当于国家的中央政府，中央政府没有任何的问题。如果中央政府出现问题，就是组成中央政府的各地输送的官员，这位官员代表了所在地区的利益和素质，因而出现问题。只要清除这类官员，中央政府就能保证正常执行职责。心脏本身没有任何病变，除先天性心脏病以外，包括心脏的实质性病变也是其它脏腑传给它的，因此，心经的病变都是来自于其他脏腑病邪的侵害，心经功能失调引起的各类精神疾患也是如此。心气热毒型、心气寒毒性、肝经热毒犯心型、心肾不交毒型、心脾气虚毒型、心虚胆怯毒型、瘀血蒙心型、痰迷心窍型、痰热扰心型、痰邪犯心型，都是外来的病理产物导致心的功能失调出现精神障碍。因此，对于心经病变的治疗，主要是清除外来的病理产物，还心以正常，精神疾患自然就消失了。达到临床痊愈以后，在巩固治疗期间，要追踪引起病理产物侵犯心经的原因和渠道，依据原方加减服用，予以消除和堵塞，绝其后患。

9.1.2.3. 延续调整脾经功能平衡的巩固治疗

涉及到脾经功能失调导致的精神疾患有 5 个亚型。因脾主思，脾经功能失调主要由思虑过度引起。脾心病变导致的精神疾患涉及脏腑较多，由于其他间接因素导致的脾经功能失调而引起的精神疾患在其他分类中阐述。脾经本身的热毒、寒毒导致的精神疾患，由正治法予以治疗，巩固亦然。肝经郁毒克脾致虚、心脾气虚、痰邪犯脾导致的脾经功能失调性精神疾患，由涉及到的脏腑辨证论治。巩固治疗主要是接续以脾经本脏为主的治疗，涉及到其它脏腑的病变应综合考虑，辨证施治，消除原由。

9.1.2.4. 延续调整肺经功能平衡的巩固治疗

涉及到肺经功能失调导致的精神疾患有 3 个亚型。因肺主气，肺气失调导致的精神疾患，主要由呼吸的外气和其他脏腑功能紊乱侵犯所致，因此，治疗肺经功能失调的病变，主要是治疗外气和其他脏腑侵犯的邪气。外气侵害，一是呼吸之气，二是脾胃及各类病邪之气。在巩固期间，要根据外气侵犯和其它脏腑侵犯的性质和路径，跟踪邪之来源，予以杜绝。其他脏腑引起的肺经功能失调导致的精神障碍，要根据情况辨证施治，对症治疗消除病因。

9.1.2.5. 延续调整肾经功能平衡的巩固治疗

涉及到肾与膀胱功能失调导致的精神疾患有 5 个亚型。因肾为先天之本，藏先后天之精，为元阴元阳之所藏，对人体各脏腑组织的功能具有推动、温煦作用。涉及到肾脑、肾髓、肾骨、肾肝、肾心、肾脾、肾肺等诸多脏腑的病变，因而引起的精神疾患种类较多。因肾本经引起的肾气热毒型、肾气寒毒型，根据疾病的程度正治即可。肾阴亏损肝毒上逆型、心肾不交阴虚火旺毒邪上逆型，可以调整肾心阴阳平衡以治之。痰邪犯肾型祛除痰涎即可。由于肾与其他脏腑功能失衡引起的诸多类型的精神疾患，根据分类中的相应类型进行辨证论治。巩固期间的中药汤剂治疗，可以根据当时的辨证，再根据痊愈后现时的证候，综合考虑，原方加减使用，辨证论治。每个月初开始服用六付中药，到第二个月在服六付，连续服用半年，可以停用中药汤剂，改用相应的中成药进行巩固。

9.1.3. 延续定位补泻的巩固治疗

9.1.3.1. 延续肝胆功能定位补泻的巩固治疗

肝胆主情志，肝胆功能失调，肝胆功能的偏盛偏衰，均可引起精神活动的失调。在发病和治疗过程中，均可明晰地辨证出肝胆失衡的特征性症状。在治疗后期，通过对肝胆功能失衡的定位补泻，已经基本实现肝胆功能的平衡。在巩固期间，还要追踪产生肝胆功能偏胜偏衰的原因，无论是遗传因素、还是性格因素、亦或是后天生活环境所致，找到原因进行相应的调整。如果是遗传，使用中药汤剂加减，循序渐进、久之可以在某种程度上促使遗传基因产生变异，使肝胆偏盛偏衰的功能得到逆转。如果是性格因素，可以使用中药汤剂的偏性调整性格的偏差，使得肝胆偏盛偏衰功能得到逆转。如果是后天环境因素，可以根据中药汤剂四气五味的偏性，来调整肝胆功能的偏性，使得偏差得到逆转。无论是遗传因素、还是性格因素、后天环境因素，调整起来都是一个较为长期的过程，因为以偏调偏性，需要有一个由量变到质变的过程。因此，这类肝胆偏性功能导致精神功能的偏性，调理起来不能急于求成，要循序渐进，润物于无声。还要重视心理行为的适当调适，对药物取得成效给予稳固，药物调理与心理行为调适相辅相成，就能改善肝胆功能的偏性，使得定位补泻得到巩固，提高精神素质，维护精神健康。

9.1.3.2. 延续心与小肠功能定位补泻的巩固治疗

心与小肠功能定位补泻的巩固治疗，是因于心与小肠相为表里。心为君火、小肠为阴火，二火相辅相成融化食物提取营养温煦全身。在心与小肠引起的精神疾患里面，由于心的君火传导于小肠的阴火，所以心与小肠功能失调引起的精神障碍，都是其他脏腑功能的偏盛偏衰之病邪传变而来的。在经定位补泻的治疗达到临床痊愈以后，在巩固期间要继续追踪引起心与小肠功能失调导致精神疾患的病邪、是从何脏何腑、何经何络传变而来的。找到以后，根据全面辨证，进行相应的巩固调理。

9.1.3.3. 延续脾胃功能定位补泻的巩固治疗

脾胃为气血生化之源，二者相为表里，"升清降浊"。胃将食物受纳腐熟消化，传入小肠，经脾气的作用进一步消化吸收后，运送到全身以营养机体，因而有脾胃为"后天之本"。脾胃的功能活动受到肝、心、肾、肺等脏腑功能活动的影响，这些脏腑功能活动正常，脾胃的"升清降浊"功能就正常，如果这些脏腑的功能出现异常，脾胃的功能就受影响出现相应的异常。脾胃既产生精微物质营养周身，又因"升清降浊"功能紊乱，产生相应的病理产物，反过来又为祸全身。这些病理产物有积食、痰饮、水湿、郁火、毒气、毒血、毒液等。在治疗期间，根据不同的分类进行不同的治疗，到了临床痊愈以后，要根据造成脾胃失调的主要原因，进行定位补泻的善后处理。要根据分类找出其他脏腑功能失调导致脾胃功能失调的各类原因，分门别类予以调理。这种治疗的周期一般为三个月，三个月后可以发现脾胃与其它脏腑功能的失调得到改善，继续调治将其彻底消除。

9.1.3.4. 延续肺与大肠功能定位补泻的巩固治疗

肺主气司呼吸，主宣发肃降，通调水道，为水之上源，治节出焉；大肠主津，传化糟粕，为传导之官，变化出焉。肺与大肠相为表里，肺气的宣发肃降，有助于大肠的传道功能，大肠的传导功能正常，有助于肺的肃降。肺与大肠功能的失调，引发一系列精神疾患，这除了肺与大肠本脏腑外，还受脾胃、肝胆、心肾功能的影响。根据分类，分清主次矛盾，辨证论治达到临床痊愈。巩固治疗的主要任务是理顺肺与大肠的从属关系，找到其他脏腑引起肺与大肠功能失调的原因，予以定位补泻的跟踪调治。例如脾胃热邪蒸腾导致的大肠气机不通，大便干燥引起的毒血性精神障碍，就要彻底清除引起脾胃热邪蕴集的原因。如果是肝郁气滞木侮金导致的肺气肃降功能失调引起大肠传道受阻，使毒血积蓄随血循环侵犯大脑，引起的毒血性精神障碍，要从肝郁气滞的源头调理，以此类推。

9.1.3.5. 延续肾与膀胱功能定位补泻的巩固治疗

肾藏精、主骨生髓，为先天之本，肾合膀胱，开窍于二阴。"膀胱者，州都之官，津液藏焉，气化则能出矣"。肾与膀胱功能导致的精神疾患，多与大脑直接有关。精神分裂症衰退状态，老年性痴呆，精神发育迟滞等难治性精神疾患，与肾和膀胱关系重大。除此之外，脑、髓、心、肝、脾、肺、胆、胃、大小肠等功能的障碍，都能引起肾与膀胱功能失调而导致精神疾患。在重病期间，主要调理肾与膀胱本经的病变，达到临床痊愈后进入巩固阶段，就要根据所患精神疾患的类型，分门别类地进行追踪根由，这是一个整体综合系统的调理过程。在巩固调理过程中，无论是老年性痴呆、还是精神发育迟滞，亦或是精神分裂症的衰退状态，除了遗传因素以外，其病因都不是脑、髓本身的问题，而是由于其他脏腑功能的偏差，导致大脑功能紊乱出现精神错乱的病变。因此在巩固调理中，要注重其他脏腑功能紊乱的追踪寻迹，查找根由，再予以系统调理。凡涉及到肾与膀胱功能障碍，以及其他脏腑功能紊乱，导致肾系功能紊乱而出现的精神障碍，后期的定位补泻的系统调理，都不是一朝一夕的事情，要循序渐进、抽丝剥茧地予以调治，一般大约都要半年至一年左右的时间，或者更长一些时间。但是，像精神分裂症衰退状态、老年性痴呆、精神发育迟滞等这些难治性的病变，都是可以通过调理肾系功能障碍和其它脏腑紊乱治愈的。在这里，并不存在什么不可治愈的问题，关键问题是西医的局限认知所致。

9.1.4. 延续性格缺陷的巩固治疗

具有阴阳五行性格缺陷的各类精神障碍患者，在治愈后的巩固期间，都要根据阴阳五行之人的特征，进行性格缺陷的矫正治疗。

9.1.4.1. 延续木形之人性格缺陷的巩固治疗

木形之人性格缺陷巩固治疗的要点是：用药物和心理行为矫正，维护肝胆正气，避开愤怒和惊恐，平心静气。

木形之人性情正直、仁厚、柔和，具有博爱、恻隐之心，平素祥和，清高质朴，而但常因世人狡黠而心生恼怒，操累过度、心身易于疲惫，可导致系列精神障碍。精神疾患治愈后，仍易于残留情绪易波动、肝胆系统功能易于紊乱、内分泌紊乱、关节经脉病变、大便秘结、月经不调等失调症状。

中药巩固应用柔肝、疏肝、理气之法，重用白芍、柴胡、郁金、当归等养肝阴调血、疏解郁邪；用白术、甘草、黄芪等养中气以绝肝怒，正气充盈、肝心血旺则制怒。其他如肝胃不和、月经不调、大便秘结等相应调理即可。

心理行为矫正的巩固治疗则应以提高对世界复杂性的认知为主，还可借用佛法佛理滋润心田，生慧息怒，调养肝胆。

9.1.4.2. 延续火形之人性格缺陷的巩固治疗

火型之人性格缺陷的巩固治疗的要点是：用药物和食疗，心理行为矫正，保持心脑血管系统的相对正常运作，通脉养血，益气安神。

火形之人的体质性情急躁、好打抱不平，待人恭敬、聪慧外向，性格纯真而质朴。善于外交，性情活泼，外表热情，好大喜功，心思缜密，易生烦恼。易于罹患狂躁性精神障碍，多见于各类精神障碍的躁狂发作。精神疾患治愈后，仍易于发生心、脑、血管三大系统疾病。具有典型的心脑血管症状外，尚有不同程度的五心烦热、口鼻生疮、消食饥渴、大便干燥等。

中药巩固治疗主要是延续重症期的处方用药，根据残留性格缺陷症状加减使用，常用的药物为党参、黄芪、白术、三七、桃仁、红花、当归、川芎、银杏叶、黄连、黄芩、黄柏、白花蛇舌草等。在火形之人的性格调理方面，要用药物和食疗，维持好患者的饮食、睡眠、大小便正常，减少其他脏腑对心脑血管系统功能的侵犯。只要是保持心血管功能的正常运行，由此引起的精神疾患就会比较稳定。由其他脏腑功能失调导致火形之人性格缺陷的定位补泻，则按相关其他脏腑偏胜偏衰病因病机，根据火型之人性格缺陷的特征进行调理，以绝后患。

9.1.4.3. 延续土形之人性格缺陷的巩固治疗

土型之人性格缺陷巩固治疗的要点是：用药物和食疗，心理调试等方法，健脾和胃，消食化痰、利水燥湿、调畅气机，保持运化功能的正常运行。

土形之人的体质性情沉稳憨厚、忠厚老实、喜静少动，言必信、行必果，处世循规蹈矩，宽宏大量。性格缺陷是故步自封、保守内向。

土形之人多为痰湿体质，易于罹患抑郁性精神障碍。土形之人性格缺陷的巩固治疗，多注重调理痰湿体质，采用健脾理气、解郁化痰、消食利水等方法，纠正其偏盛偏衰体质。

中药巩固治疗主要是延续重症期的处方用药，根据残留性格缺陷症状加减使用，常用的药物为白术、神曲、麦芽、山楂、陈皮、半夏、茯苓、车前子、鸡内金、党参、当归、川芎、地龙、柴胡、郁金等。在土形之人的性格调理方面，要用健脾化痰、利水燥湿、养胃消食的药物和食疗，维持好患者的饮食、睡眠、大小便，使之运化正常，减少其他脏腑对脾胃系统功能的侵犯。只要是脾胃的运化功能正常，由此引起的精神疾患就会比较稳定。由其他脏腑功能失调导致土形之人性格缺陷的定位补泻，则按相关其他脏腑偏胜偏衰病因病机，根据土型之人性格缺陷的特征进行调理，以绝后患。

9.1.4.4. 延续金形之人性格缺陷的巩固治疗

金型之人性格缺陷巩固治疗的要点是：用药物和食疗，心理调试等方法，护卫肺气、润肺清心、润肠排毒，保持气化功能的正常运行。

金形之人的体质性情浓烈，刚正不阿，处事果敢决断，坚强有力，仗义执言，自信心强。性格缺陷是好胜心强，缺乏灵活应变能力，一旦自觉受辱，则容易失去坚韧而变得软弱。

金形之人禀天地燥金之气，阳气偏盛，阴气较弱，多为气阴两虚体质，易于罹患抑郁性精神障碍，特别是女性。

金形之人性格缺陷的巩固治疗，注重调理气郁气虚体质，多采用补气润肺、滋阴润燥、纠正其偏盛偏衰体质。

中药巩固治疗主要是延续重症期的处方用药，特别是郁症、癔症、脏躁症等，根据残留性格缺陷症状加减使用，常用的药物为杏仁、百合、麦冬、百部、麻黄、西洋参、黄芪、黄精、玉竹、桔梗、沙参、柴胡、川芎、郁金、陈皮、瓜蒌、茯苓、大黄、火麻仁、郁李仁等。在金形之人的性格调理方面，要用养阴润肺、补气化痰、润肠通便的药物和食疗，维持好患者的气机呼吸、饮食、睡眠、大小便，使之肃降功能正常运营，减少其他脏腑对肺与大肠系统功能的侵犯。只要是肺的肃降功能和大肠的排泄功能正常，由此引起的精神疾患就会比较稳定。由其他脏腑功能失调导致金形之人性格缺陷的定位补泻，则按相关其他脏腑偏胜偏衰病因病机，根据金型之人性格缺陷的特征进行调理。

9.1.4.5. 延续水形之人性格缺陷的巩固治疗

水型之人性格缺陷巩固治疗的要点是：用药物和食疗，心理调试等方法，填精补髓、温肾固元、通调小便，维持水液代谢、通调水道功能的正常运行。

水形之人的体质本性是聪明伶俐、做事有谋略、有深度，为人温文尔雅、足智多谋、深思熟虑，具有滔天大略。性格缺陷是任意性强，好臆断而显得不切实际。

水形之人善以谋略、工于心计，因此而损伤心血、耗竭肾精、伤神损脑，易于罹患精神分裂症等精神障碍。水形之人性格缺陷的巩固治疗，注重调理阳虚体质，多采用温阳补肾、温阳利水等法则，纠正其偏盛偏衰体质。

中药巩固治疗主要是延续重症期的处方用药，特别是慢性精神分裂症，抑郁症等，根据残留性格缺陷症状加减使用，常用的药物为鹿茸、枸杞子、菟丝子、肉苁蓉、杜仲、淫羊藿、肉桂、仙灵脾、芡实、山药、车前子、薏苡仁、茯苓、泽泻、冬瓜皮、白术、桂枝等。在水形之人的性格调理方面，要用温肾壮阳、填精补肾、利水渗湿的药物和食疗，维持好患者的饮食、睡眠、大小便，使之生殖、泌尿、神经、骨骼功能正常，减少其他脏腑对肾与膀胱系统功能的侵犯。只要是肾和膀胱的温煦功能、水液代谢功能正常，由此引起的精神疾患就会比较稳定。由其他脏腑功能失调导致水形之人性格缺陷的定位补泻，则按相关其他脏腑偏胜偏衰病因病机，根据水型之人性格缺陷的特征性症状进行调理。

9.1.5. 不同地域、环境的巩固治疗

关于地域与人的生存与疾病的关系，早在两千多年前，《黄帝内经·素问·宝命全形论》说："人以天地之气生，四时之法成"。是指人要靠天地之气提供的物质条件而生、存；要适应四时阴阳的变化规律而发育成长。对于不同地域对人体疾病的影响，《素问·异法方宜论》也说："北方者…风寒冰冽，其民乐野处而乳食，藏寒生满病；南方者，天地所长养，阳之所盛也…，其民嗜酸…，其病挛痹"。北方冬季漫长，严寒冷冽。空气干燥，多风沙，少雨水。北方人喜喝酒以御寒，因而动作粗犷，性情急躁，易于罹患躁狂抑郁症等精神障碍。南方热带雨林，万物茂盛，人们在户外活动时间长，性情向气温一样忽高忽低、多疑敏感，易于罹患精神分裂症、神经官能症等精神疾患。

人生活在地球上的不同区域，不同区域的气候带对当地人的肤色、体型、体质、精神状况，都产生不同的影响。极端的天气以及多年变暖和热带气旋暴露都与心理健康有关，气候变化带来的危害可大规模侵蚀人类的心理健康，令人焦虑抑郁、悲观绝望、倍感压力甚至自杀。

人地关系是医学地理学研究的核心，医学地理学主要研究人群疾病和健康状况的地理分布规律、疾病的发生、流行和健康状况与地理环境的关系。现代已经扩展到对人类的心理精神领域，在精神疾患的研究中认为：气候变化已成为精神健康的一大威胁。极端气候对人类正常精神活动的干扰；月亮的阴晴圆缺影响人类的行为；潮起潮落与睡眠的关联；赤道和北极南极的不同气候，也都不同程度地影响着人们的心理活动和精神健康。

中医对气象、地理医学的研究也早有记载，《黄帝内经·素问·金匮箴言篇》曰："春气者病在头，夏气者病在脏，秋气者病在肩背，冬气者病在四肢"。关于地域、四季与脏腑疾病的关系，《素问·金匮箴言篇》云："东方青色，入通于肝…其应四时，上为岁星，是以春气病在头也。…南方赤色，入通于心…其应四时，上为荧惑星，是以知病之在脉（脏）也。…西方白色，入通于肺…其应四时，上为太白星，是以知病在皮毛（肩背）也。北方

黑色，入通于肾…其应四时，上为晨星，是以知病在骨（四肢）也"。

在中医精神疾患的治疗上，由于患者生活的地域与气候带不同，使用的药物也有所不同。西北方寒冷，人们为了自身温度，喜饮酒及食辣以御寒，脏腑易于生火内藏，因而内热胀满为常态。在治疗时，除了常规治疗，使用温热药物抵御外寒侵袭之外，还要使用寒凉药物如大黄通泻内火，使用消食药物以助运，使用破气药物以除胀，反之，就会出现内热亢盛烦闷狂躁之症。东南方温热地带，气候不稳定，常戴阳下雨、忽冷忽热，多雨多湿，湿热寒气升腾易于侵入体内，使人罹患湿热之疾，人们性情多疑，敏感困惑，易于罹患神经官能症、精神分裂症等神经精神疾患。在治疗时除了使用利湿清热药物之外，还要使用温阳滋阴药物，维持机体的水液代谢正常运行，使用养心补脑药物、交通心肾骨髓药物、活血化瘀药物等，"寒因寒用、热因热用、塞因塞用、通因通用"，以维持机体的相对平衡，保持精神健康。

在精神疾患的巩固治疗上，除了注重维持治疗期间的有效方案以外，还要注重患者所在的地域、气候带之不同，当地的风俗习惯之不同，给予相应的药物、心理行为调适，以对应由于地域、气候带对长居于此人们基因的变异所造成的精神异常。

9.1.5.1. 赤道带地域精神障碍患者的巩固治疗

赤道是指地球表面的点随地球自转产生的轨迹中周长最长的圆周线，长约 40000 公里。如果把地球看做一个绝对的球体的话，赤道距离南北两极相等。它把地球分为南北两半球，其以北是北半球，以南是南半球，是划分纬度的基线，赤道的纬度为 0°，赤道的 78.7% 被海洋覆盖，余下的 21.3% 为陆地。

赤道气候潮湿多雨，平均温度 25-28℃，冬夏温差平均只有 4℃。赤道气候带出现在出道无风带的范围内，包括南美洲亚马逊河流域、非洲扎伊河流域、几内亚沿海、马来西亚、印度尼西亚、和巴布亚新几内亚等地。

生活在赤道气候带的人们，罹患精神疾患的比例较高，比如马来西亚的精神疾病患病率为 29.2%。按照中医精神医学的理论，赤道气候带因为潮湿多雨，湿热之邪侵入人体，引起体内水液代谢失调，痰涎壅盛，各类毒液随气血循环进入大脑，导致毒液性精神病的发作。另外，太阳的活动、月亮的引力与精神疾患的关系也比较密切。治疗时要根据患者所在地的实际情况，可以多次涌吐痰涎，利水渗湿，虽然温度较高仍要适当地温阳化水。巩固治疗期间除了要尊循病重时的治疗方案外，还要注重善于利水渗湿的食疗辅助。中药以五苓散、陈皮茯苓汤、利水渗湿汤等方剂为主加减服用，食疗以薏苡仁、赤小豆、荠菜、金针菜、冬瓜、莴笋、鲫鱼等。心理行为调适多学习佛家的因果理论，随遇而安，无论遇到什么事情都要稳定情绪，平心静气的慢慢处理。如果遇到烦恼，可以等到太阳落山后，到微风习习的海边，面对大海，心旷神怡，平心静气地思索白天发生的事情，找出适合中庸之道的对策，妥协处理，做到无事心自宽，心静自然凉。生活在赤道气候带的精神疾病患者，在康复期巩固治疗时，要注重以佛法修行自身，只有自己的精神强大起来，才能战胜所有挑战。

9.1.5.2. 热带地域精神障碍患者的巩固治疗

热带处于南北回归线之间的地带，地处赤道两侧，位于南北纬23度26分之间，占全球总面积39.8%，地域广阔。

热带终年都有强烈的阳光照射，气候炎热，全年高温，变幅很小，只有相对热季和凉季之分或雨季、干季之分。

中国的雷州半岛、海南岛、云南省南部低地和台湾省南部低地，均处于热带气候控制之下，终年不见霜雪，到处是郁郁葱葱的热带丛林，全年无寒冬。

生活在这一地域的人们，酷暑炎热，常年出汗，体内热量消耗很大。人们喜用冷饮冷食、洗冷水澡等驱热，寒气侵入身体，人们内心焦躁，各类精神疾患多发。

生活在热带地域的精神疾病患者，在治愈后的巩固时期，要时时注意服用制附子、肉桂、干姜等热性药物补充体内的热量。在补充热量的同时，要用熟地、沙参、麦冬等滋阴药物佐之，取"欲求阳者阴中求阳"之意，以达阴阳平衡，精神乃治之效。平时要注意适度地多热饮清茶，以消暑湿。尽量少食冰棍、冷饮等物，取用的食物最好在 37 度左右，以与体内温度基本相适应，减少机体的消耗。在这个地区，宗教盛行，可多参加宗教活动，善心善意，内心平安，减少烦恼，精神愉悦。

9.1.5.3. 亚热带地域精神障碍患者的巩固治疗

亚热带位于温带靠近热带的地区，亚热带的气候特点是其夏季与热带相似，但冬季明显比热带冷。最冷月均温在0摄氏度以上。亚热带所在各地区的范围大小、气候状况及地理景观都不相同。

中国的亚热带，为中国东南部季风湿润区，由于季风环流和青藏高原的影响，雨热同季，气候适宜，是举世闻名的鱼米之乡。

亚热带地域的人们，气候湿润、物产丰富、生活富足。由于温差较大、寒热交错、湿邪浸润，人们易患毒气、毒液性精神障碍。

生活在亚热带地域的精神疾病患者，治愈后的巩固时期，要注意春夏养阳、秋冬养阴，四季防湿邪侵袭。夏季使用制附子、肉桂、生姜、辣椒等养阳之物于日常饮食之中；冬季使用熟地、枸杞子、麦冬等养阴之品做粥服用。四秋均易于使用茯苓、泽泻、薏苡仁、车前子、冬瓜皮等利水渗湿药物在煲汤时适当加入，以维持机体的平衡。心理行为调适多注重无欲无求，不与人争，平心静气，善自珍重。

9.1.5.4. 暖温带地域精神障碍患者的巩固治疗

暖温带的平均温度介于8～13℃左右，南部向亚热带、北部则向中温带过渡。季风区暖温带位于季风区中温带与北亚热带之间，大致在北纬32～43度之间。其轮廓呈扇形，西部狭窄，约以兰州南部为起点，向东展开，直抵渤海和黄海。南界沿秦岭一伏牛山、经淮河苏北总干渠一线。

暖温带北界自兰州附近经黄土高原西北部的榆林、定边、固原一线，再沿内蒙古高原的南缘，折向东经辽东湾北缘，止于鸭绿江入海口，面积约占全国陆地总面积的10.9%，包括北京、天津两市和山东省的全部、山西、辽宁、河北、河南和陕西等省的大部分，以及安徽、江苏、甘肃和宁夏的一部分。

主要分布两种气候类型：温带季风气候与温带大陆性气候。前者主要分布于沿海受太平洋夏季风影响地区，后者主要分布在新疆及内陆地区。暖温带的气候特点是夏季高温多雨，冬季寒冷干燥

生活在这一地域的人们，由于区域差别较大，易于罹患癫狂合并症等多类精神疾患，根据地域气候的不同，多为毒气、毒血、毒液性精神病交错出现。治疗易根据不同地域的不同患者辨证论治，在巩固期，要根据华北地区与西北、东北、华南、中南地区的不同，分别予以不同的中药。居于西北、东北、华北地区的人们，夏天炎热多雨、冬天寒冷干燥，根据不同的季节和地区，选用相应的中成药巩固治疗。居于华南、中南地区的精神疾患的巩固治疗，因于雨多天寒、气候潮湿，阴雨连绵，人们易于感染湿邪，可以使用温阳化水、利水渗湿、解郁化痰的中药巩固。居于西北季风气候的人们，易于感受风邪寒热，罹患狂症，易于使用疏解风寒，润燥清热的药物巩固治疗。

9.1.5.5. 温带地域精神障碍患者的巩固治疗

温带是位于亚热带和极圈之间的气候带。北半球温带区从北纬23度26分的北回归线到北纬66度34分的北极圈之间。南半球温带区的范围是从南纬23度26分的南回归线到南纬66度34分的南极圈之间。温带如此大的面积，与实际气候特点分布差异较大。因此，广义的温带包括亚热带、暖温带、中温带、寒温带和亚寒带。狭义的温带一般又分为三个带，即：暖温带、中温带、寒温带。整个温带的年平均气温为摄氏8度。

中国大部分地区属于温带气候，南方地区（低纬地区），多雨、多风暴、光照足、湿度大，季节转换时降雨量、风暴等变化明显；北方地区，少雨、少风暴，季节转换时这些变化不明显，变化明显的是气温，北方地区（中纬地区）四季气温变化分明。

温带气候跨度大，气候变化明显，四季分明，人类所有住区的精神疾患都有可能在这个区域发生，治疗上要根据患者的不同地区，分门别类，辨证论治。巩固期间内，在辨证论治的基础上，要特别注意护养脾胃，调理心肾，使机体的运化功能和水液代谢功能保持正常，患者的精神活动就基本上会处于稳定状态。心理行为方面，要根据患者生活的不同地区，完善自己的世界观、人生观、价值观。最好到附近的宗教场合，聆听宗教教义，产生信仰兴趣，保持心态平和，乐善好施，公义无私，从而维护精神活动的正常。

9.1.5.6. 寒温带地域精神障碍患者的巩固治疗

寒温带，在北纬50～65度之间，平均气温低于0℃，同时最热月的平均气温高于10℃。寒温带介于温带与寒带之间，气候类型有针叶林气候，分布在北半球亚欧大陆及北美大陆北部。冬季严寒而漫长，积雪很厚；夏季温暖但短促。年降水量在300～600mm之间，多降于夏季，气温低，蒸发弱。

寒温带呈带状分布，横贯北美和亚欧大陆，在欧洲北部、加拿大北部、俄罗斯境内分布着寒温带气候。在北美从阿拉斯加经加拿大到拉布拉多和纽芬兰的大部分；在亚欧大陆西起斯堪的纳维亚半岛（南部除外），经芬兰和俄罗斯西部（南界在圣彼得堡—高尔基城—斯维尔德洛夫斯克一线）至俄罗斯东部（除南部以外）。中国黑龙江省和内蒙古自治区的最北部也属于寒温带。

寒温带气候北部以最热月10℃等温线为界，这一带的气候主要受极地海洋气团和极地大陆气团的影响，并为极地大陆气团的源地。在冬季，北极气团侵入机会很多；在暖季，热带大陆气团有时也能伸入。主要特征是：冬季漫长而严寒，每年有5～7个月平均气温0℃以下，并经常出现零下50度的严寒天气；夏季短暂而温暖，月平均气温在10℃以上，高者可达18～20℃，气温年较差特别大。

生活在这一区域的人们，为了抗拒隆冬严寒，脸部皮肤粗糙厚实，身体脂肪分布均匀，对内脏的保护增强，因而身体强壮。生活在这一区域的人们，外寒侵袭、寒邪内藏，由于又要抵御严酷的外寒，体内热量积聚，加之内寒生热，致使体内寒热互结、热邪炽盛，机体内部热度高、燥火内焚、狂风雨雪、大起大落，因而容易罹患躁狂抑郁症等精神疾患。经过治疗痊愈后的精神疾病患者，在巩固期间内，要根据患者所在的区域，参考当地的气候条件，尽量躲避严寒风霜，保持室内温度适中。还要根据当地的风俗习惯、饮食习惯、在使用麦冬、石斛、沙参等润燥中药的基础上，加用生大黄、黄连、黄芩等药物倾泻内热，保持机体的内外环境相对平衡，维护精神康复。

9.2. 西药辅助巩固治疗

9.2.1. 延续治疗期间的抗精神病药物的巩固治疗

9.2.1.1. 抗精神病药物的巩固治疗

抗精神病药物的治疗，在开始治疗时，根据患者的主要症状选用较为适宜的药物，通过一段时间的治疗，以及长到一定剂量后效果仍然不佳的药物，就要及时调换药物种类，待出现比较理想的疗效，维持治疗一直达到临床痊愈。到治疗后期，一般使用的药物已经证明疗效确切，此时应该继续这种药物治疗，巩固期间不宜更换药物。如果在治疗时，出现严重的药物副作用，无论这种药物的疗效多么显著，都要及时停药，改用其他类型的药物进行继续治疗。如果副作用不是很严重，经过对症处理副作用很快消失，就可以继续这种药物巩固治疗。较为严重的副作用主要是：迟发性运动障碍；反复不愈的严重的皮疹；肝脏副作用；心血管和造血系统副作用特别是白细胞减少症。只要是出现以上这些副作用，就一定要停药，因为这些副作用如果处理不好，就会成为不可逆性的躯体疾患。因此，一旦出现严重副作用，要立即停药，采用中西结合全力处理副作用。待付作用基本消失后，再更换其他类型的药物，更换药物时要注意选用没有上述副作用的类型。而且在以后的治疗中，尽量避免使用已经出现过副作用的药物。在巩固治疗期间，服用抗精神病药物的时间，一般都在晚上一次服用，一是减少服药次数，二是尽量避免服用药物后的精神不济，困乏无力。

9.2.1.2. 非典型抗精神病药物的巩固治疗

非典型抗精神病药物与典型抗精神病药物的不同之处是：对边缘系统的多巴胺通路的影响强于纹状体多巴胺通路；对5-羟色胺受体作用多于典型抗精神病药物。由于这样的作用机制，改善病人阴性症状好于典型药物，并且具有抗抑郁、不影响病人认知、锥体外系副作用小的特点。因此在临床上，使用非典型抗精神病药物的频率较高。

但是，氯氮平有引起粒细胞减少和粒细胞缺乏症的副作用，且其机制不明，使用时要密切注意。如果在治疗期间，使用非典型抗精神病药物，疗效肯定，在巩固治疗时，就要继续使用。除非出现不可逆转性的严重副作用，否则不可轻易更换，以免引起病情波动。服用非典型抗精神病药物进行巩固治疗，尽量的要减少服药次数，一般在每天晚上服用一次为宜。一次服用剂量可以稍微大些，也尽量不要分次服用，因为巩固治疗是一个较为长期的康复措施，每天多次服用容易漏服，也易引起患者的不耐烦情绪，减少服药次数尽量维持住系统的巩固治疗。

9.2.1.3. 抗精神病药物长效注射剂的巩固治疗

抗精神病药长效制剂（主要是针剂），可以持续稳定地释放，维持平稳的血药浓度，有助于改善治疗依从性，预防服药中断，降低复发及入院风险，是巩固期较好的选择用药。使用长效针剂，即便没有每天服药，康复治疗也在时刻进行中，这极为有助于增强患者的信心。

长效针剂的不足之处在于种类有限。临床痊愈后，如果想使用长效制剂来替换口服药物，如果患者正在使用的口服药物没有相对应的长效针剂，要认真选择一种长效制剂。在不影响已有疗效的基础上，先注射一支长效制剂，按照起效的时间计算，尔后按比例缓慢地减少口服药物的剂量，在两个月以内将口服药物替换下来。

对于长效针剂的副作用，医生要预测哪些副作用可能会出现，告诉患者提起注意，并服用相应的中药予以预防，一旦出现副作用，要中西医结合迅速消除。

目前临床可用的长效针剂主要有：抗精神病药有氟哌啶醇癸酸酯，氟奋乃静癸酸酯。非典型抗精神病药有利培酮，奥氮平，帕利哌酮，阿立哌唑。奥氮平和阿立哌唑等。非典型长效制剂具有光谱疗效，副作用较少，是临床上普遍受欢迎的长效制剂。

使用任何长效针剂，在首次注射前先使用口服剂型数天，以确定耐受性。如果能耐受，那么使用长效针剂后就不会发生过敏类的不良反应，以增加患者的安全和信任感。

9.2.2. 出现付作用的抗精神病药物的巩固治疗

9.2.2.1. 出现迟发性运动障碍副作用的巩固治疗

迟发性运动障碍，简称 TD，其特征为口 - 舌 - 颊三联症。引起迟发性运动障碍的药物有氟哌啶醇、五氟利多、奋乃静等，在巩固治疗期内，使用上述药物均有可能出现 T。现代医学尚无有效的治疗方法，中医可以根据四诊八纲辨证论治，一般分为以下四种类型：

9.2.2.1.1. 阳明热盛、胃阴不足型

⑴ 主要症状：舌质红、舌苔黄或少津无苔，脉弦数或细数；口唇不自主地有节奏的运动，表现为吸吮、鼓腮、添唇、伸舌、转舌、努嘴、口流痰涎、说话不清、昂头后仰；头颈背部强直僵硬、歪斜、单侧或双侧上肢向后歪斜，腰及下肢行走挛急，痛苦难耐，紧张时汗出加重；进食困难、口干舌燥、渴喜冷饮、烦躁不安、大便干结。
⑵ 治疗原则：清泻阳明邪热、养阴清热解肌。
⑶ 处方用药：白虎养阴汤加减：生石膏 60～300 克、生地 30 克、石斛 30 克、元参 30 克、麦冬 30 克、鸡血藤 30 克、葛根 30 克、炒麦芽 60 克、黄连 9 克、生大黄 12 克、全瓜蒌 30 克、甘草 9 克。
此方可以连续服用，也可加减使用甘麦大枣汤、养阴清胃汤等，一直到阳明热盛、胃阴不足型的迟发性运动障碍痊愈为止。

9.2.2.1.2. 肝阴不足、筋脉失养型

⑴ 主要症状：舌质红、舌苔少，脉弦细紧；面部痉挛，头颈歪斜；四肢不由自主地有节律地刻板式抽动，上肢呈捻球样抽动，下肢为不自主踱步，抽搐抖动，抬起放下；伸舌咬牙，眼睑抽动；面色无华，头晕目眩；耳鸣如蝉，双眼干涩，视物昏花不清；夜寐多梦，心烦意乱。
⑵ 治疗原则：养阴荣肝、滋濡筋脉、止痉除颤。

(3) 处方用药：滋生青阳汤加减：白芍 30 克、石斛 18 克、麦冬 15 克、生磁石极细末 30 克、生地 30 克、熟地 45 克、女贞子 30 克、当归 15 克、鸡血藤 30 克、怀牛膝 30 克、天麻 9 克、菊花 9 克、枸杞子 18 克。

此方可以加减使用，还可龟鹿二仙丹、导痰汤、补中益气汤等视情加减使用，直至由肝阴不足，筋脉失养等引起的迟发运动障碍痊愈为止。

9.2.2.1.3. 肝郁气滞、瘀血内阻型

(1) 主要症状：舌质紫暗、舌苔湿腻而厚，脉沉弦、紧而有力；四肢不自知地运动、咀嚼、转舌、眼球上吊；情绪低落、烦躁不安、两肋胀痛、狂乱易怒；女性月经不调，经行血块而量少。

(2) 治疗原则：疏肝理气、活血化瘀。

(3) 处方用药：血府逐瘀汤、身疼逐瘀汤加减：柴胡 9 克、陈皮 6 克、香附 9 克、赤芍 15 克、当归 9 克、桃仁 12 克、红花 12 克、生地龙 12 克、僵蚕 9 克、秦艽 9 克、鸡血藤 30 克、怀牛膝 30 克。

此方可以加减连续服用，还可以使用五逐瘀汤加减，待体内血活瘀化，肝舒气理，有肝郁气滞、瘀血阻滞引起的迟发性运动障碍就可治愈。

9.2.2.1.4. 脾肾阳虚、中气不足型

(1) 主要症状：舌质淡嫩、舌苔薄白、或舌面光滑如镜，脉沉细弱、寸、尺细微；四肢不自主地抖动，不自主地添唇、吸吮、转舌，吞咽困难；腹胀、不思饮食，面色萎黄、形体消瘦；心悸怔忡、健忘失眠、多卧少动，倦怠懒言。

(2) 治疗原则：温肾健脾、益气补脑。

(3) 处方用药：健脾补肾汤、补中益气丸加减：党参 18 克、白术 15 克、黄芪 15 克、茯苓 9 克、补骨脂 18 克、杜仲 15 克、女贞子 30 克、炒枣仁 30 克、柏子仁 15 克、枸杞子 18 克、益智仁 18 克、鸡血藤 30 克、僵蚕 12 克、生地龙 9 克。

此方可以加减连续服用，还可根据实际情况酌情使用左归丸、右归丸，十全大补丸等，直至将由于脾肾阳虚、中气不足引起的迟发性运动障碍治愈为止。

9.2.2.2. 出现造血系统副作用的巩固治疗

几乎所有的抗精神病药物，对白细胞都有不同程度的抑制作用，有少数患者出现粒细胞减少。临床上粒细胞除非明显地减少，一般不需要停药，在继续用药过程中会自行恢复。白细胞减少多有氯氮平、氯丙嗪为多见，非典型抗精神病药物也可引起，开始治疗时其发生率大约为 1%。出现粒细胞减少症应引起高度注意，有的患者病情发展迅速，白细胞在数日之内可骤降至 1X10~9L 以下，一旦确诊应立即停药并服用升白细胞药物，以免危及生命。同时服用大量维生素和预防感染，严重者应输全血或白细胞悬液，处理及时可完全恢复，否则死亡率较高。

中医对粒细胞减少症的治疗有着得天独厚的优势，在发病初期可以立即逆转白细胞的下降，无论在治疗期间还是巩固治疗期间，临床的主要分为以下五种类型辨证施治。

9.2.2.2.1. 气血虚弱型

(1) 主要症状：舌质淡、舌苔薄白，脉虚弱无力；头晕目眩、面色苍白或萎黄，少气懒言、倦怠乏力；口唇、爪甲淡白、自汗。

(2) 治疗原则：补气养血，升白细胞。

(3) 处方用药：八珍汤加减：人参 15 克、白术 30 克、炙黄芪 30 克、当归 15 克、熟地 15 克、白芍 9 克、川芎 6 克、炙甘草 6 克、大枣 7 个、陈皮 6 克、焦三仙各 6 克、炒鸡内金 15 克。

根据症状的不同转变，可以视情加减使用。

9.2.2.2.2. 脾阳不振型

(1) 主要症状：舌质淡青、舌苔薄白，脉濡弱无力；面色无华，少气无力，中脘冷凉，泛吐清水，纳呆食少，食后腹胀，喜热饮热食，大便溏泄。

(2) 治疗原则：温中散寒、暖脾健运。

(3) 处方用药：附子理中汤加减：制附子 12 克、高良姜 9 克、吴茱萸 9 克、炒白术 18 克、炙黄芪 15 克、炒白芍 15 克、制香附 9 克、肉豆蔻 9 克、炙甘草 6 克。

在临床上可以视情辨证加减应用。

9.2.2.2.3. 肾气不足型

(1) 主要症状：舌质青紫、舌苔薄灰白，脉细弱、尺脉欲无；面色青灰、腰膝酸软、听力减退、小便频数或尿后余沥；大便稀软或溏泄。

(2) 治疗原则：温肾壮阳，阴阳双调；

(3) 处方用药：左归丸、右归丸、大补元煎加减：补骨脂 15 克、杜仲 18 克、巴戟天 9 克、熟地 12 克、女贞子 15 克、枸杞子 15 克、紫河车 12 克、菟丝子 15 克、炒白术 12 克、炒山药 12 克、炙黄芪 12 克、黄精 9 克、桑螵蛸 15 克、鸡内金 9 克。

临床上可以视情加减使用。

9.2.2.2.4. 肺气亏损型

(1) 主要症状：舌质淡白、舌苔薄白，脉虚弱无力；面色少华，倦怠懒言，声低语微，畏寒惧冷，咳而短气，自汗乏力。

(2) 治疗原则：补肺益气、升白细胞。

(3) 处方用药：补肺益气汤加减：炙黄芪 18 克、太子参 9 克、党参 9 克、五味子 9 克、白术 9 克、天冬 9 克、麦冬 9 克、百会 9 克、冬桑叶 5 克、茯苓 9 克、淮山药 12 克、紫菀 6 克、前胡 6 克、桃仁 6 克、炒鸡内金 6 克。

临证时可以视情加减使用。

9.2.2.2.5. 阴虚火旺型

(1) 主要症状：舌质红、舌苔少，脉细数；面色潮红，咽燥口干，声音嘶哑，干咳少痰，痰中带血，少气无力。

(2) 治疗原则：滋阴降火、润肺化痰，升白细胞。

(3) 处方用药：生白汤、沙参麦冬汤加减：炙黄芪 15 克、沙参 12 克、玄参 9 克、银柴胡 9 克、地骨皮 15 克、鳖甲 9 克、龟板 9 克、麦冬 9 克、天冬 9 克、茯苓 9 克、白茅根 9 克、仙鹤草 12 克、生牡蛎 15 克、生麦芽 9 克。

临床上可以视情加减使用。

9.2.2.2.6. 扶正生白汤的加减应用（临床通用方）

此方由山西李顺山于 1991 年首次发表于山西中医杂志，主要治疗由于化疗所致的白细胞减少症，对抗精神病药物引起的白细胞减少也有着显著的疗效，为临床医生所喜爱。

(1) 方剂组成：太子参、白术、黄芪、茯苓、鸡血藤、阿胶、当归、丹参、穿山甲、枸杞子、菟丝子、紫河车、黄精、熟地、煅皂矾共十五味药。

(2) 加减：各地在原方基础上，加减衍化出了：养血生白汤、滋阴生白汤、益脾生白汤、芪芝生白汤等多种临床组合，均取得了较好的治疗效果。

因此，在精神疾患的临床上，只要是使用抗精神病药物出现了粒细胞减少的副作用，均可以根据患者四诊八纲辨证的实际情况，使用生白汤加减辨证治疗，均可取得较好的疗效。

9.2.2.3. 出现药源性肝损害副作用的巩固治疗

肝脏为人体的解毒器官，抗精神病药物主要在肝脏代谢，易于引起对肝脏的毒性反应，导致肝细胞的损害，出现肝功能的异常，有的出现黄疸，称为药源性肝损。临床上一旦出现肝损害副作用，即为重性肝病，应立即停用所服抗精神病药物，进行系统的中医辨证论治。在保肝治疗的同时，换用对肝脏损害较轻微的抗精神病药物。出现肝损害副作用的患者，使用中药调理，疗效肯定，临床上主要分为以下四种类型进行辨证论治：

9.2.2.3.1. 肝胆湿热型

(1) 主要症状：舌质红、舌苔黄厚腻，脉弦滑；面目周身俱黄，肋痛腹胀，倦怠无力，烦热脘闷，恶心呕吐，纳呆、厌油腻；大便色黄或灰白，或秘结或溏泄。小便黄赤、浑浊。

(2) 治疗原则：清热解毒，化浊利湿。

(3) 处方用药：茵陈蒿汤加减：茵陈 30 克、栀子 12 克、泽泻 12 克、车前子 18 克、板蓝根 30 克、生大黄 9 克、金钱草 15 克、鸡内金 18 克、焦三仙各 9 克、乌梅 9 克、五味子 6 克、甘草 6 克。

此类型为黄疸性肝损害，临床上可以随症加减使用。腹胀满者加青皮 15 克、郁金 12 克、川楝子 12 克；出现恶心呕吐加橘皮 9 克、竹茹 9 克；出现血热者加丹皮 9 克、赤芍 15 克；出现胃弱者加党参 9 克、白术 9 克、鸡内金 9 克。

9.2.2.3.2. 气滞血瘀型

(1) 主要症状：舌质红、舌苔黄厚腻、舌上有瘀点，脉弦数、滑涩；嗳气叹息、肋痛腹胀、纳呆食少、恶心呕吐、厌食油腻；。

(2) 治疗原则：疏肝理气，活血化瘀。

(3) 处方用药：柴胡疏肝散、血府逐瘀汤加减。柴胡 15 克、赤芍 18 克、川楝子 12 克、香附 9 克、枳壳 9 克、桃仁 9 克、红花 9 克、当归 12 克、川芎 9 克、陈皮 6 克、白芍 6 克、甘草 6 克、生大黄 6 克。

加减：气郁化火可见口干口苦，心烦易怒，便秘等，加丹皮 9 克、黄连 9 克、栀子 9 克、川楝子长至 18 克，清泻肝火；肋痛加郁金 12 克、元胡 9 克、川楝子 9 克；肝气犯胃加法半夏 9 克、陈皮长至 12 克；肝气犯脾，脾失健运，出现腹泻、腹胀者，加白术 9 克、炒山药 15 克、茯苓 9 克、薏苡仁 15 克。

9.2.2.3.3. 肝肾阴虚型

(1) 主要症状：舌质红、少苔或无苔，脉细数或弦细数；头晕目眩、两眼干涩、口渴而干、腰膝酸软、五心烦热、失眠多梦、小便黄赤、大便秘结。

(2) 治疗原则：养血柔肝、滋阴补肾。

(3) 处方用药：一贯煎加减：生地 21 克、麦 15 冬、五味子 12 克、枸杞子 18 克、女贞子 30 克、当归 9 克、赤芍 30 克、玄参 18 克、旱莲草 30 克、

加减：头晕严重者加黄精 9 克、青箱子 30 克、菊花 15 克、钩藤 05 克；五心烦热严重者加栀子 9 克、丹参 15 克；腰膝酸软严重者加杜仲 15 克、巴戟天 9 克、补骨脂 9 克。舌上有瘀点者加桃仁 9 克、三棱 9 克。肝脾肿大者加鳖甲 18 克、生牡蛎 18 克、鸡血藤 80 克。

9.2.2.3.4. 脾肾阳虚型

(1) 主要症状：舌质暗红、舌苔少，脉虚弦时而有力；右肋胀痛，肋下可触及移动瘕块；精神萎靡、身疲乏力、纳呆食少、小便深黄、大便灰白。

(2) 治疗原则：温肾健脾，化湿和胃。

(3) 处方用药：茵陈四逆汤加减：茵陈 9 克、制附子 6 克、仙灵脾 9 克、干姜 6 克、党参 9 克、黄芪 9 克、白术 9 克、茯苓 9 克、陈皮 6 克、泽泻 9 克、薏苡仁 15 克、厚 9 克、郁金 9 克、三棱 9 克、莪术 9 克、焦三仙各 6 克。

9.2.2.3.5. 在以上治疗中应注重的几个问题

(1) 注意中土的培育：脾胃为气血生化之源，土生万物，注重中土的培育，是治疗的关键一环。若需健脾补气：可重用党参，白术，黄芪，山药，莲肉等。若需健脾运化：可选用木香、砂仁、蔻仁、山楂、内金、川朴、炒麦芽等。若需健脾利湿：可选用杏仁、橘红、法夏、茯苓，木瓜、生苡米、车前子等。若需清热理脾：可选用黄连、黄芩、白头翁、炒栀子、大黄，生石膏等。若需散寒温脾：可选用乌药，生姜，附子，沉香等。若需调和肝胃：可选用生赭石、旋复花、瓦楞子、白芍、香附，当归等。

(2) 注重调补肝肾：肝为刚脏，性喜条达，体阴用阳。热为阳邪，湿热久羁必耗肝阴，暴恕伤肝，亦损肝阴；肾为

先天之本，肝肾同源，肝阴虚损终致肾阴虚损，若房事不节等各类原因，致伤肾阴。肝肾阴虚，内生虚热，虚热与湿热相合,深伏阴血而日渐伤正,病邪缠绵难以清除，故扶正亦应调补肝肾。若需疏肝理气：可重用醋柴胡、复花、生赭石、青皮、陈皮、香附、郁金等。若需清利肝胆湿热：可重用茵陈、金钱草、黄连、草河车、知柏、冬瓜皮、车前子等。若需清热平肝：可选用菊花、钩藤、酒芩、胆草、生石决、生龙壮、珍珠母、莲子心、琥珀、羚羊粉等。若需养血柔肝：可选用四物汤、丹参、石斛、沙参等。若需滋补肾阴：可选用山药、熟地、寄生、牛膝、黄精、首乌、女贞子、枸杞子、五味子等。若需温补肾阳：可选用川断，菟丝子、仙苏、仙灵脾、巴戟天、肉苁蓉、肉桂、附子、鹿角胶等。

(3) 注重活血化痰：药源性肝损害是由于湿热毒邪隐伏于内，又因正虚不能抗邪所致。湿热久羁，可聚而生痰；中阳不振，运化失司可聚湿生痰；肾阳不足，水气上泛为痰；阴虚肝热，灼津生痰。湿热痰湿阻滞血脉可致瘀血；气虚，肝郁，气不帅血可致瘀血；阳气不足，运化无力亦可致瘀血。痰与瘀血既是病理产物，又是致病因素，痰瘀交阻，以致肝，脾，肾，气血失和，形成恶性循环，日复益深，邃成痰积，正气益损，更无力祛除血分之邪，故活血化痰应贯穿于治疗的始终。若需活血化痰软坚散结选用：泽兰、丹参、当归、白芍，丹皮、王不留行、香附、杏仁、橘红、半夏、瓜蒌、藕节、夏枯草、鳖甲、生牡蛎、水红花子等。

(4) 要注重扶正为主，祛邪为辅：药源性肝损害一旦出现即为正虚邪实，在治疗上以扶正为主，可重用人参、黄芪、白术、熟地、当归、制附子、肉桂等药物。但不能忽视余热未清、余邪未尽和湿热蕴毒的病理病机，所以在扶正为主，调整脏腑气血功能的基础上，要辅以清热解毒的祛邪措施。

一般讲，清热解毒之剂每多苦寒，不宜过用，以免伤正。扶正之属每多甘温，长期久服也易喜热，故配以少量苦寒之剂也寓反佐之意。临证中如需清热解毒：可选用生石膏、地丁、夏枯草、栀子，双花、连翘、薄荷、僵蚕，草河车、公英，野菊花、甘草等。如需凉血解毒：可选用犀角、生地、丹皮、赤芍、元参、小蓟、大青叶、白茅根等。如需化湿解毒：可选用蕾香、佩兰、菖蒲、蔻仁、半夏。如需利湿排毒：可选用泽泻、猪苓、生薏苡仁、滑石、赤小豆、土茯苓、金钱草等。如需燥湿解毒：可选用黄连、黄芩、黄柏、白鲜皮、苦参等。如需通下解毒：可选用如大黄、芒硝等。如需酸敛解毒：可选用五味子、石榴皮、乌梅、木瓜，白芍等。以上当根据临床症状特点，辨证施用，药味不宜过多，药量不宜过大，此外，根据三焦病位灵活化裁，若偏于中上焦，应佐以芳化解毒；若偏于中下二焦，应佐以燥湿解毒；若湿热下注膀胱，应佐以清热利湿解毒。

(5) 注重地域的异同：肝脏为人体的解毒器官，一旦出现药源性肝损害，既表示肝脏出现了重性的肝脏器质性病变，病情较为严重，应引起临床医生的高度重视。由于患者生活的地区不同，气候条件不同，人体差异不同，在辨证施治时，需要从整体侧重考虑。热带温热带地区、寒冷地区的气候差别；东南亚等地区天气炎热多湿，湿热较盛，在进行治疗时注重清利湿热为主。其它不同区域的患者要分别以扶正祛邪、清热解毒、芳化宣透、辛开苦降、清热利湿等方法辨证施治。在巩固治疗期间内，临证时还要随着主要症状的改变，随时调整治疗方案，以彻底治愈由于抗精病药物引起的药源性肝损害。

9.2.2.4. 出现抗胆碱能副作用的巩固治疗

在抗精神病药物治疗中，抗胆碱能副作用比较常见，约有 20% 的患者出现口干、便秘和排尿困难。

1. 口干：可采用中药汤剂生脉散加减：党 9 克、麦冬 9 克、五味子 6 克、石斛 9 克、天花粉 15 克、芦根 15 克、每日一剂，水煎不拘时服，最短者两天口干即得到改善，大部分在治疗四周时症状都能改善或消失。

2. 便秘：在抗精神病药物的治疗中,如果出现肠梗阻，就要立即停止服药，给予复方大承气汤：生大黄 18～30 克、厚朴 15 克、枳实 15～30 克、芒硝 12 克分两次化服，水煎服，每日一剂，至便通为止。如果服用上方，大便还是不通，就可加大生大黄至 60 克、芒硝 30 克、厚朴 30 克、枳实 30 克，每日一剂煎服。一般都能将大便通下。便通后要善后调理。还可使用生豆油 200ml，经胃管交替注入，每日 2 次，一般治疗后 3～5 天可排出大便。还可采用中成药复方芦荟胶囊（通便灵）、麻仁润肠丸等通便治疗。番泻叶 6 克、五味子 9 克，浸泡代茶饮，每天三次，也可将大便通下。还可用大黄粉 100 克，加入 70% 的乙醇 150ml 搅拌成糊状，使病人仰卧，暴露脐部，将大黄糊 5 克置于脐内填满，轻按压，用胶布呈十字形固定，1 次 / 日（脐炎、过敏者禁用），一般用一次即可通便。

3. 排尿困难：尿潴留：中药补中益气汤加味：党参 15 克、白术 12 克、黄芪 30 克、当归 12 克、陈皮 9 克、猪苓 12 克、升麻 12 克、柴胡 6 克、甘草 6 克、木通 12 克、泽泻 15 克，每日 1 剂，水煎分 2 次服，连服 3～5 剂即可有效。期间配合热敷效果更好。排尿困难：用莱菔子 15 克炒熟顿服，2 小时无效可再服 1 次，多数病例服药后 30 分钟即可自行排尿。

9.2.2.5. 出现皮肤副作用的巩固治疗

服用抗精神病药物可出现药物性皮疹，接触性皮炎、皮肤和黏膜水肿以及各类红斑。氯丙嗪还可引起光敏性皮炎。剥脱性皮炎大多发生在用药第一个月内，虽然比较少见，但一旦发生病情严重，甚至出现死亡。由于患者的体质不同，所表现的程度也不一样，临床上一般分为三种类型予以施治，在巩固期内，或是首发药疹、或是迁延未愈而来，一律按照这以下分型辨证论治。

9.2.2.5.1. 毒邪内陷、发于肌表型

⑴ 主要症状：舌质红、舌苔黄，脉滑数有力；头面部、颈部、前胸及后背、四肢等处出现散在的小米粒大小的红色疹子，口干舌燥、咽部疼痛、口渴喜冷饮、心烦意乱，大便干燥，小便黄少。

⑵ 治疗原则：清热解毒、透疹化斑。

⑶ 处方用药：透疹凉解汤、银翘散加减：生石膏细末 150 克先煎 40 分钟、金银花 21 克、连翘 18 克、蒲公英 30 克、大青叶 30 克、地丁 30 克、白鲜皮 30 克、白茅根 30 克、紫草 30 克、葛根 18 克、荆芥 9 克、玄参 18 克、麦冬 9 克、桑叶 6 克、薄荷 6 克后下。

临证可以视情加减应用。

9.2.2.5.2. 毒邪滞血、发于肌肤型

⑴ 主要症状：舌质红绛、舌苔黄厚，脉弦滑数大；头面部、颈部、胸背部以及四肢出现大片红色药疹，疹片之间没有间隙，局部疹子可隆起，胸背部尤甚。身热口渴、大便干结如羊矢，小便黄赤而稀少。

⑵ 治疗原则：清热凉血，解毒化斑。

⑶ 处方用药：普济消毒饮、凉血化斑汤加减：生石膏 300 克捣碎先煎一小时、黄连 15 克、黄芩 15 克、黄柏 15 克、玄参 30 克、生地 60 克、丹皮 30 克、赤芍 18 克、白鲜皮 60 克、紫草 30 克、板蓝根 30 克、蒲公英 30 克、连翘 18 克、生大黄 30 克先煎 10 分钟、甘草 9 克、葛根 9 克、升麻 3 克。

临证可视情加减应用。

9.2.2.5.3. 毒邪壅盛、内燔外发型

⑴ 主要症状：舌质暗红、舌苔黄厚腻，脉弦滑数；皮肤表面大片隆起性红斑，面部四肢起水泡，大如黄豆，疱内积液、易破流水、水疱融合、皮肤脱落；高热神昏、呼吸气粗、双目难挣；口干舌燥、咽痛阻塞、讲话困难、气息粗；大便不解、小便浑浊。

⑵ 治疗原则：清热解毒、消肿化斑、凉血开窍。。

⑶ 处方用药：清瘟败毒饮、凉血解毒汤加减：生石膏细末 60 克、生地 30 克、丹皮 18 克、葛根 30 克、白花蛇舌草 30 克、桔梗 9 克、白芷 9 克、金银花 30 克、板蓝根 30 克、蒲公英 30 克、鱼腥草 30 克、苦参 15 克、滑石 30 克、车前子 18 克、薏苡仁克 15 克、白芥子 9 克、羚羊角粉 3 克分两次冲服，冰片 3 克化服。

加减：高热神昏可用安宫牛黄丸一丸顿服，热退即止、不退再服；脉微气短者加白人参 9 克，或泡水代茶饮；水疱破后滑石粉少许撒于患处。

临证可视情挤加减应用。

9.2.2.6. 出现其他副作用的巩固治疗

服用抗精神病药物还可能出现其他方面的副作用，

1. 神经系统副作用如嗜睡、惊厥、急性肌张力障碍、类震颤麻痹综合征、静坐不能等。

2. 精神方面的过度镇静、药源性精神副作用如精神症状加重、药源性抑郁性等；自主神经系统副作用 如低血压、心动过速或过缓、口干流涎、麻痹性肠梗阻等。

3. 代谢和内分泌系统副作用如肥胖、血管神经性水肿、出入分泌、乳房肿胀、闭经、阳痿、性欲减退等。

4. 心血管系统副作用如直立性低血压、心悸胸闷、心电图改变、血栓栓塞性疾病等。

长期服用抗精神病药物还可出现皮肤黏膜色素沉着、药源性低血钾、呼吸抑制、胎儿畸形损害等等副作用。出现这些副作用要根据患者的实际情况，使用中医药辨证论治，适宜处理。

9.2.3. 延续治疗期间抗抑郁药物的巩固治疗

抗抑郁药主要有三环类抗抑郁药和非典型抗抑郁药，在治疗期间，如果某种抗抑郁药物对患者有效，巩固期间就要延续这种药物继续服用。再沿用这类药物的同时，寻找中医治疗痊愈的突破口。抑郁症的巩固治疗，要依靠中医的辨证论治，从根本上给予调理。中医认为：各类抑郁症不外乎是肝郁化火与内寒化热两种以及各种类型的脏腑功能紊乱。肝郁化火要疏肝解郁清热化痰理气；内寒要温阳祛寒滋阴降火，脏腑功能紊乱要调理脏腑功能，只要辨证得当，基本上都会痊愈。只是当代有些中医深受西医理论的误导，陷入迷宫找不到治疗抑郁症的出口。

9.2.4. 延续治疗期间抗焦虑药物的巩固治疗

抗焦虑药物主要是缓解病人的焦虑状态，是一种维持治疗手段，不是根本上的治疗措施。因各种原因或服用药物后，出现了焦虑状态，就要应用抗焦虑药物进行辅助治疗。在巩固期间内，一般要延续治疗期间的抗焦虑药物，不要轻易改换药物，防止患者的不适应而出现情绪波动。中医认为：焦虑就是脏腑功能的失调引起患者外在的表现形式，只要找到了体内发生焦虑的根本原因，对症调理，就能从根本上消除焦虑。因此、在延续治疗期间焦虑药物的同时，要积极地从中医角度寻找引起患者焦虑的根本原因，从而对症治疗消除焦虑。

9.2.5. 延续治疗期间镇静催眠药物的巩固治疗

镇静催眠药物使用的目的，针对患者的兴奋及失眠状态，辅助其他药物进行治疗。在巩固期间内，除了延续治疗期间的镇静催眠药物以外，要寻找引起患者兴奋和失眠的主要原因，对症进行辨证论治，从根本上消除患者的兴奋和失眠。随着中医治疗的深入达到一定程度后，患者的兴奋和失眠状态有了根本性的改善后，要缓慢地减、停所服用的西医镇静催眠药物，防止滥用引起药物依赖。

9.3. 气功保健巩固治疗

9.3.1. 医家气功保健巩固治疗

医家气功保健源于《黄帝内经》,讲究"恬淡虚无"、"积精全神"。历代医家华佗、葛洪、陶弘景、巢元方、孙思邈、刘完素、张子和、张景岳、李东垣、李时珍、吉良晨等等都是医学气功大家。近代刘渡舟教授和刘贵珍编创的《内养功》, 李少波教授的《真气运行法》，均适用于各类精神疾患的巩固康复疗养。

9.3.1.1.《内养功》的修练方法

9.3.1.1.1. 练习《内养功》之前要做好充分的思想准备

练功时，要教授患者意识集中于丹田穴，达到"意守丹田"。这样锻炼时间长了，就可以排除杂念，思想集中，达到入静状态。由于长期不断的锻炼，经过一段时间，吸气的同时好象有气吸入小腹的感觉，此谓之"气贯丹田"，此时便有了气功保健的效果。

(1) 在练功前，心中不要有任何牵挂，把一切烦恼全部放下。

(2) 作功时不要紧张，精神要放松，心情要愉快，呼吸保持平稳。如果在练功时心中有事，烦乱不安，就停止练功，待精神放松后再继续作功。

(3) 作功时要选择一所清净的房屋，避免一切吵扰。如条件不具备，也不必强求练习。练功房内设备设施要尽量简朴，可张贴增进练功信心的标语数张，鼓励自己持之以恒，不要半途而废。

(4) 练功前排清大小便，以免中途因排便影响练功。

(5) 无论采用坐式或卧式练功，都要把腰带、内衣宽松，使呼吸顺畅，血液循环流畅。练功中要自然呼吸，全身肌肉放松，眼睛微闭露一小缝，如果眼睛疲劳，全部闭住也可。

(6) 练功的姿势要自然，无论坐着、站立或躺着都不要挺胸、耸肩，摆姿势也要轻松自然。如果坐着练功，坐好后把上半身前后左右摇晃几下，以求坐稳舒适；站立式要双腿拉开与双肩同距离，目视鼻准，自然轻松。

(7) 练功开始的一百天内停止性生活。此后适当节制性生活，年轻人或病轻者 2～3 周一次，年老或病重者 1～2 月一次。

9.3.1.1.2. 练习内养功的具体操作方法

(1) 全身放松：全身保持放松弛状态，是练好功的一个重要环节，放松一般可以分为两个方面：

    A. 身体放松：练功前可饮适量开水，排除大小便；脱帽，摘下眼镜，宽解衣扣、腰带、鞋带、表带；有意识地使头、躯干、四肢、全身肌肉都完全放松弛。

    B. 意识放松：在全身各部肌肉松弛后，意识上要发出准备练功的信号，进入心情舒畅，心旷神怡状态，再开始练功。

(2) 练功姿势：练功姿势要按病人体质及病情而定，以达到自然松弛为度。不要因过分硬性强调姿式，而引起病人不自然和紧张，这样可以照顾到不同病人的脏腑器官的机能情况。

    A. 卧式：取侧卧位（左右均可），头略向前低，平稳地枕于枕头上（枕头不宜过高）。一上肢自然伸于身体上侧，手掌心向下，放于髋关节部；另一上肢屈肘，手自然伸开，掌心向上，放在距头约二寸远的枕头上。腰部略向前屈，下面的双腿自然伸开，微弯曲；或上面的腿弯曲约 120 度，双脚自然平放于床上。

    B. 坐式：身体端正稳坐凳上，两腿自然分开，与肩等宽，两膝关节弯曲成 90 度，两小腿平行而垂直于地面，两脚底踏实地面。两手掌面向下，自然平放在两大腿中三分之一处。两肘关节自然弯曲、放松。

    C. 在练功中身体各部的协同姿势：在练功中不论取卧式或坐式，身体各部的姿势动作要协调：两眼视线注视鼻尖，即所称"目视鼻准"；口唇自然轻闭，两眼虽微合，但仍露一线之光；头颈部自然平直、端正，为避免头颈部的紧张，可将前额稍向前方，下颌部微向内收，呈轻度低头姿势；前胸部宜微向内收，腹部稍向前鼓，两肩自然下垂，勿向前耸起，使臀部向后凸出；背部略呈后凹，腹腔容积增大。

(3) 默念字句：在练功呼吸时，须随同默念字句，但只是用意念（即脑子想），而不要念出声。一般由三个字开始，根据病人情况可逐渐增加，并灵活掌握。不过，增加字数最多以不超过九个字为宜。平常用的字句有"自己静"、"自己静坐"、"自己静坐身体好"、"自己静坐身体能健康"等。其与呼吸法的具体配合的做法如下：第一种呼吸法：默念第一个字时开始吸气，念中间的字时停顿呼吸，中间的字句越多，则停的时间越长，念最后一个字时将气呼出。第二种呼吸法：吸气呼气中均不念字，呼吸完了开始停顿时念字，例如：念"自己静"、"自己静坐"等字。用第一种呼吸法时，默念"自"字吸气，同时舌顶上腭，默念"己"字时，停顿呼吸，默念"静"字时舌放下，同时将气呼出。用第二种呼吸法时，吸气时将气吸满，呼气时将气自然呼出，停顿时舌顶上腭，同时默念字句，念完后舌放下，再吸气。如此周而复始地呼吸，两种呼吸法之差别，在于前者是吸后停闭，后者是呼后停闭。

(4) 呼吸法练功：呼吸法是内养功的主要内容之一，即要锻炼成一种腹式呼吸，吸气时腹部逐渐向外鼓出，随着呼气腹部再逐渐回收，这种有意识的锻炼，目的在于使腹部随着一呼一吸的动作，逐渐形成明显的张缩运动。呼吸法分为以下两种。

    A. 第一种呼吸法：用鼻呼吸。吸气时舌抬起顶上腭，气自然地吸入，意识中引到小腹部，叫做气沉丹田。此时且勿用力吸气，亦勿用力将气压到小腹，呼气时舌放下，如此反复呼吸。

B. 第二种呼吸法：用口鼻呼吸。吸气时自然地用口吸入，意念中引导到小腹部,亦不要用力吸气。练功开始时，可稍留余地不要将气吸满，随时再将气自然地用鼻呼出，然后停顿呼吸和默念字句，同时舌顶上腭，字句完成，舌即放下，再吸气，这样，周而复地进行。

刘渡舟老先生认为：第一种呼吸法，因为吸气、停顿后才呼出，如果应用不当，会使人有"憋气"的感觉，产生腹胀、胸痛、头昏等现象。第二种呼吸法，因用口吸气，如果应用不当，便会产生冷气入胃的感觉，引起胃内凉感，腹部不适。但如能注意运用，在意念的引导下进行呼、吸，二者的缺点都可避免。他将第一种呼吸法称为"硬呼吸"，适用于病轻壮年人；第二种呼吸称为"软呼吸"，适宜于体质较弱者。两种呼吸不能并用或交替使用，现人们大多采用第二种呼吸法。刘渡舟教授是伤寒大家，善用经方治疗各类疑难杂病症，疗效斐然，在北京中医药大学杏林满天下，为当代中国屈指可数的名老中医之一。刘老不但是医药巨擘，还与刘贵珍老先生创建了当代医家气功，对各类慢性疾病的康复疗效显著。两位刘老的医家气功疗法，在精神疾患康复期的保健方面有着其他疗法不可替代的作用。刘老曾与山西李清福先生合著《中医精神病学》，本人曾在二十多年间因于中医精神疾患的理论和实践问题，多次向刘老请教，受益匪浅。

9.3.1.2.《真气运行法》的修炼方法

真气运行法（静功）是著名中医学家李少波教授根据《黄帝内经》"全真导气"理论和古代各家行气养生要旨,结合自身实践,经数十年的临床观察、科学实验所创编的一种自练自养的医疗保健养生方法。它主要通过调息凝神，培养真气，贯通经络，燮理阴阳，调和气血，促进细胞的新陈代谢，增强大脑皮层的保护性力量，特别适用于各类神经精神疾患的巩固康复治疗

真气运行法分为五步功法,其练功姿式有盘腿坐式、垂腿坐式、卧式、站式、行式等多种, 具体要求是放松自然,心情舒畅。

9.3.1.2.1. 第一步：呼气注意心窝部（巨阙穴）

(1) 方法：做好练功准备，放松身心，集中思想，精神内守，在呼气的同时，意念随呼气趋向心窝部（巨阙穴）。

(2) 时间：要制定出固定的时间，每日早、中、晚各练习一次，每次二十分钟，一个星期左右可完成第一步的功候。

(3) 反应：练功到三至五天，感到心窝部（巨阙穴）沉重，再往后，每呼气时，感觉到有一股热流注入心窝部（巨阙穴），这是真气集中的表现。有了真气的集中，就给第二步功打下了基础。

(4) 效果：开始几天由于不习惯，姿势也不够准确，有的会感到头晕，腰背酸痛，呼吸也不自然, 舌尖抵不住上腭等，这都是自然的现象，不要有顾虑，只要按要求坚持锻炼慢慢就会好了。

9.3.1.2.2. 第二步：意息相随丹田（下丹田）

(1) 方法：当第一步功做到每一呼气即觉心窝部（巨阙穴）发热时，就可意息相随，自心窝部（巨阙穴）开始，呼气注意丹田，不可操之过急，用力太大产生高热也不舒服。

(2) 时间：依法每天三次，每次二十五分钟或半个小时，十天左右就可以做到气沉丹田。

(3) 效果：由于真气已通过胃区，脾胃功能已有改善；真气沉入丹田后，周围脏器如大小肠、膀胱、肾等都逐步发生生理上的改变；一般都会感到食欲增进，大小便异常现象有程度不同的改善。

9.3.1.2.3. 第三步：调息凝神守丹田

(1) 方法：当第二步功做到丹田有了明显感觉，就可以把呼气有意无意地止于丹田。不要过分注意呼气往下送，以免发热太过，耗伤阴液，犯"壮火食气"之弊。呼吸放自然，只将意念守在丹田部位，用文火温养，达到"少火生气"的状态。

(2) 时间：每天三次，每次半小时以上。这一段是培养丹田实力阶段，需要时间较长，一个月左右可以感到小腹充实有力。

(3) 效果：由于任脉通畅，心肾相交，中气旺盛，因此心神安泰，睡眠安静。凡有心火上炎，失眠多梦的患者都有

好转。通过练功不断的给肠胃增加热能，脾胃消化吸收能力增强，体重增加，精神充沛，元气充足，肾功能增强，肾水旺盛，肝得滋荣。因此，在这一阶段，患有肝肾功能障碍的患者都会有明显好转。

9.3.1.2.4. 第四步：通督勿忘复勿助

(1) 方法：原则上还是按照第三步操作，真气沿督脉上行的时候，意识应该跟随上行的力量，这就是勿忘；若行到某处停下来，不要用意念去导引，这就是勿助。

(2) 时间：每天练功次数可适当增加，每次的时间也应延长到四十分钟或一小时左右。每个人的情况不同，通督的时间和力量不可能一样。有的人一刹那就通过了，而且力量很猛，震动很大；有的人通督时间稍长，并且力量也不大；大多数在十天左右通督。

(3) 效果：通督之后，一呼真气入丹田，一吸真气入脑海，但不可有意追求，一呼一吸形成任督循环，此为"小周天"。只有在这种情况下，才能感觉到"呼吸精气，独立守神"的境界。真气不断地补益脑髓，大脑皮层的本能力量增强。凡是各类神经精神障碍引起的精神恍惚、易喜易怒、头晕耳鸣、心慌气短、失眠健忘、腰酸腿软、月经不调、性欲减退等症状，都可得到改善。因练功经络通畅，有些多年不愈的顽症也可霍然而愈。长期坚持，精力充沛，身体轻捷，可以达到精神康复。

9.3.1.2.5. 第五步：元神蓄力育生机

元神是大脑调节管制的本能力量，与识神对立。识神是有意识的精神状态，元神和识神是体和用的关系，元神为体，识神为用。第四步功已通督脉，肾气不断灌溉脑髓，元神的力量不断得到补充，心主神明，心气上照于脑，才能发挥其全面的调节管制作用。

(1) 方法：原则上还是守下丹田，丹田是长期意守的部位。通督后各个经脉相继开通，如果头顶百会穴处有活动力量，也可以意守头顶。可以灵活掌握，这叫"有欲观窍，无欲观妙"。

(2) 时间：每天三次，或更多些，每次一小时或更长一些，总的说时间越长越好。大约一个月左右，身体内的各种触动现象才能逐渐消失，只剩下下丹田和上丹田的力量更加集中旺盛的现象。

(3) 效果：根据身体的表现，尤其是丹田与头顶百会穴互相吸引的磁性力量说明，大脑皮层的本能力量增强，内分泌协调而旺盛。这种力量有形有色，功夫越深，表现的越明显，对全身的生理生活机能调节就更好，真气也就更加充实。不断地补偿和增强身体的代谢机能，可充分发挥机体的潜在力量，因活力旺盛，机体免疫力就增强了，一般致病因素就可减少甚至避免，原有的沉疴痼疾也可以得到改善或痊愈。坚持锻炼，就可以达到内脏调和、肾脑相济、身心两健、益寿延年的效用。

9.3.2. 道家气功保健巩固治疗

道家学说对中国和东南亚地区人们的处世哲学影响很大，不但中医认为非常珍贵，而且备受西医追捧，至今传播至世界各地。中国当代著名精神医学家杨德森教授等于1998年创建了《道家认知疗法》的行为医学，其中32字保健诀"利而不害，为而不争；少私寡欲，知足知止；知和处下，以柔胜刚；返朴归真，顺其自然"，蕴含了丰富的道家气功保健内容。

道家学说是以先秦老子、庄子关于"道"的学说为中心的学术派别。道家气功是按照"恬淡虚无"、"清静无为"的"道德"学说理论来修炼自己的。

老子认为：人要表现柔弱，不要刚强；人要表现愚鲁，不要聪明；人要无为、无我、无欲、居下、清虚、自然……。老子认为柔弱就能谦下不争，愚鲁就能弃华取实，一切依循自然，这就是"道"。"道"是无法用语言和文字能表达明白的，"道"要靠心灵去领悟。"道"是包含万物之理，没有形状，没有声音，没有实体，并且永恒不变的自然规律。

"道"家认为：宇宙的本体是"无"，"无"中生"有"，这就是"道"的作用。人应无为、无事、无智、无知、无欲、无我、无私、才能达到"道"的最高境界。

道家气功是通过自身修炼来达到"道"的境界的方法，道家气功流派众多，理论各异，功法千变万化。适宜精神疾患修炼的一般分为以下四类：一是自然无为法门；二是周天搬运法门；三是服气法门；四是导引法门。由于门派不同，所持理论各不相同，每个人的情况又不同，临床上要灵活运用，简述日下：

9.3.2.1. 自然无为法门

又称清静无为法门，根据老子"常无欲以观其妙"和庄子"纯素之道，唯神是守"，主张最根本的清静无为。把人的生命活动与大自然统一起来，其中又有不同层次的功法。

9.3.2.1.1. 纯自然无为法

纯自然无为法就是修炼平常心法，因为平常人没有平常心。平常心是一种淡定，修炼就是让自己心如止水，心如止水就是看到所有的或者正在发生的事情，心情没有任何波动，自己完全置身于事物之外，客观地理智地看待任何问题。

9.3.2.1.2. 观光法（又称清静观光法）

"观"是看的意思，有外观和内观之分，外观是睁着眼睛向外看，内观是闭着眼睛向内看。"光"是光明、光亮；观光就是清楚地照亮一切。

练习清静观光法要全身放松，舌舐上腭，自然呼吸，集中注意力，眼睛轻闭，观看全身或某一部即可。初练时，眼的内光引入小腹部、两膝、两脚心、两手心，时间一长所观的目标就会发出红黄的光亮。有红黄或蓝色之光时不要改变目标，这时要凝神观住，不可分散精力，越观越明亮，光亮越大，身体越热，越热越出汗。时间长了，明亮光气就会罩住全身，好象"佛光"笼罩。出现光气笼罩全身时不可使光再放大，最好守住一个时期，以后逐渐放大一个胳膊之远、室内之远、一村之远。功夫不断加深，逐渐放至全球宇宙，然后收功，由远而近收回小腹部。在观光过程中，眼光守一会再搓手、擦脸、摇身，最后慢慢睁眼。练功时要去除杂念，不可胡思乱想。雷雨闪电、发怒后不可练，酒后不能练。练观光法要持之以恒，方能功效倍增。一般练功时间是子丑或寅时，如果时间充裕，任何时间都可以。天晴月圆之际练习功效更大。练功时采取的方位，春向东、夏向南、秋向西、冬向北。练到一定程度，光环显现，一圈一圈不同颜色的光圈由内向外扩出，但收功时必须再由外向内一圈一圈收回。我的恩师吕炳奎老先生，曾教授我内观太阳月亮之法门，效果殊胜！详情请参考《中医精神疾患的治疗模式》第八节《气功治疗法》的第三小节《循经调神治疗法》的第四条《凝神目视太阳、月亮法》。

9.3.2.1.3. 性光法（又称清静性光法）

性光法是将两眼微闭留一线光，以两眼内眦为三角形底边，向上至眉间，形成一个等腰三角形，叫伊三点。然后用意念集中想这个三角形自左向右、向上向下，沿此线路转动。不是用后天意识去转，是相当于闭着眼睛看这个三角轮盘转。这样转慢慢变会出现光，将光内收照全身。收光有两种方法：一种最直接的方法是用眼将光内收，直出百会，直入天庭，走外混元，光天合一，这是顿法；另一种是将光收入后往下照，让他自己变化。性光法一般是光入体内，让光从头往下照，照至丹田、涌泉再返上来，做导体内气光合一。精神健康，说到底是五脏六腑与大脑功能的充盈与有机协调，高度合一的融合运作，精神失调就是这些功能的协调异常。当精神疾患治愈后，清静性光法对各类神经精神疾患的巩固治疗非常有益，功法也简单，只要目光把气光一收、一转，便是坎离交媾，水火济济，肾脑充盈，是身心健康加持的上乘功法。

9.3.2.1.4. 玄关法（又称直入玄关法）

道家对玄关至少有七种不同的解释，这种功法指的玄关是虚无的，它无形无象，无边无际，一物不着。练玄关是一太极，人身是一太极，天地是一太极，宇宙也是一太极。太极无形无象，无方无所，可以生发万事万物。它寓于具体事物，又不着于具体事物。人的玄关在人体之中，但又不受人之形体限制而与宇宙同体。人的意元体与宇宙混元气有相同性，可弥散于宇宙之中，这个玄关实指此。玄关法有不同位置的不同练法。最简单而根本的练法是意念往回一收，意想收到一个大空球里，这球是在体内还是在体外不去理会，就想一个大空球，形体和意念都是空空荡荡的在大球里边，慢慢玄关窍一开，人与大自然便相通了。另外还有守眉间玄关、守人中玄关等功法，因功法复杂，不适于精神疾患的保健，在此不予详细介绍。

9.3.2.1.5. 心斋法（又叫听息法）

心斋法就是听自己的呼吸。初练时，用耳朵去听自己的呼吸，只听声音，而不要去注意呼吸的深度；以后练至呼吸渐细，耳朵听不见呼吸声音，便用意念去听，也就是用意念去感知呼吸；再往后呼吸动作越来越细，用意念感觉不到了，便用体内运动着的气去听，也就是用它去感应。逐步深化听息达到一呼一吸气贯全身的高级境界。古人认为心斋法是一种简单而高妙的功法，后世出现的闻音法、默念法，佛教的念佛法门，以至近代美国流行的超觉静坐法，皆渊源于此。练习心斋法用于精神疾患的保健简便易行，只要是按照心斋法的层次不断深入练习，就能使患者的精神完全放松下来，处于"呼吸精气，独立守神"的境地，此时就达到了精神保健的作用了。

9.3.2.1.6. 自然周天法门

练习自然周天法门利于各类精神疾患的巩固治疗。这种功法要由老师带着练习，首先是练习入静，练入静后自然出现周天运转，叫作河车自转或法轮自转。先守中丹田，把意念置于中丹田便不再守，静到一定程度，体内之气自然启动运周天。这种功法的通周天是一点一点地慢慢通，通过某一点后往往要过相当一段时间再继续通下一点，一个小周天可能需两三年才能打通。奥妙是寓周天通于入静之中。转周天的特点一般是一个前升后降、一个前降后升，两个周天同时反复循环转动。不过也有从当中降落从前边升，也有从当中上去从两边下降的。出现不同的法轮自转与老师带功有关。一般来说，老师身体的气路怎么走，学生往往自然也这样走。自然周天法门是自然出现转周天，与后世搬运周天是用呼吸催动或用意念引动不同。

9.3.2.1.7. 守中法

守中法所守的"中"，是无形无象的，实际上是守太极。它和玄关法都是守太极，只是练的方法不同。守中法的口诀是"十字街前一座楼，楼上点灯不用油"。有不同部位的守法。一种是守中田的中，两手左右平伸成一条横线，从百会至会阴是一条竖线，两线在体内的交叉点便是中。这个"中"是最关键的"中"，练功时想着这个中。另一种是守上田的中，从两眼内角间画一条横线，这条横线不是在眼前，而是深入至两耳最高点处的深度，再从百会向下画垂直线，其垂直交叉点就是上田的"中"，它的位置的流珠宫的宫底上。个别门派也有守下田的"中"的，它位于肚脐至命门横线与百会至会阴竖线的交叉点上。这几个中都是无形象的。这就是所谓"十字街头一座楼"。"楼上点灯不用油"是指意守这个"中"后，待里面发亮光，即产生气光，便用这个光自里至外照遍全身，以至全身毛孔都照遍。古人讲要照到三千大千世界，照遍一切法界。这个"法界"指身体内各个非常细微的组织，使体内气机发生变化，最后达到内外通透、肾脑相融、身心合一；阴平阳秘、精神乃治的目的。

9.3.2.2. 周天搬运法门

将真气沿经络循行一周，称为周天。周天分为大周天和小周天。真气沿任、督二脉循行一周称为小周天。小周天加上循行四肢为大周天。大周天的巡行路线是：意守丹田，待丹田之真气充足后，意念引导真气从丹田穴上行至胸腹及两臂内侧，沿着足太阴肺经起的十二经络循行路线，循行一周，最后复归于丹田。如此周而复始至数十周天后，真气无须导引自然按此路线运行。

周天搬运法的特点是用意念调动体内真气按周天路线运行，练气修脉，使内气充足，经脉通畅，精、气、神合一，最后达到精神乃治的境界。

在精神疾患巩固期间内的搬运周天保健功中，主要是练习意念周天，不要练习其它复杂的功法。意念周天从神入手，意守丹田，用意念搬运体内真气，沿人体经络的循行路线反复搬运循行，最后达到身心两健的治疗效果，长此以往可以杜绝精神障碍的复发。

9.3.2.3. 服气法门

道家的服气法门功法种类较多，对于精神疾患巩固期间的服气方法，主要是使患者通过服食自然之气，达到神清气爽、心旷神怡、精神健康的状态。采用的服气方法主要有以下两种：

9.3.2.3.1. 服日精月华法

服日、月二气（即阳阴二气）是最常见的服气法。一般而言，服日精宜在阴历三十、初一、初二这三天早上7时至上午9时；服月华宜在阴历十四、十五、十六这三天夜里11时至凌晨1时。如果白天有太阳、夜间有月亮，即可每日均可服时日、月之气。服食日精月华的诀窍是用鼻尖服，鼻尖为人体之中天门，用中天门去服，效果至佳。具体方法是：面对服食对象（日或月），松静站立，目视服食对象，意想服食对象，然后头后仰，使眼、鼻尖、服食对象三者成一线，眯着眼接日或月之光芒，同时用鼻尖服入日或月之光，这是一般的服气法。服气时要加吃气，吃气不用鼻吸，用口发"ｈｅ"音时将气咽下，同时用意念将气送入下丹田。初练者宜服红太阳和白月亮之光，练至一定程度，可服日、月刚出来时发黄色之"金太阳"和"金月亮"之光。服气和吃气都一定要目视服食对象，眯着眼将日月之光往里接。初练时用眼接不上，可配合用意念接。目视阳光开始不易睁开眼，久之即可。而且会看到太阳的颜色变化，变成金黄色、蓝色、紫色和像光辐射云彩似的。这时有的人会出现幻觉，如见到有人从太阳里走出来，这是练功者自身的气与太阳的气相合，自身信息反射回来而产生的一种属于阴阳之气在体内此消彼长的虚幻感觉，是自然而然的现象，不必惊慌。服食月亮之气时不易出现这种幻觉，因为服食月亮之气是阴中求阳。服食日、月之气要注意阴阳平衡，服日气多则阳气盛，服月气多则阴气盛，要掌握气机阴阳的平衡。

9.3.2.3.2. 服五方气法

服五方气是按东、西、南、北、中五个方向依次服气。松静站立后，先向东方服气，然后依次转动方向。转方向时要沉稳，两脚移动方向时脚掌不能离开地面，不能把气挪起来。这是很关键之点。服气方法与服日月精华之气方法大体相同。目视服气方向，头后仰，使眼、鼻尖、服食方向的地平线三者成一直线。在服食不同方向之气时，要在鼻尖加上不同意念。根据五行相属的道理，东方属木，服东方气时要想树木，意想吸树木之气。西方属金，服西方气时要想金砖或金器，金为补，有补气作用。南方属火，服南方气要想火，意想吸火气。北方属水，服食北方气要想水，意想服水气。中央属土，土为水湿、云雾之气，服中央气时昂首视天，意念服食整个天空水湿、云雾之气。服五方气关键在于意念，精神疾患者有些五脏六腑的体质偏差，服气时要注意实者泻之、虚者补之，调节五脏六腑与大脑的协调功能。

9.3.2.4. 导引法门

道家的导引法门源于上古的一种保健治疗方法。"导"就是呼出浊气，吸入清气，"引"就是运动躯体。导引就是利用呼吸吐纳、运动身体的方法使体内气息和顺、阴阳平衡。精神疾患的巩固治疗期间，可以选用道家的四季导引法门。

四季即一年当中的春夏秋冬四个不同季节。因为季节的不同，气候和人体也会随之发生不同的变化。通过不同的季节修炼不同的导引锻炼，可以有效加强体内气化作用，促进人体新陈代谢，起到强筋健骨、培育真气、散寒去湿、扶正祛邪、调和气血、平衡阴阳等作用。

9.3.2.4.1. 春季导引方法

⑴ 早上起床后，面向东方，迎着太阳，以两手掩口，呵热气，上下抚摩面部缓缓贯透三十遍。
⑵ 继之正坐，两手十指相叉于胸前，闭气行导引之术五遍：以鼻吸气沉入丹田以后闭气，而后以口缓缓呼气。

9.3.2.4.2. 夏季导引法

⑴ 早上起床后，面向南方，迎着太阳，微服放松，正坐端身，上下抚摩面部缓缓贯透三十遍。
⑵ 继之以一手向上极力如托石，左右相同，闭气导引行气五遍。

9.3.2.4.3. 秋季导引法

⑴ 早上起床后，面向西方，迎着太阳，端身正坐，以两手踞地，缩身曲脊，向上三举，上下抚摩面部 缓 缓 贯 透 三十遍。
⑵ 继之以两手相叉，于头上左右伸拽数下，闭气导引行气五遍。

9.3.2.4.4. 冬季导引法

⑴ 居于温室内，面向北方，以两手相叉，一脚踏之，而后上下抚摩面部缓缓贯透三十遍。

⑵ 继之以一手托膝，反折一手抱头，左右相同，闭气导引行气五遍。

以上四类道家气功练养法门，对于处于巩固期间的各类精神疾患来说，一般单独练习一种功法即可达到预期目的。如果有的患者以前就是气功爱好者，也可以根据自己的喜好，练习多种功法。练习多种功法不可同时进行，待一种功法练到纯熟的时候，再行练习另一种功法，可以获益多多。

9.3.3. 儒家气功保健巩固治疗

儒家气功是我国儒家学者及其信徒所修习的功法，主要载于《论语》、《孟子》、《荀子》等儒家文献之中。

儒家功的最大特点是将正常的社会生活、道德修养与练功融为一体，练功的目的也不像佛家、道家为了出世，而是更积极地入世和更好地治国。

儒家功较简单，以守静的心斋、坐忘为代表。孔子的弟子颜回问他什么是心斋，孔子回答："若一志，无听之以耳，而听之以心；无听之以气，听止于耳，心止于符（神），气也者，虚而待物者也，唯道集虚。虚者，心斋也"。心斋就是通过意念专一，呼吸细长，耳之不闻，唯心能觉，进而神气合一，进入清静纯一的境界。孔子还认为，心斋之类的功法是修身的关键，这类功法不但可以使人不出户而知天下，还能使人长寿。基于这种认识，孔子在任何环境中都要求自己保持一种宁静的心态。

心斋功法，共分为五步：

1. 若一志："若"字作"你"字解。"志"就是思想，也可以说是念头。当起首做工夫的时候，心中思想要专一，不要有杂念如果有杂念，就无法做功。

2. 无听之以耳，而听之以心："无"等于"毋"，"之"字是代名词，指所听的对象而言，"以"字作"用"字解。念头归一了，就开始做工夫，用"听"字诀。普通的听，是用耳朵听各种声音，此处的听，就是听鼻中呼吸之气。凡呼吸系统正常而不发生障碍的人，鼻中气息都没有声音，所以说"勿用耳听"。鼻息没有声音，但自己却能够知道鼻中气息一出一入，或快或慢，或粗或细，所以说"听之以心"。

3. 无听之以心而听之以气：听鼻息的功夫做得时间久了，心和气已经成为一体，气不能作为心的对象了，不能再说用这个心，听那个气，所以说"无听之以心"。此时身中的神和气凝聚在一起，但尚未达到混沌境界，还稍为有点知觉，继续做功，自然而然地就完全没有知觉了。从有知觉到无知觉这一过程中，就是以气听气，使心和气二者相互柔和成为一体的过程，所以说"听之以气"。此处虽仍旧"听"，实际上就是不要再着意于"听"，成语中的"听其自然"、"听之而已"，这里的"听"字就是讲的这个境界。

4. 听止于耳心止于符：处做功夫，注重在"一"，等到念头归"一"之后，就注重"听"，"听"不可执着，就用"止"。所谓"听止于耳"，就是教人不要再着意于听。此时，功夫已渐渐的入于混沌境界，身中是神气合一，心的知觉已不起作用，所以说"心止于符"。符即是合，这种神气合一的状态是无知无觉的，外表上看来和睡着了一样，但内部的情况是不相同的。

5. 气也者，虚而待物者也，唯道集虚，虚者心斋也：以前由浅而深的境界，一步一步的都经过了，最后到了"虚"的境界。这个"虚"是从无知无觉以后自然得到的，不是用意识制造出来的(如果做工夫时候，心里常常想着要虚，反而不能虚了)。全部工夫原是由后天返还到先天，所以第五步功夫，就达到了先天的境界。

先天之境界，就是人归于气的宇宙混元状态，是神气合一的上层境界，即虚者心斋。至此，心斋功法练习完毕。精神疾患若能通过练习达到心斋功法的先天状态，自然就会心境平和，精神乃治。

9.3.4. 佛家气功保健巩固治疗

佛家气功起源于佛教的修炼方法，有的在民间得到传播，它的功法与宗教信仰不完全相同。由于佛教中分成不同宗派，他们各自的修炼方法也随之分成不同流派的气功功法。佛家气功是以坐禅和意念活动为主的，练功中讲究平心静气，万物皆空，对各类处于巩固期间的精神疾患来说，是一个具有自我领悟和心神合一双重效益的气功保健疗功法。

佛家气功强调心性的修炼，功法以禅修为代表。禅修时须结跏趺坐，结跏趺坐又称"双盘腿"，即将左脚置于右腿上，将右脚置于左腿上（或相反），两足心向上，坐式主要有吉样式和降魔式两种。《慧琳音义》卷八解释"凡坐皆先以右趾押左股，以左趾押右股，此即左押右，手亦左在上，名曰降魔坐。诸禅宗多传此坐。……其吉祥坐，先以左趾押右股，后以右趾押左股，令二足掌仰于二股之上，手亦右押左，安仰跏趺之上，名为吉祥坐"。结跏趺坐时"闭目以舌柱腭，定心令住，不使分散"，多采用自然呼吸，重在以息调心、诱导入静。佛家禅修重在精神超脱。

佛家功以修禅为本，但因佛学流派不同，功法也有所区别。修禅分成小乘功法和大乘功法。

1. 小乘功法：追求个人自我解脱，把"灰身灭智"，证得"阿罗汉"作为最高目标，修习注重三十七道品的宗教道德修养。阿罗汉是小乘佛教修行的最高果位。其功法具体分为准备阶段、初禅、二禅、三禅、四禅、神通六个阶段：

   (1) 准备阶段：主要是解决练功者身心方面的一些弊病，为日后提高功力打好基础。采用的方法称不净观法，主要有四种：不净观、慈悲法、思维法、数息法，针对不同的对象区别对待。其中数息法又分数息、随息、止息、观息四个阶段。此法后被天台宗发展为六妙法门和止观法门，不净观具有较强的止念除欲功能，是重要的入手功法。

   (2) 初禅：的目标是排除一切欲念而生"喜"。"喜"的出现是完成第二个阶段的标志。

   (3) 二禅：的目的是除喜。除喜即能生"乐"。在佛教概念中，"乐"和"喜"不同，喜是打心里高兴，乐是浑身上下都高兴。乐的出现，标志着完成二禅的修习。

   (4) 三禅：修习的过程主要是除乐。无所谓苦无所谓乐的出现是完成三禅的标志。

   (5) 四禅：修习目的是让不苦不乐（实质极乐）的情绪稳定下来，实现完全的如如不动的静定。

   (6) 神通：四禅完成便具备了神通、神变的基础。但若想运用和发挥得好，还要有一个掌握、学习的过程，这就是"十遍行"。"十遍行"即地遍、风遍、水遍、火遍、青遍、赤遍、灵遍、白遍、光明遍、限定虚空遍十种功法。这种功法的特点是能够提高定力，而定力至极时，掺以某些意念便可实现更高层次的神通。据说这种功法的功效很大，能显现各种功能，对开发智力具有特殊意义。

2. 大乘功法：宣传大慈大悲、普渡众生，把成佛渡世、建立佛国净土作为最高目标。在修习上，倡导似"六度"为主要内容的菩萨行。所谓六度，即六种从生死此岸到达涅磐彼岸的方法或途径。包括 a. 布施；b. 持戒；c. 忍、d. 精进；e. 定；f. 智慧。"布施"是指施予他人财物、体力和智慧等，为他人造福成智而积累功德直至解脱的一种修行办法。"持戒"是指遵守一切符合佛教教义的思想、言行所作的规定。"忍"是指安于苦难和耻辱。"精进"是指在修善断恶、去染转净的过程中，不懈怠地努力。"定"是指为获得佛教智慧或功德、神通而修习的以心专注一境的功法。"智慧"是指以"假有性空"理论去观察一切现象的特殊观点和方法。

大乘佛教在我国传承过程中形成了许多带有中国特色的佛学派别，其修禅方法也因派别不同显示出各自的特点，大乘佛法气功中有以下几种具有精神保健价值

1. 天台宗功法：天台宗的修持以"六妙门"为主要功法。六妙门从数息或随息入手，心缘于息，通过调息达至调心的目的。六妙包括数、随、止、观、正、净六项内容，特点是从有相数息入手，修至无相，以有心观修至无心，从有力到无力，最后达到圆明空净的境界。

2. 禅宗功法：禅宗的修持法门相当随意，禅宗和印度佛教的最大区别是禅宗认为觉悟并不意味着摆脱尘世。它认为，尘世是天道运行的结果，也是道的一部分，且"门门有道"。积极介入日常事物，在日常具体事物中参禅，照样可以获得觉悟。从这个意义上看，禅宗的修习法门无处不在，有多种法门，"吃饭睡觉皆为禅修"。

3. 净土宗功法：净土宗的修持方法简单易行，要求信、愿、行一致。"信"就是要相信修持的效能，有修持的信心；"愿"就是要有修持的愿望；"行"就是要参加修禅实践。"行"的方法有念佛与观想两种。念佛就是念念不忘，念念相续地念诵"阿弥陀佛"的名号，这样可以收心敛性，归于单一净念，以一念代万念。观想即面对佛像，集中意念停止妄想，专注一境。观想念佛有十六种观法，此修持法门的最高境界是"无相可观，无佛可念"。

9.3.5.武家气功保健巩固治疗

武家气功是以技击防身为目的的气功流派, 如少林气功、八卦掌、朱砂掌、金钟罩、易筋经、大悲功、形意桩等。

武家气功将吐纳调息与武术动作相结合, 属于动功范畴。《易筋经》说: "练筋必须练膜、练膜必须练气……气至则膜起, 气行则膜张, 能起能张, 则膜与筋齐坚齐固矣", 由此可见, 武家气功是为了达到强壮筋骨, 运气发力、形神合一、精神乃治。在各类精神疾患的巩固期间, 可以练习一些武家气功, 从而使大脑功能与形体机能高度合一, 促进精神健康。1971 年台湾创建龙发堂, 收养各类慢性精神障碍患者, 当患者病情稳定后, 龙发堂开始用佛家武术教习患者, 组织了患者武术表演队, 使患者在巩固治疗效果的同时, 习练武术强身健体, 收到了很好的效果。龙发堂曾带领患者武术表演队赴大陆进行交流, 并出席国际精神医学大会, 曾声闻于海内外。

武家气功的起源, 可以上溯到战国时"吹嘘呼吸、吐故纳新、熊经鸟伸", 但一般多认为肇始于唐代《易筋经》的问世。

武家气功的基本功法有拍打功、运气功等

A. 拍打功: 即配合呼吸用拳逐渐过渡到用沙袋、木棍、榔头拍打自己身体各个部位, 同时落拳点部位挺出迎击。落拳、呼气、迎击同时完成。拍打时先击左右胸部, 继而下降至左右肋、左右腰部, 再拍打胸部正中, 胃脘部, 腹正中部与左右两侧。练习拍打功法不可急于求成, 要依据不同患者的身体和精神情况, 循序渐进, 缓缓求功, 在不知不觉中增长功夫。

B. 运气功: 运气功主要分为意守丹田、意守命门、意守会阴三个层次。

1. 意守丹田法:这里所说的丹田, 是指腹部的丹田, 即中丹田。中丹田即气海穴, 为了方便取穴, 可取肚脐即神阙穴。守肚脐易达真息境界, 又易引入动功, 静、动、内、外同时并进, 练习日久, 内息会自动将气机引至气海穴。

练功开始, 两眼向正中处 (上丹田处) 合为一线, 然后轻闭, 两耳以意封闭, 也就是听而不闻。同时将思想集中移至上丹田, 与闭眼后的内视线 (即意视) 合一, 同行下运肚脐, 以意想着它, 以意看着它, 以意听着它。这就是所谓四门紧闭 (眼耳口鼻) 静心练气, 又称锁心猿、拴意马, 也就是意蓄丹田, 此时即开始入静了。

当意达丹田时, 立即将肚脐极为轻缓地吸回去, 直到吸得不能再吸时, 在意想上觉得已与后腰相贴, 再慢慢地放出来 (也叫呼)。即所谓: 吸之绵绵, 呼之微微。这种一吸一呼, 是有意的, 如同座钟上的摆, 开始先用手摆动一下,引导它走动起来, 以后就不再管它了。它要动就动, 不动就守看它, 自己不能加意念。这里所说的"动"是指肚脐自发呼吸活动和身体之各部自发运动。如果肚脐自己动起来, "意识"即随着它动, 如果是肢体各部动, 意识则不能离开肚脐随之而动, 要静守丹田。当练到一定程度, 眼睛能自发睁开时, 仍然随意念看守丹田, 不得随动作而视线乱跑。

2. 意守命门法 : 命门在与肚脐正对之后腰部, 两肾之中间, 又叫后丹田。在命门两侧是左、右肾, 两肾与命门之间又有阴阳两窍, 是调正命门与肾脏二者之间平衡的。命门风火, 两肾属水, 二者相克, 两窍居其中调和, 以达水火既济。

练功开始与意守丹田同。两眼向正中视为一线后轻闭, 意识向上走, 到头顶囟门处相合, 再向后行经玉枕夹脊, 一直下到命门处。稍停, 意识就分到两窍, 由后向肚脐前进, 肚脐向前鼓, 至中间合为一股, 直达丹田。当肚脐不能再鼓时, 再由丹田向命门以意引动, 以后就如同守丹田时一样, 动就动, 不动就静守。无论内动还是外动, 一切与意守丹田法同。

3. 意守会阴法 : 会阴位置在肛门与前阴之间, 练功开始时, 两眼向中间视为一线后轻闭, 意识与内视合一直下会阴。以会阴中心, 用以意引气呼吸的办法, 先吸后呼, 即由会阴向上吸至丹田, 吸时肛门缩紧上提 (提肛, 自发的往上提, 不可用力往上提, 若用力往上硬提而求速成, 当心走火入魔)。再从丹田呼出 (意从丹田呼出, 而气实在气海之深处), 下达涌泉穴 (在脚中心线前三分之一处)。"一呼一吸为一次", 进行三十六次, 练完后即静守会阴。动与不动不管它, 守的时间长短由其自定, 因为最后要归到丹田结束, 此时意与内视亦随之移回丹田, 在此守的时间长短一般也由其自定。

练习武家气功用于巩固期的各类精神障碍患者, 要求患者精神集中, 遵循练功程序, 不可急于求成, 循序渐进, 意念守住丹田。丹田精气满溢, 大脑气血充盈, 患者精气旺盛, 体质健壮, 精神活动愉悦。

9.4. 经络锻炼巩固治疗

9.4.1.三一二经络锻炼法巩固治疗

三一二经络锻炼法是中国科学院生物物理研究所祝总骧教授编创的一套气功健身锻炼方法。该法集穴位按摩、腹式呼吸和走路运动为一体，适合于各个年龄段保健人群，对处于巩固期的精神病患者来说极为方便。

9.4.1.1. 三个穴位的按摩

选取合谷、内关、足三里三个穴位，每天早晚各按摩一次，每次按摩五分钟。

1. 合谷穴：是手阳明大肠经的一个重要穴位，取穴方法是以自己另一支手的拇指第一关节横纹正对虎口边，拇指屈曲按下即可。由于大肠经从手走到头，凡涉及大肠经的脏腑功能紊乱的都可按摩该穴。按摩时，频率以每秒一次为佳。需要注意的是孕妇不可按摩该学位。

2. 内关穴：该穴属于手厥阴心包经，位于手掌横纹上三横指，在两筋间。由于该经起于胸中，走手臂内侧，涉及胸中相关脏腑功能紊乱的按摩该穴有效。

3. 足三里穴：该穴属于足阳明胃经，位于膝盖的髌骨下外侧凹陷的犊鼻穴下三寸，取穴方法是用大拇指除外的四指横放在犊鼻穴下，另一手的大拇指放在胫骨的外侧，大拇指与小指的交点即是该穴。脾胃及消化系统功能紊乱该穴有效。

9.4.1.2. 腹式呼吸法

腹式呼吸每天早、晚各一次，每次五分钟。在按摩完三个穴位后开始进行。

在小腹部有九条经脉通过，即两侧对称的胃经、肾经、脾经、肝经和中央的任脉，其中胃经、脾经是后天之本，主管消化、营养；肾经是先天之本，主管人的精气、大脑和内分泌；肝经可以调节情志，和神经系统有关；任脉总管一身之阴脉。通过加大呼吸深度，增大横膈膜上下升降的幅度，可以激发九条经脉的运行，使五脏六腑气血运行顺畅。

腹式呼吸还可提高副交感神经的兴奋性，从而使心率减慢，血压下降，肠蠕动增强。长期锻炼可以使植物神经系统的功能呈现年轻化的趋势；可使大脑皮质兴奋与抑制达到平衡，加强了神经系统和其它系统的联系，整体调节人体的生理功能。

9.4.1.3. 两条腿的运动

两条腿走路强调每天至少进行 25 分钟的行走，或者 5 分钟的下蹲运动。在做完腹式呼吸以后进行。

1. 人老先从腿上老。人的两腿各有足三阴、足三阳六条正经通过，两条腿共有 12 条经络通过，两条腿的运动可有效激发上述经络中气机的运行。

2. 两条腿为主的体育运动除下蹲之外，比较好的方式就是散步或快步走。"百炼不如一散"、"走为百炼之本"，散步是一种很好的健身方式。

三一二经络锻炼法，就是通过穴位按摩、腹式呼吸和以两腿散步或下蹲的运动来激发人体经络之气的运行，从而达到经络"行血气、营阴阳、决生死、处百病"的作用，有病治病，无病强身。对处于巩固期间的各类精神疾患来说，简便易行，好坚持。通过这种三一二经络锻炼，使体内脏腑功能与大脑功能达到有机地融合，促进躯体健康、身心两健。

9.4.2.十二经络锻炼法巩固治疗

9.4.2.1. 手太阴肺经锻炼法

凌晨 3 点到 5 点（寅时）是手太阴肺经当令的时间，肺经是十二经之首，此时全身的经气从肝经（1～3 点）循行到了肺经，所以寅时是肺经养生的重要时刻。

1. 寅时肺经养生：寅时养肺经的最好方法就是睡觉，而且要深睡，在深睡中肺经轻松地按照自己的方式调节体内气血的调配。

2. 其他时间肺经的养生：

(1)、伸展、扩胸运动：

  A. 伸展运动：

    ①、腿部运动：迈出一条腿呈弓状，将后面的脚绷直。面向墙，使后脚和后脚跟一个方向。弯曲双膝与上步骤一致，将一只脚移近墙面并且将弯曲的后腿伸展开。重复相同的方法用于另一条腿。

    ②、外臀运动：手扶着墙面，双腿绷直，一只脚置于另一只的后部，使臀部和身体保持一致，然后绷紧，保持住，不要向后弯曲，换只腿重复上述步骤。

    ③、下半身运动：双脚分开站立与肩部距离基本一致，头部向下弯至腰部水平。如身体柔韧度较好，可将一条腿交叉置于另一条腿的前面做一些伸展，然后换另外一条腿。而后慢慢蹲下，保持膝盖微曲，伸展的后腿部觉得绷紧。

    ④、侧身运动：双脚分开站立与肩部距离一致，脚尖向前，一只手扶住你的腰部，用另一只手向侧面近臂位伸展，向上伸直，左手拉住右手，使你的腰部向侧身伸展开，慢慢的向左侧向下拉，换只手重复以上运动。

    ⑤、大腿肌肉运动：向下俯卧，用相反的手拉住后脚跟，尽量使大腿靠近小腿，同样的运动也可适用于站立的情况，以上运动进行二次，每次适用于一条腿。

    ⑥、大腿内部运动：坐在地板上，让双腿脚底相对，用手肘将双膝向下按，双脚站立分开约 0.8～1 米，然后轻轻的向旁边转动，伸出一条腿使膝盖笔直弯曲，将另一条腿绷直，身体弯曲，膝盖的一边尽可能的压住，保持脚尖向前，重复以上的运动用于另一条腿。

    ⑦、腿部韧带运动：坐在地板上使一条腿绷直另一条腿弯曲，尽量用右手去够绷直的脚尖，然后换左手，重复动作用于另外一条腿

    ⑧、腰部运动：坐在垫子或毯子上，用手抱住膝盖将它尽量向胸部靠近（有颈部问题的注意不要拉伤），轻轻的向上向下运动你的脊椎，将下巴向下紧靠胸部方向，伸展开脊椎部的肌肉，每组动作作 4～6 次，或觉得背部完全伸展开后再停止。

  B. 扩胸运动：

    ①、将双手并拢靠在一起，当手轴往上抬时停留 2 秒回原位，重复 10～15 次。

    ②、手臂抬高，两手平举成一水平线，双手握拳摆在胸前，两手不能分开，并试着将胸大肌用力，使手臂往上抬高，手臂往上抬时要吐气，放松时要吸气。运动时间为 1～2 分钟。

    ③、双手交叉、与肩平行，右手抓住左臂，左手抓住右臂，吐气、双手用力向前扩展，感觉胸大肌在用力，保持 4 秒后，放松。重复此动作 10 次。

    还有其他形式的扩胸运动，对于巩固期间的精神疾患来说，使用以上三种方式就可以了，简单易行。

(2) 双侧鱼际双摩：在一天的任何时间，都可以对摩双侧鱼际，这样可激发肺经的经气，使肺经精气充盈，增强机体免疫能力。搓鱼际穴时，双手鱼际对称而放在一起，适度用力进行摩擦，一般搓到觉得头上或者身体上有微微汗出的感觉就可以了。摩擦双侧鱼际穴，可以显著提高人体的免疫功能，对此，中国古籍多有论述，日本做了专项研究并在全国推广。

(3) 点按中府、云门穴：

A. 点按中府穴：中府穴位于胸前壁外上方，前正中线旁开 6 寸，平第 1 肋间隙处。中府穴为手太阴肺经的起始穴，手太阴肺经起于中焦，穴为中气之所聚，肺、脾、胃合气于此穴，故名中府。每天顺时针、逆时针点按此穴各 1～3 分钟，可起到调整肺气、健脾补气、和胃利水之保健功效。

B. 点按云门穴：云门穴位于中府穴上方一寸，处于胸前壁外上方，肩胛骨喙突上方，锁骨下窝凹陷处，距前正中线 6 寸。云门穴是手太阴肺经的第二个穴位，是肺经与外部物质交换的一个重要门户。点按云门穴有疏通经络、疏肝理气，帮助肺气肃降的作用。

每天点按中府、云门二穴，可以协同伸展扩胸，摩搓鱼际等保健形式，促进肺气的肃降、肝气的条畅、脾胃之气的补益，达到锻炼肺经，提高心肺功能的目的。

9.4.2.2. 手阳明大肠经锻炼法

早晨 5～7 点，是手阳明大肠经当令的时间，大肠经开始工作，此时是排除体内垃圾的时段。

1. 卯时大肠经养生：

(1) 卯时起床：要养成卯时起床的好习惯（最好是六点以前）。

(2) 起床后喝水：起床后喝 200 毫升的温开水，准备排便。

(3) 喝水后排便：排喝水后去排大便。如果没有起床后排便的好习惯，要养成其卯时排便的习惯，其他时间尽量不排便，憋着，到早晨起床后再去排便，久而久之就养成了卯时排便的习惯了。

2. 排便后就可以到户外做一些运动了，卯时属木，可做一些缓慢的健身动作。

(1) 缓慢气功运动：两脚平行分开，与肩同宽，面朝东方呼出废气，吸入清新空气，腹式呼吸，气沉丹田，反复三十次。

(2) 旋腕转掌：五指并拢，双手抬到上焦肺的位置，左脚向前迈一步，成弓步，同时左手向前伸，手心朝上；右臂手肘与肩平行，向后带，手心向下，面向右侧，然后右腿膝盖弯曲，身体后坐，并转向左侧，　　左臂拉回来，右臂向前伸。来回做 6 次，感觉在运动的时候是肠腑在运动，身体的肚脐这个部位在转动，这样可以很好地疏通大肠经。

(3) 缓慢散步：像平时走路一样自然散步，每次散步 15 分钟。走路时眼睛平视稍向上方，映入眼帘的是树木花草，情趣快然，心境愉悦，平稳呼吸，自然走路，可视个人情况，每天早上可以散步一次或两次。

9.4.2.3. 足阳明胃经锻炼法

上午 7～9 时（辰时）是足阳明胃经当令的时间，辰时是进早餐的时间。

1. 辰时胃经养生法：经过一夜的睡眠，机体功能复苏，气血注入胃经，使胃经处于活跃状态，此时胃经需要足够的食物消化，所以是吃早餐的时间。辰时养生就是科学地吃早餐，早餐的食物要搭配合理，营养丰富，进食时要细嚼慢咽。很多人急着上班或上学，很多人狼吞虎咽，或是边走边吃，这是非常伤胃的。如果上班或上学时间紧张，就要科学安排时间晚上早点睡，早晨早点起，留出吃早餐的时间。一天的早餐吃好，对人体的健康非常重要。

2. 饭后按摩足三里：早饭后一小时左右按摩足三里穴，能调节肠胃功能，有效帮助脾胃运化。足三里穴位于外膝眼下四横指处，按摩 3～5 分钟即可。此时大多数人都到了工作和学习的场所，私下里抽出三五分钟时间是可以做到的，饭后按摩足三里穴，是吃早餐后人为地帮助肠胃运动的最好方式。

3. 胃经气功锻炼：两脚分开，与肩同宽，虚领顶劲，气沉丹田，旋腕转肘，抱球，从中焦脾胃的位置分阴阳，一手向上举，一手向下按，双手对撑 8 次。然后两手换位，对撑 8 次，两手还原位。操作时上面的手，手指要指向对侧，而下面的手，手指指向前方。这个动作通过左右上肢一松一紧地上下对拉，可以牵动腹腔，对脾胃起到按摩作用。此种气功锻炼，调节脾胃的升降功能，一升一降，一开一合，使脾胃功能得到调节和锻炼。

9.4.2.4. 足太阴脾经锻炼法

上午 9～11 时（巳时）是足太阴脾经当令的时间，是脾经最活跃的时段。早餐过后，胃将进入的食物磨化腐熟，初步消化，将其化为食糜，然后由脾进行消化吸收，化为精微物质营养全身，此时脾胃处于紧张的工作时间，最忌讳忧愁思虑过度。

1. 巳时脾经养生：巳时脾经养生主要的方法就是心情愉悦，精神强大，一切顺其自然，不为琐碎事物影响心情，为脾胃消化吸收输布营养创造一个宽松的条件。

2. 巳时揉小腹气功健脾：巳时揉摩小腹，对健脾养阴有好处。揉摩的部位在肚脐以下的气海穴周围，左揉 18 下，右揉 18 下，上下各揉 9 下为一个周次，连续揉摩两个周次即可。可帮助健养胃补气养阴、运化食物、输布营养。

3. 原地云手健脾胃：两脚并拢，脚跟和脚尖全部并拢，然后旋腕转掌，像抱一个球一样，一只手托着球的下部，另一手从身前抬起，越过头顶，然后从体侧放下，抬手的同时，同侧的腿也慢慢抬起，脚面自动放松，向下垂，手落下的时候脚也落下，然后换另一侧的动作。做功的时候，手能抬多高就抬多高，脚也是能抬多高就抬多高，每侧做 6 次，脚和手同侧同时上升，在练习时要精神放松，心情舒畅，自然而然，使手和脚的动作有机地协调，达到"行云流水"的境界。

通过以上巳时脾经养生的锻炼，增强了脾胃的消化功能，使全身的营养输布顺畅充分，全身四肢得到了滋养，强化了大脑功能，对巩固期间的各类精神疾患，减少了思虑忧愁，增进了精神舒畅，心情愉快，促进了疾病的康复。

9.4.2.5. 手少阴心经锻炼法

中午 11～1 时（午时）为手少阴心经当令的时间，是一天中阳气最盛的时候，此时阴气开始生发，是阴阳之气交换的时刻。

1. 午时心经养生易"合阳"：中午心经最旺，应养心"少息以养阳"，最好的养生方法是"小憩"，午睡一会，一般睡 30 分钟就可以了，午时小憩可养心，对心脏很有好处。有些上班族中午不方便午睡，可以在午饭后的十二时左右，坐在椅子上闭上眼睛，全身放松，大脑放松进入静止状态，闭目养神 10-15 分钟，只要达到脑子不想任何事情，处于完全休眠状态，就等于午睡了。

2. 敲心经：如果有时间，在午时的任何一个时间都可以，如果午时没有时间，就在每天晚上睡觉之前，用手掐住自己腋下的天泉穴，就是腋下里边的一根大筋，然后轻轻地敲打并拨动它，可以连续敲打三十次左右，拨动十几次即可。按住天泉穴并拨动这根大筋时，小指和无名指就会发麻，这是疗效。上班族可在午时的工作之余，敲打并拨动十几次，是随手可得的事情，并不复杂。

处于巩固期间的各类精神疾患，只要坚持午睡，午时敲打心经，安心养阳，积蓄精气，对巩固病情有很大的好处，自己会从中感到乐趣，久而久之其妙无穷。

9.4.2.6. 手太阳小肠经锻炼法

中午 1～3 点（未时）为手太阳小肠经当令之时，是小肠吸收营养的时段，小肠经能分别清浊，使清气上升，吸收精微部分输送全身，浊气下走，将糟粕送入大肠。

1. 未时小肠经养生：未时小肠养生是规律准时吃饭。午餐一般在中午 12：30 至 13 时以前吃，此时小肠经气血最旺盛，易于小肠吸收营养。午餐要吃好，品种多样，价高质精，营养合理丰富，只吃八分饱，不吃太饱。

2. 揉捏小肠经：把手举起来，用手指沿小肠经的巡行路线，揉捏手臂外侧以及内测，从下到上，以微有痛感为佳，共揉捏 9 次。再从小手指的少泽穴，循经向上拍打至肩中俞穴，拍打到肩中俞穴以后停下，再从少泽穴重新拍打，亦拍打 9 次。每天未时这样揉捏拍打，小肠经的气血就会更加旺盛，有效地增加小肠经的功能，促进营养的吸收。对于处于巩固期的各类精神疾患来说，久而久之，患者的小肠吸收功能增强，促进心经血流通畅，使的心与小肠功能加强，肠道菌群与脑神经的沟通更加自然顺畅，从而加快精神康复。

9.4.2.7. 足太阳膀胱经锻炼法

下午 3～5 时（申时）是足太阳膀胱经当令的时间，膀胱经是人体的排毒通道。人体有三大排毒途径，一是大便排毒；二是小便排毒；三是汗腺排毒。膀胱经是掌握小便和汗腺排毒两条通道的，所以膀胱经的养生非常重要。

1. 申时养生要喝水：未时的小肠经以经把吸收的精气经气血循环运送到了大脑，腹内的细糜样精微物质减少，所以过了下午 3 点以后，大脑会越来越清醒精神。此时膀胱经最活跃，水液代谢加快，体内需要补充水液，所以要喝水补充体液。此时喝一些白开水、茶，都可以补益膀胱，利于人体的杂质排出，使身体的生态维持在良好状态。

2 注重疏通膀胱经：膀胱经是多阳的静脉，居于人体的背部，膀胱经容易堵塞，因此，使用刮痧和按摩的方法，经常疏通膀胱经，使其处于旺盛状态。

(1) 刮痧：刮痧是根据中医的理论，利用特制的刮痧器具和相应的手法，在体表进行反复刮动、摩擦，使皮肤局部出现红色粟粒状，或暗红色出血点等"出痧"变化，从而达到活血透痧的作用。由于各类精神疾患多为寒热交错、气血阻滞、水液代谢障碍等原因，膀胱经受阻，导致与大脑功能不相衔接，出现精神活动的异常。刮痧对膀胱经有着非常好的疏通效果，巩固期的精神障碍患者刮痧时，还可配合针灸、拔罐、刺络放血等疗法使用，加强活血化瘀、驱邪排毒的临床保健效果。

(2) 按摩：按摩治疗精神分裂症，是本人的一项发明，相关论文曾发表于《按摩与导引》杂志。在各类精神疾患的巩固期间，按摩是一种常见而且有效的保健方法。按摩是按照足太阴膀胱经在背部的巡行路线，往返推摩，对于途径的脏腑俞穴，按摩时要进行点按与敲打，使得脏腑、气血、经络通畅，达到精神疾患的保健效能。

9.4.2.8. 足少阴肾经锻炼法

下午 5 ～ 7 点（酉时）是足少阴肾经当令的时间。肾经是人体协调阴阳能量的经脉，也是维持体内水液代谢平衡的主要经络。酉时是阳气收藏的时候，也是人劳作了一天需要休息的时候，所以酉时养生最重要。

1. 酉时养生要休息进食：酉时是补肾的最佳时间，此时要休息，不要再劳累，不要再用大脑，听些轻松音乐，心情愉悦地开始晚餐。晚餐时可以饮一些酒，最好是 50 毫升红酒，也可视个人的酒量，饮自己酒量的五分之一即可。吃一些黑豆、核桃、黑芝麻、黑枣、黑木耳等补肾的食物。晚餐宜少，只吃 7 分饱，可以适当多吃有一些蔬菜。睡觉前可以用热水洗洗脚，而后喝 150 毫升牛奶，加热时放入 3 片生姜。饭后及喝牛奶后要及时漱口，保持口腔清洁。

2. 晚餐后"逍遥步"：晚餐后四十分钟以后，可以随自己意愿散步，散步时要采取"逍遥步"的形式，即一切随意愿自然而然的走动，一般三十分钟左右即可。

3. 点按涌泉、照海、太溪穴，推肾经：晚上睡觉前洗脚后，可用拇指按照男左女右的顺序，点按涌泉、照海、太溪三个穴位，每个穴位点按一分钟；而后仍然按照男左女右的顺序，用大拇指从涌泉穴开始循经上推肾经，途中推至阴谷、气穴、阴都、神封、灵墟、神藏、俞府穴位时停顿，各用力点按 30 秒，左右双侧肾经各推三遍即可。而后喝牛奶漱口睡觉，对处于巩固期的各类神经精神疾患，肾经养生非常重要，要按时有规律地进行以上保健。

9.4.2.9. 手厥阴心包经锻炼法

晚上 7 ～ 9 点（戌时）是手厥阴心包经当令的时间。心包经是心的保护组织，也是人体宗气的发源地，气血通道。

1. 戌时心包经养生：精神愉悦养心包经：精神愉悦是心包经最好的养生，戌时要放松，将一切不愉快和纠结的事情抛到九霄云外，想方设法让自己高兴起来。晚上 7 点，是心包经行气最旺盛的时间，此时心包经的兴奋将心脏周围不利于身体健康的物质全部清除。只要能让自己开怀快乐、心情舒畅，就可以开启心包经的兴奋阀，这时可以学一些自己感兴趣的东西，做一些自己喜欢的事情，但是要避免剧烈运动。可以到户外坐一坐，聊聊天，说一些较为愉快的事情，也可看看电视、听听音乐、跳跳交谊舞等，纾解一天的疲惫。总之戌时要保持精神舒畅。

2. 敲打膻中穴：敲打按摩膻中穴：膻中穴是心包所在之处，是一个管理着高兴心情的穴位，每当戌时到来之时，拍打轻轻地敲击、按摩膻中穴三十次，能够令身心感觉到舒适愉快。这是一个简单快捷的保健方式。

3. 拨动拍打心包经：拨动拍打心包经，用大拇指掐住腋窝下面的位置，在这个位置上有一根大筋，只要拨弄这条大筋，小指和中指就会有点发麻，这是拨动心包经的疗效。每天拨弄这个位置，能够很好的保养心脏，拨动心包经时要两侧分别进行，每侧拨动 15 次。播动心包经后，要按照心包经的循行路线，从天池穴开始，沿天泉、曲泽、间使、内关、劳宫进行拍打，由上而下，不可逆行，每天拍打 3 次。

4. 9 时以后要睡觉：9 点之后就要睡觉了，这个时辰睡觉对人的健康最有利。在睡觉前，要进行 15 ～ 30 分钟的自然散步，散步回到家以后，洗脚、按摩、喝牛奶、漱口，开始睡觉，最好在 10 左右入睡。只要保证戌时以后就睡觉，无论何种类型的精神疾患的巩固期，都会顺利的进行康复。

9.4.2.10. 手少阳三焦经锻炼法

夜里 9～11 时（亥时）是手少阳三焦经当令的时间。三焦经负责周身气血的循环，三焦通百脉，百脉休养生息，亥时养生十分重要。

1、亥时三焦经养生：亥时养生的重要方法和就是此时睡觉。睡觉前要保持情绪平静，避免一切引起情绪波动的事件，听一些平缓的音乐或听着佛家的音乐睡觉，入睡时要带着愉悦的心情进入梦乡。在这个时间段睡觉，可以使五脏六腑的气机得到休养和调整，对脏腑与大脑的功能协调平衡非常有利，对身体健康十分有益。

2、亥时性爱活动：人有七情六欲，男女行夫妻之欢，是天性使然。人的性爱活动何时进行最为适宜？古人认为：亥时进行最为有益，一般就是进入亥时之初，9 时开始进行性爱活动，结束时不要超过 10 时，性爱活动之后身体疲劳，极易进入梦乡。需要注意的是，性爱活动后尽量在 10：30 分以前入睡，保证子时进入深度睡眠，保证睡眠质量，促使体能迅速恢复，是亥时养生的重要环节。

9.4.2.11. 足少阳胆经锻炼法

夜里 11～1 点（子时）为足少阳胆经当令的时间，子时是一天中最黑暗的时候，此时人体阳气开始生发，乃"子时一阳生"。子时养生在中医里异常重要，《黄帝内经》曰："胆者，中正之官，决断出焉"。胆主决断，如果胆气不足，人的决断力就弱，做事犹豫不决，容易恐惧忧虑，因而说这种人"胆小"、"胆怯"。《黄帝内经》又说"凡十一脏皆取决于胆"，是说全部脏腑功能的盛衰皆取决于胆的生发，胆气生发旺盛，全身气血因之而旺盛，因此，子时养生是人体养生中的重中之重。

1. 子时胆经养生：子时胆经养生最重要的方法就是睡觉，无论多么忙碌，子时 11 点以前一定要睡觉。睡觉时要保持房间安静，心情平稳，睡觉姿势采取"吉祥卧"为好。吉祥卧就是右侧卧，正确的姿势是把右手放在较薄的枕头，用头枕着右手，大拇指放在耳朵后边，其余四指放在太阳穴的地方，把手当枕头，但并没把耳朵盖起来。右腿自然弯曲，左腿覆盖于右腿上呈 120 度，左手就自然放在左腿侧臀部。吉祥卧的好处是：不压迫心脏，让胆经阳气更好地生发。

2. 早晨敲胆经：

(1) 早晨起床后，选取大腿外侧胆经的环跳、丰市、膝阳关、阳陵泉四个穴位，用空拳从上往下每穴敲打一下算一次，每天双侧胆经各敲三十次。由于大腿肌肉和脂肪都很厚，因此必须用力，而且以每秒大约两下的节奏敲，才能有效刺激穴位，被敲打的部位感到发热是疗效的指征。

(2) 敲打时用空心拳，用力要适度，随势下降敲打。敲打是在帮助人体本身打通胆经，敲打的部位有酸痛感是疗效，属于正常。

(3) 敲打胆经的时间也可选择在晚上亥时，但是 10 以后就不要在敲打了，提前敲打胆经，为气血进入胆经做好准备，当 11 时气血进入胆经时，敲打胆经的功效已经发挥作用了。只要是进入子时，就不要再敲打胆经，此时敲打胆经会影响胆经自己的正常调节功能，会妨碍胆经的生发功能。如果早上和亥时没有时间，也可在白天方便的时间敲打胆经，也可起到增进胆经功能的作用。亥时敲打胆经，可以帮助周身气血顺利进入子时的循环。

(4) 注意事项：

  A. 女性月经期间不要敲打胆经。

  B. 生气时不要敲打胆经。敲胆经是让人体的气血上升，生气时逆气壅滞，敲打胆经后人体气血上升时逆气也会跟着上升，产生胸肋气滞憋闷的感觉。所以生气时或者刚刚生气后不要敲打胆经，要先疏肝理气破除逆气，或者逆气自然消失后再敲打胆经。

  C. 老人敲胆经多了会损伤正气，但是有病又需要敲打，所以敲打时要轻轻用力，自己感觉可以承受并感到敲打后身体比较舒适为度。

  D. 禁忌：孕妇、贫血、血小版减少症、动脉硬化症患者禁止敲打胆经。胆经锻炼对精神障碍患者在巩固期间的康复治疗特别适宜，所有的精神疾患大多都有精神刺激方面的诱发因素，而人体的胆肝系统主管人的情志，胆经的运行正常与否，直接的影响着精神疾患的巩固康复，所以要特别注重胆经的锻炼养生。孕妇、贫血、血小板减少、动脉硬化等患者禁止敲打胆经。

9.4.2.12. 足厥阴肝经锻炼法

夜里 1～3 点(丑时)是足厥阴肝经当令的时间,这时肝经最忙,肝脏造血解毒就是在这个个时候进行的,因此,丑是养生对于肝经来说非常重要。

1. 丑时肝经养生:丑时养生要熟睡:丑时是人体十二个时辰中的第二个时辰, 此时阳气已经生发传入肝经, 肝血回流,肝脏要淘汰废旧的血液,制造并储存新鲜的血液。"人卧血归于肝",此时, 肝经养生最好的方法就是熟睡,帮助肝经在熟睡中开始造血解毒的工作。睡觉前要保持情绪稳定, 心情舒畅, 这样就能保证在经气传入肝经时,防止因情绪波动影响肝经的正常运行。丑时深睡是肝经保健的关键, 最忌讳子时不睡觉, 丑时睡眠不深沉。如果睡中在丑时醒来且不能很快继续入睡, 说明这个人肝阴亏, 容易有眼睛发干、头晕、盗汗等症状, 这是肝经的病症需要中医调整。

2. 按摩肝经揉经穴:

(1) 抚摩肝经期门、章门、急脉穴:按照肝经的循行路线, 逆向从期门穴、章门穴、急脉穴上下反复抚摩, 力度适中,不可过力, 以感觉舒适为度, 双侧三个穴位反复抚摩各 27 次。

(2) 按摩推搓胸及两肋:将双手掌心相对搓摩发热后, 右手掌心按摩左胸肋部, 左手按摩右胸肋部, 上下、左右反复适度按摩推搓。每次操作两肋各 5 分钟。此法舒肝理气, 调达气机, 预防一切气机郁滞; 还有预防女性乳腺增生的保健作用。

(3) 按太冲, 揉大敦、三阴交:

  A. 按双侧太冲穴:太冲穴在足背第一、第二跖骨结合部之前面的凹陷处。用右拇指按压左脚太冲穴, 用左拇指按压右脚太冲穴, 沿骨缝间隙按压并从后向前推揉各 18 次。

  B. 揉双侧大敦穴:大敦穴在大拇指靠第二趾一侧的甲根边缘约两毫米处, 右手拇指按揉左脚大敦穴, 左手拇指按揉右脚大敦穴, 双脚大敦穴各按揉 18 次。

  C. 揉双侧三阴交穴:三阴交穴位于内踝尖直上 3 寸或手指 4 指宽、胫骨后缘靠近骨边凹陷处。右手拇指按揉左侧三阴交穴, 左手拇指按揉右侧三阴交穴, 按顺时针、逆时针方向各 18 次。

  肝经的锻炼保健, 对于处于巩固阶段的各类精神疾患来说较为重要, 肝经郁胆经一样主管情志, 对人的精神活动有着非同寻常的影响。因此, 有规律地协同胆经一起进行锻炼保健, 有利于保持体内气机通畅, 躯体健壮, 精神愉悦。

9.4.3. 奇经八脉锻炼法巩固治疗

奇经八脉交错地循行分布于十二经之间, 将部位相近、功能相似的经脉联系起来, 达到统摄有关经脉气血、协调阴阳的作用。奇经八脉对十二经气血有蓄积和渗灌的调节作用, 当十二经脉及脏腑气血旺盛时, 奇经八脉能加以蓄积, 当人体功能活动需要时, 奇经八脉又能渗灌供应。因此奇经八脉与脏腑功能和经络气血津液有着直接和间接的联络关系, 锻炼保健奇经八脉, 对处于巩固期间的各类精神疾患有着简洁而重要的作用。

9.4.3.1. 督脉、任脉锻炼法

督脉总领一身阳经, 任脉总领一身阴经, 任督二脉统领周身阴阳经脉。坐如钟、站如松, 这是任督二脉平时养生的姿势, 锻炼任督二脉对各类精神疾患都有着非常重要的作用。

9.4.3.1.1. "呼降吸升"法锻炼任督二脉

这种方法是张锡纯老中医发明的, 就是呼吸的时候, 让"呼气"和"吸气"分别对应着"任脉"和"督脉",让呼吸的气息沿着任脉、督脉进行循环。

(1)"呼气"的时候, 让气息沿着前胸任脉的方向, 从两乳间的"膻中"穴位置(上)降到神阙位置(下), 再降到下丹田(会阴)的位置。

(2)"吸气"的时候, 让气息从会阴、尾间沿着后背督脉的方向上行, 直到头顶百会的位置。这样做的效果就是:"盖

通督脉可愈身后之病；通任脉可愈身前之病；督任皆通，元气流行，精神健旺，至此可以长生矣"（张锡纯），可以达到《黄帝内经》说的："真气从之，病安从来"的保健疗效。

9.4.3.1.2. 叉腰后仰锻炼督脉

午时面南站立，双脚岔开与肩同宽，用双手分别叉在左右腰的侧部。头缓缓向后仰，一直仰到自己感觉不能再仰、若再仰就要向后倒下了的时候（一般为 15～20 度），停住不动 5～7 秒，而后缓缓抬起头恢复原位，此为一次。每天反复后仰 100～150 次，可以有效地促进督脉通畅，防止颈椎及脊柱病变，迟缓老年性痴呆，保持精神健康。

9.4.3.1.3. 饿虎扑食练任脉

面北站立，双脚并拢，双手握空拳。一脚向前半步，另一脚向后退一大步，全身呈半卧状，两手空拳化为五指弯曲，用力向前伸出，头与后背向上向后仰，呈饿虎扑食状。此时任脉就被拉开了，此种姿势持续一分钟，而后收回身体和双手与双腿。如此姿势用另一腿向前伸，其它姿势同前。每天反复操作三十次，对伸展任脉、提振精神、促进气血流通均有益处。

9.4.3.2. 冲脉锻炼法

冲脉主持调节十二经的气血，为"十二经脉之海"，五脏六腑都禀受它的气血濡养。"冲"是要冲的意思，锻炼疏通冲脉对全身经络都有保健意义，对处于巩固期的精神疾患有着以简驭繁的功效。

9.4.3.2.1. 冲脉养护法

盘腿坐在垫子上，闭上眼睛，深吸一口气至丹田部，然后慢慢放松呼出，感知气流由丹田向上，经神阙穴缓缓上行至膻中穴，最后进入咽喉部位，环绕口唇呼出。整个过程中，气流从小肚子开始一直到咽部、口唇；气息到口唇后，沿口唇往下按来时路线回走到丹田穴，这是一个周环，反复进行，每天锻炼九个周环。这条路线正是冲脉循行的上支线路，这是以气推动经脉通畅的方法，锻炼时要缓慢进行，用意念引导气体上升，每秒气体上升保持在 3 厘米，循序渐进，缓缓进行，就可以达到意念引导气体推动经脉通畅的效果了。操作时气体上升不可过快，过快就没有保健价值了。

9.4.3.2.2. 开天门、闭地户保健法

天门为百会穴，百会为诸阳之汇；地门为会阴穴，会阴为诸阴之聚。开天门就是意想百会穴，闭地户就是提肛。具体操作方法就是挺胸站立，双肩并拢，意念集中于下丹田穴，意念导引气机缓缓下降至会阴穴，将会阴穴和肛门提起紧闭。会阴与肛门紧闭后，意念继续导引气机上行至百会穴。此时百会穴向天空打开，吸收纯阳之气回归，接引上行气机合为一体，藏于百会穴。意念导引气机从百会穴缓缓下行至会阴穴，此时肛门与会阴穴依然紧闭，气机会于会阴穴不动，持续三分钟。此为一个开天门闭地户循环，每天连续进行九次。

9.4.3.2.3. 冲脉保健操

冲脉操是通过肢体运动来疏通经脉，从而调整恢复冲脉所连通的组织器官的功能，具体操作方法如下：

(1) 上抱接引天泉水：全身放松，平静站立，两腿平行，与肩同宽，两手经体侧上抱，双目微闭，面向太空，犹如接引由天洒落的天泉之水。
(2) 甘露冲洗到山边：两手掌心向内由胸前落下至两侧，如天泉化为甘露，自上而下，冲洗全身，并随之放松全身。
(3) 俯点公孙想胞脊：弯腰俯身，两手臂自然下落，中指指点公孙穴（公孙穴位于第 1 跖骨基底前下缘赤白肉际处），并意想胞宫（即男性精室女性子宫）和脊椎。
(4) 两掌上托照胸前：两手变阳掌，掌心向上，指尖相对，呈上托势起腰身，起身时深吸气，两掌上托至小腹，掌照腹胸。

9.4.3.3. 带脉锻炼法

带脉能约束纵行之脉，足之三阴、三阳以及阴阳二跷脉皆受带脉约束，以加强经脉之间的联系。带脉养生关系到多种精神疾患的巩固治疗。

9.4.3.3.1. 带脉保健法

带脉是人体唯一横向运行的经脉，像腰带一样统束全身直行的经脉，故名带脉。带脉束于腰间，环于腹部，腹部为"五脏六腑之宫城，阴阳气血之发源"，平时应注意腹部保温，从而温养带脉。尽量不穿低腰裤、不露腹部，以免造成带脉受寒淤堵，对肾脏系统构成影响，对精神疾患的巩固期来说，温阳带脉有益于肾髓脑功能的交通顺畅，避免引起大脑功能的异常。

9.4.3.3.2. 敲打带脉

轻轻敲打带脉上的三个穴位，带脉穴、五枢穴、维道穴，左右敲打共六个穴位，敲打时双手握成空拳状，按顺序从两侧季肋下的带脉穴、五枢穴、维道穴分别敲打，环敲一周为一次，每天敲打十八次。敲打时不要太用力，自己感觉到既舒适又有轻微地震颤感。敲打带脉可以使腹部的肌肉松弛，有助于让堵塞的"带脉"通畅，气血流通，消除淤积在此的瘀热和寒邪，使大脑活力增强，精神愉悦。

9.4.3.4. 阳维脉、阴维脉锻炼法

阳维脉有维系全身阳经的功能，联络各阳经；阴维脉有维系全身阴经的功能，联络各阴经；两脉共同起者溢蓄全身气血的作用，从而维护全身阴阳气血的平衡。

9.4.3.4.1. 阳维脉的保健锻炼方法

用按摩棒轻轻敲打按压阳交、肩中、风池、风府四穴，可起到疏通阳维脉的作用，上下反复敲打，每循环以此为一周。每天连续敲打按摩18周，就能起到维护阳维脉的功能，疏通诸阳经的作用。对于患有精神疾患处于巩固期的患者来说，是一个既简单又能疏通诸阳经的方便保健法门。

9.4.3.4.2. 阴维脉的保健锻炼方法

同样用按摩棒轻轻敲打按摩筑宾、冲门、大横、期门、天突五穴，就可起到疏通阴维脉的作用，用按摩棒轻轻按摩，可以震动阴维脉中的气血，疏通诸阴经。敲打按摩时要上下反复进行，每循环一次为一周，每天连续敲打轻轻震动按摩18周。

用现代保健通行的电动按摩棒轻轻地敲打震动按摩阳维脉和阴维脉，可以使全身的阴阳经络气血平缓运行，自然而然归于平衡，对各类精神疾患巩固期的患者来说，是一个简便易行的福音。

9.4.3.5. 阳跷脉、阴跷脉锻炼法

阳跷脉主一身左右之阳，阴跷脉主一身左右之阴。《黄帝内经·灵枢·大惑论》曰："阳气满则阳跷盛，不得入于阴则阴气虚，故目不瞑矣……阴气盛则阴跷满，不得入于阳则阳气虚，故目闭也。"《难经·二十九难》载："阴跷为病，阳缓而阴急。阳跷为病，阴缓而阳急。"阴阳跷脉主治眼睑开合失调、睡眠障碍、下肢运动功能障碍以及癫狂痫等病症。因此，阳跷脉、阴跷脉的保健作用，在精神疾患的巩固期内意义非凡。

9.4.3.5.1. 阳跷脉的保健方法

阳跷脉主一身左右之阳，从下肢外侧上行于头面，主要调节肢体的运动功能，故能使下肢灵活。人体卫气的运行主要是通过阳跷脉而散布全身，因此，阳跷脉容易遭受外寒的侵袭，也易遭受阳盛的病变，因而容易出现恶风、头痛、自汗、手足麻木、拘急、目痛、眉棱骨痛、腰背强直、骨节疼痛、心情烦躁、狂躁愤懑等症状。处于巩固期间的各类精神疾患，要进行适当的阳跷脉的保健锻炼，在于随时驱散来自于内外的邪气。简易的保健的方法是用手提按摩棒按摩震动敲打阳跷脉，按摩震动敲打时，要从阳跷脉的起始穴仆参开始，循经上行到巨骨、风池，

再从凤池、巨骨循经往下至仆参穴。按摩震动敲打的力度以自己能承受并感到舒适为准，每天反复按摩震动敲打18 次，即上行 9 次 . 下行 9 次，身体左右两侧每天各按摩敲打 18 次。

9.4.3.5.2. 阴跷脉的保健方法

阳跷脉主一身左右之阴，从足跟内侧照海穴，沿大腿内侧进入前阴部，沿躯干腹面上行至胸部缺盆穴。阴跷脉主阴气，司下肢运动。人体阳气不足、阴气偏盛导致的少腹痛、阴中痛、癫痫、虚狂等症，都与阴跷脉的失调有关。处于巩固期间的各类精神疾患，要进行适当的阴跷脉的保健锻炼，在于补充阳气，驱散阴气，使阴跷脉运行正常，与阳跷脉一起共同统领一身之阴阳之气，维护机体的健康。简易的保健的方法是用手提按摩棒震动按摩阴跷脉，按摩震动时，要从阴跷脉的起始穴照海穴开始，经交信、阴谷（少阴经）、气穴（少阴经）、阴都（少阴）、缺盆穴为止，由下向上逆行用力推摩，阴跷脉按摩震动操作时只能由下往上（补充阳气），而不能由上到下（泄阳气），在于补充阳气而不泄阳气。按摩震动的力度以自己能承受并感到舒适为准，每天反复按摩震动逆推 18 次，身体左右两侧每天各推摩震动 18 次。

9.5. 自我修养巩固治疗

精神疾患的自我修养，是指患者按照一定社会环境的要求，经过学习、磨炼、涵养、陶冶的过程，提高自己的精神素质和适应社会的能力，在各方面进行的自我教育、自我塑造、自我完善的过程，其目的是为了彻底治愈疾病，防止复发、适应周围环境、回归正常社会。

9.5.1. 道德修养巩固治疗

凡是罹患精神疾病的人，或多或少的都有一些遗传因素、精神素质因素、个性缺陷因素、以及适应社会能力不足等原因，其中有道德修养不到位的问题。这里的道德修养不到位，有生物学意义的家庭遗传缺陷的原因、有家庭教育欠缺的原因、有当地社会环境影响的原因、有社会教育偏颇的原因、有人类住区思想意识的原因、也有国家政治形态的原因等等等等，这是一个异常复杂的问题。为了弥补上述不足，患者治疗达到临床痊愈后，就要与患者一起进行道德修养方面的自我教育、自我塑造、自我完善，以为较好地适应社会生存环境。

中华民族对人类最伟大的贡献，就是中华文化在管理人的思想方面，形成了非常完善的道德修养理论。把个人的道德修养与齐家、治国、平天下结合起来，使个人的道德修养达到了与宇宙万物人类共生互为依存、为他人服务、行善的本质高度，内省的道德修养规范更是达到了"每日三省吾身"的程度。

无论是什么国度、什么住区的精神疾病患者，在尊重本民族传统、习俗的基础上，都可以从人类历史和中华文化的精髓中吸取营养，认真学习、自觉磨炼、悉心自我塑造、完善自己的道德修养。胸怀宽广，虚怀若谷；站的高看得远，不计较小的得失；能善心善意地地处理好周围的一切关系。经过坚持不懈诚心诚意的修养、磨炼，就可以产生一种"至大至刚"的"浩然正气"，光明磊落、堂堂正正、精神强大地生活在这个世界上。

精神疾患巩固期的自我道德修养磨炼，一切围绕着使病情稳定不再复发，更好地融入周围的社会，平安幸福地生活为原则。

完善自我道德修养，可以参考以下书籍：

1.《道德经》，《弟子规》，《王阳明家训》。

2.《中国人的修养》，蔡元培著。

3.《中国伦理思想史》，沈善洪著。

4.《西方伦理思想史》，宋希仁著。

5.《道德情操论》，亚当 . 斯密著，蒋自强等译。

6.《尼各马克伦理学》，亚里士多德著，廖申白译。

无论中西，道德思想修养的著作甚多，但是处于巩固期的精神疾病患者不可能全部学习，如果能将以上书籍粗读，就能受益匪浅。读后进行深入思考，认真领会其要旨，自我领悟，就能收到道德情操自我修养的效果。如能博览中外哲学群书，受教于历代哲人大家，则更会受益无穷。

9.5.2. 文化修养巩固治疗

文化修养是对人文科学、科学技术中的部分学科有所了解、研究、分析、掌握的技能，可以独立思考、剖析、总结并得出自己的世界观、价值观的一种能力。对处于巩固期的精神疾患来说，主要就是要对精神医学（包括中医西医）和哲学、社会科学的学习、了解、研究、分析、总结，得出自己对所患精神疾患的科学认知，从而科学地进行巩固治疗、彻底康复、回归社会。

巩固期的精神疾病患者，对中医精神医学、西医精神医学，精神康复医学等及相关学科，都要认真地进行学习，充分地了解，深入地研究。针对自己的精神症状，从理论和临床上深入研究，认识到其科学规律，并以所掌握的知识来认识自己的病情，从而更好地配合医生的系统巩固治疗，早日融入正常社会。

在哲学、社会科学方面的学习、研究、总结同样如此。哲学地辩证地看待眼前发生的一切事物，用社会科学的方法来给以正确认识，避免自己的认知盲区。客观地科学地认识周围社会，使自己游刃有余地生活在实际社会中，无论周围发生什么事情，患者自己都能给予正确的认知，使自己的思想和行为立于不败之地。与真实的社会进行无缝衔接，真正融入，就达到了文化修养的目的。文化修养不但对于自己的病情巩固有益，对患者康复回归社会后的工作生活学习都有很高的实际价值。

完善文化修养，可以参考一下书籍：

1. 医学类：《黄帝内经》、《伤寒论》、《本草纲目》、《中医精神疾患诊疗学》、《中医精神病学》、《精神病学》、《精神科护理学》、《中国康复医学》等等，以上书籍，有的需要认真学习，有的需要浏览即可，但是关于中医和精神医学的基本知识都要了解。

2. 哲学类：中国：《道德经》、《周易》、《庄子》、《佛教哲学》、《中国哲学史》、《中国文化要义》，等等。西方：《西方哲学史》、《纯粹理性批判》、《精神现象学》、《人性论》，等等。
   以上书籍和众多哲学专著，根据个人爱好和兴趣，可以熟读或者浏览。

3. 文史类：中国：《论语》、《大学》、《中庸》、《诗经》、《山海经》、《金刚经》、《史记》、《资治通鉴》、《四库全书》、《孙子兵法》、《红楼梦》、《西游记》、《三国演义》、《水浒传》、《聊斋志异》、《全唐诗》、《全宋词》、《中国通史》，等等。外国：《安娜·卡列尼娜》、《堂吉诃德》、《茶花女》、《名利场》、《红与黑》、《老人与海》、《百年孤独》、《哈姆雷特》、《基督山伯爵》、《悲惨世界》、《罪与罚》、《忏悔录》、《简·爱》、《战争与和平》等等。
   以上书籍及其他名著，可以根据自己的爱好和兴趣选读。人类文化明星璀璨，著述众多，如有时间可以博览群书，增加文化修养。

4. 社会科学类：《理想国》、《政治学》、《乌托邦》、《国富论》、《科学革命的结构》、《想象的共同体》、《规训与惩罚》、《正义论》、《思想和行为的社会基础》、《文化的解释》、《现实的社会构建》、《文化的重要地位》、《动机与人格》、《心灵、自我与社会》、《以自由看待发展》、《资本论》、《压力、评价与应对》，等等。

9.5.3. 心理修养巩固治疗

心理修养是指人在感知、想象、思维、观念、情感、意志、兴趣等多方面心理品质上的修养，其目的就是要达到心理健康。心理健康是完整健康概念的组成部分，是人格完善的必要条件。精神疾患罹病以后，精神活动在感知、想象、观念、情感、意志、兴趣等方面都会出现不同程度的紊乱。经过治疗达到临床痊愈以后，患者就要进行心理修养，以培育其完善的人格，为出院回归社会、开始美好的人生作好充分的心理准备。

良好的心理修养要具备以下条件：

1. 树立正确的人生观，培养积极乐观的人生态度，勇敢地面对即将回归的社会和周围环境，充分做好心理上的准备。

2. 与家人建立起良好的相亲相爱的亲人关系，孝敬父母、关爱配偶、友爱兄弟姐妹、慈爱晚辈。
3. 恢复与邻里之间的友好往来，发展与社区人员的友好关系。
4. 正确地对待周围环境，客观地认识自己，努力完善自己，树立良好的自我形象。
5. 培养多方面的广泛的兴趣和爱好，养成健康的生活方式。
6. 努力学习心理学的相关知识，适当掌握心理调适的方法，学会自我心理行为调节。精神疾患巩固期的心理修养，还应根据自己患病的实际情况，发病诱因以及周围环境，认真开展有关挫折与人生、人格与人生、审美与人生的人生心理修养的学习与思考，以弥补自我性格方面的缺陷。

　　心理素质是人类一切活动的精神基础，健全人格的塑造是人得以成长的核心因素，审美的人生把现实的人生升华为艺术的人生、真善美和谐统一的人生。在医师引导下，患者开展自我心理教育、自我人格教育、自我审美教育，是心理修养的三个层次，是逐步递进提高的。对于完善患者的个性缺陷，提高精神素质，游刃有余地适应周围社会，具有较大地现实意义。

9.5.4. 审美修养巩固治疗

　　审美品位、个人修养是在长期的学习，生活，工作中逐渐形成的。提高个人的品位，首先要提高个人的文化艺术的素养，提高审美的眼光，提高鉴赏文化艺术的水平，在文化艺术的养分中熏陶，是从俗到雅的渐变过程。大多数的精神疾病患者，在病前已经具有了一定的审美品位，但是由于患病的原因，这些高级精神功能活动都会受到不同程度的损害，因此在疾病临床痊愈以后，就要进行审美修养方面的恢复与提高。提高个人的审美修养，其中已经包含了人的高品位，修养是人生的生活方法，生活策略，无论在意识和行动中，无论在顺境或逆境，始终贯穿有理，有节，含蓄，包容，诚信，热情，自信的美德。其实，大多数人们终其一生都在"修身养性"。

　　精神疾患在巩固期间内要加强审美修养，对彻底治愈病情、防止复发，保持精神健康，终身受益。

　　培养患者的审美能力，能有助于他们形成高尚情操，愉悦精神，美化心灵和启迪智慧，将会使他们重返社会后的生活，他们的人生，获得更多的幸福，达到更高的境界。

　　通过审美修养的提高，使患者从新的角度，新的视野，去发现自我，开垦自我，超越自我。在自我提高的同时，去发现新的生活，开垦新的生活，创造新的生活。

　　审美素养包括认识美、评价美、感觉美、鉴赏美、享受美、表达美、创造美等意识和能力。这些都可以在患者的日常生活中加以培养。

　　审美修养的提高有以下五个阶段：

1. 在患者的日常生活中输入各种美的信息：医者可以传授一些审美的知识、理论和自己审美、饮赏美的经验等等，在这些知识的指导下，引导患者接触个体美、自然美、社会美、艺术美，培养认知美的能力，提高对各种美的信息的关注程度。

2. 自然进入审美状态：患者要养成欣赏大自然的美好，观察一种自然的美，听一首美的乐曲，接触一个美的行为。一方面体验着审美的愉快感，培养了感受美的能力，一方面和自己的想像、情感和理解十分和谐地融合，成为一种审美享受，同时培养着鉴赏美的能力。

3. 升华患者的审美意识：经常以审美的角度去看、去听、去想。审美状态的反复出现，长期耳濡目染，潜移默化，在自己的审美经验中留下深深的印痕，不断提高评价美的能力，审美水平不断地向高层次升华，追求更为丰富的、高雅的审美对象，产生更为高层次的审美需求。

4. 完善患者的审美心理结构：完善患者的审美心理结构，是指审美素养的全面提高，表现为审美能力、创造美的能力全面增强。

　　审美感受能力包括审美的感知、想像、情感、理解等多种心理因素，其中，审美鉴赏能力形成的前提，则是树立高尚的审美理想，把握正确的审美标准，具有高度的审美修养。创造美的能力是指"按照美的规律，创造美的物质产品和精神产品"的能力。

5. 提高全面素质，完善患者人格：提高精神素质、品德素质、审美素质和身体素质，是审美修养的高级阶段，也是完美患者人格塑造的最后阶段。巩固期的精神障碍患者要特别重视审美修养的提高，因为美育对提高全面素质有特别重要的作用，它能"以美促健"，最终能使患者恢复较为完善的人格。

9.6. 中华文化中顺应自然的思维、精神免疫巩固治疗

9.6.1. 顺应自然的思维巩固治疗

《黄帝内经·宝命全形论》曰："天覆地载，万物悉备，莫贵于人，人以天地之气生，四时之法成"。《素问·上古天真论》曰："上古之人，知其道者，法于阴阳，和于术数"。《道德经》第二十五章说"人法地,地法天,天法道,道法自然"。这是中医哲学天人合一、天人相应思想的渊源。中医认为：人是大自然的一个组成部分，人体生命活动的规律与天地运行变化的规律相通，人的生活规律应该符合大自然的规律，人只有顺应天地的变化，才能维护健康。实际上，人作为自然的存在，是因为自然创造并赋予了人赖以生存的条件，人只有自觉地服从自然的生存条件，人类自身才能生存。精神疾病患者由于大脑功能紊乱，导致日夜生活规律颠倒，饮食、睡眠、大小便失常，处于与自然规律相违背的状态。经过治疗达到临床痊愈后，就要进行符合自然规律的调节，与自然规律保持基本和谐，才能维护精神健康。

9.6.1.1. 顺应四时的生活节律

顺应四时，就是按照春夏秋冬四季的阴阳变化规律，合理安排日常生活行为，以达到适时令、奉天和的要求。如果违背了自然规律，即破坏了人和自然的和谐统一，特别是处于巩固期间的精神疾患，则会导致病情波动乃至复发。因此，要按照每年的四季节律、每天的十二时辰节律的不同，进行相应的顺应四时的自然规律保健。

9.6.1.1.1. 顺应春季的自然生活规律

顺应春季的自然规律，《黄帝内经》已有详尽的的论述。《素问·四季调神大论》曰："春三月，此谓发陈，天地俱生，万物以荣，夜卧早起，广步于庭，被发缓形，以使志生，生而勿杀，予而勿夺，赏而勿罚，此春气之应，养生之道也。逆之则伤肝，夏为寒变，奉长者少"。

⑴ 适应春季的万物复苏，生发生长规律：春季是从立春开始一直到立夏为止的这三个月，春季是万物复苏、生长的一个时节。人的气血也从里向外走，把人体气血从里向外调动的主要脏器，就是肝脏，因此春季是养肝护肝的最好时节。另一面，"发陈"也是旧病复发，生发的意思，因此身体有旧病者，应当及早的调理治疗。肝经对应人的情志活动，因此，精神疾患容易在春季发病或复发，中国民间有谚云："菜花黄，痴子忙"，说春季就是精神病人发病或复发的季节。因此，在巩固期间的精神疾患，要特别按照春季的自然规律生活，才能避免和较少病情的发作和波动。

⑵ 适宜春季的生活起居和运动调节：春季的作息时间为："夜卧早起"。就是春天要晚睡早起，一般夜里 10 点以后睡觉，早上在天还未亮就要起床，一般是早晨 5 点起床，如果晚上 10 点入睡，早上 5 点起床，就已经睡了 7 个小时，中午再睡一个小时，一般的人已经睡够了，应该是精神饱满。如果坚持这个睡眠时间，人就会精力充沛。春季运动在早晨起床之后就开始，方式是："广步于庭，被发缓形，以使志生"。早上起来，穿着宽松、舒适的衣物，头发松散着在小区内或公园里散步走动。在这样宁静、放松的状态下"以使志生"：自然的舒展胸怀，激发情智，感觉到从内心里涌动出一种想法，思索今天要干点什么？要把事情做到什么程度？这种发自内心的愿望油然而生，这就是顺应春天的"气"的变化,产生的人的情志活动,所以叫做"以使志生",也就是肝经舒缓伸展的表现。

⑶ 适应春季的饮食调节：春季应肝，肝主输泄，肝的输泄功能可以帮助胃受纳腐熟食物，促进浊阴之气下降，使食糜下达于肠，又可辅助脾运化精微，促进清阳上升，水谷精微归肺。胆附属于肝，分泌胆汁，胆汁能够促进脂肪在小肠内的消化和吸收。如果肝气郁结，胆汁分泌不足，便会消化不良，感觉口苦，引起腹胀、大便溏泻。因此，春季的饮食是荤素搭配以蔬菜为主，尽量少吃肉，品种多样，少食多餐，利于肝经的疏泄调达功能。

春季可以吃一点点微辣的食物，有助于肝经的生发之气，把营养气血输布到全身和四肢；也可以稍稍食用一点酸味的食物，中和一些因生发而多余的阳气。

口味的选择要根据自己的身体和肝经的情况而定，如果肝气旺的人，莫名的烦躁易发怒，可以适当多吃一些酸性的食物，以抑制肝火，调节肝经的失衡。平素胆小胆怯，常有抑郁情绪的人，或者男性阳痿、女性性冷淡者，可以适当多食用一些辛辣的食物，以生发气机、疏布肝气。

9.6.1.1.2. 顺应夏季的自然生活规律

夏季是从立夏开始一直到立秋为止的这三个月。夏季的特点是："夏三月，此谓蕃秀，天地气交，万物华实，夜卧早起，无厌于日，使志无怒，使华英成秀，使气得泄，若所爱在外，此夏气之应，养长之道也。逆之则伤心，秋为痎疟，奉收者少，冬至重病"（《黄帝内经·四季调神大论》）。这就是说，夏天的三个月，是万物繁盛壮美的季节，在这个季节里，天地之气已经完全交会，万物开始开花结实，人应当适应夏季的气候变化，如果悖逆了这种季节的变化，就会生病。

(1) 适应夏季万物繁秀的生长规律：夏季是万物藩秀，自然界呈现出一片繁荣秀丽的景象。人应当适应这些变化，不要对天长炎热感到厌倦；要使情绪平和不躁，使气色焕发光彩，使体内的阳气自然得到宣散；就像把愉快的心情表现于外一样，这是顺应夏气、保护身体机能旺盛滋长的法则。夏季应心，违背了这一法则，就会伤害到心气，到了秋天又会生疟疾。原因是由于身体在夏天未能得到充分长养，以致供给秋天的收敛之力不足，到了冬天，还会再导致别的疾病发生。精神疾患处于巩固期间的患者，要适应夏季的气候变化，与太阳同作息，太阳落就休息，太阳升就起床，晚睡早起，与日同光，一般晚上十点左右入睡，早上五点起床，中午要多休息，中午可以睡一至两个小时左右，保证休息时间，保持体内的阳气，保持足够的精力。

(2) 适应夏季的生活规律和运动调节：

　A. 夏季运动：趁着早晨凉爽，夏季要早起，在清晨中散散步、打打太极拳以及一些低强度的运动。运动时不要剧烈活动，不要出大汗，在身体刚刚微汗出的时候就停止运动，少时再继续运动。巩固期的精神疾患和中老年患者，更不可以剧烈活动，因为汗腺张开着，剧烈运动会因出大汗而损伤心液。

　B. 夏季的情志调摄：《黄帝内经》讲夏季情志的调节应当"使志无怒，使华英成秀，使气得泄，若所爱在外"，意思就是要让体内的阳气舒展，心情舒畅。因为这个时候人的心火比较旺盛，好发脾气。所以这个时候应该舒展阳气，应该开怀、高兴、安闲，微微出出汗，让身体的阳气运行通畅而得到疏泄。夏季对应的五脏是心脏，因此这个时候如果出现暴怒、暴喜、压抑等不良情绪，就会引起血压升高、心律失常、头晕目眩等症状，这是肝阳上升干犯心经的表现，尤其是老年患者很容易诱发心脑血管疾病，这就违逆了《黄帝内经》夏季养生的原则，因此称为"逆之则伤心"。因此夏季要戒躁戒怒，不要烦躁，不要发怒，让心情平和。

(3) 适应夏季的饮食调节：

　A. 夏季饮食宜清淡卫生：夏季是很多传染病的高发季节，因此夏天一定要注意饮食卫生，不要吃凉的东西、不要吃隔夜的东西、不要吃不干净的食物。夏季吃这些食物容易拉肚子，因为夏季体内的阳气已经涌到身体表面了，脏腑脾胃这时候都相对偏凉偏寒，如果吃了不干净的食物，就容易伤脾胃而引起腹泻。饮食要以素食为主，尽量清淡，少吃肉食，夏季天气炎热、多吃大鱼大肉会增加内热，可能引起各种各样的不适甚或疾病。适当多吃一些冬瓜、黄瓜、黄花菜、芹菜、胡萝卜、山药、西红柿、西瓜、梨、香蕉等，可搭配豆类、坚果类和菌类，以及一些五谷杂粮，以保持营养丰富均衡。

　B. 适当的食用健脾利湿类食物：夏季多雨多湿，湿热缠绵，容易引起神困体乏、食欲不振，中医称为"暑湿困脾"。暑湿之气一旦困住脾胃，脾胃的气就弱，消化能力下降，就会食欲不振，浑身乏力，乃至于变生疾病。利用健脾利湿的食物来减少或消除体内的湿暑热之邪，这些具有健脾利湿的食物有：薏苡仁、玉米、绿豆、红豆、扁豆、苦瓜、黄瓜、芹菜、鲫鱼等。日常饮食中可以多加用一些薏米，薏米在五谷杂粮里属于"化湿之王"。薏米性凉、味甘淡、入脾、胃、肺经，具有利水渗湿、健脾胃、清肺热等功能，是夏季非常理想的食药两用保健品。食用薏米的方法多种多样，也可与五谷杂粮配伍食用，如薏米饭或薏米粥：体内火气大者可配绿豆，口渴者配大米，气虚者配黄芪、小米、山药，血虚者配当归、红枣等。也可用薏米泡茶，选取薏米 3～5 克、茶叶适量，用沸水冲泡，随时饮用。

9.6.1.1.3. 顺应秋季的自然生活规律

秋季是从立秋开始一直到立冬为止的这三个月。秋季的特点是："秋三月，此谓容平。天气以急，地气以明，早卧早起，与鸡俱兴，使志安宁，以缓秋刑，收敛神气，使秋气平，无外其志，使肺气清，此秋气之应，养收之道也。逆之则伤肺，冬为飧泄，奉藏者少"（《黄帝内经·四季调神大论》）。这就是说，秋季的三个月，自然界因万物成熟而平定收敛。此时，天高风急，地气清肃，人应早睡早起，和鸡的活动时间相仿，以保持神志的安宁，减缓秋季肃杀之气对人体的影响；收敛神气，以适应秋季容平的特征，不使神思外驰，以保持肺气的清肃功能，这就是适应秋令的特点而保养人体收敛之气的方法。

(1) 适应秋季容平的自然规律：秋气应肺，肺是人体的呼吸器官，肺气的盛衰关乎到人体寿命的长短。肺为娇脏，喜润恶燥，秋季气候干燥，很容易伤及肺阴，因此，秋季养生就是养肺气滋肺阴。秋季的起居调养是"早卧早起，与鸡具兴"，早卧应该九点开始睡觉，以顺应阳气之收敛，早起应该五点就起床，在肺经行气之末起床，使肺气得以舒展，以防收敛之太过。立秋乃初秋之季，暑热未尽，虽有凉风时至，但天气变化无常，即使在同一地区也会出现"一天有四季，十里不同天"的情况。因而着衣不宜太多，否则会影响机体对气候转冷的适应能力，这就是民间说的"春捂秋冻"，即春天要晚些脱下棉衣，秋天要晚些穿上棉衣的原因。在注重起居调养的同时，秋季还要注意精神调养，防止抑郁情绪的干扰，因为"悲伤肺"。要做到内心平静，神志安宁，心情舒畅，切忌悲忧伤感。即使遇到伤感的事，也应主动予以排解，以避肃杀之气，同时还应收敛神气，以适应秋天容平之气。

(2) 适应秋季的生活规律和运动调节：进入秋天，是开展各种运动锻炼身体的大好时机，要积极地开展运动调养，运动时要适当的使用比较剧烈的方式，也不要特别剧烈，运动强度要在患者自己承受的范围内，适度即可。可以根据患者的具体情况选择不同的锻炼项目，比如早晨起床后长跑运动，一般可以跑三至五公里左右。跑步时如果感觉累了，可以休息一下继续跑步，要适当地跑出汗，中度出汗，不要出大汗。对于体弱或者年老的患者，还可以进行一些适宜秋季的养生气功，如古人的"秋季吐纳健身功"。功法是：清晨洗漱后，于室内闭目静坐，先叩齿 36 次，再用舌在口中搅动，待口里唾液满了，漱练几遍，分三次咽下，并用意念送至丹田。然后稍停片刻，缓缓做腹式深呼吸。吸气时，舌舔上腭，用鼻吸气，用意念送至丹田。再将气慢慢从口中呼出，呼气时要默念哂字，但不要出声，如此反复 30 遍。秋季坚持此功，有保肺健身之功效。这样的气功健身方法，没有剧烈的健身运动，但是强于其他运动方式，属于医学气功的范畴，对巩固期间的各类精神疾患、特别是神经衰弱等神经症来说，比较适宜。

(3) 适应秋季的饮食调节：《素问·脏气法时论》说："肺主秋……肺收敛，急食酸以收之，用酸补之，辛泻之"。可见酸味收敛肺气，辛味发散泻肺，秋天宜收不宜散，所以要尽量少吃葱、姜等辛味之品，适当多食酸味果蔬。秋时肺金当令，肺金太旺则克肝木，故《金匮要略》又有"秋不食肺"之说。秋季燥气当令，易伤津液，故饮食应以滋阴润肺为宜。《饮膳正要》说："秋气燥，宜食麻以润其燥，禁寒饮"。还有入秋宜食生地粥，以滋阴润燥之说，总之，秋季时节，可适当食用芝麻、糯米、粳米、蜂蜜、枇杷、菠萝、乳品等柔润食物，以益胃生津。

9.6.1.1.4. 顺应冬季的自然生活规律

冬季是从立冬开始一直到立春为止的这三个月。"冬三月，此谓闭藏。水冰地坼，无扰乎阳，早卧晚起，必待日光，使志若伏若匿，若有私意，若已有得，去寒就温，无泄皮肤，使气亟夺，此冬气之应，养藏之道也。逆之则伤肾，春为痿厥，奉生者少"（《黄帝内经》）。就是说，冬天水面结冰，大地冻裂，人要早睡晚起，等到太阳升起的时候再起床活动。还要远离严寒之地，靠近温暖之所，要保存阳气不要出汗。这是顺应冬季养护身体闭藏机能的法则，如果违背了这一法则，就会伤害肾气，待春天会导致四肢痿弱逆冷的病症。其原因就是身体的闭藏功能在冬天没有应有的养护，因此，冬天的养生原则，就是适宜冬季的闭藏功能规律。

(1) 适应冬季若伏若匿的自然规律：冬季应肾，肾脏为封藏之本，既藏先天之精，又藏后天之精，具有藏精和主管生长发育与生殖的功能，与自然界冬季相应。冬季自然界阳气内藏，天寒地冻，万物闭藏，最利于人体阳气与肾精的闭藏。冬季户外寒冷，为了使情志若伏若匿，以适应冬季的自然规律，人们在外活动的时间减少，使情志伏匿于内；避藏于室内，少动多静，热酒美食，开怀畅饮，情绪高涨，人体消化吸收能力强。此时，可以很好地涵养阳气、培补肾脏精气，使大脑与肾功能旺盛，蓄养精神情志。

处于巩固期间的各类精神疾患，在冬季养生的原则是"养肾防寒"，重点是养护肾经，防御寒冷，可用以下几种方法保健：

A. 揉摩肾俞穴：肾腧穴在第二腰椎棘突旁开 1.5 寸处，属于足太阳膀胱经。腰为肾之府，腰部的肾俞穴可温肾阳、通经络，平时可经常用手推擦肾俞穴，或用手提按摩棒按摩该穴，每侧 30 下左右，两侧共 60 下，早晚各一次（睡前揉摩疗效更好）。

B. 按摩涌泉穴：涌泉穴位于足底前部凹陷处，约当足底第二、三趾趾缝纹头端与足跟连线的前 1/3 与后 2/3 交点上足少阴肾经的起始穴，是肾经井穴，为常用的重要俞穴之一。涌泉穴直通肾经，是散热生气、浊气下降的地方，按摩该穴可以益精补肾充脑、防止早衰。每于晚上临睡前用温水泡脚 15 分钟后，用左手按摩右脚心，右手按摩左脚心，或用红外按摩棒按摩，每边 90 下左右，以双脚搓热或震动生热后为准，按摩时不要用力太过，使温热的程度适宜为准。

C. 掐跟腱：内外侧跟腱的位置正好为太溪穴（足内侧，内踝后方与脚跟骨之间的凹陷处）和昆仑穴（足外侧，外踝后方与跟腱之间的凹陷处），太溪穴是肾经的原穴，是汇聚肾经元气的"长江"，能增强肾功能；昆仑穴有调和气血、健肾强脊的功效。每天掐揉两穴，每个穴位掐揉 3 分钟，两侧共 6 分钟，每于按摩涌泉穴后掐揉最佳。

D. 揉耳朵：经云："耳者，肾之官也"，刺激耳部，可调节肾脏功能，强身益肾。方法是双手握空拳，以拇、食二指沿耳轮上下来回压揉，每次揉 6 分钟，揉时用力要适度不要太重，揉至耳轮发热为止。

E. 踮脚：人的脚部是足三阴经的起始部位和足三阳经的终至部位，几乎关联全身经脉。踮脚有利于温通足少阴肾经，可起到益肾气、保肾精、固肾中阴阳的功效。每次踮脚 6 分钟，可以使肾经通畅，气血流动顺畅，肾精充足，肾脑经络通畅。

F. 压手：仰卧于宽敞的大床上，两手背紧贴在腰下，5～10 分钟后，会有热感传遍全身。开始锻炼时，双掌被腰压可能会出现麻胀的现象，3～5 天后即可适应消除。压手之所以对保健肾脏有效，是因为人的两手外劳宫（位于手背，第二三掌骨间的凹陷中）紧贴在两肾后（腰部），双掌的热量能温煦两肾。晚上 10～11 点是亥时尾、子时（晚上 11～凌晨 1 点）头，此刻地气最旺，地气通过内劳宫（位于手掌心，外劳宫的对点）吸入，穿过外劳宫直接注入两肾，此时补肾效果最强。

各类精神疾患的巩固期，可以使用以上冬季保健肾经的方法，以温通的形式保持肾脑相通，不因天寒地冻而使体内气血凝滞导致肾脑经络阻塞，从而维持体内外的平衡，保持旺盛的精力，维护精神健康。

(2) 适应冬季的生活规律和运动调节：

A. 早卧晚起，适应冬季的闭藏规律：冬季天气寒冷，到了晚上气温下降，人们都会感觉到寒冷的侵袭，这时吃饱晚饭，早早上床睡觉，被窝里温暖舒适，会早早入睡，修养身心。早上不要早起，要等到太阳升起后再起床。起床后洗漱完毕，穿戴整齐，做好保暖，可以外出或在室内运动锻炼身体，使身体发热，增加机体活力。运动时，无论是在室内或在室外，都不要将双手、双耳暴露在外，以免冻伤。

B. 晚上泡脚：晚上泡脚，温暖全身。泡脚水的温度以 38～43 度为佳，最好不要超过 45 度。泡脚水要达到过了脚腕，水的热量要够，宁可热一些也不要温度不够，在泡脚的中间可以适当地加入一些开水，以保持一定的温度，泡脚时间一般为 20 分钟左右。泡到自己的后背感觉微微有点热，或者感觉额头微微出汗了为标准。泡脚时不要出大汗，泡脚的时间也不宜过长。泡脚能够起到促进血液流通，温暖全身抵御寒冷，对一些慢性病也有治疗作用。特别是患有神经衰弱等神经症的患者更有益处。

C. 冬季运动：适合冬季的运动有：

①、跑步：早上起床后，洗漱完毕，穿戴整齐，戴上手套和耳罩，到户外跑步，是冬季锻炼身体最为常见的运动。跑步的速度不要特别快，也不要特别慢，要根据患者的身体情况和病情程度而定。冬季跑步运动不主张慢跑，因为慢跑有可能会吸入冷空气太多，与身体不利。中度的快速跑步，可以使呼吸加快，使体内氧气与二氧化碳交换的频率加速，有促进肺部和呼吸系统功能的作用。冬季跑步时间视个人情况不同，一般在 30 分钟至 50 分钟之内，跑步里程在三至五公里为宜。跑步时可以微汗出，但不能出大汗，如果感觉到要出大汗时，就要放慢跑速或者改跑步为走步，但是不能停下来，待汗落下再继续跑步。

②、爬山：爬山运动是冬季一项非常健康的有氧运动，爬山不仅可以锻炼身体，而且还可以锻炼心肺能力。精神疾患在巩固期间内，可以选择爬山做一些户外运动，选择爬山时，要根据个人的身体情况和病情康复程度，选择在居住附近的低矮平缓的山坡爬山。经常爬山可以增强下肢力量，提高关节灵活性，促进下肢静脉血液回流，有效刺激下肢的六条经脉及许多脚底穴位，使脏腑功能与大脑功能经络通畅，促进精神健康。

康复期的患者们在爬山时，不能单独去爬，要找两三个伙伴同行，还要有一至两个家人陪同。爬山时带足必要的食物、水和药品等物，随地休息用的塑胶布等用品。选择的爬山路线不能太远，一般当天去当天回，中间还要有休息的时间。爬山时，所选择的山坡是居住地附近的丘陵地段，避开比较陡峭的爬山路线，爬山时走走停停，不能出大汗，累了就休息一下再爬，一般爬上去的时间不要超过两个小时。爬山时双臂不停弯曲，这样腰、背和颈部的关节和肌肉都在不停地运动，对精神疾患者来说，能得到很好的锻炼，可以促进身体能量的代谢，增强心和肺的功能。爬山还能有效缓解患者的紧张压抑情绪，还有放松心理压力，调节情绪，提高精神愉悦的作用。

③、室内打羽毛球、乒乓球：打羽毛球、打乒乓球是室内的有氧运动，是精神疾患在巩固期间内锻炼身体的较佳运动项目。在室外寒风凛冽的冬天里，打羽毛球或乒乓球能锻炼肌肉与整个身体的血液循环，促进全身经络通畅，使周身毛孔呼吸出汗，打通因各种原因造成的经络阻滞。同时，打羽毛球、乒乓球还是一种人与人之间的交互运动，在运动中增进双方的友谊，对于精神疾患来说，可以广交朋友发展人际关系，带来精神上的愉悦，共同促进精神康复。

还有一些适宜巩固期间精神障碍患者的冬季锻炼项目，可以根据患者的爱好和兴趣进行选择，无论选择哪种锻炼运动项目，都要根据患者的不同以及康复进展情况，适可而止，不可因高兴就过量运动，导致躯体与精神活动的负担。

(3) 适应冬季的饮食调节：

A. 冬季温补、忌食生冷：冬季应肾，肾主水，冬天气候寒冷，人体的阳气也相对偏弱，根据中医"寒则温之"调理法则，冬季要温补，以御内外之寒。温养的食物可以温养全身组织，增强体质，提高人体防寒的能力。冬季可吃一些温热性的食物，如牛肉、羊肉、狗肉、鸡肉、桂圆、韭菜等，在温补的同时，还可喝一些由上述食物等熬制的热汤以滋润脏腑，增进食欲，驱寒保暖。冬季应忌食生冷及寒性食物，以免伤及阳气。

B. 冬季养肾多吃黑色食物：冬季饮食养生在遵循"养肾防寒"原则的基础上，多食黑色食物，因为黑色食品是补肾最有效的手段。

黑色食品如黑米、黑豆、黑芝麻、黑木耳、黑枣、乌鸡、甲鱼、海带、紫菜等。这些黑色食物与羊肉、狗肉等温肾壮阳食品不同的是，黑色食品大多性味平和，补而不腻，食而不燥，对处于巩固期间的精神疾患、特别是各类神经症患者来说，由于长期患病伤及肾精，因肾脑相通，因而是非常理想的补肾养脑食品。

在冬季温补的同时，要根据患者的不同体质，进行不同的补养。阳虚体质者，宜食羊、鹿、狗、鸡肉等温热品；气阴不足体质者，宜食鸭肉、鹅肉、银耳等为好；阴虚火旺体质者，宜食滋阴增液、养血生津的食物，以"淡补"为主，禁用辛辣；痰湿体质、肥胖者，宜食甘淡温性利湿食物，忌食寒凉、冷腻。

在适应冬季的饮食调节方面，除了"养生御寒"这个基本法则以外，还要根据不同患者的不同情况，辨证选择食物。无论是冬季还是其他季节，遵循的原则都是以清淡为主，荤素搭配，营养丰富，只吃八分饱。少食多餐，养护好脾胃，充分发挥脾土健运，滋养周身的功能。

9.6.1.2. 顺应子午流注十二时辰的自然规律

子午流注：子午代表阴阳，流注代表阴阳对应的传输关系。中医将每日分为十二个时辰，每一时辰以早为阳升，午为阴升，天理循环，往来不息。十二时辰对应人体十二条经络，由于时辰的变化，不同的经脉中的气血在不同的时辰也随之变化。血气应时而至为盛，血气过时而去为衰，逢时而开，过时为阖，子午流注十二时辰的有序运行，顺应自然界的周期现象，与人体气血周流的情况相配合，符合天人合一的哲学理论。《黄帝内经·灵枢·本神》曰："故智者之养生，必顺四时而适寒暑，和喜怒而安居处，节阴阳而调刚柔。如是则僻邪不至，长生久视"。顺应一年四季与每日的阴阳时辰交换，顺应子午流注灌注于十二经脉的运行规律，"顺四时而适寒暑，和喜怒而安居处，节阴阳而调刚柔"就是《内经》时辰养生的圭臬。

9.6.1.2.1. 子时，胆经当令（23：00～1：00）

子时是指夜里 11 点到次日凌晨 1 点，这个时候是胆经当令。"当令"就是当班的意思。子时是一天中最黑暗的时候，阳气开始生发，叫做"子时一阳生"。因此子时对人体非常重要，《黄帝内经》曰："凡十一脏皆取决于胆"，及其他脏腑皆取决于胆气的生发，胆气生发起来，全身气血随之旺盛。

子时养生的关键是睡好觉，在夜里 10：30 以前睡觉，在 11 时以一定要进入熟睡状态最好。把觉睡好了，把睡眠养住了，对人的一天至关重要。特别是处于巩固期间的各类精神疾患，每天最重要的任务就是把觉睡好，觉睡好了，一天有精神，有一些小的刺激或生活事件，不会引起情绪上大的波动。如果没有睡好觉，稍有风吹草动，患者的情绪就会波动，更甚者会引起病情的反复。为了睡好觉，每到晚上吃晚饭时就要进食一些容易消化，有食欲的食物，使心情愉悦，进而看一些自己感兴趣的电视节目，会或听听轻音乐，与配偶或家人聊聊愉快的事情，保持睡觉前心理上的准愉悦平稳，等睡觉时间到了就心情平静地入睡。

9.6.1.2.2. 丑时，肝经当令（1:00～3:00）

丑时是指凌晨 1 点到 3 点，这个时候是肝经当令，即肝经行气的时候。这个时候一定要继续睡好觉，无论有什么事情都不要中断睡眠，一切事情都要等到第二天再处理。如果在这时醒来处理事情，人体的肝经就受到影响，肝就养不起来，刚刚生发的阳气就会受到戕害。此时睡好觉就会养好肝经肝血，肝经肝血充足其他脏腑的气血才能旺盛，所以 1 点到 3 点一定要睡觉，濡养肝血。正常人是这样，精神疾患在巩固期间内更是这样，一定要非常注意子丑时段的睡眠。中医认为：肝胆主情志，子丑两个时辰是胆肝行气的最为宝贵的时间。在这两个时辰内，胆肝经的气血进行充分的调整，人的脉象在此时最能体现脏腑功能活动的实际情况。脏腑当令是经气最旺盛和转换的时刻，养好了这两个时辰，就等于养好了一天中最为主要的阳气生发时段。对于精神疾病的患者来说，是不可多得的宝贵调整胆肝经气的时刻，丑时调整到位了，人的精神就有了正常活动的物质基础。

9.6.1.2.3. 寅时，肺经当令（3:00～5:00）

寅时是指凌晨 3 点到 5 点，肺经当令。这个时间是人从静变为动的开始，是转化的过程，这是人体夜间气血调整最后的阶段，也是人睡得最香甜、最深沉的时候，这个时候恰恰是人体气血由静转动的过程，它是通过深度睡眠来完成的。

精神疾患处于巩固期的患者，此时无论有什么事情。家人都不要打扰患者的睡眠，使患者香甜的度过最后一个时段的睡眠。寅时过后。人就可以起床了，夏天的寅时也是太阳缓缓从地平线上升起的时候，这时起床顺应阳气的生发。但是春、秋、冬季的寅时太阳尚未升起，此时起床是肺气最为旺盛的时候，若养成了寅时起床的习惯，就可以起床。如果没有养成寅时起床的习惯，或者是在冬季，就要根据《黄帝内经》四时养生的原则，随着太阳的升起时间而起床，顺应其自然规律，不必要求寅时准时起床。

9.6.1.2.4. 卯时，大肠经当令（5:00～7:00）

卯时是指早晨 5 点到 7 点，这个时候是大肠经当令。这个时候，天也基本上亮了，天门开了，五点醒是正常的。这个时候一般情况下就要起床排便，把垃圾毒素排出来。这个时候叫做"地户开"，也就是肛门开，所以要养成早上排便的习惯。如果排便不畅，应该憋一口气，肺气足了就会促使大便排出，因为肺与大肠相表里。如果大便还是不能排出，也可用左手按住左下腹，右手置于左手上，由轻到重地按顺时针方向，从左下腹部开始向右下腹、右中腹、右上腹，再从右上腹向左上腹、左中腹、左下腹部，围着神阙穴（肚脐）揉按推，以自己能承受的力度进行，一般按揉推三十下左右即可排便。如果没有卯时排便的习惯，可以锻炼：白天憋住不要排便，等到了卯时再排便，这样一般一周就养成了卯时排便的习惯。一旦养成了卯时排便的习惯，就要坚持好，不要因为有其他的事情而改变习惯。卯时养生的主要方法就是及时排便，只有将体内的糟粕排除干净，脾胃才能有空间容纳新摄入的食物，才能制造出新鲜的营养物质，供养全身。

9.6.1.2.5. 辰时，胃经当令（7:00～9:00）

辰时是指早晨 7 点到 9 点这段时间，这个时候是胃经当令，是胃经经气旺盛的时候。胃经当令是吃早饭，补充营养的时辰，早餐品种要多，营养要全面，要吃饱，这个时候是天地阳气最旺的时候，此时吃早饭是最容易消化的时候。早饭吃多些也不会发胖，因为有脾经和胃经在旺盛地运化，所以早饭一定要吃饱、吃好。辰时养生就是吃好饭，细嚼慢咽，吃得有滋有味，吃早餐时不要想事情，要放松心情，可欣赏些轻松柔和音乐，保持心情舒畅，利于脾胃的消化吸收。

9.6.1.2.6. 巳时，脾经当令（9:00～11:00）

巳时是指上午 9 点到 11 点这段时间，这个时候是脾经当令。脾是主运化的，早上吃的饭在这个时候开始运化。中医认为，脾为后天之本，气血生化之源。人出生后，所有的生命活动都有赖于后天脾胃摄入的营养物质，所以巳时养生非常重要。巳时养生，要顺应脾胃功能的生理规律。胃主受纳，脾主运化，食物进入胃以后，由胃进行磨化腐熟，初步消化食物，将其变成食糜，然后由脾进行消化、吸收，化生为精微营养物质。而要完成上述功能，脾与胃的正常生理功能要相互协调，才能正常发挥。脾的运化水谷精微功能旺盛，则机体的消化吸收功能才能健全，才能为化生精、气、血、津液提供足够原料，才能使脏腑、经络、四肢百骸，以及筋肉、皮、毛等组织得到充分的营养。反之，若脾的运化水谷精微功能减退，则机体的消化吸收机能亦因此而失常，故说脾为气血生化之源。

巳时养生要注意早餐时不宜食用辛辣食物，以防止体内产生燥热，适当喝一些白开水，滋润脾脏使之处于最活跃状态，从而更好地运化食物。可以在心情舒畅的情况下，使用手提按摩棒沿着脾经的循行路线，从隐白穴、三阴交、阴陵泉、血海、冲门、大横、腹哀、大包、周荣，上下往复震动按摩，以自己耐受并感到舒适的力度为准。每天巳时按摩振动脾经各 9 遍，可以帮助脾经运行。

9.6.1.2.7. 午时，心经当令（11:00～13:00）

午时是指中午 11 点到 13 点，这个时候是心经当令。子时和午时是天地阴阳气机的转换点，人体要顺应这种天地之气的转换。午时养生要睡午觉，对于处于巩固期间的各类精神疾患来说，睡子午觉极其重要，夜里 11 时以前睡觉和中午饭后午时以内睡觉，是睡子午觉的黄金时间，如果没有时间睡午觉或者睡不着，也要闭上眼睛，让大脑停止思维、心里静止 20 分钟左右，就是睡不着闭一会儿眼睛都有好处。因为天地阴阳之气在这个时间段转换，转换的时候不要人为的搅动它，睡觉则是最好的顺应天地阴阳之气转换的方式。人睡着了，以不变应万变，对精神调养极有好处。

9.6.1.2.8. 未时，小肠经当令（13:00～15:00）

未时是指下午 13 点到 15 点，这个时候是小肠经当令。小肠是主吸收的，它的功能是吸收被脾胃腐熟后的食物精华，然后把它分配给各个脏器。未时养生要将午饭吃好，品种多样、搭配合理、营养丰富。当脾运化食糜到小肠以后，正值小肠功能旺盛，加快吸收。小肠功能旺盛，吸收运化营养，要有心火的帮助。心和小肠相为表里，表就是阳，里就是阴，阴阳表里相得益彰，促进全身营养吸收输布合理，能量充足。表里阴阳相互转化的，心经有病也会表现在小肠经上，有人每天下午未时出现胸闷心慌，但又查不出心脏有什么问题，因为小肠属于阳，是在外边。外边敏感的地方有了感觉，说明里边的心脏出现了问题。

处于巩固期的各类精神疾患，未时养生要注意午时的吃饭，午时吃饭的时间一般在 12：30 以前吃完，午饭吃的应相对简单一些，也不要吃的太饱，吃八分饱就可以了，吃的太饱了会给小肠经增加负担，甚至出现腹胀、腹痛或者腹泻的病症。

9.6.1.2.9. 申时，膀胱经当令（15:00～17:00）

申时是指下午 15 点到 17 点，这个时候是膀胱经当令。足太阳膀胱经属膀胱、络肾，与心脑有密切关联，是一条最长最大的经脉，从头面的晴明穴人上行入脑，出两侧玉枕、天柱下行沿脊椎及两旁，一直下行于双侧两脚小指的外侧至阴穴。凡是涉及到神经精神系统、泌尿生殖系统、呼吸系统、循环系统、消化系统以及本经所经过的部位病变，都与膀胱经有关。膀胱经是人身体的藩篱，是抵御外界邪气的天然屏障；也是人体最大的排毒通道，可通过新陈代谢加强气血循环，将体内的毒素排出体外。足太阳膀胱经的养生方法是疏通经络，增强代谢功能。疏通膀胱经的方法有两个：

(1) 按摩全部经络：使用手提按摩棒按照膀胱经的循行路线，从玉枕穴往下开始分三个路线按摩振动，三个路线分别是：从大椎穴由上到下到尾椎；两侧的路线是从附分穴到承扶穴再往下到脚踝外侧的申脉穴。按摩振动的力度以自己感到舒适为准。每天可以在申时往返按摩振动双侧各 18 次。

(2) 按摩振动重点穴位：选取通天穴、天柱穴、大杼穴、背部各脏腑俞穴、委中穴、申脉穴，从上到下按照上述穴位的顺序依次按摩振动，每个穴位按摩振动一分钟，为一次，每天用手提按摩棒震动按摩各 9 次。

　　对处于巩固期间的各类精神疾患来说，使用以上两种方法就可以起到疏通膀胱经的作用。疏通膀胱经可以间接起到疏通全身经络的效果，特别是对于具有焦虑烦躁、内心不安倾向的患者，反复按摩震动效果更佳。

9.6.1.2.10. 酉时，肾经当令（17:00～19:00）

　　酉时是指 17 点到 19 点这段时间，这个时候是肾经当令。肾主骨生髓，肾藏精、通于脑；人先天的元阴元阳之气藏于肾，元阴元阳的元气就是父精母血之精气，对人体至关重要，因而酉时养生就是养肾。

　　酉时对应的属相是鸡，到了这个时间鸡就要回窝睡觉了；酉时对应的是足少阴肾经，肾主收藏，到这时肾就代表一天的关门了。鸡与酉时、鸡与肾好像没什么关联，实际上这是中医文化的大智慧，其中具有时间医学的大道理，也是顺应自然的规律。精神疾患在巩固期间内，要顺应天地自然之气，按照时间医学的原则，分别给予以下保健。

(1) 酉时养生要注意休息：人们工作了一天，需要适当的休息一下。此时应当待在屋内，不妄作劳，不触雾露，避免扰动体内阳气。

(2) 在平静中进食晚餐：晚餐要有意识的吃一些黑色食物，因黑色入肾补肾；还要适当使用一些偏碱的食品如牛奶、豆制品、魔芋、萝卜、土豆、南瓜、香蕉、苹果、柿子等，因为咸入肾；还要吃一些含水水较多的蔬菜、水果，并适当饮温开水等，以保持肾功能的正常运转。

(3) 拍打、按摩肾经重点穴位：足少阴肾经的重点穴位有涌泉、照海、阴谷、气穴、阴都、神封、神藏、俞府等，在酉时肾经当令之时，用手提按摩棒适当力度的按摩震动拍打这些穴位，有助于补益肾经行气顺畅。按摩振动拍打要由下到上，从涌泉穴循经到俞府，再从俞府到涌泉为一个循环，每天按摩振动拍打 9 次，双侧共 18 次。

(4) 如果有条件的此时可以服用一丸蜜制"六味地黄丸"，作为肾经的保健药物，如果服用后没有任何副作用，可以长期使用。六味地黄丸是经典补肾药，几千年来人们服用的经验证明，长期服用，即便是中老年人也会红光满面，精神矍铄，这是肾精充盈的表现。但是在临床中，也有的患者不适宜服用，此时可以根据患者的实际情况，分别采取保健措施，切不可千篇一律，因为每人的体质不同，一切遵循实事求是的原则。

9.6.1.2.11. 戌时，心包经当令（19:00～21:00）

　　戌时是指晚上 19 点到 21 点，这个时候是心包经当令。心包是心脏外膜组织，主要是保护心肌的正常工作。心是不受邪的，心包是来替代心受邪的器官，很多人出现心脏的毛病都可以归纳为心包经的病。

(1) 戌时养生要保持轻松喜乐：心包经主喜乐，所以在这个时候人们可以进行一些轻松欢快的娱乐活动，如听听轻音乐、看看电视、跳跳交谊舞等，或者与家人聊一些轻松愉快的话题，在入睡前保持心情愉悦。处于巩固期的各类精神疾患者，在此时不要听或者说不愉快的话题，不想不愉快的事情，要保持心情平静，轻松喜乐。

(2) 戌时缓散步：晚饭后休息半个小时或一小时，可以自由轻松的散散步，此时的神情状态应该是：自由散漫、溜溜达达、说说笑笑、轻松愉快、悠然自得。

(3) 敲打心包经：每到戌时，使用手提按摩棒，按照心包经的巡行路线，从天池始，经天泉、曲泽、郄门、间使、内关、大陵、劳宫到中冲穴，依次敲打按摩振动按摩，上下往返为一次，两侧每条心包经各敲打按摩振动 9 次，每天共 18 次。

9.6.1.2.12. 亥时，三焦经当令（21:00～23:00）

　　亥时是指晚上 21 点到 23 点这段时间，这个时候是三焦经当令。三焦位于躯体和脏腑之间的空腔，是连缀五脏六腑的那个网膜状的区域。使三焦通畅是亥时养生的原则，因为三焦不通人就要生病。

(1) 亥时养生要睡觉：亥时的属相是猪，猪吃饱了哼哼唧唧就要睡觉。所以在亥时人就要休息了，一般在晚上 9 点以后就要准备睡觉，在 10:00 左右就要入睡，10:30 以前就要进入深熟。亥时要让身体和灵魂都浸入在温暖的黑暗中，让生命和身体在睡眠中得以修复。各类精神疾患的亥时养生，要保持心情舒畅，万事无忧，畅通百脉，优哉游哉。

(2) 亥时宜享受性爱：性生活是人类的一种美好，还是人类传宗接代的必须。古人认为性生活应该避开大寒大热、大风大雨、日食月食、饱饭酒醉、喜怒恐惧，否则会对身体有害，尤其是损伤子代。古人还认为一天之中亥时之初享受性生活较为适宜，有以下三个理由：

    A. 亥时是晚上 9 点至 11 点，此时因为吃了晚饭，已经轻松自由散漫地休息了一段时间，一天的疲劳已经缓解，心情比较愉悦，此时夫妻之间调调情，享受鱼水之欢，自然而然，且会非常酣畅淋漓，使得夫妻双方性生活都达到心满意足，和谐美满增进感情。

    B. 进行性生活时，夫妻双方为了使对方满意，用尽力气精力消耗很大，性生活过后都非常疲倦，体力需要得到恢复，因此会很快进入梦乡，机体的自我恢复机制发挥作用，得到充分的休息和恢复，第二天可以保持充沛的精力，对身体没有任何伤害。

    C. 恩爱的情侣可根据进行性生活后第二天的精神和体力感受情况，制定出定时、规律的性生活，对人们的身心健康非常有益，而且可以将性生活维持到晚年。

9.6.2. 精神免疫巩固治疗

精神免疫就是通过培养好的情绪来提高机体免疫力的一种手段。

精神免疫学是一门新型的跨系统学科，它将分属于两个不同学科的心理学与免疫学理论，通过一系列相关学科，如神经精神科学、内分泌学、心理生理学等有机地结合在一起，形成一系列理论体系。它阐述了机体在面临紧张刺激状况下的免疫学变化，以及这种免疫学变化对中枢神经系统施加的可能性影响，从而进一步阐述某些心身疾病、自身免疫性疾病、精神疾病产生的心理免疫机制。几十年来，精神医学界的众多专家学者从精神分裂症、抑郁症的炎症假说，重性精神疾病的精神免疫治疗方面，都进行了深入的探讨并取得了一些研究成果，这是精神疾患理论和临床上可喜的进展，相信将来随着研究的逐步深入，精神免疫治疗在精神疾患的精准治疗上取得更大的进展。

中医对于精神免疫学的认识，在两千多年前的《黄帝内经》中有详细的论述：《素问·上古天真论》曰"恬淡虚无，真气从之，精神内守，病安从来"。这短短的十六个字将精神免疫学的精髓揭示的清清楚楚。另外，无论是在预防，诊断治疗，预后等方面，历代中医都对精神免疫学给与了非常的关注和灵活的应用，并取得了显著的效果，一直发展到今天仍旧指导着中医的临床。

在精神疾患的临床上，历代众多医家对精神免疫学的探讨与临床使用，非常广泛且论述多多。在本部著作中，笔者多次提到并特别重视精神免疫疗法对重性精神疾患的临床治疗，并取得了非常显著的治疗效果，取得了三项填补世界空白的中医科技成果。比如：1992 年《以调整脏腑功能为主治疗慢性精神分裂症的临床研究》科技成果，提出了从调整脏腑功能入手治疗慢性精神分裂症的观点，其中包含了脑 - 肠轴的现代观点。脑 - 肠轴学说于 2004 年问世，此时我的此项研究已经在 12 年前获得了科技成果，如果从 1968 年开始研究调整脏腑功能治疗精神分裂症开始算起，我们比西方科学整整早了 36 年。实际上，中医从两千多年前就开始以调整脏腑功能治疗精神病的理论和临床，这在以前的相关章节中已经做了详细的论述。1992 年的该项科技成果中还提出了脑神经中毒导致精神疾患的的假说，这个假说 23 年后也被哈佛大学公开发表的有关研究文章所证明。精神免疫疗法治疗各类精神疾患，在《中医精神病医院模式的研究》科技成果中作为专论提出，并研制了国家发明专利中药，至今在临床上应用。因此，处于巩固期间的精神免疫疗法就显得非常重要。

9.6.2.1. 精神免疫的中药巩固治疗

1. 辨证论治：中医关于精神免疫缺失导致的各类精神疾患的巩固治疗，在于辨证论治。与西医精神免疫学说有异曲同工之妙。

   西医精神医学研究发现：

   ⑴ 心理因素可以影响免疫因素，反之免疫因子也能影响精神疾病，尤其在难治性精神疾病中多可观察到免疫因子的数值变化。

   ⑵ 神经免疫因素可能干预精神疾病中的核心基因的表达，从而影响精神分裂症的发生发展。

   ⑶ 免疫炎症假说是抑郁障碍产生的假说之一，它与多种假说相互作用，共同影响抑郁障碍的发生发展，同时抑郁障碍与炎症并非单向因果，而是双向交织的关系。

   研究还认为：神经免疫因素、炎症假说对精神分裂症、抑郁障碍为代表的精神疾病有着显著影响，未来在症状诊断的基础上，发掘早期预测或诊断的生物标记物，或许能为精神疾病患者的精准治疗添上浓墨重彩的一笔。

   以上西医研究的现状，实际上在中医精神医学的理论和实践中，早已经成为了定论，只是西医精神医学家门不知道中医几千年来的精神免疫疗法的理论和实践。

   在中医精神免疫疗法的临床上，根据患者的四诊八纲、具体的舌象、脉象、大便状况、躯体症状和及精神症状等临床指征，采取灵活机动的辨证论治，就能取得治愈精神分裂症和抑郁症的疗效，并进行相应时间的巩固治疗，就可以促进患者彻底治愈回归社会。

   A. 将各类精神疾患特别是难治性精神疾病分为若干亚型，采用中医心理学的知识和辨证论治，按毒气、毒血、毒液分清寒、热、虚、实、毒、瘀等病理病机病候，分而治之，就能影响免疫因子的数值，因而取得显而易见的治疗效果，且经得住循证医学的检验。正虚邪实类的精神疾患疗效更为明显。

   B. 在精神分裂症的全部治疗过程中，注重中医心理学的治疗，注重患者个性偏差的调理，注重具有家族遗传因素患者的基因数值改变的治疗，从而达到西医无法企及的治疗效果，逆转了世界定论。

   C. 在抑郁症的治疗上，注重患者的"虚寒"的本质，加之气滞、郁邪、瘀血、虚火等的病理产物的清除（包括西医的炎症假说在内），逆转了情感性精神障碍无法治愈的定论。

   D. 中医精神医学取得的三个填补世界空白的科技成果中，已经突破了精神分裂症及其衰退状态、情感性精神障碍等重性精神疾病是不可治愈的定论。在临床治愈后，加大精神免疫治疗的力度，就可以促使处于巩固期间的各类精神疾患，身心两健地重新走向正常的人类社会。

   西医精神医学界的各位老师和同道门：中西医属于两个医学体系，各有千秋，但是在中西医结合治疗精神疾患方面，中医确实已经走在了前列（欢迎各位按照循证医学的科研方法验证我们填补世界空白的三项科研成果），西医还要通过各种实验数据来证实。这要感谢各位同道门的努力，如果没有各位兢兢业业的循证医学的临床和实验研究，当代科学还要绕很多弯子才能达到中医治疗的疗效、解开精神疾患的奥秘。幸甚人类有中医，幸甚人类有西医，幸甚中国有中西医结合，这是上帝对人类和中国的眷顾！各位老师和同道门，你们就慢慢地向顶峰攀爬吧，我在中医精神医学 -- 珠峰的山顶上，为您们沏好了龙井茶，等待着大家一起品。愿您们好运！

2. 用发明专利中药双向调理精神免疫巩固治疗：《梦醒神丹》是本人研制的专门用于治疗精神分裂症衰退状态的发明专利中药制剂。该药原是本人临床使用多年的协定处方，为了减少患者服用汤剂的心理负担，开始根据国家中药新药制剂的规范要求，研究制作中成药，临床使用效果明显，且对慢性精神疾患，特别是精神分裂症的衰退状态有着明显的逆转作用。1990 年开始着手进行临床研究，恰逢中国精神医学的奠基人、世界卫生组织上海精神卫生研究和培训中心主任夏镇夷教授发表《实用精神医学》一书，夏镇夷教授在书中提出了"精神分裂症的衰退状态是不可逆转的"的定论。而本人多年的临床研究认为衰退状态是可以治愈的，典型病例如河南一位三十多年的精神分裂症患者，52 岁，反复住院治疗未愈，终至精神残疾，夏镇夷教授列出的七个典型衰退症状都有，经过本人半年多的治疗痊愈，能从事农田劳动，可承担家庭责任，精神活动正常。因为这类治愈的患者还有很多，为此本人专门拜见了夏镇夷教授，经过汇报和充分交流后，得到了夏教授的支持，开始了《梦醒神丹抗精神分裂症衰退状态的临床和实验研究》，研究结果，逆转了精神分裂症衰退状态不可逆转的定论，取得了国家发明专利。

梦醒神丹具有双向调节作用，既能振奋精神、又能消除炎性症状；既能解除精神症状，又能达到精神免疫。特别是对具有家族遗传的慢性精神分裂症患者，具有使遗传基因变异为正常基因的作用，动物实验表明：梦醒神丹能增强大白鼠的学习和记忆能力，改善行为方式。对于处于精神衰退状态巩固期间的各类精神疾患，优于精神医药界的任何一种抗精神衰退药物。

9.6.2.2. 精神免疫的愉悦情绪巩固治疗

1. 培养持续愉悦情绪：患者进入一种忘我境界：比如做一件自己很喜欢的事情，这件事最好是关乎一个很强烈的爱好（如电子游戏）、很强烈的追求、一个很激动人心的理想。当你为一件让自己快乐的事而忙碌不已，进入忘我境界，那么绝大多数病魔都会离你远去。这种情绪要随时可以调动起来，只要是患者自己感到有必要情绪调节的就可以进入这种愉悦状态，这是一种全新的精神免疫愉悦疗法。
2. 培养宗教情结进行精神免疫治疗：培养一种宗教信仰，或佛教、或基督教、或伊斯兰教、或当地某种宗教，将宗教的理念、信念、传教、社会实践等熟稔于心，并坚信不疑，是非常虔诚的那种，不能三心二意，不能朝秦暮楚。当达到坚定信仰的程度，就能使人放下心中顾虑、欲望、忧愁，使人胸花宽广、慈悲大爱、助人为乐、心灵纯美，就达到了精神免疫治疗的目的。
3. 进行系统的精神免疫调适（定位补泻）：无论是肉体或精神的痛苦，都可以从精神免疫治疗中得到缓解，甚至完全解脱。医院要有计划地根据患者的疾病特征、个性特点利用精神免疫治疗的方法，循序渐进地进行精神调适、行为矫正，使患者形成一个愉悦的精神认知和习惯，达到精神健康的目的。

9.7. 夫妻和睦相处的巩固治疗

精神疾患的家庭治疗非常重要，仅次于住院治疗，而夫妻关系治疗是家庭治疗中的重中之重。精神病人对家庭成员依赖程度的顺序是：1、夫妻（未结婚的为父母）。2、父母。3、子女。4、兄弟姐妹。除了特殊家庭情况以外，以上患者家庭关系顺序是基本、固定的。中医精神医学除了系统治疗之外，极其重视患者夫妻关系的治疗，因为家庭夫妻关系治疗是中医系统整体综合治疗中的一个重要环节。因此，当患者经过治疗达到临床痊愈后，就要对其配偶进行适当的心理关怀调适。在对其配偶进行心理调试时，除了隐私以外，要非常清晰地了解到患者夫妻的真实关系。如果夫妻之间感情基础牢固，要将患者病情的真实情况告诉其配偶，争取配偶的理解支持，做好充分的思想准备，配合医师将患者彻底治愈。如果夫妻之间感情基础不牢固，争取一下是否能通过治疗加深感情，巩固病情进而彻底治愈。如果婚前感情平平，或是结婚不久感情基础不牢固，患者生病后，配偶产生了不想维持婚姻的想法，因涉及个人自由意志以及相关法律法规，就不要再勉强夫妻治疗。因为在夫妻治疗期间，一旦对方提出离婚，则是对患者比较强烈的精神刺激，对整个治疗极为不利。针对这种情况，要对患者进行高强度的心理和行为治疗，最好是满贯疗法，使患者在其配偶提出离婚或分居后，降低刺激或不引起刺激。本文只讨论一心一意想治好爱人的病、而缺乏相关知识的配偶们，在于提高配偶们对夫妻治疗相关知识的认知水平，尽可能科学地、温馨地开展家庭夫妻治疗，使患者尽快地治愈回归社会。

9.7.1. 夫妻之间相互尊重、相敬如宾的巩固治疗

由于国度、地域、习俗不同，各人类住区的夫妻关系标准不同。文明社会良好的夫妻关系标准有四个：一是夫妻双方具有共同的或彼此接受的价值观。二是对配偶的幸福和发展由衷地关注。三是能求大同存小异，容忍存在的分歧。四是平等地享有各种支配权及决定权。

由于疾病的性质，精神病人患病后，在履行夫妻责任和义务等方面出现障碍，夫妻关系标准的执行也相应地出现偏差，因而，配偶要根据患者发病以前遵守的夫妻关系标准，同病前一样尊重患者。

9.7.1.1. 相互尊重

由于疾病的原因，患者有可能不像病前一样严格地执行夫妻关系标准，这时配偶要根据患者的变化，分析出是患者的病态？还是患者病前的个性问题？得出结论后，还要仔细观察反复确认。在患者情绪稳定的状态下，在与医生充分地沟通后，心平气和地巧妙地向患者提出，并与病前的夫妻相处情况做对比，指出患者存在的不足，以配偶独有的爱心，从内心深处触动对方，促进双方关系进步。无论用什么方法处理这类为题，前提是相互尊重，如果患者是丈夫，妻子要在外人面前维护患者的尊严，有不同意见回家再讨论、解决。如果是妻子，丈夫就要处处维护妻子的面子，无论妻子对与不对，在外人面前都不要争执，避开话题回家再解释。相互尊重要落实到夫妻关系的所有方面，无论是日常生活、作风习惯、作息时间、家庭事务、社会交往，还是夫妻生活等等，都要充分尊重对方的意愿，在双方都基本满意的情况下，幸福地度过每一天。

9.7.1.2. 相敬如宾

相敬如宾是中国夫妻关系相处的一个美好方式，历史源远流长。出自于两千多年前的《左传·僖公三十三年》："臼季使过冀，见冀缺耨，其妻饁之，敬，相待如宾"。相敬如宾的范例几千年来比比皆是，一直在中国的夫妻关系中作为"美谈"，影响至今。

在现代文明社会中，相敬如宾指的是夫妻在平等的基础上相互敬重、爱护、感恩，建立的动态平衡和谐的良性关系。在精神疾患的夫妻关系中，相敬如宾是一个非常值得推崇的夫妻相处方式。在一些国家和地方，愚昧的人对精神病存有偏见，有些患者得病后被社会歧视。病重期间由于疾病的特殊性，患者自知力丧失或部分缺如，患者尚感觉不到太大的伤害。在临床痊愈后，患者的自知力恢复或大部恢复，会感受到社会或周围人们的歧视，这对病情恢复非常不利。此时，如果夫妻关系发自内心的相敬如宾，患者感受到配偶的敬重、爱、爱护，则对社会上的歧视不太计较。配偶针对这些社会现象与患者认真分析，使患者释然，提高认识后，患者也可做到对此现象视而不见。这样不但不会被社会歧视所击倒，反而会增强患者精神上的免疫能力，增强抗刺激能力和抗打击能力，这对患者的康复回归社会是极为有利的。

9.7.2. 夫妻之间相互信任、相互平等的巩固治疗

9.7.2.1. 相互信任

信任是夫妻关系的基石，患者病后由于可能出现幻觉及各类妄想的症状，有的患者对配偶产生怀疑：或关系妄想、或钟情妄想、或嫉妒妄想等等，均可影响到夫妻关系。此时配偶们应根据患者病前的性格和实际情况，无论患者出现什么样的精神症状，都要与病前一样，用夫妻间的大爱、用两人最私密的语言、最温情的动作，从患者内心深处尽量打消他的幻觉妄想，配合医生的治疗，使之尽快消除这些症状。在巩固期间内，配偶无论做什么都要努力让患者放心。爱是自私的，在康复期内，患者由于自卑或其它心理，产生一些对配偶的怀疑，配偶要耐心地解释，用温存打消患者的疑虑，使其内心不纠结，恢复到病前的夫妻双方相互信任水平，给患者一定的时间平复心绪，心情舒畅地平稳地进行康复治疗。

9.7.2.2. 相互平等

在文明社会中，夫妻关系是平等的，这也是夫妻关系的一个基石。由于患者的精神症状，或者精神功能的减退，配偶有时意识不到，无形中就出现对患者的不平等待遇。比如在护理患者服药、吃饭、起床、洗漱、上厕所等日常生活中，在对外交往、处理邻里关系等社会事务中，由于配偶兼有护理人员的角色，自觉或不自觉地就出现指使、呵斥等不平等的倾向。这固然是由于患者的症状以及配偶担任的护理角色所形成的，但是配偶要尽量地避免这些负面动作，或是在这些负面情况出现后，从爱人的角度、以爱人之间的私密话语或行为给以温存安慰，来抵消出现的负面影响，实现另一个角度的夫妻平等。夫妻平等无论在何时何地都要尽量维护，这不仅是配偶们精神素质

和道德水准的表现，还是治疗护理的一个组成部分。无论外界对患者如何，夫妻间的相互信任、相互平等，对患者来说都是一剂特殊的心理良药。

9.7.3. 夫妻之间平平常常、注意生活细节的巩固治疗

9.7.3.1. 平平常常

夫妻之间的生活就是平平常常，精神疾患在临床痊愈后，在没有任何隔阂的情况下，夫妻之间要恢复发自内心的平平常常的相互关心、相互对待的生活常态。这种平平常常看似平淡，实则是患者的一剂安心良药，使得患者感觉到在家里，配偶对待自己是真心的，没有一点虚心假意，使患者感到非常淡然和安静。这就需要配偶们在了解亲人病情的基础上，从爱人需求的角度出发，抽出一定的时间，尽量营造二人世界的平常和浪漫，使患者在平平常常的夫妻生活氛围中，心情舒畅的享受爱情，平心静气的进行康复治疗。

9.7.3.2. 注意生活细节

无论夫妻二人平时的关系如何，在患者病愈后的巩固期间内，配偶们都要注意夫妻间的所有生活细节，因为疾病的性质，患者可能会或多或少的残存一些多疑的病态心理。这时就需要配偶们多多观察、悉心审视、在患者的不知不觉中，发现其所有的思想和行为，并与医生沟通。在医生的指导下，从这些微小的事物中发现患者的真实思想，从而给与精神上的调适，达到巩固病情的目的。注重生活细节，不但是爱护配偶的悉心、体谅患者的表现，还是护理患者的技巧，使之稳定康复的必要方式。

9.7.4. 夫妻之间经常用语言示爱、注重沟通的巩固治疗

精神疾患在巩固期间内，其原有的典型病情特征有时会有一些残存，但是一般不会表现出来。但是在日常生活中，有时患者会不经意间流露一些，或情绪突然不快；或无原因的高兴；或说一些不明就里的语言……。当问其原因时，患者则会极力掩盖。这可能是脑中一时出现的残留症状，一闪而过；或是患者内心的伤害，不愿暴露；或是其他原因。此时配偶就要用爱心爱语来缓解或冲淡患者内心的阴影，向对方示爱。当患者情绪缓解过来后，可以适当的方式，以不引起患者反感的话语与患者沟通，使之尽量表露出内心的隐忧。当患者暴露出内心的隐忧时，无论说的内容是什么，配偶都要以轻描淡写的语气，将其内心的隐伤遮盖过去，待之而用的是两人之间的私密话语、爱情动作，使患者在不经意之间溶解隐忧。在日常生活中，夫妻之间多多使用示爱的语言，瞬间温暖患者的内心，与患者养成平时示爱的好习惯。当患者出现残存的症状再现时，就用爱心沟通的方式转移患者的注意力，并与医生联系，采取适宜的方法继续系统的康复巩固治疗。夫妻之间的沟通非常重要，特别是关于生活细节的随时沟通，更是如此，因为夫妻之间常常会因为一些小的细节注意不到产生误会，所以患者的配偶要十分注意生活细节的随时沟通，消除产生误会的土壤。配偶经常用语言示爱，注重良好的沟通技巧，是患者巩固期间一个非常简单有益的康复治疗护理方法。

9.8. 家庭、单位、社会对巩固治疗的影响

9.8.1. 家庭温暖和谐的巩固治疗

精神疾患经过住院的系统治疗临床痊愈后，进入巩固期进行系统康复治疗，除了继续在医院的治疗外，家庭

护理就上升为最重要的地位。家庭护理除了督促患者按时服用中西药物、作息规律、劳逸结合、技能培训，还要注意患者的精神卫生，做好心理调适。

除了上述家庭护理措施以外，更重要的是家庭温馨和谐环境的建设，除了服药以外，没有任何一项护理措施比此更关键。家庭是精神疾病人的避风港和加油站，是康复治疗回归社会防止复发的关键领域。由于文明程度的不同，社会上对精神病人存在着一定的偏见。精神疾病患者无论在社会上受到什么不公正待遇，只要回到家感受到家庭成员浓浓的爱意、暖暖的亲情，无限的包容，在外受到的委屈经家庭成员适当的心理调适，大都会从内心化解。因此，家庭温馨和谐环境的建设就显得非常重要，在家庭温馨和谐环境的建设中，首先是夫妻关系的亲密和谐、父母无微不至的爱护、子女细心的关怀体贴，兄弟姐妹情同手足的珍惜照护，都会给予患者极大的信心和力量。在温馨和谐的家庭环境建设中，家庭成员要有科学的分工合作：配偶要从夫妻爱情的亲密关系角度给予患者全方位的接纳，使之感到精神上有温馨的依赖感；父母要从原有的家庭教育过程中使患者感受到双亲的大爱和包容；子女要从社会进步的角度，时时介绍一些科学进步和社会发展的大新闻，以使患者感到没有被社会抛弃；兄弟姐妹要从手足情深的角度平等温馨相待。使患者感到自己是家庭中的一个重要成员，需要尽快将病养好，尽自己的一己之力，投入到家庭的各项发展之中。在患者巩固期间，家庭成员要齐心协力，将家庭温馨和谐的环境建设，作为一个非常重要的环节，为患者创造一个温暖、安定、平和的康复环境。

9.8.2. 单位公平相待的巩固治疗

患者痊愈后回到原单位工作，面临最大的问题就是，如何得到单位领导和同事们的认同，从而向一个正常人一样愉快的正常的工作。这里首先要解决的问题有两个：一个是患者病情恢复的是否达到了能够胜任原工作的问题；一个是单位领导与同事们是否从思想上真正地接纳了病愈后的患者。第一个问题的关键是患者的病情是否真正地痊愈了，如果是彻底的痊愈了，那么，无论领导与同事们是否接受，通过一段时间的工作表现，单位领导与同事们就会自然而然的接受患者。如果没有彻底痊愈，那么就需要一面继续治疗，一面工作康复治疗。这两方面的问题，都有一个单位与同事们公平公正地对待患者的问题。精神疾患由于疾病的性质，单位领导与同事们对患者病情与原有工作能力的恢复程度缺乏信心，这是很正常的现象。这既是对患者负责，也是对单位领导和同事们负责。因此需要患者的主治医生出面，与单位领导和同事们就患者的实际情况进行沟通，并出具盖有医院诊断证明公章的患者病情书面报告。在此报告的基础上，单位领导与同事们开会讨论，如何就患者的工作进行安排，如何帮助患者正常地开展工作，更主要地是如何公平公正地对待患者的工作与生活。形成一个会议纪要，存入单位相关资料库，作为该患者恢复工作的诊断与接纳意见书面文件，用以指导单位与同事们的帮助计划。单位领导与同事们的公平公正对待，是患者回归社会后参加工作的一个重要支撑，是对患者最大的帮助。经过一段时间的实践检验，患者会平心静气的继续工作，直至彻底痊愈，完全正常工作生活为止。

9.8.3. 社会宽容的巩固治疗

关于社会宽容的问题，公元前四百年和 1762 年，在相距两千多年的时空中，中外伟大的思想家对人类的宽容做了以下教导。《论语·卫灵公》："子贡问曰：有一言而可以终身行之者乎？子曰：其恕乎！己所不欲，勿施于人"。启蒙运动公认的领袖和导师、伟大的哲学家伏尔泰在《论宽容》中说"宽容是什么？宽容是人类的特权。人性充满软弱，我们总是犯错。让我们原谅彼此的愚蠢行为，这是自然界的第一法则"。

在历史长河中，人类一直在试图纠正自己的不宽容行为，1995 年联合国教科文组织发表《宽容原则宣言》。社会对精神疾患的偏见，由于愚昧，是人类犯的一个由来已久的惯性思维错误，而且很顽固。现在各国都制定了保护精神病人权利的法规，在积极治疗的基础上，呼吁人们宽容精神疾患的非理性行为，但是，由于惯性的原因，社会对精神疾患的不宽容行为仍非常普遍。实际上，精神障碍患者非常需要社会的宽容，而处于康复期的患者更是如此，社会宽容在一定程度上决定了患者是否复发的机率。

精神疾患、主要是精神分裂症等重型精神疾病，需要社会的宽容，这是个科学问题，也是个社会问题。

医学认为精神分裂症的病因不明，引起精神分裂症的相关因素有以下几种：

一是遗传因素：普通人群的发病率为 0.6%；父母一方患病，子女患病率 1/6；父母双方患病，子女患病率为 2/3。二是病前个性特征，依赖性强、胆小、孤僻、敏感，性格内向、分裂气质，与疾病发生有关。三是社会环境、心理、躯体因素的刺激。四是生化代谢异常学说 -- 多巴胺 /5 羟色胺学说。以上病因分析说明：精神疾患的精神症状主要是个生物医学问题，社会对患者精神症状这个科学问题的歧视，其实质就是人类的愚昧、自私、偏执、暴戾丑恶人性中的一部分！

纠正社会对精神疾患的偏见和歧视，是科学和教育的问题，也是人类战胜愚蒙的过程，挖掘生物自然状态下社会对精神疾患应有的自然态度，是人类文明必须承担的责任。

对精神疾患的宽容，实质上是社会自然进步的一个过程，现实社会对精神疾患的不宽容，实际上没有任何意义。随着自然社会的发展，将来不会存在什么宽容与不宽容，飞速发展着的科学技术将随着人类精神进化的步伐无情地踏碎人类的愚昧、自私、偏执、暴戾！这一载体就是 AI。迅猛发展着的 AI 技术将把人类的自私、愚蠢等统统抛到九霄云外！一切意识形态领域的纷争也都将随着科学技术的飞速发展而灰飞烟灭！一切打着种种旗号愚弄人类的狂人们都将被飞速旋转的科学技术痛击的粉身碎骨。

精神病医学的最新研究成果告诉我们，精神分裂症病人的直觉判断水平是常人的三到四倍。著名心理学家罗洛·梅也曾明确地表达过类似的观点，他说艺术家和精神病人都是我们"人类心灵的雷达站"。对此，长期深受精神疾病困扰的梵高在日记中写道："我越是神智分裂，越是虚弱，就越能进入一种艺术境界"。中医精神医学认为："精神障碍与天才只是一步之隔"。所以我们看到：中西方很多的天才艺术家，比如徐渭、八大山人、米开朗基罗、梵高、蒙克、达芬奇、草间弥生等，一方面被精神疾病所困扰，一方面又用自由意志创作出了极具艺术张力的作品。

抗精神病药物似乎已经成为确保现代文明社会不受侵害的双重保险，半个世纪的精神医学历史已经证明了这一点。化学药物不仅可以消除威胁人们的忧郁、焦虑、躁狂、痛苦、愤怒、欣喜、快乐等一切情绪，同样，它还可以为你设计制造那些不再具有威胁正常社会的忧郁、焦虑、躁狂、痛苦、愤怒、欣喜、快乐。在今天，无论是艺术家或各类精英，只要你有超人的想象和能力，任何人也休想逃脱掉化学药物的制裁。

精神药物一方面预防着精神病人对"正常社会"的冲击，一方面却在摧残着自然赋予人类的顶尖智慧。实际上，推动着人类迅猛发展的正是所谓的"精神疾患"！无论是政治、经济、军事、科技、文学艺术等等领域，人类有文字记载的历史以来证明，均是由这些"精神疾患"引领着历史的潮流。

精神疾病的本质不是对人的本性和自然的否定，相反，它是对人的本性和自然的肯定。艺术家和各类精英与常人的不同，在于他们与精神疾患具有相同的性质，灵感和激情的迸发，或者说就是疾病的化身，正因为有了这些疾病，他们才有可能反映和表现生命和神灵的意志，为了实现这种意志的抵抗，他们创造出了各种抵抗和拯救的形式。

在人类科学日益昌明的今天，我们有理由相信：精神疾患是大自然赋予人类自然发展的一个宝贵部分，人们应该对此给予应有的尊重和敬仰，对精神疾患的宽容，是人类文明进步的标志。

在精神疾患的巩固期内，社会宽容表现在社会生活中的方方面面。首先要从科学角度提高人们的认识，从而对精神疾患产生应有的尊重和敬仰。在没有任何危害的情况下，与精神疾患共同生活、共同工作、共同娱乐、和谐合作、互相帮助、和平共处，使精神疾患者没有任何隔阂感，心情舒畅地融入社区，精神愉悦地生活。精神疾患从医院治疗出院后，家人要与患者所处社区的领导、邻居们解说患者的病情恢复情况，医生的嘱咐、应注意的事项，取得社区领导、邻居们的理解和支持。鼓励患者与相亲邻里们多接触、多融通、多联系，互相帮助。家庭成员要做到特别尊重患者的隐私和各项权利、尊重患者的人格，无论做什么事情，都要充分征求患者的意见，取得患者的同意，使患者对生活中的每一个细节都感到满意。家庭和单位领导要尊重患者发明创造的权力，支持患者的新奇、新颖思想，帮助患者实现自己的梦想。特别是配偶，要同病前一样给予患者夫妻间的大爱，细心体贴照护，对性格内向的患者要仔细观察，精心体悟，对患者的所思所想给予支持，帮助其实现计划，使得患者感到自己受到尊重，自尊心和自立自强心理得到全面发展。

9.9. 家长、领导切实为患者解决实际问题提高巩固疗效

9.9.1. 家长为患者解决实际问题的巩固治疗

患者出院后在家巩固期间内，家长要特别关心患者的所有需求。如患者与配偶之间因病感情出现裂痕，家长要积极地帮助夫妻双方进行弥补，在法律法规允许的范围内，尽量地帮助夫妻和好如初，减少患者的心理负担。如患者有结婚的需求，家长要积极地带领患者去相亲，或到婚姻介绍所联络，或到网上相亲网站联络，尽快地协助患者找到一个满意的恋人。如果患者想尽快参加工作，家长要积极的与各相关工作单位联络，面试、谈判、协商，帮助患者尽快找到一份比较满意的工作。如果患者想要参加某项技能的学习培训，家长要抽出时间专门陪同患者考察、议定学习培训内容、以及预期的结果等等，使患者能尽快地参与到实质学习训练中。如果患者与家庭中某一成员、或与社区中某一邻居，存在不协调的地方，家长要及时地与患者和邻居沟通，给双方搭建一个倾心相谈的平台，尽快消除一切矛盾和隐患，使患者心情舒畅地在家和社区康复巩固治疗。

总之，家庭是患者的避风港和加油站，家长要尽一切可能为患者创造一个温馨和谐的家庭环境和社区康复环境，尽一切可能帮助患者解决一切困难，使患者感到家长是一个可以充分依赖的精神支柱。

9.9.2. 单位领导为患者解决实际问题的巩固治疗

患者在治疗痊愈回单位工作以后，由于一切都需要重新熟悉和学习，一定存在很多想象不到的困难。单位领导要抽出一定的时间，耐心地为患者解决面临的所有困难，比如工资调整问题、工种调整问题、工作时间问题、工作中的困难问题、工友团结问题、上下班交通问题等等。在解决实际问题中，一丝一毫也不能含糊，因为单位领导就是患者的精神支柱，一旦患者对领导出现了误解，修复起来就比较困难，所以，任何一次的解决问题后，都要征求患者的意见，让患者感到满意。同时要指定一位同事与患者结成"一帮一、一对能"的帮扶形式，双方随时互动，遇到问题协调帮助，要让患者在工作中感到心情舒畅、精神愉悦。除此之外，凡是患者提出的一切问题，无论是不是工作范围内的事情，单位领导都要尽量地给予朋友式的帮助，使患者感到单位领导是他的知心朋友，可以无话不谈，这样就可以使患者感到领导尊重自己，自己要努力工作予以报答。这样形成一个领导与患者互动的良性循环，不但患者的精神满足、工作进步，病情会得到充分的康复，而且以后出现的问题也会大大较少，减轻领导的工作负担。

9.10. 开展全社会精神卫生知识教育、为患者全面康复创造社会条件、发起精神健康运动

9.10.1. 开展全社会精神卫生知识教育, 提高精神健康水平

国民的精神健康和精神卫生服务的水平是衡量一个国家社会文明程度的重要标志之一。毋庸讳言，当前人类的精神健康以及精神卫生服务水平还不高，无法与人类的迅猛发展相匹配，在一定程度上阻碍了现代人类的进步。各国的当政者应该清醒地认识到这一点，否则，无情的事实将会迫使人们不得不接受这样的观点，因为，落后的国民精神健康与其精神卫生服务水平已经成为了人类发展的拦路虎。无论是在西方或是在东方，这个问题已经无

情地摆在了各国领导人的面前，只要您认真地进行一番社会考察，无情的事实就会显现。

为了弥补这一缺憾，须在全球开展精神卫生知识教育活动，以提高人类的精神健康水平。开展精神卫生知识教育，要着眼于基础知识的普及和提高，在具有一定知识水平的人群中，开展精神卫生知识的高级教育课程，使人们从科学的角度认识到精神卫生知识和精神健康对人类进化的重要性，从而提高人类在这一领域的自觉。当全社会精神卫生知识提高到一定水平后，就为处于巩固期间的精神疾患创造了一个宽松的利于修养、利于康复治疗的社会环境。

9.10.2. 为患者全面康复创造社会条件

患者的巩固治疗，离不开全面的社会宽容环境和康复条件，除了在全社会开展精神卫生知识教育以外，还要为患者创造具体的康复治疗社会条件。

A. 在国家层面，要制定相应的法律法规，从法律角度规范人们对于精神疾患的认知和行为。

B. 在社会层面，要制定相应的民俗民约，从社会道德的角度规范人们对于精神疾患的行为。

C. 在社区邻里之间，建立相应的尊重精神疾患人格的社区条约，从日常生活上规范人们对于精神疾患的行为。

D. 在家庭中，建立相应的互助家规，保证患者的生理心理需求，尊重患者的人格，保证患者的各项权利，从而使患者在家庭中的平等地位不受侵犯。

E. 在配偶中，要建立相应的夫妻约定，在患者各项权利中，从配偶的角度使之得以全面的贯彻执行，从而保证患者的日常生活，保障患者的生理心理需求。

F. 在子女中，要建立相应的孝敬护理约定，从而保证患者得到子女们应尽的孝敬义务，使患者从心理上生活上感到满足。

G. 在兄弟姐妹中，要建立相应的相亲相爱约定，使患者得到兄弟姐妹们的适宜的照护，得到心理上的安慰。

为患者创造全面康复的社会条件，需要方方面面思想的提高，行动上的努力，认真的实行，使患者在宽松和谐的环境中得到全面康复。

9.10.3. 发起精神健康运动

低水平的国民精神健康和精神卫生服务，不但阻碍人类社会的正常发展，对精神疾患者来说，是极为不利的治疗康复环境。中医精神医学认为，应该以联合国为主导，发起全球性的精神健康运动，是人类继续进步的不二选择。在开展全球精神健康运动中，发达国家和人口众多的大国率先行动，首先解决绝大多数人们的精神健康问题。开展精神健康运动，需要先进文化的支撑，精神健康与文化息息相关。中医精神医学的宇宙观、自然观、整体观、系统观、辩证观，无疑是最为先进的文化体系。在全球范围内，以中医的整体观念为指导，结合现代科学的物理学、天文学、生物学、生命科学、数学科学、系统科学、思维科学、人体科学、AI技术、脑科学等的最新进展，结合社会科学的最新进展，将自然科学与社会科学相契合，运用现代医学科学技术，为全球亿万精神障碍患者解除病痛。唤醒患者家属一起行动：在患者家属群体中，以其家属的亲身感受为基础，进行广泛的宣传；在各国成立适宜本民族的，联系广泛的精神健康联合会，促进世人身心健康，远离精神疾患的侵扰，从而幸福美满的生活。同时宣传精神本质的物质性，宣传精神疾患的生物科学性，提高人们的精神健康水平，提升人类的整体素质，为更进一步的精神进化创造条件。

在此基础上，为处于巩固期间的各类精神疾患得到科学的、人道的、系统的康复治疗，尽快回归社会，提供全方位的精神健康服务。

全社会的精神健康运动，不但对康复期的患者来说是一个福音，而且是人类精神进化的必然，是人体科学进步的必须，是未来思维革命的前奏，也是人类进入地球文明1:0的必然阶段，否则，人类将无法走出地球，无法拥抱太空文明。

第十章　五脏六腑、奇恒之腑、三焦、经络与精神意识活动以及各类精神症状的关系参考

中医精神医学理论，是源于中医理论的现代中医精神医学理论，它深深地根植于传统的中医文化之中。现代有一种观点，就是要用现代科学整理研究中医，这种研究途径是对的。但是如果将中医理论用现代科学的藩篱围住，在现代科学的认知内进行研究，就不符合中医博大精深的实际情况了。因为，中医理论是包括了形式科学、自然科学、社会科学、边缘科学、系统科学等在内的所有科学体系，其中包括医学、生物学、哲学、宇宙学、现代天文学、现代物理学、系统论、控制论、信息论、复杂性科学等等学科的精华。因此，中医精神医学家要认真学习中医基本理论，熟练地掌握经典，守住本源，在临床上融汇贯通，将中医精神医学的研究奠基在中医基础理论之上展开。因此，特立此章节，供同道们参考。

中医理论认为：人体是一个统一的有机整体，五脏是这个有机整体活动的中心，人体所有的精神意识活动都分属于五脏。《黄帝内经·素问·灵兰秘典论》曰："心者，君主之官也，神明出焉。肝者，将军之官，谋虑出焉。胆者，中正之官，决断出焉。膻中者，臣使之官，喜乐出焉。脾胃者，仓廪之官，五味出焉。大肠者，传导之官，变化出焉。小肠者，受盛之官，化物出焉。肾者，作强之官，伎巧出焉。三焦者，决渎之官，水道出焉。膀胱者，州都之官，津液藏焉，气化则能出矣。凡此十二官者，不得相失也。故主明则下安……主不明则十二官危"。说明了五脏六腑及三焦经络与精神活动的关系，并强调了心主"神"及"神"的重要作用：即心神主宰了人体的一切生命活动，主宰着五脏六腑、奇恒之腑、三焦、经络的生理活动以及精神意识活动的协调关系。

《素问·宣明五气篇》云："五脏所藏，心藏神，肝藏魂，肺藏魄，脾藏意，肾藏志"。说明人的感知、记忆、思维、判断、处理等过程由五脏神来主管。《灵枢·本神论》说："所以任物者谓之心，心有所忆谓之意，意有所存谓之志，因志而存变谓之思，因思而远慕谓之虑，因虑而处物谓之智"。说明以上的精神活动的过程，是由五脏分工合作、各有侧重，在心神的统摄与协调下共同完成。

五脏与六腑、奇恒之腑、三焦、经络的配合，把人体表里的组织器官和功能活动、特别是精神意识活动有机地联系起来，因而，人的精神意识活动都可以从五脏六腑、奇恒之腑、三焦、经络的功能活动中表现出来，所以《灵枢·本脏》说："五脏者，所以藏精神气血魂魄者也"。人罹患精神疾病以后产生的所有精神症状，都可以从紊乱的五脏六腑、奇恒之腑、三焦、经络功能活动中找到对应的联系并给予相应的调理。中医几千年来的这一理论，对中医精神医学的理论和临床起着重要的指导作用。

10.1. 心

10.1.1. 心与正常精神意识活动的关系参考

《素问·灵兰秘典论》曰："心者，君主之官也，神明出焉"。指心有统帅全身脏腑、经络、形体、官窍的生理活动和主司精神、意识、思维、情志等心理活动的功能，即心主神明。

心与精神活动的关系概括为：心藏神。心藏之神，有广义与狭义之分。广义之神是指人体整个生命活动的主宰和体现；狭义之神是指人的精神、意识、思维、情感活动及性格倾向等。心所藏之神，既是主宰人体生命活动

的广义之神，又包括精神意识思维情志等狭义之神。

心主血脉与藏神功能是密切相关的，血是神志活动的物质基础之一，《灵枢·营卫生会》说："血者，神气也"，心血，即人体化生在血脉中运行的心脏血液。心血充足则能化神、养神而使心神灵敏不惑，而心神清明，则能驭气以调控心血的运行，濡养全身脏腑形体官窍及心脉自身。心血、心气的功能正常与精神活动的关系息息相关，从人的精神状态就可以看出心血、心气的盛衰与是否正常。因此，心主血脉与心主神明的功能，就是心与精神活动关系的主要参考指标。

10.1.2. 心与各类精神症状的关系参考

《灵枢·本神》曰："心藏脉、脉舍神，心气虚则悲，实则笑不休"。说明人的精神意识活动与心与脉的关系最为直接，心被病邪所扰则见神志不清或精神失常，因而出现"神有余则笑不休，神不足则悲"的精神症状。

10.1.2.1. 心气热盛表现的精神症状参考

精神运动性兴奋，面红口渴小便黄、舌红脉数神色狂；胡言乱语、喜笑不休、狂乱不止、或歌或舞、随性转移；或弃衣而走、登高而歌、打人骂人、骂詈不避亲疏；思维、情感、意志障碍等。心气热盛的精神症状是在一系列心热炽盛的躯体症状基础上展现出来的。

10.1.2.2. 心气虚寒表现的精神症状参考

精神运动性抑制，心慌胆小易惊吓、怕冷畏寒睡眠差；精神恍惚、情感淡漠、优柔寡断、悲伤欲哭；行为退缩、孤独自处、意志减退、离群索居、思绪散漫、思维破裂等。心气虚寒的精神症状是在一系列心虚气寒的躯体症状基础上展现出来的。

10.1.2.3. 心血瘀阻表现的精神症状参考

胸闷心悸怔忡喘，心痛时作形体寒，舌质暗紫斑瘀点，脉涩结代情志乱；精神不振、头痛乏力、心中憋闷、疼痛时作、情绪烦乱；思绪迷乱、狂乱时发。心血瘀阻的精神症状是在一系列瘀血阻滞的躯体症状基础上展现出来的。

10.1.3. 心及相关脏腑与精神意识活动的关系参考

10.1.3.1. 心肝系统与精神意识活动的关系参考

中医认为：心为君主之官，肝为将军之官，二者相辅相成、相互协调，维持着涉及到心肝系统的精神活动的正常。心肝系统与精神意识活动的关系，涉及到心血运行方面的是：心主血，肝藏血，心血充足，心气旺盛，则血行正常，肝有所藏；肝藏血充足，疏泄有度，有利于心主行血功能的正常运行。涉及到精神情志方面的是：心主神志，以主宰精神、意识、思维活动；肝主疏泄，以维护精神情志的调畅。

10.1.3.2. 心脾系统与精神意识活动的关系参考

心主神志、脾主思，在精神领域，心脾有着互为依赖的母子关系。心气旺盛、脾气健运，先后天气血生化之源充盈，促进心脾之气健康的运行，人的精神意识活动就正常，表现为精力充沛、思维敏捷、活力四射，精神健康。

10.1.3.3. 心肺系统与精神意识活动的关系参考

心藏神、肺藏魄、心肺功能是精神活动的重要物质来源之一。心肺系统是人体心脏泵血、肺部吸入氧气，与人体和外界保持气机交换的系统。心肺功能良好，人所处的自然环境良好，吸入的氧气较为纯洁，人的精神面貌就良好，精神活动就正常。《黄帝内经 · 六节藏象论》曰："肺者、气之本"，说明肺主一身之气。肺气充盈、心血旺盛，全身气血通畅，精神活动就会正常运行。

10.1.3.4. 心肾系统与精神意识活动的关系参考

《灵枢 · 本神》："心藏脉，脉舍神…肾藏精，精舍志"，心主神明心主血脉；肾主骨生髓充脑，肾志为恐，肾藏精与志"。杨上善注曰："志，亦神之用也，所忆之意，有所专存，谓之志也"。心肾系统与精神意识活动的关系是，心血旺盛，肾精充盈，人的大脑功能活动就正常：思维记忆力强、精神饱满、精力充沛，精神意识活动正常。

10.1.4. 心及相关脏腑与精神症状的关系参考

心气虚则悲忧，实则笑不休。心，怵惕思虑则伤神，心在声为笑，在变动为忧，在志为喜，喜伤心。《素问宣明五气篇》曰："精气并于心则喜，并于肺则悲，并于肝则忧，并于脾则畏，并于肾则恐，是谓五并，虚而相并者也"。杨上善曰："心与肺脾二经有错，何谓也？解曰：心虚则悲，悲则忧；心实则笑，笑则喜。心之与肺，脾之与心，亦互相成也。故喜发于心而成于肺，思发于脾而成于心，一过其节，则二脏俱伤。此经互言其义耳，非有错也"，又云：心之忧在心变动，肺之忧在肺之志。是则肺主于秋，忧为正也；心主于忧，变而生忧也。以上说明心与相关脏腑与精神症状的密切关系。

10.1.4.1. 心肝系统功能障碍表现的精神症状参考

1. 心肝热盛表现的精神症状参考：面红目赤口苦干，两侧头痛时晕眩，两眉红赤两肋胀，鼻子肝区显赤端；目见怪物、恚怒骂詈、冲动伤人；时重时轻、烦躁难忍、坐卧不安；狂言乱语，思维、情感、抑制障碍。心肝热盛表现的精神症状还有很多，大多是在肝经热毒干犯心神躯体症状的基础上展现出来的，凡是出现以上症状者，均可参考心肝热盛分型予以辨证施治。

2. 心肝气血虚寒表现的精神症状参考：面色黄白悲欲哭，哭笑无时发又止，神识不清数欠伸，发作无时如神灵；悲伤欲哭、哭笑无常、发作时不识亲疏、过后悔恨交加，如神灵所现、昏不识人、幻觉妄想，发作有时、不能持久、过后如常。心肝气血虚寒导致的躯体和精神症状，多为衰退型精神障碍所见，凡是出现以上症状者，均可参考心肝气血虚寒辨证论治。

3. 心气不足肝气郁结表现的精神症状：喃喃独语神不安，精神恍惚梦不眠，悲观厌世喜独卧，胸闷太息肋胀满；面色㿠白、气短自汗、时悲欲哭、蜷卧少动；自言自语、喜怒无常、孤独自处、恶与人交。心气不足肝气郁结导致的症状还有很多，凡是出现以上躯体和精神等症状者，均可从心气不足肝气郁结入手参考辨证论治。

10.1.4.2. 心脾系统功能障碍表现的精神症状参考

1. 心脾火旺导致的精神症状参考：口唇干焦鼻生疮，舌体肿胀苔厚黄，头疼头晕面颊赤，喜笑不休胡乱狂。胡言乱语、嬉笑不休、身热弃衣、伤人毁物；急躁易怒、乱发脾气、幻觉妄想、或歌或舞，力大倍常、逾垣上屋。

2. 心脾两虚导致的精神症状参考：心烦失眠昏梦多，紧张焦虑神气挫，腹胀便溏喜卧床，舌淡苔白脉细弱；表情呆板、沉默少语、多梦易惊、自语自笑；时哭时笑、喃喃独语、思绪迷乱、思维贫乏、意志减退、行为退缩。凡出现以上躯体和精神症状者，可从心脾两虚参考进行辨证论治。

10.1.4.3. 心肺系统功能障碍表现的精神症状参考

心肺气虚是导致出现精神症状的一个重要原因：心悸胸闷喘气短，动则尤甚吐清痰，身疲乏力懒说话，面色淡白常自汗；怔忡恍惚、虚烦不眠、目光呆滞、羞于见人；语无伦次、或哭或笑、不知羞耻、不识秽洁、幻觉妄想，欲行又止。心肺气虚表现的精神症状是在心肺气机虚弱的躯体症状基础上展现出来的，凡出现以上躯体和精神症状者，可参考心肺系统功能障碍进行辨证论治。

10.1.4.4. 心肾系统功能障碍表现的精神症状参考

1. 心肾阳虚导致的精神症状参考：心阳虚衰肾阳虚，心悸水肿凌心欺，血行不畅舌淡紫，形寒肢冷神乏疲；自言自语、语微声低、讲话茫然、有头无尾；思维贫乏、反应迟钝、思绪迷茫、神志恍惚；做事迟缓、思维凌乱、幻觉妄想。出现以上躯体和精神症状者，可从心肾阳虚参考论治。

2. 心肾不交导致的精神症状参考：面色潮红头眩晕，梦遗梦交心烦闷，舌红脉弦且细数，腰膝酸软神情昏；坐卧不宁、焦虑不安、心烦躁扰、夜不能眠；神思恍惚、怵惕惊恐、哭笑无常；幻觉妄想、行为紊乱、追逐异性、罔顾羞耻。凡是躯体和精神出现以上症状者，均可从心肾不交辨证参考。

10.2. 肝

10.2.1. 肝与正常精神意识活动的关系参考

中医理论认为：肝胆主管人的情志活动，肝与精神活动的关系非常重要。《黄帝内经·灵兰秘典论》曰："肝者，将军之官，谋虑出焉"。《灵枢·本神》曰："肝藏血，血舍魂"，又曰："随神往来者，谓之魂"。谋虑、魂即为人的主要精神活动之一。在中医理论里，肝主疏泄，主谋虑，调节精神情志，五脏精气化生的精神情志活动（魂）藏于肝。肝藏魂，魂：是随神气而往来的精神活动，寄居于血，肝藏血，故藏魂。"肝藏血，血舍魂。"张景岳注："魂之为言，如梦寐恍惚，变幻游行之境皆是也。"肝的藏血功能正常，则魂有所舍。肝藏血，血舍魂，在气为语，在液为泪。《素问·五脏生成》曰："人卧血归于肝，肝受血而能视，足受血而能步，掌受血而能握，指受血而能摄"。均说明肝与精神活动的密切关系，精神活动涉及到肝魂、谋虑、抑郁等，均可从肝功能失调作为参考。

10.2.2. 肝与各类精神症状的关系参考

《素问阴阳应象大论》曰："肝在志为怒，怒伤肝"。肝气悲哀动中则伤魂，魂伤则狂妄（精神失常）。《素问·宣明五气篇》曰："精气并于肝则忧"。解曰："肝虚则恐，实则怒，怒而不已，亦生忧矣"。肝合胆，胆者中精之府也。肾藏精，故恐同其怒，怒同其恐，一过其节，则二脏俱伤，经言若错，其归一也。若肝血不足，心血亏损，则魂不守舍，则可见惊骇多梦，卧寐不安，梦游、梦呓以及幻觉妄想等精神症状。情志因素亦可伤及肝藏之魂，出现神志行为异常的表现：亢奋则见登高而歌，弃衣而走；抑郁则会出现焦虑烦躁自伤伤人等行为。

10.2.2.1. 肝气热盛表现的精神症状关系参考

舌红苔黄肝区滞，脉象弦数面目赤，头痛口苦胁肋胀，烦躁易怒无以止；心烦不安、恼怨无常、狂言乱语、愤恚怒骂；幻视幻觉、思维、情感、意志障碍。临床上凡是以情感活动异常而导致的肝气热盛邪犯大脑引起的所有精神症状，都可以作为参考辨证论治。

10.2.2.2. 肝气虚寒表现的精神症状关系参考

舌质淡白苔色黑，两侧肝区青紫灰，巅顶头痛脉弦细，呕吐涎沫后狂飞；嘿嘿冷笑、自言自语、幻觉妄想、骂詈狂言；盲目乱跑、夜不归宿；精神症状随着头巅顶痛、太阳穴紧痛、周身乏力、呕吐清水而持续发作。肝气虚寒表现出来的一系列精神症状是在肝寒的躯体症状基础上、进一步发展而来的精神错乱，凡是辨证为肝气虚寒的症状，都可以作为临床依据进行参考。

10.2.2.3. 肝郁气滞表现的精神症状关系参考

舌质淡青或淡红，黄滞细白两侧停，胸闷太息脉沉涩，嚎啕顿足面色青；怒目骂詈、捶胸顿足、妄闻妄见、幻觉妄想；时而情绪低落、时而冲动伤人、时而悲恸欲哭、时而自言自语；幻视幻听丰富、感知觉综合障碍。肝郁气滞表现的精神症状主要是气愤难平、乱态纷呈、狂怒不已、妄闻妄见为主，是在肝郁气滞的躯体症状基础上展现出来的，凡是具有此类症状表现的精神疾患，都可以据此进行辨证论治。

10.2.2.4. 肝郁痰结表现的精神症状关系参考

精神抑郁少寡言，喜怒无常惹人嫌，面色晦暗乍青白，妄闻妄见脉滑弦；心绪不展、沉默寡言、胸闷太息、胁肋胀满；喜怒无常、自言自语、幻视幻听、多疑猜忌；语言凌乱、喃喃独语、呆坐傻笑、思绪凌乱；思维贫乏、行为退缩、情感淡漠。肝郁痰结表现的精神症状，先有肝郁，继之痰结，在此躯体症状基础上出现系列的精神紊乱。临床上凡是见有情志抑郁、喜怒无常、行为零乱等的思维、情感、意志失调的精神症状，都可以据此参考进行辨证论治。

10.2.2.5. 肝血不足表现的精神症状关系参考

头晕目眩面无华，两眼干涩视昏花，爪甲不荣肢麻颤，血海空虚痴呆傻；眩晕耳鸣、虚烦不眠、夜寐多梦、面白无华、痴傻呆嗫；惊恐惕厉、魂飞魄散、胆小害怕；心悸怔忡、多疑善惑、优柔寡断；妄闻妄见、幻视幻听、幻触幻嗅。临床上凡是遇到由肝血不足引起的系列躯体和精神症状，都可以以此作为参考进行辨证论治。

10.2.3. 肝及相关脏腑与精神意识活动的关系参考

10.2.3.1. 肝胆功能与正常精神活动的关系参考

1. 肝与精神功能关系的参考：《黄帝内经 · 素问 · 灵兰秘典论》曰："肝者，将军之官，谋虑出焉"。《素问 · 六节藏象论》曰："肝者，罢极之本，魂之居也"。《素问 · 五脏生长篇》曰："人卧血归于肝，肝受血而能视。足受血而能步，掌受血而能握，指受血而能摄"。肝主谋虑，谋虑是精神活动的主要内容；肝藏血，肝血充足则精神饱满，脑力充盈。因此，肝与精神活动有着极为密切的关系。

2. 胆与精神功能关系的参考：《素问 · 灵兰秘典论:》曰："胆者，中正之官，决断出焉"。《素问 · 六节藏象论》曰："凡十一脏，取决于胆"。(素问 · 五脏别论)曰："胆…藏而不泻，名曰奇恒之腑"。《灵枢 · 本输》曰："胆者，中精之府"。胆主决断，胆在精神意识思维活动过程中，具有判断事物、作出决定的能力。胆主决断对于防御和消除某些精神刺激（如大惊大恐）的不良影响，维持和控制气血的正常运行，确保脏器之间的协调关系有着重要的作用。

《黄帝内经》以上的论述，说明了肝胆与正常精神活动的关系，肝胆在主管精神活动中的主要功能与分工。中医理论认为：肝胆主管人的情志活动，凡是人内心的思维活动，外界的社会接触等所产生的情绪反应都由肝胆系统主管，因此，肝胆系统对维护正常的精神活动意义重大。

10.2.3.2. 肝心功能与正常精神活动的关系参考

《黄帝内经 · 素问 · 宣明五气篇》曰："心藏神…肝藏魂"。《灵枢 · 本神》曰："两精相抟谓之神，随神往来者谓之魂…肝藏血，血舍魂"。肝藏魂，心藏神，神、魂在人的精神意识中的作用非常重要，二者有机的协同保持着人的思维意识活动的正常。肝魂是精神活动中的思维意识活动，接受心神的统领，如果肝魂失去心神的统领，则会出现幻觉妄想等精神症状，人在睡眠中的梦幻及梦游现象也属于肝魂是否正常的活动范围。《类经 · 脏象类》对神与魂的关系做了以下说明："精对神而言，则神为阳而精为阴；魂对魄而言，则魂为阳而魄为阴。魂之为言，如梦寐恍惚，变幻游行之境，皆是也。神藏于心，故心静则神清；魂随乎神，故神昏则魂荡"。此外，魂与肝的疏泄及藏血功能关系密切，肝气调畅，藏血充足，魂随神往，魂的功能便可正常发挥，即所谓的"肝藏血，血舍魂"。一旦肝失疏泄或肝血不足，魂不能随神活动，就会出现精神狂乱、惊骇多梦、卧寐不安、梦游梦呓等症。肝藏魂、心藏神，魂是神功能的一部分，魂神的物质交换及其功能正常，维持着肝心两个系统精神活动的正常运行。

10.2.3.3. 肝脾功能与正常精神活动的关系参考

《素问·宣明五气篇》："肝藏魂，脾藏意"。《灵枢·本神》曰："肝藏血，血舍魂…脾藏营，营舍意"。肝藏血，血中寄居着魂；脾藏营，营中寄居着意。中医认为，肝、脾主管人精神活动的诸多方面，肝主疏泄，调节人的情志活动；脾主运化，供应魂的营养，二者相辅相成，在心神的调度下，有机合作，构成肝脾心三方面精神活动的完美运作。

10.2.3.4. 肝肾功能与正常精神活动的关系参考

《黄帝内经··灵枢·本神》曰："肝藏血、血舍魂…肾藏精，精舍志"。《灵枢·经脉》曰："人始生，先成精，精成而脑髓生"。《灵枢·本神》曰："故生之来谓之精。两精相抟谓之神"。《灵枢·决气》云："常先身生。是为精"。《素问·调经论》曰："肾藏志"。《灵枢·本神》曰："心有所忆谓之意。意之所存谓之志"。以上论述说明肾藏精，精为神之宅，"志"藏于肾经中。肝神为魂、肾魂为志。肝魂不定，惊慌错乱；肾魂不定，神志恍惚。肝魂与肾志出于心神，互为依赖、联系密切。肝藏血，肾藏精，肝血有赖于肾精的滋养，肾精得肝血所化之精的填充。二者相辅相成，互为滋养，协调完成肝魂、肾志、肝血，肾精的相互任务，共同担负着涉及到肝肾系统精神活动的正常运行。

10.2.3.5. 肝肺功能与正常精神活动的关系参考

肝肺功能与精神活动参考的主要内容是：肝魂肺魄功能。《灵枢·本神》曰："肝藏血，血舍魂，…肺藏气，气舍魄"。"随神往来者谓之魂，并精而出入者谓之魄"。肝藏魂，肺藏魄，魂为阳，魄为阴，肝魂肺魄属于正常精神活动的一个组成部分，担负着肝魂肺魄领域的精神活动。魂魄和则精神爽，《灵枢·本神》曰："志意和则精神专直，魂魄不散，悔怒不起，五脏不受邪…，志意者，所以御精神，收魂魄，适寒温，和喜怒者也"。要保持魂魄和，则要象《素问·上古天真论》说的那样"呼吸精气，独立守神"：凝神、调意、定魄、收魂，达到"恬淡虚无，真气从之，精神内守"的肝魂肺魄与精神活动的有机协调，保持精神健康。

10.2.4. 肝及相关脏腑与精神症状的关系参考

《素问·脏气法时论》曰："肝病者，令人善怒，虚则目䀮䀮，无所见，耳无所闻，善恐，如人将捕之"。《灵枢·本神》曰："肝藏血，血舍魂，肝气虚则恐，实则怒…肝悲哀动中则伤魂，魂伤则狂妄不精"。肝主疏泄、气机失调导致气血瘀滞，五脏神被扰，涉及到相关脏腑的功能紊乱，出现不同程度的精神功能失常。

10.2.4.1. 肝脾不调表现的精神症状关系参考

肝失疏泄横逆犯脾，脾失健运胸肋胀痛，情志抑郁烦躁易怒，遇怒加重精神失常；头晕目眩、胸闷胀满、疲倦乏力、不思饮食；心中懊恼、情绪不稳、急躁易怒、烦闷失眠；或冲动骂詈、或蜷卧欲睡、或嚎啕大哭、或幻视幻听。此种类型，多在肝气横逆的躯体症状出现后加重精神症状，精神症状在肝脾不调的基础上展现为其特征；肝气横逆在先，脾失健运在后，精神症状随之加重。

10.2.4.2. 肝胆气虚表现的精神症状关系参考

胆附于肝相表里，肝胆相济勇乃成，肝强无胆不能断，情志精神由此生。肝胆气虚梦寐惊，心中澹憺太息同，如人将捕多疑虑，妄闻妄见神罔从。《灵枢·邪气脏腑病形》曰："胆病者，善太息，口苦，呕宿汁，心下澹憺，恐人将捕之"。肝胆气虚则目神呆钝、惊恐胆怯、吞吞吐吐、犹豫不决；心中惕惕，如人将捕之，惶惶不可终日；妄闻妄见、幻听幻视、神情恍惚、失眠乏力、食少不寐，在肝胆气虚的诸多躯体症状基础上引发精神症状。肝胆气虚引起的躯体症状，多由情志不遂、郁怒日久、暗耗心血、气血两虚而导致。

10.2.4.3. 肝心血虚表现的精神症状关系参考

面色无华爪甲麻，目干眼涩视昏花，眩晕失眠多健忘，心绪不宁伴纳差；头晕目眩、呵欠频作、失眠梦多、胆小害怕；悲伤欲哭、神识不清、哭笑无常、幻视幻听、一如神灵所作。肝血虚导致心血亏虚，肝血虚在先、心血虚随后，继而引发一系列的精神症状，多与心胆气虚、肝血不足、胆气虚寒诸证候合参。

10.2.4.4. 肝肾阴虚表现的精神症状关系参考

腰膝酸软胸肋痛，烦热盗汗面潮红，舌红少津苔薄白，脉细数弦伴耳鸣；头痛且胀、眩晕耳鸣、心烦易惊；自罪自责、敏感多疑、喜怒无常、急躁易怒、躁多烦少；强迫思维、行为，不可自制。肝肾阴虚、虚火上炎，津枯阳虚体内寒生，寒多躁动异常不能持久，热少虚烦程度较轻，是以躁为寒、烦为热之故也。肝肾阴虚所产生的精神症状，在一系列躯体症状基础上展现出来，涉及到的心神、肝魂、肾精、脑窍等精神失常症状均可作为参考辨证论治。

10.2.4.5. 肝升肺降功能失调表现的精神症状关系参考

如果肝肺升降功能失调，导致肝魂肺魄不和，则"魂伤则狂妄不精⋯，"魄伤则狂，狂者意不存人"《灵枢·本神》。

在精神疾患的临床上，历代从肝肺论述的较少，原因在于精神疾患病因，多出心、肝、脾、肾四脏及其相关脏腑功能失调。临床上实际存在着肝魂肺魄失和导致的精神症状，如魂飞魄散等等。在生理上，肝生于左，肺藏于右；肝气主升发，肺气主肃降；气机左升右降，体内阴阳循环。在病理上，升降失调，气机逆胀；魂魄失和，魂飞魄散，精神错乱。

魂魄失和的临床病机主要是：肝气郁滞，肝火暴涨，木失调达，传脾犯肺；伤及肺气，致肺失宣降，升降失调，魂魄失和。导致水液代谢失常，火炼津液成痰，痰热扰心，大脑中毒，精神失常。肝气郁滞传脾肺，肝火暴涨津炼痰，魂魄失和脑中毒，精神错乱病在肝；短气喘息、胸闷心烦、愤恚郁怒、打骂亲疏；幻觉妄想、哭笑无常、妄闻妄见、躁扰不宁；思维破裂、行为紊乱、神识昏蒙、语无伦次。一系列肝升肺降功能失调的躯体症状，导致一系列魂魄失和的精神症状出现。肝失升发功能在先，肺失宣降功能在后，肝魂肺魄失和致使精神功能错乱紧随其后。

10.3. 脾

10.3.1. 脾与正常精神意识活动的关系参考

脾藏意与智，"意"是精神活动的一种表现形式，主要是指意识、回忆或未成定见的思维。《灵枢·本神》云："心有所忆谓之意"。《类经·藏象类》也说："一念之生，心有所向，而未定者，曰意"。人的所有精神活动是由于"意"指向它所反映的事物才能产生：记忆，是人思维、想象、意志过程的基础，属于"意"的范畴；思考、思虑、测度，则是人思维过程、想象与意志过程的关键。思维过程就是思考问题、解决问题的过程，是精神活动的精髓。想象要求注意力高度集中于思考对象，属抽象思维活动的继续，使人可以认识无法直接感知到的事物的形象；而意志则由采取决定与执行决定两阶段精神活动组成，属于"智"的范畴。意与智是人精神活动的主要内容，由脾所主。因此，脾与精神活动有着非常密切的关系。

另外：脾藏"意"也体现了脾主运化水谷，化生营气，以营养"意"的后天生理过程，即"脾藏营、营舍意"。意为脾所主，因此脾气盛衰直接影响"意"的活动，因此，脾所生的"意与智"在心神的统领下与精神活动保持着密切的关系，维系着精神活动的正常。

10.3.2.脾与各类精神症状的关系参考

《素问·阴阳应象大论》曰："脾在志为思，思伤脾"。脾主思，《素问··举痛论》曰："思则心有所存，神有所归，正气留而不行，故气结矣"。《灵枢·本神》曰："脾，愁忧不解则伤意，意伤则悗乱"。脾为土，居中焦，主运化，脾的运化功能受到其他四藏的影响，因此，七情所致的各藏疾病都会一定程度上影响到脾的运化功能。脾的运化功能失调可导致一系列精神活动的异常，脾虚易引起健忘、注意力不集中、思维不敏捷及智力下降等精神症状。精神疾患的思维、意志、记忆障碍，与脾藏"意"与"智"的功能失调有着密切关系。

10.3.2.1. 脾气热盛表现的精神症状关系参考

舌体肿胀苔厚黄，脉洪寸大口生疮，面黄鼻赤头身重，烦闷不寐梦歌乡；神识不清、乱发脾气、语声沉重而急、垂足顿胸愤恨；急躁易怒、幻觉妄想、冲动伤人；事后后悔、旋即又发。脾气热盛多由思虑劳心伤脾致心脾积热、肝火传脾、胃热炽盛循经及脾所致。其系列精神症状在脾气热盛的躯体症状基础上逐一展现，只要把握住脾、心、胃、肝之气机热邪交互传变的特征，以脾气热盛之鼻赤、身重、语声沉急为主的所有躯体症状均可参考。

10.3.2.2. 脾气虚寒表现的精神症状关系参考

眼睑青黑唇紫淡，纳少腹胀肢体倦，少气懒言形体瘦，喜温怕冷遇热缓。舌质淡嫩或青灰，中有裂纹苔滑黑，脉细沉迟缓无力，身凉蜷卧阳气颓；脾气虚寒多由脾气不足、心脾两虚、忧思过度、劳伤心脾、肝郁伤脾等原因所致。其系列精神症状在脾气虚寒的躯体症状基础上展现，临床见有眼睑青黑或浮肿、纳少便溏腹胀、喜温怕冷、少气懒言、身凉蜷卧等以脾气虚寒为主的躯体症状，均可作为脾气虚寒型精神障碍的依据，参考进行辨证论治。

10.3.2.3. 痰湿困脾表现的精神症状关系参考

舌大白腻脉濡缓，腹胀便溏体型满，面色黄暗油脂多，精神不济容易倦；喜卧不寐、少言寡语、涎水满口不知吐咽；情志呆钝、忧愁思虑；或突然冲动、伤人毁物、言语混乱，旋即又陷入呆滞状态。痰湿困脾多因素体阳虚，脾阳不振，水湿内停，积聚为痰。痰涎四溢阻塞经络，化生湿热毒邪上犯于脑，脑窍中毒被蒙，发生癫呆狂乱。痰湿困脾的系列精神症状在系列痰湿躯体症状的基础上展现，主要是湿痰犯脾，脾被痰湿邪困而无运，进而引起一系列的痰湿性躯体症状和精神症状。凡是辨证为痰湿困脾的所有躯体症状，无论其精神症状多么丰富多变，临床上都可以据此参考进行辨证论治。

10.3.2.4. 脾失健运表现的精神症状关系参考

饮食不节思伤脾，舌红苔白脉有余，大便不调腹还胀，纳呆身困肢无力。面色萎黄、倦怠无力、少气懒言、失眠健忘；心悸怔忡、心烦惊恐、善悲易哭；情感淡漠、行为退缩、独居一隅、自言自语。脾失健运引起的系列精神症状，脾运功能失调是其主要病机，在这一病机的基础上，出现心脾两虚、肝脾不和、脾胃虚弱、脾肾阳虚、脾肺气虚等相关证候群。临床上紧紧抓住脾不健运这一主要病机进行参考，所有精神症状的辨证论治就可以纲举目张，迎刃而解。

10.3.2.5. 脾不藏意表现的精神症状关系参考

脾为中土，化生万物，脾病则它脏皆可致病。脾主思，因长时间的思虑忧愁不解，暗耗心脾之血，久伤脾意；又由于各种原因出现气、血、阴、阳虚损或痰、湿、寒、热诸邪入侵，脾与五脏六腑、奇恒之腑等的不相协调等致使脾失健运，引起脾不藏意，导致"意"不安舍于脾。因而出现一系列以脾不藏意为主要躯体症状，在此基础上展现的系列精神症状。其临床多表现为：神情紧张、神思恍惚、多寐易惊、敏感多疑；独居一隅、若有所思、时而发笑、时而哭泣；自言自语或喃喃独语、幻觉妄想凌乱破碎、不识亲疏不与人群、进食被动不知饥饱等一派脾意失却症状。其特征主要是记忆丧失、记忆混乱、讲话前言不搭后语；思维贫乏、思维破裂、行为退缩、行为紊乱、不知秽洁、不知冷暖。在此基础上展现的一系列躯体症状，并由此而出现的一系列精神症状，均可参考进行辨证论治。

10.3.3. 脾及相关脏腑与精神意识活动的关系参考

10.3.3.1. 脾胃功能与正常精神活动的关系参考

《素问·灵兰秘典论》曰："脾胃者，仓廪之官，五味出焉"。脾胃属土居中焦，二者的生理功能：一是受纳腐熟水谷，是人体的"气血生化之源"，与"先天之本"相对应，为"后天之本"。脾胃相为表里，胃主受纳、脾主运化。饮食入胃以后，在肠胃系统变为可以被吸收的营养，脾脏将五色营养中青色的营养入肝，红色的入心，白色的入肺，黑色的入肾，黄色的脾脏自己留着，至此进入人体的营养分配和运化完成。二是运化水液代谢：《素问·经脉别论》曰："饮入于胃，游溢精气，上输于脾，脾气散精，上归于肺，通调水道，下输膀胱"，说明脾胃担负着水液的运化功能。脾胃的消化吸收和水液运化功能，维系着躯体和精神的营养供给，保证着神志活动的正常运行，由此可见脾胃的重要性。人体的精神活动源于五脏藏神，在五脏藏神的运作中，脾胃转枢是五脏藏神的关键。脾胃功能正常，输布到各个脏腑、经由心的组合供给大脑的精微物质正常，人的精神活动就正常，因此，脾胃功能与精神活动的关系非常重要。

脾藏意与志，脾气健运，生化之源充足，气血旺盛，髓海得养，人的记忆力强、意念丰富、思路清晰，精神活动正常；胃的受纳腐熟功能正常，人的性情平和、精神愉悦、面对困境的耐力增强，抗打击能力增强，精神活动正常。

10.3.3.2. 脾心功能与正常精神活动的关系参考

脾藏意，心藏神。脾统血、心主血。脾心的功能正常，脾意在心神的统领下配合协调，人的记忆力旺盛，心情愉悦、思维清晰，处事果断。脾心功能正常，可以调整其他脏腑藏神的功能，如脾心功能正常，可以使肝魂意识清晰、肺魄感知觉真实、肾志精力旺盛、动作敏捷。脾气健运，心血旺盛，全身气血供应顺畅，大脑灵敏，精神活动正常。

10.3.3.3. 脾肝功能与正常精神活动的关系参考

脾统血、肝藏血。脾藏意、肝藏魂。脾意旺则记忆力强盛，肝魂清则意识清晰，二者相辅相成，共同在心神的领导下，担负着精神活动的正常运行。脾统血则脾气健运，消化吸收运化功能正常，全身得益于脾的输布营养，脾的转输功能旺盛，肝的藏血的功能正常，五神各安其脏，五脏藏神的功能就健全，人的精神活动就正常。在脾肝功能与精神活动的关系方面，脾藏意与脾统血的功能在先，肝藏魂与肝藏血的功能在后，二者有机合作，共同维护脾肝系统精神意识活动的正常运行。

10.3.3.4. 脾肾功能与正常精神活动的关系参考

脾为后天之本，是气血生化之源；肾为先天之本，是各脏腑功能活动的原动力。脾的运化离不开肾的温煦鼓动，肾气又需要脾化生的气血来提供营养，二者是"先天生后天、后天养先天"的相辅相成的辨证关系。脾肾功能正常，脾藏意、肾藏志的精神活动就正常，人的精力旺盛、记忆能力强、思维敏捷、意志坚定、伎巧出焉。除了精神发育迟滞以外，脾肾功能的正常，有赖于后天的"气血生化之源"的正常运行，脾气运化功能正常，为肾志提供充足的营养，就能保证肾气旺盛，从而促使精神活动的正常进行。脾气运化失常，肾志营养不足，进而出现以脾肾功能失调为标志的系列躯体症状，在这些躯体症状的基础上出现系列的精神症状。脾统血，主思；肾生髓充脑，藏精与志。二者相互协调，集先后天之精华，共同维护着精神活动的正常运行。

10.3.3.5. 脾肺功能与正常精神活动的关系参考

脾藏意、肺藏魄，脾意正常则记忆力强；肺魄正常则感觉动作灵敏。二者在心神的统领下，共同担负着脾（意）

肺（魄）系统的精神活动的正常运作。脾为气血生化之源,肺司呼吸、主一身之气。脾为生气之源,肺为主气之枢,脾化生的气血需要肺的宣发肃降以更新并输布于全身。肺经自然界吸入的清气与脾化生的气血相互结合成为人体非常重要的宗气,宗气与先天之气合二为一身之气, 共同维系着人的躯体和精神活动的正常。若脾失健运, 气血生化无源, 则肺气必然受损;脾气健运, 肺气旺盛, 则人的精神活动就正常。只要脾的功能正常, 肺的功能也就相应地正常（其它治病因素除外）, 人的精神活动也就正常。

10.3.4. 脾及相关脏腑与精神症状的关系参考

《灵枢·本神》曰:"脾藏营, 营舍意, 脾气虚则四肢不用, 五脏不安"。《黄帝内经太素》卷六首篇注释:"脾为四藏之本, 意主愁忧。故心在变动为忧, 即意之忧也。或在肺志为忧, 亦意之忧也。若在肾志为忧, 亦是意之忧也。故愁忧所在, 皆属脾也"。《甲乙经·精神五脏论》也注解说"脾者土也, 四藏皆受成焉。故恐发于肝而成于肾, 忧发于脾而成于肝……心之与肺, 脾之与心, 亦互相成也。故喜变于心而成于肺, 思发于脾而成于心, 一过其节, 二藏俱伤", 说明脾病可牵连到它脏均可有病。可见忧思伤脾,脾伤则可影响肝或心,造成两藏俱伤的结果。《灵枢·本神》曰:"怵惕思虑者则伤神, 神伤则恐惧流淫而不止"。杨上善解释道:"怵惕, 肾来乘心也。思虑, 则脾来乘心。二邪乘甚, 故伤神也。神为其主, …神伤则五脏皆伤也"。也就是说恐伤肾、思伤脾, 二邪都可乘心, 伤及心神, 心为五脏六腑之大主, 心伤则五脏所藏之精液失去统摄, 出现流淫不止的现象。五神藏中脾为中藏, 中藏连及他藏。脾主思、主运化, 思虑过度, 导致运化失常, 牵连及它脏, 引发神志异常的精神病证。

10.3.4.1. 脾胃功能失调表现的精神症状关系参考

脾胃为后天之本, "气血生化之源", 脾胃的收纳、腐熟、吸收、运化功能正常, 供应给心肝肺肾的营养丰富, 心通过血液循环输入于大脑的营养物质纯洁,人的精神活动就正常,反之亦然。脾胃居中焦,中医有"郁病多在中焦"之说, 认为"胃肠是情绪变化的晴雨表"。现代医学把社会心理因素在消化系统疾病的发生、发展、转归中起重要作用的躯体疾病称为"心因性消化病"、"心身消化病"、"情志相关性脾胃病"等。"思伤脾", 焦虑、抑郁等负性情绪可以通过降低胃肠道黏膜屏障作用以及干扰机体免疫系统功能等途径, 导致消化系统疾病发生; 精神因素通过"脑—肠轴"调控通路, 与胃肠道的功能相互影响, 形成恶性循环, 临床表现为精神障碍和胃肠道症状合并存在的现象, 称之为"因郁致病", 也是胃主情绪的一个例证。

脾胃机能亢进, 可导致精神活动的兴奋; 脾胃机能降低, 可导致精神活动的抑制; 脾胃寒湿、痰涎壅盛, 可导致精神活动的紊乱。大量的临床实践证明: 阳明热盛、痰克中焦、寒湿困脾等引起的炎症性胃肠病、肠激惹综合征、功能性消化不良、消化系统恶性肿瘤等疾病具有病程长、病情反复、症状多变、治疗难度大等特点, 可直接引起精神疾患; 或导致患者长期处于消极的情感之中, 心情压抑, 容易引起精神状态改变, 产生精神疾病。凡是因为脾胃系统机能出现障碍, 或因为"脑-肠轴"系统出现的躯体症状, 均可作为躯体疾患引发精神障碍的依据。因脾胃居于中枢, 脾藏中含有其它脏腑所藏, 因此, 脾胃系统机能失调与精神症状的关系复杂而多变, 临床上可以参考脾胃系统的躯体症状, 相对应的对精神症状进行辨证论治。

10.3.4.2. 脾心功能失调表现的精神症状关系参考

脾藏意、心藏神, 脾意在心神的统领下产生和完成脾心系统的精神活动。脾主健运, 脾意的机能正常, 气血生化之源充分, 供应给心神的营养充足, 保证了心神对大脑营养物质的正常供应, 促进了大脑功能活动的正常进行。在这里, 脾健运是关键, 反过来, 心神的气血输送也是非常的重要, 两者相辅相成。否则, 脾不健运, 输送给心神的营养物质不纯, 心神失用, 出现思虑过度、思绪不稳、思维破裂、记忆混乱、颠三倒四、神识昏蒙、心神不安、焦虑烦躁等精神症状。

10.3.4.3. 脾肝功能失调表现的精神症状关系参考

在前肝脾不调表现的精神症状的论述中, 主要是强调肝气横逆伤及脾意在前, 应该注意的是"肝脾不调"肝在前、脾在后。此节则是脾失健运伤及肝魂,是脾在前,肝在后。二者有着前后致病因素的关系。中医讲究严谨认真,一字之差体现着病理病机的不同。脾藏意,肝藏魂。脾失健运,导致运化功能失调,出现脾不藏意症状。患者运化功能减弱、思绪迷乱、记忆力减退,神识昏蒙,继之伤及肝魂,出现肝郁气滞、肝胆气虚、惊恐不宁、夜寐不安,魂梦颠倒,梦游梦呓等魂不守舍的精神症状。在临床上要分辨清楚脾意失调在先,肝魂失调在后。只要是辨证出脾意失调在先、肝魂失调在后的病机,就可以以此躯体症状参考精神症状进行辨证论治。

10.3.4.4. 脾肾功能失调表现的精神症状关系参考

脾藏意,肾藏精与志。脾为后天之本,肾为先天之本,二者相辅相成,共同维持着人体精微物质的供应,从而保证人体机能与精神活动的正常进行。二者之间存在着互通有无的直接关系,若脾失健运,气血生化之源不足,机体则会自行从肾志之中盗取营养,久而久之就会导致肾气衰弱,出现脾不藏意、肾不藏志的躯体与精神症状。脾肾功能失调出现的精神症状,主要是在于脾失健运在先,继之伤及肾精,这是辩证的关键。临床上主要是要调理脾胃气机,使之恢复正常运转,肾志一般就可以逐渐恢复正常;如果丢失脾气健运这个抓手,就不能很好地把握。如果抓住了脾意肾志病机先后的问题,重点调整脾不藏意,则后天气血生化之源充盛,肾志自然恢复正常,脾肾系统的精神活动也就恢复了正常。

10.3.4.5. 脾肺功能失调表现的精神症状关系参考

脾为土、肺为金,脾肺为母子关系。脾藏意的功能正常,肺藏魄的功能也就正常,脾意肺魄在心神的统领下,共同完成脾肺系统正常的精神活动。脾失健运,气血生化之源不足,人的记忆功能减退;脾不藏意,脾供应于肺魄的营养不足或不纯,导致肺魄出现感知觉功能障碍,神识昏蒙。因此,脾肺系统的精神症状以思绪迷乱、记忆减退、感知觉综合障碍等为主。临床治疗主要以健脾养胃,促进气血生化之源功能恢复,补气养血,兼及它脏,安神定志,恢复记忆;调理肺的机能活动,恢复肺魄的感知觉功能。在此,主要是注重以脾胃的调养,促肺气的保养,调整脾意肺魄的关系协调,促进精神活动恢复正常。

10.4. 肺

10.4.1. 肺与正常精神意识活动的关系参考

《灵枢·本神》曰:"随神往来者谓之魂,并精而出入者谓之魄…肺藏气,气舍魄"。"魄"属于精神活动的一部份,司感知觉,主本能反应与动作。《类经 · 脏象论》(卷三)曰:"魄之为用,能动能作,痛痒由之而觉也"。说明人体一些知觉和动作是"魄"作用的结果。"魄"是与身俱来的、本能性的、较低级的精神活动,如新生儿啼哭、吮吸、非条件反射动作和四肢运动,以及耳听、目视、冷热痛痒等感觉。魄的活动以精气为物质基础,即"并精而出入者谓之魄"。肺藏魄、心藏神,肺主人的一身之气,心主人的一身之血。人的气血充盈,神清气爽、精神百倍,魄在心神的统领下,主管肺魄心神系统的精神功能、视听痛痒等感知觉协调,动作敏捷,心情愉悦,精神活动正常。临床以此作为思维参考。

10.4.2. 肺与各类精神症状的关系参考

10.4.2.1. 肺气热盛表现的精神症状关系参考

口渴咳嗽胸中痛,咯吐黄痰浓痰腥,大便秘结咽喉肿,脉数苔黄舌质红;胸痛心烦、哭笑无常、愤恚怒骂,力大倍常;妄闻妄见、躁扰不宁、打人骂人、不避亲疏。肺气热盛多由天气干燥、心、肝、脾胃之实火传变于肺,以肺的实火病变引发精神活动的异常。还有的就是平素肺受工业废气或污染之气侵袭,肺气不足、肺阴受损,肺失宣降，喘咳痰多，毒邪随气血循环侵犯大脑引起精神疾患。病机主要是肺气受损在先，毒邪壅积在后，继之干犯大脑，引起精神疾病。

10.4.2.2. 肺气虚寒表现的精神症状关系参考

舌质淡白有齿痕，脉小极弱虚无根，动则汗出易感冒，虚烦不眠日沉昏；面色苍白、怔忡心悸、纳呆少食；少气无力、目光呆滞、昏不识人；盲目走动、语无伦次、不知羞耻、不识秽洁；独居一隅、喃喃自语、畏寒怕冷、裹衣卧床。肺气虚寒引发的精神疾患，多因平素体弱，肺气不足，免疫力低下，遇风寒暑数燥火等外邪或它脏病邪侵袭，即出现肺系呼吸系统疾病等系列病症，虚邪毒气随血循环进入大脑，引起脑细胞中毒，久之发作精神疾患。系列精神症状在肺气虚弱躯体症状的基础上展现，可参考虚性肺与呼吸系统疾病的系列证候、平素躯体情况引发的精神症状，参考进行辨证论治。

10.4.2.3. 痰邪犯肺表现的精神症状关系参考

痰邪犯肺多由脏腑功能失调，肝气不舒，侮金犯肺，肺失宣降，水液代谢障碍，生成痰涎，虚涎痰邪滞留肺腔，引发呼吸不利，肺系气机受损，痰涎毒邪随血液循环上犯大脑，导致脑细胞中毒，产生"脑毒素肽"毒性物质，导致精神活动失常。出现头晕耳鸣、胸闷心悸、痰迷心窍，神昏痴呆；或心烦意乱、动作离奇、躁狂妄动、打人骂人等精神症状。先产生痰邪犯肺的躯体症状，继之出现精神症状，凡是痰邪犯肺引起的精神异常，都是在此基础上迁延不愈而发生的。在临床上，注重痰邪犯肺躯体症状的调理，利用中医的各类方法清除病理产物，精神症状则会相应地减轻乃至消失。

10.4.2.4. 肺性脑病表现的精神症状关系参考

肺性脑病是因各种慢性肺胸疾病伴发呼吸功能衰竭、导致低氧血症和高碳酸血症而出现的各种神经精神症状的一种临床综合征。临床特征为原有的呼吸衰竭症状加重并出现神经精神症状如神志恍惚、嗜睡或谵妄、四肢抽搐甚至昏迷等。男女均可见，以男性多见，其病死率达 30% 以上。临床表现主要为头痛、头晕、记忆力减退、易兴奋、多语或少语、失眠等脑皮层功能减退症状以及意识障碍与精神异常，部分病人可有呕吐、视乳头水肿。神经系统损害的发生率约为 50% 以上。肺性脑病引起的精神症状，属于器质性病变，临床上凡出现"痰迷心窍"、"谵语"、"神昏"等的系列症状者均可参考。临证实行中西医结合的方法救治，呼吸困难者使用呼吸机，缓解脑内缺氧，输液纠正水电解质失衡。辨证使用涌吐法，清除体内病理产物，在提升正气的基础上使用安宫牛黄丸等剂，清热解毒、保护大脑，进行辨证论治。

10.4.2.5. 肺不藏魄表现的精神症状关系参考

要弄清肺不藏魄表现的精神症状，首先要厘清中医对魄的认识：

1. 魄为阴神：魄在阴阳之中属阴，藏于肺。《灵枢·本神》曰："并精而出入者谓之魄"，《黄帝内经素问集注》解释为"并精而出入者谓之魄，魄乃阴精所生，肺为阴脏，故主藏魄"。魄属阴，为阴精所生，而藏于肺。《四圣心源》说："阴精之魄，藏于肺金，精魄重浊，是以沉降"。以上均说明魄在阴阳之中属于阴，为阴精所生，而藏于肺，故称为阴神。故《医述》有"气足则生魂，魂为阳神；精足则生魄，魄为阴神"的论述。

2. 魄主感觉能动：《素问识》引"孔颖达曰：附形之灵为魄……附形之灵者，谓初生之时，耳目心识，手足运动，啼哭为声，此则魄之灵也"。《类经》云："魄之为用，能动能作，痛痒由之而觉也"。《左传·昭公七年》曰："人生始化曰魄"。说明魄与生俱来，主感觉能动。魄主感觉能动，其核心在于肺藏魄功能的正常。肺主气藏魄，魄神藏于肺气之中，依附于精气出入，肺气盛，则精足魄旺，出入有偿，知觉灵敏，神志聪慧，动作轻捷。若肺气不足，不能正常濡养魄神，魄神虚衰，故张景岳引："朱子曰：魄盛则耳目聪明，能记忆，老人目昏耳聩记事不得者，魄衰也"。

3. 魄主安卧：《灵枢·淫邪发梦》曰："魂魄飞扬，使人卧不得安而喜梦"。《续名医类案》云："一人病昏昏默默，如热无热，如寒无寒，欲卧不能卧…肺藏魄，神魄失守，故见此症"。患者出现昏沉无语、欲卧不能卧等症状，和魄神失藏有关。《高注金匮要略·五脏风寒积聚病脉证治》曰："肺主阳气，气中阴精为魄，气血两充，则魂魄各安其宅。反此，则魂魄不安……而日夜不寐"。肺藏魄，与生俱来。肺气为魄的载体，魄旺精，魄安而卧；若肺虚精弱，魄神失去依托，不得归藏于肺，"肺不藏魄"，则不得安卧。

如果"肺不藏魄"，则出现动作笨拙、反应迟钝、惕惕然如惊，感知觉综合障碍，幻视幻听，焦虑失眠、魂梦颠倒、夜寐轻浅、闻声则醒等症状。其原因为阴、阳、气、血、痰、瘀、寒、热等各种致病因素导致肺魄不入于舍，因而出现一系列肺不藏魄的躯体症状而引发的精神症状。临床上出现以上动作感觉不灵敏、夜卧不寐等躯体症状，均可作为参考。

10.4.3.肺及相关脏腑与精神意识活动的关系参考

10.4.3.1. 肺与大肠功能与正常精神活动的关系参考

《灵枢·本输》曰："肺合大肠，大肠者，传道之府"。《灵枢·经脉》曰："肺手太阴之脉起于中焦，下络大肠"。肺主气，司呼吸，主宣发肃降，通调水道，为水之上源，治节出焉；大肠主津，传化糟粕，为传导之官，变化出焉。肺为大肠之脏，大肠为肺之腑，脏主里，腑主表，肺与大肠因此建立了脏腑表里关系。肺气的宣发肃降，有助于大肠的传导功能，反之，大肠传导功能正常，亦有助于肺的肃降宣发。肺气宣发肃降与大肠传导功能之间存在着相互依存的关系。正如唐宗海《中西汇通医经精义-脏腑之官》所言："大肠之所以能传导者，以其为肺之腑，肺气下达，故能传导"。

肺与大肠功能正常运行，则人的精神活动正常；肺与大肠的功能紊乱，如肺气不降，大肠干结，毒气上逆于脑，则精神活动紊乱。若肺气虚弱，大肠失约，则虚邪毒气随气血循环侵犯大脑，亦可出现精神活动的失常。若肺与大肠功能旺盛，气机循环通畅，大肠代谢顺畅，则人就精力旺盛、心情愉悦，精神活动正常。

10.4.3.2. 肺心功能与正常精神活动的关系参考

肺主气、心主血；肺藏魄、心藏神。肺心功能正常，机体气血旺盛、精力充沛，精神活动就正常。肺气旺，则五脏六腑、形体官窍功能健旺，记忆、目视、耳听、鼻嗅、舌辨、身触等精神功能正常，能灵敏的知道饥渴、排泄、睡眠、以及自然动作等，生理功能和精神活动也就相应地正常。肺气不足则魄虚，魄虚为病，魄病则出现目光无神、视而不见、听而不闻、饥渴不知、冷热不辨、心神不宁等精神失常症状。保持肺魄心神功能协调，就要"调神定魄"。方法是《黄帝内经·上古天真论》中说的："呼吸精气、独立守神…恬淡虚无、精神内守"，达到《灵枢·本脏》中说的"志意安和，精神专直，魂魄不散"的境界。

10.4.3.3. 肺肝功能与正常精神活动的关系参考

肺藏气、气舍魄；肝藏血、血舍魂。精神功能的魂魄活动常同时发生，二者存在着相辅相成的辨证关系。魄司感知觉动作，魂司思维意识活动，二者在心神的统领下，共同完成隶属于肺魄肝魂的精神活动。气为血之帅、血为气之母，肺的气机功能旺盛，肃降功能正常，则血行顺畅，肝藏血的功能就正常；肝藏血的功能正常，气机推动功能也就顺畅，二者和谐运行，维护着肺肝系统精神活动的正常。临床以肺魄肝魂失序的躯体症状引发精神症状进行思维参考。

10.4.3.4. 肺脾功能与正常精神活动的关系参考

肺主气、脾统血；肺藏魄、脾藏意。肺魄司感知觉动作、脾意司记忆注意。二者协同完成肺脾系统的精神活动。肺与脾为子母关系，生理上相互滋生，肺主气，气机旺盛，五脏六腑气机旺盛，脾受肺气的影响也就运行正常；脾主运化，主思，属土，中土为五脏藏神的中枢，脾气旺盛，土生金，肺气亦旺盛。如果肺气过盛或不足，子病及母，脾气受损，运化功能出现障碍，导致肺魄脾意的一系列精神活动的异常。如果脾不健运，中土堵塞，母病及子，则肺气受损，导致机体气机功能出现障碍，引发系列精神活动的障碍。保持肺魄与脾意的协调，注重气机的条畅，使肺魄脾意系统的精神活动维持正常。

10.4.3.5. 肺肾功能与正常精神活动的关系参考

《素问·灵兰秘典论》曰"肺者，相府之官，治节出焉…肾者、作强之官，伎巧出焉"。肺居脏腑最高处，主一身之气，负责全身之气的宣发和肃降，输布水液正常。"肺藏气，气舍魄"，肺藏魄，魄是人本能的反应。肾为作强之官，为先天之本，主封藏，是精气之根，"肾藏精，精舍志"，肾藏精，肾所藏之精为先天之精，肺魄需要肾精的濡养。肾藏精，精生髓，髓上通于脑，故为先天之"神"。肾精充足，意识清楚，语言清晰，精神饱满。肺魄得肾精本能具足、感知觉灵敏；肾精得肺魄动作敏捷、伎巧出焉。二者互为依赖、相辅相成，在心神的统领下，决定着人特殊异能的掌控和展现，共同维护肺魄肾精系统的精神活动的正常运行。

10.4.4. 肺及相关脏腑与精神症状的关系参考

10.4.4.1. 肺与大肠功能失调表现的精神症状关系参考

肺居上焦，其气肃降，肺气降则有利于大肠的蠕动传导，使大肠的传导排泄功能正常；大肠居于下焦，大肠腑气通畅，则有利于肺气的肃降，保持呼吸平稳。肺失肃降，多由外邪侵袭犯肺，或因肝火太旺上逆犯肺，或因痰浊内阻肺络，导致肺气燥热，邪毒上逆干犯大脑，引起精神活动的异常。患者大渴引饮、声嘶力竭、力大倍常、狂乱无知等精神症状丰富。大肠腑气不通，多因燥屎、瘀血、痰饮、水气等邪气内结，导致大肠等脏腑之气阻滞不通。大便干结，头胀烦躁，进而出现狂躁异常，打人毁物，弃衣而走，登高而歌等精神运动性兴奋症状。肺气与大肠气功能失调，引发脑 - 肠轴系统神经精神障碍，干扰大脑功能的正常运行，常常导致躁狂抑郁症、精神分裂症等重性精神疾患的发生。

10.4.4.2. 肺心阴虚表现的精神症状关系参考

肺主呼吸，与自然界大气直接相通，空气中的燥邪多从口鼻而入。肺为娇脏，喜润恶燥，燥邪干涩，易伤津液，出现肺燥，进而引起肺阴虚。肺阴虚可引起脏腑一系列的阴虚症状导致真阴亏损、阴虚血燥、血不荣心、心神失养，出现一系列的心阴虚症状。肺心阴虚可导致精神活动的异常，出现一系列的精神症状如：阴虚火旺、精神抑郁、恍惚不安、心神不宁、悲伤欲哭，状若神灵所现；阴虚炼液生痰、痰涎犯及心肺，虚咳连连、痰蒙心窍、胡言乱语、烦躁易怒、记忆力减退、幻觉妄想。肺心阴虚的躯体症状以肺阴虚的症状出现在先，继之出现血不荣心的躯体症状，而后引起精神活动的异常，出现系列精神症状。多见于各类神经症、神经衰弱、百合病、精神病综合征、情感性精神障碍等。偶尔可见思维贫乏、思维破裂等精神分裂症症状，但较少见。

10.4.4.3. 肺降肝升功能失调表现的精神症状关系参考

《素问·刺禁论》曰："肝生于左、肺藏于右"。《广雅》："生，出也"。肝居于右，但肝气从左出，从左升腾，入肺降下；肺为华盖，主肃降，肺气从右降下。人体的左升右降的气机循行路线，与天地自然的气机运行规律相吻合，正如地球围绕着太阳旋转一样，正所谓《素问·阴阳应象大论》所说："左右者，阴阳之道路也"。肺气肃降功能正常，人的精神活动就正常，否则精神活动就出现异常，导致精神疾患。肝生发的功能正常，人的精神活动也就正常，否则精神活动就出现异常，亦导致精神疾患。精神疾患，说到底是人体的气机运行先出现障碍，继之出现一系列的脏腑功能异常，进而引起精神活动的异常，从而导致精神疾患的发生。肺降肝升功能的失常引起的躯体症状，先从肺气肃降功能失调开始，肺气不降，肝气无以下行，郁积于上，导致气机逆乱，引发一系列的肺气不降、肝气不升的躯体症状，进而引起一系列的精神症状，属于因各种原因导致机体违背自然气机运行规律而引起的精神疾病。

10.4.4.4. 肺脾两虚表现的精神症状关系参考

肺属金、脾属土，肺脾为子母关系。子病盗母气、母病可及子，二者相互影响而同病。肺主气、脾统血，肺气虚弱引起一系列躯体症状。子病盗母气，进而导致脾失健运，子母同病。肺脾同病，气血失和，殃及心神及五脏六腑功能，虚邪毒气随血循环进入大脑，引发精神活动的失常，出现精神症状。临床上表现为：面色黄白、气短乏力、咳吐清痰稀涎；食欲不振、声微语低、喃喃独语、独居一隅、自言自语；神识迷茫、精神错乱。先有肺气虚弱的躯体症状出现，继之出现脾土不运的躯体症状，进而出现一系列的精神活动的异常，导致精神疾患的发生。临证时要抓住肺气虚弱的先机病症，进而通过调理脾土，以培土生金法，扭转肺脾两虚的病机，从而治愈精神疾患。

10.4.4.5. 肺肾阴虚表现的精神症状关系参考

肺属金、肾属水，金生水，肺肾为母子关系。因各种原因引起肺阴虚，母病及子，病久及肾；或房劳太过，肾阴耗伤，引起肺肾阴虚的母子同病。肺肾阴虚，阴虚火旺，导致舌红少津、脉细数无力；口燥咽干、形体消瘦、骨蒸潮热；五心烦热、梦中易惊、阳痿早泄、悲伤欲哭、心中惕惕、烦躁易怒；幻嗅到异味如尸体腐烂、臭鱼烂虾等，幻触到皮肤有虫子爬的感觉；记忆减退、生活懒散、思维迟钝、自言自语、时而自笑等精神症状。肺肾阴虚的躯体症状以肺阴虚系列症状为先导出现，继之出现肾阴虚的躯体症状，接着出现肺肾阴虚的组合躯体症状，最终导致出现精神活动的异常。

10.5. 肾

10.5.1. 肾与正常精神意识活动的关系参考

肾为先天之本，生命之源，五脏阴阳都植根于肾。肾与脑、脑髓、精神活动的关系及其重要，脑功能的感知觉、注意力、记忆力、理解力，技巧、情感、思维、语言等复杂的精神活动，都与肾有着直接的关系。

《素问 · 宣明五气篇》曰："肾…主骨生髓"。《素问 · 六节藏象论》曰："肾藏精，精能生髓，髓以养骨"。说明骨与髓的生长发育依赖于肾中精气的滋养。《灵枢 · 经脉篇》曰："人始生，先成精，精成而脑髓生"。《素问·五脏生成篇》曰："诸髓者皆属于脑"，说明肾为生髓之官，脑为聚髓之海，先天之肾精是脑髓生成的原始物质。"肾藏精"中的"精"包括主生殖、发育、生长的"先天之精"和维持生命物质基础的"后天之精"。"先天之精"是胚胎发生的根本；"后天之精"是维持生命的物质基础。先天和后天之精结合为肾中精气，具有促进机体生长发育，维持生殖功能，保证正常精神活动的功能。

肾、脑、精神活动的关系至为密切。《素问 · 灵兰 秘典论》曰："肾者，作强之官，伎巧出焉"。"作强"指肾有保持精力充沛、强壮矫健的功能；"伎巧"指智慧与技巧兼而有之。脑髓位居至高，必得肾精及五脏精华之血、六腑清和之气，上奉于脑，温养祖窍，而生感觉、意识、思维、记忆、运动以及喜、怒、忧、思、悲、恐、惊，视、听、嗅、味和语言等精神活动。

10.5.2. 肾与各类精神症状的关系参考

10.5.2.1. 肾气热盛表现的精神症状关系参考

舌质红绛苔黄腻，根部滞苔刮不去，脉象弦实尺尤甚，寸小尺大沉而郁；耳鸣头重两眼昏，腰背强直骨热寻，两颧红赤出热汗，膀胱热胀尿闭禁。神识时清时昧、颠三倒四、恍惚昏蒙、善忘头痛；心烦易怒、打人骂人、狂呼乱吼、时发时止；思绪迷乱、幻觉妄想、幻听丰富、夜间尤甚。肾气热盛型是由于平素体实强盛，或药石补阳不当，肾气时邪毒蕴下焦，导致膀胱胀闭，邪气从少腹沿脊直冲脑际，引发精神失常。一系列的肾气实邪热盛引起的躯体症状，引发精神症状，精神症状多出现在感知觉障碍，特别是幻听幻视方面。

10.5.2.2. 肾气虚寒表现的精神症状关系参考

舌体瘦小白紫青，舌苔少见呈粉红，尺脉虚滑长无力，大便虚数小便清；手脚冰凉、腰身怕冷、食欲减退、形体消瘦；耳鸣如蝉、精神恍惚、思绪迷乱、幻觉妄想、思维贫乏；讲话茫然、做事迟缓、语言凌乱、反应迟钝、情感淡漠。此为思维缜密、行为规矩之人，用脑过度或素体阳虚，引起一系列的肾气虚寒躯体症状，继之出现系列的精神衰退症状，导致慢性衰退型精神障碍的发作，经久不愈。以系列的肾气虚寒躯体症状继发精神症状为临床思维参考。

10.5.2.3. 肾阴亏损表现的精神症状关系参考

舌红少津脉细数，腰膝酸软脑海空，五心烦热出盗汗，咽干颧红潮热蒸；面色潮红、头晕耳鸣、五心烦热、急躁易怒；吵闹怒骂、哭笑无间、幻视幻听。先有肾阴亏损的躯体症状，继之出现虚邪上逆导致的系列精神症状。精神症状发作时多不能持久，双颧红赤、精神兴奋、叫骂不休、时间短暂，时乱时止、旋停又乱。以系列的肾阴亏损躯体症状、进而出现系列相应的精神症状作为思维参考。

10.5.2.4. 肾阳虚衰表现的精神症状关系参考

舌质淡胖苔薄白，尺脉沉弱相火衰，腰膝酸软肢畏冷，只待脾肾阳再来；畏寒肢冷、喜卧少动、惊悸健忘、胆小惊恐；情感淡漠、行为退缩、寡言少语、懒散少动、意志减退、思维贫乏。在一系列肾阳虚衰、身疲乏力的躯体症状基础上，出现一系列精神衰退症状。临床上多见于衰退型精神分裂症、各类慢性精神疾患、以机体功能衰退为主要症状的神志病。

10.5.2.5. 肾精不足表现的精神症状关系参考

齿摇发脱腰膝软，恍惚善忘步履艰，萎靡痴呆行动笨，脉沉无力舌质淡；脑中空虚、喜静少动、生活懒散、倦怠懒言；意向低下、行为退缩、思维迟缓；自言自语、时而自笑、时而呆傻。肾精不足多由先天亏虚，禀赋不足，劳欲伤肾等引起，常见于一系列的眩晕耳鸣、神疲健忘、性功能减退、遗精滑泄、夜尿清长、小便失禁等躯体症状，在此基础上出现一系列的精神活动的异常。

10.5.2.6. 肾不藏志表现的精神症状关系参考

神情呆钝志消沉，记忆减退神识昏，认知分辨皆出错，肾不藏志是病根；记忆障碍、前后混乱、夜卧早寤、志不守舍、噩梦纷纭、精神错乱；恍恍惚惚、如同梦中、反应迟钝、行动笨拙、精神萎靡、浑浑噩噩。动作离奇、行为古怪；癫呆乱痴，思维、情感、意志障碍。在一系列肾不藏志的躯体症状基础上，发生一系列记忆失序、精神失志、行为紊乱、意志衰退为主要症状的精神失常症状。肾不藏志在先，精神失常在后。以肾不藏志躯体症状引发精神症状为临床思维参考。

10.5.3. 肾及相关脏腑与精神意识活动的关系参考

10.5.3.1. 肾与膀胱与正常精神活动的关系参考

《素问·逆调论》曰："肾者水脏，主津液"。《素问·上古天真论》曰："肾者主水，受五脏六腑之精而藏之"。《素问·灵兰秘典论》曰："膀胱者，州都之官，津液藏焉"。膀胱属腑位居最下，三焦水液所归之地。肾为阴脏，膀胱为阳腑，肾与膀胱相为表里，一阴一阳相互作用，调节体内的水液，维护机体的正常运行。肾的主要功能是：肾藏精、主水、主纳气，在体合骨，主骨生髓，其华在发，开窍于二阴；膀胱的功能主要是：贮尿和排尿，司开合。

肾与膀胱有经（输尿管）相连，协调水液的贮存与代谢，参与津液输布。肾藏精与志，肾与膀胱功能正常，则精神健旺，思维敏捷，聪明多智。若肾虚失志，惊恐伤肾，则如《素问·举痛论》所言："恐则气下，惊则气乱"，出现精神错乱的症状；若邪犯膀胱，如《伤寒论》第106条所云："太阳病不解，热结膀胱，其人如狂"，发生狂乱无知的精神活动异常。无论从肾与膀胱的表里生理功能，还是各司其职的角度，肾与膀胱的功能正常都与精神活动关系密切，意义十分重大。

10.5.3.2. 肾心功能与正常精神活动的关系参考

肾为阴脏、位居下焦，五行属水；心为阳脏，位居上焦，五行属火。肾水上升以济心阳，心火下降以温肾水；水火既济，上下贯通，阴阳相交，维护着机体的正常运行。肾藏精，心藏神，肾精化髓生脑，心肾精血互化，在心神的统领下，肾志心神共同保持着肾心系统正常的精神活动。肾心精血充盈思维敏捷、行动灵活、精神饱满；肾精为基础，心神为功用，肾心功能协调是精神活动的物质基础，源源不断，大脑充盈，精神健康。

10.5.3.3. 肾肝功能与正常精神活动的关系参考

肾藏精，肝藏血，肾精依赖于肝血的化生，肝血需要肾精的滋养，肾精与肝血相互滋生相互转化，精血同源。肾藏志、肝藏魂，互为精神活动的一部分。肾为情志之根，藏志主恐，主骨生髓，肾精与志的盛衰直接影响着大脑的功能活动；肝为情志之本，藏魂主怒，藏血主疏泄。肝气调达、肝血充沛以助肾精以生心血，心血旺盛则精神活动健旺。肾精滋养肝血在先，肝血化生精血在后，二者协调则心情愉悦、身心协调，精神饱满。

10.5.3.4. 肾脾功能与正常精神活动的关系参考

肾为先天之本，主骨生髓充脑，肾功能的盛衰直接影响人的精神活动。肾主生殖，司二阴，其生理功能是将血中的尿液分离出来排出体外。脾为后天之本，主运化，生血，统血，脾气健运则精神活动正常。脾气健运需要肾阳的温煦，肾精需要脾运化的水谷精微补充，得后天之养，所以"先天生后天，后天养先天"，两者相辅相成，共同维护着机体的正常运行。肾藏精与志、脾藏意与智；肾志为恐，脾志为思。肾为情志之根，肾精充足，生髓充脑，直接影响脑的功能，对人的记忆和意志给予重要的充养。脾为情志之枢，脾为五脏藏神的枢纽，对情感的思考、思虑活动的内在转变，都起着非常重要的作用。肾脾功能的正常与否，关乎着精神活动的是否正常。

10.5.3.5. 肾肺功能与正常精神活动的关系参考

肾属水、肺属金，金水相生，二者是子母关系；肾为主水之脏，肺为水上之源，肾主纳气、肺主呼气；肾肺的协同关系主要表现在呼吸运动和水液代谢两个方面。围绕着这两个方面的精神活动，由肾肺的"肾藏精与志、肺藏魄"的五脏藏神功能，在心神的统领下，共同完成肾肺层面的精神活动。肾中精气旺则骨坚隆盛，肌肉健壮，精神饱满，动作灵活，意志坚定；肺气充盈，宗气旺盛，百脉通畅，神清气爽，精神愉悦。肾肺二气正常与否对精神活动的影响非常重要。

10.5.4. 肾及相关脏腑与精神症状的关系参考

肾及相关脏腑导致的精神疾患，虽表现各异，但病源在肾。肾精的虚实，气机的升降出入影响着精神活动的正常与否。肾精充实，代谢正常，五脏藏神，脑髓满溢，精神活动就正常；肾精亏虚、脑髓不足，心血耗损、脾失健运，肝失疏泄、肺失宣降、气机失调，脑神被扰、五脏神失常，精神活动就紊乱。以肾功能失调为主的一系列躯体症状，导致各类精神活动的失常。

10.5.4.1. 肾与膀胱功能失调表现的精神症状关系参考

肾为水脏，膀胱为水腑，两者密切相连，并有经络互相络属，构成表里相合的关系。肾气衰弱、膀胱蓄血，肾与膀胱功能失调，出现肾不藏精、肾不藏志、热结膀胱等症状，精神活动出现异常。水脏水腑代谢失调，体内水液停滞，炼液生痰，痰蒙心窍，精神错乱；肾阴阳、精气的虚损，致使肾气不固、肾不纳气、肾不藏志等躯体和精神症状；膀胱蓄血，导致热结膀胱，其人如狂。肾与膀胱失调引起的精神疾患不但有各类精神分裂症、情感性精神障碍、精神病综合征，还有各类慢性精神疾患等癫狂、癫呆症状。

10.5.4.2. 肾心不交表现的精神症状关系参考

肾藏精、心藏神。肾阴阳虚损，阴精不能上乘，导致心火不能下降，心火亢盛，出现精神活动的失常。肾心不交是肾阴阳失调在先，继之出现心火上亢的精神症状。与心肾不交不同的是，心阳不能下行在先，无以温煦肾阴在后，导致肾阴不能上承，因而出现精神活动的失调。肾心不交表现的躯体症状主要是：面红颧赤、手足心热、咽干口燥、骨蒸潮汗；舌红少津、脉细数或滑细数；男子梦遗、女子梦交。出现的精神症状主要是：神思恍惚、记忆减退、眩晕耳鸣；言语错乱、行为紊乱、思维贫乏、思绪迷乱、思维破裂。临床生出现此类症状，当认准肾阴虚在先，心火不降在后，继之出现精神症状，可以此作为参考进行辨证论治。

10.5.4.3. 肾肝阴虚表现的精神症状关系参考

肾肝阴虚引起的精神疾患，主要是以肾阴虚在先，继之引起肝阴虚，而后引起一系列精神症状。肾阴虚主要是肾虚不能上承心火，出现一系列心火上亢的躯体症状，如果单单是肾阴虚心火上亢，就会出现躁狂症状。由于肾与肝是母子关系，肾水生肝木，母病及子，肾阴虚引起的是肝阴虚，虚邪则沿着肝经上行，引起一系列的肝邪上犯的躯体症状，如胸肋胀痛、肢体麻木，出现肾肝阴虚的头晕头胀、两目红赤、视物昏花、急躁易怒、喜怒无常、狂乱无知等的精神症状。临床上凡是出现肾阴虚在先、继之引起肝阴虚的一系列躯体症状，进而出现系列精神症状的各类精神疾患，均可作为参考。辨病要分清先后、主次，则可纲举目张，信手拈来，对症立法，治疗效果斐然。

10.5.4.4. 肾脾阳虚表现的精神症状关系参考

肾为先天之本，脾为后天之本，"先天生后天、后天养先天"，二者相辅相成，精血互相化生，共同滋养维护着正常的脏腑功能和精神活动。肾脾阴阳协调，精血互生，先后天和谐运作，则人的精神活动就正常。若肾脾阳虚、功能低下，肾精不固、肾气不纳，肾不藏精，脾不健运，代谢失调，供养大脑的精微物质缺乏或不纯，则人的精神活动就会出现紊乱。先是肾阳虚，累及脾阳虚，继之出现肾脾阳虚；脾阳虚导致脾不健运，脾不藏血、反过来又殃及肾阳虚，恶性循环。肾脾阳虚引起的代谢功能障碍，随着气血循环导致大脑对有毒物质的吸收，引起精神活动的异常，出现精神疾患。肾脾阳虚引起的精神疾患多见于各类慢性衰退型精神障碍，以行为退缩、思维贫乏、意志减退为主要表现。

10.5.4.5. 肾肺阴虚表现的精神症状关系参考

肾为水、肺为金，阴液互滋、金水相生，子母相连，肾病及肺。

与传统肺肾阴虚不同的是，肺阴虚多因燥热损伤肺阴，肺失肃降，虚火熏灼，病久及肾，导致肺肾阴虚，出现系列肺肾阴虚的躯体症状。此处的肾肺阴虚是先出现肾阴不足、虚火上炎，出现肺阴虚的系列躯体症状。肾肺阴虚的主要躯体症状是：腰膝酸软、遗精盗汗、骨蒸潮热、消瘦颧红，继之出现阴虚内热、烦躁不安、畏惧害怕、哭笑无常、焦虑抑郁、善恐易惊，如人将捕。以肾阴虚在先、肺阴虚在后，继之出现肾肺阴虚综合症状，而后出现系列精神活动异常的症状。

10.6. 胆

10.6.1. 胆与正常精神意识活动的关系参考

《·素问·灵兰秘典论》曰："胆者，中正之官，决断出焉"，王冰注曰："刚正果断，故官为中正；直而不疑，故决断出焉"。刚正果断、中正不疑、决断，均为精神活动的重要组成部分。《素问·六节藏象论》曰："凡十一脏，取决于胆也"。《类经·藏象论》曰："胆附于肝，相为表里，肝气虽强，非胆不决，肝胆相济，勇敢乃成"。《素问·奇病论》曰："肝者，中之将也，取决于胆，咽为之使。此人者，数谋虑不决，故胆气虚上溢而口为之苦"。《灵枢·邪气脏腑病形》云："胆病者，善太息，口苦，呕宿汁，心下澹澹，恐人将捕之"。以上经典所论，说明胆在精神活动中，具有判断事物作出决定的"主决断"作用。另外：胆能助肝之疏泄以调节情绪；气以胆壮，邪不可干，胆气豪壮，外界的精神刺激伤害就会减少。胆肝相济，遇事判断准确，临危不惧，能敢果断，人的情感、精神意志活动就和谐稳定精神健康。胆气虚怯之人在受到不良刺激时，易于出现胆怯易惊，善恐惊悸，失眠多梦等魂飞魄散之症状。在精神活动中，胆肝主情志，胆主决断，肝主谋虑，在心神的统领下，主管人的情志活动，因此胆与精神活动的关系非常密切，胆肝功能活动正常，相应的精神活动也就正常。

10.6.2.胆与各类精神症状的关系参考

10.6.2.1. 胆气热盛表现的精神症状参考

胆热多因精神因素、七情内伤、六淫外感，导致气郁化热，郁热壅于胆腑，少阳枢机不利，引起胆腑实热，往往涉及到肝、脾、胃等脏腑，出现目赤眼红、肋胀口苦、头痛头胀、头晕耳鸣、失眠多梦；不眠不食、多疑敏感、犹豫不决、惊惕不安、言行怪异；烦躁易怒、幻觉妄想、幻视严重，骂詈嚎叫、幻听。多见于胆腑热盛、决断失常引起的癫狂症、情感性精神障碍、急性精神分裂症等精神疾患。

10.6.2.2. 胆气虚寒表现的精神症状参考

胆气虚寒多因禀赋不足、素体阳虚、久病伤阳，或肝郁气滞伤及于胆、或突遇惊骇，导致胆气虚怯，决断不为。出现无故神情紧张、善恐易惊、恍惚不安、遇事不决、神魂不定，妄闻妄见、幻听幻视；自罪自责、避食美食、争做杂活、与世无争、沉默无语；胆气虚怯、神不守舍、慌乱无知、思维破裂、行为紊乱。在胆气虚寒的系列躯体症状基础上引发的系列精神症状。多见于癫狂合并症、精神分裂症等精神疾患。

10.6.3.胆及相关脏腑与精神意识活动的关系参考

10.6.3.1. 胆肝与正常精神意识活动的关系参考

胆与肝相为表里，胆主决断、肝主谋虑，在心神的统一领导下，胆肝主管调节人的情志、思维等精神活动。胆肝功能正常，人的情志活动就正常，表现为精神愉快，心情舒畅，理智清朗，思维灵敏，气和志达。胆腑充盈，胆气壮实，人遇事就气定神闲、灵感敏捷、判断准确、临危不惧、处事果敢，豪气满满。胆合于肝，助肝之疏泄，以条畅气机，内安脏腑，滋养脑髓，调和精神。

10.6.3.2. 胆胃与正常精神意识活动的关系参考

《医医病书·小便论》说："胆无出路，借小肠为出路"。胆排泄胆汁，胆腑通畅，源源不断地排泄胆汁到胃肠，帮助胃肠消化食物，运化精微，营养周身。胆胃功能正常，通过脑-肠轴通道，促进神经递质的正常合成与降解，保证人的精神活动健康愉悦。胆胃功能与正常精神活动的关系，离不开胆肝疏泄功能的正常与否，因此，胆、胃、肝涉及到的精神活动是紧密联系在一起的，它们在心神的统领下，共同担负着该系统精神功能的活动。

10.6.3.3. 胆心与正常精神意识活动的关系参考

胆为中正之官、心为君主之官，胆主决断、心主神明。胆气不怯，心气安逸，决断思虑各得其所。心胆气实，不惧惊恐；胆气实、则志勇，突遇超强精神刺激，则引起心神反应异常灵敏、迅速恢复理智、沉着冷静应对，化解危机，精神不虚。《灵枢·经脉别论》对胆经的经别表述说"上肝、贯心"。胆与心有经络相通，胆气与心气通畅，胆主决断、心主神明，两者紧密配合，维持着精神活动的正常运行。

10.6.4. 胆及相关脏腑与精神症状的关系参考

10.6.4.1. 胆肝气虚引起的精神症状参考

胆为"中精之腑"，主决断，肝为"将军之官"，主谋虑。若因各种原因肝所谋屡屡不遂，致使胆虚无以决断，则胆肝功能受损，出现一系列精神活动的异常：胆肝气虚、以胆虚为先，时常叹息、饮食失常、口苦呕恶、怯懦畏惧、遇事多疑、惊悸多梦；头目眩晕、神情呆滞、犹豫不决、欲言又止、吞吞吐吐；幻觉妄想、妄闻妄见、思维破裂、行为紊乱。先有胆气虚寒的躯体症状出现，继之出现胆肝两虚的躯体症状，进而引起精神活动的异常。临床上应辨别：凡是有胆气虚寒的躯体症状，再引起肝虚虚邪上犯眩晕等躯体症状，导致精神活动异常的各类精神疾患，均可据此参考进行辨证论治。

10.6.4.2. 胆怯心虚引起的精神症状参考

胆怯多由七情所伤，肝郁气滞，胆腑受损，导致心气虚衰；或平素脏气虚衰，或大病失养，心血伤损；或素体阳虚胆怯，突遇惊恐，触犯心神，心神动摇，不能自主，出现胆怯心虚精神失常的症状。患者胆小怕事，多疑敏感，心中惶恐、神色慌张、如人将捕；面色㿠白、心悸健忘、焦虑失眠、语言低微、妄闻妄见、幻觉妄想。在胆怯虚损的基础上，出现心气不足、神失所养的症状。临床上要分辨是否先有胆虚、后有心气虚弱症状，进而出现精神活动的异常。中医内科有心虚胆怯的症候，是由于各种原因引起心气先虚、继之胆怯，进而精神失常。此证正好与之相反，是先有胆怯，后有心虚，临床应以此为鉴别作思维参考。

10.6.4.3. 胆胃功能失调引起的精神症状参考

胆分泌胆汁，帮助胃肠消化食物，运化精微，营养全身。脾胃为后天之本，胃肠的功能正常，可以调节胆肝的功能，促进胆汁的分泌，二者相辅相成，在心神的统领下，共同承担着胆胃系统的精神活动。若胆汁疏泄功能失调，引起胃肠的功能失常，无法承受住肝气的横逆冲犯，胆主决断的精神活动亦随之失调。胃肠的脑 - 肠轴通道受阻，引起精神活动的紊乱，出现以大脑功能失调为主要症状的精神活动的异常，导致精神错乱。在此症中，先有胆汁分泌功能的失调，继之出现胃肠功能的失调，进而引起精神活动的紊乱。临床上可仔细分辨、辨证参考，曰：病之先后，辨有所别，治有所异。

10.7. 胃

10.7.1. 胃与正常精神意识活动的关系参考

人以胃气为本，得胃气则生，无胃气则死。《素问·平人气象论》曰："胃者平人之常气也，人无胃气曰逆，逆者死…所谓无胃气者，但得真脏脉不得胃气也"。胃气旺盛则精神饱满，胃气虚则精神功能低下，胃气乱则五脏六腑功能皆乱，从而导致精神功能活动的异常。《灵枢·大惑论》曰："黄帝曰：人之善忘者，何气使然？岐伯曰：上气不足，下气有余，肠胃实而心肺虚，虚则营卫留于下，久之不以时上，故善忘也"。这是人类医学最早对于因"肠胃实而心肺虚，则营卫留于下，久之不以时上"的脑 - 肠轴调节系统失调，引起记忆障碍（善忘）精神活动的病机论述。

胃肠道的功能状态影响着机体的精神心理状态，几千年来的中医理论和实践，反复证明了一观点。近年西医发现的胃肠道疾病、特别是功能性胃肠发病机制与精神活动紊乱的"脑 - 肠轴理论"，验证了中医这一观点，中医对此的认识比西医早了两千多年。反过来，不良情绪、饮食种类或习惯、环境温度，也影响着精神活动，其中影响最大的是不良情绪，因而有"胃肠是情绪的晴雨表"一说。随着全球化的迅猛发展，人类社会活动节奏加快，面临的精神压力剧增，社会、经济、环境以及人际关系的改变，往往引发紧张、焦虑、急躁、忧虑、失落等不良情绪，这些情绪波动对胃肠道功能产生很大影响，从而引发系列胃肠和精神疾病。因此，胃肠道功能的正常与精神意识活动的正常存在着生理、病理、病机上的密切联系。

10.7.2. 胃与各类精神症状的关系参考

胃主情绪，胃的功能改变，会因胃肠黏膜的炎症，通过神经、血液循环系统影响大脑的功能，引发精神心理和情绪的变化。反过来，大脑功能状态的改变，可通过神经、内分泌和免疫系统，造成胃肠道的黏膜炎症，引起胃肠功能紊乱，加重胃肠道的临床症状。常见于神经衰弱、各类神经症、双向性情感障碍、精神病综合征、精神分裂症等精神疾患。

亢奋焦虑情绪引发胃的症状有：感到未到吃饭时间就觉得非常饥饿，但吃不了几口又觉得饱胀不适，患者表现为打嗝、饥饿感、上腹部隐痛、嘈杂、灼热感、饥饿痛以及夜间痛等；亢奋焦虑情绪引发的肠道症状包括腹痛、腹泻，大便颜色深绿等，常有胀气、排气增多或不畅、绞痛等腹部不适等，少数患者有大便稀粘、排便不畅和不尽感。多见于焦虑症、抑郁症、双向情感性精神障碍等。

压抑性情绪如悲观、失望、挫败感、生活情趣丧失、感觉活着没有意思等，引起胃的反应有：食欲不振、嗳气、打嗝、早饱、饱胀等，反过来强化抑郁情绪或引发强迫性、焦虑性神经精神障碍等。

10.7.2.1. 胃气热引起的精神症状参考

因各种原因引起的五脏六腑热邪壅盛，传之于胃，致使胃气不降，热毒上逆 干犯大脑，可引起精神活动的异常。舌质红绛苔花剥，洪大滑数是脉搏，身热面红大汗出，便结尿赤懊恼多；壮热面红、烦渴引饮、力大倍常，嚎叫骂詈、狂乱不止。此类胃气热盛引起的精神疾患，多见于狂症、癫狂合并症、各类精神疾病等，均由于各脏腑之郁热之邪壅盛于胃，引起胃气上逆，引发精神疾患。临床上主要是系列胃气热盛躯体症状出现在先，继而出现以精神运动性兴奋为主要症状的精神错乱。中医辨证的阳明热盛、阳明腑实证等均由于胃气热盛而导致，凡是先出现胃气热盛系列躯体症状，继而出现系列精神症状的患者，均可以此作为参考进行辨证论治。

10.7.2.2. 胃气寒引起的精神症状参考

因各种内外致病因素引起胃及五脏六腑的功能低下、紊乱，致使胃气寒，寒毒上逆于脑，从而引起精神活动的异常，导致的精神疾患均属于此类。胃脘冷痛时发时止，绵绵不已遇温得缓，泛吐清水口淡不渴、倦怠无力畏寒肢冷。精神疲倦缄默无语，情感淡漠离群索居，呕吐清水狂乱飞奔，对空谩骂幻觉妄想。此类多由胃寒以及肝寒，导致寒气上逆，循经上犯巅顶干犯大脑，引发精神错乱，多见于精神分裂症、精神病综合征，中医的癫狂合并症等神志病。临床上凡是先出现胃气寒的躯体症状，进而出现以胃、肝寒甚上逆导致的精神错乱，均可以此作为参考进行辨证论治。

10.7.2.3. 胃气虚引起的精神症状参考

胃气虚多由先天禀赋不足、素体阳虚，胃动力不足；或由于外邪侵入、饮食不节、寒热混杂伤及于胃；或由于五脏六腑功能失调，干犯于胃，导致胃气虚弱，胃的受纳消化功能减退，影响脾肺的运化和肃降功能。进而引起心神脾意肝魂肺魄肾志的精神调节功能受阻，而出现的一组以神经衰弱、神经症为主的各类精神疾患，包括慢性精神分裂症等衰退状态等。舌体瘦间有裂纹，舌质淡嫩有齿痕，舌上半部青灰色，舌苔白滑稍湿润；饮食减少无香味，食后不化吐酸水，大便溏泄谷不化，轻柔腹部可少寐；面色晦暗神情昏，精神萎靡肢体困，语微言少多错乱，思维破裂行为蠢；胆小易惊魂不安，志意不决疑惑添，坐卧不安气力少，思绪迷茫续又断。胃气虚引起的精神疾患，在于先有一系列的胃气虚弱的躯体症状，继之出现一系列的脏腑功能的紊乱，从而引发精神症状，临床上要仔细分辨，是否先有胃气虚的躯体症状，再进而参考进行辨证论治。

10.7.2.4. 胃气上逆（胃气不降）引起的精神症状参考

胃气不降又称胃失和降，其原因是脾主升清，胃主降浊，胃气通降功能受阻，表现为胃脘胀满作痛、不思饮食、嗳气吞酸、呃逆呕吐、大便干燥等。导致的精神症状为：胃气冲逆上犯于脑，毒邪作乱，神明被蒙、痴癫狂乱；逾垣上屋、登高而歌、不识亲疏、打人骂人、力大倍常；或痰浊中阻，痰火迷心，狂乱无知、弃衣而走、不知羞耻、幻觉妄想、思维联想障碍等等。临床上当先有胃气不降的系列躯体症状，再出现由于胃气不降引起的病理产物积存系列症状，或胃肝之火上逆狂症大作，或胃火炽盛、炼液为痰、痰迷心窍、癫呆狂乱发作。要认准胃气不降的原发病因，对症处理。

胃气不降与精神症状的关系还源于：胃气乃人体气机之重要枢纽，胃气以息息下行为顺，传送所化饮食于小肠以化乳糜供养全身，传送所余渣滓于大肠，出为大便排除体内垃圾。胃气不下行而转上逆，扰乱了机体的正常运行。其诱因多为社会生活事件，引发精神刺激，患者性急多怒，肝胆气逆于上；或因肾虚不摄，冲气上逆，胃气受肝胆冲气之挟持，不能下行而上逆。因此而引起的精神症状多为狂怒暴躁、或痰迷心窍的癫狂。临床上当辨清胃气不降在先，继而引起一系列精神症状。治疗则着重在排除病理产物的基础上，注重通降胃气的机理，理顺体内气机，若治疗得当，胃气不降引起的精神疾患可彻底治愈。

10.7.3. 胃及相关脏腑与精神意识活动的关系参考

《素问·五脏别论》曰："胃者、水谷之海，六腑之大源也"。胃为六腑之一，主受纳消化水谷，与脾为"气血生化之源"、"后天之本"，与人的情绪和精神意识活动有着重要的关系。《素问·灵兰秘典论》曰："脾胃者、仓廪之官，五味出焉"。胃与脾相为表里，因此胃的功能活动与脾的功能活动息息相关，二者与精神活动有着密切的关系，共同承担着胃与脾系统参与精神活动的任务。此外，胃与大肠、肝、心、肺、肾还通过经络存在着生理和精神活动的关系。

10.7.3.1. 胃脾功能与精神活动的关系参考

《素问·阴阳应象大论》曰："人有五脏化五气，以生喜怒悲忧恐"，胃脾属土，土化生万物，人进行精神活动的精气血津液主要来源于胃脾，是精神活动的物质基础和主要成分，也是五脏藏神的枢纽。胃脾功能正常，人的精神活动就正常，"胃是情绪活动的晴雨表"，脾主思，是精神活动的主要内容。因此，胃脾功能活动与精神活动存在着相互依存的关系。若思伤胃脾，致胃脾之气虚弱，或邪气过盛，不能正常滋养心神，心神就失养，因而思无所主，意无所存，人的情感、思维等精神活动就会失控，出现精神错乱。

10.7.3.2. 胃肠功能与精神活动的关系参考

胃乃人体气机之枢纽，胃气以息息下行为顺，传送所化饮食于小肠以化乳糜供养全身，传送所余渣滓于大肠，出为大便排除体内垃圾。胃肠消化道内生存着数十万亿计的细菌菌群，这些细菌菌群会同人体所有细胞，维持着机体的正常运行。如果胃肠功能出现紊乱，这些菌群就会出现异常，就会相应引起精神活动的异常，导致精神疾患的发生，这就是现代医学的"脑-肠轴理论"。两千多年以来，中医对此有着不同语言、但实质内容类同的详尽论述，是人类医学的精华。胃肠功能正常，人的精神活动就正常，胃肠功能紊乱，人的精神活动就紊乱，人类的主要精神疾病都可以在脑-肠轴理论中得到揭示。因此，正常的胃肠功能活动与精神功能的正常活动关系直接、密切，且异常重要。

10.7.3.3. 胃肝功能与精神活动的关系参考

胃属土、肝属木，胃和肝是人体消化系统的重要器官，胃和肝经络相连。正常情况下，胃主和降，肝主升发，上下协调，各司其职。胃、肝功能协调、正常，人的心情就舒畅，情绪愉悦，精神饱满；胃（脾）主思虑、肝主谋略，意志坚定，多谋善断，精神活动正常。胃为肝提供精微营养物质，肝（胆）助胃消化吸收运化精微营养全身，二者协调运作和谐共生，在心神的统领下，共同担负着胃、肝系统精神活动的正常进行。如果胃失和降、肝失疏泄，人的情志失调，就会发生精神疾患。《素问·举痛论》曰："思则气结，劳则气耗，惊则气乱，炅则气泄，寒则气收，恐则气下"。说明胃肝气机失调可导致一系列的精神活动的异常。

10.7.3.4. 胃心功能与精神活动的关系参考

胃主情绪，心主神明，二者存在着心神统领、胃情绪愉悦的正常精神活动的关系。胃肠功能紊乱常常伴发着精神心理疾病的焦虑抑郁等症状，这是由于胃肠功能活动中出现了脑-肠轴互动异常，患者的精神心理异常导致中枢处理改变，从而引起胃肠分泌功能异常。异常的胃肠分泌功能，引起神经递质的合成与降解障碍，出现系列的精神疾患，这就是现代著名的脑-肠轴理论。脑-肠轴理论解释了中医几千年来有关的理论和实践，为现代医学正确认识精神疾患提供了新的途径。胃心功能活动的正常与否与精神功能活动的关系正常与否非常重要，结合脑-肠轴理论的最新成果，深入细致的研究下去，有可能会揭开主要精神疾病至今不明的病因、病理、病机，攻克人类的这一医学和社会难题，彻底治愈精神疾患，为精神疾病患者带来福音。

10.7.3.5. 胃肺功能与精神活动的关系参考

胃主和降、肺主肃降，二者存在着气机升降上的关系。胃主情绪（脾主思），肺藏魄，思维的清晰缜密、意志的坚定顽强、魄力的强盛非凡，关系着人主要精神活动的主要方面。胃为中土，为五脏神之枢纽。土生万物，胃的功能正常，脏腑相合，气血调顺，阴阳相系，则神和志宁，魂魄潜藏，情绪稳定，人的精神活动就正常。肺属金，与大肠相为表里，与脑相通，肺主气，肺通过气给予大脑营养物质。脑通过肺，将"肺魄"传输出来，参与精神活动。胃、肺功能正常，和降与升降功能顺畅，人的情绪和各种精神活动就正常。胃、肺功能紊乱，气血生化之源失常，人的精神活动就失常。《素问·八正神明论》曰："血气者，人之神"，脏腑的神志功能以脏腑的气血为物质基础，胃、肺功能活动失常，导致人体的气血生化失常，人的精神活动相应地也就失常。胃的和降功能正常、肺的肃降功能正常，气血的生化之源旺盛，供应于大脑的精微物质纯洁顺畅，人的精神活动就正常。

10.7.3.6. 胃肾功能与精神活动的关系参考

胃为燥土属阳，与脾腐熟水谷化生气血，为后天之本；肾藏精，为阴中之阴脏，为先天之本，藏元阴元阳。"先天生后天，后天养先天"，胃的腐熟需要肾阳的蒸腾，肾藏的精需要胃的气血化生，先天与后天协调运作，共同维护机体的正常运转，维持人的正常精神活动。《素问·水热学论》曰："肾者，胃之关也"。亦有胃者、肾之关之论，实乃二者互通皆为重要也。《素问·玉机真脏论》曰："五脏者，皆禀于胃，胃者，五脏之本也"。胃（脾）水谷精微的化生，依赖于肾中精气的滋生和注入活力（元阳之气）；肾精充足、有赖于后天胃（脾）化生水谷精微的不断补充。胃化生气血主管人的情绪，肾主骨生髓充脑主管人的精神，二者相辅相成，在心神的统领下，保证胃、肾系统内的精神活动完美运行。

10.7.4. 胃及相关脏腑与精神症状的关系参考

胃（脾）在五行属土，位居人身中央，为"后天之本"，气血生化之源，所化生之气血灌溉滋养全身。胃为中土，土生万物，五脏神所需之精微均由中土而出，因而胃（脾）为五脏藏神的枢纽，直接影响着人的精神活动。《灵枢·癫狂》对狂症的治疗，主要是选取胃、脾、大肠三个经脉的穴位，辨证进行针刺治疗。《素问·逆调论》："人有逆气不得卧…是阳明之逆也…阳明者，胃脉也，胃者，六腑之海，其气亦下行。阳明逆，不得从其道，故不得卧也，下经曰：胃不和则卧不安"，临床上多见于胃气逆而失眠者。《伤寒论》215条说"阳明病，谵语，有潮热，反不能食者,胃中必有燥屎五六枚也,若能食者,但硬耳,宜大承气汤下之"。临床上多见于阳明腑实证的腹满拒按、目直不瞬、呼吸急迫、口渴冷饮等躯体症状引起的狂言乱语、烦躁不安、循衣摸床等精神症状。在胃肠病的临床中,胃痛、腹痛、泄泻等病,往往都有心烦意乱、胡思乱想、郁郁寡欢、失眠多梦、惊悸恐惧等精神症状;还有胸腹胀痛、嗳气呃逆、周身窜痛、口干口苦等肝胆气逆症状;还有腰背酸困、形寒肢冷、小便频数等肾虚寒症状。有的精神疾患,因胃肺脾心肝诸热盛引起,脉象洪滑、舌苔厚腻、大便干结,精神狂躁、力大倍常、打人毁物等躯体和精神症状等,以上经典论述与临床实践均说明胃及相关脏腑与精神症状的直接关系。

10.7.4.1. 胃与脾功能失调表现的精神症状参考

胃失和降、脾失健运,导致精神活动失常,罹患各类精神疾患。胃脾为气血生化之源,后天之本,乃五脏神的精微物质来源之地,胃脾功能失调,脏腑功能随之失调,继之出现精神症状。反之亦然,焦虑、忧伤、怨恨、紧张等持续而强烈的精神刺激,也可引起胃脾的功能失调,进入恶性循环。比如,肝胆疏泄功能紊乱导致的胃和降功能失调,进而出现脾失健运,导致心神、肝魂、肺魄、肾志功能紊乱,出现一系列精神活动的失常。脾失健运、脾不藏血,五脏失和,心血供应不足,大脑需要的精微物质严重缺乏,导致出现大脑功能低下癫呆痴乱等一系列的精神疾患。胃脾功能失调表现的精神症状,首先是出现胃失和降的障碍,继之出现脾失健运系列症状,再之出现一系列的精神症状。临床上可以根据胃失和降的特征性特点,进行参考辨证论治。

10.7.4.2. 胃与肝功能失调表现的精神症状参考

胃主和降,消化水谷吸收营养输布全身,有赖于肝气的生发,若肝气横逆干犯胃和,则导致木克土现象出现,引起一系列的精神症状。胃属土,主和降,以通降为顺,若胃气虚弱,不能运气于下,招致肝邪克胃,胃肝失和,出现气血阻滞、气滞血瘀类精神失常;或平素胃肝失和、突遇超强的精神刺激引起大脑的超限性抑制,突发精神失常;或胃气热盛、火邪乘上,招致脾热随肝邪循经而上逆心神,导致大脑功能失常,亦可出现精神疾病。胃脾与精神症状的关系,关键在于胃病在先,继之传脾,脏腑失调,招致肝邪乘机作乱,引起精神症状。辨证的焦点是先有胃气的盛衰、胃失和降在先,继之出现脾失健运、脾不统血,而后肝气横逆干犯,脏腑功能失调出现精神症状,依此作为参考进行辨证论治。

10.7.4.3. 胃与肺功能失调表现的精神症状参考

五行胃属土、肺属金,土生金,胃肺为母子关系。胃的和降功能正常,助力于肺的肃降功能,胃的气血生化正常,肺的呼吸气机功能协调,二者共同维护者胃肺系统精神活动的正常运行。若胃的和降功能失调,出现胃气偏盛的状态,就会导致肺气的肃降功能失调,出现胃肺热盛的现象,导致相应的精神活动失调;若因各种原因引起胃的功能低下,气血生化之源匮乏,导致肺气不足,脑内缺氧,也可出现一系列的精神症状。此外,若因肺气虚弱,胃动力不足,导致胃和降功能和脾的生化功能出现障碍,亦可引起一系列的精神症状。

10.7.4.4. 胃与大肠功能失调表现的精神症状参考

胃(脾)运化水谷,通过小肠吸收营养,在肺气的帮助下,在心神的统领下,将精微物质运送到全身,再通过大肠将糟粕排出体外,完成人体有机的代谢规程,维持生命。若胃和降功能失和,导致胃消化食物功能受损,小肠的精微物质吸收受到影响,大肠的排泄糟粕功能出现障碍,导致大便干结或溏泄,由此引起毒邪上逆,致使大脑细胞中毒,引发精神症状。胃与大肠功能障碍,触发脑 - 肠轴功能失调,引起一系列的精神疾患。胃与大肠功能失调引发的精神症状,首先是胃失和降在先,引起肺失肃降在后,继之触发脑 - 肠轴功能失调。临床上参考的程序主要是胃失和降后、导致肺失宣降大肠传导功能失调,出现系列精神疾患。

10.8. 小肠

10.8.1. 小肠与正常精神意识活动的关系参考

小肠与精神意识活动的关系，即是中医理论"心与小肠相为表里"的关系。小肠之脉上络于心，心之经脉下络小肠，小肠属表，心属里，二者经脉相联，气血相通，通过经脉的络属构成表里关系，二者相辅相成，维护着相关的躯体和精神活动的正常。小肠为腑属阳，居腹中，上接幽门，下联大肠，包括回肠、空肠、十二指肠，主受盛化物和泌别清浊。心为脏属阴，居胸中，心主神明、主血脉。小肠与心功能正常，两者相互协调，小肠之气通于心，心之气通于小肠，机体的营养输布正常，心神活动的物质基础纯洁充盈，人的精神意识活动就正常。如果出现异常，二者则相互影响，精神活动就出现异常。如果小肠实热，除出现灼热疼痛、小便短赤等小肠热证的躯体证候外，还可顺经上逆于心，出现舌尖糜烂、心烦意乱、心经热盛等躯体和精神症状。如果心火过旺，出现口舌生疮外，还可出现腹中热痛、小便红赤短少等的"心移热于小肠"等症状。二者均可导致心神失调，导致坐卧不安、焦虑急躁、心情烦闷、幻觉妄想、行为紊乱等精神症状。

现代研究发现，在我们的体内，生存者数十万亿计的微生物菌群，这些菌群群体与人体细胞一起，维护着人类生命的正常运行。肠道微生物在神经系统和消化系统之间的脑 - 肠轴调节理论，则更进一步阐明了心与小肠相为表里的奥妙。这个理论中涉及到的脏腑包括脾、胃、小肠、大肠。我们知道，胃肠道主要的作用是储存食物，消化和吸收营养物质，延绵不绝的微绒毛不断通过胞膜转运系统，将食物内的营养成分输送入血液，为我们的各项生命活动提供能量。在这个过程中，肠道微生物的作用举足轻重。双歧杆菌、酵母菌、大肠杆菌都发挥着各自的作用，分解食糜和部分加工。这些微生物的产物可以被肠粘膜很好地吸收和利用，直接影响着人的精神活动。一方面可以维持正常的精神活动以外，一方面还可引发包括老年性痴呆、精神分裂症、情感性精神障碍、儿童精神发育迟缓在内的一系列精神疾患。人类精神活动的正常与否，都与脑 - 肠轴理论有着异常重要的关系，脑 - 肠轴功能等与心主神明的功能通过协调一致、有机合作，共同维护着人类的精神活动。

10.8.2. 小肠与各类精神症状的关系参考

由于心与小肠相为表里，凡是心神功能发生紊乱的精神疾病，都可能带来小肠功能的紊乱。小肠功能紊乱出现的腹痛、腹胀、肠鸣、腹泻等现象，与紧张、焦虑、抑郁、烦恼等情感性疾病有关，也与青春型精神分裂症的发作有关。成年女性、脑力劳动、性格内向、处于神经过敏状态的人，是罹患小肠功能紊乱的易感人群。强迫症、焦虑症、自闭症、癔病、神经性呕吐、见到反感的人立即发作痢疾腹泻、易受暗示者的夸张、做作等神经精神症状发作，也都与小肠功能紊乱有着直接或间接的关系。涉及到脑 - 肠轴功能失调的一系列胃肠道功能紊乱和神经精神疾病的发生，主要因素都与小肠功能紊乱息息相关。

现代研究表明：精神疾病患者的肠道菌群常会发生变化，其代谢产生的短链脂肪酸可作用于神经系统，而色氨酸代谢可影响 5-HT 水平而影响行为，肠道菌群结构改变与精神类疾病的发病间存在潜在的因果关系。胃肠道迷走神经信号可促进由海马介导的记忆，这些肠道菌群的变异多在小肠中已经发生变化。通过多组学、系统生物学、基因组学和跨生物界综合研究，提示益生菌（改变肠道菌群）或能治疗系列神经精神疾病，而类似事实在中医领域已经被多次论证。中医"心与小肠相为表里"、"因人制宜"的理论和治则，在此得到了佐证并得到了几千年来的临床疗效的支持。

小肠与精神症状的关系是复杂和多方面的，凡是涉及到"心与小肠相为表里"的所有辨证证候，都可以作为参考进行辨证论治。

10.8.3. 小肠及相关脏腑与精神意识活动的关系参考

10.8.3.1. 小肠、胃脾与精神意识活动的关系参考

小肠为六腑之一，与胃相通，下连大肠，主要是承接胃腐熟的食物，再行消化，为"受盛之腑"。《素问 · 灵兰秘典论》曰："小肠者、受盛之官，化物出焉"。小肠上接胃口，受盛其乳糜传化糟粕，下达膀胱，泌别其清浊宣通。小肠与胃脾的关系十分密切，胃主情绪，脾藏意与智，脾胃的运化功能正常，小肠的化物功能相对正常，涉及到的小肠、胃脾系统的精神活动也就正常。小肠、胃脾与精神意识的活动，除了涉及到本脏腑的精神功能以外，还关系到大肠、心、肝等系统的精神意识活动。涉及到胃肠道微生物菌群的神经精神活动，是个十分复杂的脑 - 肠轴系统的功能活动，与大脑一起，共同维护着人体的精神意识功能活动。

10.8.3.2. 小肠、大肠与精神意识活动的关系参考

小肠在胃脾的协助下，将化生的精微物质吸收，经脾、肺输布到全身，将未消化吸收的其余物质，传送到大肠。大肠接受小肠下传的食物残渣，再吸收其中的水分和养料，其余的形成粪便排出体外。在大肠实施职责时，还要依赖于肺气的帮助。因此，小肠、大肠与精神活动的关系，有赖于小肠的消化、吸收、传输功能正常，有赖于胃脾（意）功能的正常，有赖于肺（魄）气机的正常，有赖于心神、肝魂功能的正常。这是脏腑功能整体协调机能的体现，五脏神协调功能的体现，是脑 - 肠轴功能正常运转的体现。

10.8.3.3. 小肠、心与精神意识活动的关系参考

心与小肠相为表里，小肠与心通过经络相联系，因此，心神的所有功能均有可能由心转移于小肠。五脏六腑功能正常，心神愉悦，心脑和谐，精神活动正常，心神传于小肠的信息就健康，小肠的消化吸收精微物质的功能旺盛，反过来促进心神功能的健康运转。五脏六腑的功能异常，传导于心神，使心神发生障碍：如果心神火邪壅盛，传于小肠可以见到热结旁流，小便短少红赤、心烦意乱等躯体和精神症状。如果寒热虚邪传于小肠，则可以见到肠胃神经功能紊乱，下传至结肠出现一腹痛便腹泻、泻后痛减的肠易激综合征；出现焦虑、抑郁敌对情绪疑病、敏感孤独等精神症状。精神因素也可引起一系列的小肠和心神的躯体和精神症状，凡是先出现以小肠功能障碍为主要症状的心身疾病，都可以此作为参考进行辨证论治。

10.8.3.4. 小肠、肝与精神意识活动的关系参考

小肠以消化吸收输布营养为要，离不开肝正常疏泄功能的帮助。肝的疏泄功能正常，脾胃的消化吸收功能就协调，肺的肃降功能就正常，小肠化糜吸收输布营养的功能就正常，下传于大肠的功能也就正常。若肝的疏泄功能异常，肝气横逆，脾胃受损，其消化吸收运化功能减低，其腐熟水谷功能减弱，下传于小肠的饮食残渣粗糙，造成小肠功能的负担，使其传与大肠的功能受损，引起一系列的肠胃功能失调，引起一系列相应的精神功能活动失调，导致精神疾病。小肠、脾胃、大肠的吸收运化输布传导功能正常，脾意、肝魂、肺魄统一于心神，就能维护精神活动的正常，保障机体的精神健康。

10.8.4. 小肠及相关脏腑与精神症状的关系参考

10.8.4.1. 小肠、胃脾与精神症状的关系参考

《素问 · 灵兰秘典论》曰："心者，君主之官，神明出焉；…脾胃者，仓廪之官，五味出焉；…小肠者，受盛之官，化物出焉"。形象地说明了小肠、脾胃与心神的关系，即小肠、脾胃与精神活动的关系。小肠和脾胃功能失调，出现心神即精神活动的异常，表现为焦虑紧张、心烦易怒、行为紊乱、躁动不安等精神症状。如果涉及到脾胃热盛，邪热传于小肠和大肠，出现热邪炽盛、腑实热结、大便干燥、或热结旁流等躯体症状，可引起狂躁不安、打人毁物、

骂詈狂言、弃衣而走、登高而歌等精神运动性兴奋的精神症状。如果小肠、脾胃功能低下，导致消化、吸收、运化、输布功能相应的低下，出现饮食少进、腹痛腹泻，或完谷不化，五更泄泻等躯体症状，可引起气力不足、声低语微、独居一偶、自言自语、喃喃独语、思维贫乏等精神衰退症状。

10.8.4.2. 小肠、大肠与精神症状的关系参考

小肠秉接于脾胃腐熟后的食糜，再度消化吸收，传与大肠，完成机体的营养代谢，维持生命活动的正常运行。小肠、大肠因于微生物菌群的参与，在脾胃、心肺、肝胆功能的帮助下，得以顺利完成精微营养物质的吸收和输布，保证了脑 - 肠轴系统的正常运作，维护了精神活动的正常。如果小肠、大肠功能因各种原因出现异常，导致肠胃热邪积聚，引起大便干结、血液中毒、毒邪随血循环上逆大脑，或热结旁流、肛门灼热疼痛，虚邪毒气上犯大脑，引发狂躁倍常、逾垣上屋、嚎叫骂詈、不识亲疏、伤人毁物、幻觉妄想等精神症状。如果因各种原因出现小肠、大肠功能低下，腹中隐隐作痛、或虚气胀痛、引起腰软背痛、五更泄泻，出现面色㿠白、饮食不进、声微语低、思维贫乏、行为紊乱等精神症状。小肠、大肠引发的精神症状，以小肠出现紊乱在先，继之大肠功能出现相应的紊乱，再之出现思维和行为的紊乱，导致精神疾患。临床上以先发现小肠功能紊乱，后出现大肠功能紊乱，再出现精神症状为参考进行辨证论治。

10.8.4.3. 小肠、心与精神症状的关系参考

凡是出现小肠功能的紊乱,必有心神失养的成分参与,而后构成明显的"心与小肠相为表里"的精神症状出现。小肠功能失调在先，心神失调在后，精神症状随即出现。如果小肠出现腹胀、腹泻、便溏等躯体症状，这是小肠的清浊不分、影响消化吸收等原因引起的，随即可发生心烦意乱、躁动不安、睡眠失调等精神症状；如果罹患精神疾患，出现精神运动兴奋，往往出现暴饮暴食、大渴引饮、狂躁不已、精神错乱等精神症状；如果出现精神运动性抑制，患者往往不思饮食、懒言少语、思维贫乏、行为退缩、神情呆滞、焦虑抑郁等系列以衰退为主的精神症状。无论是出现兴奋还是抑制，都要根据是否先出现小肠功能失调躯体症状在先，继之出现心神失养的系列症状，作为参考进行辨证论治。临床上各类精神疾患，再发病的过程中，都不同程度地存在着肠胃道功能失调的症状，即脑 - 肠轴功能失调的系列精神症状，这就是小肠、心与精神症状的关键连接点所在。

10.8.4.4. 小肠、肝与精神症状的关系参考

小肠的主要任务就是吸收营养，小肠是在脾胃、心肺、肝胆诸多脏腑的帮助下完成这一工作的，但主要是肝的疏泄功能。肝的正常升发，疏泄功能正常，可以促进胆汁的排泄、脾胃的消化、小肠吸收营养的功能。同时在心神的统领下，肝胆主管人的情志，与脾胃一起，参与调节思维、情绪等的精神活动。如果由于各种原因引起肝的疏泄以及脏腑功能失调，导致小肠粘膜或内皮炎性出现退行性病变，肠道壁细胞之间的紧密连接被破坏，导致吸收功能减弱，致使细菌、毒素和食物渗漏到血液中，引起小肠与肝经的病变，导致小肠与肝系统主导的精神活动失常。小肠、肝系统功能失调引发的精神症状主要有：腹痛腹胀、焦虑抑郁、紧张失眠、偏头痛、情绪波动等；有的出现情感障碍、思维破裂、行为紊乱、幻觉妄想等精神分裂症的症状。在小肠、肝与精神症状的关系参考方面，不但要考虑小肠功能紊乱引起的精神活动紊乱，更要注意肝失疏泄等气机不畅引起的精神活动的紊乱，在致病因素上，二者同等重要。

10.9. 大肠

10.9.1. 大肠与正常精神意识活动的关系参考

《素问 · 灵兰秘典论》曰："大肠者, 传道之官, 变化出焉"。《素问 · 六节藏象论》曰："脾、胃、大肠、小肠、三焦、膀胱者, 仓廪之本, 营之居也, 能化糟粕"。《灵枢 · 本神》曰："肺合大肠, 大肠者, 传道之府"。大肠与

肺相为里表，大肠在生命过程中的作用异常重要。《黄帝内经》中关于大、小肠的记载非常多，《素问》中有 80 多处有关大、小肠的记载；《灵枢》中有 149 处与大小肠相关的记载，两书共有 230 多处关于大小肠的记载。这些论述关系到大肠、小肠与肺、心、脾、胃、肝、肾、三焦、膀胱、骨、髓、脑、以及十四经络等全身的脏腑、经络、气血的正常与病态的变化情况。涉及到心神、肺魄、肝魂、脾意、肾志，喜、怒、忧、思、悲、恐、惊等精神活动和病态情绪的变化，因而大肠与精神意识活动的关系非常密切。

10.9.2. 大肠与各类精神症状的关系参考

大肠与精神疾病的关系非常密切，这涉及到现代医学研究的脑-肠轴系统，即人的"第二大脑"问题。几千年来，中医对此有着系统的完整的认识和治疗方法。《灵枢·癫狂》是《黄帝内经》中集中讨论精神疾患的篇章，另外：《素问·阳明脉解》、《素问·刺热》、《素问·逆调论》等多篇文章中也都有关于精神活动及精神失常的论述。其中多处提到阳明经（即大肠经、胃经）的生理病理病机的变化与精神症状的关系。

10.9.2.1. 大肠热结与精神症状的关系参考

《伤寒论·辨阳明脉证病治》曰："伤寒…不大便五六日，上至十余日，日晡所发潮热，不恶寒，独语如见鬼状"。就是伤寒引起大肠便秘、肠道阻塞，造成神经系统中毒出现精神症状的描述。

大肠热结，肠道热盛，腑气不通，发热口渴，大便秘结，腹胀硬满作痛。其原因为燥热实火结于大肠，多为素体阳盛火旺，或因过食辛辣厚味，或肺、胃实热移于大肠而引起。主要躯体症状是：舌苔黄燥，甚则黑褐起芒刺，脉象洪数有力；大便干燥秘结，几日甚或十几日不大便，腹胀硬满，甚则腹痛拒按，肛部灼热；口干烦渴，小便短赤等。精神症状主要是：神昏谵语、烦躁不安、身热面红、口渴饮冷、声高气粗、狂言乱语、愤怒骂詈；思维、情感、意志障碍。大肠热结引起的精神狂躁症状，有大肠燥热结、腹胀硬满、大便秘结多日不大便在先，继之出现狂躁的精神症状，多见于狂症、癫狂合并症，精神分裂症等精神疾患。

10.9.2.2. 大肠虚寒大便泄泻与精神症状的关系参考

大肠虚寒多因禀赋不足，素体阳虚以及脾阳虚、肾阳虚所引起，或过食生冷，久病伤阳，致使大肠气虚，寒邪内留而起。表现为舌淡苔白，脉沉迟无力；腹痛肠鸣，大便溏泻；四肢不温，或久泻之痢，脱肛等。大肠虚寒引起的精神症状多为：面色萎黄，神疲倦怠、形寒肢冷、腰膝酸软；心悸怔忡、少气懒言、语微声低、神情呆滞、情感平淡、懒散退缩、思维贫乏、意志减退、片段幻觉妄想。大肠虚寒引起的精神症状的临床表现，是大肠虚寒的系列躯体症状出现在先，继之出现精神症状，临证时要将症状出现的先后作为参考进行辨别。诸多神经症也有大肠虚寒的躯体症状，但在这时就要注意分辨是不是除了大肠虚寒的躯体症状以外，还有没有典型的精神症状，再根据实际情况进行辨证施治。

10.9.2.3. 大肠湿热与精神症状的关系参考

大肠湿热是因各种原因导致的湿热内蕴，阻滞肠道，以腹胀腹痛、暴注下泻；或下痢脓血、里急后重；或腹泻不爽、粪质粘稠腥臭、肛部灼热；身热口渴、尿短黄，舌红苔黄腻，脉滑数等为常见症的证候。大肠湿热多由饮食不节，恣食厚味醇酒，或暑湿热毒侵犯肠道所致。由于胃肠道存在的脑-肠轴功能系统，大肠湿热引起的精神症状多种多样，临床主要见于神经症、情感性精神障碍、精神分裂症等各类神经精神疾患等。临床上无论是何种精神障碍，也无论其精神症状多么复杂多变，只要是存在大肠湿热的症候，就要以此作为基础进行辨证论治。而且要分辨清楚是在精神症状出现以前就有大肠湿热的躯体症状？还是精神症状出现以后才有的大肠湿热的躯体症状。在此是指：先有大肠湿热，继之出现精神症状。如果是先有精神症状，而后才出现的大肠湿热的躯体症状，那么，在治疗时就要分清主次了，而且治疗的效果也不尽相同。

10.9.3. 大肠及相关脏腑与精神意识活动的关系参考

10.9.3.1. 大肠、肺与精神意识活动的关系参考

大肠属腑、属阳，肺属脏、属阴。手阳明大肠经属大肠络肺，手太阴肺经属肺络大肠，二者通过经脉的相互络属，构成肺与大肠相为表里的脏腑络属关系。大肠与肺在生理病理上存在着一定的关系，二者协调正常，隶属于大肠与肺系统的精神活动就正常。《素问·宣明五气篇》曰："五脏所藏…肺藏魄"。肺魄，随先天之神而生，主管人精神意识活动中的知觉、感觉、以及动作等。《素问·五脏别论》曰："魄门亦为五脏使"。张介宾《类经四卷·藏象类》曰："魄门，肛门也。大肠与肺为表里，肺藏魄而主气，肛门失守则气陷而神去，故曰魄门。不独是也，虽诸府糟粕固由其泻，而藏气升降亦赖以调，故亦为五藏使"。大肠的魄门不单是肺魄的关口，而且是五脏的关口，因而，大肠与肺所涉及的精神活动，是包括五脏藏神在内的所有精神活动。以大肠与肺魄、肝魂、脾意、肾志等精神意识活动，在心神的统领下，独立地执行着各自的任务，共同维护着精神活动的正常。

10.9.3.2. 大肠、小肠与精神意识活动的关系参考

大肠、小肠承接脾胃粗略消化下来的乳糜，吸收运化营养供养全身，将代谢后的糟粕排泄出体外，共同承担着机体所需营养的消化、吸收、输布任务。在这一任务的执行过程中，有心神、肺魄、肝魂、脾意、肾志的全程参与，辅助着大肠、小肠的生理功能。如果大肠、小肠在运化的过程中发生偏差，就会影响到人的精神活动。现代医学的脑-肠轴理论认为：肠胃道系统存在着数十万亿计的各种细菌，这些细菌菌群与人体的细胞一起，共同维护者人体的正常运行，如果没有这些细菌菌群，人的生命就无法存在。大肠、小肠以及胃和食道是这些细菌菌群赖以生存的场地，各种细菌菌群存在着相互依赖、相互排斥的辨证关系，从而维持着机体相对的平衡，也就维持着相对的生命现象。如果大肠、小肠以及胃和食管因各种原因出现了细菌菌群的失衡，这种维持生命相对状态的平衡遭到破坏，人体就产生了疾病，人的精神活动就出现异常，因而引起相应的精神疾患，因此，大肠、小肠与精神意识活动的关系非常直接和重要。

10.9.3.3. 大肠、脾胃与精神意识活动的关系参考

《素问·灵兰秘典论》曰："脾胃者，仓廪之官，五味出焉；大肠者，传道之官，变化出焉"。说明了脾胃和大肠的直接关系，脾胃和大肠中间隔着小肠，但是《内经》将脾胃和大肠连在一起论述，尔后再论述小肠的功能，这与人体的气机升降理论有关。《素问·六微旨大论》曰："出入废则神机化灭，升降息则气立孤危。故非出入，则无以生长壮老矣；非升降，则无以生长化收藏"。五脏六腑气机的正常升降是人体气机有序升降的关键环节，其中脾升胃降，肝生肺降，居于主导地位。脾胃为人体气机升降之枢纽，脾升才能胃降，脾的升清功能正常，胃的降浊功能才能顺畅，胃的降浊功能正常，就能促进大肠的传导功能正常；肝升肺降，肝的生发功能正常，促进肺的肃降功能正常运行，肺的肃降功能正常，就能促进大肠的传导功能正常运行。在人体气机升降活动的过程中，参与这一生命过程的有大肠、脾胃、肺肝、小肠、心肾等脏腑，涉及到的精神活动有心神、脾意、肺魄、肝魂、肾志以及胃的降浊、肺的肃降等功能活动。因此，《内经》的论述就显得注重人体气机升降的关系，而非根据解剖顺序论述，足见大肠在气机升降理论中的重要性。大肠、脾胃与精神症状的关系上升到人体气机升降理论的高度来认识，因而产生和涉及到的精神意识活动，也就比较广泛，而且是在心神的统领下进行的。

10.9.3.4. 大肠、肾与精神意识活动的关系参考

人体肠道内的微生物中99%都是细菌，存活着的数量大约有100万亿，有500～1000个不同的菌种。其中大量的菌群集中于大肠内，光结肠中就有400多种菌类。肠道菌群可以控制人的情绪和思维活动，可以操控宿主的饮食模式，操纵宿主的脑以使其摄取特定的食物，从而影响体重和消化能力、抵御感染和自体免疫疾病的患病风险。大肠在完成脑-肠轴的特殊功能时，涉及到的精神活动有心神、肝魂、肺魄、脾意、肾志等，几乎动员了人的整个神经精神系统。肾藏精与志，肾精的来源是脾胃、小肠、大肠吸收运化的营养。大肠主津是再一次吸收

肠道中的水分和营养；肾属水，络膀胱，主管人的水液代谢，间接地与大肠发生着一定的内在联系。大肠主情绪和肾志主智慧有机地结合在一起，在心神的统领下，维持着肠胃系统与肾志的精神活动。大肠与肾功能的正常，体现在精神意识活动方面的就是：情绪平稳、精力旺盛、记忆超强、反应灵敏、意志坚定。

10.9.4. 大肠及相关脏腑与精神症状的关系参考

10.9.4.1. 大肠、肺与精神症状的关系参考

大肠与肺的关系是相为表里的关系，二者的关系正常，大肠与肺主管的精神活动就正常，二者的关系失去平衡，会引起一系列的精神症状，由此引起的精神症状也是围绕着这一表里关系的失和而展开。先有大肠功能失调，再有肺魄失和症状出现，这是大肠吸收水分功能的异常与肺魄失和在精神活动方面的真实反应。大肠的传导功能失常，引起人的情绪活动失调，肺魄的感知觉功能和动作也就失常。肺移热于大肠，导致大肠水分被热邪蒸发，引起大便干燥，干结如羊矢，肠内毒气干犯相关菌群，出现相应的精神活动异常。患者心烦暴怒、狂躁骂詈、打人毁物、狂乱不已。先有热邪导致大肠的功能失常，继之出现精神狂躁症状，临床上可以根据达大肠先有病变、继之肺魄出现紊乱的实际情况予以参考，进行辨证论治。

10.9.4.2. 大肠、小肠与精神症状的关系参考

大肠主再次吸收水分并排泄糟粕，大肠的主津功能失调，邪气上逆导致小肠吸收运化输布营养出现障碍，引起相应的脑 - 肠轴功能失序，出现精神障碍。肺移热邪于大肠、心移热邪于小肠，导致小肠乳糜未被吸收就挟热下移于大肠，大肠水液代谢功能失调，出现小肠激惹、大肠湿热等系列症状，或热结旁流，大便粘腻、灼烧魄门，患者热邪积于内，大便干燥，热邪随血循环干犯大脑，脑细胞中毒，引发相应的精神障碍。患者两颊红赤、烦躁难忍、冲动伤人、幻觉妄想、行为紊乱、躁扰不宁，多见于青春型精神分裂症、癫狂合并症等精神疾患。

10.9.4.3. 大肠、脾胃与精神症状的关系参考

大肠功能紊乱主要是源于肺的肃降功能失调，因于脾的运化、胃的和降功能失调，从而导致脑 - 肠轴调节系统功能紊乱，肠道菌群失调，引起相应的精神障碍。先有大肠的传导和主津功能失调，再有肺的肃降功能失调、继之出现脾的运化、胃的和降功能失调，最终导致精神活动的异常，发作精神症状。大肠、脾胃与精神功能的失调关系密切而直接，涉及到肺魄、脾意、心神等五脏神功能的紊乱，以及脑 - 肠轴功能失调。多见于精神分裂症、情感性精神障碍、各类神经症等精神障碍。

10.9.4.4. 大肠、肾与精神症状的关系参考

大肠的传导和主津功能是否正常，受制于肺的肃降功能，还涉及到肾的主水功能，因为肺肾同源。肺属金、肾属水，金生水，肺肾相生。肺为水上之源，肾为主水之脏，肺主呼气，肾主纳气，肺肾关系主要表现在水液代谢与呼吸运动两个方面。肾的水液代谢功能正常，肺的呼吸运动功能正常，大肠的传导和主津功能也就正常，反之亦然。肺气不降，大肠不用；肾不纳气，大肠无用。肺肾关系失调，表现的躯体症状是多方面的，表现在脑 - 肠轴功能失调的方面，就是大肠与肾功能失调引起的精神障碍。其主要表现就是先有大肠的传导和主津功能失调，出现腹部不适、大便不调，小便频多，继之出现腰膝酸软、肾精失志等症状，再次出现肾志失坚、肺魄失定、心神失安等精神症状。临床上多见于各类慢性精神疾患、精神分裂症的衰退状态、各类神经症等。

10.10. 膀胱

10.10.1. 膀胱与正常精神意识活动的关系参考

《素问·灵兰秘典论》曰："膀胱者，州都之官，津液藏焉，气化则能出矣"。《灵枢·本输》曰："膀胱者，津液之腑也"。《素问·经脉别论》曰："饮入于胃，游溢精气，上输于脾，脾气散精，上归于肺，通调水道，下输膀胱。水精四布，五经并行"。以上论述形象地说明了膀胱的功能和作用，描述了膀胱所藏"津液"的生成、输布和排泄过程，说明膀胱是参与人体津液代谢的重要脏腑之一，膀胱中的精微物质"水精"，是营养机体的津液，膀胱的另一个重要功能是储存准备排出体外的代谢产物尿。

气化，是由气的运动而产生的各种生理变化，包括精、气、血、津液等的各自新陈代谢及其相互转化。肾与膀胱通过经脉的相互络属，构成了表里关系，由于尿液聚于膀胱不能自出，必得肾和下焦的气化作用之助，方能排出，这就是膀胱之气化，是膀胱的另一重要功能。

膀胱的津液形成、输布和代谢功能，膀胱的气化功能，二者涉及到的脏腑很多。有肺、心、脾、胃、小肠、大肠、肝、肾、三焦、二阴、皮肤等，相应地涉及到的精神活动就更复杂，包括心神、肝魂、肺魄、脾意、肾志五脏神在内的所有精神活动，比如膀胱的"津液藏焉"和"气化"功能涉及到肺、脾、胃、肾、心、肝、小肠、大肠、胆（按对膀胱藏津液作用的大小排列）等脏腑。这些脏腑的精神活动都对膀胱功能有所影响，因而，膀胱受外部（其他脏腑）的影响，其功能的正常与否，就对人的精神活动产生影响。如《伤寒论》106 条："太阳病不解，热结膀胱，其人如狂，血自下，下者愈"。说明太阳外邪不解（外邪侵入）热结膀胱（引起膀胱病变）引起"发狂"（出现精神障碍）的精神症状及其临床表现和自愈途径。心阳虚衰，肺气不足、肝气横逆、脾胃虚寒、肾阳虚衰，导致心神失调、气血瘀阻、水津不布，津液代谢失常，膀胱的藏津液和气化功能失序，涉及的心神、肺魄、脾意、肾志等精神意识活动均出现异常。心肾相交为水液代谢之本，心肾水火既济，为脏腑气化之本。心肺位居于上，凡气血津液运行布散，赖胸中大气斡旋其间，雾露之溉，水精四布，五经并行。心气下潜，肺气肃降，上焦之津液始得源源下行，通行三焦水道，再经肾的气化，终则输于膀胱，膀胱气化运行，化为尿液排出。如若出现上述脏腑的功能失调、心神失养、肺肾功能失序、心肾不交、引起膀胱的藏津液和气化功能失调，所涉及到的精神活动就会出现失常。

10.10.2. 膀胱与各类精神症状的关系参考

膀胱与精神症状的关系，中医在两千多年的《黄帝内经》中做了论述，《伤寒论》做了详细的指导应用。西医学在膀胱与精神疾患之间几千年来没有相应的理论和实践，也无相应的探讨。2019 年，台湾奇美医学中心精神科黄隆正医师与妇女泌尿科吴铭斌医师合作，研究证实抑郁、焦虑与下尿道症状不仅有共病关系，而且为双向的因果关系。这是在荷兰马斯特里赫特大学医学中心多位专家提出的"膀胱 - 肠 - 脑轴理论的启发下，首次系统的完善了"脑 - 膀胱轴疾病"理论。"脑 - 膀胱轴疾病"理论，是在 2004 年发现"脑 - 肠轴"理论的启发下提出来的，与之相提并论的还有"脑 - 脊 - 膀胱轴"理论、"脑 - 肾轴"理论等，实际上是"脑 - 肠轴"理论的滥觞，是西医对中医认识的"盲人摸象"。这些认识都是中医系统理论中的一部分，中医对此早已认知清楚，只是使用的语言和表述方式与现代医学不同。

10.10.2.1. 热结膀胱与精神症状的关系参考

热结膀胱症临床常见于外感热邪不解下传膀胱、泌尿系疾病、妇科感染、前列腺增生、下消化道感染等病，是湿热或湿热与下焦瘀滞互结而形成湿、热、瘀互结的证候。"热结膀胱"一词出自《伤寒论》第 106 条："太阳病不解，热结膀胱，其人如狂，血自下，下者愈。其外不解者，尚未可攻，当先解其外；外解已，但少腹急结者，乃可攻之，宜桃核承气汤。"此条提示的病因是太阳病不解，下移膀胱，病位在少腹。主症是其人如狂、少腹急结，主要病机是热结膀胱。主要治疗方剂是桃核承气汤。《伤寒论》中的膀胱一词，与现代医学的膀胱含义有所不同。《伤寒论》中的膀胱有下焦之意，也有少腹之意。如《伤寒论》第340条曰："病者手足厥冷，言我不结胸，小腹满，按之痛者，此冷结在膀胱关元也"。此处的膀胱关元泛指少腹部，因此也说热结膀胱即热结下焦、少腹。

　　因各类原因导致热邪结于膀胱或下焦，引起下焦热邪与燥屎互结，导致毒素随气血循环上冲于脑，出现发狂的精神症状，是典型脏腑功能失调引起大脑功能失调的病症，也是典型的脑 - 膀胱轴功能失调引起的精神疾病，常见于伤寒发狂、癫狂合并症等精神障碍。

10.10.2.2. 膀胱、肺肾气化失调与精神症状的关系参考

　　肺主呼吸，肾主纳气，二者有协同维护人身气机出入升降的功能。肺肾气机出入升降功能正常，膀胱的气化功能正常，人体气化功能正常，涉及到膀胱、肺肾系统的精神活动就正常，肺魄、肾志、脾意在心神的统领下，共同维护者全身的气机、水液代谢的功能正常运行，维护者人体精神活动的正常运行。如果膀胱、肺、肾的气机功能失调，就会出现形形色色的精神症状。如果膀胱、肺、肾气机壅盛，就会引起狂症，情感性精神障碍的狂躁发作、精神分裂症的精神运动性兴奋等症状。如果膀胱、肺、肾气化功能低下，就会导致各类衰退型的精神障碍，如精神分裂症的衰退状态、各类慢性精神障碍，各类神经症的阳虚损耗性的衰弱状态等。

10.11. 三焦

　　三焦，为六腑之一，是上、中、下三焦的总称，为一腔之大腑。三焦是位于躯体和脏腑之间的空腔，包含胸腔和腹腔，人体所有的器官均在其中。三焦的主要功能有：通行元气；运行水谷；运行水液。除了这三个主要功能以外，还有上焦如雾；中焦如沤；下焦如渎的部位功能。《素问·灵兰秘典论》曰："三焦者，决渎之官，水道出焉"。《素问·六节藏象论》曰："三焦…仓廪之本，营之居也，名曰器，能化糟粕，转味而入出者也"。《灵枢·本输》曰："三焦者，中渎之腑，水道出焉，属膀胱，是孤之腑也"。《难经》三十一难说"三焦者，水谷之道路，气之所始终也"；三十八难说"所以腑有六者，谓三焦也，有元气之别使，主持诸气"；六十六难说"三焦者，元气之别使，主通行三气，经历五脏六腑"。三焦主持诸气（包括精神活动）：上焦生成宗气；中焦生成营气、卫气；下焦生成元气。上焦与心气、肺气、脉气的生成有关；中焦与脾气、胃气的生成有关；下焦与肾气、肝气的生成有关。上焦在上气海，下焦在下气海，中焦在气血之海。气海是生化和贮藏气的部位，气海不足则三焦减少输出；气海有余则加强输出。以此调节气的贮存和人体对气的需要。上焦输布三气；中焦输布营气、卫气和水谷之精气；下焦输布元气。诸气必须经历三焦才能输布出去；三焦是气的三个源头，又是气输布到全身的关键，特别是下焦对元气的输布是三焦主持诸气的主要原因。能主持诸气的气为元气，元气是脏腑之气的根本，是十二经脉经气的源泉，是全身脏腑活动、经脉活动、津液血液流动的原动力，元气是诸气之本。但元气主持诸气必须由三焦输布才能发挥其作用，所以三焦就有主持诸气的功能了。

　　以上说明了三焦复杂的系统功能，三焦与五脏六腑、奇恒之腑、经络等的功能存在着相互依存、相互转化、独立存在的关系。在三焦履行其职责时，大脑的精神意识活动参与了整个过程。三焦与精神活动以及疾病的关系问题，分散的记录在《黄帝内经》、《难经》、《伤寒论》及历代各类医学典籍中，但是从古至今，缺乏系统的专门论述，是一个被人们长期忽视的问题。实际上三焦的生理功能，包括了整个神经精神系统的功能，人所有的精神活动包括五藏神在内的神志系统，均与三焦有着非常密切的关系。三焦功能正常运行，心藏神、肝藏魂、肺藏魄、脾藏意与志、肾藏精与智的所有精神活动就正常；三焦功能紊乱，包括五脏六腑、奇恒之腑、经络等局部的脏腑功能就出现紊乱，就会出现精神活动的不正常，从而导致精神疾患的发生。

　　现代医学认为三焦与淋巴系统密切相关；三焦与神经系统密切相关；三焦与消化系统密切相关；三焦与体液系统密切相关；三焦是物质代谢三个阶段的整个代谢系统。（第一阶段是摄取食物，腐熟、消化、吸收；第二阶段是被吸收的精微物质，化为精、气、血、津液，在体内运输、被利用及相互转化；第三阶段是将利用后的浊气、浊液等糟粕排出体外）。也有人认为三焦是"机体体液平衡调节系统"。还有人认为三焦"包括循环、呼吸、消化、排泄诸器官的功能"。还有人从形体方面来探讨三焦的实质，主要有：脂膜说、组织间隙说、胸腹腔说、胰腺说等等。各类假说纷呈，至今没有一个定论，只有科学能够认知"气"的本质，发展到了能够使用仪器观测三焦的微观"气"

的实质物质的时候，才能有一个科学的结论。

10.11.1. 上焦与正常精神意识活动的关系参考

上焦是指横膈以上的内脏器官，包括心、肺、头面部。心藏神、肺藏魄、脑主思维等复杂的精神活动，都与上焦的功能有密切关系。《灵枢 · 营卫生会篇》曰："上焦如雾"。《素问 · 经脉别论篇》曰："饮入于胃，游溢精气，上输于脾。脾气散精，上归于肺，通调水道，下输膀胱。水精四布，五经并行"。"上焦如雾"是指上焦（心肺）接受来自中焦（脾胃）的水谷精微，通过心肺的宣发敷布，散精微营养于全身，借此维护生命的正常运行。上焦有生成宗气、心气、肺气、脉气等功能，有输布三气、主导三焦通行诸气的功能。在上焦功能的运行过程中，须有五脏神的参与和协调才能完成，因此上焦与精神活动的关系息息相关。

10.11.1.1. 心与精神意识活动的关系参考

上焦的心是包括心脏与心包、心经在内的整个心血循环系统的气机功能活动，这里既包括具体生理上的心脏、心包、心经，也包括功能上的心神。《素问 · 灵兰秘典论》曰："心者，君主之官，神明出焉"。《灵枢 · 本神》曰："所以任物者谓之心，心有所忆谓之意，意之所存谓之志，因志而存变谓之思，因思而远慕谓之虑，因虑而处物谓之智"。心主神明，就是说心主管人所有的精神意识活动。现代医学认为大脑主管人的精神意识活动，只是发现了心主管精神意识活动的一部分功能，就是白天有意识的精神活动。在没有精神意识活动的睡眠中，心在梦中仍然主宰着人的无意识精神活动。人类有历史记录以来，多得不可胜数的梦中的情景，在未来的数年或数十年中真实的再现出来，这就不是大脑主管精神意识活动可以解释的问题了。心主神明，"心"有预知未来和探测未来的功能，与宇宙真理有着必然的联系，这与心藏神、肝藏魂、肺藏魄、脾藏意与志、肾藏精与智，同样有着现代人类无法解释的功能，而这正是"心主神明"的核心部分。至于大脑对全身神经系统的指挥调节作用，只是相当于当今科学界发现的普通物质与暗物质、暗能量的关系一样，普通物质只占整个物质世界的 4.9%。大脑与"心神"的作用比例与普通物质与暗物质、暗能量的比例是一致的，充其量只占"心神"（包括心神）对人作用的 4.9%。因而，当人类在对心主神明进行研究的时候，要怀着非常谦卑和敬畏的心理，否则将一无所获。囿于当代科学技术对宇宙自然的有限认知，"心"与精神意识活动有着当今人类无法获知的密切关系，随着科学技术的飞速发展，人类终将会揭示"心主神明"的真实含义。

10.11.1.2. 肺与精神意识活动的关系参考

上焦的肺是包括肺脏和气管、鼻腔在内的整个呼吸系统的功能活动。《灵枢 · 本神》曰："肺藏气，气舍魄"，又曰："并精而出入者谓之魄"。肺藏气，气生精，精并为魄。肺气壮则精充而魄壮，肺气衰则气不生精而魄弱，故魄含于气中，魄为先天所得，成于父母之精，以肺气为舍、为充、为养。

精气足则魄强而用，精神乃治。《类经·藏象类》曰："精之与魄皆阴也，何谓魄并精而出入？盖精之为物，重浊有质，形体因之而成也。魄之为用，能动能作，痛痒由之而觉也。精生于气，故气聚则精盈；魄并于精，故形强则魄壮"。"魄"在精神功能活动层面，属于本能的感觉和动作，如耳的听觉，目的视觉，舌的味觉，鼻的嗅觉，身体的触觉如皮肤冷热痛痒，是精神神经活动中本能的司感觉和支配动作和记忆功能。肺魄的功能正常，其主宰的呼吸及一身之气功能就正常，正常的"气"通达各脏腑组织、形体官窍，发挥其目视、耳听、鼻嗅、舌辨、身触、记忆功能和知饥渴、平衡、排泄、睡眠、以及自然动作等精神意识活动的功能。因而,肺与精神活动的关系息息相关，相辅相成，非常密切。

10.11.2.上焦与各类精神症状的关系参考

10.11.2.1.心肺热盛与精神症状的关系参考

　　心肺热盛与精神症状的关系，包括心肺脏器本身的病变与上焦胸腔中的病变，上焦中的气血、液体是其病变的主体。心肺与上焦病变交织在一起，共同引起精神症状。

1. 心火亢盛：心为人体之大主，主神明、主血脉，居于上焦。心为火，心火旺则机体气机运行正常，心火过于旺盛则为心火过亢，属于病态。心火亢盛的原因多为心阴不足、阴不足则阳亢，心阳离开心阴的牵制则上冲，心火亢盛与胸腔中的热邪相互胶着、弥漫上焦、冲犯脑际，引起大脑功能失调，出现精神症状。主要症状是舌尖红赤或糜烂，口舌生疮、脉洪大有力，面红口渴、小便短赤或刺痛；心中烦热、喜笑不休、狂言乱语、打人毁物、幻觉妄想等。主要的病理机制为：心火亢盛，火性炎上，经气血循环进入大脑，导致大脑对心火邪毒的吸收，引起脑细胞的中毒，从而发作精神疾病。

2. 痰热扰心：由于各种原因导致五志化火，炼液成痰，痰火内盛；或外感热邪，热邪灼液成痰，痰热与心肺之热缠绵交织在一起，缠结于上焦、冲犯大脑上扰心神，引起精神疾患发作。主要症状有：舌红苔黄腻，脉滑数；面红目赤、发热、心烦、头痛失眠、面红目赤；胸中烦闷、性情急躁、两目怒视、狂乱无知、骂詈号叫、不避亲疏、毁物伤人、气力愈常、逾垣上屋、幻觉妄想等。其病理病机为：郁滞化火，炼液为痰，痰热上冲，随血液循环干犯大脑，引起脑细胞对痰热火邪有毒物质的吸收，导致精神疾病的发生。

3. 肺热炽盛犯心：由于各种原因，或外邪干犯肺经蕴热、或肝邪犯肺子病伤母、或肾虚传肺虚邪上犯，导致肺火炽盛，壅积于肺，肺失清肃，以咳喘气粗、鼻翼煽动、痰多黄稠等为主要表现的实热证候。肺热炽盛，胸腔热邪壅盛，弥漫于上焦，熏灼心神，导致心神不安、狂躁不宁等肺热炽盛犯心症的精神症状。主要表现为：舌红、苔黄厚、脉滑数，身热、口渴、咳嗽、气粗而喘，甚则鼻翼煽动、鼻息灼热、胸痛、或有咽喉红肿疼痛、大便秘结、小便短黄；烦躁异常、狂乱躁动、大喊大叫、声嘶力竭、愤恚郁怒、不识亲疏、打骂亲人、气力倍常、妄闻妄见、幻觉妄想等。其病理病机为：肺心同处上焦，肺主气、心主血、肺心气血相连，肺病极易传于心；肺热炽盛热邪毒气干犯心神，毒气毒血随气血循环侵犯大脑，引起脑细胞对有毒物质的吸收，导致精神疾患的发作。

10.11.2.2.心肺气虚与精神症状的关系参考

　　心主血、心藏神，肺主气、肺藏魄，气血为五脏神之本。

　　气虚是指机体的功能活动低下或减退、抗病能力下降等虚弱症状的现象。多由先天禀赋不足，或后天失养，或劳伤过度，或久病不复，或肺脾肾等脏腑功能衰退，气的生化不足等所致。心气虚的症状表现为舌淡苔白、脉细弱无力；心慌、气短、乏力、自汗、面色淡白、身疲乏力等。肺气虚的表现为舌淡苔白，脉虚；咳喘无力、气短、动则益甚；面色㿠白、畏风自汗、痰液清稀、声音低怯、神疲体倦等。

　　若临床既有肺气虚证，又有心气虚证，则为心肺气虚证。心肺气虚是指心肺两脏之气俱虚的病证。心肺气虚，推动血液运行的力量减弱，气血循环不畅，气血不足，神失潜藏，故神不守舍；心肺气虚、功能低下、气虚之邪萦绕胸腔，缠绵于上焦，随气血循环进入大脑，引起大脑功能的失常，出现精神症状。表现为：面色㿠白、气短自汗、咳喘时作；心神不安、怔忡健忘、蜷卧少动、失眠多梦、语声低微、喃喃自语；时而悲伤欲哭、虚性幻觉妄想。心肺气虚性引发的精神障碍，在于先有心肺气虚的躯体症状，继之出现心神不安、肺魄失灵的系列神不守舍的精神症状。

10.11.2.3.心肺阴虚与精神症状关系的参考

　　心主血、属阴,肺主气,属阳。心血易暗耗,肺燥易伤阴,肾阴易不足,因而出现心肺阴虚的系列症状。心肺阴虚,肾阴必虚,虚邪燥气充斥上焦,上焦虚邪毒气随气血循环进入大脑,上犯心神,引起脑细胞中毒,发作精神症状。主要症状是：舌质红、舌上少津,脉微细数、寸脉尤甚；面色潮红、口苦咽干、尿赤黄少；气短力小、心声惑乱、紧张心悸、虚烦不宁、夜卧难眠、昏梦颠倒、神情恍惚、善悲欲哭、惊悸恐惧。先有心肺阴虚、阴血不足神失所养,继之出现精神症状，精神症状在心肺阴虚的基础上展现，躯体症状和精神症状均体现出心肺阴虚的本质。

10.11.2.4. 心肺气血瘀阻与精神症状的关系参考

心主血、肺主气，心血肺气旺盛、运行正常，人体得其滋养而健壮。若心气虚或心阳虚，血运无力，或因气滞，心血瘀阻于脉道；或肺的调节全身气机、辅心运血功能失常，邪阻肺气，宣降失司，致心肺气血瘀阻。心肺气血瘀阻，引起上焦供给大脑的所有气、血、液产生毒性，素质不纯，瘀阻之毒邪随气血循环入大脑，脑细胞中毒，导致出现精神症状。主要症状是：舌质紫暗、舌苔薄白，脉沉弦或沉涩；面色晦暗、胸闷太息、头痛胸痛；心悸烦乱、情绪不稳、妄闻妄见、幻觉妄想。心肺气血瘀阻引起的精神症状，是在心肺气血瘀阻的基础上出现的，一切精神症状的发作，均围绕在心肺气血瘀阻的躯体症状。治疗时只要抓住心肺气血瘀阻这个主要矛盾，予以辨证论治，精神症状就会随之好转。

10.11.2.5. 痰蒙心窍与精神症状的关系参考

痰蒙心窍是指因各种原因导致体内的病理产物痰邪上犯，弥漫散播缠绵于上焦，痰涎毒邪蒙迷心窍，引发的精神症状。多因抑郁、暴怒等七情所伤，导致体内气机逆乱、或感受湿浊邪气，阻塞气机，以致气结而痰凝，阻闭心窍所致。主要症状是：舌质淡胖、舌苔白腻，脉象沉滑；面色青晦、表情呆板、精神抑郁、举止失常；喃喃自语，痴傻呆嗄、独自傻笑、不知秽洁、思维破裂、幻觉妄想、妄闻妄见、乱态纷呈。痰蒙心窍引起精神症状的主要原因是：各种原因引起的脏腑气机失调，痰浊阻遏心神，导致上焦被痰邪所蒙，混浊之液、气、血交织在一起，随气血液的循环进入大脑，引起到细胞中毒，发作精神疾患。治疗上以排除痰邪为主，无论是涌吐痰涎，还是涤痰、化痰，只要是将痰涎清除干净，精神症状就会随之好转。

10.11.2.6. 血迷心包与精神症状的关系参考

血迷心包是指患者素体阳虚，产后恶露上冲，或经期血气交租，瘀而化热，瘀血毒邪弥漫上焦，血痰邪毒随气、火、血上犯心包，侵入大脑引起脑细胞的中毒，出现精神症状。主要症状是：舌质红赤、舌尖有红绛瘀点，脉细数有力；面色暗红、喜笑不休、言语杂乱；有的衣冠不整、蓬头垢面、撤胸露足、登高而歌、弃衣而走、逾垣上屋、幻觉妄想、狂呼骂詈、狂乱笑骂等。血迷心包引起的精神症状，主要以子宫淤血毒气循经上冲于心包，毒邪弥漫引起上焦气、血、液的不纯，使大脑细胞中毒而发作的精神疾患，治疗上要以清除子宫淤血为主，进而循经消除毒邪上逆之气，恢复精神活动的正常。

10.11.3. 中焦与正常精神意识活动的关系参考

中焦是指横膈以下至肚脐的内脏器官，包括脾、胃、肝、胆。在五脏神的分工中，脾藏意、胃主情绪，肝藏魂、胆主决断，中焦的四个脏腑分工合作，在心神的统领下，共同承担着中焦精神活动的正常运行。中焦是消化吸收水谷营养的重要场所，人的生命现象就是脏腑功能活动的综合，脏腑的生理功能就是摄入所需、排出所弃的升清降浊、出入交换的过程。气机升降出入是脏腑的特性，也是其内在联系的基本形式，故脏腑间协调和谐的关系依靠脏腑的气机来维系。中焦气机是五脏气机的枢纽，肝心肺肾四脏之气的升降出入，要依靠中焦脾升胃降的作用。脏腑气机调和则精神活动正常，五志过激则出现精神活动的异常。《素问·举痛论》曰："百病生于气也，怒则气上，喜则气缓，悲则气消，恐则气下，寒则气收，炅则气泄，惊则气乱，劳则气耗，思则气结"。神志活动是在人体全部生理活动基础上产生的最为高级的功能，以五脏的整体协同作用为基础，即由五脏气机所主宰，而中焦脾胃气机是五脏气机之枢纽，中焦脾胃升降气机是维持人体精神意识活动正常进行的关键。

10.11.3.1. 脾与精神意识活动的关系参考

脾藏意，"意"就是"忆"的意思，又称意念，属于精神活动的范畴。脾主思、脾统血、脾主运化：脾气健运，化源充足，气血旺盛，髓海得养，人的大脑就思路清晰、意念丰富、记忆力强。《灵枢·本神》曰："心有所忆谓之意，意之所存谓之志"。即心所进行的思维活动就称之为"意"。"意"已确定并决定准备付诸行动,谓之"志","意"与"志",均为意念所向, 故合称为"意志", 也就是现代人们所致的"意志"的含义。脾意是感知之后一系列精神活动的开始, 有了脾意, 再有意志, 因而有思虑, 因而有智慧。因此, 脾意与精神活动的关系非常直接和密切, 一切与思维、思虑、记忆、意志等相关的精神活动都与脾有关。

10.11.3.2. 胃与精神意识活动的关系参考

《素问·平人气象论》曰:"平人之常气禀于胃, 胃者, 平人之常气也, 人无胃气曰逆, 逆者死。……人以水谷为本, 故人绝水谷则死, 脉无胃气亦死。所谓无胃气者, 但得真脏脉不得胃气也"。平人之常气, 五脏六腑之气机也, 五脏气机以中土(脾胃)为枢纽维护生命, 包括人的所有精神活动。胃的正常生理过程是消化与降浊, 人情绪不好时就会生气, 生气时就会导致浊气上逆, 浊气上逆导致毒邪浊气侵入大脑, 引起大脑功能紊乱, 出现系列的胃和精神疾病。另外, 胃气不降导致小肠、大肠功能相应地气机逆乱, 触发脑-肠轴功能紊乱, 脑-肠轴功能失调, 进而引起各类精神疾患。胃与情绪的关系非常重要, 胃气以降为顺, 胃气降浊功能正常, 脾胃五脏神的枢纽功能就正常, 人的情绪稳定、精神愉悦, 精神活动也就正常。

10.11.3.3. 肝与精神意识活动的关系参考

《灵枢·本神》曰:"随神往来者谓之魂。……肝藏血, 血舍魂"。"魂"是随心神活动所做的思维意识活动, 肝藏血, 意识活动受血之养, 肝的藏血功能正常, 则魂有所舍; 肝血不足, 则魂不守舍, 出现梦游、梦呓及幻觉等症。社会生活事件导致的情绪过激可伤肝魂, 出现神志失常症状,《灵枢·本神》曰:"肝悲哀动中则伤魂, 魂伤则狂忘不精"。肝主怒、怒伤肝, 怒是郁气宣泄的方式, 是精神活动的一种表现。《灵枢·论勇》曰:"其肝大以坚, 其胆满以傍, 怒则气盛而胸张, 肝举而胆横, 眦裂而目扬, 毛起而面苍"。《素问举痛论》言, "怒则气上, 甚则呕血及飧泄, 故气上矣"。说明人在发怒时气向上冲, 肝胆会随气上冲而发生形态结构的改变: 即肝会随着发怒而上举, 胆会由纵向改为横向。揭示了肝胆的形态在怒的情志下会发生改变, 其形态结构决定了其与怒气(情绪失常)的相互影响。怒通过使肝上举而伤害肝, 从而引起躯体和精神活动的异常, 因而, 肝与精神意识活动存在着直接和密切的联系。肝主升发, 喜调达, 肝气左升引发肺气右降为人体气机规律, 气机顺畅精神活动就正常。如果出现肝气横逆与肝气郁结甚或气滞血瘀, 气机逆乱则会出现精神活动的异常。

10.11.3.4. 胆与精神意识活动的关系参考

《素问·灵兰秘典论》曰:"胆者, 中正之官, 决断出焉"。胆主决断: 胆在精神意识活动中, 具有判断事物、作出决定的作用。胆主决断对于防御和消除精神刺激的不良影响, 维持和控制气血的正常运行, 确保脏器之间的关系协调有着重要的作用。所有的精神意识活动都与胆之决断功能有关, 胆能助肝之疏泄以调畅情志, 胆肝相济, 则情志和调稳定。胆气豪壮者, 剧烈的精神刺激对其所造成的影响较小, 恢复也较快,"气以胆壮, 邪不可干", 此之谓也。《类经·脏象类》曰:"胆附于肝, 相为表里, 肝气虽强, 非胆不断, 肝胆相济, 勇敢乃成", 胆气壮就勇敢、有勇气、意志坚定, 无所畏惧。胆在精神意识活动中发挥作用, 需要肝的帮助: 胆合于肝, 助肝之疏泄, 以调畅气机, 则内和脏腑, 外安肌肉, 升降出入, 纵横往来, 并行不悖, 从而维持着脏腑间的功能平衡。胆的功能正常, 则诸脏易安, 精神活动就正常, 故《素问·六节脏象论》曰:"凡十一脏取决于胆"。因此, 在精神活动中, 胆主决断, 肝主谋虑, 在心神的统领下, 二者相辅相成, 维护着胆肝系统在精神活动中的正常作用。

10.11.4. 中焦与各类精神症状的关系参考

中焦是消化吸收营养的主要场所, 也是脏腑气机升降的枢纽, 若中焦运化失常, 脏腑气机逆乱, 干扰五脏神的正常功能, 冲犯大脑, 就会引发精神疾患。其机理主要是由中焦气机紊乱影响五脏气机逆乱所致, 或先有五脏气机逆乱进而影响中焦气机紊乱而使病情恶化, 出现精神症状。社会生活事件可导致精神刺激, 可直接使五脏气机逆乱进而影响中焦气机, 超强的精神刺激可引起大脑超限性抑制, 立即使五脏气机出现停滞性障碍, 正常的新陈代谢减慢，各种代谢产物累积无法排出，加重中焦气机升降的负担，因而引起的毒邪上逆引发精神疾患。中焦与各类精神症状的产生。多源于肝胆气机失调、脾胃气机失调，引发的精神障碍多见于各类型精神分裂症、情感性精神障碍、强迫症、焦虑症、神经衰弱等各类神经精神障碍。

10.11.4.1. 肝胆湿热与精神症状的关系参考

肝胆湿热，是湿热内蕴肝胆功能失调所致的病证，常因感受湿热之邪或脾虚水湿内生，日久化热，或长期过食甘肥厚味生湿助热，影响肝胆功能所致。脏腑同病，病位在肝、胆，往往涉及脾胃，因于肝胆湿热属于实证，出现毒邪上逆引发各类精神症状。主要表现是中下焦显现湿热毒邪蕴集：舌质红、舌苔黄腻，脉弦数或弦滑；发热、口苦、恶心呕吐、腹胀；胁肋灼热胀痛，或胁下有痞块按之疼痛，或牵连胸背疼痛；大便干结或便溏、小便黄，或阴囊湿疹，或睾丸肿胀热痛，或带下黄臭，外阴瘙痒；口苦咽干、坐卧不宁、恍惚多梦、心烦易惊、大喊大叫；妄闻妄见、幻觉妄想、狂言妄语、骂詈不止等。多见于精神分裂症、情感性精神障碍、各类神经症等精神疾病。肝胆湿热引发的精神症状，导致中焦所有脏器受损，湿热毒邪弥漫中焦，肝胆脾胃均被熏灼，湿热毒邪随气血循环进入大脑，引起脑细胞中毒，发作精神疾患。临床以系列肝胆湿热的躯体症状为基础，呈现一系列围绕着肝胆湿热为主要表现的精神症状。

10.11.4.2. 肝胆气虚与精神症状关系的参考

肝胆气虚引起的精神障碍，多由所求不遂、曲意难伸、久郁不解、气机受损，导致肝胆失养、精气不足、气弱胆怯、惊骇恐怖等肝胆气虚性的系列精神症状。主要表现为舌淡苔白、脉沉细弦；面色青晦、目光呆滞、疲倦乏力、头晕目眩、声微语低、吞吞吐吐、欲言不言、心中惕惕、犹豫不决、多疑善惑；幻觉妄想、恐惧胆怯。肝胆气虚型精神障碍，特征性症状是以气虚气怯为主，一切围绕着中焦的肝虚胆怯而展开，对脾胃的影响有、但是较小，如果没有精神症状还是可以进食的，消化也基本正常，只是代谢紊乱，大便次数多且散乱，小便随精神紧张而呈现量少次数多的现象。

10.11.4.3. 肝脾不调与精神症状的关系参考

肝脾不调，先有肝气不舒、肝气郁结、肝郁气滞、肝气横逆等系列肝经气机疏泄失常，导致脾气虚弱、脾不健运，引起的精神活动的失常。多为情志不遂、久郁伤肝、饮食失节、劳倦伤脾而导致。肝藏魂、肝藏血，脾藏意、脾统血，二者和谐共生，在心神的统领下，共同承担者肝脾系统精神活动的运行。肝在志为怒、怒伤肝；脾在志为思、思伤脾。若肝脾功能失调，肝失疏泄、脾失健运，肝脾不调，则肝魂不安、脾意不藏，出现魂梦颠倒、狂乱不寐、神情迷蒙、记忆减退等精神症状。肝脾不调与精神症状的关系非常直接和密切，肝脾气机紊乱、胆胃失和、运化失序，中焦失却五脏气机枢纽的之作用，肝脾升清之气机郁抑，邪气裹挟痰涎毒液上犯大脑，引起精神失常。多见于青春型精神分裂症、情感性精神障碍、各类慢性精神疾病等。

10.11.4.4. 肝胃寒甚与精神症状的关系参考

肝主生发、胃主降浊，与胆、脾和谐相生，一起协调着中焦的升清降浊作用，在心神的统领下，共同维护着中焦系统精神活动的正常运行。若因各种原因导致肝胃升清降浊功能失调，中焦虚寒，或者肝寒直犯胃腑，导致肝胃虚寒、寒饮中阻，饮邪上犯、阻遏气机，肝经寒邪挟胃腑因运化功能失调而导致的痰饮上逆，出现精神症状。表现为舌质淡、苔白润，脉沉弦；眼珠胀痛，瞳散视昏，食少神疲，干哕、呕吐涎沫，头痛上达巅顶；患者在须臾间昏不识人、狂笑不休、飞奔狂跑而去、不知归家；哭笑无常、狂乱不宁、不识亲疏、幻听幻视、幻觉妄想；思绪迷乱、神识昏蒙、思维破裂、行为怪异。一派以寒邪痰涎扰及神明而出现的精神错乱症状。因于肝胃寒甚、胃腑消化吸收功能受阻，水液代谢功能失调，水泛为痰为涎，寒邪毒气裹挟痰涎上犯心神，冲犯大脑，导致脑细胞对寒邪痰涎毒气的吸收，引起精神功能的失常。寒邪本身有五脏六腑的气机制约，非逆气汹汹轻易无法作乱，只有肝胃寒甚裹挟痰涎上逆冲犯大脑，方能出现痰涎作乱型精神疾病。临床上要根据肝胃寒甚裹挟痰涎上冲的特性，辨证论治，用药精当，即可治愈。否则，无论动用多少中、西医治疗手段，疗效均不理想，只有对症迅速解除肝胃寒甚上逆，方可应手而愈。

10.11.4.5. 脾胃热盛与精神症状关系的参考

引起脾胃热盛的原因很多，有的因为心火炽盛传于脾胃；有的是肺经邪热逆传脾胃；有的是嗜酒食辣、过食肥甘、暴饮暴食、饮食积滞生热生火；有的是肝胆火盛逆经传于脾胃出现热盛。主要表现为：舌质红绛、舌苔黄厚，脉洪大滑数；口臭、口渴、喜冷饮，饮食量大且容易饿，大便干结；身热面红、狂乱无知、声嘶力竭、高声骂詈、打人骂人、力大倍常、逾垣上屋、神昏谵语、躁狂不止。因于脾胃热盛，热毒邪气弥漫中焦，中焦昏蒙，上犯心神，发作躁狂。临床上着眼于脾胃热盛毒邪上逆心神的病理病机，大剂寒凉，通泻热毒、涤荡脾胃实邪，庶几可以痊愈。

10.11.4.6. 胃肠功能失调与精神症状的关系参考

胃肠功能失调与肠胃功能失调的区别在于是胃病在先还是肠病在先的问题。同属脑 - 肠轴功能障碍，临床还是有区别的，二者引起的精神症状也有所不同。胃病在先要以调理胃病为主；肠病在先要以调理肠病为主。

胃肠功能紊乱，是先有胃腑因内外各种原因，出现寒热、虚实、阴阳的气机紊乱，导致胃的和降功能失衡，消化吸收功能受损，传于小肠的乳糜粗糙，引起小肠和大肠功能受损，出现脑 - 肠轴系统的功能紊乱，引起各种不同的精神疾病。临床上根据不同的病因病理病机，辨证论治，从胃病在先这个特性出发，胃肠同治，清除病理产物，恢复胃肠功能的平衡，恢复精神活动的正常运行。

10.11.4.7. 痰犯中焦与精神症状的关系参考

1. 痰热扰肝胆：肝主谋虑，胆主决断，肝胆相为表里，二者相辅相成，共谋肝胆系统的精神意识活动与正常。肝有病必伤及于胆，胆有病也累及于肝，若因各种原因导致水液代谢失常，或因热炼液为痰；或因郁凝结为痰；或因虚水泛停滞而为痰涎。无论何种痰涎皆可生热扰及肝胆，叠生怪症，怪病则之于痰，百病皆由痰做成。痰热扰及肝胆，导致痰热上扰心神失常。主要表现为：中焦被痰热胶着纠缠，心神失养，发作精神症状，表现为：舌红、苔黄，脉滑数；口苦咽干、性情急躁、狂呼乱叫、坐卧不宁、惊惧恐骇、行为怪异；妄闻妄见、幻觉妄想、纠缠不休。临床上可根据实际情况，涌吐痰涎为主，热则加寒凉，虚寒用温补，无论寒热均以涌吐通泻涤痰为主，迅速将病理产物排除干净。

2. 痰湿困脾：痰湿困脾多由禀赋不足，素体阳虚，或忧思过度、劳倦伤脾，脾失健运，导致脾阳不振，水湿内停，积聚为痰；或暴病伤阳、久病耗气；或冒雨涉水、贪凉饮冷，阳气受损、气不化津，痰湿中阻，中焦受累被痰湿所阻，引起痰湿困脾，脾胃运化功能失司，出现相应的精神症状。主要表现为：舌质淡白、舌苔白腻，脉象濡滑；面色晦暗、表情呆板、神识迷茫、肢体僵硬、形似木偶、推之不动、呼之不应、不言不语；喜卧不寐、不眠不食、不知秽洁、涎水满口不知咽下、大小便及日常生活不知自理；有时突然冲动，大声喊叫、伤人毁物、旋即又陷入木僵状态，仍旧不说不动。寒湿困脾，脾主四肢，故患者四肢僵硬不动，寒湿痰涎侵入血脉，流入全身，寒凝血结，干犯心窍，故虽意识清醒但是无法动弹，待寒凝涌过偶尔可以冲动，因寒邪仍在旋即又陷入僵硬状态。寒湿困脾型精神障碍，寒痰虚邪滞留在脾胃中焦，流窜于四肢，临床上紧紧抓住寒痰虚邪这一病机，温化寒痰、温阳祛寒、温通经络，加以通泻全身阻络阻滞，可速治愈。痰湿困脾型精神障碍类似于紧张型精神分裂症，可以根据患者的实际情况精心辨证、灵活施治。

10.11.5. 下焦与正常精神意识活动的关系参考

下焦是指肚脐以下的内脏器官，包括肾、小肠、大肠、膀胱、女子胞（男精室）、二阴、足。下焦与精神症状的关系非常密切，肾主骨、生髓、充脑，凡是涉及到肾功能失调，以及肾与相关脏腑功能失调引起的精神活动异常都与此有关。小肠、大肠与胃存在脑 - 肠轴神经系统，脑 - 肠轴功能正常，涉及到此系统的精神活动就正常。如果此系统出现障碍，就可导致各类精神疾患出现。膀胱因于肾的气化功能，亦可导致精神活动的异常。子宫（精室）

与精神活动的关系比较密切，女子胞（精室）为"奇恒之腑"，主人的先天形成，先天精气神的形成和功能均与此有关。下焦各个脏腑功能正常，与之相关的精神意识活动就正常，在心神的统领下，共同维护大脑功能的正常运行。

10.11.6. 下焦与各类精神症状的关系参考

肾为先天之本，肾主骨，生髓、化血、充脑，肾藏精与智；肾主水、主纳气、属阴脏，是人体极为重要的一个脏腑。肾在下焦，肾与下焦的各脏腑存在着密切的相关联系，肾与女子胞（精室）共为先天所生；肾与膀胱主宰着下焦气化；肾与大小肠存在着温煦关系。除此之外，肾与心紧密相关，肾主水，心主火，肾水上行，心火下降，水火相交，维系生命；肾与下焦功能正常，其所主管的系列精神活动就正常，反之亦然。

10.11.6.1. 肾阴阳虚损与精神症状的关系参考

1. 肾阴虚损：肾阴虚损是指肾脏为机体提供的阴液精微物质不足，导致出现系列躯体和精神症状。多由先天禀赋不足，或久病耗伤，或房劳过度，或过服温燥劫阴之品，出现肾阴亏损，失于滋养，虚热内生证候，又称为肾阴虚证。肾阴以肾中精气为物质基础，对各脏腑组织和大脑起着滋养和濡润的作用，与肾阳相互为用，为人体生命活动之本源。肾阴充足，则全身之阴皆充盈；肾阴虚损，则全身之阴皆衰；肾阴亡，则全身之阴皆亡，人的生命亦停止。若肾阴不足，则津液分泌减少，表现为阴虚内热及阴虚阳亢之象，导致一系列的躯体症状和精神活动的异常。主要症状有：舌质红、少津无苔，脉细数；腰膝酸软、遗精早泄、潮热盗汗、咽干颧红；头晕耳鸣、失眠多梦、五心烦热；善怒多语、时狂时癫、追逐异性、围绕杏色才出现幻觉妄想。临床上治疗要认准是否有：1、情志过激邪热灼伤肾阴。2、久病伤肾，肾脏阴液耗损。3、先天禀赋不足，肾脏阴液不足。4、房事过度，耗精伤阴。5奢食辛辣之品燥伤肾阴。肾阴虚损引起的精神疾患，是一个常见且难治的病症，在临床上要针对肾阴虚损的系列躯体症状，进而引起相应的精神症状为抓手，进行辨证论治。以肾阴虚损为主要病机的精神障碍，因于肾阴虚的病理变化，弥漫于下焦的阴霾毒邪逆气，循经上行于心进入大脑，导致脑细胞对阴霾毒邪逆气有毒物质的吸收，引起精神疾患。治疗重在以滋肾阴降虚火为主，兼以清理阴霾毒邪滞气，从而达到治愈精神疾患的目的。

2. 肾阳虚损：肾阳虚损又称肾阳衰微、命门火衰，多因禀赋不足、素体阳虚，或久病不愈，或年老体弱，下元亏损所致。肾阳虚损对肾的生理功能和精神活动的影响至为重要，主要表现在：1、大脑退化，精神呆滞，痴呆发作；2、思维贫乏，情感淡漠、行为退缩，罹患慢性精神障碍经久不愈。3、生殖机能减退而男子阳痿、早泄、精冷，女子宫寒不孕。4、水谷精微化生减弱，因命门火衰，不能温煦脾阳，脾肾阳虚，则运化功能失职，可见下利清谷、五更泄泻等。5、水液代谢障碍，肾阳虚衰，气化无权，开合失度，则发为水肿，或尿频、尿闭。治疗大法为温补肾阳、健脾利水、填精补髓、养脑安神。以肾阳虚损为主要病机的精神障碍，因于肾阳虚的病理变化，弥漫于下焦的阳虚毒邪之气，循经上行于心进入大脑，导致脑细胞对阳虚毒邪之气有毒物质的吸收，引起精神疾病。治疗重在以温肾阳填肾精为主，兼以清理阳虚毒邪之气，从而达到治愈精神疾患的目的。

10.11.6.2. 小肠、大肠热盛、虚损和精神症状的关系参考

1. 小肠、大肠热盛：

(1) 小肠热盛：小肠与心相为表里。心经邪热移于小肠、或脾胃积热下移小肠，均可导致小肠里热炽盛，影响小肠分清泌浊和下焦气化功能的病机，引起系列下焦躯体症状和精神症状。主要表现为：舌质红绛、舌苔黄厚，脉数；心烦口渴、口舌生疮、脐腹胀痛，尿黄、尿热、尿血、尿道涩痛；心烦易怒、狂躁不安、骂詈不避亲疏、狂躁发作有时，时清时昧，口吐狂言、时作时止。治疗时要分清是心经移热与小肠，还是脾胃移热：心经移热其精神症状是思维障碍为多，脾胃移热是行为障碍为多，因是它经移热，小肠经对侵犯之邪有所抵消，所以发作有时。它经移热于小肠，致使下焦弥漫郁热之邪气，裹挟在营养物质中随气血循环进入大脑，引起精神活动的异常，治疗时当清理整个下焦的瘀热以及排泄大肠的病理产物，以期恢复正常精神活动。

(2) 大肠热盛：大肠热盛有大肠热结、大肠湿热、大肠津伤燥结等证候。大肠的功能承接小肠消化吸收后的残渣，

对其中的液体进行再吸收,促使其残渣形常粪便排出体外。大肠的这一生理功能受到肺气(肺与大肠相为表里)、脾、胃、小肠等脏腑的功能影响,因而引起各类不同的病理变化。大肠热盛引起下焦热邪弥漫,热气毒邪毒化下焦,使之产生的毒邪滞气随气血循环上犯大脑,出现各类精神活动的异常。要根据出现的不同类型的大肠热盛,按照大肠热结、大肠湿热、大肠津伤燥结等证候辨证,根据这些毒邪热盛导致的不同精神症状,辩证分析出是心肺热邪、脾胃热邪、还是小肠移热,而后分别予以施治。

2. 小肠、大肠虚损:小肠、大肠虚损是指虚寒之邪导致小肠、大肠功能的低下,主要原因是心肺虚寒、脾胃虚寒、肾阳虚衰、肝脉虚寒等引起小肠、大肠阳气不足、阴寒内盛,导致小肠、大肠的吸收运化输布功能失调,触动脑 - 肠轴系统失调,发作系列相应的精神症状。主要表现是:舌淡百百、脉沉细弱;面色萎黄、身疲倦怠、饮食减少、完谷不化;小腹绵绵作痛、大便溏泻或滑泻、小便频数;身冷蜷卧、神情呆滞、神识迷茫、情感平淡、行为退缩、寡言少语、独居一隅、声微语低、言语凌乱、片段幻觉妄想,思维贫乏。小肠、大肠虚损引发的精神障碍,虚邪毒气弥漫下焦,裹挟气血循环上冲,会同其他脏腑的虚邪上冲进入大脑,导致脑细胞对有毒物质的吸收,发作精神症状。

10.11.6.3. 膀胱功能失调与精神症状的关系参考

1. 膀胱热结证是指膀胱被邪热困扰,出现血热搏结的实证。膀胱为足太阳经之腑,伤寒太阳病不解,化热入里,与血相搏,结于膀胱,表现为舌质红、舌苔厚,脉象滑数;下腹部硬满、拘急不舒、小便自利、发热而不恶寒,精神错乱、神志如狂等。见于《伤寒论 · 辨太阳病脉证并治》:"太阳病不解,热结膀胱,其人如狂"。邪热结于膀胱,下焦毒邪热结冲犯大脑,导致精神错乱。

2. 膀胱湿热证、湿热蕴结于膀胱,膀胱气化失司,发为是证。主要症状是:舌质红、舌苔黄腻,脉弦滑数有力;发热,腰痛,尿黄短少,尿血或尿有砂石,或小便不通等。小腹胀痛,尿频、尿急、尿痛,尿道灼热疼痛;口渴饮冷、骂詈暴怒、狂躁不安、坐卧不宁、力大倍常、幻觉妄想。湿热或因久食肥甘、嗜酒食辣、或湿热外侵、下注膀胱,导致膀胱气化不利,湿热之邪蕴集下焦,引起系列躯体症状和精神症状。利湿清热、通淋消炎,忌食肥甘、杜绝酒辣,清利膀胱,湿热引起的躯体和精神症状即可治愈。

3. 膀胱虚寒证是指肾阳亏虚,膀胱气化失司,以畏冷肢凉,小腹冷痛,小便失禁或不利,或夜尿多、尿清长,苔质淡、苔白滑、脉细弱等为常见症的证候。由于膀胱气化不利、膀胱失约,还可出现遗尿、水肿、全身乏力、腰酸背痛、四肢发凉、食欲不振等躯体症状。精神症状表现为:精神萎靡、声微语低、少言少语、自言自语、言语凌乱、思维贫乏、思维破裂等。膀胱虚邪弥漫下焦,导致下焦虚寒邪气循经上犯心神,引起精神活动的异常。

10.12. 女子胞（精室）

《素问 · 五藏别论》曰:"脑、髓、骨、脉、胆、女子胞,此六者,地气之所生也,皆藏于阴而象于地,故藏而不泻,名曰奇恒之腑"。女子胞（精室）属于奇恒之腑的范畴,受肝、脾、肾三脏协调主生殖。肾为先天之本、脾为后天之本、肝藏血,女子胞（精室）受三脏影响,主管人体的生殖系统,主持月经、生成精子、孕育胎儿。女子胞（精室）居于下焦,孕育卵子和精子,受天地自然之气的调配,为人的先天之父精母血的来源之地,可谓人体的先天之先天,至关重要。男女交媾后,精子和卵子携带着父母的全部基因成为受精卵,受精卵在女子胞（子宫）内着床形成孕体,逐渐发育为成熟的胎儿直至生产。在母孕期内,胎儿的神经系统已经基本发育成熟,后天大脑的精神活动只是恢复胎内记忆和识别以及学习（强化）的过程。因此,女子胞（精室）承担着人体所有神经精神活动的滋生和发育的任务,胎儿在母体内就已经逐步单独执行和完善神经系统的运作。女子胞（精室）与人体整个五脏六腑、奇恒之腑的神经系统以及大脑和精神活动的关系有着来自于先天的天然联系。现代关于女子胞（精室）与精神意识活动的研究甚少（弗洛伊德的精神分析有涉及但不完善）,关于女子胞（精室）与精神疾病的研究甚少（精神病学没有专章讨论）,实际上人的体内存在着一个女子胞（精室）-- 脑轴系统,调节来自于女子胞的精神活动及其异常。

10.12.1.女子胞(精室)与正常精神意识活动的关系参考

女子胞（精室）的主要生理功能是主持月经、孕育胎儿、生成精子，是生殖过程中的主要环节。

10.12.1.1. 主持月经

月经是指伴随卵巢周期性变化而出现的子宫内膜周期性脱落及出血，规律月经的出现是生殖功能成熟的重要标志，属于生育期妇女的生理现象，正常月经具有周期性及自限性。出血的第 1 日为月经周期的开始，两次月经第 1 日的间隔时间称一个月经周期，一般为 21 ～ 35 天，平均 28 天。每次月经持续时间称为行经期，一般为 2 ～ 8 天，平均 4 ～ 6 天。经量为一次月经的总失血量，正常月经量为 20 ～ 60ml，超过 80ml 为月经过多。一般月经期无特殊症状，但经期由于盆腔充血以及前列腺素的作用，有些妇女会出现下腹及腰骶部下坠不适或子宫收缩痛，并可出现腹泻等胃肠功能紊乱症状。少数患者可有头痛及轻度神经系统不稳定症状，这些都属于正常的生理现象。

月经周期的影响因素很多，包括许多器官（子宫和卵巢）、腺体（大脑的下丘脑和垂体）及各种激素。这些激素在月经周期的三个阶段（卵泡期，排卵期和黄体期）有所上升和下降。

女子胞在主持月经的过程中，需要系列精神活动的调节，这源于女子胞本身的先天功能，也需要多个脏腑和大脑的配合。行经不但有子宫本身的功能；也需要肝、脾、肾诸多脏腑生成和调节气血的功能；还需要有诸多激素的分泌；还需要大脑精神活动的统一指挥，才能使得月经这一生理活动顺利进行。因而，女子胞与精神活动存在着先天和后天的密切关系，共同协调地主持着月经的运行。

10.12.1.2. 孕育胎儿

辅乳动物由子宫孕育胎儿，到目前为止，通过子宫孕育胎儿是人类传承繁衍的唯一形式。受精卵着床后迅速分裂，游走至子宫后开始发育，一周后发育大脑、神经、心血管，而后发育身体各部。发育需要营养，胎儿的营养供应有两个阶段，即组织性营养时期和血液型营养时期，组织性营养时期主要依赖先天，血液型营养依靠母体。在胎儿营养的供应过程中，实际上一开始就有从父母遗传而来的先天的由受精卵携带的精神活动参与其中，这种"精神活动"是精子和卵子、受精卵、子宫腺体分泌物、宫腔内的渗出物、子宫内膜上皮细胞等组成的"子宫乳"的一部分，由这些组织提供的营养中就含有人类原始的"精神活动"。而后又有从母体而来的后天的血液营养成分中的精神活动参与，这两种营养供应形式的精神活动构成了胎儿最早的精神活动，因而，发育到第十六周（四个月），胎儿的精神活动就有了独立性，胎儿有了记忆，可以进行胎教了。在胎儿"精神"发育的过程，母体的个性、遗传、心理、社会环境和生活条件，均对胎儿的精神发育有着不可替代的影响。孕育胎儿与胎儿的精神发育同步进行，子宫与精神活动的关系是由先、后天的衔接关系连接在一体的。

10.12.1.3. 生成精子

精室包括睾丸、附睾、精囊腺和前列腺，具有化生和贮藏精子的功能，主司生育繁衍之功能。《素问·上古天真论》曰："肾者，主蛰，封藏之本，精之处也"。《难经·三十九难》曰："命门者，诸精神之所舍也。男子以藏精，女子以系胞，其气与肾通"。《血证论》曰："男子之胞，一名精室，乃藏精之处"。《中西汇通医经精义》曰："女子之胞，男子为精室，乃气血交汇，化精成胎之所，最为紧要"。《灵枢·经脉》曰："人始生，先成精，精成而脑髓生"。精子生成于睾丸，经附睾、输精管成熟后而至精室，待男女交媾时，排泄于女子子宫内。女子的卵子在卵巢内生成，在输卵管壶部与精子相遇，精子穿入卵细胞后，受精卵形成，游到子宫内着床，逐步发育为胎儿。在这个过程中，精子与卵子携带着父母的所有遗传信息（包括精神），交媾时达到忘我的极致愉悦状态，此时父母的阴阳之精与天地自然的阴阳之精气有机地融合在一起，孕育一个新的生命。因此，精子与精神活动的关系具有先天性，先父精融入母血而后形成为精神。在精子、卵子形成的过程中，肾气、肾精在五脏神功能的协调下，携带者心神、肝魂、肺魄、脾意、肾志等所有遗传密码内的精神活动信息，凝聚于精子卵子内。如果受精卵蕴含的遗传密码有缺陷，则胎儿会出现先天的精神发育不全，导致一系列的精神活动的异常。

10.12.2.女子胞(精室) 与各类精神症状的关系参考

10.12.2.1.女子胞与各类精神症状的关系参考

1. 月经期精神障碍：月经期精神障碍，是指女性在月经期由于内分泌变化所产生的一种精神障碍，是性腺功能异常所致的精神障碍的其中一种。主要表现为：舌质红或紫、舌苔白或黄，脉弦紧数；畏寒或内热、头痛眩晕、乳房胀痛，食欲增加或减少，性欲增强或减退；紧张、焦虑、抑郁；好争吵、兴奋冲动、伤人毁物、情感改变、意欲障碍等。多发于青春期，周期性病程，每月很规律地反复发作，每次发病的症状十分酷似，每次发作起病急，终止快，持续时间也大致相同，有时上午还在发病，下午便恢复正常，前后相比，判若两人。缓解期间精神恢复正常，无任何后遗症状。精神药物对此病常束手无策，需用"特殊药物"（如活血化瘀中药、内分泌制剂、调节间脑功能的药物）方能奏效。

   中医认为行经是肝、脾、肾、大脑等脏腑协调工作的结果，是人体正常生殖功能的一部分。如果在行经期间出现精神障碍，则是肝、脾、肾与大脑在协同工作时出现了紊乱，针对性地进行脏腑功能的气血调整：疏肝理气、活血化瘀、健脾补肾、补脑养血安神（即调节内分泌、调节间脑功能）等，其精神障碍即可恢复。

   月经期间的精神障碍，不单单是女子胞的问题，而是女子胞以及涉及到心、肝、脾、肾、大脑等多脏腑的功能是否协调的问题，因此，西药抗精神药物往往无效。中医根据患者的实际情况辨证论治，调整涉及到的脏腑功能的平衡，对症补泻，可以减缓精神症状的发作，发作停止后，还要根据残留的躯体和精神症状，继续进行辨证论治，以断绝下次周期性精神障碍的发作。月经期间的精神障碍，类似于周期性精神病。

2. 孕期精神障碍：怀孕是妇女一生中最奇妙和最伟大的事情，第一次怀孕，孕妇怀着高兴、期待和忐忑不安的心情进入孕期，会出现喜伤心、忧伤肝、思伤脾、耗精伤肾等一系列脏腑功能的异常。由于怀孕期间体内激素水平的显著变化，影响大脑中调节情绪的神经递质也发生相应的变化，因而出现精神上的不适症状。主要表现为：睡眠不好，容易疲劳甚或有持续的疲劳感；注意力不能集中、焦虑、极端易怒；或不停地想吃东西或者毫无食欲，对什么都不感兴趣，总是提不起精神；持续的情绪低落，想哭，情绪起伏很大，喜怒无常等。

   孕期精神障碍是由于各种原因导致的怀孕期间发作各类精神障碍。有研究认为，目前有十分之一的孕妇患有抑郁症，这是一个十分重大的医学问题。这其中的主要原因之一，是曾经患有抑郁症的孕妇，在怀孕以后病情复发。霍普金斯大学医学院精神科医生詹妮弗·佩恩说"在女性重度抑郁症患者中，70%的人会出现孕期复发，而在双相情感性障碍患者中，这一比例会上升到85以上"。

   对于孕期精神障碍的治疗，要注重心理调适，特别是丈夫的心理抚慰。根据患者的实际情况进行辨证论治，调理脏腑功能的紊乱，依据"有故无殒亦无殒也"的先贤古训，治疗现有病症。如果是怀孕后首次发作精神症状，单单使用中药精心调理就可痊愈。如果是怀孕后原有的精神疾病复发，则要根据患者怀孕前所服用有效的抗精神病药物，继续服用以期维持病情，相对稳定地养育胎儿安全生产，同时使用中药，调理脏腑功能，增加机体免疫能力，较少西药的副作用，帮助孕妇孕育胎儿和平安生产。孕期精神障碍，除了女子胞的原因以外，还有五脏神、肝、脾、肾、大脑诸多方面的原因。临床上要根据患者的躯体症状和精神症状，精心辨证，小心用药，力求完全。

3. 产后精神障碍：产后精神障碍是指产后6周内发生的神志失常，是精神疾病发生在产褥期的一种精神障碍。临床上主要分为精神分裂症、躁狂抑郁症和症状性精神病三类。

   中医对产后神志失常历代多有论述，《素问·气交变大论》曰："病反谵妄狂越"。《金匮要略》曰："产后七八日，无太阳证，少腹坚痛，此恶露不尽，不大便，烦躁发热，切脉微实，再倍，发热，日晡时烦躁者，不食，食则谵语，……热在里，结在膀胱也"。《诸病源候论》、《经效产宝》、《妇人良方大全》、《胎产秘书》等均有"乍见鬼神"、"妄言妄语"、"产后发狂"、"产后乍见鬼神"等相关论述，并有一系列相应的治疗方法。

   孕妇在生产后，人绒毛膜促性腺激素（HCG）水平明显下降、催乳素水平迅速上升、下丘脑-垂体-肾上腺轴功能改变、甲状腺功能低下均与产后抑郁症（PPD）有关。另有研究发现，5-羟色胺、去甲肾上腺素多巴胺水平降低与增加与产后躁狂抑郁症有关。临产时间较长、产钳助产、剖宫产、产后出血感染、泌乳不足或新生儿因素，也与产后精神障碍有关。此外：孕产期的心理感情脆弱、依赖性强，家庭社会矛盾、各种刺激；对分娩的忧虑、恐惧，胎婴儿的健康等均可引起产后精神异常。主要表现是：头昏脑涨、失眠乏力、饮食不振、精神错乱、胡言乱语、急性幻觉和妄想，伤人毁物、大喊大叫、行为怪异；悲伤、哭泣、焦虑、恐惧、自责自罪、易暴易怒、严重抑郁和狂躁症状交替出现。治疗上要加强围产期保健措施，在整个产程中做好心理调适，中医要根据不同的情况采取不同的治疗措施，或补气养血，或排除恶露，或镇静安神，或温阳补肾；西医要根据不同的精神症状对症治疗；临床上一般的要采取中西结合的治疗方法，尽快使患者安静下来，较少精神障碍对患者身体的伤害。

10.12.2.2. 精室与各类精神症状的关系参考

精室，严格地讲应该叫"男子胞"，是男性的主要生殖器官，精室包括睾丸、附睾、精囊腺、前列腺等。精室居于少腹，在直肠前、膀胱后，当关元与气海之间，为男精发源之地，督脉、任脉、冲脉均发于此。精子生于睾丸，经附睾、输精管成熟后而至"精室"。在精子生成的过程中，五脏神均发挥了各自的作用，精室与肾、肝、督脉、任脉、冲脉等关系最为密切。精子是在心神的统领下，由肝魂、肺魄、脾意、肾志等精神活动的有机协调下生成的，携带了包括精神活动在内的所有遗传密码，而且是先天形成的。可以说，没有先天的"精神"就没有后天的精子的生成。从另一个角度来说："精子"，既是精神之子、精微之子，是在神的作用下产生的精的子代产物。即"精神在先、子代在后"。因而，父亲所有的精神活动过程的异常都会影响到精子的生成，也就是说：人所有的遗传疾病包括精神发育不全和先天躯体残疾，都与父亲的精神活动不正常有关。另外：精室及相关的生殖系统的病变与精神活动也存在着一定的关系，比如前列腺炎、前列腺增生、前列腺肥大、前列腺结石、前列腺囊肿、前列腺脓肿、前列腺结核、前列腺癌等前列腺疾病；阳痿、早泄、性欲减退、逆行射精、不射精症、性交障碍、血尿血精、阴茎异常勃起、性欲亢进、性感觉障碍、性功能低下、射精无力、性交痛、性厌恶、阴茎勃起不足、性交昏厥、性生活无快感等性交障碍和性心理障碍；膀胱炎、急性尿潴留、膀胱结石、尿道结石、输尿管肿瘤、膀胱癌等膀胱系统疾病；附睾炎、精囊炎、睾丸肿瘤等睾丸系统疾病。无论是生殖系统的器质性病变，还是功能性病变，都与精神活动密切相关，在病变过程中都会出现相应的精神症状。

10.13. 经络

经络，是人体一种组织结构的名称，最早最完整的论述见于《黄帝内经》，其中有《经脉》、《经别》、《经筋别论》等专篇。在《素问》和《灵枢》各八十一篇中，几乎每篇文章中都可以见到关于脏腑经络或者和经络相关的论述。《灵枢·海论》说："夫十二经脉者，内属于脏腑，外络于肢节"。《灵枢·本藏》说："经脉者，所以行血气而营阴阳，濡筋骨，利关节者也"。均指出经络是一种运行气血，沟通联系脏腑肢节及上下内外的通道。

现代中医认为：经络是运行气血联络脏腑肢节沟通上下内外的通路，是经脉和络脉的总称，为人体结构的重要组成部分。经络的主要功能：一是沟通表里上下，联系脏腑器官：人体由五脏六腑、奇恒之腑、四肢百骸、五官九窍、皮肉筋骨等组成，它们各有其独特的生理功能。只有通过经络的联系作用，这些功能才能达到相互配合、相互协调，从而使人体形成一个有机的整体。二是通行气血，濡养脏腑组织：气血是人体生命活动的物质基础，必须通过经络才能输布周身，以温养濡润各脏腑、组织和器官，维持机体的正常生理功能。三是感应传导：经络有感应刺激、传导信息的作用。当人体的某一部位受到刺激时，这个刺激就可沿着经脉传入人体内有关脏腑，使其发生相应的生理或病理变化。而这些变化，又可通过经络反应于体表。针刺中的"得气"就是经络感应、传导功能的具体体现。四是调节脏腑器官的机能活动：经络能调节人体各脏腑器官的机能活动，使之保持协调、平衡。当人体的某一脏器功能异常时，可运用针刺等治疗方法来进一步激发经络的调节功能，从而使功能异常的脏器恢复正常。

关于经络的本质，近代以来出现了激烈的争论，这是中西文化之争，也是一场必然发生且没有意义的争论。争论的本质原因在于：现代科学尚不具备认识经络本质的能力，也就是无法解释中医的"气"，待科学发展到真正地认识并解析了中医的"气"的本质，方能揭示经络的本质问题。

我们认为，经络为先天所生。经络的本质是：一是呼吸之外的天地阴阳自然之气进入人体的通道。二是天地阴阳自然之气进入人体后与五脏六腑、奇恒之腑等脏器进行气机交换的通路。三是体内脏腑气机自我循环联络的通路。四是体内之气与外界自然之气交流的通道。

《素问·宝命全形论》曰："天覆地载，万物悉备，莫贵于人。人以天地之气生，四时之法成"。天气，是指从太阳而来的阳气；地气，是指从大地内部而来的阴气。人由天地之气生，由天地之气养，天地阴阳二气作用与人体，维护着人体生命活动的正常运行。经络是天地之气作用于人体的通路，所以人体的阳经起源于头部（太阳而来的阳气直接照射于头部）循行于背部（背为阳）和手、足的外侧（阳侧、易于阳气通行）；阴经起于脚下（地下而来的阴气首先接触脚下）和胸中（脏为阴）循行于腹部和手、腿的内侧（阴侧、易于阴气通行）。看似非常奇妙的现象，实际上是顺乎自然的规律。

经络运动包括生命必须的气、血、精、津液等极其精微的物质，经络运动是在现代科学微观世界无法认知的层次进行的。现代物理学在研究"希格斯玻色子"时发现：在不同的时间段内，捕捉到的"希格斯玻色子"的性质不同，此时表现出阴性，彼时却表现出阳性，这种现象科学无法解释。中医的经络学说类似于"希格斯场"的存在，如果科学证实了"希格斯场"的存在及其规律，也就证明了中医"气"的存在及其运行规律，经络的本质也就解开了。对此，《易经》早已言明：一阴一阳之谓道，这就是自然运行的规律，"希格斯玻色子"也不例外。

经络与精神意识活动和精神症状的关系，是先天存在的一对互为依存的辩证关系：胎儿在母体最初发育时，是先发育的经络（经络与精神是同步发育）；而后再发育大脑；而后再发育心脏等器官。父精母血中含有经络和精神的遗传基因，发育时先发育经络才能发育大脑（胎儿在发育时，无论是发育什么器官必须有通路才能进行（这种通路就是经络），与先有"意"后有"思"的道理一样，经络即是这种通路，因此，有经络就有精神意识活动。同样，精神意识活动通过经络进行先后天的信息传递，因而有精神意识的活动就会有偏差的存在，有的偏差会发展为精神症状。在这里，没有所谓的"精神疾患"，只有经络与精神意识活动信息传递路径是否自洽的问题。这就是"只要是人，就会有一过性的精神失常"出现的根本原因所在。

10.13.1. 手太阴肺经与精神意识活动及精神症状的关系参考

《灵枢·经脉》："肺手太阴之脉，起于中焦，下络大肠，还循胃口，上膈属肺，从肺系横出腋下，下循臑内，行少阴心主之前，下肘中，循臂内上骨下廉，入寸口，上鱼，循鱼际，出大指之端：其支者，从腕后，直出次指内廉，出其端"。

手太阴肺经涉及到的脏腑有肺、大肠、胃，其中主要的穴位有：中府、云门、尺泽、太渊、少商。是肺经从胸中沿上肢内测走向拇指指端的一条经络，凡是涉及到肺魄、脾意、胃主情志、脑-肠轴系统的精神活动均与此有关。肺、大肠、胃经的躯体病气由此经络由深及浅传变，传变至拇指指端时由体内排出，病情转轻并渐愈。因此而出现的躯体症状和精神症状主要有：呼吸系统障碍、脾胃不和、大便干结、胸中烦热、焦虑、悲伤欲哭、梅核气、百合病、抑郁症等。

10.13.2. 手阳明大肠经与精神意识活动及精神症状的关系参考

《灵枢·经脉》："大肠手阳明之脉，起于大指次指之端，循指上廉，出合谷两骨之间，上入两筋之中，循臂上廉，入肘外廉，上臑外前廉，上肩，出髃骨之前廉，上出于柱骨之会上，下入缺盆，络肺，下膈，属大肠；其支者，从缺盆上颈，贯颊，入下齿中；还出挟口，交人中、左之右、右之左，上挟鼻孔"。

手阳明大肠经所涉及的脏腑有大肠、肺、胃，其中主要的穴位有：商阳、合谷、曲池、手三里、肩髎、迎香等，是接手太阴肺经拇指指端的少阳穴，由大肠经的食指桡侧端（商阳）穴沿食指桡侧上行、沿着前臂桡侧向上进入肘弯外侧（曲池）再沿上臂后边外侧上行至（肩髃），向后与督脉与大椎穴相汇，而后进入锁骨上窝，联络肺脏，向下贯穿膈肌，入属大肠的一条阳明经络。凡是涉及到大肠系统的疾病，特别是脑-肠轴系统的精神活动与精神疾患，均与此经络有关。大肠的躯体和精神病变均有此经络向上向外传变，有机地散发病变信息，寻求肺经与胃经的支持，使之逐渐地自愈。手阳明大肠经的躯体和精神症状主要有：大便干结、沿经络的齿痛、面颊痛等邪热疼痛、肿胀，心烦不眠、坐卧不宁、狂躁不安等。

10.13.3. 足阳明胃经与精神意识活动及精神症状的关系参考

《灵枢·经脉》："胃足阳明之脉：起于鼻之交頞中，旁纳太阳之脉，下循鼻外，入上齿中，还出挟口环唇，下交承浆，却循颐后下廉，出大迎，循颊车，上耳前，过客主人，循发际，至额颅。其支者：从大迎前下人迎，循喉咙，入缺盆，下膈属胃络脾。其直者，从缺盆下乳内廉，下挟脐，入气街中。其支者，起于胃口，下循腹里，下至气街中而合。以下髀关，抵伏兔，下膝膑中，下循胫外廉，下足跗，入中指内间。其支者，下三寸而别，下入中指外间。其支者，别跗上，入大指间，出其端"。

足阳明胃经从身体正面眼眶下的（承泣）穴往下沿胸中的两侧直下足第二趾端外侧的（历兑）穴，共45穴，左右共90个穴位，是贯穿人体上下的一条经脉。主要穴位有：承泣、巨髎、地仓、颊车、下关、人迎、不容、梁门、太乙、滑肉门、天枢、气冲、足三里、上巨虚、丰隆、解溪、冲阳、内庭、历兑等。因属阳明，是胃气上下通降的一条通路。胃在脾的帮助下腐熟水谷，输布营养、和降精微，携带食物热量。胃主情绪，凡是涉及到气血津液盛衰的情绪类精神活动的变化，都会在胃经的运行中显现出来，胃气旺盛便精神愉悦，胃气衰弱便精神萎靡，与胃经关联的脏腑受胃经气血盛衰的影响，会出现不同精神活动的正常与否。同时，与胃经循行路线相关的脏腑主管的精神活动如心神、肺魄、脾意、肝魂、肾志等，都会因胃经的气血偏盛骗衰而出现相应变化。足阳明胃经以及关联脏腑出现的躯体疾病如胃脘疼痛、肠鸣腹胀、恶心呕吐、气喘咳嗽、咽痛、腹水、消谷善饥、经络热邪以及循行部位的疼痛；精神活动的异常如阳明热盛、阳明腑实症、中气不足等引发的癫狂以及癫狂合并状态；脑-肠轴双向信号调节系统紊乱引发的抑郁症、双相情感性精神障碍、精神分裂症、自闭症、阿尔茨海默症等精神疾病。足阳明胃经是一个贯穿人体上下的大经，循行路线长、牵连部位多，涉及全身的营养输布、气血调和、寒热虚实、内外环境等多方面的因素。关系到脑和神经系统的全部精神活动，其精神活动的正常与否，直接影响着足阳明胃经与精神活动的辩证关系。

10.13.4. 足太阴脾经与精神意识活动及精神症状的关系参考

《灵枢·经脉》："脾足太阴之脉，起于大指之端，循指内侧白肉际，过核骨后，上内踝前廉，上踹内，循胫骨后，交出厥阴之前，上膝股内前廉，入腹属脾络胃，上膈，挟咽，连舌本，散舌下。其支者，复从胃，别上膈，注心中"。

足太阴脾经是起于足大趾内侧（隐白）穴，沿内侧赤白肉际上行过内踝前缘，沿小腿内侧正中线上行，在内踝上8寸处，交出足厥阴肝经之前，沿大腿内侧前缘上行，进入腹部，属脾络胃，向上穿过膈肌，沿食道两旁连舌本散舌下。其支脉分别从胃别出，上行通过膈肌注入心中，交于手少阴心经的脾本经脉络。主要穴位有：隐白、太白、公孙、阴陵泉、血海、冲门、府舍、腹哀、胸乡、周荣、大包等。

脾主运化，与胃一同腐熟水谷，运化营养。脾统血，脾主思，脾藏意，凡是涉及到意识、回忆、对感知的无意识反应、以及未成定见的思维等精神活动，都可以通过脾主意的形式表现出来。在脾藏营、营舍意的前提下，由脾经功能失调导致的水谷精微吸收运化不利、营养失衡等引起的脑萎缩、失眠、健忘、记忆力不集中、思维不敏捷、智力下降等都要可从脾藏意中得到解释。脾主思功能易受脾经失调的影响出现思维障碍、思虑过度、思绪迷乱、思维贫乏、思维破裂等，思维障碍可导致系列的行为意志障碍等。

足太阴脾经与精神活动的关系十分密切，脾经功能失调可以引起不同类型的精神疾患。由此引起的精神障碍主要有：脑 - 肠轴调节系统失调所致的各类精神障碍，有脾藏意系统障碍以及受其它脏腑失调影响所致的各类精神障碍，主要疾病有：精神分裂症、情感性精神障碍、各类神经症等。

10.13.5. 手少阴心经与精神意识活动及精神症状的关系参考

《灵枢·经脉》曰："心手少阴之脉，起于心中，出属心系，下膈络小肠；其支者，从心系上挟咽，系目系；其直者，复从心系却上肺，下出腋下，下循臑内后廉，行太阴心主之后，下肘内，循臂内后廉，抵掌后锐骨之端，入掌内后廉，循小指之内出其端"。

手少阴心经是从心系而出向下贯穿膈肌，联络小肠的一条经络。它的分支从心系向上，挟着食道上端两旁，连系目系。其外行主干从心系上肺，斜走出于腋下（极泉）沿上肢前面行走于手太阴肺经和手厥阴心包经的内侧，下行肘节（少海）沿前臂尺侧到手掌后豌豆骨突起处（神门），进入掌中，沿小指桡侧出其末端（少冲）的一条经络。

手少阴心经与精神活动的关系息息相关，心主神明，心主血脉、心藏神，心神统领五脏之神，为人体精神活动的圭臬。手少阴心经是一条非常重要的经络，它的功能是散发从心系发出的各类精神信息，凡是涉及到心系的脏腑功能活动与人体所有的精神活动均与此有关。

手少阴心经可以调节所有的精神活动，可以治疗所有的精神疾病，同时具有治疗心脏原发躯体疾病的功能，但它主要的功能是调节心神、心身活动，治疗神志病的失眠，健忘，晕厥，癫狂等病症。手少阴心经的主要穴位有：极泉、少海、灵道、通里、神门、少府、少冲等。

手少阴心经是治疗神志病的重要经络，历代医家都给予了高度重视，其主要穴位对各类精神疾患的治疗作用显著，而且非常重要。在临床上要根据患者的不同病症，或单穴、或合穴，更主要的是辨证论治。现分述如下：

1. 极泉穴：极泉穴在腋窝中，可治疗癔病、抑郁症等精神疾患，调节心率失常等。
2. 少海穴：少海穴在肘纹内，针刺可以治疗癔病、神经衰弱、精神分裂症、经络热痛、失眠、烦躁等各类精神障碍。
3. 通里穴：位于腕横纹上一寸。针刺主治暴怒引发的精神障碍，以及受到惊吓等，还可以治疗心移热于小肠后引起的心身性疾病如痢疾、腹泻等。
4. 阴郄穴：位于腕横纹上 0.5 寸。主治精神症状的急性发作，出现恐惧、忧虑、悲伤、受惊盗汗等。对神经衰弱、抑郁症、具有惊恐症状的精神障碍等。
5. 神门穴：神门穴在掌纹边。针刺神门穴治疗心神失养或者心火亢盛、痰蒙心窍所引起的癫狂发作、癔病、恐惧、心悸、失眠、多梦、健忘等，还可治疗阿尔茨海默症，帮助患者改善睡眠，提高记忆等。
6. 少府穴：少府穴位于手掌面第四、五掌骨之间，可泻心经之热，发散心火，清心除烦等，治疗惊恐，心悸、梅核气、尿失禁、通利小便。
7. 少冲穴：位于小指末节桡侧，少冲是心经上的最后一个穴位，主要是泻心火的，治疗癫狂症的狂躁异常、烦躁焦虑、热邪烦渴、以及心悸、心痛、胸肋痛、热病昏迷等心经热证。

10.13.6. 手太阳小肠经与精神意识活动及精神症状的关系参考

《灵枢·经脉》曰："小肠手太阳之脉，起于小指之端，循手外侧上腕，出踝中，直上循臂骨下廉，出肘内侧两筋之间，上循臑外后廉，出肩解，绕肩胛，交肩上，入缺盆，络心，循咽，下膈，抵胃，属小肠；其支者，从缺盆循颈上颊，至目锐眦，却入耳中；其支者，别颊，上䪼抵鼻，至目内眦，斜络于颧"。

手太阳小肠经是由小指外侧末端（少泽）沿手掌尺侧（前谷）上后腕部（阳谷），直上沿尺骨下边（支正）到（小海）向上沿上臂外后侧至（大椎），绕颈向前下至（缺盆），络于心、沿食管过膈肌至胃，属于小肠的一条经络。

它的支脉由锁骨上行沿颈旁上向面颊，至外眼角弯向后进入耳中（听宫）。另一支脉从面颊分出，上向颧骨，靠鼻旁到内眼角（睛明），接足太阳膀胱经。主要穴位有：少泽、前谷、后溪、腕骨、阳谷、小海、肩外俞、天窗、听宫等。

手太阳小肠经的巡行脏腑主要有小肠、心、胃，凡是关系到小肠与心、胃、膈肌、眼睛、耳朵等器官的精神活动都与足太阳小肠经有关，涉及到头、项、耳、眼、咽喉、热病等躯体症状以及循行所经过的组织器官的不适症状也与该经有关，涉及到癫狂、烦躁、郁症、昏迷、热肿疼痛等的精神障碍，脑 - 肠轴调节系统失调类精神疾病也都与手太阳小肠经有关。情感性精神障碍、精神分裂症、焦虑症、强迫症等各类神经症的精神症状，都与手太阳小肠经有关，临床上可以根据患者表现的不同症状进行参考。

10.13.7. 足太阳膀胱经与精神意识活动及精神症状的关系参考

《灵枢·经脉》曰："膀胱足太阳之脉，起于目内眦，上额交巅；其支者：从巅至耳上角；其直者：从巅入络脑，还出别下项，循肩膊内，挟脊抵腰中，入循膂，络肾属膀胱；其支者，从腰中下挟脊贯臀，入腘中；其支者，从膊内左右，别下贯胛，挟脊内，过髀枢，循髀外后廉下合腘中，以下贯踹内，出外踝之后，循京骨 至小指外侧"。

足太阳膀胱经是一条起于目内眦，上达额部交于百会，它直行的经脉从头顶入内与脑联络，转过来别行向下从项后出来，沿着肩胛部的内侧并行于脊柱两旁，通过臀部进入腘窝中；它的又一条支脉，从左右肩胛骨部分出下行，并行于脊柱内，经过股骨上端关节，沿着股骨外侧，从后缘下行交会于腘窝中，再往下通过腿肚内从外踝的后面出来，沿着京骨行至足小趾外侧末端，与足少阴经衔接。

足太阳膀胱经一侧有 67 个穴位，左右两侧共有 134 个穴位，其中 49 个穴位分布于头面部、项部、和背腰部之督脉的两侧，余 18 穴则分布于下肢后面的正中线上及足的外侧部。首穴睛明，末穴至阴。循行的路线涉及大脑、头部、心、胸、肺、脾、胃、肝、肾几乎全身部位。涉及到肾经的泌尿生殖系统、心神的大脑精神方面、肺的呼吸系统、心脏的循环系统、脾胃、大小肠的的消化系统病症，以及本经盛衰所生病变、脉络所经过部位的病变等。

足太阳膀胱经的主要穴位有：睛明、攒竹、眉冲、五处、承光、通天、玉枕、天柱、大杼、风门、肺俞、厥阴俞、心俞、督俞、肝俞、胆俞、脾俞、胃俞、三焦俞、肾俞、气海俞、大肠俞、关元俞、小肠俞、膀胱俞、中膂俞、白环俞、上髎、次髎、中髎、下髎、会阳、委中、魄户、膏肓、神堂、膈关、魂门、阳纲、意舍、胃仓、志室、胞肓、承山、跗阳、昆仑、仆参、申脉、金门、京骨、束骨、足通谷、至阴等。从主要穴位看，凡是人体所有的脏腑、阳经经络、膀胱气化、四肢百骸、气血循环均与此经有关；凡是人体所有的精神活动几乎都与足太阳膀胱经密切相关，其中涉及到心神、肺魄、肝魂、脾意、肾志，胃主情绪等；凡是涉及到大脑、神经系统、精神活动、内分泌、激素的紊乱也均与此经有关；精神分裂症、情感性精神障碍等重性精神障碍、烦躁症、焦虑症、强迫症等各类神经症也与此经有关。因此，无论是脑 - 肠轴调节系统紊乱导致的精神疾患，还是大脑和神经系统本身出现的精神疾患，还是其他因素导致的精神障碍，都与足太阳膀胱经有关。所有的精神疾患都可以从足太阳膀胱经中找到病理病机变化的证据，在辨证论治的时候都可以进行参考，从而给予相应的治疗。

10.13.8. 足少阴肾经与精神意识活动及精神症状的关系参考

《灵枢·经脉》曰："肾足少阴之脉，起于小趾之下，斜走足心，出于然骨之下，循内踝之后别入跟中，以上踹内，出腘内廉，上股内后廉，贯脊属肾络膀胱；其直者：从肾上贯肝膈，入肺中，循喉咙，挟舌本；其支者，从肺出，络心，注胸中"。

足少阴肾经从足心（涌泉）穴到内踝的（然骨）穴，沿着内踝骨的后面别行进入脚跟（水泉），上行到小腿肚中内侧（筑宾），上行至（阴谷）再上行至股骨后缘，贯穿脊柱后进入肾中（肓俞），并与膀胱相联络。它直行的经脉，从肾向上通过肝脏（幽门）和横膈进入肺中（俞府），再沿着喉咙并行到舌根部。它的支脉从肺部出来后，与心相联络，注入于胸中，与手厥阴心经相接。途径的主要穴位有：涌泉、然谷、照海、水泉、太溪、筑宾、阴谷、横骨、气穴、中注、肓俞、幽门、俞府等。

足少阴肾经是一条从足心涌泉穴沿小腿内侧上行穿过脊柱进入肾中的经络，中途涉及到的脏腑和器官有：肾、肝、肺、心以及脚心、脚后跟、腿部内侧、脊柱、横膈、喉咙、舌根部、胸腔等。凡是涉及到肾精、肝魂、肺魄、心神、心包等系统的精神活动都与足少阴肾经有关。涉及到的精神疾患有：脑-肠轴调节系统紊乱引发的各类精神障碍；精神分裂症、情感性精神障碍等重型精神疾病；郁症、怒症、烦躁证、惊恐证及各类神经症等。特别是肾与膀胱、肾与心、肾与肝、肾与肺、肾与心包等系统出现的精神疾患，都与足少阴肾经有密切的关系。肾为先天之本，肾主骨、生髓、充脑，肾与精神活动有着先天和后天的紧密联系，足少阴肾经精气充足，则大脑与心神、肝魂、肺魄等系统的精神活动就正常，反之就会出现精神异常。临床上可以根据肾经精气的盛衰作为参考，辨证论治。

10.13.9. 手厥阴心包经与精神意识活动及精神症状的关系参考

《灵枢·经脉》曰："心主手厥阴心包络之脉，起于胸中，出属心包络，下膈，历络三焦；其支者，循胸出胁，下腋三寸，上抵腋，下循臑内，行太阴少阴之间，入肘中，下臂行两筋之间，入掌中，循中指出其端；其支者，别掌中，循小指次指出其端"。

手厥阴心包经是从胸中（天池）穴开始，沿臂内侧正中经天泉、曲池、郄门、间使、内关、大陵、劳宫诸穴，走到中指桡侧末端的（中冲）的一条经络，与三焦相联络。心包是心脏的外围组织，有保卫心脏并能反应心脏某些功能的作用，心包经是心包与其它相关脏腑和经络相联系的一条通络，有着代行心包功能的作用。凡是与心神有关的一切精神活动，都与心包经有关。正常的心神活动包括心经和心包经，心包代心行使正常精神活动外，心包还有代心受邪的功能，外来的一切邪气都有心包及其经络来阻滞，以护卫心的正常功能不受影响。

手厥阴心包经通过经络和神经通路与心、心包、胸、胃、三焦等保持联系，与手少阴心经共同维护精神活动的正常运行。治疗的疾病主要有相关脏腑的躯体疾病和精神疾患，其主要穴位间使、内关、劳宫、中冲具有宣通三焦、醒脑开窍、行气止痛的作用，从而达到治愈精神疾患的目的。治疗的疾病主要有：癫狂、癫狂合并症等各类精神疾患；热病、心悸、胸肋胀痛等心身疾病。

10.13.10. 手少阳三焦经与精神意识活动及精神症状的关系参考

《灵枢·经脉》曰："三焦手少阳之脉，起于小指次指之端，上出两指之间，循手表腕，出臂外两骨之间，上贯肘，循臑外上肩，而交出足少阳之后，入缺盆，布膻中，散络心包，下膈，遍属三焦；其支者，从膻中上出缺盆，上项，系耳后直上，出耳上角，以屈下颊至𬼘；其支者，从耳后入耳中，出走耳前，过客主人前，交颊，至目锐眦"。

手少阳三焦经是从无名指末端（关冲）穴，上行与阳池、外关、三阳络、天井、肩髎、天髎、绕颈下（缺盆）、膻中、散落心包，下行通过隔肌，属于上、中、下三焦的一条经络。其两条支脉从面颊前后上行于头部的耳朵和眼睛中。主要穴位有：关冲、阳池、外关、三阳络、天井、肩髎、天髎、翳风、颅息、耳门、丝竹空等。凡是涉及到头（心、脑）、耳（肾）、眼（肝）、咽喉（肺）、胸肋等系统的精神活动都与手少阳三焦经有关，主要是调节涉及到该经的所有功能活动，

疏泄涉及到该经的郁滞邪热等。凡是热病、昏厥、头痛、目赤、耳聋、咽喉疼痛等热邪郁滞导致的癫狂痫等各类精神障碍，都与手少阳三焦经的功能失调有关。临床上见到三焦不通引起的所有精神疾患，都可以从手少阳三焦经找到病理病机的变化；涉及到心神、肝魂、脾意、肺魄、肾志以及胆、胃、大小肠、膀胱气化等等系统的、凡是属于三焦范畴内的胸腹腔中的热毒气滞瘀症导致的精神活动的异常，都可以从三焦经辨证论治得到调理。

10.13.11. 足少阳胆经与精神意识活动及精神症状的关系参考

《灵枢·经脉》曰："胆足少阳之脉，起于目锐眦，上抵头角，下耳后，循颈行手少阳之前，至肩上，却交出手少阳之后，入缺盆；其支者。从耳后入耳中，出走耳前，至目锐眦后；其支者，别锐眦，下大迎，合于手少阳，抵于頔，下加颊车，下颈合缺盆以下胸中，贯膈络肝属胆，循胁里，出气街，绕毛际，横入髀厌中；其直者，从缺盆下腋，循胸过季胁，下合髀厌中，以下循髀阳，出膝外廉，下外辅骨之前，直下抵绝骨之端，下出外踝之前，循足跗上，入小指次指之间；其支者，别跗上，入大指之间，循大指歧骨内出其端，还贯爪甲，出三毛"。

足少阳胆经从目内眦(瞳子髎)穴上头角(头临泣)下耳后(凤池)，循行手少阳之前，至肩上，却交出手少阳之后，入(缺盆)穴。其直者从(渊腋)穴沿日月、京门、五枢、环跳直下阳陵泉、阳交、悬钟、丘墟、地五会、足窍阴等。涉及的脏腑和器官有：胆、肝、膈、耳、眼、咽喉；经气连接的脏腑有心(头)、心包(胸肋)、脾胃、肾、膀胱、大、小肠等。凡是涉及到心神、肝魂、脾意、肾志、脑-肠轴系统、膀胱气化等的精神活动均与足少阳胆经有关。凡是涉及到心神不安、惊恐、偏头痛、肝胆系统异常的精神活动、热毒邪症、烦躁易怒、口苦胸肋胀痛、失眠健忘以及下肢外侧疼痛等的躯体和精神症状，都与足少阳胆经有关。临床上可见精神分裂症、情感性精神障碍等重性精神疾病以及各类神经精神疾病。凡是表现在身体侧面的邪热、寒毒、虚邪、郁滞等病理性产物积存而导致的神志病都可以体现在足少阳胆经。足少阳胆经是治疗各类神经精神疾患的主要经络之一，与手少阳经脉贯穿全身上下，对精神活动的影响非常大，应予特别注意。

10.13.12. 足厥阴肝经与精神意识活动及精神症状的关系参考

《灵枢·经脉》曰："肝足厥阴之脉，起于大趾丛毛之际，上循足跗上廉，去内踝一寸，上踝八寸，交出太阴之后，上腘内廉，循股阴入毛中，过阴器，抵小腹，挟胃属肝络胆，上贯膈，布胁肋，循喉咙之后，上入颃颡，连目系，上出额，与督脉会于巅；其支者，从目系下颊里，环唇内；其支者，复从肝别贯膈，上注肺"。

足厥阴肝经从足大指爪甲后的(大敦)穴，向上沿足背上缘经太冲、中封、中都、阴包、足五里、阴廉、急脉、上行到章门、期门，与手太阴肺经相接。涉及的脏腑和器官有：肝、胆、肾、阴部、女子胞(精室)、下焦、中焦等。肝藏魂、主谋虑、胆主决断、肝胆主疏泄；肾藏精，主生殖，管理阴部；下焦、中焦主水谷的腐熟、吸收、运化、输布、水液代谢等。在心神的统领下，凡是涉及到肝胆系统的情志活动、肾经的生殖系统、下焦中焦的运化、气化等系统的精神活动都与足厥阴肝经有关。这些系统的功能正常，涉及到这些系统的精神活动就正常，反之，涉及到这些系统的精神活动就紊乱。肝胆主管人的情志活动，情志活动包括感知觉、思维、意识、决断、意志、反思等的精神意识活动，是精神活动的主要组成部分。肝胆行气的子、丑两个时辰，是人体阴阳精气交互、此生彼长的重要时刻，此时大脑处于休息，精神活动除了值班的脑神经以外，全部处于休眠状态，是精神意识活动休息调整、保存重要信息、清理杂乱信息的宝贵时刻。大脑经过这一段时间的调整，第二天就会精神饱满、意气风发、情绪稳定、精神焕发、聪明智慧。因此，足厥阴肝经是涉及精神活动是否正常的一条重要经络。该经涉及到的精神疾患主要有：情感性精神障碍、精神分裂症、焦虑症、强迫症等神经症及其他各种类型的精神疾患。调整足厥阴肝经的失衡，要注意到心神、肝魂、肺魄、脾意、肾志、胃主情绪、脑-肠轴系统的精神活动等的全面修复，因为肝的升发之气顺畅，肺的肃降功能就正常；胆的决断功能正常、脾胃的和降功能就正常；牵连到的五脏六腑、奇恒之腑的功能也就正常。临床上要重点调整肝气的顺畅、胆气的条畅、肺气的肃降、心气的旺盛、脾胃之气的和降、肝与肾脑之气的协调等，达到"精神内守、病安从来"的境地。

10.13.13. 任脉与精神意识活动及精神症状
的关系参考

《素问·骨空论》曰："任脉者，起于中极之下，以上毛际，循腹里，上关元，至咽喉，上颐，循面，入目"。任脉是一条起于胞中，下出于会阴，经阴阜，沿腹部正中线上行至咽喉部（天突穴），到达下唇内，左右分开，环绕口唇，交会于督脉之龈交穴，在分别通过鼻翼两侧上至眼眶下（承泣穴），交于足阳明胃经的一条经络。任脉主管协调全身的阴经，为"阴脉之海"。主要生理功能是：调节阴经血脉；调节月经、养育胎儿。任脉循行的路线涉及到的脏腑和器官有：少腹胞宫、诸阴器、肾、膀胱、大肠、小肠、肝、脾、胃、肺、心、心包、胸腔、下焦、中焦、上焦等。凡是涉及到以上诸脏系统阴性的精神活动都与任脉有关，因而引起的精神疾患也与任脉有关。人平静而安定正常的精神活动都与任脉有关；所有精神活动的退缩、或阴虚火旺的虚狂、抑郁症、焦虑症、强迫症、神经衰弱等各类神经症都与任脉的诸阳虚衰、阴精不足、功能低下有关。

10.13.14. 督脉与精神意识活动及精神症状
的关系参考

《素问·骨空论》曰："督脉者，起于少腹以下骨中央，女子入系廷孔，其孔，溺孔之端也。其络循阴器合篡间，绕篡后，别绕臀，至少阴与巨阳中络者，合少阴上股内后廉，贯脊属肾，与太阳起于目内眦，上额交巅，上入络脑，还出别下项，循肩髆内，侠脊抵腰中，入循膂络肾；其男子循茎下至篡，与女子等；其少腹直上者，贯脐中央，上贯心入喉，上颐环唇，上系两目之下中央"。

督脉是起于少腹胞宫内，下行至会阴，向后行于腰背正中间的长强穴，沿脊柱上行经项后风府部进入脑内，沿头部正中线上行至巅顶（百会穴）。而后经前额下行至鼻柱，再下行过人中，止于上齿正中的龈交穴的一条统管阳经的经脉。中医认为：头部上部背部为阳、督脉起于少腹至阴之处的胞中（至阴而阳的胞中原阳），循行于背部、头部的至阳之处，联系着手、足三阳经，为"阳脉之海"，对人体气血具有推动、温煦、固摄的作用。涉及到的脏腑和器官有：少腹胞中、生殖系统（女子为阴而胞中（阴道）阴液为阳之酸性，男子为阳而精子为阴之碱性）、脊柱、肾、肝、脾、胃、肺、心、心包、头等，凡是涉及到内外之阳气、心肺之阳、脾胃之阳、肝肾之阳、三焦气化之阳、生殖之精先天后天之原阳，都与督脉有着息息相关的联系。督脉运行正常，人的精神活动就正常；督脉运行异常，人的精神活动就异常。凡是涉及到督脉运行失调引起的躯体和精神症状，比如：精神运动性兴奋、虚狂、思维破裂、思维贫乏、感知觉综合障碍、行为紊乱、情感倒错等等精神症状，都与督脉有关。督脉运行失常导致的精神疾患有：精神分裂症、情感性精神障碍、衰退型精神分裂症、各类衰退性精神障碍、抑郁症、焦虑症、强迫症及各类神经症等。

第十一章 中医精神医学模式研究的对象和范围及与此相关的学科

11.1. 对象和范围

11.1.1. 传统中医学中的神志病

中医精神医学模式研究的对象和范围包括中医神志病学的全部内容。中医神志病的理论和实践源于远古时代，《黄帝内经》有详尽的记载，特别是其中的《灵枢·癫狂》和历代医家均有详细的论述。神志病学运用阴阳五行学说、脏腑经络学说、气血津液学说、天干地支学说以整体观念，脏腑 -- 脑 -- 神志理论为主导思想，系统研究人体在自然环境下的神志生理、神志病理和神志疾病的病因、病机、症状、诊断、预防、治疗、康复、预后，形成了完整的中医神志病学，指导着几千年来的中医精神病学的临床。中医神志病包括的主要疾病有：癫病、狂病、痫病、郁证、呆病、花癫、心风、五迟五软、不寐症、多寐症、健忘症、梅核气病、百合病、奔豚气、脏躁症、烦躁症、卑慄、失志、忧思病、笑病、怒病、悲病、恐病、惊病、厥病、惊悸、怔忡、经行神志异常、产后神志异常、遗精、早泄、缩阳等三十二种。

11.1.2. 现代西医精神病学中的各种精神障碍

精神医学是医学的一个分支，近代以来，西医精神医学已经形成了比较完整的体系，而且随着科学技术的飞速发展，精神医学各个分支如精神病的病因学、病理学、药理学、现代影像学等均快速发展。由于现代科学对大脑和脑神经的认识较为局限，未来的脑科学可以解释大部分精神疾病，但不能解释所有的精神现象，比如对于梦中的情景在未来的岁月里清晰完整地再现出来，好像梦境是预演一样，这类精神现象的机理不是脑科学所能够认知的。弗洛伊德《梦的解析》从心理学层面进行了有益的探索，但是尚不能解释梦境真实再现的问题。所以，中医精神医学将医学、精神医学、心理学、天文物理学、宇宙学、哲学等相关学科囊括进来进行综合系统研究，旨在获得对人类精神现象本质的认知。现代精神医学包括的疾病有：各类精神分裂症、情感性精神障碍、抑郁症、焦虑症、偏执型精神障碍等重型精神疾病；应激性精神障碍、各类神经症、心理生理型精神障碍等精神疾病；阿尔茨海默症、精神发育迟缓；颅脑损伤、癫痫、脑血管、躯体、恶性肿瘤、中毒等所致的精神障碍；人格障碍、与文化相关的精神障碍、精神病综合征、各类神经症等其它各种类型的精神障碍等。

中医神志病学、西医精神医学，中医学、西医学、都是中医精神医学研究的对象和范畴。除此之外，与精神现象相关的哲学、神学、系统科学、复杂性科学、人体科学、天文学、量子力学等现代交叉学科，也都是中医精神医学研究的范畴。因为，宇宙的一切只有人类才能不断的认识，而认识世间一切事物的只有人的精神活动，如果没有人类的精神活动，就没有我们现在知道的宇宙的一切。因为，蝼蚁等各类动物不知道地球以外还有更广阔的宇宙空间存在，也不能制造出宇宙飞船，因而也就不知道如何开发宇宙！中医的宇宙观决定了中医精神医学的研究对象和范畴。

11.2. 相关学科

11.2.1. 人体科学

人体科学是 1981 年由中国著名科学家钱学森先生倡导创立的一门新学科，是中国独有的一个科学分支，被钱学森纳入现代科学技术九大体系中的一个大部门（自然科学、社会科学、数学科学、系统科学、思维科学、人体科学、军事科学、行为科学、文艺理论）。人体科学是用系统科学的理论和方法，研究人和人在客观环境中所处功能态的学问，是把西方医学科学同中医（包括藏医、蒙医等民族医学）、气功的实践与理论及人体潜能全部结合起来，综合提炼，来研究如何保护人体的功能、发展人体潜在功能的科学。

人体科学是现代科学的重大命题，研究起来极其困难，它涉及物质与精神、客观与主观、大脑与意识的辩证关系。钱学森认为，必须用辩证唯物主义的观点来指导，用整体论与还原论辩证统一的方法，对人体科学进行研究。研究的核心问题是如何开发人的潜能，这是一个未知的领域，对它的探索，除了要有正确的哲学观点与方法外，还必须运用系统科学的理论、方法与手段，进行扎扎实实的实验工作，人体科学的研究是当今科学界重大的理论创新。

钱学森先生认为，人体是一个开放的复杂的巨系统。人体系统、人脑系统、宇宙系统、社会，都属于开放的复杂巨系统。研究社会这个开放的复杂巨系统，要注重人与社会的整体研究，这种研究是非常难的，因此，人体科学的研究比社会科学、宇宙学还要难，大概是科学问题中最难的。

有人对人体科学的概念提出了质疑，认为人体科学研究的范围是生命科学的一个亚分支（人在生物学中属于动物界、辅乳纲、灵长目、人科），人体科学不能与自然科学等八大部门平起平坐。这种意见是存在商榷空间的。因为人与动物的根本区别就是有否高级精神活动，而人体科学的主要研究方向就是：人类的大脑和人体功能态的问题。在这个意义上来讲，人体科学与其他八大部门并列，并无不妥（没有人其他八大科学部门都不复存在）。将人与其他动物并列研究，这本来就是阶段性科学的局限。钱学森与这些质疑的人不在一个科学层次。

11.2.1.1. 人体科学的理论和方法论

钱学森认为：从现代系统科学的观点看，人体系统是宇宙这个超巨系统中一个开放的复杂巨系统，它的特征是人体的功能状态，包括一些特殊的人体功能状态。这样的一个巨系统又是和周围的宇宙相关联的，它不是一个封闭的系统，是一个开放的系统，处于整个宇宙之中彼此相通。

开放的复杂巨系统有四个特征：开放、巨、复杂、多层次。研究人体这样开放的复杂的巨系统，要把所有研究者点滴的、定性的、不全面的意见综合起来，形成数学模型，输入边界条件，进行定量计算最后得出结论，形成从定性到定量的综合集成技术。

研究人体系统最根本的一个观点：就是不要全部都是还原论的，完全是还原论，即低层次的结构决定高层次的结构，再决定更高层次的结构，这种方法论是解决不了人体这个开放的复杂巨系统问题的。除了还原轮，还要有整体论，最好的方法是还原论和整体论辩证统一的系统论。要从整个系统来看人，这还不够，还要根据人 -- 机 -- 环境这么一个大的系统去考虑问题。

系统论是高层次可以反作用于低层次，很多事情都说明这一点，在国外有生物反馈理论，也叫心理医学，在医疗实践中使用这种生物反馈疗法，就是用人自己的意识改变自己的生理状况，意识是生命现象的最高层次，可以反作用于低层次，生理心理学也是这个原理。

钱学森认为：任何一种研究方法都有片面性，西方还原论多一些，中国古代整体观多一些，一定要综合、辩证地结合应用。有中国的整体观、西方的还原论、还有最新的系统科学理论，就一定能把工作做好。这个工作很重要，一旦做成了，不光是治病的问题，人类将会有一个新的飞跃的发展。

11.2.1.2. 人体系统的层次性和复杂性

钱学森指出，人体系统的复杂程度远远超过从前科学研究的对象，以前科学研究的对象总可以分解得简单一点，针对人，你就办不到，因为把人一分解，那就不是人了。所以就有一定的困难，就要整体地研究它，要强调用系统的观点、系统科学的方法来研究。

厦门大学原副校长、生物系主任汪德耀教授认为：人这个系统可以从亚分子算起，亚分子是第一级，分子是第二级，细胞质是第三级，染色体是第四级，细胞核是第五级，细胞器是第六级，细胞是第七级。然后，个体是一级，群体是一级，社会也是一级，他指出了十个级。

钱学森认为：这10级不全，从细胞到个体，中间还有组织、器官、系统很多级。再从人往上看，有多人组成的社区、城市，还跟环境、国家、世界和太阳系相联系，这个结构层次就非常多。人这么一个复杂的系统，底下还有很明确的结构和层次。分子生物学不能只抓住一个 DNA，以为研究这个就把整个问题都解决了，这是不对的，太简单化了。

钱学森说：我们以前以为人体的各个部分是分层次组织的，中央发号施令的是大脑，然后是各生理系统，每一系统有它自己的功能传递化合物，各就各位，各司其职。现在发现，在"基层"工作的化学物质如胃泌激素、血管加压素等一共20多种，竟然出现于人的大脑，可以说在基层工作的跑到中央领导机关来了，这不是打乱了那种层次分明的人体组织了吗？它说明人体的整体功能比我们以前设想的要灵活得多，一定还有很多微妙未被我们识破。诺贝尔奖获得者美国神经科医师 Roger Sperry（罗杰·斯佩里）认为人的意识和思维是人脑的高阶层活动的结果。Sperry 自己讲他是一元论者。他说澳大利亚的脑神经学家 John Csrew Eocles（约翰·卡鲁·埃克尔斯）和英国的科学哲学家 Karl Raimund Ropper（卡尔·雷蒙德·波普尔）是二元论者，他们一方面说人脑是物质的，但一方面又说意识、精神是非物质的。Eocles 在1982年的一次公开演讲上说：我一辈子研究脑子，我现在认为不把上帝请出来不解决问题。美国麻省理工学院的哲学家 Avram Noam Chomsky（艾佛拉姆·诺姆·乔姆斯基）认为，人脑的能力也许不足以解开人脑之迷。实验心理学家 Paul Kline（保罗·克莱恩）也说，也许我们的实验心理学永远解不开人的行为问题。

钱学森认为，Sperry 的观点基本是正确的，即脑的活动是分层次的，中间到底有多少层次现在还搞不清楚，最简单、最低级的是感觉，然后是视觉和听觉，是第二层次，中间还有层次，最高的层次就是意识、精神。这里的核心思想是中枢神经系统 -- 人的大脑活动分很多层次，每个层次有质的不同，只有人才有最高的这个层次或者最高的几个层次的活动，其他动物没有，这也是人不同于动物，人从动物进化到人的飞跃。人之所以为人，恐怕是由于人的大脑的中枢神经是其他生物所没有的（李浩注：动物也有脑和中枢神经系统，现代科学还没有弄清楚和人脑不同之处在哪里）。我们说人是万物之灵，灵在什么地方？恐怕就是灵在这神经系统和大脑。人的其他功能还比不上其他动物的功能，因而，我们要真正开展人体科学的研究，就要抓住关于脑和神经系统对于人的整体作用（李浩注：实际上是脑科学的问题）。

11.2.1.3. 人体科学的体系结构

钱学森将以分析为主的西方还原论思维和以综合为主的东方整体论思维辩证统一起来，开创了系统论思维，在此基础上建立的现代科学技术体系是一个不断发展的开放系统，使人类的智慧达到了新的高度。这个体系在横向上包括从各自不同角度研究整个客观世界的若干个科学部门，人体科学作为其一，是从人体在整个宇宙环境中的发展和运动这个角度研究整个客观世界。

人体科学从纵向上包括以下四个层次：

1. 哲学层次：人天观

(1) 宇观的人天观：人同宇宙，主体同客体是相依而存在的，有不可分割的关系，卡尔称为人的宇宙原理，或人择原理。一方面，人的存在或出现是和宇宙的实际演化有关的；另一方面，宇宙的实际性质是人存在的必要条件，因为实际上人出现了，所以宇宙的性质也就必须是这样，不可能是另外什么样。钱学森认为：宇宙学的人天观和量子力学的基础研究不谋而合，这是人体科学研究基础的出发点。

(2) 宏观的人天观：考察人体内部与环境的关系，是以语言为中心来研究，其素材是中医理论和气功理论，也就是中医对人体的理论和古来儒、释、道三家讲修身养命的学问。方法是用马克思主义哲学来整理素材，去粗取精，去伪存真，不能只限于注解古书。

(3) 微观的人天观：考察人天观的量子力学基础，是量子力学的范围。微观的人天观是由量子力学的测量理论开始的。由于量子力学所提出的理论体系，如果具体化到测量客观世界，就与经典的观点不相容，爱因斯坦为此一直对量子力学不十分满意，提出隐参量的设想。但近20年来的理论和实验研究结果，已不能支持隐参量说，还是支持量子力学理论的正确性。有学者认为，量子力学的测量问题可以用测量仪器的宏观特性加量子统计力学来解决，也就是"实际的"仪器所具有的反应缓慢的特性来解决。从人天观的角度看，所谓"实际的"仪器还是设想的仪器，真正实际的仪器是人用来认识客观世界的感觉器官，而感觉器官内部的神经元，以及处理信息的大脑也是微观的、量子力学的过程。大脑处理感觉的结果才是人认识到的测量，才是人认识到的客观世界。所以彻底解决量子力学测量问题必须用人的感觉系统作为测量仪器，而不是用设想的仪器，这也实际把人的认识过程推进深入到微观层次，量子力学的层次。钱学森先生将这门学问称为量子认识论，认为量子认识论才是研究人与环境的微观理论，所以要靠量子认识论才能解决微观的人天观问题。特异功能如特异致动要深入到微观的微观，渺观来解决，这不完全纯是物理学的问题，而且也是人体科学里面的问题。

钱学森认为："对人体科学和特异功能的认识问题，要到渺观层面去解决，还是有办法的。这个事要真正追下去，还得找一些真正有点水平的理论物理学家合作才行"。"从量子力学基础理论提出来的新观点又似乎和人体特异功能中发现的现象相关，也许两个难题加在一起，反而有希望一道解决了"。

(4) 涨观和渺观的人天观：钱学森认为：以前只有宇观、宏观、微观三个层次，现在发现，在宇观之上还有一个涨观的人天观，其尺度为光年；微观之下还有一个渺观的人天观，其尺度为厘米。因此现在的人天观有五个层次，依次为：涨观、宇观、宏观、微观、渺观。涨观与宇观交界处大约 3×10^6 亿光年；宇观与宏观的交界处大约在尺度3亿公里，即太阳系的大小；宏观与微观的交界处大约在尺度 3×10^{-5} 厘米，即分子大小的尺度；微观与渺观的交界处大约在尺度 3×10^{-25} 厘米。

2. 基础科学层次，人体学：是人体科学的一个基础学科，就是从人的整体、从人体功能态和功能态的调节去研究人。这门学问尚未建立，钱学森认为：这个学科要先从其他方面来建立，如唯象中医学、唯象气功学、唯象人体特异功能学，以及用系统科学的理论方法把那些唯象的理论捏在一起。不是加法，要有个更高的升华。人体学的重点是研究人体这个开放的复杂巨系统、人体功能态及其调节变化的学问。

3. 技术科学层次，医学理论：这是直接改造客观世界的理论，就是医学理论。还有一门是人机功效学，讲人跟机器怎样一起协同工作，有效地配合。

4. 应用技术层次，四种医学：是指直接改造客观世界的应用技术，在人体科学就是医学，分为四种医学：

(1) 治病的第一医学：人类的远祖是野人，没有医学，不会治病，只能靠自己的本能抗病（李浩注：此论不准确！动物有寻找药物治病的本能）。后来有了医学，从不会治病到会治病，是人类医学发展史上的第一次飞跃，人类有了治病的第一医学。

(2) 预防的第二医学：第二医学是在治病医学的基础上，发展出现了免疫学，从会治病到会防病，这是医学史上的第二次飞跃，第二医学是预防医学。

(3) 再造的第三医学：第三医学是再造医学，即人体器官的再造（翻译成康复医学是不恰当的），通过人工再造的方法把人调到更好的工作状态，这是医学的第三次飞跃。

(4) 超越的第四医学：第四医学是超越医学，这种医学是不但使人生活得更好，而且提高人的能力，挖掘人的潜力，这就是医学的第四次飞跃，智力的医学。

超越医学包括三个方面，第一是用人体科学的方法，提高体育运动的水平；第二是提高人的智力；第三是诱发特异功能，发挥人潜在的、常人没有的功能。

钱学森认为："第四医学是一次技术革命，是一次科学革命，是一次改造人类的革命。从科学技术的发展来看，人类从起源到今天已有100多万年，发展到目前，我们能够主动地能动地提高我们自身的潜力，使人的本事可以大大提高一步，这当然是了不起的事，这个社会效益实在是太深了。这是国家的大问题，是核心问题，因为21世纪就是智力战的世纪，这是关系到世界命运的大事，它的意义是很深远的"。

11.2.1.4. 人体科学研究的主要内容

11.2.1.4.1. 中医（包括中医现代化）

中医是人体科学中的重要组成部分，钱学森认为：中医理论是经过几千年的实践而概括上升到理论的（李浩注：错！中医是先有的理论，至于这个理论是怎样产生的，则是另一个问题），这样总结出来的理论对于中医的实践是能起到指导作用的。但这样的理论能不能叫科学，能不能叫现代科学？是不是所有从实际存在的事物中所总结出来的东西都能纳入到这个科学体系中去呢？目前除了现代科学体系的结构之外，还存在许许多多实践经验的总结。例如在火箭发射场，总工程师根据他的经验，现场可以拍板，他的一些决定，他的助手可能不理解，如果发射成功，实践表明他的决定是对的。但为什么对？连和他亲密合作的工程师都不见得理解。又如在战场上，指挥员临阵下决心，有时连参谋也不一定都能理解，这就是凭经验。再比如在工厂中的一个老师傅干活，会干得很好，他的徒弟就不行。这种没法子用语言说明的东西实在是太多了（李浩注：钱学森的这个比喻，与中医的科学性不相符，中医医疗实践中有这种成分，但是中医理论不是这样的）。

中医当中类似的情况也是屡见不鲜的，中医实践中所蕴含的道理是很珍贵的，但是这些东西还不能纳入现代科学体系中去（李浩注：中医是使用与现代科学技术体系不同的语言而而存在着的、超越现代科学的科学技术体系），可以说，这些宝贵的实际经验的总结，构成了现代科学体系这个辉煌结构的外围。因此，钱学森管中医叫"前科学"（李浩注：钱老不是学中医的，他用现代科学标准衡量超越现代科学的中医，是人体科学研究中的一个硬伤）。

中医理论到底是什么东西，它的缺点是什么，它的长处又是什么？钱学森认为：中医的缺点就是它还是自然哲学而不是自然科学（李浩注：不准确）；中医的长处是整体观、系统观、多层次观。我们发展人体科学恰恰是要有多层次的整体观，因而，中医的整体观、系统观、多层次观是人体科学研究的重要途径。

钱学森说：这种提法并没有小看中医（李浩注：不是小看不小看的问题，而是没有看准确的问题），前科学是科学发展所必要的营养、素材，从这一点看，中医理论是前科学，不是现代意义上的科学（李浩注：现代科学的实质是实证，而几千年来的中医医疗实践恰恰佐证了这点，这是钱老不懂中医造成的）。钱学森还指出，实际上，恰恰是我们祖国医学所总结出来的东西跟今天最先进的科学能够对上号，例如系统科学，它和中医的理论非常相似。中医理论中的阴阳五行学说、脏腑学说和经络学说，中医理论的六淫、七情，中医讲究辩证论治，这些都强调了人体的整体观以及人和环境的整体观。还有人天感应，是考虑了更大的系统中间的关系，人和自然界的整个系统，以至于现在提出的生物钟，就是天文的日月星辰的运转对人是有影响的。此外，西方医学的最新发展，上世纪70年代以后的免疫学，与中医理论又非常相符。西方血液流变学和中医理论也相符，它认为整个血液流动是受大脑控制的。现在研究人体的时间节律，或叫时间生物学，这和中医子午流注的学说也是相符的。新兴的心理生理学、正分子医学（调节人体的化学结构）这些现代科学的前沿，恰恰跟中医几千年前总结出来的规律是合拍的（李浩注：这恰恰证明了中医超前的科学性）。如果把西方的科学同中医所总结出的理论以及临床实践结合起来，那将是了不得的（李浩注：这点钱老认识的很到位）。

已有的中医理论不能同现代科学技术体系联系起来，而科学技术一定要联成一体，不能东一块，西一块。钱学森认为，解决这个问题就是中医现代化（李浩注：这又是钱老的一个认识误区），实际上也是医学的现代化。钱学森说：大家要学习一些中医的理论，但中医的医学都是阴阳五行八卦等古文，现在的年轻人念不进去（李浩注：不能以愚昧的鞋削智慧的足，那样永远没有进步，钱老认识偏了）。要给中医换装，别让中医把人吓坏了，要使人容易接受。就是用中医理论和系统科学、人天观等形成一个框架，然后把上面讲的这些资料都搜集起来，充实进去，填入框架中，填满了就成了新的理论。钱学森认为：真正中医现代化的问题，要突破唯象研究，深入机制，必须有待于人体科学的革命，那可能是21世纪的事了。假如21世纪办到了，那是天翻地覆的事儿，是科学要整个改变面貌，整个世界也会大大地有所发展（李浩注：准确地讲：中医现代化应该叫中医当代化，待科学发展了，又发现了中医的科学性后，再叫未来化，中医未来化是多层次的未来化，什么时候科学发展到了真正认识中医、也就是科学解开了"气"、"精神本原"之谜，完美地诠释了"天人合一"的真谛，且用这个理论参透中医的时候，那时的中医才能叫中医现代化。到那时，中医没有奥秘了，没有发展空间了，科学也发展到另外一个空间了，达到银河系文明或宇宙文明的科学才是揭开中医奥秘的科学。在此以前对中医的认识都是阶段性的科学，也注定解不开中医的奥秘，钱学森先生对中医的思考是可以被理解的）。

11.2.1.4.2. 气功

钱学森认为：气功、中医理论和人体特异功能孕育着人体科学最根本的道理，不是神秘的，而是同现代科学技术最前沿的发展密切相关的，因而它们本身就是科学技术的重大研究课题。他说：我们把人体这个高度复杂的巨系统扩大到人体以外，包括非生物和生物，真是超级巨系统，其中的每个局部又相互关联，相互作用，不能分割，分割了就不能解释实践的感受。我国古代有句话"万物以息相吹"，用在这里十分恰当，万物相关的可能性是比较大的。钱学森根据自己练气功的经历认为："练气功是从控制呼吸开始的，也许这是一个了解、甚至理解气功功能态的途径。气功的"气"，不是冒气那个气，恐怕是人神经系统跟微循环的相互作用，当然这是胡猜的，尚待证实。我也练了点气功，练气功时感到气功里的这个气恐怕与微循环有关系。我看到天津市中医研究所于 1986 年 12 月发表在《气功与科学》"练气功前后微循环及血液流变学的实验观察"的文章，练气功后微循环和血液流变学有变化，向好的方面变化，这是事实。气功是意识作用于生理，再进一步，许多练气功的高级气功师，他们的生理状态改变到什么程度呢？就是他们有了特异功能。气功师自己可以进入到一种状态，他也可以帮助别人进入到这种状态"。

钱学森认为："由气功练就的特异功能是受意识控制的。我国古代的名医很可能自己就是高级气功师。这样，中医、气功和人体特异功能就连成一个体系了，而气功是其核心，是理解中医理论和人体特异功能的钥匙，是中医理论的泉源"。他说："我们研究中医理论，实现中医现代化，就必须同时科学地研究气功"。李浩注："钱学森说的问题，实际上就是中医'气'的本质的问题。"

11.2.1.4.3. 经络

钱学森说：人体到底有没有经络这个实体？从人体的解剖是找不到经络的，没有联接经络穴位上的特殊生理组织。但人又的确有循经的感受，不但有感受，而且可以有各种科学仪器的测量为据。从经典生理学的观点，人体器官各司其职，针刺某一穴位，不能产生局部的镇痛效果，针刺镇痛是不能接受的，然而实践证明了针刺能镇痛。这说明针刺镇痛作用不是直接的，而是通过大脑的。

钱学森认为其中的微妙在于人的神经系统，在神经系统的大脑。可能是大脑接受某个穴位信号，然后脑中相应的下一个穴位的神经单元受激发，这样循经作用于经络的各穴位。这就又如同针刺镇痛那样，是迂回的路径：从一个穴位到大脑，再从大脑的一个单元到另一个单元，然后作用于下一个穴位。联结经络的是大脑，不是所谓经络附近的组织，是整体的效果，不是局部的效果（钱老对经络的了解有限）。

钱学森认为：经络现象确确实实是我们中国几千年来实践经验的积累总结出来的（李浩注：又错了），不是凭空的。而且这跟中医的理论有非常密切的关系，其突出的优点是把人作为整体来观察，比较通俗易懂，不是局部观点，而是整体观点，这是它最强的东西。经络的实体是不存在的（李浩注：经络有实体，只是现代科学还没有完全证实，祝总骧已经证明了一部分），有经络的理论，但是没有经络的实体，经络的实体是人的整个体系（李浩注：一家之言）。

钱学森指出：要研究经络，不能靠解剖死的人体，而要靠观察活人的大脑活动，人的意识活动，人体巨系统的整体活动。

11.2.1.4.4. 人体特异功能

人体特异功能，在国外叫做"超心理学"，此类研究无论东西方，由来已久，但是纳入科学体系进行系统研究是近代的事。英国于 1882 年成立"英国超心理学会"；美国超心理学研究会于 1885 年成立，1963 年被纳入美国全美科学促进会。在国外，超心理学被认为是一门科学进行研究。

中国历代都有对特异功能（超心理学）的研究，但是直到改革开放后的 1979 年，四川发现唐雨耳朵认字开始，出现了一些具有特异功能的人，初步形成了一种社会现象。1980 年由钱学森倡导纳入人体科学体系进行研究，1987 年国家科委批准成立"中国人体科学学会"，1992 年在国家民政部登记。

人体特异功能是超出我们日常认可的人体功能，主要有两大类：

⑴ 特异感知（ExtraSensory Perception.ESP），指不用正常的感觉器官进行感知，能感知到正常人感知不到的事物或信息，如：耳朵识字、内视、透视、遥视、微视、诊病等。内视可看到自己身体内的各器官、内气流转等；透视能透过人体看到他人体内的器官及病变，有的能看到他人体内的经络、穴位及内气运行情况；遥视能看到千里之外的人或事物；微视能看到常人看不到的极细微的东西等。

⑵ 特异致动（Psychokinesis. PK），指不通过任何形式的实际接触而对环境或物质对象施加物理作用，"改变事物或系统（包括自身）状态的控制功能／能力"，如：意念移物（又称意念搬运）、意念改变物质的存在形态等（李浩注：司马南等人认为以上特异功能的两大类根本不存在，所有的这些所谓特异功能都是魔术）。

钱学森指出：特异功能之所以"特异"，不过是说我们现在还不理解，还不能用现代科学技术去解释。不理解、不认识当然都是暂时的，因为"世界上只有未被认识的事物，而没有不可认识的事物"。这里面又分两种：一种是解除了特异的"特异功能"，这是用现有的科学技术就可以理解的。如以前人们认为，人耳不用电子设备而直接感知雷达信号是特异功能，但研究证实不过是雷达电磁波引起人头部不均匀加热所致，所以就不是特异功能了。另一种是尚未解除特异的"特异功能"。人体特异功能研究者要研究第一种，找出科学的解释；但更要研究第二种，科学就是要探索未知。

11.2.1.5. 钱学森认为研究人体科学应持有的态度

钱学森特别强调：一定要用科学的态度研究人体科学，用辩证唯物主义来指导研究工作。研究首先是唯物的，不要唯心的；其次要辩证地看问题，而不是机械唯物论，要用系统的观点来看问题。

钱学森认为做人体特异功能的实验比较难，普通的试验方法太简单，不适于特异功能研究，特别是在练功的状态下来做实验，被试验的人、气功师、仪器都在一个现场，是一个整体系统，仪器的读数本身受气功师或特异功能人的影响，是做实验时的难点。人体科学的基础研究必须有气功师参加，有特异功能的人参加。而且所有研究工作者应该自己学气功、练气功，不然没有感性认识，又怎么能把研究推向理论的高度呢？甚至对观察测试的结果都可能分析错了。

11.2.1.6. 钱学森认为人体科学研究将引起东方的文艺复兴

钱学森指出：西方科学强调还原论的方法，排斥主观作用，偏于机械唯物论，对于人体这样开放的复杂巨系统的研究，西方科学方法无法胜任。系统科学将整体论与还原论辩证统一起来，开创了系统论，以这个方法论为指导的人体科学研究将引起一次新的文艺复兴。

16 世纪的文艺复兴在意大利开始，是件大事，搞了两百年，到 18 世纪资本主义制度建立，18 世纪下半叶就开始了工业革命。

伽利略、牛顿等从 17 世纪开始发展的方法叫科学方法，排斥一切主观的东西，一切靠实验建立科学，认为这是唯一的科学方法，但是现在碰到很大的困难，例如研究人的思维就不灵了，因为研究思维要靠人的主观反思、内省，牛顿的那一套排斥这个东西，就无法研究。

钱学森说："科学要来一次新的变革，牛顿是定量的方法，主观反思是定性的科学，定量和定性要辩证地统一起来，对此，爱因斯坦看得很清楚：观察实验后的设想是人的主观的一次飞跃，来源搞不清，先是猜想，然后用逻辑、计算、实验、考验、设想、修改，又是一次主观飞跃。人认识客观世界是主观客观相互作用的结果"。

对于人类历史上将要出现的由人体科学的革命引起的东方的文艺复兴，钱学森说："我们所从事的这项工作是有远大前途的，我要说这是要震撼历史的。但我们干这件事会遇到各种各样的困难，从历史上看，那些为第一次文艺复兴作出贡献的伟大人物，杀头的有，让火烧死的也有。因为你要革命，你要改变世界的面貌，那么旧的东西就会接受不了，就会给你制造各种各样的困难，甚至于把你消灭掉。历史是这样的，也不奇怪，新与旧的矛盾就是如此，所以，我们不要怕困难，我们干的这些事情一定会招来一个第二次文艺复兴，是人类历史的再一次飞跃"。"中国要把全世界全人类的智慧和精华统统综合集成起来，今天我们干的这个事情，是关系到中国和世界人类发展的大事情，我国五千年辉煌的传统文化也将结合最新科技成果，发扬光大，我们将开创一次新的文艺复兴。如果说第一次文艺复兴创建了资本主义文明，这次新的文艺复兴将创建社会主义文明"。

11.2.1.7. 人体科学研究的过程和现状以及引起的争论

11.2.1.7.1. 研究的过程和现状

1979 年：唐雨耳朵认字，涌现出了一批特异功能人士。

1981 年：钱学森提出人体科学（特异功能、气功、中医）的概念，而后，国防科工委和多所大学开展了 特异功能的相关研究。

1986 年：中国气功科学研究会成立，张震寰出任理事长。同年 5 月，各部委领导在北京召开"中国人体科学研究会"代表大会。

1987 年：国家科委批准成立"中国人体科学学会"，张震寰任理事长。钱学森为名誉理事长。

1987 年：国家成立了"人体科学专家小组"，国家体委主任伍绍祖为组长、国家安全部部长贾春旺、中宣部副部长李彦、国家科委副主任郭树言为副组长。直接向国务院领导汇报人体科学的研究进展。后又发展到"六人小组"、"九人小组"，涉及到国家十几多个部委，组织过重大活动。

1987 年：以后的多年间，科学家们在北京大学、清华大学、复旦大学、上海交大、武汉大学、云南大学、地质大学等国家主流的高等科研院校，作了大量人体科学实验，证明了"存在性"，总结出了特异功能的许多规律。

1992 年：国家民政部将"中国人体科学学会"注册为一级学术团体。

1995 年：由于发现一些特异功能人和气功师在科学实验中作假，国内外一些科学家和报刊开始揭露，人体科学研究受到了牵连。

1999 年：出现了"法 X 功"事件，后来演变为了政治事件，人体科学研究受到牵连，国家不再支持。人体科学的研究走入了民间并逐渐衰落，中国的人体科学研究由此变成了个人爱好。但是，原国防科工委 507 所的宋孔智教授、中国地质大学的沈今川教授、云南大学的朱念麟教授、扬州大学的印大民教授、浙江师范大学的邵邻相教授、台湾大学的李嗣涔教授（校长）等仍然坚持研究探索。李嗣涔教授经二十多年的特异功能和气功的研究，取得了一些成果，现已进入科技应用阶段。

2019 年：在宋孔智、朱润龙等老先生的倡议下，举办了"人体科学 40 周年纪念会"。人体科学研究在民间开始逐渐复苏。

11.2.1.7.2. 引起的论争

从 1980 到 2021 年 41 年的人体科学的研究过程中，于光远等人用马克思主义哲学作为武器对钱学森倡议发起的人体科学进行攻击，钱学森亦使用马克思主义哲学来作为盾牌，抵挡对他的进攻，在中国近代科学史上，上演了一场关于人体科学领域的大论战。钱学森等人认为：人体科学是东方的文艺复兴，必将引发一场大的科学革命，从而促进整个人类发生一次质的飞跃。于光远等人认为：人体科学是迷信、是假的、是"伪科学"，拥护人体科学与反对人体科学是科学与"伪科学"之争，两派都在极力地证明自己是正确的。

支持人体科学研究的科学家主要有：世界著名科学家、全国政协副主席、中国科学院主席团主席、科学泰斗钱学森院士，全国政协副主席、力学泰斗钱伟长院士，新中国中医事业奠基人、中医泰斗吕炳奎教授，中国现代心理学奠基人、心理学泰斗潘菽教授，中国核物理研究和加速器建造事业的开拓者、物理学泰斗赵忠尧院士，中国核科学的奠基人、物理学泰斗王淦昌院士，声学泰斗马大猷院士，生物物理学泰斗贝时璋院士，光学泰斗王大珩院士，生理学泰斗张锡均教授，航天医学研究所陈信教授、宋孔智教授，免疫学家冯理达教授，力学家胡海昌教授、谈镐生教授、核物理学家陆祖荫教授、沈今川教授，台大校长李嗣涔教授等一大批科学家。涉及到的学科有：医学、脑科学、免疫学、生物医学、生物物理、分子生物学、航天医学、物理学、核物理学、力学、系统科学、信息论、控制论等十多个科学领域。全国几十所大学参与了实验研究，不同领域的专家教授作了一百多份实验报告，从不同角度论证了人体科学的重要意义。

支持人体科学的国家领导人有：全国人大委员长叶剑英元帅，国家主席李先念先生、国家副主席王震，全国人大副委员长习仲勋等，国务院副总理方毅、耿飚、陈慕华等，全国政协主席李瑞环、副主席钱伟长等，中央军委彭冲将军、谭震林将军、李德生将军、秦基伟将军等，国家安全部长贾春旺，国防科工委主任张震寰将军，国家体委主任伍绍祖将军，四川省委书记杨超，中国科协书记处书记聂春荣，中宣部副部长李彦，国家科委副主任郭树言等等。

支持人体科学的主要研究机构有：国防科工委507所（航天医学工程研究所），中科院物理所、核物理所、生理物理所等，全国几十所大学的研究院所等。

反对人体科学的科学家和国家领导人有：物理学家、全国人大副委员长、中国科学院院长、中国科协主席周光召，核物理学家、全国政协副主席、中国工程院院长朱光亚，国家科委主任宋建、副主任于光远，中科院党组书记李昌，中央党校副校长龚育之，中国工程院副院长潘家铮，物理学家、中科院院士何祚庥，院士王大珩、邹承鲁、庄逢甘教授等，科技日报社社长林自新，科普作家郭正谊，记者司马南，中医研究院气功研究所所长张洪林教授，中科院上海脑科学研究所张香桐教授，中科院化学所所长胡亚东教授等。因于意识形态领域和科学见解不同的原因，国家有关部门下发有关文件，全国一百多个院士发表反对人体科学的宣言，一百多个精神医学家发表"人体特异功能是不存在的"公开信，精神医学家是专门研究人脑及其功能活动的，他们的反对是颇有分量的。

对此，很多精神医学家们持有质疑。比如：(1)、如果说练气功能导致"精神障碍"，那么，练气功否治疗"精神障碍"呢？如果练气功不能治疗精神障碍，那么，练气功也就不能导致"精神障碍"，而练气功出偏者出现"精神障碍"则是事实，这该怎么解释呢？马克思主义哲学对立统一的辩证法哪里去了呢？(2)、如果说气功师发放外气纯粹是"心理暗示"，那么，练气功辟谷调动内气运行维持生命现象的本质是什么呢？辟谷几十天有的甚至几个月而能使生命存续下来，中医解释是内气在起作用，现代医学能解释吗？如用现代科学的认知，辟谷几十天甚至数月人早就死了。(3)、现代科学对中医的"气"是什么？还没有弄清楚，说"中医的内气是不存在的"，是不科学的。(4)、一些精神医学家对特异功能的一概否定，是用微观的认知来否定渺观的现象，是不对的。(5)、科学打假不能把洗澡水和孩子一起扔出去，这不符合科学精神，不要反对"伪科学"却做了违背科学的事情，这个问题须随着科学技术的发展才能厘清。

11.2.1.7.3. 中医精神医学对争论的认知

这是当代中国关于科学与"伪科学"的一场大论战，其实质是哲学"存在与意识"本质的大论争。这场论证需要随着科学技术的发展、科学对"精神本原"的解析，才能分出胜负。酝酿并催化这场科学与"伪科学"的大论争，是中国近百年来持续不断地出现消灭中医的浪潮，这是东西方文化碰撞造成的，源于中医是中华文化的脊梁，是人类认识过程中的必然，有些所谓的"精英"还将中医归入"伪科学"的范畴予以打击。实际上，科学与伪科学之争是个伪命题，没有任何科学意义。因为：符合科学规范的就是科学，这是毫无争议的；不符合科学规范的就是不科学，这也是毫无争议的。不科学就是不科学，但不科学不能叫做"伪科学"。伪科学这个概念根本就不成立。如果承认伪科学的存在，就是模糊了科学与不科学的界限。对既有科学道理又有理论又有试验数据支持、但存在争议的东西，可以称为未知科学。建议停用"伪科学"这个引发争议的概念，因为这是没有任何价值的争吵，也不符合神圣的科学规范。中医的定位就是未知科学，换言之中医就是超越现代科学的科学。现在还不能用科学的规范来认识中医，"蛇是无法吞掉大象的"，现代科学是无法认知中医的，比如中医的"气一元论"和"天人合一"理论，这涉及到"精神本原"的哲学命题。这个课题将来科学发展了就有可能认识了，但是不能将不认识的中医打入所谓的"伪科学"，因为，你的这个结论会被未来耻笑。日心说出现的时候，不是也被认为是"异端邪说"吗？布鲁诺不是因此被烧死了吗？现在，当时被认为科学的地心说哪里去了？从某种程度讲，科学与伪科学的界限不在于事物的本身，而在于科学的进步。人为的弄出一个"伪科学"概念来毫无科学意义。我们应当用进步的眼光来看待这次发生在中国的、历时几十年的人体科学是否科学的争论，因此，人体科学应该被列为"未知科学"来进行认真深入的研究。

11.2.1.8. 人体科学研究存在的不足

11.2.1.8.1. 对社会环境和现状认识的不足

人体科学是一门非常深奥的学科，涉及范围广，分支学科多，而且人体科学是以其他科学（数学、物理、化学、天文学、地理学等等）为基础的，这样更加增添了它的研究难度。由于研究的对象主要是特异功能、气功、中医，而这些都涉及到比较深澳的未知领域，因而困难重重。当今中国处于社会转型期，一切金钱至上，人们道德价值崩塌。对真假特异功能人和气功师甄别较难，诱导出几千年来的沉渣泛起，一些骗徒趁机混杂其中，鱼目混珠，使得人体科学研究的现状混乱，再加之体制内主流意识形态的纷争，人体科学研究得不到法律的保证，导致人体科学研究陷入非常难堪的境地。但是对于人体许多客观存在的特异现象，现代科学还无法做出解释，在对未知现象的各种解释中，也难免会出现各种错误和不足。对未知领域进行探索历来是人类进步的动力，尽管中国的人体科学研究艰难险阻，但随着科学技术的不断发展，终究会突破这一难题，一切意识形态领域的纷争都会随着科学技术的发展而灰飞烟灭。

11.2.1.8.2. 对时代、体制、意识形态现状阻碍认识的不足

由于受到时代和体制以及意识形态等多方面的局限，钱学森老先生在创建人体科学学科的时候，量子物理学的科学家们还没有取得量子隐性传输的试验成果。现在"墨子号"量子卫星已经上天，相关的科学研究正在突飞猛进的发展，随着量子隐形传输研究的突破，哲学界关于唯物和唯心的争论需要重新审视。在"希格斯玻色子"的研究过程中，不同时间段捕捉到的"希格斯玻色子"的阴、阳属性不同，模糊了唯物和唯心的界限，因此，马克思主义哲学关于"唯物"与"唯心"的定义也要与时俱进。这就导致了人体科学很可能研究不下去的境地，如果不从哲学上给以厘清，就失去了涉及到指导全球五分之一人口的哲学观和社会变革，因而无法完成钱学森讲的"第二次文艺复兴"的伟大事业。只有随着马克思主义哲学的与时俱进，钱学森先生的"东方文艺复兴"才有可能实现。中国是一个非常意识形态化的国度（在某种程度上是政教合一的国家：马克思主义信仰和社会主义制度），相信中华民族具有最伟大的聪明智慧，会随着马克思主义哲学中国化的不断发展，促进人体科学研究的不断进步。

11.2.1.8.3. 对中医现代化问题认识的不足

钱学森的中医现代化认为：当代发达的信息时代正在向"概念时代"过渡，这为注重整体观念和形象思维的中医学的发掘和发展提供了机遇。当今科学发展的特点是多学科交叉研究，中医学中自然科学与社会科学的综合理论，决定了中医药的发展以人体开放的复杂的巨系统为基础，从系统科学、思维科学、复杂性科学交叉研究的理论高度，采用从定性到定量的综合集成方法，充分吸取计算机技术、信息技术的最新成果，以人为主、人机结合、综合专家体系、古今中外相关的知识信息、集成计算机群的高性能，发挥其整体优势，从而于无所不在的网络空间构建综合集成研讨体系，为中医药研究发展提供可操作的智能平台。

这是钱学森先生站在现代科学的制高点为中医现代化作出的决策部署，但是这个部署存在着先天的不足。由于钱先生对中医认识的不全面，割裂了中医的整体性（中医与宇宙万物的联系），随着研究的不断深入，就会越来越感到难以为继，就会走到中西医结合研究的老路上去。这是因为中医理论中既包含唯象型理论、而主要是构建型理论的科学性而决定的，这是由于钱学森先生使用现代科学技术体系（具有阶段性）套用于中医导致的，因此具有先天性的不足。

11.2.1.8.4. 对中医认识的客观与不足（五脏神的实质与人体科学研究）

中医学是以天地人三者合一的整体观念与辨证论治的循证观点为核心，把人放到宇宙和社会的大环境中，从生命与宇宙、生命与自然、生命与社会、生命与精神的关系等多角度进行研究。几千年来的医疗实践，完善和沉淀了丰富而系统的理论和经验，是至今人类最完整、最系统、最科学的医学科学体系。

中医学是中华文化的主要组成部分(中医泰斗吕炳奎指出：中医是中华文化的脊梁)，在形成和发展的过程中，吸收和引进当时多学科的方法、技术、成果，充实丰富了自身的学术理论，成为与中国哲学、自然科学、社会科学浑然一体的，具有中华民族特色的医学科学。《黄帝内经》融古代医学、哲学、天文、地理、数学、历法、生物、化学、物理学、心理学、社会学等知识为一炉，成为中医学的奠基之作。黄帝内经中有生理学、解剖学、病因学、病理学、预防医学、康复医学、诊断学、治疗学、针灸学、经络学、内外妇儿等系列论述。有运用阴阳学说、五行学说、脏腑学说、经络学说、病因病机学说等以及中药的四气五味、升降浮沉、功效归经等为其科学理论，诊法治则、遣方用药以及推拿、按摩、导引、针灸等为其科学理论指导下的完整系统的临床诊疗技术。

《黄帝内经》站在"天人合一"、人与自然和谐共生的角度，主要注重人的养生。黄帝内经开篇《素问 · 上古

天真论》便开宗明义地说："上古之人，其知道者，法于阴阳，和于术数，食饮有节，起居有常，不妄作劳，故能形与神俱，而尽终其天年，度百岁乃去。今时之人不然也，以酒为浆，以妄为常，醉以入房，以欲竭其精，以耗散其真，不知持满，不时御神，务快其心，逆于生乐，起居无节，故半百而衰也。夫上古圣人之教下也，皆谓之虚邪贼风，避之有时，恬惔虚无，真气从之，精神内守，病安从来"。强调中医学的主要功能是维护生命（养生），健康长寿，治病居于其次。

对于中医理论、气功、人体特异功能的现象和内在规律，在开篇《素问·上古天真论》中给予着重论述："上古有真人者，提挈天地，把握阴阳，呼吸精气，独立守神，肌肉若一，故能寿敝天地，无有终时，此其道生。中古之时，有至人者，淳德全道，和於阴阳，调於四时，去世离俗，积精全神，游行天地之间，视听八达之外，此盖益其寿命而强者也，亦归於真人。其次有圣人者，处天地之和，从八风之理，适嗜欲於世俗之间。无恚嗔之心，行不欲离於世，被服章，举不欲观於俗，外不劳形於事，内无思想之患，以恬愉为务，以自得为功，形体不敝，精神不散，亦可以百数。其次有贤人者，法则天地，像似日月，辨列星辰，逆从阴阳，分别四时，将从上古合同於道，亦可使益寿而有极时"。

钱学森是当代可与牛顿、爱因斯坦相媲美的最伟大的科学家，在《黄帝内经》两千多年后提出将中医、气功、特异功能揉合在一起，倡导开创人体科学，虽说晚了两千多年，但还是震惊了世界科学界！

上古天真论的上述内容，近几十年来一直被视为"封建迷信"予以否认，可是今人真的弄懂了吗？当今科学真是到了揭开这段论述真相的时候了吗？在没有的前提下妄加评论，不是太无知了吗？

在当今的中医界，教科书上、庙堂之上的中医权威们、中医的院校、民间，只要一说中医，就是"中医是中国古代人民同疾病作斗争的经验和理论知识，是在古代朴素的唯物论和自发的辩证法思想指导下，通过长期医疗实践逐步形成并发展成的医学理论体系"。这个定义是不对的，《黄帝内经》有完整的系统的高超的理论体系，问世两千多年来，研究者不计其数，但是没有任何一个人能超越其理论框架，难道可以说是"长期实践"的结果吗？中医的起源一定还有另外重要的因素！人类不断探究是对的，但轻薄古人是不对的，狂犬吠日更不对。

我们认为：中医是在另一层面、从另一角度、用另一套语言、另一套方法解读和维护生命的复杂现象。中医学既具有鲜明的文化属性，又具有养生治病的重要功能。中医很早就成为一套拥有自身概念范畴且逻辑自洽的知识体系，并为"中医共同体"的全体成员共同认可。

在人类认识史上，唯象型理论和构建型理论交替地作为背景理论的认识过程，是盲目和被动地发生的。唯象型理论和构建型理论，用科学哲学的术语来说就是描述和说明。典型的唯象型理论有地心说、狭义相对论、广义相对论、矩阵量子力学和夸克理论；典型的构建型理论有四因说、日心说、经典力学、以太理论和波动量子力学等。

唯象型理论是从直观的现象出发，在归纳现象的基础上建立的理论，其理论的逻辑基础是归纳的。构建型理论是以猜想和假说为认识起点，通过演绎的方法与现实世界进行对比和修正的理论

中医的理论是构建型理论，中医的实践是实证科学。中医的神志学说"五脏神"中有唯象理论，中医借鉴了唯象理论，但是，中医理论不是唯象理论。

人体科学是钱学森先生创建的，人体科学的思想体系是钱先生的思想体系，唯象中医学的思想也是钱学森的思想。钱学森与牛顿、爱因斯坦、杨振宁等都是近代为人类科学事业做出卓越贡献、最伟大的科学巨匠。钱先生是站在当代科学的最高点来创建人体科学学科的，他说："人体科学是现代科学技术工作中的珠穆朗玛峰"，因而，钱学森先生对人体科学的定义，是当代人类科学最高的概括，值得人们尊循和探索。但是，人体科学像任何一门新学科一样，既有它的先进性，也存在着不足，钱学森先生对中医的认识就是如此。

(1) 对中医客观的认识：中医已经有着几千年甚至万年以上的历史，或者说人类出现就有了中医（亦或说中医是史前文明的智慧）。《黄帝内经》奠定的中医理论，两千多年以来至今无人超越，这是一个非常奇特的现象。纵观人类所有的学说，都是在不断发展中存续下来的，没有一个像《黄帝内经》一样，至今无人超越。在中国古代，中医有着稳定的科学和社会地位，近代以来，随着西学东渐、中西文化的碰撞，出现了诋毁、攻击、消灭中医的浪潮，至今不息。一些人打着现代科学的旗号对中医进行围剿，各种抹黑、诋毁中医的言论铺天盖地，但却没有将中医消灭，也不可能将中医消灭，这也是一个奇异的现象。

钱学森先生对中医进行了系统研究后指出："我们知道中医包含着科学真理，非常宝贵的科学真理，但人们'以貌取人'，怀疑中医没有真理，或进而认为中医是封建糟粕"，"从人体科学的观点，中医有许多比西方医学高

明的地方，但将来的医学一定是中医、西医各民族医学于一炉的新医学"，"人体科学的方向是中医，不是西医，西医也要走到中医的道路上来"。对于中医的前途，钱老说："中医不能独立于世界科学技术体系之外"，"中医这个宝库似只有用现代科学技术打开后，才能放出前所未有的光明，而这项工作又必须建立在对中医理论的正确理解"。他又说："把中医（包括气功、人体特异功能）都纳入到科学技术的体系里，创立新的关于人的科学，我称其为人体科学。这样的科学一旦创立起来，必然会提高，改造现在已经有的科学技术体系。当然这一步应该是彻底的，不仅是现象的概括，不仅要知其当然，而且要能讲出其所以然，这才是真正的中医现代化。不止于现代化，甚至可以说是中医的未来化。这是一个伟大的任务，是改造整个科学技术体系，创立新的科学技术体系，所以是一次科学革命"。

这是当代科学巨匠对中医最客观最中肯的评价，使的中医在现代科学面前站到了自己应有的位置上。

(2) 创立了唯象中医学学说：在人体科学的理论架构中，钱学森认为人体科学的方向是中医，但必须通过建立唯象中医学来实现这一目标，因而，创立唯象中医学的理论非常重要。他说："古典中医理论提供了一个以阴阳五行干支启发出来的框架，这是一大发明，但我们还只能说是启发，不是结论，…用中医的临床实践去检验，不合适的地方要修改，最后达到合适的框架"。钱学森认为：应当用系统科学的思想和综合集成的研究方法、把包括中、西医在内的古今医学知识，形成唯象的医学体系。"通过运用中医思维学来以现代语言构筑人体这个开放的复杂巨系统模型，由此讲清人体功能状态的变化规律，建立用现代科学语言表达的唯象中医学理论"。

钱学森说"什么叫唯象理论呢？就是完全从现象来总结、概括、得出的理论。也就是说，只讲其当然，现在还讲不出其所以然，根据实践的经验，说明是怎么回事，把它讲的有条有理，这就叫唯象中医学"。在具体操作上，钱老说："如中医工程学会能把各家中医的专家系统、用中医理论综合成一个中医计算机辨证施治系统……，这个系统可以在临床实践中不断完善，那就是唯象中医了"。对古代中医中存在着唯象中医学现象的认识：钱老说"'泛化'思想来源于'象'即意象、形象，也是从整体上认识事务。这一思维方法的优点在于宏观，能避免微观方法的因小失大。我国的中医就是用的这个方法，所以我们称之为'唯象中医学'"。对唯象中医学的发展，钱老说："唯象中医学是第一步，下面的任务是把唯象中医学与现代的西医学辨证地统一起来，扬弃为更高级的医学"（用现代套中医）。

(3) 对中医认识的不足之处：由于时代、体制、意识形态的局限，钱学森先生被现代科学的局限性误导了，所以对中医的认知出现错误。近代以来，中医是否科学的问题引起了较大的争议，起初钱学森认为中西医结合是中医的发展方向。中医泰斗、国家中医局局长吕炳奎教授为了纠正钱老的错误认识，将自己对此问题的认识和几次公开讲话，写信寄给了钱老，钱老看后深受启发，改变了对中医和中西医结合的看法。后来，吕老向钱老讲解了中医理论、气功、人体特异功能是一个系统，钱老欣然接受，制定了人体科学的研究重心是中医、气功、人体特异功能。另外，起初钱老认为《周易参同契》是唯一的气功古籍，中国气功科学研究会的秘书长李之楠先生告诉钱老：《周易参同契》只是古代诸多重要气功古籍中的一部，还有很多气功著作，并给钱老寄去了几部气功书籍。钱老不愧是最伟大的科学家，具有最伟大的科学精神，面对错误，闻过则改。吕炳奎和李之楠在某些方面纠正了钱学森的错误认识，使得人体科学的建设得到了很大的帮助。

科学精神的核心是理性与实证。钱学森之所以倡议建立唯象中医学，是因为当代科学认为：中医的理论与实践脱钩，无法实证。而这种看法是比较肤浅的。钱老在所掌握信息的基础上，对中医的整体认识出现了不全面的结论，这是可以理解的。钱老"知错必改"的科学精神，是值得我们最尊敬的科学前辈！

A. 对中医理论是人与自然和谐统一完整理论体系的认识不足：中医学理论体系按照现代科学哲学的观点，属于"进步的研究纲领"（拉卡托斯），它以"天地人合一"、人与自然和谐统一的完整理论体系构成，进而完美的阐述"阴阳、五行、脏腑、经络、整体观念、辨证论治"等内核，借以指导临床实践，并得到几千年的反复验证。中医理论是涵盖宇宙、纵贯古今、横向连接所有学科的完整理论体系，因而，中医是超越现代科学的科学。也就是说：现代科学还没有将中医局限在自己的范畴内进行研究的资格，近代以"牧师管理和尚"的方式来界定和对待中医，是浅薄和阶段性的意识形态产物，这不是科学的态度。

科学哲学无法回答中医作为文化和科学的矛盾问题，实际上科学产生于文化，又从文化中独立出来，而中医理论既是文化又是科学，二者无法独立分开。这不是东西方对科学的认识问题，而是中医理论的深奥之处：

因为中医不单要解释人与宇宙和人与世界的关系，还要帮助人健康长寿，还要给人解除病痛。中医的实践离开中医理论就行不通，没有中医理论指导的临床实践疗效就不理想，中医如果没有了疗效，中医也就没有存在的价值了。中医的整体性理论体系与复杂性科学、系统科学的观点高度一致，而时间相隔了两千多年，我们不得不惊叹中医的伟大！。我们不能简单的用现代语言系统来割裂古老的中医话语系统，也不能用现代人的浅薄来指责中医文化的深奥和优秀，不能削足适履！这与探讨真理无益。

B. 对中医是构建型理论和唯象型理论混合体的认识不足：中医理论是在古代哲学的基础上，以"天地人合一"的假说，通过演绎建立起来的构建型理论。人作为自然界的同构系统，其哲学认识来自于自然界，认为天、地、人三者是一体的。《庄子·达生》曰："天地者，万物之父母也"。《易经》强调三才之道，将天、地、人并列，并将人放在中心地位，这就说明人的地位之重要。天有天之道，天之道在于"始万物"；地有地之道，地之道在于"生万物"；人有人之道，人之道在于"成万物"。《易经》说："立天道曰阴阳，立地道曰柔刚，立人道曰仁义"。天、地、人三者虽各有其道，但又是相互对应、相互联系的。这不仅是一种"同与应"的关系，而且是一种内在的生成关系和实现原则。天地之道是生成原则，人之道是实现原则，二者缺一不可。中医理论就是在这样的假说的哲学基础上建立起来的，因此，中医理论是构建型理论，在中医构建型理论中，有唯象型理论的部分成分，因此，中医理论是以构建型理论为主、唯象型理论为辅的混合性理论体系。在人类认识史上独树一帜！这是造物主的偏爱。

C. 对中医学中唯象型理论的认识不足：唯象理论，是指物理学中解释物理现象时，不用其内在原因，而是用概括试验事实而得到的物理规律。

唯象理论是试验现象的概括和提炼，没有深入解释的作用。唯象理论对物理现象有描述与预言功能，但没有解释功能。最典型的例子如开普勒三定律，就是对天文观测到的行星运动现象的总结。实际上支配开普勒三定律的内在机制是牛顿的万有引力定律。进一步层次，牛顿的万有引力定律也是唯象的，需要用量子引力理论去解释。

在中国，"象"是古代哲学的重要范畴，中国古代书画诗词强调意象，所以有"只可意会，不可言传"一说。中医的"医者意也"之论，也含有"象"的成分。唯象理论是以"象"为第一性，借助于现象或者直接从现象中来的理论。

"唯象中医学"是钱学森先生为了破解中医现代化的难题而提出的，其先进的意义在于，将中医纳入现代科学技术体系进行研究，并为其提供现代科学数据的支撑。其消极的意义在于，将中医局限在了现代科学技术体系之内，实际上，中医是超越（囊括）现代科学技术体系的完整的理论技术体系。

现代科学技术体系，是在科学技术发展道路上不断进步着的体系，从发展的角度看是阶段性的，不能以阶段性的科学技术体系，阉割中医"天地人合一"、人与自然和谐统一的完整的科学技术理论体系。

唯象中医学的概念：运用现代科学和哲学的知识和语言，从现象的总结和概括形成系统理论的中医学说，其研究的层次是人的健康和疾病的现象。

钱学森认为：现有的科学知识还不能真正揭示中医理论和实践的科学原理，它自成体系，但又不能融合于现代科学体系中，因而中医现代化的第一步是建立和发展唯象中医学。

唯象中医学最重要的特点有三：①、唯象性：其研究层次是人的健康和疾病的现象，是以实践经验为基础，如实地、系统地总结现象，从中找出规律，概括为理论，不要求揭示出现象的内在本质、规律的内在根据。②、理论性：其学术形态是科学理论，它虽立足于现象和经验，但不是现象和经验的堆积，而是找出规律，抽象出科学概念，概括为科学理论，建立起理论体系。③、表述形式：中医理论本来带有唯象性，但其表述形式是自然哲学式和思辨式，与现代科学缺乏共同语言。要用马克思主义哲学和现代科学来研究，用现代化的科学和哲学语言来表述，建立起现代化的唯象中医学，可逐步与现代科学体系相融合。

说到底，唯象中医学是将完整系统的中医理论与中医医疗实践割裂开来进行研究，这是现代科学还原论思维的致命缺点造成的，无论钱学森的观点多么符合现代科学的要求，但不符合中医整体理论的自身发展规律，因而唯象中医学的研究是有局限性的，也缺乏实际意义。

但是，中医里面是有唯象型理论存在的，中医学中的"唯象型理论"是依托于"构建型理论"搭建的，主要集中在"五脏神"（精神活动）理论等方面。

《素问·宣明五气篇》曰："五脏所藏：心藏神、肺藏魄、肝藏魂、脾藏意、肾藏志"。《灵枢·本神》曰："生之来谓之精，两精相抟谓之神，随神往来者谓之魂，并精而出入者谓之魄，所以任物者谓之心，心有所忆谓之意，意之所存谓之志，因志而存变谓之思，因思而远慕谓之虑，因虑而处物谓之智。……是故怵惕思虑者则伤神，神伤则恐惧流淫而不止。因哀悲动中者，竭绝而失生。喜乐者，神惮散而不藏。愁忧者，气闭塞而不行。盛怒者，迷惑而不治。恐惧者，神荡而不收。心怵惕思虑则伤神，神伤则恐惧自失。破䐃脱肉，毛悴色夭死于冬。脾忧愁而不解则伤意，意伤则悗乱，四肢不举，毛悴色夭死于春。肝悲哀动中则伤魂，魂伤则狂忘不精，不精则不正当人，阴缩而挛筋，两胁骨不举，毛悴色夭死于秋。肺喜乐无极则伤魄，魄伤则狂，狂者意不存人，皮革焦，毛悴色夭死于夏。肾盛怒而不止则伤志，志伤则喜忘其前言，腰脊不可以俛仰屈伸，毛悴色夭死于季夏。恐惧而不解则伤精，精伤则骨酸痿厥，精时自下。是故五脏主藏精者也，不可伤，伤则失守而阴虚；阴虚则无气，无气则死矣"。"是故用针者，察观病人之态，以知精神魂魄之存亡得失之意，五者以伤，针不可以治之也。肝藏血，血舍魂，肝气虚则恐，实则怒。脾藏营，营舍意，脾气虚则四肢不用，五脏不安，实则腹胀，经溲不利。心藏脉，脉舍神，心气虚则悲，实则笑不休。肺藏气，气舍魄，肺气虚则鼻塞不利，少气，实则喘喝，胸盈仰息。肾藏精，精舍志，肾气虚则厥，实则胀，五脏不安。必审五脏之病形，以知其气之虚实，谨而调之也"。

《黄帝内经》中关于五脏藏神的论述很多，以上是其主要理论和临床施治内容。这大段的论述便是唯象型理论。《黄帝内经》中关于五脏藏神的理论和实践，是古人在内观的意境中，观测到的五脏神与精神活动的真实状态。继之上升到与天、地、人合一的哲学层面、理绎出来逻辑自洽的中医神志理论。这种理译是有规律的，叫做知其然，但是"不知其所以然"。知其然，是其规律使然；"不知其所以然"，是现代科学还无法揭示"五脏藏神"的气机活动与精神活动本质。由于"五脏藏神"是以"气"的形式来展现的，所以现代科学无法解释中医"气"的本质，亦无法解释"五脏藏神"精神活动的本质。因而，我们暂时将"五脏藏神"等理论看作是唯象型理论，但是随着科学技术的发展，中医"五脏藏神"等唯象型理论会华丽地转身为构建型理论的。

将中医说成是纯粹的"唯象型理论"是不确切的，中医理论的大部分都是构建型理论；将中医说成是"前科学"也是不全面的，中医的大部分理论都是可以验证的，中医的医疗实践是循证科学的，是可以反复验证的。中医是自然科学与社会科学相契合的研究学科，有志于此研究的学者，可以将中医的理论和医疗实践与社会实践综合在一起进行研讨，不可将理论和实践割裂开来，那样就会离揭开中医的本质越来越远。

在中医精神医学理论的构建过程中，受钱学森先生"唯象中医学"理论的影响，本人曾于1986年提出"唯象中医精神病学假说"。之后，我的哥哥李涛一直坚持我的这个学术观点。我的弟子陕西安康博爱医院的院长魏代金医师也是坚持这个观点，并在邹伟俊医师创建的"全国唯象中医学研究会"内创立"唯象中医精神病学研究所"，还有众多弟子们也在实践这一假说。截止到现在，"唯象精神病学假说"仍在实践中探索。

在长期的研究和临床实践中，"唯象中医精神病学假说"逐渐显露出了它的局限性，比如这个理论无法解释预知梦的"梦中的情境在若干年后真实再现"的精神现象；也无法解释精神病人超出精神病理学和精神病症状学范围所出现的"特异性精神症状"。

本人在长期的临床实践中，经历过很多精神病人的特异性精神症状，比如河北省定县的女性患者肖XX，患病后可以在无法站立的自家房顶脊上自由跳跃、在无法承受人体重量的细小柳枝上来回悠荡；曹XX患病后出现轻功，可以站立在古井中的水面上手舞足蹈，脚底被水浸湿而脚面不湿；16岁男孩掉入直径约40厘米的机井中18米处停留不动；还有的病人在外院服用抗精神病药物出现严重的锥体外束反应，流涎、肌张力增高、肌肉颤动、动作迟缓、步履艰难等，患者意识中不愿再服用西药，便缓缓退至院墙根部，突然飞跃两米高的院墙，飞奔而去，僵硬的身体突然出现类似杂技表演者的灵活度。这类患者的特异性精神症状，用力学和精神病理学原理无法解释。还有的患者能看到地下一米多处埋着古钱币（袁大头）；有的患者头上有一团黑色或灰色烟雾、时聚时散；双胞胎姐妹在不同的城市（北京和石家庄）、在相同的时间（夜里十一点的子时）、以相同的形式（从学校出走）、相同的症状（被幻觉妄想支配）同时发病，被北京安定医院和河北省精神病医院分别诊断为精神分裂症（后在我院治愈）。有的病人四处游走，经常捡拾街边垃圾处的脏腐食物吞吃而不感染疾病；有的病人在零下二十多度的气温中，长时间赤脚在雪地奔跑不被冻伤。以上种种的特异性精神症状、特异性精神现象等等，"唯象中医精神病学假说"

无法给予解释, 西医精神病学也无法给予解释。但是用《黄帝内经 · 素问 · 阳明脉解篇》中"病甚则弃衣而走, 登高而歌, 或至不食数日, 逾垣上屋, 所上之处, 皆非其素所能也, 病反能者何也? 岐伯曰: 四肢者, 诸阳之本也。阳盛则四肢实, 实则能登高也。帝曰: 其弃衣而走者何也? 岐伯曰: 热盛于身, 故弃衣欲走也。帝曰: 其妄言骂詈, 不避亲疏而歌者何也? 岐伯曰: 阳盛则使人妄言骂詈不避亲疏, 而不欲食, 不欲食故妄走也"的理论, 可以部分解释, 可以根据不同患者的不同症状, 辨证论治可以治愈。但是单用"阳盛则狂"的理论远不能解释上述病人的"特异性精神症状"。

我逐渐地认识到了"唯象中医精神病学假说"的局限性, 久久思考之后, 将"唯象中医精神病学假说"修改为: "中医唯象精神病学假说", 这样维护了中医理论中的构建型理论, 也维持了中医理论中唯象型理论的科学性, 挣脱掉了"唯象中医学"的束缚。对此, 我的导师、当代中医泰斗、原国家中医局局长、新中国中医事业的奠基人吕炳奎教授评价说: "这样一改, 就符合中医系统、综合、整体理论自身规律的要求了, 要记住: 中医是超越现代科学技术体系的、体现天地人、人与自然和谐统一的完整理论技术体系, 无论什么东西都不能将中医整体理论割裂, 阉割了就不是中医了"。在此, 建议钱学森先生及其学派将"唯象中医学"修改为"中医唯象学"。

D. 对中医是实证科学的认识不足: 中医是实证科学, 指的是中医的循证临床实践活动。中医的实证科学是在广袤的中国大地、历时几千年, 反复实践证实的科学。比如《伤寒论》中的桂枝汤, 由桂枝三两、芍药三两、甘草二两、生姜三两、大枣十二枚组成。主要治疗:

①、太阳中风证: a.脉象寸浮而尺弱, 寸脉浮的自有发热; 尺脉弱的自会汗出。b. 啬啬然恶寒。c. 淅淅然恶风。d. 鼻鸣。e. 干呕。

②、太阳病: a. 头痛。b. 发热。c. 汗出。d. 恶风。在临床上, 只要是出现以上两大类症状中的三个以上症状者, 服用桂枝汤必效, 一剂知、二剂已、三剂痊愈。此类证例比比皆是、浩如烟海。这是中医在几千年来的临床实践中反复验证了的, 难道这不是实证科学? 再如: 本人在中医精神医学临床上遇到的吴茱萸汤证病例: 患者是河南省许昌市的一位女性精神分裂症, 被河南省精神病医院和许昌市精神病医院多次诊断为精神分裂症, 病程 12 年。典型症状就是在发作前, 先出现头巅顶痛、干呕、吐涎沫、继之呕吐清水, 呕的昏天黑地, 继之出现冷笑、自言自语、骂詈狂言、出现丰富的幻觉妄想后狂呼奔跑、夜不归宿、不识亲疏。多次住院治疗, 好转出院, 无征兆复发, 经久不愈。尊医圣张仲景吴茱萸汤证治条, 抓住其"头巅顶痛、干呕、吐涎沫、呕吐清水"的辨证主症, 处予吴茱萸汤, 连服 18 剂, 豁然痊愈, 追访多年, 在家劳务, 精神活动正常。以后凡是临床上遇到肝胃气寒上逆引起的头巅顶痛、干哕、吐涎沫、呕吐清水躯体症状后出现的以意识、感知、行为障碍为主要表现的精神分裂症等各类精神疾患, 只要使用吴茱萸汤, 必定很快痊愈且治愈后不再复发, 屡试屡验, 从无误诊误治现象出现。在使用经方治疗各类神志病方面, 北京中医药大学的郝万山教授有丰富的经验和非常精当的论述。本人对此有一个评论: 在临床中, 如果是中医没有治疗好病人, 不是中医不行, 是这个医生没有学好学透中医; 如果是西医没有治疗好病人, 不单单是这个医生不行, 还与西医目前没有突破这种疾病的理论相关。因此, 中医是实实在在的实证科学, 对有的患者疗效不好, 是中医师本人的水平有限, 辨证不精、认证不准或用药不当, 而不是中医科学不科学的问题。

11.2.1.9. 人体科学未涉及的领域

11.2.1.9.1. 预知梦中"梦中情景真实再现"的问题

梦, 是人类的精神活动之一, 万千年来, 古今中外, 人们对梦的解析众说纷纭。《庄子 · 齐物论》曰"且有大觉, 而后知此其大梦也", 因而有庄周梦蝶的典故。世间有《敦煌梦书》、《周公解梦》流行, 西方有佛洛伊德的《梦的解析》等等, 人类对梦境始终进行着不懈的探求。

中医认为梦是体内气机盛衰的表现:《黄帝内经 · 灵枢 · 淫邪发梦》曰: "阴气盛则梦涉大水而恐惧; 阳气盛则梦大火而燔灼; 阴阳俱盛则梦相杀。上盛则梦飞, 下盛则梦堕, 甚饥则梦取, 甚饱则梦予。肝气盛则梦怒; 肺气盛则梦恐惧、哭泣、飞扬; 心气盛则梦善笑恐畏; 脾气盛则梦歌乐、身体重不举; 肾气盛则梦腰脊两解不属"。 "厥气客于心, 则梦见丘山烟火; 客于肺则梦飞扬, 见金铁之奇物; 客于肝则梦山林树木; 客于脾则梦见丘陵大泽,坏屋风雨；客于肾则梦临渊，没居水中；客于膀胱则梦游行；客于胃则梦饮食；客于大肠则梦田野；客于小肠则梦聚邑冲衢；客于胆则梦斗讼自刳；客于阴器则梦接内；客于项则梦斩首；客于胫则梦行走而不能前，及居深地窌苑中；客于股肱则梦礼节拜起；客于胞膻则梦溲便"。

西人弗洛伊德《梦的解析》认为：梦与儿时的记忆有相当大的关系，梦因为是"愿望的达成"，一定程度上会缓解人们苦于此事的压力和达到内心的平衡。佛洛伊德是精神分析学家，他在书中提出了广为人知的俄狄浦斯情结，即所谓的"恋母情结"和"恋父情结"等等。

以上是中外医学家们对于预知梦的解析。但由于梦的未知性，在医学、哲学、心理学、精神医学、宗教哲学等众多古籍中，对繁杂的梦的现象都有着不同的论述，给出了本门理论的解释，但对"梦中情景的真实再现"问题，没有统一的定论。应该说：各类宗教哲学和心理学的解释是属于"唯象型理论"的范畴，是知其然不知其所以然。现代脑科学的研究已经在全球铺开，但是我们认为，无论将来脑科学怎样精确解析神经系统和大脑的运作奥秘，还是解决不了"梦中情景的真实再现"的问题，因为这个问题的实质是在梦中预演未来。这不仅仅是人体和大脑本身的问题，应该还有一个人体和大脑与大自然之间的关系问题，即是人与宇宙的关系问题。钱学森先生对哲学层面的人天观划分了五个层次，即渺观、微观、宏观、宇观、涨观，每个层次的人天观都有数学的范围。本人认为："梦境中的情景真实再现"这个命题应该属于涨观和渺观的问题，在短时间内还不可能被人类探知，如果能解决了这个问题，则是解决了人与宇宙的关系问题，这个问题有可能涉及到宇宙大爆炸前的实质状态问题，涉及到人类的"精神本原"。

"梦中的情境真实再现"案例，流传的世界各地的名人预知梦有：美国总统林肯梦见自己被杀；拳击手梦见将对手打死；姐姐梦见被害弟弟的埋尸处从而破案；玛娜姑娘在梦中被引导找到失散的情人；德国化学家凯库勒宣称梦见一条正在吞食自己尾巴的蛇，而悟出苯环的分子结构等等。这些都是先有梦，再有"梦境中的情景真实再现"。梦境成为未来的事实发生，这确实是人与宇宙的奥妙。古今中外，对预知梦的亲身体验和研究，有平民百姓、皇宫贵族、古今科学家，更可贵的是近代专注于此研究的心理学家和精神医学家。对于预知梦的本质，有各种各样的理论和解释，但至今没有一个科学界公认的定论。

在预知梦的认识上，笔者有多次亲身经历和迷惑。在本人的人生经历中，有过三次特异的经历：第一次是在1968年，由于运动中父亲受到迫害，全家没有饭吃，在饥寒交迫的生死线上艰难挣扎。一天中午，我吃了几口野菜汤便昏昏欲睡，梦境中有一位和蔼的老人家，笑眯眯地对我说"孩子，起来，小河边的水坑里有鱼，你把它捞回来，全家就有吃的了"。我突然醒来，拿起筛子和水桶（捞鱼的工具）就往河边跑，在梦中老人家指引的一个洪水过后残留的水抗中，捞回了大半桶各类的鱼。我爸爸看到我睡觉中爬起来就跑，以为是梦游，就喊我哥哥李涛赶快去追我，哥哥追到我后，和我一起把鱼捞回家。第二次是1970年冬天的一天夜里，我在睡梦中看见中央军委副主席林彪元帅手握匕首刺向正在熟睡的毛泽东主席，鲜血喷涌而出，把我吓的满头大汗而惊醒。我爸爸从睡中醒来问我是怎么回事，我把梦境述说了一遍，爸爸说："儿子，从今往后你千万不能对任何人说这个梦，说了咱们全家的命就都没了"。在当时的中国，如果说了对毛泽东不利的话，就是攻击伟大领袖，是要判死刑的，就是做梦也不行，也是要掉脑袋的。可是过了半年多的时间，中国就真的发生了林彪元帅乘坐的飞机在蒙古温都尔汗坠毁的事件，中央发布了林彪谋害毛泽东的"571工程纪要"，全世界都知道了林彪要杀害毛泽东的事情。对这件事我百思不得其解，在当时的社会恐怖环境下，受到的教育使得在我们的头脑中跟本就不可能出现"毛泽东"三个字，如果想到毛泽东时，脑中会出现"毛主席"或"毛主席万岁"、"毛泽东思想"等字样，根本就不会出现"毛泽东"三个字！我当时在河北农村，是"黑五类子弟"，老老实实的接受改造，不敢乱说乱动，也不敢乱想，对于上层的政治消息非常闭塞也不关心，不知道睡梦中为什么会出现这样的怪异梦境，而且半年多以后就真实的发生了这个事件。第三次是在我学医之初，由于家境贫寒，没有钱给老父亲治病，便自学中医给老人家治疗焦虑症。父亲的病治好以后，三里五乡的乡亲们闻讯找上门来求治，由于知识不足便一心一意读书。当时是两耳不闻窗外事，一心只读中医书，特别是给患者诊脉时，更是精力全部集中，细心体悟察看脉象，大脑全部集中在分辨脉象与病情的关系上。有一次在为一个病程三十多年、患有严重风湿性骨关节病偏瘫的老妇人诊脉时，双眼感到非常压的慌，只想闭上眼睛。但此时正在诊脉，不可能闭上眼睛不看患者，若是那样，便有对患者不敬之嫌。可是，眼睛压的厉害，不得已暂时闭一下眼睛缓解一下。可是，就在我闭上眼睛的一刹那，额头突然明亮了起来，印堂部位出现了患者内脏的一幅图像，提示患者的痹症是由于风湿导致脑内血瘀寒湿阻碍神经通路而致，病变路线非常清楚，哪些地方有瘀血阻滞，哪些地方有寒湿阻滞等等。图像印入大脑之后，眼睛不再压的痛，自然睁开。根据"看"见的病变图像，再仔细将患者的病史、症状、脉象等等情况反复推敲，最后确认了印堂"看"见的图像是患者的病结所在。据此辨证开出处方，三副药下去病情就大有好转，药不更方很快痊愈，患者及其家人惊呼太神奇。患者一传十、十传百，神奇的疗效很快就在民众广为流传。以后每次为患者诊脉，印堂部位都会出现一幅患者体内病变的图像，据此再加辨证论治，服药以后疗效非常明显。对于此事，我感到非常奇怪、迷惑不解。十多年后看到复旦大学盛祖嘉教授关于邵来圣等辨识耳朵认字的研究中，特异功能人反映前额出现一个"屏幕"，所辨的字会在印堂屏幕上显出来的报道，才恍然大悟，原来是倾心过度出现了特异功能态的原因。由于病相在印堂屏幕的显现，加之精于四诊八纲的辨证论治，我的医名日盛，求医者日众。在诊断治疗中，无论是什么类型的疑难病症，都能通过这种闭目诊断与四诊合参清晰的判断出来，进而给予相应的治疗，患者应手而愈。本人终生从事中医精神医学的研究和实践，临床上司空见惯的"非常意识状态"很多，深知这是一个尚未完全探索清楚的医学科学难题。因此，当本人发现"非常意识状态"时，均可熟练地运用中医精神医学理论予以解释。但是对自己本身的一个"非常意识状态"无法解释，就是本人在研究问题时，遇到难以解开的难题，就会感到非常困倦，此时大脑一片空白，昏昏沉沉的只想睡觉，只要合上眼睛就立即深睡，一进入梦乡脑中就会出现困惑的难题，进而在脑中清晰地出现此问题的答案。醒来后就感到大脑非常清晰，迅速记录下答案。此类梦中解决的疑难问题非常多，大到科研问题、疑难病症问题、社会难题、小到家庭难题、员工问题，都可以迎刃而解。我还有意识的做了一些调查，发现存在此类现象的人不少。此类问题的原因，至今无法全部解释，本人认为此类现象不单单是"非常意识状态"的问题，肯定还有其它的原因。

中国自 1949 年共产党建立政权 70 多年以来，以马克思的辩证唯物主义哲学为指导，不承认"预知梦"所展现的这些现象。在党政军及所有机构特别是公检法机关的公务人员，是不能相信这些的。但是层出不穷的"预知梦"帮助警方破案的事实，使得不信这些的公安人员和科学界陷入了沉思：

⑴ 中国中央电视台 2014 年 11 月 27 日《今日说法》播出的《梦境擒凶》节目（撒贝宁时间）：吉林省长白山警方接到报案，村民张永成失踪被害，由于没有任何线索，案件一筹莫展。此时，相隔几百公里的张永成在辽宁省的姐姐张燕做了一个梦："梦见弟弟给他托梦，说自己被人杀害了，被埋在荒凉的铁路旁边，一切非常清晰"。张燕从辽宁赶到吉林向警方报案，并根据自己梦境中弟弟的描述带领警方找到了埋尸地点，案件告破。这个奇特的案件引起了科学界的震动，使得中国科学界对"预知梦"进入了科学的反思。

⑵ 兰州警方在办理一起案件中发现，兰州人沙金玉被人杀害两年有余，2001 年 7 月的一天，沙金玉的父亲做梦："梦见儿子给我托了一个梦，说他被人害死了，他说他死的很冤，死的很惨，并说过几天警方要来找他，给他伸冤"。其父亲便根据梦中指明的地方，在沙金玉埋尸的地点（其父不知）等了三天，第四天时等到了警察带着凶犯来指认埋尸地点。沙金玉已经被害两年有余，警方办案属于高度机密，凶犯招认的情况外界不知，警方与沙金玉的父亲互不认识，排除泄密的可能。这个案件也引起了轰动。

⑶ 凤凰资讯报道：2016 年 8 月 2 日，"四川一个一岁零九个月的小孩失踪后半个月给午睡中的父亲托梦，父母亲根据孩子梦中说的情境，在邻居家柴房找到了孩子的尸体"。

以上类似报道，古今中外、古往今来的记载比比皆是。这是个科学还没有破解的奥秘。对这些未知科学的认识和定义，科学界特别是精神医学界，不要过早的下结论。那些对我国精神医学做出杰出贡献的 114 名老、中、青科学家们，在业界赫赫有名，但是由于共同发表了"特异功能是不存在的"声明，其中涉及到这类"预知梦"的未解之谜，其结论是不是草率了些？古往今来，大凡在一些领域做出杰出贡献的人们，当自己的发明或创造在一定的时间内、达到了一个常人无法企及的高度时，因为没有参照物，往往会出现违背本人意愿的思维，思想开始僵化，想当然说话下定义，认为自己比别人聪明，开始走向自己的反面，因而出现错误，贻误后人。愿我的师长同道们避开这个怪圈。

在人体科学的认知方面，钱学森先生等人有没有这样的错误，我们没有看出来，只是看到他们在努力探索（社会上的混乱现象与他们的科学探索无关）。但是于光远等人却明显地出现了这个错误的倾向。拿过去的阶段性认知结论来评判未知的科学领域，是显得幼稚了一些。不管您老板着怎样庄重的面孔，但是您都在犯认知错误。希望我们精神医学界的老师和同仁们谨慎以对，不要跟着一些固化的意识形态思维误入歧途，对未知科学造成阻碍，因为人体科学与精神医学领域有着直接和内在的深层联系，这是个有待深入探索的问题。

人体科学研究领域没有涉及到预知梦的"梦中情景的真实再现"问题，应该是一个遗憾，希望有关专家弥补上这一点。

11.2.1.9.2. "脑科学"与人体科学的关系

人体科学的研究必然要涉及到物质与精神、主观与客观、大脑与意识的辩证关系问题，主要的是脑科学与哲学、社会科学的问题。

脑科学也叫神经科学，是为了了解神经系统内分子水平、细胞水平、细胞间的变化过程，以及这些过程在中枢功能控制系统内的整合作用而进行的研究，是研究脑的结构和功能的科学。脑科学的最终目的是在于阐明人类大脑的结构与功能；人类行为与心理活动的物质基础；在各个层次上阐明其机制，增进人类神经活动的效率，提高对神经精神系统疾病的预防、诊断、治疗服务水平。

世界各国脑科学研究的计划大同小异，中国脑科学的计划主要是一体两翼结构：一体是基础研究，在于了解大脑的认知功能是怎么来的；两翼，一是指如何诊断和治疗重要的脑疾病和精神疾病，一是指发展人工智能与脑科学结合的脑--机智能技术。

脑科学研究的主要内容，是人体科学研究的基础学科和主要组成部分，无论是在脑的结构（物质）还是脑的功能（精神），都是人体科学研究的主要内容。在钱学森设计的人体科学体系结构中，研究的主要内容是：中医理论、气功、经络、人体特异功能，没有明确地将脑科学的重要地位列出，因此，这是人体科学体系设计中的一个战略性缺陷。

人体科学的人天观，钱学森教授划定为五个层次，即渺观、微观、宏观、宇观、涨观，实际上是将"脑科学"包含在了里面，即渺观层次的"精神功能"，微观层次的"脑结构"，但缺乏涨观层次的"天人合一"。在人体科学的研究中，"脑科学"无疑是非常重要的基础研究，因此本人认为，应将人体科学研究的主要内容表述为：脑科学、中医、经络、气功、人体特异功能。

脑科学的研究面对"梦中的情境真实再现"，这个宇宙之问时，综合世界各国的脑科学研究计划，我们认为即使现代的"脑科学"研究结束也无法给予满意的回答。人体科学在面对"梦中的情境真实再现"这个问题时，根据人体科学的研究计划，也不能给予肯定的回答。中医精神医学理论面对"梦中的情境真实再现"这个问题，理论上可以给予回答，可以列出具有统计学意义的"特异性精神症状"和"量子隐形传态"层面的物理学科学研究成果给予佐证，但是缺乏实验室的反复验证。本人从 1997 年开始的《量子隐形传输与中医天人合一理论内在联系的临床和实验研究》的研究课题，旨在探寻人类的"精神本原"。研究的路径是：从中医精神医学临床中发现的大量精神病人的"特异性精神症状"以及治疗效果的例证，依据脑科学的研究成果，用中医"天人合一"理论进行合理的解释。再用"量子隐形传输"的科技成果给予佐证。借鉴人体科学的研究成果，使用钱学森教授人天观中的"渺观"、"涨观"理论，以期达到探索"精神本原"的目的。25 年来的悉心探索，涉及到中医理论、精神医学、古今哲学、宗教哲学、量子力学、脑科学、人体科学、社会科学、人文环境、天体物理学、宇宙学等诸多领域，主题研究已经完成，还有大量的反复核实和计算工作过程。

本人在研究上述课题的过程中，十分注重现代"脑科学"的阶段成果，注重量子力学的进展，注重宗教哲学的研究，注重自然科学与社会科学的契合性研究，注重东西文化的碰撞和融合研究，从中获得教益。因此本人认为：脑科学是人体科学的基础研究，非常重要，人体科学应将脑科学列入到显要的研究位置。

11.2.1.10. 人体科学与中医精神医学研究的相关问题

11.2.1.10.1. 中医唯象精神病学与唯象中医学的关系问题

(1) 中医唯象精神病学理论的实践问题：

    A. 中医精神医学理论下的唯象参考。中医是一个完整的、系统的、综合的理论体系，应用中医理论对所有的器质性疾病都可以进行相应的治疗。而且，只要临床医生将中医理论学深学透，就没有中医治疗不了的病。但是在精神科的临床上，由于患者的大脑功能紊乱主要是集中在"气"和"精神"的层面，而现代科学对中医的"气"和"精神"还无法从本质上解释清楚，处于盲人摸象的认识阶段。病人的精神症状往往与患者的脉象及四诊不符，所以，历代中医在诊断上基本都遵从"舍脉从证"，主要根据精神症状为依据对病人进行诊断治疗，这就失去了中医重要的诊察手段 -- 脉象在中医诊断学中的重要价值，使中医的临床诊断模糊了起来，也保证不了中医治疗的效果。这是中医临床上存在的实际问题，也是中医被西医长期诟病的问题。中医精神医学在长期的研究中，根据患者的实际症状，经二十四小时跟踪观察脉象两周。发现了在胆经、肝经行气的子时脉象与平旦脉象和精神症状不相符的情况，还发现了大肠经、胃经行气时的舌质舌苔与平时舌质舌苔不相符的现象，还发现患者的大便与精神症状直接相关的问题，因而发明了子时诊脉和晨间查舌、详观大便的新的诊察手段，从而清晰地获得了患者体内气血运行的实际情况，加以四诊合参，做出准确的诊断。这一新的综合诊察手段，在科技成果鉴定时被专家们认定为"丰富了中医诊断学的内容"，厘清了中医精神疾患临床诊断上的模糊状态，为辨证施治提供了科学依据，刷新了中医精神病学几千年的诊断历史。

受现代科学技术水平的限制，西医还没有研制出准确测查大脑功能活动情况的仪器，不能对精神症状做出准确的诊断。医生只能根据患者的精神症状做出判断，这种诊断是临床医生的主观判断，不完全符合疾病本质的客观情况，因而，在治疗过程中，医生使用精神药物，大多都是摸索使用。某种药物对某些症状如果有疗效就继续使用，如果没有疗效就换药，这就是精神科医生的"试药"治疗过程，这种治疗方式给患者带来了极大的痛苦。

中医精神医学理论根据全新的诊察手段，经过四诊八纲，辨证论治，将患者的精神症状作为"唯象"参考依据，不作为主要辨证依据，从"五脏神"的论述中寻找对应的精神症状，将其纳入整体观念辨证论治的范畴，因而准确地把握住了精神疾患的本质，获得了理想的治疗效果。通过"丰富了中医诊断学的内容"诊察手段，使唯象的繁杂无序的精神症状纳入了中医精神医学整体综合系统的理论体系之中，为中医为主治疗精神疾患提供了确实的诊断依据和唯象的参考依据。

B. 新的诊察手段及四诊八纲的参考。子时诊脉、晨间查舌的理论依据是《黄帝内经 · 素问 · 灵兰秘典论》："肝者、将军之官，谋虑出焉；胆者，中正之官，决断出焉……脾胃者，仓廪之官，五味出焉；大肠者，传道之官，变化出焉"，以及"肺寅大卯胃辰宫，脾巳心午小未中，申胱酉肾心包戌，亥焦子胆丑肝通"十二经脉子午流注的理论。胆经在 23 时 --1 时的子时当令，肝经在 1 时—3 时的丑时当令；肝胆主情志，在此四个小时内，胆主决断、肝主谋虑等的精神活动和气机活动，通过气血循环都会在此时通过脉象显现出来，所以此时诊脉，可以清晰地诊察出体内的气机活动和精神活动的正常与否。因此，子时诊脉是体现脉象在精神疾患诊断学上重要价值的一个客观方法，能真实地体现人体气机活动和精神活动的情况。大肠主传导，与小肠、胃形成脑 -- 肠轴机制；胃气、胃阴上蒸而为舌苔。大肠经在 5—7 时的卯时当令，胃经在 7—9 时的辰时当令。卯时和辰时是大肠与胃经行气之时，全身的气机与精神活动情况，会通过大肠经和胃经集中的表现在舌质舌苔上面，此时患者舌质舌苔的形象，可以不受白天患者精神活动对舌质舌苔的影响，清晰地体现患者的病理病机状况，作为诊断依据。子时诊脉与晨间查舌，客观地准确地从形神合一的角度，以司内揣外的诊察手段，把握了患者体内的病情变化，厘清了肝胆主情志、脑肠轴系统的精神活动状况，避免了"舍脉从证"的弊端，比较全面地对患者进行客观量化诊断指征分析，从而得出准确的诊断。

(2) 唯象中医学在精神病领域的医疗实践问题：

A. 唯象中医学的实质问题：唯象中医学的实质是以患者表现的症状、特别是精神病患者的精神症状为主进行参考，与西医精神病学的以精神症状作为诊断依据大同小异，也与中医的"舍脉从证"的临床诊断依据没有本质区别。西医以精神症状为依据进行诊断，源于西医现在还不能精确地测查大脑功能的活动有关；中医"舍脉从证"源于精神病人行为不受控制，无法进行确切的四诊八纲；更重要的是精神活动紊乱对正常脏腑功能的干扰，使之表现得脉象、舌象与其精神症状不相符有关。因而，以唯象的精神症状来对精神患者进行诊断是不全面的，因此治疗效果也是不确切的。

B. 以精神症状为主的参考割裂了中医的整体性。西医精神医学主要以精神症状作为诊断依据，而患者的精神症状非常复杂多变、千奇百怪，因而西医精神医学的治疗效果有限，只是控制住精神症状，减少患者的病态行为对正常社会的冲击而已。只有随着科学对大脑的认知全部解析、精神疾病的病因病理病机清楚之后，西医在精神医学的临床上才能有一个质的飞跃。而目前，无论是以"唯象"的中医症状为主，还是以西医的精神症状为主，还是"舍脉从证"，都无法对精神疾病患者给予准确的诊断和治疗，都是割裂了中医理论症状群的整体性。中医精神医学的症状学理论和实践是一个完整的、系统的、综合的整体，不能割裂，而且割裂后的治疗效果会大打折扣。

11.2.1.10.2. 中医精神医学与气功治病疗效之间的关系问题

(1) 中医精神医学理论指引下的疗效问题：中医精神医学在整体理论的指导下，有诊断、有辨证、有治则、有方剂、有药物、有护理、有管理，是一个完整的诊断和治疗体系。有教育、针灸、体疗、工作、劳动、音乐、休闲、康复等综合治疗措施。再加之有贯穿始终的中医心理学，取得患者的信任，因此 治疗效果可以得到保证。

(2) 气功理论指引下的疗效问题：气功治疗源于《黄帝内经》"提挈天地，把握阴阳，呼吸精气，独立守神"等论述，是通过气功锻炼来达到养生和治疗疾病的目的。在精神疾病的临床上，由于精神病人的精神活动紊乱，如果要病人集中意念，进入调息、调身、调心、调神的状态，是有困难的。因此，气功在一定程度上对神经衰弱及各类神经症；对心因性精神障碍、反应性精神障碍、癔病等有一定的治疗效果。而且这些治疗效果大多是意念调适、气机调适、心理治疗的三重作用。对精神分裂症、双相情感性精神障碍等重性精神疾病疗效则不太理想，有的甚至在治疗中出现"气功引起的精神障碍"等的气功出偏症状。但是也不是绝对的，有些衰退型的精神分裂症患者，如果患者个人有对气功的爱好，坚信气功的治疗作用，是可以进行气功调理的。这样不但起到治疗作用，还可以更多地调动患者的兴趣，进行体内的气机调整，达到治疗的目的。治疗时要把握住时间的科学性，时间太短达不到治疗目的，时间太长患者又嫌烦不予配合。可以根据患者的个人爱好程度，编排出兴趣盎然的气功治疗程序，即又可促使患者入静，又能使患者保持兴趣。在这里主要起作用的是患者对气功医师的信任程度和依赖程度。因此，在临床上，中医精神医学的治疗属于正规程序，疗效有保证。气功的治疗则是属于辅助地位，因于疾病的特殊性，疗效得不到保证，两者的治疗效果没有可比性，不可同日而语。

11.2.1.10.3. 中医精神医学与人体特异功能治病疗效之间的比较问题

(1) 中医精神医学理论指引下的治病疗效问题：中医精神医学是正规的医学治疗，有诊断、有辨证、有治则、有方剂、有药物、有护理、有管理，是一个完整的诊断和治疗体系。有教育、针灸、体育、工作、劳动、音乐、休闲、康复等多种治疗措施，有中医心理学，悟践心理疗法的正规心理治疗，对具有一定科学知识的患者来说，能取得基本的信任，因此 治疗效果可以得到保证。

(2) 人体特异功能态下的治病疗效问题：人体特异功能对于精神疾患者的治疗，疗效无法保证。其治疗效果，完全凭借特异功能人的随机状态，凭借患者对特异功能人的信任程度，实质上大多是心理治疗。有些精神疾患如癔病、心因性精神障碍、急性反应性精神障碍，以及一些对特异功能深信不疑的各类神经症，在特异功能人发功治疗的时候，能够给与积极的配合，就会有一定的治疗效果。如果患者思维、情感、意志、行为紊乱、不能很好地配合特异功能人的治疗，则不会有什么效果。特异功能对精神疾病的治疗，疗效得不到保证，也无法与中医精神医学的正规治疗相提并论。

11.2.1.10.4. 中医精神医学与人体科学之间的协同研究问题

中医精神医学与人体科学的关系非常密切，可以说，中医精神医学是人体科学研究的最前沿阵地，位于中医和气功、特异功能的前面，是直接研究人体功能态的前沿科学。由于科学对精神症状的局限认知、精神病人的"特异性精神症状"更是鲜为人知，再加上社会对精神病人的歧视，没有引起科学界应有的重视。钱学森先生没有意识到要将中医精神医学纳入人体科学的体系，只是简单的划入"反常功能态"之中，忽略了它的重要价值。实际上，中医精神医学在人体科学体系中的地位比中医、气功、人体特异功能还要重要，因为，精神活动的异常包括反常功能态和超常功能态，精神疾病患者身上的"特异性精神症状"属于这两种状态的混合产物，现代医学无法给以准确的解释，历代各家学说也无法给予准确的解释，只有中医给与了一些解释，但是很不全面。比如有的精神病人在诊脉的时候，看见医生诊桌约一米深的地下埋藏着一块"袁大头"。护士们就从该患者指出的位置，挖掘出了这枚"袁大头"，原来这个位置是被人工填土垫起来的。这里面排除了所有的作弊，因为患者是第一次从北京到河南长葛市的医院看病，以前患者与其家长从未来过长葛。这种现象还有很多，是几十年来真实发生在医生眼前的，各种理论无法解释的异常现象。正是带着这许多"特异性的精神症状"，开展了中医精神医学与人体科学的深入探讨。经过长时期深入的观察和研究，认识到中医精神医学与人体科学之间的关系直接、尤为密切、尤为重要。我们认为：中医精神医学是人体科学研究的最前沿阵地，双方是一种协同研究的关系。

(1) 中医精神医学的实质是探讨"精神本原"：

中医精神医学源于《黄帝内经》，是中医学的一个重要组成部分。中医精神医学的依据在于：

A. 中医是一种系统医学，它把医疗对象置于天体运行、气候变化、生态环境、社会氛围、人际交往、生活习惯等诸多背景下来观察、类比、推理，梳理这些因素与人体疾病和健康的关系。临床上因人而异、因病而异、因时而异、因地而异、因医而异。注重人体各个系统、各个部位、各个脏器、各种组织的整体联系，五脏藏神与行为意识感知的神志系统，特别是脏腑功能与精神功能的内在联系，进行综合辨证施治。

B. 中医既是医疗科学，又不完全是医疗科学；既是自然科学，又不完全是自然科学；既是人文科学，又不完全是人文科学；既是文化，又不完全是文化。因此，中医是以人为本的整体文化医疗科学，是一个涵盖多学科的复杂性科学，是一个人类需要重新认识的知识体系。

C. 从以上两点来看好像很难确定中医的类别归属，这是中医的特点。但中医就是中医，就现代科学而言，中医是一门复合科学。中医精神医学是产生于这样一个复合科学之上的学科，拥有中医的全部特质。

中医精神医学带有鲜明的中国传统文化特色，与中国古代哲学息息相关，传统文化中的儒道释思想中包含着许多有价值的精神医学观念。中医精神医学的基本观点确立于《黄帝内经》，"五脏藏神"和"七情致病"是其理论的核心内容。《内经》强调整体观念，建立了唯物的形神一体观，认为精神活动与五脏功能密切相关，将神志活动归属于五脏，将"心"确立为精神活动的主体。人的心理具有生物与自然、社会、环境的多重特性。精神疾病不仅是生物学上的异常表现，而且是其所处时代与环境的社会文化的折射，患者的感知、行为、幻觉、妄想与民族文化、社会风俗、宗教信仰等社会因素关系密切。

中医精神医学不但要治疗精神活动的失常，还要找到精神活动紊乱的原因，更要杜绝引起精神失常的诱因，这就涉及到人类"精神本原"的问题。中医精神医学将借鉴现代医学科学、脑科学的最新成果，与中国古代医学哲学相结合，借鉴现代科学技术的一切最新成果，科学地将"精神本原"的问题理译清楚，将人类从精神迷茫中解脱出来。因此，中医精神医学在治愈各类精神疾患的基础上，主要任务就是探讨"精神本原"的实质。这是两个息息相关的问题，没有本质底"精神本原"的科学认知，就没有将精神疾患彻底治愈的根本条件，两者相辅相成。探索"精神本原"离不开中医精神医学的不断深入。中医精神医学的主要任务是：①、认识各类精神疾患并给予彻底的治愈。②、探索人的"精神本原"。③、以上两项任务是根据上述中医和中医精神医学的特性而决定的。

(2) 人体科学的实质是探讨"人体功能态"：

人体功能态学说是钱学森先生于 1981 年提出来的，指人的整体功能状态中一些各具特征的状态。人的整体功能状态在不同的现实条件下可呈现为不同的人体功能态，每一种功能态在心理、生理、行为等方面都各有其特定的内容和表现。

根据钱学森的理论，人体功能态分为四类、十种。

A. 正常功能态：包括：①、醒觉功能态；②、睡眠功能态。

B. 反常功能态：包括：①、疾病功能态；②、危机功能态。

C. 超常功能态：包括：①、竞技功能态；②、警觉功能态；③、灵感功能态。

D. 异常功能态：包括：①、催眠功能态；②、气功功能态；③、特异功能态。

正常功能态是以往生物科学研究的范畴；反常功能态是医疗科学、生理病理学、护理学研究的范畴；超常功能态是现代心理学研究的范畴。以上三类功能态均已纳入现代科学技术体系，唯有异常功能态还没有纳入科学体系。

异常功能态是人体科学研究的重点，是人类未知的一个领域。无论何种功能态，都与神经系统和大脑功能有着十分密切的联系，因此，异常功能态研究的部分内容已经列入现代科学"脑科学"的研究范畴，随着脑科学研究的深入，部分异常功能态的奥秘将被揭晓。

气功功能态在我国已有了几千年的历史，但从未纳入现代科学技术体系进行研究。它的种种功能表现，常常使人不能置信，但这正是科学需要探索的领域，不能因其深奥而拒之门外。它是人体这一巨系统的一个属性、一个方面的表现。气功属于中医"导引"的范畴，气功功能态的研究要与中医理论特别是子午流注学说结合起来。

特异功能态中国古籍多有记载，在中医也有记载，《素问·上古天真论》关于"上古有真人者，提挈天地，把握阴阳，呼吸精气，独立守神，肌肉若一，故能寿敝天地，无有终时，此其道生。中古之时，有至人者，淳德全道，和於阴阳，调於四时，去世离俗，积精全神，游行天地之间，视听八达之外，此盖益其寿命而强者也，亦归於真人。其次有圣人者，处天地之和，从八风之理，适嗜欲於世俗之间。无恚嗔之心，行不欲离於世，被服章，举不欲观於俗，外不劳形於事，内无思想之患，以恬愉为务，以自得为功，形体不敝，精神不散，亦可以百数。其次有贤人者，法则天地，像似日月，辨列星辰，逆从阴阳，分别四时，将从上古合同於道，亦可使益寿而有极时"的论述。就是关于练气功进入特异功能态从而健康长寿的记载。

人体科学的实质是探索各类功能态特别是特异功能态的机理，从而揭开各类人体功能态的面纱，进一步发展人体潜在功能，发挥人的潜力。中医精神医学居于人体科学研究的前沿，源于中医理论。气功、特异功能与中医理论存在着一定的内在规律，三者必须协同研究。在中医精神医学的临床上，存在着大量的"特异性精神症状"，这些"特异性精神症状"与气功、特异功能存在着一定的内在联系，三者的协同研究定会揭示其奥秘。

11.2.2. 气功科学

气功，古人称为"吐纳"、"导引"、"行气"、"按跷"等。医家、道家、释家、儒家、武术家均有气功学说。练气功分为动功、静功；功法姿势有站功、坐功、卧功、行功等。因此气功流派众多，但是有一个总的目的，就是医疗保健、修身养性、健体养生、武术竞技。

气功用于医疗健身领域，有患者自己练功、医者为患者发放外气两种方法。患者自己练功属于运行内气疗法，根据中医理论、气机调节机理、经络运行路线，患者自己意念导引气机运行，达到气血通畅、疏通阻塞，祛病强身的目的。医者为患者发放外气治病，是医者素有气功训练功底，调动自身气机，进入气功功能态的状态，在患者病变部位发放外气施功，达到祛除病患的目的。一般的发放外气治疗多辅以针灸、艾灸、远红外激光治疗等辅助手段。

医者修炼气功达到一定的段位，进而稳固在气功功能态的状态，为患者治病，千百年来有大量记载，近几十年来也有一定的研究成果。北戴河气功疗养院的刘贵珍、刘渡舟（北京中医药大学教授）等气功医师，在全国范围内创建了数量众多的气功疗养院，治疗了数不清的各类慢性病患者，形成了具有中医特色的治疗手段，得到了政府的大力支持。但由于对气功的属性，科学界存在不同认知，直到现在，也未将气功治疗纳入正规的医疗方法，截止到目前，气功医疗仍处于探索阶段。

气功发放外气，存在着两种截然相反的论点：第一种是认为气功外气是一种精微物质，发放外气可以为人治病；第二种是认为气功外气根本不存在，所谓的发放外气不过是一种心理暗示。

11.2.2.1. 张洪林等的观点

张洪林认为：气功的本质就是"调神"（心理调整）。他对气功的定义是：通过调神来协调气机，达到平衡阴阳、防治疾病的锻炼方法（即通过主动的自我心理调整对自己身体功能产生积极影响达到防治疾病作用的自我心身锻炼方法）。依据是：《黄帝内经》"恬淡虚无，真气从之。精神内守，病安从来"的论述，即："当一个人的意识进入到一种非常宁静非常愉悦的虚无状态时，全身各系统的生理功能会随之变得协调。长期坚持这种集中注意力排除杂念放松心理紧张的锻炼，就会增强机体免疫抗病能力，起到防治疾病的作用"。

1. 气功外气治疗就是心理暗示，通过实验证明，发放外气治病根本不存在。
2. 刘贵珍将气功的"气"，解释为"呼吸之气"，使人们认为"气"是人体的元气、内气。既是元气、内气，就使人们思辨为可以通过练功发放外气为人治病，这是"伪气功"的理论基础。

张洪林是中西医结合的硕士研究生，在对气功理论的研究上，偏重于西医观点，对中医理论和气功理论的认知有些局限，他将中医的"精"、"气"、"神"割裂开来进行探讨，违背了中医"气一元论"的本体论，也违背了"天人合一"的认识论，必定将气功引入歧途。他所在的原中医科学院气功研究室是中西医结合研究气功的重要科室，因而必然会随着中西医结合的研究陷入中西文化碰撞的尴尬境地（该气功研究室已被取消）。因而，他关于气功研究的观点有一定的局限性，只能代表他本人。

11.2.2.2. 气功界的观点

1. 气功是以呼吸的调整、身体的调整、意识的调整（调息、调身、调心）为手段，以健身、防病治病、开发潜能为目的的一种身心锻炼方法。通过这种锻炼方法，达到体内气机条畅，使人形神合一、人与宇宙、人与自然高度和谐统一的精神愉悦的完美境界。在这种完美状态下，患者有病可以好转或自愈；可以发放外气给人治病；可以调整人的心态，和谐地适应自然和社会，愉悦地生活；开发潜能。

2. 通过历史上气功师和近代诸多科学家的实验研究，气功不但有修身养性的保健作用，还有治疗各类疾病的作用。在治疗疾病方面，不但有自我调理治疗的作用，还有发放外气为他人治疗疾病的作用。

此外，中科院原子核研究所的顾涵森教授、广西中医药大学的章文春教授等一大批专家学者，从气功发放外气的物理性、人体外气的红外及太赫兹波段检测等不同的角度进行试验研究，都证明了气功外气是物质的本质，从而展开了气功科学的不断深入研究。

11.2.2.3. 中医精神医学的观点

1. 气功，无论是调息、调身、还是调心，都离不开呼吸的物质之气，将气功的作用完全说成是心理暗示，是脱离事实和牵强的。

2. 调息，是调节自然之气（吸入氧气）与体内之气（呼出二氧化碳）的交换形式，就是控制呼吸，调节人的气机运行。调身，是通过呼吸调节身体内部的各类气机活动。调心，是通过呼吸调节人的精神意识活动。三者通过有意识地控制呼吸，调节人体内外的气机交换活动，从而达到与人与自然和谐统一的目的。

3. 自然之气进入人体，体内废气排出，人体的呼吸运动，就是"气"的活动。控制呼吸、调节气机（脏腑功能）、调节意念，气功无论是内治内修还是外治外调，既有气机的运动，也有心理暗示的作用。不能将气机运动与心理暗示混同起来，也不能将二者对立起来，二者是相辅相成的辩证关系。

4. 对于发放外气治病的争论，张洪林等完全将气功发放外气治病的作用归结于心理暗示，是忽略了物理学界"薛定谔猫"的经典实验，忽略了人的意识作用。气功的疗效，既有气机的调节作用，又有心理暗示的作用，还有气功师和患者的主动精神意识作用，三者缺一不可，忽略任何一方都不是科学的态度。张洪林执此一端是局限的结果。将社会上的一些骗子与气功混淆在一起打击 是倒洗澡水将孩子一起倒出去了，不是明智的选择。从科学的角度讲：没有人，就没有一切，什么科学、什么心理学，通通都是虚无。在气功研究的实验中，将调息、调身、调心割裂开来进行研究，是打着科学的旗号，压制科学的态度。

中医精神医学与气功科学，在理论研究和实践中存在着密切的联系，是人体科学中的重要课题，因而，两者有机的契合性研究至关重要。以脑科学的现代研究为基础，在中医理论和人体科学理论指导下，两者与人体特异功能的研究结合，人体科学研究将会有一个质的飞跃。

11.2.3. 哲学

哲学诞生于神学，是在神怎样运作世界的追问中建立起来的。哲学是对世界基本和普遍问题研究的学科，探讨的对象是世界的本源、本质、变化和发展的规律。

从发现宗教哲学元素到现在已经有几千年的历史甚或更远，东西方哲学经过殊途同归的演变，现代哲学认为：哲学的根本问题是指存在和意识的关系问题，主要有两方面的内容：

第一：物质和意识何为本源的问题：有唯心主义和唯物主义两个派别。凡是认为意识是第一性的，物质是第二性的，即意识先于物质而存在的属于唯心主义；凡是认为物质是第一性的，意识是第二性的，即物质先于意识而存在的属于唯物主义。

第二：思维和存在的同一性问题：唯物主义是在承认物质世界及其规律的客观存在，承认思维是存在于反映的基础上，承认世界是可以认识的；唯心主义则把客观世界看作思维、精神的产物，认为认识世界就是精神的自我认识。

唯物主义将世界的本源归结为物质，主张物质第一性，意识第二性，认为意识是物质的产物，强调感官认知与理性推理及客观证据，由于自然科学发展的局限，对于世界起源的认知仍不完善，有待发展。

唯心主义将世界的本源归结为精神，主张意识、理念为第一性，物质第二性，物质是意识的产物。唯心主义又分为主观唯心主义和客观唯心主义，主观唯心主义主张个体意识第一性，客观唯心主义主张客体意识第一性。

现代哲学还有可知论、不可知论、二元论、认识论等流派。

可知论认为世界是可以被认知的，认为人可以凭借感觉器官及其延伸（科学仪器）完全认知世界，而尚未被认知的部分只是由于技术的不发达，人完全认识世界是必然。

不可知论认为世界是不能被认知的或不能被完全认知，此处的不能完全被认知并非"尚未被认知"，而是指世界的某些部分或某些层面，人类是永远无法知道其真相的。

二元论认为世界的本源是意识和物质两个实体,试图调和唯物主义和唯心主义的哲学观点，它和一元论相对立。

认识论除了包含唯物、唯心、二元等思想的本体论外还有认识论，认识论分为经验主义和理性主义两个对立学说。

无论哲学分为多少个流派，其探讨的根本问题都是存在和意识的关系问题。

中医精神医学是探讨"精神本原"的学科，在探讨"精神本原"的过程中，以其理论指导精神疾患的治疗和康复回归社会，是中医整体理论的组成部分；在探讨"精神本原"的主要任务方面，完善和超越了中医理论。

哲学与中医精神医学存在着理论探讨上的同一性，哲学注重存在和意识的关系问题探讨；中医精神医学注重"特异性精神症状"的本质问题探讨。除了存在和意识的关系问题，更关注"精神本原"的探讨，重点是探讨"特异性精神症状"的产生、归转的社会实际需求问题（即能否治愈，也即改造世界的问题）。因此，中医精神医学的研究与哲学的进展息息相关。比如：量子隐形传输的科技成果，希格斯玻色子在不同的时间段内呈现出的属性不同等等。这些现代最先进的物理科学的进展，在一定程度上佐证了中医精神医学"脑是物质的，脑的功能也是物质的"理论，解释了部分"特异性精神症状"发生发展的规律和现象。在一定程度上发展了唯物主义，包括马克思主义哲学关于"物质第一性、精神第二性"的定性。马克思主义哲学，包括中国奉行的毛泽东哲学思想，也要修正为"精神的本质是物质，精神是物质的高级存在形式，二者之间的差异是物质形态间的差异"；"物质与精神是人类认识过程中的一个阶段认识，随着认识的提高，会揭示世界的本源，也即'精神本原'"；"要承认唯心主义的科学性，否则会被历史淘汰。人类科学技术的飞速发展，将会促进哲学发生飞跃，一切意识形态领域的纷争都将会灰飞烟灭！这是不以人们意志为转移的历史进步"。

11.2.4. 天体物理学

天体物理学是利用物理学的技术、方法和理论来研究天体的形态、结构、物理条件、化学组成和演化规律的学科。用物理学的技术和方法分析来自天体的电磁辐射，可得到天体的各种物理参数，根据这些参数运用物理理论来阐明发生在天体上的物理过程及其演变。

天体上发现的某些奇特现象能启发和推动现代物理学的发展，一些天体所具有的极端条件和宇宙环境为物理学提供了极好的天然实验室。而理论物理学中的辐射、原子核、引力、等离子体、固体和基本粒子等理论，为研究类星体、宇宙线、黑洞脉冲星、星际尘埃、超新星爆发奠定了基础。

天体物理学涉及的领域广泛，通常应用不同学科的方法，包括力学、电磁学、统计力学、量子力学、相对论、粒子物理学等进行研究。

随着近代跨学科的发展，其与化学、生物、历史、计算机、工程、古生物学、考古学、气象学等学科混合，天体物理学约有三百到五百个大小不一的专业分支，成为物理学当中最前沿的庞大领导学科，是引领近代科学及科技重大发展的前导科学，同时也是历史最悠久的古老传统科学。

天体物理学与人体生命和精神活动有着先天性的联系，约翰霍普金斯大学天文物理学家亚里克斯·萨利（Alexander Szalay）和病理学家詹尼斯·陶贝（Janis Taube）发现，人体内细胞间的关系和宇宙中天体的关系有着惊人的相似性。

所有星系在宇宙中的三维排布是一个纤维网的大尺度结构。我们的血管还有蜘蛛网也是拓扑结构，非常相似。

大脑有大约有一千亿个神经元，这些细胞处理来自感官的输入，并通过神经系统向身体发送信号。神经元是相互联络的，它们通过脑脊髓和树突相互交流，神经元之间大约有一百万亿个连接，形成了神经网络，因而有了人的精神意识活动。把大脑中的一个神经元与星系团及其相连的丝状物质和暗物质放在一起对比，相似之处显而易见，脑子里好像有整个宇宙，这对应了中医"人是一个小宇宙，天是一个大宇宙"的天人合一理论。

天体物理学研究的是整个宇宙的本源，其涨观和渺观层次的研究一定会追踪到精神意识的本质；中医精神医学研究的是"精神本原"，从中医角度和对"特异性精神症状"的追踪，直接进入精神层次进行探讨，二者存在着相互联系、相互借鉴、相互转换的过程和终极目的。因此，在中医精神医学的研究和临床上，借鉴天体物理学的研究成果，会事半功倍；在天体物理学的研究中，借鉴中医精神医学的研究成果，会脑洞大开。二者的契合性研究最终会帮助"精神本原"问题的破解。

11.2.5. 其他相关科学学科

中医精神医学涉及哲学、中医学、中医心理学、西医学、医学心理学、精神医学等学科，横跨思维科学、自然科学、社会科学等领域。相关科学领域的进步，都会影响到中医精神医学的发展，因此，中医精神医学要关注所有科学领域的最新进展，注重学习最前沿的科学知识，不断充实中医精神医学理论和实践，为攻克"精神本原"的难题努力。中医精神医学是开放的，无论是自然科学、还是社会科学、还是其他学科，只要是涉及到生命科学和精神意识领域的研究，都是中医精神医学学习借鉴的范畴，借鉴的范围涉及到所有与"精神本原"研究相关的学术领域。

11.2.6. 人类的精神进化

这是一个易于引起争议的话题，因为这涉及到哲学，涉及到精神与物质的属性问题，还涉及到关于生物进化的争论。中医精神医学是探讨"精神本原"问题的学科，精神进化是个重要课题。随着脑科学研究的不断深入，精神进化问题可以得到诸多的解释，但是最终离不开"天人合一"哲学命题的破解。

在人们陷入极度恐惧的时代，各类信仰是人们的精神依赖，由于一些无法解释的现象和难题，人们对信仰陷入怀疑。实际上，人类的精神世界不完全像各种宗教信仰所宣扬的那样，它是人类大脑特有的，与生俱来具有爱、希望、快乐、宽恕、同情的能力。人的精神世界随着进化得到完善，并分布在大脑的不同区域。

人性的本质不是只有为生存而"自私"的基因，还拥有"爱"和"无私"的基因，这对人类本身的存续有着至关重要的作用。精神主要居于宇宙、人类体内和大脑结构之中，体现为人类处理爱、希望、喜悦、宽容以及同情等情绪的天赋能力。这些情绪由内外环境影响，在人类的神经系统、大脑、五脏六腑、奇恒之腑、四肢百骸、经络等的不同部位产生。造化和进化使人类历经时间洗礼成为具有精神性的生物，而且人类必将沿着进化之路走得更远，精神世界将会变得更加丰富。根据中医理论，在中医精神医学的研究中，人类的精神进化是个严肃的科学话题，它不但涉及到哲学，还涉及到生命科学、人类学、量子力学、天体物理学、天体生物学、宇宙大爆炸、世界本源等终极问题的探讨。

我们认为：人既特别渺小而又特别巨大，渺小对于宇宙来说简直可以忽略；巨大对应渺观来说可以说人就是宇宙。从另一个角度来说，没有人就没有一切，因为所有的物质及概念，都是人创造的，都是对应人才能成立的 --- 因为世界上除了自然之外的一切都是人创造的，没有一座建筑物或宇宙飞船是蚂蚁或老鼠制造的。从这个意义上来讲，宇宙中所有的一切（包括大自然）只占 50%，而人占 50%。随着人类的精神进化，这个比例还会向着人的方向倾斜。因而，人类的精神进化是中医精神医学研究的重点领域，也是个严肃的未来科学问题。

11.2.7. 中、西医结合的实质进展探索

中西医结合是中国独有的一个医学体系，它建立在中西医两个医学体系之上，是以中医学的本体论、认识论为认识论基础，采用西医学的还原论、系统论、信息论、控制论等方法论，研究人类生命、健康、疾病的演变规律，以预防治疗疾病，增强人类健康水平的综合性医学学科。

中医的本体论是"气一元论"。医学本体论决定着医学认识论、方法论的基本路线和方向。医学本体论发生变革，医学认识论和医学方法论也要随之发生变革。在"元气是万物之本原"的中国古代哲学思想的指引下，认为人"气聚则生、气散则死"，一切源于"气"，中医将"气"作为人生命的本质，进而是脏腑等的本质，此乃中医之本体论的基本内涵。

中医的认识论是"天人合一"，这是中医学整体观念的思想源头和中医学理论的哲学基础。人在本质上不可分解，所以人体内部、人与环境、人与社会、人与自然、人与宇宙等都是一个不可分割的整体，同时又有机地联系。人既是系统又是要素。人是系统，它由各要素组成，是体、情、意的统一，是自然生物属性和心理社会属性的统一；人是要素，又是社会系统之要素、自然环境系统之要素。自然界任何可视、可测的物质只不过是能量的不同聚集态，构成了千差万别的物质形态和种类，所有的聚集态是由非聚集的能量所维系，人体也不能例外。因此，"天人合一"是中医学认识论的核心要义，也是祖先为我们确立的重大科学命题，需要人们持续地去破解和证明。

在中医看来，人体的生命活动就在气的连续不断的升降出入运行中保持气机调畅，而中医的气本体正是贯穿中医各种实践的始终。由气化生的心神范畴比心理概念具有更深刻的意蕴，并因此产生了中医精神医学(神志病学)。

西医是现代科学的一个分支，近百年来，我国的中西医结合发展历程是从实践到认识，再从认识到实践，如此循环往复的过程。即将传统的中医中药知识和方法与西医西药的知识和方法交叉融合，在提高临床疗效的基础上，从微观的系统维度和宏观的整体维度研究阐明相应过程机理，进而获取新的医学认知。

从认识论原理来看中西医结合是可行的。人们对于同一客体往往表现为层次和角度不同，但只要具有同一的研究客体，就能在交流过程中实现真实反映客体本质这一基础上的统一。中西医虽然研究方法和评判标准不同，但研究对象和研究目的是相同的，因此是可以结合的。

从民国中西医汇通理论的提出，到张锡纯《医学衷中参西录》的实践，再到新中国成立后中西医结合治乙脑、急腹症等大量的临床实践证明，中西医结合的治疗效果较单纯的西医或中医要好。

目前，中西医结合遇到的最大难题是：如何将中医的整体论与西医的还原论有机地结合。这首先需要哲学的突破，因此，随着科学技术的飞速发展，中西医结合会变的越来越有前途，最终演化为人类新的医学科学体系，这是一个漫长的过程。

中医整体论关注的是整体性能、整体状态、整体水平和整体变化规律，强调的是天人合一、形神合一；西医还原论阐释的是还原结构、还原实体、还原层次和还原本质，体现的是机体分解。事实上，二者都是以人体的生理病理状况为研究对象，都是以疾病的预防治疗成效为研究目的。不同的视角、不同的方式，研究的仍是共同的问题，只不过是中西医各自所走的路径不同而已。

系统科学的出现，为中医整体论与西医还原论有机的结合提供了契机。作为西医学重要特征之一的还原论，集中了近代科学思维的思想，其研究与控制方法成为西医学迅猛发展的根本原因，但是，"当科学家们把整体还原为基本的构成部分，无论是细胞、基因或基本粒子，并试图用这些成分来解释所有现象时，他们便失去了认识整个系统的协调活动的能力"。实际上，西医已经向系统医学方向发展，对西医来说，强化整体或系统十分必要，而这正是中医的主要特征之一，现代医学的发展越来越强烈地佐证了这一点。

中西医结合是中西医互鉴、互补，相互融合的学科体系，在发展过程中应把握好以下几点。一是不能单纯用西医评价标准来评价中医，否则，会导致中医的科学价值贬损；二是不能用西医的原理注解中医，因为不能反映中医的本质，反而导致中医整体性、系统性特点的丧失；三是以西药的单体成分研究思路来研究单味中药有效成份和中药复方，又重蹈早期西药研究从天然药物提取再到化学合成药物的老路。

另外：善用察异的西医学与注重察同的中医学，二者认知方式的差别决定了实践取向的分化。因为察异，西医学偏重于病因和治疗的特异性，习惯于"辨病"求治；因为察同，中医学偏重于病因和治疗的非特异性，习惯于"辨证"论治。这种差别在疑难杂症的诊治中体现得比较明显。

然而，无论中医学还是西医学目前都无法做到同时获得空间和时间上的病症的动态变化、生命功能的能量和信息变化等的认知。随着系统论等科学思想的广泛传播和影响，系统医学已经逐渐取代传统西医学成为新的西医学范式。因此，用微观的系统论和宏观的整体论研究阐明生命本质及疾病机制是中西医结合的重要方法论。

中西医结合的研究模式。一是改变适用于线性系统的单一指标决定论的研究方式，借鉴适用于复杂非线性系统的中医"君、臣、佐、使"四维指标体系决定论的研究方式；二是改变单纯从单体和有效成份研究中药的模式，转向揭示复方和单位中药复合成份的多靶向系统性调节干预作用机制的研究思路；三是改变单纯通过动物实验来研究疾病发病机理和药物作用机理的研究思路，转变为先从人体获取数据，再到动物模型进行验证，最后再回归人体进行验证的研究思路；四是多学科研究联合攻关，建立中西医结合的学科理论体系，形成具有中国特色的新医学。

从实践上来考察，几十年来取得重大进展的一些中西医结合研究项目，包括肾本质研究、活血化瘀研究、急腹症治疗研究、针刺镇痛原理研究以及三氧化二砷治疗白血病机理研究在内的成果，都是应用包括现代医学在内的现代科学来发掘、研究中医理论和实践的典范。经过研究，有些认识升华了，上升到理论，又进一步指导临床实践。中西医结合的过程，并不仅仅是对传统中医药学的发掘、整理、研究、阐述和提高，而且也是对现代医学的丰富和发展。可以说，没有中西医结合活血化瘀的研究，就不会有血液流变学在临床医学中如此广泛的应用；没有对肾虚证、脾虚证的本质及治疗的研究，我们对于人体许多亚临床的改变在疾病发生中的作用以及纠正这些改变对疾病防治的意义的认识就不会象今天这样深刻。

在现代科学体系中，现代医学和中医学的研究对象及所要解决的问题是高度一致的，各种现代科学认识人体生理、病理现象的手段和采用的防病治病措施，对于阐明中医理论和探索中医药的作用机理都具有很好的借鉴意义。提倡中西医结合，并不排斥直接应用现代科学手段对中医药学的研究，也并非是以现代医学的标准来评判中医药学，而是通过分析、比较和鉴别，使之相互沟通，相互融合，相互促进，相互补充。在真理发现之前，一切探讨都是积极有益的。

在现代条件下，应提倡中医为主、中西医有机结合。缺乏中西医的有机结合，中医药事业的发展就不是全面的，这是对中西医结合的地位和作用的肯定。中西医结合，不是人们愿意不愿意的问题，而是人类医学科学史上一个必须要面对的问题。因为分属于两种文化的医学科学，不可能长期分属下去，随着科学技术的飞速发展，两种文化一定会融合并产生新的先进文化。中西医结合正是探索两种文化融合并产生新文化的桥梁。

中医精神医学，脱胎于中医学，汲取现代医学的科学成果，时刻关注中医、系统医学、中西医结合的最新进展，不断从现代科学和中西医结合科技成果中吸取营养，不断完善自己的理论和实践。在中医整体观念指导下，遵循气一元论的本体论，着重从神志学说入手，运用包括中西医结合现代精神医学在内的一切先进科学方法，吸收脑科学的最新成果，逐一地厘清"心主神明"、"五脏藏神"的科学机理，认真解析"特异性精神症状"，寻迹追踪到"精神本原"。从医学、哲学、自然科学与社会科学相契合的角度，把握住精神疾患的预防、治疗、康复、回归社会的系统模式，为人类的精神健康、精神进化探索出路。

11.2.8. 东、西方文化的交流与碰撞

在人类历史上，文化的交流与变异是一种规律，没有文化的交流和碰撞，就没有文化的创新。在当今开放的世界上，不同文化之间的相互影响、渗透和融合，是历史发展的必然，由此引起的文化交流和碰撞，推动着人类文化的发展。随着科学技术的飞速进步，当今文化的一个突出特征是东西方文化对话和交流在广度、深度上，都取得了空前的进步。现在，在全世界的范围内，既没有了纯粹的西方文化，也没有了纯正的东方文化；西方是世界的西方，东方也是世界的东方。既有东方文化的西方化，也有西方文化的东方化，东西方文化在碰撞、冲突中寻求着对话、融合，在引进、借鉴中进行着批判、排斥，在共同性中寻找着差异性，在差异性中寻找着共同性。

不同的文化相遇，会产生文化间的冲突和碰撞，结局有三种：外来文化征服或代替本土文化；外来文化反被本土文化折服，并融入本土文化，成为本土文化的一部分；而第三种是双方势均力敌，谁也没有能力征服谁，只有互相借鉴吸收，在两种文化间进行对话和交流，产生新的文化。

文化交流的载体则是语言文字，扩展为多媒体，集文字、声音、图画、数字和影像等于一体。再由过去的面对面的直接交流，发展到近代各种形式的横向交流和间接交流，再发展到现代社会的横纵结合的三维空间的立体交流，如将这些交流都看作是在时间坐标上的向前的矢量运动，那么就构成了四维时空的交流，而且这种四维时空的交流模式还在不断地转换着，发展着。

文化的交流有种种的渠道和方式：物质文明的自然碰撞，思想精神的相互汲取，哲人式的融会贯通，老百姓的兼收并蓄，媒体的道听途说，专家的研究、介绍、留学，艺术作品的翻译（包括文学、影视、戏剧以及当代的光盘、互联网）等等。其中专家对异国文化和历史的介绍和研究，尤其具有重要性。

人类已经进入全面对话和交往的时代，这种对话和交往以经济的密切联系而决定。交往与融合是人类文化的根本特性，它是无所不在的现象，浸透了人类的语言，浸透人类生活的一切蕴含着意义的事物，交往与对话已成为当代世界全力关注的重要问题之一。

当今中西文化的交流和碰撞，体现着人类精神视野的不断融合。从当代社会生活和文化实践来看，文化的冲突与对话包含着不同文化间和不同主体间的互相作用、互相否定、互相协调、互相交流。这种文化间的交流和碰撞，达到不同文化间共同拥有的协同性、有效性和合理性。在这种不同文化间的交流中，人类会更加注重精神交流，从而引起新的文化融合。

中医精神医学诞生于近代的文化交流和剧烈碰撞之中，矗立于东西方文化交流和碰撞的前沿，如何以中医的整体观念为主，现代医学的还原论的观念为辅，从系统科学和现代哲学的视觉，探讨人类的"精神本原"，是中医精神医学的历史任务，也是东西方文化在交流与碰撞中要解决的世界性难题。

11.2.9. 大文化观的现状和发展

文化观念是指长期生活在同一文化环境中的人们，逐步形成的对自然、社会与人本身的基本的、比较一致的观点与信念。生活在不同地域的人们有着不同的文化观念，随着社会的进步，文化观念也会逐步发生变化。

东西方古代的"文化"观是不同的。东方的"文化"一开始是指向形而上的精神层面，西方的"文化"一开始是指向形而下的物质层面。从古至今，东西文化观是平行发展的互不干涉的两条线。随着人类社会的进步、文明交汇融合的发展，人类的文化观发生了很大的变化。东方的文化观由主要是精神层面，发展到了精神与物质相融合的阶段；西方的文化观由主要是物质层面发展到了物质与精神相融合的阶段。

当代主要文化观的现状是：资本主义文化观和社会主义文化观。封建主义的文化观正在衰亡消失之中，但是其文化残余可能会持续很长一段时间。残余的封建主义文化观一部分融入资本主义文化观之中，一部分融入社会主义文化观之中。

21世纪的文化观，由于全球一体化的飞速发展，东西文化的大交流、大碰撞，正在促进大文化观的逐步形成和发展。大文化观是一种从广义、宏观和整体文化的角度，跨时空、跨学科、超越意识形态观察和解释世界的一种方式方法，是驾驭地球文明的文化观念。

大文化观是以精神层面为主、物质层面为辅，或精神与物质此消彼长而发展着的文化观念。这是由于现代科学技术的发展而决定的，是一个长期发展的结果。由于科学技术的飞速发展，常态下的物质生活由人类生活的需求顶端下降到黄金分割线以下，而精神生活的需求则上升到黄金分割线以上。人们以精神需求为主的生活方式，决定了当今大文化观的性质。

随着社会的进步，资本主义文化观由关心少数富裕阶层的精神需求，向着照顾大众的精神需求的方向发展；社会主义文化观由于当初设计就是关心大众精神需求的，所以随着社会的进步，更是理所当然的照顾大众的精神需求。在这个阶段中，具有自我纠错性质的资本主义社会由于普遍实行股份制，向着大众的精神需求是自然而然的发展路径。社会主义社会由于集权，大众的精神需求有时会随着部分统治阶层的意志被侵蚀或部分侵蚀，需要统治阶层必须有意识的以制度化加以限制并维持其特性，否则，会有像封建主义文化观倒退的危险。

人类创造的世界是一个文化的世界，这个世界与自然界有着本质的不同。国家、政体、社会、机制、宗教、习俗、规范、科学、艺术等都属于人的创造，这就是与自然迥然有别的文化或文明。作为文化的创造者，人能够更好地理解自己创造的文化并发展之。不同的民族有不同的文化，但是人类又有共同的文化起源和对自然世界的共同诉求，因而，在发展中出现的文化多样性是必然的，而随着文化的不断发展，建立大文化观也是必然的。

由于全球一体化的发展，人类的大文化观正在形成，这是不以人们意志为转移的发展趋势。正在形成的大文化观是以东方"精神＋物质"层面的文化观为主，西方"物质＋精神"层面的文化观为辅，中西文化交流、碰撞、融合，发展着的人类文化观念。这种文化观念是人类从地球文明走向外太空文明的必然途径。

当今时代，东西方文化的交流和碰撞日趋激烈，在风云激荡的交汇和融合中，当双方都不能吞掉对方时，新的文化观念出现了，这就是为了解决全世界的大问题而出现的大文化观。在大文化观的引领下，一切意识形态领域的纷争，都会随着科学技术的飞速发展而灰飞烟灭，这是人类发展的必然。因为人们对于客观的认同有着相近的认知，在相对的客观真理面前，人们没有理由不去构建大文化观念，进而获得精神上的解脱和愉悦。大文化观是人类完成地球文明、走向外太空文明的必经之路。一切阻碍这个发展方向的逆流都将会被无情的抛弃。

中医整体文化观兼收并蓄，是大文化观的基础。中医精神医学，建立在中医整体文化观的模式下，在大文化观形成的过程中创立，必然携带者大文化观的种种特征。中医精神医学要与大文化观相连接，才能立于世界医学科技的潮头，执行探寻"精神本原"的任务。在中医和大文化观的指引下，以中华文化的整体观结合西方文化的还原论，依托系统科学，借鉴脑科学和精神医学的最新研究成果，不断完善中医精神医学，探究"精神本原"的奥秘，拥抱大文化观的未来。

第十二章 精神病、气功、人体（潜能）的内在联系问题

12.1. 精神病的内因规律

一、西医认为精神病的内因，主要是遗传因素、精神发育异常和神经生化异常，这是精神疾病的生物学基础。有这三方面的异常，患者迟早都会发病，精神刺激是其发病的主要诱因。内因性精神病主要包括精神分裂症、情感性精神病、各类神经精神疾病等。

二、中医认为精神病的内因，主要是先天禀赋不足（遗传因素），后天七情、六淫、痰饮、瘀血等致病因素导致人体内部发生阴阳失调、气血失调引起神志失常，主要包括癫症、狂症、癫狂合并症、郁症、痫症以及各类神经症等。

三、中医精神医学认为精神疾病的内因规律是：人体是一个有机的统一整体，精神活动是五脏六腑、奇恒之腑功能活动的一种反应。其内在的发病规律是：致病因素首先引起脏腑功能的失调，脏腑功能的失调导致大脑功能的紊乱，反过来，紊乱的大脑功能又对脏腑功能产生干扰，形成恶性循环、经久不愈的外在表现形式。一切遗传因素和发病诱因均遵循这一发病规律，其机理和内因规律是：

A. 发源于肾的原气是人体生命的原动力，它推动五脏六腑、奇恒之腑和一切组织器官的功能活动。由肾中原气推动的五脏六腑的功能活动，通过有机的合作，相对特定的运动形式，各自产生一种精微物质（气），又通过一定的组合方式和途径（血循环）进入大脑，大脑得到这些精微物质才能进行正常的功能活动。如果某些脏腑功能失调，它所产生的这些精微物质（气）也就不纯，这不纯的物质（有毒）进入大脑，参与大脑的能量供给，因而导致了大脑对这些有毒物质的吸收，造成了大脑功能的紊乱。我们将由这种途径发病的功能性精神病称之为"毒气性精神病"。毒气性精神病是以思维障碍为主要外在表现，相当于祖国医学中的"癫症"和现代医学中的"精神分裂症"等。

B. 如果脏腑功能低下，使体内气机运行失去平衡，致使代谢产物不能顺利地排出体外，这就造成了代谢产物变为有毒物质在体内的积蓄，有毒物质随着供给大脑的血液循环进入脑内，造成了大脑对这些有毒物质的吸收，形成脑细胞中毒，从而导致大脑功能的紊乱。我们将由这种途径发病的功能性精神病称之为"毒血性精神病"。毒血性精神病以行为障碍和消化系统的病理产物为主要外在表现，相当于祖国医学中的"狂症"和现代医学中的"情感性精神障碍"等。

C. 如果因先天禀赋原因或后天情志因素导致以脾（主思，为生痰之源）胃（主降，以腐化水谷）肾与膀胱（通调水道）功能为主的一系列脏腑功能失调引起体内水液代谢失调，继之引起体内气机运行失去平衡，从而导致应该代谢出体外的有毒水液被人体吸收，有毒水液随着供给大脑的液体循环，造成了大脑对这些有毒物质的吸收。形成脑细胞中毒，从而导致大脑功能的紊乱。我们将由这种途径发病的功能性精神病称之为"毒液性精神病"。毒液性精神病以行为怪异为主要外在表现，相当于祖国医学中的"癫狂合并症"和现代医学中的"青春型精神分裂症"等。

毒气性精神病、毒血性精神病和毒液性精神病在不同的时空关系中表现形式不同，在相同的时空关系中相对存在，它们相互影响、相互转化、独立存在。

中医精神医学认为：内因是精神疾病的主要发病原因，外因以及不内外因，只是诱因。由于精神病的内因规律，造成了精神疾患形形色色的外在表现形式，这就是精神疾病的症状群。在精神疾病的症状群中，各种各样的精神症状丛生，其中包括大量的"特异性精神症状"。"特异性精神症状"的疾病状态、与气功的功能状态、特异功能

的功能状态，三者存在着一定的内在联系。寻找这个内在联系，是中医精神医学研究的一个重要方面，也是人体科学研究的重要课题。

12.2. 气功的内因规律

气功是人体本身就有的一种功能状态，在意念的引导下，通过调身、调息、调心等方法来调整精、气、神的和谐统一。气功的内因规律是：通过调节呼吸（平衡肺气的均匀出入）、气沉丹田（发动肾气原动力）、促进循环（心对血脉的调节）三位一体的气机循环活动，调动体内潜在的功能，达到平素所不具有的气功功能状态。

调心则意念专注，排除杂念，宁静以养神；调息则呼吸均匀和缓，气道畅通，柔和以养气；调身则经络气血周流，脏腑和调，从而做到"炼精化气"，"炼气化神，炼神还虚"的人体完美功能状态。通过系统的锻炼，可以使人的"精、气、神"三者融为一体，以增强新陈代谢的活力，使精足，气充，神全，体魄健壮，生命延长，推迟衰老，达到气功的功能态，进而出现特异功能的功能态。

现代医学认为，在气功修炼的过程中，调身：使全身的肌肉骨骼放松，有助于中枢神经系统，特别是交感神经系统紧张性度下降，使情绪得到改善。调息：通过呼吸的调整，促进血液循环，增强器官功能，同时兴奋呼吸中枢，进一步影响和调节自主神经系统。调心：意守、入静对大脑皮质有调节作用，使脑细胞得到充分的休养，对外感性有害刺激产生保护作用。因此，练功中出现的呼吸抑制，交感神经抑制和骨骼肌放松等是生理上的"内稳定"，是人体内在运行正常的时刻，使大脑的活动有序化，提高脑细胞的活动效率，使大脑的潜力得以发挥，更好地开发人的潜能和智慧。

气功对呼吸、消化、血液循环、内分泌系统等均有影响，对人体的影响是多方面的。首先是排除不良情绪的干扰，使脊髓的主要通道和脑干、下丘脑、大脑皮层的大部分区域，趋向弥散性的抑制。气功的"意守"，在皮层形成局部兴奋点，从而产生负诱导，使抑制区域更形扩散和加深。为了入静，必须放松。放松和入静，缓解了大脑皮层对整体的应急性反应，为机体的休息、修复和调整，提供了有利条件。清除了"七情"对机体的扰乱；减少"六淫"的危害性，降低机体对外部环境刺激的敏感性。其次，进行同步化的调整。气功通过意识控制的"调息"，从上、下两方面对呼吸进行调整。上面由皮层发出的冲动，传到呼吸调整中枢和长吸中枢，广泛影响网状结构的呼吸抑制区和呼吸兴奋区。从而作用于延脑的呼气和吸气中枢，皮层控制呼吸运动的下行控制部位在脊髓，因而产生深而慢的呼吸。这种呼吸的结果又通过肺牵张反射上传至各级呼吸中枢。这种呼吸方式还间接影响位于延脑的心血管反射中枢，并通过下丘脑的较高级植物性反射中枢，使血管活动与呼吸运动协调或同步。由腹式呼吸引起的内脏运动也同心血管、呼吸协调或同步。这就使得机体失去平衡、产生偏胜的各种阴阳关系得到纠正，恢复为正常的动态平衡。

现代科学认为：气功和免疫的关系，气功和神经介质的关系，气功和细胞、蛋白质、核酸的关系等方面的探索，为阐明气功原理提供了充分的证明。采用全息和红外摄影以观察气功过程的经络和穴位变化；用同位素标记示踪方法观察气功过程的各项指标；用电学和电磁学观察气功过程电场和磁场变化；用血液流变学和微循环研究练功前和练功中的血液动力改变等。这些气功科学原理的研究，气功内因规律的探讨，气功引起躯体变化和精神升华的探究，为气功功能态和人体特异功能态的深入研究提供了借鉴。

12.3. 人体潜能（特异功能）的内因规律

人体特异功能研究者古已有之，也有着许多近代科学的研究。古代研究者着重于宗教的探讨居多，现代研究多注重特异功能状态时的人体在躯体、大脑的物理、生理等的变化。但是其发生特异功能时人体内的内因规律是什么？则少有探讨。

中医精神医学认为：人体特异功能是人本身具有的一种功能状态，只要是人，就有这种功能态。这种功能状态在人的个体之间存在着差异，就如同世界上没有两片相同的叶子一样。

人体特异功能是先天就有的人的一种功能，与自然和宇宙存在着一定的内在联系，是自然赋予人的一种特异功能状态。由于没有受到后天和社会的干扰，儿童中的特异功能保持的较为完整；因为社会的干扰、学习和教育，使得成年人的特异功能减退甚至消失。通过训练或修炼气功，可以使特异功能的基因记忆被唤醒，从而诱发出本来具有的特异功能状态。

人体特异功能体内发生的机制是，先是意念集中、平心静气，持意念入静。此时气沉丹田，先天原气发动，肾中原气从任脉的胞中下行沿至阴到督脉长强入脊髓，随脊髓上行至大椎脑户入脑，大脑随即进入意识高度集中超强激发状态，即进入特异功能态的状态。这种特异功能状态随着受功者的意识接应而进入受功者的体内，因而产生作用。这与气功发生作用的机理是一样的，只是具有特异功能的人没有经过气功锻炼阶段直进入特异功能的状态。而练气功的人通过练功到一定程度才能进入特异功能状态。另外：特异功能人通过加强锻炼，会产生更多的特异功能态的种类，不锻炼的特异功能人，随着年龄的增长，其特异功能会逐步衰减或消失。

肾中原气携带者大自然和宇宙的意念密码，蛰伏在人体的肾中，待外界的宇宙能量信息呼唤时，自动应答后与宇宙的密码相融合，在意念的引领下进入激发状态出现了特异功能。这是人特异功能的内因规律。

12.4. 三者的同一性、特殊性、殊途同归的规律

12.4.1. 三者的同一性

1. 精神疾患在内因、外因、不内外因的作用下，导致脏腑功能的紊乱或大脑的超强刺激。为了平复这一紊乱，肾中原气开始进行协调，当脏腑功能的紊乱超过了肾中原气的调节能力，导致肾中的原气出现失衡，肾脑同源，肾病则脑病，引起一系列的大脑功能紊乱。紊乱的大脑功能反过来对脏腑功能进行病态干扰，形成恶性循环，呈现出精神疾病状态。出现了精神症状，特别是特异性精神症状，这种特异性精神症状就是一种特异功能的状态。
2. 气功修炼，在意念的引导下，调节自然之气与体内之气的交换、平静肺的呼吸开始，引气下行（气沉丹田），触发肾中原气，疏通十四经络，沿脊髓进入大脑，在意念的支配下调动精神活动，在下行至肾中与原气相融。反复锻炼、熟能生巧，这样就可以进入气功功能态的状态。久而久之，当修炼的气功段位达到一定程度时，就自觉不自觉地进入了特异功能的状态。
3. 特异功能者，由于先天本来就有的特异功能出现，当意念出现时，首先立即触发肾中原气，肾中原气瞬间上行于大脑，与脑中的特异功能的信息以及能量相融合，再由意念强化，与精神活动构成了瞬间融合，即时激发出了特异功能状态。

三者都是由于触发了肾中原气，诱发出了特异功能的出现，三者虽然是于不同的途径，但是都会通过特异功能的功能状态，而呈现出同一性。

12.4.2. 三者的特殊行

12.4.2.1. 精神病的特殊状态

精神病的病态，是相对于人们正常的精神状态而言的，而人们的正常精神状态，则是现阶段科学认知人为的区别。在人类所有的人中，只要是人，无论是帝王、将相、牧师、和尚、教授、平民等等，在其一生的精神活动中，都会有一过性的精神失常，而且经常出现。如果没有，那这个人就不是人，或是人们有意或无意的隐瞒和欺骗。有一过性的精神失常，能够在一定的时间内自我调整过来，就是精神正常；如果在一定的时间段内，自己调整不过来，此时就是真正意义上的精神病态了。这种精神病的状态，特别是特异性精神症状，基本上就是一种特异功能的功能态。这种功能态有可能对人类社会的正常秩序造成冲击，所以要用各种方法进行控制，包括抗精神病药物。这就是处于特异功能状态的精神疾病的殊性社会性状态。实际上这种状态应该改善，也必然随着科学技术的进步得到改善，因为这种人为的限制精神病人的特殊功能态是不科学的，也是不人道的。

12.4.2.2. 气功的特殊状态

气功的特殊状态是：由于练功的人自己的意志和社会的议论，往往不固定。因为气功的功能态层次众多，有的人不能坚持练功，三天打鱼两天晒网，把坚持练功看成是一种负担，因而，处于某种形式上的焦虑状态，即被家人指斥，也无法从练功中得到益处，处于迷茫状态。有的练功人意志坚定，功力日渐增长，逐步练到特异功能出现。由于特异功能不能被人们认同，自己便高高在上，悠然于世，逐渐脱离世俗，成为不食人间烟火的高人。大部分的人处于一种既得到练功的精神愉悦，又忙于世俗的应酬，功夫在不上不下之间，自己满足于一知半解，悠然自得。这三种气功状态都因于现代科学对气功的认知盲点，随着科学对气功的深入解析，气功的特殊状态会逐步明朗化。

12.4.2.3. 特异功能的特殊状态

特异功能的特殊状态，是在无意识的状态下瞬间释放出来的特异功能。如果是在有意识的状态下，则有可能无法即时出现特异功能。这里的原因是，具有特异功能的人士，其体内的肾中原气与脑中的瞬间激发状态（应激）是高度一致的（即肾脑合一）。因此在无意识的状态下，其特异功能较强，瞬间能够表现出来。在有意识的状态下，其特异功能可能受到来自自身或他人的不良意识的干扰，程度减弱或者根本无法表现。特异功能是人与生俱来的一种功能，受自身意识或外界环境的干扰，因而有时在特定的时间段内无法表现出来。这不能说特异功能不存在，只能说是特异功能的特异性所决定的，是现在还没有被科学认识到的人体潜在的功能状态。

12.4.3. 三者的殊途同归规律

精神疾病患者，由于内外致病因素，特别是社会生活环境事件等的恶性刺激，长时间的精神刺激，导致患者的精神长时间的集中到某一点，久而久之，便成为了一种固定的精神状态，这就是精神病态。由恶性刺激衍生出来的"特异性精神症状"，就是一种具有精神疾患特性的特异功能状态。

气功练习者，由于长时间的持续练功，体内气机通畅，肾脑合一处于稳定激发状态，随着功力的不断提升，气功的功能态持续稳定在一定的水平，渐渐出现了特殊的特异功能状态。继续练习，使其特异功能维持在了一定的稳定状态。加强练习，还可以出现更多的特异功能。

特异功能者，只要没有任何利益之诱惑，经常进行特异功能的诱发训练，经常进行哲学道德修养训练，持有平常心态，平心静气，其特异功能的功力会不断提升，始终处于相对稳定的水平，即特异功能的状态。

精神病、气功、特异功能，三者由于体内的在内在规律的同一性，尽管其表现形式有着不同程度的特殊性，最后三者循着其内在规律而回到殊途同归的状态。这就是恩师吕炳奎老先生讲的中医理论、气功、人体特异，这三个东西是一个东西的根本问题所在。

12.5. 研究三者的内在联系对中医精神病学的重要意义

精神病、气功、人体特异功能，尽管其表现形式各不相同，但是其根本则是一体的，其原因在于中医理论的"气一元论"的本体论，"天人合一"的认识论。无论三者的表现形式多么千奇百变，但都是"天人合一"、"心主神明"、"五脏藏神"中的"精、气、神"三个层次的具体外在表现，其内部规律则是气机变化，阐述着"气聚则生、气散则亡"的气一元论。因而，研究精神病"特异性精神症状"的内在规律，研究气功功能态的内在规律，研究特异功能功能态的内在规律，都是为了追索"精神本原"的本质，追索宇宙的本源、本质。

气功研究、特异功能研究，那怕是有一点点进步，都是对中医精神医学的强有力支持。反过来，中医精神医学的临床和实验研究成果，又会支持气功和特异功能的深入研究。三者有着内在的密切联系，三者的任何进步，都是相互联系着的现代科学的一部分。

12.6. 研究三者的内在联系对人体科学的重要意义

弄清了精神病、气功、人体特异功能三者的内在联系，就涉及到了人体科学研究的根本问题。

中医理论、气功、人体特异功能，是人体科学研究的三个主要课题，涉及到哲学层次的人天观。中医精神医学是中医的一个分支，是经由"特异性精神症状"直接探讨到哲学层次的学科，其中涉及到既有躯体症状、又有精神症状，更主要的是有"特异性精神症状"，直接指向人天观的实质。因此，中医精神医学不同于中医的任何其他学科，它源于中医又超出中医。它探讨的问题是直接涉及到人体科学研究的问题，比如：人体正常功能态、反常功能态、超常功能态、异常功能态的内在机制；精神病态、气功功能态、特异功能态的内在机制及其源头，由此涉及到的人天观的实质等等。

中医精神医学将精神病态，特别是"特异性精神症状"，与气功的功能态、特异功能的特异状态，综合在一起进行研究探讨。临床上遵循中医理论的"天人合一"框架，沿着现代医学循证医学的轨迹，根据精神病人的"特异性精神症状"，跟踪理译出中医的"气机紊乱"原理,通过对精神病人的治疗效果这个无可争议的事实，佐证气功、特异功能的真实性、科学性。中医精神医学在众说纷纭的巨大争议面前，站在了人体科学的前沿，我们通过严谨的临床和实验研究，以无可争辩的事实，为人体科学的研究，争得了一片科学阵地，争得了一个良好的科学环境，使人体科学进入了一个新的深入研究阶段，这种探讨对于人体科学研究来说意义太重要了（中医精神医学的治疗效果远远高于世界上任何一种治疗方法）。

12.7. 研究三者的内在联系对建立中医为主中西医结合的新医药学的重要意义

当代科学已经进入微观层面，正在向着渺观层次探寻，随着科学技术的飞速发展，将改写哲学、物理学、量子力学以及现代科学的主要内容，从而促进人体科学的一次巨大飞跃。医学是为人类的健康服务的应用科学，随着东西文化的交汇融合发展，中医为主、中西医结合一定会提到人类医学的最高层面进行。

中西医结合说到底就是：中医的整体观与西医的还原论如何有机结合的问题。在现代的科学水平上，这种结合只是理论上的可行，在科学层次上还没有可以依托的理论和实践。只有随着科学技术的进步，解析"精神本原"以后，才能找到科学上的有力证据，也就是科学将中医的"气"、"五脏藏神"、"心主神明"的物质性解释清楚。到那时，科学就将"特异性精神症状"、气功的功能态、特异功能的功能态，已经解析。

目前。世界上存在着现代医学与传统医学两类医学体系。现代医学根植于现代科学，是最近两个多世纪在科学体系之上发展起来的。传统医学根植于各国各民族的传统文化和哲学，各种传统医学理论不同，但是使用的药品基本相同，都是将植物、矿物、动物器官等从自然界获得的东西作为药物。现代具有完整理论体系的传统医学主要是指中医药学。

现代医学与传统医学相结合是人类医学的发展方向，随着科学的发展，中医和现代医学不可能无限期的并存下去。中医的整体观与西医的还原论，中医的思维与西医的技术，现代开放包容的多学科交叉融合，在自然科学与社会科学契合性研究的趋势中，会自然而然地有机地结合起来，创造出一个为全人类服务的医学体系。这是人类医学发展的方向，也是人类文明发展的必然。

创造出一个中西结合的新医学体系，在中国有着先天优势。明清以降的中西医汇通、七十多年来的中西医结合、系统科学与中医整体观的靠拢、现代科学多学科的交叉融合，都明确无误地归向了中医的"天人合一"哲学观，指向了中国的中西医结合。中医的"气一元论"本体论，将带领人类医学走进一个崭新的领域，相信，在智慧聪明的人类面前，中医为主、中西医结合这个新医学体系一定会被创造出来。

研究精神疾患、气功、人体特异功能三者的内在联系，揭示"气一元论"的本质是"精神本原"的探索，在"精神本原"的层面上,揭示生命的本质、揭示人与自然、人与宇宙的本质，在"精神"层面上创建出为人类保健、长寿、防病祛病、与"天人合一"、与大自然和谐统一的人类保健医学体系，这就是探讨精神疾患、气功、人体潜能之间的内在关系，对创建以中医为主、中西医结合新医药学的重要意义。

主要参考书目

1. 佚名:《黄帝内经素问》北京：人民卫生出版社，1956。
2. 佚名:《黄帝内经灵枢》北京：人民卫生出版社，1963。
3. 秦·秦越人:《难经集注》北京：人民卫生出版社，1956。
4. 顾观光重辑:《神农本草经》北京：人民卫生出版社，1956。
5. 汉·张仲景:《金匮要略》北京：人民卫生出版社，1956。
6. 汉·张仲景:《伤寒
7. 杂病论》北京：人民卫生出版社，1963。
8. 汉·华佗:《华氏中藏经》北京：人民卫生出版社，1956。
9. 晋·皇甫谧:《针灸甲乙经》北京：中国医药出版社，1956。
10. 晋·王叔和:《脉经》北京：人民卫生出版社，1956。
11. 晋·葛洪:《肘后备急方》北京：人民卫生出版社，1956。
12. 隋·巢元方:《诸病源候论》，北京：人民卫生出版社，1955。
13. 隋·杨上善:《黄帝内经太素》北京：人民卫生出版社，1965。
14. 唐·王冰:《重广补注黄帝内经》北京：人民卫生出版社，1963。
15. 河北医学院:《灵枢经校释》北京：人民卫生出版社，1982。
16. 唐·孙思邈:《备急千金要方》北京：人民卫生出版社，1955。
17. 唐·孙思邈《千金翼方》北京：人民卫生出版社，1955。
18. 唐·王焘:《外台秘要》北京：人民卫生出版社，1955。
19. 宋·许叔微:《普济本事方》上海：上海科技出版社，1959。
20. 宋·赵佶:《圣济总录》，北京：人民卫生出版社，1962。
21. 宋·陈师文等:《太平惠民和剂局方》北京：人民卫生出版社，1959。
22. 宋·雷敩:《雷公炮炙论》上海：上海群联出版社，1955。
23. 佚名:《五十二病方》北京：文物出版社，1979。
24. 宋·陈士铎:《三因极一病证方论》北京：人民卫生出版社，1957。
25. 金·刘完素:《素问玄机原病式》北京：人民卫生出版社，1956。
26. 金·刘完素:《素问病机气宜保命集》北京：人民卫生出版社，1959。
27. 金·张从正:《儒门事亲》上海：上海卫生出版社，1958。
28. 金·李杲:《脾胃论》北京：人民卫生出版社，1957。
29. 金·李杲:《东垣十书》，北京：国家图书馆出版社，2011。
30. 金·张元素:《医学启源》北京：人民卫生出版社，1978。
31. 元·朱震亨:《丹溪心法》上海：上海科学技术出版社，1959。
32. 元·朱震亨:《格致余论》北京：人民卫生出版社。1956。
33. 元·王好古:《此事难知》北京：人民卫生出版社，1956。
34. 明·虞抟:《医学正传》北京：人民卫生出版社，1965。
35. 明·李时珍:《本草纲目》北京：人民卫生出版社，1965。
36. 明·李时珍:《频湖脉学》北京：人民卫生出版社，1956。
37. 明·李时珍:《奇经八脉考》北京：人民卫生出版社，1956。
38. 明·龚廷贤:《万病回春》，北京：人民卫生出版社，1984。
39. 明·王肯堂:《证治准绳》上海：上海科学技术出版社，1984。
40. 明·张景岳:《景岳全书》上海：上海科学技术出版社，1959。
41. 明·杨继洲:《针灸大成》北京：人民卫生出版社，1963。

42. 明·李中梓：《医宗必读》天津：天津科学技术出版社，2001。

43. 明·陈士铎：《石室秘录》北京：中国中医药出版社，1991。

44. 明·吴又可：《瘟疫论》北京：华夏出版社，1997。

45. 明·傅青主：《傅青主女科》上海：上海卫生出版社，1958。

46. 明·李中梓：《诊家正眼》，上海：上海科技出版社，1966。

47. 明··龚信：《古今医鉴》，北京：中国中医药出版社，1997。

48. 清·吴谦：《医宗金鉴》北京：人民卫生出版社，1957。

49. 清·张璐：《张氏医通》上海：上海科学技术出版社，1963。

50. 清·沈金鳌《杂病源流犀烛》北京：中医中医药出版社，1994。

51. 清·汪昂：《本草备要》北京：商务印书馆，1954。

52. 清·吴师机：《理瀹骈文》北京：人民卫生出版社，1955。

53. 清·汪昂：《汤头歌诀白话解》北京：人民卫生出版社，1961。

54. 清·王清任：《医林改错》北京：人民卫生出版社，1976。

55. 清·曹炳章：《彩图辨舌指南》，南京：江苏人民出版社，1962。

56. 清·赵学敏：《串雅内编》北京：人民卫生出版社，1956。

57. 清·赵学敏：《串雅外编》北京：人民卫生出版社，1960。

58. 清·叶天士：《临证指南医案》上海：上海人民出版社，1959。

59. 清·吴仪洛：《成方切用》上海：上海科学技术出版社，1963。

60. 清·吴鞠通：《温病条辨》北京：人民卫生出版社，1955。

61. 清·王孟英：《温热经纬》北京：人民卫生出版社，1956。

62. 清·喻嘉言：《寓意草》，上海：上海卫生出版社，1958。

63. 清·唐容川：《血证论》上海：上海人民出版社，1977。

64. 清·唐容川：《中西汇通医经精义》，北京：人民卫生出版社，2005。

65. 清·徐大椿：《徐大椿医学全书》北京：人民卫生出版社，1988。

66. 清·郑钦安：《中医火神派三书》，北京：学苑出版社，2007。

67. 清·恽铁樵：《群经见智录》；余云岫：《灵素商兑》北京：学苑出版社，2007。

68. 清·杨云峰：《临证验舌法》，上海：上海大东书局，民国37年。

69. 清·魏之琇：《续名医类案》，北京：人民卫生出版社，1957。

70. 张锡纯：《医学衷中参西录》石家庄：河北人民出版社，1977。

71. 丁甘仁：《丁甘仁医案》上海：上海科学技术出版社，1988。

72. 曹颖甫：《经方实验录》上海：上海科学，1979。

73. 山东中医学院：《灵枢经语释》济南：山东人民出版社，1962。

74. 山东中医学院：《黄帝内经素问校释》北京人民卫生出版社，1982。

75. 光明中医函授大学教材全套30种36本，光明日报出版社，1989。

76. 吕炳奎：《吕炳奎从医六十年文集》北京：华夏出版社，1993。

77. 王绵之：《王绵之方剂学讲稿》北京：人民卫生出版社，2005。

78. 程莘农：《中国针灸学》，北京：人民卫生出版社，1964。

79. 贺普仁：《贺普仁针灸传心录》，北京：人民卫生出版社，2013。

80. 董建华：《中国现代名中医医案精粹》，北京：人民卫生出版社，2011。

81. 路志正：《路志正医林集腋》，人民卫生出版社，2009。

82. 焦树德：《焦树德用药心得十讲》，人民卫生出版社，2005。

83. 关幼波：《关幼波临床经验选》，人民卫生出版社，1979。

84. 蒲辅周：《蒲辅周医案》北京：人民卫生出版社，2005。

85. 何时希：《历代无名医家验案》，上海：上海中医学院出版社，1996。

86. 吉良晨：《中国气功萃义》，北京：学苑出版社，1989。

87. 邓铁涛：《邓铁涛医籍》北京：人民卫生出版社，1995。

88. 陆广莘：《陆广莘医论集要》北京：人民卫生出版社，2009。

89. 王琦：《中医体质学》北京：中国医药科技出版社，1995。

90. 凌耀星：《难经校注》北京：人民卫生出版社，1991。

91. 李可：《李可老中医急危重症疑难病经验专辑》太原：山西科学技术出版社，2002。

92. 张其成：《易学与中医》，南宁：广西科技出版社，2007。

93. 涂通今：《急症神经外科学》北京：人民军医出版社，1995。

94. 陈可冀：《实用中西医结合内科学》北京：北京医科大学、中国协和医科大学联合出版社，1998。

95. 吴咸中：《中国急腹症治疗学》天津：天津科学技术出版社，1996。

96. 陈贵廷：《实用中西医结合诊断治疗学》北京：中国医药科技出版社，1991。

97. 陈学诗：《现代精神疾病治疗学》济南：山东科学技术出版社，1997。

98. 沈渔邨：《精神病学》北京：人民卫生出版社，1980。

99. 夏镇夷：《实用精神医学》上海：上海科学技术出版社，1989。

100. 张继志：《精神药物的临床应用和副作用》北京：人民卫生出版社，1995。

101. 杨德森：《湘雅精神医学》北京：科学出版社，2015。

102. 翁永振：《精神分裂症康复操作手册》北京：人民卫生出版社 2009。

103. 贾谊诚：《司法精神病学》安徽人民出版社，1988。

104. 周康：《临床中医脑病学》，北京：科学出版社，1997。

105. 徐声汉：《实用精神医学急诊手册》，上海，上海科技教育出版社，1995。

106. 王善澄：《精神病防治与康复》，北京：华夏出版社，1993。

107. 陈家杨：《实用中医精神病学》北京：北京出版社，1985。

108. 张鉴修：《中医治疗精神病》武汉：湖北人民出版社，1980。

109. 乔玉川：《精神分裂症治验录》重庆：重庆出版社，1982。

110. 金舒白：《针灸治疗精神病》上海：上海中医学院出版社，1987。

111. 李清福等：《中医精神病学》天津：天津科学技术出版社，1989。

112. 王彦恒：《实用中医精神病学》北京：人民卫生出版社，2000。

113. 赵永厚：《中医神志病学》上海：上海中医药大学出版社，2009。

114. 李其禄：《吐下通治法治疗精神疾病》北京人民卫生出版社，2011。

115. 李心天：《医学心理学》北京：人民卫生出版社，1996。

116. 薛崇成：《五态性格测验表》北京：中国中医研究院印，1988。

117. 奥地利·弗洛伊德：《精神分析引论》北京：商务印书馆，1984。

118. 许又新：《精神病理学》长沙：湖南科学技术出版社，1999。

119. 江开达：《精神药理学》北京：人民卫生出版社，2007。

120. 张宏耕：《中西医结合精神病学》北京：中国中医药出版社，2005。

121. 向仕平：《中西医结合脑病诊疗学》广州：华南理工大学出版社，2007。

122. 王晓慧：《现代精神医学》北京：人民军医出版社，2002。

123. 张松：《实用精神疾病中西医治疗》北京：人民军医出版社，2010。

124. 王述彭：《精神科护理学》北京：科学出版社，1992。

125. 张培炎：《精神病诊断治疗学》北京：中国医药出版社，1998。

126. 吕建周：《疑难精神疾病诊治》北京：中央民族大学出版社，1999。

127. 汪斌：《精神障碍的鉴别诊断》天津：天津科学技术出版社，2000。

128. 韩春美：《精神疾病误诊学》北京：军事医科出版社，2003。

129. 黄跃东：《精神病的中西医结合研究》上海：上海医科大学出版社，1999。

130. 王文远：《王氏平衡针疗法》北京：中国中医药出版社，2016。

131. 朱增柏：《中医痰病学》武汉：湖北科学技术出版社，1985。

132. 杨良仓：《毒药本草》北京：中国中医药出版社，1998。

133. 姚乃礼：《中医症状鉴别诊断学》北京：人民卫生出版社，1984。

134. 姚乃礼：《中医证候鉴别诊断学》北京：人民卫生出版社，1987。

135. 孙洽熙：《黄元御医学全书》北京：中国中医药出版社，1999。

136. 李经纬：《中医大词典》北京：人民卫生出版社，1995。

137. 南京中医学院：《中药大辞典》上海：上科学技术出版社，2006。

138. 彭怀仁：《中医方剂大辞典》人民卫生出版社，1993。

139. 国家药典委员会：《中国药典》北京：人民卫生出版社，1978

140. 刘道清：《中医名言大辞典》郑州：中原农民出版社，1991。

141. 朱亚峰：《中药中成药解毒手册》北京：人民军医出版社，1991。

142. 祝总骧：《针灸经络生物物理学—中国第一大发明的科学验证》北京：北京出版社，1989。

143. 祝总骧：《祝总骧三一二经络锻炼法》北京出版社，2008。

144. 王雅儒：《脏腑图点穴法》石家庄，河北人民出版社，1962。

145. 王左升：《康复治疗技术》，高等教育出版社，2010。

146. 北大运动医学研究所：《实用运动医学》北大医学出版社，1963。

147. 高天：《音乐治疗导论》北京：军事医学科学出版社2006。

148. 张弘：《中国拔罐治疗学》北京：军事医学科学出版社，1996。

149. 宁泽璞：《实用中医药浴疗法》上海：上海远东出版社，1994。

150. 周金钟：《传统华佗五禽戏》北京：人民体育出版社，2013。

151. 邬建卫：《八段锦》成都：四川科技出版社，2009。

152. 南朝·达摩：《达摩易筋经》上海：上海古籍出版社，2009。

153. 宋鹭冰：《中医病因病机学》北京：人民卫生出版社，1987。

154. 程士德：《内经理论体系纲要》北京：人民卫生出版社，1992。

155. 秦伯未：《秦伯未医文集》长沙，湖南科学技术出版社，1983。

156. 方药中：《中医内科学》上海：上海科学技术出版社，1985。

157. 刘渡舟：《经方临证指南》北京：人民卫生出版社，1993。

158. 钱超尘：《黄帝内经太素研究》，北京：人民卫生出版社，1998。

159. 郝万山：《郝万山伤寒论讲稿》北京：人民卫生出版社，2008。

160. 王永炎：《中医脑病学》北京：人民卫生出版社，2007。

161. 王琦：《中医藏象学》北京：人民卫生出版社，2004。

162. 姜良铎：《中医急诊学》北京：中国医药出版社，2003。

163. 罗元凯：《实用中医妇科学》上海：上海科学技术出版社1994。

164. 朱文峰：《现代中医临床诊断学》北京：人民卫生出版社，2003。

165. 王永炎：《血管性痴呆现代中医临床与研究》北京：人民卫生出版社，2003。

166. 孙光荣：《中风康复研究》北京：中医古籍出版社，2000。

167. 吴承玉：《现代中医内科诊断治疗学》北京：人民卫生出版社，2001。

168. 沈映君：《中药药理学》北京：人民卫生出版社，2004。

169. 丁光迪：《诸病源候论校注》北京：人民卫生出版社，2000。

170. 张问渠：《老年病中医治疗学》北京：北京科学技术文献出版社，2000。

171. 黄帝：《轩辕碑记医学祝由十三科》，上海锦章图书局，1914。

172. 石学敏：《针灸治疗学》北京：人民卫生出版社，2004。

173. 王雪苔：《雪苔针论》，北京：人民卫生出版社，2008。

174. 谭德福：《中国实用刺血疗法》，科技文献出版社重庆分社，1990。

175. 陈邦佑：《中国针灸治疗学》，北京：人民卫生出版社，1990。

176. 尹远平：《中国特种针法临症全书》沈阳：辽宁科学技术出版社，2000

177. 美·沙利文：《精神病学的人际关系理论》北京：中国人民大学出版社，2015。

178. 美·詹姆斯·莫里森：《精神障碍诊断与统计手册(第五版)临床应用指南》天津：天津科学技术出版社，2020。

179. 美·张道龙：《精神疾病诊断与统计手册》（DSM5）北京大学出版社，2014。

180. 中国：《中国精神疾病分类方案与诊断标准》（CCMD-3），2001。

181. 张登本：《中医神经精神病学》北京：中国医药科技出版社，2000。

182. 王彦恒：《中西医结合论治抑郁障碍》北京：人民卫生出版社，2006。

183. 张培炎：《精神病诊断治疗学》北京：中国医药出版社，1998。

184. 吕建周：《疑难精神疾病诊治》北京：中央民族大学出版社，1999。

185. 汪斌：《精神障碍的鉴别诊断》天津：天津科学技术出版社，2000。

186. 韩春美：《精神疾病误诊学》北京：军事科学技术出版社，2003。

187. 黄跃东：《精神病的中西医研究》上海：上海医科大学出版社，1999。

188. 陈灏珠：《实用内科学》第六版，北京：人民卫生出版社，1974。

189. 吴孟超：《黄家驷外科学》北京：人民卫生出版社，2008。

190. 史宇广：《当代名医临证精华》北京：中国古籍出版社，1988。

191. 谢利恒：《中国医学源流论》福建科技出版社，2003。

192. 丁甘仁：《孟河丁甘仁医案》北京：学苑出版社，2012。

193. 施小墨：《施今墨临床经验集》北京：人民卫生出版社，1982。

194. 汪逢春：《泊庐医案》北京：人民卫生出版社，2008。

195. 萧龙友：《现代医案选》北京：人民卫生出版社，2008。

196. 孔伯华：《孔伯华医集》北京：北京出版社，1988。

197. 岳美中：《岳美中医话学文集》北京：中国中医药出版社，2000。

198. 陈慎吾：《陈慎吾经方要义与伤寒心要》北京：人民军医出版社，2010。

199. 朱良春：《章次公医术经验集》长沙：湖南科技出版社，2000。

200. 冉雪峰：《冉雪峰医著全集》北京：京华出版社，2004。

201. 程门雪：《程门雪医案》上海：上海科技出版社，1982。

202. 张菊人：《菊人医话》北京：人民卫生出版社，2006。

203. 张镜人：《中华名中医治病囊秘（张镜人卷》上海：文汇出版社，1998。

204. 黄文东：《黄文东医案》上海：上海人民，1977。

205. 颜德馨：《颜德馨诊治疑难病秘笈》上海：文汇出版社，1997。

206. 姜春华：《活血化瘀研究》上海：上海科技出版社，1981。

207. 任应秋：《任应秋医学讲座文集》北京：学苑出版社，1970。

208. 方药中：《黄帝内经素问运气七篇讲解》北京：人民卫生出版社，1984。

209. 方药中：《辨证论治研究七讲》北京：人民卫生出版社，1979。

210. 路志正：《中医内科急症》太原：山西人民出版社，1985。

211. 裘沛然：《中医历代各家学说》上海：上海科技出版社，1984

212. 吴咸中：《中西医结合急腹症方药诠释》天津：天津科学技术出版社，2001。

213. 邓铁涛：《邓铁涛医集》北京：人民卫生出版社，1995。

214. 朱良春：《朱良春用药经验集》长沙：湖南科学技术出版社，1998.

215. 王米渠：《中医心理学》重庆：重庆出版社，1982。

216. 张子生：《历代中医心理疗法验案类编》河北人民出版社，1988。

217. 干祖望：《干祖望医书三种》济南：山东科技出版社，2008。

218. 彭怀仁：《中医方剂大辞典》北京：人民卫生出版社，1993。

219. 邢玉瑞：《中医经典词典》北京：人民卫生出版社，2016.

220. 台 · 林昭庚：《中西医病名对照大词典》，人民卫生出版社，2002。

221. 钱超尘：《中医古籍训诂研究》贵阳：贵州人民出版社，1988。

222. 黎跃成：《道地药和地方标准药原色图谱》成都：四川科技出版社，2002。

223. 黄伯灵：《人体腧穴全真解剖图谱》北京：北京科技出版社，2005。

224. 靳士英：《针灸经络穴位图解》北京：人民军医出版社，2012。

225. 清 · 陈修园：《医学三字经》北京：中国中医药出版社，2008。

226. 北京中医学院：《药性赋白话解》北京：人民卫生出版社，1960。

227. 何廉臣：《全国名医验案类编》福州：福建科学技术出版社，2003。

228. 北京中医学院：《中医舌诊》北京：人民卫生出版社，1977。

229. 赵绍琴：《温病纵横》北京：北京中医学院，1979。

230. 宇妥 · 元丹贡布：《四部医典》北京：人民卫生出版社，1983。

231. 吕明：《中医气功学》北京：中国中医药出版社，2007。

232. 宋双全：《医学气功学》长春：吉林大学出版社，2012。

233. 气功编辑部：《中国气功四大经典讲解》，杭州：浙江古籍出版社，1988。

234. 刘天君：《中国佛家气功经典导读》北京：人民体育出版社，1998。

235. 吕嘉戈：《易经新探》中国文联出版公司，1994。

236. 张培炎：《精神病诊断治疗学》北京：中国医药出版社，1998。

237. 吕建周：《疑难精神疾病诊治》北京：中央民族大学出版社，1999。

238. 汪斌：《精神障碍的鉴别诊断》天津：天津科学技术出版社，2000。

239. 韩春美：《精神疾病误诊学》北京：军事科学技术出版社，2003。

240. 黄跃东：《精神病的中西医研究》上海：上海医科大学出版社，1999。

241. 《圣经》香港：香港圣经工会：2006。

242. 《古兰经》北京：中国社会科学出版社，2003。

243. 《般若波罗蜜多心经》北京：北京师范大学出版社，2009。

244. 方立天：《佛教哲学》北京：中国人民大学出版社，1986。

245. 上古 · 伏羲等：《周易本义》上海：上海古籍出版社，1986。

246. 东周 · 李耳：《老子道德经》北京：中央编译出版社，2006。

247. 战国 · 庄周：《庄子》上海：上海古籍出版社，1989。

248. 汉 · 魏伯阳：《周易参同契》北京：中国社会科学出版社，1995。

249. 王魁溥：《太乙金华宗旨今译》北京：外文出版社，1994。

250. 邵雍：《皇极经世》北京：中央编译出版社，2009。

251. 杨天宇：《礼记译注》上海：上海古籍出版社，1997。

252. 汉 · 司马迁：《史记》北京：中华书局，1982。

253. 宋 · 司马光：《资治通鉴》北京：古籍出版社，1956。

254. 汉 · 许慎：《说文解字注》上海：上海古籍出版社，1988。

255. 胡适：《中国哲学史大纲》上海：上海古籍出版社，1997。

256. 冯友兰：《中国哲学史》北京：北京大学出版社，1985。

257. 英 · 罗素：《西方哲学史》北京：商务印书馆。1963。

258. 英 · 霍金：《时间简史》吴忠超译，长沙：湖南科学技术出版社，1993。

259. 刘明海：《还原论研究》，北京：中国社会科学出版社，2012。

260. 刘长林：《内经的哲学和中医学的方法》北京：科学出版社，1982。

261. 刘长林：《中国象科学观》北京：社会科学文献出版社，2007。

262. 蔡元培：《中国人的修养》北京：工人出版社，2008。

263. 沈洪善：《中国伦理思想史》北京：人民出版社，2005。

264. 宋希仁：《西方伦理思想史》北京：中国人民大学出版社，2010。

265. 刘正才：《道家气功》上海：上海翻译出版公司出版，1991。

266. 古希腊 · 柏拉图：《理想国》北京：商务印书馆，1986。

267. 古希腊 · 亚里士多德《亚里士多德全集》北京：中国人民大学出版社，1990。

268. 法 · 笛卡尔：《第一哲学沉思集》北京：商务印书馆，1996。

269. 荷 · 斯宾诺莎：《笛卡尔哲学原理》北京：商务印书馆，1980。

270. 德 · 黑格尔：《精神现象学》北京：中国社会科学出版社，2007。

271. 德 · 黑格尔：《逻辑学》北京：商务印书馆，1976。

272. 德 · 黑格尔：《小逻辑》北京：生活、读书、新知三联书店，1954。

273. 德 · 康德：《任何一种能够作为科学出现的未来形而上学导论》，商务印书馆，1978。

274. 德 · 康德：《纯粹理性批判》北京：商务印书馆，1960。

275. 德 · 康德：《实践理性批判》北京：商务印书馆，1960。

276. 德 · 康德：《判断力批判》北京：商务印书馆，1964。

277. 德 · 马克思：《黑格尔辩证法和哲学一般的批判》北京：人民出版社，1955。

278. 德 · 马克思：《德意志意识形态》北京：人民出版社，1961。

279. 德 · 马克思：《共产党宣言》北京：人民出版社，1992。

280. 德 · 马克思：《资本论》北京：人民出版社，2004。

281. 恩格斯：《自然辩证法》北京：人民出版社，1971。

282. 毛泽东：《实践论》北京：人民出版社，1975。

283. 毛泽东：《矛盾论》北京：人民出版社，1975。

284. 英 · 达尔文：《物种起源》北京：科学出版社，1972。

285. 美 · 威尔逊：《社会生物学：新的综合》北京：北京理工大学出版社，2008。

286. 美 · 罗伯特 · 兰札：《生物中心主义》重庆：重庆出版社，2012。

287. 钱学森：《人体科学与现代科技发展纵横谈》北京：人民出版社，1996。

288. 钱学森：《论人体科学》北京：人民军医出版社，1988。

289. 钱学森：《论人体科学与现代科技》上海：交大出版社，1998。

290. 钱学森：《创建系统学》上海：上海交通大学出版社，1998。

291. 钱学森：《论系统工程》长沙：湖北科学技术出版社，1982。

292. 苗东升：《系统科学精要》北京：中国人民大学出版社，2010。

293. 邹伟俊：《唯象中医学概论》南京：东南大学出版社，1988。

294. 王寅：《气功外气疗法》太原：山西科学教育出版社，1988。

295. 张克镇：《生命空间论》北京：中国医药科技出版社，2006。

296. 柴文举：《中医释梦辨治》北京：学苑出版社，1991。

297. 郑炳林：《敦煌本梦书》兰州：甘肃文化出版社，1995。

298. 周公：《周公解梦》西宁：青海人民出版社，1994。

主要参阅的学术期刊

1. 中医杂志：中华中医药学会、中国中医科学院，半月刊。1979 至今。

2. 中国中西医结合杂志：中国中西医结合学会，月刊。1981 至今。

3. 中国心理卫生杂志：中国心理卫生协会，月刊。1987 至今。

4. 中国神经精神疾病杂志：中山大学，月刊。1982 至今。

5. 上海精神医学：上海市精神卫生中心，双月刊。1989 至今。

6. 国际精神病学杂志：中南大学，双月刊。1978 至今。

7. 精神医学杂志：山东省精神卫生中心，1988 至今。

8. 河南中医杂志：河南中医药大学，月刊。1976 至今。

9. 河北中医杂志：河北省医学情报研究所，月刊。1980 至今。

10. 山东中医杂志：山东中医药学会、山东中医药大学，月刊。1982 至今。

11. 江苏中医药杂志：江苏省中医药学会等，月刊。1976 至今。

12. 新中医杂志（广州）：广州中医药大学、中华中医药学会，月刊。1981 至今。

13. 四川中医杂志：四川省中医药学会等，月刊。1985 至今。

14. 湖南中医杂志：湖南省中医药研究院，月刊。1986 至今。

15. 广西中医药杂志：广西中医药大学、广西中医药学会，双月刊。1978 至今。

16. 中国针灸杂志：中国针灸学会、中医科学院针灸研究所，月刊。1983 至今。

17. 光明中医杂志：中华中医药学会，半月刊。1986 至今。

18. 北京中医药大学学报，月刊。1995 至今。

19. 广州中医药大学学报，双月刊。1989 至今。

20. 南京中医药大学学报（社会科学版），季刊。1999 至今。

21. 辽宁中医药大学学报，季刊。2001 至今。

22. 上海中医药大学学报，双月刊。1999 至今。

23. 中国中医急症杂志：中华中医药学会、重庆中医研究院，月刊。1992 至今。

24. 按摩与导引（2015 年改为按摩与康复医学）杂志：广东省中医研究所，月刊。1985 至今。

25. 哲学研究：中国社会科学院哲学研究所，月刊。1978 至今。

26. 医学与哲学：中国自然辩证法研究会，半月刊。1980 至今。

27. 自然辩证法通讯：中国科学院研究生院，双月刊。1979 至今。

28. 自然杂志：上海大学，双月刊。1978 至今。

29. 中国科学杂志：中国科学院，月刊。1980 至今。

30. 中国社会科学杂志：中国社会科学院，月刊。1980 至今。

31. 中国人体科学杂志：上海交通大学、中国人体科学学会，月刊。1990--2000 年全部（2020 年停刊）。对从 1980 年出版的《人体特异功能通讯》到 1983 年改为《人体特异功能》再到 1990 年改为《人体科学杂志》，所有刊登的文章均有参阅。

32. 气功杂志：浙江省中医药研究院，月刊，1980—2020 年全部（2000 年停刊）。

33. 在后期写作中，作者还参考了一些网上发布的各界学术信息。

附录一:《以调整脏腑功能为主治疗慢性精神分裂症的临床研究》论文及科技成果证书

(一)、《以调整脏腑功能为主治疗慢性精神分裂张的临床研究》工作报告:

各位专家教授、各位领导、各位同道:

首先,我代表石家庄李浩中医精神病医院全体医务人员和领导,对于您们在百忙中抽出时间来参加此次鉴定会,表示热烈的欢迎和衷心的感谢。

在河北省科委和石家庄市科委、河北省卫生厅和石家庄市卫生局的支持下,我们医院自 1888 年 6 月至 1992 年 6 月用四年的时间完成了《以调整脏腑功能为主治疗慢性精神分裂症的临床研究》这一科研任务,现将工作情况向各位专家、教授和各位领导作一简单介绍。

1. 为什么要进行这项研究:众所周知,精神分裂症属于重性精神病的范畴,一九八七年,国家卫生部、民政部、中国残联在全国进行残疾人抽样调查时,把患精神病病情持续一年以上未痊愈,从而影响其社交能力和在家庭、社会应尽职能上出现不同程度的紊乱和障碍者定为精神病残疾。由于病因未明,病理病机不清,精神分裂症的治疗和抗复发成了目前世界精神病学界的两大难题。据报导,世界各国的临床治愈率一般在 30% 左右,加上基本治愈也没有超过 45%。为了提高其治愈率,各国都在探索,但进展很慢。中国中西医结合精神疾病委员会主任委员、首都医学院精神医学教授、北京安定医院业务副院长张继志主任医师,一九八四年在《中西医结合杂志》上撰文指出"如果能在精神分裂症的治疗方面稍有进步,则将会革新整个精神病学的内容。"我们对这个题目的研究一是临床的需要,二是对其进行深入的探索。

2. 方法和步骤:

(1) 研究工作是从临床实践开始的,1968 年治疗精神病以来,就侧重了对慢性精神分裂症的治疗,20 多年来共积累了 3000 多例,摸索到一些经验,到 1978 年则进入到有计划、系统的观察和治疗病人。本研究按照国家有关标准确定收治对象,制定临床观察的专用病历,制定观察计划,患者入院先做系统检查(中西医对照),其诊断标准采用中华医学会 1989 年版《中国精神疾病分类诊断标准》,根据检查确定中医辨证分型,在进行投药。

(2) 跟踪追访 136 例,随访率 36.85%。

(3) 对照组:由于慢性精神分裂症住院周期长,家属要求住院后尽快取得疗效,受各种条件限制设对照组比较困难,我们采用临床研究治疗效果与其他医院报道的治疗效果进行相对照的方法。

3. 领导的关怀和专家们的支持:一九七八年,我们开始有计划地在临床上用自己摸索的中医治疗方法应用于病人的治疗,由于疗效高,迅速得到了病人家属的普遍欢迎。找我求医者日渐增多,于是我更加谨慎,常常带着问题四处奔波求教于专家学者。我曾在 21 个省市级的精神病医院和地区求教于 40 多位科主任和老中医大夫,他们都对我的设想,研究提出了指导意见,特别是在精神病医院工作的老中医以及民间的一些老中医大夫,在接触中把他们的宝贵经验传授给我,老前辈们无私的爱护和帮助丰富了我的认识,因此,与其说是我们临床研究上取得了一些成绩,倒不如说是诸多老中医前辈的知识结晶。中央、河南省、河北省卫生行政部门和各级党和政府对我们的工作给与了充分的肯定,卫生部政策法规司司长支俊波在视察我院时听取了我们的临床研究汇报后题词"办院方向正确,治疗技术精湛",美籍华人、世界著名精神病学专家程玉麟教授在听取了我们的临床研究后说"精神病的治疗希望在中国"。

综阅国内外有关资料和广泛听取专家的意见以及翻阅到目前为止的国内外各精神病医院的疗效统计,分析认识到我们目前所采取的"以调整脏腑功能为主治疗慢性精神分裂症"的综合系统治疗方法,对于中医在慢性精神分裂症的治疗方面取得了一定的进展。特此提出申请进行技术鉴定,望各位专家予以指正。由于慢性精神分裂症是世界性的疑难病症,现代科学技术的发展尚不能提供如此精密的仪器来测查大脑功能的活动情况进而进行诊断,精神分裂症的精神症状只能在活体上观察,而不能在动物模型上复制出来,再加上没有可借鉴的经验,尽管我们在临床研究中作了最大努力，但由于我们的业务水平有限，肯请各位专家教授和领导提出宝贵意见，以指导我们在以后的工作中更好地学习研究下去。

谢谢大家！

石家庄李浩中医精神病医院

一九九二年十一月六日

（二）、《以调整脏腑功能为主治疗慢性精神分裂症的临床研究》技术报告：

摘要

本研究课题对 369 例慢性精神分裂症病人，采用以调整脏腑功能为主的综合系统治疗方法，经 6—48 个月的临床观察和追访，结果 369 例中痊愈 56 例占 15.18%，临床痊愈 188 例占 50.94%，显著好转 72 例占 19.51%，好转 50 占 13.55%，无效 3 例占 0.81%，总有效率占 99.18%。追访 136 例，追访率占 36.86%，回家后能正常工作、学习和劳动者 67 例占 49.2%，回家后病情稳定继续巩固治疗者 45 例占 33.08%，复发者 24 例占 17.65%。取得了满意的疗效。

前言

众所周知，慢性精神分裂症到目前为止仍属一种病因不明，难以治疗的疑难病症。据资料统计：我国精神分裂症的发病率为千分之五点六九，而慢性精神分裂症占 75%，由于久治不愈，我国的五百多万慢性精神分裂症病人给国家、单位、家庭带来了沉重负担，已成为了一个严重的社会问题。多年来许多学者为探索治疗此病提出了不少方法，但效果仍不理想。故此，一九八四年张继志教授在中西医结合杂志上撰写的论文中指出"如果能在慢性精神分裂症的治疗方面稍有进步，则将会革新整个精神医学的内容"，为了解决这一难题，我们于一九八八年至一九九二年对慢性精神分裂症的治疗进行了中、西医结合方面的临床研究，采取以调整脏腑功能为主的综合系统的治疗方法，取得了较好的疗效。

临床资料与综合系统治疗方法

1. 临床资料：按照中华医学会（1989）年版《中国精神疾病分类与诊断标准》中关于精神分裂症的诊断标准，经有关权威性的精神病医院（省市级以上）确诊为精神分裂症，病程持续一年以上未治愈者作为入组对象，自一九八八年六月至一九九二年六月，本院随机收治住院的慢性精神分裂症病人（说明：A. 凡收入组的病人未经三个月综合系统治疗、病人家属因各种原因包括发现躯体合并症，中断治疗者不作统计之列。B. 经检查发现患者患有合并症者不准入组）共 369 例，其中男性 236 例，女性 133 例。年龄最大 65 岁，最小 15 岁，平均年龄 27.6 岁。受文化教育年限最长 14 年，最少一年，平均 8.81。病程最长 30 年，最短 1.3 年，平均病程 6.89 年。城市病人 233 例，农村病人 136 例。

男	女	年龄	受教育年限	病程	农村人数	城市人数
236 例	133 例	65-15 岁	14-1 年	30 年 -1.3 年	136 例	233 例
63.96%	36.04%	平均 27.6 岁	平均 8.81 年	平均 6.89 年	占比率 36.86%	占比率 63.14%

表 1　　　360 例一般临床资料统计表

2. 辨证施治及治疗方法：

(1) 辨证施治的三条治疗原则：

    A. 排泄病理产物：根据四诊辨证出气、血、痰、火、瘀、积、寒、热诸病理产物所在部位，在辨证分型所立法则的基础上，有痰祛痰、气郁理气、便结通腑、温阳祛寒、活血化瘀，寒热痰瘀务以通、清为度，使体内病理产物排净。

    B. 调整脏腑间的功能平衡：慢性精神分裂症病人由于常年患病，精神功能活动紊乱，致使体内各脏腑之间正常的相生相克的关系失衡，当病理产物排除之后，就会出现如肝胃不和、心肾不交、脾胃虚寒等一系列脏腑功能的失调症状，此时则依据辨证分型进行调整脏腑间的功能失调，防止病理产物的再度发生。

   C. 定位补泻：当病人已基本达到临床痊愈标准时，根据个体的禀赋不同，遵循中医理论寻找出脏腑经络上的虚实之别，分别给予定位补泻，从根本上消除病理产物积存从而引起体内气机紊乱导致大脑功能失调的原因。此时主要采用调整脏腑虚实的理论，恢复阴阳平衡和气血平衡。

(2) 治疗方法：按照中医辨证，将所有临床症状归纳为六种类型，即：痰火内扰型，痰湿内阻型，气滞血瘀型，阴虚火旺型，气血两虚型，阳虚亏损型进行辨证论治。

   A. 第一型：辨证为痰火内扰型的主要症状是：大便秘结，面红目赤，舌质红或绛，舌苔黄或厚腻，脉滑数有力。精神不协调性兴奋，情感易激惹，思维联想障碍等。主要采取涤痰开窍、清热泻火法予以治疗。代表方剂有：瓜蒂散、荡痰汤、精分一号方、礞石滚痰丸等加减化裁。主要药物有：瓜蒂、大黄、青礞石、生赭石、生甘遂、胆星、牛黄、冰片等应证加减使用。中药每日一剂，每于上午十时、下午四时各服一次，每服300毫升，六个月为一疗程。西药以氯丙嗪、奋乃静等合并小剂量用药，每日早、中、晚三次服用，根据病情小剂量开始、帮助中药整体调理。药浴治疗，每周二次。主要根据中医内病外治的治疗法则，在浴池中放入煎好的洗浴药汁，使池内的温度升至100摄氏度，再降至40—60摄氏度的恒温，洗浴一小时，以周身汗出为度，促使体内病邪从汗腺排泄。体疗每天三次，早上一小时，上午、下午各二小时。主要根据昼动夜静的自然生物规律和运动医学的原理，在中医整体理论指导下，通过各种不同的运动形式（主要是脚掌运动走步或跑步），对机体各脏腑、组织、肌肉产生持续有节律的刺激活化和加强新陈代谢。心理治疗每周三次，当病人病情稳定后，主要是对病人进行精神卫生知识和社会学方面的再教育，使他（她）们在治疗期间得到人格上的完善，增强适应社会及处理周围事务的能力，个别病人进行个别心理治疗。行为治疗，主要是针对病人实行为护理，根据慢性精神分裂症病人的四大主症：懒、乱、疑、呆，在循序渐进，病人愿意接受的情况下，调动病人的从众心理，严明作息时间，推行培养正常人的规范行为。日常生活规范化护理，配合整体治疗，保护促进病人大脑机能的恢复，个别病人进行个别行为治疗。

   B. 第二型：辨证为痰湿内阻型的主要症状是：心烦失眠，倦怠无力，纳呆便溏，舌体胖或有齿痕，苔白腻，脉滑或沉缓。思维联想障碍，幻觉或妄想，情感淡漠，意志减退，行动迟缓等。主要采取燥湿健脾，理气化痰予以治疗。代表方剂有：香砂六君子汤，十味温胆汤，二陈汤，导痰汤等加减化裁。主要药物有：陈皮、半夏、胆星、牵牛子、白芥子，竹茹、苍术等加减应用。西药以五氟利多或氯氮平等根据病情，从小剂量开始，逐步加量帮助中药系统治疗。药浴、体疗、心理行为治疗等同第一型，辨证使用。

   C. 第三型：辨证为气滞血瘀型者主要症状是：面色晦暗，闭经或经少色暗有血块，舌质紫暗或有瘀点，少苔，舌下静脉曲张淤血，脉涩或弦滑。行为幼稚愚蠢，思维破裂，幻觉妄想，兴奋躁动，情绪不稳。主要采取活血化瘀，疏肝理气法予以治疗，常用方剂有：达营汤、癫狂梦醒汤、柴胡疏肝散等加减化裁。主要药物有：三棱、莪术、赤芍、桃仁、柴胡、红花、当归、丹参等加减应用。西药以氟哌啶醇合并奋乃静为主帮助中药整体治疗，中西药服用方法以及药浴、体疗、心理、行为治疗等同第一型。

   D. 第四型：辨证为阴虚火旺型者主要症状有：大便干结，小便短赤，口干不渴，舌红无苔或舌绛苔剥，脉细数。情感平淡偶伴激惹，思维联想障碍，孤独退缩，病情迁延不愈或时有冲动、幻觉妄想等。主要采取滋阴降火、引火归元法治疗，主要方剂有：大补阴丸、左归饮、一贯煎、天王补心丹、六味地黄丸等加减化裁。主要药物有：麦冬、熟地、山药、元参、知母、生地、黄柏、生磁石等加减应用。西药主要以五氟利多、氯氮平等小剂量，帮助中药整体治疗。中西药服用方法，以及药浴、体疗、心理、行为治疗等同第一型。

   E. 第五型：辨证为气血两虚型者主要症状有：气短乏力，语少声微，舌体瘦，舌淡白或淡红有齿痕，苔薄白，脉沉细无力。情感淡漠，行为退缩，思维贫乏等。主要采取补气养血，平补五脏法予以治疗，常用方剂有：十全大补汤、归脾汤、人参养荣汤、四君子汤等加减化裁。主要药物有：人参、黄芪、白术、当归、熟地、龙眼肉、柏子仁、远志等加减应用。西药以小剂量三氟拉嗪帮助中药整体治疗，中西药服用方法及其它辅助疗法同第一型。

   F. 第六型：辨证为阳虚亏损型者主要症状有：畏寒肢冷，纳食不化，面色青黑萎黄无华，舌质淡白或淡紫有齿痕，舌苔白或湿，脉沉细弱。情感淡漠，懒散退缩，思维迟缓，片段妄想，寡言少语，反应迟钝等。主要采取温补脾肾，温经祛寒，壮阳益智法予以治疗。主要方剂有：肾气丸、右归饮、补肾升智汤、温阳兴奋汤等加减化裁。主要药物有：附子、肉桂、补骨脂、生硫磺、益智仁、龟板、紫河车、鹿茸等加减应用。

西药以小剂量安度利可等帮助中药整体治疗，中西药物服用方法与其他辅助疗法同第一型。

上述六种类型只是典型的概括，大部分症状都能归纳入内，但因精神症状复杂而多变，有的难以纳入某种类型，有的多种类型交替出现，重在以中医的四诊八纲具体体察阴阳表里寒热虚实而确定治则立法处方。

疗效判定标准

疗效判定标准按照中华医学会（1958 年）南京会议制定的四级疗效标准判定，同时参考各医院实行的在痊愈和显著好转之间再加一个临床痊愈标准。

1. 痊愈：精神症状消失，自知力恢复，对病情有分析批判能力，社会功能良好，恢复病前工作或参加学习。
2. 临床痊愈：精神症状消失，自知力恢复，对病情有分析和批判能力。能从事一般的劳动。
3. 显著好转（基本治愈）：精神症状大部消失，自知力大部恢复，对病情有一定分析批判能力，能从事简单的劳动。
4. 好转：精神症状好转，无自知力，无批判能力，在他人帮助下可进行简单的自我生活护理。
5. 无效：经治疗无任何改变。

结果

1. 疗效观察结果：通过对 369 例慢性精神分裂症病人进行以调整脏腑功能为主的综合系统治疗，痊愈 56 例占 15.8%，临床痊愈 188 例占 50.94%，显著好转 72 例占 19.5%，好转 50 例占 13.55%，无效 3 例占 0.18%。痊愈和临床痊愈共 244 例占 66.12%，基本治愈以上 316 例占 85.63%，总有效 366 例占 99.18%。（见表 2）

痊愈	临床痊愈	显著好转	好转	无效	临床治愈	基本治愈	有效率
56	188	72	50	3	244	316	366
15.18%	50.94%	19.5%	13.55%	0.81%	66.12%	85.63%	99.18%

表 2　　　　369 例疗效统计表

2. 追访结果：

(1) 追访率：共追访 136 例，追访率 36.86%。

(2) 追访时间：达到临床痊愈后 3 个月、6 个月、9 个月、12 个月、18 个月、24 个月、30 个月、36 个月，定期追访。（见表 3）

3 月	6 月	9 月	12 月	18 月	24 月	30 月	36 月
5	15	18	42	28	18	7	2
4.4%	11.8%	13.2%	30.8%	20.5%	13.2%	5.1%	1.4%

表 3　　　　136 例追访病人时间统计表

(3) 追访结果：

A. 136 例追访病人中一切正常者 67 例占 49.2%，病情稳定者 45 例占 33.08%，复发 24 例占 17.65%。

B. 136 例追访病人中男性 77 例占追访病人的 56.6%，其中在家一切正常者 41 例占 30.15%，病情稳定者 21 例占 15.14%，复发 15 例占 11.03%。女性病人 59 例占追防病人的 43.4%，其中在家一切正常者 26 例占 19.11%，病情稳定者 24 例占 17.64%，复发 9 例占 6.62%。（见表 4）

性别	例数	比率	在家正常者	在家稳定者	复发
男	77	56.6%	41 例占 30.15%	21 例占 15.44%	15 例占 11.03%
女	59	43.4%	26 例占 19.11%	24 例占 17.64%	9 例占 6.62%
合计	136	100%	67 例占 49.2%	45 例占 33.08%	24 例占 17.63%

表 4 　　　　136 例病人追访结果表（追访率 36.86%）

(4) 复发原因分析：

A. 因未执行医嘱自行停药，巩固时间不够复发者 17 例占 70.83%，其中男性 10 例，女性 7 例。

B. 因重大生活事件精神受打击而复发者 7 例占 29.17%，其中男性 5 例，女性 2 例。

C. 在家继续按医嘱巩固无任何原因复发者 0 例。（见表 5）

复发原因	男（例）	女（例）	合计（例）
一、因未执行医嘱自行停药巩固时间不够者	10	7	17 例占 70.83%
二、因重大生活事件精神再度遭受打击复发者	5	2	7 例占 29.17%
三、在家继续按医嘱巩固无任何原因复发者	无	无	无

表 5 　　　　24 例复发者原因分析表

典型病例

1. 叶学云：男、42 岁、工人，石家庄煤矿设计研究院职工。患病 17 年，经河北省精神病医院诊断为慢性精神分裂症。主要躯体症状是：面白无华，体瘦无力，畏寒肢冷，舌淡而青、舌苔薄白，脉小紧缓滑，便稀尿清。主要精神症状是：情感淡漠，思维贫乏，呆滞退缩，片段夸大妄想。诊断为慢性精神分裂症，辨证为阳虚亏损型。采用温阳益气、活血化瘀、填精补髓之法调理脏腑功能，定位补肾益智。西药辅以小剂量三氟拉嗪 30mg/ 日量，氯氮平 50mg/ 日量。药浴每周二次，实行行为护理，配合中药系统治疗 225 天痊愈，现已恢复原工作，在单位正常上班，料理家务，以达社会痊愈标准。

2. 李士敏，女、32 岁、工人，已婚，河北省财经学院职工。诊断为慢性精神分裂症，病程七年。主要躯体症状是：便结尿黄，舌红绛、舌苔黄厚腻，脉洪滑数。主要精神症状是：不协调性兴奋，情感不稳，胡言乱语，行为怪异，幻觉妄想，注意力涣散。辨证为：痰火内扰型，采用涤痰开窍、清热凉血、泻火之法调理脏腑功能，定位补肝。西药辅以氯氮平 250mg/ 日量，碳酸锂 05g/ 日量。体疗日三次共五个小时。药浴每周二次、每次一小时。心理、行为治疗二次/每周。实行行为护理，配合中药系统治疗 87 天。现已恢复原工作正常上班，料理家务，自觉巩固，一切正常，以达社会痊愈标准。

3. 郝建民，男、27 岁、工人、已婚，石家庄纺织机械厂职工。诊断为慢性精神分裂症，病程七年。主要躯体症状是：体瘦面目晦暗，便干尿黄、舌质紫、舌两侧瘀点，舌苔腻，脉弦、涩。主要精神症状是：失眠，行为幼稚愚蠢，情感不稳、冲动毁物，不系统性妄想。辨证为：气滞血瘀型。以活血化瘀、疏肝理气之法予以治疗，定位补肝。西药辅以氯氮平 320mg/ 日量。体疗每日三次共五个小时。药浴每周二次、每次一小时。心理、行为治疗二次/周。

实行行为护理，配合中药系统治疗 120 天，现已恢复正常上班七月余，一切正常，以达社会痊愈标准。

4. 陈玉文，女、30 岁、工人、离异，石家庄市国棉一厂职工。诊断为慢性精神分裂症，病程 6 年。第一次在我院临床痊愈后，因其丈夫闹离婚受刺激而复发。主要躯体症状是：体倦乏力、心烦失眠，舌淡胖舌质暗，舌苔白厚腻，脉濡滑。主要精神症状是：幻觉妄想，幻听自笑，孤僻独处，情感淡漠。辨证为：痰湿内阻型。采取燥湿化痰、健脾理气之法予以治疗，定为在脾肾。西药辅以三氟拉嗪 10mg/ 日量，氯氮平 150mg/ 日量。体疗每日三次共五个小时。药浴一个小时每周二次。实行行为护理，配合中药系统治疗 205 天，现已正常料理家务，照顾孩子，正确对待离婚问题，一切正常，以达社会痊愈标准。

5. 汪晓敏，男、27 岁、未婚。江西南昌有色冶金设计院助理工程师。诊断为慢性精神分裂症，病程两年。主要躯体症状是：形体清瘦，便干尿黄，舌红绛、少苔，脉细数。主要精神症状为：孤僻，易激惹冲动，幻听幻视，幻觉妄想。辨证为：阴虚火旺型。采取滋阴降火、引火归原、滋水涵木、填精固肾之法，调理脏腑功能，定位补肾。西药辅以氯氮平 250mg/ 日量。体疗每日三次共五个小时。药浴每周二次、每次一个小时。心理行为治疗每周二次。实行行为护理，配合中药系统治疗 175 天。现已恢复工作正常上班六个月，自觉巩固治疗，一切正常，达到社会痊愈标准。

6. 李春福，男、34 岁、未婚，河北省获鹿县古城乡东邵营村农民。诊断为慢性精神分裂症，病程 14 年，主要躯体症状是：体倦乏力。语少声微，舌质淡红、舌苔薄白，脉沉细无力。主要精神症状是：情感淡漠，思维贫乏，孤僻懒动，言语错乱，片段性妄想。辨证为气血两虚型。采取补益气血、平补五脏、填精补肾之法调理脏腑，定位补肾。西药辅以三氟拉嗪 30mg/ 日量，泰尔登 50mg/ 日量。体疗每日三次共五个小时。药浴每周二次、每次一个小时。心理行为治疗每周二次。实行行为护理，配合中药系统治疗康复 638 天，在医院后勤工作一年后出院，现已在家务农劳动一年多，一切正常，达到社会痊愈标准。

讨论

1. 疗效观察：慢性精神分裂症被医学界认为是一类难于逆转的精神疾病，国内外众多专家学者都在苦苦探索，但至今尚未找到一种有积极治疗意义的方法。本研究在 20 多年临床摸索的基础上，进行了以调整脏腑功能为主的综合系统的治疗，取得了一些进展。基本治愈率达到 85.63%，总有限率达到 99.18%，复发率降至 17.65%，在中医整体为主治疗慢性精神分裂症方面摸索到了一条有积极治疗意义的途径，临床观察疗效满意。

2. 提高临床疗效的因素：

⑴ 紧紧抓住以中药为主（中医的理论指导地位）的辨证论治，进行以调整脏腑功能活动紊乱为中心的综合系统治疗是取得进展的关键。

⑵ 根据中医四诊八纲合参原则详细采集诊断指征是取得疗效的坚实基础。

   A. 夜间子时诊脉：精神分裂症病人的脉象因受其异常精神活动的影响，往往不能正确地反映体内脏腑功能和气血活动的变化。因此许多学者、临床医师在精神科的脉诊上大都推崇"舍脉从证"学说。而我们发现在临床上，脉诊在慢性精神分裂症的诊断方面，具有与其它中医科目一样相当重要的位置，但首先要排除异常精神因素的干扰，才能有其诊断价值。根据中医子午流注学说，选择在子时查脉为最佳诊脉时间，病人进入自然睡眠三个小时以后再进行诊察。安眠程度以正常人的熟睡为度，既能叫醒，醒后能对话，旋即又能入睡为标准。每次诊脉时间不得少于六分钟，这时诊得的脉象方能作为处方用药的依据。夜间子时诊脉之后，在与第二天巳时诊得的受异常精神活动影响的脉象相比较，发现慢性精神病患者不同时间的脉象是有差异的，这种差异反映着病之所在。差异表现常有：

   ①、有的便干热结十几天者本应是脉沉而实象，但白天诊来却与常脉无变化，夜里诊时才清晰可见。

   ②、有的白日脉象数至一停，出现结代脉象，经心电图检查心脏无异常，而在夜间诊脉时才发现是虚数脉，原来是肾气虚弱、水不制火、心火独亢所致。

   ③、还有一些病人长期患病，表面重取看来是很虚弱而其实却洪滑实大有力，夜间查脉则发现呈虚大脉象，原来是脏虚腑热，精神紧张所致。所以，我们在临床上将夜间子时诊脉作为诊察制度规定下来，从而保证了脉诊的客观性。

   B. 晨间查舌质、舌苔：我们在长年的临床实践中发现，精神分裂症病人的舌质、舌苔，由于受到异常精神活动的干扰，在一天中亦有较大的变化。若随机诊查并以此为据与它诊合参立方用药则常有误，因此，我们选择在清晨病人刚起床后查舌验苔。此时病人经一夜睡眠，体内五脏六腑功能由于异常精神活动的干扰相应地减少、而显现于舌质舌苔之上的病理表现则相对较于接近五脏六腑功能病态的正常反应。晨间查舌还能对服用抗精神病药物或其他催眠药物在体内的蓄积情况有所了解。晨间查舌保证了舌诊在临床诊断上的客观性。

C. 大便观察的详细辨认：慢性精神分裂症病人的大便往往都有异常，因此，观察患者的大便的异常与否便成为了极其重要的诊察手段。有的病人大便干结一连几天、十几天甚或二十几天，也有的一天数次大便甚而多至 5～9 次。有的大便干结如羊矢，有的大便先干而后软，有的大便先软而后干，有的先粘而后稀，有的先稀而后粘，有的外软而里硬，有的里软而外干，有的便后数分钟内大便呈油亮光滑，有的平淡无臭气，有的腐臭气难闻，有的有酸、苦、腐肉味。大便干结为腑实热结，便后表面呈油亮色者为脾肾虚寒痰浊所致，大便常年发青而稀粘为肝经虚寒使然，大便外干而里软为脾虚而胃有热，大便带酸、苦味者多为本经气虚，脏气随便而泄。这些异常的大便都能用中医的脏腑传变理论予以解释，因此我们非常强调临床医生必须亲自观察大便，诊视时用木棍将病人的大便捣碎再详细辨认。根据以上所诊视的大便的各种异常，辩证求因来推测其脏腑功能的内在紊乱机理，四诊合参，制定出正确的治疗法则和遣方用药。

其他排泄物如痰、汗、尿、液、月经、带下、油脂分泌物等，都要亲自诊视，才能填补因精神分裂症病人思维紊乱不能正确描述症状的缺陷。

由于我们严格地按照中医四诊原则详细地采集病理指征，从而保证了辨证立法用药的科学性，因而才在治疗上取得了一些进展。

(3) 近年兴起的人体科学新思想参考：近年兴起的人体科学的新思想，对我们进行严谨的临床观察起到了一些启发作用，将这种新思想与中医理论结合起来，采取中医为主、西医为辅，急则治标、缓则治本的原则，在中医基本理论指导下从而提高了临床疗效。

我们在长期的临床上发现精神病人有一些特异性的精神症状，这些特异性的精神症状西医未能作出解释。《黄帝内经》则解释为"阳盛则四肢实、实则能登高、做平素不能而病反能者之事"。有些气功师在练功时出现极类似于精神病症状学中的"幻觉"、"幻视"、"幻触"现象，而收功后则不再出现。有的学练气功者出偏、出现"气功所致精神障碍"。这些扑朔迷离的自然现象到底是怎么回事？精神病的特异性精神症状与气功师练功中出现的正常现象以及气功出偏出现的精神障碍到底有什么内在联系？练气功到底是练什么？为什么气功师最讲究独守丹田（肾中原气）？肾中原气在这些奇形怪状的"气"面前到底扮演了一个什么角色？在钱学森等前辈论人体科学新思想的启发下，带着这些难解之谜，与临床上精神病人的一些特异性精神症状进行比较并深入思考。根据中医理论，慢慢地悟出了精神病、气功、人体特异功能之间存在着一定的内在联系，这个联系点就是肾中原气。探讨这种内在联系说到底是探讨大脑功能的奥秘问题，遵循严谨的逻辑思考，产生了由肾中原气推动的五脏六腑功能活动的紊乱，导致肠胃系统的毒素蓄积，引起全身气血中毒，最终导致大脑功能失调的认识，因而，以调整脏腑功能失调为主治疗慢性精神分裂症的构想在临床中逐步形成，十多年来在几百名病人身上的医疗实践收到了理想的效果。但是这种理论是否符合科学规律，还有待于更严格的临床观察、更严谨的科研设计和得到实验室多方面的支持方能得出结论。

1990 年在中国中西医结合精神疾病第三次学术会议上，该会付主任委员周正保主任医师在报告中提到："美国有一个教授在研究中发现：心脏不光是一个泵血的器官，它还能通过一种物质向大脑及其他脏器发放智能信息"。这是一个很重要的发现，如果此说成立，则能用现代科学技术手段解释"心者，君主之官，神明出焉"的中医经典著名论断，从而对中医对精神疾病的认识提供有力的证据。心脏向大脑及其他脏器发放的智能信息是由什么物质构成的？这种物质来自何方？它与肾中原气与大脑的功能活动是一种什么关系？科学的东西是老老实实的东西，来不得半点虚伪。我们仅把"以调整脏腑功能为主治疗慢性精神分裂症的临床研究"，作为中医精神病临床科研的一个开端，作为一个突破口，愿与精神医学界和人体科学界的同仁们一道继续探索下去。

3. 存在的问题：由于慢性精神分裂症的疑难性，我们的临床观察疗效虽然远高于目前所能检索到的任何资料，但由于得不到实验室的支持和在动物模型上复制出来，又由于慢性精神分裂症病人住院周期较长，加之我国国情和广大人民的平均收入较低，受经济上的限制，设对照组很难，只能与其他医院的疗效相比较。我们观察的例数还少，追访的年限还短，因此，我们的研究只是取得了初步进展，希望在座各位专家、教授给予批评指教，指导我们以后更深入地研究下去。

谢谢大家！

石家庄李浩中医精神病医院

一九九二年十一月六日

（三）、《以调整脏腑功能为主治疗慢性精神分裂症的临床研究》成果鉴定证书

科技成果鉴定证书封面内容：

1）编号（1992）冀科鉴字 938 号

2）成果名称：以调整脏腑功能为主治疗慢性精神分裂症的临床研究

3）成果完成单位：石家庄李浩中医精神病医院

4）坚定形式：专家评议

5）组织鉴定单位：河北省科委

6）鉴定日期：一九九二年十一月六日

科技成果鉴定证书内容：

1. 成果简要说明及主要技术指标：慢性精神分裂症，目前仍属一种病因不明，难以治疗的疑难病症。据资料统计，我国精神分裂症患病率为 5.69‰，而慢性精神分裂症占 95%，全国有 500 多万患者，反复发作终生不愈，国内外均无有效的治疗方法。

   我院于 1988 年开始，对慢性精神分裂症开展了以调整脏腑功能为主的综合系统的临床研究，经对 369 例慢性精神分裂症进行 6—48 个月的临床观察和追访，临床治愈率达到 66.12%（高于国内外报道的 ±30%），基本治愈率达到 85.63%（高于国内外报道的 ±50%），复发率降至 17.63%，在慢性精神分裂症的治疗和抗复发方面找到了一条积极有效的途径。

2. 推广应用前景及效益预测：慢性精神分裂症至目前为止，仍属一种病因不明，难以治疗的病症，故此，1984 年张继志教授曾指出"如果能在慢性精神分裂症的治疗方面稍有进步，则将会革新整个精神病学的内容"。为了解决这一问题，我们于 1988 年开始对慢性精神分裂症的治疗进行了中医为主、中西医结合方面的临床研究。经查新国内外 10 年来的有关资料，未发现与本课题用药相同的处方，亦未发现提出调整脏腑功能将本病分为六型而辩证用药的方法。本研究在慢性精神分裂症的治疗和抗复发方面找到了一条有积极治疗意义的途径，在缩短总病程、减轻患者家庭经济和精神负担方面有较好的社会效益和经济效益。在目前占主导地位的西医抗精神病药的临床上和在社区康复等多种疗法中，开辟了以中医为主综合治疗、系统康复的方法，具有中医为主治疗精神分裂症走向世界的意义，进而在病因、病机探索方面起到一些借鉴作用。

3. 鉴定意见（必须将创新点一一列出，其他按鉴定要求）：关于以调整脏腑功能为主治疗慢性精神分裂症的临床研究的鉴定意见：

   1992 年 11 月 6 日，河北省科委委托石家庄市科委，邀请了省内外著名精神病学、中医学专家，对石家庄李浩中医精神病医院李浩同志完成的"以调整脏腑功能为主治疗慢性精神分裂症的临床研究"进行了技术鉴定，与会专家听取了工作报告，技术报告，观看了录像，听取了典型病人到现场介绍，审查了全部技术资料，经认真讨论，鉴定意见如下：

   (1) 该项研究所提供的材料齐全，数据可信，研究目的明确，设计合理，论证符合逻辑，具有较强的科学性。

   (2) 该研究按照中医的基本理论，将慢性精神分裂症分为六型即痰火内扰型、痰湿内阻型、气滞血瘀型、阴虚火旺型、气血两虚型、阳虚亏损型进行辨证论治。采取排泄病理产物，调整脏腑间的功能平衡，定位补泻等治疗原则。并配以体疗、药浴、心理、行为矫正、音乐、教育等治疗方法，在诊断上进行夜间子时诊脉，晨间查舌质舌苔，详观大便，丰富了中医诊断学的内容，这种综合疗法尚属国内外首创。

   (3) 通过对 369 例慢性精神分裂症的临床治疗与跟踪观察，其临床疗效为：痊愈率占 15.18%，临床治愈率占 51.94%，总有效率占 99.18%，复发率降至 17.65%。其疗效明显优于国内外同类的研究水平。

   (4) 本研究为治疗慢性精神分裂症提供了新疗法，简便易行，缩短疗程，减轻家庭和社会的负担，具有明显的社会

效益和推广前景。

综上所述，本研究居国内领先水平，达到国际先进水平。

鉴定技术负责人：吕炳奎（主任委员）一九九二年十一月六日

4. 主持鉴定单位意见：

同意鉴定意见

（石家庄市科学技术委员会科技成果鉴定专用章）

1992 年 11 月 6 日

5. 组织鉴定单位意见：

同意鉴定意见

（河北省科学技术委员会科技成果鉴定专用章）

1992 年 11 月 6 日

6. 主要技术文件目录及提供单位：

⑴ 鉴定大纲　鉴定委员会

⑵ 工作报告　石家庄李浩中医精神病医院

⑶ 技术报告　石家庄李浩中医精神病医院

⑷ 检索报告　河北省科技情报所

⑸ 用户意见　张春峰、薛炳淑等

7. 专家鉴定委员会名单

序号	鉴定会职务	姓名	工作单位	所学专业	现从事专业	职称职务
1	主任委员	吕炳奎	卫生部	中医	中医	教授
2	副主任委员	涂通今	中国军事医科院	神经外科	神经外科	教授
3	副主任委员	杨牧详	河北中医学院	中医	中医	教授
4	秘书长	李 意	北京安定医院	中医	中医精神科	主任医师
5	委员	赵淑颖	北京友谊医院	中西西结合	老年病	主任医师
6	委员	夏锦堂	河北中医学院	中医	中医	主任医师
7	委员	许占民	河北中医学院	中医	中药	教授
8	委员	张伯石	河北省第二医院	中医	中医内科	主任医师
9	委 员	郑应洲	河北省医科院	中医	中医	主任医师

附录二：《中医精神病医院模式的研究》论文及科技成果证书

（一）、《中医精神病医院模式的研究》工作报告：

1. 为什么要开展中医精神病医院模式的研究：

(1) 古今中外精神病医院模式探索的必然：中国古代由于精神疾病的患病率较低，几千年来，患了精神疾病都是由中医门诊治疗，一直没有专门的精神病医院。直到清朝光绪年间（1899年），才由美国基督教长老会的嘉约翰在广州芳村建立了第一所精神病医院，当时叫惠爱医院。至今，中国的精神病医院治疗和管理模式都是参照的西方模式。

西方最早的精神病医院，是英国于1247年由基督教的伦敦圣玛利亚伯利恒皇家医院（贝德莱姆）改建而成的。1793年皮内尔医生才开始对精神病人进行心理治疗，从而揭开了科学对待精神病人的序幕。到20世纪初，遍布全球的精神病院已经成为了治疗和关锁精神病人的专用场所。

随着人类文明的进步，人们看到，精神科医师与精神病人的权利不平等，精神病医院的治疗模式和管理模式落后。由于科学的落后，精神病的诊断和治疗被滥用误用，精神病人的诊断中过分主观和非人性，导致了精神病医院的诸多弊端。美国于二十世纪六十年代爆发了反精神病学运动，目标直指精神病医学的治疗和管理模式、直至精神病医院的黑幕。后来，反精神病学运动一直蔓延到全世界，一直影响着精神医学的发展。

现在，虽然世界各国的精神病医院的治疗和管理模式进行了较大的改观，但是精神药物无法彻底治愈精神分裂症和各类重型精神疾病。由于管理上的不人道和混乱，精神病人在住院期间经常发生意外事件，精神病人对正常社会秩序的冲击仍时有发生。精神疾病的治疗和管理模式落后，与日益发展的社会需要相差甚远，因而，探索新型精神病医院的治疗和管理模式进入了人们的科学研究领域。

(2) 科学呼唤以整体观念为主的中医精神病医院模式：时至今日，西医精神医学对精神病的治疗不尽人意，特别是对精神分裂症及其衰退状态的治疗毫无进展，致使一些精神医学专家无奈地表示"我一辈子没有治疗好过一个精神分裂症患者"，精神药物无法治愈精神分裂症已经成为了全球西医精神医学界的共识。由于现代科学对精神医学的认识还比较肤浅，至今也没有研究出准确测查大脑功能活动的仪器。因此，精神疾病只能从症状上进行观察和描述，而不能从病因上进行诊断，所以，导致了当今精神医学的发展缓慢。只有从治疗上有所突破，才能从根本上改变精神病医院的模式。

另一方面，精神病院的治疗和管理是治愈精神病的两翼，从一个角度讲，管理比治疗还重要。在当今精神疾病的临床上，治疗和管理脱节。精神病人的治疗和管理，从内在规律上是一体的，没有相应的治疗，病情无法好转，就会给管理带来困难；如果没有一套人道有效的管理措施，则无法对患者进行科学的治疗。强制病人、捆绑、甚至电休克，只会加重患者的病情。因此，探索治疗和管理一体化的精神病医院的模式变的更为迫切。

西医的治疗和管理脱节，是精神医学无法弥合的先天弊端。中医的整体观念和辨证论治，为开辟新的精神医学模式提供了先天优势和彻底治愈的可能。

我们从1968年至1978年，进行了中医治愈各类精神疾病的医术探讨，取得了成功。在治疗的同时，发现了精神疾病的管理与治疗同等重要，如果没有有效的管理，则治疗有可能进行不下去。因此，我们考察了全国26所省市级的精神病医院，从现有医院的治疗和管理上找出相应的问题，进行比对和深入研究。从1978年开始至今的16年的时间，我们进行了中医精神病医院模式的研究探讨，旨在创造新的模式，以适应精神病人的治疗和管理，适应日益发展的社会需求。在探讨中，根据中国社会的分层，我们按照行政区划的特点，进行了分别的探索。

在模式研究的过程中，我们得到了国家有关部门和多个省市领导的大力支持，特别是河北省和石家庄市、河南省和许昌市等相关领导的关怀。北京、天津、上海、广州、长沙、武汉、西安、沈阳、济南、南昌、太原等精神病医院的多位专家教授的指导，在此表示衷心的感谢。经过16年来的艰苦探索，反复求证，现在，我们将《中医精神病医院模式的研究》呈现给大家，希望各位专家教授给予批评指正，以便我们更好地完善这个模式，更好地为广大精神病人及其家属服务，为人类精神医学的发展做出应有的贡献。

谢谢大家！

石家庄李浩中医精神病医院 李浩

一九九四年一月二十七日

（二）、《中医精神病医院模式的研究》技术报告：

摘要

此项研究是根据中医对慢性精神病的病因学、治疗学、护理学、以及康复训练等认知而设计的。是针对精神分裂症的病因不明、病理病机不清，慢性精神分裂症治疗、康复研究进展缓慢，从而探索中医为主治疗、康复精神疾病特别是慢性精神分裂症的新途径，建立起新的中医精神病医院的办院模式。其内容包括民族式的医院建筑，园林化的庭院布局，传统医学为主的综合治疗和康复方法，医护一体化的病房管理体制，规范化的行为护理等。涉及到医学、护理学、心理学、建筑学、美学、管理学、社会科学等多学科的研究与实践。经过十六年来的摸索探讨，找出了一个适合我国国情的集医疗、科研、康复、教育、福利、重返社会于一体的精神病残疾的系统康复工程模式。

1. 民族式的医院建筑模式：病区建筑根据病人的心理需求和精神疾病的特点，以实用与美学相结合的 原则，采用园林化、庭院式建筑群。

(1) 单元病区庭院式：病区为民族形式三合院建筑结构，外观古朴幽雅、美观大方，内部冬暖夏凉，卫生设施齐备。正北房共九间为大病房，九间房正中一间为夜间护士值班室，两旁各四间为病房，病房与病房之间有一过道门相通。值班室两侧的各四间病房既为独立之小病房而又由中间的过道门相连为一大病房，即"大病房、小房间"模式。病房只是病人夜间和中午休息的场所，其他时间病人都在体疗场与多功能厅进行学习、娱乐、康复训练、文艺活动。这样的病房设置其功能有二：一是值班护士在值班室通过观察窗便能了解整个大病房内所有病人的休息活动情况。二是不会因同一病房病人过多而相互干扰，又能在一定的范围内互相交流。每一小病房设四张病床，病人休息时头部都向过道门的近端平卧，以便于护士观察。西厢房五间从北到南依次为护士办公室、医师办公室、卫生间、治疗室、抢救室。东厢房由北向南依次为观察室、总务室、洗漱室、病人活动室。每个病区单元成分散式二层楼房，每层设病床 32 张，共住病人 64 名。病房与外间走廊安装结构坚固、图案优美的窗户，既使病人没有恐惧感，又绝对保证病人安全。病区院内植满四季花卉与中草药，沿病区大门至大病房及连接东西厢房的通道为一"十"字路，"十"字路两旁植满葡萄树。药香、草香、花香、葡香清香缭绕，使人心旷神怡，仿佛置身于大自然中，觉得不像在医院住院，像在高等院校学习或在古文物单位工作。庭院式的病区建筑对于慢性精神病人来说是促进大脑机能恢复，逆转病人社会属性衰退的较佳环境。

(2) 康复病房家庭式：康复病房是专为病人经过系统治疗，达到临床痊愈后重返社会作心理上的环境适应而设计的。病房采取中国城市普通市民三室一厅式住房，室内设会客室兼病人活动室（即客厅），电视、音响、沙发、茶具、厨房、卫生间、卧室、阳台（透明封闭）一应俱全。每"家"住六名病人，有一医护人员作"家长"。"家"人轮流值日、做饭、买菜、清扫卫生等。家人学习、上班、参观市容、野外郊游、召开家庭生活会等都由"家长"组织。每幢康复楼设四个单元，楼高三层，每单元住 9 "家"，共住 36 "家"，共接纳康复病人 216 名，每幢康复楼为一个康复病区。另设一些别墅式高级病房，病人可自带家属陪护，医院为其配备专职医护人员和保健医师。

(3) 病区结构花园式：病区外再设与病区占地面积等大一小花园，设病区花园的目的是优化住院环境、消除病人的紧张情绪和恐惧心理，与病区内的美化相映交辉。病区花园之间由月亮门连接，月亮门旁点缀优美图案。全院共设四个病区和一个康复区，每两个病区并列前后两排，康复楼作为第三排，病区从东到西、由南到北遮映在苍柏青杨的绿荫之中。病区全开放，整个大病区院内半开放，门口设值班室，由病区指派护理人员轮流值班。所有病区大院具整洁、美观、安全、方便的自然特色。

(4) 医院结构美观实用：医院的结构要呈现出布局科学、美观、实用的特点。门诊楼与生活区、后勤供应设施以美观、整洁、规范、实用、方便、布局合理，具有强烈现代化特点为设计要求。门诊区的设置既与病区隔开又有通道连接，门诊区与病区、生活区、后勤供应区域以经济、实惠、无污染、联系工作、上下班方便为原则，同时应跟上现代化大都市建设、发展的要求。

2. 诊断分型和治疗原则：严格按照中医的四诊八纲（望、闻、问、切；阴阳、表里、寒热、虚实）诊断方法进行辩证，同时按照西医、中西医结合关于精神疾病的诊断原则和标准，作出学术界公认的诊断结果。一并记载于病案之中，既有利于科研资料的积累，也便于学术交流。

(1) 三个诊断要点：

A. 夜间子时诊脉：每当夜里 11 时至次日凌晨 1 时（子时）这两个小时以内，为睡熟的病人诊脉。中医理论认为此时为人之一身阳气开始循环，亦是与肝相为表里的胆经行气时。中医理论认为：肝胆主情志，人精神活动的正常与否与肝胆有着直接的关系。白天诊脉由于受到异常精神活动的影响，诊得的脉象不能准确地反映体内脏腑功能紊乱的情况。进入自然睡眠状态后，精神活动对脏腑功能的干扰减弱，正值胆经行气之时。此时诊脉能排除异常精神活动对脉象的干扰，从而诊得的脉象能正确地反应体内脏腑功能的活动情况。诊脉的标准是病人进入自然睡眠或用药物催眠入睡三个小时以后，安眠程度以正常人的熟睡为度，既能叫醒，醒后能对话，旋即又能入睡为标准。经治医生到病人床前诊脉，每次诊脉不少于六分钟（每部脉一分钟）。夜间诊得的脉象，再与第二天巳时诊得的受异常精神活动影响的脉象对比分析其差异，找出病理上的病之所在。根据夜间子时诊得的脉象进行四诊合参，处方用药，从而保证脉诊在精神病临床上的客观性。

B. 晨间查舌质、舌苔：每天早上病人起床未漱口刷牙前，观察病人的舌质、舌苔的变化情况。此时病人经一夜睡眠，体内脏腑功能活动由于受异常精神活动的干扰减少，而体现于舌质、舌苔之上的病理变化，相对地较于接近五脏六腑功能病态变化的正常反映。晨间查舌还能对服用抗精神病药物及其他催眠药物在体内的积蓄情况，通过辨证有所了解，因而，晨间查舌保证了舌诊在精神疾病临床诊断上的客观性。

C. 详细观察病人主要排泄物大便：通过详细辨认排泄物的正常与否，了解患者体内脏腑功能的传变情况。病人排泄大便，由于体内脏腑功能紊乱，有的干结一连几天、十几天、二十几天、甚或是一个多月一次；有的一天数次；有的大便先干而后软，有的先软而后干；有的外软而里硬，有的里软而外干；有的先稀而后粘，有的先粘而后稀；有的便后油亮光滑，有的腐臭而难闻。这些异常的大便都能用中医的脏腑经络传变理论予以解释。因此，详细辨认大便是中医诊断学在精神病临床上的重要诊察手段。通过详观病人排泄物大便以及痰、汗、液、尿、月经、带下、油脂分泌物等，与夜间子时诊脉、晨间查舌及四诊合参，从客观上采集并辨证出病理指征，从而保证临床诊断上的客观性。

(2) 三个辨证分型：根据中医辨证分型，参照西医、中西医结合的症状采集原则，将所有精神症状和躯体症状归纳为三大类：一是阳性症状群，以狂症症状及幻觉妄想、思维凌乱、情感倒错和精神运动性兴奋的典型症状为主。二是阴性症状群，以癫症症状及思维内容缺乏逻辑、情感淡漠、社会性退缩、对一切无兴趣和精神功能的衰退、精神运动性抑制的典型症状为主。三是亦阴亦阳性症状群，以癫狂合并症症状及阴性、阳性症状群交替出现，且不典型为主。

(3) 三条治疗原则：

A. 排泄病理产物：根据定性、定位，四诊合参辨证出气、血、痰、火、瘀、积、寒、热诸病理产物所在部位，在辨证分型所立法则的基础上，有痰祛痰、气郁理气、便结通腑、清热泻火、活血化瘀，寒、热、痰、瘀，务以通、清为度，使体内病理产物排除干净。

B. 调整脏腑间的功能平衡：精神病人由于常年患病，精神功能活动紊乱，致使体内各脏腑间正常的相生相克关系失衡，当病理产物排除之后，就会出现诸如心肾不交、肝胃不和、脾肾虚寒等一系列脏腑功能的失调症状，此时则依据辨证分型进行调整脏腑间的功能失调，防止病理产物再度发生。

C. 定位补泻：当病人已达临床痊愈标准时，根据个体的禀赋不同，遵循中医理论找出其脏腑经络上的虚实之别，找出患病的根本原因所在，分别给予定位补泻。配合相应地心理行为治疗、教育、独立人格方面的辅助治疗，从根本上消除病理产物积存从而引起体内气机紊乱导致大脑功能失调的原因，主要采用调整脏腑经络虚实的理论和方法，恢复阴阳平衡、气血平衡、五行相生相克的正常关系，杜绝病情复发。

3. 传统医学的综合治疗方法：慢性精神疾患为多因素所致，多层次受累，具有多属性的特点，非单一疗法能毕其功，需施以"标本结合、动静结合、内治与外治相结合"的原则，严格遵循传统医学的整体观、辩证观、综合观、内外环境统一观的基本理论观点。

(1) 药物治疗：依据辨证所得而立法处方，急则治其标、缓则治其本。着眼于脏腑经络的整体调理。因人因症而异，人各一方。

(2) 针灸治疗：根据辨证分型、辨证取穴原则，包括针刺穴位、头针、耳针等，根据不同的症状群，循经取穴，疏通气血，调和阴阳，常收立竿见影之效。

(3) 体疗：体疗是体育运动疗法，系根据昼动夜静的自然生物规律和病人的症状特点、运动医学的原理而制定的。体疗主要以跑步为主，每天早上一小时，上、下午各二小时，一天保持五个小时的体疗量。体疗时在特定的跑道上进行，跑道由大小不一的鹅卵石铺就，使跑道上的凹凸不平刺激脚底的神经末梢。体疗时病人都必须穿平底鞋，使脚掌重心集中于前后掌，由于脚掌有规律地接触地面，使脚掌之神经末梢不断地受到节律性地刺激，这样持续地强化刺激不断地传到大脑中枢，对提高大脑的反应能力有所助益。体疗还能使全身都处于运动状态，通过各种不同的运动形式对机体各脏腑、组织、神经、肌肉产生持续的刺激活化作用，能促使大脑的兴奋与抑制保持相对平衡，调整五脏六腑的功能活动，促使新陈代谢加快。病人体疗产生疗效后会感到头脑清晰，懒、乱、疑、呆的病态行为得到改善，睡眠深沉，使病人思维迷乱、多疑多虑及丰富的精神症状发生频率减少。同时能增加人际交流机会，提高生存技能。体疗是一种其他疗法无法替代的自然疗法。

(4) 心理治疗：心理疗法主要实行群体心理治疗与个体心理治疗相结合的方法，让病人学习并讲解精神病学的知识，讲解哲学、社会学的知识，根据其疾病特征进行对症心理治疗。

(5) 中药药浴治疗：主要是根据中医内病外治的治疗原则而制定的，在浴池中放入煎好的洗浴药液，使池内洗浴药汁升温至 100 摄氏度，在缓慢降至 40 至 60 摄氏度的恒温。每次洗浴一小时，洗浴标准以周身汗出为度，促使体内病邪从汗腺排泄。药浴每周进行二次，药浴的主要目的在于根据"怪病则之于痰"等的学说，通过汗腺排泄体内的病理产物。

(6) 劳动治疗：劳动治疗属于康复训练的范畴，主要方式有两种，一种是农田劳动如种菜、种粮、种中药、种花、种草等；一种是轻体力劳动或轻脑力劳动。劳动治疗使病人能认识到自身存在的价值，又能使手脑协调，促使病人原有的劳动技能恢复。

(7) 文娱治疗：文娱治疗有助于病人回归社会，增强其道德感、美感、恢复社会属性的高级精神功能活动。文娱治疗包括：跳舞、唱卡拉 OK、下象棋、跳棋、打扑克、跳绳、打篮球、排球、乒乓球、羽毛球、台球、做游戏；举行书法、绘画、园艺、等技术学习；举办诗词歌咏比赛、中医学、精神医学、哲学、社会学等知识竞赛等；举办定期音乐会、与高校联合举办定期演唱会、拔河比赛、为电视台录制节目等。

(8) 音乐治疗：音乐治疗分主动音乐治疗和被动音乐治。主动音乐治疗是用音乐的手段增强病人主动接触社会与人际交往能力、提高病人自尊心、生活情趣，发挥每个病人的天赋，利用音响设备进行集体音乐治疗，根据中医五行相生相克的理论，以角徵宫商羽五音入心，采用以情胜情疗法，或以音乐激怒宣泄、或激发悲伤，使病人在狂热或轻松或伤感的音乐节奏中主动接受治疗。被动音乐治疗采用其他医院的通用方法，大家集中在一起欣赏各种音乐。

(9) 室内不同的颜色治疗：根据中医五行生克、五脏配五色的理论，不同的病情配以不同的病房颜色，以稳定和提高病人情绪，改善病态行为。病室内颜色可分别用五彩色灯和五色窗帘，随着病情的变化随时调换颜色。

(10) 其他治疗：其他疗法如贴肚脐（神阙穴）疗法、拔罐疗法、按摩疗法等，均遵循中医天人合一的整体观念，因人因病而异采用。

4. 治疗康复程序：

(1) 新入院病人强化药物治疗：新病人入院后强化药物治疗：新入院病人因症状典型而丰富，决定了必须用药物尽快控制住症状。中药或催吐、或清泻、或温阳振奋，一切根据辨证而施治。西药则根据其典型精神症状，选择一种药物与中药有机地结合，迅速控制住症状，为中医整体治疗创造条件。

(2) 症状稳定后立即转到轻病区：症状稳定后立即转到轻病区：病人经过入院后的治疗，症状稳定后立即转入轻病区，进行综合系统的中医整体治疗。一方面继续药物系统治疗，另一方面有规律地、紧张地生活和学习，接受心理治疗、行为矫正及日常生活功能恢复的强化教育训练。开展丰富多彩的文娱活动、使大脑机能得到保护和全面恢复，使病人进快获得临床痊愈。

(3) 康复治疗重返社会：病人临床痊愈后转入康复区，进行重返社会前的生活和工作培训锻炼，一部分进入医院康复工厂，边工作边巩固治疗；一部分参加医院护理工作和后勤工作。康复训练根据病人的具体情况区别安排：

对于那些社会功能缺陷处于恢复期的病人，为了促进其社会责任感、道德感、美感等社会功能的恢复，主要安排其参加医院护理工作，可起到任何药物与其他疗法无法替代的作用。参加医院工作的组织叫康复队，康复队的病人参加院内的社会活动，参与医院管理，参加医院职工大会，与医护人员一起进行业务学习，民主评议医护人员，遵守院规院纪等。发挥其主观能动性，恢复其社会属性的权利与功能。通过康复期的治疗、训练和学习，使病人增强处理周围事物的能力，学习一些劳动技能，增强自觉防止复发的能力，为全面康复重返社会做好各种准备工作。

(4) 教育学习防止复发：当病人经过系统治疗，从部分恢复到康复出院这段时间内，根据不同病人的文化水平，接受能力，层次需求，分别进行精神病学知识和心理学、社会学、哲学等方面的学习。使病人掌握一定水平的医学心理学、哲学、社会学知识。通过学习病人能了解自己的病情，可以采相应的药物和精神调节措施，或主动地请求医生的帮助，最大限度地使之保持病情稳定，广泛地适应周围社会环境，在社交活动和家庭、社会应尽职能上保持相对的最佳状态，从而达到减少复发的目的。

(5) 病人出院后的跟踪保健服务：病人出院后，由医院社区康复中心对该病人建档，进行巩固治疗。一般刚出院病人每月复查一次，三个月后每三个月复查一次，半年后每半年复查一次，每次复查处置结果都要按照正规病历书写要求，记录在原住院病历上。复查内容除了药物巩固治疗以外，主要是针对病人出院后在复杂的社会、家庭生活相适应的过程中，出现的冲突问题进行心理咨询。与其家属和单位进行定期联系，给予病人较为宽松的疗养巩固和重返社会、避免精神刺激的环境，同时，对其原有的不良习惯也要给予必要的家庭和社会干预。在跟踪保健服务期间，遇到病人因各种原因引起的病情波动，马上采取措施回院治疗。社区康复中心与病人所在单位卫生所或村卫生室达成巩固治疗协议，医院提供治疗方案及药物，对方提供监测与观察，共同完成病人康复后的巩固治疗任务。

5. 医护一体化的病房管理体制：根据病人住院管理难度大，医疗、护理脱节，病人容易出现意外事件的特点，遵循中医临床处置原则，以病区为单位，实行病区主任兼总护士长制度，融医疗、护理为一体，绝对杜绝意外事故的发生，提高临床治愈率。

(1) 病区主任兼总护士长：病区主任必须由具备中医副主任医师以上资格的大夫担任，同时这位主任又必须具备主管护师以上资格。病区主任实行从门诊接收住院病人，制定治疗方案，下达医、护两方面的医嘱，病人出院后复诊一体化工作程序。这样能保证本病区的治疗、护理与科学管理。主任下设一副主任兼副总护士长，主持病区日常工作。再设三个住院医师兼护士长，分管各项医护体娱工作。

(2) 病区副主任兼副总护士长：病区副主任兼副总护士长主持病区日常工作，在主任领导下开展工作，直接对主任负责。根据主任下达的医、护两方面的医嘱，给各住院医师兼护士长分配任务，监督检查，主抓管理工作。

(3) 住院医师兼症状观察护士长：住院医师兼症状观察护士长，负责自己分管的 12 名病人的治疗，同时负责全病区病人的所有躯体和精神症状的观察，病人服药情况及日常四诊的采集。将观察到的所有躯体和精神症状、服用中西药物和接受各种治疗后的结果记录，每天向主任、副主任书面报告，主任在观察报告上审阅签字。

(4) 住院医师兼行为护理护士长：住院医师兼行为护理护士长，负责自己分管的 12 名病人的治疗，负责全病区病人的行为护理、心理治疗、群体心理治疗、行为治疗、行为教育，以及全病区医务人员行为规范的监督检查等。每天向主任、副主任书面报告，主任在报告上审阅签字。

(5) 住院医师兼文体活动护士长：住院医师兼文体活动护士长，负责自己分管的 12 名病人的治疗，负责全区病人的文娱活动。组织病人进行丰富多彩、有意义的娱乐活动，指挥病人进行体疗和药浴治疗、音乐治疗。每天向主任、副主任书面报告病人体疗、药浴、文娱活动情况。主任在报告上审阅签字。

病区主任兼总护士长的病房管理体制，由于主任下达医、护两方面的医嘱，副主任兼副总护士长具体监督执行，各住院医师兼护士长从不同角度为主任、副主任提供观察治疗护理情况，避免了医疗和护理上的脱节现象，从而保证了病人的治疗和住院安全，杜绝了意外事件的发生，提高了临床治疗效果，保证了中医整体观念在精神疾病临床上的实施。

(6) 严格纪律 注意形象：要求全体医护人员团结一致、配合默契、工作有条不紊，团结紧张又严肃活泼、和谐。坚决禁止在病人面前谈论医护人员之间的私事和矛盾，不与病人及其家属建立私人关系，对病人的隐私保密，在病人和家属心目中是个值得信赖和敬慕的集体。

医护人员要求业务娴熟、精益求精、严谨认真；工作中彬彬有礼、温柔大方、和蔼可亲，保持良好的精神状态以进入工作角色。给病人以"亲人"、"慈母"、"朋友"之感而又非常干练、沉稳，使病人心理上得到安慰、松弛。

(7) 建立新型平等的医患关系：建立新型平等的医患关系，医护人员要与病人摆在平等的地位相处，严禁训斥、打骂、歧视病人。除了治疗中要称呼病人的名字外（治疗中称呼名字一是为了保证不能弄错患者，而是为了使病人养成一种每个人都在一定的社会行为规范内活动的习惯）。其他时间不准称呼病人的名字，要按照年龄、性别、职务等分别给予适当的称呼如大爷、大妈、叔叔、阿姨、先生、小姐、处长、董事长、经理、主任……等。医护人员在患者面前扮演医生、护士、领导、下属、同志、亲人、教师、服务员、同学、同事、知心朋友、模拟对立面等多种社会角色。在工作中，医务人员要同病人同作息、同就餐、同体疗、同娱乐、同学习、同帮助，使病人真正感到住院如同在家或在工作单位，惬意舒适，像在高校学习一样严谨认真，积极向上。中医精神病医院的医患关系，真正把病人视为上帝，把母亲般的大爱献给病人，实行医护患平等地位的护理新模式。

6. 规范化的行为护理模式：规范的行为护理是根据精神病人懒、乱、疑呆的四大精神主症而设计的。利用病人的从众心理，在循序渐进，病人愿意接受的前提下，严明作息时间，推行培养其正常人的行为规范、生活规范化护理，保护促进病人大脑机能的恢复。

(1) 严明作息时间：按照昼动夜静的自然生物规律，改变病人夜间不睡、早晨不起的不良作息时间。从早上6时起床到晚20时入睡，按着规范学院化生活方式进行作息时间的安排。从起床、体疗跑步、洗漱、早餐、服西药、服中药、午餐、午休、文娱活动、音乐治疗、体疗、下午服中药、工疗、浴疗、晚看新闻联播、定期举办舞会等，每天的活动都科学地予以安排，到什么时间必须作什么事情。病人大小便亦根据患者服用中药情况，科学推算其体内吸收排泄的具体时间分组上厕所，使病人即能得到充分的治疗、休息，又能养成规律地作息，使被病态破坏了的体内生物钟和生活习惯恢复正常，从而改变病人的懒散生活习惯，培养积极向上的人生观。

(2) 强化体疗：体疗是一种其他任何疗法都无法替代的自然疗法，它由五大功效：一是净化物质、解毒排毒；二是调整脏腑间的功能平衡；三是舒经活络、行气解郁；四是间接作用于大脑皮层的高级中枢；五是改变病人的懒、乱、疑、呆的错乱病态行为。因此在临床治疗上必须强化体疗。进行体疗时利用病人的从众心理，由四名护理人员在前两排带头跑步（所有病区的医护人员都要进行严格的体疗规范训练后才能上岗），再以病区为单位由住院医师兼文体活动护士长在队外吹口哨指挥，呼喊口令。体疗队伍的前排要由本病区两名护理人员带队跑步，后面有护理人员督促，保证体疗质量。每跑15分钟就走15分钟，然后再跑15分钟，一直进行到体疗时间到达为止。对于新入院及伴有躯体合并症的病人，采取在体疗场大跑道内侧设小跑道的办法，督促其不停顿地慢步走，直待体疗时间到达为止。

(3) 排队服中药：患者每于上、下午服中药时，由医务人员以病区为单位按名单点名出列，一组病人十名，按点名顺序到取药口在医务人员指挥下排队自己取药。取药后亦按点名顺序列队，待一组十名病人都取到药后列队服用。服药时住院医师兼症情观察护士长、治疗护士、行为护士十名列队与服药之十名病人面对面行注目礼，按医师口令护理病人自己服药。

(4) 生活自理：由于病人常年患病，或因家教各异及其他原因，病人社会属性衰退，生活不能自理或自理能力下降，针对以上症状和病人呆滞的病态行为，指导、督促病人一切生活自理。
病人起床、穿衣、叠被褥、系腰带、穿鞋、洗漱、大小便、剪指甲、刮胡须、梳头、缝补衣服、洗衣服等全部自理，病人处理不好的由医护人员帮助指导，但不能代替。晨间护理尤为重要，病人起床由护理人员吹哨子统一行动，哨子吹过后，由病房责任护士督促病人起床，限定在20分钟内穿好衣服、叠好被子、大小便完毕，查舌后洗漱，护士只起督促、指导作用，不能代替。对于一些合并其他器质性疾病、以及年龄较小的患者，则由医护人员实行重症护理。对由病态或药物副作用或家庭溺爱，从小未养成自己独立生活习惯的也要指导其自己做，若做的不规范，护理人员重新再做一次，也不能代替病人做。强化锻炼其生活自理能力，是对大脑功能恢复的一个组成部分。吃饭时所有病人按病区分组坐到指定位置，开饭时从一病区开始，由护士带领到患者到取饭口排队打饭。打饭时窗口两侧各有一名护士指挥，维持秩序，病人自己打饭，打饭后回到指定位置就餐。就餐完毕，病人在原就餐位置坐着不动，待全区人员都吃完饭再按顺序自己洗自己的碗。洗完碗后列队出餐厅（病人洗完自己的碗后，再由工作人员按病区统一进行碗筷消毒）。

(5) 患者之间互相护理：每个病房的四名病人为一个病人小组，选择一名病情较轻，知识层次较高，公共意识较强且具有一定组织能力的患者担任小组长。小组长在分管护士的指导下，负责本组病人的室内卫生、起床、叠被及日常生活的互相帮助。年轻的病人照顾年老的病人，体质较强的病人照顾体质较弱的病人，病情较轻的病人照顾病情较重的病人。组长负责掌握本组病人的一切情况，对有自伤、他伤、冲动伤人行为的病人给予特殊看护，及时将病情报告给护士。病人之间的互相护理、相互关心、相互爱护、互相交流感情，有助于防止病人意外事件的发生，增强患者的群体意识，促使衰退状态的病人大脑机能的恢复，使病人恢复对正常生活的追求，渴望早日康复回归社会。

(6) 医患之间互致祝愿：医患之间互致祝愿，每天清晨，当病人起床洗漱完毕，在病区列队点名后，由行为护士长指挥护理人员带领病人排队到体疗场集合，全院病人由总值班护士长再一次点名。点名后，为了培养病人集体生活观念，强化个体的社会属性观念，树立疾病必愈的信念，医护人员装束整齐，排队与病人面对面站立互致祝愿：医护人员高呼"祝病友朋友们早日康复"，病人集体高声回答"谢谢医护人员的关心，争取早日康复"。互致祝愿后立即进行体疗。医患之间互致祝愿，是病人当天起床后得到的第一个生机勃勃、充满希望的良性信息。

7. 效应：

(1) 治疗效果：按照这种模式办院十六年来共收治各类精神病人一万多人，经 384 例分析统计，临床治愈率达到 91.14%（目前世界上通用的临床治愈率标准是"精神症状消失，自知力恢复"。我们制定的临床治愈率标准除了达到上述指标以外，还有"体质健壮，能正常参加体疗五小时"）。1988—1992 年，我们用四年的时间观察治疗了 369 例慢性精神分裂症，其疗效为：社会痊愈率 15.18%，临床痊愈率 50.94%，显著好转以上率 88.63%，总有效率 99.18%。经河北省医学科学情报研究所的检索，比国内外的总体疗效高出一倍以上。1992 年 11 月 6 日，河北省科委组织专家鉴定认为"本研究成果居国内领先水平，达到国际先进水平"。专家们一致认为取得了突破性的进展。

(2) 社会效益：办院十六年来从未出现过病人自伤、伤人等意外事故，有个别病人因病情发作而发生的逃医、自伤事件都被及时发现制止，没有一例因意外事件而死亡的。广大病人家属纷纷写信表扬说"把病人放在你们医院，我们一百个放心"。有的病人病愈后主动留在医院，有的与工作人员结婚、生子、安居乐业，有的病人出院几年后仍经常给医院来信或回医院探望，把医院当成自己的第二个"家"，有的病人痊愈重返社会后把取得的成绩归功于医院。还有的病人家属联名在报纸上发表文章表扬医院，有的给国家领导人或有关政府机关写信汇报医院的成就。

精神病医院的办院模式得到了广大病人家属的拥护和欢迎，在社会上引起了强烈的反响，全国除西藏外 28 个省市的十几万名各界群众来信称赞，表示支持。人民日报、新华社、中央电视台、中央人民广播电台、中国日报、光明日报、科技日报、中国青年报等全国和海外上百家新闻单位报道了医院的情况。十几个国家和地区的病人家属来函来电求医，被专家们称为是一项具有世界性意义的创举。辽宁、黑龙江、江苏、福建、山东、广西、湖南、北京、湖北、陕西、上海、海南、深圳、新疆等十四个省市来信或来电话、来人联系，要求学习经验，联合办分院。日本、美国、香港、台湾、加拿大、马来西亚等国家和地区的国际友人来函或来电商谈在海外办分院。国家、省、市领导和各界专家多次到医院视察指导，给予了很高的评价。台湾知名人士陈立夫、蒋纬国、孔德成、沈诚、范光陵等寄语勉励、题词祝贺，认为这种中医精神病医院的模式和治疗方法属于民族文化的范畴。目前，香港中威集团有限公司在陈春总经理的爱心倡导下，正在与我院集资筹备创建"石家庄国际中医精神病医院"，使中医治疗精神病走向国际化，为民族争光。

(3) 经济效益：由于这种办院模式从整体上缩短了总病程，而且出院后给予跟踪保健服务，每个病人每年都将少支付 4000 余元的医药费用，再加上病人痊愈后所创造的经济价值，是个惊人的数字。若在全国特别是两千多个中、小城市推广，将会给国家每年节约 25 亿元的医疗费用。病人病情稳定减少肇事肇祸行为，给国家和人民减少了巨量的经济损失，其效益更是无法估算的。

8. 小结：中医精神病医院模式的提出和实施，改变了生物医学模式在精神疾病治疗和管理上的落后局面，提高了各种精神病特别是慢性精神分裂症的整体疗效，摸索出了一个适合我国国情的集医疗、科研、康复、福利、教育、重返社会于一体的精神病残疾人的系统康复工程模式,在慢性精神分裂症的治疗和抗复发方面走在了世界前列。

谢谢大家!

石家庄李浩中医精神病医院 李浩

一九九四年一月二十七日

（三）、《中医精神病医院模式的研究》科技成果证书

科学技术成果鉴定证书（封面）

1. 编号 （1994）冀科鉴字 652 号
2. 成果名称： 《中医精神病医院模式的研究》
3. 成果完成单位: 石家庄李浩中医精神病医院
4. 鉴定形式： 专家评议
5. 组织鉴定单位: 河北省科委
6. 鉴定日期： 一九九四年一月二十七日

科技成果鉴定证书（内容）

1. 成果简要说明及主要技术指标: 目前世界上有各类精神病 3 亿多人, 其中重型精神病患者 6000 多万。我国有各种重型精神病 1300 多万, 且以每年 3‰的速度递增。我国照搬西方的办院模式, 至今没有找到一种符合我国国情的、具有整体观念的、适合病人治疗和管理的办院模式, 病人住院期间的意外事故时有发生。

   我们从 1978 年开始, 潜心研究以中医基本理论为指导的中医精神病医院的办院模式。经过十六年的摸索探求, 找出了一条适合国情的集医疗、科研、康复、教育、福利、回归社会于一体的、精神病残疾人的系统康复工程 --- 中医精神病医院的办院模式。经三个大样本的临床研究, 获得了理想的效果。其中一个样本, 经 369 例慢性精神分裂症的系统观察, 社会痊愈率为 15.18%, 临床治愈率为 66.12%, 显著好转以上率为 88.63%, 总有效率为 99.18%。提高了整体疗效, 有效地控制了意外事件的发生, 在慢性精神分裂症的治疗和抗复发方面走在了世界前列。

2. 推广前景及效益预测: 目前, 精神病不但是一个医学界的疑难问题, 而且已经成为了突出的社会问题之一。各国精神医学专家和社会学者都在积极寻求较完美的精神病医院的办院模式。

   我们研究的中医精神病医院的办院模式, 是十六年来实践经验的凝练和升华, 经查新, 国内外未查到与本研究相同的文献报道。其办院模式来源于实践, 为行之有效的经验积累, 有效地提高了综合治疗效果, 防止了病人意外事件的发生, 缩短了病程, 得到了广大病人及其家属的欢迎, 受到了各界人士的赞誉。此模式科学性、实用性强, 易推广, 效益高, 有广阔推广前景, 若在全国两千多个县和中等城市推广, 每年可为国家节约约 25 亿元的医疗费用, 而且病人病情稳定, 减少肇事肇祸行为, 促进社会的安定与团结, 有良好的经济和社会效益。

3. 鉴定意见（必须将创新点一一列出, 其他按鉴定要求）: 1994 年 1 月 27 日, 河北省科委邀请国内外 28 名中医和精神学科著名专家组成鉴定委员会, 对李浩完成的《中医精神病医院模式的研究》成果进行了鉴定。根据鉴定大纲, 委员会听取了工作报告、技术报告, 观看了医院模式的录像片, 审查了全部资料, 经质询答辩, 认真讨论, 一致认为:

⑴ 该项研究, 立意明确, 实用性很强, 具有造福社会、造福人民的深远意义。

⑵ 资料完整、可靠、可信度高, 是实践经验的凝练和升华。具有系统性、理论化的特点。逻辑性、科学性强。

⑶ 该项研究理论上有突破, 实践上有创新。它将医学、心理学、建筑学、美学、社会学等多学科结合, 融为一体。将住院治疗和社区康复有机结合。突出中医特色, 中医为主综合治疗, 医护一体化病房管理和行为护理规范等, 体现了中医的整体观, 内外环境的统一观。是集医疗、科研、康复、教育、福利、重返社会于一体的精神残疾的系统工程。适合国情, 是一项具有深远意义的创举。

⑷ 其办院模式源于实践, 为行之有效的经验积累, 缩短了病程, 提高了疗效。经 369 例慢性精神分裂症的系统观察, 社会痊愈率为 15.18%, 临床治愈率为 66.12%, 总有效率为 99.18%, 均高出国内水平, 取得了良好的社会效益和经济效益, 在全国有重要推广价值, 特别适于中小城市和农村。

经查新, 国内外无与本课题相同的文献报导。

综上述，该研究成果科学性、实用性强，社会、经济、学术意义深远，易推广，效益高，居国内领先水平。

鉴定技术负责人： 吕炳奎（主任委员）

涂通今（副主任委员）

董建华（副主任委员）

一九九四年一月二十七日

4. 主持鉴定单位意见：河北省科委

5. 组织鉴定单位意见：

同意鉴定意见（公章）。

河北省科学技术为委员会科技成果鉴定专用章

6. 主要技术文件目录及提供单位：

⑴ 鉴定大纲　　　　　　河北省科学技术委员会

⑵ 工作报告　　　　　　石家庄李浩中医精神病医院

⑶ 技术报告　　　　　　石家庄李浩中医精神病医院

⑷ 医院模式录像带　　　石家庄李浩中医精神病医院

⑸ 查新报告　　　　　　河北省科技情报研究所

⑹ 家属及病人感谢信　　众多病人及家属

⑺ 其他有关报导　　　　人民日报、新华社、中央电视台等。

7. 专家鉴定委员会名单:

序号	鉴定会职务	姓名	工作单位	所学专业	现从事专业	职称职务
1	主任委员	吕炳奎	卫生部	中医	中医	教授、中医局长
2	副主任委员	涂通今	中国军事医科院	神经外科	神经外科	教授、院长
3	副主任委员	董建华	北京中医药大学	中国工程院院士	中国工程院院士	教授、主任医师
4	秘书长	郑应洲	河北中医学会	中医	中医	会长、主任医师
5	委员	汪石坚	解放军总医院	内科	内科	教授、院长
6	委员	陈学诗	北京安定医院	精神医学	精神科	教授、院长
7	委员	程莘农	中国中医科学院	针灸	中国工程院院士	教授、国医大师
8	委员	关幼波	北京中医医院	中医	中医	教授、主任医师
9	委员	路志正	中国中医科学院	中医	中医	教授、国医大师
10	委员	焦树德	中日友好医院	中医	中医	教授、主任医师
11	委员	杨甲三	中国中医科学院	中医	中医	教授、主任医师
12	委员	刘弼臣	北京中医医院	中医	中医	教授、主任医师
13	委员	刘渡舟	北京中医药大学	中医	中医	教授、主任医师
14	委员	吉良晨	北京中医医院	中医	中医	教授、主任医师
15	委员	李意	北京安定医院	中医	中医精神科	主任医师
16	委员	赵淑颖	北京友谊医院	内科	内科	教授、主任医师
17	委员	王永炎	北京中医药大学	中医	中医	教授、副校长
18	委员	周正保	天津安定医院	中医	中医精神科	主任医师
19	委员	翁永振	北京安定医院	精神医学	精神科	教授、主任医师
20	委员	钱超尘	北京中医药大学	中医	中医理论研究	教授、主任医师
21	委员	杨牧详	河北中医学院	中医	中医	教授、处长
22	委员	郝万山	北京中医药大学	中医	中医理论研究	教授、副主任
23	委员	贺普仁	北京中医医院	中医	中医针灸	教授、国医大师
24	委员	鲍友林	北京中医医院	中医	中医	主任医师
25	委员	于鸿玲	河北职工医学院	中医	中医内科	教授、院长
26	委员	郭贵云	北京民康医院	精神医学	精神科	主任医师
27	委员	冷方南	中国中医科学院	中医	中医	教授、主任医师
28	委员	王彦恒	北京安定医院	中医	中医精神科	主任、主任医师、

附录三：《梦醒神丹抗精神分裂症衰退状态的临床和实验研究》论文及发明专利证书

（一）、梦醒神丹抗精神分裂症衰退状态的临床和实验研究：

主题词：精神分裂症，衰退状态，梦醒神丹，临床，实验，研究。

摘要

本研究课题对梦醒神丹胶囊抗精神分裂症的衰退状态进行了系统的临床观察和实验研究，实验结果表明：此药安全、有效、可控。能增强小鼠的学习和记忆能力。激活脑细胞，从而改善衰退状态。临床经 318 例观察，总有效率达到 99.37%，取得了满意的效果，达到了预期的研究目的。

1. 前言：精神分裂症至今仍属一种病因不明、病理病机不清、难以治疗的疑难病症。据资料统计，我国精神分裂症的发病率为 5.69‰，而慢性精神分裂症占 75%，慢性精神分裂症病人都不同程度地出现衰退状态。由于久治不愈，世界上三千多万慢性精神分裂症病人，给国家、社会和家庭带来了沉重的负担，已成为严重的社会问题。

精神分裂症的衰退状态，是指正常精神功能和正常行为的缺如，临床上主要症状为情感淡漠、行为退缩、思维贫乏、意志缺乏、社会退缩等。是病人社会属性的衰退，表现在患者丧失生活的动力，动作缓慢刻板，表情淡漠，对外界环境无动于衷，思维贫乏，言语简短，注意障碍，社会交往退缩等方面。

在世界精神医学界，慢性精神分裂症的衰退状态称之为"不可逆转的状态"。自本世纪五十年代西药抗精神病药物问世以来，对各种精神病的治疗有了很大的改观，但对慢性精神分裂症的治疗药物较少，且对衰退状态的治疗效果不明显。近年来相继问世的、具有兴奋激活作用的抗精神病药物如五氟利多、三氟拉嗪、安度利可等，对阴性症状的改善亦不理想，而且副作用严重。到目前为止，精神医学对慢性精神分裂症的衰退状态尚无理想的治疗药物，我国精神卫生事业的奠基人之一、上海精神卫生中心教授、世界卫生组织精神卫生研究培训中心主任夏镇夷教授曾断言"精神分裂症的衰退状态是不可逆转的"。李浩在长期的中医精神病特别是慢性精神分裂症衰退状态的治疗中认识到："西医精神医学对慢性精神分裂症的衰退状态是不可逆转的，但中医对精神分裂症的衰退状态是可以治愈的"。在充分征得了夏镇夷教授的意见后，李浩与河北省医学科学院合作开始了"梦醒神丹抗精神分裂症衰退状态的临床和实验研究"。

梦醒神丹是一种治疗精神分裂症衰退状态的中成药胶囊制剂，是本人在师传秘方的基础上、经过二十多年的临床摸索研制成功的，属于笔者研制的系列中药抗精神病药物之一。河南省李浩中医精神病医院和石家庄李浩中医精神病医院临床使用八年，总有效率达到 98.6%。对目前世界上无法逆转的精神分裂症衰退状态有明显的治疗效果。为了突破西医的论断，也为了将此药开发出来为更多的病人造福，我院与河北省医学科学院、河北省肿瘤研究所、河北省药品检验所按照国家三类新药的研发标准，联合进行了系统的临床观察和动物急性毒性实验、动物慢性毒性实验、动物主要药效实验、质量稳定性实验，制定出了质量标准，检验了三批样品，取得了满意的效果。

2. 处方组成及制剂工艺路线：

⑴ 处方组成：国家发明专利产品，处方组成保密。

⑵ 制作工艺路线：国家发明专利产品，制作工艺路线保密。

⑶ 主治：慢性精神分裂症的衰退状态。

兼治：老年性痴呆和精神发育不全伴发的精神障碍。

⑷ 功能：调整气机，平补五脏，清脑醒神，活血化瘀，通经舒络，解毒祛瘀，镇邪养神，开窍壮阳。

⑸ 用法用量：每日二次、每次 0.3 至 0.6 克。最高量：每日二次，每次 1.2 克。饭后二小时温开水服下。

⑹ 注意事项：有合并症者慎用，少用辛、辣、酒等物，尽量避免精神刺激，妇女月经期减半。

3. 实验室研究：实验室工作中急性毒性实验、慢性毒性实验、主要药效实验由河北省医学科学院、河北省肿瘤研究所联合完成；质量稳定性试验、样品检验由河北省药品检验所完成；梦醒神丹胶囊样品由石家庄李浩中医精神病医院制剂室提供。

⑴ 主要药效学实验：主要药效学实验，通过对小白鼠平衡实验，小白鼠"失望"或"不动行为"实验，小白鼠学习记忆影响实验，对戊巴比妥钠、硫苯妥钠作用的影响实验，对苯丙胺作用的影响实验，五个方面的实验结论为：

    A. 梦醒神丹对小鼠共济协调平衡和肌力无明显影响，说明无明显神经毒性。

    B. 梦醒神丹可明显缩短对抗小鼠抑郁失望状态，使不动时间明显缩短。

    C. 梦醒神丹可明显缩短小鼠尾悬挂不动时间，说明该药有明显抗抑郁作用。

    D. 梦醒神丹可明显增强小鼠的学习和记忆功能，而三氟拉嗪此作用不明显，此梦醒神丹之优越处。

    E. 梦醒神丹对中枢神经系统抑制药戊巴比妥纳和硫苯妥钠的作用无影响。

    F. 梦醒神丹与苯丙胺的中枢兴奋作用有协同作用。

(2) 急性毒性试验：取健康小白鼠雌雄各 20 只，灌胃后观察动物 14 天内活动、饮食、粪便、毛色及死亡情况，结果为：

    A. 灌胃后动物的饮食、粪便、毛色无一例异常，14 日内无一例死亡。

    B. 梦醒神丹最大耐受量为 >7.35g/kg，是人临床最大剂量（0.05g/kg）的 147 倍。

(3) 长期毒性试验：选用健康大鼠随机分为高剂量组、低剂量组和空白对照组，每周灌胃六次，共实验三个月。末次给药后 24 小时处死一半动物，取血和主要脏器、无异常发现后，处死另一半动物、重要脏器称重并作病理切片，结论为：

梦醒神丹在长达三个月的口服灌胃长期毒性实验中，无论神丹高剂量组（2.5g/Kg/d，相当于人体临床剂量的 50 倍），还是神丹低剂量组（0.5/Kg/d，相当于人临床计量的 10 倍，相当于动物实验剂量），均未观测到明显毒性表现。

    A. 动物的饮食、粪便、毛色、活动、体重均无异常表现。

    B. 动物的血常规（白细胞、红细胞、血小板、网织红细胞、血色素）均在正常生理值范围之内，与对照组比较，亦无明显差异。

    C. 动物的肾、肝功能（尿素氮、总蛋白、白蛋白、GPT、TTT）亦都在正常值范围之内，与对照组比较，无明显差异。

    D. 动物的心、肝、脾、肺、肾、脑、肾上腺等主要脏器未见有药物中毒性病理改变。

    综上所述，梦醒神丹在人临床剂量 50 倍以内的三个月大鼠长期毒性实验中，未观测到明显的药物中毒表现。

(4) 质量标准的制定和质量稳定性试验：通过对梦醒神丹处方中主要药物按国家三类新药生产的标准进行质量标准的制定及质量稳定性的观测，检验了三批样品，证明：质量稳定可靠、符合国家有关规定。

    通过河北省医学科学院、河北省肿瘤研究所、河北省药品检验所对梦醒神丹进行动物实验研究和质量稳定性试验研究证明：梦醒神丹药品安全、有效、可控，阐明了临床用药的科学性。（见附件 1：实验室研究详细资料）。

4. 临床研究：根据夏镇夷教授主编《实用精神医学》一书中关于精神分裂症衰退状态的七种类型，从住院病人中随机筛选出了 318 例具有衰退状态的精神分裂症患者，于 1992 年 8 月至 1993 年 12 月、一年零四个月的时间进行了梦醒神丹抗衰退状态的系统临床观察，观察结果与在本院观察之 87 例(三个月)、108 例(九个月)相比较。（见附件 2、3：87 例、108 例临床观察报告）。

(1) 一般资料：本组 318 例病人中，男性 238 例占 74.8%，女性 80 例占 25.2%，年龄最大 60 岁，最小 14 岁，平均 28.8 岁。病程最长 40 年，最短 3 年，平均 9.89 年，其中 3—5 年者 100 例占 31.45%，6—10 年者 118 例占 37.1%，11—20 年者 74 例占 23.27%，20 年以上者 26 例占 8.18%。（见表 1）

男	女	年龄	病程 40-3 年，平均 9.8 年			其中
238 例	80 例	60-14 岁	3-5 年	6-10 年	11-20 年	21 年以上
占	占	平均	100 例	118 例	74 例	26 例
74.8%	23.2%	28.8 岁	32.45%	37.1%	23.2%	8.18%

表 1　　　318 例入组病人一般资料统计表

318 例中均有不同程度的七种衰退状态，其中缺乏动力者 77 例占 24.21%，缺乏精力者 186 例占 58.49%，缺乏机灵者 160 例占 50.31%，缺乏兴致者 225 例占 70.75%，缺乏情感者 232 例占 72.96%，丧失礼仪者 115 例占 36.16%，社会退缩者 238 例占 74.84%.（见表 2）

症状	缺乏动力	缺乏精力	缺乏机灵	缺乏兴致	缺乏情感	丧失礼仪	社会退缩
有本症者	77 例	186 例	160 例	225 例	232 例	115 例	238 例
百分比	24.21%	58.49%	50.31%	70.75%	72.96%	36.16%	74.84%

表 2　318 例中七种衰退症状分类统计表

(2) 诊断标准：由于目前国内外对精神分裂症衰退状态的诊断尚无统一标准，所以，本研究依据夏镇夷教授主编的《实用精神医学》(一九八九年上海科技出版社) 一书中关于衰退状态的七种类型而行诊断，这是目前国内外最新最权威的诊断标准。(见附件 4：精神分裂症衰退状态的诊断标准)

(3) 疗效标准：疗效判定标准，按中华医学会 (1958) 南京会议制定的四级疗效标准判定，其中痊愈改为临床痊愈。为了慎重起见，本研究凡达到痊愈者一律划归到临床痊愈栏中 (疗效标准见附件 5：精神病疗效判断标准)。

(4) 治疗方法：在外院或本院住院期间服抗精神病药物对此七种衰退状态治疗六个月以上无进步者，继服原西药，加服梦醒神丹，每次 0.6—0.9 克 / 日二次，最高量 1.2 克 / 日二次。每服三个月评定一次，全部治疗结束总评。

(5) 疗效结果：临床痊愈 220 例占 69.18%，显著好转 76 例占 23.9%，好转 20 例占 6.29%，无效 2 例占 0.63%。(见表 3)

临床痊愈	显著好转	好转	无效	总有效率
220 例	76 例	20 例	2 例	316 例
69.18%	23.9%	6.29%	0.63%	99.37%

表 3　318 例衰退状态患者梦醒神丹治疗效果统计表

由于七种衰退状态均在 318 例病人中交替出现，分项症状改善如下：

缺乏动力者改善 76 例占 98.7%，缺乏精力者改善 182 例占 97.85%，缺乏机灵者改善 159 例占 99.38%，缺乏兴致者改善 223 例占 99.11%，缺乏情感者改善 229 例占 98.71%，丧失礼仪者改善 114 例占 99.13%，社交退缩者改善 235 例占 98.74。(见表 4)

症状	缺乏动力	缺乏精力	缺乏机灵	缺乏兴致	缺乏情感	丧失礼仪	社交退缩
原症状患者数	77 例	186 例	160 例	225 例	232 例	115 例	238 例
症状改善者人数	76 例	182 例	159 例	223 例	229 例	114 例	235 例
百分比	98.7%	97.85%	99.38%	99.11%	98.71%	99.13%	98.74%

表 4　318 例患者七种衰退状态分项症状改善表

另外：在治疗过程中，梦醒神丹对其他精神症状的治疗作用，服用梦醒神丹后患者反映比较明显的情况设计了 23 项观察指标进行了统计：

1. 幻觉妄想有明显减少症状很快稳定者 82 例。

2. 思维障碍明显改善症状很快稳定者 159 例。

3. 行为障碍明显改善症状很快正常者 211 例。

4. 自知力恢复较快者 114 例。

5. 焦虑状态很快缓解者 44 例。

6. 行动迟缓有明显改善很快转入正常者 82 例。

7. 服药后与医生合作较前积极者 279 例。

8. 有明显激活振奋作用参加体疗和劳动及各种兴趣增强者 23 例。

9. 服药后自述身体轻松者 147 例。

10. 过分关心自己躯体不适、服药后有明显改善，症状很快消失者 73 例。

11. 服药后自述大脑反应特别灵敏、直到临床痊愈保持反应灵敏者 129 例。

12. 服药后心境压抑日渐开朗，直待临床痊愈保持开朗者 56 例。

13. 服药后比服药前大便干燥者 70 例。

14. 服药后比服药前大便次数增多者 56 例。

15. 服药后比服药前吐痰增多、面部分泌物增多者 150 例。

16. 服梦醒神丹后自述周身发痒者 32 例。

17. 服药后比服药前积极要求彻底治疗者 188 例。

18. 服用梦醒神丹后高级精神功能活动恢复迅速、参加社会活动、读书报、关心国家大事、关心家庭、个人前途、婚姻、工作、学习、兴趣增多者 182 例。

19. 在服用原剂量抗精神病药物有轻微副作用的同时、加服梦醒神丹后副作用加重，经大剂量减抗精神 病药物后副作用减轻乃至消失而症状稳定者 111 例。

20. 服原剂量的抗精神病药物阳性精神症状稳定，加服梦醒神丹后阳性精神症状加重，而减抗精神病病药物后，症状反而稳定并很快痊愈者 38 例。

21. 服原剂量的抗精神病药物无副作用、加服梦醒神丹后出现精神药物的副作用，经减抗精神病药物，副作用减轻或消失病情很快稳定者 38 例。

22. 服原剂量的抗精神病药物加服梦醒神丹后精神与躯体症状、副作用均有反应者 79 例。

23. 服原剂量的抗精神病药物加服梦醒神丹后精神和躯体症状无任何改变着 0 例。

以上分项统计说明梦醒神丹除了逆转衰退状态外，对其他精神症状及药物副作用都有不同程度的治疗效果和改善作用，而对所有伴有衰退状态的精神分裂症几乎都有治疗效果。

(6) 对照组：由于病人家属慕名求医，所以病人住院后必须尽快取得疗效，因此，开展临床观察设对照组就比较困难，本研究采取自身对照法，与本院一九九一年八月至十月临床观察之 87 例、一九九一年八月至一九九二年五月临床观察之 108 例进行对照。

A. 87 例临床观察设计方法和治疗结果：

①、设计方法：由于观察时间为三个月，所以本观察只以观测梦醒神丹对精神分裂症衰退状态的总有效率为目的，入组病人以中国精神疾病诊断标准中所规定的精神分裂症衰退型为唯一对象。

②、疗效结果：本观察共设计了 27 项观测指标，三个月治疗结束，按中华医学会南京会议制定的疗效标准评定，结果 87 例全部有效，总有效率达 100%。

B. 108 例临床观察情况和治疗结果：

①、108 例临床观察之七种衰退状态改善情况如下：（见表 5）

症状	缺乏动力	缺乏精力	缺乏机灵	缺乏兴致	缺乏情感	缺乏礼仪	社会退缩
具有本症患者	27 例	63 例	54 例	76 例	78 例	39 例	81 例
改善症状者人数	26 例	61 例	52 例	75 例	78 例	37 例	81 例
有效率	96.3%	96.83%	96.3%	98.68%	100%	94.87%	100%

表 5　108 例临床观察之七种衰退状态改善情况表

②、疗效结果：临床痊愈 75 例占 69.44%，显著好转 26 例占 24.07%，好转 7 例占 6.48%，无效 0 例，总有效率 100%。

(7) 小结：梦醒神丹是基于天、地、人于一体的整体观念，针对慢性精神分裂症的衰退状态而组方的，在临床应用了八年,疗效显著,很受病人及其家属欢迎。在严格按照临床观察科研设计的原则下进行了318例大样本的观察,与本院两次临床观察相对照,经统计学处理,无显著性差异,达到了预期的效果,取得了科学根据,客观地反映了梦醒神丹的临床疗效。

5. 讨论: 中医认为: 精神病的发生,主要是在先天、后天、内、外及各种致病因素的作用下,体内阴阳、气血、脏腑、经络失调而引起气血、痰火病理产物变化的结果。患病后的精神紊乱又反复作用于五脏六腑、奇恒之腑,致使其机能失调形成恶性循环、不能自行调节,主要致病脏腑在肝、脾、肾、心四脏。梦醒神丹根据这一整体认识,重在调整肝、脾、肾、心四脏气机为主的脏腑功能活动,从而逆转了精神分裂症的衰退状态。实验室研究证明:安全、有效、可控。并能增强动物的学习和记忆能力,这是西药抗精神病药物无法比拟的,优于世界上任何一种治疗慢性精神分裂症衰退状态的药物。临床观察效果明显,优于西药抗精神病药物,在以下几个方面,对比特别突出:

⑴ 原服西药抗精神病药物效果不佳,衰退状态在继服抗精神病药物的情况下日趋加重,加服梦醒神丹后,衰退状态明显改善,主动性增强,自知力逐步恢复,社会适应能力增强,生活自理能力逐步恢复,达到临床痊愈水平。

⑵ 原服用大剂量抗精神病药物,阳性精神症状基本稳定,但衰退状态无改善、但药物副作用严重。加服梦醒神丹后,抗精神病药物减至临床维持量,西药副作用明显减轻或消失,衰退状态明显改善,短期内病情达到了临床痊愈的标准。

⑶ 78% 以上的患者服用梦醒神丹后,病人配合医生治疗主动性增强,要求彻底治愈。各种兴趣增强、思维、情感日益活跃,主动参加各种娱乐活动及体疗。

⑷ 44%的患者服用梦醒神丹后自觉身体轻松、头脑清醒、反应灵敏,舌质逐渐由暗紫变红,脉象日趋缓和,吐痰增加,面部分泌物增多,体质日渐强壮。

综上所述: 通过对梦醒神丹胶囊进行系统的临床研究和动物实验研究证明: 梦醒神丹对慢性精神分裂症的衰退状态有较强的治疗作用,且安全、有效、可控。优于目前世界上任何一种治疗精神分裂症衰退状态的药物。梦醒神丹的研制成功,在世界精神医学界对衰退状态治疗进展处于缓慢的情况下开辟了一条中成药治疗新途径,填补了中药抗精神病药物的空白。它可能会成为药物治疗精神分裂症衰退状态的转折点。因此,有较高的科研价值、实用价值和开发价值。(完)

(二)、梦醒神丹的国家发明专利证书:

发 明 专 利 证 书

发 明 名 称: 治疗衰退状态的慢性精神分裂症的中成药及制备方法

发 明 人: 李浩

专 利 号: ZL 97 1 04387.6 国际专利主分类号: A61K 35/78

专利申请日: 1997 年 5 月 23 日

专 利 权 人: 李浩

该发明已由本局依照中华人民共和国专利法进行审查,决定授予专利权。

证 书 号: 第 54119 号 国家知识产权局北京海淀印花税代扣章

本发明已由本局依照专利法进行审查,决定于 2000 年 4 月 14 日授予专利权,颁发本证书并在专利登记薄上予以登记。专利权自证书颁发之日起生效。

本专利的专利权期限为二十年,自申请日算起,专利权人应当依照专利法及其实施细则规定缴纳年费,缴纳本专利年费的期限是每年 5 月 23 日前一个月内。未按照规定缴纳年费的,专利权自应当缴纳年费期满之日起终止。

专利证书记载专利权登记时的法律状况。专利权的转让、继承、撤销、无效、终止和专利权人的姓名或名称、国籍、地址变更等事项记载在专利登记薄上。

专利号 黑体条状码

局长 姜颖（签字章）中华人民共和国国家知识产权局（国徽公章）

2000 年 4 月 14 日

（三）、发明专利申请公开说明书

（21）申请号 97104387.6

（43）公开日 1997 年 12 月 24 日　　　　　　　　（11）公开号 CN 1168282A

（22）申请日 97.5.23　　　　　　　　　　　　　（74）专利代理机构 三高专利事务所
　　　　　　　　　　　　　　　　　　　　　　　　　　　代理人 吴凤英
（71）申请人 李浩
地址 100088 北京市海淀区蓟门
东里 6 号楼 2 门 1303 号　　　　　　　　　　　　权利要求书 2 页 说明书 12 页
（72）发明人 李浩　　　　　　　　　　　　　　　　附图页数 0 页

（54）发明名称 治疗衰退状态的精神分裂症的中成 药及制备方法

（57）摘要：

本发明涉及一种用于治疗衰退状态的慢性精神分裂症中成药及制备方法，其特征在于它采用鹿茸、海狗肾、龟甲、熟地黄、高丽参、升麻、生大黄、地龙、莪术、生磁石等十八味中药经精制而成的粉状胶囊制剂中成药，该药经过大量动物实验和几百例临床观察，结果表明，治疗效果好，攻克了疑难病症的难题，无毒无副作用，同时还兼治老年性痴呆和精神发育不全及伴发的精神障碍。

李浩的《以调整脏腑功能为主治疗慢性精神分裂症的临床研究》、《中医精神病医院模式的研究》、《梦醒神丹抗精神分裂症衰退状态的临床和实验研究》三项填补世界空白的科技成果及其发明专利，以及系列治疗方法于 2002 年被北京市科委列入《北京市重大科技成果推广计划》。

附录四:《量子隐性传态与中医天人合一理论内在联系的临床和实验研究》

(精神活动的本质、特异性精神病症状与哲学的对话)
课题设计目录

一、哲学指导思想

二、精神医学的哲学基础

三、量子隐形传输及现代研究进展

四、中医天人合一理论的由来与人类普遍的社会实践感悟应用

 (一)、亲人间由来已久的心灵感应

 (二)、梦中的预测以及与现实高度吻和的梦境(预知梦)

 (三)、托梦与已经过去的事实高度吻合(预知梦)

五、量子隐性传输与中医天人合一理论的内在联系

六、《中医精神医学》中量子隐形传输与中医天人合一理论表象和深层次的关联性

七、临床研究

 (一)、感知觉及其综和障碍的神经学基础研究

 (二)、电镜神经元下正常思维与精神症状表现者的同一性和特殊性研究(附 300 例临床研究资料　分析)

 (三)、脑连接图谱技术下的正常思维于与精神症状表现者的同一性和特殊性研究(附 300 例临床　研究资料分析)

 (四)、案例:

1. 孙金凤、孙金娥姐妹(双胞胎异地同时发作相同精神症状行为)

2. 曹喜坤(精神症状发作时悬空脚踩水面的行为)

3. 肖翠果(精神症状发作时力学无法解释的高空攀援细树枝行为)

4. 郭维军(精神症状发作时腾空而起翻越两米高墙行为)

八、实验研究

 (一)、《实验量子隐性传态》论文(潘建伟教授)

 (二)、量子卫星发射(潘建伟教授)

 (三)、武汉大学哲学学院实验研究(宫哲兵教授)

九、讨论

 (一)、精神活动的本质与宗教思维的本源

 (二)、唯心论与唯物论的和解

 (三)、人类的精神进化

 (四)、人类的前途

附录五：部分专家对中医精神医学模式研究的评价

一、吕炳奎：中医泰斗、主任医师、国家中医局原局长。

（一）、"中医治疗精神病主要从心肝肾脑来辨证论治，你的学术思想符合这一认识，又搞了大样本的临床观察，这很好。西医有许多病治不了，精神病很典型，把这个疑难问题解决了，在世界上有很大说服力。振兴中医要从这些方面下功夫。你好好搞，搞出一个样板（模式）来，将来弄到世界上去。"（与李浩的谈话 1985.11）

（二）、"你从精神病这个被人忽视的课题，做出了治、疗、养及康复工厂等系统综合措施，这是完全符合社会需求和发挥中医在精神病方面做出创造性的创举。将来成为世界上独有的精神病治疗康复中心，希望下大力、下苦功完成它，为中医争光，为民族争光。（摘自：给李浩的信 1987.11.6）"

（三）、"李浩搞的这一整套中医治疗精神病的方法和系统康复的东西，是从根本上解决精神病的大课题。现在，世界上对精神病没有从根本上治疗的办法，中医有，李浩的科技成果将来肯定要推广到世界上去。（与北京社会福利促进会秘书长李汝森的电话）"

（四）、"他（指李浩）创造的这一套（中医治疗精神病）办法，能解决世界上的大问题。八年前，我们在人民日报上呼吁支持他。现在，世界上仍然没有办法解决这个问题，西医只能控制，李浩的办法能从根本上解决这一问题。他是我的弟子，也是大家的学生，希望中医界都来支持他。"（在收李浩为徒的大会上的讲话）

二、程莘农：国医大师、中医泰斗，教授，主任中医师、中国工程院院士。

（一）、这个成果是一个了不起的事情，我是通过的、赞成的。为了以后把工作做得更好，提以下意见供参考：中医为主中西医结合治疗手段有中、西药物治疗，要加大针灸治疗的力度。

（二）、子时诊脉的时间我建议不少于六分钟。

（三）、详细观察大便是治疗精神病的一大特点，这点了不起，与脏腑传变有很大关系。

（四）、诊断标准中用中医、西医、中西医结合的三个医学体系的标准来制定你的标准，但我认为都是参考标准。现在我们的有些标准没有经过认真讨论就拿出来，在国际上站不住脚。李浩院长拿着三个标准作为你的参考，这不是李院长狂妄，因为我们是创造，我们要创造新的模式，有些问题要推翻。西医标准我不懂，中医、中西医结合标准上有些问题，希望李院长能在中医精神病诊断标准上有所创新。

（五）、论文我认真的读了好几遍，水平是大大超过以前，国内外都是领先的。

三、关幼波：中医泰斗、教授，主任中医师、北京中医医院原院长。

（一）、首先肯定模式是成功的，我很赞同。李浩同志我很早就认识，他的模式是实践中得出来的，艰苦奋斗了 16 年搞一个研究课题，是非常不容易的。

（二）、我认为它最大的优点，一个是实践中得出来的；一个是他把中医的精髓继承下来了。李浩治疗精神病，不单单是四诊八纲，除去辨证论治以外，还有生理学、病理学、社会学、哲学，这是整体观念的优势。李浩把中医这些优势都发挥得淋漓尽致，这是不得了的问题。

（三）、我认为这是一个非常成功的模式，这里面的不足之处，各位专家也都提出来了，希望通过以后的实践，找出差距，不断提高。

（四）、这个研究是超前的，是领先水平的。

四、陈学诗：教授、主任医师，中国精神医学界泰斗，北京安定医院院长。

（一）、关于《中医精神病医院模式的研究》，主要是看它的效果。现在看来效果是很好的，有效率达到 90% 以上。各方面反映很好，病人家属和群众反映很好，医学界反映很好，不仅在国内，在国际上都有大的良性反应，证明这个的模式是有效的，相当强，这是总的看法。

（二）、从题目上看，中医没有"精神病"，中医是"神志病"，命题是中西医结合的命题。治疗是几种治疗，第一个是中、西药物治疗，几个治疗方法中，有中医也有西医，说明我们这个模式是中、西医结合的模式，属于医学科学的前沿领域。

（三）、诊断上有中医的方法，也有西医的方法。治疗是个综合治疗。过去是单纯的药物治疗，这里有几种治疗，中医、西医、中西医结合治疗，符合现代医学模式的转化这个特点。

（四）、过去是单纯的生物医学模式，现在转化为生物—心理—社会医学模式。李浩院长的这个模式的治疗符合医学模式的转化，研究的方法符合现代化的情况。

（五）、病房的结构庭院式、花园式这也很好，这也有创新，以前没有这样家庭式的。以前都是封闭式的关在病房里。李院长的病人不关起来，也不锁起来，而是让他们有规律的活动起来，把病人当人看，这是非常人道的，先进的。

（六）、我是搞西医的，搞了几十年精神病，精神病用西医的办法治疗，效果没这么高。用中、西医结合的办法有了这么好的疗效，这就说明这种模式是比单纯的用西医的办法效果要好，中西医结合是成功的。

（七）、我觉得模式是成功的，代表了国内外的现代水平。

五、王彦恒：中国著名中医精神病学家、北京安定医院中医科主任。主任医师

（一）、首先同意大家对模式的研究通过的意见，在国内居领先水平。领先水平在哪？领先在疗效和管理。领先在精神病人由捆绑式、铁索脚镣式到现在的开放式、家庭化。这一点，目前仍有一些治疗从中医来看是难以接受的，太残酷。在这一点，李浩是在国内迈出了一大步。

（二）、在国内从事中医精神病研究的医院有几家，都在摸索这个模式。山西、安徽、北京都在搞，有人提出大专科小综合。为什么说李浩的研究是领先的水平、是首创的呢？全国各地的研究的人员还没有拿出成果来，这仍然是首次，所以我说他是领先的。

（三）、有些人想弄你还弄不了，这个地方有他的一定的主观和客观条件，李浩同志在这些方面是天地人和，有一大批专家帮助他，具有了这个条件，温度适合，所以就有成果出来了。

（四）、《中医精神病医院模式的研究》这个课题，是中西医结合的。我们搞这个的都清楚，不这样不行，国家中医药管理局的红头文件上告诉我们，中医要接受现代医学理论，采用现代医疗手段。

（五）、被河北省科委邀请参加今天的鉴定会，我内心非常高兴。这一行业的人员都在辛勤耕耘，我们北京安定医院中医科是这一领域的领头研究单位，但是我们受各方制约，进展很慢！现在，李浩同志领先拿出来了，这一点就非常了不起。占到了国内外的领先水平。

六、周正保：中国著名中医精神病学家、天津安定医院中医科主任、主任医师、中国中西医结合精神疾病委员会副主任委员。

这是周正保主任在考察石家庄李浩中医精神病医院后写给中国中西医结合精神病委员会秘书长的信。

王大夫：您好！

关于学会改选的意见，我已寄上，仅供参考。我于3月8日至14日到石家庄会诊，顺便对石家庄李浩中医精神病医院进行了一些考察。我发现它们的工作很认真，在科研方面很严谨。对他所写的这篇论文中的病历资料，我也看了多份。我觉得我们这些国家的大医院（指北京安定医院和天津安定医院）并没有做到他们的水平。因此，我推荐把此篇论文作为此次学术交流会的重点论文之一（我让他们制成幻灯片，便于大会交流），此事我已向张院长（学会主任委员张继志教授）汇报了，待张院长四月份去天津讲学时，我再跟他面谈一次。

请代问牛主任好！

此致

敬礼

周正保 敬启
1993年3月13日

七、李心天：中国精神医学的开山鼻祖、中国医学心理学的奠基人、北京大学医学心理学教研室主任、教授。

（一）、李浩从事的这个事业是我一直梦寐以求希望开展的工作，我和他认识还不到一年，我跟他详细谈过两次以后，心里非常激动，我认识到，在慢性精神分裂症的治疗上，我们中国人终于实现了零的突破，走在了世界的前面。

（二）、我现在仍然是北京大学医学心理学教研室的主任，过去一直从事精神病的工作。我年轻时在湘雅医学院读书，我的导师是弗洛伊德的大弟子，毕业时他告诉我"你最好从事精神病的工作"。所以，我毕业之后就在湘雅医学院成立了神经精神病科，那时中国还没有解放，这是我国的第一个神经精神病专科。解放以后，卫生部马上把我的精神科作为全国医学院精神病学培养人才的中心，我们培养的是各个医学院校抽调的主

治医师以上的大批人才，那些年轻的学生到现在大多是国内知名的神经精神病学教授。我在从事精神病工作中，就总是感觉到西医不太注重我们服务的对象。精神病是一个相对复杂的、不单是一个生物的因素。脑子里有毛病，应该学医学心理学。五十年代末期，我被调到中国科学院心理研究所工作，联合北京大学医学院精神科的专家一起，用医学心理学的方法对神经衰弱进行快速治疗，只用一个月时间就把病人全都治愈了。此事惊动了中央，我们被作为科学代表参加了全国群英会。我感到治疗精神病不了解病人的心里是不行的。后来我将心理治疗应用到慢性精神分裂症患者，由于后来的政治运动干扰没有完成，这是我一个很大的遗憾。

（三）、看到李浩的科技成果中，将心理治疗运用到慢性精神分裂症上，而且理论上有突破，实践上有创新，达到了国内外领先水平。我非常高兴，终于有人圆了我的梦想。我就想将我的所学全部传给李浩，于是就收了他作为我的亲传弟子。

（五）、祖国医学所提倡的整体理论是很正确的，把天人观、人和环境都密切的联系。我虽然是个西医，但是我们都是中国的医生，应该继承祖国医学所留下来的宝贵财富。李浩所从事的这个工作走在了世界前面，我觉得中国应该有这样一个样板，因为这个样板能给国家减轻负担、能给病人带来好处、能在学术上有所创新。

八、涂通今：中国神经外科及精神科奠基人，医学泰斗，老红军、老将军、老教授，主任医师，原第四军医大学校长、总后卫生部副部长、中国军事医学科学院院长。

（一）、我因为担任中国残联康复学会专家组组长，中国残联又主管全国的精神病治疗和康复工作，从1985年我就开始关注李浩这个人和他所开创的中医精神病事业。他几十年来一直在奋斗，创建的中医精神病医院共有三所：第一所在河南长葛，我应邀进行了考察。第二所在河北石家庄市，发展的规模比较大。第三所在北京。李浩有三项填补世界空白的科技成果，他的病人来自全国各地，在国内外都有影响。曾在北京人民大会堂召开各界支持创建石家庄国际中医精神病医院的会议，邓朴方主席作了热情洋溢的讲话，给予充分肯定和支持。国家相关领导人出席会议，台湾爱国人士蒋纬国、孔德成等也题词祝贺。

（二）、李浩的成果有两个方面，一个是软件，中医精神病医院的模式，在全国领先；另一个是硬件，是个治疗精神分裂症衰退状态的药物。据我所知，精神病没有一个特效药物，但是李浩研制的这个药物有特效，临床有大样本的研究报告，也有实验室的研究报告，疗效肯定。李浩收治的病人大部分是慢性精神病人，别人治不好的病人，在他这里有很好的疗效，领先全国水平。

（三）、李浩的这一套办法，是精神疾病治疗、康复、科研、教育、福利、回归社会的系统的工程，可以解决人类的大问题。邓朴方主席曾在大会上说："有了李浩的成果，有了这个新生医院，对推行残疾人"八五"计划，就会更加顺利、更加有力量"。所以，我们大家都在支持他，希望他创造出更大的成绩。

九、王绵之：国医大师、中医泰斗，北京中医药大学中医基础部主任、教授、主任中医师、全国政协科教文卫体委员会副主任委员。

（一）、李浩创建了中医精神病医院的模式，取得了几项成果，填补了这一领域的空白，现在又拜吕老为师，说明李浩是很虚心的。

（二）、一个真正的中医，不仅医术要高，要精益求精，而且人品要好，医德要好，要有大爱，爱国爱民，才能普度众生，救死扶伤。

（三）、我们都是吕老的学生，几十年来亲眼看到吕老带领中医界为中医事业奋斗的经历，我们都是很尊重吕老的。希望李浩要好好珍惜这个机会，在吕老教导下，努力学习、谦虚谨慎、不断奋斗，为振兴中医事业做出自己的贡献。

（四）、中医治疗精神病古已有之，只是现在被排挤，李浩要为中医精神病的研究闯出一条路来，为人类作贡献，向人类证明中医的科学性。中医在航天医学领域的研究是领先的，航天医学西医没有办法，我们中医能够用中药保证航天员的身体健康。所以，李浩做的和我们一样，就是向吕老指示的那样：为中医争光，为民族争光。

附录六：部分病人及其家属的信件

（一）、病人盖长路家属写给李浩院长的信：

尊敬的李浩院长，您好：

弟弟长路的精神病被您和您的同事们用华佗般的妙手彻底治愈，我们全家甭提多高兴了。

怎能不高兴呢，想起来弟弟患病在那个迷迷朦朦的世界里沉睡了十几年。十几个春秋冬夏，他的病情时重时轻，反复发作，看着他痴呆似傻的样子，我们全家都是以泪洗面，每天好难受啊，愁苦的眼泪不知流了多少，只觉得他是没有一丝救治的希望了。可是谁能想到，对弟弟这样一位患了顽固性精神病、谁见谁摇头的病人，竟被您神奇般的治愈了。弟弟不再沉睡了，他彻底醒了。醒了之后，知道生存的世界里白天有太阳，黑夜有月亮，也知道头顶的是天，脚踩的是地，知道红绿黄蓝，东南西北。确切地说，人该知晓的一切生活常识他都知晓了，该懂得一般常理，他也都懂了。可是，弟弟以前不懂，确切地说弟弟在20--35岁的这段时间，什么也不懂。几十年来，由于病魔缠身，他行尸走肉般地活着，目中的山，眼里的树全都倒了影，打骂爹娘，砸盆摔碗。一家人被他弄得觉无一宿安，日无一天宁。每每唉声叹气之后，母亲总爱燃一炷香，向苍天祈祷着，苍天啊，请你开开眼，让我儿子的病好了吧！这个苍天，父母终于寻到了，那就是你和你所建立的医院。那一日，父母无意间翻开报纸，报上登载着你院开诊的消息。父亲看后动了心，决议再给弟弟治疗一次"就当是死马当做活马医吧"，父亲极其痛苦的声调透着万般的忧虑。

父亲怎能不忧虑呢，自打弟弟20岁患病以来，已在其他几家医院治疗过六次，钱不知花去多少，但治疗效果却不理想，每次住进医院，满怀虔诚的希望等待着他康复。可谁料，盼的出院了，却又是那副痴呆的旧模样。眼泪浸透的心，更加重了唉声叹气的分贝，真不知弟弟和我们该怎样去打发以后的岁月。李浩院长，你一定能想得到，那打发不掉的岁月囊裹了多少次抹不去的记忆。记忆是刻骨铭心的。谁能忘，夏日雷雨交加的深夜，弟弟却赤脚狂奔门外，久久伫立在镇外的小路边，任瓢泼大雨在身上流淌，年迈体弱的父母见弟弟又雨夜出走，那能再睡的着。便只得起床，握着电筒，深一脚浅一脚四处去寻他。泥泞的路嵌进了父母多少沙哑的呼喊，找啊找。等找到了他，劝他回去。谁知，病魔缠身的他见亲人如见仇人。直直的目光伴着仇恨了几倍的话语"滚蛋！不滚杀了你们"。冒雨寻找他大半天的父母听他这样的恶语相问，那腹中的愁更愁，眼中的泪簌簌而落。谁又能忘，隆冬的寒夜，父母一觉醒来，发现有家不知是家的儿子早已从家出走。窗外刺骨的寒风吹打的父母再也无法成眠，只得双双从热被窝爬起，相互搀扶着，一步一气，一步一愁，泪水和着蹒跚的脚步迭印在大街和一条条小巷。也记得清，在赤日炎炎的夏日，弟弟又走出家门，在似火的骄阳下，似一尊没有生命的泥塑，久久站立着，汗珠在他的额、脸颊涔涔滚落。父母看见心碎了，两个姐姐见到心焦了。一家人轮番劝他，拉他回家，他不但不回，还拳脚相加。他饿了，捋一把树叶充饥；渴了，掬一捧臭水沟的污水去喝。这一幕幕，一场场带给我们多少痛苦，多少次泪水的场面！让我们真的感到绝望了。也把人煎熬的无可奈何。每一次的无奈之后，便只有采取强制措施把他送往精神病院。可不管哪家精神病院，带给我们的只是刚出院那几天的短暂的安宁。只有你们，尊敬的李浩院长，才彻底的治愈了弟弟的病。弟弟出院两年来，病情日渐好转，言语举止逐日正常。现在，洗衣、脱煤块、扫地等家务活他主动干。是您和您的同事们用科学这把金钥匙打开了精神病这块难以根治的禁区，使弟弟顽固性的精神病才得以治愈。你们用智慧的双手，还了弟弟一个全新的人生。我们紧锁了十几年的眉宇舒展了，愁苦了多日的心境轻松了，盼了多少天的愿望实现了。1992年和1993年的两个春节，我们一家人在欢声中举杯。在笑语中畅言开怀。在春光融进永远不再有愁闷的日子里，当然永远不会忘记您 --- 尊敬的李浩院长。

母亲年迈没有文化，看着她的儿子清醒了，想着她的儿子健康了，望着她的儿子能替她干活了，那种朴素的感情里溢满了对您的衷心祝愿。她总忍不住燃起一炷香，虔诚地恳求神灵保佑您们"一辈子身体健康，给更多的人治好病"。母亲的心愿当然也是每一个痊愈病人的共同心愿。李院长，愿您用那双华佗般的妙手，为更多的人解除病痛。

弟弟康复了，彻底康复了，那满腹的感激话语是用纸张写不下的，便只有用真心的情，向所有询问弟弟的病是哪儿治愈的人大声告知：是李浩中医精神病医院治好了弟弟的病，李院长是位神医！这话一点也不夸大，实实在在，谁听了谁信。

　　此致

敬礼

江西康复患者盖长路的姐姐：盖荣秀、盖荣翠

一九九四年一月七日

（二）、慢性精神分裂症患者蔡健康复后给曾宪梓先生的信：

1. 蔡健病历简介：

　　蔡健，男、49岁、硕士、北京化工研究院工程师，患精神分裂症9年，1997年6月12日初诊。

　　患者自幼性格内向，其姨弟有精神病史。1972年结婚，1986年在美国获硕士学位。1989年出现无可名状的焦虑，情绪低沉，少言寡语，睡眠少，多疑、幻听，与人接触被动，无法正常工作。家人与单位都认为其精神有了问题，但是患者不承认有精神病。1994年出现严重的妄想，幻听幻视，认为有人要害他。1995年经北京安定医院诊断为精神分裂症，住院三月余，阳性症状消失，服氯丙嗪300mg/日巩固。出院两年阴性症状日趋严重，情绪低落，独居一隅，意志减退，对家人情感淡漠，对子女上学、工作漠不关心，对妻子、岳母生病住院无所谓。睡眠很少，常半夜醒来，多疑、幻觉妄想、时有自笑。曾两次自动停药、病情两次复发，精神医学泰斗、北京安定医院陈学诗院长会诊后嘱咐：该病人不能停服抗精神病药。

　　1997年6月12日，患者家属找到我，开始进行系统的中医治疗。共服用中药52副，并服用梦醒神丹1号，每日二次、每次4粒；神丹2号，每日二次，每次6粒。同时逐渐减服抗精神病药物，一个月后停服所有抗精神病药物。经中医系统治疗九个月痊愈，标准如下：

(1) 精神症状消失，情绪开朗，情感活动日趋活跃。

(2) 自知力恢复完整，能分析、批判自己的病情。

(3) 饮食、睡眠、大小便正常，体质日渐强壮。

(4) 恢复病前技能，独立操作电脑，到北京图书馆翻阅资料，认为病了九年，许多知识更新了，要抓紧时间学习补上。

(5) 春节亲友聚会时，多年来第一次对于患病期间亲友们给予自己家庭的关心、帮助表示感谢，言之动情，举座皆欢。

(6) 1998年3月25日复诊：认为自己病已彻底好了，对大夫表示谢意，希望医院能够扩大，救治更多的病人。同时表示想给香港知名人士曾宪梓先生写信，请求他支持中医精神病事业，高级精神功能活动恢复完整，以达社会痊愈标准。

2. 蔡健：致曾宪梓先生的一封信

　　尊敬的曾宪梓先生：

　　您好！我是一个您从未相识的普通人，我并不耻于向您坦诚说明，我是一个前精神病患者。是李浩大夫把我的病彻底治愈的，写这封信是为众多精神病患者向您求援。

　　我于一九九五年经北京安定医院医师确诊为抑郁型精神分裂症，经过住院三个月治疗及出院后两年的服药治疗，抑郁症虽有好转，但由于个体差异，药物（氯丙嗪）副作用很大，除了肢体抖动、痉挛外，还表现为记忆力下降，思维及反应迟缓，语言能力下降，自我封闭，交际能力下降，懒于做一切事情，甚至表现出亲情淡漠，连家在本市的近亲也不愿走动。按照医生（陈学诗教授）的说法，这就是进入了精神分裂症的衰退状态。去年六月，由于偶然的机会，结识了李浩大夫。李大夫是一位历经坎坷、自学成才的中医精神病学专家，经过他的治疗而痊愈的精神病患者不计其数。他首先以中草药为我调理，然后用他经过多年潜心研究而创制的中成药梦醒神丹一号、梦醒神丹二号治疗我的病症。最初，我并不十分相信中医能够治愈精神分裂症，但是经过将近一年服用神丹一号、神丹二号。病情明显好转，已经完全恢复了行为能力，基本上与正常人没有多大差别。我原来是机械专业硕士研究生毕业，在设计院工作。自从被确诊患有此症之后，完全丧失了生活的勇气，在服用西药的两年中，由于药物副作用，进入精神分裂症的衰退状态，整天只是混日子，没有任何干事情的动机、动力和灵感，李浩大夫治好了我的病，我从内心感激他。然而，使我产生钦佩、尊敬之情的，不仅仅是他独到的中医精神病学方面的造诣，还

有他高尚的医德以及他对患者的真诚的关怀。这才是我提笔写这封信的真正原因。

在治疗慢性精神分裂症这一医学领域内,西医、西药学尚无突破性进展,仍然沿用给患者服用镇静药物的方法。其结果是,由于药物副作用,患者进入衰退状态,大多数情况下康复无望。李浩教授创立的以调整脏腑功能为主的一整套中医治疗慢性精神分裂症的方法,实际上填补了这一医学领域的空白。此外,李大夫创立的中医精神病医院模式的研究及其实践,也为入院治疗的精神病患者创造了更为人道的治疗环境。使患者能更好地配合医护人员的工作。

目前,国家正在由计划经济体制向市场经济体制转轨,这是势在必行的大趋势。人们的思维方式和观念都在转变。与此同时,人们的竞争意识增强了,生活节奏加快了,工作和精神上的压力也无可避免的增加了。精神病患者在总人口中所占比例在逐年上升。据专家言,截止到 1997 年末,国内重性精神病患者的总人数已经达到1300 多万,具有神经精神障碍的人群已占总人口的 22%--30%。李浩教授的中医治疗精神病的理论及成功实践,给精神病患者带了福音。他准备与北京的某医院合作,创立中医精神病医院,拯救数量正在增长的广大精神病患者。办医院的大部分条件都已具备:有李浩教授的中医治疗精神病的一整套理论和多年的实践经验,有李大夫独到的医术,有召之即来、已经建立过多年良好工作关系医护人员队伍,有医院的院址,所缺者只有一项,使医院能够运作并进入良性循环的六十万元人民币。

从中央电视台的新闻联播节目中看到,曾老先生为中国教育基金会慷慨地捐赠了人民币一千万元,向老先生这样的社会贤达,曾为香港回归中国做出过世人瞩目的贡献,现在又捐赠巨资振兴内地的教育事业,实在令人感动、敬仰。不知曾老先生是否有意投资六十万元于李浩教授即将开办的中医精神病医院,以造福于社会,造福于人民,造福于精神病患者。祝您老人家健康、愉快!

此致

敬礼

北京市宣武区广安门外大街三义里 8 号楼 1-2 室
蔡健　1998.4.23

注:蔡健是个有社会责任感的学者。此信说明处于衰退状态的精神分裂症患者治愈以后是完全可以回归社会继续从事高级智力工作。

附录七：中国科技日报关于李浩研究的整版报道

科技日报是中国副部级的主流新闻单位，它由原国家科委、国防科工委、中国科学院、中国科协联合创办，是中国科技界的舆论前沿。上世纪九十年代，为了向全球发布中国科技界的重大科技成果，科技日报辟出"重大科技成果透视"专栏，专门报道中国科学家们取得的重大科技成果，每周一版。李浩对慢性精神分裂症的科研情况，引起了国家科委的关注，时任主管副主任专门指示科技日报社记者跟踪观察。当李浩取得了三项填补世界空白的科技成果时，2001年8月11日科技日报"要闻版"整版报道了李浩的重大科技成果：《修复破碎的心灵世界》，副标题为："透视当代中医精神疾患诊疗体系奠基者李浩医疗实践"。整版报道如下：

2001年8月11日	要 闻	科技日报
重大科技成果透视		本报记者 阎新华

修 复 破 碎 的 心 灵 世 界
透视当代中医精神疾患诊疗体系奠基者李浩医疗实践

编者按：

作为现代病，精神疾病发病率越来越高。无论是发达国家，还是发展中国家，到处可见精神残疾者。精神残疾的康复和精神疾病的防治，已成为新世纪人类医学所面临的两大难题。

精神疾病病因不明，治愈率极低，复发率很高，患者需终生住院，苦不堪言。精神医学专家断言：如果能在慢性精神分裂症的治疗方面稍有进步，将会革新整个精神病学的内容。

当代中医精神疾患诊疗体系的创建者李浩，探索出"子时诊脉、晨间查舌、详观大便"三位一体诊断方法，发明了特效中药，在慢性精神分裂症的治疗上取得了突破性的进展，令世人瞩目。

本报记者对"李浩"现象进行深入调查，走访了许多医界权威，特撰此文以解析李浩成功之谜。

研究李浩中医精神疾患诊疗体系的理论框架和医疗实践，不难看出中华医学文化所蕴藏的伟大智慧。中华五千年文明博大精深，令人叹止。李浩的成功实践可以说是中华民族伟大复兴的实证。

人的精神活动是脑的功能体现，因此，通常对精神疾病的理解是将它与人脑联系在一起。精神医学在研究精神异常和精神疾病时，也把重点集中在脑，如脑组织、脑结构和脑内可能参与活动的物质。

不过，最新有关精神疾病的研究成果却撇开了对脑本身的研究，而在人的脏腑功能方面寻找精神疾病的病因。从事这项研究的研究者李浩发现尽管精神病的表现症状各异，但是，有一点是可以确定的，那就是他们都与脏腑功能失调有必然的联系。临床实践证明，通过对脏腑功能的调整，精神病是能够治愈的。

事实上，发现脏腑功能与精神疾病之间的联系，以及从调整脏腑功能入手来治疗来治疗精神病的探索，并不是起源于李浩。中医数千年以来治疗精神病都是根据这一假说一脉相承的。既然如此，李浩的精神病研究又有什么特别重要的意义呢？

准确地讲，李浩的贡献在于它实现了中医数千年的假说。他用大量的临床医疗实践和理论研究，证明了这一假说在认识上的客观性，从而创建了中医精神疾患诊疗体系。

一、两千年前，中医提出脏腑生理功能失调导致精神病假说

中医治疗精神病的实践已有数千年。数千年中，精神病的治疗都是在一个假说所定立的基本框架下进行的。这个假说就是精神疾病产生的原因是脏腑生理功能失调。

让历史回溯至源头，那是发生在黄帝和岐伯之间的一次对话。黄帝问："精神病人病重时会脱衣狂奔，登高放歌，有时几天不吃饭，也能翻墙上屋。平时正常时没有这些能力，为什么有病了，反倒增加了不少本领？"

岐伯回答："人体的四肢是显示能量的重要部位，阳气盛、能量大则四肢力过其常，逾垣上屋对他们来说不算什么。至于脱衣狂奔，也是因为体内能量过剩使然。"

黄帝又问："精神病人不辨亲疏，胡言乱语又是为什么呢？"

岐伯回答："这也与体内能量过剩有关，病人不吃饭，却依然精力旺盛，照样能四处乱跑。"

用现代的观点来看，岐伯的解释并不全面，它只说明了阳性症状的精神病患者的行为特征。事实上，阴性症状或处于抑郁状态的精神病患者同样能够出现类似超常的行为特征。

不过，尽管岐伯的回答并不完全准确，但是他却为中医精神病的治疗建立了一个认识框架，即在人体的生理

方面寻求精神病的病因。在《黄帝内经 · 素问 · 天元纪大论》中，这一观点表现得更为准确："五脏化五气，以生喜怒忧思恐。"五脏所指就是："心肝脾肺肾。""五脏化五气，以生喜怒忧思恐。"其意即心肝脾肺肾的变化导致喜怒忧思恐这一类精神活动的产生和变化。

岐伯是凭什么确定精神活动与脏腑功能这种生理活动之间存在一种必然的联系，黄帝内经又是依据什么判定：心肝脾肺肾的变化导致喜怒忧思恐这一类精神活动的变化？因为没有记载，所以不得而知。我们权且将它看成是祖国传统医学所特有的悟性。这种悟性即使在今天的人们看来，依然是超乎寻常的。如果我们拿西医的精神医学研究的历史做一对比，就不难发现，中医对于精神病的认识几乎是一步到位的。而西医精神医学严格地说是从弗洛伊德开始，分两步走的：首先是从精神活动本身探讨精神异常，其次是从脑的生理来探讨精神活动。弗洛伊德第一次把精神现象纳入医学的研究范围。他试图从纯粹的精神活动本身探索出解释精神异常现象、治疗精神疾病的方法。尽管弗洛伊德的影响力广度覆盖了全球的精神医学研究，深度超越了精神医学，渗透到文学、艺术、哲学等领域，时间长达多半个世纪；但是弗洛伊德的精神分析法最终还是让位于当今盛行的从物质角度来解决精神疾病的化学分析。

对比西医这一百年的精神医学发展两步走的模式。让研究者们深感迷惑的是，为什么中医在它的发轫时期，没有经历一个纯粹的精神探索阶段，而一步到位，在精神与物质之间，心灵与肉体之间，心理与生理之间直接建立起了联系；而且这种联系在今天看来对中医精神病的治疗依然具有天条一般至高无上的原则指导意义。

这里的论述可能会染上厚此薄彼，妄自尊大的民族主义嫌疑。的确，我们不能回避眼前全是西医精神医学占主流地位这样一种不容否认的事实。对此，一个难以回避的问题摆在我们的面前需要作出解答：如果中医治疗精神病的原则是正确的，那么为什么在确定了从生理和物质入手解决精神病的原则之后，中医没有像西医那样在临床方面获得突飞猛进的进展？

在中医精神疾病研究没有获得大量的有力的临床证据的情况下，我们不得不承认西医不足半个世纪的药物氯丙嗪、百忧解将中医数千年白了胡子的黄帝和岐伯逼到了死角。

二、两千年后，李浩证实从脏腑生理功能入手能治愈精神病

在中医的老祖宗确立了从脏腑生理功能入手研究治疗精神病的原则下，传统中医学者做过许多探索，积累了成功的经验。对于中医，谁也不敢断言，中医治不好精神病，因为确实有虽然零星但很确凿的成功个案。不过另一方面，对于中医，谁也不能言之凿凿，声称治疗能像西医那样普遍有效。精神疾病，特别是慢性精神分裂症被公认属于中医的疑难杂症。

长期以来，中医治疗精神病临床实践所呈现出的正是这种不阴不阳的状态。它给中华医学的徒子徒孙们出了一个难题，使他们感到进退两难：如果说老祖宗确立的原则不对，那么为什么按照这种原则治疗可以获得成功？可是,如果说老祖宗所确定的原则完全正确，那么为什么实践中，中医治疗精神病不能获得象西医那样普遍的疗效？老祖宗像一尊慈祥的弥勒佛，不论谁看他，他都是咧着嘴笑，引诱着你去亲近他。

究竟是老祖宗订立的原则有误，还是徒子徒孙们没有得到真传呢？

在众多的中医精神病研究者中，李浩对此做出了明确的回答：老祖宗没有错，是我们后人没有得到真传。

李浩所做出的结论并不是凭空而生，而是建立在系统开展的大量临床治疗和成功实践及实验研究基础之上的。

他分别三次开展大样本的精神病临床观察治疗。第一次是针对各类精神病的，第二次是针对慢性精神分裂症的，第三次是针对慢性精神分裂症衰退状态开展的特效药物研究。

这三次治疗的难度是依次递增的，首次针对各类精神病开展的治疗研究，随机入组的 381 例病例，覆盖了精神疾病的各种类型，临床治愈率达到 90% 以上。第二次针对慢性精神分裂症开展的治疗研究，共有 369 例病例，通过 48 个月的临床观察和追访，临床治愈率达到 66.12%，基本治愈率达到 85.63%。第三次针对慢性精神分裂症衰退状态开展的特效药物的临床和实验研究共 318 例，临床治愈率为 69.18%，在长期服用抗精神病药物无效的情况下，证实其特效药物对淡漠退缩阴性症状为主的慢性精神分裂患者疗效显著。

这些治疗效果在精神病的临床治疗历史上是前所未有的。首先对各类精神病的治疗均有疗效和治愈，首次集中证明了中医治疗精神疾病在临床方面具有普遍疗效；其次，对于慢性精神分裂症的治愈率达 66.12%，创下慢性精神分裂症治愈率最高纪录，打破了慢性精神分裂症不可治愈的神话；第三，对衰退型慢性精神分裂症不仅有

疗效，而且能够治愈，彻底改变了世界医学界关于慢性精神分裂症的衰退状态为不可逆转的定论。

李浩的成功实践表明精神病治疗已经在中医方面获得了整体突破，所以这样说，不单是从疗效和治愈率的数字统计方面量的角度来衡量，更重要的是从质的角度来看。在治愈这一点上，治愈在李浩这里不再是病情得到控制的"临床痊愈"概念，而是使精神病患者完全恢复到正常状态的"社会痊愈"，也就是说病人能够完全康复，回归社会。

三、确定脏腑功能异常绕开了精神病患者迷幻的症状

李浩把治疗的成功归功于：从脏腑入手，调整生理功能治疗精神疾病的中医祖训。

精神病的精神活动和行为特征十分复杂，西医以此对精神病进行分类，并根据不同类型确定治疗的方法。

李浩认为：以精神病的表现症状来对精神病进行分类不定性的因素太多。精神病的精神活动和行为特征变化异常。面对病人，不同类型的精神病患者有相同的精神活动和行为特征不足为奇，而被认为属同一类型的精神病患者其精神活动和行为特征未必就具有完全相同的特有的指标性行为表现。诊断的混乱，这给西医精神病治疗带来了空前难度，临床不得不撇开病症，而从实际的有效性为精神病患者选择治疗用药，结果造成诊断和治疗的分离。也就是说，某一特定药物可能对不同病症有效，而被认为专治某种病症的药物可能对某些病人实际无效。

如果精神病的表现症状不能作为治疗的依据，那么精神病的治疗从何处入手呢？

这一点，对李浩并不难，他认为中医的老祖宗们早已指明了方向，那就是脏腑功能。

绕开精神病患者迷幻的症状，李浩直接针对脏腑功能的变化进行考察。首先确定精神病患者脏腑功能异常。也就是说面对心肝脾肺肾等五个脏腑系统，检验他们之中那一个脏腑系统功能出现异常。这里的异常指亢奋或抑制，用中医的术语来说就是看这些脏腑是热或寒，是有痰还是瘀、积；其次，确定导致脏腑功能异常的物质是毒气，还是毒血、毒液。气、血、液在中医体系中被视为维持生命活动的三种基本物质。这三种物质中的任何一种出现异常都会导致脏腑正常的功能发生变异，脏腑功能的变异反过来会影响到气、血、液物质的产生和运化。

在确定了脏腑功能的异常，并找出了导致功能异常的物质之后，治疗对于一位经验丰富的中医来说就会变得驾轻就熟。根据中医普遍遵循的辨证施治原则，针对脏腑功能失调，分步开展治疗。首先是排除病理产物：有痰祛痰，气郁理气，便结通腑，清热泻火，活血化瘀。排除病理产物意味着将产生毒素的病理物质铲除；其次是调整脏腑间的功能平衡。当病理产物排除之后，精神病人的脏腑功能仍处于一种失衡状态，如果不加以调整，这种失衡状态仍会源源不断地生出新的病理产物。要根除病理产物就必须彻底改变脏腑心肾不交、肝胃不和、脾肾虚寒、阴阳失调等一系列失调状态；最后是定位补泻，使正常的生理功能得以巩固。

当脏腑功能恢复了正常，精神疾病也便不治而愈。

由于中医和西医是两个系统，两种语言逻辑，因此，对西医来说，这种治疗在理解上可能有一定难度。但是对中医来说，这套治疗方法并不陌生。几千年来，中医就是这样辨证施治的，总体上李浩的治疗并没有跳出老祖宗为中医划定的圈圈。可是，既然没有出中医的圈，为什么同样是恪守祖训，李浩成功了，而其他的中医精神病探索者却没有在精神病治疗方面获得如此普遍的疗效？这是不是从反面证明了一种对中医的怀疑：在临床上，中医没有普遍的工程化的可操作性，纯粹是经验的结果，一个大夫一个治疗方案。

这正是问题的关键所在。

四、在午夜子时最黑暗的时刻，李浩点亮了智慧的灵光

在李浩所接纳的病人中，几乎百分之百是被医院诊断为精神病的。其中有许多也是经过其他中医治疗无效后，几经辗转投医在李浩门下的。

同是中医，面对的又是同一个病人，为什么治疗的结果差异如此之大？其中的原因不在于治疗上有什么绝活，而在于对疾病的诊断是否准确。

精神病患者不仅精神活动和行为表现变化无常，而且其脉象的变化也无定数，有时病人看上去能量过剩，可是其脉象却细弱地接近在正常情况下的濒死状态；有时病人看上去气力衰微，可是其脉象却表现的像是属于能量过剩的状态。面对精神病人无常的脉象，历史上，一些中医名家总结出教训告诫后人，当遇到脉象和精神病人的症状表现不符时，要舍脉从证。在关键时刻，传统中医像西医一样还是将精神症状作为了诊断依据。

脉象是中医诊断最为重要的依据，如果脉象变化无常，不足以作为诊断的依据，而精神病人的症状表现也复杂多变，不足为凭，那么舍脉从证等于说是诊断无以为据。尽管中医还有一些其他的诊断依据，如舌质、粪便等

可以作为诊断的参数，但仅凭这些，诊断是避免不了局限性的；更何况，精神病人的舌质和粪便也同脉象一样变幻莫测。

失去了脉象，还有什么能够代替脉象成为精神病诊断的重要依据呢？

脉象在中医精神病的诊断中几乎被废弃了，可是谁能想到正是这个在中医精神病诊断中被废弃的诊断手段恰恰是李浩用来实现其正确诊断的手段。

李浩在对精神病进行治疗探索的初期，经历了与其他探索者同样的困境。他发现精神病人的脉象变化无常，难以把握。苦于没有其他更有力的诊断手段可以利用，他决定对精神病人的脉象作即时跟踪，看看究竟有没有规律可寻。

当他对精神病人的脉象作 24 小时观察和记录时，他意外地发现精神病人的脉象也有"真情流露"的时候。

午夜入睡之后，精神病人的脉象平稳而真实。

最初，这仅仅是一个偶然的发现。他发现此时病人的脉象很特别，与白天活动状态下完全不同。之后，他连续观察，发现同一个病人白天的脉象不管多么易变，到了午夜子时（23 时至 1 时）表现的则都和症状基本一致。

他把这一观察结果扩大到不同病人身上进行观察，发现这种现象并非偶然，而是带有普遍规律性。他把午夜子时观察到的脉象同病人第二天紊乱的脉象进行对比，并结合病人的舌质、粪便及行为表现在一起进行进行研究，从中找出共同的信息指向，然后，以此作为依据，确定辨证施治的方案。结果回报他的是屡试不爽的成功治疗。

从此之后，李浩把子时诊脉确定为其中医精神病诊断的核心。

在对李浩精神病治疗研究课题进行鉴定的时候，中国工程院院士、著名中医学者程莘农注意到了"子时"这个特殊的时间。他问："中医诊脉有凌晨三至五时诊脉一说，子时诊脉一说却是第一次听说，子时正是半夜三更，诊脉对于医生很不方便。子时有什么特别的意义吗？"

李浩的回答简洁而明了，"诊脉时间的选择关键看它是否能够反映患者真实的脉象，如果三至五时测得的脉象真实，那么最好是三至五时诊脉。但对精神病来说，实践证明，只有子时的诊脉才可以获得真实的脉象，可以作为治病的依据。对于精神病来说，子时确实具有特殊的意义。"

除了实践上具有无可争议的确定性外，李浩在理论上也为"子时诊脉"找出了依据。中医自成体系，不失为一个完美的花园。"子午流注"理论表明子时正是胆经和肝经行气之时，而肝胆又恰被中医理论对应为主情志疏泄。也就是说肝胆这个脏腑系统，直接影响人的情感和意志这类精神活动。因此，在肝胆行气之时，其表现的生理状态可以集中反映人的精神活动特征。这或许是偶然的巧合，或许是必然的联系。不管怎样，重要的是李浩确实在午夜子时这一最为黑暗的时刻，为中医精神病诊疗数千年探索的漫漫长夜点亮了智慧的灵光，从而为其中医精神疾患诊疗体系奠定了第一块基石。

五、数千年中医精神疾患研究与近百年西医精神病研究殊途同归

子时诊脉是李浩在长期研究过程中探索出的可靠诊断依据，但这并不是他获得的唯一的诊断依据。在精神病患者的舌象和粪便方面，一般的中医研究者发现其变化无常，同脉象一样不足为据。但是经过长期反复的观察、比较和研究，李浩却发现其中有章可循。他发现精神病人的舌象在早晨从睡眠中醒来时是真实的，可以反映出精神病患者的脏腑功能情况；同样，对于粪便也不能单听精神病人及其家属的主诉，更不能只看粪便的表面，而要看粪便内部的状态，如颜色、粘度、质地和气味等。舌象和粪便成为李浩子时诊脉核心技术的另外两块有力的基石，他们共同支撑起其精神病中医诊断技术体系。

精神病人特有的脉象、舌象和粪便等变化规律的发现和掌握，使整个中医在精神疾病的治疗方面获得了突破，它所提供的准确的诊断依据，为实现从脏腑功能入手而展开的辨证施治扫清了障碍。

在经历了数千年的迷茫、困惑之后，黄帝和岐伯埋下的智慧种子终于结出了硕果。在我们为精神病人破碎的灵魂得以修复而欣慰之时，我们不能不赞叹中华传统医学的博大精深，进而更加深刻地感悟到中华民族古老传统文化生生不息的伟大活力。

从脏腑功能入手治疗精神疾病，毋庸回避，在分析医学占主流的现代世界里，会显得有些像打太极拳一样的感觉。精神疾病既然是脑功能的异常表现，中医为什么不能像西医那样将拳头直击异常的大脑，而偏要绕着圈子迂回前进？中医能够为自己成功的治疗实践在理论上找到像分析医学那样更有力更直接的依据吗？

事实上，当我们在检讨中医治疗精神病理论的时候，我们同时发现西方从生化入手的现代精神病研究打的也

并不是直拳。西方现代的神经医学的确为其精神疾病的药物治疗提供了有力的证据。他们描述出氯丙嗪可以控制突触下游的突触后神经元的多巴胺受体；同样描述出了锂可以抑制磷酸肌酶的活性；他们还描述了百忧解、郁乐复选择性地抑制 5—羟色胺神经递质的失活。不过，这些药物作用于脑的生化基础的描述，并非精神病药物治疗产生的依据和前提，而是在药物治疗首先成为现实之后而产生的结果。也就是说西方现代以药物为主的精神医学是在首先获得疗效的临床实践的前提推动下，才在基础研究方面，从神经医学领域获得了有关脑神经细胞的运动状态的客观性描述和解释，而不是直接从对脑开展研究后，根据神经医学提供的基础理论设计出影响脑功能的药物。

在西方精神医学中一个神秘现象一直令西方学者感到迷惑不解，那就是最初几乎所有的精神病用药都源于内科和外科用药，而不是直接针对脑功能发明的。

1954 年，利血平被用于精神分裂症的治疗，它能使病人平静，并减轻疑虑症状；然而这种从印度萝芙木植物上提取出来的物质原本是要用来治疗高血压的。

1948 年，锂对双相障碍（躁郁症）的疗效已经发现，但是直到 1971 年，在美国才允许被常规使用。之所以如此，是因为锂在以前一直是作为心脏病的治疗药物。

氯丙嗪是治疗精神分裂症的经典用药，然而，最初它是作为麻醉剂的。

如果孤立地看待西医精神病药物发明的神秘现象，要找出对这一现象的解释确实不易。不过，如果将它同中医脏腑学说加以对比，原本神秘的现象透露出了精神疾病带有某种普遍性的本质特征。我们可不可以这样说，在客观上，数千年的中医精神病研究与近百年的西医精神病研究是殊途同归，它们通过各自的临床实践证明了这样一个共同的事实：精神现象和脏腑功能之间的必然联系是客观存在的。

撇开治疗本身，当把目光集中于中药的药理研究，一些证据更直接地表明中药确实对脑和神经功能产生影响，而且其中有规律可循。其一、清热泻下药大黄中有增强肾上腺素、乙酰胆碱和削弱组织胺等干预神经递质的作用；其二、温阳药附子对垂体—- 肾上腺皮质激素有兴奋作用，并对神经递质的相互作用和平衡有作用；其三、除痰药清半夏，含氨基酸类成分，药理对肾上腺皮质激素的内分泌有影响；其四、补气药人参中含有胆碱和各种氨基酸，药理上对神经、垂体、肾上腺皮质系统有一定影响。这只是一些直接的例证，中医药理方面有关这方面的研究还可以提供大量的例证，他们足以证明中药对脑内神经递质的合成和降解有着直接的作用。

如果从疗效的角度来考察中医精神病脏腑学说，从调整脏腑平衡入手的精神病治疗这个中医的太极拳的落拳与西医的精神药物治疗的直拳相比显得更为有力。直拳的作用集中在局部，而太极拳的作用则在整体。对于西医的精神药物治疗，《心灵药物》一书的作者斯考特 · 范杰伯格做了如下悲观地评价："精神药物面临的问题是，无论是合法还是违禁的，都有副作用。这是因为，它们总是趋向激活太多种类的受体，使脑兴奋或抑制的区域超过预计。改进精神药物的关键在于了解脑每一部分功能的发生机理，同时致力于开发以脑的特定区域的某些受体为唯一目标（靶目标）的药物。有一个概念非常重要，精神药物并不能'治愈'精神疾病，它们只是让脑的功能行使趋于正常一些，尽管问题的症结仍然存在。"

在对精神病的治疗上，西医和中医存在明显的文化差异，西医把脑从身体的整个系统中割裂开来。在研究精神活动的时候，假定脑是一个相对独立的局部，他基本上不考虑整个机体对脑的影响。在治疗时，只考虑从体外人为地供应和操纵脑内的物质活动。然而，由于无法对脑内功能物质严格定性定量，因此，一方面对大脑的兴奋和抑制的控制总是不能正常；另一方面，由于机体不能源源不断地为递质提供营养因子，药物依赖便由此产生。这就是为什么接受西医治疗的病人需要终生服药的原因。与之相反，中医从身体的脏腑功能入手的精神病治疗，把脑看成是机体的有机组成部分，大脑的物质和功能活动依赖于整个机体提供物质和功能的正常。正是在这一点上，中医的治疗，重点在于实现脏腑功能的平衡。机体在功能恢复正常后，其自身便可以源源不断地为脑内递质提供物质供应。无论是性质和数量，这些物质供应都不用依赖于体外，所有的脑的功能活动都全部交给了机体的生命系统。惟其如此，否则，就根本无法理解中医何以能治愈精神病人，使之回归社会，更无法理解中医何以使慢性精神分裂症患者的衰退状态逆转。

在实验室里，李浩研制出了获得国家发明专利的特效药。利用这种专门来治疗精神分裂症衰退状态的纯中药，对小白鼠做抗抑郁状态模型试验研究。结果证实，这一药物对小白鼠有明显的抗抑郁作用，而对照的具有激活振奋作用的西药抗精神病药物三氟拉嗪则无作用。在另一项对小鼠学习和记忆影响的实验研究中，证明这种药物能明显提高小鼠的学习和记忆能力，而对照药物三氟拉嗪效果不明显。在对该药做急性毒性和长期毒性的试验研究中，证明它无任何毒副作用。对这一药物所做的临床研究则进一步表明，处于七种衰退状态的 318 例病人，临床痊愈率达到 220 例，显著好转 76 例，好转 20 例，无效仅为 2 例。这种显著的疗效不仅令建立在神经医学基础上的精神病治疗望而兴叹，更重要的是它反映出李浩所开展的建立在中医脏腑学说之上的精神病探索决非只具有成功个案的价值，而是中医辨证治疗和中华文化特有的整体、系统、有机、平衡的生命哲学的一种普遍规律性的深刻体现。

六、中医精神疾患诊疗体系横空出世

学术体系是一种生态体系，它是在百花齐放，百家争鸣的状态下个性共存的一种动态平衡。医学研究领域，如同其他学科领域一样，存在门派之分，学术之争。新的学说的产生往往会对学术生态体系的平衡产生冲击，并引起躁动。

然而，李浩中医精神病研究重大创新成果诞生之后，学术界所做出的反应是惊人的一致：没有怀疑、否定、指责，没有抵触、排斥、压制，有的则是众星捧月，赞誉之声不绝于耳。不仅仅来自中医界，也来自西医界，而且这些声音是发自内心的。

在对李浩成果的鉴定会上，只要一览鉴定委员会的名单，就可见其成果分量之一斑。吕炳奎、董建华、陈学诗、涂通今、汪石坚、程莘农、关幼波、路志正、刘渡舟、焦树德、贺普仁、吉良晨、杨甲三、刘弼臣、王永炎、周正保、王彦恒等近三十位委员，汇集了中医、西医和精神医学界的泰斗级和大师级人物。其中一些专家的发言耐人寻味。

北京安定医院是中国精神疾病权威的专业医院之一，名誉院长陈学诗是精神疾病研究领域的临床科学权威。他在公开发言中这样评价李浩的中医精神疾病的治疗研究："有效率达到 90% 以上，效果的确很好。从各界的反应来看，群众的，医界的，国内的，甚至国外的，都有良性反应，证明这种治疗模式是有效的，相当强。""我解放前就开始从事精神病治疗研究，几十年过去了，现在看来，西医效果没有这么好。用这种模式有如此好的效果，这就是说明这种模式比单纯用西医的办法效果要好。治疗的成功与否，关键要看疗效。"在李浩开展精神疾病治疗的医院里，没有高墙深院和戒备森严，有的是花园式的庭院，家庭式的病房。陈学诗说："这也是创新，以前都是封闭式，把病人关起来，甚至锁起来，而在这里病人获得了正常人的平等地位，这种模式代表了国内外现代水平。"

中医名家关幼波说："李浩的创新，一方面根植于实践，另一方面继承了中医的精髓。自古以来，咱们中医瞧病，不单是四诊八纲，有生理学、心理学、有社会学和哲学。我认识李浩很早，16 年中，我看到他艰苦奋斗献身医学的精神，也看到他把中医心理学、社会学、哲学融会贯通，发挥的淋漓尽致。"

吕炳奎是国家卫生部前中医局局长，被现代中医界奉为"中医泰斗"。他一生追求发展中医事业，为此甚至放弃了一些政治上的发展机遇，备受中医界仰慕。吕炳奎从初次了解李浩中医治疗实践开始，便密切关注李浩中医精神病治疗的大胆探索，终于在 8 年之后，吕炳奎做出了一生中一次重大的决定，将李浩收为弟子。这是在战争年代，他的第一个弟子牺牲后，吕炳奎收的第二个门徒。收徒是中医传统文化中显示一个业界人士学术地位的特殊方式。能够将中医界最受人仰慕的学者的嫡传的殊荣毫不吝惜地赠予李浩，可见吕炳奎对李浩的评价，这其中不仅有专业方面的评价，还有做人方面的评价。收徒典礼隆重而庄严，中医界的掌门人基本都到齐了。当时的国家中医药管理局常务副局长诸国本代表国家中医药管理局前来致辞。他在致辞中说："名师出高徒，是中医学术史上无数实践证明了的成才之路，吕老的收徒仪式就是我们中医事业欣欣向荣，后继有人的最好证明。"

李浩的成就同样吸引了中国西医精神医学理论的开山鼻祖，北大医学心理学教研室主任李心天教授的关注。在他与李浩进行了两天的热烈交流之后，这位弗洛伊德的再传弟子怎么也按捺不住心中的激动，老人主动提出收这位出于他们的后生为门下弟子。

两位老人，一位是中医泰斗，一位是西医的大师，在众多的晚辈之中他们做出了共同的选择，选定了同一个继承者，传承血脉。

他们的选择发人深思！

这一选择，严格地说，已经不仅仅具有个人意义，她被赋予更为深刻的社会内涵。应该说，这一选择是对中医精神疾患诊疗体系的认同，是对华夏文明五千年生生不息的文化的选择，是代表现代人类面对精神疾患，神圣的医学为走出困境做出的殊途同归的选择。

吕炳奎收徒典礼上，程莘农赠送的四个字"岐黄薪传"在李浩的心中正在化作实现中华民族文化伟大复兴的动力。

七、一个美丽世界，一个美丽的心灵

　　李浩，严格地说是一位理想主义者。他希望利用自己的技术在中国实现修复几千万精神病人破碎心灵的梦想，他希望使全世界所有的精神病患者摆脱心灵的苦难。他坚信他所构建的中医精神疾患诊疗体系一定会立足于世界学术之林。

　　他设想，未来有一天，他能够在华夏大地上建立起人类精神环境研究院，把中华传统医学的福音传遍世界的每一个角落，传递到全球每一个人的心灵深处；他设想立即实施中医精神康复工程，使所有精神病人都得到文明的治疗，摆脱毒性药物的侵害，为精神病人建立美好的乐园；他设想成立精神援助学校，使学生时代患有精神障碍的孩子们，在保证继续学习的同时，得到心灵的调整和净化；他设想开办中医精神医学院，培养中医精神疾患诊治专业人才，普及中医精神医学知识；他设想开设精神疾患预防网络系统，使所有正常人都远离精神疾患。

　　李浩的精神世界是如此美丽！（完）

附录八：吕炳奎：中国古代文化起源与发展略说：(1993年9月1日)

中国文化的理论基础是太极、阴阳、八卦，古人认为宇宙是大而无限的一个整体，所谓其大无外。宇宙间包含无数的天体，物体的声、光、电、磁，在宇宙形成了复杂的种种自然规律。地球是人类和万物生长的地方。古人认为天、人、地三者是一个整体，天地之间，日、月、星辰的运转，四时季节的变化，种种自然规律，无不与人体的五脏六腑，经络气血，耳、鼻、口、眼、前阴、后阴，四肢百骸的生理功能的规律相应。日、月、星辰（包括地球）运动的作用，一切规律的作用，才产生人与万物的未生长发育。

人是生物中最高级的，他具有特殊的本能、思维、意念，他的功能作用能量是无限的。古人说人是一个小宇宙，宇宙间所有的东西，人体上都有，所以古人对下了一个定义："人为万物之灵"。我认为这是非常切实的论断。我们当前所发现的特异功能的人，如能遥感、遥视、透视、搬运者，其功能确实不可思议。那么这种现象究竟是什么东西构成的呢？现代科学发展到如此高度。也无法解说这个大问题。从种种迹象来观察推敲，我认为人的思维是物质的，思维、意念是一种物质运动，这种物质可能是超光速的。所以在它的作用下，时间、空间变了，物体本身都变了，有形的变成无形的，可以从很远的地方搬到面前等等。因此我认为：特异功能从超微观来说，可以看到高倍显微镜所看不到的东西，如可以看到两块磁铁之间的引力，人体中的"气"、"经络"等；超微观方面，可以看到望远镜中所无法看到的遥远的地方，可以越州际，出地球，测星月，"游行天地之间、视听八达之外"。从当前发现的种种迹象，联系到古书上的记载是可信的，不是虚构的。如中医学经典《黄帝内经》第一篇"上古天真论"说："淳德全道。和于阴阳，调于四时，去世离俗，积精全神"的至人，就可以出现"游行天地之间、视听八达之外"的功能。"全神"就是将人体本能全部发挥出来。王冰注《庚桑楚》说："神全之人，不虑而通，不谋而当，精照无外，志凝宇宙，若天地然。"又曰："体合于心，心合于气，气合于神，神合于无，其有介然之间，唯然之音，虽远际八荒之外，近在眉睫之内，来于我者，吾必尽知之，夫如是神全，故所以能矣。"

现在有人能用劳宫穴或其他穴位测得药物的性味归经等功效，有人能用透视或内照方法洞察经络的循行、脏腑的病变等等。在过去中医界人士大多知道春秋时代扁鹊能隔过墙壁看到人的胸腹内的脏腑等等。由于近代西方医学的传入，生理解剖等的发展，显微镜、X线等的观察，显示了它的科学性。而中医学所讲的理论，如脏象、经络、气化、天时季节、阴阳五行等等，都是看不见、摸不到的，就被说成是封建迷信、不科学等，就被排斥歧视。

也有一些学者对中医抱有极大的怀疑态度，他们说在数千年前，人们处在原始状态下，没有文化，没有什么仪器，怎么能发现什么？似乎是想象出来的。但是这套理论指导实践确实起作用，他们难以理解。

我在1983年接待过一个美国来华考察中医药的代表团，有位美国朋友说了这样一些话，他说："你们真了不起，现在科学上还没有发现的东西，你们几千年前已经发现了，而且应用了。"这一点我认为说得对。现代科学仪器如此精密，但对中医的"气"、"经络"至今还未发现。人体的奥秘，更高层次的系统，如"经络"、"气"、中药的性味归经、升降浮沉等性能，有待科学进一步的发展才能搞出来。

从50年代起，我一直受到一种精神上的攻击，说吕炳奎好封建迷信，但是我虽然坚定地肯定古代扁鹊、华佗、李时珍等有遥感、透视、内视等功能，《内经》上所提出的一些论点是正确客观存在的，但是我找不到有这种功能的人来证明这种事实。到1977年底，发现了气功家郭林，我支持他推广气功。1978年春，上海顾涵森、阙阿水等人教人练功。顾涵森在仪器中测到了外气有红外线等物质。1978年，我专门到上海了解气功，发现杭州欧汉荣、江波有透视、遥感、遥透的功能，我喜出望外，数十年的愿望终于实现了，证明我的观点是有根据的了。就在上海我起草了向中央和卫生部的一份报告，得到了很多领导的支持，从此气功走上了正常发展的道路。1979 年夏，四川发现了唐雨小孩特异功能，随后在北京、东北、河北、甘肃、云南等地都发现了有特异功能的孩子，而这种现象后来各地都有出现。从这种现象证明气功、特异功能、包括拳术，不是某个人发明的，是由人生下来就有的一种本能形成的，在气功态下可以激发出来，这种本能是每个人都有的，二、三岁小孩大多较强，在成长中受到视听外界的影响，逐渐由眼耳等功能代替，使这种功能减退，但有少数人的原功能保留下来，即所谓特异功能的人。

从这种客观存在的事实来推论，我认为古代原始社会的人的本能的特异功能更强，更有效，因为当时的社会非常单纯，自然气氛非常浓郁，人们受外界的声色精神的干扰非常微弱，因此这种特异功能更加敏感强烈。我们聪明的祖先利用本能来观察天、地、宇宙、日、月、星辰的运转，观察人的一切组织器官的生理功能，人的生老病死，万物的生长收化藏等等的规律，把整体的系统的种种自然规律和人的生理功能联系起来，形成了医药学。

历史上的伏羲、神农、黄帝、尧、舜、周公等民族领袖人物，我认为他们都有强有力的特异功能。他们对宇宙、日月、星辰运动的感观，发现认识了种种自然规律，从这些规律与人体的生理功能之间的相应关系，得出了天、人、地为一体的一个整体性关系，创造性地描绘出说明这个整体的系统的规律性的一个理论体系模式 --- 太极、阴阳、八卦，成为中华民族博大精深的文化基础理论，这是中国独有的民族文化之魂。数千年来，辉煌的中华文化，如天文学、地理学、医药学、农学、数学、哲学、文字学、水力学、建筑学、冶炼学、陶瓷学、音乐、戏曲、艺术等等，无不是在太极的整体的系统的理论体系上发展起来的。这个理论体系是彻底的唯物的，所以中国古代无宗教。

因此，古人有句名言"一通百通"，就是把基本理论搞通了，面对具体学科很容易搞通，所以有"一通百通"的说法。

了解天、人、地，研究天、人、地的目的一切为了人。人生活在地球上，从人的产生发展到现在，经过千百万年的艰苦求生的岁月是很难想象的，总之人是地球上的最强者。

我们现在可以理解到，地球上的生命是受到宇宙间日、月、星辰运动的种种因素、种种规律的影响相应产生的，绝不是简单地仅仅靠土地、水、空气产生生命的，因此人要达到健康长寿的境地，就需使生理功能及生活起居符合自然规律。中医学的理论对疾病的认识，就是从这种自然规律中总结出来的，中医的治病用药，主要是调整内部功能，达到祛病康复。再如气功、针灸、推拿为例，不用药物也能保健祛病，其作用也是通过人体内在的经络、脏腑、气血平衡通达而祛病保健。因此我们可以设想，把人体内的生理功能和外界的自然规律相应地调整到最佳境界，人就能得到健康的最佳状态。因此我们可以设想在高精尖科学面前，有可能创造出相应的先进的仪器，根据人的各部分的生理功能的规律，应用于人体检验。如果发现某些方面有不正常的情况，立即加以调整，即可恢复其生理功能的正常活动，就是在疾病发生之前得到祛病。这样就可以使人经常在正常的健康状态下生活和从事社会活动。我相信这种可能性是可以实现的。那么，人就可以成为自由的人，可以健康长寿，活到二、三百岁是可能的。这样，人就可以掌握人自己的生命。这是我们人类的光明前途。

至于现在西方医学上的器官移植，以更换零件、修理机器的方法治病，我认为不是医学发展的方向，也不是可取的方法。

关于人的本性问题，几千年来，有争论的是：人的本性是"善"的还是"恶"的？如果说人的本性是"善"的，那么为什么有些人野蛮残忍，比豺狼还凶残？

我认为绝大多数是善良的，人是有可塑性的，即所谓"近朱者赤，近墨者黑"

这是有道理的。总之，人的本性是属于善良的，恶不是人的本性，人的恶不是先天产生的，而是后天养成的，人总是倾向于善的。人类社会在漫长的岁月中，从愚昧逐渐向文明的方向发展，如果人类向恶的方向发展的话，人类早已毁灭了，不会有今天的有文化的、物质文明的社会。

　　人在漫长的岁月中，从生活中得到了社会经验、文化知识，从感性上产生了人性、理智、道德、情感、人格，这就是人类文化的内在基础。一个人具备了这点，就成为一个高尚的不会做恶的人；人如果失去了人性、人格、理智、道德、情感，就会成为残忍作恶的人。

　　但是，另一方面，由于人类社会的文明还处于低级的状态，消极的因素还很多，人类还未脱离野蛮状态，如大规模的战争，社会性的残杀、谋杀、殴斗、仇杀、损害无辜、以强凌弱、盗窃、流氓、奸淫、损人利己等等恶劣野蛮行为，与人类文明背道而驰。在几千年前，我们的先哲们，对人的研究，对人类社会的研究，目的就是要使人类脱离野蛮状态，走上高度文明的理想社会。孔子所说的"大道之行也，天下为公"就是这个道理。中国古代大量的文明文化是人类无价的财富，应当全力以赴，发掘研究，使之为人类造福，发挥其伟大的作用。

　　我们期待着，凡是不利于人类文明发展的一切行为，如损害人身健康的、破坏人类生存安全的、损害人类幸福的，包括社会的、文化的、艺术的、医学的、科学的，即物质的与精神的，都要在人们的认识过程中加以淘汰，使人类文明健康地、大踏步地向前迈进。要尽力避免人走上人自己毁灭人类的惨局。

　　（注：这是吕老在 80 岁高龄的时候写就的关于自己对华夏文化的独特思考，其深邃的思想振聋发聩，警醒世人）

《中医精神疾患诊疗学》
（中医精神医学模式的研究）作者简介

李浩，男，70 岁，中国执业医师，从事中医治疗精神病 54 年。是新中国中医事业奠基人、中医泰斗、国家中医局原局长吕炳奎主任中医师的传人。

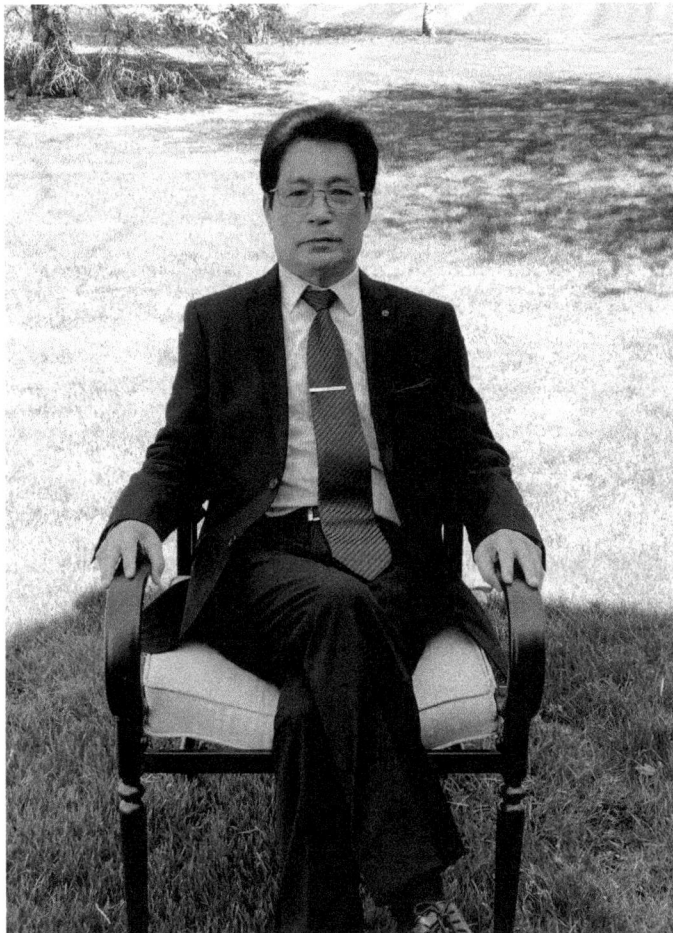

曾任北京光明中医学院中医精神病学教授、常务副院长。专业为中医精神病的治疗和研究。为了探索中医精神病的治疗和管理模式，创建过多所中医精神病医院。1981 年创建"河南省长葛县官亭乡中医精神病医院"，1984 年创建"河北省涞水县中医精神病医院"，1988 年经许昌市卫生局批文创建"河南省李浩中医精神病医院"，1990 年经河北省卫生厅批文创建"石家庄李浩中医精神病医院"，1998 年经北京市昌平区卫生局批文创建"北京社会福利促进会中医精神病康复医院"。取得了三项填补世界空白的科技成果：一、《以调整脏腑功能为主治疗慢性精神分裂症的临床研究》成果，被河北省科委组织专家鉴定为："该研究将慢性精神分裂症采取排泄病理产物，调整脏腑间的功能平衡，定位补泻等治疗原则。并配以体疗、药浴、心理、行为矫正、音乐、教育等治疗方法，其疗效明显优于国内外同类研究的水平。在诊断上进行夜间子时诊脉，晨间查舌质舌苔，详观大便，丰富了中医诊断学的内容。这种综合疗法尚属国内首创。本研究为治疗慢性精神分裂症提供了新疗法，简便易行，缩短疗程，减轻家庭和社会的负担，具有明显的社会效益和推广前景。综上所述，本项研究居国内领先水平，达到国际先进水平"。二、《梦醒神丹抗精神分裂症衰退状态的临床和实验研究》，与河北省医学科学院、河北省肿瘤研究所、河北省药品检验所合作，通过对梦醒神丹胶囊进行大样本的临床和实验研究证明："梦醒神丹对慢性精神分裂症的衰退状态有较强的治疗作用，能增强大白鼠的学习和记忆能力，安全、有效、可控，优于目前世界上任何一种治疗精神分裂症衰退状态的药物。在世界精神医学领域衰退状态治疗进展处于停滞的情况下开辟了一条中成药治疗新途径，填补了中药抗精神病药物的空白。具有较高的科研价值，实用价值和开发价值"。1997 年获得国家发明专利。三、《中医精神病医院模式的研究》成果，通过河北省科委组织的科技成果鉴定，鉴定意见认为："一、该项研究，立意明确，实用性很强，具有造福社会、造福人民的深远意义。二、资料完整，可靠，可信度高，是实践经验的凝练和升华。具有系统性、理论化的特点。逻辑性、科学性强。三、该项研究理论上有突破，实践上有创新。它将医学、心理学、建筑学、美学、社会学等多学科结合，融为一体。将住院治疗和社区康复有机结合。突出中医特色，中医为主综合治疗，医护一体化病房管理和行为护理规范等，体现了中医的整体观，内外环境的统一观。是集医疗、科研、康复、教育、福利、重返社会于一体的精神残疾的系统工程。适合国情，是一项具有深远意义的创举。四、其办院模式源于实践，为行之有效的经验积累，缩短了病程，提高了疗效。经 369 例慢性精神分裂症的系统观察，社会痊愈率为 15.18%，临床治愈率为 66.12%，总有效率为 99.18%，均高出国内外水平，取得了良好社会效益和经济效益，在全国有重要推广价值。综上述，该研究成果科学性、实用性强，社会、经济、学术意义深远，易推广，效益高，居国内领先水平"。

2002 年，三项科技成果被列入"北京市重大科技成果推广计划"。

作者于 1966 年受父亲冤案株连失学（老三届），为治疗父亲因受害引发的焦虑状态，始随家叔、北京安定医院李意教授系统学习中医八年，又经河南省长葛市卫校、河南中医学院、北京中医医院、中国中医研究院高级医师培训班、北京医科大学全国医学心理学师资培训班、北大精研所、北京安定医院、天津安定医院等不断的跟师修习深造。几十年来从全国乡镇、县市、省会、首都的医学机构中，拜了一百多位中医、西医、中西医结合精神医学专业的老师求教，被当代中国精神医学、医学心理学的奠基人之一、北京大学医学心理学教研室主任李心天教授收为亲传弟子，在先辈们的教导下，久而久之形成了自己的学术观点。经几十年来多个大样本的临床和实验研究，在导师吕炳奎教授指导下，完成了三项填补世界空白的科技成果，逆转了重性精神疾病是不可治愈的定论，突破了精神分裂证衰退状态是不可逆转的难关，将三项科技成果细化和延伸，写出了《中医精神疾患诊疗学》暨（中医精神医学模式的研究），完成了中医精神医学模式的创建。中医精神医学模式的创建成功，突破了精神分裂症的治疗和康复两大难关，为解决世界性的精神医学和社会两大难题做出了中医的贡献，完成了导师吕老和崔月犁部长及董建华、程莘农、王绵之、贺普仁、路志正、焦树德、关幼波、刘渡舟等中医泰斗们"用大样本的临床和实验研究证明中医能治愈精神疾患，为精神病患者造福，为中医争光，为民族争光"的嘱托。